分子核医学与多模态影像

Molecular Nuclear Medicine and Multimodality Imaging

主　　编	张永学　兰晓莉
顾　　问	安　锐
主编助理	曹　卫　覃春霞
编写秘书	夏晓天　房含峥　宋杨美惠　谈健伶

人民卫生出版社

图书在版编目（CIP）数据

分子核医学与多模态影像 / 张永学, 兰晓莉主编
. —北京：人民卫生出版社，2019
ISBN 978-7-117-29286-3

Ⅰ. ①分… Ⅱ. ①张…②兰… Ⅲ. ①分子－核医学
②影象诊断－核医学 Ⅳ. ①R81

中国版本图书馆 CIP 数据核字（2019）第 260586 号

| 人卫智网 | www.ipmph.com | 医学教育、学术、考试、健康，购书智慧智能综合服务平台 |
| 人卫官网 | www.pmph.com | 人卫官方资讯发布平台 |

分子核医学与多模态影像

主　　编：张永学　　兰晓莉
出版发行：人民卫生出版社（中继线 010-59780011）
地　　址：北京市朝阳区潘家园南里 19 号
邮　　编：100021
E - mail：pmph @ pmph.com
购书热线：010-59787592　010-59787584　010-65264830
印　　刷：北京盛通印刷股份有限公司
经　　销：新华书店
开　　本：889 × 1194　1/16　　印张：71
字　　数：2099 千字
版　　次：2019 年 12 月第 1 版　2019 年 12 月第 1 版第 1 次印刷
标准书号：ISBN 978-7-117-29286-3
定　　价：578.00 元

打击盗版举报电话：010-59787491　E-mail：WQ @ pmph.com
质量问题联系电话：010-59787234　E-mail：zhiliang @ pmph.com

内容提要

本书是由国内外数十位医学影像领域的知名专家和编者经过多年的共同努力编写而成,将分子核医学与多模态分子影像的基础研究与临床应用融为一体,从核医学、超声、磁共振、CT 及光学分子成像多学科角度,全面、系统介绍了多模态分子影像的研究与应用进展,为广大医学影像科医师、科研人员、研究生和临床医师提供了一部较全面的参考书。全书分为五篇八十二章,内容新颖而丰富,包括不同分子影像领域精美的病例图片近 500 幅,分别介绍了分子影像基础、神经、肿瘤、心血管和其他系统的分子影像应用及进展。

主编简介

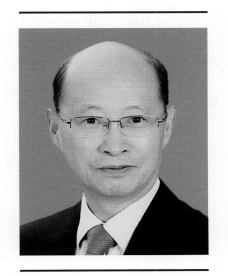

张永学

二级教授，主任医师，博士研究生导师，现任湖北省分子影像重点实验室主任、湖北省核医学质控中心主任、中国核学会核医学分会前任理事长、中国医学装备协会核医学装备与技术专业委员会副主任委员。1987—2016年任华中科技大学同济医学院附属协和医院核医学科主任、教研室主任，曾先后担任华中科技大学同济医学院附属协和医院核医学分子影像研究所所长、协和医院学术委员会主任、华中科技大学分子影像研究中心主任、影像医学系副主任、华中科技大学临床医学专业学位教育指导委员会副主任。曾任中华医学会核医学分会第六届委员会副主任委员、中国医师协会核医学医师分会第一届委员会副会长、中国核学会核医学分会副理事长、理事长。湖北省医学会核医学分会第三、四、五届主任委员、湖北省核学会副理事长兼核医学分会理事长、《中华核医学与分子影像杂志》副总编等。

1992年起享受国务院特殊津贴，1998年获教育部"全国优秀教师"称号、先后获宝钢教育基金会优秀教师奖、湖北省优秀研究生指导教师、华中科技大学教学名师、特聘教授、"华中学者特聘教授"，2014年获中国医师协会颁发的"中国医师奖"，2018年获人民网及健康时报"国之名医•卓越建树"奖。

主编学术专著或教材15部，副主编18部，参编28部。担任多部国家级规划教材主编、副主编，包括全国高等医药教材建设研究会研究生规划教材《实验核医学》和《核医学》第1版、第2版主编、第3版主审，临床医学八年制规划教材《核医学》第1版、第2版主编、第3版主审，教育部面向21世纪课程本科生"十一五""十二五"国家级规划《核医学》教材第1～3版主编等。曾先后担任《中华医学杂志》等10余种杂志编委、常务编委。

发表学术论文285篇，其中SCI收录40余篇。先后主持国家"863计划"目标导向类项目、国家自然科学基金重点项目、国家重大仪器专项子项目、原国家卫计委临床重点学科项目各1项，国家自然科学基金面上项目6项。获湖北省科技进步奖一等奖2项、三等奖2项，教育部科学技术进步奖二等奖、中华医学科技奖二等奖各1项，申请技术发明专利4项。培养核医学研究生80余人，其中博士生36人，培养博士后2人。

主编简介

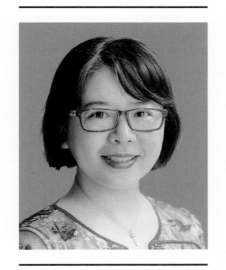

兰晓莉

三级教授,主任医师,博士研究生导师,现任华中科技大学同济医学院附属协和医院核医学科主任、教研室主任,华中科技大学医学影像系副主任。

2003年毕业于中国医科大学获影像医学与核医学博士学位,指导教师裴著果教授。其后在华中科技大学同济医学院附属协和医院进行博士后研究,博士后合作导师张永学教授、安锐教授。2005年破格晋升副教授、副主任医师。2008—2009年先后在美国伊利诺伊理工大学及加利福尼亚大学旧金山分校进行博士后研究。2010年晋升教授、主任医师、博士研究生导师。

现任中国核学会核医学分会副理事长,中华医学会核医学分会全国委员,湖北省核学会核医学分会主任委员,曾任中华医学会核医学分会青年委员会副主任委员等。担任 *American Journal of Nuclear Medicine and Molecular Imaging*、《中华核医学与分子影像杂志》《中国医学影像技术》《中国临床医学影像学杂志》等杂志常务编委。湖北省杰出青年基金及第七届湖北省青年科技奖获得者。2018年获人民网及健康时报"国之名医·优秀风范"奖,2019年荣获"武汉市三八红旗手标兵"称号。

长期从事核医学临床诊疗工作,以PET/CT、PET/MR多模态影像诊断为专长。科研方面,在多模态分子影像、报告基因显像做了大量工作,先后主持国家自然科学基金重点项目1项、面上项目4项,以副组长主持国家863计划目标导向类项目及国家自然科学基金重点项目各1项,省部级项目多项。发表学术论文180篇(其中SCI收录80余篇);主编、副主编、参编专著及全国规划教材等18部。2018年以第一完成人获得湖北省科技进步奖一等奖,多次获得湖北省自然科学优秀论文一、二等奖,曾获中华医学科技奖二等奖、教育部科学技术进步奖二等奖等。

序 一

　　自 20 世纪 90 年代提出分子核医学与分子影像的概念已有 20 多年，在过去的 20 多年里，分子影像技术发生了巨大的变化，已经从当初的临床前动物实验研究转化为临床常用的诊断和评估手段。尤其是进入 21 世纪，随着 PET/CT 多模态分子影像的广泛应用，新的分子影像探针的研发和应用，极大地推动了核医学多模态分子影像的迅速发展。

　　医学影像的发展经历了从形态学影像、功能影像到分子影像的发展历程。众所周知，多数疾病的发生是从基因、受体等分子功能改变开始的，继而导致解剖结构的形态学改变，最后在临床上表现出不同的症状和体征。而长期以来，人类对疾病的诊断主要是建立在形态结构变化基础之上的，因此一旦明确诊断已经是疾病的晚期，从而失去了最佳的治疗时机，由此才出现医院的患者越治越多的局面。而分子影像能够从分子和细胞水平对活体的生物学过程进行定性、定量和成像，因此分子影像有可能在疾病的早期尚未出现形态学改变之前发现疾病，为临床上早期治疗和干预提供生物学信息。

　　近些年来，个体化医疗、精准医疗的实施为疾病的诊疗策略提出了新的思路和新的模式，而在构建这种新的诊疗模式过程中，除了需要获得相关的遗传、基因、环境等信息外，如何在活体获得反映疾病特征的生物学信息非常重要。而分子影像具有无创性的特点，能灵敏地获得全身组织不同生物分子表达的影像，为疾病的分子分型和靶向诊疗提供分子靶点。尽管分子影像还处于发展阶段，许多技术还不成熟，但是我相信随着生命科学和生物医学工程的发展，分子影像探测仪器和分子探针也会取得新的飞跃，分子影像必将成为个体化医疗和精准医疗实施中不可缺少的重要工具。

　　在生命科学技术和分子医学高速发展的今天，《分子核医学与多模态影像》专著的出版具有重要的意义，对于推动分子影像在临床诊疗中的应用，促进分子核医学与分子影像的发展将发挥重要作用。

中国工程院院士

北京大学常务副校长、医学部主任

2019 年 5 月于北京

序 二

　　21 世纪初 PET/CT 多模态一体机的问世，迅速在国内外医学影像界引起巨大反响，也很快引进到我国并进入临床应用，推动了我国核医学的发展，也提高了核医学在解决临床问题上的地位，加之分子影像探针（示踪剂）和治疗放射性药物的开发，从而促进了核医学向分子核医学与分子影像的转型。换句话说，也就是核医学发展的一个新的机遇。经过十多年的发展，我国 PET/CT 的应用得到了临床的认可，已经成为疾病诊断、分期、疗效评估和临床决策的一种重要工具。到 2018 年底我国已投入使用的 PET/CT 约 330 台，已呈全国性范围地理分布。随着国家政策的调整，相信今后将更有利于 PET/CT 健康、有序发展。

　　《分子核医学与多模态影像》著作的出版是我国核医学界的一件大事，将是对我国核医学学科专业领域发展历程和临床应用经验的一次全面总结，本书的出版不仅对我国从事分子核医学与多模态影像的人员提供一部较全面的工具书，而且也必将为我国核医学的发展和普及应用起到推动作用。

　　华中科技大学同济医学院附属协和医院核医学科自 1993 年引进首台 SPECT 开始，二十五年发展历程，集医疗、教学、科研于一体，科室功能全面，设备齐全，人才辈出，成果丰硕，是我国中部地区核医学的重镇，也是国家卫生健康委员会屈指可数的核医学临床重点专科，第三方评估一直位于前列。过去十多年来，华中科技大学同济医学院附属协和医院核医学团队及张永学教授主编了多部国家级核医学规划教材，《分子核医学与多模态影像》一书还邀请了部分校外专家加盟，体现本书具有科学的厚度、学术的深度、质量的保障以及临床经验的独到之处。核医学是集诊断和治疗于一体的学科，核医学要解决临床问题，在当今的快读时代，开会也匆匆，能有几本好书为友，需要时经常翻阅，以保持科学精神的片刻宁静，实有裨益，愿本书与你为友！

林祥通

复旦大学附属华山医院教授
中华医学会核医学分会第三届委员会主任委员
2019 年 5 月于上海

序 三

　　1956 年，总后卫生部和国家卫生部在西安第四军医大学（现空军军医大学）举办了第一期生物医学同位素应用训练班，之后先后在多地举办同位素临床应用训练班，从此标志着我国核医学的诞生，多期训练班的举办为我国培养了第一代核医学学科带头人。在过去的 60 多年岁月里，经过几代人的艰苦努力，我国核医学事业从无到有，从小到大，从弱到强，历经核医学的初创阶段、发展阶段和现代化阶段。如今已经成长为诊断与治疗并重，体内诊断与体外诊断结合，基础研究与临床研究同步发展，多学科相互融合，技术先进，人才济济的新兴学科。

　　核医学影像从早期的扫描机、伽马照相机、SPECT 到 PET/CT 和 PET/MR，核医学显像仪器的发展非常迅速，而且部分高端仪器实现了国产化，我国的核医学发展水平与发达国家的差距逐步在缩小，在国际学术舞台上成为一支生力军。分子核医学与多模态影像的应用，给我国核医学的发展注入了新的活力，已成为临床诊断和治疗不可替代的重要手段。

　　20 世纪 ^{18}F-FDG 的发明和 PET 的问世是核医学发展的里程碑，尤其是被国际著名核医学家 Wagner 教授称为"世纪分子"的 ^{18}F-FDG 广泛用于临床至今，20 多年来仍然是临床上应用最广泛的正电子显像剂，近年来一些新的分子探针也逐步应用于临床，成为 ^{18}F-FDG 的重要补充。进入 21 世纪，PET/CT 和 PET/MR 多模态影像的应用，又将核医学推向一个崭新的阶段，不同模态影像同机融合、优势互补，不同专业人才的交叉，取长补短，必将进一步推动核医学的发展水平。因此，分子核医学作为当今最成熟的分子影像技术也必将受到临床的广泛关注。

　　在《分子核医学与多模态影像》一书即将出版之际，希望我国广大核医学同仁们砥砺奋进，敢于创新，求真务实，紧密结合临床仍是核医学的主旋律。我衷心祝愿我国的核医学事业繁荣昌盛！更好地造福于人民的健康事业！

中国医学科学院阜外心血管病医院教授
中华医学会核医学分会第四届委员会主任委员
2019 年 5 月于北京

序 四

20世纪90年代，随着分子生物学技术的迅速发展并引入到医学影像领域，各种示踪技术在生命科学研究中应用越来越多，并提出了分子核医学与分子影像的概念，人类开启了功能基因组学时代从细胞和分子水平对活体的生物学过程进行可视化的探索之路。

进入新的世纪，多模态影像的问世，又将高分辨率的解剖影像（CT、MRI）与核医学功能与分子影像完美融合，实现了不同模态影像的优势互补，极大地推动了医学影像技术的发展，同时，光学分子影像与超声分子影像也取得长足的发展，进一步形成了分子影像技术的完整体系。目前分子核医学与多模态影像已成为临床诊断与评估不可缺少的工具。随着生物医学技术的不断发展，多模态、多参数、多尺度分子影像在生命科学研究中也将发挥越来越重要的作用。

在信息化技术高度发达的今天，医学影像技术的发展又迎来了新的机遇与挑战，影像组学、影像基因组学、人工智能诊断以及医学影像远程诊断等一些新的技术不断涌现，又将医学影像技术推向现代化信息技术的浪潮之中。分子影像与组学的方法进行融合，如影像组学与人工智能在核医学等分子影像领域的应用，通过人工智能提取微观信息，从而实现在细胞和分子水平对疾病的精准诊断和精确预后进行预测。至此，医学影像技术已经不仅是一个单纯影像诊断工具，而是将生物医学技术、信息科学技术与临床医疗服务等相关行业紧密联系在一起的桥梁。

多模态影像技术已逐步走向成熟阶段，但是分子影像在临床各个领域的应用才刚刚起步，还迫切需要开展跨学科、跨专业的多学科合作，特别是生物医学工程学、医学影像学、材料与化学、医学信息学等学科的合作，使得这门新兴的学科更好地造福于人类。

《分子核医学与多模态影像》专著的出版，对于促进医学影像事业的发展，推动多学科间的融合，对广大影像医学相关从业人员以及临床医师和研究生全面了解多模态分子影像的应用、优势及其进展具有重要的意义。

中国科学院分子影像重点实验室
教育部长江学者特聘教授
国家杰出青年基金获得者
国际电气与电子工程协会会士
2019年5月于北京

前　言

——

　　16世纪荷兰人发明了显微镜，第一次观察到细胞和细菌，促进了19世纪人类细胞学和微生物学的建立。1895年伦琴发现了X线，获得人类第一张X线片，标志着医学影像的诞生，开启了人类在活体观察机体构造的大门。1896年贝克勒尔发现了铀的放射现象，为核医学的形成奠定了基础。20世纪生物大分子核酸与蛋白质研究又将生命科学带入到解读生命密码的分子医学时代，在这个充满争议、机遇和挑战的时代，靶向诊疗、个体化医疗、精准医疗、分子影像、多模态影像、基因组与各种组学、纳米医学、转化医学、诊疗一体化、干细胞等新技术层出不穷，代表了分子医学时代的特征，人类从20世纪90年代的结构基因组学时代也步入21世纪的功能基因组学时代。同时，各种医学影像技术的发展也进入一个崭新的高级阶段。

　　20世纪90年代，随着分子生物学技术不断引入到医学影像领域，特别是核素示踪技术在生命科学的广泛应用，提出了分子核医学与分子影像的概念，人类开启了功能基因组学时代从细胞和分子水平探索疾病以及阐明活体生物学过程的漫长之路。进入新的世纪，多模态影像的问世，又将高分辨率的解剖影像（CT、MRI和超声）与核医学功能与分子影像融合，形成了多模态影像，实现了不同影像的同机融合，优势互补。至此，多模态、多参数、多尺度影像已成为当今医学影像发展的热点方向。

　　10年前，我们就设想组织国内外医学影像领域专家编写一部比较全面反映分子核医学与多模态影像应用及进展的专著，并得到了人民卫生出版社领导的支持，从制订编写大纲、组织编写至今历经10年，凝聚了国内外50多位专家和编者的辛勤劳动，编写成这部集核医学、MRI、超声与光学分子成像于一书，基础研究与临床应用相结合的专著，也是华中科技大学同济医学院附属协和医院核医学团队在国家"863计划"项目、科技部重大仪器专项子项目、2项国家自然科学基金重点项目和20余项面上项目支持下其研究成果的总结。希望本书的出版为从事医学影像临床和研究领域的同仁们提供一部比较全面的参考书。在此衷心感谢人民卫生出版社、全体编者和在本书出版中给予支持和帮助的朋友们，没有你们的支持就没有本书的问世。尤其还要感谢的是，一些著名的专家和老前辈给予我们极大的鼓励和支持，詹启敏院士、林祥通、刘秀杰和田捷教授亲自为本书作序。然而，由于本书编写过程中跨越的时间较长，加上医学影像的发展又十分迅速，新的进展层出不穷，唯恐早期完成的章节没有来得及更新，在编写过程中难免还存在许多缺点甚至错误，期待再版时更新和修正，也恳请和期待同仁朋友们给予批评指正，为医学影像事业的发展贡献微薄之力。

张永学　兰晓莉

华中科技大学同济医学院附属协和医院

2019年5月于武汉

Molecular Nuclear Medicine and Multimodality Imaging

目　录

□　第一篇　总　　论　□

第二篇 分子影像与神经科学

□　第三篇　肿瘤分子核医学与多模态影像　□

□　第四篇　心血管分子影像　□

□　第五篇　分子影像在其他疾病及研究中的应用　□

第 一 篇

总　论

第一章

分子核医学与多模态影像概论

自 1895 年伦琴发现 X 线到放射学的形成，1896 年贝可勒尔发现铀的放射现象，1898 年居里夫人从沥青铀矿中成功地提取放射性同位素，至 20 世纪初建立核医学示踪技术以来，人类就开始了利用射线诊治和研究疾病的历史，也宣告医学影像学的诞生。20 世纪中期以后，随着超声显像和磁共振成像技术的相继问世，尤其是计算机技术应用于医学影像领域，逐步形成了以放射学显像、核医学显像、超声及磁共振成像为主体的现代医学影像学科，标志着一个现代化、数字化、信息化影像时代的到来。放射学显像从普通透视和 X 线片的大体解剖形态影像发展到当今的 CT 影像、功能 CT、数字减影血管造影（digital substraction angiography，DSA）和数字 X 射线摄影（digital radiography，DR）；核医学也从 20 世纪 50 年代初期的黑白直线扫描机、60 年代的 γ 照相机、70 年代的单光子发射计算机断层（emission computed tomograph，ECT）到现在 SPECT/CT、正电子发射断层（positron emission tomography，PET）和 PET/CT、PET/MR 等多模态分子成像的广泛应用；超声显像从早期的 A 型超声到二维、三维超声显像、彩色多普勒显像以及四维超声显像；磁共振技术虽然诞生较晚，但发展非常快，功能磁共振成像（functional magnetic resonance imaging，fMRI）、磁共振波谱（magnetic resonance spectroscopy，MRS）分析等一些新的技术得到广泛应用（图 1-1）。医学影像技术从单纯的临床诊断应用，发展成为诊断与治疗并重、影像介导治疗的现代医学影像学，从而改写了医学影像学科只是一个医技科室的历史，医学影像学科也代表了现代尖端技术应用于医学的典范。

此外，光学成像的发展也为生命科学的基础研究和临床前分子影像的发展提供了重要手段，成为分子影像的重要组成部分，主要包括荧光显

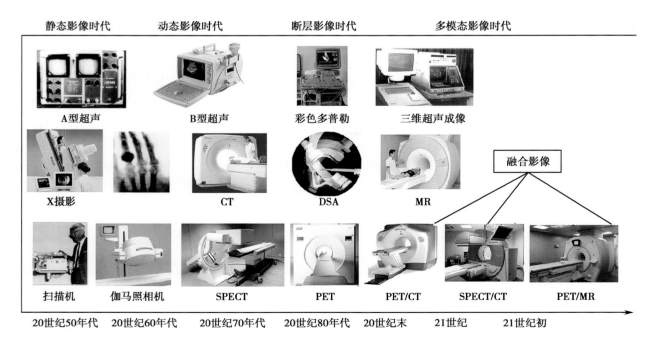

图 1-1　医学影像仪器的发展

像、生物发光成像、近红外成像、切连科夫光学成像等。近年来，光学影像也开始应用于临床，特别是在手术导航的应用。

在过去 100 多年里，各种影像技术的兴起与发展，都经历了初创时期、发展时期和现代影像的不同阶段，影像的质量发生了质的变化，从过去的平面影像发展为断层影像，由静态图像到动态图像，从单纯的解剖形态影像到功能影像乃至当今的解剖与功能融合的多模态分子影像，其影像分辨率也由过去的厘米级发展到毫米、微米级水平。可以说，从解剖分辨率的角度来讲，现代的医学影像技术已经发展到了很高的境界，甚至可以说达到了无可挑剔的水平，因为再将解剖分辨率提高到微米级以下已经没有多大的临床实用价值。但是，人们并没有就此满足，医学的发展又赋予影像医学的医师们新的课题，就是除了能显示脏器或组织精细的解剖学形态变化的同时，还希望反映出病变的生物学、生理学功能，如病变血流、各种不同的生物分子及代谢信息，能够了解到细胞内的生化反应和生物学过程，为病灶的定性提供参考，甚至从基因水平早期诊断疾病。为此，20 世纪 90 年代国际上提出了分子核医学与分子影像的概念。从理论上讲，许多疾病发生、发展的本质是某些基因发生了改变，从而引起机体组织或细胞发生生理、生化水平的分子变化，继之导致代谢、功能、血流变化，最后引起解剖形态学改变，临床上出现一系列疾病表象，形成疾病。因此，分子影像的目标是在组织发生解剖形态改变之前发现疾病，探讨疾病病因以及疾病发生、发展过程中机体组织细胞的分子基础，为疾病的预防和干预提供依据，也是实施精准医疗的重要内容。

然而，就目前的功能影像和分子影像而言，仍然存在很多问题，与分子影像的目标还有较大差距。尽管分子影像的探测敏感性高于常规解剖形态影像，但是分辨率相对较低，难以获得精确的定位和形态学信息。为此，进入 21 世纪，多模态影像的发展实现了分子和功能影像与解剖形态影像的同机融合，优势互补，成为当今分子影像的主流设备，包括以 SPECT/CT、PET/CT 和 PET/MR 为代表的多模态分子影像仪器已成为临床诊断不可缺少的工具。

近十多年来，生命科学领域每天都在发生变化，也标志着分子医学时代的到来，新的概念和热点名词层出不穷，而这些新的热点大多与分子影像密切相关，如分子医学、纳米医学、个体化医疗、精准医疗、诊疗一体化、影像组学与影像基因组学、基因与报告基因显像、靶向诊断与治疗、人工智能、移动医疗、互联网医疗等，这些也为分子影像的发展带来了新的契机。

第一节　医学影像学的发展与回顾

一、常规 X 线技术

常规 X 线技术是医学影像技术中最古老、应用时间最长、临床应用范围最广的显像技术。自从 1895 年德国物理学家伦琴发现了 X 线，获得他夫人第一张手指骨骼照片开始，人类揭开了医学影像技术的序幕。经过 100 多年的不断发展，影像医学仪器与技术都发生了革命性的变化，然而 X 线摄片及其基本的原理至今仍是医学影像技术的基础，也是临床上许多疾病诊断最基本的方法，在此基础上衍生出来的重要技术和方法更是有目共睹。在 CT 技术应用于临床之前，常规 X 线技术是医学影像的主导方法，发挥了无可比拟的重要作用，可以说，没有常规的 X 线就没有现代的 DSA、CT、DR 等先进的显像技术。随着计算机技术的发展，常规的 X 线技术也正在逐步告别传统的 X 线片显像，已经从模拟的影像走向数字化影像时代，当今广泛使用的直接数字 X 射线摄影（direct digital radiography）正是典型的代表，从而大大改善了影像质量。

二、CT 技术应用进展

CT 的发展十分迅速，1967 年，英国电子工程师豪恩斯菲尔德（Hounsfield）开始研制 CT，1972 年第一台用于头部检查的 CT 诞生，1974 年全身 CT 问世。早期的 CT 由单束 X 线发射，一两个探测器采集数据，发展到现在电子枪发射电子束，多排探测器采集信息，目前高达 320 层螺旋 CT 和双源螺旋 CT 已广泛应用于临床，速度不断加快，分辨率也不断提高。CT 的进一步发展也改变了过去仅断层显像的功能，借助于计算机软件还可实现无创性 CT 内镜、CT 冠脉血管造影、CT 灌注显像、CT 心脏显像、CT 引导穿刺活检等功能。CT 技术的发展无论是扫描速度、扫描范围、辐射剂量，还是图像分辨率均有飞跃的进步。CT 之所以发展如此迅速，就是因为具备好的图像质量和高分辨率、广泛的应用范围和良好的经济效价比，其对临床医学的影响可谓各种影像技术之冠。近年来，双源CT（dual source CT，DSCT）的应用，为无创性心脏CT显像提供了良好的手段，由于显像速度的提高、采集信息量的增加，电子束CT（electron beam，EBCT）大大改善了显像的时间分辨率，克服了常规CT心血管显像时受高心率影响的不足。使用平板探测器CT取代目前的单排或多排探测器，一次扫描可以获得某个特定解剖范围的整体扫描，而不是现在的单层或多层扫描，这种技术称为容积CT扫描（volume CT）技术；此外，超宽检测器的多层面螺旋CT，应用256列超宽检测器的扫描设备采集可获得大范围的容积信息，突破以往从16层、32层至64层等采集逐步升级模式。目前的CT功能显像除了可以精确显示脏器或组织的解剖学结构之外，利用注射造影剂后在毛细血管内通过时引起的脑组织密度的改变，还可以显示毛细血管染色情况，即CT灌注显像，获得造影剂通过脑组织时的时间密度曲线，临床上根据此曲线可进一步获得峰时时间（peak time，PT）、平均通过时间（mean transit time，MTT）、局部脑血容量（regional cerebral blood volume，rCBV）及局部脑血流量（regional cerebral blood flow，rCBF）等定量指标，使得CT灌注显像在脑缺血的早期诊断方面显示良好的应用前景。

随着影像组学的发展，对于常规CT影像的判断也不局限于通过肉眼对CT的形态和密度变化进行定性判断，而是通过对病灶的分割，提取CT的密度、形态和容积等海量纹理特征信息进行精确数据分析，实现人工智能诊断，并与其他组学信息进行整合分析，用于指导肿瘤精准治疗和疗效与预后评估。

三、磁共振成像技术的发展

1973年，当世界第一台CT扫描仪仅发布一年后，磁共振（magnetic resonance，MR）的先驱之一，罗伯·洛赫尔和他的同事们在荷兰的中心实验室开始了最初的磁共振研究，并得到了著名的磁共振成像（magnetic resonance imaging，MRI）。1978年世界上最强大的一台长达1m的0.15T磁体诞生。磁共振成像从过去的低磁场到高磁场以及功能磁共振成像（functional magnetic resonance imaging，fMRI），对于某些疾病的诊断弥补了CT技术的一些不足，且没有电离辐射的危害，是20世纪80年代后医学影像技术的一大飞跃。磁共振成像进一步的发展和应用将开发出磁共振快速实时成像、显微磁共振成像以及同质同性抑制技术、磁共振波谱分析等。先进的磁共振实时功能成像可以像PET一样研究脑的认知功能变化、脑动脉血流，如血氧水平依赖（blood oxygenation level dependent，BOLD），甚至可取代常规的脑PET血流显像。通过应用对磁化敏感效应十分敏感的T_2*加权像以及脱氧血红蛋白和含氧血红蛋白之间的磁化敏感差异，获得功能信号，从而反映各种生理或病理刺激情况下，如手指运动、语言活动、声觉与视觉以及疼痛刺激时，大脑相应的功能区动脉血流灌注增加、信号增强改变，从而研究神经功能与网络连接。但是，与PET脑代谢显像不同的是，应用磁共振功能显像获得的脑功能区信号实际上是来自功能区活动引起的毛细血管内或小静脉内的血液流量的变化，还不是脑实质细胞生物分子的变化和真正意义上的功能区信息。

磁共振也可像CT一样静脉注射造影剂后进行脑灌注显像，临床用于缺血性脑血管疾病的早期诊断，判断缺血是否为可逆性，缺血早期当血流量降低到一定程度时，弥散加权像即可发生改变、平均通过时间（MTT）延长。通过灌注磁共振和弥散磁共振成像有助于鉴别脑组织可逆性缺血与坏死，并观察梗死中心与正常组织之间的"半暗带"，所谓半暗带实质上类似于"冬眠心肌"，该区域的脑组织因缺血使得神经元的活动停止，但细胞仍然存活，如果局部供血及时建立其功能可以恢复，若半暗带不能及时恢复血液供应，则将进一步发生缺血坏死，最终丧失其功能。通常弥散磁共振主要显示梗死部分，而灌注磁共振可以显示梗死和缺血半暗带的总和。

近年来磁共振波谱（magnetic resonance spectroscopy，MRS）分析取得了显著成绩，除氢质子MRS外，在3.0T系统已开发了多种核频波的功能，目前可使用的有^{31}P、^{3}He、^{7}Li、^{13}C、^{19}F、^{129}Xe、^{23}Na波谱等。将磁共振上每一个像素的乳酸盐、肌酐或胆碱等代谢产物的波峰波谱和幅度进行数模转换波谱显像，可以得到一幅相应物质的波谱图，将波谱图与常规磁共振图像进行图像融合，能同时观察到解剖信息和代谢产物信息，用于评价神经功能活动以及某些肿瘤疾病的治疗效果。

扩散张量显像是增加采集方向（6～55个方向），克服显像结构内的水各向异性扩散特征的显像方法，目前主要用于脑白质束显像。由于采集方向增加和分辨力提高，现已可获得三维的白质束图像。功能磁共振成像（fMRI）已经在高场设备上普及，多层显示的脑功能显像、实时显示的fMRI、3D重建的fMRI等已用于临床。

此外，利用外源性磁共振靶向探针，如顺磁性金属离子Gd，或铁磁性和超顺磁性粒子SPIO等标记的某些特异性分子进行磁共振分子成像，可以对许多疾病的早期诊断、代谢和细胞示踪等发挥重要作用。但是限于MRI探测化学分子的敏感性较低，还难以应用于临床。

四、核医学功能与多模态成像的发展

自1951年Cassen发明直线闪烁扫描机用于甲状腺核素显像以来，核医学的显像仪器发展也十分迅速。1952年David Kohl发明了扫描机光点打印装置，1959年他又研制了双探头扫描机进行断层扫描，并首先提出了发射式重建断层的技术，为日后发射计算机断层显像（emission computed tomography，ECT）的研制奠定了基础，并在1972年应用三维显示法和^{18}F-脱氧葡萄糖（^{18}F-FDG）测定了脑局部葡萄糖的利用率，David Kohl也被人们尊称为发射式断层之父。1953年Robert Newell发明了聚集准直器并首先提出了"nuclear medicine"一词。1957年安格研制出第一台γ照相机，核医学影像从此逐步走向现代化，并由静态影像进入动态影像阶段。20世纪80年代单光子发射计算机断层成像（single photon emission computed tomography，SPECT）应用于临床，并从单探头发展为双探头、三探头，多探头符合线路；20世纪90年代正电子发射断层成像（positron emission tomography，PET）应用于临床，2000年PET/CT以及SPECT/CT问世并用于临床，2010年末PET/MR一体机已由实验室走向临床，核医学影像从静态到动态，由平面到断层，从单纯的功能影像发展为先进的解剖/分子功能融合影像，不仅是不同影像设备的融合，也是不同影像学科的融合，也为分子影像的成熟与发展奠定了基础，成为21世纪影像医学发展新的里程碑。

由于核医学的ECT以显示脏器或组织血流、代谢和功能为优势，但解剖分辨率相对较差，而放射学的CT和MRI虽然具有较好的解剖分辨率，但对于代谢与功能的评价存在不足，因此，新型的集PET与CT于一体的PET/CT、PET与MRI于一体的PET/MR或SPECT与CT于一体的SEPCT/CT等多功能显像仪器问世，现已成为核医学的主导设备广泛应用于临床。以PET/CT为代表的多功能分子显像仪一次显像不仅能清楚显示病变部位的解剖学结构的细微改变，同时还能观察该部位的代谢或血流变化，从而帮助判断病变性质，最大限度发挥不同显像方法的优势，克服各自的不足，从而使得反映解剖学结构的影像与反映代谢与血流为主的功能影像成功地实现了同机图像融合（image fusion）。PET/CT的应用使医学影像技术进入了一个新的阶段，目前的机型均配备了多排高速螺旋CT，通常为16～64排CT，其CT还可单独使用。可以预料，在今后的几年内，集PET与MRI于一体的PET/MR也将会在临床上得到广泛应用，从而使得PET与MRI两类不同信息实现了同时、同步采集，尤其是采用了TOF技术的PET/MR，大大改善了仪器的图像质量，从而避免了两种影像采集的时差对图像融合配准的影响。

近年来，PET探测器的轴向视野也逐渐增大，由于目前多数PET/CT一个床位的探测视野仅20～25cm，需要配合扫描床的移动才能进行全身显像，从而不能进行全身四维图像采集，而国产轴向视野达2m的全身PET探测器装置的研制，不需要扫描床移动的情况下即可实现全身实时四维PET动态成像，结合全数字式探测技术的应用，以PET为代表的分子影像将会得到进一步发展。

五、超声影像的发展

20世纪40年代国外开始了A型超声波人体组织探测研究，1942年奥地利的Dussik率先用A型超声波探测颅骨，1951年Widl等研制出B型超声扫描仪，1954年Hertz等研制成M型超声心动图仪，1963年华中科技大学同济医学院附属协和医院的王新房教授开始致力于超声心动图研究，在胎儿超声心动图、心脏瓣膜病心动图诊断，发明了双氧水声学造影，在超声发展领域做了大量开创性工作，被国际上公认为中国超声心动图发展的先驱者。1972年Bom研制出电子线性B型超声扫描仪，1982年Bomme等研制出彩色多普勒。超声影像在半个多世纪中发展非常迅速，从A型超声到二维超声发展到三维、四维超声显像和三维彩色多普勒显像。介入超声显像、超声引导组织活检、超声声学造影以及腔内超声技术的发展更加拓宽了超声显像的应用领域，随着声学造影剂的发展，特别是利用携带某些病变组织抗体的微泡造影剂进入体内后能与相应抗原特异性结合的原理，可以达到特异诊断某些疾病的目的，如血栓、粥样斑块和肿瘤病变，实现超声分子成像。另一方面，利用造影剂作为载体携带某些治疗药物，在显像的同时通过药物控释也达到治疗某些疾病的目的。

超声显像的最大优势是方法简便、仪器设备相对便宜、检查费用低，便于临床上广泛推广使用。此外，超声影像具有很好的解剖分辨率，常规显像即可探测 1～2mm 的病灶，尽管超声分子影像的发展前景并不乐观，但是超声影像以其自身独特的优势将是许多疾病临床诊断的首选影像技术。

六、脑磁图

初期的脑磁图（magnetoencephalography, MEG）为单磁通道传感装置，在探测研究脑功能活动时必须不断移动探头，其检测结果重复性差，无法进行深入的脑功能研究。随着计算机技术及医学影像信息处理技术的发展，MEG 的应用与研究取得了较大进步。20 世纪 80 年代已发展成 7 磁道传感装置，并用于癫痫诊断和一些脑功能研究。20 世纪 90 年代设计出全头多磁道传感装置计算机信息处理系统和抗外磁场干扰功能，能准确反映脑磁瞬时功能状况，已用于癫痫、脑肿瘤、小儿神经疾病等临床应用与神经科学的研究。脑磁图测量法是一种非创伤性的脑功能检查，目前已用于颅脑手术前的脑功能定位，癫痫灶定位等。

第二节 分子核医学与分子影像

分子影像（molecular imaging）是随着医学影像技术的发展，并融入现代分子生物学的先进成果而形成的新的研究领域，也是分子医学发展的必然产物。20 世纪 90 年代，基因组计划的实施，人类完成的基因测序，对基因的结构有了深入了解，被称为结构基因组学时代；进入 21 世纪，人类开始基因功能的研究，探索基因序列变异、基因组表达调控以及模式生物学和生物信息学等，对基因的功能又有了深入的了解，人类进入后基

因组时代或功能基因组学时代。分子影像是功能基因组学研究的深入发展，从而实现了在活体进行分子示踪监测，为某些疾病的诊断提供基因异常表达水平和功能的信息，从而为疾病的生物学分型和精准诊疗提供重要依据。分子影像学是医学影像技术的进一步发展和深入的结果。关于分子影像学的确切定义目前有多种表述，但是普遍认为，分子影像是从分子水平和细胞水平对人体和其他生物系统的生物过程和特征进行可视化和测量的影像。也就是说，无论采用何种显像技术，显像的靶标是细胞表面受体、转运载体、抗原、细胞内的酶及信使 RNA、细胞乏氧与凋亡等，只要是对发生在分子和细胞水平的生物过程进行显像的技术都可称为分子影像。而分子核医学（molecular nuclear medicine）则是以放射性核素标记的某些特异的生物分子为探针或示踪剂（显像时也称为显像剂），从体内或体外观察细胞内生物学过程的技术，分子核医学是分子影像的重要组成部分，核医学分子影像也是目前最成熟的分子影像，许多方法已经广泛应用于临床，例如应用放射性核素标记的代谢底物进行代谢显像，标记单克隆或微型抗体进行放射免疫显像和放射免疫治疗，标记配体和多肽进行受体显像和治疗，标记某些反义寡核苷酸进行基因显像等，其中代谢显像、受体显像和放射免疫显像等已经成为临床诊断不可缺少的方法。此外，分子核医学还包括利用放射性核素标记的特异性靶向药物进行的核素靶向治疗和以示踪技术为基础的体外分子示踪等。由此可见，分子核医学不仅是分子影像诊断，还包括放射性核素靶向治疗，如应用 ^{131}I、^{177}Lu、^{188}Re 等核素标记的单抗进行的放射免疫显像和治疗一体化，又称诊疗一体化（theranostics），分子核医学也包含受体放射分析等某些体外分析技术。

分子影像与分子核医学的区别：分子影像是由核医学、超声、光学和磁共振等分子影像诊断组成的分支学科，一般不包括治疗；而分子核医学不仅包含了以核素示踪技术为基础的分子影像，还包括放射性核素分子靶向治疗和体外放射分析技术。

分子影像的本质是建立在功能影像基础之上的成像技术，目前不仅在肿瘤学、认知科学、行为科学、神经传递以及神经退行性疾病的诊断和研究中发挥重要作用，在心脏病学的应用也呈快速增长态势。血管的生物学研究为显示动脉粥样硬

化斑块提供了新的靶点，从而有可能实现早期诊断和预防性的治疗监测；细胞标记与示踪有助于肿瘤或炎症的定位；报告基因显像和标记干细胞显像还可进行体内干细胞示踪研究，监测移植干细胞的定位、分化与迁徙等。这些技术将为疾病的早期诊断、疗效监测与预后评价，探讨疾病的病因与发病机制、诊疗决策以及药物筛选与开发等提供重要分子基础，而且还为疾病个体化医疗和精准诊疗提供有价值的分子或生物学信息，从而改变传统的诊疗模式和治疗方法。

分子影像学也被称为是一种能监测疾病发生的分子学途径的学科，其包括的内容广泛，涉及的学科众多，分子影像学的形成，使得影像医学中相对独立的不同专业实现了融合，朝着相同的目标发展。

一、分子影像学形成的基础

分子核医学与分子影像的形成具有丰富的理论基础和方法学基础，这是与传统影像学所不同的。常规 X 线 CT、MRI 等主要依据的理论是病理学基础，基于病变组织密度或成分的变化。而分子影像则不同，主要是基于疾病的生理、生化的变化。由于依据的理论基础不同，其探测的方法学基础也不同。

（一）分子影像学的理论基础

无论是应用分子核医学的显像原理，还是利用功能磁共振成像、超声和光学成像获得的分子影像，它们所依据的共同理论基础是"分子识别（molecular recognition）"，如果离开了分子识别的基础建立起来的影像严格意义上讲不是分子影像。分子识别指生物大分子核酸和蛋白质分子的相互辨认，两者之间彼此匹配、镶嵌互补和分子上化学基团的相互作用、非共价结合等，如抗原和相应特异性抗体分子之间的相互识别等。在分子核医学影像中，尽管不同的技术和研究手段所依据的方法学原理各不相同，但是其共同的理论基础都是"分子识别"。包括利用标记的单克隆抗体为显像剂显示体内某种抗原而建立起来的放射免疫显像技术，是抗原抗体之间分子识别的结果；利用标记配体与体内的受体结合进行的受体显像、多肽类药物与相应靶细胞受体的结合也是建立在配体与受体之间的分子识别基础上；反义探针与癌基因的分子识别则是建立在核苷酸碱基互补上；酶与底物的识别也同样具有分子基础。因

此，分子识别也是分子影像学的重要理论依据之一，这是有别于分子影像与功能、形态影像的重要标志。分子影像所使用的分子探针或示踪物都是建立在与靶器官或靶组织的某些分子的特异性结合基础之上的，因此，分子影像不仅可以反映解剖形态的改变，更是分子水平的功能改变。

随着医学影像技术的迅速发展，通常将诊断性影像分为解剖形态学影像和功能分子影像两大类，其中形态解剖学是以 X 线、CT、超声和 MRI 为代表，在检查过程中常使用 mmol 级血药浓度的造影剂，具有较好的对比度，非常高的空间分辨率，但是在组织结构发生变化（如肿瘤生长）之前常难以探测到病灶，故其敏感性较低，难以探测到 μmol、nmol 乃至 pmol 级的微量化学物质。而当今的分子影像技术如 PET 或 SPECT 使用的示踪剂为 nmol（nano molar）级的血药浓度，具有较高的敏感性，因此有可能在结构改变或其他影像模式探测到病灶之前即可从分子和细胞水平进行显像。由于某些靶组织中的蛋白质浓度较低，如肿瘤、细胞的受体蛋白质，获得特异性成像需要高灵敏的分子探针来探测这些结构，故通过 PET、SPECT 具有较高物理敏感性的仪器很容易探测出来，而 MRI、CT 等受固有物理敏感性的限制难以探测到这种微量蛋白浓度的变化，光学成像（OT）也受到穿透深度较低的限制影响其应用（图 1-2）。

PET 和 SPECT 的优势是敏感性高，可以探测到低至 pmol、nmol 级的微量化学分子，但是分辨率却不理想，尽管目前的 PET 装置其分辨率有了较大改善，但是其空间分辨率仅可达到 3～5mm，小动物 PET 可达 1mm；同样，尽管 CT、MRI 解剖形态影像的发展，其分辨率已达到了 μm、mm 水平，但是对于微量化学分子的变化却不敏感，仅能探测到 μmol 乃至 mmol 水平，与 PET 和 SPECT 相比相差几个数量级。因此，将 CT、MRI 影像与 PET、SPECT 影像融合是医学影像发展的必然，多模态影像的发展充分发挥分子影像能够显示疾病过程的病理生理学变化，而 CT、MRI 具有形态学上高分辨率优势，两类影像模式的融合实现优势互补。目前推出的新型 PET 和 SPECT 均已配备了诊断级 CT，从过去的单排定位 CT 到最新的 64 排诊断级螺旋 CT，也不同程度地弥补了不同影像的不足。其中，PET/CT 融合影像是目前增长最快的影像技术，近几年 PET/MR 也已

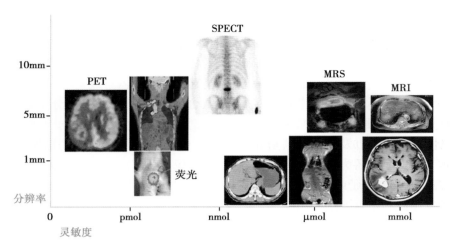

图 1-2　不同影像的敏感性和分辨率

开始用于临床,尤其是对于头部、腹部、心脏等软组织和脊柱病灶的显像较 PET/CT 显示出明显的优势,可以说是真正的高分辨率影像与高敏感性的示踪技术有机的结合。MRI 除了有高分辨率优势外,通过改变不同的序列成像、磁共振波谱分析以及磁共振增强扫描还可获得多参数的生理功能信息,用于疾病的诊断和鉴别诊断。融合影像的发展将有可能检测到疾病早期的发生过程,从而为成功的治疗干预提供了可能。由于分子影像从分子水平对疾病进行定性与定量,也使得临床医师对患者的治疗和早期治疗反应进行分层和量化,并进一步影响到治疗方案的选择及特异性靶向治疗的合理性评价。分子影像学与传统的影像不同之处还在于它展示的是分子异常的探针,而不是这些分子改变所导致的最后结局的影像。

分子影像的成功应用主要得益于结构成像的迅速发展,也得益于核素显像、MRI 和超声影像技术等功能影像的出现为患者从器官血流、代谢功能的诊断和预后估计迈出的重要一步。当前分子靶向诊断和靶向治疗越来越受到人们的重视,而分子靶向诊断是靶向治疗的基础,从理论上讲只有特异性的靶分子或靶组织能够通过分子影像技术可视化与量化,才可能成功的建立靶向治疗方法。

(二)分子影像学的方法基础

尽管不同的分子影像学技术其显像原理有不同,但建立各种不同的分子影像技术其共同的方法学基础大致都要包括两个方面:一是寻找分子靶标(molecular target),如受体、基因、抗原等;二是需要制备特异的分子探针(molecular probe),即针对体内的这些靶分子设计的不同探针。什么是分子探针?可以理解为从分子水平探测生物体中生理、生化及病理信息的示踪物,在核医学分子影像中也可称为显像剂、显像药物、标记化合物或示踪剂,分子探针也包括某些特异分子介导的磁共振造影剂和超声造影剂等。因此,分子探针所探测到的信息是细胞内某种或某些特定分子的信息,如细胞内基因的表达、抗原含量、受体密度与功能的变化、酶的表达以及信号转导等。从目前发展的趋势来看,分子影像发展的关键也是分子探针的研发。

分子影像的特点是对病灶进行定位、定性和定量检测,尽管已显示出良好的前景,但也面临激烈的挑战,特别是在肿瘤的定性评估方面,由于肿瘤的异质性,不同的肿瘤有不同的靶分子,同一种肿瘤也可能存在不同的靶分子,使用一种或几种探针很难对肿瘤的不同分子进行全面而特异性的显示,因此给临床上制备分子探针带来了巨大困难和成本投入,而特异性显像剂和 / 或造影剂的研制也成为制约分子影像发展的关键因素。

过去十多年中,放射性核素标记抗体及其片段等特异性诊断方法的建立取得了一定进展,但是总的来说,其靶与非靶比值相对较低和血液清除较慢而影响了应用。其他的特异性靶向技术还包括标记蛋白质、肽、寡核苷酸等。近几年来,PET 和 SPECT 已经成功的用于分子显像,使用的分子探针如 ^{111}In、^{68}Ga、^{99m}Tc 标记的单克隆抗体及其片段、多肽(如生长抑素类似物 - 奥曲肽、前列腺特异性膜抗原 -PSMA 以及整合素受体显像等)以及蛋白质如 ^{99m}Tc-annexin V(膜联蛋白 V)等都应用临床。相比之下,CT、MRI 和超声的特异性显像探针发展较慢。限于组织穿透力的影响,光学成像仍然是小动物研究的常用工具。光学探针成像在手术中导航或通过内镜进行空腔器官的体内成像与引导活检等已有某些成果的应用，但光学成像在人体内无创性的应用还比较少。

实现疾病特异性成像要求显像剂在感兴趣区与特异的靶分子不断的结合和浓聚，标记的底物以及报告探针能用于显示酶的活性、受体或转运体的表达，但新的显像剂在转化到临床应用之前，需要多步实施，包括靶的选择、化学合成和临床前试验等。靶的确认可以通过分子组织分析或筛选法完成，如噬菌体展示等。目前研究的分子探针主要有合成的大分子（macromolecules）、微型体（minibodies）、纳米粒子（nanoparticles）、肽复合物和其他复合物等。新的分子探针在应用到人体内之前都需要进行靶亲和力优化和药代动力学研究，影像信号的放大可通过靶向过程中受体的内化、转运机制或酶与标记产物的相互作用而增强（即磷酸化去氧葡萄糖）。假如一种蛋白质在自然情况下不出现，则报告基因显像不仅能提供基因转染后表达的高生物学差异，而且与酶或转运体活性结合的组织特异启动子还具有信号放大效应。在新的分子探针研究过程中，通常会产生大量的候选者，但是只有少数能通过临床前评估转化为临床应用，在进入临床应用之前均要按照管理规定进行深入的毒理学评价等。

可以预料，分子影像学的发展将极大地促进分子介导靶向治疗的进步，成为新世纪治疗学的一次革命，近年来，应用 ^{177}Lu 标记的前列腺特异性膜抗原（PSMA）不仅用于前列腺癌的分子影像诊断，还可应用于前列腺转移灶的靶向治疗，在德国已得到较广泛应用并取得很好的疗效；放射性核素标记的奥曲肽治疗神经内分泌肿瘤也有较多的应用。分子影像学的发展也将为现代生物治疗（如基因治疗、免疫治疗以及细胞移植治疗等）监测与研究提供可靠的手段。

二、分子影像学的主要研究领域及进展

在分子影像中，核医学分子影像包含的内容非常广泛，而且正在不断发展和逐步走向成熟。当今核医学分子影像研究较多且具有应用前景的技术主要有代谢显像、受体显像、重组单抗片段或微型抗体的放射免疫显像、多肽类放射性药物显像、细胞凋亡显像、乏氧显像以及标记反义探针基因显像和报告基因显像等。利用这些标记分

子在体内能选择性与病变细胞的靶点特异性结合的特点，不仅可用于分子水平的显像诊断，如果将发射 γ 射线的单光子或正电子的放射性核素换成发射 α 或 β 射线的放射性核素，还可用于放射性核素靶向治疗。

近年来，研发集分子影像早期诊断与靶向治疗一体化（theranostics）的药物已成为新型放射性药物研究的重要方向之一。其主要研发策略包括肿瘤的核素分子影像诊断与核素治疗一体化、磁共振分子影像与光动力治疗一体化、超声微泡分子影像与化疗一体化以及多模态分子影像与核素或化疗一体化等是当前研究较多的策略。在诊疗一体化研究中，应用 ^{177}Lu 标记的前列腺特异性膜抗原（^{177}Lu-prostate-specific membrane antigen，^{177}Lu-PSMA）治疗前列腺癌及其转移和 ^{177}Lu 标记奥曲肽（^{177}Lu-DOTATATE）治疗神经内分泌肿瘤是最成功的例子，在初步的临床应用中取得很好的疗效，在欧洲已经进入Ⅱ期临床。该领域的发展使得以诊断为主的分子影像发展成为诊断与治疗并重的新策略，尤其是受体介导的核素靶向诊断与治疗、抗体介导的核素靶向诊断与治疗以及基因介导的靶向治疗等将会得到迅速发展和应用。

（一）核医学分子影像

在分子影像学中最重要的研究领域有两个方面，一是受体研究，二是基因研究。在临床上以代谢、功能以及解剖学结构异常为表现的各种疾病其本质都是在受体或基因水平变化（或生化变化）基础上的具体表现。目前的分子影像研究方法也包含了核医学分子影像、MRI、超声以及光学分子影像（图1-3），特别是多种模式分子影像的融合也是当今分子影像发展的方向。

1. 受体显像 受体是指细胞膜或细胞内的一些能首先与生物活性物质（例如药物、神经递质、激素和抗体等）相互作用的生物大分子。受体显像（receptor imaging）是利用放射性核素标记的某些配体能与靶组织中某些高亲和力的受体产生特异性结合，通过显像仪器显示其功能与分布的技术。由于体内受体的含量极少，例如脑内的受体含量仅占全脑的 1/100 万，因此，目前应用其他的显像技术无法显示出来。核医学受体显像为在生理情况下，研究人体受体的分布（定位）、数量（密度）和功能（亲和力）提供了唯一的、无创伤性手段。特别是神经受体显像已经成为某些神经精神

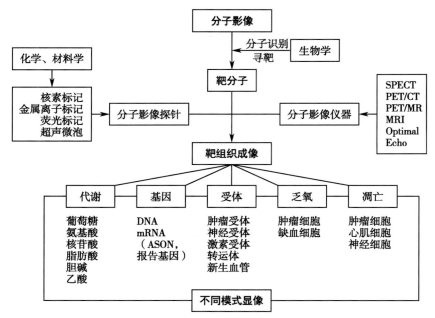

图 1-3 分子影像的主要研究内容

疾病(如 Parkinson 病)诊断和研究的重要手段。受体显像是分子核医学的重要内容,用放射性配体显像受体,是分子核医学开拓的一种精细的诊断领域,它可以"为观察细胞间和细胞内的生物学过程提供窗口",特别是观察执行基因编码指令的蛋白质生化过程。受体的研究涉及细胞之间和细胞与其他分子之间的识别,信息跨膜转导(或传递)和细胞的生理、病理反应等生命基本现象。许多疾病的发生往往反映在受体数目和亲和力的改变、信息转导功能的异常,而这些均与受体基因缺陷和突变有关。受体显像可以应用显像仪器在活体内直接探测到受体的密度、功能与分布,这也是目前在活体内获得受体功能与分布信息的唯一方法。

受体显像的发展也促进了受体介导的放射配体治疗的研究。配体与相应的膜受体结合,除了能传递细胞信息、引起细胞发生生理、生化改变等生物效应外,还可通过内化(internalization)过程与受体一起不断地进入细胞内。进入细胞质的配体和受体可在溶酶体酶的作用下被降解,而受体也可再循环返回至胞膜,成为影响和调节细胞膜受体浓度的重要环节。某些配体与受体之间的结合还可诱导细胞凋亡,若用合适的放射性核素标记能抵抗生物降解的特异性配体,则放射性配体通过与受体结合而聚集在细胞质内,利用其放射性核素衰变时发射的射线,便可有效地杀伤细胞,达到治疗某些肿瘤疾病的目的。

近年来,应用多肽类放射性药物进行受体显像也是分子核医学研究的重要课题。在生物进化过程中,氨基酸始终起着枢纽作用,它是包括分子信息、信息转导以及识别/转化单元等在内的一个巨大阵列的结构单元。小至一个氨基酸,大至一个多肽、蛋白质分子,在生物学信息网络中都起着重要的作用。肽类放射性药物的优点是:分子量小、在血中清除快、穿透能力强、与受体的亲和力较高,容易得到较清晰的显像;此外,肽比较容易合成(小的可用肽合成仪,大的可用基因重组技术),用于显像只需取大分子肽与结合有关的部分肽段,并可根据标记的需要将其与受体结合无关的羧基端延长,为放射标记提供方便,在核医学显像与治疗中有重要的发展前景。

目前,许多受体显像已经用于临床,如神经受体显像已用于神经系统疾病的诊断,如多巴胺受体及其转运体显像用于帕金森病的诊断等;在恶性肿瘤方面,放射性核素标记的奥曲肽生长抑素受体显像用于神经内分泌肿瘤的诊断,核素标记的 RGD 整合素受体显像用于评价新生血管的形成,核素标记 EGFR 应用于 EGFR 高表达肿瘤显像等,为恶性肿瘤生物靶向治疗患者筛选提供依据。

2. 基因显像 患者的基因型总是可以由生化过程来表达的,核医学分子影像利用放射性示踪药物不仅可以观察到体内生化过程的变化,而且有可能将这种以某种生化过程的变化为表型的疾病与其相关的基因型联系起来，从而使人们对于疾病的认识以及诊断和治疗提高到一个崭新的水平。如何与基因型相关联，目前的核医学分子影像研究已提供了希望。动物实验表明，用放射性核素标记的反义探针可以显像乳腺癌以及不同的癌基因高表达的肿瘤。随着生物学技术的发展而建立起来的新的显像方法，不仅促进了分子核医学的形成，也为医学影像技术走向"分子影像"时代迈出了第一步。

应用放射性核素标记人工合成的反义寡核苷酸，引入体内后，通过体内核酸分子杂交而与相应的靶基因结合，应用显像仪器便可观察其与病变组织中过度表达的目标 DNA 或 mRNA 发生特异性结合过程，显示特异性癌基因过度表达的癌组织，定位和定量特异的靶基因，从而达到在基因水平早期、定性诊断疾病的目的，这种以显示癌基因为基础的反义显像（antisense imaging），使肿瘤显像进入了基因水平，成为核医学显像中具有发展前景的技术，也有可能成为未来"分子影像学"的重要组成部分；另一方面，利用聚集于靶基因局部的放射性核素发射的射线，破坏相应的致病基因，引起 DNA 链的断裂和损伤，以达到靶向基因放射治疗目的。

自从 DNA 的研究开始至今，分子生物学已经有了巨大的发展，人类基因库计划已描绘出人类基因的初步草图，以提供人类基因组中 90% 的碱基配对序列。然而，人类还需要进一步弄清楚这些基因与蛋白质制造之间的关系，以及所制造的蛋白质有何功能，基因的突变或缺失与导致疾病之间的关系，通过改变某些基因进一步探讨机体所产生的生化反应或表现，从而了解其表现与基因间的关联，为疾病的分子诊断和生物治疗计划的制订与监测提供重要信息。在这些研究领域中，分子核医学影像研究将会发挥愈来愈重要的作用。

基因重组技术将可以产生治疗疾病机制的特殊蛋白质制造基因连接在病毒的 DNA 上，利用携带治疗基因的病毒"感染"患者，从而将治疗基因感染到患者细胞的染色体 DNA 上，并转录到 mRNA，进而制造此特殊蛋白质用以治疗疾病。分子影像将有可能监测携带治疗基因的病毒是否成功感染患者，以及是否会成功转录到 mRNA 上，作为监测基因治疗的重要手段。同时，人们还可以在重组治疗基因的病毒 DNA 上同时插入一段报道基因（report gene），治疗基因与报道基因共表达，只要能探测到报道基因在患者体内出现，就能推论治疗基因的成功植入与表达。

3. 代谢显像　代谢显像（metabolism imaging）是核医学显像的一项重要内容，可以说，在分子影像学领域中，代谢显像是目前最为成熟的技术，并已广泛应用于临床诊断。最重要的代谢显像剂为 ^{18} 氟 - 脱氧葡萄糖（^{18}F-FDG），由于它的重要性及其应用前景，Wagner 教授在美国第 43 届核医学年会上将 FDG 命名为"世纪分子"（molecule of the century）。^{18}F-FDG 代谢显像在临床上的主要用途，一是肿瘤的早期诊断与分期、转移与复发监测、疗效与预后评价等；二是神经、精神疾病以及脑功能的研究，代谢显像能准确了解正常情况下和疾病状态的神经细胞的活动及代谢变化，并可用于研究不同的生理条件刺激下或思维活动状态下大脑皮质的代谢情况，是大脑行为研究的重要方法，可谓是一种"活体自显影"；三是研究心肌细胞的活性，可以区别心肌的病变是坏死，还是可逆性缺血（如冬眠心肌），为冠心病患者血运重建治疗的成败提供重要的依据，被认为是判断心肌细胞活性的"金标准"。此外，在分子影像研究中，反映氧代谢以及氨基酸、脂肪酸、胆碱、乙酸和核苷酸代谢显像也已用于临床，不同的代谢显像可以用于不同疾病的诊断和互补。

4. 放射免疫显像与治疗　放射免疫显像（radioimmunoimaging，RII）与放射免疫治疗（radioimmunotherapy，RIT）一直是核医学界关注的技术，由于传统的放射免疫显像技术有许多技术难题未解决而影响到临床的应用，如产生 HAMA、分子量大血液清除慢、T/NT 比值低、穿透能力差等。人们一直探索抗体片段和微型抗体的研究，如 Fab′、F（ab′）$_2$、Fab、ScFv（单链抗体），甚至超变区肽段（分子识别单元）。ScFv 是由重链可变区与轻链可变区连接起来的多肽链，分子量大约为 Fab 的一半，但其亲和力和特异性与 Fab 相同。ScFv 的肿瘤穿透能力为完整抗体分子的 100 多倍，F（ab′）$_2$ 和微型抗体。Fab 的穿透力居中，在血中的半减期仅 0.5 小时，其清除速率为 Fab′、Fab 的 5 倍。ScFv 能均匀分布于肿瘤，而完整抗体分子则主要聚集于接近血管部分。ScFv 的 T/NT 高达 40，为 Fab′ 的 3 倍和 Fab 的 2 倍。

近年来微型抗体的研究取得了重要进展，前期的研究结果显示出良好的生物学和药代动力学特性，具有前景的技术主要有以下几种：

（1）affibody：近年来 affibody（亲合体）引起了人们的广泛关注，affibody 的功能类似于抗体，但其分子量很小，仅有 7 kD 左右，其结合位点与抗体相似，而且稳定性比抗体好，耐高温，可以大量生产，价格低。目前研究较多的有放射性核素 ^{18}F 标记针对抗人表皮生长因子受体 2（human epidermal growth factor receptor 2，HER2）的 affibody 分子影像探针，用于肿瘤 HER2 表达的分子显像。Sörensen 等应用 ^{68}Ga-ABY-025 affibody PET/CT 显像用于乳腺癌转移灶的 HER2 表达显像，结果表明，PET 显像的 SUV 值与组织活检 HER2 积分有很好的相关性（$r = 0.91$，$p < 0.001$），其 HER2 表达阳性的病灶放射性摄取是阴性病灶的 5 倍且无重叠，为乳腺癌患者生物靶向治疗对象的筛选提供了重要依据。

应用放射性核素分子显像无创伤性的探测 EGFR 在恶性肿瘤的表达，可以为患者提供影响治疗决策的诊断信息。Tolmachev 等应用 ^{111}In 标记靶向 EGFR 的蛋白 $Z_{EGFR:1907}$ 的 affibody 分子，用于 EGFR 表达的放射性核素显像。肿瘤模型显像结果表明，静脉注射 ^{111}In-$Z_{EGFR:1907}$ 后 24 小时，肿瘤与血液比值高达 100，提示放射性核素标记的 affibody 分子是探测恶性肿瘤 EGFR 表达具有前景的分子探针，尤其是近年来 ^{68}Ga 的应用使得正电子核素标记抗体更方便，应用 PET/CT 显像的分辨率更高。

（2）微型抗体或纳米体：双链抗体（diabody）也是目前研究的热点之一。研究证明，^{18}F 标记的抗 HER2 diabody 能够与乳腺肿瘤细胞产生的 HER2 受体结合用于肿瘤显像。也有报道应用 ^{18}F 标记的抗癌胚抗原（CEA）T84.66 微型双功能抗体用于肿瘤模型的显像。这种微型双功能抗体比天然抗体的分子量小很多，因此体内清除迅速。应用基因工程技术生产的抗体（片段）都可以称为基因工程抗体，目前的基因工程抗体都是在单链抗体的基础上改进的，如 diabody，miniantibody（微型抗体），scFv2 等。单链抗体主要来源于抗体库筛选以及从杂交瘤细胞中克隆抗体轻重链进行组装获得。现在较多的用人源抗体库，筛选人源单链抗体，而很少采用鼠源的抗体。由于微型双功能抗体对靶抗原亲和性高，因此还可应用放射性核素标记后进行恶性肿瘤治疗。

此外，有关纳米体（nanobody）也有较多研究，nanobody 是一种分子量为 15kD 的小分子，制备针对某些肿瘤高表达受体的 nanobody 行核素标记后可以用于肿瘤特异性分子影像诊断。研究发现，在不同的肿瘤均可见到内皮生长因子受体（epidermal growth factor receptor，EGFR）的高表达，而这种致癌受体的表达为免疫显像诊断和治疗开辟了新的途径。体内外的研究表明，^{99m}Tc-8B6 纳米体能够与 EGFR 高表达细胞的 EGFR 选择性结合，在鼠肿瘤模型 SPECT 显像中显示出肿瘤病灶较高的摄取（$5.2\% \pm 0.5\%$），具有特异性高、血液清除迅速（半清除时间 1.5 小时）的优点。应用 ^{99m}Tc-8B6 纳米体 SPECT 显像能够分辨出体内中、高度 EGFR 过度表达的肿瘤，其良好的生物分布特性适合于体内肿瘤的显像诊断。

5. 细胞凋亡显像（apoptosis imaging） 程序性细胞死亡又称细胞凋亡。凋亡可以发生在炎症、新生物形成、梗死的发生和发展过程中，在许多疾病状态，凋亡可以是减低（如癌症发生时），也可增强（如许多胶原性血管疾病发生时）。凋亡细胞的死亡与细胞坏死不同，凋亡是一种可诱导的有机组织死亡的能量需求形式，其细胞的消失不伴有炎症反应出现，而坏死则是混乱无序的，没有能量需求，导致局部炎性改变，常继发于突发的细胞内成分释放；凋亡可以由于细胞核受到严重损伤，如 γ 或 X 射线照射或线粒体内受到各种病毒侵袭等诱导产生，此外，也可通过外部的信号诱导，如 fas 配体与 fas 受体之间的相互作用诱导。过去对细胞凋亡的监测主要是通过流式细胞仪在体外进行，而通过仪器对活体组织的凋亡细胞进行显像则是近年发展起来的新技术，对于某些疾病治疗药物的设计与研究、治疗效果监测是非常有用的。

细胞膜上磷脂酰丝氨酸（phosphatidylserine）的异常表达是用于凋亡监测目的的靶物质，35KD 的磷脂蛋白（annexin V，又称膜联蛋白）对细胞膜上的磷脂酰丝氨酸微分子具有很高的亲和力。annexin V 可以通过螯合剂 HYNIC（hydrazinonicatinamide）和 N2S2 与 ^{99m}Tc 直接耦合到巯基基团上进行放射性标记。当已凋亡细胞的表面表达出特异的脂质蛋白——磷脂酰丝氨酸时，则提示为细胞凋亡的信号。annexin V 是一种生理蛋白，几乎在所有的哺乳动物均可见到，据报道它与细胞膜磷脂酰丝氨酸的亲和力可达 10^{-9}，因此，当 annexin V 与细胞膜磷脂酰丝氨酸结合时可作为巨噬细胞吞噬残存凋亡细胞的一个信号。annexin Ⅴ凋亡显像在肿瘤学具有潜在的应用价值，如果癌症治疗成功，肿瘤细胞就会逐步被诱导至凋亡的通道，通过给患者静脉注射核素标记的 annexin Ⅴ后行 γ 照相就能在该肿瘤部位见到"热区"，因而可显示治疗的早期反应。动物实验资料已经表明，annexin Ⅴ显像能够确定肿瘤发生细胞凋亡的时间，在欧洲的临床试验初步结果也表明，annexin Ⅴ显像能提供比 CT 扫描病灶大小的改变更早的信息。在程序性细胞死亡的最初几个小时内，放射性标记的 annexin Ⅴ即可浓聚在受到凋亡的细胞。据此，治疗效果就能在几小时内使用 annexin Ⅴ显像确定，而不必通过常规的 CT 需要在治疗后 6 周观察病灶大小的变化来判断疗效。一组 9 例淋巴瘤患者的研究报告表明，经过放射治疗后 72 小时内肿瘤病灶 annexin Ⅴ的摄取增加，而对治疗无反应的患者则无摄取。有人在非小细胞性肺癌、乳腺癌、淋巴瘤和肉瘤患者实施化疗过程中也发现，某些患者在接受第一疗程化疗后 1～3 天内局部 ^{99m}Tc-annexin Ⅴ聚集增加，经过一年期随访发现治疗后摄取增高者，其病情和生存期改善均较好。在体外实验研究中，也证明 ^{99m}Tc-annexin Ⅴ可与凋亡的细胞结合。凋亡显像除了用于肿瘤治疗效果监测外，也用于心脏移植排斥反应监测、急性心肌梗死与心肌炎的评价等。此外，用于凋亡显像的放射性药物还有 ^{99m}Tc-SAAC-PSBP6、^{18}F-2-（5- 氟 - 戊基）-2- 甲基丙二酸（^{18}F-ML-10）、^{18}F-CP-18 等。临床前的研究表明，^{18}F-ML-10 PET/CT 显像可能是预测鼻咽癌放疗敏感性具有前景的方法。^{18}F-CP-18 是一种新的基于 caspase-3 底物的细胞凋亡 PET 显像剂，其在肿瘤组织的摄取与 caspase-3/7 的活性具有相关性。

（二）CT 与分子影像

1. PET/CT 的应用　PET/CT 是集 CT 与 PET 于一体的多功能显像仪器，应用 PET 研究体内代谢已经得到公认，也是目前最成熟的分子影像，但是单纯的 PET 影像是一种功能影像，其图像解剖分辨率较低，不能清晰地显示代谢异常的病灶所处的精确解剖部位，而 CT 则正好相反，虽然其有很高的解剖分辨率，但是却不能很好反映细胞或组织的功能，因此，将两种仪器结合起来，相互弥补各自的不足，最大限度的发挥各自所长。利用 CT 反映脏器或组织的解剖形态变化，而且可以对 PET 影像进行衰减校正和病灶定位，PET 则观察其相应部位的代谢、功能或血流变化，应用计算机软件将两种不同类型的图像融合起来观察，从而实现了同机图像融合（image fusion）。PET/CT 显像是目前临床应用最广、最成熟的多模态分子影像技术。

2. 动物 CT 与 PET/CT 的应用　微型 CT（micro-CT）是临床前小动物分子显像的研究常用设备。X 线微型 CT 是最初普遍使用的能产生 3D 图像的微型构造体系，该系统可以在给予不透辐射的造影剂后，能在完整的啮齿动物器官或来自大动物和人体的活检组织中描绘出局部的分布。当前使用的微型 CT 能通过三种方式获得这些标本的分子传输和蓄积的定量影像：①通过使用重元素而不同于使用碘，将其附着于感兴趣的分子上或代替那些分子，指示剂在生理学隔室的蓄积，以及运输到隔室或从这些隔室运出，都可以通过对这些造影剂进行空间分布显像进行定量分析；②通过常规基于 X 线衰减的 CT 显像的高空间分辨率还能够对发射的 γ 射线进行衰减校正，以改善放射性核素断层显像（SPECT 和 PET）的定量性能，并准确描绘出已知的指示剂选择性浓聚区的生理学空间（spaces），同样，在 2D 影像其他影像形式的局部功能（例如随后从同一标本获得的组织学切片），也能够提供基于 CT 三维微结构的协同结合作用；③通过使用如 K- 边缘扣除影像技术的方法，X 线荧光显像，不同类型的散射 X 线显像以及在 X 线通过不同组织速度的变化结果，如折射和周相移动（phase shift），提高 X 线 CT 影像对比的敏感性与特异性。这些 X 线显像法的应用能提高影像的对比度，充分开发其应用潜能。因此，不透辐射指示剂的开发，扫描机硬件和图像重建以及分析软件的研究将是非常必要的。

（三）光学分子显像

光学分子影像在生物医学研究中发挥了重要作用，目前应用较多的包括荧光标记细胞的荧光显像用于细胞示踪研究，利用生物发光成像进行活体小动物的光学分子成像。近年来，切连科夫光学成像和光声成像也得到迅速发展，为光学分子的临床应用带来了新的契机。

光学分子显像（optical molecular imaging）分为荧光显像（fluorescence imaging）和生物发光显像（bioluminescence imaging）两种，特别是荧光光学断层成像（optical fluorescence tomography）是

分子影像学取得的重要进展。荧光显像技术采用荧光报告基团进行标记，通过激发后应用荧光显微镜观察细胞或直接对浅表器官或小动物进行显像，常用的有绿色荧光蛋白（GFP）、红色荧光蛋白等，红光的穿透性在体内比蓝绿光的穿透性要好，近红外荧光为观测生理指标的最佳选择，荧光显像具有费用低廉和操作简单等优点。生物发光是用荧光素酶（luciferase）基因标记细胞或 DNA，然后引入荧光素作为报告探针用光学检测仪器进行显像。通常生物发光显像较荧光显像的敏感性高，作为体内报告源，生物发光的优点是不需要激发光的激发，它以酶和底物的特异作用而发光，且便于定量分析，更适合于整体小动物的分子显像研究，荧光显像更适合于活体细胞的分子显像。

两种显像均具有较高的敏感性，其共同缺点是探测深度较差，尤其是荧光显像。光学显像的穿透深度只有几厘米，用它来进行全身显像检查受到限制，但光学显像技术与内镜技术结合将会发挥重要作用，将光学显像探测器置于内镜的一端送入人体，将光学显像剂放到所要观察的部位，如空腔器官或血管内，即可以进行体内的光学显像检查。

光学显像在生命科学领域的应用非常广泛，可以观测到疾病或癌症的发展进程以及药物治疗的反应，研究病毒、构建转基因动物模型、siRNA、干细胞示踪与监测、基因治疗的监测、细胞凋亡以及蛋白质相互作用等，尤其是在以下方面具有较好的应用前景：

1. 肿瘤疾病 临床上，光学成像在前哨淋巴结和腋下淋巴结的探测具有很好的应用前景。光学探针应用于乳腺成像的研究也得到迅速发展，可将光学乳腺成像技术与 MRI 结合用于乳腺肿瘤的诊断。此外，双标记探针及其在介入放射学领域的应用价值将为光学成像提供更多发展机会，借助导管、穿刺等手段将探针引入到检查部位进行光学成像，或在其他影像的引导下进行光学传感器的放置，克服了光学成像穿透性差的难题，有望应用于临床。

2. 亲梗死荧光显像 应用荧光探测技术无创伤性的描绘出完整组织的分子信息，这种生物兼容性的特异荧光探针和蛋白是体内荧光探测的一种高灵敏影像技术。这种荧光物质在梗死周围能够发光，尽管可受到体内血红蛋白和水吸收的影响，但是这种光子仍然能在组织中穿透几厘米到达光谱窗，通过对探针分布的无创性显像建立光成像技术，实现荧光介导的分子断层显像（FMT），并利用深部组织荧光激活作用进行基因异常表达的三维显像，具有较高的敏感性。

3. 细胞分子生物学影像研究 Price 等人通过荧光标志物显示细胞内蛋白质活性，能进行自动高效、多标记细胞显像，进行亚细胞影像定位和模型分析。这种基于细胞影像信息与详细分子结构和配体 - 受体结合模型相结合仪器的价值是不可忽视的。可用于抗癌药物的筛选、肿瘤生物学的组织分子模型与临床的相互关系以及细胞分子相互作用研究等。

4. 切连科夫光学成像 切连科夫发光断层成像（Cerenkov luminescence tomography，CLT）是近几年发展起来的一种新的光学成像技术，该成像的原理是利用放射性核素发射的带电粒子在物质的介质中运动的速度大于光速时而产生荧光，利用光学成像设备进行的光学成像，光学信号强度与放射性核素的活度和发射的射线信号强度有很好线性相关。切连科夫成像通常与核素 SPECT 或 PET 显像共用一个探针，将放射性核素标记的分子探针引入体内后，在进行核素 SPECT 或 PET/CT 显像的同时，利用光学成像仪器行切连科夫成像，而不需要另外引入光学显像剂，具有成像时间短，有较好的敏感性和空间分辨率的特点。在生物医学研究中具有良好的应用前景，并有可能为肿瘤患者的诊断、分期、疗效评价和手术导航提供更多的生物学信息。

切连科夫光学成像（Cerenkov luminescence imaging，CLI）可利用许多临床应用的同位素在放射性衰变过程中产生的光进行成像。虽然越来越多地用于无本底成像和深部组织光动力治疗，但是切连科夫发光在体内的应用受限于组织的穿透力。Zhao 等使用量子点（quantum dots，QDs）作为光谱转换器，可以将切连科夫紫外蓝光转换发射近红外光，且在体内很少散射或吸收少。组织模型实验表明，在近红外（NIR）量子点的存在情况下，能增强穿透深度和增加发射切连科夫发光的强度。为了实现这一理念的体内成像应用，研究者们开发了三种类型的近红外量子点和 ^{89}Zr 双标记基于脂质微胶粒、纳米乳和高分子纳米平台（nanoplatforms），使得放射性核素的传送和光谱转换的量子点效率最大化，并成功的用于前列腺癌鼠模型的肿瘤和淋巴结自发光纳米粒显像。

在早期乳腺癌中，大多数女性的主要治疗选择是保乳手术（BCS）。因而有更精确的技术来评估术中需要切除的边缘显得尤为重要，对平均20%的患者需要进一步手术达到清晰的边缘。切连科夫光成像（CLI）将光学与分子影像相结合，通过检测 ^{18}F-FDG 发射的光进行光成像和 PET 显像，其分辨率高、光学成像设备体积小将是乳腺癌保乳手术中准确估计肿瘤边界很有前景的技术。Grootendorst 等对 22 例术前 45～60 分钟接受了 5MBq/kg ^{18}F-FDG 注射的浸润性乳腺癌患者进行了研究，并应用 150MBq ^{99m}Tc- 微胶体 γ 探测进行了前哨淋巴结活检（SLNB）。第一组 10 例患者用来优化成像协议，其余 12 例患者被纳入分析数据集。结果显示，12 例患者中 10 例 CLI 有肿瘤辐射升高，平均辐射和肿瘤 - 本底比值分别为 560 光子 /（s•cm^2•sr）± 160 光子 /（s•cm^2•sr）和 2.41 光子 /（s•cm^2•sr）± 0.54 光子 /（s•cm^2•sr）。所有 15 个可评估的肿瘤边界都能在 CLI 和病理组织学清晰显示。边缘距离一致性和评估者之间的一致性都非常好（κ = 0.81 和 0.912），在所有的患者前哨淋巴结（SLNs）均成功检测。对员工的辐射剂量低，每次操作外科医生接受的平均辐射剂量为 34μSv ± 15μSv。可以认为，术中 ^{18}F-FDG CLI 对保乳手术术中评估低风险肿瘤边界是一种很有前途的方法。

5. 光声成像与光热治疗　光声成像（photoacoustic tomography，PT）是近年来发展起来的一种无创性医学成像技术，它结合了纯光学成像的高对比度和纯超声成像的高穿透深度特性，从而提供高分辨率和高对比度的组织成像。华盛顿大学著名生物医学光学专家汪立宏（Lihong V. Wang）教授等将深部组织的吸收光转变成了声波，当宽束短脉冲激光辐照生物组织时，位于组织体内的吸收体（如肿瘤病灶）吸收脉冲光能量后，引起升温膨胀，产生超声波，并能被体表的超声探测器接收到该超声波信号，重建出组织内光能量吸收分布的图像。因此，光声成像技术探测的是超声信号，反映光能量吸收的差异，充分地结合光学和超声这两种成像技术的优点，克服了纯光学成像在成像深度与分辨率上不可兼得的缺点，又克服了纯超声显像在对比度和功能方面的不足。汪教授等建立了多种光声技术并用于乳腺癌患者的前哨淋巴结活检、黑色素瘤、消化道肿瘤诊断

及化疗反应的早期监测。

在肝癌在诊断中，无典型丰富血供特征且小于 10mm 的病灶传统影像面临较大挑战，需要穿透强和空间分辨率高的成像能力。新兴的光声断层成像为无创性肝癌检测提供了较好的诊断效能。此外，近红外荧光成像引导肝切除术亦证明能够识别毫米级的结节。因此，合适的光声和荧光双模态成像探针有利于患者的早期诊断和完全切除。Guan 等制备了吲哚菁绿载金纳米棒脂质体核壳纳米颗粒（Au@liposome-ICG）行双模式集成成像策略，这些纳米粒子具有优异的生物相容性，高稳定性和增强的双模式成像信号，探讨了在原位肝癌小鼠模型的肿瘤检测和手术指导的有效性。组织学分析证实，该分子探针在肝癌的检测和指导切除具有较高准确性，这种新颖的双模态纳米探针对肝癌的早期诊断和术中导航具有重要意义，具有很大的临床转化潜能。

近年来，涉及光热治疗（photothermal therapy，PTT）诊疗一体化（theranostic）的纳米药物引起人们的关注，并有希望成为临床上传统治疗的替代品。然而，诊疗一体化纳米药物普遍存在不稳定性和复杂的纳米结构阻碍了临床应用的潜力。Zhang 等构建了一个三萘嵌二苯酰亚胺（terrylenediimide，TDI）- 聚（丙烯酸，TPA）为基础的纳米药物（TNM）平台用作一种内在的诊疗一体化制剂，寻求在生物医学中的应用研究。结果显示，所制备的纳米药物平台具有强大的纳米结构和高达 41% 光热转换效率。利用光声纳米药物内在的诊疗一体化特性可用于多光谱光声断层成像和光声介导的肿瘤光热消融治疗的探索，表明纳米药物可以成功地利用内在的诊疗一体化制剂用于光声成像引导有效的肿瘤 PTT，因此，该纳米载药平台有着巨大的临床转化潜力。

6. 光学成像用于术中导航　准确的术前检测和术中导航（intraoperative navigation）的成像技术对肝癌手术的成功有重要的影响。然而，在诊断和手术治疗过程中使用任何单一的成像模式都难以达到满意的性能。Chen 等合成了一种新颖的双模态 MRI- 近红外荧光（NIRF）探针，并验证其在肝癌鼠模型应用的可行性。该探针是用脂质体包覆的靶向肿瘤 RGD 肽（Arg-Gly-Asp peptides）并与 NIRF 染料（吲哚菁绿，ICG）相连接的超顺磁性氧化铁（SPIO）纳米颗粒（SPIO@Liposome-ICG-RGD），通过 MRI- 近红外荧光双模态成像用于肝

癌和肝内转移灶的术前诊断和术中导航。结果显示，静脉注射该分子探针后，MRI 和荧光图像能清晰显示出肿瘤病灶。在术前诊断中，注射探针后 MRI 获得的造影剂与噪声比值为 31.9 ± 25.4，有助于小肿瘤的检出（$0.9mm \pm 0.5mm$）。而在近红外荧光成像，注射后 72 小时最大肿瘤与本底比值为 2.5 ± 0.3，且能在术中有效的捕捉到微小肿瘤病灶（$0.6mm \pm 0.3mm$），提示这种新颖的 MRI-NIRF 双模态探针显像是一种非常有前景的技术，能够更精确的检测肝肿瘤病灶并在术中将其切除。

该技术的进一步发展对于心血管疾病、肿瘤疾病、基因表达、干细胞移植、药物代谢、免疫学以及细菌与病毒学研究将发挥重要作用。

（四）磁共振分子影像

近些年来，功能 MRI（fMRI）研究取得了显著成绩，尤其是脑功能的显像研究方面。脑功能的研究一直是医学界关注的重要课题，正常大脑的结构和功能、各种病变时的机制和变化规律、大脑的潜能开发等还有待进一步探讨。目前除了 PET 之外，研究脑功能的新技术主要包括 CT 灌注显像、MR 灌注显像、扩散加权以及扩散张量显像、波谱分析及显像、血氧水平依赖显像等。MRS 与常规 MRI、MRA、弥散显像、灌注显像、fMRI 相结合，可以得到解剖、生理、病理、血流动力学、生化和脑功能等信息。灌注显像可以提供与脑微循环有关的血流动力学参数，用于评价脑梗死、肿瘤、炎症以及脱髓鞘病变。扩散加权显像对脑梗死和脱髓鞘病有较高敏感性。扩散张量显像能完整客观定量水分子各向异性扩散的空间特性和状态，对脑白质纤维的研究及与白质有关的疾病研究有广泛应用价值，通过白质纤维束显像可显示病变与神经传导之间的关系。

许多制备相对简单的聚分子 MRI 造影剂可能很容易获得且用途广泛，而且与 CT 显像时应用碘的必需浓度相比，其钆离子的使用浓度大约低 100 倍。低于 60kD 分子量的造影剂能通过肾脏排泄适合于肾脏功能显像研究，亲水性和分子量较大的造影剂很适合作血池造影剂，而疏水性变易构性的多聚核糖核苷酸氨苯氧烷类药物枝晶核可制备肝脏造影剂。将造影剂与单克隆抗体或抗生物素蛋白（avidin）连接可作为特异性肿瘤造影剂，还能用作钆中子俘获治疗或与放射免疫治疗联合的治疗药物。

MRI 是极具发展前景的技术，利用 MRI 微米级的超高分辨率、无限的穿透深度和极佳的软组织对比度优势，加上 fMRI、磁共振波谱、磁共振弥散以及某些特异性的 MRI 分子造影剂的应用，可获得某些病变组织精细解剖结构与生化变化信息。

1. 磁共振分子影像的类型 根据显像的原理不同，MRI 分子影像技术可以大致分为两类，一类是以水分子为对象的分子影像技术，二是以非水分子为对象的分子影像技术。

（1）以水分子为对象的分子影像：以常规水分子中的质子为成像对象来间接反映机体内某些分子过程，如利用磁共振波谱（MRS）分析某一组织内肌酸、三磷酸腺苷、无机磷酸、胆碱、乳酸等代谢产物共振峰的变化，这些产物均直接参与脑的能量代谢，其浓度的变化可以反映脑能量代谢功能状态；脑肿瘤表现胆碱浓度增高，反映肿瘤细胞生长伴有细胞膜的降解；脑肿瘤区乳酸浓度增加，提示肿瘤内部有缺血、缺氧及乳酸堆积，这些定性与定量信息对于临床治疗决策有重要参考价值。其他具有发展前景的 fMRI 技术还有 MR 灌注成像、扩散加权以及扩散张量成像、血氧水平依赖成像等，这些以水分子为对象的影像技术虽然比较简单，其应用也比较成熟，不需要附加的条件即可应用于临床，但是缺点是特异性较差，严格地讲只是一种 MR 功能成像，提供的是组织或病灶的生理学信息。

（2）以非水分子为对象的 MRI 分子影像：是一种使用 MRI 分子造影剂的成像。利用外源性分子探针进行磁共振成像，获得某些靶组织中特定分子（如抗原、受体和基因表达）的变化，比常规以水分子为对象的分子影像将更为特异和准确，但是技术难度也较大，对造影剂要求高，制备复杂，需要研发特异性的 MRI 分子影像探针或 MRI 分子造影剂，这也是近些年 MRI 分子影像研究的重要方向之一。目前 MRI 分子造影剂或分子探针研究主要有以下几种：

1）钆（Gd）离子螯合物分子探针：是一种顺磁性分子探针，产生 T_1 阳性信号对比。Gd 造影剂具有一定毒性，游离 Gd 具有较高的毒性，可致肝脏坏死，还可引起肾源性系统纤维化（NSF），使用时需要高度重视。

2）二价锰（Mn）离子分子探针：应用较少，高浓度的锰离子具有生物毒性，还不能用于人体。

3）超顺磁性氧化铁颗粒（superparamagnetic iron oxide，SPIO）或超微超顺磁性氧化铁（ultrasmall superparamagnetic iron oxide，USPIO）分子探针：能产生较强的 T_2 阴性信号对比，通常 SPIO 的直径大于 40nm，而 USPIO 的直径 <40nm，穿透力强，有利于跨膜转运。USPIO 等造影剂本身没有靶向性，需要在磁性纳米材料表面修饰靶向分子，避免巨噬细胞吞噬，如在其表面包被特异性的多肽、配体或抗体等，使其具有靶向性主动与某些特定的靶分子结合，从而达到显示或观察特定组织细胞受体或抗原的异常高表达的目的。

4）其他分子：利用 ^{17}O 标记氧气吸入后研究脑氧代谢及脑功能，将 ^{129}Xe 连接生物分子探针（如生物素等）进行 MR 化学位移分子成像等。

2. 磁共振分子影像的应用研究 具有靶向性的磁性纳米粒子是磁共振分子影像研究的热点，尤其是针对恶性肿瘤细胞表面存在的某些肿瘤特异性抗原、肿瘤相关抗原或肿瘤血管生成的抗原，可以在磁性纳米材料上修饰相应的单克隆抗体，达到主动靶向肿瘤细胞的作用，以反映肿瘤抗原的高表达；同样也可针对肿瘤表面存在某些高表达的受体蛋白质，在磁性纳米材料上修饰相应的受体配体，达到选择性靶向肿瘤受体的目的，以显示肿瘤受体的高表达，用于肿瘤的诊断和指导治疗。不同的肿瘤表达的受体也不同，如乳腺癌细胞及其转移灶常有雌激素受体的高表达，某些肿瘤有叶酸、转铁蛋白、肽类、各种激素类受体的高表达等。同样的机制也可用于基因表达显像和干细胞移植的监测。

Moats 等人应用 11.7T 微型磁共振（micro-MRI）进行裸鼠脑肿瘤模型的研究，通过造影剂定量分析肿瘤的大小和生长情况，以评价抗血管源性肽（antiangiogenic peptide EMD 121974）治疗的变化。空间和时间控制的基因转染的表达是有效实施基因治疗的先决条件之一，Guilhon 等人应用热敏启动子（promoter）的方法在全身临床型 MRI 系统的引导下实施了定点预置时间 - 温度轨迹的实时反馈控制聚焦超声（MRI-FUS）技术，在鼠移植肿瘤模型上进行控制基因表达的研究，使用稳定性修饰的 C6 神经胶质瘤细胞系携带人热休克蛋白 70（HSP70）启动子控制胸腺嘧啶核苷激酶（TK）和绿色荧光蛋白（GFP）融合基因。体外研究表明，在细胞核内蛋白产物的不同条件和部位，热休克都诱导出很强的 TK-GFP 基因表达，提示

加热 40℃ 以上的区域有很强的局部诱导，而且在加热周期末的温度图与提高 TK-GFP 表达之间有很好的一致性。

在临床肿瘤学实践中，治疗效果的评价传统依赖于前后的解剖学影像进行比较，治疗成功是通过解剖影像上估计肿瘤大小改变来评估。探索特异的参数或综合指标从细胞的或生理学水平反映组织改变，则是影像学研究的重要领域之一，以便在完成治疗之前即可得到治疗反应的早期标志。然而，肿瘤对治疗干预的反应可以是各种各样的，影像技术的应用能够在肿瘤组织内帮助描绘诱导治疗的空间异质性，以证实有关特殊区域对治疗是起反应还是有耐受。扩散 MRI 是根据水分子活性测量肿瘤的反应，水的移动性可反映细胞水平的组织结构变化。

癌基因治疗是一个活跃的研究领域，它依赖于将治疗因转移到肿瘤细胞并成功表达，治疗反应以及部位、数量和转基因在体内的表达持续时间的无创性的评估，准确评估基因表达关系到癌基因治疗方案的制订，推动基因转染方案的优化与剂量的标准化。Rehemtulla 等人发明了一种含有治疗转基因的酵母胞核嘧啶脱氨酶（yeast cytosine deaminase，yCD）和光学报告基因（luciferase）的腺病毒载体，将该载体注入神经胶质瘤肿瘤内，随后行解剖学和扩散加权 MR 显像，以分别定量评估肿瘤治疗效果和细胞杀伤空间差异。此外，生物发光显像用以评价基因表达的持续时间和数量。随着 yCD/5-fluorocytosine（5FC）基因的治疗，MRI 显示肿瘤生长率明显减少，在应用 5FC 治疗过程中平均肿瘤扩散值也明显增加。肿瘤扩散变化的空间差异能够通过扩散 MRI 观察肿瘤组织内由于非均匀性的释放和 / 或治疗 yCD 转基因表达而出现的局部治疗效应。另外，体内生物发光显像探测到荧光素酶基因的表达，结果表明 yCD/5FC 治疗脑肿瘤的决策是有效的，而且显示出应用多形分子和功能影像评估基因表达与治疗效果的可行性。

MRI 已发展成为精细而无创伤的显像方式，除了能够提供高分辨的解剖图像外，而且也能获得转基因动物的功能影像，美国马萨诸塞总医院分子影像中心 Bogdanov 等人发明了一种新颖的顺磁性寡聚底物（oligomerization of paramagnetic substrates）MR 信号放大（MRamp）进行分子靶的 MRI 研究，其方法是基于酶介导的顺磁性底物多

聚体可进入高磁性弛豫的原理，底物能使钆与苯酚持续性共价键螯合，然后作为电子供体在过氧化物酶的作用下，酶促过氧化氢减少。而经过修饰的单体在原子的弛豫呈三倍增加迅速浓缩为顺磁性寡聚体（R1/Gd）。其主要用途包括过氧化物酶微量分子显像、酶联免疫吸附分析法配体模型探测，这种酶敏探针的发展有望应用于包括体内特异分子靶在内许多领域。MRamp 技术的特殊优势之一是相同的顺磁性底物对于确定各种附着于不同抗体上的酶分子靶或其他亲靶分子都具有潜在的用途。

肿瘤微环境的乏氧是血管生成（angiogenesis）的主导因素，血管生成可通过动态对比增强 MRI（DCE MRI）来确定。Kim 等研究了浸润性乳腺导管癌患者 DCE MRI 灌注参数与血管生成和预后因素之间的关系，使用直方图分析获得 IDC 灌注参数（Ktrans, kep 和 ve），计算 25th、50th 和 75th 百分位数值，并分析与微血管密度（MVD）、血管内皮生长因子（VEGF）和常规预后因素的相关性。MVD 与 ve50 之间为正相关（$r = 0.33$），大于 2cm 肿瘤的 Ktrans 50 高于小于 2cm 的肿瘤者，在多变量分析表明，Ktrans 50 有 12.8% 的解释受肿瘤大小和 MVD 的影响，但 Ktrans 50 与肿瘤大小和 MVD 之间有显著相关性。可以认为，DCE MRI 灌注参数用于预测肿瘤血管生成和侵袭性的潜在成像生物标志物。

MRI 也可用于细胞凋亡的检测，应用金属造影剂标记的 annexin-V MRI 也像核素一样观测到细胞凋亡现象。Schellenberger 等应用微粒子 annexin V-CLIO 进行 MRI 凋亡显像，其机制与核素标记 annexin V 显像相似，将 annexin V 与交联的氧化微粒子（crosslinked iron oxide, CLIO）结合，在功能性超顺磁共振基础上建立了微粒子特异靶向 MRI。每个 CLIO 微粒子上通过二硫化物平均连接 2.7 annexin V 蛋白，应用抗癌药喜树碱诱导凋亡，混合的 Jurkat T 细胞（65% 正常细胞和 31% 凋亡细胞）与 annexin V-CLIO 温育并应用到磁化柱上，几乎可以完全去除（>99%）凋亡细胞。在 MRI 模型实验，将未处理过的对照细胞（12% 凋亡细胞，35% 正常细胞）与 annexin V-CLIO（分别含 Fe 1.0μg/ml、0.5μg/ml 和 0.1μg/ml）或与未标记的 CLIO 进行温育，即使是在最低的浓度试验，喜树碱处理过的细胞与未处理的细胞相比信号明显降低。而未修饰的 CLIO 则没有明显的引起凋亡细胞信号改变，因此应用 annexin V-CLIO 磁共振成像，即使在很低的磁性底物的情况下也能够辨别出细胞悬液中的凋亡细胞，annexin V 与 CLIO 的结合为磁共振成像探针检测凋亡提供一种新的策略。

3. 磁共振分子影像的主要不足 MRI 的优势是分辨率高（μm 级），而缺点是敏感性低（μg 分子级），与核医学分子影像敏感性（ng 或 pg 级）相距较远，低剂量的 MRI 造影剂难以获得高质量的影像，而大剂量分子造影剂的使用势必带来生物安全的担忧，目前在分子影像探针信号放大方面的研究因未取得令人振奋的结果而限制了其临床应用。此外，超过 3T 以上的高磁场 MRI 虽然可以获得更好的图像质量，但是在人体使用是否安全还有待研究。因此，目前 MRI 分子影像除了部分以水分子为成像对象的 fMRI 可以应用于人体外，其他均停留在动物实验阶段。

（五）超声显像技术与分子影像学

超声显像在诊断与治疗中发挥着双重作用。尽管大量的有关分子影像的研究都集中在 MRI 和核医学影像，然而围绕着临床和研究领域的多样性，超声显像也仍然受到了极大的关注。近年来，超声分子影像也得到迅速发展，通过显示靶向微泡不仅能提供特异结合的目标靶，还可在局部通过超声使微泡破裂后释放治疗药物达到靶向治疗目的。超声显像有别于其他分子影像方法的主要特点是：①能进行实时显像；②与 MRI 和核医学显像比较相对短而有效的显像程序；③对患者最小的不适而无创伤；④费用低；⑤应用广泛。超声显像具有许多其他影像不能获得的潜在优点，应用商品的超声生物显微系统（biomicroscopy systems）能够获得的分辨率小至 30~60μm，虽然不是细胞水平的，但是确实比 MRI 和 PET 好很多。超声显像诊断的潜能正随着临床的需求而增长，主要的研究范围包括血管生成（内生的和治疗的两者）、血栓探测、有破溃危险的动脉粥样硬化斑块确定以及炎症标志的探测与定量。大部分工作都涉及对比增强超声的应用。在许多情况下，对比是以微泡（microbubbles）形式，最初是作为血池造影剂而发展起来的。造影剂实际上是与红细胞大小相同充满气体的微泡。为了使其在循环中较长时间存留，气泡与表面活性物质、蛋白质、聚合物或某些其他物质装入胶囊内。一旦生产出这种泡沫，可以不充填气体，而是充满其他物质如药物,生产出非常有吸引潜力的靶向药物载体。其他对比增强超声显像的方法包括特定分子影像微粒子的使用,微粒子非常小,当它们在血流中循环时其本身是不可能被超声所见到,这就是为什么流动的微粒子不能成为有效的血池对比造影剂的原因。但是,如果这些粒子结合到某个表面,就像一面镀银的镜子一样,你不能看到一个微粒子,就如你不能看到一粒镀银的谷粒。然而,当粒子聚集在一起的时候,表面就成为更强的反射,血液与覆盖表面之间声学阻抗的差异使得表面在声学上反射更强,因此可通过超声进行探测。

1. 肿瘤血管生成显像 大多有趣的研究都是围绕利用超声探测肿瘤相关血管生成的潜力,美国弗吉利亚大学的研究者们报道了应用微泡靶向对比增强超声(CEU)显像,发现在恶性神经胶质瘤鼠模型的新生血管内皮有完整的表达。他们发现,$\alpha_v\beta_3$靶向微球 CEU 能无创伤性的早期发现肿瘤的新生血管形成,通过与血容量和流速改变联系起来分析,就可为肿瘤血管生成的生物学提供有用的诊断信息。使用对比超声灌注显像发现,灌注或血容量反映的血管形成的数量与靶向微泡产生的信号量之间有非常好的相关性。值得兴奋的是还能在很小的肿瘤边界外围正常组织探测到新生血管的形成。通过超声显像发现,邻近肿瘤的正常组织初始的生长恰好可证明提供肿瘤营养血管的血管生成表型(angiogenic phenotype)。Forsberg 等人在人黑色素瘤动物模型应用血管生成(angiogenesis)分子标志物测定了肿瘤新生血管的对比增强超声情况,发现对比增强超声测定的肿瘤新生血管与免疫组化获得的环加氧酶(cyclooxygenase-2,COX-2)的表达是一致的。

在肿瘤学领域广泛开发的治疗药物涉及抑制肿瘤相关血管生成的策略,对比增强超声显像对于临床有效的监测抗血管源治疗反应将发挥潜在的重要作用。在心血管内科,早期探测血管生成的能力还有助于早期确定刺激血管扩张或缺血组织生长(内生血管形成)的分子治疗反应。目前已经成功的建立周围血管疾病的鼠模型,以监测内生血管形成,随访缺血组织的自然侧支循环建立和血管形成情况。在向肌肉组织运送生长因子等刺激血管形成治疗过程中,超声显像能够在血流增加之前即可探测到很强的微泡信号,借此预测血管源的反应和内生或治疗性血管形成。

肿瘤的微环境非常复杂,针对单一靶点的化疗通常远远不够,影响诊疗效果,多靶点协同治疗是肿瘤治疗的新策略,因此针对肿瘤新生血管和肿瘤细胞的多重靶向治疗无疑会获得更好效果。利用超声靶向破坏微泡(ultrasound targeted microbubble destruction,UTMD)技术可在高声压下产生剧烈空化,通过物理特性破坏肿瘤微血管,减少肿瘤血流灌注,其靶向性好,而且安全、高效、不产生抗药性,如同时载带抗肿瘤化疗药物则可显著提高抑制肿瘤生长的效果。近年来,开发稳定、载药量高的新型超声响应性药物载体已经成为研究热点。其中,介孔氧化硅纳米粒子(mesoporous silica nanoparticle,MSN)具有比表面积大、孔隙率高的特点,是目前具有应用前景的无机药物载体,具有良好的临床转化前景,有可能成为实现多靶点协同治疗肿瘤的方法。

2. 易破溃动脉粥样斑块探测 超声在心血管疾病另一潜在用途是确定易破溃的动脉粥样硬化斑块,易破溃斑块常伴随有炎症和促炎症标志物(proinflammatory markers)浓聚增加,应用对比增强超声显像能对其进行诊断。靶向微泡超声造影还能探测左心房血栓脱落导致的血栓、栓塞以及心房纤颤。

3. 肠道炎性疾病 对比增强超声已用于评价几种炎症疾病,包括肠道炎症的诊断与监测。其方法是应用对活性白细胞或细胞黏附分子如 P 选择素(P-selectin),血管细胞黏附分子(VCAM),或细胞间黏附分子(ICAM)具有靶向作用的微泡进行超声显像。对比增强超声显像能够在症状出现之前早期发现炎症复发病灶以及进行肠道炎性疾病治疗效果的随访观察。

4. 治疗的应用 对比超声显像在治疗中的应用有巨大的潜在优势,通过超声波产生的能量可用于治疗气穴(cavitation)损伤。Unger 等发明了一种微泡技术以增强气穴效应,他将能被超声波分解的物质涂覆于泡沫上进入体内后黏附于血凝块表面实施超声治疗,用于治疗与血栓有关的疾病,包括心肌梗死、脑卒中、深静脉栓塞以及肾透析后的血栓症患者,这种方法也可对肿瘤进行增强气穴损伤的治疗。超声与微粒子技术结合应用可将治疗药物释放到肿瘤组织中,因此,超声治疗技术的发展焦点是通过微粒子和超声技术释放药物达到抗血管源性治疗。

超声介入的基因治疗:比较简单的方法是应

用微泡对比增强超声运载或释放基因治疗药物，其中一种策略是在感兴趣的表面实施微泡爆破，使得治疗基因（或药物）释放进入微循环，在 MRI 的指导下，应用聚集超声产生治疗性的高热，因为温度是控制基因表达、局部药物释放、药物运载增强、消融和其他治疗学策略的关键因素。聚集超声为到达靶向性高热提供了无创性的方法，但是，有效的温度传导是取决于包括组织成分和血流灌注等多种因素，MRI 由于在绘制温度图和特征性的解剖确定方面具有指导作用。在 MRI 引导下，对改良的神经胶质瘤肿瘤细胞系应用聚集超声（FUS）实施无创性温度敏感的基因启动子局部控制治疗，将 MRI 温度测定法与聚集超声的耦合，有利于实时定向和温度监测。MRI 指导下的聚集超声还能自动、清晰的控制温度的调节，确保在温度轨迹下对感兴趣区进行影像指导下的分子治疗，如药物释放、基因治疗与药物活化（drug activation）治疗等。

正如一些超声医学专家所说，超声显像没有必要与其他分子影像去竞争，因为超声是一种独一无二的影像形式或作为其他影像方法的补充。也就是说，你不会使用超声显像去了解肺癌或者冠状动脉的斑块破裂，但是你可以使用超声去了解颈动脉、前列腺和乳腺情况，而且可以获得有用的信息，而 MRI 在其他方面更有用，如观察微粒子、听觉反射与顺磁性。在外科手术过程中，超声还可以帮助寻找肿瘤边界和评价淋巴结是否需要切开，因此超声显像是其他影像方法的补充，超声显像还可在床边进行迅速而简便的检查，而且几乎每个医师都有一台机器，这是其他影像所难以达到的。

（六）遗传影像学与分子影像

遗传影像学（genetics imaging）是指用影像学的方法来研究遗传对不同个体所产生影响，是分子遗传学与影像学相结合形成的新兴学科。利用神经影像技术研究不同基因变异型人群间脑功能及结构差异，理解大脑、行为及遗传之间的相互关系，通过影像学手段阐明精神疾病的生物学机制，在活体直观地反映疾病发生、发展过程中脑功能与结构的改变，寻找精神疾病的影像学客观依据，建立精神疾病分子功能影像临床大数据库，为疾病的超早期诊断提供敏感的分子生物影像参数。在遗传影像学研究方面，fMRI、PET/MR 以及影像组学分析等相结合将会发挥重要作用。

第三节 展 望

分子影像作为一种新兴的成像技术，给影像学医师带来了全新的理论和思维，人们对医学影像学的认识逐步由传统的形态影像思维，转向功能分子影像和多模态影像的思维。分子核医学与分子影像经过了 20 年的发展，取得了许多重要的进步，但是仍然还没有成熟，正如一些影像学专家所言"分子影像在进步但仍有障碍，分子影像已经比梦想更现实，但是在个体化医疗中的应用还存在一些问题。过去人们认为，分子影像是由一些奇怪的科学家在他们医院的地下室从事的某些玩老鼠的工作，仅是化学家和生物学家感觉良好而不可使用的放射学。而今，这一认识已经在逐步改变，许多分子影像技术已经开始显示出巨大的潜能，正改变某些疾病的临床诊疗策略，为个体化医疗和精准医疗的实施提供重要的分子信息。

分子影像之所以具有较强的生命力和发展前景，是基于几乎所有的非创伤性疾病都是从细胞和分子水平开始的，而且疾病最早的征象是发生细胞的 DNA 或者分子受体水平的变化，某些组织将出现重塑（remodeling）最终引起症状，并被患者感觉出来，如何早期、快速和灵敏地诊断这类处于分子水平变化的疾病，分子影像可能将是唯一的希望。

可以认为，无论是 CT、MRI、超声影像还是 PET 和 SPECT，目前任一单独的影像都不可能解决临床所有问题，高分辨的图像必将损失敏感性，而高敏感性影像则分辨率都较差，因此，具有优势互补的多模态成像（如 PET/CT、PET/MR 等）将成为今后医学影像发展的方向。同样，在分子影像探针方面，每一种探针也只能执行某一特定的功能，目前还没有一种探针能够反映不同的分子信息，这就要求针对不同的靶分子、不同的分子信号制备不同的分子探针，这些都极大的制约分子影像的发展和广泛使用，也提高了分子影像的成本。当然多功能的分子探针研制也不是不可能的事情。

分子影像学在临床上最重要的作用将是为疾病的诊断和治疗提供分子水平的个体化生物学信息，为个体化医疗提供决策依据。生物医学的进步正在逐步推动临床治疗学的发展，新的诊疗方法正朝着直接针对疾病病因的受体、基因、抗原或抗体甚至微环境等分子靶的探测和治疗。由于使用放射性核素示踪剂的 SPECT 和 PET 能够反映组织细胞的不同代谢、生理学和分子特征，因而也成为最有希望的方法。这些特征既是分子影像的优点，也是制约发展的弱点，因为分子影像使用的药物仅在很少一部分人受益，而患者表达的是不同的疾病，其分子靶也不相同，难以用同一种分子药物去探测和治疗不同的疾病。需要医生考虑的是，如何预先选择哪些患者群将会从这些分子影像中受益。分子影像大多比较昂贵，怎样才能不浪费患者的金钱而从中获益。此外，一种新的诊断产品研制成功需要巨额的投入，药物公司更愿意推出一些具有广阔应用范围和有轰动效应的药物，而成本高、用量少的分子探针或放射性药物往往不受公司的重视。

随着信息技术、生物学技术、计算机技术以及人工智能的迅猛发展，可以预料，将来的医学影像的格局会发生巨大改变，医学影像的发展趋势将是多模态、多参数、多尺度影像，结合特异性强、亲和力高的分子影像探针和基于影像组学分析的人工智能诊断，影像学医师也不会像目前这样每天坐在固定的影像科室签发报告，而是在互联网平台和移动医疗平台的支撑下，管理多个影像中心平台、进行跨区域的远程阅片或会诊，为临床提供精准诊疗的个体化信息。

多模态分子影像的发展需要不同影像学科的融合，也给影像医学的医师及其培养提出了新的要求，放射学医师需要花更多的时间学习和掌握分子生物学，掌握分子影像学的基本知识，对分子医学及相关的生物化学、生理学、药理学知识有较深刻的认识；而核医学医师需要更多地学习解剖学和形态影像。总之，分子影像已不只是一个梦想，它已经成为临床可以获得和使用的现实，分子影像对于个体化医疗概念的临床转化是一种重要的工具和桥梁。人们渴望更多的临床可用的分子成像技术问世，成为临床诊疗中不可缺少的工具，真正实现疾病的早期或者超早期诊断，甚至在人体内显示单个细胞的病变，然而这一切现在仍然还是一个梦想。

（张永学）

参 考 文 献

[1] 刘玉清. 医学影像学展望及发展战略. 杭州：浙江科学技术出版社，2001.

[2] 郑宗锷，杨亚利. 王新房教授——中国超声心动图发展中的先驱者. 临床超声医学杂志，2013，15（3）：212-215.

[3] Mankoff DA. A definition of molecular imaging. The Journal of Nuclear Medicine，2007，48（6）：18N-21N.

[4] Semmler W，Schwaiger M. Molecular Imaging Ⅱ，Handbook of Experimental Pharmacology 185/Ⅱ. Heidelberg：Springer-Verlag Berlin Heidelberg，2008.

[5] Baum RP，Kulkarni H R，Schuchardt C，et al. ^{177}Lu-Labeled Prostate-Specific Membrane Antigen Radioligand Therapy of Metastatic Castration-Resistant Prostate Cancer：Safety and Efficacy. J Nucl Med，2016，57（7）：1006-1013.

[6] 张永学，黄钢. 核医学. 2版. 北京：人民卫生出版社，2010.

[7] Blankenberg F，Ohtsuki K，Strauss HW. Dying a thousand deaths. Radionuclide imaging of apoptosis. Q J Nucl Med，1999，43（2）：170-176.

[8] Sörensen J，Velikyan I，Sandberg D，et al. Measuring HER2-Receptor Expression In Metastatic Breast Cancer Using [68Ga]ABY-025 Affibody PET/CT. Theranostics，2016，6（2）：262-271.

[9] Tolmachev V，Friedman M，Sandström M，et al. Affibody Molecules for Epidermal Growth Factor Receptor Targeting In Vivo：Aspects of Dimerization and Labeling Chemistry. Journal of Nuclear Medicine，2009，50（2）：274-283.

[10] Huang L，Gainkam LO，Caveliers V，et al. SPECT imaging with 99mTc-labeled EGFR-specific nanobody for in vivo monitoring of EGFR expression. Mol Imaging Biol，2008，10（3）：167-175.

[11] Green AM，Steinmetz ND. Monitoring apoptosis in real time. Cancer J，2002，8（2）：82-92.

[12] Belhocine T，Steinmetz N，Hustinx R. et al. Increased uptake of the apoptosis-imaging agent（99m）Tc recombinant human Annexin V in human tumors after one course of chemotherapy as a predictor of tumor response and patient prognosis. Clin Cancer Res，2002，8（9）：2766-2774.

[13] Bao X，Yang Z，Wang S，et al. The preclinical study of predicting radiosensitivity in human nasopharyngeal carcinoma xenografts by 18F-ML-10 animal- PET/CT imaging. Oncotarget，2016，7（15）：20743-20752.

[14] Xia CF，Chen G，Gangadharmath U，et al. In vitro and in vivo evaluation of the caspase-3 substrate-based radiotracer [（18）F]-CP18 for PET imaging of apoptosis in tumors. Mol Imaging Biol，2013，15（6）：748-757.

[15] Ritman EL. Molecular imaging in small animals-roles for

micro-CT. J Cell Biochem Suppl, 2002, 39: 116-124.

[16] Comsa DC, Farrell TJ, Patterson MS. Quantitative fluorescence imaging of point-like sources in small animals. Phys Med Biol, 2008, 53 (20): 5797-5814.

[17] Ntziachristos V, Bremer C, Weissleder R. Fluorescence imaging with near-infrared light: new technological advances that enable in vivo molecular imaging. Eur Radiol, 2003, 13 (1): 195-208.

[18] Price JH, Goodacre A, Hahn K, et al. Advances in molecular labeling, high throughput imaging and machine intelligence portend powerful functional cellular biochemistry tools. J Cell Biochem Suppl, 2002, 39: 194-210.

[19] Zhao Y, Shaffer TM, Das S, et al. Near-Infrared Quantum Dot and 89Zr Dual-Labeled Nanoparticles for in Vivo Cerenkov Imaging. Bioconjug Chem, 2017, 28 (2): 600-608.

[20] Grootendorst MR, Cariati M, Pinder S, et al. Intraoperative Assessment of Tumor Resection Margins in Breast-Conserving Surgery using 18F-FDG Cerenkov Luminescence Imaging-A First-in-Human Feasibility Study. J Nucl Med, 2017, 58 (6): 891-898.

[21] Guan T, Shang W, Li H, et al. From Detection to Resection: Photoacoustic Tomography and Surgery Guidance with Indocyanine Green Loaded Gold Nanorod@liposome Core-Shell Nanoparticles in Liver Cancer. Bioconjug Chem, 2017, 28 (4): 1221-1228.

[22] Zhang S, Guo W, Wei J, et al. Terrylenediimide-Based Intrinsic Theranostic Nanomedicines with High Photothermal Conversion Efficiency for Photoacoustic Imaging-Guided Cancer Therapy. ACS Nano, 2017, 11 (4): 3797-3805.

[23] Chen Q, Shang W, Zeng, et al. CTheranostic imaging of liver cancer using targeted optical/MRI dual-modal probes. Oncotarget, 2017, 8 (20): 32741-32751.

[24] Kobayashi H, Brechbiel MW. Dendrimer-based macromolecular MRI contrast agents: characteristics and application. Mol Imaging, 2003, 2 (1): 1-10.

[25] Moats RA, Velan-Mullan S, Jacobs R, Micro-MRI at 11.7 T of a murine brain tumor model using delayed contrast enhancement. Mol Imaging, 2003, 2 (3): 150-158.

[26] Guilhon E, Quesson B, Moraud-Gaudry F et al. Image-guided control of transgene expression based on local hyperthermia. Mol Imaging, 2003, 2 (1): 11-17.

[27] Chenevert TL, Meyer CR, Moffat BA, et al. Diffusion MRI: a new strategy for assessment of cancer therapeutic efficacy. Mol Imaging, 2002, 1 (4): 336-343.

[28] Rehemtulla A, Hall DE, Stegman LD, et al. Molecular imaging of gene expression and efficacy following adenoviral-mediated brain tumor gene therapy. Mol Imaging, 2002, 1 (1): 43-55.

[29] Bogdanov A Jr, Matuszewski L, Bremer C, et al. Oligomerization of paramagnetic substrates result in signal amplification and can be used for MR imaging of molecular targets. Mol Imaging, 2002, 1 (1): 16-23.

[30] Kim SH, Lee HS, Kang BJ, et al. Dynamic Contrast-Enhanced MRI Perfusion Parameters as Imaging Biomarkers of Angiogenesis. PLoS One, 2016, 11 (12): e0168632.

[31] Schellenberger EA, Bogdanov A Jr, Hogemann D, et al. Annexin V-CLIO: a nanoparticle for detecting apoptosis by MRI. Mol Imaging, 2002, 1 (2): 102-107.

[32] Ellegala DB, Leong-Poi H, Carpenter JE, et al. Imaging Tumor Angiogenesis With Contrast Ultrasound and Microbubbles Targeted to $\alpha_v\beta_3$. Circulation, 2003, 108: 336-341.

[33] Forsberg F, Dicker AP, Thakur ML, et al. Comparing contrast-enhanced ultrasound to immunohistochemical markers of angiogenesis in a human melanoma xenograft model: preliminary results. Ultrasound Med Biol, 2002, 28 (4): 445-451.

[34] Unger EC, Porter T, Culp W, et al. Therapeutic applications of lipid-coated microbubbles. Adv Drug Deliv Rev, 2004, 56 (9): 1291-1314.

[35] Moonen CT, Quesson B, Salomir R, et al. Thermal therapies in interventional MR imaging. Neuroimaging Clin N Am, 2001, 11 (4): 737-747.

第二章

信息化时代多模态分子影像的发展趋势

医学影像技术的发展是临床医学领域发展最迅速的学科之一，为疾病的诊断、治疗和研究发挥了重要作用。同时，一些新的相关技术的发展对医学影像技术也产生了重要影响，特别是信息化技术的发展促进了医学影像技术发展与自动化、智能化和质量的提高，多模态、多参数、多尺度影像的发展促进了不同影像学科之间的融合与互补；基于影像组学、大数据、人工智能、远程医疗和移动医疗技术的发展极大地推动了医学影像技术进步，也改变了医学影像学科的传统发展模式；新的放射性核素和纳米技术的应用，为诊疗一体化的发展带来了新的契机。

第一节　多模态、多参数、多尺度影像

近几年来，多模态影像的发展比较快，也相对比较成熟。医学影像几十年的发展经验表明，无论是 CT、MRI、超声影像，还是核医学的 PET、SPECT 影像，尽管不同的显像模式都有各自的优势和特点，但是却没有一种独立的影像技术能够解决临床诊疗中面临的所有问题，包括早期诊断、临床分期、诊疗决策、早期治疗反应监测和预后评估等。因此，发展多模态影像是必由之路，充分发挥不同影像的优势，不同模式影像优势互补，可以解决大多数临床诊疗问题。尽管如此，限于影像仪器和检查本身存在的缺陷，仅依靠不同的显像模式仍然不能解决临床诊疗决策过程中需要的信息，尤其是病变生物学特性信息，因此提出了多参数影像的概念。

生命的过程是不同的物理和化学变化的过程，疾病的发生和发展也是一个极为复杂的物理与化学变化过程的体现，并由这些化学变化导致生物学变化，表现出不同的生物信息改变。临床上，常规的影像技术难以对疾病的生物化学过程和生物学变化信息进行可视化，即使是利用某一单一的分子影像也不能记录不同疾病发生、发展过程中生物学信息变化。因此，多参数显像就是针对不同疾病、不同过程建立多层次的监测手段，例如利用 fMRI 及波谱监测疾病发生发展过程中的化学位移变化、代谢产物组成等，为真实地再现疾病形成过程的本质。然而，fMRI 及波谱分析反映疾病生物学过程的能力还十分有限，形态学影像虽然很成熟，其解剖分辨率也几乎达到了完美的极限，而且组织的解剖结构变异也较小，便于实现人工智能诊断等优势，但是形态学影像要再进一步的突破却是很困难，加上 MRI、CT 和超声等形态学为主的影像探测微量化学物质的敏感性有限，难以精确监测到不同的分子改变信息；而应用放射性核素标记针对不同生物分子探针的分子影像则可弥补这一不足，尽管目前很多技术还不成熟，有些方法还处于临床前研究阶段，而且某一单一的分子探针其兼容性和广谱性有限，针对不同的分子靶标要设计不同的分子探针，但是却具有很高的特异性、敏感性和发展空间，随着分子生物学不断发现新的生物标志物和新的信号分子，分子影像技术就有可能构建新的分子探针，并进行体内分子示踪和可视化，再现不同疾病的生物学过程变化，因此分子影像及其新的分子探针研发将是无限的，也是核医学分子影像的生命力。多功能分子探针的研发和应用将是今后多参数分子影像发展的主要方向，而基于多模态、多参数、多功能探针的分子影像将是新时期医学影像发展的主要模式。分子核医学发展的另一优势是恶性肿瘤的诊疗一体化，分子核医学不仅能使某些肿瘤生物标志物可视化，而且利用核素发射的 β 射线实施肿瘤内照射靶向治疗，目前 ^{177}Lu、^{188}Re、^{131}I 等核素都是诊疗一体化常用的核素。

分子影像在生命科学和医学研究与应用中具有举足轻重的作用，生命的过程是发生在多层次的，从细胞、组织、器官到完整的机体都有着不

同的表现形式,因此其生物医学影像的模式和显示也不一样,建立和发展不同尺度成像模式对于生命科学研究意义重大,也是临床分子影像的基础。分子影像的优势在于从细胞和分子水平对活体的生物学过程进行定位、定性、定量和可视化,这也包括可对活的细胞、组织和整个机体进行显像。在体外活细胞的示踪研究中,可以通过荧光分子影像对细胞的生物学过程进行监测,这早已成为生物学研究中的重要手段;在活体小动物实验中,利用发光物质、核素、磁性纳米材料或超声微泡标记的活体示踪技术,进行荧光成像、生物发光成像、近红外成像、核素成像、MRI 和超声显像等,对体内相关生物分子进行可视化,尤其是核素标记进行分子成像具有独特的优势,利用放射性核素标记某些特异性生物分子可以行小动物 PET、SPECT 活体无创性示踪研究,也可应用磷屏成像系统对整体小动物、离体标本和细胞进行可视化研究;而对于比较成熟的标记分子则可以直接进行人体 PET/CT、PET/MR 显像,观察某些被观察的物质或分子在活体内被靶组织吸收、分泌、转化及代谢过程,阐明疾病的发生规律,筛选机体的治疗靶分子为临床治疗决策提供依据。此外,临床上许多新的靶向治疗药物在应用于临床之前,大多要经过细胞、小动物、临床试验,再到临床转化应用几个阶段,因此,多尺度分子影像近些年发展非常快,也是临床前研究和转化医学研究的重要内容。

第二节　影像组学在医学影像发展中的作用

一、从基因组学到影像组学形成

20 世纪 90 年代人类基因组计划(Human Genome Project,HGP)的实施完成了人体内约 2.5 万个基因 30 亿个碱基的全基因组测序,绘制出人类基因的图谱,解开了人类生命的奥秘,被称为生命科学的一项伟大工程,包括中国也参与了此项计划,人们将这一时期称为“结构基因组学时代(structural genomics)”。自 2000 年以后,人类对于基因的研究转入到后基因组学(post-genomics)时代,又称为功能基因组学(functional genomics)时代。人们利用结构基因组学所提供的信息和产物,发展和建立新的研究手段探索基因的功能,阐明基因变异与疾病、基因组表达的调控、基因组动态的生物学功能。影像组学、分子影像组学以及分子影像技术也是建立在基因的表达和功能基础之上的技术,也是功能基因组学技术的组成部分(图 2-1)。

从基因组(genome)和基因组学(genomics)两个名词诞生至今,迄今已有成千上万的“组(omes)”和“组学(omics)”出现,已成为生物医学研究领域重要的知识体系和热点。在分子生物学中,组学(omics)主要包括基因组学(genomics)、蛋白组

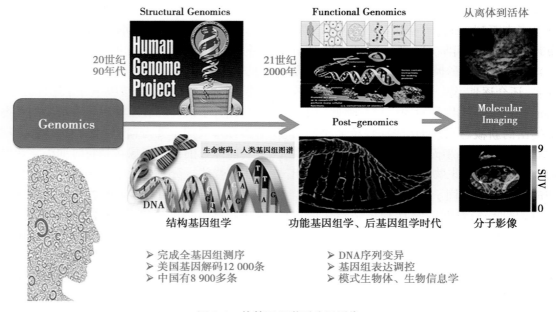

图 2-1　从基因组学到分子影像

学（proteinomics）、代谢组学（metabolomics）、转录组学（transcriptomics）、脂类组学（lipidomics）、免疫组学（immunomics）、糖组学（glycomics）、RNA组学（RNAomics）、药物基因组学（pharmacogenomics）、表观基因组学（epigenomics）等。Omics 是组学的英文称谓，它的词根'-ome'意为一些种类个体的系统集合，例如基因组（genome）是构成生物体所有基因的组合，基因组学（genomics）就是研究这些基因以及这些基因间关系的学科。

随着生命科学研究的不断深入，科学家们发现单纯研究某一方向（如基因组与蛋白质组，转录与转录组等）无法解释全部生物医学的问题，从而提出从整体的角度出发去研究人类组织细胞结构、基因、蛋白及其分子间相互的作用，通过整体分析反映人体组织器官功能和代谢的状态，为探索人类疾病的发病机制提供新的思路。因此，系统生物学（systems biology）概念的提出将机体当作一个整体或系统来研究，是后基因组学时代生命科学研究的又一新的模式。系统生物学与基因组学、蛋白质组学等各种"组学"的不同之处在于，它是一种整合型大科学，它将系统内不同性质的构成要素（如基因、mRNA、蛋白质、生物小分子等）整合在一起进行系统研究。

影像组学的英文"radiomics"其原意为放射组学，显然使用放射组学一词太局限，不能很好反映当今影像组学所涉及的领域，如磁共振成像、光学成像等非放射影像。随着影像组学的不断发展，或许给影像组学换一个新的名字，用"image-omics"取代"radiomics"更合适。尽管这个词目前在词典里还查不到，但是我相信这个词一定会成为反映时代特征的常用词，就像诊疗一体化（theranostic）一词的出现一样。而且随着该领域的进一步发展，还会逐步形成分子影像组学（molecular imageomics）。影像组学是在基因等组学认识的基础上提出的新概念，是继结构基因组学时代之后，后基因组学（功能基因组学）时代又一新的产物，利用现代数据采集与信息分析技术高通量从MRI、PET 及 CT 等不同影像中提取海量高维影像特征信息，定量分析病灶特征，获取通过人眼不能观察到的纹理信息，解析影像纹理特征（texture features）与疾病的发生、发展、病理、疗效、预后甚至基因表达等之间的关系，用于疾病的生物学分型、分期、治疗决策、疗效和预后判断等。将影像组学的特征信息与基因组学信息、临床大数据

库信息进行关联和整合分析，用于疾病及其疾病转归的预测，也称为影像基因组学（image genomics），是当今医学研究的热点课题。

影像组学分析的规程通常包括以下步骤：①从 CT、PET、MRI、超声等影像自动提取高通量特征信息；②确定病灶边界和进行影像分割；③对 ROI 纹理特征进行提取、分析和定量，包括病灶密度、形态、大小信息以及血流、代谢、功能、乏氧等信息；④自动生成 Haralick 纹理特征图；⑤建立多参数模型、机器学习、修正与验证；⑥基于影像结局的疾病分类与智能化诊断；⑦将影像组学信息与临床信息、遗传学和生物学信息、人口统计学信息等进行关联与整合，为患者的个体化医疗和精准医疗提供决策依据。

二、影像组学的应用

目前影像组学研究在临床上主要是用于肿瘤的评价，以解决常规影像定性与定量分析模式对肿瘤内生物学行为的异质性认识不足，从而影响到疾病的治疗和评估问题。通过影像纹理特征分析可获得肉眼看不到的病灶某些信息，特别是可能逃脱人眼识别的亚视觉（subvisual）信息，或者视觉能够看见病灶的异质性但是不能对异质性进行量化，难以与大数据库进行信息整合分析。通过建立亚视觉特征模型，捕捉肿瘤区域微妙变化，例如目前常规的影像中，CT 影像特征包括体积、衰减、形态、结构、强化和纹理信息的异质性，MRI 影像特征还包括信号强度、弥散加权、增强以及波谱等，PET 影像的 FDG 及不同分子探针摄取的异质性，为医学影像的精准定量与智能化诊断提供了一种新的策略。

病灶的纹理特征在相对量化处理后与视觉评估之间有很好相关性，两种观察的差异与整体不同因素有关，如纹理参数、最大标准化摄取值（SUV_{max}）或肿瘤体积像素等。多参数模型结合了大量高阶（high-order）多模态影像特征，其准确性和可重复性优于视觉分析，且不受人的主观因素判断的影响。将视觉意向与参数模型和其他领域信息（人口统计学、组织病理学、基因组学）整合分析将是一项具有挑战性的工作。人脑仅根据有限量参数做出决定，而多参数模型分析可以从多维度进行定量。但是组学分析要求有较高的精度和健全性，便于被接受并制订临床决策，还需要严格的模型开发（培训）、验证（独立的大型队列

研究）和深度学习，不同影像模式、不同的疾病均需要开发专用的应用模型，因此影像组学在临床上的应用还需要有大数据的支持。

（一）肿瘤治疗反应的早期评估

1. CT影像组学评估治疗反应　常规的肿瘤疗效评估主要是根据CT、MRI的形态学信息，受肿瘤异质性和形态变异的影响，有时不能灵敏地评估治疗疗效。当肿瘤不规则或者其生长与缩小在三维上不规则时，对于肿瘤大小的变化线性测量可能给出一个不适当的评估，尽管治疗后肿瘤体积是缩小的，但病灶最大线性测量值却无变化，线性测量受阅片者个体认识的影响增加了处理的可变性，导致反应评估不和谐。而根据CT体积、衰减、形态、结构和纹理等多参数特征定量信息，对于肿瘤治疗反应评价明显优于RECIST和WHO标准以线性测量肿瘤大小变化。特别是对于形态比较复杂的肿瘤应用薄层CT扫描分割法可以测量肿瘤体积，空间分辨率高，克服了线性测量的不足。在肝细胞癌和胃肠间质瘤患者已证实，增强CT衰减变化（CECT）比肿瘤大小变化能更好反映治疗反应。

2. PET/CT影像组学评估治疗反应　近年来，随着PET/CT的广泛应用，^{18}F-FDG PET/CT在肿瘤治疗反应评估中的作用也得到了人们的广泛接受，在某些肿瘤的评估上克服了单纯依靠RECIST和WHO形态学变化评价的不足，结合了PET/CT信息的RECIST1.1标准和以PET/CT为基础制订的PERCIST标准已经成为评估肿瘤治疗反应、预测预后和指导个体化医疗的常规方法。基于医师的主观判断或半定量评价治疗疗效误差较大，影像组学的发展为肿瘤反应评估提供了有希望的客观依据，通过计算机提取大量的图像特征，可获取更多有临床预后价值的定量信息。

目前多数^{18}F-FDG PET/CT定量肿瘤治疗反应都以SUV_{max}为指标，治疗前后SUV_{max}变化与治疗后病理反应和生存有关。但是SUV_{max}是单点估计，忽略了肿瘤内FDG摄取分布的异质性和代谢异常的范围。多数实体瘤都是由各种恶性和非恶性成分组成，FDG摄取的程度和分布存在较大的异质性，而FDG摄取异质性与重要的生物学、生理参数和预后有关。最近的研究表明，应用影像组学对PET/CT影像的空间特征信息如肿瘤体积、总糖酵解体积和标准化摄取值进行定量分析，通过对代谢活动（高于肿瘤本底的总剩余

SUV）、SUV直方图距离、肿瘤形状、纹理特征和累积SUV体积直方图分析，对于肿瘤治疗反应的预测比SUV_{max}和肿瘤直径测量提供更多信息，综合时间-空间的^{18}F-FDG PET特征（强度、纹理、形状特征及其治疗后变化）是肿瘤放化疗病理反应更有用的预测指标。根据临床参数和PET时空特征构建支持向量机（SVM）模型，经过交叉验证预测病理学肿瘤反应的敏感性和特异性大大提高。

Antunes等应用^{18}F-FLT PET/MR影像组学分析评价了转移性肾透明细胞癌接受舒尼替尼（sunitinib）治疗的早期治疗反应（RCC）。影像采集包括治疗前的测试/复试扫描和实施治疗3周后的^{18}F-FLT PET、T_2加权和弥散加权（DWI）协议，DWI生成表观弥散系数（apparent diffusion coefficient，ADC）图。首次尝试用FLT-PET/MR组学分析评估治疗早期反应；结果表明，PET/MR影像组学特征，即SUV，ADC能量和T_2W差均值可以确定转移性肾细胞癌细胞抑制治疗的早期结构和功能反应；虽然SUV的个体特征其整体敏感性和特异性排名是最高的，但是最佳整合的影像组学特征从不同的PET/MR协议中实现信息互补而具有更高的敏感性。但是该结果还需要更多数据进一步验证，包括研究相关的早期治疗变化与无进展生存的关系，以及在其他肿瘤的应用。

（二）预后预测

当今对癌症诊疗方法的研究发展较快，但许多癌症的治疗结局仍然迷茫，患者对相同治疗方案表现出不同的反应，从而促进了个体化医疗以及精准医疗的发展。影像组学研究及其临床应用对于某些肿瘤治疗反应的早期评估和预后预测有可能提供重要的依据。Ganeshan等比较了单独的CT纹理分析和结合了PET信息的组学影像分析淋巴瘤预后的影响。结果表明，CT纹理分析能够很好预测淋巴瘤患者的无进展存活，而CT纹理分析整合PET多参数的回归分析是预测无进展存活的最好指标。

（三）从影像组学到影像基因组学

手术是恶性肿瘤治疗的首选方法，传统的方法要获取病灶的生物学信息（如病理学类型、基因的表达等）通常是术前进行活组织检查或者通过术后病理学和免疫组化分析，但是部分不能手术的患者，已发生局部或全身转移以及术后复发的患者却难以获得所有病灶的生物学信息，为进

一步制订治疗决策带来了困难。而且由于肿瘤的异质性，不同病灶的生物学特性不一定相同，原发灶与转移灶的生物学特性也可能不一样，这些信息又是临床上选择放疗、化疗、靶向治疗或内分泌治疗方法的重要依据。目前治疗肿瘤的这些方法大多比较昂贵，而且有不同程度的毒副作用，如果选择不正确的治疗方法将会给患者带来双重的损害。因此生物标志物在癌症的应用促进了个体化医疗的发展，为临床医生提供了更好的诊断和治疗选择。在大数据与互联网高度发达的今天，能否通过影像组学分析在一定程度上预测病变的生物学信息。利用影像组学获得的病变信息与人类基因组学信息以及患者的临床信息进行整合分析，将影像基因组学信息应用于患者指导制订预防、诊断与治疗的个体化决策，是一个值得探讨和面临许多争议的话题（图2-2）。

随着影像组学的发展，近年人们正在不断探讨医学影像的纹理特征与疾病诊断、治疗、预后与预测和生物分型之间的关系，将影像组学信息与基因或基因组学信息关联进行疾病的诊断和预测。将影像组学的纹理特征信息用于肿瘤的生物学分型和预测病灶的生物学行为是人们普遍关注的课题，然而，在"大数据"时代，从影像组学数据中获取有用的信息是具有挑战性的，也是具有争议的问题，真正用于临床实践还不成熟，还有很长的路要走。Flechsig等研究了肺癌患者不同肿瘤细胞亚型淋巴结的CT、PET和PET/CT图像特征与组织病理学的关系，并初步表明不同的组织病理亚型其影像纹理特征也不同。Tsujikawa等探讨了83例宫颈癌患者[18]F-FDG PET纹理特征与宫颈癌亚型之间的相关性，包括62例宫颈鳞状细胞癌（squamous cell carcinomas，SCC）和21例非SCC（NSCC）患者。PET/CT图像纹理特征的提取和分析包括SUV值、代谢肿瘤体积（MTV）和总病灶糖酵解（TLG）等一阶特征（first-order features），二阶和高阶纹理特征使用SUV直方图、归一化灰度共生矩阵（normalized gray-level co-occurrence matrix，NGLCM）和邻域灰度色调差矩阵（neighborhood gray-tone difference matrix）分析。结果表明，在18种PET特征中，源于NGLCM的二阶纹理特征是区别SCC与非SCC唯一的稳定参数，其他的PET特征在SCC和NSCC之间没有表现出任何显著差异，提示[18]F-FDG PET纹理特征可能反映不同宫颈癌亚型之间的组织结构差异，将有助于寻找单一特征或组合特征用于精确诊断、预后和有效的治疗策略。

PET/CT影像组学也面临许多挑战和机遇，需要医生、影像科学家、生物学家和信息科学家之间的紧密合作。两个方面的直接挑战包括多模态PET/CT图像肿瘤体积的勾画、选定图像特征验证和在大型、多中心患者数据集建立预测模型。可以认为，PET/CT影像组学对于进一步疾病个体化理解、评价治疗反应以及医学影像的人工智能（artificial intelligence，AI）诊断具有巨大潜力，为癌症更精准、更好的决策提供依据。

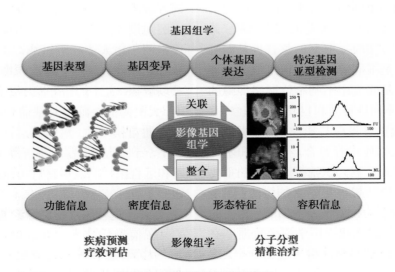

图2-2　影像基因组学示意图

第三节 信息化时代医学影像与人工智能

当今信息化发展已经渗透到人类生活的每一个领域，无论是工作还是日常生活都离不开互联网、移动通信和信息技术，互联网医疗、人工智能诊疗已成为许多商家投资的热门产业，据预测今后2～3年互联网医疗的市场规模可达到千亿元以上。随着信息化技术的深入发展，医疗大数据、医学影像大数据、影像组学、人工智能、远程医疗和移动医疗将会对医学影像学科的发展产生深远的影响。医学影像如何全面实现信息化、网络化和智能化，是今后学科必须面临的挑战。在信息化时代，医学影像面临的任务和变革主要有以下几个方面：

一、医学影像数据库建立

人工智能诊断离不开大数据，建立一个合格的医学影像数据库是一项系统工程，首先需要考虑包括信息采集、信息传递、信息处理、信息再现和信息利用等多方面的技术问题需要解决。

1. 医学影像数据标准化与数据整合 相关行业协会要组织专家针对医学影像大数据建立制订相关指南、规范相关术语，让机器能够读懂术语含义，以便实现医学影像大数据的集成分析。不同医学影像信息采集的标准化非常重要，不同的影像技术、不同型号的影像设备、不同的检查目的和程序以及不同医院的信息如何实现标准化是建立数据库的基础，保障采集数据的一致性，否则不合格的数据库、不同标准采集的信息缺乏可比性，也难以为人工智能诊断提供可靠结果；此外，来自不同临床与实验室数据的整合也是面临的技术挑战，首先是不同单位影像信息质量的评价体系的建立；二是要克服不同单位网络屏障的壁垒，且需要信息不断地更新和自我完善和修正；三是医学影像大数据建设应与影像组学、影像基因组学和临床大数据库进行整合，与组学和基因库融合是医学影像大数据知识挖掘流程中的重要内容，为人工智能诊断提供更丰富的资源；四是资源如何共享和维护、数据平台的监管、相关的法律问题，这些都是建立我国医学影像数据库必须考虑的，要确保数据库和网络平台的安全，维护患者的隐私。

2. 数据的准确性 通过制定标准和流程确保数据的准确性，减少数据误差对大数据推断结果可靠性的影响。大数据不等于数据大，必须有严格的纳入和筛选标准。医学影像大数据设计的数据类型繁多，覆盖面广，如何建立以患者、医师、医院和政府等多中心的数据体系，最后服务于全国不同的医院，是影像医师、医院、政府部门乃至医疗互联网公司共同面临的课题。

3. 信息化人才培养 随着互联网医疗的迅速发展，医疗大数据也将成为医疗健康管理和研究的一部分，除了数据库的构建和管理外，相关的人才培养也是亟待解决的问题。一是医院和影像科室需要一大批会使用医疗大数据的人才，二是需要一批从事医疗信息处理和维护的技术人才，这是保障我国影像大数据可靠性和有用性的基础，真正为不同层次的医院临床诊断提供参考，实现医疗服务同质化，为医院的精细化管理提供依据，为个体化精准诊疗提供技术支撑，为临床研究提供资料。

二、医学影像人工智能诊断平台的建设

当今我国医疗行业面临的共同难题和瓶颈是医疗设备的发展面临高层次人才的短缺，有先进的机器却没有高层次的人才去正确使用，政府每年投入了大量资金给基层医疗机构配置先进的影像设备，但是患者却仍然往大城市的大医院跑，而在大医院做CT、磁共振等检查需要排队几天甚至几周时间才能排上的局面。造成这种状况在很大程度上是高质量人才短缺问题，地区间、医院间医疗人才资源不均衡，不能实现不同地区、不同等级医院诊疗质量的同质化，导致大医院拥挤，小医院设备闲置。尤其是比较尖端和复杂的医疗仪器的应用人才严重短缺，如PET/CT、PET/MR和MR成像等。要破解这一难题仅靠政策导向还难以解决，人才的培养跟不上医疗技术的发展速度，大医院的医师也紧缺而难以去基层医院进行日常的帮扶工作，培养高层次人才周期长，且难以下沉到基层医院，而基于大数据的人工智能诊断和远程医疗的发展将有可能在一定程度上缓解这一矛盾。

（一）远程医疗在影像诊断的应用

在信息化技术和互联网医疗高度发达的今天，医师看患者不一定要到基层医院去看，一名大医院有丰富经验的医师也不一定只能在一家大

医院服务、审核报告，利用互联网平台医师不出门即可为任何地区、任一医院的患者进行远程诊疗、会诊和影像报告审核，既节省路途往返时间，提高工作效率，也节省大量费用，真正实现高质医疗技术资源共享，临床诊疗质量的同质化。医师不出门即可多点执业，可以利用休息时间为更多患者服务，也改善医师的生活待遇，规范医师8小时外的合法行医。而对于基层医院只需要配备经过规范化培训合格的基础医生和优秀的技师完成好患者的图像采集、病例信息资料的准确录入、图像的存储等基础工作即可满足要求。

（二）人工智能在影像诊断的应用

即使是在采用互联网医疗及高端医疗资源共享的情况下，高水平的医师还是很有限，大医院的医生长期在高强度的繁杂工作中不堪重负，影像医师的8小时以外不可能将所有空隙时间都用在互联网医疗上去审阅众多报告，大医院有经验的医师需要担负教学工作培养人才，还要承担科研工作带动学科的进步，因此仍然难以解决数以亿计患者就医难问题。如何使资源匮乏的高质量医师从高负荷的基础劳动中解放出来，让他们既能发挥其技术才能，又不至于在繁重的工作中失去自我，比较好的解决办法就是人工智能辅助诊疗系统的建立，使一些初级的工作、文书工作、数据处理与比较、程序化的工作由机器帮助医师完成，医师可以根据自己丰富的临床经验正确掌握人工智能数据的应用和判断审核，担当人工智能诊断的最后裁判。

人工智能可以弥补医师的不足，与人脑相比，人工智能影像诊断还具有如下优势：①人工智能获取的信息多为数字式，其判断是基于量化信息的分析和与大数据比较，而人的思维和判断影像仅限于对客观事物的感知、经验，带有一定主观性，且难以量化，不便于与大数据库进行比对；②机器判断速度快、成本低、精度高，出现误判后可以通过深度学习完善和修正，而人容易犯同样错误，效率低、速度慢；③机器不需要休息，获得的信息量大，可以与大数据联系，检索海量文献信息资料协助判断，且24小时不间断工作。当然，人与机器相比也有很多优势，医师具有较丰富的系统知识，能够根据患者的情况综合判断分析，对于某些不适合量化评价的病灶判断具有优势（图2-3）。

近来已有较多的关于人工智能完胜医师团队的报道，表明目前人工智能的发展已经达到一个较高水平，在某些方面其诊断准确性甚至超过医师。近来在神经影像的判读和孤立性肺结节的诊断中，机器的诊断准确性均高于有丰富经验的医师，且速度更快，在病理图像的判读方面，人工智能也具有较大优势，那么有人担心人工智能的发展会不会让医师失业，人工智能会不会取代医师，其实这种担忧是多余的，正如卞修武院士所言："我希望大家不要产生对立性思维，因为无论医生胜还是人工智能胜，对于医疗界和广大患者都是一件大好事……人工智能如果能作为一个帮手帮助医生工作，将会是医生的一大福利……"权威专家们说得好，"人类要认真思考如何让人工智能更好应用于临床，医生需要抱着更开放的心态来拥抱人工智能的到来。如果医生赢了，就是医生赢了，机器赢了，医生就多了个好帮手"。

Wang等对两家医院245例高级别浆液性卵巢癌（HGSOC）患者的CT影像进行了基因组学的人工智能诊断研究，其中包括特征学习队列（$n=102$）、初级队列（$n=49$）和两家医院的两个独

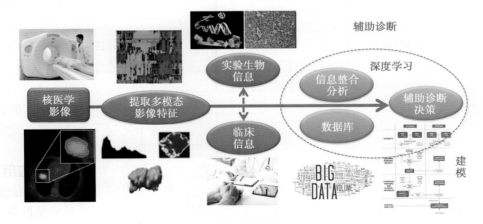

图2-3　基于影像组学和大数据的人工智能

立验证队列（$n=49$ 和 $n=45$），通过一种新的深度学习（DL）网络对 8 917 张 CT 影像从特征学习队列到 HGSOC 预后生物标志物提取进行了训练，结合 DL 特征和 Cox 比例危险（Cox-PH）回归建立 DL-CPH 模型，用于预测患者的个体复发风险和 3 年复发概率。结果表明，在两个验证队列中，DL-CPH 模型的一致性指数分别为 0.713 和 0.694，Kaplan-Meier 分析明确地确定了高复发风险组和低复发风险组（$p=0.003\,8$ 和 0.016 4），且有效的预测 3 年复发风险（$AUC=0.772$ 和 0.825），DL 特征显示出比临床特征更强的预后价值。

三、基于影像组学和大数据的人工智能诊断将是医学影像发展的方向

可以预料，大数据和人工智能影像诊断在今后医学影像的发展中将会发挥很重要的作用，而影像组学分析又可以获取某些常规影像分析和肉眼分析看不见的图像纹理特征信息，包括病变异质性的定量信息，如果将影像组学的纹理特征信息分析与影像大数据、临床大数据相结合，应用于人工智能影像诊断则将是医学影像发展的又一个新的飞跃，毫无疑问其诊断准确性要高于一般基于形态、大小、密度和边界等影像分析，也将优于基于一般影像数据库的人工智能诊断。

人工智能在医疗行业的应用是最有前景的领域之一，主要是在医学影像中的应用，近些年来相关的论文和出版物急剧增加，其中 MRI 和 CT 约占总数的 50% 以上，而神经放射学影像大约占 1/3，其次是肌肉骨骼、心血管、乳腺、泌尿生殖器、肺/胸和腹部。随着数据量不可逆转地增加，利用人工智能来识别人眼不可见或不可探测的病灶可能性增加，当今放射学正从主观感知技术转向更客观的科学。在医学数字化时代的前沿领域，放射学家可以指导将人工智能引入医疗保健。然而，人工智能不会取代人，因为放射学还包括诊断交流、考虑患者的价值和偏好、医学判断、质量保证、教育、决策和介入的程序。但是，通过 AI 能够提高放射学医生的工作效率，使他们执行更多的增值任务，对患者变得更加可见，并在多学科临床团队中发挥重要作用。

从理论上讲，基于影像组学和大数据的人工智能诊断应该是医学影像技术与信息技术和计算机技术的完美结合，能够弥补医师诊断的某些不足，能够很方便地将影像判断所需的各种信息进行有机的整合分析，从根本上改善人工智能影像诊断的质量，成为影像医师的好帮手。从而真正实现缩小不同医院间、不同医师间诊断质量的差异，将影像学医师从繁重的劳动中解放出来（图 2-4）。

总之，未来医学影像的发展是建立在多模态、多参数、多尺度的影像发展模式，结合特异性、高效的分子影像探针，并充分利用信息化技术、互联网技术、人工智能技术构建的公共平台为全国不同层次的医疗机构提供技术支撑，为城乡居民解决就医难的问题，只有这样才能真正实现"大病不出县"的目标（图 2-4）。

然而，我们也要认识到，真正实现这一目标任务路还十分遥远，任务也很艰巨，无论是建立不同疾病的影像数据库、影像组学诊断模型，还

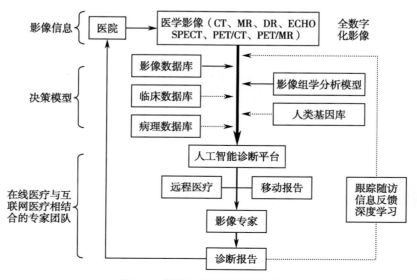

图 2-4 未来医学影像发展的模式

是人工智能诊断平台建设,目前还没有真正入门,还有许多基础的工作要做,而且不是几个人或者几个医院就可以完成的,需要整个行业的重视和共同努力合作,需要政府的主导与投入,需要建立包括医学伦理、法律法规在内的各种规章。但是可以预料,基于影像组学和大数据的人工智能诊断的发展是大势所趋,前景广阔,也必将成为今后医学影像技术发展的重要方向。

(张永学)

参 考 文 献

[1] Lambin P,Rios-Velazquez E,Leijenaar R,et al. Radiomics: extracting more information from medical images using advanced feature analysis. Eur J Cancer,2012,48(4):441-446.

[2] Goldmacher GV,Conklin J. The use of tumour volumetrics to assess response to therapy in anticancer clinical trials. Br J Clin Pharmacol,2012,73(6):846-854.

[3] Hatt M,Tixier F,Visvikis D,et al. Radiomics in PET/CT: More Than Meets the Eye. J Nucl Med,2017,58(3):365-436.

[4] Wei Lu,Chen W. Positron emission tomography/computerized tomography for tumor response assessment—a review of clinical practices and radiomics studies. Transl Cancer Res,2016,5(4):364-370.

[5] Antunes J,Viswanath S,Rusu M,et al. Radiomics Analysis on FLT-PET/MRI for Characterization of Early Treatment Response in Renal Cell Carcinoma:A Proof-of-Concept Study. Transl Oncol,2016,9(2):155-162.

[6] Ganeshan B,Miles KA,Babikir S,et al. CT-based texture analysis potentially provides prognostic information complementary to interim FDG-pet for patients with hodgkin's and aggressive non-hodgkin's lymphomas. Eur Radiol,2017,(3):1012-1020.

[7] Parekh V,Jacobs MA. Radiomics:a new application from established techniques. Expert Rev Precis Med Drug Dev,2016,1(2):207-226.

[8] Flechsig P,Philipp Frank,Clemens Kratochwil,et al. Radiomic Analysis using Density Threshold for FDG-PET/CT-Based N-Staging in Lung Cancer Patients. Mol Imaging Biol,2017,19(2):315-322.

[9] Tsujikawa T,Rahman T,Yamamoto M,et al. 18F-FDG PET radiomics approaches:comparing and clustering features in cervical cancer. Ann Nucl Med,2017,31(9):678-685.

[10] 北京青年报、人民日报、健康界、新智元等报道. 全球首场神经影像人机对决:AI 战胜 25 位医界"最强大脑"!. http://www.yidianzixun.com/article/0JRSs9yV (2018-07-02).

[11] Wang S,Liu Z,Rong Y,et al. Deep learning provides a new computed tomography-based prognostic biomarker for recurrence prediction in high-grade serous ovarian cancer. Radiother Oncol,2019,132:171-177.

[12] Pesapane F,Codari M,Sardanelli F. Artificial intelligence in medical imaging:threat or opportunity? Radiologists again at the forefront of innovation in medicine. Eur Radiol Exp,2018,2(1):35.

第三章

磁共振分子成像概论

第一节 磁共振成像技术

磁共振（magnetic resonance，MR）分子成像是利用磁共振成像（MR imaging，MRI）技术并借助磁共振造影剂的生化特征来直接或间接地显示生物体内靶点的情况，其核心在于报告基因、分子探针系统的选用。MR 分子成像的主要优点是具有高的空间分辨力和多序列成像，可达到或接近显微镜的分辨率。目前 MRI 能检出的最小体素可达 $0.1mm \times 0.1mm \times 0.1mm$，并且能够同时进行生理和分子标记物的分析，同时获取生理和解剖信息。然而，与放射性核素成像技术相比较，MR 分子成像的时间分辨率有限，且敏感性较低，往往需要采用放大技术以达到合适的敏感性。另外，啮齿动物的 MR 分子成像通常是在小动物磁共振成像仪（micro-MRI）上进行，micro-MRI 有更高的磁场和梯度场，其信噪比和空间分辨率显著提高。

多模式成像是利用两种或两种以上医学影像学模式对同一物体进行成像以获得融合信息。各种成像技术都有各自的特点，为弥补单一成像方式的不足，多种成像技术相互融合已成为分子影像学成像发展的重要趋势。

多模式融合技术分为软件融合和硬件的融合。软件融合是先用不同模式的系统分别采集图像，然后通过图像后处理软件进行数据融合。目前已广泛应用于临床的一体机多模式分子成像的仪器为 PET/CT 和 PET/MR。表 3-1 列出了各种分子成像设备在空间分辨率、深度穿透性、成像时间等性能方面的比较，可以使我们比较全面地了解各种成像设备在不同成像模式中的应用情况。

一、MRI 的定义及发展简史

（一）定义

磁共振成像又称核磁共振成像（nuclear magnetic resonance imaging，NMRI），是利用原子核在强磁场内发生共振所产生的信号经过图像重建的一种成像技术。

（二）发展简史

MRI 的物理学基础是核磁共振现象。核磁共振（nuclear magnetic resonance，NMR）是一种核物理现象。磁共振作为一种波谱学方法，是物理学提供给化学、生物、医学和材料科学等领域的一种非常有效的研究手段。磁共振技术能被用于观测小到原子分子的结构和动力学特征，大到活体动物甚至人体的宏观行为。早在 1946 年，美国斯坦福大学的 Bloch 与哈佛大学的 Purcell 就报道了这种现象并应用于波谱学（spectroscopy）。直到 20 世纪 60 年代 MRI 才用于活体成像，并于 20 世纪 70 年代用于医学成像。目前，MRI 以其多参数成像可同时获得解剖、功能信息等优点，已经成为医学影像学中最为重要的成像方法之一，检查范围基本上覆盖了全身各系统。

MRI 技术之所以能在生物医学领域有如此强的吸引力，主要是因为它有两个特点。第一，MRI 技术是一种无创性（noninvasive）的研究手段；第二，MRI 技术的灵活多样性和可变通性。

MRI 的发展主要经历了四个阶段：20 世纪 70 年代中到 80 年代初是第一阶段，也是其发展成熟和自我完善的阶段；从 80 年代初到 90 年代初是第二阶段，它更多被用于观测生理和病理条件下生物体在解剖结构以及形态学上的变化；MRI 技术发展的第三阶段是在 20 世纪 90 年代，90 年代初 MRI 不再仅局限于观测生物体的解剖结构，而是开始用于研究生物体的功能与活动机制；从 90 年代末开始，MRI 技术的发展进入了第四阶段，也就是磁共振分子成像（magnetic resonance molecular imaging）的阶段。MRI 分子影像学是运用影像学手段显示组织水平、细胞和亚细胞水平的特定分子，反映活体状态下分子水平变化，并

表 3-1　不同分子成像设备性能的比较

成像技术	分辨率*	探测深度	成像时间	定量**	多通道	成像探针	成像靶点	设备费用#	动物成像	临床应用
MRI	10～100μm	无限制	分钟～小时	可	否	顺磁性螯合剂, 顺磁性粒子	解剖和生理学的分子	$$$	多模式成像方式, 高组织对比度	可
CT	50μm	无限制	分钟	可	否	碘剂/碘化分子	解剖和生理学的结构	$$	成像肺和骨	可
超声	50μm	cm	秒～分钟	可	否	微泡	解剖和生理学的结构	$$	血管和介入成像※	可
PET	1～2mm	无限制	分钟～小时	可	否	^{18}F, ^{64}Cu, 或 ^{11}C 标记的化合物	生理学分子	$$$	多种造影剂, 多模式成像	可
SPECT	1～2mm	无限制	分钟～小时	可	否	^{99}mTc 或 ^{111}In 标记的化合物	生理学分子	$$	标记蛋白、抗体和配体的成像	可
荧光反射成像	2～3mm	<1cm	秒～分钟	否	可	荧光蛋白, 荧光染料	生理学分子	$	快速扫描表浅疾病的分子事件	可
荧光断层成像	1mm	<10cm	分钟～小时	可	可	近红外荧光染料	生理学分子	$$	荧光报告物的定量成像	正在发展中§
生物发光成像	<3～5mm	cm	分钟	否	可	萤火虫素	分子	$$	基因表达、细胞或细菌示踪	否
活体显微镜成像	1μm	<400～800μm	秒～小时	否	可	荧光蛋白, 荧光染料	解剖和生理学的分子	$$$	上述所有方法的高分辨率成像但成像的深度和范围有限	正在发展中&

　　分辨率是指小动物成像系统的高分辨率(临床成像系统与此不同)。** 定量法这里指的是固有定量方法, 所有的成像方法都允许相对定量。# 设备费用依据在美国购买的价格: $<US100 000; $$US10 000～300 000; $$$>US300 000。※ 介入指的是用于如活检或在超声引导下注射细胞等介入措施。§ 激光扫描共聚焦显微镜或多光子显微镜。& 指的是纤维内镜或皮肤成像

对其生物学行为在影像方面进行定性和定量研究的科学。

二、MR 分子成像的发展简史

　　MR 分子成像最早可以追溯到肝脏的靶向成像。超顺磁性氧化铁的成功应用对于 MR 分子成像有至关重要的作用。超顺磁性氧化铁是一种单核 - 吞噬细胞系统特异性的造影剂,引入体内后,吞噬细胞就会把顺磁性纳米颗粒作为异物而吞噬,因此可非选择性地聚集于肝脏、脾脏、淋巴结等富含网状内皮细胞的组织和器官内,即被动靶向。

　　1988 年,哈佛大学的 Ralph Weissleder 教授最早描述了表面用右旋糖酐包裹的超顺磁性氧化铁颗粒(superparamagnetic iron oxide, SPIO),并应用 SPIO 标记去唾液酸糖蛋白(asialoglycoprotein,

ASG)和阿拉伯半乳糖(AG),合成了 ASF 受体靶向性磁共振分子成像探针,利用 ASF 和 AG 中富含半乳糖基团可被 ASG 受体介导、专一识别的特性,实现了肝细胞的主动靶向性成像,开创了 MR 分子成像的先河。

　　1999 年,Bulte 等将单晶氧化铁颗粒与鼠抗转铁蛋白受体的抗体 OX-26 共价连接,通过受体介导的细胞内化作用,将单晶氧化铁成功的转移到少突胶质细胞的定向祖细胞内,实现了非巨噬细胞的磁性标记,开始了 MRI 的细胞示踪研究。

　　MR 报告基因成像,使 MR 分子成像达到基因分子水平。2000 年,Weissleder 成功使用转铁蛋白受体基因作为磁共振报告基因,通过将报告基因转染到胶质瘤细胞中,利用单晶氧化铁颗粒实现了胶质瘤的成像。随后,逐渐开发出许多新

的磁共振报告基因系统，研究较多的报告基因可分为两类：一类为细胞内酶成像，主要有β半乳糖苷酶与酪氨酸酶；另一类为细胞表面受体成像，主要有转铁蛋白。它们根据自身不同的理化特性通过不同的方式达到扩增目的，从而引起 MRI 信号的改变。在基因治疗或基因表达研究中，为生命科学的发展提供了有力的工具。

目前，MR 成像设备、技术和 MRI 分子探针合成技术发展十分迅速，MR 分子成像有望成为继放射性核素分子成像之后，最先进入临床应用的分子成像技术。

第二节 磁共振分子成像设备

MR 成像系统主要包括 MRI 信号产生和数据采集、处理与图像显示两大部分。MRI 信号的产生是来自大孔径、具有三维空间编码的 MR 波谱仪，而数据处理及图像显示部分，则与 CT 扫描装置相似。

磁共振成像设备通常由主磁体、梯度线圈、脉冲线圈、计算机系统及其他辅助设备五部分构成（图 3-1）。

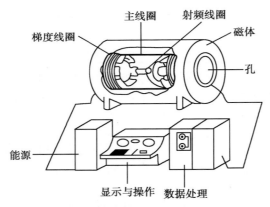

图 3-1 磁共振成像设备构成示意图

（一）主磁体

主磁体是 MRI 仪最基本的构件，是产生磁场的装置。根据磁场产生的方式可将主磁体分为永磁型和电磁型。永磁型主磁体实际上就是大块磁铁，磁场持续存在，目前绝大多数低场强开放式 MRI 仪采用永磁型主磁体。电磁型主磁体是利用导线绕成的线圈，通电后即产生磁场，根据导线材料不同又可将电磁型主磁体分为常导磁体和超导磁体。常导磁体的线圈导线采用普通导电性材料，需要持续通电，目前已经逐渐淘汰；超导磁

体的线圈导线采用超导材料制成，置于液氦的超低温环境中，导线内的电阻抗几乎消失，一旦通电后在无须继续供电情况下导线内的电流一直存在，并产生稳定的磁场，目前中高场强的 MRI 仪均采用超导磁体。

在过去的 20 年中，临床应用型 MRI 仪主磁体的场强已由 0.2T 以下提高到 1.5T 以上，1999年以来，3.0T 的超高场强 MRI 仪通过 FDA 认证进入临床应用阶段。

高场强 MRI 仪的主磁场场强高，由此提高了质子的磁化率，增加图像的信噪比；同时，可缩短 MRI 信号采集时间；另外，增加化学位移使磁共振频谱（magnetic resonance spectroscopy，MRS）提高了对代谢产物的分辨力且更加容易实现脂肪饱和技术；最后，磁敏感效应增强，从而增加血氧饱和度依赖（blood oxygen level dependant，BOLD）效应，使脑功能成像的信号变化更为明显。但是 MRI 仪场强增高带来了设备生产成本增加、噪音增加、射频特殊吸收率（specific absorption ratio，SAR）增高及各种伪影增加的问题。而高均匀度的场强有助于提高图像信噪比，所以为保证主磁场均匀度，以往 MRI 仪多采用 2m 以上的长磁体，近几年伴随磁体技术的进步，各厂家都推出磁体长度为 1.4～1.7m 的高场强（1.5T）短磁体，使患者更为舒适，尤其适用于幽闭恐惧症的患者。

随着介入 MRI 的发展，开放式 MRI 仪也取得很大进步，其场强已从原来的 0.2T 左右上升到 0.5T 以上，目前开放式 MRI 仪的最高场强已达 1.0T。图像质量明显提高，扫描速度更快，已经几乎可以做到实时成像，使 MRI"透视"成为现实。开放式 MRI 扫描仪与 DSA 的一体化设备使介入放射学迈进一个崭新时代。

（二）梯度线圈

梯度线圈是 MRI 仪最重要的硬件之一，主要作用有：①进行 MRI 信号的空间定位编码；②产生 MR 回波（梯度回波）；③施加弥散加权梯度场；④进行流动补偿；⑤进行流动液体的流速相位编码。梯度线圈由 X、Y、Z 轴三个线圈构成（在 MR 成像技术中，把主磁场方向定义为 Z 轴方向，与 Z 轴方向垂直的平面为 XY 平面）。梯度线圈是特殊绕制的线圈，以 Z 轴线圈为例，通电后线圈头侧部分产生的磁场与主磁场方向一致，因此磁场相互叠加，而线圈足侧部分产生的磁场与主磁场方向相反，因此磁场相减，从而形成沿着主磁场

长轴（或称人体长轴），头侧高足侧低的梯度场，梯度线圈的中心磁场强度保持不变。X、Y 轴梯度场的产生机制与 Z 轴方向相同，只是方向不同而已。梯度线圈的主要性能指标包括梯度场强和切换率（slew rate）。

梯度线圈性能的提高对于 MR 超快速成像至关重要，可以说没有梯度线圈的进步就不可能有超快速序列。SS-RARE、Turbo-GRE 及 EPI 等超快速序列以及水分子弥散加权成像对梯度场的场强及切换率都有很高的要求，高梯度场及高切换率不仅可以缩短回波间隙加快信号采集速度，还有利于提高图像的 SNR，因而近几年快速或超快速成像技术的发展可以说是直接得益于梯度线圈性能的改进。现代新型 1.5T MRI 仪的常规梯度线圈场强已达 25mT/m 以上，切换率达 120mT/（m•s）以上。1.5T MRI 仪最高配置的梯度线圈场强已达 60mT/m，切换率超过 200mT/（m•s）。

需要指出的是由于梯度磁场的剧烈变化会对人体造成一定的影响，特别是引起周围神经刺激，因此梯度磁场场强和切换率不是越高越好，是有一定限制的。

（三）脉冲线圈

与 MRI 图像信噪比密切相关的是接收线圈，接收线圈离检查部位越近，所接收到的信号越强，线圈内体积越小，所接收到的噪声越低，因而各厂家开发了多种适用于各检查部位的专用表面线圈，如心脏线圈、肩关节线圈、直肠内线圈、脊柱线圈等。

近年来出现的表面相控阵线圈（phased array coils）是脉冲线圈技术的一大飞跃。一个相控阵线圈由多个子线圈单元（element）构成，同时需要有多个数据采集通道（channel）与之匹配。目前临床上推出最新型的相控阵线圈的子单元和与之匹配的数据采集通道为 8 个以上。利用相控阵线圈可明显提高 MRI 图像的信噪比，有助于改善薄层扫描、高分辨扫描及低场机的图像质量。利用相控阵线圈与平行采集技术相配合，可以进一步提高 MRI 的信号采集速度。

（四）计算机系统

计算机系统属于 MRI 仪的大脑，控制着 MRI 仪的脉冲激发、信号采集、数据运算和图像显示等功能。

（五）其他辅助设备

除了上述重要硬件设备外，MRI 仪还需要一些辅助设施方能完成患者的 MRI 检查，例如：检查床、液氦及水冷却系统、空调、胶片处理系统等。

近年来，临床 PET 和 MRI 一体化设备备受关注，PET/MR 是将 PET 的分子成像功能与 MRI 的软组织对比功能结合起来的一种新技术，是人类医学影像的一大创举。目前国际上研发的 PET/MR 归纳起来有三种系统：顺序式扫描（也称为 PET + MR、异机）、嵌入式设计（也称为 PET/MR hybrid、同机）和一体化设计（也称为 PET/MR、一体机）。

1. 异机的优点是最大限度减少对单个设备的调整，就能获得集成的扫描图像。但这种设计最大的缺点是两种设备不能实现真正的同步扫描，该模式需增加扫描时间，这成为了临床的主要问题，此外，由于患者的生理活动与在不同设备之间转运导致的图像配准误差及图像校准面临很大的挑战。

2. PET/MR hybrid（也称为同机）模式是一种特别诱人的模式，该模式样机在欧洲推出，相关论文发表在 2008 年放射学杂志。该模式理念是研发可移除的 PET 探测器环，嵌入常规 MRI 设备中工作。这种模式能够实现 PET 和 MRI 同时采集，降低总采集时间；同时，由于采用二极管代替光电倍增管，磁场干扰的问题也得以解决。但由于其扫描孔径小的构造限制，该模式仅适用于小动物、人类颅脑及四肢的研究；并且扫描孔径也限制了 PET 系统的性能，径向视野限制了晶体长度和探测器的敏感性，可以通过缩小探测器环提高敏感性，但会增加散射分数，紧凑结构设计使热控制更加复杂。

3. PET/MR（一体机）模式是更加现实和可行的模式。该模式原理与 PET/CT 类似。其优点是实现了类似 PET/CT 的 PET/MR 扫描，又克服了磁场和衰减校正的问题。但其所面临的挑战与同机类似。与标准几何结构相比，直径小的探测器环可以提高敏感性，但是增加随机和散射计数，不过在某种程度上，通过减小探测器的能量接受窗，可以相互抵消这种效应。

总之，尽管 PET/MR 组合技术面临很多困难与挑战，但这将是未来几年研究的主要焦点。我们相信不久的将来 PET 衰减校正、散射补偿以及截断伪影校正、MRI 匀场和涡电流补偿都会随着新技术的发展而得到解决。

第三节　小动物磁共振成像仪

随着基因工程研究的深入，出现了许多转基因动物及基因敲除动物，以小鼠最多，数十克的鼠和数十千克的人对成像技术的要求显然是不同的。此外，分子影像学除了有基因成像的要求外，还有一些表型成像的需要。这些都对影像技术提出了更高的要求。小动物磁共振成像仪（micro-MRI）的空间分辨率比临床型 MRI 仪的空间分辨率大数十倍，在转基因动物等的实验研究中发挥了巨大的作用。它专用于小动物成像，常利用小型高场及超高场磁共振成像，也是目前许多发达国家磁共振研究的重要领域。

一、小动物磁共振成像仪的优势

小动物磁共振成像（micro-MRI）已成为显示小动物在体生物学过程最好的成像方法之一，这项技术的优势在于：具有高分辨率，已达到 50μm 级，可同时获得解剖及生理信息。但是 MRI 也有其弱点，它的敏感性较低（微克分子水平），与核医学成像技术的纳克分子水平相比，低几个数量级。图 3-2 为多种成像设备在获得解剖与生理信息的效果比较，从图中可以看出小动物磁共振成像系统相比其他成像设备更能全面获得生物体的解剖和生理信息。

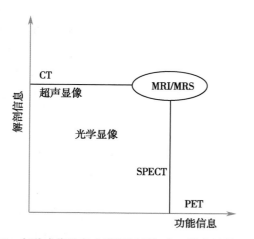

图 3-2　多种成像设备在获得解剖与生理信息的效果比较

相对于传统的技术如利用光学显微镜的组织学技术，MRI 图像可被作为 3D 数据集获得，这个数据在较短的时间内就可以对一个标本进行精确的描述。

最为重要的是，MRI 图像可以在活体内获得，这就可以直接通过反复的成像观察动态变化，而不是根据不同的离体组织标本和不同时间的切片进行推断。多种对比机制用于 MRI，不仅能对研究中的组织结构，还能对组织化学变化进行检查。

二、小动物磁共振成像仪的成像技术

与临床应用型 MRI 机比较，小动物磁共振成像系统的扫描孔径小、磁场强度高，梯度场强高，发射线圈敏感，脉冲序列更有效，三维成像设计更优越。这样大大提高了空间分辨率及信噪比。但由于编码容积数据范围较大，需增加累加次数以提高信噪比，故检查时间较长。

小动物磁共振成像能够完成具有最新技术水平的磁共振成像和波谱实验，其中包括像回声平面（EPI）这样的超快速成像、动脉自旋标记成像（ASL）、单一像素或化学位移成像等实验。多通道接收系统应可与相控阵线圈联用，进行并行成像。

对于小动物磁共振成像实验，相同的规定指南或者"标准"是不存在的。我们也要说明的是由于磁场较高，梯度较强，相对应的磁敏感伪影和运动伪影的消除就变得很困难，有时甚至无法克服。

三、小动物磁共振成像仪的应用

在过去的 20 年中，磁共振成像（MRI）和磁共振波谱学（MRS）主要应用领域包括神经科学、心血管疾病、肿瘤学和代谢相关疾病的研究。在很多情况下，MRI/MRS 已经被当作神经科学研究的"金标准"。分子生物学和基因组学研究的快速发展也导致了小动物磁共振成像和波谱的更广泛应用。

小动物磁共振成像分 3 个层次：①实验小动物活体器官结构水平成像；②组织学水平成像；③细胞水平成像。不同的类型的磁共振设备其功能可能有些差异。

磁共振波谱学（MRS）利用磁共振现象和化学位移作用，进行特定原子核及化合物的定量分析，可检测出许多与生化代谢有关的化合物，而用化学位移成像的方法就可以得到这些生物分子在体内的分布，并用它来反映生物体内的某些特定的分子过程。其另一特点就是可以用不同核的磁共振谱来检测生物体内不同的代谢物，反映不同的分子过程。由于小动物磁共振成像仪往往具有超高的磁场强度，对谱线的分辨能力就更加显

著。目前用于磁共振波谱测定的原子核有氢、磷、碳、氟、氮、钠和钾等原子核，但应用于临床研究的主要有氢和磷。

MR 成像技术能够从微观到宏观系统地探测活体生物体的结构和功能。而超高场强小动物专用的微型磁共振成像系统将从传统的非特异性物理、生理特性成像深入到特异性细胞分子水平成像，疾病评价指标也将从传统 MRI 的大小形态、解剖部位、信号强度等深入到酶、受体、功能性指标等，从而使对疾病的评价更完善，更具特异性。

第四节　磁共振分子成像探针

随着 MRI 技术的不断发展，MRI 造影剂的应用也越来越广泛。1946 年，Bloch 就使用 Fe(NO$_3$)$_3$ 缩短质子的弛豫时间。这种能引起质子弛豫时间缩短的离子或小分子称为"顺磁性物质（paramagnetic substance）"。用于 MRI 检查的顺磁性物质被称为顺磁性造影剂（paramagnetic contrast media）。顺磁性物质于 1976 年用于动物实验，以后逐渐应用于临床。

MRI 造影剂的分类方法有许多种，按照物质的磁化特性可分为顺磁性造影剂和超顺磁性造影剂；按照造影剂作用原理可分为阳性和阴性两类；按造影剂的药物代谢动力学特点可分为细胞外、细胞内及血池性造影剂；按造影剂是否带电荷可分为离子型和非离子型两类；按照造影剂所含金属元素的种类，可分为含 Gd(III)(钆)造影剂、含铁造影剂、含锰造影剂及含镝造影剂等；根据其分布范围或应用分为胃肠造影剂、肝脏造影剂、淋巴系统和单核 - 吞噬细胞系统造影剂、血管成像造影剂等；根据作用机制分为 T$_1$ 造影剂和 T$_2$ 造影剂；根据构成造影剂的材料分为磁性造影剂和扩散型造影剂。

由于 MRI 的敏感性相对较低，如何同时做到保证特异性和信号放大是磁共振分子探针研究的核心问题。除此之外，分子探针在合成过程中还要满足以下几方面要求：第一，分子探针必须具有生物兼容性（bio-compatibility）；第二，分子探针必须有特异性（specificity）；第三，分子探针的设计必须考虑到它在生物体内的运输过程；第四，分子探针的设计必须考虑其在生物体内的半衰期。

近 20 年来，各种新技术、新观点的引入大大拓展了 MRI 分子探针的概念和研究领域。早期

人们使用顺磁性造影剂（主要是钆）和超顺磁性造影剂（SPIO 等）。而化学交换饱和转移（chemical exchange saturation transfer，CEST）技术的引入使得增加了分子探针候选物质的数量，更通过选择性饱和同时获得多个频谱的 MRI 信号或者通过控制外加脉冲与否达到实时控制对比的目的。超极化（hyperpolarized）所使用的原理正是饱和现象的反面。

上述四类分子探针是结构保持不变的，而近些年来可激活探针越来越引起人们的兴趣，这种可激活探针能够对周围环境产生反应，通过改变分子结构来达到差别对比。按作用原理来说，前面所述的四类结构不变的分子探针都可以做成可激活探针。人们习惯上按照这些分子探针成像的激活因素将他们分类为：pH、PO$_2$、温度、金属离子、蛋白质或酶、核酸、代谢产物等。

随着探针合成技术和纳米技术的不断进展，目前已经合成了很多种磁共振成像造影剂和分子成像探针。本节总结了多种 MRI 信号放大策略。

一、环境依赖型可激活探针

（一）pH 值改变激活的探针

由于糖酵解活跃，肿瘤组织中的 pH 值会低于正常组织。正常组织 pH 值范围在 7.4 左右，而肿瘤局部 pH 值在 6.8～6.9。这种差异虽然很小，但通过相应的功能化造影剂还是可以检测到这种差异所致的弛豫时间的改变。一种常用的方法是基于连接到造影剂骨架结构上的某些有机分子所具有的酸 / 碱离子化能力，根据这些分子的质子化状态，决定其是否可作为顺磁性中心的螯合臂。增加 / 去除螯合臂会引起水分子配位数（q）的改变进而产生 pH 值变化介导的弛豫（图 3-3）。Parker D. 和 Aime S. 首先提出了这一设想，基本原理是：造影剂有一个经 Gd-DOTA 修饰的骨架结构，上面荷载一个可被取代的苯环，该苯环通过磺酰胺链连接于骨架结构上，作为酸 / 碱传感基团。可通过向磺酰胺键的对位苯环基团增加不同的修饰基团来调节磺酰胺造影剂的质子化 / 去质子化（图 3-4）。研究表明利用该造影剂，通过测量纵向弛豫时间可监测 pH 值的变化。后来有学者对该探针的基础结构进行了进一步修饰，降低了由于 Gd 释放引起组织毒性的危险，同时避免了外部阴离子结合到顺磁性中心，而后者会导致内层水分子增加并进一步引起弛豫减低。总之，

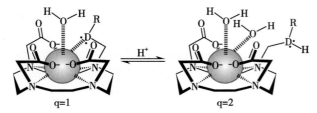

图 3-3 pH 介导的弛豫改变

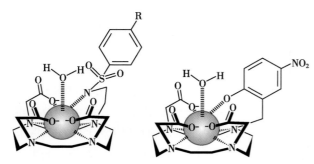

图 3-4 苯酚的质子化 / 去质子化

该方法合成的复合物,其弛豫随整体 pH 的改变而变化。当把该复合物放在与生理条件相近的溶液中进行测量时,发现在 pH = 6.8 和 pH = 7.4 时可以得到不同的弛豫数值,验证了这种方法的可行性。

2004 年,Woods 等人做了相近的研究(图 3-4),合成的造影剂含有一个 pH 敏感性侧链,该侧链包含一个硝基苯基团,该基团的质子化 / 去质子化是产生弛豫改变的原动力。另有学者在 1999 年合成了一种经 DOTA 螯合的 Gd(Ⅲ)复合物,该造影剂对 pH 值变化有高度敏感性。当 pH 值从 4 增加到 6 时,上述 pH 值敏感的造影剂的弛豫也随之增加,当 pH 值在 6~8.5 范围内时,其弛豫减低,而 pH 值在 8.5~10.5 时,其弛豫保持不变。这种反常的 pH 值依赖性弛豫现象,原因可归结为配体存在不协调的磷酸盐化合物基团。在 pH 值为 6~9 时,这些可电离基团的质子通过高效的

氢键网络,催化了结合水和造影剂之间的质子交换。在更低 pH 值时,进一步的质子化会使该氢键网络断裂。

在另一项实验中,依据水分子在顺磁性中心周围第二级配位层上分布情况的改变,可制备出另一种 pH 值依赖的造影剂。在 DOTA 上连接羟基氮苯基形成螯合物,该螯合物具有 pH 值敏感性(图 3-5)。通过造影剂某些组分的质子化作用,可以得到多种不同的弛豫性能。

Aime 等人采用了完全不同的方法制备一种 pH 值敏感性多聚造影剂:将包含 30 个 Gd 的螯合物连接到含有 114 个鸟氨酸残基的多聚体上,在 pH 值低于 4 时,弛豫值为 23/(mmol/L•s)。当 pH 值提高到 8 时,弛豫值增加到了 32/(mmol/L•s)。弛豫能力的不同是由于鸟氨酸的质子影响了造影剂的旋转时间而引起的。可以假设,在高质子化水平(低 pH)时,分子间关联程度低,因此,系统可以保持较高的活动性;当 pH 值升高时,分子间的关联增加,降低了造影剂的自由度,进而导致弛豫增加。

包含长烷基链的造影剂具有与磷脂类似的结构,该类造影剂聚集形成了一种大分子物质,该物质可由酸性调节,具有 pH 值敏感性。基于 pH 值的改变,个体分子的亲油性发生改变,形成了胶体态凝聚物,其弛豫随之发生了明显的改变,从 pH 值为 6 时的 7.9/(mmol/L•s)到 pH 值为 8 时的 19.1/(mmol/L•s)。

Mikawa 等在 2000 年报道了一种对微环境敏感的多离子型造影剂,该造影剂由两个高分子聚合物组成。当 pH 值从 7.0 降低到 5.0 时,该造影剂的弛豫增加了 50%,相关机制还不清楚。而且这种造影剂在荷瘤鼠上能检测到,在正常小鼠身上却检测不到。

2001 年,Lokling 通过将 Gd 封装在脂质体

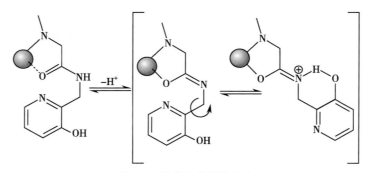

图 3-5 羟基氮苯基螯合物

内,得到纳米级的 pH 值敏感性造影剂。在高 pH 值时,造影剂的弛豫降低,原因可能是因为在脂质体内缺乏水分子。降低 pH 值,脂质体的结构发生改变,造影剂溢出进入到介质中,造成弛豫增加了 6 倍。进一步研究表明上述脂质体在生理性 pH 值环境中不稳定。但是,造影剂在生理性 pH 值下的溢出问题,可以通过增加特定的阳离子(钙或镁)来加强脂质体的稳定性的方法来解决。

(二)小分子离子依赖性探针(离子选择性造影剂)

许多生理信号改变有二价阳离子的参与,如 Ca^{2+}、Zn^{2+} 或 Fe^{2+},通过 MRI 检查可以成功的检测到是否有阳离子的存在。Ca^{2+} 是一种细胞内的第二信使,参与许多重要的信号传导过程。钙敏感的磁共振造影剂就是基于我们熟悉的钙荧光传感器设计出来的。

钙敏感分子的结构包括两种功能单位:特异性钙螯合单位和结合两个 Gd-DOTA 衍生物的钙螯合单位(图 3-6)。当存在 Ca^{2+} 时,由于钙螯合部位的高结合系数很高,钙阳离子发生配位亚胺基羧化;当没有 Ca^{2+} 时,相同的羧化物重新排列,通过 DOTA 单位进一步稳定 Gd 离子的螯合。这

样,钙介导的重组产生的 q 值是 1 或 0,所以,弛豫值随着 Ca^{2+} 浓度的不同而不同。

2002 年 Hanaoka 等人进行了类似的研究,开发了 Zn^{2+} 敏感型 MR 造影剂(图 3-7),为了产生阳离子的敏感性,应用 Zn^{2+} 结合单位对 Gd-DOTA 的两个羧基部位末端进行了功能性修饰。Zn^{2+} 螯合单位有一个亚胺羧化物臂,可以螯合 Zn^{2+} 离子,或是通过 DTPA 基本骨架结构介导 Gd 的螯合。如前所述,羧化物的重组导致 q 值的变化,因此,弛豫时间也随之改变。

利用 Fe^{3+} 可结合三个双基配位配体,形成一个八面体复合物的能力,可以通过以下两种不同的机制来设计 Fe 敏感性造影剂:

(1)将顺磁性物质螯合到水杨酸或二氮杂菲单位上,使三个彼此独立的造影剂单位聚合成一个大的翻转率低的超分子物质(图 3-8)。

(2)通过氧肟酸盐组分将三个顺磁性中心连接在一起的形成一个大分子(图 3-9)。

铁经过氧肟酸盐螯合,整体变得很坚硬,因此限制了钆中心的自由旋转,增加了弛豫时间,而造影剂的尺寸没有明显变化。

最近,有人利用相似的方法开发出了包含两

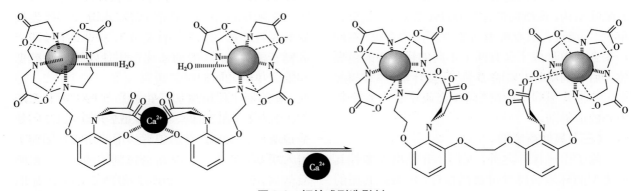

图 3-6　钙敏感型造影剂

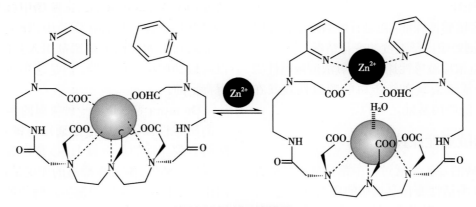

图 3-7　锌敏感型造影剂

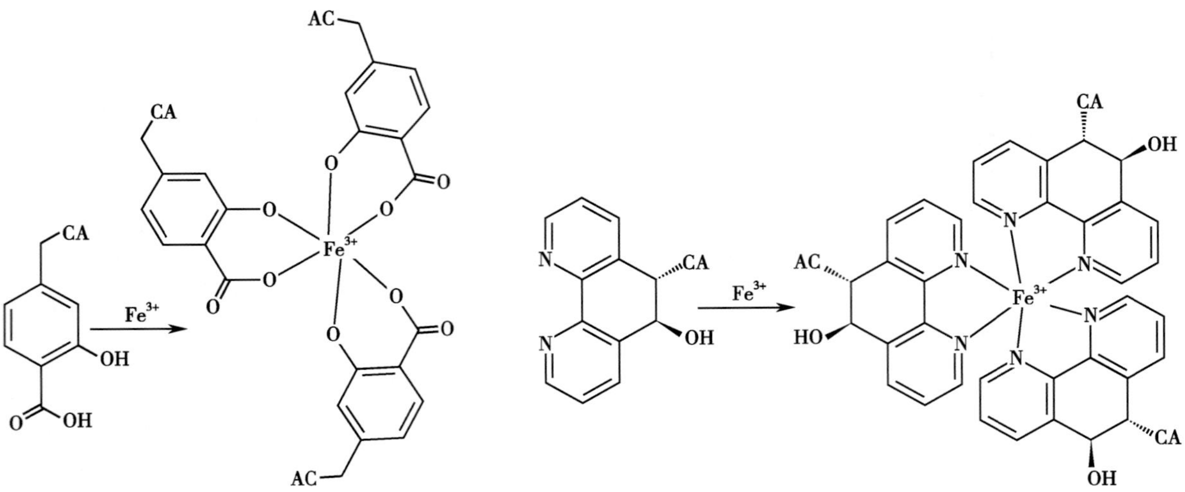

图 3-8　铁敏感型造影剂

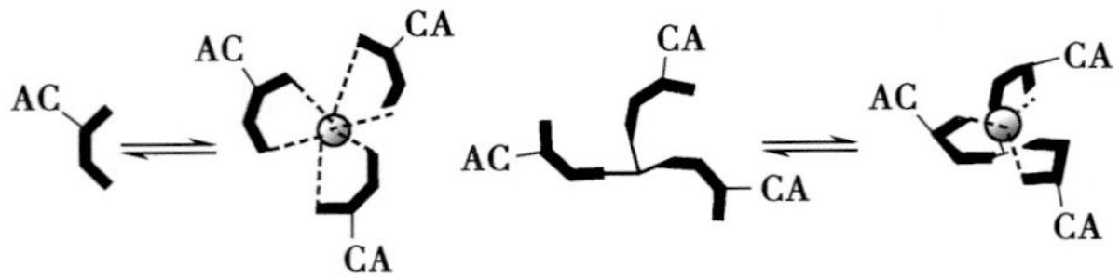

图 3-9　可替换的方法来修饰顺磁性中心周围的大小／稳定性

个或六个钆中心的超分子系统。前者基于一个三联吡啶结构，该结构带有与 DTPA 类似的"钆螯合单位"。通过三联吡啶氮可螯合不同的金属，在同一聚合物中形成了含有两个不同的钆中心的包裹体。后者利用二吡啶将 2 个"钆螯合单位"连接起来，二吡啶与不同金属配位，合成了含有六个钆中心的造影剂。

（三）其他造影剂

除了上述探针之外，人们还开发出许多种其他类型的环境敏感性可激活探针，作为磁共振的信号放大策略，其中包括温度敏感性探针和血氧浓度敏感性探针。

（1）温度敏感性探针：在进行肿瘤高温治疗时需要持续监测肿瘤内部温度的变化情况。

（2）血氧浓度敏感性探针：血氧浓度敏感性探针的设计是基于去氧血红蛋白的顺磁性及其在 fMRI 中的广泛应用基础之上的。

二、酶敏感性探针

很多疾病的发生发展过程中都伴随着酶活性的变化，因此酶活性变化是疾病的重要标志之一。酶具有形成或断裂某些化学键的能力，利用酶的

这个特性，研究人员开发出了多种可被酶激活的造影剂（酶敏感性探针）。

最初的报道见于 1997 年，Moats 等合成了一种 β-半乳糖苷酶敏感的顺磁性酶作用底物。

2000 年，Louie 等人开发出一种 Gd-DONA 衍生物作为酶敏感性探针。他们通过醚键将吡喃半乳糖组分结合到螯合物上，使造影剂具有疏水性，这里的吡喃半乳糖组分的作用就是阻止水分进入到钆顺磁性中心。在静息态，水分子直接连接到顺磁性中心的数值（q）是 0.7；在激活态，即半乳糖苷酶存在时，酶的催化作用使连接于半乳糖和螯合单位之间的醚键断裂，q 值升高到 1.2。因此，酶的催化作用增加了钆造影剂与周围水分子的接触频率（图 3-10）。q 值从 0.7 升高到 1.2 则使弛豫增加了 40%。在酶裂解作用的功能基团臂上引入甲基，可进一步提高造影剂的疏水性，在酶激活后，弛豫可增加 200%。借助于这种明显的弛豫变化和这种变化所引起的 MRI 信号强度的改变，研究人员在 X laevis 胚胎中成功地实现了 lacZ 基因成像。尽管在实验中，研究人员需要通过显微注射的方法把造影剂引入到胚胎组织中，以降低细胞摄取的危险，但是这项研究依然是值得肯定的。

Duimstra 等报道了一种类似的 β-葡糖醛酸糖苷酶敏感性探针。方法是通过醚键将 β-葡糖醛酸结合到探针的螯合臂上，该螯合臂具有自杀性级联反应活性，β-葡糖醛酸的作用是封闭螯合臂，阻止自杀性级联反应的发生。酶的催化作用将通过降低激活态的探针的 q 值（低于静息态），引起

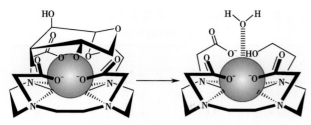

图 3-10 β-半乳糖苷酶敏感性造影剂

弛豫的减低。机制如下：β-葡萄糖醛酸的醚键断裂激活了自杀性级联反应，使螯合臂恢复到自由态，自由态的螯合臂为该探针提供了一个配位臂，配位数增加引起 q 值减低。

另外，通过不同的方法增加弛豫时间，还可以获得其他类型的水解酶敏感性探针。如前所述，在酶的催化作用下，探针内某些化学键会发生裂解，化学键的断裂进一步引起探针 q 值的改变，因此可利用酶来增加造影剂与人血清白蛋白（human serum albumin，HSA）的结合能力。由于疏水基团可以与 HAS 紧密结合，研究人员将经修饰的 1,1-二羟基联苯结合到 Gd-DTPA 的衍生物上。联苯基团有多个疏水性羟基基团，其中一个羟基通过乙醚键与金属螯合基团（Gd-DTPA 衍生物）结合，其他的羟基则被亲水性的磷酸酯封闭。在碱性磷酸酶的作用下，磷酸酯水解，解除了对羟基的封闭作用，使联苯上众多疏水性羟基暴露出来，从而增加了探针对 HSA 的亲和力。

还有人用更简单的办法合成了另一种与 HSA 有很高亲和力的造影剂。他们用一个含有 HSA 结合序列的短肽取代了联苯基团，并将另一个序列为赖氨酸-赖氨酸-赖氨酸的短链结合到该短肽上作为其末端，由于赖氨酸短链带有正电荷，因此造影剂与 HAS 的结合能力很低。在纤维蛋白溶解抑制剂（可被凝血酶激活）的作用下，赖氨酸短链裂解，正电荷被去除，造影剂与 HSA 的结合能力明显提高了。联苯基团修饰的造影剂的弛豫时间增加了 2.2 倍，而 5-二碘酪氨酸衍生物修饰的造影剂的弛豫时间则增加到了 2.7 倍。

Aime 等在 2002 年合成了一种可被巨噬细胞内酯酶特异性激活的探针，并有望用于成像炎症反应。他们通过酯链把两个长烷基链结合于 Gd-DTPA 的两端，烷基链使 Gd-DTPA 不溶于水，因此没有活性，也没有造影剂的功能。当造影剂被巨噬细胞内化之后，在巨噬细胞内的酯酶作用下，酯链断裂，两个长烷基链脱落，Gd-DTPA 恢复了

水溶性和活性。这种造影剂有可能对巨噬细胞参与的炎症反应进行成像。

上述酶敏感性探针有一个共同点，就是基于某些酶具有裂解某些化学键的功能，但是，以上方法并不适用于水解酶的研究。近来，研究人员基于某些酶可以催化形成某些化学键的功能开发出另一类型的酶敏感性探针（聚合酶或氧化还原酶）这种探针是基于在酶的催化作用下，造影剂分子发生寡聚的基础之上的。

2004 年 Chen 等合成了顺磁性的钆喷酸葡胺（GdDOT）和 5-羟色胺复合物。5-羟色胺是一种自然神经递质，是髓过氧化物酶（myeloperoxidase，MPO）的作用底物，可被 MPO 氧化。Gd-DOT 和 5-羟色胺复合物在 MPO 的氧化作用下可发生寡聚，这种寡聚物具有造影剂的活性，可供磁共振检测。MPO 属于过氧化物酶家族。在动脉粥样硬化病变中，由巨噬细胞和中性粒细胞分泌的 MPO 与粥样斑块的破裂有密切的相关性。MPO 定位于动脉粥样硬化斑块，其产物可通过上调低密度脂蛋白，使高密度脂蛋白失活、激活 MMP、诱导内皮细胞凋亡和促使氧化剂 NO 失活等途径，促进动脉粥样硬化病变的发生和发展。Chen 等利用钆喷酸葡胺（GdDOT）和 5-羟色胺复合物作为 MPO 激活的探针，成功的对动脉粥样硬化进行了分子成像。

三、生物素/链霉亲和素-生物素放大系统

生物素（biotin，Bt）-亲和素（avidin，Av）/链霉亲和素（streptavidin，SA）技术（BA 技术）是近几年来发展很迅速的一门生物学技术。Bt-Av 系统由 Bayer 于 20 世纪 70 年代中期首先应用于酶联免疫技术和免疫组化染色等免疫学领域，之后 Bt-Av 系统有了快速发展。

BA 技术原理基于生物素与亲和素的以下特征：①两者具有高度特异的亲和性；②桥联作用；③多级放大作用。BA 技术的这些特性，使其在多个领域广泛应用。在分子影像学上，生物素-亲和素系统可应用于放免成像、脂质体放射性核素成像、MRI 大分子造影剂成像等，尤其可用于分子成像信号放大的过程。

尽管亲和素-生物素反应广泛应用于靶向性成像中，但也有一定局限性。第一，此种制备方法步骤多，比较耗时，工作量大；第二，同源性

生物素可与生物素标记的配体竞争亲和素结合点，因此需加大亲和素的量才能消除此种影响。此外，亲和素这种阳离子大分子物质，还可聚集于肾小球基底膜内的阴离子区并与之快速结合。可见，此种亲和素 - 生物素结合技术理想上来说适合于体外实验，但在活体研究上有一定的局限性。因此，很有必要寻找一种简单化的、单步骤共价结合的配体系统。

第五节　磁共振报告基因成像

磁共振报告基因通过改变磁共振对比度进行成像。目前采用的实验方法包括：①通过限制性内切酶消化去除阻碍水（质子）交换的某些功能基团，这类报告基因有 β- 半乳糖苷酶报告基因系统等；②使某种细胞表面膜受体过表达并与特殊磁共振造影剂结合，如通过特殊细胞膜受体与超顺磁性纳米铁颗粒（SPIO）结合成像；③在细胞内导入与铁代谢相关的基因使其蛋白高表达，这类是目前研究较多的报告基因，包括酪氨酸酶（tyrosinase）、转铁蛋白受体（transferrin receptor）和铁蛋白（ferritin）基因等。磁共振报告基因的研究已经有近 20 年历史，但该领域的研究仍然处于早期阶段，而能真正进入临床应用的尚无。这主要是由于目前使用的磁共振报告基因本身具有一定缺陷，如它的检测敏感性低，有的报告基因作用需要提供额外的反应底物，有些报告基因对于信号改变反应迟缓等。尽管如此，磁共振报告基因在细胞示踪、评价基因治疗和干细胞治疗疗效、观察蛋白质与蛋白质相互作用以及观察特殊代谢活性等方面具有非常重要的作用。另外，磁共振报告基因在成像的同时，还可以得到组织解剖和功能方面的信息，新型磁共振报告基因的研究已经成为一个非常活跃、发展迅速的科学研究领域（表3-2）。

一、酪氨酸激酶报告基因系统

黑色素可由各种细胞产生，其合成受酪氨酸酶（tyrosinase，TYE）基因调控，运用一种包含人 TYE 基因的表达载体，通过其对黑色素生成的诱导而使黑色素作为 MR 成像的一种检测基因表达的内源性造影剂，可以无创地直接显示基因表达。

人体黑色［Mel（b）］和浅棕色［Mel（1）］是黑色素细胞产生两种黑色素，即真黑素和褪黑素，

表 3-2　已有的磁共振报告基因首次报道年代及被引用和重复情况

报告基因名称	年[a]	引用情况[b]	是否被重复[c]
肌酸激酶（creatine kinase）	1990	62	是
酪氨酸酶（tyrosinase）	1997	72	否
转铁蛋白受体（TfR）	2000	255	否
半乳糖苷酶（galactosidase）	2000	289	否
铁蛋白（ferritin）	2005	37	是

a：首次报道的年代；b：截至 2006 年 7 月的引用情况；c：被另外的两个以上研究小组重复

其生成发生在特殊的细胞器，称黑色素小体。黑色素的生物合成是一个由 TYE 催化体内酪氨酸（tyrosine，Tyr）羟化而启动的一系列生化反应过程。

TYE 报告基因系统是以 TYE 基因作为报告基因，通过分子生物学方法导入细胞内。TYE 基因的表达增加会产生大量 TYE，后者催化合成大量黑色素，这时黑色素螯合的金属离子增加，通过 MR 成像可活体检测与 TYE 基因相连的目的基因的表达情况。也可以通过合成的黑色素进行 MR 成像，分析黑色素螯合金属的能力和 MRI 弛豫率的关系，进一步对疾病模型进行定量研究。研究表明，溶液的 MRI 弛豫率的形成来自两个方面：相对强的"内部空间"弛豫率及相对弱的"外部空间"弛豫率。Atlas 和 Premkumar 分别通过动物实验和临床研究及组织病理对照进一步证实，恶性黑色素瘤在 MRI 上表现为弛豫时间的增加，T_1 值缩短及 STIR 序列中的低信号区与黑色素含量的增加相关，而与铁含量增加、具电子顺磁性的金属阳离子、肿瘤坏死的量和范围、肿瘤细胞类型及组织水含量无关。

体外报告基因诱导人类细胞时，可监视转基因细胞在体内的寿命或确定融合蛋白的表达、表达的水平及其分布情况，检测表达的持续时间及转染的状况。当 TYE 基因诱导黑色素产生后，MRI 可用来检测黑色素细胞对顺磁性金属螯合而造成的 T_1 值缩短，由于转染细胞的信号强度与 TYE 报告基因的表达直接相关，从而高信号区可以反映报告基因的表达。新近的研究中将含 TYE 基因完全 cDNA 的 pcD-NA3Tyr 质粒转染到 HepG2 细胞，并在其中表达生成黑色素，亦造成 MRI 中 T_1 值的缩短，且 T_1WI 信号强度的变化与转染质粒量成正相关，进一步显示 TYE 基因是一

种较理想的评价基因表达的 MRI 报告基因。

目前的研究表明，MRI 可以显示 *TYE* 基因转染后的基因表达，*TYE* 作为 MRI 的报告基因是可行的，但是 MRI 评价靶器官基因的转染仍需进一步的探讨。通过 MRI 检测合成的黑色素的方法有其优越性，一是 MRI 图像的清晰度较 SPECT 和 PET 高，有可能于动物或人体上获得清晰的解剖结构图像；二是黑色素在 MR 成像上的特点与大多数组织不同，在 T_1WI 表现为高信号，适用的范围很大。但此报告基因系统仍有需要完善。第三，证据显示黑色素在细胞质体达到一定的浓度后具有细胞毒性，因而需要构建嵌合体 TYE 蛋白而且定位于细胞膜外，形成细胞外黑色素的增加而降低细胞毒性。总之，确定新合成的黑色素确切的细胞内的位置（细胞溶质或溶酶体）及其细胞毒性，以及对基因治疗的影响仍需进行更多的定量研究，这些问题的解决仍需分子生物学与医学影像技术的不断发展。

二、β-半乳糖苷酶报告基因系统

β-半乳糖苷酶作为报告基因在基础研究中已得到广泛的应用，例如，以 β-半乳糖苷酶的产生作为颜色筛选标记的载体，进行基因表达、药物筛选的检测，简化了筛选程序，提高了敏感性。首先构建一种载体（这类载体系统包括 M13 噬菌体、pUC 质粒系统等），载体中含有抗生素抗性基因（如：*Ampr* 基因），而外源片段上不带该基因，故转化受体菌后只有带有抗性基因阳性表达的转化子才能在含有 Amp 的 LB 平板上存活下来；而只带有自身环化的外源片段的转化子则不能存活。此为初步的抗性筛选。

载体上带有 β-半乳糖苷酶基因（*lacZ*）的调控序列和 β-半乳糖苷酶 N 端 146 个氨基酸的编码序列。这个编码区中插入了一个多克隆位点，但并没有破坏 *lacZ* 的阅读框架，不影响其正常功能。受体菌株带有 β-半乳糖苷酶 C 端部分序列的编码信息。在各自独立的情况下，载体和受体菌编码的 β-半乳糖苷酶的片段都没有酶活性。但在载体和受体菌融为一体时可形成具有酶活性的蛋白质。这种 *lacZ* 基因上缺失近操纵基因区段的突变体与带有完整的近操纵基因区段的 β-乳糖苷酸阴性突变体之间实现互补的现象叫 α-互补。由 α-互补产生的 Lac + 细菌较易识别，它在生色底物 X-gal（5-溴 -4 氯 -3- 吲哚 -β-D- 半乳

糖苷）存在下被 IPTG（异丙基硫代 -β-D- 半乳糖苷）诱导形成蓝色菌落。当外源片段插入到载体质粒的多克隆位点上后会导致读码框架改变，表达蛋白失活，产生的氨基酸片段失去 α- 互补能力，因此在同样条件下含重组质粒的转化子在生色诱导培养基上只能形成白色菌落。在麦康凯培养基上，α- 互补产生的 Lac + 细菌由于含 β- 半乳糖苷酶，能分解培养基中的乳糖，产生乳酸，使 pH 下降，因而产生红色菌落，而当外源片段插入后，失去 α- 互补能力，因而不产生 β- 半乳糖苷酶，无法分解培养基中的乳糖，菌落呈白色。由此可将重组质粒与自身环化的载体 DNA 分开，此为 α- 互补现象筛选。

β- 半乳糖苷酶报告基因系统成像原理：以 *lacZ* 作为报告基因，通过基因工程方法与目的基因相连并导入细胞内，表达后引起 β- 半乳糖苷酶的增加，当靶细胞中存在较高浓度的 EgadMe 分子探针，β- 半乳糖苷酶的水解作用会引起游离钆等顺磁性螯合物的增加，引起弛豫时间的改变而产生了 MRI 信号，由此也反映了目的基因的表达情况。

三、转铁蛋白受体报告基因系统

（一）转铁蛋白受体的结构、分布和功能

转铁蛋白受体（transferrin receptor, TfR）是一种位于细胞膜的跨膜糖蛋白，80% 位于细胞内膜性结构上，20% 位于细胞膜上。TfR 的主要功能是实现 Fe^{2+} 自细胞外向细胞内的转运。

应用转铁蛋白受体基因作为报告基因，用基因工程方法转导入靶细胞，由于转铁蛋白受体基因表达引起细胞上转铁蛋白受体增多，通过引入相应探针，可以监测靶细胞及目的基因的表达情况。

（二）TfR 报告基因的报告探针合成

1. Tf-MION 探针　由于合成条件的不同，形成的 Tf-MION 的大小也不相同。Tf-MION 以 TfR 介导的细胞摄取符合受体 - 配体结合的特点，具有特异性。

2. 抗 TfR Ab-MION 探针　抗 TfR Ab-MION 探针是抗 TfR 抗体与 MION 连接的复合物。

转铁蛋白受体介导的基因表达成像。在受体作为影像标记基因的研究中，研究最多的就是转铁蛋白受体，转染有转铁蛋白受体基因的细胞表面转铁蛋白受体过度表达，转铁蛋白与葡聚糖包裹的单晶体氧化铁（MION）结合后形成铁化合物，这种化合物可以通过转铁蛋白受体特异地进

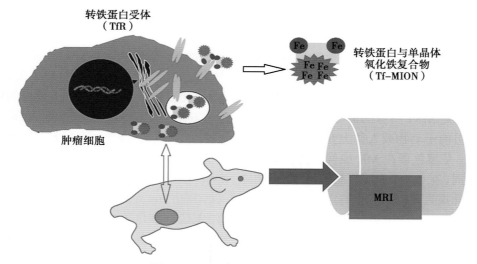

图 3-11 TfR 介导的 MR 成像原理

入细胞内,使转铁蛋白受体(TfR)表达越多的细胞内铁浓度越高。这样,在 MRI 上可显示转铁蛋白受体编码基因的表达及调控情况,同样这种方法也可应用于活体状态的转基因成像(图 3-11)。

人转铁蛋白受体(human transferrin receptor, HTfR)的表达受细胞增殖的调节。恶性肿瘤细胞表面 TfR 的超量表达提示人转铁蛋白(Tf)作为抗肿瘤导向药物载体的可能性。分子影像学家希望通过探测转铁蛋白受体来早期发现肿瘤。目前的研究还处于试验阶段。在 Moore 的试验中,应用了基因工程修饰过的 9L 胶质瘤细胞系,这种细胞系可以稳定的表达三种转铁蛋白受体,Tf-MION(单晶体氧化铁)通过 TfR 特异性地进入细胞内,转染 HTfR 水平高的细胞与转染水平低或没转染 HTfR 细胞相比,MRI 信号强度具有显著的区别。使 TfR 表达越多的细胞内铁浓度越高,MRI 信号强度变化越明显,因此,根据 MRI 上信号的强弱的变化即可推断 TfR 编码基因的表达情况。

然而,由于应用的氧化铁剂量相对过高,从而需要用改良的 MRI 探针来监测在体(in vivo)基因表达的变化。Hogemann 与 Weissleder 等介绍了一种用于 MRI 探测技术新的成像探针和改良的受体黏合物(binding),带有交联(cross-linked)右旋糖酐包被(dextran coat)的氧化铁纳米粒子通过连接分子 N- 琥珀酰胺 3-(2- 二硫吡啶)丙酸盐[N-succinimidyl 3-(2-pyridyldithio)propionate (SPDP)]与转铁蛋白结合生成 Tf-S-S-CLIO。通过希夫碱(Schiff's base,即伯胺与醛或酮形成的缩合产物)减少右旋糖酐包被的氧化激活作用

(oxidative activation)生成 Tf-MION 和 Tf-CLIO (cross-linked iron oxide),改良的分子成像探针对于细胞的基因表达 MR 成像要比原来强 16 倍。这种新型的 MRI 探针会充分地增加体内探测的敏感性,增加少数细胞内基因诱导的转铁蛋白受体表达,还能显著地减少目前临床成像应用的氧化铁的成像剂量(大于 100mg/kg)。

Weissleder 等利用胶质肉瘤细胞被表达质粒中含有基因工程化的转铁蛋白受体(ETR)的 cDNA 稳定转染,过度表达使转铁蛋白受体蛋白质水平增加,导致细胞对超顺磁性单晶氧化铁纳米颗粒与转铁蛋白的结合物(Tf-MION)的结合与摄取明显增加,之后在裸鼠腹部两侧分别植入转染的 ETR 阳性细胞和对照转染的 ETR 阴性细胞,在植入后的第 10～14 天将 Tf-MION 注入裸鼠体内,具有 ETR 阳性的肿瘤和对照 ETR 阴性肿瘤的裸鼠活体 MRI 显示,ETR 阳性肿瘤处 Tf-MION 的摄取明显增加,提示有 ETR 基因的表达。这一研究为 MR 受体基因表达成像的可行性提供了依据(图 3-12)。

在众多不同的成像方式中,磁共振成像既有近细胞(25～50μm)的分辨率,也有对整体成像的能力。利用转铁蛋白受体作为报告基因进行分子成像还有一个优势就是,作为分子探针重要组成部分的超顺磁性纳米粒子有更高的敏感性。

四、肌酸激酶报告基因系统

肌酸激酶是一种 ATP 转移酶,存在于脑和肌肉内,而在肝脏、肾脏、胰腺中没有分布。肌酸激

基因工程修饰的转铁蛋白受体（ETR）转染的鼠皮下9L肿瘤

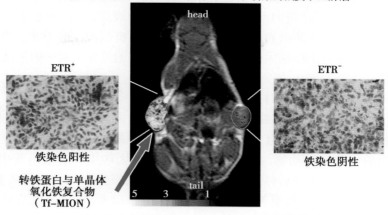

图3-12　转铁蛋白受体用于MR基因表达成像

酶可催化其底物产生磷酸肌酸（Pcr），磷酸肌酸可用 ^{31}P-MRS 进行检测，Pcr 波峰在 0.3ppm 处。

以肌酸激酶基因作为报告基因，用基因工程方法转导入靶细胞，表达产物为肌酸激酶，肌酸激酶可催化其底物产生磷酸肌酸（Pcr），通过 ^{31}P-MRS 就可以监测靶细胞的活动和目的基因的表达情况。

五、铁蛋白报告基因系统

铁蛋白广泛存在于动物细胞中，它与转铁蛋白、转铁蛋白受体等共同作用，维持细胞内铁稳态。在人体内，铁蛋白的主要功能是储存机体中过剩的铁，避免产生铁的中毒。铁蛋白在体内的表达可以摄取组织中过多的铁。各种因素导致的铁蛋白表达量的变化均可引起 MRI 信号改变，但铁蛋白在不同的组织中结合铁的能力是不同的，而且这种差异依赖于其结合铁离子的形式是在正常条件下还是在铁负荷条件下。有学者通过研究内源性铁蛋白在肝癌细胞中的表达与磁共振弛豫率的关系，发现铁蛋白表达水平与磁共振细胞成像信号强度呈负相关。大量体内、外研究表明铁蛋白的表达可以缩短 MRI 的 T_2 弛豫时间，但不同组织内铁蛋白表达量的差异和不同场强以及铁的负荷条件等都会影响铁蛋白所导致的 MRI 信号强度。

组织中铁蛋白表达的增加可以导致 MRI 的横向弛豫时间的增加，使 T_2 值缩短，并且在相应的 MR 成像上表现为低信号区。因此，铁蛋白可以作为一种较为理想的 MRI 内源性造影剂。

铁蛋白基因作内源性报告基因的几种方式：①铁蛋白 H 链转染细胞；②铁蛋白 H 链和 I 链共转染细胞；③转铁蛋白受体和铁蛋白 H 链共转染细胞。

2005 年美国学者 Genove G 等及以色列学者 Cohen B 等两个独立研究小组几乎同时报道了铁蛋白作为磁共振报告基因，证实铁蛋白基因作为磁共振报告基因可以进行细胞和活体成像。两年后，Cohen 等在 Nature Medicine 上又报道了他们在利用铁蛋白重链基因质粒构建的转基因小鼠的肝脏、子宫和内皮细胞中，通过磁共振检测到了铁蛋白重链基因的高表达。虽然两个研究小组都证实了铁蛋白基因作为磁共振报告基因，但他们使用的实验方法略有不同。

两个独立研究小组的实验结果显示，铁蛋白基因转染细胞后，对于细胞的生长没有明显影响，不产生其他毒性作用。利用铁蛋白重链基因转染细胞，或者重链和轻链基因同时转染细胞都可以通过磁共振扫描检测到高表达的信号。为了提高铁蛋白在磁共振扫描时的信号强度，一些研究小组正在利用突变的铁蛋白轻链基因转染细胞，已经取得一定效果。

铁蛋白磁共振报告基因在基因治疗以及其他研究方面可能具有一定的应用前景。

基因治疗：MRI 报告基因的应用有助于监测治疗基因的准确导入，通过评价报告基因的表达可间接评价治疗基因表达的位置、幅度及持续时间等信息，无疑在人类基因治疗效果的监控及评价方面有明显优势。铁蛋白报告基因在基因治疗中有两方面的应用可能：①铁蛋白报告基因本身作为治疗基因；②减少游离的 Fe^{2+} 参与自由基的生成过程，减弱了自由基生成的级联反应。

铁蛋白报告基因和其他治疗基因的耦合。通

过耦合作用,铁蛋白的报告基因可以动态的监测腺病毒,反转录病毒,慢病毒所携带的治疗基因,通过对治疗基因载体的位点、转基因表达的程度和持续时间成像,定量地监测治疗基因载体的靶向性和转导的有效性。

内源性基因表达的成像:将铁蛋白基因和靶基因共同转染细胞,构建稳定表达的细胞株,通过一系列体外实验观察靶基因对细胞生物学特性的影响,再将转染的细胞接种动物,磁共振追踪细胞在体内的情况,进一步了解活体情况下基因表达的部位和功能。研究显示利用 MRI 可以监测由四环素(TET)调控的增强绿色荧光蛋白(EGFP)基因和铁蛋白标记的流感病毒血凝素的基因表达。双报告基因构建体的应用为内源性基因提供了表达多模式活体成像的机会,有利于监控和评价靶基因的表达在疾病中的作用,比较不同影像技术所获得的图像,综合分析靶基因表达的部位和功能。

第六节　磁共振分子成像的应用概况

磁共振现象被发现以来,其发展是十分迅速的,特别是 1990 年 Weissleder 的研究中心在研究了超顺磁性纳米粒子(USPIO)可穿过毛细血管内皮后,应用阿拉伯半乳聚糖(AG)包裹的 USPIO,在脱唾液酸糖蛋白受体(ASG)导向下对肝脏进行 MR 特定成像,开始了 MR 分子成像的研究;2000年,报道了利用 MRI 绘制基因表达图谱;2002年,确认了以 MRI 为基础的分子诊断工具的前景(图 3-13)。

磁共振分子成像主要应用在:①基因表达与基因治疗成像;②分子水平定量评价肿瘤的血管生成;③疾病的早期诊断、疾病治疗效果监测;④活体细胞及分子水平的显微成像等方面。

一、基因分析及基因治疗

在临床医学研究领域,基因治疗被认为是肿瘤治疗中最具有潜力、最可能发生革命性变化的领域,基因转染和表达是其中的主要技术手段。应用磁共振报告基因成像可将目的基因和报告基因拼接起来,可以通过监测报告基因来判断目的基因的存在情况。磁共振分子成像在基因水平上,因其空间分辨率高于 PET 等成像技术,且能同时获得生理与解剖信息,因而多应用于基因传递、基因表达、基因治疗效果的监测。具体地说,应用磁共振报告基因成像来示踪载体(包括载体干细胞),显示载体的分布情况;监测转染的目的基因是否在靶器官成功表达、判断其表达的水平及其分布情况,观察表达的持续时间及追踪能否遗传等。另外,它的应用将增加对基因转染过程的了解,这种了解对基因治疗的发展和完善极为重要。

在以 MRI 为成像方法的报告基因技术中,第一类标记基因编码产物为酶类,包括有:酪氨酸酶、β-半乳糖苷酶、胞嘧啶脱氨酶、精氨酸激酶、肌酸酐激酶。这种方法开发了特定酶修改成像药物前体(prodrugs)的能力,即将探针(含酶底物)修饰成药物前体,经特定的酶催化,将药物释放出来,通过药物在组织中的积聚反映出目的基因的表达。第二类标记基因编码产物为受体,主要为

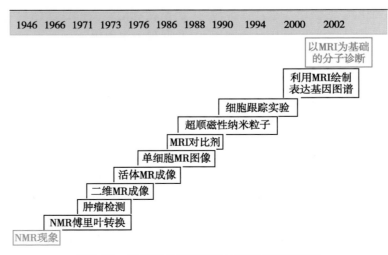

图 3-13　以 MRI 为基础的分子诊断工具的进展

转铁蛋白受体,通过转铁蛋白受体探针进行探测。

磁共振基因成像是继放射性核素基因成像之后出现的新的无创性技术,其突出的特点是具有更高的空间分辨率(spatial resolution),可以进行反复的动态观察。其潜在应用包括:①明确基因转染是否成功;②定位靶组织内的基因分布是否合适;③评估靶细胞的基因表达水平。

二、肿瘤的早期诊断

磁共振分子成像可在体内直接监测疾病的起因、发生、发展及一系列的病理生理变化,更可以实现肿瘤的早期诊断。

肿瘤细胞分子在出现肿块的 6 年前即已发生改变,如果能早期探测到分子的异常,则对预防治疗有一定的意义。

(一)转铁蛋白受体

转铁蛋白受体(TfR)在肿瘤早期发现方面的潜在应用价值受到越来越多的关注。目前已经通过动物试验实现转铁蛋白(Tf)修饰的葡聚糖包裹单晶体氧化铁(MION)作为探针,对肿瘤进行转铁蛋白受体成像。

(二)酶的改变

某些肿瘤与一些酶的改变有关,如乳腺癌、前列腺癌与组织蛋白酶的改变有关,通过 MR 分子影像学方法测定相关的酶,可对其进行早期诊断。

利用 MR 分子成像可在肿瘤治疗前提供更加确切的治疗范围,指导临床外科手术方案的确定。例如:现阶段在手术中用磁共振来确定大脑肿瘤的切除范围,但外科手术本身会导致颅内造影剂的扩散,这样肿瘤的切除范围会扩大,可以用 MRI 分子探针对肿瘤进行标记来解决以上问题。

三、监测新生血管生成

血管生成包括血管网的生长及重塑,与肿瘤的发生关系密切。研究发现,血管生成的抑制与增强与多种疾病密切相关,如某些癌症、免疫性疾病和糖尿病等。

MR 分子成像有许多监测血管生成的办法。目前,监测肿瘤血管生成最引人注目的方法是以与肿瘤血管生成密切相关的新生血管内皮细胞的表达物为靶目标进行成像。常用的有以 $\alpha_V\beta_3$ 整合素为成像靶点的 MR 分子成像。将造影剂与 $\alpha_V\beta_3$ 整合素的抗体连接后,可与 $\alpha_V\beta_3$ 整合素结合,并可将新生血管与原有宿主血管分开,定量分析新生血管的结构和功能情况,还可确定血管生成抑制因子及刺激因子在时间及空间上的分布,并对其进行长期无创伤的监测,而且这种特异性造影剂经过修饰后可转变成具有治疗性的物质,这样就使治疗和诊断合二为一。

与此同时,在肿瘤血管生成方面也可进行外源性基因的表达成像。由于肿瘤血管生成过程中新生血管的某些特征性标记物(如多聚赖氨酸受体)水平上调,将造影剂与一些配体(如多聚赖氨酸)连接后即可与这些标记物特异性结合。Kayyem 等合成了一种偶联多聚赖氨酸的特殊配体分子,它两端分别连接治疗基因和 MRI 造影剂,可与细胞表面受体或抗原特异性结合,把所连接的治疗基因、MRI 造影剂同时导入到特定细胞内,通过 MRI 的强化程度即可直接判断目的基因的转染情况,不需要另外再连接报告基因,这样既可将新生血管与原有宿主血管分开,定量分析新生血管的结构和功能情况,还可以确定、监测血管生成抑制因子及刺激因子在时间及空间上的分布。经过修饰后的特异性造影剂还可转变成具有治疗作用的物质,使治疗和诊断合二为一。目前,上述特异性造影剂如钆离子标记的多聚脂质体已经接近临床应用。

四、监测细胞凋亡

凋亡细胞表面有特征性高表达的磷脂酰丝氨酸,膜联蛋白 V 可以与磷脂酰丝氨酸特异性识别并结合。应用交联氧化铁(CLIO)纳米粒子标记膜联蛋白 V 可合成分子探针,研究表明,通过二硫化物,每一 CLIO 纳米粒子平均可连接 2.7 个膜联蛋白 V 蛋白质分子。人们在实验中发现,膜联蛋白 V-CLIO 即使在磁性底物的最低浓度时也可通过 MRI 来有效地辨认含有凋亡细胞的细胞悬浮液,所以此探针通过 MRI 可探测细胞凋亡的情况。

五、肿瘤治疗疗效评估

利用 MR 分子成像可在肿瘤治疗的极早期就可对其疗效进行评价,而不是在多个疗程后复查肿瘤的大小以及评估治疗效果。例如:利用 MR 分子成像手段监测肿瘤细胞凋亡、肿瘤血管生成情况来判断肿瘤治疗效果。

六、血栓靶向性成像

目前,已经国外成功合成血栓靶向 MR 分子成像探针 Ep-2104R，是由脂质包裹的氟碳乳液颗粒构成，表面结合 Gd 和与纤维蛋白特异性结合的肽段。可通过与血栓中纤维蛋白结合，实现对血栓的直接成像。

七、MRI 细胞示踪

细胞治疗是现代医学治疗技术的重要组成部分。细胞治疗广泛开展后，如何无创伤性地在活体内动态监测细胞的迁移、生存状态一直是困扰医学科研工作者的难题，也是近几年研究工作的热点。能否在细胞分子水平对活体细胞的分布、增殖、迁徙进行评价是影响治疗成败的关键因素。

分子影像学是目前可以在活体状态下在细胞和分子水平对生物过程进行定性和定量研究的唯一手段，它在移植细胞的功能研究中发挥独特的作用，目前有关这方面的研究还仅处于初级动物试验阶段。已有不少学者将分子 MRI 应用于细胞移植，但主要是用于移植细胞的示踪上，观察到了移植细胞的存活，在器官内的迁移路径，对于存在部位进行了较准确地定位，并应用弛豫率（R_2^*）值进行定量分析。迄今为止，国内外体外及大量的动物体内实验也已证明，细胞移植治疗终末期器官功能衰竭所涉及神经干细胞、神经前体细胞、骨髓间充质干细胞等，均可被 SPIO 的各种衍生物得到有效标记，活体内能够导致充分的 MRI 信号改变，从而得到了满意的 MR 示踪成像结果，并已经过组织病理学证实。Moore 研究组以及 Evgenov，Natalia 研究小组等利用纳米铁氧微粒体外标记胰岛细胞，再将标记好的胰岛细胞移植到动物模型体内，发现 MRI 可以检测到存活的胰岛细胞。近年来，也有学者开始将 MRI 应用于器官和细胞移植后的免疫排斥反应的研究，希望找到一种无创、可重复性强的免疫排斥检测方法。Zhang Y 等通过 SPIO 对巨噬细胞进行内标记，在排斥反应发生时监测到大多数巨噬细胞在排斥反应局部聚集，局部 MRI 信号降低。但大多数学者的研究领域主要集中在对巨噬细胞迁徙的研究上，通过巨噬细胞的胞吞作用对其进行 SPIO 内标记，在排斥反应发生时可以监测到大多数巨噬细胞在排斥反应局部聚集，局部 MRI 信号降低；由于巨噬细胞本身缺乏特异性，局部的普通炎症反应也可引起聚集，因而，临床应用受到了限制。

在基础研究中，分子影像学作为一个良好的研究平台，可以实时、无创、连续多次的观察活体内的生物过程，与常规体外和细胞培养技术相比具有明显优势，为细胞示踪术的发展提供了充足的技术保障，从而开创了分子影像学与细胞治疗相结合的新局面。

（一）MRI 分子影像学及细胞成像的条件

Weissleder 1999 年对分子影像学的定义，它的成像技术主要包括磁共振成像（MRI）、核医学及光学成像技术，不同的成像手段各有其优缺点。其中分子 MRI 成像具有高分辨力（已达到 μm 级）、高穿透深度及良好的软组织对比度，同时可获得解剖及生理学信息，且为非创伤性技术，为细胞水平的成像提供了充足的技术保障，在活体细胞的示踪中前景看好。但它主要的不足是敏感性相对较低，对脑内神经递质和受体的显示一般只能达到 10^8 摩尔浓度，而且成像分辨力远远达不到单个细胞成像的程度。

如何提高其现象敏感性，以达到分子成像的要求，需具备以下条件：

（1）高特异性高亲和力的影像学探针（这些探针可以是小分子，例如配体或酶的底物；也可以是大分子亲和配体），且该探针在体内有合理的药代动力学行为。

（2）探针能通过生物性迁移屏障（如血管、组织间隙、细胞膜）标记于细胞表面或进入细胞内。

（3）适当的信号放大策略，能被影像系统监测到。

（4）高分辨率、快速、灵敏的影像监测系统。

其中，合适的分子探针（或造影剂）是开展 MRI 分子影像学细胞示踪研究的先决条件，只有借助探针，通过靶向结合或酶学激活原理及适当的扩增策略放大信号，才能运用高分辨力的 MR 成像系统检测到信号改变，从而间接反映细胞或分子的信息。

（二）细胞示踪中常见的 MRI 探针

在分子影像学中，成像效果好的探针要求分子量要小，对细胞表面和细胞内的相同的靶生物分子的结合不存在倾向性差异；与靶分子有高度的亲和力，而与非靶分子亲和力低，能特异性结合；靶与背景率要大于 1，能反映活体内靶分子的含量；能迅速穿过细胞膜顺利到达目的地，在活体内相对稳定，半衰期长，不能被机体迅速代谢，但在血液循环中又有适当的清除期，既能与靶分子充分结合又不会有高的血"本底"；无细胞毒性，不会引起机体明显的免疫反应或其他不良反应。

分子水平的 MR 成像是建立在传统成像技术基础上，以特殊分子作为成像对象，其根本宗旨是将非特异性物理成像转为特异性分子成像。MRI 造影剂的有效时间较长，可观察细胞的动态迁徙过程，且空间、时间分辨力高，对比度好，故在活体细胞的示踪中有良好的前景。但 MRI 的检测敏感性较核医学及光学成像技术低几个数量级，因此需要大量的造影剂在靶组织内聚集。

目前已开发的 MRI 分子探针主要是一些顺磁性物质，常见用于细胞标记的是以下两种：

（1）钆类：以钆为基础的顺磁性分子探针，能产生 T_1WI 阳性信号对比，已证实钆为基础的可激活探针进行基因表达成像的可行性。但以钆为基础的顺磁性分子探针在分子水平成像所需要的浓度较高，而且技术上难度较大，故应用较少。

（2）氧化铁纳米粒子：以氧化铁为基础的 T_2WI 造影剂，可以为单晶体，也可以是涂有多糖的多晶体。这些氧化铁微粒由涂层的晶体氧化铁核心构成，每个粒子含有上千个铁原子，主要影响局部磁场均匀性，在较弱的磁场中，磁化中心即按外加磁场排列获得巨大的磁矩，同时产生磁化率效应（susceptibility effect），从而加速共振质子的失相位，当这些磁性微感受器聚集在一起时，周围水分子的自旋—自旋弛豫时间（T_2WI）降低，因此可用 MRI 检测到这些信号改变。其特点是颗粒小、穿透性强且弛豫率约为同样条件下 Gd^{3+} 的 7～10 倍，在很低浓度条件下即可在 MRI 上形成对比，同时具有生物可降解性，并且在被细胞代谢后可进入正常血浆铁池，安全性高，实验室研究的结果也表明超顺磁性物质转染后标记的细胞不存在近期和远期毒副作用，包括细胞活性、功能、增殖能力、分化能力、凋亡率、氧自由基生成情况，是一种安全、有效、特异性高的分子探针。

目前常用的是超顺磁性氧化铁颗粒（superparamagnetic iron oxide，SPIO）、超小顺磁性氧化铁颗粒（ultrasmall superparamagnetic iron oxide，USPIO）和单晶体氧化铁颗粒（monocrystalline iron oxide nanocompounds，MION）等。SPIO 直径 30～1 000nm 不等，由 Fe_3O_4 和 Fe_2O_3 组成，外包碳氧葡聚糖，其氧化铁核心由若干个单晶体构成。USPIOs 最大直径不超过 30nm，平均 20nm 左右。这种氧化铁纳米粒子中心是氧化铁，外周由葡聚糖包裹，具有对外加磁场敏感性高，在较弱的磁场中，磁化中心即按外加磁场排列获得巨大的磁矩，撤除外加磁场后无净剩磁的特点。超顺磁性氧化铁的颗粒大小对其进入单核－吞噬细胞系统的部位有较大影响，一般直径较大的 SPIOs 主要为肝、脾的单核－吞噬细胞系统所摄入，而 USPIOs 颗粒小，主要进入淋巴结组织及骨髓组织中。Daldrup-Link 等的研究结果表明，SPIO 颗粒的血中清除率太快，不适合作为标记组织血管特征的探针，而 USPIO 的半衰期较长（1～3 小时），增强效果明显，适合作为分子探针。MION 的核心是单晶氧化铁，直径为 5nm，外围被几纳米厚度的右旋糖酐包裹，MION 颗粒的整个大小与一些蛋白分子（相对分子质量约为 775 000）相近。由于 MION 具有良好的生物学相容性，易于跨膜转运、合成、纯化和筛选工艺比较成熟及对 MRI 弛豫的影响已被研究清楚等优点，MION 被广泛应用于分子成像中。

（三）MRI 分子探针标记细胞的方法及其发展过程

由于细胞膜、氧化铁颗粒都带负电荷，会影响细胞对这些颗粒的摄取，不能单独有效地标记非巨噬细胞，因此必须采取特异方法对氧化铁颗粒进行一定的修饰才能有效标记需要的细胞。近年来出现了各种针对 MRI 的分子探针，利用抗体或一些短肽作为纳米微粒与细胞表面及细胞内特异物质间的连接物，将介导纳米微粒与细胞结合，利用 MRI 对其进行探测，可以做到活体、特异、灵敏、清晰地检测到靶向分子局部的 MRI 信号变化，间接地反映该类分子在病变局部的表达水平，图像分辨率高。

磁性造影剂标记细胞的研究大体上经历了三个阶段：第一个阶段是萌芽期，把结合的 SPIO 的某种组织直接移植给动物的相应部位以观察组织学变化。第二阶段才算是真正的标记细胞阶段，在体外用 SPIO 对细胞进行磁性标记，可观察到细胞的存活情况、在器官内的迁移路径，对于存在部位进行了较准确的定位，并应用弛豫率（R2*）值进行定量分析。磁性 SPIO 微粒通过非特异性膜表面吸收过程进入细胞内，标记细胞的增殖、分化能力不受影响。第三阶段：对细胞进行基因修饰后，把基因工程细胞进行磁性标记，并将标记的转基因细胞移植到动物体内，既可达到替代病变细胞进行治疗的目的，同时可解决移植细胞在活体内被 MRI 示踪的一个难题。

（四）MRI 分子影像学细胞示踪术发展的现状及前景

美国与欧盟先后启动了分子影像学研究计划，甚至认为该计划是继人类基因组计划完成后的又一重大医学研究领域。自 2000 年以来，美国国立卫生研究院（NIH）就确定了分子影像学为医学影像学的研究前沿，其中包括了影像学的示踪研究。我国影像学界（尤其是传统的放射学界）在这方面虽然起步较晚，但发展较快，目前细胞标记主要集中于干细胞及肿瘤细胞方面，逐渐形成了 MRI 活体示踪干细胞的研究这一热点，仅国家自然科学基金 2003—2004 年的面上项目就已资助 7 项相关课题。MRI 可以标记多种哺乳动物细胞，最初标记淋巴细胞、白细胞、单核细胞，现在已标记的细胞有神经祖细胞、脐血干细胞、间质干细胞及一些肿瘤细胞，其中贴壁生长细胞（如人骨髓间质干细胞、宫颈癌 Hela 细胞、恒河猴胚胎干细胞等）及悬浮生长细胞（如小细胞肺癌细胞、人骨髓源性神经能细胞）均可。干细胞标记后 MRI 示踪已成功应用于内皮细胞、神经细胞、心肌细胞的多种动物模型中。滕皋军等研究认为，粒径为 15nm 多聚左旋赖氨酸修饰的 SPIO 对脐血干细胞的标记率接近 100%。Fe_2O_3-arginine 可以有效标记 EPCs 构建纳米生物探针，临床应用型 1.5T MRI 可在体外进行标记细胞群成像。最近也被应用于肝脏、肾脏、肌肉等领域。在肝癌 Hab18G 分子成像研究方面，国内取得了一定进展。容鹏飞等利用人清蛋白对纳米 Fe_3O_4 微粒进行表面修饰，制成超顺磁性 Fe_3O_4 纳米微粒（SPIO），探讨了超顺磁性 Fe_3O_4 纳米微粒对肝细胞癌的显示能力，认为 SPIO 对微小肝癌的显示能力优于 Gd-DTPA，接近病理检查显示水平。

目前磁性造影剂标记细胞的研究已经取得了较大的进展，通过分子影像学手段，如将磁性粒子与抗体/受体结合，通过细胞表面相应的受体使磁性粒子进入细胞内与细胞某些结构或分子结合，作为特异性细胞成像的标记物，用多种手段能显示标记细胞的分化、转归等过程。王维团队通过结合了 T 细胞抗体的纳米生物探针（USPIO）的 MR 成像特异性探测移植早期异种胰岛移植局部 $CD4^+$ T 淋巴细胞的聚集情况，实时、客观、准确、无创性地反映异种胰岛细胞移植免疫排斥反应局部的组织变化，为 MR 分子影像学方法检测早期排斥反应提供了新的思路和平台。

但是，对于 MRI 细胞示踪仍有许多问题需要进一步深入研究，例如 MRI 示踪中造影剂会随着细胞分裂而稀释，在监测标记细胞的分化方面尚存在一定不足，而且研究范围较局限。不过，可以相信随着相应造影剂的研究开发、标记细胞及其分化后细胞特异性生物标志的筛选，以及相关研究的不断深入，在不久的将来 MRI 分子影像学技术活体示踪将成为无创性细胞示踪的主要手段。随着分子影像学技术的不断发展，其在细胞治疗的研究与应用中会发挥越来越重要的作用，将进一步模糊治疗学与诊断学的界限。

八、PET/MR 分子成像技术的临床应用现状

（一）PET/MR 在乳腺癌中的应用

全身 PET/MR 和 ^{18}F-FDG PET/MR 乳腺检查可能成为乳腺癌分期、再分期，监测疗效的精确手段。评估原发肿瘤需要对乳腺成像有经验的放射科医生，尤其避免假阳性诊断。评估腋窝情况仍然需要有创的分期检查，但 ^{18}F-FDG PET/MR 能够帮助筛选需要进行前哨淋巴结活检或腋窝淋巴结清扫的患者，^{18}F-FDG-PET/MR 评估远处转移优于其他检查方法，因为 PET/MR 能够很好地显示乳腺癌远处转移的典型改变，初步研究已经证实了 PET/MR 的价值，此外，PET/MR 能够准确进行再分期及早期疗效监测。

（二）PET/MR 在评估淋巴瘤中的应用

一体化和分体式 PET/MR 在淋巴瘤评估中的初步应用，取得了令人期待的结果，但目前仅限于对肿瘤患者的简单分析，而且仅为小样本的初步数据。PET 和 MRI 检查对淋巴瘤的评估各有其独特优势，但 PET/MR 对临床不同淋巴瘤的价值尚需要进一步研究。

^{18}F-FDG 以外的其他放射性示踪剂对淋巴瘤的价值有待研究，今后 PET/MR 研究热点为通过两种检查信息互补，提高对中枢神经系统淋巴瘤诊断和分期的准确性，明确诊断骨髓侵犯和淋巴结外组织淋巴瘤，这些临床应用研究需要进一步探索。目前初步研究提示 PET/MR 取代 PET/CT 评估淋巴瘤，能够降低辐射剂量，尤其适用于需要进行治疗后随访的患者和儿童。

（三）PET/MR 在肝脏的应用

原发结直肠癌、乳腺癌、黑色素瘤或其他肿瘤发生肝转移，MRI 检查能够明确诊断；同时

PET 检查可以筛查肝外转移灶。肝脏原发肿瘤患者，进行 MRI 多参数成像与 PET 多种示踪剂成像技术联合检查，不仅能诊断肿瘤的分型，而且能够全面评价治疗反应和筛查病变复发。PET/MR 是一种新兴技术，虽然初步研究表明其临床应用功能具有巨大潜力，但仍需要进一步研究探讨其价值和成本收益。

（四）PET/MR 在结直肠癌的应用

PET/MR 对结直肠癌的诊断优势和益处显而易见，与常规影像学检查比较。至少有以下三点优势：

1. 提高直肠局灶性病变的诊断准确性。MRI 检查弥补了 PET 难以显示小病灶的局限性，另外，PET/CT 显示为非特异性轻度摄取的小病灶，MRI 检查有助于提高对这种不典型表现病灶的诊断。

2. 提高可疑淋巴结转移的诊断。

3. 提高治疗后残余肿瘤的诊断。ADC 和 PET 信息相结合是评估治疗反应的强有力工具，较单一检查的诊断能力明显提高。

随着结直肠癌创新性治疗方法的开展应用，影像学面临的挑战是如何为反映这些方法的有效性提供证据。血管抑制剂治疗逐渐对结直肠癌发挥重要作用，除了单纯提供形态学改变信息以外，如何阐明、量化和解释治疗效果，是影像学的主要任务。PET 的新型示踪剂已经显示抗血管生成药物有临床疗效，然而这些结果如何与 MRI 进行结合，尚有待确定。因此，PET/MR 是最理想和全面的成像手段，其辐射剂量小，能够进行多次检查以评估治疗反应，但目前 PET/MR 的作用和价值需要进一步证实。各种新型示踪剂的研发有助于提高 PET 对结直肠癌的价值，探讨新型预测因子、生物标记物、参数和测量，将使结直肠癌患者的影像诊断信息更加全面。

（五）PET/MR 在颅脑的应用

新型一体化 PET/MR 技术可以实现结构、功能和分子影像数据在空间和时间的最佳配准，这种实时、高分辨率的多参数成像，不仅有助于提高临床对脑疾病的评估水平，而且为中枢神经系统研究提供新方法。一体化 PET/MR 在脑成像有着无与伦比的优势，对痴呆、退行性疾病、癫痫、脑肿瘤、脑血管病及炎性病变均有良好的诊断应用价值。这种多参数综合评估模式，可以优化代谢和功能数据的部分容积校正，有利于动态数据的建模。PET/MR 有助于理解复杂的代谢过程，深入探讨脑功能和结构的关系。

一体化小动物 PET/MR 设备为动物实验分子、细胞成像提供了新方法，一体化人体的 PET/MR 对基础研究成果及疾病治疗新方法的转化具有重要价值。目前应用 PET/MR 同时评价多种参数是研究的热点：

1. 将目标基因以不同载体转染至特定细胞，诱导外源性酶的表达。外源性酶的表达可提高诱导细胞对特异性药物的易感性，转化为有细胞毒性的化合物。这种方法应用于实验性治疗胶质母细胞瘤，通过单纯疱疹病毒胸苷激酶基因，使肿瘤对更昔洛韦易感。PET/MR 可以用于研究转染基因的表达及其对肿瘤代谢、生长的影响。

2. 一体化 PET/MR 能够显示移植细胞活性、分化及其对神经网络的影响。胚胎干细胞可治疗脑疾病，如纹状体损毁，PET/MR 显示多巴胺细胞的增殖和分化以及特异性多巴胺转运配体，如果多巴胺释放导致苯丙胺应答反应，引起 rCBV 增高，提示移植细胞的功能活性恢复。

3. 细胞替代方法治疗神经系统疾病，如缺血性脑卒中，此方法关键是需要定位和监测移植干细胞或祖细胞的迁移，很多方法可以标记这些细胞，从而能够进行 MRI 显像，如氧化铁颗粒，MRI 可以显示细胞迁移至损伤半球脑病变的周围，PET 能够显示细胞活性和功能网络重组。通过 PET/MR 检测标记细胞的活性、迁移及功能网络充足，有望使依赖胚胎移植治疗脑疾病成为可能。

一体化 PET/MR 成像为临床评估脑疾病提供了新方法。MRI 和 PET 对神经精神疾病的诊断有重要价值，因此，一体化 PET/MR 可以使脑疾病的诊断成为病理诊断，与单独 PET 或 MRI 检查比较，PET/MR 可以提高诊断水平，使工作效率最优化，增加患者检查的舒适度。总之，一体化 PET/MR 将最终促成一种新的诊断报告模式，包括两种检查技术的结果和诊断，会明显提高诊断质量，避免给临床提供不一致的影像诊断报告。在科研方面，PET/MR 有助于提高我们对健康大脑生理功能的理解，为研究人类和小动物的中枢神经系统，不同指标之间的病理生理相互联系提供了新思路。

（六）PET/MR 在心脏的应用

心肌活性成像是晚期冠心病、早期或晚期心衰患者的常规检查，目的是区分低灌注但有活力的心肌组织和灌注贫乏的无活力心肌，前者可以从有创血管再通治疗受益，后者介入治疗无效。^{18}F-FDG PET 是诊断的"金标准"，理想情况下心肌灌注（如 ^{13}N- 氨示踪剂）和 ^{18}F-FDG 葡萄糖代谢显像检查应该使用高胰岛素 - 正常葡萄糖钳夹技术。理论上缺氧或缺血导致心肌代谢改变，利用游离脂肪酸转化为葡萄糖，而且心肌受损严重程度与长期预后密切相关。该方法可以将心肌组织分为正常、部分存活、完全无存活，但 PET 分辨率低，MRI 可以提供有价值信息。融合成像的重要价值在于能够在血管再通之前，发现虽然心肌收缩没有改善，但仍然存在有活力的心肌组织。

临床广泛应用的心脏核医学检查是发现或排除冠心病的血流动力学异常的有效手段，PET 敏感性和特异性约 90%，能够定量评估患者预后，指导临床治疗。一体化 PET/MR 检查首次实现了在同样生理条件下（静息或负荷），比较 PET 和 MRI 两种检查的心肌血流表现，除了进行验证研究，还可以将 MRI 信息如形态学（MRI 冠状动脉造影）、室壁厚度、瘢痕（LGE）与 PET 功能信息相结合，有助于提高对心肌组织病变的显示。

小 结

分子水平的 MR 成像是建立在传统成像技术基础上，以特殊分子或细胞作为成像对象，其根本宗旨是将非特异性地物理成像转为特异性的分子成像。由于 MRI 具有高时间、空间分辨率，高穿透深度及良好的软组织对比度，可同时获得解剖及生理信息，并且无创伤性可反复应用等优点，使其成为分子影像学研究的重要组成部分。目前，磁共振分子成像已开始应用于基础及临床医学研究领域并取得突破性进展，包括在神经科学的脑分子功能成像、肿瘤的磁共振分子显像、MR 心脏显像及其他疾病的磁共振分子成像中，且在基因分析、疗效评估以及活体细胞的示踪研究上显示出良好的应用前景。由于其检测敏感性仍较核医学及光学成像技术低等原因，目前所使用的磁共振造影剂及报告基因本身存在一定缺陷，研究范围相对局限，因此，MR 分子成像目前尚处于基础与临床前研究阶段。但随着分子生物学理论技术的不断进步，具有高特异性、高亲和力 MRI 探针的研发及高分辨的、快速、灵敏的 MR 成像系统的出现，磁共振分子成像也将不断发展深入，并成为探讨疾病发病机制、评价治疗效果的重要手段。

一体化 PET/MR 的出现使得 MRI 的临床研究也进入到分子水平阶段，随着一体化 PET/MR 在全身各系统的应用功能探索，分子影像学也进入到了一个新平台，新阶段。

（卜丽红 冯洪燕 涂 宁）

参 考 文 献

[1] Guo R，Li Q，Yang F，et al. In Vivo MR Imaging of Dual MRI Reporter Genes and Deltex-1 Gene-modified Human Mesenchymal Stem Cells in the Treatment of Closed Penile Fracture. Molecular imaging and biology，2018，20（3）：417-427.

[2] Yahyapour R，Farhood B，Graily G，et al. Stem Cell Tracing Through MR Molecular Imaging. Tissue engineering and regenerative medicine，2018，15（3）：249-261.

[3] Rauch GM，Adrada BE. Comparison of Breast MR Imaging with Molecular Breast Imaging in Breast Cancer Screening，Diagnosis，Staging，and Treatment Response Evaluation. Magnetic resonance imaging clinics of North America，2018，26（2）：273-280.

[4] Liberman G，Solomon E，Lustig M，et al. Multiple-coil k-space interpolation enhances resolution in single-shot spatiotemporal MRI. Magnetic resonance in medicine，2018，79（2）：796-805.

[5] Rossi Espagnet MC，Bangiyev L，Haber M，et al. High-Resolution DCE-MRI of the Pituitary Gland Using Radial k-Space Acquisition with Compressed Sensing Reconstruction. AJNR，2015，36（8）：1444-1449.

[6] Shazeeb MS，Cox MK，Gupta A，et al. Skeletal Characterization of the Fgfr3 Mouse Model of Achondroplasia Using Micro-CT and MRI Volumetric Imaging. Scientific reports，2018，8（1）：469.

[7] Simgen A，Ley D，Roth C，et al. Evaluation of occurring complications after flow diverter treatment of elastase-induced aneurysm in rabbits using micro-CT and MRI at 9.4 T. Neuroradiology，2016，58（10）：987-996.

[8] Reinert CP，Schuhmann MU，Bender B，et al. Comprehensive anatomical and functional imaging in patients with type I neurofibromatosis using simultaneous FDG-PET/MRI. European journal of nuclear medicine and molecular imaging，2019，46（3）：776-787.

[9] Rogasch JMM，Albers J，Steinkruger FL，et al. Point Spread Function Reconstruction for Integrated 18F-FET PET/MRI in Patients With Glioma: Does It Affect SUVs and Respective Tumor-to-Background Ratios. Clinical nuclear medicine，2019，44（4）：e280-e285.

[10] Bloch F，W. Hansen WW，Packard M. Nuclear induc-

tion. Physical review，1946，69：127

[11] Purcell EM，Torrey HC，Pound RV. Resonance absorption by nuclear magnetic moments in a solid. Phys. Rev.，1946，69：37-38.

[12] Lauterbur PC. Image formation by induced local interactions. Examples employing nuclear magnetic resonance. 1973. Clinical orthopaedics and related research，1989，244：3-6.

[13] Damadian R. Tumor detection by nuclear magnetic resonance. Science，1971，171（3976）：1151-1153.

[14] Mulder WJ，Strijkers GJ，van Tilborg GA，et al. Lipid-based nanoparticles for contrast-enhanced MRI and molecular imaging. NMR in biomedicine，2006，19（1）：142-164.

[15] Weissleder R，Hahn PF，Stark DD，et al. Superparamagnetic iron oxide: enhanced detection of focal splenic tumors with MR imaging. Radiology，1988，169（2）：399-403.

[16] Elizondo G，Weissleder R，Stark DD，et al. Hepatic cirrhosis and hepatitis: MR imaging enhanced with superparamagnetic iron oxide. Radiology，1990，174（3 Pt 1）：797-801.

[17] Bulte JW，de Jonge MW，de Leij L，et al. Passage of DMP across a disrupted BBB in the context of antibody-mediated MR imaging of brain metastases. Acta neurochirurgica. Supplementum，1990，51：43-45.

[18] Weissleder R，Moore A，Mahmood U，et al. In vivo magnetic resonance imaging of transgene expression. Nature medicine，2000，6（3）：351-355.

[19] Tung CH，Mahmood U，Bredow S，et al. In vivo imaging of proteolytic enzyme activity using a novel molecular reporter. Cancer research，2000，60（17）：4953-4958.

[20] Ahrens ET，Feili-Hariri M，Xu H，et al. Receptor-mediated endocytosis of iron-oxide particles provides efficient labeling of dendritic cells for in vivo MR imaging. Magnetic resonance in medicine: official journal of the Society of Magnetic Resonance in Medicine / Society of Magnetic Resonance in Medicine，2003，49（6）：1006-1013.

[21] Cirkovic P，Mihailovic J，Paripovic L，et al. Evaluation of predictive value of 1H MR spectroscopy for response of neoadjuvant chemotherapy in musculoskeletal tumors. Journal of B.U.ON.: official journal of the Balkan Union of Oncology，2018，23（6）：1867-1873.

[22] Mennes M，Stiers P，Lagae L，et al. Antenatal maternal anxiety modulates the BOLD response in 20-year-old men during endogenous cognitive control. Brain imaging and behavior，2019，doi: 10.1007/s11682-018-0027-6.

[23] Groom LM，White NA，Adams MN，et al. Accuracy of open magnetic resonance imaging for guiding injection of the equine deep digital flexor tendon within the hoof. Veterinary radiology & ultrasound，2017，58（6）：671-678.

[24] Schlemmer HP，Pichler BJ，Schmand M，et al. Simultaneous MR/PET imaging of the human brain: feasibility study. Radiology，2008，248（3）：1028-1035.

[25] Yang X，Wang T，Lei Y，et al. MRI-based attenuation correction for brain PET/MRI based on anatomic signature and machine learning. Physics in medicine and biology，2019，64（2）：025001.

[26] Baltes C，Radzwill N，Bosshard S，et al. Micro MRI of the mouse brain using a novel 400 MHz cryogenic quadrature RF probe. NMR in biomedicine，2009，22（8）：834-842.

[27] Sharma GB，Robertson DD，Laney DA，et al. Machine learning based analytics of micro-MRI trabecular bone microarchitecture and texture in type 1 Gaucher disease. Journal of biomechanics，2016，49（9）：1961-1968.

[28] Bolcaen J，Descamps B，Boterberg T，et al. PET and MRI Guided Irradiation of a Glioblastoma Rat Model Using a Micro-irradiator. Journal of visualized experiments，2017，130：e56601.

[29] Khan AR，Chuhutin A，Wiborg O，et al. Biophysical modeling of high field diffusion MRI demonstrates micro-structural aberration in chronic mild stress rat brain. NeuroImage，2016，142：421-430.

[30] Wells JA，Thomas DL，Saga T，et al. MRI of cerebral micro-vascular flow patterns: A multi-direction diffusion-weighted ASL approach. Journal of cerebral blood flow and metabolism，2017，37（6）：2076-2083.

[31] Crain ID，Elias PS，Chapple K，et al. Improving the utility of（1）H-MRS for the differentiation of glioma recurrence from radiation necrosis. Journal of neuro-oncology，2017，133（1）：97-105.

[32] Tong T，Yang Z，Chen JW，et al. Dynamic 1H-MRS assessment of brain tumors: a novel approach for differential diagnosis of glioma. Oncotarget，2015，6（31）：32257-32265.

[33] Cremillieux Y，Salvati R，Dumont U，et al. Online（1）H-MRS measurements of time-varying lactate production in an animal model of glioma during administration of an anti-tumoral drug. NMR in biomedicine，2018，31（2）：doi: 10.1002/nbm.3861.

[34] Carr DH. Paramagnetic contrast media for magnetic resonance imaging of the mediastinum and lungs. Journal of thoracic imaging，1985，1（1）：74-78.

[35] Saeed M, Wilson M. Value of MR contrast media in image-guided body interventions. World journal of radiology, 2012, 4(1): 1-12.

[36] Tsoukalas C, Psimadas D, Kastis GA, et al. A Novel Metal-Based Imaging Probe for Targeted Dual-Modality SPECT/MR Imaging of Angiogenesis. Frontiers in chemistry, 2018, 6: 224.

[37] Zaiss M, Ehses P, Scheffler K. Snapshot-CEST: Optimizing spiral-centric-reordered gradient echo acquisition for fast and robust 3D CEST MRI at 9.4 T. NMR in biomedicine, 2018, 31(4): e3879.

[38] Shakerian M, Balcom BJ. An MR/MRI compatible core holder with the RF probe immersed in the confining fluid. Journal of magnetic resonance, 2018, 286: 36-41.

[39] Wang T, Hou Y, Bu B, et al. Timely Visualization of the Collaterals Formed during Acute Ischemic Stroke with Fe3O4 Nanoparticle-based MR Imaging Probe. Small, 2018, 14(23): e1800573.

[40] Sedlacik J, Reitz M, Bolar DS, et al. Correlation of oxygenation and perfusion sensitive MRI with invasive micro probe measurements in healthy mice brain. Zeitschrift fur medizinische Physik, 2015, 25(1): 77-85.

[41] Bauman NM, Bishop WP, Sandler AD, et al. Value of pH probe testing in pediatric patients with extraesophageal manifestations of gastroesophageal reflux disease: a retrospective review. Ann Otol Rhinol Laryngol Suppl, 2000, 184: 18-24.

[42] Muderris T, Gokcan MK, Yorulmaz I. The clinical value of pharyngeal pH monitoring using a double-probe, triple-sensor catheter in patients with laryngopharyngeal reflux. Archives of otolaryngology--head & neck surgery, 2009, 135(2): 163-167.

[43] Aime S, Delli Castelli D, Terreno E. Novel pH-reporter MRI contrast agents. Angewandte Chemie, 2002, 41(22): 4334-4336.

[44] Parker DS, Jemison J, Cadigan KM. Pygopus, a nuclear PHD-finger protein required for Wingless signaling in Drosophila. Development, 2002, 129(11): 2565-2576.

[45] Woods M, Kiefer GE, Bott S, et al. Synthesis, relaxometric and photophysical properties of a new pH-responsive MRI contrast agent: the effect of other ligating groups on dissociation of a p-nitrophenolic pendant arm. Journal of the American Chemical Society, 2004, 126(30): 9248-9256.

[46] Kroft LJ, Doornbos J, van der Geest RJ, et al. Blood pool contrast agent CMD-A2-Gd-DOTA-enhanced MR imaging of infarcted myocardium in pigs. Journal of magnetic resonance imaging, 1999, 10(2): 170-177.

[47] Loubeyre P, De Jaegere T, Bosmans H, et al. Comparison of iron oxide particles (AMI 227) with a gadolinium complex (Gd-DOTA) in dynamic susceptibility contrast MR imagings (FLASH and EPI) for both phantom and rat brain at 1.5 Tesla. Journal of magnetic resonance imaging, 1999, 9(3): 447-453.

[48] Aime S, Barge A, Delli Castelli D, et al. Paramagnetic lanthanide (III) complexes as pH-sensitive chemical exchange saturation transfer (CEST) contrast agents for MRI applications. Magnetic resonance in medicine, 2002, 47(4): 639-648.

[49] Mikawa M, Miwa N, Brautigam M, et al. Gd(3+)-loaded polyion complex for pH depiction with magnetic resonance imaging. Journal of biomedical materials research, 2000, 49(3): 390-395.

[50] Lokling KE, Fossheim SL, Skurtveit R, et al. pH-sensitive paramagnetic liposomes as MRI contrast agents: in vitro feasibility studies. Magnetic resonance imaging, 2001, 19(5): 731-738.

[51] Stolz B, Weckbecker G, Smith-Jones PM, et al. The somatostatin receptor-targeted radiotherapeutic [90Y-DOTA-DPhe1, Tyr3] octreotide (90Y-SMT 487) eradicates experimental rat pancreatic CA 20948 tumours. European journal of nuclear medicine, 1998, 25(7): 668-674.

[52] Kubicek V, Vitha T, Kotek J, et al. Towards MRI contrast agents responsive to Ca(II) and Mg(II) ions: metal-induced oligomerization of dota-bisphosphonate conjugates. Contrast media & molecular imaging, 2010, 5(5): 294-296.

[53] Hanaoka K, Kikuchi K, Urano Y, et al. Design and synthesis of a novel magnetic resonance imaging contrast agent for selective sensing of zinc ion. Chemistry & biology, 2002, 9(9): 1027-1032.

[54] Ogura K, Yuzawa S, Inagaki F. [super-molecular interaction of p47 (phox): a regulatory protein of superoxide-producing system in phagocytes]. Tanpakushitsu kakusan koso. Protein, nucleic acid, enzyme, 2005, 50(10 Suppl): 1233-1240.

[55] Moats WA. Advances in determination of antibiotic residues. Journal of AOAC International, 1997, 80(1): 1-4.

[56] Louie AY, Huber MM, Ahrens ET, et al. In vivo visualization of gene expression using magnetic resonance imaging. Nature biotechnology, 2000, 18(3): 321-325.

[57] Duimstra JA, Femia FJ, Meade TJ. A gadolinium chelate for detection of beta-glucuronidase: a self-immolative approach. Journal of the American Chemical Society, 2005, 127(37): 12847-12855.

[58] Boddi K, Takatsy A, Szabo S, et al. Use of fullerene-,

octadecyl-, and triaconthyl silica for solid phase extraction of tryptic peptides obtained from unmodified and in vitro glycated human serum albumin and fibrinogen. Journal of separation science, 2009, 32(2): 295-308.

[59] Chen JW, Pham W, Weissleder R, et al. Human myeloperoxidase: a potential target for molecular MR imaging in atherosclerosis. Magnetic resonance in medicine, 2004, 52(5): 1021-1028.

[60] Bayer EA, Skutelsky E, Wilchek M. The avidin-biotin complex in affinity cytochemistry. Methods in enzymology, 1979, 62: 308-315.

[61] Feng Z, Liu J, Shen C, et al. Biotin-avidin mediates the binding of adipose-derived stem cells to a porous beta-tricalcium phosphate scaffold: Mandibular regeneration. Experimental and therapeutic medicine, 2016, 11(3): 737-746.

[62] Yu JX, Gulaka PK, Liu L, et al. Novel Fe(3+)-Based (1)H MRI beta-Galactosidase Reporter Molecules. Chem Plus Chem, 2012, 77(5): 370-378.

[63] Liu CH, Ren J, Liu CM, et al. Intracellular gene transcription factor protein-guided MRI by DNA aptamers in vivo. FASEB journal, 2014, 28(1): 464-473.

[64] Behr SC, Villanueva-Meyer JE, Li Y, et al. Targeting iron metabolism in high-grade glioma with 68Ga-citrate PET/MR. JCI insight, 2018, 3(21): e93999.

[65] Gilad AA, Winnard PT Jr, van Zijl PC, et al. Developing MR reporter genes: promises and pitfalls. NMR in biomedicine, 2007, 20(3): 275-290.

[66] Vogel FS, Kemper LA, Jeffs PW, et al. gamma-L-Glutaminyl-4-hydroxybenzene, an inducer of cryptobiosis in Agaricus bisporus and a source of specific metabolic inhibitors for melanogenic cells. Cancer research, 1977, 37(4): 1133-1136.

[67] Atlas SW. Advances in high-speed MRI. European radiology, 1997, 7 Suppl 5: 201-202.

[68] Premkumar A, Marincola F, Taubenberger J, et al. Metastatic melanoma: correlation of MRI characteristics and histopathology. Journal of magnetic resonance imaging, 1996, 6(1): 190-194.

[69] Spain L, Walls G, Messiou C, et al. Efficacy and toxicity of rechallenge with combination immune checkpoint blockade in metastatic melanoma: a case series. Cancer immunology, 2017, 66(1): 113-117.

[70] Zhao L, Zhou Y, Qin S, et al. beta-Galactosidase BMG without galactose and glucose inhibition: Secretory expression in Bacillus subtilis and for synthesis of oligosaccharide. International journal of biological macromolecules, 2018, 120(Pt A): 274-278.

[71] Gupta M, Pandey H, Sivakumar S. Intracellular Delivery of beta-Galactosidase Enzyme Using Arginase-Responsive Dextran Sulfate/Poly-l-arginine Capsule for Lysosomal Storage Disorder. ACS omega, 2017, 2(12): 9002-9012.

[72] Lansky S, Zehavi A, Belrhali H, et al. Structural basis for enzyme bifunctionality - the case of Gan1D from Geobacillus stearothermophilus. The FEBS journal, 2017, 284(22): 3931-3953.

[73] Lei R, Zhang K, Liu K, et al. Transferrin receptor facilitates TGF-beta and BMP signaling activation to control craniofacial morphogenesis. Cell death & disease, 2016, 7(6): e2282.

[74] Doran MG, Carnazza KE, Steckler JM, et al. Applying (8)(9) Zr-Transferrin To Study the Pharmacology of Inhibitors to BET Bromodomain Containing Proteins. Molecular pharmaceutics, 2016, 13(2): 683-688.

[75] Yhee JY, Lee SJ, Lee S, et al. Tumor-targeting transferrin nanoparticles for systemic polymerized siRNA delivery in tumor-bearing mice. Bioconjugate chemistry, 2013, 24(11): 1850-1860.

[76] Perez Bay AE, Schreiner R, Benedicto I, et al. Galectin-4-mediated transcytosis of transferrin receptor. Journal of cell science, 2014, 127(Pt 20): 4457-4469.

[77] Hogemann D, Josephson L, Weissleder R, et al. Improvement of MRI probes to allow efficient detection of gene expression. Bioconjugate chemistry, 2000, 11(6): 941-946.

[78] Moore A, Josephson L, Bhorade RM, et al. Human transferrin receptor gene as a marker gene for MR imaging. Radiology, 2001, 221(1): 244-250.

[79] Holloway C, ten Hove M, Clarke K, et al. MR spectroscopy in heart failure. Front Biosci(Schol Ed), 2011, 3: 331-340.

[80] Li Z, Qiao H, Lebherz C, et al. Creatine kinase, a magnetic resonance-detectable marker gene for quantification of liver-directed gene transfer. Human gene therapy, 2005, 16(12): 1429-1438.

[81] Landis CS, Yamanouchi K, Zhou H, et al. Noninvasive evaluation of liver repopulation by transplanted hepatocytes using 31P MRS imaging in mice. Hepatology (Baltimore, Md.), 2006, 44(5): 1250-1258.

[82] Plaikner M, Kremser C, Zoller H, et al. Monitoring Iron Overload: Relationship between R2* Relaxometry of the Liver and Serum Ferritin under Different Therapies. Journal of clinical imaging science, 2018, 8: 40.

[83] Al-Khabori M, Daar S, Al-Busafi S A, et al. Noninvasive assessment and risk factors of liver fibrosis in

patients with thalassemia major using shear wave elastography. Hematology, 2019, 24（1）: 183-188.

[84] Mantovani LF, Santos FPS, Perini GF, et al. Hepatic and cardiac and iron overload detected by T2* magnetic resonance（MRI）in patients with myelodisplastic syndrome: A cross-sectional study. Leukemia research, 2019, 76: 53-57.

[85] Geninatti Crich S, Cutrin JC, Lanzardo S, et al. Mn-loaded apoferritin: a highly sensitive MRI imaging probe for the detection and characterization of hepatocarcinoma lesions in a transgenic mouse model. Contrast media & molecular imaging, 2012, 7（3）: 281-288.

[86] Funakoshi N, Chaze I, Alary AS, et al. The role of genetic factors in patients with hepatocellular carcinoma and iron overload - a prospective series of 234 patients. Liver international, 2016, 36（5）: 746-754.

[87] Cao M, Mao J, Duan X, et al. In vivo tracking of the tropism of mesenchymal stem cells to malignant gliomas using reporter gene-based MR imaging. International journal of cancer, 2018, 142（5）: 1033-1046.

[88] Zhang F, Duan X, Lu L, et al. In Vivo Long-Term Tracking of Neural Stem Cells Transplanted into an Acute Ischemic Stroke model with Reporter Gene-Based Bimodal MR and Optical Imaging. Cell transplantation, 2017, 26（10）: 1648-1662.

[89] Cheng S, Mi R, Xu Y, et al. Ferritin heavy chain as a molecular imaging reporter gene in glioma xenografts. Journal of cancer research and clinical oncology, 2017, 143（6）: 941-951.

[90] Mu T, Qin Y, Liu B, et al. In Vitro Neural Differentiation of Bone Marrow Mesenchymal Stem Cells Carrying the FTH1 Reporter Gene and Detection with MRI. BioMed research international, 2018, 2018: 1978602.

[91] Yang Y, Gong MF, Yang H, et al. MR molecular imaging of tumours using ferritin heavy chain reporter gene expression mediated by the hTERT promoter. European radiology, 2016, 26（11）: 4089-4097.

[92] Genove G, DeMarco U, Xu H, et al. A new transgene reporter for in vivo magnetic resonance imaging. Nature medicine, 2005, 11（4）: 450-454.

[93] Cohen B, Dafni H, Meir G, et al. Ferritin as an endogenous MRI reporter for noninvasive imaging of gene expression in C6 glioma tumors. Neoplasia, 2005, 7（2）: 109-117.

[94] Cohen B, Ziv K, Plaks V, et al. MRI detection of transcriptional regulation of gene expression in transgenic mice. Nature medicine, 2007, 13（4）: 498-503.

[95] Kang B, Jiang D, Ma R, et al. Evidence for a role of ferritin heavy chain in mediating reproductive processes of geese. Reproductive biology, 2015, 15（4）: 205-209.

[96] Martinez D, Oyarzun R, Vargas-Lagos C, et al. Identification, characterization and modulation of ferritin-H in the sub-Antarctic Notothenioid Eleginops maclovinus challenged with Piscirickettsia salmonis. Developmental and comparative immunology, 2017, 73: 88-96.

[97] Wallace DF, Harris J M, Subramaniam VN. Functional analysis and theoretical modeling of ferroportin reveals clustering of mutations according to phenotype. Am J Physiol Cell Physiol, 2010, 298（1）: C75-84.

[98] Weissleder R, Elizondo G, Wittenberg J, et al. Ultrasmall superparamagnetic iron oxide: characterization of a new class of contrast agents for MR imaging. Radiology, 1990, 175（2）: 489-493.

[99] Weissleder R, Reimer P, Lee AS, et al. MR receptor imaging: ultrasmall iron oxide particles targeted to asialoglycoprotein receptors. AJR, 1990, 155（6）: 1161-1167.

[100] Weissleder R. Scaling down imaging: molecular mapping of cancer in mice. Nat Rev Cancer, 2002, 2（1）: 11-18.

[101] Pereira SM, Williams SR, Murray P, et al. MS-1 magA: Revisiting Its Efficacy as a Reporter Gene for MRI. Molecular imaging, 2016, 15: 1-9.

[102] Yang J, Yang H, Chen Q, et al. Reversible MRI findings in a case of acute intermittent porphyria with a novel mutation in the porphobilinogen deaminase gene. Blood cells, molecules & diseases, 2017, 63: 21-24.

[103] Shi X, Shen L. Integrin alphavbeta3 receptor targeting PET/MRI dual-modal imaging probe based on the（64）Cu labeled manganese ferrite nanoparticles. Journal of inorganic biochemistry, 2018, 186: 257-263.

[104] Yao Y, Jiang Y, Sheng Z, et al. Analysis of in situ and ex vivo alphaVbeta3 integrin expression during experimental carotid atherogenesis. International journal of nanomedicine, 2012, 7: 641-649.

[105] Liu Y, Yang Y, Zhang C. A concise review of magnetic resonance molecular imaging of tumor angiogenesis by targeting integrin alphavbeta3 with magnetic probes. International journal of nanomedicine, 2013, 8: 1083-1093.

[106] Kayyem JF, Kumar RM, Fraser SE, et al. Receptor-targeted co-transport of DNA and magnetic resonance contrast agents. Chemistry & biology, 1995, 2（9）: 615-620.

[107] Mohanty S, Chen Z, Li K, et al. A Novel Theranostic Strategy for MMP-14-Expressing Glioblastomas Impacts Survival. Molecular cancer therapeutics, 2017, 16（9）: 1909-1921.

[108] Schellenberger EA, Bogdanov A Jr., Hogemann D, et al. Annexin V-CLIO: a nanoparticle for detecting apoptosis by MRI. Molecular imaging, 2002, 1 (2): 102-107.

[109] Salem A, O'Connor JP. Assessment of Tumor Angiogenesis: Dynamic Contrast-enhanced MR Imaging and Beyond. Magnetic resonance imaging clinics of North America, 2016, 24 (1): 45-56.

[110] Spuentrup E, Botnar RM, Wiethoff AJ, et al. MR imaging of thrombi using EP-2104R, a fibrin-specific contrast agent: initial results in patients. European radiology, 2008, 18 (9): 1995-2005.

[111] Simchick G, Liu Z, Nagy T, et al. Assessment of MR-based R2* and quantitative susceptibility mapping for the quantification of liver iron concentration in a mouse model at 7T. Magnetic resonance in medicine, 2018, 80 (5): 2081-2093.

[112] Liu L, Ho C. Mesenchymal Stem Cell Preparation and Transfection-free Ferumoxytol Labeling for MRI Cell Tracking. Current protocols in stem cell biology, 2017, 43: 2B 7 1-2B 7 14.

[113] Evgenov NV, Pratt J, Pantazopoulos P, et al. Effects of glucose toxicity and islet purity on in vivo magnetic resonance imaging of transplanted pancreatic islets. Transplantation, 2008, 85 (8): 1091-1098.

[114] Natalia B, Henry A, Betty L, et al. Probing poly (N-isopropylacrylamide-co-butylacrylate)/ cell interactions by atomic force microscopy. J Biomed Mater Res A, 2015, 103 (1): 145-153.

[115] Danhier P, Deumer G, Joudiou N, et al. Contribution of macrophages in the contrast loss in iron oxide-based MRI cancer cell tracking studies. Oncotarget, 2017, 8 (24): 38876-38885.

[116] Zhang Y, Zhang H, Ding L, et al. MRI reveals slow clearance of dead cell transplants in mouse forelimb muscles. Molecular medicine reports, 2017, 16 (4): 4068-4074.

[117] Weissleder R. Molecular imaging: exploring the next frontier. Radiology, 1999, 212 (3): 609-614.

[118] Glockner JF, Lee CU, Mounajjed T. Inflammatory hepatic adenomas: Characterization with hepatobiliary MRI contrast agents. Magnetic resonance imaging, 2018, 47: 103-110.

[119] Echevarria-Uraga JJ, Garcia-Alonso I, Plazaola F, et al. Study of the intra-arterial distribution of Fe (3) O (4) nanoparticles in a model of colorectal neoplasm induced in rat liver by MRI and spectrometry. International journal of nanomedicine, 2012, 7: 2399-2410.

[120] Carvalho A, Martins MB, Corvo ML, et al. Enhanced contrast efficiency in MRI by PEGylated magnetoliposomes loaded with PEGylated SPION: effect of SPION coating and micro-environment. Mater Sci Eng C Mater Biol Appl, 2014, 43: 521-526.

[121] Zini C, Venneri MA, Miglietta S, et al. USPIO-labeling in M1 and M2-polarized macrophages: An in vitro study using a clinical magnetic resonance scanner. Journal of cellular physiology, 2018, 233 (8): 5823-5828.

[122] Hwang JH, Han DW. Optimization and modeling of reduction of wastewater sludge water content and turbidity removal using magnetic iron oxide nanoparticles (MION). J Environ Sci Health A Tox Hazard Subst Environ Eng, 2015, 50 (13): 1307-1315.

[123] Daldrup-Link HE, Reinlander C, Link TM, et al. [Experimental studies of the value of SPIO for MRI of bone marrow before and after whole body irradiation]. RoFo: Fortschritte auf dem Gebiete der Rontgenstrahlen und der Nuklearmedizin, 2001, 173 (6): 547-553.

[124] 滕皋军, 居胜红. 开展干细胞标记和MR活体示踪研究推进分子影像学发展. 中华放射学杂志, 2006 (02): 117-119.

[125] 居胜红, 滕皋军, 毛曦, 等. 脐血间充质干细胞磁探针标记和MR成像研究. 中华放射学杂志, 2005 (01): 101-106.

[126] 容鹏飞, 王维, 何捍卫, 等. 超顺磁性Fe_3O_4磁共振造影剂诊断肝细胞癌的实验研究. 中国医学影像技术, 2007 (02): 174-176.

[127] Inglese M, Cavaliere C, Monti S, et al. A multi-parametric PET/MRI study of breast cancer: Evaluation of DCE-MRI pharmacokinetic models and correlation with diffusion and functional parameters. NMR in biomedicine, 2019, 32 (1): e4026.

[128] Sasaki M, Tozaki M, Kubota K, et al. Simultaneous whole-body and breast 18F-FDG PET/MRI examinations in patients with breast cancer: a comparison of apparent diffusion coefficients and maximum standardized uptake values. Japanese journal of radiology, 2018, 36 (2): 122-133.

[129] Goorts B, Voo S, van Nijnatten TJA, et al. Hybrid (18) F-FDG PET/MRI might improve locoregional staging of breast cancer patients prior to neoadjuvant chemotherapy. European journal of nuclear medicine and molecular imaging, 2017, 44 (11): 1796-1805.

[130] Grueneisen J, Sawicki LM, Wetter A, et al. Evaluation of PET and MR datasets in integrated 18F-FDG PET/MRI: A comparison of different MR sequences for

whole-body restaging of breast cancer patients. European journal of radiology, 2017, 89: 14-19.

[131] Ferdova E, Ferda J, Baxa J.(18)F-FDG-PET/MRI in lymphoma patients. European journal of radiology, 2017, 94: A52-A63.

[132] Ponisio MR, McConathy J, Laforest R, et al. Evaluation of diagnostic performance of whole-body simultaneous PET/MRI in pediatric lymphoma. Pediatric radiology, 2016, 46(9): 1258-1268.

[133] Kirchner J, Deuschl C, Schweiger B, et al. Imaging children suffering from lymphoma: an evaluation of different(18)F-FDG PET/MRI protocols compared to whole-body DW-MRI. European journal of nuclear medicine and molecular imaging, 2017, 44(10): 1742-1750.

[134] Sher AC, Seghers V, Paldino MJ, et al. Assessment of Sequential PET/MRI in Comparison With PET/CT of Pediatric Lymphoma: A Prospective Study. AJR, 2016, 206(3): 623-631.

[135] Afaq A, Fraioli F, Sidhu H, et al. Comparison of PET/MRI With PET/CT in the Evaluation of Disease Status in Lymphoma. Clinical nuclear medicine, 2017, 42(1): e1-e7.

[136] Beiderwellen K, Geraldo L, Ruhlmann V, et al. Accuracy of [18F]FDG PET/MRI for the Detection of Liver Metastases. PloS one, 2015, 10(9): e0137285.

[137] Kong E, Chun KA, Cho IH. Quantitative assessment of simultaneous F-18 FDG PET/MRI in patients with various types of hepatic tumors: Correlation between glucose metabolism and apparent diffusion coefficient. PloS one, 2017, 12(7): e0180184.

[138] Bailey JJ, Jordan EJ, Burke C, et al. Does Extended PET Acquisition in PET/MRI Rectal Cancer Staging Improve Results. AJR, 2018, 211(4): 896-900.

[139] Plodeck V, Rahbari NN, Weitz J, et al. Correction to: FDG-PET/MRI in patients with pelvic recurrence of rectal cancer: first clinical experiences. European radiology, 2019, 29(2): 1064.

[140] Plodeck V, Rahbari NN, Weitz J, et al. FDG-PET/MRI in patients with pelvic recurrence of rectal cancer: first clinical experiences. European radiology, 2019, 29(1): 422-428.

[141] Yang ZL, Zhang LJ. PET/MRI of central nervous system: current status and future perspective. European radiology, 2016, 26(10): 3534-3541.

[142] Jena A, Taneja S, Jha A, et al. Multiparametric Evaluation in Differentiating Glioma Recurrence from Treatment-Induced Necrosis Using Simultaneous(18)F-PET/MRI: A Single-Institution Retrospective Study. AJNR, 2017, 38(5): 899-907.

[143] Anazodo UC, Finger E, Kwan BYM, et al. Using simultaneous PET/MRI to compare the accuracy of diagnosing frontotemporal dementia by arterial spin labelling MRI and FDG-PET. NeuroImage Clinical, 2018, 17: 405-414.

[144] Stortz G, Thiessen JD, Bishop D, et al. Performance of a PET Insert for High-Resolution Small-Animal PET/MRI at 7 Tesla. Journal of nuclear medicine, 2018, 59(3): 536-542.

[145] Ko GB, Yoon HS, Kim KY, et al. Simultaneous Multiparametric PET/MRI with Silicon Photomultiplier PET and Ultra-High-Field MRI for Small-Animal Imaging. Journal of nuclear medicine, 2016, 57(8): 1309-1315.

[146] Schmid A, Schmitz J, Mannheim JG, et al. Feasibility of sequential PET/MRI using a state-of-the-art small animal PET and a 1 T benchtop MRI. Molecular imaging and biology, 2013, 15(2): p. 155-165.

[147] Gullberg G, Aparici CM, Brooks G, et al. Measuring cardiac efficiency using PET/MRI. EJNMMI physics, 2015, 2(Suppl 1): A59.

[148] Barton GP, Vildberg L, Goss K, et al. Simultaneous determination of dynamic cardiac metabolism and function using PET/MRI. Journal of nuclear cardiology, 2018, doi: 10.1007/s12350-018-1287-7

[149] Tamaki N, Matsushima S, Nishimura M. Value of simultaneous assessment of cardiac functions by PET/MRI. Journal of nuclear cardiology, 2018. doi: 10.1007/s12350-018-1341-5.

[150] Krumm P, Mangold S, Gatidis S, et al. Clinical use of cardiac PET/MRI: current state-of-the-art and potential future applications. Japanese journal of radiology, 2018, 36(5): 313-323.

[151] Nensa F, Bamberg F, Rischpler C, et al. Hybrid cardiac imaging using PET/MRI: a joint position statement by the European Society of Cardiovascular Radiology (ESCR) and the European Association of Nuclear Medicine (EANM). European radiology, 2018, 28(10): 4086-4101.

第四章

超声分子成像概论

第一节　超声分子成像

超声分子成像（ultrasound molecular imaging）是指将特异性配体连接到超声造影剂表面，通过血液循环特异性地聚集于靶组织，观察靶组织在分子或细胞水平的特异性改变，以此来反映病变组织在细胞、亚细胞及分子水平上的病理变化。它是近年来提出的新一代医学超声成像方法，在肿瘤、心脑血管等疾病的早期检测和疗效评价方面有重大应用前景。

（一）超声分子显像剂

超声造影剂为直径 $1\sim4\mu m$，膜包裹气体核心的气-液乳剂。在超声波照射下，微泡内气体核心的强声反射性能显著增强了造影剂/周围背景组织信号比。超声造影剂由不同的膜材料（如磷脂、生物相容性聚合物、蛋白质）和气体（如空气、全氟化碳、六氟化硫及氮气）合成。与空气比较，高分子气体溶解度低，使得微泡更稳定并能在血液循环中停留更长的时间。

超声分子探针是一类能特异性识别和结合于靶组织的配体、抗体等与超声造影剂以特定方式相结合而形成的复合物。用于分子成像的靶向配体可以是抗体和多肽，可以在合成微泡的过程中或微泡合成后被直接整合于膜壳中，或在分子末端连接聚乙二醇臂。

超声分子探针中造影剂分类

（1）按粒径大小不同，超声造影剂可以分为微米级超声造影剂和纳米级超声造影剂。

微米级超声造影剂为常规超声造影剂，平均直径约 $1\sim4\mu m$，小于红细胞，可以自由通过肺循环，但不能穿过正常毛细血管基底膜，是一种血池显像剂。因此，微米级超声造影剂应用范围较局限，常用于血管腔内一些伴随有细胞表型改变的疾病，如动脉粥样硬化斑块、炎症、肿瘤血管、缺血再灌注损伤、移植排斥反应等血管或者淋巴管上异常的靶分子成像。

纳米级微泡的问世对于超声分子影像学发展是一个巨大的进步，与普通造影剂相比具有以下优势：①极强的穿透力。普通造影剂微泡不能透过血管内皮间隙，而纳米级造影剂能够穿透血管壁到达血管外，实现靶组织血管外显像；②聚集成像。粒径小于 700nm 的造影剂可以透过肿瘤新生血管，在肿瘤组织中聚集，从而达到了靶组织增强和背景噪声低的目的；③纳米微泡表面积相对较大，吸附能力强，具有良好的生物亲和性；④稳定性较强，可以在血液循环中存留更长时间。目前已有的研究证实，粒径在 500nm 左右的纳米脂质超声微泡能够穿过肿瘤血管进入组织间隙，Wang 等的研究证实携载前列腺特异性膜抗原单抗的靶向纳米级超声微泡能使前列腺癌移植瘤显影信号的强度高于普通纳米级超声微泡。

纳米级微泡主要包括三大类：①含气纳米微泡，直径小于 $1\mu m$，由磷脂包裹全氟化碳气体组成，比如 Gao 等以针对卵巢癌的 CA-125 抗体共价连接于纳米微泡表面，结果显示靶向微泡造影信号较非靶向微泡高 2 倍。但是含气纳米微泡的缺点在于微泡直径的缩小不仅影响了颗粒的声反射能力，也使得含气微泡在溶液中的稳定性降低，比如 Gao 等的研究中显像只能在注射造影剂后 10 分钟内进行，这一缺点限制了临床转化；②相变纳米液滴。由脂质、蛋白或聚合物膜包裹沸点低于人体温度的氟碳化合物液体颗粒，注入人体后仍处于液态，在受热、超声辐照或光照作用下，内部液体气化并体积增大，使颗粒具备良好的声反射特性；③产气纳米颗粒。纳米颗粒在特殊微环境下产生具有声反射特性的气体，如 Min 等的研究中，基于 PLGA 的产气纳米颗粒在碳酸酯共聚物水解时可产生 CO_2 气体，纳米颗粒静脉注射于荷瘤小鼠后在肿瘤组织聚集并产生 CO_2 气体，在长达 4 小时内可以探测到气体强回声。

（2）按不同的功能，超声分子探针又可分为单功能（只用于超声分子显像）、多模态。后者包括：①超声 - 磁共振成像。如 Liu 等以"一锅合成法"聚合反应合成了含有超顺磁性氧化铁纳米颗粒、基于 PBCA 的聚合物微泡，研究表明上述微泡可以同时用于超声和磁共振成像；②光声成像。光声成像基于使用短脉冲激光束激发组织发色团，后者导致组织的热弹性膨胀并发射宽带超声，超声换能器可捕获发射的超声波并用于图像重建。这使得光声成像具有光学成像的分子敏感性和超声成像的空间分辨力；③声光成像。声光造影剂是通过在微泡合成时或直接向已合成的微泡中掺入光学成像造影剂（如有机染料）而制备的。声 - 光造影剂探针可以量化靶向配体在微泡的表面覆盖度，也可用于研究微泡与生物靶标的结合动力学和静脉内给药后气泡的转归；④超声 - 核素显像。放射性标记的微泡通常用于研究静脉注射后微泡的生物分布。与光学成像相比，放射性核素成像技术能更好地进行定量分析。然而，光学成像和放射性核素成像的问题在于无法区分完整的微泡及其片段。

（二）超声分子显像剂的配体

通常连接于靶向超声微泡上的配体主要包括多肽、蛋白质、多聚体、抗体、纳米抗体。理想的配体要求具备以下条件：①高度的靶向特异性：配体的特异性对于靶向对比超声成像来说至关重要，配体的特异性保证了其靶向黏附于特异靶点，以实现对感兴趣区域的显像；②快速的结合和良好的抗解离能力：理想的配体要有能够耐受血流切应力的能力，以实现同靶点快速牢固地结合，这样才能保证在注射造影剂后迅速而长时间的显影；③非免疫原性：选择配体时，应选用人源化的抗体片段或非免疫原性的配体以避免免疫反应；④稳定性：不仅要求配体在存储过程中要保持稳定性，还要求其在注入体内后仍能保持稳定性，以实现对靶组织的良好显影。

目前的研究倾向用小分子配体取代大分子抗体与微泡连接构建靶向微泡，已有研究报道精氨酸 - 精氨酸 - 亮氨酸（arginine-arginine-leucune，RRL）肽、精氨酸 - 甘氨酸 - 天冬氨酸（arginine-glycine-aspartate）肽、P 选择素糖蛋白配体 1（P-selectin glycoprotein ligand-1，PSGL-1）蛋白的糖硫肽片段构建靶向微泡。

（三）微泡与配体结合技术

靶向微泡造影剂具有靶向性的关键在于将选择性配体连接于微泡外壳，其制备是一个相当复杂的过程。过去 30 年，配体连接化学主要在靶向核素和 MRI 造影剂领域有很好的发展和应用。配体与微泡的结合需考虑以下因素：这种连接不能削弱配体与靶点的结合能力；必须选用可经静脉给药的配体；微泡表面连接的配体密度要足够大。目前常用的微泡 - 配体连接方法有以下几种：

1. 静电吸附法 在不添加任何外在化学成分的情况下通过自身离子键、物理吸附等方法将靶向配体或靶向配体混合物直接连接到微囊成分上，该方法制备靶向超声造影剂过程简单，不需改变造影剂制备过程，仅在制备完成后通过调节溶液 pH 值、离子强度、温度、时间将靶向配体吸附到微囊表面，得到靶向超声造影剂。

2. 偶联剂连接法 偶联剂是一类两端带有不同性质基团的物质，它的分子中一部分基团可与有机分子中一部分基团或与无机物分子特定基团反应，形成化学键，另一部分基团可与有机分子反应，形成牢固黏合。偶联剂连接方式：一种是先将配体共价结合到偶联剂上，微泡形成后这些配体和偶联剂就镶嵌于囊上；另一种是先将偶联剂嵌入囊中，微泡形成后再结合配体。

3. 桥连接剂结合法 又称共价结合法，与偶联剂连接法的区别是此法首先引入必要的化学基团对桥连接剂进行结构修饰形成功能基团，而桥连接剂本身属于微囊构成成分，微泡形成后激活功能基团，然后与配体结合。其核心是磷脂衍生物（或 PEG- 磷脂）的活化羧基与配体分子的氨基形成酰胺连接。其优点是多数抗原的 IgG 单抗已商品化；IgG 分子序列中赖氨酸较多，其氨基残基可随机黏附于微泡表面而不会降低抗体与抗原的结合力。缺点是：抗体消耗量大，因为酰胺化反应需要弱碱性环境，而多数活化磷脂在弱碱性条件下发生水解作用（副反应）无法与抗体结合，只有少数未水解的脂类可连接抗体，因此必须加入超量的抗体才能保证微泡表面连接的抗体密度足够大，可用于临床研究。

4. 非吸附性非共价键结合的免疫化学固定 通过一种非共价非吸附性固定抗原抗体方法使脂质微囊富集于病灶，典型代表为生物素 - 亲和素（Biotin-avidin）连接法。该方法适用于体外研究和动物实验。其优点是在研究的初期阶段可快速将各种新配体连接于微泡，目前大量生物素化的靶向配体（如单抗）已商品化；所需（生物素化）配体量少，节约费用，调控配体与微泡的比例可使绝大部分配体连接到微泡上。限制其临床应用的缺点是链霉亲和素是一种异体蛋白，可引起人体免疫反应；合成的多个步骤需反复多次的离心漂洗，较烦琐。

（四）超声分子成像定量技术

超声分子成像的前提是靶向结合的微泡信号和背景信号之间有显著差别。低机械指数成像可以避免破坏微泡。微泡在超声波正向和负向压力的作用下膨胀和收缩而发生直径改变，产生非对称性非线性振荡，后者产生谐波和次谐波，利用不同的显像技术可以将谐波信号（如脉冲反转和幅度调制）提取出来，提高显像的信噪比。研究表明这些技术甚至可以探测到单个微泡。上述超声造影成像技术已经用于临床非靶向超声造影。不同于非靶向性显像，超声分子成像需要将结合于靶分子的小剂量造影剂从周围背景和循环中与未与靶分子结合的微泡信号识别开来。其中一种方法是静脉注射后 10 分钟成像，等待血管内游离微泡清除。这一方法直接，也可以进行定量分析，但前提条件是靶区有足够的靶向微泡，缺点是不利于进行长时间动态监测，因为靶向微泡会随着时间的推移而降解。

破坏 - 再灌注成像是一种更适合定量分析的技术。通过采集破坏微泡前后的图像并扣除代表循环内游离微泡的再灌注微泡信号，可以得到靶向结合的微泡信号。这一技术的缺点在于后处理耗时，另外，微泡破坏过程中的超声空化效应可能导致生物学损伤。

现有的超声成像技术致力于不需要破坏微泡的快速、实时、易于临床转化的数据定量分析方法。其中一个概念是基于阈值、从单个成像像素提取的"微泡驻留时间"，后者可以将靶向结合的微泡与循环中的游离微泡信号识别开来。另外一种新的概念是利用声辐射力的定量技术得到残留 - 饱和信号比（声辐射力脉冲作用前后信号比），这一定量技术不受超声衰减和系统设置的影响。Rychakk 等和 Frinking 等的研究分别证实，应用声辐射力使得 P- 选择素特异性微泡与股动脉炎性部位结合增加 20 倍，VEGFR2 靶向微泡（BR55）在实验性大鼠前列腺癌血管中的结合也得到了增强。

（五）超声分子成像临床应用领域

普通超声微泡经静脉注射进入人体后会被循环中的血液迅速稀释，到达特定部位的浓度很低，超声分子成像需对普通微泡进行特殊的靶向微泡协助成像。靶向微泡体内靶点目前局限于血管内皮，主要用于炎症、肿瘤血管生成、血栓、缺血 - 再灌注（ischemia-reperfusion, I-R）损伤等分子成像研究，在了解疾病发生的分子机制、指导肿瘤治疗、研发新的治疗靶点和药物等方面发挥重要作用。

1. 炎症　炎症是采用靶向微泡造影剂观察的最佳病变区，其发生和发展的病理过程均在微循环中进行，而微泡亦存在于微循环内，微泡在声学特性保持不变的情况下被激活的中性粒细胞和单核细胞黏附并吞噬，因此可以用来发现炎症的发生部位。

2. 心肌缺血　研究发现 P- 选择素可作为一种特异性的缺血记忆成像靶标。Kaufmann 等用生物素 - 亲和素 - 生物素（biotin-streptavidin-biotin, BSB）配体桥连技术，制备携带抗 P- 选择素单克隆抗体靶向超声微泡，用于评价心肌缺血 - 再灌注损伤。P- 选择素靶向超声微泡能在心肌坏死前确定缺血心肌的存在，并能明显增强微泡的成像效果。Bettinger 等作了进一步研究，制备了携带重组 P- 选择素糖蛋白配体（recombinant P-selectin glyco-protein ligand-1 analogue, rPSGL-Ig）的靶向超声造影剂，在实验过程中发现，用重组 P- 选择素糖蛋白配体进行心肌成像时，I-R 损伤心肌声像图的回声强度明显增高，是非特异性超声造影剂的 20 倍。

3. 评价心脏移植后的急性排斥反应　心脏排斥反应的病理生理主要为内皮功能的异常，其特点表现为白细胞黏附因子的炎性上调，促使血液中白细胞经血管壁进入炎性区。发生急性心脏排斥反应时，内皮细胞上有 ICAM-1 的过度表达，若在此造影剂外衣上结合抗 ICAM-1 抗体，经外周静脉注入造影剂后，则在心脏排斥区通过抗 ICAM-1 抗体与内皮细胞上的 ICAM-1 相结合，促使超声造影剂在排斥区滞留，局部造影剂浓度增加。因此，超声分子成像可利用携带细胞间黏附分子 1（intercellular adhesion molecule-1, ICAM-1）的靶向微泡评价心脏移植后的急性排斥反应。此外，通过携带黏附素细胞黏附分子 1（mucosal addressin cell adhesion molecule-1, MAdCAM-1），靶向微泡造影剂还可非侵入性、准确地诊断及评估炎性肠病。

4. 血栓 在血栓形成过程中，血管内膜受损，内皮下胶原暴露，激活血小板和凝血系统，血小板的黏附、活化以及纤维蛋白原介导血小板间的大量聚集在血栓形成过程中起着关键的作用。活化的血小板膜表面高浓度表达一些糖蛋白整合素受体，如血小板膜糖蛋白受体（Glycoprotein Ⅱb/Ⅲa，GPⅡb/Ⅲa）、整合素受体等。MRX-408 脂质微泡（aerosomes）是一种 GPⅡb/Ⅲa 受体靶向造影剂，其表面连接了一个可以被 GPⅡb/Ⅲa 受体精氨酸 - 甘氨酸 - 天冬氨酸结合位点识别的寡肽序列，故可用于靶向性血栓显影。Unger 等报道 MRX-408 脂质微泡可结合特异性寡肽，与活化血小板的 GPⅡb/Ⅲa 受体具有强的亲和力。显微镜下观察发现，微泡可特异性地结合到血凝块上，这些微泡不仅被血栓周边或表面摄取，而且吸收到血栓块的深部。该研究者认为，相对于陈旧性血栓，新鲜血栓有更多表达 GPⅡb/Ⅲa 受体的血小板，可黏附更多的微泡，因此，MRX-408 可有助于新鲜与陈旧性血栓的鉴别。

5. 动脉粥样硬化（atherosclerosis，AS） AS 的形成是动脉对血管内膜损伤作出炎症 - 纤维增生性反应的结果。从脂纹到纤维斑块和粥样斑块，乃至不稳定斑块的生成、破裂和血栓形成，始终都有各种炎症细胞和大量炎性递质参与。炎症反应中，内皮细胞表达细胞膜黏附蛋白免疫球蛋白、血管细胞黏附分子 1（vascular cell adhesion molecule-1，VCAM-1）、ICAM-1 和选择素 E、P、L（E-selection，P-selection，L-selection）家族等明显升高，因此，若以这些分子为靶点可实现对粥样硬化斑块的良好显影。Villanueva 等利用构建的靶向 ICAM-1 的微泡，作用于培养的正常或由白介素活化的冠状动脉内皮细胞，荧光显微镜定量发现，靶向组内皮细胞 ICAM-1 微泡量是非靶向组的 40 倍。Kaufmann 等以 VCAM-1 为靶点同样实现了对动脉粥样硬化区域的良好的靶向显影。李馨等建立腹主动脉粥样硬化兔模型，分别经兔外周静脉注射白蛋白微泡及携带 CD54 的 ICAM-1 单克隆抗体靶向造影剂，造影后血管内膜、粥样斑块峰值密度与造影前基值相比均有增加。携带 CD54 靶向造影剂与普通造影剂相比，对内膜及斑块有更强的靶向显影价值，免疫组织化学检测也验证了这一点，同时可发现普通造影剂所漏诊的弱回声斑块，从而提高超声诊断的敏感性。

6. 肿瘤和新生血管 血管新生（angiogenesis）是指在机体生长发育过程中或创伤修复、缺血缺氧和炎症等情况下，原有微血管内皮细胞经过生芽、迁移、增殖与基质重塑等形成新毛细血管的过程。整合素家族是一个内皮细胞膜蛋白家族，它是一种跨膜黏附受体，作为含有精氨酸 - 甘氨酸 - 天冬氨酸多肽的细胞外基质蛋白的黏附受体，能够控制肿瘤血管内皮细胞的增殖和存活。$\alpha_V\beta_3$ 受体是整合素家族中最重要的一种分子，它在静息细胞内几乎不表达，在平滑肌细胞上也仅有少量的表达，而在肿瘤新生血管和肿瘤细胞中均高表达。因此，利用作用于 $\alpha_V\beta_3$ 的靶向微泡将可实现肿瘤新生血管的显影。

血管内皮生长因子（vascular endothelial growth factor，VEGF）的表达与血管形成程度之间有紧密的联系。通常情况下，单独的 VEGF 表达水平处于静息状态，只有当它与血管内皮生长因子受体（vascular endothelial growth factor receptor，VEGFR）结合后才能发挥作用。其中，VEGFR-2 是 VEGF 发挥功能的主要受体，在多种实体肿瘤中过度表达，其活性与肿瘤的转移和保持血管的完整性有关，是肿瘤新生血管内皮的分子标志物。因此，利用靶向作用于 VEGFR-2 的靶向微泡也可以实现肿瘤新生血管的显影。

Willmann 等将携带抗 VEGFR-2 单抗的脂质微泡用于评价肿瘤血管新生，在成功复制大鼠胶质瘤和小鼠血管肉瘤模型的基础上，注入靶向和非靶向超声微泡，观察到在两种不同的肿瘤模型中靶向微泡的信号均要明显强于非靶向微泡。目前，双靶向微泡的制备已经取得了成功并应用于肿瘤血管新生的评价。Willmann 等成功制备同时携带抗 VEGFR-2 单抗和抗 $\alpha_V\beta_3$ 单抗的双靶向微泡，并将其用于评价人卵巢癌模型。结果显示双靶向微泡的信号强度要明显强于二种不同的单靶向微泡。双靶向微泡造影剂的出现大大地提高了靶向超声分子成像识别肿瘤血管新生的敏感性，更加有利于肿瘤的早期发现和治疗效果的动态监测。Anna 等通过复制小鼠乳腺癌 2LMP 细胞模型，成功将 $\alpha_V\beta_3$、P- 选择素和 VEGFR-2 进行整合，通过超声分子成像多靶点微泡造影来评价早期肿瘤的抗血管生成治疗。

对于肿瘤性疾病来说，及早显示新生血管能早期发现肿瘤及微小转移灶，有利于肿瘤患者的治疗；而动态监测新生血管则可以评估抗肿瘤治疗的效果。有研究经静脉注入表面偶联单克隆抗体或 Echistatin 分子（一种可与表达在新生血管内皮细胞特定分子结合的解离素）的脂质体超声微泡，然后通过活体显微镜发现，Echistatin 和单抗包被的脂质体微泡紧密黏附在微血管内皮上。在此基础上，他们给大鼠皮下注射由肿瘤分泌的胶状物质，造模 10 天后，注入靶向超声微泡造影剂，超声发现微泡量与新生血管数密切相关。

虽然超声微泡技术具有其他技术无法比拟的优点，如无创性或微创性、靶向性和可重复使用性等。但是，这种新技术目前仍有许多有待解决的问题：①超声微泡与靶向分子的偶联技术尚需进一步完善，这是超声分子影像研究的基础；②改善微泡化学组成，以延长微泡在靶器官中的停留时间；③进一步阐明靶向微泡的声学特性；④超声分子探针的安全性及如何向临床应用转化的问题；⑤拓展靶向超声微泡的应用领域。尽管目前还存在许多难题，但随着超声分子影像学的发展及多学科的交叉融合，超声造影剂将在疾病的诊断和治疗中发挥更大的作用，具有广阔的应用前景。

第二节　超声靶向破坏微泡释放药物

药物携载近年来迅速发展，是目前临床医学重要的研究领域之一。目前大多数靶向制剂尚处于试验研究阶段，其发展还有很多问题有待解决，如脂质体靶向系统存在靶向分布不理想，自身稳定性欠佳等缺点；磁性制剂尚处于研究开发阶段，使用磁场不易聚焦，很难达到靶向要求等。因此，如何将治疗药物安全、高效、靶向性地导入人体内特定器官、组织并在靶细胞内起作用是目前研究重点。超声波具有良好的组织穿透性，且能够灵活聚焦于病灶局部，利用其进行药物靶向释放的研究日益备受关注。

一、超声靶向破坏微泡释放药物的机制

超声靶向破坏微泡（ultrasound-targeted micro-bubble destruction，UTMD）释放药物是近些年研究的热点。超声介导药物靶向递送系统是局部或全身给予携带药物或基因的微泡，当超声微泡到达特定组织时，超声波破坏携带药物的微泡，通过空化效应在靶器官局部释放药物，达到定向治疗的目的（图 4-1，图 4-2）。

超声波空化效应是指存在于液体中的微气核空化泡在声波的作用下振动，当声压达到一定值时发生的生长和崩溃的动力学过程。空化效应分为两类：稳态空化效应和瞬态空化效应。稳态空化指微泡在超声作用下沿着平衡半径左右多次振荡，在每一个振动微泡周围的不均一环状区域将产生直径较小的稳定、均匀的微流，在此过程中无微泡的破裂。随声强的增大，空化核将随着超声周期相而膨胀、收缩及爆破，最后在瞬间内爆阶段，微泡释放出内部聚集的巨大能量，并伴有强大冲击波、高速微射流和自由基的产生，此为瞬态空化。研究表明，瞬态空化作用通过以下机制促进药物释放：

（一）提高细胞膜通透性

细胞膜是治疗药物进入细胞需要克服的屏障之一，细胞膜通透性改变是药物治疗的前提。超声照射可使组织和液体内存在的微气泡发生空化效应，在细胞膜上产生一过性的空隙，即声孔效应，这种小孔有利于药物进入细胞内，增强药物疗效。超声造影剂微泡的加入增强空化效应，降低空化阈值，因而明显增加药物进入细胞。

（二）提高血管通透性

空化作用通过以下不同机制改变血管通透性：①在血管内皮细胞表面形成瞬态孔隙即声孔作用，促进大分子吸收进入细胞内；②破坏血管内皮完整性，使大分子通过细胞间隙进行转运；③通过超声辐照产生的热效应增加磷脂双分子膜的流动性；④刺激细胞内吞摄取作用，促进细胞内递送。

（三）增强细胞内吞和细胞外泌作用

微泡空化对细胞内反应的影响常被忽略，由于人们普遍认为细胞膜声孔效应和机械破坏血管完整性为促进药物靶向递送的主要机制。然而最近研究表明，与细胞接触的振动微泡产生的机械扰动可改变细胞膜电位，刺激细胞内吞作用。

二、UTMD 释放药物影响因素

UTMD 释放药物受以下因素的影响：①微泡携带药物的方式，即药物是否与微泡混合或负载于微泡上；②微泡和药物给药途径；③超声参数；④治疗的时相性。

（一）微泡与药物直接混合

微泡与药物混合注射是 UTMD 介导药物释放的方法之一，其优点之一是可以应用市场上可

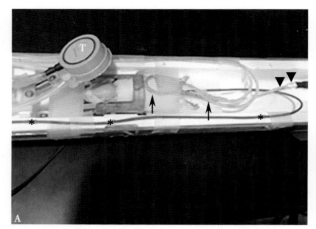
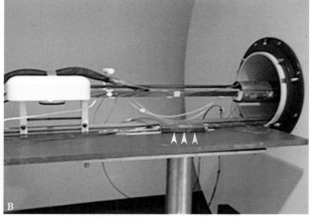
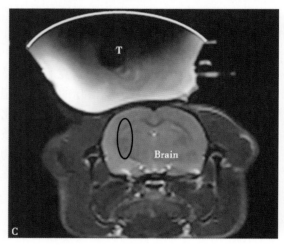
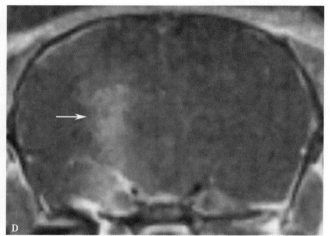

图 4-1 磁共振引导超声靶向破坏微泡经颅释放药物系统

A. 大鼠俯卧于检查床上，聚焦超声探头抬起显示头部毛发剃除并固定于表面线圈内，黑色箭头所指为循环温水以保持大鼠体温，黑色箭尖所指为直肠温度监测线，黑色星号所指蓝线为呼吸监测仪传感器；B. 已将动物送至小动物磁共振扫描仪内，白色箭尖所指为温度和呼吸监测的磁共振兼容模块；C. 磁共振图像，显示了超声探头（T）紧贴于大鼠头皮，绿色弧线是人为添加以显示探头底部轮廓（该区域因距离表面线圈较远而无法在磁共振图像上清楚显示），黑色椭圆形示意超声聚焦区域；D. 超声辐照微泡后磁共振 T_1 增强图像，白色箭头所指区域有造影增强，提示该区域血脑屏障被成功打开

以购买得到的临床级微泡如 Optison，Definity，Lumason 和 SonoVue。Sorace 等以 Definity 混合化疗药物注射于小鼠乳腺癌模型后进行超声辐照（1.0MHz，脉冲重复时间为 5 秒，机械指数 0.5，20% 占空比，辐照时间 5 分钟）。治疗 3 周后，肿瘤显示 40% 抑制率，与单纯药物治疗组相比坏死率更高。Wang 等 2013 年注射混合了自杀基因（*HSV-TK*）的 SonoVue，超声辐照（机械指数 1.2，辐照时间 10 分钟）后，小鼠卵巢癌 TKmRNA 表达上升 47 倍，凋亡率上升 2 倍。

直接混合的缺点在于：①一些药物或 RNA 会快速降解；②有可能会增加其他器官的毒性（而不是聚集于普通微泡常被清除的脏器，如肝脏或脾脏）。为了解决这个难题，人们试图修饰超声微泡表面，采取不同途径将治疗药物连接于微泡或整合入微泡的膜内。比如药物包被于膜内，溶解于气体和膜之间的脂质层或与微泡表面相连。然而，这种方法药物负载率常常很低。为了提高负载率，人们试图将包载了药物的脂质体或纳米微泡连接于微泡膜上。

（二）药物和微泡的给药途径

药物和微泡的给药途径包括静脉注射，瘤内注射以及腹腔注射，瘤内和腹腔注射，可以得到局部高浓度释放，但是具有创伤性。

1. 大多数动物实验中微泡和药物都是经静脉注射。缺点是可能存在潜在的全身毒性，如果是基因转染，可能导致药物在循环里面的迅速降解。这两个缺点都可以通过将药物直接连接于微泡或

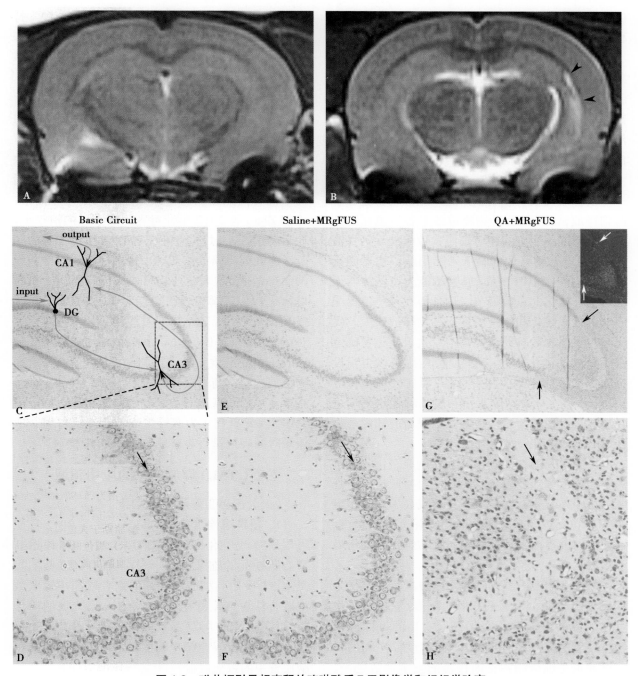

图 4-2 磁共振引导超声释放喹啉酸后 7 天影像学和组织学改变

A~H. 磁共振引导超声释放喹啉酸组 7 天后 T_2 成像可见海马区高信号（B），尼氏染色显示海马 CA3 区神经元丢失（G，H 中黑色箭头），该区域免疫组化染色显示 IBA-1 阳性表达（G 右上角插图，白色箭头内区域）；磁共振引导超声辐照＋生理盐水组 T_2 成像（A）和尼氏染色（E，F）均未见异常改变；C 中红色箭头线显示了海马区三突触环路示意图，D 为 C 中虚线框内 CA3 区神经元锥体细胞层更高放大倍数图像

将药物负载于纳米颗粒而得以克服。全身给药的另外一个缺点为对于一些乏血供肿瘤，药物释放效率可能较低，因为这一途径有赖于肿瘤内有足够的血管以保证足够量的微泡和药物悬浮于靶区域。

2．瘤内注射早期的动物实验证实微泡辐照后可以提高药物释放。主要优点在于该方法局部药物释放浓度高，全身毒性作用低。但是，位置较深的病灶无法接受局部注射，而且该方法为有创性。

3．腹腔注射适合腹腔内病变或伴随腹腔转移的病灶。微米级微泡经腹腔注射后可以在腹腔内稳定存在较长时间而被淋巴系统清除。Pu 等向小鼠卵巢癌腹腔转移模型注射针对 LHRH 受体的载紫杉醇微泡，微泡特异性结合于表达 LHRH 的肿瘤细胞，超声辐照后药物被选择性释放于肿瘤部位。该治疗方法造成高达 2 倍的细胞凋亡率，治疗组小鼠平均存活时间延长了 37～47 天，肿瘤血管生成减少了 55%。

（三）超声辐照参数

很多研究成功应用临床超声显像设备进行了药物释放试验，但是药物释放效率各报道互不一致。目前尚无明确的超声辐照参数标准。到目前为止，用于药物释放的临床诊断用超声仪器尚无标准化的超声辐照参数，原因可能为这些仪器无法进行标准化的参数调节。这使得在这些仪器上无法进行系统化和定量的优化药物释放研究。优化超声辐照参数有助于提高治疗效果。为了确定有效释放的优化条件，一些研究应用可以自由设定超声参数的定制的超声设备，以比较药物释放结果，并且在体外细胞水平和整体动物水平均进行了大量参数试验。以下是文献报道的体内药物释放的参数条件：

1. 超声频率 0.4～3MHz。造成空化效应所需要的压力域值随着频率的减低而减低。超声强度：0.3～3w/cm^2。这一范围接近或高于诊断超声（0.1～100mW/cm^2），但是低于高强度聚焦超声。这使得向肿瘤内释放药物时对正常组织的损伤最小化。

2. 机械指数 0.2～1.9。机械指数的定义为负压峰值与中心频率平方根的比值，它指示发生空化效应的可能性。空化效应发生的可能性随超声强度的提高和频率的减低而增加，声场的机械指数也是临床超声诊断仪器的安全参数之一。FDA 规定临床诊断超声机械指数上限为 1.9。人们认为机械指数低于 0.7 不会发生空化效应。但是，微泡的存在致使发生空化效应的域值大大降低，这使得 UTMD 释放药物可以在机械指数低于 1.9 的水平得以实现。

3. 占空比 <1%～90%。占空比表示脉冲超声发射时间所占的比例。不同文献报道所用的占空比不一致，常常取决于所用的超声强度。总的来说，高占空比联合高强度可以产生热效应。因此，应用高强度超声时，占空比会减低以免产生热效应。

4. 超声辐照持续时间 10 秒～30 分钟。持续时间需足够长以破坏微泡。但是，为安全起见，辐照时间应尽可能短以减轻对组织的损伤。大多数研究者采用过 1～5 分钟的辐照时间。

（四）治疗策略

治疗策略包括给药时间顺序，UTMD 治疗时间，治疗时间和重复治疗周期之间的时间间隔可能对治疗效果产生巨大影响。由于 UTMD 在数秒和数小时提高通透性，治疗药物在超声辐照后的不同时间点给药会导致完全不同的治疗效果，比如 Zhao 等 2012 年针对乳腺癌小鼠的治疗中，在辐照前 2 小时，辐照后 2 小时或超声辐照的同时注射载阿霉素的脂质体。辐照后 2 小时给药组抑瘤率最低，这表明药物释放应于辐照后 2 小时以内进行。了解治疗窗口期对于 UTMD 治疗肿瘤至关重要。Liao 等研究了治疗间隔时间长短对疗效的影响，研究以 UTMD 释放 endostatin 和 calreticulin 给皮下种植肝细胞癌模型，第一组动物每周辐照给药一次，第二组动物每天辐照给药，观察 4 周后发现第一组动物治疗效果显著好于第二组，因此研究认为血管生成抑制治疗每周一次较短时间高剂量更为有效。

三、UTMD 释放药物的应用领域

（一）在心血管系统的应用

1. 超声溶栓治疗 Slikkerveer 等 2012 年在阿姆斯特丹开始了应用超声溶栓治疗 ST 段抬高型心肌梗死的临床试验研究。他们对 10 例初次发生 ST 段抬高型心肌梗死的患者以超声辐照微泡联合注射 tPA 进行了溶栓治疗，研究表明治疗有效，并且副作用发生率与安慰剂组没有显著差异。另有研究表明超声辐照微泡可以击碎冠脉和脑血管中的致病血栓。

2. 抑制动脉新生内皮形成 在经皮介入治疗后数天和数周，主要的担忧是患者新生内皮的形成和动脉损伤部位的炎症，在这种情况下再狭窄的发生率高达 25%～50%。日本学者应用 UTMD 释放细胞间黏附分子 -1（intercellular adhesion molecule, ICAM-1）siRNA 进行治疗，通过抑制 ICAM-1，血管受损的小鼠显示有限的炎症反应和新生内皮形成。

（二）在肿瘤治疗中的应用

大量研究显示 UTMD 介导的药物释放可成功治疗不同肿瘤。这一技术可以提高肿瘤化疗效果，提高了药物在肿瘤内的生物学分布，扭转了一部分肿瘤的耐药。有人提出该技术可以作为肿瘤治疗的新的辅助手段。

1. 增强抑瘤效果　大量研究表明 UTMD 释放药物可以提高抑瘤效果，抑制肿瘤生长，促进肿瘤凋亡和坏死，抑制血管生成，调节相关蛋白的表达。比如，Goertz 等发现静脉注射化疗药物多西塔赛和微泡至前列腺癌肿瘤模型，辅以超声辐照，治疗后 24 小时肿瘤坏死率高于单纯多西塔赛治疗组 4 倍。UTMD 释放多种药物可以进一步提高抑瘤效果，Yu 等对皮下移植肝癌模型的研究表明，UTMD 转染两种质粒 HSV-TK/GCV 和基质金属蛋白酶 3 组织抑制剂，与单一一种基因转染相比，抑瘤率提高 30%。UTMD 治疗转移性肿瘤同样有效，Park 等的研究表明，UTMD 经颅释放曲妥珠单抗，与单纯静脉注射曲妥珠单抗组比较，UTMD 释放药物组可以提高动物生存时间，显著抑制肿瘤生长，有些动物甚至可以完全缓解。

2. 减轻化疗药物毒性　化疗最为严重的副作用是其全身毒性，包括心脏毒性和骨髓抑制。Cochran 等以 UTMD 辐照负载阿霉素的微泡于皮下种植肝脏肿瘤模型，与同剂量直接注射药物组相比，肿瘤组织内药物浓度显著增高，心肌组织内药物浓度减低 50%。这一研究结果具有很好的临床应用前景：一方面可能减低患者全身副反应，另一方面可以减轻一些需要应用昂贵化疗药物治疗患者的经济负担。

3. 扭转耐药　对于很多肿瘤，药物抵抗是导致治疗失败的常见原因。尽管吉西他滨是胰腺癌的一线化疗药，但 75% 的胰腺癌患者对吉西他滨耐药。乳腺癌中，高于 60%~70% 的肿瘤患者对蒽环类化疗药物耐药。耐药常常是由于肿瘤细胞部分受体表达上调，抑制细胞对药物的摄取，将药物自胞质泵出细胞外。Yan 等研究发现 UTMD 释放药物可以显著下调乳腺癌细胞内 p-糖蛋白（多药耐药相关蛋白泵）的表达。阿霉素耐药的 MCF-7 乳腺癌细胞经阿霉素脂质体微泡辐照后，细胞对阿霉素摄取增加，细胞核药物浓聚增加，药物释放减少，细胞内 P-糖蛋白水平显著减低。

4. 其他肿瘤治疗方案的辅助治疗　辅助化疗或放疗常常用于术后减少局部肿瘤复发和肿瘤转移。UTMD 介导下将药物释放于手术切除面有可能成为减少肿瘤局部复发率的多模态治疗方法的一部分。Sorace 等提出 UTMD 介导释放西妥昔单抗可以作为小鼠头颈部肿瘤手术切除后的辅助治疗措施，治疗后 60 天，UTMD 释放药物组未出现复发，但是单纯手术全切后的动物 66% 出现复发。

（三）UTMD 在神经系统的应用

血脑屏障（blood-brain barrier，BBB）由脑毛细血管内皮细胞之间的紧密连接、基底膜以及毛细血管周围的星形胶质细胞突起构成，其中血管内皮细胞及其紧密连接是 BBB 的重要形态学基础。98% 以上的治疗药物难以通过 BBB 进入脑内，只有极少部分具有高脂溶性和分子量小于 400~500D 小分子物质能穿过 BBB。对于危及生命的中枢神经系统疾病如脑肿瘤、脑卒中、脊髓和脑部创伤、HIV 感染等都没有有效的治疗方法。上述一些疾病可以用药物、酶、基因或者大分子生物科技产物如重组蛋白进行治疗，但是这些药物都不能顺利透过 BBB。为促进中枢神经系统药物释放，人们试图以鞘内或脑室穿刺直接给药，或对药物进行化学修饰，改变分子量大小和电荷，但是前者技术操作要求较高，且为有创性，后者研究进展缓慢，均难以广泛应用于临床。

1. 聚焦超声开放血脑屏障　以往文献中，可用于开放血脑屏障的超声波包括：聚焦超声、诊断超声（如经颅多普勒超声）和低频超声（如频率 43kHz 的超声波）。但以聚焦超声的应用最为广泛和深入。1995 年，Vykhodtseva 等观察不同参数下 BBB 的通透性改变及脑组织损伤情况。研究者发现高脉冲作用时间造成了出血和难以控制的组织崩解，并猜测这些 BBB 的破坏可能是由于空化效应所产生。随着研究的深入，Hynynen 等提出了使用聚焦超声联合超声微泡 Optison 促使 BBB 的开放的新方法，研究表明该超声联合微泡对大脑组织的损伤微不足道。聚焦超声开放 BBB 的优势在于：在 MRI 影像设备的定位下，聚焦超声可以"瞄准"靶点区，注射超声微泡后精准开放目标区域血脑屏障和释放药物，而周围的脑组织却不受影响，最大限度地减少了药物的毒副作用；更重要的是，在适宜的参数下，聚焦超声联合微泡所引起 BBB 的开放，是暂时和可逆的，即可以多次、重复给药。

2. 聚焦超声联合微泡开放 BBB 的时相　超声联合微泡辐照所致 BBB 的开放持续时间的长短因各种检测方法的不同而不尽相同。以光镜显示 BBB 开放区脑组织损伤情况和电镜检查毛细血管内皮细胞紧密连接的开闭提示 BBB 可持续开放 72 小时。早期的研究常采用经典的示踪剂伊文思蓝（分子量为 961D）观察 BBB 开放情况，经静脉注射后的伊文思蓝立即与血浆白蛋白结合，形成伊文思蓝-白蛋白复合物（ESA），并在血液中持续存在数小时。由于 ESA 分子量大，不能透过正常的 BBB，超声开放 BBB 后 ESA 通过 BBB 进入脑实质并使其染色，可应用分光光度计在最大吸收光谱 635nm 处检测脑组织中的伊文思蓝含量，判断并定量检测 BBB 开放的程度，有研究以此方法显示超声开放 BBB 的时间在 15 分钟至数小时。该方法优点在于血脑屏障开放区域蓝染，可直观显示 BBB 开放范围，缺点在于需处死动物后检测，无法在活体水平实时监测 BBB 开放。

增强 MRI 则能无创、实时监测 BBB 开放情况。在超声辐照后立即以 MRI 增强扫描（T_1 相），超声辐照开放区可得以强化。Hynynen 等以 MRI 增强显影的方法报告开放持续的时间长度不一，一般照射当时的信号增强最大，之后即开始衰减，至 3 小时后所测得的信号强度只有最初的 10%～20%，说明此时 BBB 的完整性已开始恢复，至 5 小时后再次扫描未能看到 BBB 的开放增强，由此认为辐照 5 小时后 BBB 就已经完全恢复。但他另一组的研究报道在 6 小时后还可见到 MRI 增强，至 24 小时未见强化。McDannold 等做了更长时间的监测，发现 72 小时乃至 4 周后都没有强化，这些研究说明了这种持续开放最长时间在 24～72 小时以内。另外，MRI 监测 UTMD 开放血脑屏障需要磁共振兼容的超声辐照系统（图 4-1）。

3. UTMD 经颅释放药物种类

（1）UTMD 开放 BBB 转运单克隆抗体：抗体可以用于一些脑部疾病的治疗，比如针对人表皮细胞生长因子的单克隆抗体——曲妥珠单抗（赫赛汀），可以用于治疗乳腺癌脑部转移灶，抗 CD20 单克隆抗体利妥昔单抗（美罗华）可以治疗恶性淋巴瘤，针对 Aβ 肽抗体可以扭转早期阿尔茨海默病遗传缺陷。但是这些药物因为分子量大，在中枢神经系统的应用受到限制。因此，如果采用静脉途径给药，UTMD 开放 BBB 有望提高上述药物在局部的浓度。有研究以 UTMD 转运多巴胺 D4 受体抗体，在 10ms 的脉冲作用时间，脉冲重复频率 1Hz，作用时间 20 秒，频率 680kHz 的条件辐照脑部，在超声波辐照区域的基底神经节的海马和小细胞内可以检测到抗体。同一研究小组使用相同的超声辐照参数，成功地以超声协同微泡促进赫赛汀透过 BBB 并于颅内释放。另有研究将 Aβ 肽抗体成功转运入 TgCRND8 阿尔茨海默病模型。

（2）转运化疗药物：BBB 开放有助于化疗药物在脑部肿瘤的靶向释放。关于化疗药物的转运，首次报道的是转运脂质体包裹的阿霉素，研究表明在 10ms 脉冲作用时间，PRF 1Hz，作用 120 秒，频率 1.5MHz 及 1.7MHz 辐照条件下，大鼠脑内辐照部位阿霉素浓度较对侧显著提高，脑组织内的药物浓度与微泡浓度呈线性相关，0.1ml/kg 浓度下，组织中的药物浓度可以达到 1 000ng/g，如果能够在肿瘤组织聚集，阿霉素浓度将足以产生临床治疗效果。

（3）转运基因：对于很多中枢神经系统疾病，基因治疗具有非常好的临床应用前景。但是由于治疗基因分子量大无法穿过 BBB，限制了该疗法在这一领域的研究与应用。为了证实超声微泡在中枢神经系统基因转染中的应用价值，Huang 等以超声辐照微泡的方式将绿色荧光蛋白基因释放入小鼠脑内，发现 EGFP 在辐照区神经元胞质内表达，该区域仅见少许红细胞渗出，EGFP mRNA 表达显著上调。研究表明 UTMD 可以成功将裸质粒 DNA、病毒表达载体、siRNA 寡核苷酸等转运入颅内。

UTMD 辅助释放药物具有无创、可重复、不良反应小、靶向性强等优点，尽管很多体外试验和一部分体内动物试验证实 UTMD 释放药物能有效治疗肿瘤和心血管疾病，并且对优化治疗参数进行了探讨，但是是否可以应用于大动物甚至人类还不确定，尤其是一些声窗不好，易于出现衰减，位置较深的部位。另外，限制 UTMD 药物释放在临床应用的另外一个因素是安全性和实现实时监测的问题。尽管诊断超声联合微泡在临床诊断上的应用被认为是安全的，但是超声和微泡用于治疗的安全性还需要系统、深入的研究。少数动物试验研究采用了一些较为简单的观察指标，比如体重，进食习惯和死亡率，但在转化为临床应用前尚需要进行全面的毒性试验研究。

（张艳容）

参 考 文 献

[1] Klibanov，AL. Ligand-carrying gas-filled microbub-bles：ultrasound contrast agents for targeted molecular imaging. Bioconjug Chem，2005，16（1）：9-17.

[2] Wu W，Wang Y，Shen S，et al. In vivo ultrasound molecular imaging of inflammatory thrombosis in arteries with cyclic Arg-Gly-Asp-modified microbubbles targeted to glycoprotein IIb/IIIa. Invest Radiol，2013，48（11）：803-812.

[3] Wang H，Felt SA，Machtaler S，et al. Quantitative Assessment of Inflammation in a Porcine Acute Terminal Ileitis Model: US with a Molecularly Targeted Contrast Agent. Radiology，2015，276（3）：809-817.

[4] Su H，Du Y，Qian Y，et al. Targeted ultrasound contrast imaging of matrix metalloproteinase-2 in ischemia-reperfusion rat model: ex vivo and in vivo studies. Mol Imaging Biol，2011，13（2）：293-302.

[5] Yin T，Wang P，Zheng R，et al. Nanobubbles for enhanced ultrasound imaging of tumors. Int J Nanomedicine，2012，7：895-904.

[6] Fan X，Wang L，Guo Y，et al. Experimental investigation of the penetration of ultrasound nanobubbles in a gastric cancer xenograft. Nanotechnology，2013，24（32）：325102.

[7] Wang L，Li L，Guo Y，et al. Construction and in vitro/in vivo targeting of PSMA-targeted nanoscale microbubbles in prostate cancer. Prostate，2013，73（11）：1147-1158.

[8] Gao Y，Hernandez C，Yuan HX，et al. Ultrasound molecular imaging of ovarian cancer with CA-125 targeted nanobubble contrast agents. Nanomedicine，2017，13（7）：2159-2168.

[9] Tang H，Zheng Y，Chen Y. Materials chemistry of nanoultrasonic biomedicine. Adv Mater，2017，29（10）：1604105.

[10] Liu J，Shang T，Wang F，et al. Low-intensity focused ultrasound（LIFU）-induced acoustic droplet vaporization in phase-transition perfluoropentane nanodroplets modified by folate for ultrasound molecular imaging. Int J Nanomed，2017，12：911-923.

[11] Yang L，Cheng J，Chen Y，et al. Phase-transition nanodroplets for real-time photoacoustic/ ultrasound dual-modality imaging and photothermal therapy of sentinel lymph node in breast cancer. Sci Rep，2017，7：45213.

[12] Min HS，Son S，You DG，et al. Chemical gas-generating nanoparticles for tumor-targeted ultrasound imaging and ultrasound-triggered drug delivery. Biomaterials 2016，108：57-70.

[13] Liu Z，Lammers T，Ehling J，et al. Iron oxide nanoparticle-containing microbubble composites as contrast agents for MR and ultrasound dual-modality imaging. Biomaterials，2011，32：6155-6163.

[14] Wang，Lihong V. Prospects of photoacoustic tomography. Med Phys，2008，35（12）：5758-5767.

[15] Fokong S，Siepmann M，Liu Z，et al. Advanced characterization and refinement of poly N-butyl cyanoacrylate microbubbles for ultra- sound imaging. Ultrasound Med Biol，2011，37（10）：1622-1634.

[16] Palmowski M，Morgenstern B，Hauff P，et al. Pharmacodynamics of streptavidin-coated cyanoacrylate microbubbles designed for molecular ultrasound imaging. Invest Radiol，2008，43（3）：162-169.

[17] Klibanov AL，Rasche PT，Hughes MS，et al. Detection of individual microbubbles of ultrasound contrast agents: imaging of free-floating and targeted bubbles. Invest Radiol，2004，39（3）：187-195.

[18] Deshpande N，Needles A，Willmann JK，et al. Molecular ultrasound imaging: current status and future directions. Clin Radiol，2010，65（7）：567-581.

[19] Willmann JK，Cheng Z，Davis C，et al. Targeted microbubbles for imagingtumor angiogenesis: assessment of whole-body biodistribution with dynamic micro- PET in mice. Radiology，2008，249（1）：212-219.

[20] Pochon S，Tardy I，Bussat P，Bettinger T，et al. BR55: a lipopeptide-based VEGFR2-targeted ultrasound contrast agent for molecular imaging of angiogenesis. Invest Radiol，2010，45（2）：89-95.

[21] Willmann JK，Paulmurugan R，Chen K，et al. US imaging of tumor angiogenesis with microbubbles targeted to vascular endothelial growth factor receptor type 2 in mice. Radiology，2008，246（2）：508-518.

[22] Pysz MA，Guracar I，Tian L，et al. Fast microbubble dwell-time based ultrasonic molecular imaging approach for quantification and monitoring of angiogenesis in cancer. Quant Imaging Med Surg，2012，2（2）：68-80.

[23] Wang S，Mauldin FW Jr，Klibanov AL，et al. Ultrasound-based measurement of molecular marker concentration in large blood vessels: a feasibility study. Ultrasound Med Biol，2015，41（1）：222-234.

[24] Rychak JJ，Klibanov AL，Ley KF，et al. Enhanced targeting of ultrasound contrast agents using acoustic radiation force. Ultrasound Med Biol，2007，33（7）：1132-1139.

[25] Frinking PJ，Tardy I，Théraulaz M，et al. Effects of acoustic radiation force on the binding efficiency of BR55，a VEGFR2-specific ultrasound contrast agent. Ultrasound Med Biol，2012，38（8）：1460-1469.

[26] Kaufmann BA，Lewis C，Xie A，et al. Detection of recent myocardial ischaemia by molecular imaging of P-selectin with targeted contrast echocardiography. Eur Heart J，2007，28（16）：2011-2017.

[27] Bettinger T，Bussat P，Tardy I，et al. Ultrasound molecu-

lar imaging contrast agent binding to both E- and P-selectin in different species. Invest Radiol, 2012, 47 (9): 516-523.

[28] Weller GE, Lu E, Csikari MM, et al. Ultrasound imaging of acute cardiac transplant rejection with microbubbles targeted to intercellular adhesion molecule-1. Circulation, 2003, 108 (2): 218-224.

[29] Bachmann C, Klibanov AL, Olson TS, et al. Targeting mucosal addressin cellular adhesion molecule (MAdCAM)-1 to noninvasively image experimental Crohn's disease. Gastroenterology, 2006, 130 (1): 8-16.

[30] Weller GE, Villanueva FS, Tom EM, et al. Targeted ultrasound contrast agents: in vitro assessment of endothelial dysfunction and multi-targeting to ICAM-1 and sialyl Lewisx. Biotechnol Bioeng, 2005, 92 (6): 780-788.

[31] Sorace AG, Warram JM, Umphrey H, et al. Microbubble-mediated ultrasonic techniques for improved chemotherapeutic delivery in cancer. J Drug Target, 2012, 20 (1): 43-54.

[32] Zhang Y, Tan H, Bertram EH, et al. Non-Invasive, Focal Disconnection of Brain Circuitry Using Magnetic Resonance-Guided Low-Intensity Focused Ultrasound to Deliver a Neurotoxin. Ultrasound Med Biol, 2016, 42 (9): 2261-2269.

[33] Zhang Y, Liao C, Qu H, et al. Testing Different Combinations of Acoustic Pressure and Doses of Quinolinic Acid for Induction of Focal Neuron Loss in Mice Using Transcranial Low-Intensity Focused Ultrasound. Ultrasound Med Biol, 2019, 45 (1): 129-136.

[34] Wang XL, Zhao XY, Li S, et al. A novel plasmid and SonoVue formulation plus ultrasound sonication for effective gene delivery in nude mice. Life Sci, 2013, 93 (16): 536-542.

[35] Greco A, Di Benedetto A, Howard CM, et al. Eradication of therapy-resistant human prostate tumors using an ultrasound-guided site-specific cancer terminator virus delivery approach. Mol Ther, 2010, 18 (2): 295-306.

[36] Haag P, Frauscher F, Gradl J, et al. Microbubble-enhanced ultrasound to deliver an antisense oligodeoxynucleotide targeting the human androgen receptor into prostate tumours. J Steroid Biochem Mol Biol, 2006, 102 (1-5): 103-113.

[37] Carson AR, McTiernan CF, Lavery L, et al. Ultrasound-targeted microbubble destruction to deliver siRNA cancer therapy. Cancer Res, 2012, 72 (23): 6191-6199.

[38] Wang DS, Panje C, Pysz MA, et al. Cationic versus neutral microbubbles for ultrasound-mediated gene delivery in cancer. Radiology, 2012, 264 (3): 721-732.

[39] Sirsi SR, Borden MA. State-of-the-art materials for ultrasound-triggered drug delivery. Adv Drug Deliv Rev, 2014, 72: 3-14.

[40] Fukumura D, Jain RK. Tumor microenvironment abnormalities: causes, consequences, and strategies to normalize. J Cell Biochem, 2007, 101 (4): 937-949.

[41] Iwanaga K, Tominaga K, Yamamoto K, et al. Local delivery system of cytotoxic agents to tumors by focused sonoporation. Cancer Gene Ther, 2007, 14 (4): 354-363.

[42] Duvshani-Eshet M, Benny O, Morgenstern A, et al. Therapeutic ultrasound facilitates antiangiogenic gene delivery and inhibits prostate tumor growth. Mol Cancer Ther, 2007, 6 (8): 2371-2382.

[43] Pu C, Chang S, Sun J, et al. Ultrasound-mediated destruction of LHRHa-targeted and paclitaxel-loaded lipid microbubbles for the treatment of intraperitoneal ovarian cancer xenografts. Mol Pharm, 2014, 11 (1): 49-58.

[44] Kotopoulis S, Delalande A, Popa M, et al. Sonoporation-enhanced chemotherapy significantly reduces primary tumour burden in an orthotopic pancreatic cancer xenograft. Mol Imaging Biol, 2014, 16 (1): 53-62.

[45] Kohane DS, Tse JY, Yeo Y, et al. Biodegradable polymeric microspheres and nanospheres for drug delivery in the peritoneum. J Biomed Mater Res A, 2006, 77 (2): 351-361.

[46] Tsai M, Lu Z, Wang J, et al. Effects of carrier on disposition and antitumor activity of intraperitoneal Paclitaxel. Pharm Res, 2007, 24 (9): 1691-1701.

[47] Newman CM, Bettinger T, Gene therapy progress and prospects: ultrasound for gene transfer. Gene Ther, 2007. 14 (6): 465-475.

[48] Yu BF, Wu J, Zhang Y, et al. Ultrasound-targeted HSVtk and Timp3 gene delivery for synergistically enhanced antitumor effects in hepatoma. Cancer Gene Ther, 2013, 20 (5): 290-297.

[49] Sonoda S, Tachibana K, Uchino E, et al. Inhibition of melanoma by ultrasound-microbubble-aided drug delivery suggests membrane permeabilization. Cancer Biol Ther, 2007, 6 (8): 1276-1283.

[50] Ghoshal G, Swat S, Oelze ML. Synergistic effects of ultrasound-activated microbubbles and doxorubicin on short-term survival of mouse mammary tumor cells. Ultrason Imaging, 2012, 34 (1): 15-22.

[51] Apfel RE, Holland CK. Gauging the likelihood of cavitation from short-pulse, low-duty cycle diagnostic ultrasound. Ultrasound Med Biol, 1991, 17 (2): 179-185.

[52] Dubinsky TJ, Cuevas C, Dighe MK, et al. High-intensity focused ultrasound: current potential and oncologic

applications. AJR Am J Roentgenol，2008，190（1）：191-199.

[53] Leslie TA，Kennedy JE. High-intensity focused ultrasound principles，current uses，and potential for the future. Ultrasound Q，2006，22（4）：263-272.

[54] O'Brien WD Jr. Ultrasound-biophysics mechanisms. Prog Biophys Mol Biol，2007，93（1-3）：212-255.

[55] Zhao X，Zhang J，Tong N，et al. Protective effects of berberine on doxorubicin-induced hepatotoxicity in mice. Biol Pharm Bull，2012，35（5）：796-800.

[56] Liao ZK，Tsai KC，Wang HT，et al. Sonoporation-mediated anti-angiogenic gene transfer into muscle effectively regresses distant orthotopic tumors. Cancer Gene Ther，2012，19（3）：171-180.

[57] Grossman R，Tyler B，Hwang L，et al. Improvement in the standard treatment for experimental glioma by fusing antibody Fc domain to endostatin. J Neurosurg，2011，115（6）：1139-1146.

[58] Slikkerveer J，Kleijn SA，Appelman Y，et al. Ultrasound enhanced prehospital thrombolysis using microbubbles infusion in patients with acute ST elevation myocardial infarction: pilot of the Sonolysis study. Ultrasound Med Biol，2012，38（2）：247-252.

[59] Rubiera M，Ribo M，Delgado-Mederos R，et al. Do bubble characteristics affect recanalization in stroke patients treated with microbubble-enhanced sonothrombolysis. Ultrasound Med Biol，2008. 34（10）：1573-1577.

[60] Reis ED，Roque M，Dansky H，et al. Sulindac inhibits neointimal formation after arterial injury in wild-type and apolipoprotein E-deficient mice. Proc Natl Acad Sci U S A，2000，97（23）：12764-12769.

[61] Goertz DE，Todorova M，Mortazavi O，et al. Antitumor effects of combining docetaxel（taxotere）with the antivascular action of ultrasound stimulated microbubbles. PLoS One，2012，7（12）：52307.

[62] Park EJ，Zhang YZ，Vykhodtseva N，et al. Ultrasound-mediated blood-brain/blood-tumor barrier disruption improves outcomes with trastuzumab in a breast cancer brain metastasis model. J Control Release，2012，163（3）：277-284.

[63] Rahman AM，Yusuf SW，Ewer MS，et al. Anthracycline-induced cardiotoxicity and the cardiac-sparing effect of liposomal formulation. Int J Nanomedicine，2007，2（4）：567-583.

[64] Cochran MC，Eisenbrey JR，Soulen MC，et al. Disposition of ultrasound sensitive polymeric drug carrier in a rat hepatocellular carcinoma model. Acad Radiol，2011，18（11）：1341-1348.

[65] Ducreux M，Rougier P，Fandi A，et al. Effective treatment of advanced biliary tract carcinoma using 5-fluorouracil continuous infusion with cisplatin. Ann Oncol，1998，9（6）：653-656.

[66] Carey LA，Perou CM，Livasy CA，et al. Race，breast cancer subtypes，and survival in the Carolina Breast Cancer Study. JAMA，2006，295（21）：2492-2502.

[67] Yan F，Li L，Deng Z，et al. Paclitaxel-liposome-microbubble complexes as ultrasound-triggered therapeutic drug delivery carriers. J Control Release，2013，166（3）：246-255.

[68] Sorace AG，Korb M，Warram JM，et al. Ultrasound-stimulated drug delivery for treatment of residual disease after incomplete resection of head and neck cancer. Ultrasound Med Biol，2014，40（4）：755-764.

[69] Vykhodtseva NI，Hynynen K，Damianou C. Histologic effects of high intensity pulsed ultrasound exposure with subharmonic emission in rabbit brain in vivo. Ultrasound Med Biol，1995，21（7）：969-979.

[70] Tempany CM，Stewart EA，McDannold N，et al. MR imaging-guided focused ultrasound surgery of uterine leiomyomas: a feasibility study. Radiology，2003，226（3）：897-905.

[71] Hynynen K，McDannold N，Sheikov NA，et al. Local and reversible blood-brain barrier disruption by noninvasive focused ultrasound at frequencies suitable for trans-skull sonications. Neuroimage，2005，24（1）：12-20.

[72] McDannold N，Vykhodtseva N，Raymond S，et al. MRI-guided targeted blood-brain barrier disruption with focused ultrasound: histological findings in rabbits. Ultrasound Med Biol，2005，31（11）：1527-1537.

[73] Kinoshita M，McDannold N，Jolesz FA，et al. Targeted delivery of antibodies through the blood-brain barrier by MRI-guided focused ultrasound. Biochem Biophys Res Commun，2006，340（4）：1085-1090.

[74] Kinoshita M，McDannold N，Jolesz FA，et al. Noninvasive localized delivery of Herceptin to the mouse brain by MRI-guided focused ultrasound-induced blood-brain barrier disruption. Proc Natl Acad Sci U S A，2006，103（31）：11719-11723.

[75] Jordao JF，Ayala-Grosso CA，Markham K，et al. Antibodies targeted to the brain with image-guided focused ultrasound reduces amyloid-beta plaque load in the TgCRND8 mouse model of Alzheimer's disease. PLoS One，2010，5（5）：10549.

[76] Treat LH，McDannold N，Vykhodtseva N，et al. Targeted delivery of doxorubicin to the rat brain at therapeutic levels using MRI-guided focused ultrasound. Int J

Cancer，2007，121（4）：901-907.

[77] Huang Q，Deng J，Xie Z，et al. Effective gene transfer into central nervous system following ultrasound-micro-bubbles-induced opening of the blood-brain barrier. Ultrasound Med Biol，2012，38（7）：1234-1243.

[78] Alonso A，Reinz E，Leuchs B，et al. Focal Delivery of AAV2/1-transgenes Into the Rat Brain by Localized Ultrasound-induced BBB Opening. Ann Neurosci，2014，21（1）：22.

[79] Burgess A，Huang Y，Querbes W，et al. Focused ultra-sound for targeted delivery of siRNA and efficient knockdown of Htt expression. J Control Release，2012，163（2）：125-129.

第五章

分子影像与诊疗一体化

第一节 概　　述

　　癌症一直是影响人类健康和寿命的最主要疾病之一，传统的诊疗模式是采取先诊断后治疗的方式，可能耽误最佳治疗时间，在治疗过程中也不能实时监测治疗效果、需要多次给药，对患者可能产生较大的毒副作用、体内清除障碍等。因而实现同时诊断与治疗是临床肿瘤学发展的必然趋势。2002 年 Funkhouser 提出了治疗诊断一体化（theranostics）的概念，定义为结合治疗和诊断于一体，为人类疾病特别是癌症等重症疾病的诊疗提供了一种全新的思路和方法，推动现代医学由传统诊断和治疗向个体化医疗转变，以分子水平的诊断为基础，获得疾病的精确信息，根据每个患者的具体情况施行个体化用药，将减少不必要的副作用，产生更好的治疗效果。

　　由于纳米颗粒独特的物理、化学及生物学性质，其表面易于修饰和连接各种功能基团，使其成为诊疗一体化制剂的主要载体，一般由纳米颗粒、诊断成像域、治疗剂和靶向配体共同构成具有靶向性、诊断、治疗作用的多功能纳米复合物（图 5-1），实现对肿瘤组织和细胞的靶向成像与治疗，可在治疗开始前确定疾病性质、表型并进行分期，指导治疗方法的选择和剂量的确定、预测治疗反应和评估治疗效果。理想的纳米载体要求可以保护药物防止降解、通过静脉注射给药、防止调理作用（延长循环半衰期）、可控制生物分布、药代动力学和药效学、易于清除；在纳米颗粒设计上要将药物包装在载体内、大小＜200nm、表面被覆亲水聚合物（如 PEG、右旋糖酐、聚左旋谷氨酸等）、引入靶向部件（如抗体、多肽、糖类等）、使用具有生物相容性和可生物降解的材料。下面从纳米颗粒的选择、靶向机制、治疗剂（方法）和显像模式的选择几个方面进行介绍。

　　从示意图可见基于多功能纳米颗粒建立的诊断治疗一体化设计方案主要包含 3 个方面的要素：①针对某种疾病特异性表达的标志物选择相应的抗体、多肽、小分子、核酸适配体等，修饰在纳米颗粒表面使该纳米复合物具有特异靶向性；该部分是肿瘤诊断和治疗的关键分子识别单元，

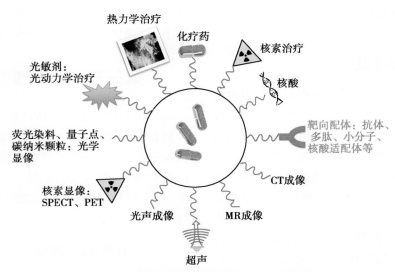

图 5-1　多功能纳米颗粒诊断治疗一体化示意图

其靶向性和亲和性决定了诊断和治疗效果；②在纳米复合物核内包装化疗药物，或在其表面连接各种治疗剂，可使该纳米复合物用作投递药物的载体，达到治疗目的；③在纳米复合物表面连接各种显像模式的特异性分子探针，可将该纳米复合物用于相应的显像诊断，起到诊断、监测药物投递、评估治疗反应和监测治疗效果的作用。

某些纳米颗粒平台本身具有多功能性，如金纳米颗粒可用于光热治疗、光声显像、CT 显像、拉曼显像等；某些放射性核素如 ^{131}I、^{177}Lu 等同时具有显像和治疗作用。

第二节　纳米颗粒的理化性质

纳米颗粒的理化性质如大小、形状、组成、电荷、疏水 / 亲水性和表面化学特性在决定肿瘤细胞成功摄取和相互作用中起着非常重要的作用。

一、纳米颗粒的大小

纳米颗粒的大小在细胞摄取过程中起主要作用。一般要求颗粒直径小于 150nm，在体内高度稳定、分布均匀、纳米颗粒易于修饰以便连接显像剂、治疗剂和靶向元件。研究发现，40～50nm 大小的颗粒在体外具有最大摄取，用于治疗癌症的颗粒大小为 10～100nm，小于 10nm 的颗粒可通过肾脏肾小球滤过清除，较大的颗粒则通过肝脏库普弗细胞和脾脏单核 - 吞噬细胞系统清除。70～200nm 的颗粒被动聚集至实体肿瘤，超过 400nm 的颗粒则认为太大。虽然已建立了纳米颗粒大小的一般范围，但也有相互矛盾的例子报道，每种纳米颗粒和不同细胞之间的相互作用仍需要单独研究。

二、纳米颗粒形状

纳米颗粒的形状在粒子与细胞相互作用中也起重要作用。粒子的对称性决定体内运行的轨迹；能适应细胞膜包裹的形状在细胞摄取时是最有效的，在棒形和球形之间，球形更容易被摄取。球体形状对称，力的分布是均衡的，在血液循环中位于血管中心。棒状形状不对称，在血液循环中易受到阻力和变力矩的作用导致颗粒运动和方向改变而聚集在血管壁上。颗粒形状对循环时间和生物分布也起重要作用，与非球形颗粒相比，球形颗粒的循环时间较短。金纳米材料被用于光热治疗，

不同形状的金纳米颗粒的治疗效果也存在差异，Bhatia 等课题组报道了 PEG 修饰的金纳米棒具有高于金纳米壳 6 倍的光热转换效率和较长的血液循环时间，并能在活体水平有效治疗肿瘤。

三、纳米颗粒电荷极性与亲水性

纳米颗粒表面的电荷对粒子在循环中是否与感兴趣的靶点结合或遭受非特异性结合起作用。阳离子纳米颗粒会与细胞表面带负电荷的蛋白质、聚糖、磷脂头部结合，由于细胞结合增加使纳米颗粒摄取增加。阳离子纳米颗粒也具有较高的非特异性结合和较短的血液循环半衰期。阴离子颗粒与中性粒子相比摄取也较高。电荷也在摄取机制中起作用，带正电荷颗粒被内化时以发动蛋白和 F- 激动蛋白依赖的方式，而带负电荷的颗粒以发动蛋白依赖的方式起作用。

如果纳米颗粒比结合的细胞表面具有更好的疏水性，则吸收增强，细胞表面吸附蛋白质的作用也增强。相反，亲水性纳米颗粒吸附蛋白质较少。因此，纳米颗粒通常包被高度亲水聚合物聚乙二醇（PEG），可减少细胞的非特异性摄取，减少血清中蛋白和其他生物分子的吸收，减少巨噬细胞的吞噬，使循环时间延长；另外，PEG 的密度对癌症治疗起重要作用，高密度 PEG 和可卸载的 PEG 链是肿瘤靶向的关键。但 PEG 包裹的最佳条件，如包裹厚度、结构、链的长度尚未建立，是每种纳米颗粒与细胞作用时需要研究的重要因素。

此外，细胞表面的修饰也是诊断治疗一体化研究的重要内容之一，一般的靶向策略利用某种细胞表面受体的过度表达，在纳米颗粒表面修饰能与这些受体特异性结合的分子以提高亲和力，属于主动靶向，其具体分类在后面的章节详述。

第三节　纳米颗粒的种类

可用于诊断治疗一体化系统的纳米颗粒主要包括有机纳米颗粒、无机纳米颗粒和混合性纳米颗粒三类，其中有机系统包括脂质体、聚合物、树枝状大分子、聚合物胶束等；无机系统包括金、氧化铁、上转换纳米颗粒、二氧化硅、基于铜和碳的纳米颗粒等。

一、有机纳米颗粒

从 20 世纪 70 年代至今，有机纳米系统的发

展经历了从单纯脂质体、表面修饰的功能化的脂质体、可生物降解的纳米颗粒、功能化的聚合胶束、功能化的树枝状大分子到功能化的聚合物。

1. 脂质体 是同心封闭的不溶于水的极性脂质双层膜,自然中脂质体(liposome)是两性分子,由疏水性尾部和亲水性头部自组装形成双层脂分子球形结构,直径 25～1 000nm 不等。利用脂质体可以和细胞膜融合的特点,脂质体可用于转基因和药物投递,具有许多优点:一是易于根据需要增加靶向配体修改表面性质、其大小可以精确地控制、可以稳定封装和保护核内可溶性或不溶性的治疗剂。FDA 批准上市的常用脂质体药物如柔红霉素脂质体(DaunoXome®)、阿霉素脂质体(Doxil®、Caelyx®)与传统化疗药物相比疗效高、毒副作用低。

2. 聚合物 是由单体聚合成的纳米球或胶囊聚合物(polymer),最常见的是聚乳酸/聚乳酸-羟基乙酸共聚物(PLA/PGLA)、嵌段共聚物和壳聚糖。PLA/PLGA 具有良好的生物相容性,可降解,具有支架和缓释双重作用,应用范围广泛,已被美国 FDA 批准使用,可通过改变乳酸和羟基乙酸的比例合成不同的 PLGA。PLA/PLGA 可封装疏水性和亲水性药物制成缓释控制剂,使药物靶向至感兴趣区释放。嵌段共聚物是将两种或两种以上性质不同的聚合物链段连在一起的一种特殊聚合物,具有两亲性,为新型控制药物释放的载体材料,尤其是对蛋白、多肽和难溶性药物等。壳聚糖是半合成多糖,具有良好的生物相容性、生物降解性、便宜、安全等优点,由于其多价强阳离子特性,被广泛用作多功能纳米系统,特别是用于基因治疗中投递治疗质粒和 siRNA。

3. 树枝状大分子 树枝状大分子(dendrimer)是由核心分子分支扩展成树枝状的球形结构,半径 2.5～8nm,是最小的纳米颗粒系统,末端可进行功能化修饰,可精确控制其分支、分子量、电荷和功能化基团;治疗剂可连接至分支末端,填充分支之间的空隙,或者疏水性治疗剂可包裹在核心中;靶向元件或显像域可连接至末端。

4. 聚合物胶束 聚合物胶束(polymeric micelle)是由亲水和疏水两性大分子片段组成的胶体,包括由聚合物尾组成的疏水核和一个亲水头部。胶束一般通过浓度依赖的方式自组装形成,在胶团临界浓度以下,聚合物在溶液中保持单体的形式;高于此浓度时形成胶束。胶束纳米颗粒直径范围一般为 5～100nm,可在胶束自组装时完成疏水性和亲水性化疗药物的封装。因为疏水核可溶解药物,亲水壳在体内循环时保护颗粒,这种核壳结构有利于药物投递。加入靶向元件和造影剂可以实现增强靶向性能,同时使用影像技术监测药物投递和治疗效果。胶束可由生物相容性材料组成,不产生免疫反应,有助于最后从体内清除。

二、无机纳米颗粒

由于无机纳米材料独特的物理特性、成本相对较低而更多的用于诊疗一体化。

1. 金纳米颗粒 指粒径在 1～250nm 之间的纳米级大小的金材料,由于表面等离子体共振(surface plasmon resonance,SPR)和表面增强拉曼散射(surface enhanced Raman scattering,SERS)性质,金纳米材料显示出独特的尺寸和形状依赖的光学和光热性质。通过近红外激光激发,光子-电子和电子-电子之间相互作用产热,可以促进药物释放、用于光热治疗;利用金纳米材料对近红外光的散射,可进行暗场成像、光学相干断层显像、光声显像和表面增强拉曼成像;此外,基于纳米金颗粒开发出来的增强剂可用于 CT 和磁共振成像。金纳米材料具有易于合成、毒性小、生物相容性好、其光学性能亦可被精确调控、易于修饰用于结合生物靶向分子。已有报道多种尺寸和形状的金纳米材料,如金纳米壳(gold nanoshells,AuNSs)、金纳米棒(gold nanorods,AuNRs)、中空金纳米球(hollow gold nanospheres,HAuNSs)、金纳米笼(gold nanocages,AuNCs)和金纳米星(gold nanostars),它们的 SPR 吸收峰从可见光区到近红外区可以任意调控。SiO2@Au 核壳结构是应用于光热治疗最早也是最成熟的金纳米材料,其安全性和生物相容性都进行了大量研究,并已商品化,已进入了临床试验阶段,尤其是对脑部肿瘤和颈部肿瘤研究较为深入。

2. 氧化铁纳米颗粒 是由磁铁矿或赤铁矿制成的纳米晶体,其合成技术已很成熟,室温条件下氧化铁纳米颗粒(iron oxide nanoparticles,IONPs)通常具有大量饱和磁化值。在没有外部磁场的情况下,小于 20nm 的超顺磁性 IONPs 为零磁状态,加入外部磁场时可以磁化。由于 IONPs 具有超顺磁性、生物相容性,且价格便宜,使其成为磁共振造影剂的选择,可缩短 T_2 弛豫时间,在 T_2 或 T_2* 加权图像上信号减低。当在纳米颗粒表面加上靶

3. 荧光上转换纳米粒子 指稀土上转换发光材料,是一种在近红外光激发下能发出可见光的发光材料。1996 年,Auzel 在研究钨酸镱钠玻璃时,发现当基质材料中掺入 Yb^{3+} 时,Ho^{3+}、Er^{3+} 和 Tm^{3+} 在红外光激发下可见光发射强度可以提高 2~3 个数量级,由此正式提出了"上转换发光"的观点。在组织穿透能力强的近红外(NIR)光激发下,荧光上转换纳米粒子(upconversion luminescence nanoparticles,UCNPs)可以发射高能量的可见光,通过能量共振转移激活周围的光敏剂分子产生单态氧和自由基杀死癌细胞,达到治疗的效果。近几年来,上转换发光纳米材料在生物医学方面的应用越来越多,在光动力治疗领域脱颖而出。此外,UCNPs 可以和其他诊疗分子相结合,达到协同治疗和诊疗一体化的目的。

4. 介孔二氧化硅纳米颗粒 凭借其独特的理化特性应用于生物医学领域,越来越多用作一种新型的药物运载系统。与传统的纳米药物载体如脂质体、聚合物纳米颗粒等相比,介孔二氧化硅纳米颗粒(mesoporous silica nanoparticles,MSNs)具有更高的载药容量和共载能力,使得克服肿瘤多重耐药成为可能;更重要的是介孔材料表面有大量的硅烷醇基,可以此为基础合成纳米复合材料,有利于实现肿瘤诊疗一体化。

5. 碳纳米材料 由于碳纳米材料优良的理化性质、热和光学性质以及具有较好的生物相容性,使其成为诊疗一体化领域的一颗新星。碳纳米材料主要包含碳纳米管、碳量子点和石墨烯。大部分碳纳米材料在红外或及近红外区域具有很强的吸收,可用于癌症的光热治疗;碳纳米材料如碳纳米管或碳量子在可见光和红外光区域可产生荧光用于荧光显像;在激光照射下能将能量转变成声信号,可用于光声显像;此外,碳质材料的固有拉曼振动信号可以使用拉曼成像监控其体内生物分布和代谢。碳纳米材料具有独特的 sp2 碳结构和固有的疏水特性,药物或 DNA/RNA 分子可以通过疏水作用或 π-π 叠加吸附到碳纳米颗粒表面,从而用作药物投递载体。

6. 量子点 量子点(quantum dot)是用半导体材料制成的发光纳米晶体,具有有机染料或荧光蛋白不具备的独特光学性质,如吸收光谱宽(从紫外到近红外光区)、发射光谱窄、尺寸依赖的荧光性质、摩尔吸光系数高、量子产率高、光和化学稳定性好等性质,广泛应用于生物体荧光成像研究中。通过调节量子点的大小和构成准确地调整其光学特性是量子点的独特特征。但是其生物毒性是目前一直没有解决、影响临床应用的问题。

7. 其他纳米材料 除了上述纳米材料以外,其他的纳米材料还有多巴胺 - 黑色素纳米球、聚吡咯纳米颗粒、聚乙烯二氧噻吩、聚苯乙烯磺酸酯纳米复合物等有机材料和钯纳米片、铜硫族纳米材料等无机纳米材料,在诊疗一体化的应用方面也备受关注。

第四节 纳米颗粒的靶向机制

纳米颗粒靶向至肿瘤细胞或组织的机制主要包括被动靶向和主动靶向。

一、被动靶向

迄今为止,所有的临床应用和批准的纳米药物都通过 EPR 效应(enhanced permeability and retention effect,EPR)被动靶向至感兴趣区。其机制如下:正常组织中的微血管内皮间隙致密、结构完整,大分子和脂质颗粒不易透过血管壁,而肿瘤组织血管丰富、血管壁间隙较宽、结构完整性差,使颗粒容易从血液进入肿瘤组织;另一方面肿瘤淋巴回流缺失,颗粒清除减少,造成大分子类物质和脂质颗粒具有选择性高通透性和滞留性,这种现象被称作实体瘤组织的高通透性和滞留效应,简称 EPR 效应,被 Maeda 等人描述。EPR 效应促进纳米颗粒在肿瘤组织的选择性分布、增加药效并减少毒副作用。动物模型的研究表明,与正常组织相比,EPR 效应会导致颗粒在肿瘤内 50 倍聚集,颗粒循环时间延长。然而,仅依靠 EPR 效应被动靶向也有缺点,如许多体积大的肿瘤不均质,颗粒在整个肿瘤内不能均匀聚集;在肿瘤中心区域 EPR 效应无效;肿瘤间质存在负压梯度,可能限制颗粒从血管内运动到血管外,从而减少肿瘤血管高渗透性的优点;另外,并不是所有肿瘤都能通过 EPR 效应聚集,例如胃癌和胰腺癌。

二、主动靶向

主动靶向策略是指纳米颗粒表面的亲和配体与肿瘤细胞表面过度表达的受体直接结合,可弥补上述被动靶向的缺点。已研究的靶向配体有多种，包括抗体、多肽片段和核酸配体等。到目前为止，FDA 已批准的这类复合物超过 30 种。以下介绍几种常用的靶向配体。

1. 单克隆抗体　是目前唯一临床可获得的一类靶向配体，可识别靶细胞表面的抗原，调控肿瘤免疫或肿瘤相关信号。纳米材料通过表面连接的抗体与肿瘤细胞表面的抗原特异性结合会增加与肿瘤细胞的黏附，从而可显著提高细胞对纳米颗粒的摄取。临床可得的靶向抗体包括利妥昔单抗（美罗华）用于淋巴瘤，曲妥珠单抗（赫赛汀，Herceptin）用于乳腺癌，贝伐珠单抗用于抑制血管生成，西妥昔单抗治疗中晚期结肠癌等。然而这些单克隆抗体具有一些缺点，如多数来源于鼠或兔，应用于人体时会引起免疫反应；其分子量大，使纳米颗粒体积增大；在溶液中不稳定使自组装困难；每批次之间存在变异。为了克服这些缺陷，利用酶或噬菌体展示技术获得小片段抗体、亲和体（affibody），不仅减小了分子量，也减弱了抗体的免疫原性，使单克隆抗体的靶向功能得以充分发挥。

2. 蛋白　有多种蛋白与细胞膜受体结合可用于主动靶向，包括转铁蛋白、生长因子如表皮生长因子、前列腺特异性膜抗原等。转铁蛋白是一种细胞膜糖蛋白，由于癌细胞高度增殖，在其生长过程中需要大量铁，导致转铁蛋白受体过度表达，为正常细胞的 2～10 倍，转铁蛋白或转铁蛋白受体抗体被用作特异性靶向分子，与其受体结合后介导细胞对铁的摄取。因此，转铁蛋白修饰的纳米材料能够特异性地到达肿瘤细胞，实现靶向肿瘤诊断和治疗。Labhasetwar 等使用纳米颗粒装载紫杉醇，以转铁蛋白作为主动靶向元件，在前列腺癌细胞模型体外和体内均证明具有增高的抗增殖活性。

3. 小分子　小分子是另一类常用的靶向配体，分子量小、成本低、不会降解、免疫源性低、通过各种技术易于连接至纳米颗粒上。小分子量使其在纳米颗粒表面可以达到很高的配体密度，使用噬菌体技术可以鉴定一大类靶点。研究最多的是叶酸，叶酸是细胞功能必需的一种维生素，提供 DNA 合成需要的元素，叶酸受体在多种肿瘤（如卵巢肿瘤、绒毛膜癌、子宫肉瘤、骨肉瘤及脑脊髓膜瘤等）细胞表面均有大量表达，可与叶酸和细胞膜叶酸结合蛋白高亲和力地结合；叶酸受体也存在于健康正常细胞，但其对携带叶酸的纳米

颗粒亲和力低。纳米材料与叶酸或叶酸盐结合形成的靶向纳米材料可携带化疗药物特异性地进入叶酸受体表达高的细胞内，并将药物释放到细胞质发挥细胞毒作用。

4. 多肽　靶向肽片段是由 2～50 个氨基酸组成的多肽，能特异性地结合靶细胞和组织，具有易合成、分子量小、高度稳定、高亲和力、低免疫原性、易于排泄等优点，近年来噬菌体肽库、细菌肽展示库和质粒肽库等的建立使肽的应用更为广泛。有许多肽受体在肿瘤组织或细胞过度表达，包括整合素、铃蟾肽受体、血管肽、促黄体激素释放激素（LHRH）、生长激素抑制素等。整合素在肿瘤细胞表面和肿瘤周围的新生血管中过度表达，研究最多的是 $\alpha_V\beta_3$，通过在不同的纳米材料表面连接多肽 RGD 可选择性的靶向至肿瘤组织。Zhan 等使用 PEG-PLA 胶团连接 cRGD，载药紫杉醇，与非靶向胶团相比，具有 2.5 倍的抗瘤效应。胃泌素释放肽受体（GRPR）是一个糖化 7 次跨膜 G 蛋白偶联受体，属于铃蟾肽受体家族，具有广泛的生物学功能，包括刺激胃肠道的外分泌和平滑肌收缩，GRPR 在前列腺癌、乳腺癌和胰腺癌等多种肿瘤过度表达，可通过胃泌素释放肽（铃蟾肽类似物）靶向。此外，血管肽 -2 能与低密度脂蛋白受体相关蛋白（LRP）特异性结合，而 LRP 在血脑屏障和胶质瘤中高表达，故连接有血管肽 -2 的纳米材料可携带药物通过血脑屏障到达肿瘤内，也是一种非常有效的靶向多肽。

5. 适配体　适配体（aptamer）是能够折叠成不同构象的 RNA 或 DNA 寡核苷酸片段，可与小分子、肽段、蛋白质和寡聚核苷酸高亲和性结合，其与药物结合不需要化学修饰。适配体作为靶向分子与单克隆抗体相比具有分子量小、无免疫源性、易通过肿瘤的 EPR 效应进入肿瘤细胞内的优点。

尽管各种主动靶向策略有以上优点，进入临床试验的靶向纳米颗粒只有 6 种，其中 3 种是聚合物，3 种是脂质体。随着研究的深入，将会有更多新型的靶向纳米材料出现并应用于肿瘤的诊断与治疗中。

第五节　治疗剂（方法）的选择

治疗剂（方法）的选择在多功能纳米颗粒系统的发展中起着重要作用，目前应用于诊疗一体化

纳米系统的治疗剂（方法）包括化疗、热疗、光动力学治疗、放射性核素治疗等。

1. 纳米载化疗药物 癌症传统化疗具有很多缺陷，如严重的副作用、非选择性细胞毒性导致不耐受、治疗时间长、耐药、不能完全治愈、生活质量低等。在诊疗一体化纳米系统中装载化疗药物可克服上述缺陷。纳米颗粒内最常装载的化疗药物有多柔比星（阿霉素）、柔红霉素、紫杉醇等。FDA 批准的脂质体药物如阿霉素脂质体（Doxil®、Caelyx®）、柔红霉素脂质体（DaunoXome®）、紫杉醇脂质体已商业化，阿霉素脂质体已成为市场上最常用的抗癌药物之一。在诊疗一体化系统中使用阿霉素可增强细胞摄取、延长循环时间和增强抗癌效果。

2. 热疗法 是一种新兴的肿瘤治疗手段，泛指用加热来治疗肿瘤。由于正常细胞和肿瘤细胞对温度耐受能力不同，使肿瘤组织局部或全身在一段时间内维持一定的治疗温度，可达到既能使肿瘤细胞死亡、又不损伤正常组织的治疗目的，与传统的手术治疗、放化疗相比，大大降低了毒副作用，是一种具有广阔前景的治疗手段。热疗法一般以纳米颗粒为载体，肿瘤组织对纳米颗粒特异性摄取，而正常组织摄取低。目前，基于纳米颗粒的肿瘤热疗可分为磁热疗法和光热疗法两大类。磁热疗法的原理是静脉注射或直接瘤内注射的磁性纳米颗粒在达到肿瘤病灶后，施加外部交变磁场，使纳米颗粒的磁极发生反转，将电磁能转换为热能，导致肿瘤区域温度上升，达到治疗效果。磁热疗法目前已取得了一定的进展，超顺磁性的氧化铁纳米颗粒就是一类很好的热疗材料。光热疗法（photothermal therapy，PTT）的原理是在入射光的激发下，利用光热转换效应产生的热来杀死肿瘤细胞，光和光热转换试剂是两个关键的因素。由于生物体组织和体液对近红外光（NIR，$650 \sim 900nm$）基本上不吸收，因而近红外光具有较好的组织穿透能力（可深达 10cm），被广泛应用于光热治疗中，在近红外区具有光吸收的一系列纳米材料如金纳米颗粒在光热治疗发挥着巨大作用。

3. 光动力学治疗 光动力学治疗（photodynamic therapy，PDT）是预先将本身稳定无毒性的光敏剂注入机体，由于肿瘤组织高吸收、低代谢，经一段时间光敏剂特异性沉积在肿瘤组织，在特定波长的光照射下可产生单态氧和自由基等，杀

死肿瘤细胞达到治疗目的，具有微创性、靶向性高、不良反应小等优点。由于光敏剂还可以产生荧光，故将 PDT 和光学影像技术联用，在确定肿瘤部位的同时还能精确地进行治疗。

目前常用的光敏剂有以下一些局限性：

（1）主要是卟啉衍生物，这些分子对肿瘤组织缺乏靶向性。

（2）光敏剂分子多为疏水性分子，易团聚，在体内不易传输到病灶。

（3）由于光敏剂需要吸收可见光，而可见光在人体组织的穿透能力较差，治疗不能深入到组织内部，目前主要用于表皮或浅组织区域的肿瘤。

近年来，越来越多的纳米材料应用于 PDT，荧光上转换纳米材料（UCNPs）是其中有最前途的一种，可克服目前制约光动力治疗的诸多难题，如：经过表面修饰，可得到亲水性的上转换纳米粒子，解决传统光敏剂易团聚及难以输运的问题；近红外光（波长 $700 \sim 1\,000nm$）穿透深度比可见光大一个数量级，可以克服光动力治疗难以深入组织内部的难题，且对正常组织和细胞光毒性较低，UCNPs 可被近红外光激光激发转换为可见光，再由可见光激发其负载的光敏剂；通过改变掺杂的稀土离子，荧光上转换纳米粒子的发光从紫光到近红外都可调控，可以匹配不同吸收波长的光敏剂，充分利用现有光敏剂资源；近红外连续激光器小巧、能量高、价格便宜，为 UCNPs 在光动力治疗实际应用提供了良好条件。

4. 放射性核素治疗 利用某些放射性核素本身的物理特性即可实施诊疗一体化，也是目前比较成熟的技术，例如应用 ^{131}I 治疗甲状腺癌转移灶，$^{177}Lu-PSMA$（前列腺特异性膜抗原）治疗前列腺癌及转移灶，$^{177}Lu-DOTATATE$ 治疗神经内分泌肿瘤等，在实施治疗的同时还可以进行显像诊断和疗效监测。临床上常用的某些放射性核素如 ^{131}I、^{177}Lu、^{18}Re 等可发射 β 和 γ 射线，利用这类核素在衰变过程中发射出的 β 射线在病变组织产生一系列的电离辐射生物效应，使细胞繁殖能力丧失、代谢紊乱、细胞衰老或死亡从而达到治疗目的，而发射的 γ 射线可以进行病变的 SPECT 显像诊断和疗效监测。由于正常细胞和病变细胞对核素射线的敏感性不同，一般细胞分裂活性越大对射线越敏感，浓聚放射性核素的能力也越强，此外通过靶向作用可增强放射性药物在病变组织的聚集，使射线破坏或抑制病变组织的同时对正常组

织可不发生损伤或仅发生轻微损伤。在诊疗一体化系统中，可应用这类核素标记纳米复合物，一方面可用于治疗，另一方面利用核素发射的 γ 射线可进行核素显像。

5. 核酸为基础的治疗　如小干扰 RNA（siRNA）和 microRNA（miRNA）被用于治疗多种肿瘤。siRNA 是一类双链 RNA，这些 RNA 长度通常为 2 025 核苷酸，干扰基因表达，与双链 DNA 共享互补序列，也被用于治疗癌症。miRNA 是一类具有调控功能的非编码 RNA，19～25 核苷酸，由 RNA 聚合酶 II 转录，其异常表达与多种肿瘤如白血病、肺癌等有关，由于 miRNA 对增加某些癌细胞的化学抗性起作用，因此可用作治疗靶点。在诊疗一体化系统中应用，miRNA 可通过靶向纳米系统投递至靶细胞，如使用靶向脂质体投递 miR-34a 至转移性黑色素瘤，使用金纳米颗粒投递 miR-29b 至人宫颈癌 HeLa 细胞。

第六节　显像技术

为了将诊疗一体化纳米颗粒用于诊断，需要使用分子成像技术在细胞和亚细胞水平显示人或动物的病理生理学过程，实现活体无创实时成像和长期跟踪，用于疾病的早期诊断、分期、显像药物投递和疗效评估等，有利于实现个体化医疗。目前，常用的显像模式包括光学成像（optical imaging）、光声成像（photoacoustic imaging，PAI）、超声（ultrasound，US）、X 射线计算机断层扫描（computed tomography，CT）、磁共振成像（magnetic resonance imaging，MRI）、单光子发射断层扫描（single photon emission computed tomography，SPECT）、正电子发射断层扫描（positron emission tomography，PET）等。这些显像模式在空间分辨率、穿透深度、敏感性和生物相容性等方面各有优劣。

1. 光学成像技术　利用生物体内发出的能够穿透组织的光进行显像，是研究生物体内细胞活动和基因行为的重要方法之一，具有敏感性高、无电离辐射、显像波谱宽、实时显像、价格便宜等优点，被认为是有吸引力的显像方法。缺点是组织渗透差、由于散射对噪声敏感、潜在自发荧光等。光学成像包括生物发光成像（bioluminescence imaging，BLI）、荧光成像（fluorescence imaging，FI）、拉曼成像（Raman imaging）和新兴发展起来的切连科夫发光成像（Cerenkov luminescence imaging，CLI）。BLI 是将荧光素酶基因整合到细胞染色体 DNA 上并稳定表达，当给予其底物荧光素，即可在短时间内产生发光现象，并用来观测生物体内部细胞和分子水平的生理变化过程。FI 则是利用荧光探针标记活体小动物体内的特定分子或细胞，在外源光激发作用下成像。常见的荧光探针包括有机荧光染料（如 FITC、ICG、Cy5.5 等）、荧光蛋白（如 GFP、RFP 等）和纳米材料（量子点、碳和贵金属）等。拉曼成像是表征化学信息的有力手段，它对样品的不同位置逐点扫描并获取拉曼光谱，基于这些光谱生成伪彩图像，从而显示出材料的结构信息和分布，采用 SWIFTTM 超快速成像技术可以在秒或者分钟内获得一幅精细的拉曼图像。CLI 是通过放射性核素（如 ^{18}F、^{32}P 和 ^{124}I 等）在衰变的过程中产生的带电粒子满足其在介质中的运动速度大于光在该介质中的运动速度时，产生切连科夫光来实现成像的。

2. 超声成像（US）技术　利用超声的物理特性和人体器官组织对超声阻抗和衰减的差异，得到断面超声图像实现疾病诊断的目的。US 由于安全性高、成本低、使用便携等特点，成为临床使用最多的成像方式之一。在分子影像领域，一些粒径几百纳米至几微米的超声造影剂被引入肿瘤的临床诊断中，这些造影剂也可被修饰和装载药物用于诊疗一体化。

3. 光声成像（PAI）技术　基本原理是当宽束短脉冲激光（ns 级）辐照生物组织时，位于组织体内的吸收体（如黑色素、血红蛋白和肿瘤等）吸收光能量并转换为热能使局部温度升高，导致热弹性膨胀，产生与组织吸收特性相关的超声波，并透过组织向外传播，被位于组织体表面的超声探测器接收，并以此重建组织内光能量吸收分布的图像。PA 检测信号为超声波，反映的是光学信号，因而既具有光学成像对比度高、对组织功能特性敏感的优势，又具有声学成像深度大、深处组织成像分辨率高的特性。此外，光声成像在低能量密度的电磁辐射下就可以获得高信噪比的光声信号，因而可以避免高强度电磁辐射对生物组织产生的损伤。总体来说，PA 在临床诊断以及活体组织结构和功能成像等领域有广泛的应用前景。根据成像深度，我们可以选择不同的成像模式（如具有光学分辨率的光声显微镜，具有声学分辨率的声学显微镜和光声断层成像等），获得不同的分辨率，因而光声成像能实现从细胞器到细胞、组织乃至器官等不同层次的成像。生物组织的光学吸收既可能产生于内源性分子如水、DNA/RNA、黑色素和血红蛋白等，也可能产生于各种外源性的造影剂。外源性的造影剂主要是金纳米材料、碳纳米管、硫化铜和高分子聚合物等具有光吸收的物质。

4. X 射线计算机断层扫描（CT）　是一种基于 X 射线的三维重建成像技术，由于不同的组织对 X 射线的吸收能力不同，透过组织的 X 射线剂量也不同，通过测定不同部位组织 X 射线的透过剂量并重建出组织断层面三维影像，CT 扫描可提供很好的解剖分辨率，目前广泛使用的 CT 造影剂主要是一些含碘的分子，由于缺乏主动靶向性、呈现非特异性的生物分布、易于被肾脏清除的快速药物动力学的特性使其在临床应用中有一些局限性。纳米材料的出现为 CT 成像提供了新的造影剂，与含碘的小分子相比，金纳米材料不仅具有更高的 X 射线吸收系数，血液循环时间长、具有更好的生物相容性、表面更易于官能团化实现特异性靶向。用于 CT 的纳米颗粒材料包括核 - 壳结构、脂质体、金、铋和树枝状聚合物等。

5. 磁共振成像（MRI）　是基于磁共振原理的医学影像技术，具有空间分辨率高、多参数、多方位成像和剖面成像不受组织影响等特点，是临床诊断中非常重要的成像手段之一。MRI 的敏感性较低，因而使用造影剂增强信噪比是不可或缺的。按弛豫方式，造影剂可分为两大类。T_1 造影剂可以缩短 T_1 弛豫时间，导致磁共振信号增强，实现 T_1 加权像的对比增强。典型的 T_1 造影剂是一类由顺磁性金属离子（Gd^{3+}、Mn^{2+} 和 Fe^{3+}）和螯合配体组成的金属有机配合物。随着 Gd 配合物的不断改善和在临床上的应用，一些顺磁性的含 Gd 的无机纳米材料（如 Gd_2O_3、GdF_3、$GdPO_4$ 和 $NaGdF_4$ 等）也作为新的 T_1 造影剂，表现出优良的性质。此外，水溶性的 MnO 纳米颗粒也作为造影剂应用于脑、肝和肾等人体器官的 T_1 成像。3～4nm 的超小氧化铁有较高的 r1 值，较低的 r2/r1 值和良好的生物相容性，也被作为 T_1 造影剂应用于 MRI 中。T_2 造影剂缩短质子 T_2 弛豫时间，导致磁共振信号减弱，实现 T_2 加权像的对比增强，以磁性氧化铁为主。发展新型的高性能的 MRI 造影剂势在必行。例如，已报道的 $CoFe_2O_4$，$MnFe_2O_4$，$NiFe_2O_4$ 和 FeC 等纳米颗粒具有较高的磁饱和强度，有效地缩短了 T2 弛豫时间，实现了更好的 MRI 对比信号增强。

6. 放射性核素显像　包括单光子发射断层扫描（SPECT）和正电子发射断层扫描（PET）。SPECT 应用的是单光子核素 ^{99m}Tc、^{131}I、^{111}In、^{201}Tl、^{67}Ga 等，这些核素标记携带靶向配体和药物的纳米复合物用作诊疗一体化制剂，示踪剂在靶组织或靶器官聚集，SPECT 显像可以指示发射 γ 射线最高浓度的位置，可提供 360° 的图像，重建可产生三维图像。使用 SPECT 的优点是不需要信号放大、本底低、敏感性高。缺点是空间分辨率低、有辐射、探测仪器体积大。

PET 应用正电子核素如 ^{11}C、^{15}O、^{18}F、^{111}In、^{64}Cu、^{68}Ga 等标记纳米复合物，制备成本更昂贵，示踪剂在衰变过程中发射正电子，运行较短距离后与周围物质中的电子相互作用发生湮灭辐射，产生能量相等、方向相反的 2 个 γ 光子，同时被相反方向的 2 个探测器所探测，通过计算机处理采集的信息，显示出断层图像。其优点是直接产生三维图像，具有更高的敏感性，所需放射性核素的剂量较少。缺点是分辨率低、价格昂贵、有辐射。

第七节　诊疗一体化纳米颗粒的设计及应用

诊疗一体化纳米颗粒平台一般可设计为以下几种方式：①在显像纳米颗粒（如量子点、氧化铁和金纳米颗粒等）表面连接治疗剂（如抗癌药物、光敏剂等）；②在治疗性纳米颗粒上附加显像（对比）剂（如荧光染料、光学或磁性纳米颗粒和多种放射性核素）；③在一个生物相容性纳米颗粒（如聚合物纳米颗粒、铁蛋白纳米笼和多孔硅纳米颗粒）中同时封装显像剂和治疗剂；④也可设计为本身同时具有显像和治疗功能的独特纳米颗粒（如 porphysomes、^{64}Cu-CuS、金纳米壳或笼）。为了延长血液循环半衰期和提高主动靶向能力，可使用 PEG 和不同的靶向配体进行表面修饰。多模式显像和多重治疗也是纳米诊疗一体化领域研究的热点。诊疗一体化纳米系统除了应用于肿瘤领域，也应用于其他疾病，如心血管疾病、感染性疾病等。目前 FDA 已批准了 35 种显像或治疗纳米颗粒用于临床试验，诊疗一体化纳米颗粒还处于早期转化阶段。

（覃春霞）

参 考 文 献

[1] Lee DS, Im HJ, Lee YS. Radionanomedicine: widened perspectives of molecular theragnosis. Nanomedicine, 2015, 11(4): 795-810.

[2] Kojima R, Aubel D, Fussenegger M. Novel theranostic agents for next-generation personalized medicine: small molecules, nanoparticles, and engineered mammalian cells. Current opinion in chemical biology, 2015, 28: 29-38.

[3] Cole JT, Holland NB. Multifunctional nanoparticles for use in theranostic applications. Drug delivery and translational research, 2015, 5(3): 295-309.

[4] Kamaly N, Xiao Z, Valencia PM, et al. Targeted polymeric therapeutic nanoparticles: design, development and clinical translation. Chemical Society reviews, 2012, 41(7): 2971-3010.

[5] Wang J, Byrne JD, Napier ME, et al. More effective nanomedicines through particle design. Small, 2011, 7(14): 1919-1931.

[6] Gratton SE, Ropp PA, Pohlhaus PD, et al. The effect of particle design on cellular internalization pathways. Proceedings of the National Academy of Sciences of the United States of America, 2008, 105(33): 11613-11618.

[7] Choi HS., Liu W, Misra P, et al. Renal clearance of quantum dots. Nature biotechnology, 2007, 25(10): 1165-1170.

[8] Moghimi SM, Szebeni J. Stealth liposomes and long circulating nanoparticles: critical issues in pharmacokinetics, opsonization and protein-binding properties. Progress in lipid research, 2003, 42(6): 463-478.

[9] Torchilin VP. Micellar nanocarriers: pharmaceutical perspectives. Pharmaceutical research, 2007, 24(1): 1-16.

[10] Geng Y, Dalhaimer P, Cai S, et al. Shape effects of filaments versus spherical particles in flow and drug delivery. Nature nanotechnology, 2007, 2(4): 249-255.

[11] Verma A, Stellacci F. Effect of surface properties on nanoparticle-cell interactions. Small, 2010, 6(1): 12-21.

[12] Doshi N, Prabhakarpandian B, Rea-Ramsey A, et al. Flow and adhesion of drug carriers in blood vessels depend on their shape: a study using model synthetic microvascular networks. Journal of controlled release, 2010, 146(2): 196-200.

[13] Decuzzi P, Godin B, Tanaka T, et al. Size and shape effects in the biodistribution of intravascularly injected particles. Journal of controlled release, 2010, 141(3): 320-327.

[14] von Maltzahn G, Park JH, Agrawal A, et al. Computationally guided photothermal tumor therapy using long-circulating gold nanorod antennas. Cancer research, 2009, 69(9): 3892-3900.

[15] Zhao F, Zhao Y, Liu Y, et al. Cellular uptake, intracellular trafficking, and cytotoxicity of nanomaterials. Small, 2011, 7(10): 1322-1337.

[16] Wilhelm C, Billotey C, Roger J, et al. Intracellular uptake of anionic superparamagnetic nanoparticles as a function of their surface coating. Biomaterials, 2003, 24(6): 1001-1011.

[17] Dausend J, Musyanovych A, Dass M, et al. Uptake mechanism of oppositely charged fluorescent nanoparticles in HeLa cells. Macromolecular bioscience, 2008, 8(12): 1135-1143.

[18] Vonarbourg A, Passirani C, Saulnier P, et al. Parameters influencing the stealthiness of colloidal drug delivery systems. Biomaterials, 2006, 27(24): 4356-4373.

[19] Veronese FM, Pasut G. PEGylation, successful approach to drug delivery. Drug discovery today, 2005, 10(21): 1451-1458.

[20] Fang C, Shi B, Pei YY, et al. In vivo tumor targeting of tumor necrosis factor-alpha-loaded stealth nanoparticles: effect of MePEG molecular weight and particle size. European journal of pharmaceutical sciences, 2006, 27(1): 27-36.

[21] Li SD, Huang L. Stealth nanoparticles: high density but sheddable PEG is a key for tumor targeting. Journal of controlled release, 2010, 145(3): 178-181.

[22] Sanchez C, Belleville P, Popall M, et al. Applications of advanced hybrid organic-inorganic nanomaterials: from laboratory to market. Chemical Society reviews, 2011, 40(2): 696-753.

[23] Grimsdale AC, Müllen K. The chemistry of organic nanomaterials. Angewandte Chemie International Edition, 2005, 44(35): 5592-5629.

[24] Ananikov VP. Organic-Inorganic Hybrid Nanomaterials. Nanomaterials, 2019, 26, 9(9): 1197.

[25] Chen F, Ehlerding EB, Cai W. Theranostic nanoparticles. Journal of nuclear medicine, 2014, 55(12): 1919-1922.

[26] Low PS, Kularatne SA. Folate-targeted therapeutic and imaging agents for cancer. Current opinion in chemical biology, 2009, 13(3): 256-262.

[27] Malam Y, Loizidou M, Seifalian AM. Liposomes and nanoparticles: nanosized vehicles for drug delivery in cancer. Trends in pharmacological sciences, 2009, 30(11): 592-599.

[28] Zhang H, Ma Y, Sun XL. Chemically-selective surface glyco-functionalization of liposomes through Staudinger ligation. Chemical communications, 2009, (21): 3032-3034.

[29] Noble GT, Stefanick JF, Ashley JD, et al. Ligand-targeted liposome design: challenges and fundamental considerations. Trends in biotechnology, 2014, 32(1): 32-45.

[30] Al-Jamal WT, Kostarelos K. Liposomes: from a clinically established drug delivery system to a nanoparticle platform for theranostic nanomedicine. Accounts of chemical research, 2011, 44(10): 1094-1104.

[31] Allen TM, Cullis PR. Liposomal drug delivery systems: from concept to clinical applications. Advanced drug delivery reviews, 2013, 65(1): 36-48.

[32] Soppimath KS, Aminabhavi TM, Kulkarni AR, et al. Biodegradable polymeric nanoparticles as drug delivery devices. Journal of controlled release, 2001, 70(1-2): 1-20.

[33] Gu F, Zhang L, Teply BA, et al. Precise engineering of targeted nanoparticles by using self-assembled biointe-grated block copolymers. Proceedings of the National Academy of Sciences of the United States of America, 2008, 105(7): 2586-2591.

[34] Bala I, Hariharan S, Kumar MN. PLGA nanoparticles in drug delivery: the state of the art. Critical reviews in therapeutic drug carrier systems, 2004, 21(5): 387-422.

[35] Upadhyay KK, Agrawal HG, Upadhyay C, et al. Role of block copolymer nanoconstructs in cancer therapy. Critical reviews in therapeutic drug carrier systems, 2009, 26(2): 157-205.

[36] Dass CR, Choong PF. The use of chitosan formulations in cancer therapy. Journal of microencapsulation, 2008, 25(4): 275-279.

[37] Kaminskas LM, Boyd BJ, Porter CJ. Dendrimer pharmacokinetics: the effect of size, structure and surface characteristics on ADME properties. Nanomedicine, 2011, 6(6): 1063-1084.

[38] Astruc D, Boisselier E, Ornelas C. Dendrimers designed for functions: from physical, photophysical, and supramolecular properties to applications in sensing, catalysis, molecular electronics, photonics, and nanomedicine. Chemical reviews, 2010, 110(4): 1857-1959.

[39] Oerlemans C, Bult W, Bos M, et al. Polymeric micelles in anticancer therapy: targeting, imaging and triggered release. Pharmaceutical research, 2010, 27(12): 2569-2589.

[40] Xie J, Lee S, Chen X. Nanoparticle-based theranostic agents. Advanced drug delivery reviews, 2010, 62(11): 1064-1079.

[41] Mieszawska AJ, Mulder WJ, Fayad ZA, et al. Multi-functional gold nanoparticles for diagnosis and therapy of disease. Molecular pharmaceutics, 2013, 10(3): 831-847.

[42] Wang Y, Black KC, Luehmann H, et al. Comparison study of gold nanohexapods, nanorods, and nanocages for photothermal cancer treatment. ACS nano, 2013, 7(3): 2068-2077.

[43] Chen G, Han G. Theranostic upconversion nanoparticles (I). Theranostics, 2013, 3(4): 289-291.

[44] Li Z, Barnes JC, Bosoy A, et al. Mesoporous silica nanoparticles in biomedical applications. Chemical Society reviews, 2012, 41(7): 2590-2605.

[45] Orecchioni M, Cabizza R, Bianco A, et al. Graphene as cancer theranostic tool: progress and future challenges. Theranostics, 2015, 5(7): 710-723.

[46] Chen D, Dougherty CA, Zhu K, et al. Theranostic applications of carbon nanomaterials in cancer: Focus on imaging and cargo delivery. Journal of controlled release, 2015, 210: 230-245.

[47] Wolfbeis OS. An overview of nanoparticles commonly used in fluorescent bioimaging. Chemical Society reviews, 2015, 44(14): 4743-4768.

[48] Thakor AS, Gambhir SS. Nanooncology: the future of cancer diagnosis and therapy. CA: a cancer journal for clinicians, 2013, 63(6): 395-418.

[49] Ignacio-de Leon, PA, Zharov I. SiO2@Au core-shell nanospheres self-assemble to form colloidal crystals that can be sintered and surface modified to produce pH-controlled membranes. Langmuir, 2013, 29(11): 3749-3756.

[50] Cheng L, Yang K, Chen Q, et al. Organic stealth nanoparticles for highly effective in vivo near-infrared photothermal therapy of cancer. ACS nano, 2012, 6(6): 5605-5613.

[51] Hessel CM, Pattani VP, Rasch M, et al. Copper selenide nanocrystals for photothermal therapy. Nano letters, 2011, 11(6): 2560-2566.

[52] Tang S, Huang X, Zheng N. Silica coating improves the efficacy of Pd nanosheets for photothermal therapy of cancer cells using near infrared laser. Chemical communications, 2011, 47(13): 3948-3950.

[53] Kobayashi H, Watanabe R, Choyke PL. Improving conventional enhanced permeability and retention (EPR) effects: what is the appropriate target. Theranostics, 2013, 4(1): 81-89.

[54] Cheng Z，Al Zaki A，Hui JZ，et al. Multifunctional nanoparticles: cost versus benefit of adding targeting and imaging capabilities. Science, 2012, 338 (6109): 903-910.

[55] Maeda H，Wu J，Sawa T，et al. Tumor vascular permeability and the EPR effect in macromolecular therapeutics: a review. Journal of controlled release, 2000, 65 (1-2): 271-284.

[56] Heldin CH，Rubin K，Pietras K，et al. High interstitial fluid pressure - an obstacle in cancer therapy. Nat Rev Cancer, 2004, 4 (10): 806-813.

[57] Maeda H. Vascular permeability in cancer and infection as related to macromolecular drug delivery, with emphasis on the EPR effect for tumor-selective drug targeting. Proc Jpn Acad Ser B Phys Biol Sci, 2012, 88 (3): 53-71.

[58] Moghimi SM，Hunter AC，Murray JC. Long-circulating and target-specific nanoparticles: theory to practice. Pharmacological reviews, 2001, 53 (2): 283-318.

[59] Yu MK，Park J，Jon S. Targeting strategies for multifunctional nanoparticles in cancer imaging and therapy. Theranostics, 2012, 2 (1): 3-44.

[60] Maloney DG，Grillo-Lopez AJ，White CA，et al. IDEC-C2B8（Rituximab）anti-CD20 monoclonal antibody therapy in patients with relapsed low-grade non-Hodgkin's lymphoma. Blood, 1997, 90 (6): 2188-2195.

[61] Baselga J，Norton L，Albanell J，et al. Recombinant humanized anti-HER2 antibody（Herceptin）enhances the antitumor activity of paclitaxel and doxorubicin against HER2/neu overexpressing human breast cancer xenografts. Cancer research, 1998, 58 (13): 2825-2831.

[62] Culy C. Bevacizumab: antiangiogenic cancer therapy. Drugs of today, 2005, 41 (1): 23-36.

[63] Cunningham D，Humblet Y，Siena S，et al. Cetuximab monotherapy and cetuximab plus irinotecan in irinotecan-refractory metastatic colorectal cancer. The New England journal of medicine, 2004, 351 (4): 337-345.

[64] Nilsson F，Tarli L，Viti F，et al. The use of phage display for the development of tumour targeting agents. Advanced drug delivery reviews, 2000, 43 (2-3): 165-196.

[65] Ponka P，Lok CN. The transferrin receptor: role in health and disease. The international journal of biochemistry & cell biology, 1999, 31 (10): 1111-1137.

[66] Yarden Y. The EGFR family and its ligands in human cancer. signalling mechanisms and therapeutic opportunities. European journal of cancer, 2001, 37 Suppl 4: S3-S8.

[67] Ghosh A，Heston WD. Tumor target prostate specific membrane antigen（PSMA）and its regulation in prostate cancer. Journal of cellular biochemistry, 2004, 91 (3): 528-539.

[68] Sahoo SK，Ma W，Labhasetwar V. Efficacy of transferrin-conjugated paclitaxel-loaded nanoparticles in a murine model of prostate cancer. International journal of cancer, 2004, 112 (2): 335-340.

[69] Hilgenbrink AR，Low PS. Folate receptor-mediated drug targeting: from therapeutics to diagnostics. Journal of pharmaceutical sciences, 2005, 94 (10): 2135-2146.

[70] Reubi JC. Peptide receptors as molecular targets for cancer diagnosis and therapy. Endocrine reviews, 2003, 24 (4): 389-427.

[71] Arias JL. Drug targeting strategies in cancer treatment: an overview. Mini reviews in medicinal chemistry, 2011, 11 (1): 1-17.

[72] Zhan C，Gu B，Xie C，et al. Cyclic RGD conjugated poly（ethylene glycol）-co-poly（lactic acid）micelle enhances paclitaxel anti-glioblastoma effect. Journal of controlled release, 2010, 143 (1): 136-142.

[73] Cornelio DB，Roesler R，Schwartsmann G. Gastrin-releasing peptide receptor as a molecular target in experimental anticancer therapy. Annals of oncology, 2007, 18 (9): 1457-1466.

[74] Xiang D，Shigdar S，Qiao G，et al. Nucleic acid aptamer-guided cancer therapeutics and diagnostics: the next generation of cancer medicine. Theranostics, 2015, 5 (1): 23-42.

[75] Cho HJ，Yoon IS，Yoon HY，et al. Polyethylene glycol-conjugated hyaluronic acid-ceramide self-assembled nanoparticles for targeted delivery of doxorubicin. Biomaterials, 2012, 33 (4): 1190-1200.

[76] Yoo D，Lee JH，Shin TH，et al. Theranostic magnetic nanoparticles. Accounts of chemical research, 2011, 44 (10): 863-874.

[77] Hwang S，Nam J，Jung S，et al. Gold nanoparticle-mediated photothermal therapy: current status and future perspective. Nanomedicine, 2014, 9 (13): 2003-2022.

[78] Shibu ES，HM，Murase N，et al. Nanomaterials formulations for photothermal and photodynamic therapy of cancer. J Photochem Photobiol C, 2013, 15 (9): 20.

[79] Wilson BC，Patterson MS. The physics, biophysics and technology of photodynamic therapy. Physics in medicine and biology, 2008, 53 (9): R61-109.

[80] Zhang P，Steelant W，Kumar M，et al. Versatile photosensitizers for photodynamic therapy at infrared excitation. Journal of the American Chemical Society, 2007, 129 (15): 4526-4527.

[81] Gabriel M. Radionuclide therapy beyond radioiodine.

Wien Med Wochenschr, 2012, 162 (19-20): 430-439.

[82] Oh YK, Park TG. siRNA delivery systems for cancer treatment. Advanced drug delivery reviews. 2009, 61 (10): 850-862.

[83] Wang D, Lin B, Ai H. Theranostic nanoparticles for cancer and cardiovascular applications. Pharmaceutical research, 2014, 31 (6): 1390-1406.

[84] Zanzonico P. Principles of nuclear medicine imaging: planar, SPECT, PET, multi-modality, and autoradiography systems. Radiation research, 2012, 177 (4): 349-364.

[85] Pysz MA, Gambhir SS, Willmann JK. Molecular imaging: current status and emerging strategies. Clinical radiology, 2010, 65 (7): 500-516.

[86] Liu Y, Welch MJ. Nanoparticles labeled with positron emitting nuclides: advantages, methods, and applications. Bioconjugate chemistry, 2012, 23 (4): 671-682.

[87] Bissonnette L, Bergeron MG. Next revolution in the molecular theranostics of infectious diseases: microfabricated systems for personalized medicine. Expert review of molecular diagnostics, 2006, 6 (3): 433-450.

第六章

切连科夫光学成像

切连科夫光学成像（Cerenkov luminescence imaging, CLI）是分子影像学领域的新成员。CLI结合了传统核素成像和光学成像，利用光学成像设备检测放射性核素探针产生的光学信号，对传统放射性核素显像进行了新的诠释。自从2009年CLI被首次报道用于动物体内成像以来，世界各地的研究人员相继开发出CLI的新应用和图像重建方法。CLI的迅速发展使其成为一种非常有价值和能被广泛应用的小动物分子显像模式，并有望在短期内实现临床应用。

第一节　切连科夫辐射

当介质中运动的带电粒子速度超过该介质中的光速时产生的以短波长为主的电磁辐射，称为切连科夫辐射。1934年，苏联物理学家帕维尔·阿列克谢耶维奇·切连科夫（Pavel Alekseyevich Cerenkov）首次观察到放射性液体发出蓝色辉光，因此这种现象以他的名字命名。随后苏联理论物理学家伊利亚·米哈伊洛维奇·弗兰克（Il'ja Mikhailovich Frank）和伊戈尔·叶夫根耶维奇·塔姆（Igor Yevgenyevich Tamm）成功地解释了这种现象。以他们名字命名的弗兰克-塔姆公式能够计算切连科夫辐射的强度和带电粒子频率的关系。由于切连科夫辐射在核物理和天体物理学等领域的重要应用，这三位科学家一同被授予1958年诺贝尔物理学奖。

切连科夫辐射与超音速物体发出的音爆和快船掠过水面时产生的弓形震波类似。不同的是，切连科夫辐射是由速度接近光速的带电粒子产生的。根据狭义相对论，物体运动速度不能超过真空中的光速c。但介质中的光速与折射率呈反比（公式6-1）。

$$v = \frac{c}{n} \quad （公式6-1）$$

例如水在室温的折射率约为1.33，光在水中仅以0.75c的速度传播。放射性核素衰变或回旋加速器可以把带电粒子加速到超过介质中的光速。通常带电粒子在介质中运行时，其自身电场可使沿途的原子发生短暂的极化和去极化。虽然去极化过程中有能量以光子形式释放，但通常无法被检测到。当带电粒子速度超过介质中的光速时，粒子会超过所产生的光，导致光在粒子周围堆积叠加产生共振，这时可以被仪器检测到。

切连科夫辐射发生的条件为粒子的速度超过介质中的光速，即放射性核素产生切连科夫辐射的主要粒子为正电子和负电子。利用公式6-2可以算出电子在介质中产生切连科夫辐射的能阈。

$$E = mc^2 \left(\frac{1}{\sqrt{1 - v^2/c^2}} - 1 \right) \quad （公式6-2）$$

其中E为粒子能量，m为粒子质量，v为粒子运行速度，c为光速。

生物组织的折射系数为1.36～1.45，可以计算得出正电子和负电子产生切连科夫辐射的能阈为0.263MeV。医学常用正电子和发射负电子的核素最高能量多超过这个阈值，例如氟-18的最高能量为0.635MeV，钇-90为2.284MeV等，它们的能量均满足切连科夫辐射发生的条件。因此切连科夫辐射可以并且已经被广泛地应用于核物理、核化学及核医学检测。切连科夫辐射的强度还与带电粒子的速度和数量成比例关系。放射性核素的能量越高，其放出的带电粒子运动速度越快，切连科夫辐射也越强。

第二节　切连科夫光学成像特点

放射性核素成像是分子影像学的核心组成部分之一，在科研和临床诊断中有着广泛的应用。然而，核医学仪器的高成本往往限制了其普及。

CLI 作为核素成像领域的新成员，其特点是使用光学成像仪器对放射性核素成像，架起了核医学和光学显像间的桥梁。

CLI 享有许多属于光学成像的优势，如成本低、易用性强、敏感性高、采集时间短等。这些特质使 CLI 在研究药物体内分布和药代动力学等方面具有明显优势。特别是在筛查化学及生物治疗药物、开发显像探针和放射性核素治疗药物方面，CLI 可以作为初筛手段显著降低成本，选出满足一定标准的分子药物及探针，再进行较为昂贵的其他显像模式（如 PET、MRI 等）评估。

目前光学成像在临床应用的主要困难之一是缺乏已经批准用于临床的光学探针，而 CLI 具有能利用临床核医学探针的先天优势。核素成像方式如 PET 和 SPECT 等通过检测放射性核素发出的 γ 射线进行显像。在这个过程中，很多核素衰变时会同时释放正或负电子并满足发生切连科夫辐射的能阈。这些 PET 和 SPECT 探针都有望使用 CLI 进行检测。另外，特别是对基于纯 β 衰变的治疗性核素，如钇 -90 和磷 -32 等，目前仍缺乏有效的成像手段。CLI 可以填补这个空白，对含有纯 β 衰变核素的探针进行显像并监测其体内分布、药代动力学等。

CLI 与传统的光学成像相比具有自身的优势。虽然切连科夫辐射主要分布在紫外 / 蓝光区域，它也有显著的红光和近红外光发射（图 6-1）。近红外区间的光线穿透组织的能力较强，因此 CLI 可以用于深部组织的显像。切连科夫辐射的连续谱使 CLI 比传统的荧光和生物发光成像拥有更宽的成像窗口和不同的波长及波段选择，有利于对光学图像进行三维重建。此外，传统荧光

和生物发光探针的毒性仍有待研究，而很多可用于 CLI 的探针已在临床普遍应用，不存在这方面的担忧。与荧光染料相比，放射性核素往往拥有较小的分子结构，因此用于标记时，对靶标生物分子的影响也较小。值得指出的是，由于 CLI 是利用放射性核素的自发光，因此不需要外部的激发光。这种特性具有双重优点：切连科夫辐射的自发光既可以被用来直接用作切连科夫显像，也可以作为光源去激发其他的荧光物质或光敏化学键，从而产生新的生物医学应用，也可能提高 CLI 的敏感性。由于不使用外部激发光，CLI 可以不受自体荧光的干扰，可能获得更好的图像信噪比。

与 PET 成像原理比较，CLI 检测到的光学信号比正电子湮灭事件发生的更早，因此 CLI 有潜力实现比 PET 更准确的定位和更高的空间分辨率。下文将介绍的 CLI 在微流控芯片中的应用即是一个例子。因此 CLI 可应用于高分辨率组织显像和其他微观尺度设备的成像。

CLI 在享有众多优势的同时也受制于一些内在缺点。首先，切连科夫辐射强度与波长的平方成反比，因此在红光和近红外光谱部分的信号强度较弱，导致 CLI 仍然受到光学信号穿透力弱的困扰。与此相比 PET 检测的 511keV 光子则具有极小的组织吸收和散射，因此 CLI 对于较深组织的敏感性和定量评价能力明显弱于 PET。当然，对于浅表性疾病的临床显像和科学研究，CLI 可以实现高敏感性和良好的定量分析能力。此外，在体内高血器官，如肝脏，肾脏和脾脏等，CLI 的检测能力较弱。这是因为血液中的血红蛋白浓度高，颜色较深，吸收了大部分的光学信号。最后，由于使用放射性核素，CLI 也存在辐射和放射性污染的风险。

综上所述，CLI 不但可以作为传统核素成像方式如 PET、SPECT 的有益补充，还必将有力推动光学成像在生物医学基础研究和临床诊断上的应用。

第三节　切连科夫光学成像技术进展

一、放射性核素直接 CLI 成像

（一）β⁺ 核素用于 CLI 成像

放射性核素衰变时发出正电子的称为正电子衰变，也称为 β⁺ 衰变。正电子是电子的反粒子，性质不稳定，遇到电子会与之发生湮灭，从而

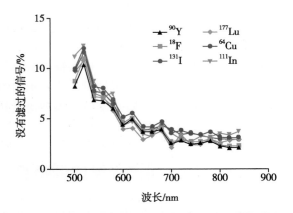

图 6-1　不同放射性核素的切连科夫辐射光谱都是连续的。CLI 检测到的光子主要集中在紫外 / 蓝光，在近红外光谱也有显著的光子发射

产生反方向的两个能量为 511keV 的 γ 光子。证实 CLI 可行性的最早动物实验是发表于 2009 年的直接用正电子核素来进行 CLI 成像。在这些早期的报道中，研究者们都选择了正电子核素作为实验对象，这与正电子核素特别是氟 -18 在临床上广泛应用因而容易获得有关。例如 2- 氟 -2- 脱氧 -D- 葡萄糖（[18F]FDG）是目前临床上 PET 成像应用最普遍的显像剂。作为一种葡萄糖类似物，[18F]FDG 会被脑、心脏及癌细胞等葡萄糖利用率高的组织细胞摄取。由于 2 位氧被氟取代，[18F]FDG 进入细胞后无法进行糖酵解代谢，在细胞内不断蓄积，从而反映出体内组织对葡萄糖的摄取和磷酸化情况。

在氟 -18 敏感性成像实验中，小动物活体光学仪器对 3.7kBq（0.1μCi）氟 -18 显像可获得高于 20 的信噪比（图 6-2A）。[18F]FDG 在每个患者的应用剂量可达到 370～740MBq（10～20mCi），因此 CLI 的敏感性使其具备用于临床显像的可能。对氟 -18 的 CLI 显像能够清晰地辨别直径 1.2mm 的小孔分辨率模型（图 6-2B），CLI 对氟 -18 成像的分辨率极限仍有待测定。在荷瘤动物模型的活体成像实验中，研究者们验证了多种肿瘤模型和氟 -18 探针。如图 6-2C，肿瘤组织由于摄取了大量 [18F]FDG，其产生的切连科夫辐射能够清晰地揭示出肿瘤的所在位置和轮廓。图 6-2C 显示了 CLI 与 PET 两种显像方式对同一模型动物的成像对比。CLI 图像为平面图，可以提供体表的高分辨率信息。PET 则能揭示体内深部器官的图像，但分辨率较低。两者存在一定互补性，可以用于多模态显像。

（二）β⁻ 核素用于 CLI 成像

放射性核素释放出电子的衰变，称为 β⁻ 衰变。放出的电子与组织发生碰撞产生电离作用，直接破坏 DNA 分子或产生自由基损伤生物大分子，因此 β⁻ 衰变核素通常在临床上作为治疗性核素使用（图 6-3）。

对 β⁻ 衰变核素的传统成像方式是利用衰变时伴生的 γ 射线进行 SPECT 成像。例如铟 -111 和碘 -131 等。但钇 -90，磷 -32 等纯 β⁻ 衰变核素衰变时不产生 γ 射线，只能利用韧致辐射（bremsstrahlung）产生的高能光子来进行 SPECT 显像。但该方法成像效果差，敏感性低，在生物医学基础研究和临床上的应用有限。由于 CLI 的成像原理是基于电子发射产生的切连科夫辐射，因此可以有效地对这些核素显像。

在甲状腺中蓄积的碘 -131 可以被 CLI 清晰地显像，图 6-4 为 β⁻ 衰变核素动物活体 CLI 成像实验。该结果同时也得到了 SPECT 成像的验证。在另外一篇报道中，研究者对 CLI 和 SPECT 图像的定量分析表明两者非常一致，充分肯定了 CLI 的定量分析能力。钇 -90 标记的 RGD-BBN 多肽的肿瘤 CLI 显像实验结果和定量分析，更加证明了 CLI 对纯 β⁻ 核素成像的巨大潜力（图 6-4）。

（三）α 核素用于 CLI 显像

α 粒子是电荷数为 2，质量数为 4 的氦核，具有很强的电离能力，放射性核素衰变产生的 α 粒子在组织中射程比高能 β 粒子小很多。由于在很短的行程内将能量消耗掉，往往对组织造成较大的损伤。人们利用 α 粒子的这些特点设计了靶向放射性药物杀伤肿瘤细胞。在理论上，α 粒

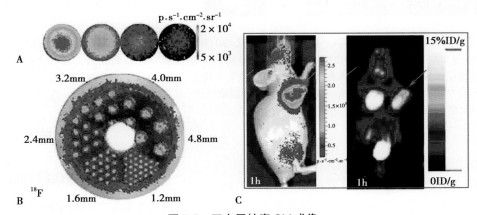

图 6-2 正电子核素 CLI 成像

A. 氟 -18 成像敏感性实验（放射性样品的活度从左到右分别为 185kBq、74kBq、37kBq、3.7kBq）；B. 氟 -18 分辨率实验；C. 注射 [18F]FDG 1 小时后，荷 C6 肿瘤（大鼠神经胶质瘤）裸鼠的 CLI（左图）与 PET 成像（右图）对比

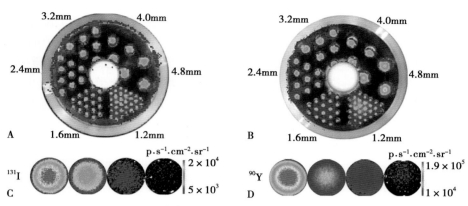

图 6-3 对碘 -131（A）和钇 -90（B）的 CLI 显像

A~D. 在分辨率（A、B）和敏感性（C、D）实验，CLI 能够获得超过 1.2mm 的分辨率。并可清晰地对两种核素显像。（CD 中放射性样品的活度从左到右分别为：[131]I：370kBq、185kBq、37kBq、3.7kBq；[90]Y：185kBq、37kBq、7.4kBq、0.37kBq）

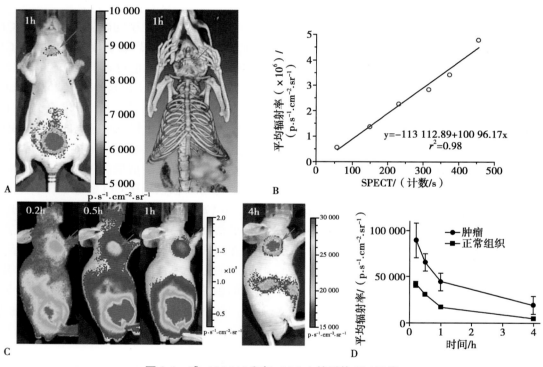

图 6-4 碘 -131（A）和钇 -90（B）的活体 CLI 显像

A. 甲状腺（箭头所指）摄取碘 -131 后 CLI（左图）与 SPECT 的成像（右图）对比；B. 对 CLI 和 SPECT 图像的定量结果非常一致；C. 荷人前列腺癌 PC3 的模型鼠接受钇 -90 标记的靶向 RGD-BBN 多肽后，在不同时间点利用 CLI 检测肿瘤对钇 -90-RGD-BBN 的摄取情况（箭头所指为 PC3 肿瘤）；D. 图像量化分析结果显示肿瘤对钇 -90 放疗药物的摄取显著高于正常组织

子也可以产生切连科夫辐射，有的核素如锕 -225 也被试用于 CLI 成像实验。但 α 衰变核素衰变产生的子核素通常发生后继的 β⁻ 衰变，因此难以判断 CLI 检测到光子的确切来源。虽然机制尚不明确，在实践中利用 CLI 监测 α 衰变核素是可行的。

二、切连科夫光学断层扫描

与生物发光断层扫描（bioluminescence optical tomography）和荧光断层扫描（fluorescence optical tomography）类似，使用逆算法可以从 CLI 表面图像重建出放射性核素的三维空间位置，这种

成像方式称为切连科夫发光断层扫描（Cerenkov luminescence tomography, CLT）。CLT 的难点在于数学模拟的精确性，需要考虑的因素包括不同组织的散射和吸收、组织的均一性、不同波长光线穿透组织的能力等。目前的 CLT 重建较为精确的方法是在 CT 的辅助下对主要内脏器官进行估算，得到的放射源位置与 CT 图像很接近，误差约在 2mm 以内。

CLT 在科研人员的推动下正逐渐发展成为 CLI 技术的重要组成部分。由于深部组织对切连科夫辉光的散射和吸收，以及显像仪器及图像重建等原因，CLT 的分辨率还有待进一步的提高。目前对于深部组织的精确 CLI 成像寄望于 CLI 内镜等方法的应用。

三、切连科夫辐射激发成像

切连科夫辐射可以作为光源激发荧光物质成像。荧光物质吸收短波长为主的切连科夫辐射能量，转换发出组织穿透能力强的长波长光，这个过程称为切连科夫能量转换（Cerenkov radiation energy transfer imaging）。

切连科夫辐射具有连续光谱，因此可以适应不同荧光物质的需求，同时激发这些荧光物质产生出各种不同波长的荧光。根据这个原理，可以制成自发光纳米颗粒，并实现多元光学成像（multiplexing optical imaging），激发不同探针，从而对多个靶点进行同时成像（图 6-5）。荧光成像需要外界光源的激发，但激发光通常导致自体荧光从而降低信噪比。而且，激发光也受到组织的散射和吸收，大大降低激发效率。自发光相对于外界激发，可以显著减弱自体荧光和避免了组织的散射和吸收。更重要的是，这种方法可以在特定波段增强发光，显著提高 CLI 成像敏感性。

四、CLI 监测治疗

CLI 不仅可以检测放射性药物或分子探针的体内分布和药代动力学性质，还可借助许多放射性分子探针来监测药物的治疗效果。在肿瘤类疾病的治疗过程中，这种检测尤为重要。很多分子探针如[18F]FDG、[18F]FLT 等可以远在患者临床体征变化之前对药物的疗效进行评价。例如当药物改变肿瘤组织的糖代谢时，可以使用[18F]FDG 进行成像，与治疗前相比评价治疗效果。再如肿瘤毒性药物会抑制肿瘤细胞的生长，诱导凋亡的产生，可以利用凋亡分子探针检测肿瘤组织的摄取变化。这些手段可以帮助医生做出关键性的用药决策，及时调整药量或换用更有效的药物。目前这类检测常常需要使用大型核医学仪器如 PET 和 SPECT。CLI 的出现为监测治疗提供了新的选择。

在临床前期的基础研究中，研究者们同时利用 CLI 和 PET 两种成像方式检测治疗肿瘤效果。在治疗的不同时间点，对荷瘤小鼠模型[18F]FDG 显像，研究治疗对肿瘤糖代谢的影响。对两种成像方式的定量效果的对比表明，CLI 与 PET 的定量结果非常一致（图 6-6），CLI 可以作为 PET 的替代手段，在小鼠皮下荷瘤模型上有效地监测治疗。

五、CLI 术中实时成像

手术中，医生需要准确判断病灶的边界，以

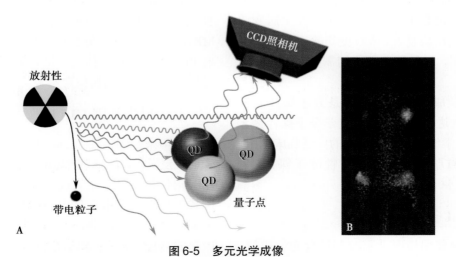

图 6-5　多元光学成像
A. 切连科夫能量激发量子点 CRET 成像原理；B. 小鼠活体上的多元光学成像

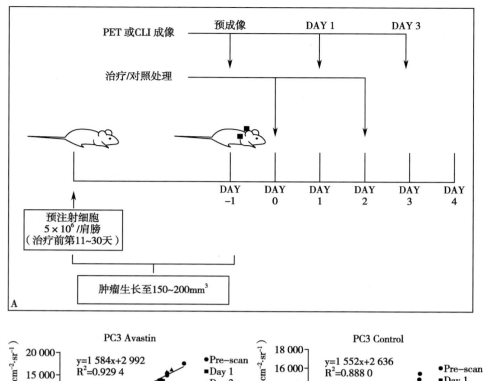

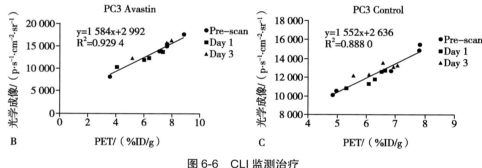

图 6-6　CLI 监测治疗

A. 治疗及成像检测计划；B、C. 在 CLI 与 PET 的成像对比实验中,两者在药物治疗组（B）和对照组（C）都显示了非常一致的定量结果

便确保清除病变组织并最大限度保存正常组织。对于肿瘤手术,需要对肿瘤的局部浸润做出准确的判断,确定有无卫星病灶和跳跃病灶。如果全凭外科医生的肉眼主观判断,难免会发生病变切除不彻底导致疾病复发,或过度切除正常组织引起严重并发症。这种情况下迫切需要术中实时影像的指导。

目前光学成像的障碍之一是分子探针的开发。通过审批进入临床使用的光学分子探针寥寥无几,而核医学经过半个多世纪的广泛临床应用,拥有大量通过临床验证的放射性分子探针,为 CLI 的开展提供了优越的条件。

六、CLI 多模态成像

由于本身使用核医学示踪剂进行光学成像,CLI 具有内在的多模态成像能力。因此对于 CLI

成像,更容易设计三模态甚至四模态显像,充分利用不同成像方式的互补,获得更全面的成像信息。临床前实验中尝试了利用 CLI/PET/MRI 三种显像探针检测肿瘤前哨淋巴结。相比 PET 和 MRI,CLI 取得了更好的成像质量和更低的背景。而 PET 图像拥有最佳的定量效果,MRI 成像能够提供清晰的解剖结构信息参考。

七、报告基因 CLI 成像

近年来基因治疗（gene therapy）引起了研究者的广泛关注,有望为肿瘤的治疗开辟新的途径。基因治疗是指以适当的载体,把有功能的目的基因导入靶细胞和宿主体内,通过基因整合成为宿主遗传物质的一部分,以纠正遗传缺陷或给予细胞新的功能,从而达到治疗目的。报告基因成像能够实现对转基因的靶向性及表达水平的监测,促进基因治疗试验的开展。特别是同位素报告基因显像能够对靶基因的分布部位、数量及活性程度进行可视化的定性和定量检测，从而在治疗前预测疗效，治疗中监测基因表达，和治疗后评价疗效等方面发挥重要作用。CLI 以其高敏感性和较好的分辨率也开始被用于报告基因研究。

研究者利用单纯疱疹病毒胸腺嘧啶核苷激酶（herpes simplex virus l-thymidine kinase，简称 HSVl-TK）和 9-［（4- 氟）-3- 羟基甲基丁基］鸟嘌呤（9-［（4-fluoro）-3-hydroxymethylbutyl］guanine，简称［^{18}F］FHBG）报告基因 / 报告探针系统，证实了 CLI 对报告基因成像的可行性（图 6-7）。作为相对廉价的成像方式，CLI 可以与 PET 互为补充，降低同位素报告基因技术的成本，有力地推动报告基因研究进展。

八、其他应用（植物、TLC、高分辨率成像）

随着分子影像领域对 CLI 的认识不断加深，更多的研究者投入到 CLI 相关技术应用的开发中。CLI 的新应用层出不穷，例如在微流控芯片实验室（lab-on-a-hip，LoC）中的应用。LoC 能够集成实验室职能，完成合成生物分子等复杂任务。LoC 的重要应用之一是放射性药物和分子探针的合成。由于体积微小，LoC 可以节省空间和反应原料，并降低对系统设备的要求。重要的是，LoC 易于屏蔽，有利于保护操作人员。但这项技术的发展瓶颈之一是缺乏有效的成像监测系统，难以精确地调控放射性物质的流动。研究者发现 CLI 可以解决这个难题。事实上，研究者发现 CLI 图像的分辨率非常高，对 LoC 成像的分辨率取决于为微流通道的宽度。例如检测到从 200μm 宽的通道检测到的 CLI 半峰全宽（full width at half maximum，FWHM）能够精确到 349.4μm。从这项工作我们也可以看到 CLI 在细胞，组织和其他小型设备的高分辨率成像的应用潜力。

CLI 还可以用于植物成像领域。同位素示踪技术在植物研究领域有着广泛应用。例如在植物营养生理的科研中，研究者应用同位素示踪技术研究光合作用、物质运转速度、物质代谢以及作物吸收等功能。与传统的液体闪烁计数器相比，CLI 能够直观地显示出植物对同位素吸收和分布，实现动态观察活体植物代谢等功能。

最后要提到的是放射化学实验中，研究者常

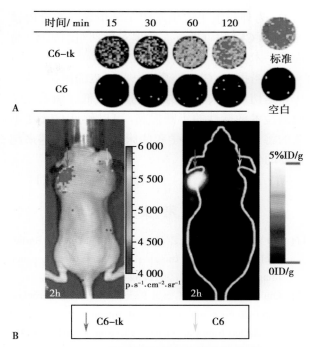

图 6-7　CLI 在报告基因研究中的应用

A、B. 在细胞成像中，CLI 可以有效地评价细胞对报告基因探针［^{18}F］FHBG 的摄取情况。转染报告基因的 C6-tk 细胞在不同的时间点能够摄取大量的报告基因探针［^{18}F］FHBG，对照细胞 C6 的摄取量则很低（A）。活体成像结果进一步验证了细胞实验的结果（B）。CLI 与 PET 都检测到 C6-tk 肿瘤对探针的特异性摄取

用到放射性薄层色谱法（radio thin layer chromatography，Radio TLC）对含放射性的标记混合物进行分析。CLI 为 Radio TLC 分析提供了新的选择。研究显示，CLI 可以作为工具显像和测量放射化学纯度，并具有使用方便、廉价和高通量等优点。

第四节　切连科夫光学成像应用前景

从目前的 CLI 科研进展来看，CLI 在放射性药物和分子探针的研发和筛选上显示了强大的应用前景。由于仪器成本的显著降低和光学成像的高通量，CLI 有望加快新型放射性核素分子探针和治疗药物的开发。同时，CLI 可以借助放射性分子探针来监测药物的治疗效果，辅助药物的研发和临床应用。

此外，在手术应用中外科医生使用手持式 γ 探测仪监测放射性核素。这类仪器能够把放射性核素发出的 γ 射线转换成视听信号或计数，用于术中寻找转移的前哨淋巴结。CLI 不但有可能能够帮助确定同位素位置，还可能提供高分辨率的

图像，为外科医生提供术中实时指导。配合内镜的使用，CLI 也许能够有效地对深部组织成像，为内镜手术提供有价值的指导。

应当指出，CLI 仍遭受一些缺点的困扰，其中一点是切连科夫辐射的信号强度较低。随着光学检测技术敏感性的不断提高，可以预见 CLI 在不久的将来，在生物医学和临床研究中发挥越来越重要的作用。

（刘宏光　程　震）

参 考 文 献

[1] Xu Y, Liu H, Cheng Z. Harnessing the Power of Radionuclides for Optical Imaging: Cerenkov Luminescence Imaging. J Nucl Med, 2011, 52(12): 2009-2018.

[2] Qin C, Zhong J, Hu Z, et al. Recent Advances in Cerenkov Luminescence and Tomography Imaging. IEEE Journal of Selected Topics in Quantum Electronics, 2012, 18(3): 1084-1093.

[3] Mitchell GS, Gill RK, Boucher DL, et al. In vivo Cerenkov luminescence imaging: a new tool for molecular imaging. Philos Transact A Math Phys Eng Sci, 2011, 369(1955): 4605-4619.

[4] Lucignani G. Cerenkov radioactive optical imaging: a promising new strategy. Eur J Nucl Med Mol Imaging, 2011, 38: 592-595.

[5] Jelley JV, Cerenkov radiation and its applications. British Journal of Applied Physics, 1955, 6: 227.

[6] Elrick RH, Parker RP. The use of Cerenkov radiation in the measurement of beta-emitting radionuclides. Int J Appl Radiat Isot, 1968, 19(3): 263-271.

[7] Liu H, Ren G, Miao Z, et al. Molecular optical imaging with radioactive probes. PLoS One, 2010, 5(3): e9470.

[8] Liu HG, Zhang XF, Xing BG, et al. Radiation-Luminescence-Excited Quantum Dots for in vivo Multiplexed Optical Imaging. Small, 2010, 6(10): 1087-1091.

[9] Dothager RS, Goiffon RJ, Jackson E, et al. Cerenkov radiation energy transfer (CRET) imaging: a novel method for optical imaging of PET isotopes in biological systems. PLoS One, 2010, 5(10): e13300.

[10] Cho JS, Taschereau R, Olma S, et al. Cerenkov radiation imaging as a method for quantitative measurements of beta particles in a microfluidic chip. Phys Med Biol, 2009, 54(22): 6757-6771.

[11] Robertson R, Germanos MS, Li C, et al. Optical imaging of Cerenkov light generation from positron-emitting radiotracers. Phys Med Biol, 2009, 54(16): N355-N365.

[12] Spinelli AE, D'Ambrosio D, Calderan L, et al. Cerenkov radiation allows in vivo optical imaging of positron emitting radiotracers. Phys Med Biol, 2010, 55(2): 483-495.

[13] Park JC, Il An G, Park SI, et al. Luminescence imaging using radionuclides: a potential application in molecular imaging. Nuclear Medicine and Biology, 2011, 38(3): 321-329.

[14] D'Asseler Y, Advances in SPECT imaging with respect to radionuclide therapy. Q J Nucl Med Mol Imaging, 2009, 53(3): 343-347.

[15] Hu Z, Liang J, Yang W, et al. Experimental Cerenkov luminescence tomography of the mouse model with SPECT imaging validation. Opt Express, 2010, 18(24): 24441-24450.

[16] Ruggiero A, Holland JP, Lewis JS, et al. Cerenkov luminescence imaging of medical isotopes. J Nucl Med, 2010, 51(7): 1123-1130.

[17] Spinell i AE, Kuo C, Rice BW, et al. Multispectral Cerenkov luminescence tomography for small animal optical imaging. Opt Express, 2011, 19(13): 12605-12618.

[18] Xu Y, Chang E, Liu H, et al. Proof-of-concept study of Monitoring Cancer Drug Therapy with Cerenkov Luminescence Imaging. J Nucl Med, 2011, 52: 2009-2018.

[19] Robertson R, Germanos MS, Manfredi MG, et al. Multimodal Imaging with 18F-FDG PET and Cerenkov Luminescence Imaging After MLN4924 Treatment in a Human Lymphoma Xenograft Model. J Nucl Med, 2011, 52: 1764-1769.

[20] Holland JP, Normand G, Ruggiero A, et al. Intraoperative imaging of positron emission tomographic radiotracers using cerenkov luminescence emissions. Mol Imaging, 2011, 10(3): 177-186.

[21] Park JC, Yu MK, An GI, et al. Facile preparation of a hybrid nanoprobe for triple-modality optical/PET/MR imaging. Small, 2010, 6(24): 2863-2868.

[22] Jung-Joon Min, Sanjiv S Gambhir. Molecular Imaging of PET Reporter Gene Expression Molecular Imaging II. Springer Berlin Heidelberg, 2008, 277-303.

[23] Liu H, Ren G, Liu S, et al. Optical imaging of reporter gene expression using a positron-emission-tomography probe. J Biomed Opt, 2010, 15(6): 060505.

[24] Dittrich PS, Manz A. Lab-on-a-chip: microfluidics in drug discovery. Nat Rev Drug Discov, 2006, 5(3): 210-218.

第七章

纳米材料在多模式分子影像中的应用

第一节 导 言

近年来，纳米科技的发展对现代生物医学的进步产生了巨大的影响，尤其在分子影像学领域，利用纳米材料的微小尺寸以及独特的光学、电学和磁学等特性，结合现代医学影像技术和手段，能够在细胞、亚细胞和分子水平检测生物和疾病发生过程。特别是在活体状态下对一些疾病的产生、发展有重要作用的分子标志物及其传导途径进行成像，对其生物学行为进行定性和定量的研究，可以早期诊断疾病、提供疾病发展重要信息和直接评价治疗效果。基于纳米材料的分子影像技术融合了分子生物化学、纳米技术、数据和图像处理等技术，能够通过图像直接显示细胞或分子水平的生理和病理过程，因而具有高特异性、高敏感性和高分辨率，是最具有发展潜力的医学科学前沿领域之一。

现代医学影像技术、高特异性分子探针或高分辨率造影剂、疾病分子标靶是分子影像学研究的三个关键因素。目前常用的分子影像学技术包括：光学成像（optical imaging，OI）、磁共振成像（magnetic resonance imaging，MRI）、正电子发射计算机断层成像（positron emission tomography，PET）、单光子发射计算机断层成像（single-photon emission computed tomography，SPECT）、X射线计算机断层扫描（X-ray computed tomography，CT）及超声成像（ultrasound imaging）等。最近拉曼光谱成像（Raman imaging）和光声成像（photoacoustic imaging，PAI）也显示出巨大的发展潜力。当然，不同的影像模式均有各自的利弊，而且单一的影像模式常常不能够给出足够的信息来解释相应的生理和病理过程。表7-1列举了常用的分子影像技术，包括相应的优点和局限性。例如，MRI作为常用的分子影像学研究的手段之一，具有优异的软组织对比度和高空间分辨率（像素为10~100μm），可以同时获得解剖以及生理和分子信息等诸多优势。同样，CT也能够无创地给出生物体（特别是骨骼和肺部）的解剖信息。然而MRI和CT都缺乏足够的敏感性来检测在细胞和分子水平下的生理和病理变化。相反，核医学影像技术（例如PET，SPECT）可以利用合适的有足够的敏感性的放射性分子探针来探测疾病的分子标志物并对其进行定性和定量的研究。对于光学影像技术，荧光和生物发光成像同样能够快速、高灵敏地在体内定位特定的分子靶点。但是，核医学影像技术和光学影像技术都不能给出足够的解剖学信息，图像分辨率也明显低于MRI和CT。因而，有必要通过整合不同的成像模式，即所谓的多模式成像来优势互补。例如，PET能够极为敏感和准确地探测到体内细胞新陈代谢和功能的异常，而CT和MRI能给出解剖学信息，尤其是MRI在反映解剖形态和生理功能方面有着显著的优越性。将这两种技术在同步采集系统中结合起来可以同时显示病变部位的解剖位置和结构，以及在细胞和分子水平上功能和代谢等方面的全方位信息，对于疾病的诊断和治疗具有十分重要的价值。在临床应用中，PET/CT或PET/MR双模式成像在对肿瘤的诊断分期和疗效评价中取得了明显的成功。同样，可以通过引入放射性光学影像探针，把光学成像模式引入到PET成像中来实现光学和PET双模成像。而光学和超声双模成像能相对便宜地得到实时并且高空间解析度的分子影像，且不用引入电离辐射。其他双模式分子影像以及多模式分子影像，例如CT/MRI，CT/OI，MRI/OI，PET/MR/OI等，也已经成功地应用在对疾病的检测和评估中。这种多模式影像不仅可以提高临床诊治疾病的水平，使得对疾病的诊断更加具有合理性，而且有望在分子水平上及早发现疾病，从而真正达到早期诊断（表7-1）。

分子影像探针的构建是分子影像学研究的关

表7-1 纳米材料与分子影像

技术	分辨率	探测深度	检测时间	代表性的影像造影剂
磁共振成像（magnetic resonance imaging，MRI）	10～100μm	不限	分钟～数小时	gadolinium doped NPs, iron oxide NP
X射线计算机断层扫描（X-ray computed tomography，CT）	50μm	不限	分钟	iodine or gadolinium doped NPs, Au NPs, Bi_2S_3 NPs（纳米粒），TaO_x NPs
超声（ultrasound imaging）	50μm	mm	分钟	microbubbles, perfluorocarbon（PFC） emulsion NPs
正电子发射断层成像（positron emission tomography，PET）	1～2mm	不限	分钟	[64]Cu labeled NPs, [64]CuS NPs
单光子发射计算机体层显像（single photon emission computed tomography，SPECT）	1～2mm	不限	分钟	[111]In labeled NPs
荧光成像（fluorescence imaging）	1～2mm	<1cm	分钟	NIR fluorochromes, quantum dot
生物发光成像（bioluminescence imaging，BLI）	1～2mm	cm	分钟	luciferin
拉曼成像（Raman imaging）	1～2mm	cm	分钟	gold rods, gold nanocages, gold nanoshells, carbon nanotubes
光声成像（photoacoustic imaging，PAI）	250μm	cm	分钟～数小时	gold rods, gold nanocages, gold nanoshells, carbon nanotubes

键环节。传统的影像探针通常由三部分组成：影像标记或成像造影剂、载体或连接体和靶向分子。影像标记或成像造影剂可以是放射性元素、荧光分子、金属螯合物、碘等简单元素或分子，也可以是微泡、全氟化碳液滴、脂质体、以及多种纳米或微米级的颗粒。他们能够作为成像造影剂用于相应的影像模式成像，从而有效提高成像分辨率和敏感性。分子影像探针的靶向性可以通过与生物分子偶联来实现。选择合适的疾病相关标志物或靶点对于实现靶向成像是非常重要的。靶向分子包括抗体、多肽、核酸、小分子等。在理想情况下，靶向分子能够特异性地识别疾病细胞或病变组织。在传统分子影像探针中，载体或连接体起到运载或连接成像造影剂和靶向分子作用，在有些情况下，载体同时也是成像造影剂。为了得到理想的图像同时避免相互的干扰，各个组成部分需要合理地协同地组合在一起。

最近纳米材料技术上的进展对分子探针的研制起到了巨大的影响。虽然传统的成像造影剂（例如有机染料、放射性同位素）已经广泛地应用在研究和临床应用中，纳米材料作为成像造影剂在分子影像技术中正发挥着越来越重要的作用。对比传统的成像造影剂，纳米粒子具有可控的微小尺寸及其形状、优良的生物相容性和高效的运载率等诸多优势，特别是当粒子尺寸只有1/10或1/100nm时，由于相当大的比表面积和量子局限效应，它们展现出独特的磁学和光学性能。对比大多数生物功能基团例如酶、抗体或受体等，纳米材料具有相应的尺寸大小，因而能够在分子水平上作用于生物体系。而且，纳米粒子通常拥有相当一致的尺寸和形状，进而表现出近乎一致的物理和化学性质，特别适用于表征生物体内分布、生理代谢等多种过程。因此，将纳米粒子与靶向分子探针相结合所构建的纳米影像探针，结合现代分子影像模式可以构建多功能化纳米影像探针，从而使高分辨率、高敏感性、无创的分子影像技术成为可能，也进一步推动疾病早期诊断、个体化治疗的进步与变革。

适用于分子影像的纳米粒子包括有机纳米粒子（例如脂质体、胶束和高分子囊泡等）和无机纳米粒子（例如金属或金属氧化物粒子、碳纳米管和量子点等）。美国国立医学图书馆对当前应用的分子影像造影剂进行收录并建立了分子影像造影剂数据库（molecular imaging and contrast agent database，MICAD）。可以检索到的1 119个相应的数据，其中有112个造影剂是纳米影像探针。

因为多数易制备的有机纳米粒子并不具备相应的物理和化学性能,所以大多数有机纳米粒子仅用作载体来包裹或封装功能化的组成部分,例如有机染料、螯合化合物和无机纳米粒子等。虽然有些功能化的聚合物纳米粒子显示出可调的荧光光学性能,但它们很难制备而且不易在体内降解。近年来随着纳米粒子制备工艺的完善,有许多性能优良的无机纳米粒子造影剂出现,多数已经商业化并处在前期临床评估的阶段,有些还被批准在临床上使用。经典的例子是 1996 年美国食品药品监督管理局(FDA)批准的用于肝造影剂的超顺磁氧化铁纳米粒子(菲立磁,Feridex),它们作为 MRI 造影剂已经广泛地应用在实验和临床的研究中。金纳米粒子(例如金纳米棒、金纳米壳和金纳米笼等)也受到广泛的关注,由于其独特的表面等离子体共振效应,它们能作为造影剂用于光学、拉曼光谱和光声成像。另一个经典的例子是半导体量子点,他们在可见光和近红外范围内展现出明亮而且狭窄的发射光谱,而且具有极好的光稳定性,使得光学复合成像成为可能。总之,无机纳米粒子作为多种分子影像模式的影像探针受到越来越多的关注,在一些影像模式中逐渐取代传统的影像探针,特别是那些同时适用于多种成像模式的纳米成像探针的构建成为分子影像学的趋势。当然,纳米影像探针也有自身的缺点,他们的构建还面临许多技术上的挑战。无机纳米造影剂或纳米探针在实际应用中存在成像模式单一、潜在的毒性、体内代谢慢和体内长期积累等问题。

能够多模式成像的纳米成像探针的构建正成为分子影像的重要研究方向。为达到优势互补的目的,多个成像造影剂需要协同地组合在一起。例如,金属或金属氧化物纳米粒子可以和放射性金属螯合物相结合,分别用于 PET/CT 或 PET/MR 双模成像,既可以对其进行解剖学定位又可以分析肿瘤的性质。同样,放射性元素修饰的量子点可以把光学成像模式引入到 PET 成像中来实现光学和 PET 双模成像。表面修饰着放射性元素的碳纳米管也成功地实现了高灵敏的拉曼和 PET 双模成像。表面修饰近红外荧光分子 Cy5.5 的超顺磁氧化铁纳米粒子可以实现 MRI 和近红外双模成像。超小的超顺磁铁铂纳米粒子可以透过血脑屏障进入脑组织用于 MRI/CT 双模成像。氧化铁与金的核壳型纳米粒子不但可以用于 MRI 与光

声双模成像,还可以对肿瘤进行热疗。其他类似的核壳型纳米粒子例如金包被的量子点等也在多模式成像上显示出巨大的潜力。总之,将多种影像造影剂两两组合或者三三组合在一起能够得到一种新型的纳米粒子,从而实现双模式甚至多模式的成像。我们将在下面的章节中详细地介绍多种纳米造影剂在多模式成像中的应用。

通过与生物靶向分子偶联,可以有效地增强纳米造影剂的靶向性。目前,纳米造影剂的靶向成像主要有两种方式:非特异性靶向和特异性靶向。前者依赖于纳米粒子在肿瘤组织中增强的通透和保留性效应(enhanced peameability and retention effect)。静脉注射后的纳米粒子容易透过渗漏的毛细血管进入肿瘤组织并保留在里面。通过非特异性靶向来增强纳米造影剂靶向性的效率比较低,而且易受到纳米粒子相关物理和功能参数直接或间接地影响。利用抗体、细胞膜表面受体或特定基因片段的专一作用,在纳米粒子表面连接疾病相关标志物分子,与目标细胞表面的抗原或受体发生特异性结合,可以有效地实现纳米造影剂的靶向性。特异性靶向分子可以是单抗或多抗,如人表皮生长因子受体(human epidermal growth factor receptor 2,Her2)特异性抗体、黑色素瘤 α 促黑素受体(α-MSH)抗体和前列腺癌特异性膜蛋白(prostate-specific membrane antigen,PSMA)特异性抗体,也可以是与靶向受体结合的底物、蛋白序列,例如叶酸和环化 RGD 多肽等。以新生肿瘤血管为靶标的纳米影像探针的研究是近年来的热点之一。近期研究表明多种肿瘤组织内细胞高表达整合素 $\alpha_v\beta_3$,可促进肿瘤新生血管的形成。多种纳米造影剂与整合素识别肽相连接,可以更好地与肿瘤组织表达的整合素结合,从而有利于肿瘤新生血管的成像。

第二节 基于纳米颗粒的分子影像

一、磁共振成像与纳米成像造影剂

MRI 是目前最强大的全身无创诊断技术之一,能够通过测量水的质子(或其他奇数核,例如 ^{3}H、^{13}C、^{19}F、^{17}O、^{23}Na、^{31}P、^{129}Xe)在生物体内的弛豫过程,来给出相应的三维断层扫描图像。MRI 的信号强度与水在不同组织或器官中的磁弛豫率有直接关系。在外界强的静态磁场中[B_0,临床常

用 1～3 特斯拉（tesla，T），而 7T 或更高的磁场目前在实验室中常用于小动物显像]，核自旋平行于或反平行于磁场方向（低能级或高能级态）。绝大多数的质子核倾向处于低能级态，而且高能级质子核的数目分布是与磁场强度成正比的。即使在 1T 的磁场中，也仅有 6/100 万的质子处于反平行方向。与质子自旋共振的电磁射频脉冲被用来改变质子自旋的方向。那些翻转的质子自旋倾向于回到初始状态，这种弛豫过程卷入两个过程：纵向弛豫（T_1 恢复，自旋 - 晶格）和横向弛豫（T_2 衰减，自旋 - 自旋）。前者伴随着能量从激发态到周围晶格的衰减；后者卷入由于自旋 - 自旋相互作用引起的在 X-Y 平面上相干相位的丢失。水中的质子在不同组织或器官有不同的弛豫时间，从而产生内源性的 MRI 对比度。引入合适的外源性造影剂可以增加弛豫、缩短 T_1 和 T_2 弛豫时间，从而增强图像的对比度。增强磁信号，缩短 T_1 导致更明亮的图像；相反 T_2 减少成像信号强度。造影剂的效率可以用弛豫率（R_x，$X = 1$ 或 2）定量衡量：$R_x = 1/T_x$（s^{-1}），或归一化弛豫率：$r_x = R_x/$ 浓度（$mmol^{-1} \cdot L \cdot s^{-1}$）。弛豫率越高相对应于更快的弛豫时间，从而得到对比度更高的图像。

MRI 影像主要涉及四种物质：①抗磁性物质，没有未成对的电子，施加外加磁场后会产生一种与 B_0 方向相反的磁场；②顺磁性物质，核外具有不成对的电子，在外加磁场 B_0 存在时产生磁化，产生的磁场与 B_0 方向相同，并且当外加磁场除去后则去磁化。如钆的螯合物（Gd-DTPA）、脱氧血红蛋白、正铁血红蛋白等；③超顺磁性物质，磁化率较顺磁性物质强 100～1 000 倍。如含铁血黄素，四氧化三铁纳米粒子等；④铁磁性物质，即使去除外磁场也有明显的剩磁。如铁（Fe）、钴（Go）、镍（Ni）等。目前临床上大量使用的是一种钆（Gd）与二乙烯三胺五乙酸（DTPA）的螯合物（Gd-DTPA），主要是缩短 T_1 从而增加 T_1 加权的影像对比度，属于阳性造影剂。但这些小分子的造影剂有许多缺点，例如：无特异性、快速的肾清除、潜在的机体毒性和低敏感性。目前，通过与有机高分子聚合物（例如脂质体、胶束等）相结合形成功能化的有机纳米粒子，能够有效地改善 T_1 加权的 MRI 影像，已成功地应用在前期临床研究中。虽然其他无机磁性纳米粒子也能用作 T_1 影像造影剂，但效果通常没有钆修饰的有机纳米粒子好。目前最具有代表性的 T_2 影像造影剂是氧化铁纳米粒子。这些磁性纳米粒子的存在强烈地改变其周围的磁场微环境，导致周围质子相干相位的快速丢失，从而增加 T_2 加权的影像对比度，属于阴性造影剂。我们将在下面详细介绍多种用于 MRI 影像的无机磁性纳米粒子。

氧化铁纳米粒子包括磁铁矿型（Fe_3O_4）和赤铁矿型（γ-Fe_2O_3）纳米粒子，已经被广泛地研究、销售并作为 MRI 造影剂应用在前期临床甚至在临床研究中。前者具有由氧原子形成面心立方结构与由铁原子占据四面体和八面体间隙组成的立方反尖晶石结构。在正常条件下，磁铁矿会逐渐氧化成赤铁矿。但在生物医学应用中磁铁矿型和赤铁矿型纳米粒子并不相互区分，通常被称为氧化铁。在多种氧化铁粒子中，超顺磁氧化铁粒子（superparamagnetic iron oxide nanoparticles，SPIOs）已经成功地应用于生物医学，因为它们之间没有强的磁相互作用，能够稳定地分散在生理条件下。作为 T_2 影像造影剂，SPIOs 能在正常的 MRI 磁场强度下达到磁饱和，能稳定地建立一个局部扰动的偶极磁场，从而剧烈地缩短周围质子的弛豫时间。目前这类造影剂已有一些实现了商业化，如 Feridex（菲立磁）、Resovist 和 Combidex 等，主要由多个氧化铁核和外包的葡聚糖壳组成，大小在 50～160nm 之间。这些作用于 T_2 的阴性造影剂具有一定的组织特异性。因为在人体血液中，直径大于 30nm 的粒子主要经单核吞噬细胞系统（mononuclear phagocytic system，MPS）所清除，所以静脉注射后的 SPIOs 能被巨噬细胞吞噬而分布在相应的组织或器官中，如肝、脾和淋巴结等。利用这种 SPIOs 的特性可以有效地区分肝细胞癌和转移癌，因为肝细胞癌组织中不含巨噬细胞，而周围正常肝组织含有库普弗细胞（Kupffer cell），在摄取了 SPIOs 后 T_2 影像信号降低，而肿瘤组织则呈现相对高信号，这时 SPIOs 相当于"阳性"的造影剂。在临床上可以运用该类造影剂来区分肝癌和局灶结节样增生及肝腺瘤。然而，此种纳米造影剂的快速肝和脾清除严重减少它们在体内的循环时间，降低其靶向特异性。

改变颗粒的大小可以有效躲过单核吞噬细胞系统的清除或者增加在血液里的循环或滞留时间。但是，随着纳米粒子变小，其磁化强度相应减少，从而降低 MRI 对比度（图 7-1）。一种粒径小于 30nm 的超微超顺磁氧化铁颗粒（ultrasmall superparamagenetic iron oxide，USPIO）近来被用

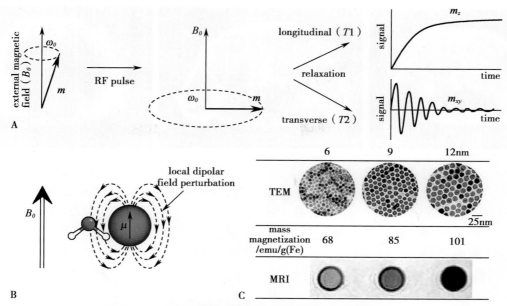

图 7-1　磁共振成像原理和磁纳米粒子 MR 成像造影剂

A. 质子自旋共振和弛豫过程,这种弛豫过程卷入两个过程:纵向弛豫和横向弛豫;B. 磁纳米粒子引起的局部磁场扰动;C. 磁纳米粒子的尺寸大小对其磁化率的影响

作特异性造影剂,因为它们在血液循环滞留时间较长,不易被单核吞噬细胞系统清除。USPIO 不但显现出 T_2 效应而且也可以用于 T_1 成像。利用在动脉粥样硬化斑块中的巨噬细胞对 USPIO 不同的吞噬能力,通过高分辨 MRI 可以区分出硬斑块与软斑块。最近超微的 Fe_3O_4 纳米粒子(水合半径小于 10nm)也成功地用于肿瘤特异成像(图 7-2)。4.5nm 的氧化铁核与整合素识别肽 c(RGDyK)通过一步 Mannich 反应偶合在一起,能够很好地结合肿瘤组织表达的整合素 $\alpha_v\beta_3$,从而用于肿瘤新生血管的成像。由于相当小的粒子尺寸,超微的 Fe_3O_4 纳米粒子在到达目标靶点前能够逃避单核吞噬细胞系统的清除。但由于粒子变小,其弛豫能力相应变差。

在外界磁场中,纳米粒子的磁化强度取决于粒子的大小、形状、组成和晶体各向异性。近来,合成的金属合金磁纳米粒子如 FeCo 和 FePt,跟传统的铁磁材料相比有更高的磁角动量。由于相当小的表面效应,纳米粒子表现出超高的磁化强度和 r1/r2 弛豫率。Dai 和其合作者合成了用碳层稳定的 FeCo 纳米粒子,这种纳米粒子已成功地应用于动物体内血管造影。同时,用于肿瘤分子影像和检测的磁纳米粒子的靶向性和敏感性也已经被进一步评价。锰掺杂的尖晶石型铁磁矿纳米粒子具有相当高的磁化强度,当与人表皮生长因子受体 Her2 特异性抗体耦合后,可以用作特异性的造影剂来标记 Her2 受体过表达的肿瘤。

二、基于纳米粒子的 CT 成像

由于其独特的属性,例如高分辨率和高组织穿透性,X 射线 CT 是一种在临床上最常用的影像技术。身体不同组织和器官例如骨骼、脂肪或空腔对于 X 射线有明显不同的吸收,从而导致高对比度的解剖结构影像。但其软组织对比度比较差,为了检测到肿瘤或与疾病相关的异常组织,需要引入一定量的影像造影剂。当前临床上使用的造影剂主要是碘基或钆基分子。它们的主要问题是非特异性和快速的体内排出。对比这些传统的造影剂,纳米 CT 影像造影剂具有优异的影像对比度和相应的靶向特异性。金纳米粒子近来已经用于 CT 成像,对比度效果比碘高近 3 倍。然而,需要引入大剂量金纳米粒子才能得到肿瘤和相应软组织的高对比度影像,因此有必要发展不同的纳米造影剂。近来 Weissleder 和合作者报道一种聚合物包被的硫化铋(Bi_2S_3)作为 CT 造影剂,它们对 X 射线的吸收是碘的五倍而且具有相当长的体内循环时间并可用于血管、肝和淋巴结的造影。但它们的组织毒性不容忽略,妨碍了它

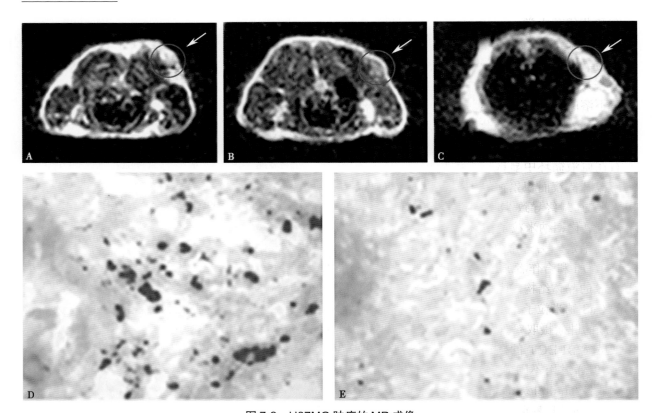

图 7-2　U87MG 肿瘤的 MR 成像
A. 无造影剂；B. c（RGDyK）修饰的 Fe_3O_4；C. 过量 RGD 阻断实验；D、E. 普鲁士蓝染色的 U87MG 切片

们在临床上的应用。最近，氧化钽作为 CT 成像造影剂也成功地应用于淋巴结造影，而且它们的组织毒性也相当低。

三、基于纳米粒子的核素成像

核素分子影像的主要优点是高敏感性、高准确性、可重复的定量性和高组织穿透性。当前的核素分子影像方法包括 PET 和 SPECT。通常，PET 利用发射正电子的放射性同位素（例如 ^{11}C、^{18}F、^{64}Cu、^{94m}Tc、^{124}I 等）标记的生物活性物质作为显影剂，可在不影响环境平衡的生理条件下，研究和诊断人体内早期的病理生理和代谢异常疾病。PET 采用正电子直接进行检测，大大提高了探测敏感性，使疾病的早期定位、定性、定量、定期诊断成为可能。SPECT 是利用发射 γ 射线的放射性同位素进行成像的影像技术。类似于传统的核素平面成像，SPECT 技术采用伽马相机在不同角度获得二维的投影图，通过计算机重建获得三维的图形。因为 SPECT 技术使用旋转的 γ 相机和准直仪，部分 γ 光子被忽略掉，SPECT 的成像敏感性明显低于 PET。SPECT 的空间分辨率通常

也低于 PET，因为 PET 能给出更局部的信息。用于 SPECT 的发射 γ 射线的放射性同位素通常比较便宜，例如 ^{99m}Tc、^{111}In、$^{123/131}$I 等。

放射性同位素已经被引入到多种纳米粒子上，包括量子点、金纳米粒子和碳纳米管等。用纳米粒子作为 PET 成像探针可以实现多功能和多模式成像，并可以由此得到相应纳米探针的组织分布和药代动力学。Dai 和合作者为了调查单壁碳纳米管（single-well carbon nanotubes，SWNTs）在体内的分布和肿瘤靶向性，在单壁碳纳米管的表面修饰上聚乙二醇（polyethylene glycol，PEG）、环状 RGD 多肽和铜 ^{64}Cu 的螯合物。均匀一致的碳纳米管长 100nm、直径有 1～3nm。修饰 PEG 的双亲性脂质分子可以通过与碳纳米管之间的疏水作用在其表面形成自组装分子层，可以提高其的生物相容性和稳定性，使其躲过单核吞噬细胞系统的吞噬，延长其体内循环时间，使碳纳米管有足够的时间到达病变部位并成像。

放射性核素通过与螯合剂形成稳定的复合物来标记纳米粒子。然而在纳米粒子表面的放射性螯合物不可避免的改变其物理化学属性、体内

分布和药代动力学。而且，核素有可能从螯合物上离解下来，从而无法反映纳米粒子在体内的真实行为。因此，有必要发展一个不涉及螯合物的策略来反映体内结果。近来人们广泛地筛选了多种不溶的放射性核素纳米盐，发现羟基磷灰石（hydroxyapatite）和氢氧化铝纳米粒子与 ^{18}F 在生理条件下形成稳定物质。虽然 ^{18}F 标记的羟基磷灰石在血液循环中显现出高的稳定性，然而一旦它们被肝捕获而积累在肝中，逐渐的降解是不能被忽视的，最终导致 ^{18}F 在骨骼中积累。相反，^{18}F 标记氢氧化铝纳米粒子在当它们被肝或脾清除时却相当稳定。另一个例子是 ^{64}Cu 标记的硫化铜（CuS）。Li 和合作者通过沉淀法直接把 ^{64}Cu 整合到 CuS 的晶体结构，形成 10nm、单分散的 ^{64}Cu 标记的 CuS 纳米粒子。由于 EPR 效应，它们显示出相当高的肿瘤摄取率（图 7-3）。

虽然 SPECT 的成像分辨率和敏感性不如 PET，但通过用不同的放射性核素可以得到多元复合成像（multplexing imaging）。虽然涉及纳米粒子的 SPECT 多元复合成像并不常见，但在原理上是可行的。基于不同的衰减时间、能量和化学性质，不同的放射线核素可以用来标记纳米粒子来适用于不同的应用。例如，为了研究一个星期的药代动力学、肿瘤摄取和治疗效果，^{111}In 标记的嵌合 L6（ChL6）单克隆抗体被连接到氧化铁纳米粒子上用来监视纳米粒子的肿瘤摄取，以及在经过交变磁场诱导的热疗处理后，评价肿瘤的坏死状况。

四、基于纳米粒子的光学成像

最快和最便宜的分子影像技术之一是光学成像。近年来，通过构建具有生物相容性的近红外纳米粒子以及改进和发展现有的光学成像技术，发展基于纳米粒子探针的光学成像新方法，以实现高灵敏、稳定和快速的分子影像，从而有力地促进了光学分子影像模式在癌症诊断上的应用。由于低廉的价格、高敏感性和多功能化，荧光和生物发光成像技术越来越受到特别的关注。对于荧光光学成像，近红外（near infrared，NIR）纳米粒子探针的构建是实现体内影像的关键。在近红外区域（700～900nm），信号有最大的组织穿透性，而且没有自发荧光的干扰。生物发光成像是指利用生物发光反应来检测在细胞和分子水平上功能和代谢等方面的信息。因为没有背景信号干扰，生物发光成像的敏感性要高于荧光光学成像。然而，生物发光成像的潜在应用仅局限在前期临床，主要是因为生物发光的组织穿透性比较低，而且常常涉及复杂的转基因技术。其他光学成像或与光学相关的成像手段例如拉曼成像和光声成像正成为分子影像学的重要研究方向，是因为它们优异的组织穿透性和高的空间分辨率。但由于涉及不同的物理原理，我们将在不同的章节中分别讨论它们。

根据激发机制，NIR 荧光纳米粒子可分为两类：降转换荧光纳米粒子（downconversion fluorescent NPs，DCNs）和升转换荧光纳米粒子（upcon-

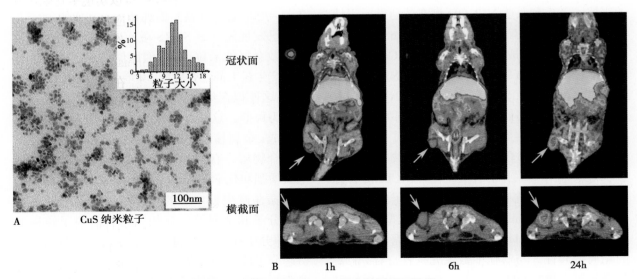

图 7-3 ^{64}Cu 标记的 CuS 纳米粒子显示肿瘤

A. ^{64}Cu 标记的 CuS 纳米粒子；B. 用 ^{64}Cu 标记的 CuS 探针得到的 U87MG 肿瘤的 PET/CT 影像。黄箭头指示肿瘤

version fluorescent NPs，UCNs）。传统的荧光纳米粒子，如荧光染料标记的纳米粒子、量子点、单壁碳纳米管和金纳米簇等，主要属于降转换荧光纳米粒子。简单地说，当这类纳米粒子被相应波长的光激发，能发射出更长波长的光波。但它们易遭受自发荧光、光解和光漂白的影响。相反，升转换荧光纳米粒子可以把低能量的光装换成高能量的荧光。

1. 近红外荧光探针 荧光染料标记的纳米粒子广泛地应用于生物医学领域。有机或金属有机染料可以通过共价键、离子键、疏水相互作用连接到或整合进无机纳米载体颗粒中。纳米载体颗粒通常对激发光和发射光是透明的，例如硅纳米粒子和磷酸钙纳米粒子。对比单独的 NIR 荧光分子，荧光染料标记的纳米粒子对于分子影像显示出明显的优点：首先，荧光分子在纳米载体上的高负载率有效地增加成像敏感性；其次，化学惰性的载体能保护荧光分子，增加其光稳定性和生物相容性；最后，纳米载体为进一步的功能化、靶向化提供一个平台。

对于光学影像，研究最广泛的纳米粒子是量子点（quantum dot，QD）。它们是纳米级的无机荧光半导体晶体，具有优越、独特的光物理性能，例如高量子产率、宽广的激发光谱、狭窄并对称的发射光谱、基于尺寸大小的光学发光和卓越的光稳定性。近年来，为了进一步减少自发荧光并增强组织穿透性，研究者研制了近红外发光的 QD，包括镉基、非镉基的 QD，它们能够克服荧光染料标记的纳米粒子的缺点，满足当前生物体内成像的需要。考虑到某些 NIR QD 潜在的急性或慢性毒性和不稳定性，有必要用低毒性的 ZnS 或 ZnSe 对其进行包被，形成核壳型 QD，例如 CdTe/ZnS、$InAs_xP_{1-x}/InP/AsSe$ 等，这样可以保护 NIR QD 防止光氧化反应而且改善量子产率。在 NIR QD 中的镉金属可以被其他低毒元素取代，例如 $CuInS_2/ZnS$ 核壳型 QD，得到的 NIR QD 显示了很好的生物相容性。Gao 和合作者首先在小动物模型上验证了 QD- 抗体偶联体的肿瘤靶向性。Cheng 和合作者也报道了与抗 Her2 多肽靶向分子偶联的非镉 NIR QD（InAs/InP/ZnSe，核 / 壳 / 壳型）的肿瘤靶向性。它们对 Her2 阳性表达的肿瘤具有良好的靶向特异性。与其他多数荧光探针一样，需要外界光源来激发 QD 来产生荧光信号。这同样限制了 NIR QD 在生物体内成像上的应用。为此，

Cheng 和合作者发展了一个新的策略：他们通过利用切连科夫辐射作为内置光源来激发不同大小的 QD，不但可以实现探针的自发光，也可以用于体内多元复合成像。

2. 升转换荧光纳米探针 升转换荧光纳米粒子的基本结构是两个三价的镧系离子（如 Tm^{3+}、Er^{3+}、Yb^{3+}）作为掺杂剂嵌在纳米载体中，一个用于吸收（Yb^{3+}），另一个用于发射（Er^{3+}）。宿主纳米载体包括无机荧光晶体例如氟化物（如 LaF_3、YF_3、$NaYF_4$），氧化物（Y_2O_3）和磷酸盐（$LaPO_4$）。像 QD 一样，升转换荧光纳米粒子拥有很强的荧光强度而且在生理条件下表现出相当的稳定性。因为他们的吸收和发射光在近红外区，几乎没有自发荧光干扰，他们有能力对较深的组织进行成像。

3. 体内拉曼光谱和成像 拉曼光谱学基于拉曼散射光谱，对与入射光频率不同的散射光谱进行分析可以得到晶格及分子的振动、转动方面信息。拉曼散射是一非弹性散射，入射光与分子振动或系统声子发生相互作用，导致非弹性散射光的能量增加或减少，而由这些能量的变化可知相应的振动模式或声子模式。然而，自发的拉曼散射非常弱，有时荧光完全覆盖拉曼散射条带。多种拉曼光谱分析技术现在得到了进一步的发展，表面增强拉曼散射（surface-enhanced Raman scattering，SERS）光谱用来增强敏感性，而拉曼显微仪（Raman microscopy）可以改善空间的分辨率，共振拉曼光谱则用来取得特殊的分析信息。不仅因为其多元复合成像的能力而且因为极高的特异性和敏感性，SERS 光谱正成为最有前景的分子影像技术之一。它的敏感性甚至远远高于光学成像。

已发现能产生 SERS 效应的金属包括金、银等少数金属纳米粒子，它们能使被测定物的拉曼散射产生极大的增强效应，其增强因子可达 $10^{14}\sim10^{15}$，这使得在纳米粒子表面的单分子检测和鉴定成为可能。这种 SERS 纳米粒子通常是由三部分组成：金属核，嵌入的报告分子和外包的硅层或聚合物层。有两种机制用来解释 SERS 效应：电磁增强和化学增强。前者是指金属表面等离子共振振荡产生被增强的局部电场。后者涉及在报告分子和金属核之间的一个新的电子转移能级，即分子在金属上的吸附常伴随着电荷的转移引起分子能级的变化。SERS 纳米粒子能够给出非常详细的光谱信息而且其信号在红外区远远高于 QD，这将非常适合多元复合成像和生物体

内成像。Nie 和合作者用 SERS 纳米粒子在光谱检测和肿瘤靶向成像方面做出了先驱性的工作。他们用聚乙二醇包被的金纳米粒子，同时嵌入拉曼报告分子（例如 crystal violet、Nile blue、cresyl violet、DTTC）。这种 PEG 包被的 SERS 纳米粒子在生理条件下显示了优异的生物相容性和稳定性，而且能够在红外区给出远远高于 QD 的信号。与肿瘤靶向分子［如单链可变区片段（single-chain variable fragment，ScFv）抗体］偶联，得到的 SERS 纳米粒子对过表达表皮生长因子受体（epidermal growth factor receptor，EGFR）的肿瘤具有显著的靶向性。

SERS 纳米粒子用在拉曼分子成像上可以达到皮摩尔数量级上的敏感性，而且可以实现多元复合成像。Gambhir 和合作者用 SERS 纳米粒子在活体内实现了多元复合成像。在活老鼠皮下注入的十个不同的 SERS 纳米粒子可以在光谱上清晰地分辨。此外，五个最具特色的 SERS 纳米粒子通过静脉注射在肝中能被无创拉曼成像成功地鉴定和区分出来。通过在其表面修饰上抗 EGFR 的亲和体（affibody），SERS 纳米粒子可以用于 EGFR 阳性肿瘤的靶向成像。单壁碳纳米管近来也被用于拉曼分子成像。与 RGD 偶联的单壁碳纳米管已经成功地实现肿瘤新生血管的特异性拉曼成像。

4. 光声成像　光声成像（photoacoustic imaging，PAI）是一种新兴的分子成像技术，并已吸引了大量的研究兴趣。和许多其他成像方式相比，PAI 具有独特的优势，有很大的可能进入临床研究应用。作为一个非电离辐射，非侵入性和高敏感性的分子成像技术，PAI 结合光学和声学成像的优势，既保持成像的高灵敏性又克服传统光学成像技术的深度限制。基本上，光能量被吸收和部分转化为热能，造成瞬态热弹性扩张从而发射超声波，然后由超声波传感器检测到而形成图像。PAI 克服了成像深度的限制，能探测到深处可达 5cm 的小病灶。此外，PAI 通过内源性或外源性成像造影剂提供高成像对比度，能够实现实时成像。血红蛋白或黑色素等内源性对比分子已被用于热灼伤的探测、肿瘤新生血管形成的监测、血氧映射、脑功能成像和皮肤黑色素瘤检测。然而，大多数疾病如癌症并没有合适的内源性 PA 造影剂分子，因此有必要研制新的外源性造影剂，从而在低浓度也能得到足够的 PA 信号。

纳米技术领域的最新进展大大促进了光声造影剂的开发和设计。光声信号的变化幅度和反差依赖于许多因素，如光吸收，光 - 声转换效率和目标介质的传热效率。多种光吸收粒子，如金基的纳米结构、碳纳米管，已经成功地用作 PAI 造影剂。虽然碳纳米管作为 PAI 造影剂具有一定的前景，但由于它的近红外吸收系数低，导致其成像敏感性相对较低。此外，其毒性仍令人担忧。而金的纳米棒，纳米笼和纳米壳等一系列金纳米结构表现出卓越的光学性能、生物相容性和安全性，因此它们被广泛地应用在光学成像和 PAI 领域。这些粒子在可见光和近红外区域有很强的消光峰，是因为局部的表面等离子体共振。这种消光峰由两部分组成，散射峰和吸收峰，可以通过控制改变粒子的尺寸大小、形状和其他纳米结构物理维度来有效地控制相应的散射和吸收峰的大小和波长。那些吸收明显大于散射的金纳米粒子将适用于 PA 成像。例如，带有电介质核的金纳米壳显示出很强的光学共振但其光吸收比较微弱，因此它们不是的理想 PAI 造影剂。金纳米棒和纳米笼是非球面对称的结构，可以通过改变其长宽比使其在近红外区的光吸收截面达到最大，从而更适合于 PA 成像。金纳米棒和纳米笼虽然是好的 PAI 造影剂，但他们普遍有比较大的粒径（～50nm），它们在生物体内的应用因而受到限制。Gamhbir 和合作者最近报道，环状 RGD 多肽修饰的单壁碳纳米管可以作为 PA 成像造影剂来标识 $\alpha_v\beta_3$ 整合素，从而对肿瘤新生血管靶向成像。然而，它们在活体中的最低检出浓度相对较高（50nmol/L）。因此，同一研究组对单壁碳纳米管探针表面进行修饰从而提高了其成像敏感性。近红外染料（吲哚菁绿，indocyanine green，ICG）通过 π-π 堆积作用连接在单壁碳纳米管上，从而得到染料标记的单壁碳纳米管。即使在皮摩尔浓度下，染料增强的单壁碳纳米管也能给出可接受的 PAI 信号。这些修饰的纳米探针给出的 PAI 信号比相同浓度的未修饰的单壁碳纳米管高出 300 倍（图 7-4）。

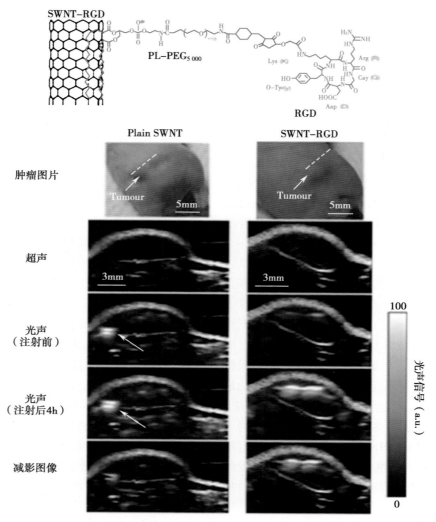

图 7-4 环状 RGD 多肽修饰的单壁碳纳米管可以作为 PA 成像造影剂来标识 $\alpha_v\beta_3$ 整合素

第三节 挑战与展望

得益于生物纳米技术在过去几十年里的迅速进步，基于纳米粒子的分子探针以及相应的诊断技术得到相当的发展。构建理想的纳米探针是分子影像学发展的关键要素之一。具有肿瘤靶向性的纳米探针的构建与其潜在的临床应用极大地促进了分子影像和个体化医学的研究。其中最有代表性的例子是氧化铁纳米粒子，它们作为成像造影剂已成功地应用于临床 MRI。最近开发的特异性和敏感性的近红外荧光纳米影像探针表现出对肿瘤靶向成像的巨大潜力。由于纳米粒子组成、功能和形态的多样性，多种分子成像模式（如 PET/MR、MRI/ 光学、MRI/PAI 等）有可能有机地结合起来并且能够做到优势互补。结合超灵敏

的、高空间解析度的"最先进的"分子影像技术，多种多模式、多功能纳米影像探针成功地在前期临床或临床上应用于肿瘤的靶向成像，准确检测肿瘤位置和解剖结构，能为肿瘤组织切除提供手术指导。

为了实现基于纳米粒子的分子影像的临床转化，许多问题（包括生物相容性、药代动力学、靶向效率，和纳米粒子的急性或慢性毒性）仍然有待解决。由于巨大的挑战，迄今只有几个纳米探针有很大的前景投入到临床上使用。因此，有必要对现有的纳米造影剂进行改进，在保留其成像特性的基础上，对其表面进行修饰和功能化，实现多模式和靶向成像。同时，发展新的纳米造影剂，以提高成像的敏感性、分辨率和特异性。

（成 凯 程 震）

参 考 文 献

[1] Rudin M，Weissleder R. Molecular imaging in drug discovery and development. Nat Rev Drug Discov，2003，2（2）：123-131.

[2] Ferrari M. Cancer nanotechnology：Opportunities and challenges. Nat Rev Cancer，2005，5（3）：161-171.

[3] Weissleder R. Molecular Imaging in Cancer. Science，2006，312（5777）：1168-1171.

[4] Weissleder R. Scaling down imaging：Molecular mapping of cancer in mice. Nat Rev Cancer，2002，2（1）：11-18.

[5] Gambhir SS. Molecualr imaging of cancer：from molecules to humans. Introduction. J Nucl Med，2008，49（Suppl 2）：1S-4S.

[6] Willmann JK，van Bruggen N，Dinkelborg LM，et al. Molecular imaging in drug development. Nat Rev Drug Discov，2008，7（7）：591-607.

[7] Cai WB，Chen XY. Nanoplatforms for targeted molecular imaging in living subjects. Small，2007，3（11）：1840-1854.

[8] Cho EC，Glaus C，Chen JY，et al. Inorganic nanoparticle-based contrast agents for molecular imaging. Trends in Molecular Medicine，2010，16（12）：561-573.

[9] Heesakkers RAM，Hovels AM，Jager GJ，et al. MRI with a lymph-node-specific contrast agent as an alternative to CT scan and lymph-node dissection in patients with prostate cancer：a prospective multicohort study. Lancet Oncol，2008，9（9）：850-856.

[10] Huh YM，Jun YW，Song HT，et al. In vivo magnetic resonance detection of cancer by using multifunctional magnetic nanocrystals. J Am Chem Soc，2005，127（35）：12387-12391.

[11] von Maltzahn G，Park JH，Agrawal A，et al. Computationally Guided Photothermal Tumor Therapy Using Long-Circulating Gold Nanorod Antennas. Cancer Res，2009，69（9）：3892-3900.

[12] Gao XH，Cui YY，Levenson RM，et al. In vivo cancer targeting and imaging with semiconductor quantum dots. Nat Biotechnol，2004，22（8）：969-976.

[13] Kim C，Cho EC，Chen J，et al. In Vivo Molecular Photoacoustic Tomography of Melanomas Targeted by Bioconjugated Gold Nanocages. ACS Nano，2010，4（8）：4559-4564.

[14] Qian XM，Peng XH，Ansari DO，et al. In vivo tumor targeting and spectroscopic detection with surface-enhanced Raman nanoparticle tags. Nat Biotechnol，2008，26（1）：83-90.

[15] Aime S，Castelli DD，Crich SG，et al. Pushing the Sensitivity Envelope of Lanthanide-Based Magnetic Resonance Imaging（MRI）Contrast Agents for Molecular Imaging Applications. Accounts Chem Res，2009，42（7）：822-831.

[16] Jun YW，Jang JT，Cheon J. Magnetic nanoparticle assisted molecular MR imaging. Adv Exp Med Biol，2007，620：85-106.

[17] Frey NA，Peng S，Cheng K，et al. Magnetic nanoparticles：synthesis，functionalization，and applications in bioimaging and magnetic energy storage. Chem Soc Rev，2009，38（9）：2532-2542.

[18] Na HB，Song IC，Hyeon T. Inorganic Nanoparticles for MRI Contrast Agents. Adv Mater，2009，21（21）：2133-2148.

[19] Jun YW，Lee JH，Cheon J. Chemical design of nanoparticle probes for high-performance magnetic resonance imaging. Angew Chem Int Edit，2008，47（28）：5122-5135.

[20] Cheon J，Lee JH. Synergistically Integrated Nanoparticles as Multimodal Probes for Nanobiotechnology. Accounts Chem Res，2008，41（12）：1630-1640.

[21] Jun YW，Huh YM，Choi JS，et al. Nanoscale size effect of magnetic nanocrystals and their utilization for cancer diagnosis via magnetic resonance imaging. J Am Chem Soc，2005，127（16）：5732-5733.

[22] Yuan F，Dellian M，Fukumura D，et al. Vascular Permeability in a Human Tumor Xenograft：Molecular Size Dependence and Cutoff Size. Cancer Res，1995，55（17）：3752-3756.

[23] Morishige K，Kacher DF，Libby P，et al. High-Resolution Magnetic Resonance Imaging Enhanced With Superparamagnetic Nanoparticles Measures Macrophage Burden in Atherosclerosis. Circulation，2010，122（17）：1707-1715.

[24] Xie J，Chen K，Lee HY，et al. Ultrasmall c（RGDyK）-coated Fe3O4 nanoparticles and their specific targeting to integrin alpha（v）beta（3）-rich tumor cells. J Am Chem Soc，2008，130（24）：7542-7543.

[25] Lee JH，Huh YM，Jun Y，et al. Artificially engineered magnetic nanoparticles for ultra-sensitive molecular imaging. Nat Med，2007，13（1）：95-99.

[26] Seo WS，Lee JH，Sun XM，et al. FeCo/graphitic-shell nanocrystals as advanced magnetic-resonance-imaging and near-infrared agents. Nat Mater，2006，5（12）：971-976.

[27] Popovtzer R，Agrawal A，Kotov NA，et al. Targeted Gold Nanoparticles Enable Molecular CT Imaging of Cancer. Nano Letters，2008，8（12）：4593-4596.

[28] Rabin O, Manuel Perez J, Grimm J, et al. An X-ray computed tomography imaging agent based on long-circulating bismuth sulphide nanoparticles. Nat Mater, 2006, 5(2): 118-122.

[29] Oh MH, Lee N, Kim H, et al. Large-Scale Synthesis of Bioinert Tantalum Oxide Nanoparticles for X-ray Computed Tomography Imaging and Bimodal Image-Guided Sentinel Lymph Node Mapping. J Am Chem Soc, 2011, 133(14): 5508-5515.

[30] Welch MJ, Hawker CJ, Wooley KL. The Advantages of Nanoparticles for PET. Journal of Nuclear Medicine, 2009, 50(11): 1743-1746.

[31] Liu Z, Cai WB, He LN, et al. In vivo biodistribution and highly efficient tumour targeting of carbon nanotubes in mice. Nat Nanotechnol, 2007, 2(1): 47-52.

[32] Schipper ML, Cheng Z, Lee S-W, et al. microPET-Based Biodistribution of Quantum Dots in Living Mice. J Nucl Med, 2007, 48(9): 1511-1518.

[33] Jauregui-Osoro M, Williamson PA, Glaria A, et al. Biocompatible inorganic nanoparticles for [18F]-fluoride binding with applications in PET imaging. Dalton Trans, 2011, 40(23): 6226-6137.

[34] Zhou M, Zhang R, Huang MA, et al. A Chelator-Free Multifunctional [Cu-64]CuS Nanoparticle Platform for Simultaneous Micro-PET/CT Imaging and Photothermal Ablation Therapy. J Am Chem Soc, 2010, 132(43): 15351-15358.

[35] DeNardo SJ, DeNardo GL, Natarajan A, et al. Thermal dosimetry predictive of efficacy of In-111-ChL6 nanoparticle AMF-induced thermoablative therapy for human breast cancer in mice. Journal of Nuclear Medicine, 2007, 48(3): 437-444.

[36] He X, Gao J, Gambhir SS, et al. Near-infrared fluorescent nanoprobes for cancer molecular imaging: status and challenges. Trends in Molecular Medicine, 2010, 16(12): 574-583.

[37] He X, Wang K, Cheng Z. In vivo near-infrared fluorescence imaging of cancer with nanoparticle-based probes. Wiley Interdisciplinary Reviews: Nanomedicine and Nanobiotechnology, 2010, 2(4): 349-366.

[38] Santra S, Dutta D, Walter GA, et al. Fluorescent nanoparticle probes for cancer imaging. Technol Cancer Res T, 2005, 4(6): 593-602.

[39] Gao JH, Chen K, Xie RG, et al. Ultrasmall Near-Infrared Non-cadmium Quantum Dots for in vivo Tumor Imaging. Small, 2010, 6(2): 256-261.

[40] Bhaumik S, Gambhir SS. Optical imaging of Renilla luciferase reporter gene expression in living mice. Proceed-ings of the National Academy of Sciences, 2002, 99(1): 377-382.

[41] Michalet X, Pinaud FF, Bentolila LA, et al. Quantum Dots for Live Cells, in Vivo Imaging, and Diagnostics. Science, 2005, 307(5709): 538-544.

[42] Gao J, Chen K, Miao Z, et al. Affibody-based nanoprobes for HER2-expressing cell and tumor imaging. Biomaterials, 2011, 32(8): 2141-2148.

[43] Smith BR, Cheng Z, De A, et al. Dynamic Visualization of RGD-Quantum Dot Binding to Tumor Neovasculature and Extravasation in Multiple Living Mouse Models Using Intravital Microscopy. Small, 2010, 6(20): 2222-2229.

[44] Gao J, Chen K, Xie R, et al. In Vivo Tumor-Targeted Fluorescence Imaging Using Near-Infrared Non-Cadmium Quantum Dots. Bioconjugate Chemistry, 2010, 21(4): 604-609.

[45] Smith BR, Cheng Z, De A, et al. Real-Time Intravital Imaging of RGD-Quantum Dot Binding to Luminal Endothelium in Mouse Tumor Neovasculature. Nano Letters, 2008, 8(9): 2599-2606.

[46] Schipper ML, Iyer G, Koh AL, et al. Particle Size, Surface Coating, and PEGylation Influence the Biodistribution of Quantum Dots in Living Mice. Small, 2009, 5(1): 126-134.

[47] Gao JH, Chen XY, Cheng Z. Near-Infrared Quantum Dots as Optical Probes for Tumor Imaging. Current Topics in Medicinal Chemistry, 2010, 10(12): 1147-1157.

[48] Liu H, Zhang X, Xing B, et al. Radiation-Luminescence-Excited Quantum Dots for in vivo Multiplexed Optical Imaging. Small, 2010, 6(10): 1087-1091.

[49] Chatterjee DK, Gnanasammandhan MK, Zhang Y. Small Upconverting Fluorescent Nanoparticles for Biomedical Applications. Small, 2010, 6(24): 2781-2795.

[50] Qian XM, Nie SM. Single-molecule and single-nanoparticle SERS: from fundamental mechanisms to biomedical applications. Chem Soc Rev, 2008, 37(5): 912-920.

[51] Zavaleta CL, Smith BR, Walton I, et al. Multiplexed imaging of surface enhanced Raman scattering nanotags in living mice using noninvasive Raman spectroscopy. P Natl Acad Sci USA, 2009, 106(32): 13511-13516.

[52] Hutter E, Fendler JH. Exploitation of Localized Surface Plasmon Resonance. Adv Mater, 2004, 16(19): 1685-1706.

[53] Willets KA, Van Duyne RP. Localized Surface Plasmon Resonance Spectroscopy and Sensing. Annual Review of Physical Chemistry, 2007, 58(1): 267-297.

[54] Fernández-López C, Mateo-Mateo C, Álvarez-Puebla

RnA，et al. Highly Controlled Silica Coating of PEG-Capped Metal Nanoparticles and Preparation of SERS-Encoded Particles. Langmuir，2009，25（24）：13894-13899.

[55] Nie S，Emory SR. Probing Single Molecules and Single Nanoparticles by Surface-Enhanced Raman Scattering. Science，1997，275（5303）：1102-1106.

[56] Le Ru EC，Blackie E，Meyer M，et al. Surface Enhanced Raman Scattering Enhancement Factors：A Comprehensive Study. The Journal of Physical Chemistry C，2007，111（37）：13794-13803.

[57] Blackie EJ，Ru ECL，Etchegoin PG. Single-Molecule Surface-Enhanced Raman Spectroscopy of Nonresonant Molecules. J Am Chem Soc，2009，131（40）：14466-14472.

[58] El-Sayed IH，Huang X，El-Sayed MA. Surface Plasmon Resonance Scattering and Absorption of anti-EGFR Antibody Conjugated Gold Nanoparticles in Cancer Diagnostics：Applications in Oral Cancer. Nano Letters，2005，5（5）：829-834.

[59] Thakor AS，Luong R，Paulmurugan R，et al. The Fate and Toxicity of Raman-Active Silica-Gold Nanoparticles in Mice. Science Translational Medicine，2011，3（79）：79ra33-79ra33.

[60] Jokerst JV，Miao Z，Zavaleta C，et al. Affibody-Functionalized Gold-Silica Nanoparticles for Raman Molecular Imaging of the Epidermal Growth Factor Receptor. Small，2011，7（5）：625-633.

[61] Zavaleta C，de la Zerda A，Liu Z，et al. Noninvasive Raman Spectroscopy in Living Mice for Evaluation of Tumor Targeting with Carbon Nanotubes. Nano Letters，2008，8（9）：2800-2805.

[62] Kim C，Favazza C，Wang LV. In Vivo Photoacoustic Tomography of Chemicals：High-Resolution Functional and Molecular Optical Imaging at New Depths. Chem Rev，2010，110（5）：2756-2782.

[63] Zerda Adl，Liu Z，Bodapati S，et al. Ultrahigh Sensitivity Carbon Nanotube Agents for Photoacoustic Molecular Imaging in Living Mice. Nano Letters，2010，10（6）：2168-2172.

[64] Agarwal A，Huang SW，O'Donnell M，et al. Targeted gold nanorod contrast agent for prostate cancer detection by photoacoustic imaging. Journal of Applied Physics，2007，102（6）：064701.

[65] Mallidi S，Larson T，Tam J，et al. Multiwavelength photoacoustic imaging and plasmon resonance coupling of gold nanoparticles for selective detection of cancer. Nano Lett，2009，9（8）：2825-2831.

[66] Song KH，Kim C，Cobley CM，et al. Near-Infrared Gold Nanocages as a New Class of Tracers for Photoacoustic Sentinel Lymph Node Mapping on a Rat Model. Nano Lett，2008，9（1）：183-188.

[67] Galanzha EI，Shashkov EV，Kelly T，et al. In vivo magnetic enrichment and multiplex photoacoustic detection of circulating tumour cells. Nat Nanotechnol，2009，4（12）：855-860.

[68] Kim JW，Galanzha EI，Shashkov EV，et al. Golden carbon nanotubes as multimodal photoacoustic and photothermal high-contrast molecular agents. Nat Nanotechnol，2009，4（10）：688-694.

[69] Jin Y，Jia C，Huang SW，et al. Multifunctional nanoparticles as coupled contrast agents. Nat Commun，2010，1（4）：1-8.

[70] Nehl CL，Hafner JH. Shape-dependent plasmon resonances of gold nanoparticles. J Mater Chem，2008，18（21）：2415-2419.

[71] Bouchard LS，Anwar MS，Liu GL，et al. Picomolar sensitivity MRI and photoacoustic imaging of cobalt nanoparticles. P Natl Acad Sci USA，2009，106（11）：4085-4089.

[72] Wustholz KL，Henry AI，McMahon JM，et al. Structure-Activity Relationships in Gold Nanoparticle Dimers and Trimers for Surface-Enhanced Raman Spectroscopy. J Am Chem Soc，2010，132（31）：10903-10910.

[73] Yang XM，Stein EW，Ashkenazi S，et al. Nanoparticles for photoacoustic imaging. Wires Nanomed Nanobi，2009，1（4）：360-368.

[74] Moon GD，Choi S-W，Cai X，et al. A New Theranostic System Based on Gold Nanocages and Phase-Change Materials with Unique Features for Photoacoustic Imaging and Controlled Release. J Am Chem Soc，2011，133（13）：4762-4765.

[75] Skrabalak SE，Chen JY，Sun YG，et al. Gold Nanocages：Synthesis，Properties，and Applications. Accounts Chem Res，2008，41（12）：1587-1595.

[76] Yavuz MS，Cheng YY，Chen JY，et al. Gold nanocages covered by smart polymers for controlled release with near-infrared light. Nat Mater，2009，8（12）：935-939.

[77] De La Zerda A，Zavaleta C，Keren S，et al. Carbon nanotubes as photoacoustic molecular imaging agents in living mice. Nat Nanotechnol，2008，3（9）：557-562.

第八章

分子影像药物研究及进展

分子影像是运用影像学手段显示组织水平、细胞和亚细胞水平的特定分子，反映活体状态下分子水平变化，对其生物学行为在影像方面进行定性和定量研究的科学。自 1999 年美国哈佛大学 Weissleder 教授首次提出分子影像概念以来，该学科一直受到生命科学界的广泛关注，其基础研究和临床应用均快速发展，使医学影像学从宏观的解剖影像时代进入微观的分子影像时代。这种从非特异性的物理学成像到相对特异性的分子成像的转变是现代分子生物学与先进的影像学技术相互融合的结晶，是当今影像技术发展的主要趋势。

以单光子断层扫描（SPECT）和正电子断层扫描（PET）为代表的核医学显像技术是目前临床应用较成熟的分子影像技术，它克服了现有分子生物学技术脱离活体内环境、体内调控及组织间相互作用的局限，可以从体外无创、定量、动态地观察人体内的生理、生化变化，实现了分子生物学和分子医学的活体化检测。与 X 线、CT、超声、MRI 相比，SPECT 和 PET 能提供更多的生理和病理方面的功能信息，为临床诊断、治疗和预后检测等提供了有力的科学手段。

灵敏、特异的分子影像探针是进行分子影像学研究的先决条件。理想的分子影像探针需具备以下基本条件：①与靶标具有高度亲和力；②在靶组织中特异性摄取和滞留；③在活体内保持相对稳定，且从非靶组织中快速清除；④具有一定的毛细血管通透性，同时不会引起机体明显的免疫排斥反应。

核素分子影像探针，主要是应用发射正电子（^{18}F、^{11}C、^{68}Ga、^{64}Cu 等）或单光子（^{99m}Tc、$^{123/131}I$、^{111}In 等）的放射性核素标记受体的配体、代谢底物、酶的底物、单克隆抗体、反义寡核苷酸、多肽和其他一些生物活性的小分子，以灵敏显示细胞或其他活体系统的靶分子表达水平。核素分子影像探针按用途分类可以分为脑显像剂、心肌显像剂、骨显像剂、肝胆显像剂、肾显像剂、肿瘤多肽类显像剂、炎症显像剂等。本章主要对国内外新近研制的核素分子影像探针进行报道。

第一节　脑　显　像　剂

从 20 世纪 80 年代以来，随着科技的发展，特别是信息技术的发展，生命科学研究在深度和广度都得到迅猛发展，脑科学研究也取得丰硕成果。在脑科学的研究中，核医学脑显像占有非常重要的地位。脑显像剂可分为脑灌注显像剂及脑受体显像剂（表 8-1）。

表 8-1　主要脑显像剂

脑灌注显像剂		脑受体显像剂
^{123}I-IMP	多巴胺 D1 受体	^{11}C-SCH23390, ^{11}C-NNC112, ^{123}I-IBZP
^{123}I-HIPDM	多巴胺 D2 受体	^{11}C-Raclopride, $^{123/131}$I-Epidepride, ^{123}I-IBZM, ^{18}F-Fallypride
^{99m}Tc-HMPAO	多巴胺转运蛋白	^{18}F-FP-β-CIT, ^{18}F-FECNT, ^{99m}Tc-TRODAT-1
^{99m}Tc-EDC	5-羟色胺受体	^{11}C-WAY-100635, ^{18}F-altanserin, ^{18}F-setoperone, ^{18}F-FCWAY
^{99m}Tc-CB-PAO	5-羟色胺转运蛋白	^{11}C-Nicotine, ^{123}I-QNB, ^{123}I-5-IA-85380, ^{18}F-FPTZTP
	斑块	^{11}C-PIB, ^{18}F-AV-45, ^{18}F-FDDNP
	其他	^{18}F-Flumazenil, ^{11}C-Flumazenil, ^{18}F-CPFPX, ^{11}C-MPDX
		^{11}C-MPDX, ^{18}F-cyclofoxy

新近研究具有临床应用前景的脑显像剂包括多巴胺转运蛋白显像剂（^{99m}Tc-TRODAT-1、^{18}F-FECNT）、多巴胺 D2 受体显像剂（$^{123/131}$I-Epidepride、^{18}F-fallypride）、斑块显像剂（Florbetapir）等。

（一）^{99m}Tc-TRODAT-1

中枢神经系统多巴胺转运蛋白（DAT）是位于多巴胺能（DA）神经元突出前膜的糖蛋白分子，其密度、分布和功能状态的改变与多巴胺能神经元的病理变化密切相关。TRODAT-1 是可卡因类似物。1997 年 Kung 等成功地用 ^{99m}Tc 标记的 DAT 显像剂 ^{99m}Tc-TRODAT-1 获得活体人脑 DAT 断层显像，这是放射性核素脑受体显像历史上一个新的里程碑。尾静脉注射后 60 分钟，大鼠纹状体与小脑的摄取比为 2.8。

江苏省原子医学研究所方平和陈正平等于 2000 年成功制备了 ^{99m}Tc-TRODAT-1 并完成了药盒化生产便于临床应用。药盒和注射液在 pH 值、外观、标记率、放化纯、生物学指标等方面均符合临床应用要求。国内大多数核医学科使用的 ^{99m}Tc-TRODAT-1 是在自己的放射性药房内用生理盐水洗脱 ^{99m}Tc 发生器得到高锝［^{99m}Tc］酸钠后，按其放射性浓度取 2～3ml，加入到 TRODAT-1 冻干药盒中，充分振摇，混匀，然后在沸水浴上加热 30 分钟，冷却至室温。放化纯均大于 90%。

目前，该显像剂已完成Ⅱ期临床研究。本品经静脉注射后，能透过无损的血脑屏障，与多巴胺能神经元突触前膜的多巴胺转运蛋白（DAT）高亲和性、高特异性地可逆结合。给药后 2～4 小时，脑内 DAT 分布密集的纹状体区域放射性摄取高于其他脑区，从而得以显影。正常人双侧纹状体呈清晰的对称性显影，某些神经系统疾病表现为 DAT 功能的下调，如帕金森病患者行 ^{99m}Tc-TRODAT-1 显像时，纹状体区域出现放射性降低或缺损区，以壳核部的放射性降低最为明显，这种降低通常呈不对称性，据此可用来鉴别帕金森病（PD）。研究显示，这种放射性降低出现在帕金森病发生临床症状之前，因此也可以为帕金森病的早期诊断提供信息。此外，^{99m}Tc-TRODAT-1 显像还可用于其他与多巴胺（DA）能系统有关的疾病如抽动秽语综合征、药物成瘾等的研究，提供 DAT 的变化信息，从而评价 DA 系统功能。

（二）^{18}F-FECNT

在已报道的用于 PET 和 SPECT 的 DAT 显像剂中，^{18}F-N-（2- 氟乙基）-2β- 甲酯基 -3β-（4- 氯苯基）去甲基托烷（FECNT）同时具备几个优良特性：①对 DAT 有较高的亲和性与选择性；②合适的人体内药物动力学性质及较高的靶 / 非靶比值；③作为一种 ^{18}F 标记的正电子药物，其结合 PET 技术较 SPECT 有更高的分辨率与定量性能；④相对于 ^{11}C 等短半衰期核素，^{18}F 具有合适的半衰期（110 分钟），有利于药物在达体内结合平衡态时进行显像分析，还有利于药物的制备和运输。小鼠 micro-PET 显像表明 ^{18}F-FECNT 能透过无损的血脑屏障浓聚于纹状体，对 DAT 具有高亲和性和特异性，是一种有临床应用潜力的 DAT 显像剂。

正常人注射 ^{18}F-FECNT 90 分钟后，尾状核和壳与小脑的平均摄取比值分别为 9.0±1.2 和 7.8±0.7，早期 PD 患者左、右尾状核与小脑的平均摄取比值分别为 5.3±1.1、5.9±0.7；左、右壳与小脑的平均摄取比值分别为 2.8±0.1 和 3.0±0.6。晚期 PD 患者左、右尾状核与小脑的平均摄取比值分别为 3.7±0.4 和 3.9±0.0；左、右壳与小脑的平均摄取比值分别为 1.8±0.1 和 1.8±0.6。提示 ^{18}F-FECNT 可鉴别症状前 PD。

PD 模型猴显像及尸检表明，中脑和纹状体 ^{18}F-FECNT 结合值与黑质多巴胺能神经元、纹状体 DAT 等免疫活性紧密相关。提示 ^{18}F-FECNT 是高度敏感性 PET 显像剂，可量化与 PD 相关的纹状体多巴胺的去神经支配和中脑多巴胺能细胞的丧失程度。

（三）$^{123/131}$I-Epidepride

苯甲酰胺类化合物与多巴胺 D2 受体亲和力高、选择性强。SPECT 类苯甲酰胺类多巴胺 D2 受体显像剂通常为碘标记的化合物，如 ^{123}I-Epidepride、^{123}I-IBZM 和 ^{123}I-Iodopride 等。其中 ^{123}I-Epidepride 不仅与 D2 受体有很好的亲和力（Kd＝24pM），且亲脂性也相对较低（LogKw＝2.05），大鼠和灵长类动物纹状体 / 小脑比值分别高达 234 和 23。^{123}I-Epidepride 是目前为止与 D2 受体亲和力最高的配基，故而是一种较好的多巴胺 D2 受体 SPECT 显像剂。2010 年，欧盟指导原则中 ^{123}I-Epidepride 的适应证包括：帕金森综合征的区分诊断、亨廷顿病的诊断、脑垂体瘤的诊断以及确定使用安定剂治疗中 D2 受体的阻断程度等。

目前国内无 ^{123}I 供应，且 ^{123}I 半衰期短（$t_{1/2}$＝13.2 小时），无法从国外进口。由于国内 ^{131}I 价廉易得，且可用于 SPECT 显像，江苏省原子医学研究所杨敏等研制了 ^{131}I-Epidepride 注射液及其配套药盒。药盒使用方便，制备过程约 20 分钟，所得 ^{131}I-Epidepride 注射液放化纯均达 95% 以上。^{131}I-Epidepride 与 ^{123}I-Epidepride 体内药代动力学性质相同。大鼠尾静脉注射 ^{131}I-Epidepride 后 320 分钟时，纹状体与小脑摄取比值高达 237。

38 例 PD 患者和 12 例健康志愿者 ^{131}I-Epidepride 显像表明，纹状体高度特异性摄取 ^{131}I-Epidepride，而大脑皮质和小脑摄取 ^{131}I-Epidepride 很低，可取得高质量的纹状体图像，用于评估 D2 受体水平。PD 患者多巴胺神经元突触后膜 D2 上调，在偏侧 PD 中以病变对侧壳核尤为显著，有望为 PD 患者选择多巴胺受体激动剂治疗提供影像学依据，并有望早期判断疗效。

（四）^{18}F-Fallypride

^{18}F-Fallypride 是一种新型多巴胺 D2 受体 PET 显像剂。^{18}F-Fallypride 与多巴胺 D2 受体的亲和力高于 ^{11}C-Raclopride 和 ^{11}C-FLB457。与 ^{123}I-Epidepride 相比 ^{18}F-Fallypride 不仅在脑区快速达到稳定的平衡状态，便于定量测定多巴胺 D2 受体结合值，而且探测敏感性、分辨率和获得的图像质量更高。^{18}F-Fallypride 是定量测量抗精神分裂症药物对纹状体和纹状体外多巴胺 D2 受体占据的理想示踪剂。

江苏省原子医学研究所杨敏等完成了 ^{18}F-Fallypride 标记前体的国产化制备。采用国产氟标记多功能模块可便捷对标记前体进行自动标记。该过程无需制备型的 HPLC 柱分离纯化，产品放化纯 >95%，可直接供静脉注射且合成时间缩短了 20 分钟，合成效率高且稳定。小鼠 micro-PET 显示，注射 ^{18}F-Fallypride 后，脑内纹状体区域摄取最高，且双侧放射性浓聚对称，清除较慢。提示 ^{18}F-Fallypride 适于国内多巴胺 D2 受体显像研究。

（五）Florbetapir

阿尔茨海默病（Alzheimer's Disease, AD）是一种与年龄相关的，不可逆的脑部退行性疾病，约占全部痴呆的 2/3。临床上主要表现为进行性记忆障碍、行为和个性改变、认知功能损害等。尽管 AD 的病因尚不明确，越来越多的证据表明 β- 淀粉样肽（Aβ）在 AD 发病中发挥着重要作用。目前 AD 的病理学诊断标准为尸检脑 Aβ 的沉积。因此，Aβ 斑块是鉴别诊断 AD 的生物标志物。体内 SPECT 或 PET 检测脑中 Aβ 斑块可以改善诊断并有利于 AD 治疗药物的开发。过去 20 年，针对 AD 斑块的显像剂研究发展很快，种类也不断更新。

2012 年美国食品药品监督管理局（FDA）批准礼来公司研制的 Florbetapir（^{18}F-AV-45）用于 AD 成人和其他认知下降患者 β- 淀粉样神经斑块的显像。对 16 名 AD 患者和 16 名健康对照者进行的多中心 Florbetapir 脑显像表明，AD 患者脑内皮质尤其 Aβ 斑块沉积处放射性浓聚远高于健康对照组。注射 30 分钟后，AD 患者皮质与小脑标准化摄取值比值（SUVR）持续增加，并在 50 分钟时达到峰值。PET 动态扫描归一化所得皮质区容积分布比值（DVR）与 SUVR 值显著相关且显著高于健康对照组，而白质区和小脑处 SUVR 两组无显著差异。提示 Florbetapir PET 可鉴别 AD 和健康志愿者，且使用安全。

第二节 心肌显像剂

放射性核素显像在冠心病诊断、冠状动脉病变程度和范围评价、心肌活力判读、预后判断以及疗效评估中的价值已得到公认。美国心肌灌注显像病例数约为 800 万例。在我国，心脏放射性核素显像亦在临床应用 30 多年，并发挥着越来越重要的作用。常用心脏显像剂如表 8-2 所示。

表 8-2 常用心脏显像剂

核素分类	药物名称
单光子显像剂	^{201}Tl、^{99m}Tc-MIBI、^{99m}Tc-tetrofosmin、$[^{99m}$Tc（N）（PNP）-（DBODC）$]^{+}$、^{99m}Tc-N-NOET
正电子显像剂	^{18}F-FDG、^{13}NH$_3$、H$_2^{15}$O、^{82}Rb、BMS747158

（一）SPECT 心肌显像剂

SPECT 心肌灌注显像是诊断和评价冠状动脉疾病以及评价已知冠脉狭窄损伤生理学意义的重要方法。由于 ^{99m}Tc 的物理性能优于 ^{201}Tl，因此 ^{99m}Tc 标记的心肌灌注显像剂已成为心肌灌注显像剂的主体。

^{99m}Tc- 甲氧基异丁基异腈（MIBI）有心肌摄取较高，在心肌内滞留时间较长的优点，但其生物分布不理想，肝摄取高，清除慢，不仅造成显像时间延迟，而且影响心尖及左室下壁的良好显示。为了获取更佳的显像图，人们研制了多种新型心肌显像剂。

1. 锝[^{99m}Tc]替曲膦 锝[^{99m}Tc]替曲膦的同类药品 ^{99m}Tc-tetrofosmin（P53，商品名 Myoview）由英国 Amersham 公司首先商品化并已列入美国

药典，其心肌摄取、滞留和血流动力学与 ^{99m}Tc-MIBI 相似，而从肝和肺清除比 ^{99m}Tc-MIBI 更快。且 ^{99m}Tc-tetrofosmin 的标记不需加热。减少了其他同类药物标记时需要沸水加温的程序，为诊断急性心肌梗死提供了可能。

江苏省原子医学研究研发的心肌灌注显像剂锝[^{99m}Tc]替曲膦与 ^{99m}Tc-tetrofosmin 的化学结构相同，系同类药品（不需加热标记）。复旦大学附属中山医院陈绍亮等对国产锝[^{99m}Tc]替曲膦注射液一步法新药盒用于心肌灌注显像的效果及安全性进行了临床研究。采用随机、双盲、平行、对照设计，以习用的心肌灌注显像剂 ^{99m}Tc-MIBI 为对照药物，进行双嘧达莫负荷和静息心肌显像。100 例病例入组锝[^{99m}Tc]替曲膦心肌显像（实验组），108 例入组 ^{99m}Tc-MIBI 对照组。受试病例所患疾病的组成包括心肌梗死、冠心病、原发性高血压、其他心脏病和胸闷待查等，2 组病例疾病组成基本一致。静脉注射锝[^{99m}Tc]替曲膦后 30 分钟时采集的心肌图显像时，左心室各壁显示清晰，质量良好，能有效显示受损冠状动脉，特别有利于采用一日法判断心肌缺血或心肌梗死。试验组 100 例患者注药后 30 分钟均获得合格的心肌显像图并足以提供判断依据，心肌影像质量良好。与对照组相比，心肌影像质量没有明显差异。心肌与肝放射性摄取差异锝[^{99m}Tc]替曲膦明显大于 ^{99m}Tc-MIBI。肝放射性干扰心肌下壁影像的状况，在实验组也得到明显改善。研究表明，国产锝[^{99m}Tc]替曲膦注射液冻干品药盒使用安全，标记简便，制剂稳定，可获得质量优良的心肌显像图。

2. [^{99m}Tc(N)(PNP)-(DBODC)]$^+$ [^{99m}Tc≡N]$^{2+}$ 核三重键具有很好的化学稳定性和特殊的生物学分布性质，CIS Bio International 制备了一类含有[^{99m}Tc≡N]$^{2+}$ 核的中性心肌灌注显像剂 ^{99m}Tc-N-NOEt，该显像剂在心肌中滞留时间长，且具有和 ^{201}Tl 类似的"再分布"特性，但缺点是肝内摄取高，排泄慢，从而限制了其临床应用。近来，已研制出一系列含有[^{99m}Tc≡N]$^{2+}$ 核的单价阳离子混配配合物，其统一表达式为[^{99m}Tc(N)(PNP)-(L)]$^+$。其中以[^{99m}Tc(N)(PNP)-(DBODC)]$^+$ 的生物分布最佳。

[^{99m}Tc(N)(PNP)-(DBODC)]$^+$ 是一类含[^{99m}Tc≡N]$^{2+}$ 核的单价阳离子、脂溶性混配配合物。研究显示，其化学结构呈四方锥形，以[^{99m}Tc≡N]$^{2+}$ 核为中心，2 种不同的二齿螯合物 PNP5 和 DBODC

分别通过磷原子和硫原子结合于同一个[^{99m}Tc≡N]$^{2+}$ 核上，从而形成特有的不对称结构。由于结构中杂原子的介入，从而改变了非靶组织的摄取功能。

张万春等采用药盒法自主合成了[^{99m}Tc(N)(PNP)-(DBODC)]$^+$，并进行了临床前动物药力实验。猪血药物代谢动力学结果表明，[^{99m}Tc(N)(PNP)-(DBODC)]$^+$ 的分布半衰期短，消除半衰期也较短，这表明心肌摄取早，血液清除迅速，有利于临床注药后早期完成显像。

猪体内生物分布研究显示，[^{99m}Tc(N)(PNP)-(DBODC)]$^+$ 静脉注射后心肌摄取迅速，摄取高且滞留时间长，180 分钟内稳定地保持在较高水平，这可保证有足够时间进行心肌显像。从猪平面显像看，注射后 5～180 分钟内心肌均可清晰显影，但在 30～150 分钟时心肌显像最佳，180 分钟时心肌显像开始减淡。肺摄取值低，而且清除迅速，有利于提高心/肺放射性比值。至注射后 30 分钟，肺内放射性已接近本底；肝开始时摄取较高，但迅速排泄至胆、肠系统，所以肝内放射性清除较快，心/肝比值在注射后 30 分钟时已高于 1，注药后 180 分钟内，[^{99m}Tc(N)(PNP)-(DBODC)]$^+$ 的心/肝放射性比值明显高于 ^{99m}Tc-MIBI，避免了肝内放射性对左室左下壁显像的干扰。因此，[^{99m}Tc(N)(PNP)-(DBODC)]$^+$ 心肌灌注显像可不需服脂餐促进肝胆排泄，缩短了给药后的显像时间，运动负荷和静息显像可在同天进行。

（二）PET 心肌显像剂

除 SPECT 心肌灌注显像外，PET 心肌灌注显像剂也是研究热点。PET 心肌血流灌注显像在诊断冠心病方面具有无创性、高敏感性和高特异性等特点，与冠脉造影比较，其敏感性和特异性皆介于 95%～98% 之间，优于 SPECT 心肌灌注显像。传统 PET 心肌灌注显像剂如 ^{13}NH$_3$，H$_2$ ^{15}O 须通过加速器生产，且半衰期仅为 2～10 分钟，临床使用受到限制。^{82}Rb 虽可通过发生器产生，但半衰期短（$t_{1/2}$ = 1.2 分钟），价格昂贵，且不适于运动负荷显像等缺陷限制了其的推广应用。

^{18}F 具有接近 100% 的正电子效率，合适的物理半衰期（$t_{1/2}$ = 109.7 分钟）等特点，是理想的 PET 心肌显像核素。BMS747158 是新型 ^{18}F 标记的 PET 心肌灌注显像剂。它是哒螨灵（pyridaben）类似物，与线粒体复合物 I 高度亲和。心肌细胞内容积的 20%～30% 由线粒体构成，靶向线粒体蛋

白的分子靶密度较高并选择性地滞留在心肌。临床前研究表明，与 ^{201}Tl 和 [^{99m}Tc] 替曲膦相比，高流速下，BMS747158 首过心肌摄取部分较高。因此，BMS747158 可提供高清晰度和高质量的稳定态心肌 PET 显像图。^{18}F 的半衰期长于 ^{13}NH$_3$，H$_2$^{15}O，^{82}Rb 等正电子核素，便于 BMS747158 配送，这有助于临床广泛应用。

13 名健康志愿者参与的 I 期临床试验表明，心对示踪剂的摄取较高（3%ID）且长时间滞留达 5 小时。注射后 10～30 分钟，肝摄取达峰值，2 小时后快速清除。辐照剂量计算表明，肾是标的器官，平均剂量值为 0.066mSv/MBq，其次为心，平均剂量值为 0.048mSv/MBq。BMS747158 人体内有效吸收剂量为 0.019mSv/MBq，与 ^{18}F-FDG 吸收剂量接近。该示踪剂使用安全，试验过程中未见药物副作用发生。研究提示 BMS747158 适用于临床心肌灌注 PET 显像。

第三节 骨 显 像 剂

放射性核素显像对于骨骼和关节疾病的评价是核医学的优势项目之一。尤其是骨显像可以从体外获得骨骼形态、血供和代谢情况，估计骨骼病变部位与范围。骨显像的突出特点是不仅能显示骨骼的形态学改变，而且能反映各个局部骨骼的血液供应和代谢情况。由于血液、代谢和功能改变是疾病的早期表现，出现在形态结构发生改变之前，因而骨显像对探测骨骼病理改变的敏感性非常高，在诊断各种骨疾患上较 X 线检查更为敏感，被广泛用于骨的良恶性疾病和非肿瘤性骨疾患的早期诊断和疗效观察。

骨显像是评价骨质代谢活性的常用方法。骨组织由无机盐、有机物及水组成，而构成无机盐的主要成分是羟基磷灰石晶体，占成人骨干重的 2/3。锝 [^{99m}Tc] 亚甲基二磷酸盐（^{99m}Tc-methylenediphosphonate，^{99m}Tc-MDP）是目前公认的较理想的骨显像剂。通过化学吸附结合于骨骼的无机成分中的羟基磷灰石结晶表面，因此骨内未成熟的胶原也对 ^{99m}Tc-MDP 有较高的亲和力。

与 ^{99m}Tc-MDP 相比，^{99m}Tc-1- 羟基 -2-（1- 甲基咪唑 -2- 基）-1- 羟基乙烷 -1，1- 二磷酸（^{99m}Tc-HMIBP）是分子中含有咪唑环的双膦酸标记物。由于咪唑环有高亲骨性和唑来膦酸在治疗骨痛方面有较好的疗效，药物研发者一直试图从含有咪唑基团类的双膦酸中寻找具有临床诊断价值的放射性药物，以期发现集放射性骨显像和骨痛治疗于一体的新型放射性药物。鉴于咪唑环的亲骨作用，唑来膦酸的衍生物 2-（2- 甲基咪唑 -1- 基）-1- 羟基乙烷 -1，1- 二磷酸（MIDP）曾被 ^{99m}Tc 标记过，并用于骨显像。^{99m}Tc-MIDP 在静脉注射后 3 小时虽可以得到较清晰的图像，但与 ^{99m}Tc- 亚甲基二磷酸盐（MDP）相比还有一定差距。因此，江苏省原子医学研究所罗世能等进一步设计制备了 ^{99m}Tc 标记的 ^{99m}Tc-1- 羟基 -2-（1- 甲基咪唑 -2- 基）乙烷 -1，1- 二磷酸（HMIBP），并与 ^{99m}Tc-MDP 骨显像进行了比较。

研究结果显示，HMIBP 冻干药盒制备简便，具有良好的稳定性。其 ^{99m}Tc 标记物制备方便，标记率和放化纯高；在正辛醇 / 水相中的 P 值偏低，脂溶性较差。小鼠血药药物代谢动力学符合二室模型，$T_{1/2}$ 为 9.61 分钟，表明其注入体内放射性药物消除速度较慢，这不但保证靶器官有足够的摄取时间，且经过约 1.5 小时后体内放射性降低 50%，降低了本底，提高了靶 / 非靶比值，有利于靶组织的清晰显像；总表观分布溶剂为 220.28ml，表明其在靶组织中聚集较多。急性毒性试验表明，^{99m}Tc-HMIBP 安全性较好。

兔动态骨显像的生物学分布显示，^{99m}Tc-HMIBP 的骨 / 肝和骨 / 肾放射性比值都高于 ^{99m}Tc-MDP，特别是骨 / 肝放射性比值较高，表明 ^{99m}Tc-HMIBP 更有利于临床显像。2 种标记物质量相当，表明 ^{99m}Tc-HMIBP 是一种较具开发价值的新型骨显像剂。

第四节 肝胆显像剂

消化系统包含人类最大的实质脏器，最大的内分泌腺，血流丰富、代谢活跃。因此，通过观测整体和局部的功能、代谢、形态变化，对消化系统各脏器、组织的生理功能和发病机制的研究、疾病的诊断等具有重要意义。核素显像充分利用无创方法进行平面和断层显像、动态和实时显像、示踪剂参与器官和组织的代谢或经其迅速摄取和排泄等独特的优点，通过定性、定位和定量评价，可为消化系统生理和病理生理的基础和临床研究提供有力手段。

肝胆类疾病是威胁人类生存的主要疾病，采用 ^{99m}Tc- 亚胺二乙酸盐衍生物进行肝胆显像已成

为诊断肝胆疾病的重要检查方法之一。锝[^{99m}Tc]依替菲宁[即（2,6-二乙基乙酰苯胺基）亚氨二乙酸，^{99m}Tc-etifenin，简称^{99m}Tc-EHIDA]是目前国家批准的唯一的肝胆系统显像剂。本品经静脉注射后，迅速被肝脏实质细胞所摄取并随胆汁排泌入胆道系统，故可用于肝胆系统显像，对肝外胆管阻塞、胆囊炎、胆管炎、胆管闭锁、胆管囊肿及胆系手术后的观察有较大诊断价值。但其价格较贵，应用受限。

江苏省原子医学研究所对^{99m}Tc标记配套药盒注射用亚锡依替菲宁的制备进行了改进。中间体氯乙酰（2,6-二乙基）苯胺的合成以2,6-二乙基苯胺为原料，使其与氯乙酰进行酰化反应后得到。文献报道反应温度为常温，改进后的温度升至100℃，反应收率提高。纯化时直接旋转蒸干、过滤，经pH调节后，水重结晶，简化了操作，便于生产。依替菲宁的总收率达到34%，高于原工艺收率（16%）。经过冷冻干燥，得到无菌、无热原的注射用亚锡依替菲宁。

取新鲜淋洗的^{99m}TcO4$^-$注射液（1 480MBq）加入制成的注射用亚锡依替菲宁中，充分振荡，室温静置，得到^{99m}Tc-EHIDA，TLC检测表明放化纯>96%，达到临床应用要求。国内36 000例肝胆疾病患者（先天性胆道闭锁、婴儿肝炎综合征、肝内外胆道梗阻、胆系术后狭窄等）肝胆图像清晰，表明^{99m}Tc-EHIDA可应用于肝胆疾病的诊断。研究提示改进后的注射用亚锡依替菲宁制备方法合理可行，满足临床显像要求。

第五节　肾显像剂

肾动态显像是泌尿系统临床上常用的检测项目，用于了解分侧肾的肾血流灌注、分肾功能和上尿路的通畅与否。其优点是不必作输尿管插管而能反映分肾功能，对肾小球肾炎、肾结核和肾病综合征等病变的诊断，肾功能受损程度的确定，以及对病程分期，指导及观察疗效均有帮助。因此，性能良好的肾功能显像剂是获得优质肾影像的关键。

邻碘[^{131}I]马尿酸（^{131}I-OIH）经过肾脏一次，可几乎全部被肾脏清除，是测定肾血流量的"金标准"。^{131}I-OIH虽然药代动力学性能良好，但也存在着显像图像欠佳（^{131}I单光子散射）以及肾和甲状腺的辐照剂量较高等不足。

^{99m}Tc是目前临床上使用最广的诊断核素之一。由于它优良的核性质、丰富的配位化学和方便的制备方法，锝标记的肾显像剂得到了极大的关注。^{99m}Tc-苯甲酰硫乙甘肽（^{99m}Tc-MAG3）显像图质量优于^{131}I-OIH，且清除率为后者的40%～60%。但少量^{99m}Tc-MAG3会经肠道排泄，且当患者肾功能降低时，流入肠道的部分会增加，从而使肠上的放射性活度易被误认为肾的放射性活度。

与^{99m}Tc-MAG3相比，^{99m}Tc标记的双半胱氨酸（^{99m}Tc-EC）有更高的清除率，其清除率与^{131}I-OIH的比率为0.71。^{99m}Tc-EC为分泌型肾动态显像剂，100%由肾小管分泌。由于其能迅速被肾吸收、聚集和排泄，可通过显像仪器获得肾灌注、浓聚、排出显像剂的连续动态显像，从而了解肾功能、形态、尿路通常和血供情况。目前，该显像剂已完成国产化，保证了各临床单位的常规使用。多中心试验表明，328例患者应用江苏省原子医学研究所国产化的^{99m}Tc-EC行肾动态显像的成功率达到100%，图像清晰，且所有病例未发现不良事件。证实该显像剂安全、可靠、有效。

目前，常用锝放射性药物主要是基于Tc(V)=O核的螯合物。由于这类Tc核需要在药物母体中引入大的螯合基团，以便螯合Tc(V)=O核，所以这类配体庞大的体积往往会降低药物的生物活性。发展新的体积更小的Tc核如羰基锝[^{99m}Tc(CO)$_3$]类化合物就是其中的一种。这类新的Tc核可通过相应制备简单，易于取代，可以采用相对较小的配体络合，配合物尺寸小，稳定性好。近来，^{99m}Tc(CO)$_3$类肾显像剂也是研究热点。

第一种^{99m}Tc(CO)$_3$类肾显像剂是^{99m}Tc(CO)$_3$硫化双（2-氨基丙酸）配合物。尽管该示踪剂清除率和肾排泄率仍低于^{131}I-OIH，但健康志愿者试验证明其具有良好的肾显像剂潜力。在此基础上，Taylor AT等选择^{99m}Tc(CO)$_3$次氨基三乙酸[^{99m}Tc(CO)$_3$(NTA)]进行进一步研究。^{99m}Tc(CO)$_3$(NTA)在生理pH值下呈双负电荷阴离子且其悬空的羧酸基团有利于肾小管转运。最初SD大鼠研究表明^{99m}Tc(CO)$_3$(NTA)体内稳定且药代动力学特性等价或优于^{131}I-OIH。志愿者显像表明^{99m}Tc(CO)$_3$(NTA)显像图像良好，且肾探测图参数与^{131}I-OIH相似。两种示踪剂血浆清除率无显著差异（475ml/min±105ml/min vs 472ml/min±108ml/min）。^{99m}Tc(CO)$_3$(NTA)的血浆蛋白结合率和红细胞摄取率分别为43%±5%和9%±6%，

显著低于 ^{131}I-OIH 血浆蛋白结合率（75%±3%）和红细胞摄取率（17%±5%）。^{99m}Tc（CO）$_3$ 在体内快速代谢，注射 30 分钟和 3 小时，^{99m}Tc（CO）$_3$（NTA）和 ^{131}I-OIH 尿中放射性活度无显著差异，分别为 69%±9% vs 69%±11% 和 91%±4% vs 91%±6%。研究提示 ^{99m}Tc（CO）$_3$ 可能是良好的 ^{99m}Tc 肾小管显像剂，适于有效肾血浆流量（ERPF）测定。

第六节 炎症显像剂

及早地鉴别和定位感染及炎症病灶是临床上治疗患有或可疑患有感染和炎症患者关键的一步。CT、MRI 及超声技术虽然可以完成这类任务，但这些手段依赖解剖学的改变。在炎症的早期阶段，炎症部位尚未发生实质性的解剖学变化，这些技术便不适用，即便在较晚期，也只能提供局部信息。SPECT 或 PET 不仅可以定位感染和炎症病灶，还可以测定炎症病灶的数目，由于该方法是根据组织的功能性改变进行工作，因此在炎症的早期就可以准确地显像。

炎症是机体对损伤的反应，损伤包括缺血、肿瘤、还有微生物入侵。而细菌性感染一般指微生物入侵，非细菌性感染是由于各种刺激（外伤、缺血和异物等）所致。两者区分需有一种显像剂能直接特异性地结合在微生物上。常用的显像剂如 ^{111}In 或 ^{99m}Tc 标记的自体同源白细胞、^{99m}Tc 标记的抗粒细胞抗体、^{99m}Tc- 人免疫球蛋白、^{67}Ga 等不能特异地鉴别细菌性感染和无菌性炎症。目前对炎症特异靶向显像剂的研究逐步成为热点。

（一）^{99m}Tc- 环丙沙星

环丙沙星是一种广谱喹诺酮类抗生素，能与细菌的 DNA 回旋酶结合，破坏 DNA 超螺旋化，以达到阻碍 DNA 复制的作用。所以 ^{99m}Tc 标记的环丙沙星能与各种活性细菌的 DNA 回旋酶特异结合，但不能与已死亡细菌或脓肿坏死部位结合。^{99m}Tc- 环丙沙星是一种可以鉴别细菌性感染和无菌性炎症的新型炎症显像剂。

^{99m}Tc- 环丙沙星制备方便，不需如标记白细胞那样对血标本进行严格处理。标记物在室温下 6 小时内标记率均在 90% 以上，标记率高，稳定性好。动物研究结果表明，^{99m}Tc- 环丙沙星血液清除快，主要经肾排泄，显像时间较快，静脉注射 1 小时就能特异地浓聚在细菌性感染灶上，延迟 3～4 小时后图像更清晰，边界清晰，24 小时后

浓聚影变淡。^{99m}Tc- 环丙沙星静脉注射后最佳显像时间为 3 小时。^{99m}Tc- 环丙沙星在松节油所致的非细菌性炎症中显像为阴性。正常幼猪和兔模型注射显像剂早期，放射性主要分布于心室、肝、脾、肺、肾等而胰腺、骨、肌肉、软组织、胃肠道无明显浓聚，故其对评估腹部细菌感染及矫形假肢感染有帮助。

临床上胰腺坏死区继发感染以大肠埃希菌最常见，混合感染亦较多，^{99m}Tc- 环丙沙星可与多种革兰氏阴性或阳性细菌的 DNA 螺旋酶结合，从而浓聚于感染病灶内；而在正常胰腺或无菌性坏死区无明显浓聚。因此，^{99m}Tc- 环丙沙星可以用于胰腺炎是否继发细菌性感染的判断。研究显示，该显像剂诊断胰腺坏死区继发感染的灵敏性和特异性都较高，分别达 88.2% 和 83.3%，与其他骨关节炎症及实验研究的结果相近。

（二）^{99m}Tc- 洛美沙星

洛美沙星和环丙沙星同属第三代喹诺酮类广谱抗菌药，化学结构相似，主要作用于细菌 DNA 促旋酶，使细菌 DNA 螺旋酶开裂，从而杀灭细菌，同时对细菌细胞壁有很强的渗透作用。

刘剑峰等探索了 ^{99m}Tc 标记洛美沙星最佳条件，并进行了体外细菌结合分析和炎症小鼠模型体内分布实验。结果表明，^{99m}Tc- 洛美沙星的标记率和放化纯满意，室温放置 6 小时内标记率和放化纯均大于 95%。^{99m}Tc- 洛美沙星为脂溶性物质，与金黄色葡萄球菌的体外结合呈现良好的时间和浓度梯度变化。^{99m}Tc- 洛美沙星体内生物学分布与洛美沙星的体内生物转化过程相吻合，其在炎症模型小鼠体内主要分布于炎症组织及肾、肝、脾中，给药 2 小时后，炎症肌肉与对侧正常肌肉的放射性比值峰高为 4.07±1.02；提示 ^{99m}Tc 标记后没有改变其生物活性。放射自显影显示，尾静脉注射 2 小时后为最佳显像时间，显像清晰，与体内生物学分布结果相一致。研究提示 ^{99m}Tc- 洛美沙星可在细菌炎症部位高度浓聚，且滞留时间相对较长，具有比较理想的炎症显像剂生物学特性。

第七节 肿瘤特异性受体与多肽类显像剂

肿瘤是危害人类健康和生命的常见疾病，肿瘤研究已成为世界医学研究重点。目前为止，肿

瘤发病的真正原因尚未明了，肿瘤的防治工作任重道远。肿瘤的早期诊断、早期治疗极为重要。

核医学显像是早期诊断的重要手段之一。^{18}F-FDG 是肿瘤 PET 显像的显像剂。利用恶性肿瘤细胞的异常增殖需要过度使用葡萄糖这一特点，葡萄糖代谢显像剂 ^{18}F-FDG PET 显像可显示肿瘤的部位、形态、大小、数量及肿瘤内的放射性分布。临床上 ^{18}F-FDG 在恶性肿瘤的诊断和良、恶性的鉴别诊断及临床分期、评价疗效、监测复发等方面具有重要价值。但肿瘤的 ^{18}F-FDG 摄取也受一些其他病理、生理因素影响，如局部血流量、含氧量、坏死和肿瘤周围炎性反应等，存在假阳性和假阴性。寻找能够特异性诊断肿瘤的显像剂是人们一直努力的方向。

肿瘤特异性受体显像是放射性核素标记的配体与相关肿瘤的特异性受体结合而使肿瘤显影的方法，它是一种无创伤性、在活体内从分子水平上研究肿瘤生物学特性的新方法，对探讨肿瘤病因、早期诊断、指导治疗和判断疗效具有重要的价值。

自 20 世纪 70 年代末起，人们对肿瘤单克隆抗体显像进行了大量研究，然而由于相对分子质量较大（150 000）及具有免疫原性，单克隆抗体在肿瘤诊断中的实际价值并不明显。

肽是由数个氨基酸通过肽键连接而成的小分子，可自然存在，也可人工合成。多肽具有组织渗透迅速、血液中快速清除、免疫原性低和合成方便等优点，是分子探针的理想靶向载体。针对肿瘤中特定肽受体的高表达，选择合适的肽类分子探针进行肿瘤特异性受体显像可以提高诊断的准确性和敏感性。大约 15 年前，放射性标记的生长抑素类似物（^{111}In-DTPA-octreotide）被成功研制，并取代放射性标记单克隆抗体用于肿瘤受体显像，从而揭开了肿瘤定位诊断研究的新篇章。

十余年来，生长抑素受体显像在临床应用中取得了巨大成功，但其往往仅适于那些过度表达生长抑素受体的肿瘤，主要为神经内分泌肿瘤。为此，鉴于大多数常见肿瘤如肺癌、前列腺癌、乳腺癌等也可高水平表达另外一些调节肽受体，人们同样对这些受体在肿瘤受体显像价值进行了研究。当前肿瘤肽受体显像已经成为核医学研究的焦点，是最具前途的研究领域之一。主要肿瘤肽受体显像探针如表 8-3 所示：

目前，在肿瘤肽受体显像方面，研究较多的为整合素受体、胃泌素释放肽受体和胰高血糖素样肽受体显像等。其他一些肿瘤肽受体的显像研究也见报道，但为数较少。

（一）整合素受体显像剂

肿瘤的持续生长、侵袭转移与血管新生密切相关。血管新生是指毛细血管从业已存在的血管周围生成的过程，它对肿瘤的生长和转移至关重要。无血管生长期肿瘤细胞的增殖速度与有血管肿瘤细胞的增殖速度并无差异，但是其细胞生存率与死亡率达到一个动态平衡，故肿瘤的体积保持在微小状态。研究表明，抑制血管新生可以使肿瘤停止生长甚至萎缩。与传统非靶向性化疗相比，抗血管新生治疗选择性作用于活化的内皮细胞和肿瘤细胞。I 期和 II 期临床试验表明，血管新生抑制剂可以有效减缓或阻止肿瘤的生长或转移。

血管新生是一个复杂的过程包括细胞、可溶性因子和细胞外基质（ECM）物质间的广泛作用。血管网络的生成需要经历不同步骤，首先活化血

表 8-3 常见肿瘤特异性受体与多肽类显像剂

受体种类	靶向肽	分子影像探针
生长抑素受体	生长抑素	^{111}In-DTPA-octreotide, ^{111}In-DOTA-landeotide, ^{99m}Tc-depreotide, ^{18}F-deoxyfructosyl-TATE, ^{99m}Tc-N4-TATE
整合素受体	RGD	^{99m}Tc-HYNIC-c（RGDfk）, ^{99m}Tc-3PRGD2, ^{18}F-Galacto-RGD, ^{18}F-RGD-K5, ^{18}F-Fluciclatide, ^{18}F-FP-PRGD$_2$, ^{18}F-Al-NOTA-PRGD2, 4-^{18}F-TFMB-E［c（RGDfk2）］$_2$
胃泌素释放肽受体	铃蟾肽	^{99m}Tc-RP527, ^{99m}Tc（HYNIC-ABN）（tricine）（TPPS）, ^{68}Ga-NOTA-PEG-BBN（6-14）, ^{68}Ga-NOTA-RGD-BBN, ^{68}Ga-AMBA, ^{18}F-BAY 86-4367, ^{18}F-Al-NOTA-8-Aoc-BBN（7-14）NH$_2$, ^{18}F-FP-MATBBN
胰高血糖素样肽受体	Exendin-4	^{111}In-DOTA-Exendin-4, ^{68}Ga-DOTA-Exendin-4, ^{18}F-FBEM-cys40-Exendin-4
胆囊收缩素 / 胃泌素受体	胆囊收缩素	^{111}In-DTPA-D-Glu-minigastrin, ^{99m}Tc-demogastrin 2
P 物质受体	神经激肽	^{111}In-/^{90}Y-DOTAGA-P 物质

管内皮细胞释放出蛋白酶逐步降解周围已存在血管的基底膜，然后内皮细胞迁移入空隙，增殖并分化为成熟的血管。该过程受多种血管新生诱导因子调控。例如生长因子，趋化因子，血管新生酶，内皮细胞的特定受体以及黏附分子等。每一个过程都可能为诊断和治疗提供靶点。

毛细血管细胞中黏附分子整合素 $\alpha_v\beta_3$ 的表达及其与特异性基质配体如含精氨酸 - 甘氨酸 - 天冬氨酸（Arg-Gly-Asp，RGD）三肽等的相互作用在肿瘤血管新生和转移中起着关键作用。在血管新生过程中，内皮细胞表达的整合素调节细胞的迁移和生存。肿瘤细胞表达的整合素促进细胞侵袭和穿越血管壁，便于肿瘤转移。$\alpha_v\beta_3$ 整合素受体在活化的内皮细胞和肿瘤细胞中高度表达，但在正常的内皮细胞和多数正常组织中不表达，这为抗血管新生策略提供了潜在的靶点。

采用 mAbs、环形 RGD 肽拮抗剂和模拟肽等抑制 $\alpha_v\beta_3$ 整合素受体活性可以诱导内皮细胞凋亡、抑制血管新生并增加内皮单层的渗透性。多数动物实验表明整合素 $\alpha_v\beta_3$ 活性的抑制与肿瘤体积的减小密切相关。

由于所有实体瘤细胞（乳腺癌，前列腺癌、肺癌等）成瘤过程必然伴随着肿瘤新生血管生成，整合素 $\alpha_v\beta_3$ 作为肿瘤发生、发展过程中的共有物质，具有一定的特异性，因此整合素 $\alpha_v\beta_3$ 不仅是肿瘤治疗潜在的分子靶点，而且也是分子成像的特异靶点。无创可视化且定量分析整合素 $\alpha_v\beta_3$ 表达为确证肿瘤（肿瘤细胞和新生肿瘤血管）整合素水平，更适当地选择适于抗血管新生治疗的患者以及监测疗效提供了新的契机。Ellgela 等利用靶向整合素 $\alpha_v\beta_3$ 的微泡结合对比增强超声技术对肿瘤新生血管进行评价，观察到靶向性微泡更多地聚集在肿瘤微血管内，而在血管外几乎没有，非靶向性微泡则没有在微血管内聚集。Sipkin 在动物实验中证实使用 MRI 和抗体修饰的顺磁性脂质体可方便地对整合素 $\alpha_v\beta_3$ 表达进行显像。近红外荧光染料共轭的环状 RGD 肽能显示模型鼠皮下接种的整合素阳性肿瘤。上述方法可对肿瘤周围及内部的新生血管进行非侵入性检测，从而间接诊断肿瘤，但存在着敏感性低等缺陷。

含 RGD 序列的小分子肽多是肿瘤 $\alpha_v\beta_3$ 受体强有力的拮抗剂，向多肽中引入不同的功能基团进行一定修饰，并用放射性核素标记，由于未改变这类多肽的空间结构，因此并不影响标记配体在体内外与 $\alpha_v\beta_3$ 受体结合的亲和力与选择性。这类多肽不仅是具有潜在临床应用价值的肿瘤受体靶向显像剂，而且为进一步开展实体肿瘤受体靶向核素治疗研究奠定了坚实的基础。目前，放射性核素（^{18}F，^{64}Cu，^{68}Ga，^{86}Y，^{125}I，^{99m}Tc 和 ^{111}In 等）标记的靶向整合素 $\alpha_v\beta_3$ 的 RGD 肽类核素显像探针是研究的热点。

1. ^{99m}Tc 标记 RGD 肽类核素显像探针 锁耀宇等以 HYNIC 为双功能螯合剂，HYNIC 为连接基，三（羟甲基）甲基甘氨酸(tricine)和三苯基膦 -3，3′，3″- 三磺酸三钠盐水合物（TPPTS）为协同配体，采用二步法制得 ^{99m}Tc 标记 HYNIC-c（RGDfk）环肽单体，并评价其在整合素表达阳性的肺腺癌严重联合免疫缺陷（SCID）小鼠肿瘤模型中的活性。^{99m}Tc-HYNIC-c（RGDfk）在荷瘤裸鼠体内放射性分布及显像的研究结果表明，标记物体内稳定性良好，随时间延长肿瘤摄取逐渐增高，而血液、肌肉等非肿瘤组织的摄取逐渐降低，提高了肿瘤 / 非肿瘤（T/NT），增加了肿瘤组织的检出率。

王凡等选取 RGD 二聚体进行受体显像剂的研发，并在 2 个 PEG-RGD 模序之间引入 2 个 PEG_4，增加了 RGD 模序之间的长度和柔韧性。所得修饰物以 HYNIC 为连接基，三（羟甲基）甲基甘氨酸（tricine）和三苯基膦 -3，3′，3″- 三磺酸三钠盐水合物（TPPTS）为配合物进行 ^{99m}Tc 标记得到 ^{99m}Tc（HYNIC-3PRGD$_2$）（tricine）（TPPTS），简写为 ^{99m}Tc-3PRGD$_2$。荷 U87MG 人胶质瘤及 MDA-MB435 人乳腺癌模型研究初步表明该示踪剂在肿瘤的摄取较单体高，且滞留时间也较长，T/NT 比值相对提高，有望用于整合素 $\alpha_v\beta_3$ 表达阳性肿瘤的显像。

王峰等对 ^{99m}Tc-3PRGD$_2$ 检测喉和鼻咽癌整合素 $\alpha_v\beta_3$ 表达的可靠性进行了研究。荷 HEP-2 人喉鳞癌和 CNE-1 人鼻咽癌裸鼠 2 小时显像时 T/NT 值分别为 2.08 和 1.54。体内放射性分布示：HEP-2 和 CNE-1 肿瘤 2 小时放射性摄取值分别为 4.56 和 1.69%ID/g；肿瘤与血液、肌肉的 T/NT 分别为 6.37 与 4.44 和 2.49 与 1.86。T/NT 比值与免疫组化评分相关性良好，提示 ^{99m}Tc-3PRGD$_2$ 显像有望成为检测喉和鼻咽癌 $\alpha_v\beta_3$ 表达的无创和有效方法。

目前，该显像剂已完成药盒化，标记简便，产率和放化纯可满足临床需求。非人灵长类动物

显像示 ^{99m}Tc-3PRGD$_2$ 在肾和膀胱中浓聚，提示 ^{99m}Tc-3PRGD$_2$ 主要通过肾排泄。注射 10 分钟时可见心和肝中等放射性摄取，之后快速清除。^{99m}Tc-3PRGD$_2$ 在血液中快速清除，注射 10 分钟、20 分钟和 60 分钟后，血液清除率分别为 17%、6% 和 1%。

放射性剂量估算表明，^{99m}Tc-3PRGD$_2$ 全身平均有效剂量为 $1.38×10^2$mSv/MBq±$4.89×10^4$mSv/MBq。标的器官为膀胱壁（33.1μGy/MBq±1.91μGy/MBq），其次为肾（13.2μGy/MBq±1.08μGy/MBq）。其他脏器辐照剂量较低。研究中，未见动物有异常毒副反应发生。提示 ^{99m}Tc-3PRGD$_2$ 使用安全，可用于进一步临床整合素 α$_V$β$_3$ 表达研究。

2. ^{18}F 标记 RGD 肽类核素显像探针

（1）^{18}F-Galacto-RGD：Haubner 等最初对环状 RGD 五肽单体[-Arg-Gly-Asp-dTyr-Val-，c（RGDyV）]进行了 ^{125}I 标记。在检测裸鼠体内 M21 黑色素瘤、MaCaF 乳腺癌和骨肉瘤的实验中，发现静脉注射探针 10 分钟后，虽然探针能聚集于肿瘤组织中，但此类探针在肿瘤中快速清除且在肝组织中滞留时间过长，不适用于临床患者。

RGD 肽的乳糖化降低了亲脂性并相应地减少了肝的摄取。采用辅基 ^{18}F- 氟丙酸对相应肽进行 ^{18}F 标记，得到探针 ^{18}F-Galacto-RGD。M21 黑色素瘤移植瘤模型表明整合素 α$_V$β$_3$ 阳性肿瘤对 ^{18}F-Galacto-RGD 特异性摄取。^{18}F-Galacto-RGD 成为第 1 个非侵入的整合素 α$_V$β$_3$ 靶向示踪剂用于 PET 成像。对癌症患者进行的临床测试表明该示踪剂安全且能够特异性识别整合素 α$_V$β$_3$ 阳性肿瘤组织，并有很好的肿瘤/正常组织背景比值。动态模型评估分布容积值，发现在肿瘤组织中整合素受体浓度是正常组织的 4 倍。Beer 等对 16 名乳腺癌患者（12 个原发灶或 4 个转移灶）行 ^{18}F-Galacto-RGD PET 显像，结果表明该示踪剂能确定所有侵袭性病灶。11 名头颈部肿瘤患者行 ^{18}F-Galacto-RGD PET 显像，12 个病灶中有 10 个放射性浓聚，2 个无明显摄取。病理学分析证实无放射性摄取的疑似肿瘤病灶为浅表性病变。19 名实体瘤患者（骨骼肌肉系统，$n=10$；黑色素瘤，$n=4$；头颈部肿瘤，$n=2$；胶质瘤，$n=2$；乳腺癌，$n=1$）术前行 PET 扫描。17 个 ^{18}F-Galacto-RGD 摄取显著的病灶为恶性，另外 2 个良性病灶无显著放射性摄取。

除了肿瘤诊断和鉴定外，^{18}F-Galacto-RGD 在选择适宜抗血管新生治疗的患者和评价相应的疗效上也具有潜力。Schnell 等对 12 名疑似或治疗后复发的恶性脑胶质瘤患者行 ^{18}F-Galacto-RGD PET 显像，结合活检发现 ^{18}F-Galacto-RGD 在肿瘤高度增殖和浸润的部位浓聚，但在坏死部位摄取不显著。Beer 等，对化疗的肺癌患者同期行 ^{18}F-FDG 和 ^{18}F-Galacto-RGD PET 显像。治疗开始两个星期后，肿瘤糖代谢无显著变化，但肿瘤对 ^{18}F-Galacto-RGD 的摄取减少 20%。

（2）^{18}F-RGD-K5：为了简化 RGD^{18}F 标记步骤，同时减少肝摄取以有利于 RGD 显像剂推广使用，Mohan Doss 等通过点击化学制备了 ^{18}F-RGD-K5。^{18}F-RGD-K5 的制备分为两步，首先戊炔甲苯磺酸酯在冠醚（K$_{222}$）和碳酸钾存在下与 ^{18}F 反应生成 ^{18}F- 戊炔；蒸馏后与 RGD-K5-N$_3$ 在硫酸铜、三[（1 - 苄基氢 -1，2，3- 三唑 -4 基）甲基]胺和抗坏血酸钠反应生成粗品；HPLC 纯化后得到产品 ^{18}F-RGD-K5。

^{18}F-RGD-K5 有一个代谢稳定且强极性的 1，2，3- 反三氮唑基团可增加示踪剂通过肾流入膀胱的排泄率从而减少肝摄取。该示踪剂选择性地与整合素 α$_V$β$_3$ 结合（解离常数为 7.9nmol/L）。模型鼠实验表明，尾静脉注射 2 小时后，U87MG 人恶性胶质移植瘤与肌肉对 ^{18}F-RGD-K5 的摄取比值为 5。提示 ^{18}F-RGD-K5 是潜在的肿瘤整合素显像剂。

健康志愿者试验表明，^{18}F-RGD-K5 在血液中代谢稳定，且从血液中快速清除，半衰期为 12 分钟。肾、膀胱、肝和胆可见示踪剂摄取，注射 1 小时后，上述器官的平均标准摄取值分别为 20%、50%、4% 和 10%ID。使用 4.8 小时和 1 小时膀胱排空模型计算所得人体和膀胱壁有效吸收剂量分别为 31μSv/MBq±1μSv/MBq vs 376μGy/MBq±19μGy/MBq 和 15μGy/MBq±1μSv/MBq vs 103μGy/MBq±4μSv/MBq。提示 ^{18}F-RGD-K5 主要通过泌尿系统排泄。膀胱壁为标的器官，多次排泄有助于减少人体和膀胱壁吸收剂量。^{18}F-RGD-K5 使用安全，适于临床整合素显像。

（3）^{18}F-Fluciclatide：鉴于多数肽在体内快速降解且在血浆中半衰期较短的特点，GE Health 公司对源于噬菌体肽库的 RGD 类肽（ACDCRGDCFCG）进行了结构修饰。引入多双硫键并进行环化后，所得产物 ^{18}F-Fluciclatide（^{18}F-AH111585）在体内稳定。反相 HPLC 测定表明，静脉注射 60 分钟后，人血浆中 ^{18}F-Fluciclatide 原型药的比例为

74.48% ± 3.18%。Kenny 等对 7 名乳腺癌患者共18 个转移病灶行 ^{18}F-fluciclatide PET 显像，结果表明所有病灶都可检出。原发灶和转移灶与正常组织和血液的摄取比值显著。肺、骨、淋巴结等处的转移瘤均表现为高信号。

健康志愿者显像表明，^{18}F-Fluciclatide 安全耐受，适于临床使用。^{18}F-Fluciclatide 在血液和正常组织中快速清除，且主要通过肾排泄。^{18}F-Fluciclatide 的有效辐照剂量为 26μSv/MBq，与常用的 ^{18}F 标记 PET 示踪剂如 ^{18}F-FDG 相当。

模型鼠试验表明，^{18}F-Fluciclatide PET 显像较传统疗效评价模式如肿瘤体积检测等更早期地监测抗血管新生药物的疗效。Battle 等对荷人胶质瘤 U87-MG 裸鼠行 Sunitinib 治疗，测量肿瘤体积并定期行 ^{18}F-Fluciclatide 小动物 PET 显像。治疗 2 天后，肿瘤对示踪剂的摄取显著下降，提示血管新生受到抑制。而肿瘤体积在治疗 7 天后才呈下降趋势。Morrison 等采用 ^{18}F-Fluciclatide 监测了 VEGF-2 抑制剂 ZD4190 在人肺癌 Calu-6 移植瘤上的疗效，同期行 ^{14}C-FDG 比较。结果发现，3 种剂量 ZD4190 治疗下，肿瘤对 ^{18}F-Fluciclatide 的摄取较空白对照组显著减小且与 MVD 变化显著相关，而同期 ^{14}C-FDG 摄取无明显改变，提示肿瘤 ^{18}F-Fluciclatide 摄取值对 ZD4190 治疗敏感。

（4）^{18}F-FP-PRGD$_2$：^{18}F 标记 RGD 肽单体示踪剂（^{18}F-galacto-RGD，^{18}F-AH111585 等）虽可与某些肿瘤细胞表面的整合素 $\alpha_V\beta_3$ 受体结合，但有时也存在着亲和力和肿瘤摄取值偏低等缺陷。为了增强肿瘤靶向性，同时获得更好的体内显像特性，人们利用谷氨酸将环 RGD 五肽单元进行连接，研发 RGD 肽二聚体和多聚体。与相应的单体相比，RGD 肽二聚体和受体的亲和力几乎增加了一个数量级。研究证实，多聚化如 RGD 肽八聚体和四聚体虽可较二聚体增加受体亲和力，但在体内的本底值也相应地升高。因此，RGD 肽二聚体引起了人们更多的关注。

通过对 RGD 肽二聚体进行聚乙二醇化修饰，Liu 等制备了 ^{18}F-FP-PRGD$_2$。临床前实验表明，^{18}F-FP-PRGD$_2$ 的肿瘤与非靶摄取比值和体内药代动力学性能显著优于 ^{18}F-galacto-RGD。荷人胶质瘤 U87-MG 裸鼠尾静脉分别注射 ^{18}F-FP-PRGD$_2$ 和 ^{18}F-galacto-RGD，60 分钟后行小动物 PET 显像，两种示踪剂在肿瘤中的摄取值（%ID/g）分别为 2.80 ± 0.46 和 1.16 ± 0.06。Chin 等采用

GE TRACERlab FXFN 模块制备了适用于临床的 ^{18}F-FP-PRGD$_2$，并对健康志愿者进行 PET 显像。^{18}F-FP-PRGD$_2$ 优先通过肾脏和膀胱排出体外，在肠、甲状腺和脑室中可见少量放射性活度，而在头、颈、胸部和四肢未见放射性摄取。由于 ^{18}F-FP-PRGD$_2$ 在肺和乳腺处的本底非常低，因此，该示踪剂在这些部位确定肿瘤的成功性较高。临床试验表明，^{18}F-FP-PRGD$_2$ 安全耐受，其在体内的有效辐照剂量与 ^{18}F-FDG 相近，且无毒副作用发生。

Yang Sun 等对酪氨酸激酶抑制剂 ZD4190、融合蛋白血管抑制剂 VEGF121/rGel、紫杉醇类纳米制剂 Abraxane 的早期疗效进行监测，以荷人乳腺癌 MDA-MB435 裸鼠为实验对象，给药后监测肿瘤体积并定期行 ^{18}F-FP-PRGD$_2$ 和 ^{18}F-FDG 小动物 PET 显像。第一次给药后肿瘤对 ^{18}F-FP-PRGD$_2$ 的摄取即显著降低，并和免疫组化结果相一致。而肿瘤体积在治疗 5 天始见显著减小。同期 ^{18}F-FDG 摄取值无显著变化。这表明 ^{18}F-FP-PRGD$_2$PET 较肿瘤体积和 ^{18}F-FDGPET 更适宜早期监测抗肿瘤药物的疗效。

（5）^{18}F-Al-NOTA-PRGD$_2$：目前，RGD 肽的 ^{18}F 标记主要使用辅基 ^{18}F-SFB 或 ^{18}F-NFP。由于制备工艺耗时且烦琐，^{18}F 标记 RGD 肽示踪剂在临床上的推广应用受到限制。以 ^{18}F-FP-PRGD$_2$ 为例，其制备过程包括：QMA 柱纯化 ^{18}F、辅基（^{18}F-NFP）的制备及纯化，偶联肽，两次 HPLC 纯化产品等。整个工艺耗时长（2～3 小时）且烦琐，总体标记率低。

点击化学虽可简化对标记过程。但该方法需要对肽进行叠氮或炔基官能团修饰且需进行两步放射化学反应，有时还需挥发性 ^{18}F-叠氮合成子。

^{18}F 离子易与金属（如铝）结合，生成的 ^{18}F-铝配合物（^{18}F-Al）可与螯合基团（如 NOTA）连接。Liu 等通过 ^{18}F-Al 和连接 NOTA 的 RGD 肽进行直接反应，制得 ^{18}F-FAl-NOTA-RGD$_2$。该过程无须 QMA 柱纯化、辅基的制备和 HPLC 纯化等，制备简便。

Lang 等制备了与 ^{18}F-FPPRGD$_2$ 类似结构的示踪剂 ^{18}F-FAl-NOTA-PRGD$_2$，工艺大为简化，小动物 PET 显像表明 ^{18}F-FAl-NOTA-PRGD$_2$ 的药代动力学和显像性能与 ^{18}F-FPPRGD$_2$ 相似甚至更好。Yang 等制备了 ^{18}F-FAl-NOTA-PRGD$_2$ 的配套药盒，便于标记。整个标记过程可在 20 分钟内完

成，产率达 40%，放化纯大于 95%，可满足临床需要。志愿者显像表明，^{18}F-FAl-NOTA-PRGD$_2$PET 显像图清晰，对比度良好，可检测出所有肺癌病灶，且平均 SUV 为 2.90 ± 0.10。肿瘤与肌肉和血液的摄取比值分别为 5.87 ± 2.02 和 2.71 ± 0.92。鉴于合成便捷且显像性能良好，^{18}F-FAl-NOTA-PRGD$_2$ 有望替代 ^{18}F-FPPRGD$_2$ 用于肿瘤整合素 $\alpha_V\beta_3$ 受体表达 PET 显像。

（6）4-^{18}F-TFMB-E[c(RGDfk)$_2$]$_2$：无载体的 ^{18}F- 可与苯环邻位获对位存在的缺电子基团（如硝基）发生亲核取代反应，Jacobson 等采用手动一步法制得 4-[^{18}F]氟 -3- 三氟甲基苯甲酰基 - 谷氨酸 -RGD 环肽二聚体(4-^{18}F-TFMB-E[c(RGDfk)$_2$]$_2$)，体外实验证明，其余整合素 $\alpha_V\beta_3$ 受体呈高度亲和，适于肿瘤显像。潘栋辉等采用商品化的国产多功能氟标记模块，自动化合成了 4-^{18}F-TFMB-E[c(RGDfk)$_2$]$_2$。与手动法标记相比，操作时间缩短且操作简便，大大降低了操作人员的辐射剂量。荷人胰腺癌 BxPC-3 移植瘤模型 micro-PET 显像表明，示踪剂体内生物活性良好，主要通过肝肠循环进行代谢，肿瘤对示踪剂高度摄取且清除相对较慢。注射 30 分钟后，BxPC-3 移植瘤对 4-^{18}F-TFMB-E[c(RGDfk)$_2$]$_2$ 的摄取值达 4.0%ID/g，显著高于同期 ^{18}F-FDG 摄取值（1.6%ID/g），且肿瘤与对侧肌肉的摄取大于 6。提示 4-^{18}F-TFMB-E[c(RGDfk$_2$)]$_2$ 可能在胰腺癌的鉴别诊断等方面发挥更重要的作用。

（二）胃泌素释放肽受体显像

胃泌素释放肽（gastrin-releasing peptide，GRP）属于脑 - 消化道多肽家族。GRP 主要作用于中枢和肠道神经系统，调节多种生理过程包括饱满感、温度调节、免疫功能等。胃泌素释放肽受体（gastrin-releasing peptide receptor，GRPR）通过与其配体结合活化来发挥广谱的生理病理学效应，其中涉及肿瘤的发生、增殖、血管形成和侵袭。研究表明，GRPR 在多种肿瘤中如前列腺癌、乳腺癌、卵巢癌、肾癌、小细胞肺癌和胃肠道肿瘤中更高表达，是肿瘤诊断和治疗的特异靶点之一。

铃蟾肽（bombesin，BBN）是一个 14 肽，见于两栖动物的组织。BBN 和 GRP 的羧基端 10 肽序列中仅一个氨基酸残基不同，两者具有相似的生物活性。近年来，人们在放射性标记的 BBN 类似物的研制方面取得了重要进展，用于肿瘤 GRPR 显像。临床前实验表明，BBN 类似物示踪剂与肿瘤高度亲和，靶 / 非靶比值满意，是潜在的 GRPR 类分子影像探针。

1. ^{99m}Tc 标记的 BBN 类示踪剂 Van de Wiele C 通过 Gly-5- 氨基戊酸连接基将 BBN 残基（7～14）与 N3S 螯合剂偶合，并进行 ^{99m}Tc 标记制得 ^{99m}Tc 标记的 BBN 类示踪剂（^{99m}Tc-RP527）。体内实验表明，^{99m}Tc-RP527 主要通过肾和消化道排泄，胸部可获取高对比度图像。但由于该示踪剂亲脂性较强，腹部肿瘤显像仍有缺陷。^{99m}Tc-RP527 使用安全且特异性显示 6 个乳腺癌病灶中 4 个（包括淋巴结核骨转移）以及 4 个前列腺癌病灶中 1 个。^{99m}Tc-RP527 在胰腺中摄取明显。Van de Wiele C 对 5 名乳腺癌患者以及 5 名 tamoxifen 抗药性骨转移的乳腺癌患者行 ^{99m}Tc-RP527SPECT 扫描，发现 9 名患者原发灶有 8 个对 ^{99m}Tc-RP527 摄取，但 tamoxifen 抗药性骨转移肿瘤对示踪剂不摄取。免疫组化证实肿瘤放射性浓度程度与 GRP 受体表达程度存在显著相关性。

肼基烟酰胺（HYNIC）是常用的 ^{99m}Tc 标记双功能螯合剂。Shi J 等以 HYNIC 为连接基，三（羟甲基）甲基甘氨酸（tricine）和三苯基膦 -3，3′，3″- 三磺酸三钠盐水合物（TPPTS）为配合物对 beta-Ala-BN（7～14）NH$_2$ 进行 ^{99m}Tc 标记制得 ^{99m}Tc（HYNIC-ABN）（tricine）（TPPS）。荷人结肠癌裸鼠体内分布表明，该示踪剂主要通过尿路排泄，肝、肺、胃和消化道中放射性摄取较少。尾静脉注射 30 分钟后，示踪剂在肿瘤中的摄取值稳定达 1.59%ID/g± 0.23%ID/g。注射 1 小时后，肿瘤与肌肉、肝和血液的放射性摄取比值分别为 2.37 ± 0.68、1.69 ± 0.41 和 11.17 ± 3.32。^{99m}Tc（HYNIC-ABN）（tricine）（TPPS）在体内快速清除和代谢，注射 1 小时后尿液中已无原型组分。

2. ^{68}Ga 标记的 BBN 类示踪剂 ^{68}Ga 是常用的正电子核素之一（$t_{1/2}=68min$，$\beta^+89\%$ 和 EC 11%），较易通过 ^{68}Ge/^{68}Ga 发生器生成。通过与含双功能螯合剂如 NOTA、DOTA 发生偶合反应，^{68}Ga 可方便定位标记肽。

Patrick Fournier 等对 BBN（6～14）聚乙二醇化修饰得到 NOTA-PEG-BBN（6～14），并通过 ^{68}Ga 标记制得 ^{68}Ga-NOTA-PEG-BBN（6～14）。荷瘤鼠尾静脉注射 30 分钟后，GRPR 表达均呈阳性的 PC-3 人前列腺癌和 T47D 人乳腺癌移植瘤对示踪剂的摄取值分别为 4%ID/g 和 2%ID/g，肿瘤与肌肉摄取比例为 4～6。

为了增强示踪剂的亲和力，刘昭飞等用谷氨酸将 RGD 和 BBN（7～14）连接制备成 RGD-BBN 异源二聚体多肽，用双功能连接剂 NOTA 偶联 RGD-BBN（7～14）后进行 ^{68}Ga 放射性标记制得双靶点分子探针 ^{68}Ga-NOTA-RGD-BBN。荷 PC-3 人前列腺癌（GRPR +/ 整合素 $\alpha_v\beta_3$+）裸鼠体内分布表明，肿瘤 ^{68}Ga-NOTA-RGD-BBN 的摄取值（6.55%ID/g±0.83%ID/g，i.v.30 分钟）显著高于单体 ^{68}Ga-NOTA-RGD 和 ^{68}Ga-NOTA-BBN 的摄取值。^{68}Ga-NOTA-RGD-BBN 体内活性良好，肿瘤与肝和肾的摄取比值显著大于单体的对应值。^{68}Ga-NOTA-RGD-BBN 的肿瘤与肌肉摄取比值低于 ^{68}Ga-NOTA-BBN 但高于 ^{68}Ga-NOTA-RGD。阻断及荷 MDA-MB435 人乳腺癌（GRPR−/ 整合素 $\alpha_v\beta_3$+）实验表明，^{68}Ga-NOTA-RGD-BBN 有望成为一种广谱的用于 GRPR−/ 整合素 $\alpha_v\beta_3$+ 和 GRPR +/ 整合素 $\alpha_v\beta_3$+ 肿瘤诊断的显像剂。

Rogier P 等对 BBN（7～14）类似物 DOTA-CHCO-Gly-4- 氨苄基 -Gln-Trp-Ala-Val-Gly-His-Leu-Met-NH（AMBA）进行 ^{68}Ga 标记，制得 ^{68}Ga-AMBA。荷人雄激素依赖性前列腺癌 VCaP 裸鼠 micro-PET 显像表明，尾静脉注射 ^{68}Ga-AMBA 后，肿瘤清晰可见。20 分钟后，肿瘤对 ^{68}Ga-AMBA 的摄取值为 6.7%ID/g±1.4%ID/g，显著高于 ^{18}F-FCH 对应值（1.6%ID/g±0.5%ID/g）。由于 VCaP 肿瘤可像大多数早期和晚期人前列腺癌一样表达雄激素受体且分泌 PSA，因此，研究提示 ^{68}Ga-AMBA 可能具有临床诊断价值。

3. ^{18}F 标记的 BBN 类示踪剂 在众多胃泌素释放肽受体示踪剂肿瘤模型中，前列腺癌应用较为广泛。前列腺癌死亡率位列全球男性癌症患者第二位。影像学的发展有助于癌症的早期诊断和治疗。

目前，^{18}F-FDG 是临床应用最广的 PET 示踪剂。通过监测葡萄糖代谢的异常，^{18}F-FDG PET 可准确判定肿瘤等疾病的病灶。与正常组织相比，前列腺癌细胞的葡萄糖代谢增加并不显著，^{18}F-FDG 在评价前列腺癌原发肿瘤的敏感性（57%）、特异性均不高，不能很好地鉴别炎症与肿瘤。

鉴于前列腺癌高表达 GRPR，Michael Honer 等制备了 BBN 类似物示踪剂 ^{18}F-BAY 86-4367，并与 ^{18}F-FDG 对比考察该示踪剂在前列腺癌显像中的应用价值。荷 PC-3 裸鼠体内分布表明，尾静脉注射 60 分钟后，肿瘤对 ^{18}F-BAY 86-4367 的摄取值（6.19%ID/g±2.49%ID/g）显著高于 ^{18}F-FDG 对应值（2.44%ID/g±0.21%ID/g），^{18}F-BAY 86-4367 的肿瘤与血液和肌肉的摄取比值显著高于 ^{18}F-FDG 对应值，分别为 18.55±6.40 vs 6.67±0.27，49.55±33.01 vs 0.65±0.14。研究提示，BBN 类示踪剂 ^{18}F-BAY 86-4367 可能较 ^{18}F-FDG 更好地诊断前列腺癌。

传统多肽的标记需通过与辅基（^{18}F-SFB，^{18}F-NFP 等）反应间接完成，费时（2～3 小时）且产率低。近年来，通过 ^{18}F-Al 配合物与含功能螯合剂如 NOTA 的肽行螯合反应，可便捷地 ^{18}F 定位标记肽。Ingrid Dijkgraaf 等通过 ^{18}F-Al 配合物与 NOTA-8-Aoc-BBN（7-14）NH$_2$ 反应，制得 ^{18}F-Al-NOTA-8-Aoc-BBN（7-14）NH$_2$，标记过程仅需 45 分钟，标记率和放化纯满意。体内外实验表明，^{18}F-Al-NOTA-8-Aoc-BBN（7-14）NH$_2$ 是特异性 GPRP 示踪剂，PC-3 人前列腺癌移植瘤显像效果良好。

目前，荷瘤裸鼠体内活性研究表明，BBN 类示踪剂在肝、肠、胰和胃等腹腔器官中放射性浓聚明显，这阻碍了其在临床上的应用。江苏省原子医学研究所杨敏等合成了新型连接剂 Gly-Gly-Gly-Arg-Asp-AsnBBN（7～14）进行修饰制 MATBBN（Gly-Gly-Gly-Arg-Asp-Asn-D-Phe-Gln-rp-Ala-Val-Gly-His-Leu-NHCH2CH3），并对其进行 ^{18}F 标记制得 ^{18}F-FP-MATBBN。与未接连接剂的 ^{18}F-FP-ATBBN 相比，^{18}F-FP-MATBBN 亲水性显著增加。荷 PC-3 瘤裸鼠 micro-PET 显像示，尾静脉注射 ^{18}F-FP-MATBBN 1 小时后，肿瘤清晰可见。由于 ^{18}F-FP-MATBBN 主要通过肾代谢，且腹腔脏器放射性摄取显著低于 ^{18}F-FP-ATBBN，因此 ^{18}F-FP-MATBBN 显像图的对比度和质量优于 ^{18}F-FP-ATBBN。研究提示 MATBBN 标记化合物具有较好的临床应用价值。

（三）胰高血糖素样肽受体显像

胰高血糖素样肽 -1（GLP-1）是由肠道细胞分泌的一种多功能肽类激素，在调节葡萄糖稳态中发挥重要作用。GLP-1 通过与受体特异性地结合，刺激胰岛素分泌，抑制胰高血糖素的产生，使餐后血糖降低并维持在恒定水平。GLP-1 还具有增强胰岛 β 细胞功能并促进其增殖的作用，不仅可以使初治的Ⅱ型糖尿病（T2DM）患者的血糖恢复正常，而且对磺酰脲类药物治疗失效者也有降低血糖的作用，在 T2DM 治疗方面具有良好的应用前景。

胰高血糖素样肽 -1 受体（GLP-1R）在神经内分泌肿瘤如胰岛素瘤、嗜铬细胞瘤、胃泌素瘤等高度表达。小肠、大肠、乳腺、甲状腺、肾和肺内有少量 GLP-1 受体表达。肝、脾、淋巴结、肾上腺、腺垂体、前列腺、心脏、骨骼肌和脂肪组织则未见 GLP-1R 表达。近年来，GLP-1 及其类似物核素标记显像的研究取得了很快的发展，为 GLP-1R 显像提供了分子影像探针。

GLP-1 对二肽基酶敏感，在血中可被迅速降解（血浆半衰期为 2 分钟），这限制了其作为放射性药物的应用潜力。Gotthard 等最初对 GLP-1 进行放射性碘标记，制得 GLP-1 受体分子探针 ^{123}I-GLP-1，并应用于胰岛素瘤显像研究。结果表明 ^{123}I-GLP-1 虽可被鼠源性胰岛素瘤 RINm5F 摄取，但标记效率低，体内稳定性差，放射性核素易清除，肿瘤 / 背景摄取比值偏小。

Exendin-4 是一种从美洲毒蜥唾液中分泌出来的一种 GLP-1 天然类似物。由 39 个氨基酸残基组成。与人 GLP-1 有 53% 的同源性。Exendin-4 通过与 GLP-1 受体作用发挥几乎与 GLP-1 相同的生理活性。由于其缺乏 DPP-IV 酶解位点。能够抵抗 DPP-IV 的降解。因而半衰期较长，可达 9.57 小时左右。竞争结合实验研究发现 exendin-4 与受体的亲和力比 GLP-1 更高。目前，GLP-1 受体靶向分子探针的研发致力于受体激动剂 Exendin-4 的放射性核素标记物。

^{111}In 标记的 Exendin-4（^{111}In-DTPA-exendin-4，^{111}In-DOTA-exendin-4 等）与 GLP-1 受体高度特异性亲和，可定位转基因小鼠 Rip1Tag2 中体积较小的胰岛素瘤。临床试验表明 ^{111}In-DOTA-exendin-4 SPECT 成功检测出 6 名患者体内 CT 无法显示的胰岛素瘤。但 ^{111}In-DOTA-exendin-4 在肾中高度保留（有效半衰期为 31 小时），这不仅额外增加了正常器官的辐照剂量，而且为了确证结果，早期扫描为阴性的患者还必须在 3～7 天后进行延迟显像。

Wild 等以正电子金属核素 ^{68}Ga 对 exendin-4 进行了标记，并进行了模型鼠 micro-PET 显像。结果表明，^{68}Ga-DOTA-exendin-4 的药代动力学性能与 ^{111}In-DOTA-exendin-4 相似，但有效辐照剂量显著低于后者（0.0317mSv/MBq vs 0.155mSv/MBq）。^{68}Ga 释放出的正电子能量较高（1.9 兆电子伏），空间分辨率只能达到 3mm，这可能影响临床 PET 图像的质量。

^{18}F 具有接近 100% 的正电子效率，低正电子能量（0.64 兆电子伏）和相对较短的物理半衰期（$t_{1/2} = 109.7$ 分钟）等特点，是理想的多肽标记和 PET 显像核素。Exendin-4 肽不易直接 ^{18}F 标记，往往需要标记辅基间接标记。Dale O. Kiesewetter 等在 Exendin-4 N 端及 C 端分别接上半胱氨酸残基，制得 cys$^{0/40}$-Exendin-4，然后通过特异性巯基定位标记辅基 ^{18}F-FBEM 对修饰物进行 ^{18}F 标记制得 GLP-1R 分子探针 ^{18}F-FBEM-cys$^{0/40}$-Exendin-4。体外竞争结合试验表明，Exendin-4 肽 C 端修饰物 ^{18}F-FBEM-cys^{40}-Exendin-4 与 GLP-1R 的亲和力（IC50）显著高于 N 端修饰物 ^{18}F-FBEM-cys^{0}-Exendin-4（1.11nmol/L ± 0.057nmol/L vs 2.99nmol/L ± 0.06nmol/L）。荷大鼠胰岛素瘤 INS-1 裸鼠 micro-PET 显像证实，肿瘤对 ^{18}F-FBEM-cys^{40}-Exendin-4 的摄取值显著高于 ^{18}F-FBEM-cys^{0}-Exendin-4，注射 1 小时后，相应值分别为 25.25%ID/g ± 3.39%ID/g 和 7.20%ID/g ± 1.26%ID/g。体内特异性实验表明 ^{18}F-FBEM-cys^{40}-Exendin-4 在 GLP-1R 阳性肿瘤中高度浓聚，但在 GLP-1R 阴性肿瘤中无滞留，提示 ^{18}F-FBEM-cys^{40}-Exendin-4 是特异性 GLP-1R 显像剂，可用于 GLP-1R 表达肿瘤如胰岛素瘤等的临床显像。

小　结

放射性核素标记的分子影像探针具有高敏感性、高分辨率以及可定量分析等优势，已经成为在分子水平上研究活体内病变机制和治疗效果的首选分子影像手段。随着新靶点的发现、新纳米材料的应用以及多模式显像的融合，越来越多的新型核素分子影像探针被研发出来。这将有助于分子影像的不断进步和成熟，为疾病的诊断、改善临床治疗、药物开发和个体化医疗提供有效手段。

（杨　敏）

参 考 文 献

[1] 张永学. 分子影像探针：揭示生命活动本质的钥匙. 中华核医学与分子影像杂志, 2012, 32（2）：81-83.

[2] Kung MP, Stevenson DA, Kung HF, et al. [^{99m}Tc] TRODAT-1: a novel technetium-99m complex as a dopamine transporter imaging agent. Eur J Nucl Med, 1997, 24（4）：372-380.

[3] 方平, 陈正平, 周翔, 等. 多巴胺转运蛋白显像剂 ^{99m}Tc-TRODAT-1 的合成. 中国医药工业杂志, 2000, 31（6）：244-247.

[4] 唐婕，陈正平，李晓敏，等. 多巴胺转运蛋白显像剂 [99mTc]-TRODAT-1 药盒及注射液的质量控制. 中华核医学杂志，2011，31（12）：414-416.

[5] 过燕萍，朱锦海，张乐乐，等. [99mTc]-TRODAT-1 及 [131I]-epidepride SPECT 显像对临床早期帕金森病初步诊断研究. 中华临床医师杂志（电子版），2011，5（1）：246-250.

[6] 范益军，叶万忠，谢天豪，等. [99mTc]-TRODAT-1 SPECT 多巴胺转运蛋白显像诊断帕金森病的临床应用. 中华临床新医学，2003（2）：100-101.

[7] 刘晓华，谭建，张富海，等. 不同临床分级帕金森病多巴胺转运蛋白显像研究. 生物医学工程与临床，2007，11（2）：118-121.

[8] 董峰，刘红，孟召伟，等. 抽动秽语综合征的脑 [99mTc]-TRODAT-1 SPECT 显像. 中华核医学杂志，2011，31（2）：104-107.

[9] 孙涛涛，胡疏，贾少微，等. 复方磷酸可待因口服液依赖者多巴胺转运蛋白 SPECT 显像. 中华核医学杂志，2010，12（6）：379-382.

[10] Chen ZP, Wang SP, Li XM, et al. A one-step automated high-radiochemical-yield synthesis of [18F]-FECNT from mesylate precursor. Appl Radiat Isot, 2008, 66（12）：1881-1885.

[11] 陈正平，王颂佩，李晓敏，等. [18F]-FECNT 的生物分布特性及小动物 PET 显像研究. 中华核医学杂志，2009，29（3）：181-184.

[12] Davis MR, Votaw JR, Bremner JD, et al. Initial human PET imaging studies with the dopamine transporter ligand [18F]-FECNT. J Nucl Med, 2003, 44（6）：855-861.

[13] Zoghbi SS, Shetty HU, Ichise M, et al. PET imaging of the dopamine transporter with [18F]-FECNT: a polar radiometabolite confounds brain radioligand measurements. J Nucl Med, 2006, 47（3）：520-527.

[14] de Paulis T. The discovery of epidepride and its analogs as high-affinity radioligands for imaging extrastriatal dopamine D（2）receptors in human brain. Curr Pharm Des, 2003, 9（8）：673-696.

[15] Van Laere K, Varrone A, Booij J, et al. EANM procedure guidelines for brain neurotransmission SPECT/PET using dopamine D2 receptor ligands, version 2. Eur J Nucl Med Mol Imaging, 2010, 37（2）：434-442.

[16] 杨敏，胡名扬，裴著果，等. [131I]-epidepride 的制备与 SD 大鼠体内分布特性研究. 核技术，2002，25（5）：335-340.

[17] 武婕，王峰，杨敏，等. 多巴胺 D2 受体 [131I]-epidepride 显像对帕金森病的临床研究. 中华核医学杂志，2008，28（4）：244-246.

[18] Kessler RB, Ansari MS, Riccardi P, et al. Occupancy of striatal and extrastriatal dopamine D2/D3 receptors by olanzapine and haloperidol. Neuropsychopharmacology, 2005, 30（12）：2283-2289.

[19] 杨敏，潘栋辉，徐宇平，等. 苯甲酰胺类多巴胺 D2 受体显像剂 [18F]-Fallypride 的制备和生物分布. 核技术，2008，31（5）：360-363.

[20] 杨敏，潘栋辉，徐宇平，等. [18F]-Fallypride 的自动化合成与小动物 PET 显像. 中华核医学杂志，2008，28（4）：223-226.

[21] Okello A, Koivunen J, Edison P, et al. Conversion of amyloid positive and negative MCI to AD over 3 years: an [11C]-PIB PET study. Neurology, 2009, 73（10）：754-760.

[22] Tolboom N, van der Flier WM, Boverhoff J, et al. Molecular imaging in the diagnosis of Alzheimer's disease: visual assessment of ［11C］PIB and ［18F］FDDNP PET images. J Neurol Neurosurg Psychiatry, 2010, 81（8）：882-884.

[23] Newberg AB, Arnold SE, Wintering N, et al. Initial clinical comparison of [18F]-florbetapir and [18F]-FDG PET in patients with Alzheimer disease and controls. J Nucl Med, 2012, 53（6）：902-907.

[24] Joshi AD, Pontecorvo MJ, Clark CM, et al. Performance characteristics of amyloid PET with florbetapir F 18 in patients with alzheimer's disease and cognitively normal subjects. J Nucl Med, 2012, 53（3）：378-384.

[25] Yang L, Rieves D, Ganley C. Brain amyloid imaging--FDA approval of florbetapir F18 injection. N Engl J Med, 2012, 367（10）：885-887.

[26] Wong DF, Rosenberg PB, Zhou Y, et al. In vivo imaging of amyloid deposition in Alzheimer disease using the radioligand [18F]-AV-45（florbetapir F 18）. J Nucl Med, 2010, 51（6）：913-920.

[27] 何作祥，杨跃进. 不断加强放射性核素显像在心血管病中的临床应用. 中华核医学杂志，2010，30（5）：289-290.

[28] 陈邵亮，罗世能，虞燕华，等. 国产锝［99mTc］替曲膦注射液临床研究. 中华核医学杂志，2008，28（3）：203-205.

[29] 张万春，王学斌，方玮，等. 新型心肌显像剂［99mTc（N）（PNP）-（DBODC）］+ 猪心肌显像研究. 中华核医学杂志，2008，28（2）：117-120.

[30] Yu M, Guaraldi MT, Mistry M, et al. BMS747158-02: a novel PET myocardial perfusion imaging agent. J Nucl Cardiol, 2007, 14（6）：789-798.

[31] Yu M, Bozek J, Guaraldi M, et al. Cardiac imaging and safety evaluation of BMS747158, a novel PET myocardial perfusion imaging agent, in chronic myocardial compromised rabbits. J Nucl Cardiol, 2010, 17（4）：631-636.

[32] Maddahi J, Czernin J, Lazewatsky J, et al. Phase I, First-in-Human Study of BMS747158, a Novel ^{18}F-Labeled Tracer for Myocardial Perfusion PET: Dosimetry, Biodistribution, Safety, and Imaging Characteristics After a Single Injection at Rest. J Nucl Med, 2011, 52(9): 1490-1498.

[33] 张永学. 实验核医学. 北京: 人民卫生出版社, 2002.

[34] 罗世能, 郭雪华, 叶万忠, 等. ^{99m}Tc-HMIBP 的生物学特性及与 ^{99m}Tc-MDP 的骨显像比较. 中华核医学杂志, 2008, 28(4): 231-233.

[35] 虞燕华, 陈志明, 汪洋, 等. 注射用亚锡菲宁药盒的制备与应用. 中华核医学杂志, 2012, 32(4): 291-293.

[36] 陈邵亮, 陈雪芬, 李蓓蕾, 等. 国产 [99m]Tc- 双半胱氨酸注射液多中心临床试验. 中华核医学杂志, 2008, 28(5): 323-324.

[37] 梅雷, 褚泰伟. [99m]Tc 放射性药物化学. 化学进展, 2011, 23(7): 1493-1500.

[38] Lipowska M, He H, Xu X, et al. First evaluation of a 99mTctricarbonyl complex, 99mTc(CO)3(LAN), as a new renal radiopharmaceutical in humans. J Nucl Med, 2006, 47(6): 1032-1040.

[39] Lipowska M, Marzilli LG, Taylor AT. [99m]Tc(CO)3-NitrilotriaceticAcid: a new renal radiopharmaceutical showing pharmacokinetic properties in rats comparable to those of 131I-OIH. J Nucl Med, 2009, 50(3): 454-460.

[40] Taylor AT, Lipowska M, Marzilli LG. [99m]Tc(CO)3(NTA): a 99mTc renal tracer with pharmacokinetic properties comparable to those of 131I-OIH in healthy volunteers. J Nucl Med, 2010, 51(3): 391-396.

[41] Boerman OC, Dams ET, Oyen WJ, et al. Radiopharmaceuticals for scintigraphic imaging of infection and inflammation. Inflamm Res, 2001, 50(2): 55-64.

[42] 何薇, 毛金磊, 蒋茂松, 等. [99m]Tc- 环丙沙星炎症显像的动物实验研究. 中华核医学杂志, 2008, 28(1): 55-57.

[43] 汪建华, 邵成伟, 左长京, 等. [99m]Tc- 环丙沙星显像检测重症急性胰腺炎继发感染的实验研究. 中华核医学杂志, 2010, 30(3): 201-205.

[44] 刘剑峰, 韩建奎, 张超, 等. 炎症显像剂 [99m]Tc -lomefloxacin 的制备及其炎症小鼠模型体内生物学分布. 中华核医学杂志, 2009, 29(6): 406-409.

[45] 李法林. 肿瘤靶向分子影像. 北京: 科学出版社, 2006.

[46] Lee S, Xie J, Chen X. Peptides and peptide hormones for molecular imaging and disease diagnosis. Chem Rev, 2010, 110(5): 3087-3111.

[47] Cai W, Sam Gambhir S, Chen X. Multimodality tumor imaging targeting integrin alphavbeta3. Biotechniques, 2005, 39(6 Suppl): S14-S25.

[48] 沈瑛, 糜军. 靶向整合素 αVβ3 的分子影像探针. 中国癌症杂志, 2010, 20(4): 303-307.

[49] 王立振, 杨敏. 整合素 αvβ3 受体显像剂 [18]F 标记 RGD 肽的研究进展. 同位素, 2011, 24(Sl): 68-75.

[50] 锁耀宇, 杨卫东, 马晓伟, 等. [99m]Tc 标记 RGD 环肽在荷肺腺癌裸鼠中的显像研究. 中华核医学杂志, 2011, 31(6): 405-409.

[51] Wang L, Shi J, Kim YS, et al. Improving tumor-targeting capability and pharmacokinetics of(99m)Tc-labeled cyclic RGD dimers with PEG(4)linkers. Mol Pharm, 2009, 6(1): 231-245.

[52] 王峰, 任凌, 李眉, 等. 喉和鼻咽鳞状细胞癌整合素 αvβ3 放射性核素显像实验研究. 中华核医学杂志, 2012, 32(2): 143-147.

[53] Jia B, Liu Zhao F, Zhu ZH, et al. Blood clearance kinetics, biodistribution, and radiation dosimetry of a kit-formulated integrin αvβ3-selective radiotracer [99m]Tc-3PRGD 2 in non-human primates. Mol Imaging Biol, 2011, 13(4): 730-736.

[54] Haubner R, Kuhnast B, Mang C, et al. [^{18}F]Galacto-RGD: synthesis, radiolabeling, metabolic stability, and radiation dose estimates. Bioconjug Chem, 2004, 15(1): 61-69.

[55] Beer AJ, Haubner R, Goebel M, et al. Biodistribution and pharmacokinetics of the alphavbeta3-selective tracer ^{18}F-galacto-RGD in cancer patients. J Nucl Med, 2005, 46(8): 1333-1341.

[56] Haubner R, Weber WA, Beer AJ, et al. Noninvasive visualization of the activated alphavbeta3 integrin in cancer patients by positron emission tomography and [^{18}F]Galacto-RGD. PLoS Med, 2005, 2(3): e70.

[57] Beer AJ, Lorenzen S, Metz S, et al. Comparison of integrin alphaVbeta3 expression and glucose metabolism in primary and metastatic lesions in cancer patients: a PET study using ^{18}F-galacto-RGD and ^{18}F-FDG. J Nucl Med, 2008, 49(1): 22-29.

[58] Beer AJ, Niemeyer M, Carlsen J, et al. Patterns of alphavbeta3 expression in primary and metastatic human breast cancer as shown by ^{18}F-Galacto-RGD PET. J Nucl Med, 2008, 49(2): 255-259.

[59] Beer AJ, Grosu AL, Carlsen J, et al. [^{18}F]galacto-RGD positron emission tomography for imaging of alphavbeta3 expression on the neovasculature in patients with squamous cell carcinoma of the head and neck. Clin Cancer Res, 2007, 13(22 Pt 1): 6610-6616.

[60] Beer AJ, Haubner R, Sarbia M, et al. Positron emission tomography using [^{18}F]Galacto-RGD identifies the level of integrin alpha(v)beta3 expression in man. Clin

Cancer Res, 2006, 2 (13): 3942-3949.

[61] Schnell O, Krebs B, Carlsen J, et al. Imaging of integrin alpha (v) beta (3) expression in patients with malignant glioma by [^{18}F] Galacto-RGD positron emission tomography. Neuro Oncol, 2009, 11 (6): 861-870.

[62] Hauber R, Beer AJ, Wang H, et al. Positron emission tomography tracers for imaging angiogenesis. Eur J Nucl Med Mol Imaging, 2010, 37 (Suppl1): S86-S103

[63] Doss M, Kolb HC, Zhang JJ, et al. Biodistribution and radiation dosimetry of the integrin marker ^{18}F-RGD-K5 determined from whole-body PET/CT in monkeys and humans. J Nucl Med, 2012, 53 (5): 787-795.

[64] Indrevoll B, Kindberg GM, Solbakken M, et al. NC-100717: a versatile RGD peptide scaffold for angiogenesis imaging. Bioorg Med Chem Lett, 2006, 16 (24): 6190-6193.

[65] McParland BJ, Miller MP, Spinks TJ, et al. The biodistribution and radiation dosimetry of the Arg-Gly-Asp peptide ^{18}F-AH111585 in healthy volunteers. J Nucl Med, 2008, 49 (10): 1664-1667.

[66] Battle MR, Goggi JL, Allen L, et al. Monitoring tumor response to antiangiogenic sunitinib therapy with ^{18}F-fluciclatide, an ^{18}F-labeled αVbeta3-integrin and αV beta5-integrin imaging agent. J Nucl Med, 2011, 52 (3): 424-430.

[67] Morrison MS, Ricketts SA, Barnett J, et al. Use of a novel Arg-Gly-Asp radioligand, ^{18}F-AH111585, to determine changes in tumor vascularity after antitumor therapy. J Nucl Med, 2009, 50 (1): 116-122.

[68] Liu Z, Liu S, Wang F, et al. Noninvasive imaging of tumor integrin expression using ^{18}F-labeled RGD dimer peptide with PEG4 linkers. Eur J Nucl Med Mol Imaging, 2009, 36 (8): 1296-1307.

[69] Li ZB, Chen K, Chen X, et al. ^{68}Ga-labeled multimeric RGD peptides for microPET imaging of integrin αvβ3 expression. Eur J Nucl Med Mol Imaging, 2008, 35 (6): 1100-1108.

[70] Liu S, Liu Z, Chen K, et al. ^{18}F-labeled galacto and PEGylated RGD dimers for PET imaging of αvβ3 integrin expression. Mol Imaging Biol, 2010, 12 (5): 530-538.

[71] Chin FT, Shen B, Liu S, et al. First Experience with Clinical-Grade [(^{18}) F]FPP (RGD) (2): An Automated Multi-step Radiosynthesis for Clinical PET Studies. Mol Imaging Biol, 2012, 14 (1): 88-95.

[72] Sun X, Yan Y, Liu S, et al. ^{18}F-FPPRGD2 and ^{18}F-FDG PET of response to Abraxane therapy. J Nucl Med, 2011, 52 (1): 140-146.

[73] Li ZB, Wu Z, Chen K, et al. Click chemistry for ^{18}F-labeling of RGD peptides and microPET imaging of tumor integrin alphavbeta3 expression. Bioconjugate Chem, 2007, 18 (6): 1987-1994.

[74] Hausner SH, Marik J, Gagnon MK, et al. In vivo positron emission tomography (PET) imaging with an alphav-beta6 specific peptide radiolabeled using ^{18}F-"click" chemistry: evaluation and comparison with the corresponding 4-[^{18}F]fluorobenzoyl- and 2-[^{18}F]fluoropropionyl peptides. J Med Chem, 2008, 51 (9): 901-905.

[75] Lang L, Li W, Guo N, et al. Comparison study of [^{18}F] FAl-NOTA-PRGD2, [^{18}F] FPPRGD2, and [^{68}Ga] Ga-NOTA-PRGD2 for PET imaging of U87MG tumors in mice. Bioconjug Chem, 2011, 22 (12): 2415-2422.

[76] Wan WX, Guo N, Yang M, et al. First Experience of 18F-alfatide in Lung Cancer Patients Using A New Lyophilized Kit for Rapid Radiofluorination. J Nucl Med, 2013, 54 (5): 691-698.

[77] 潘栋辉, 杨敏, 徐宇平, 等. 18F-RGD 环肽二聚体的自动化合成及小动物 PET 显像. 中华核医学与分子影像杂志, 2012, 32 (2): 90-94.

[78] Van de Wiele C, Phonteyne P, Pauwels P, et al. Gastrin-releasing peptide receptor imaging in human breast carcinoma versus immunohistochemistry. J Nucl Med, 2008, 49 (2): 260-264.

[79] Graham MM, Menda Y. Radiopeptide imaging and therapy in the United States. J Nucl Med, 2011, 52 (Suppl 2): 56S-63S.

[80] Shi J, Jia B, Liu Z, et al. ^{99m}Tc-labeled bombesin (7-14) NH2 with favorable properties for SPECT imaging of colon cancer. Bioconjug Chem, 2008, 19 (6): 1170-1178.

[81] Fournier P, Dumulon-Perreault V, Ait-Mohand S, et al. Novel radiolabeled peptides for breast and prostate tumor PET imaging: (^{64}) Cu/and (^{68}) Ga/NOTA-PEG-[D-Tyr (6), βAla (11), Thi (13), Nle (14)]BBN (6-14). Bioconjug Chem, 2012, 23 (8): 1687-1693.

[82] Liu ZF, Niu G, Wang F, et al. ^{68}Ga-labeled NOTA-RGD-BBN peptide for dual integrin and GRPR-targeted tumor imaging. Eur J Nucl Med Mol Imaging, 2009, 36 (9): 1483-1494.

[83] Schroeder RP, van Weerden WM, Krenning EP, et al. Gastrin-releasing peptide receptor-based targeting using bombesin analogues is superior to metabolism-based targeting using choline for in vivo imaging of human prostate cancer xenografts. Eur J Nucl Med Mol Imaging, 2011, 38 (7): 1257-1266.

[84] Honer M, Mu L, Stellfeld T, et al. ^{18}F-labeled bombesin analog for specific and effective targeting of prostate tumors expressing gastrin-releasing peptide receptors. J Nucl Med, 2011, 52 (2): 270-278.

[85] Dijkgraaf I, Franssen GM, McBride WJ, et al. PET

of tumors expressing gastrin-releasing peptide receptor with an ^{18}F-labeled bombesin analog. J Nucl Med, 2012, 53 (6): 947-952.

[86] Yang M, Gao HK, Zhou YR, et al. ^{18}F-labeled GRPR agonists and antagonists: a comparative study in prostate cancer imaging. Theranostics, 2011, 1 (1): 220-229.

[87] 尹红燕, 周翔, 张一帆, 等. 放射性核素标记 GLP-1 及其类似物显像的研究进展. 诊断学理论与实践, 2010, 9 (1): 87-89.

[88] Ambrosini V, Fani M, Fanti S, et al. Radiopeptide imaging and therapy in Europe. J Nucl Med, 2011, 52 (Suppl 2): 42S-55S.

[89] Wicki A, Wild D, Storch D, et al. [Lys40 (Ahx-DTPA-^{111}In) NH2]-Exendin-4 is a highly efficient radiothera-

peutic for glucagon-like peptide-1 receptor-targeted therapy for insulinoma. Clin Cancer Res, 2007, 3 (12): 3696-3705.

[90] Christ E, Wild D, Forrer F, et al. Glucagon-like peptide-1 receptor imaging for localization of insulinomas. J Clin Endocrinol Metab, 2009, 94 (11): 4398-4405.

[91] Wild D, Wicki A, Mansi R, et al. Exendin-4-based radiopharmaceuticals for glucagonlike peptide-1 receptor PET/CT and SPECT/CT. J Nucl Med, 2010, 51 (7): 1059-1067.

[92] Kiesewetter DO, Gao H, Ma Y, et al. ^{18}F-radiolabeled analogs of exendin-4 for PET imaging of GLP-1 in insulinoma. Eur J Nucl Med Mol Imaging, 2012, 39 (3): 463-473.

第九章

微流控芯片在分子影像药物制备中的应用

第一节 微流控芯片简介

微流控学（microfludics）是在微米级结构中操控纳升至皮升体积的技术与科学，是近十多年来迅速崛起的新交叉学科。流体在微流控芯片微米级通道中，由于尺度效应导致了许多不同于宏观体系的特点，例如分子间扩散距离短、微通道的比表面积大、传热和传质速度快等特点。

自20世纪90年代初Manz和Widmer提出了以微机电加工技术（microelectromechanical systems，MEMS）为基础的"微型全分析系统"（miniaturized total analysis systems，或micro total analysis systems，μTAS）。其目的是通过化学分析设备及化学合成装置微型化与集成化，最大限度地把化学实验室的功能转移到便携设备中，甚至集成到一定尺寸的芯片上。因此μTAS也被通俗地称为"芯片实验室"（lab-on-a-chip，LOC）。其中微流控芯片（microfluidic chips）是μTAS中最活跃的领域和发展前沿，最集中体现了将化学实验室的功能转移到芯片上的思想，该技术是一个多学科交叉的结果，既依赖于许多化学分析及合成技术的发展，也依赖于微加工技术的支持与发展，同时还依赖于应用对象（当前主要是医学和生命科学）的发展和融入。除此之外，材料、电子、光学仪器、计算机等科学领域的发展与介入也是其取得不断进展与成功所不可缺少的条件。

微流控芯片在化学分析和合成设备的微型化、集成化及便携化方面的巨大潜力促进了其在化学、生物医学、药物合成筛选、环境监测、司法鉴定、卫生检疫等众多领域的应用。例如，在生物医学领域，由于微流控芯片大规模平行处理的能力，很可能使其在人类基因组计划的进一步研究中发挥核心作用，从而成为后基因组时代的支撑性技术；在化学合成、新药筛选和开发领域，利用微流控芯片高通量、大规模、平行性等特点，可以大规模地比较各种合成路线和条件，省略大量的初步合成实验和动物实验，从而缩短研发周期，加快新药的研究开发过程；在司法鉴定领域，应用便携式微流控芯片检测装置，可以在犯罪现场检测疑犯遗留下来的唾液、血液、毛发等，并立刻与基因指纹库系统储存的DNA进行对比，从而准确、快速破案。

一、μTAS 分类

当前μTAS可分为芯片式与非芯片式两大类，其中芯片式是发展重点。在芯片式μTAS中，依据芯片结构及工作机制又可分为微阵列（生物）芯片和微流控芯片，前者以微通道网络为结构特征，后者则以微探针阵列为结构特征。微流控芯片的目标是把整个化验室的采样、稀释、加试剂、反应、分离、检测等功能集成在可多次使用的微芯片上，因此较微阵列芯片有更广泛的适用性及应用前景。

二、微流控芯片特点

1. 具有极高的效率 许多微流控芯片可在数秒至数十秒时间内自动完成合成、分离、测定等复杂操作，速度常高于相对应的宏观方法1~2个数量级。其高分析或处理速度既来源于微米级通道中的高导热和传质速率（均与通道直径平方成反比），也直接来源于结构尺寸的缩小。

2. 试样与试剂消耗极低 通常已低至数微升水平，目前随着技术水平的提高，已经可以进一步减少到纳升水平，既降低了贵重试剂和试样消耗，也减少了环境污染。

3. 用微加工技术制作的微流控芯片部件的微小尺寸使多个部件与功能有可能集成在数平方厘米的芯片上。在此基础上易制成功能齐全的便携式仪器，用于各类现场合成与分析。

4. 微流控芯片的微小尺寸使材料消耗甚微。

当实现批量生产后，芯片成本可望大幅度降低，从而有利于普及。

5. 在目前发展阶段的微流控芯片仍存在系统总体上既不够"微"，功能上也远达不到"全"，制作成本还难以满足推广应用的要求等缺点和不足。

三、微流控芯片分类

1. 根据芯片材料的不同可分为　①硅芯片；②玻璃芯片；③石英芯片；④高聚物芯片；⑤硅 - 玻璃、硅 - 石英、玻璃 - 高聚物等复合材料芯片。

2. 根据功能不同可分为　①高分辨分离芯片；②微采样（进样）芯片；③微检测（传感器）芯片；④细胞分析芯片；⑤前处理芯片；⑥化学合成芯片；⑦多功能集成化芯片。

第二节　微流控芯片在分子影像显像剂中的应用

一、微流控芯片在有机合成方面的优势

在微流控芯片中进行合成反应的研究已经成为微流控芯片和合成化学领域中新的研究热点之一。自 1997 年国外学者首次报道了微流控芯片作为一种微反应器在有机合成中的应用之后，微流控反应器（microfluidic reactors）已成功地用于合成多种有机化合物，并迅速成为当今有机合成化学的一项新技术。与常规化学反应器相比，微流控反应器具有以下特点：①微通道的宽度和深度小（一般为几十到几百微米），反应物间的扩散距离大大缩短，传质速度极快；②微通道内比表面积极大，传热效率极高；③反应条件容易控制，副反应较少；④原料、试剂用量甚微，而且反应过程中产生的环境污染物也极少；⑤在微流控芯片中得到产物的量与近代分析仪器，如气相色谱（GC）、气相色谱 - 质谱（GC-MS）、高效液相色谱（HPLC）和质谱（MS）的进样量相匹配，反应进程可直接用现代分析仪器在线监测，大大提高了研究合成路线的速度；⑥催化剂可固定在微通道中而得到高比表面积的催化床，提高催化效率。

二、微流控芯片在 PET 显像剂合成中的应用

在微流控芯片中进行 PET 显像剂的合成具有显著优势。首先，微流控反应合成系统可以操控非常小的反应体积，因此反应物的相对浓度高，反应速率快，从而可以大大降低底物的使用量，降低纯化的难度。其次，可以极大地缩短合成时间，真正实现按需生产。第三，能显著提高反应的放化产率。第四，反应体系小，降低防护成本，提高安全性。第五，反应芯片功能扩展性强，可以充分满足科研需要。这些特点为快速高效制备短半衰期的 ^{11}C、^{13}N、^{18}F 放射性 PET 显像剂化合物提供了一个新的实验平台，在生命科学和临床医学方面具有广阔的应用前景。

目前报道的微流控反应合成系统可分为两大类，一类是由流路通道相连而成的"连续流动型"微流控反应合成系统，没有内置的阀门，构型简单，具有耐高压的优点，特别适合气 - 液、气 - 液 - 固多相反应，能够实现很高的反应速率。"连续流动型"系统的缺点是易交叉污染，受死体积影响大，且难以实现自动控制。另一类是由多种微单元模块组合成的微反应合成系统，这种模块式自动合成系统不但成本低廉，易于标准化及灵活集成，而且易于大规模推广和应用，有良好的产业化和市场前景。

1. 连续流微流控平台　2006 年 Gillies 等设计制作了一个能使反应物得到充分混合和传送的双芯片结构微反应器。这个微流控装置利用光刻技术，将三层钠钙玻璃板（尺寸为 15mm×15mm×1mm）通过热键合构成一个整体。顶层用作试剂的传送，中间层和底层用 50% 的氢氟酸溶液刻蚀形成两个直径 10mm，深度 100μm 的圆盘，每个微反应器的总内体积约为 16μl，试剂在此处混合并进行反应。整个装置用融硅毛细管连接，使反应按顺序进行，第一个芯片用来对被保护的三氟甘露糖前体进行 $[^{18}F]$ 氟化，接着在第二个芯片上用溶于甲醇溶液的甲醇钠进行脱保护，从而获得原始的 $[^{18}F]$FDG，其放射化学产率（radiation chemistry yield，RCY）约为 50%。由于此微反应器可以对微环境进行很好的控制，因此在芯片上的合成时间极其短暂（4～6 秒），并且用该装置合成时无需加热。

2007 年 Steel 等报道了一种可以局部加热的全自动合成 $[^{18}F]$FDG 平台，该平台是具有两级结构的蛇形微流控装置。这个装置由玻璃材料制成，从而解决了溶剂之间不兼容的问题。当改变前体量、反应温度和流速这些参数，得到的 $[^{18}F]$FDG 的放射化学产率非常稳定，说明微反应环境

可以得到很好的控制。在 1mCi 到 1Ci 的初始活度范围内成功地合成了[18F]FDG。在 250μl/min 的流速下，得到了放射化学产率为 40% 的[18F]FDG，总合成时间为 10 分钟，其中包括 70℃ 条件下 2 分钟的氟化过程和 20℃ 下 2 分钟的脱保护过程。这个系统证明了在全自动放射合成条件下可以利用微流控装置的优势。结果还表明这个微流控系统的性能可以与商品化常规合成装置相比，展示出微流控系统用于常规合成[18F]FDG 的可行性。

Wester 等发表了一种基于毛细管的微流控合成装置。该装置将直径 300μm，长度 0.7m，内体积约为 50μl 的毛细管集成到一个全自动模块中快速生产[18F]FDG。毛细管是由聚四氟乙烯（poly tetra fluoro ethylene，PTFE），聚全氟乙丙烯（fluorinated ethylene propylene，FEP）和聚醚醚酮（poly ether ether ketone，PEEK）等耐有机溶剂的塑料材料制得。该装置在温度 105℃，流速 0.3ml/min 条件下，合成[18F]FDG 的总时间约为 10 分钟（除去 18F 产生过程），RCY 达到 88%±4%。与常规相同氟化条件下放化产率 42%±5% 相比，展示了毛细管微流控反应器的优势。

2. 模块式集成微流控平台 与连续流微流控平台相比，Lee 等设计了基于聚二甲基硅氧烷（poly dimethylsiloxane，PDMS）又称硅橡胶材质芯片为核心的模块式集成微流控合成平台。该装置在微流控芯片中集成大量的微阀、微泵，将[18F]FDG 合成中的离子富集、脱水、标记和水解纯化这些功能化模块高度集成在同一块微流控芯片上。从通入稀释的 18F- 溶液至生产出 RCY 为 38%、放化纯度（radiation chemistry purity，RCP）为 97.6% 的[18F]FDG，整个合成过程仅需约 14 分钟。将此芯片的合成产物直接注射到小鼠体内，观察到了清晰的 PET 肿瘤分布图像。除此之外，他们还设计了第二代可以扩大生产量的简化的微流控反应芯片，这个装置是一个体积约为 5μl、配有真空排气管的圆形反应器。但这类装置都使用了 PDMS 芯片，不能承受过高的液压和气压，且对许多溶剂的耐受性较差，因而反应类型受到很大限制。现已有一些新型耐多种有机溶剂的弹性材料可用于芯片制作，因此该技术有望用于多种反应类型的化学合成。该研究工作的另外一个特点是采用计算机辅助设计（computer aided design，CAD）来制作可用的工作芯片，整个装置制作过程可在两天时间内完成。

受 Lee 的研究工作启发，Elizarov 等利用数值模拟和实验研究相结合的方法，对硬币形微流控合成芯片进行了进一步优化设计，制作了直径 5mm，高度 255μm 的圆形反应器。该反应器的优点在于：①反应器的表面积大，加快了热量转移并且能较好保持了温度均一，同时加快了气体的逃脱；②这种形状促进了溶液的有效混合并使产品尽可能完全转移；③提供了足够的周长用于连接多个进口和出口。此外，该装置特别在反应室上方制作了蛇形多功能气槽，气槽与反应室之间由可透气的 PDMS 薄膜隔开，气槽接真空可加速反应器中水蒸气的去除。用该装置合成得到了产率为 96%，产品纯度达到 99.3% 的[18F]FDG，可以直接用于小鼠的显像。研究结果也表明，在无需放射性物质参与反应的条件下，该方法同样能够确定反应器的最佳几何形状以及操作条件；而且利用数值模拟，无需制造新的芯片就可以探索新的芯片设计，证明了计算机数值模拟可以作为芯片设计以及操作参数优化的一个强有力的工具。

Keng 等最近设计了一种利用电润湿（electrowetting on dielectric，EWOD）原理来合成 PET 显像剂的新的微流控装置（图 9-1），这是另一种独特的模块式微流控合成平台，芯片是由耐有机溶剂的材料制得，与之前报道的模块式合成芯片系统相比，克服了 PDMS 芯片材料的缺点。用此装置，他们高效可靠地合成了[18F]FDG，氟化效率达 88%±7%（n=11），水解纯化后，放化产率为 22%±8%（n=11），并且合成得到的产品重现性良好，成功用于小鼠的 PET 成像，并达到了用于人类 PET 成像的质量控制标准（如放化纯度、溶剂残留、pH 等），展示了电润湿微流控合成平台的优越性。

Saiki 等利用电化学沉积的方法，将 18F 氟化物水溶液浓缩于含有 K.222-KHCO3 的 MeCN 溶液中（富集效率高于 60%），然后稀释到一微室中，该模块可以在 6 分钟内生产出 60μl 溶于 MeCN 的高反应性[K+/K.222]18F-，并在微反应器中进一步了合成[18F]FDG。

Wong 等最近研究了电化学方法浓缩无水[18F]氟化物合成 PET 显像剂的反应。通过利用 18F- 亲核取代反应合成[18F]FDG 等四种 PET 显像剂，取代反应在微流控反应流通池中进行，研究了反应时间、温度、前体浓度和溶剂对取代反应速率的影响，评估了浓缩在非质子溶剂中的[K+/K.222]18F

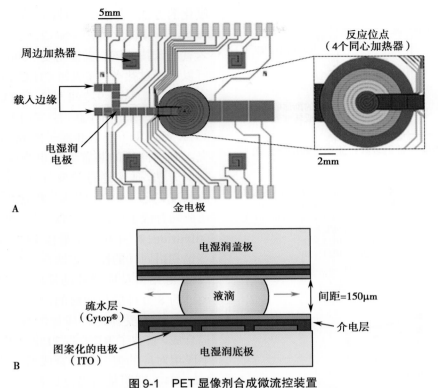

图 9-1 PET 显像剂合成微流控装置

A. 含有四个同心加热器（虚线内），最大体积 17μl 的电润湿微芯片，插图显示放大区域的分别由四个同心电阻加热环控制的加热器；B. 电润湿芯片的侧视图，两个涂有 ITO 电极材料的平板中间夹着反应液滴

复杂化合物的反应活性。在最佳条件下，获得产物的产率均等于或高于传统方法的产率。该研究证明，电化学浓缩的方法可以有效减少合成反应时间，从而增加了高温下不稳定产物的放化产率。

3. 其他类型 PET 显像剂的微流控芯片合成应用 除了合成[18F]FDG 之外，也有许多其他类型 PET 显像剂采用微流控芯片技术合成的报道。2004 年，Lu 等采用一个水力学驱动的微型反应器合成了 11C 和 18F 标记的几种羧酸酯（图 9-2）。反应器是一个简单的 T 型玻璃芯片（图 9-3）。在流速为 10μl/min 时，反应物 1 和 2b 生成 4b 的衰减校正后放化产率为 56%，当流速降到 1μl/min 时，产率增加到 88%，其他几种羧酸酯的产率也随着

试剂浓度的升高和流速的降低而增大（图 9-4）。他们还在上述 T- 形微反应器中利用 2-[18F]氟乙基对甲苯磺酸进行了 18F- 氟乙基化反应，两种反应前体通过注射泵经由进口 A 和 B 注入微通道（芯片结构见图 9-3），实验观察到在室温下该反应不能进行，但将装置加热到 80℃时，在流速 1μl/min 的条件下得到 RCY 为 10% 的合成产物，总合成时间为 10 分钟，该实验进一步证明了利用微反应器进行 PET 显像剂合成的灵活性和多样性。

2005 年，Brady 等利用一个相似的玻璃微反应器，对含有 -NH，-OH 和 -SH 等官能团的各种基体进行了 11C 标记，利用[11C]CH3 进行直接的 11C 甲基化。从微反应器中得到的放射性混合物

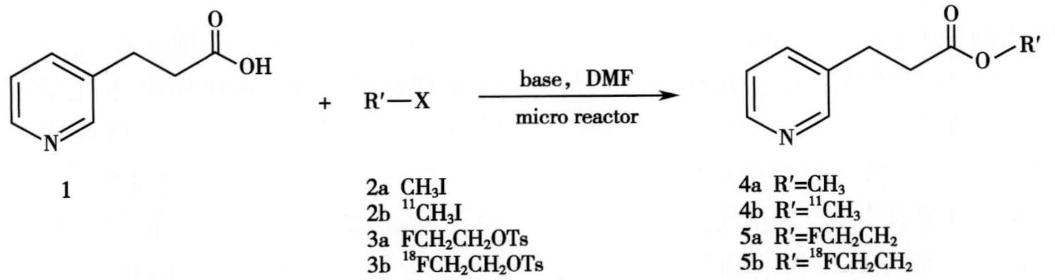

1
2a CH3I
2b 11CH3I
3a FCH2CH2OTs
3b 18FCH2CH2OTs

4a R'=CH3
4b R'=11CH3
5a R'=FCH2CH2
5b R'=18FCH2CH2

图 9-2 对羧酸酯进行 11C 或 18F 标记

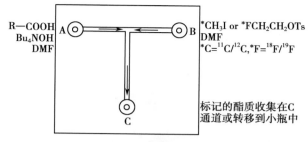

R—COOH
Bu₄NOH
DMF

*CH₃I or *FCH₂CH₂OTs
DMF
*C=¹¹C/¹²C, *F=¹⁸F/¹⁹F

标记的酯质收集在C
通道或转移到小瓶中

图9-3　微反应器内试剂装载和流动方向的示意图

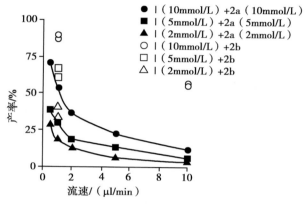

- ● I（10mmol/L）+2a（10mmol/L）
- ■ I（5mmol/L）+2a（5mmol/L）
- ▲ I（2mmol/L）+2a（2mmol/L）
- ○ I（10mmol/L）+2b
- □ I（5mmol/L）+2b
- △ I（2mmol/L）+2b

图9-4　流速和反应物浓度对产率的影响

可以利用高效液相色谱（high performance liquid chromatography，HPLC）快速简便地分离开来，得到的小体积放射性显像剂有利于安全静脉注射管理。

因为许多生物活性物质都含有羧基，例如酰胺、酯类、内酰胺和内酯，所以利用［¹¹C］CO 的 ¹¹C 羧基化反应在显像剂中引入 ¹¹C 标记羧基官能团是一种非常有效的方法。但是，将气相的［¹¹C］CO 直接引入微反应器进行标记合成具有很多困难：

（1）［¹¹C］CO 捕获效率很低，加之试剂之间混合不完全导致产物的 RCY 较低。

（2）高温、高压以及有机溶剂的不兼容性，使得基于塑料（如 PDMS）的微反应器未达到合成的最佳标准。为此 Miller 等设计了一个快速进行多相 ¹¹C 羧基化反应的简易、廉价的微反应器。该微反应器的主要特点是在一个聚四氟乙烯管内装填了可重复利用的含钯催化剂的硅胶，从而提供了一个覆盖有钯催化剂的大面积活性表面，促进了合成反应的进行。利用这套装置进行了几种卤代芳烃的放射合成来标记酰胺，并有较好的产率和纯度。该研究表明，利用固定化催化剂的微管反应器对于 PET 显像剂合成的发展具有很大的潜能。

2009 年，Briard 等使用市售的连续流微反应器平台为基础，用微毛细管作为反应环，通过一步

氟化的方法，合成了一种高亲和力的转运蛋白配体 N-［¹⁸F］氟代乙酰基 - N-（2，5- 二甲氧基苄基）-2-苯氧基苯胺。该装置能耐受 300psi 的压力，因而可以承受过热条件（例如 CH₃CN 的 190℃）下的合成反应。从图 9-5 可见在 110℃、总合成时间约为 4 分钟条件下，获得产物 12 的最高 RCY 为 85%，可以用于小鼠和猴子的 micro-PET 成像研究。利用同样的装置他们也合成了产物 13。用类似方法，他们通过改变各种反应条件（反应环的长度，反应温度，前体体积比以及流速大小），还成功合成了广泛用于 D₂ 受体 PET 显像的［¹⁸F］fallypride14，并获得了最佳 RCY 的产物 14。Lu 等也利用同样的微反应器合成得到了化合物 16，Patel 等用微反应器辅助反应，在 160℃ 条件下，经过约 8 分钟的反应时间，将一种能够有效对代谢型谷氨酸受体进行成像的放射性配体进行标记合成，获得了 RCY 为 31% 的产物 16，而通常手段用对应的溴芳前体合成所得的 RCY 则只有 4%～6%，证明使用微反应器进行反应对合成产率提高很明显。

2010 年 Chun 等报道了在微反应器中，由［¹⁸F］氟化物离子与二芳基碘鎓盐通过邻位取代反应快速高效地合成［¹⁸F］氟代芳烃的方法（图 9-6）。在控制得当的条件下，其反应符合化学动力学规律，并由此测得了该反应的活化能。

2011 年，Bejot 等利用模块式微流控反应器合成了用于蛋白质标记的 N- 琥珀酰亚胺 -4-［¹⁸F］氟苯甲酸酯（N-succinimidyl 4-［¹⁸F］fluorobenzoate，［¹⁸F］SFB）。［¹⁸F］SFB 可以用于对敏感生物分子进行放射标记，但是不能通过直接的 ¹⁸F- 亲和取代反应获得。经过微型固相纯化，最终得到放化产率（非衰减校正）55%±6%，RCP＞98% 的［¹⁸F］SFB，获得的［¹⁸F］SFB 可进一步用于标记表皮生长因子蛋白。

2012 年，Selivanova 等第一次成功地在连续流微反应器中一步完成对含有两种不同辅基的肽类的放射氟化（图 9-7）。

Saiki 等报道了采用一次性的微流控芯片进行无载体的［¹⁸F］氟化物的电化学浓缩。Gillies 等将由三层聚碳酸酯（PC）材料构成的微流控平台扩展应用于 ¹²⁴I 标记的显像剂合成，生产出了用于检测细胞死亡的显像剂 ¹²⁴I 标记的膜联蛋白，2 分钟后标记效率约 40%，得到了与传统合成方法接近的结果。他们还用同样的方法，一步

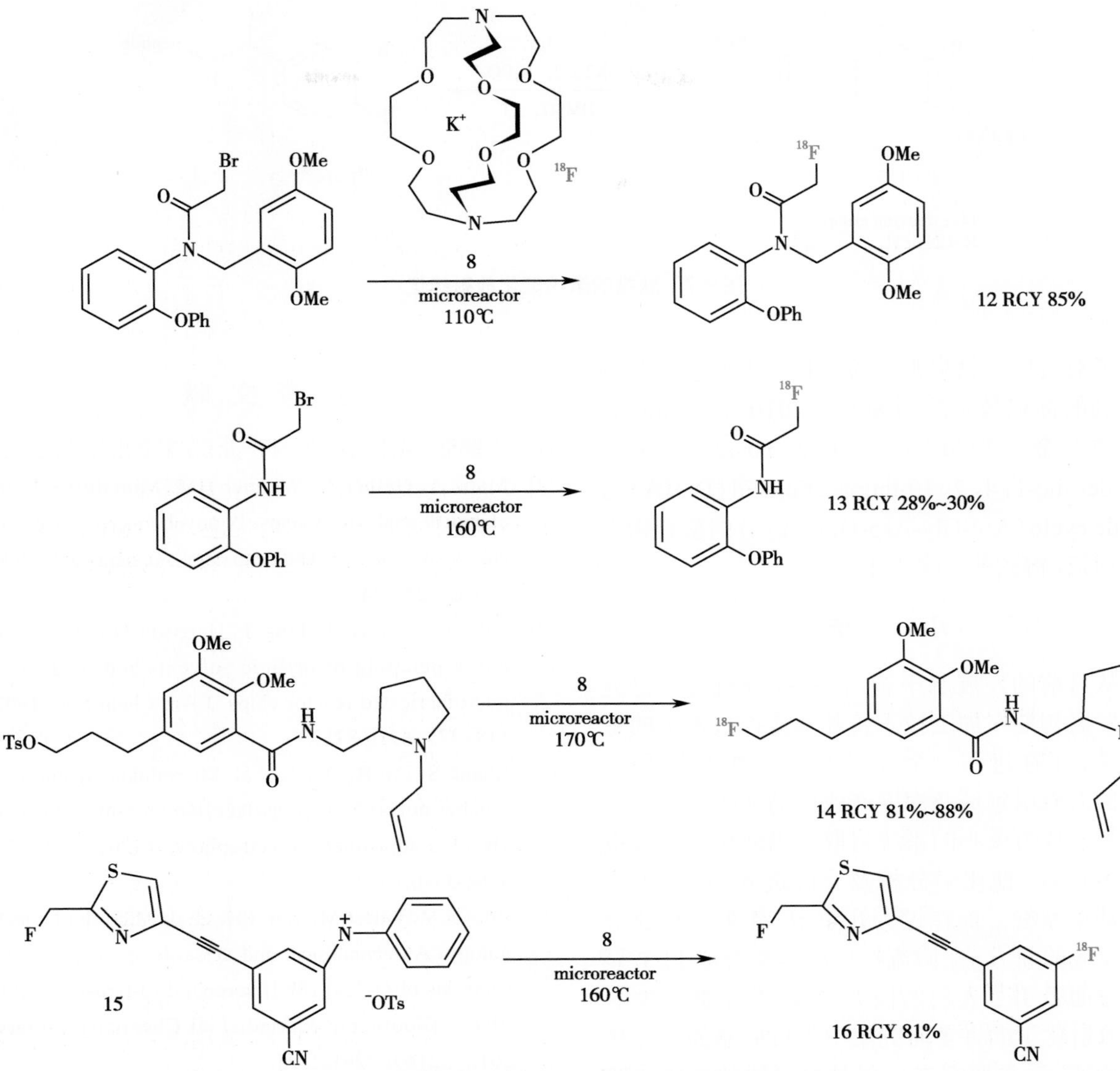

图 9-5　运用连续流微反应器平台的各种放射化学合成

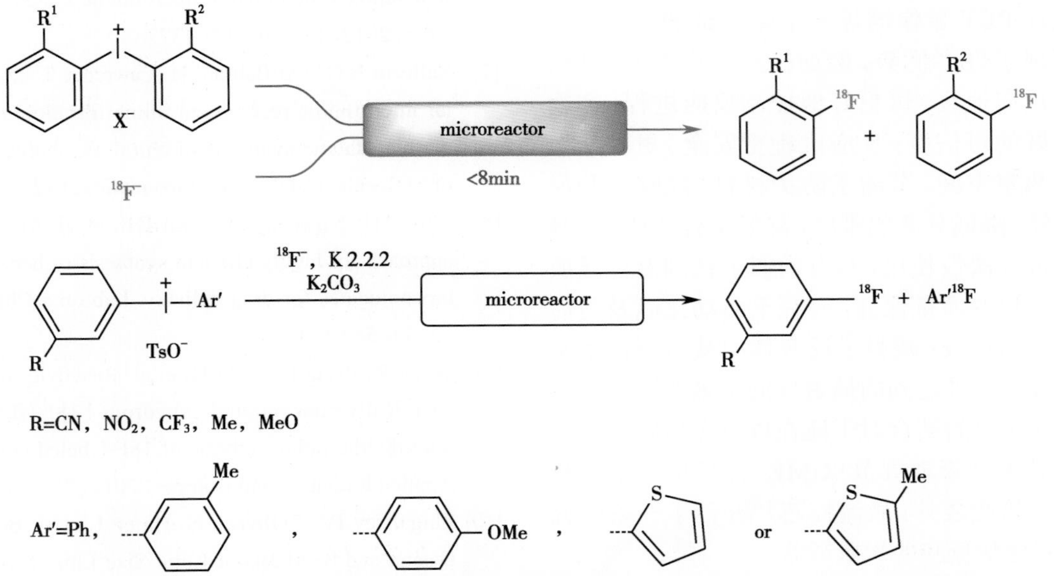

图 9-6　[^{18}F]氟化物离子与二芳基碘鎓盐通过邻位取代反应在微反应器中快速合成[^{18}F]氟代芳烃

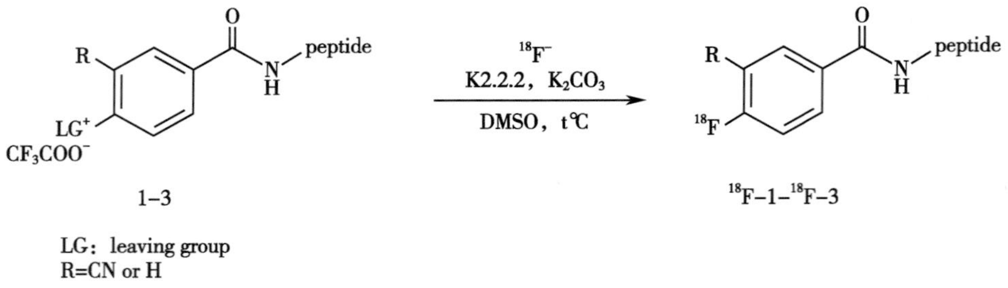

LG: leaving group
R=CN or H

图 9-7 肽类的亲核氟化放射标记

完成了对抗癌药物阿霉素的 ^{124}I 放射碘化，2 分钟内得到的标记效率约为 80%。2010 年，Wheeler 等用放射金属 ^{64}Cu^{2+} 对 1，4，7，10-tetraazacy-clododecane-1，4，7，10-tetraacetic acid（DOTA）与peptide cyclo（Arg-Gly-Asp-DPhe-Lys）的螯合物进行了标记，得到的产率大于 90%。

小 结

从目前的发展水平看，微流控分析芯片已突破其发展初期在加工技术及基本流控技术上的主要难关，正在进入一个开展更深入的基础研究、广泛扩大应用领域及深度产业化的转折时期。以微流控芯片为核心的系统将取代当前化学实验室的很多设备，使化学分析及合成进入病房、生产现场甚至家庭。而在过去几年中，作为一种放射标记反应的新方法，微流控反应器在合成 PET 显像剂方面吸引了人们的极大兴趣，基于微流控的 PET 放射化学的许多研究集中于反应器的设计和合成验证，许多研究者使用各自设计的微反应器完成了 ^{18}F-FDG 的多步放射合成。微流控反应合成系统在 PET 显像剂等分子影像试剂合成中的应用呈现了许多优势，例如提高了产率和纯度、加快了反应速度、可更好地控制反应进程、产物具有更好的可信度；反应过程更安全、更有效地利用了热室空间，节约了防护材料；能够节约昂贵的前体、降低分离的难度，降低了合成成本；微反应器可一次性使用，具有类似于试剂盒性质放射化学过程的质量保证；有利于自动化以及与后处理过程相集成；减少了反应体积从而获得了常规合成方法很难达到的放射性同位素浓度。以上所有这些优势的结合对于现在以及今后临床应用 PET 药品生产管理规范（GMP）都是极其重要和必要的。除此之外，微流控芯片开创了一条研究基础放射化学反应的崭新道路。

（张 宏 徐光明 雍蓓蓓）

参 考 文 献

[1] 方肇伦. 微流控芯片分析. 北京：科学出版社，2002.

[2] Manz A, Graber N, Widmer HM. Miniaturized total chemical analysis systems: A novel concept for chemical sensing. Sensors and Actuators B (Chemical), 1990, 1 (1-6): 244-248.

[3] Salimi-Moosavi H, Tang T, Harrison D.J. Electroosmotic pumping of organic solvents and reagents in microfabricated reactor chips. J Am Chem Soc, 1997, 119 (37): 8716-8717.

[4] Huang S, Lin B, Qin J, et al. Microfluidic synthesis of tunable poly-(N-isopropylacrylamide) microparticles via PEG adjustment. Electrophoresis, 2011, 32 (23): 3364-3370.

[5] Bouvet V, Wuest M, Tam PH, et al. Microfluidic technology: An economical and versatile approach for the synthesis of O-(2-[18F]fluoroethyl)-l-tyrosine ([18F] FET). Bioorganic & Medicinal Chemistry Letters, 2012, 22 (6): 2291-2295.

[6] Ji J, Zhao Y, Guo L, et al. Interfacial organic synthesis in a simple droplet-based microfluidic system. Lab on a Chip, 2012, 12 (7): 1373-1377.

[7] Sullivan B.O', Al-Bahrani H, Lawrence J, et al. Modular microfluidic reactor and inline filtration system for the biocatalytic synthesis of chiral metabolites. Journal of Molecular Catalysis B: Enzymatic, 2012, 77: 1-8.

[8] Tran TH, Nguyen CT, Kim DP, et al. Microfluidic approach for highly efficient synthesis of heparin-based bioconjugates for drug delivery. Lab on a Chip, 2012, 12 (3): 589-594.

[9] Wong R, Iwata R, Saiki H, et al. Reactivity of electrochemically concentrated anhydrous [18F] fluoride for microfluidic radiosynthesis of 18F-labeled compounds. Applied Radiation and Isotopes, 2012, 70 (1): 193-199.

[10] Zhigaltsev IV, Belliveau N, Hafez I, et al. Bottom-Up Design and Synthesis of Limit Size Lipid Nanoparticle Systems with Aqueous and Triglyceride Cores Using

Millisecond Microfluidic Mixing. Langmuir，2012，28（7）：3633-3640.

[11] Gillies JM，Prenant C，Chimon GN，et al. Microfluidic technology for PET radiochemistry. Applied Radiation and Isotopes，2006，64（3）：333-336.

[12] Steel CJ，O'Brien AT，Luthra SK，et al. Automated PET radiosyntheses using microfluidic devices. Journal of Labelled Compounds and Radiopharmaceuticals，2007，50：308-311.

[13] Wester HJ，Schoultz BW，Hultsch C，et al. Fast and repetitive in-capillary production of（18）F FDG. European Journal of Nuclear Medicine and Molecular Imaging，2009，36（4）：653-658.

[14] Lee CC. Multistep Synthesis of a Radiolabeled Imaging Probe Using Integrated Microfluidics. Science，2005，310（5755）：1793-1796.

[15] Elizarov AM，van Dam RM，Shin YS，et al. Design and Optimization of Coin-Shaped Microreactor Chips for PET Radiopharmaceutical Synthesis. Journal of Nuclear Medicine，2010，51（2）：282-287.

[16] Keng PY，Chen SP，Ding HJ，et al. Micro-chemical synthesis of molecular probes on an electronic microfluidic device. Proc Natl Acad Sci U S A，2012，109（3）：690-695.

[17] Saiki H，Iwata R，Nakanishi H，et al. Electrochemical concentration of no-carrier-added［（18）F］fluoride from［（18）O］water in a disposable microfluidic cell for radiosynthesis of（18）F-labeled radiopharmaceuticals. Appl Radiat Isot，2010，68（9）：1703-1708.

[18] Wong R，Iwata R，Saiki H，et al. Reactivity of electrochemically concentrated anhydrous F-18 fluoride for microfluidic radiosynthesis of F-18-labeled compounds. Applied Radiation and Isotopes，2012，70（1）：193-199.

[19] Lu SY，Watts P，Chin FT，et al. Syntheses of C-11- and F-18-labeled carboxylic esters within a hydrodynamically-driven micro-reactor. Lab on a Chip，2004，4（6）：523-525.

[20] Miller PW，Long NJ，de Mello AJ，et al. Rapid formation of amides via carbonylative coupling reactions using a microfluidic device. Chemical Communications，2006，（5）：546-548.

[21] Miller PW，Long NJ，de Mello AJ，et al. Rapid multiphase carbonylation reactions by using a microtube reactor：Applications in positron emission tomography C-11-radiolabeling. Angewandte Chemie-International Edition，2007，46（16）：2875-2878.

[22] Briard E，Zoghbi SS，Simeon FG，et al. Single-Step High-Yield Radiosynthesis and Evaluation of a Sensitive，F-18-Labeled Ligand for Imaging Brain Peripheral Benzodiazepine Receptors with PET. Journal of Medicinal Chemistry，2009，52（3）：688-699.

[23] Lu S，Giamis AM，Pike VW，et al. Synthesis of［18F］fallypride in a micro-reactor：rapid optimization and multiple-production in small doses for micro-PET studies. Current radiopharmaceuticals，2009，2（1）：nihpa81093.

[24] Telu S，Chun J，Siméon F，et al. Synthesis of an mGluR5 radioligand，［F-18］Sp203b，through radiofluorination of a diaryliodonium salt precursor. J Labelled Comp. Radiopharm，2009，52：S4-S4.

[25] Patel S，Ndubizu O，Hamill T，et al. Screening cascade and development of potential positron emission tomography radiotracers for mGluR5：in vitro and in vivo characterization. Molecular Imaging and Biology，2005，7（4）：314-323.

[26] Chun JH，Lu S，Lee YS，et al. Fast and high-yield microreactor syntheses of ortho-substituted［（18）F］fluoroarenes from reactions of［（18）F］fluoride ion with diaryliodonium salts. J Org Chem，2010，75（10）：3332-3338.

[27] Bejot R，Elizarov AM，Ball E，et al. Batch-mode microfluidic radiosynthesis of N-succinimidyl-4- F-18 fluorobenzoate for protein labelling. Journal of Labelled Compounds & Radiopharmaceuticals，2011，54（3）：117-122.

[28] Selivanova SV，Mu LJ，Ungersboeck J，et al. Single-step radiofluorination of peptides using continuous flow microreactor. Organic & Biomolecular Chemistry，2012，10（19）：3871-3874.

[29] Saiki H，Iwata R，Nakanishi H，et al. Electrochemical concentration of no-carrier-added［（18）F］fluoride from［（18）O］water in a disposable microfluidic cell for radiosynthesis of（18）F-labeled radiopharmaceuticals. Appl Radiat Isot，2010，68（9）：1703-1708.

[30] Gillies JM，Prenant C，Chimon GN，et al. Microfluidic technology for PET radiochemistry. Appl Radiat Isot，2006，64（3）：333-336.

[31] Wheeler TD，Zeng D，Desai AV，et al. Microfluidic labeling of biomolecules with radiometals for use in nuclear medicine. Lab Chip，2010，10（24）：3387-3396.

第十章

临床前分子影像仪器及应用进展

在过去的十年中，生物医学包括分子生物学，基因组学以及蛋白组学取得了巨大发展，许多疾病的重要调节途径已经确定，为攻克这些疾病奠定了基础。与此同时，非侵入性的成像技术也取得了长足进步。现在，CT 或 MRI 能够在几秒钟或几分钟内完成对患者的全身扫描，并得到患者的高分辨率和高对比度的结构图像。通过注射造影剂以及动态扫描，CT 和 MRI 也能够获得组织的血管形成、灌注以及渗透等功能信息。核医学成像（PET 和 SPECT）借助放射性核素标记的示踪剂能够进行功能成像，例如应用 ^{11}C、^{13}N、^{15}O 和 ^{18}F 等标记的示踪剂能够对活体进行生理、生化和病理过程进行空间和时间上的显像，目前已经广泛用于临床。例如，^{18}F 标记的脱氧葡萄糖（^{18}F-FDG）是一种葡萄糖类似物，其在人体内的分布情况反映体内细胞对葡萄糖的摄取和磷酸化，目前在临床上广泛用于肿瘤成像，以此达到精确诊断、分期以及疗效评估的目的。除了在临床上的应用，这些成像方式也广泛用于动物模型研究。动物模型是生物医学研究中重要的实验模型，它有助于更方便、更有效地认识人类疾病的发生和发展规律。由于模式动物例如小鼠和大鼠远比人小很多，因此需要开发专门针对这些小动物的扫描仪从而获取它们清晰的形态结构或功能，这些小动物专用成像仪也叫作临床前显像仪器。借助临床前分子影像，我们可以通过小动物疾病模型在非常早期阶段发现新的诊断或治疗药物，并促进向临床应用的转化研究，并帮助降低开发成本。例如，在一种新的药物用于人体前，必须有来自动物研究上积累的大量数据，包括剂量、药物的体内分布、药物注射和排出的路径以及毒性。在出现这些临床前影像仪器之前，这些临床前数据只能通过牺牲和解剖动物的组织并进行体外实验来获取。对于研发一种新的药物来说，可以借助临床前分子影像仪器的非侵入特性来研究药物动力学和药代动力学，从而可以填补临床前的药物研究到人体 I 期临床试验的鸿沟，加速新药开发周期。由于临床前分子影像的非侵入性，它还能够针对同一个小动物进行疾病进展研究，对疾病的发生与发展过程以及致命因素进行评估。相比于小动物 CT 和 MRI，小动物 PET 允许我们在不牺牲动物的前提下研究动物疾病的动态病理过程和分子机制。

第一节 小动物 PET

一、PET 成像原理

小动物 PET 和人体 PET 的成像原理是相同的，都是通过注射放射性核素标记药物到研究对象（人体或小动物），放射性核素在衰变过程中释放正电子，正电子在组织中运动一段距离之后与组织中的电子发生湮灭，这个运动的距离取决于正电子的能量，能量越高，其运动的范围就越大，例如 ^{18}F 衰变产生的正电子在水中的最大运动距离为 1.0mm，而 ^{82}Rb 衰变产生的正电子由于具有更高的能量，其在和电子湮灭之前运动距离更远，高达 1.7mm。根据能量守恒定律，湮灭会产生两个反方向飞行的能量为 511keV 的 γ 光子。这些 γ 光子会被围绕在研究对象外面的探测器所捕获，然后经过光电转换以及各种物理因素校正，最后通过图像重建算法得到一个三维的放射性核素示踪剂分布图。通过动态扫描采集数据，还可以得到随时间变化的示踪剂分布图，如进一步采用和示踪剂相匹配的动力学参数模型建模，可以重构出具有生物学意义的参数图。

二、PET 系统结构

PET 核心技术主要是由探测器和重建系统组成。

1. 探测器 晶体是整个 PET 系统的核心，它能将高能量 γ 光子转化为低能量的光子。理想的探测器应具备高阻止能力、高空间分辨率、高能量分辨率、高时间分辨率和造价便宜的特性。目前常用的晶体材料主要有锗酸铋（BGO）、掺铈的氧化正硅酸钆（GSO）、掺铈的氧化正硅酸镥（LSO）以及掺钇和铈的氧化正硅酸镥（LYSO），这些晶体各自具有不同的优势。BGO 具有较大的原子序数和密度，使得它对 γ 光子具有很好的拦截能力和有效增加其敏感性，但它的余辉时间比较长（300ns），时间分辨率比较差，从而使得采集速度变慢，但 BGO 的成本较低。相对而言，GSO 具有较短的余辉时间（60ns）和较高的能量分辨率，使得扫描的散射显著降低，其缺点就是光输出量低以及晶体易裂。LSO 和 LYSO 都具有更短的余辉时间（40ns），从而具有很高的转化效率，因此适合快速采集。但由于镥产生一定本底计数，因而使得它在低剂量成像的情况下有一定的局限。无论采用哪种晶体，在设计的过程中都需要对空间分辨率和敏感性进行权衡考虑。目前 PET 晶体的环向尺寸约为 4mm，轴向约为 8mm，相应的空间分辨率能达到 4mm。经过晶体转化后的低能量光子都需要通过光电转换成电信号传送到电子系统进一步处理，目前几乎所有的小动物 PET 系统均使用位敏型光电倍增管（PS-PMT）作为光电探测器。随着半导体技术的发展，硅光电倍增管（SiPM）作为一种新型的半导体光电探测器件正日益取代位敏型光电倍增管，且它具有很强的磁场兼容性以及结构紧凑的特点，是一种用于 PET/MR 的理想光电探测器。开发具有相互作用深度测量（depth of interaction，DOI）和飞行时间技术（time of flight，TOF）性能的探测器系统是未来的发展方向。DOI 主要目的就是提供分辨率，而 TOF 主要目的是提高整个图像的信噪比。

2. 重建系统 正电子和电子湮灭产生后的两个运动方向相反的 γ 光子，在经过一定的时间窗和能量窗甄别后形成一个"符合事件"。通过这种方式，可以得到探测器的位置信息而不需要物理准直器。在收集得到所有的"事件"之后，需要在重建前或在重建过程中进行各种物理因素校正，包括衰减校正、随机校正、散射校正以及探测器敏感性不一致校正等。如果这些物理因素没有经过合适的校正，那么就会严重影响 PET 的成像质量。PET 图像重建算法分为解析法和迭代法两大类，其中解析法是以中心切片定理为基础的反投影方法。迭代法是基于最大似然估计的算法，其基本思想就是从初始估值出发，数值投影之后和测量得到的数据进行比较和反复修正，最终得到接近真实值的图像。目前，迭代法广泛用于临床和临床前 PET 系统。随着多模态成像技术的发展，我们可以借助高分辨的结构成像来提高 PET 图像分辨率和信噪比。另外也出现了很多专用的重建系统，例如具有呼吸运动校正功能的 4 维 PET 重建算法以及动力学参数重建算法。

三、小动物 PET 特点

尽管人体 PET 和小动物 PET 的成像原理相同，但是小动物 PET 系统有其独有的技术特点和挑战。在进行药物研发或病理研究的过程中，我们通常需要对小动物进行持续几十分钟到几个小时的动态扫描，为了减少因小动物运动所造成的伪影，显像时需要对小动物进行全程麻醉。另外，由于小动物的组织结构很小，其生理状态容易受到成像环境的影响，因此为了保持 PET 测量数据的可靠性和重复性，特别是在测量生理参数如血流和神经受体密度时，必须严格控制热源以确保所研究动物的动态平衡，例如通过灯光来维持动物的温度。当研究动物在不同阶段成像时，需要通过一些特定的设备来固定动物以尽量保持它们在同一扫描位置。

给小动物注射的示踪剂的剂量必须足够低到不能影响它们的生理状态，同时又要保证图像质量。一般而言，注射的示踪剂不能超过其作用对象占有率的 1%，这是因为示踪剂的比活度（Bq/g）通常是固定的，因此所允许注射的剂量有限制。例如，当用 ^{11}C 标记的 Raclopride 来进行 D2 多巴胺神经受体显像时，给小鼠和大鼠注射的剂量分别不能超过 0.3MBq 和 5.2MBq。另外一种限制就是注射量应小于动物总血量的 10%，对于小鼠和大鼠来说，其对应的体积为 2.5ml 和 30ml。

PET 扫描仪的空间分辨率主要取决于四个因素：探测器的晶体大小、探测器解码方式、正电子在发射之后以及和电子发生湮灭之前的运动距离以及湮灭产生的两个光子的共线性。通过探测器的解码方案可以决定光子和探测器相互作用的位置，随着技术的发展，目前小动物 PET 的空间分辨率能达到 1mm。目前高分辨率的小动物 PET 系统得益于使用长而细的探测器晶体，但这种长而细的晶体的缺点就是光子有很高的概率是从相邻晶体穿透过来的。图 10-1 显示当光子被 180°（头对头）探测器所捕获时，其响应带（灰色区域）比较窄，而对应于非 180° 角的倾斜投影时，相应的探测器响应带变宽。在没有点扩散函数校正的情况下，分辨率很难提高，这也是扫描仪整个空间分辨率不均一的最重要原因。

一个典型的小鼠重量大约为 25g，相比于中等重量的人体来说（75kg），其体重和大小只有人的 1/3 000 和 1/15。而大鼠一般重量为 300g，其体重和大小只有人类的 1/250 和 1/6。目前临床用的全身 PET 系统分辨率在 6mm 左右，如果我们想看清小动物中同样的组织结构，相应的小动物扫描仪的分辨率对于小鼠和大鼠来说期望在 0.4mm 和 1mm。目前市场上的小动物 PET 分辨率能达到 1mm 左右，因此更适合扫描大鼠，而对于小鼠来说，我们需要开发分辨率更高的小动物 PET。

另外，目前在进行小动物扫描成像时，大多数情况下需要对小动物进行全身麻醉或固定，以避免由于躯体运动所造成图像模糊。但这种全身麻醉或固定会引起小动物生理紊乱，在这种情况下所测量得到的放射性药物浓度分布可能和自然状态下测量得到的分布不一样，尤其是对于神经系统。布鲁克海文国家实验室开发的 RatCAP 是一种便携式的小动物 PET 扫描仪，专门用于大鼠在清醒状态下的 PET 神经显像。该 RatCAP 扫描仪是一种小型的具有完整环的 PET 系统，其重量为 250g，内径为 28mm，外径为 80mm，轴向视野长度为 25mm。在研究大鼠的神经活动时，扫描仪固定在眼睛和耳朵之间。该扫描仪整个视野的空间分辨率小于 2mm，探测器的敏感性在 0.76%。该 PET 系统采用的晶体是硅酸钇镥（LYSO），光电转换器采用的是雪崩光电二极管固态光电转换器（APD）。大鼠在扫描的过程中可以自由活动。

第二节 小动物 MRI

一、MR 成像原理

正如小动物 PET 和人体 PET 成像原理一样，小动物 MRI 和人体 MRI 的成像原理也是一致。通常情况下，原子核自旋轴的排列是无规律的，当施加磁场时，核自旋空间取向就会从无序变成有序，此时磁化强度达到稳定值。如果进一步施加一定频率的射频脉冲，原子核会发生进动，吸收与原子核进动频率相同的射频脉冲，此时核自旋系统就会引起共振效应。在撤销射频脉冲之后，原子核就不能维持高能量状态，在释放出能量的时候，同时向磁场中原来的排列状态过渡，这些释放的能量就可以转化为射电信号，然后被探测器检测并通过成像算法绘制出物体内部的结构图像。氢核是 MR 成像的首选，这是因为人体或动物各种组织中含有大量的水和碳氢化合物，氢核的磁共振灵活度高、磁旋比大、信号强从而所得到的图像质量高。测量所得到的信号强度和氢核密度紧密相关，人体或动物里各种组织间含水比例不同，从而含氢核数不同，得到的信号强度也有差异，利用这种差异作为特征量，就可以

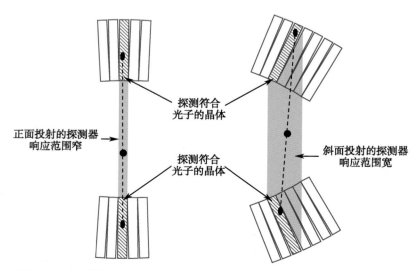

图 10-1 探测器投影光子符合路线及倾斜符合路线示意图（180°，头对头）

区分开各种组织。利用动物不同组织之间、正常组织与该组织中的病变组织之间氢核密度、弛豫时间 T_1、T_2 三个参数的差异，可以得到动物的不同成像。

二、MRI 系统结构

MRI 系统主要由高磁的静磁场、梯度磁场、射频系统和图像重建系统组成。静磁场又叫主磁场，临床用的系统主要由 1.5T 和 3.0T 组成，小动物系统用的主磁场目前高达 14.7T。梯度场可以分别产生和控制 x、y、z 三个磁场方向的梯度，从而实现层、频率以及相位选择从而实现信号的空间编码。射频系统包括射频发生器和接收器，发生器产生短而强的射频场，而接收器用来接收磁共振信号。这些接收到的模拟信号经过转换器变成数字信号，然后经过图像重建变成三维图像。相对于 CT、MRI 具有无电离辐射损害，高软组织分辨能力等独特优点。

三、小动物 MRI 特点

对于核素和可见光成像，小动物 MRI 的优势是具有微米级的高分辨率及无毒性。小动物 MRI 成像技术集中于发展高磁场，例如 14.7T 以及各种小动物专用的序列包括脉冲动脉自旋标记灌注成像、化学位移成像、螺旋和部分 k 空间成像以及抑制脂肪、预饱和、流量补偿、磁化转移和反转恢复适用于标准的成像。另外，在探针方面也有了很大发展，如超微超顺磁性氧化铁（USPIO）可用于标记癌细胞、造血细胞、干细胞、吞噬细胞和胰岛细胞等，非常适合追踪正常细胞或癌细胞的生物学行为或转移、代谢的规律；膜联蛋白 V 顺磁性氧化铁颗粒被用来检测凋亡细胞，因为凋亡细胞磷脂酰丝氨酸暴露在细胞表面，导致与其有高特异性结合的膜联蛋白 V（annexin V）的摄取增加。智能探针和靶向探针一样有一特异靶点，但不同的是在和特异配体作用以后探针信号才改变，才可以被检测出。

第三节　小动物 PET/MR 研究进展

小动物 PET/CT 提供了一种非侵入性的手段来研究小动物疾病模型，目前已用于很多生物医学科研机构。MRI 由于具有较好的软组织分辨能力以及各种功能成像手段包括功能磁共振成像（fMRI）和磁共振波谱（MRS），其在神经、心脏和肿瘤方面的应用越来越广泛。小动物 PET/MR 是一种全新的多模态成像系统，它能结合 MRI 的多种成像手段如灌注和扩散成像以及 PET 在评估生理和新陈代谢方面的卓越灵敏性。它在神经退化、特定癌症、心脏病和干细胞研究方面具有很大潜力，为研究相应小动物疾病模型提供一站式扫描方式。由于传统的光电倍增管在高磁场的环境下性能会失效，因此为了避免磁场影响，需要用光纤链接把磁场中的信号传输出来进一步处理，但光纤会导致光子的丢失和信号的损失从而降低图像的分辨率。硅光电倍增管（SiPM）由于其优越的抗磁场能力，越来越广泛用于一体化、同步扫描小动物 PET/MR 的 PET 系统。例如，首尔大学利用 8 个探测器模块和硅光电倍增管制造了一台小动物 PET 系统，这个 PET 系统在距离视野中心 2mm 处其空间分辨率可达到 1mm。活体小动物实验表明硅光电倍增管作为探测器的 PET 系统图像质量非常清晰。

随着新的 PET/MR 探测技术的发展，目前应用于人的 TOF 技术的 PET/MR 一体机已经应用于临床，实现了两种模态的同时、同步信号采集，应用小动物线圈也可以用于小动物成像研究。

（颜建华）

参 考 文 献

[1] Yan J, Planeta-Wilson B, Carson RE. Direct 4-D PET list mode parametric reconstruction with a novel EM algorithm. IEEE Trans Med Imaging, 2012, 31(12): 2213-2223.

[2] Hume SP, Gunn RN, Jones T. Pharmacological constraints associated with positron emission tomographic scanning of small laboratory animals. Eur J Nucl Med, 1998, 25(2): 173-176.

[3] Peng BH, Levin CS. Recent development in PET instrumentation. Curr Pharm Biotechnol, 2010, 11(6): 555-571.

[4] Schulz D, Southekal S, Junnarkar SS, et al. Simultaneous assessment of rodent behavior and neurochemistry using a miniature positron emission tomograph. Nat Methods, 2011, 8(4): 347-352.

[5] Kiessling F, Pichler BJ. Small Animal Imaging-Basics and Practical Guide. Heidelberg: Springer, 2011.

[6] Bos C, Delmas Y, Desmouliere A, et al. In vivo MR imaging of intravascularly injected magnetically labeled mesenchymal stem cells in rat kidney and liver. Radiol-

ogy，2004，233（3）：781-789.

[7] Schellenberger EA，Bogdanov A Jr，Hogemann D，et al. Annexin V-CLIO：a nanoparticle for detecting apoptosis by MRI. Mol Imaging，2002，1（2）：102-107.

[8] Kwon SI，Lee JS，Yoon HS，et al. Development of small-animal PET prototype using silicon photomultiplier （SiPM）：initial results of phantom and animal imaging studies. J Nucl Med，2011，52（4）：572-579.

第十一章

核医学临床分子显像仪器及进展

临床核医学仪器是开展核医学显像工作的必备要素，也是核医学发展的重要标志。1951 年美国加州大学 Cassen 成功研制第一台闪烁扫描机，并采用钙化钨晶体和准直器获得的第一幅人的甲状腺扫描图，奠定了影像核医学的基础。1957 年 Hal Anger 研制出 γ 照相机，也称为 Anger 型 γ 照相机，实现了核医学显像检查的一次性成像，也使得核医学从静态显像进入动态显像成为可能，是核医学显像技术的一次飞跃性发展。1963 年 David Kuhl 研制了 X 线 CT，1979 年 Kuhl 和 Edwards 成功研制了第一台单光子发射型电子计算机扫描仪（single photon emission computed tomography，SPECT），并于 20 世纪 80 年代广泛应用于临床，实现了断层显像，解决了平面显像组织器官重叠对病灶检出的干扰，提高了分辨率。1974 年研制成功第一台正电子发射型电子计算机断层扫描仪（positron emission computed tomography，PECT），简称 PET，由于价格昂贵等原因，直到 20 世纪 90 年代 PET 才广泛应用于临床，特别是近几年 PET/CT 的出现，实现了功能影像与解剖影像的同机融合，优势互补，使正电子显像技术发展非常迅猛。随着 SPECT/CT 的临床使用，也必将极大地推动单光子显像技术的进展。

核医学显像仪器经历了从扫描机到 γ 照相机、SPECT、PET、PET/CT、SPECT/CT、PET/MR 的发展过程。根据其用途，又分为临床型和研究用小动物分子影像仪器，包括 micro-PET 和 micro-PET/CT，micro-MRI 和 micro-PET/MR 等，这些装置的原理、结构和功能与临床型设备基本相同，主要是根据动物大小设计不同孔径的探测器，其孔径分辨率比临床型更高。最近，又推出了以半导体探测器代替晶体闪烁探测器的显像仪器，大大提高了探测的敏感性和分辨率，对核医学显像仪器的发展具有划时代的意义。

第一节　SPECT

单光子发射型电子计算机断层显像仪（single photon emission computed tomography，SPECT）是 Anger 型 γ 照相机与电子计算机技术相结合发展起来的一种核医学显像仪器，在 γ 照相机平面显像的基础上，应用电子计算机技术增加了断层显像功能。就如同 X 线摄片发展到 X 线 CT 一样，SPECT 是核医学显像技术的重大进步。SPECT 断层显像与 γ 照相机的平面图像相比具有明显优越性，克服了平面显像对器官、组织重叠造成的小病灶掩盖，提高了对深部病灶的分辨率和定位准确性。

γ 照相机（γ-camera）是核医学实现一次成像的基本显像设备，可以显示放射性药物在组织脏器内的分布及代谢状况，获取放射性药物在体内特定脏器或组织内的转运和分布信息，以二维图像的方式反映特定脏器或组织功能及代谢变化，获得平面图像。γ 照相机是 SPECT 的基本组成部分，SPECT 包含有 1～3 个安装在扫描机架上 γ 照相机探头，探头可以围绕患者旋转，经计算机重建获得断层图像。因此，要理解 SPECT 首先要理解 γ 照相机，全面理解 Anger 型 γ 照相机有助于对 SPECT 断层显像的理解。

一、γ 照相机

Anger 型 γ 照相机主要由准直器（collimator）、闪烁晶体、光电倍增管（PMT）、预放大器、放大器和 X、Y 位置电路、总和电路和脉冲高度分析器（PHA）及显示或记录器件等组成（图 11-1）。

1. 准直器　准直器位于探头的最前面，介于闪烁晶体与患者之间，主要由铅或钨合金等重金属铸成不同的类型的孔制成。准直器只允许特定方向 γ 光子和晶体发生作用，屏蔽限制散射光子，以保证 γ 照相机的分辨率和信号定位的准确性。

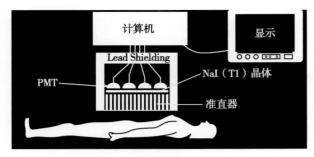

图 11-1 γ照相机示意图

准直器的性能在很大程度上决定了探头的性能。准直器的主要参数包括孔数、孔径、孔长（或称孔深）及孔间壁厚度，这些参数决定了准直器的空间分辨率、敏感性和适用能量范围等性能。

（1）准直器的空间分辨率：空间分辨率表示对两个邻近点源加以分辨的能力，通常以准直器一个孔的线源响应曲线的半峰值全宽度（full width at half maximum，FWHM），简称半高宽作为分辨率的指标。准直器孔径越小，分辨率越好。准直器越厚，分辨率也越高。

（2）准直器的敏感性：敏感性定义为配置该准直器的γ照相机探头测量单位活度（如1MBq）的放射性核素的计数率（计数/s）。准直孔越大，敏感性越高；准直器越厚，敏感性越低；孔间壁越厚，敏感性越低。

（3）适用能量范围：主要与孔间壁厚度有关，厚度0.3mm左右者适用于低能（≤150keV）γ射线探测，1.5mm左右者适用于中能（150～350keV）γ射线探测，2.0mm左右者适用于高能（>350keV）γ射线探测。

（4）准直器的类型：按几何形状分为针孔型、平行孔型、扩散型和会聚型四类。按适用的γ射线能量分为低能准直器、中能准直器和高能准直器三类。按敏感性和分辨率分为高灵敏型、高分辨型和通用型（兼顾敏感性和分辨率的一类准直器）三类。

2. 闪烁晶体 NaI（Tl）晶体是目前应用最为广泛的γ照相机闪烁晶体。选用NaI（Tl）晶体探测γ射线，主要是由于具有高密度（3.67g/cm³）以及高原子序数（碘 Z＝53）。NaI（Tl）晶体有吸湿性，吸收水分后导致晶体变黄，导致穿透进入PMT的光子减少。因此，将NaI（Tl）晶体密封在铝容器中。晶体的入射面和周边涂有反射物质（氧化镁），将光子反射到PMT的光阴极。NaI（Tl）晶体容易破碎，使用中必须小心。放置NaI（Tl）晶体的房间

温度必须恒定（每小时变化在2～3℃之内），温度的急剧变化会导致晶体破裂。

晶体厚度对射线的探测效率及图像的分辨率有明显影响。增加晶体厚度可增加射线被完全吸收的概率，可提高探测敏感性；但是，也增加了多次康普顿散射的概率，降低图像的分辨率。可见探测效率与图像的分辨率是一对矛盾。因此，在选择闪烁晶体厚度要兼顾探测效率与图像分辨率。为保证良好的空间分辨率，多选用较薄的晶体，常用的晶体厚度为3/8英寸（1 英寸≈2.54cm）。另外，使用发射不同能量射线的核素也要选择不同厚度的闪烁晶体，一般射线能量越高，选择晶体的厚度增加。光子探测效率也增加。NaI（Tl）晶体的大小可根据需要进行加工，晶体的直径可以25～50cm，目前，矩形大视野 NaI（Tl）晶体可达到50cm×60cm。

3. 光电倍增管 早期的γ照相机只有19个圆形光电倍增管（photomultiplier tube，PMT），现在的γ照相机有37～107个光电倍增管，通常一台γ照相机多采用55个光电倍增管。光电倍增管的形状也不仅是圆形，还有正方形、六角形等，这样可缩小光电倍增管排列间的间隔，减少死角。这些光电倍增管均匀地排列在晶体的后面，紧贴着晶体。当射线进入晶体，与晶体相互作用产生的信号，被该部位一个或多个光电倍增管吸收，转变成电压信号输出。由这些输出信号的综合和加权，最终形成显像图像。在显像图中的定位取决于每一个光电倍增管接收到的信号的多少和强弱。光电倍增管的数量多少与定位的准确性密切相关。数量多则探测效率和定位的准确性就高，显像图像的空间分辨率和灵敏性也高，图像质量就能得到很大的提高。

4. X、Y 位置电路 光电倍增管输出的信号比较微弱，需要放大后才能进行处理。γ照相机的信号放大分包括预放大器和线性放大器两部分，其中预放大器对光电倍增管输出脉冲进行初步放大，同时匹配光电倍增管与后续电子学线路之间阻抗，以便系统地对脉冲进一步处理。脉冲经过预放大器放大后脉冲有一定高度，再通过线路进入线性放大器。线性放大器进一步放大来自预放大器的脉冲信号，并输出到X、Y位置电路。光电倍增管数目越多，图像上所有脉冲的X、Y位置精度越好，即图像空间分辨率越好。

5. 脉冲高度分析器 光电倍增管输出的电压

脉冲高度与射线的能量成正比，脉冲高度分析器就是选择性地记录探测器输出的特定高度电脉冲信号的电子学线路装置，因此，采用脉冲高度分析器可以选择待测射线的能量。在临床工作中，可根据所应用的放射性核素发射的射线能量调节脉冲高度分析器，设置窗位和窗宽，选择性地记录特定的脉冲信号，排除本底及其他干扰脉冲信号。在设置能窗时，窗位中心要对准目标射线的能峰，窗宽要基本包括整个光电峰。通常窗宽设置为 20%。例如，采用 ^{99m}Tc 标记的放射性药物进行显像时，窗位中心设在 140keV，窗宽设置为 20% 时，窗宽为 154～126keV。

6. 模数转换器　模数转换器（ADC）是将 γ 照相机输出的模拟信号转化为数字信号的装置，转化后的数字信号才能进行电子计算机处理。常用的 ADC 为 8 位和 16 位，即将一个模拟信号转换为 8 位或 16 位二进制数。ADC 位数影响图像空间分辨率，一幅相同大小的图像，转换位数越多，图像就越精细。一台 γ 相机的 ADC 位数取决于硬件设计。

二、SPECT

SPECT 由探头（也称为探测器）、机架、检查床及图像采集处理工作站四部分组成，探头是 SPECT 的核心部件，根据临床需要设计探头数目，通常一台 SPECT 设计 1～3 个探头。

在 SPECT 系统的设计中主要考虑平面显像和断层显像的通用性，在许多临床应用中，SPECT 断层显像是平面显像重要补充。在临床应用的一些领域（如骨扫描等）多采用平面显像，然而在其他领域（如心肌灌注显像和脑显像等）SPECT 断层显像是最佳的显像方法。

专用型 SPECT 断层显像系统的探测器就像 PET 一样设计为环状，并且已经有所发展，但是专用型 SPECT 不能兼顾平面显像和断层显像两种功能，而且不能满足扫描过程中探测器全程贴近患者的采集需求。因此，专用型 SPECT 系统的发展更注重适应满足 SPECT 断层显像的需求。

1. 单探头 SPECT　单探头 SPECT 只有一个可旋转采集的探头（图 11-2），患者显像检查原始数据的采集是由单个探头旋转或平移完成。结构简单、价格便宜，但断层显像扫描速度慢，患者检查时间长。

2. 双探头 SPECT　双探头 SPECT 有两个

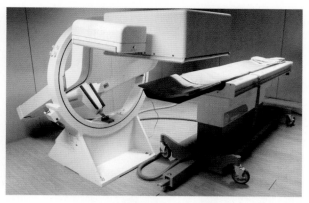

图 11-2　单探头 SPECT

采集探头（图 11-3），根据两个探头的相对位置分为固定角和可变角两种。固定角 90° 是指两个探头相对位置为 90°，专门为心脏检查设计的机型。固定角 180° 为探测器位于相对 180° 的位置，主要用于全身扫描，如全身骨扫描及 SPECT 断层显像等。目前，SPECT 多设计为可变角，两个探头可设置成为 180°、90°、76° 或 102° 成角等不同角度，以满足不同脏器的显像检查。另外，还有一种双探头 SPECT 设计为悬吊式探头，这种悬吊式设计使得探头摆放和成角更加灵活。

3. 三探头 SPECT　三探头 SPECT 有三个探头构成（图 11-4），三个探头的相对角度可变，多用于脑及心脏 SPECT 显像检查。

4. 双探头符合线路断层显像仪　双探头符合线路断层显像仪（dual-head tomography with coincidence，DHTC）具有两个探头，配备符合探测电路及 X 线或 γ 射线的透射衰减校正装置（图 11-5）。双探头符合线路断层显像仪可完成常规单光子核素 SPCET 显像，也能完成高能正电子核素显像。

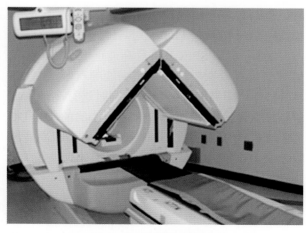

图 11-3　双探头 SPECT

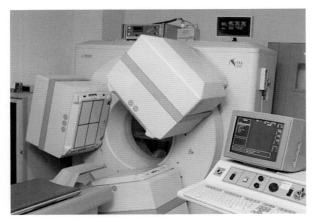

图 11-4 三探头 SPECT

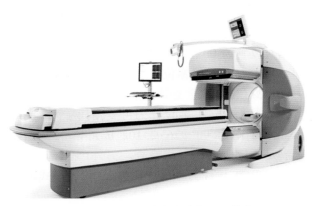

图 11-5 双探头符合线路断层显像仪

对于 DHTC 探头的 NaI（Tl）晶体设计必须兼顾高能和低能两类核素的有效探测。晶体太薄将明显降低高能正电子核素的探测效率，因此，DHTC 探头的 NaI（Tl）晶体的厚度多设计为 5/8 英寸（1 英寸 ≈ 2.54cm）或 3/4 英寸，也有设计为 1 英寸。为满足临床诊断所需的足够符合计数率，DHTC 的探头使用了一系列特殊设计以保证较高的计数率。DHTC 价格明显低于 PET，属于 SPECT 的一种。DHTC 符合线路显像分辨率低，不能绝对定量，因此，不能代替 PET 使用。

另外，利用 SPECT 进行高能正电子核素显像的方法是将双探头均配置超高能准直器，直接探测 511keV 超高能 γ 射线。可同时进行高能和低能双核素显像，主要用于检测存活心肌的 ^{18}F-FDG 和 ^{99m}Tc-MIBI 或 ^{201}Tl 双核素。缺点是超高能准直器极为笨重，检测敏感性低，图像分辨率差。

三、SPECT 的图像采集

SPECT 的图像采集根据临床需要可进行静态采集和动态采集，平面采集和断层采集，局部采集和全身采集，以及门控采集等。其中断层采集是利用 SPECT 探头绕患者旋转 180°～360°，每隔一定角度（3°～6°）采集 1 帧图像，获得靶器官各个方向的放射性分布信息，经过电子计算机重建断层图像。临床上多采用单核素显像，进行单核素采集，也有采用多核素显像，进行多核素采集。通常根据所用放射性核素设置能量窗高和窗宽，一次检查可以设置 1～3 个能量窗，实现单核素单能量采集或单核素多能量采集，也可以进行 2～3 个核素同时采集。

采集的矩阵是指将视野分割成若干正方单元，以 X 和 Y 方向分割数表示，如 64×64，128×128，256×256 等。在一定范围内矩阵越大，图像的分辨率越高，分辨率最终受到探头系统分辨率的限制，因此，像素的大小等于 1/2FWHM（半高宽）最为合适。旋转型 γ 照相机的 FWHM 多为 12～20mm，因此要求像素为 6～10mm，对大视野探头采用的是 64×64 矩阵。此外，矩阵增到 128×128，每一像素的计数将会下降 4 倍，这会大大降低统计学的可靠性。就单独为贮存所采集的数据来说，贮存容量就需增加 4 倍。再加上由于图像重建、滤波、衰减校正等运算量的增加，以及全部断层数据量的增加，就更需要增加贮存容量和处理的时间。

采集模式包括字节模式（byte mode）及字模式（word mode）。字节模式（byte mode）指每个像素的深度为一个字节，其贮存空间为 2^8 = 256 计数。字模式（word mode）指一个像素的深度为 2 个字节，其空间为 2^{16} = 65 536 计数。当像素中累计计数达到空间极限时，称为饱和，此时不仅不能再贮存记录新到的信号，原计数值也将回到 0（称为溢出，overflow），然后从 0 开始重新累计计数。实际工作中必须避免这种情况，所以计数率高的采集（如静态采集和高剂量动态采集）和矩阵小、像素数量较少时宜用字模式，但字模式所需贮存空间将增加数倍。

四、SPECT 的图像重建

由已知不同方向的物体投影值求该物体内各点的分布称为图像重建，也就是利用物体在多个轴向投影图像重建目标图像的过程。电子计算机从投影重建的断层图像是离散的、数字的，是很多像素组成的矩阵。重建算法可分为滤波反投影法（filtered back projection，FBP）和迭代法两大类。

1. 滤波反投影法　图像重建是将每个平面图像划分为按矩阵（matrix）排列的图像单元（picture element），这些图像单元称为像素（pixel）。矩阵是指将探头视野分割成若干正方单元，以横向和纵向分割数表示，如 64×64, 128×128, 256×256 等。采用滤波反投影法进行图像重建，投影是断层图像沿投影线的积分，重建则是其逆运算，因此，可以推导出用投影表示断层图像的解析式。解析法直接套用该公式，并可分为滤波（filter）和反投影（back projection）两个步骤。反投影就是将各投影值均匀分配给投影线经过的每个像素，叠合在一起就生成了模糊的断层图像。原因是在重建过程中丢失许多高频成分，而图像的细节、物体的边缘、噪声在频域中通常表现为高频成分，这就使得点源发散，周围产生许多本底影，导致中心值的相对降低，在图像上表现为星状伪影。滤波则对投影值做 Ramp 函数高频提升预处理，使反投影生成的图像清晰化。由于高频成分中包含有大量的噪声数据，如果简单地依照标准选择，重建后图像的品质较低。理想的滤波函数应该在低频段，增强其中频率相对较高的部分，因为此时图像的功率大于噪声；在高频段，函数的功能主要是滤波，高频响应逐渐减弱。但是，理想滤波函数难以实现。平行束和扇形束投影都可使用滤波反投影法，它的运算速度快，可以根据临床需要采用不同的滤波方法，图像质量可以满足临床要求，因此，SPECT 多采用 FBP 法进行图像重建。

任何图像都可以分解为一系列不同空间频率的成分，低频成分表现图像中灰度变化缓慢的大块组织，高频成分表现图像的细节和边缘。在滤波反投影法重建断层图像的过程中，高频统计噪声被 Ramp 函数放大了，为了抑制噪声和消除伪像，加入了低通滤波器。它的截止频率越低，噪声消减越彻底，但是有用的高频成分损失也越多，图像越模糊。低噪声和高分辨率对滤波器的要求是矛盾的，需折中选择。因此，应当根据临床需求，合理选择函数及其参数来保证图像的精度与分辨率，常用的滤波有以下几种方法。

（1）Ramp 滤波：为线性斜坡滤波，对低频本底有明显的抑制作用，对高频噪声有放大作用，单独应用会出现许多噪声的伪影。通常先采用 Hann 滤波器等低通滤波器后，再用 Ramp Filter 重建图像。

（2）Hann 滤波：截止频率高处，分辨率高，截止频率低处，图像平滑。要达到减噪效果，会使图像边界不清晰。

（3）Hanning 滤波：选取 Ramp Filter 和 Hann Filter 两者的优势，将两式相乘而得。

（4）Butterworth 滤波：较适用于高精度的计算及高分辨图像要求。动态可变的高度及截止频率使得操控性更强。采用陡度因子和截止频率 2 个参数，可扩展为不同函数，应用灵活，一般为临床首选。但要注意选择截止频率，过高会出现星状伪影，过低图像过于平滑，降低分辨率。

2. 迭代重建算法　迭代重建算法是先给待求的断层图像赋予一个初始估计值（例如各像素的值均为 1），根据此初始值计算出理论投影值，将它和实测投影值进行比较，计算出每个像素的修正量，对初始图像进行修正。然后再根据新的断层图像估计值计算理论投影值，与实测投影值比较，再次修正断层图像估计值。接着是第三次循环、第四次循环……只要修正方法正确，每次迭代都能更逼近正确的断层图像。

对断层图像修正的目标和准则各种各样，所以迭代方法种类繁多，如代数重建技术（algebraic reconstruction technique，ART）、加权的最小平方（weighted-least squares，WLS）法、共轭梯度法（conjugate gradient method）、最大似然函数—期望值最大化（maximum likelihood-expectation maximization，ML-EM）算法及有序子集最大期望值法（ordered subsets expectation maximization，OSEM）等。它们各有所长，有的算法简单，有的收敛速度快，有的抗统计干扰性好。由于从断层图像计算投影值时，容易把各种因素和系统误差的影响都考虑进去，所以迭代法重建的图像质量高、伪影少。但是迭代法的运算量很大，对计算机的要求高。

五、图像的衰减校正

核医学显像所用放射性核素 γ 射线的能量主要在 80～500keV 之间，人体组织的衰减（attenuation）对投影值有较大影响。将采集到的投影简单的看成是投影线上经过的所有像素的线积分，滤波反投影重建就是基于这样一个假设实现的；而实际上光子会与组织相互作用产生康普顿散射导致射线衰减，这可以方便地进行区分，如果放射性计数值低于期望值，则存在衰减；测量值高于期望值，则存在散射，因为测量值中包含了落在所选能窗中的散射线，也就是原射线以外的误计数。射线的衰减会导致所探测的由深部组织发射的光子数量减少，进而使得重建后的患者体内信息丢失。非均匀性衰减的情况更为复杂，因为衰减的可变性往往导致投影数据的不一致，有时还会产生不易识别的严重伪影。例如，衰减越少的区域，用于重建的光子数会增加；而衰减越多的区域，用于重建的光子数会减少。

实际工作中常使用两种衰减校正（attenuation correction，AC）方法：一是 Chang 校正法，属于近似校正方法，主要用于定性分析的均匀性衰减校正，先估算出物体上每个点的平均衰减值，然后用这个平均值作为对应点重建后的校正因子；二是改进的 Chang 校正方法，主要用于非均匀性衰减校正，然而对于非均匀性衰减校正，结合射线衰减分布图的迭代重建算法依然是首选，射线衰减分布图用于修正系统矩阵。如果射线衰减分布图所包含的信息是可用的，它的实现相对比较简单，因为对于不同的系统矩阵，算法（如 OSEM）是不变的。

对于 SPECT 的射线衰减校正量测量技术已经有了很大发展，起初是在探头的对侧设置放射性核素作为透射放射源，利用放射源发射出的 γ 射线由患者体外穿透人体，获得与 CT 相类似的低质量透射图像。在同一台 SPECT 上同时获得透射（transmission）图像和发射（emission）图像，从透射图像求得被显像部位的三维衰减系数分布图，对发射型断层图像进行衰减校正。在 20 世纪 90 年代初，Hasegawa 等使用 CT 获取透射扫描图，进行衰减校正，第一次提出了 SPECT/CT 双模态系统。CT 图像可用于 SPECT 图像的衰减校正和病变定位，尽管呼吸运动可引入运动伪影，屏气 CT 与发射光子扫描图像的不匹配仍然没有得到很好的解决，但与使用放射性核进行衰减校正相比，该系统能提供更高质量的透射图。

六、散射校正

光子与组织相互作用发生康普顿散射使光子偏离方向并损失能量。虽然可以通过能量甄别减少探测器所接收的散射光子的数量，然而还是有一些散射光子不能完全排除，特别是与组织只发生一次作用的散射光子，它们约占探测器接收光子总数的 25%～40%。每个点发射出的散射线的空间分布非常广，但仅限于患者身体的轮廓之内（与 PET 不相同，散射事件导致的符合线计数甚至可以超出患者轮廓）。目前，有许多用于散射校正的方法，但很少能常规地应用到实际工作中。在实践中最为常用的方法是三倍能窗法，狭窄的能窗选择在光电峰附近，用来估算光电峰内的散射线。直接测量法克服了模型的限制，模型中通常对散射线的分布进行简单的假设，优点是显而易见的，然而也有不足之处，如果从投影中减去散射成分（两个噪声数据集相减，导致校正后的图像中的噪声幅度增加，而另一幅图像的图像值减小），势必会引入附加噪声。迭代重建能有效消除噪声，可以将测量到的散射成分看作重建过程中的正投影阶段的一部分。还有一种比较常用的散射校正的方法就是模拟散射，但是计算比较费时，尤其使用蒙特卡罗模拟（Monte Carlo modeling）进行散射模拟，然而随着计算机速度的提高以及优化算法的发展，模拟散射的校正方法已经开始应用于实践当中。

七、有限分辨率影响的校正

SPECT 有限的分辨率不仅会产生模糊图像，还会使得小体积物体的放射活度的测量值减少，也就是经常提到的部分容积效应。低分辨率的直接影响就是组织边界模糊，因此需要对其进行校正，从而提高分辨率（图像清晰度）、对比度并还原定量值。在迭代重建过程中，系统矩阵往往包含了准直器和探测器的特征参数信息。这意味着即使定量值不能得到完全还原，分辨率也能得到提高，这种方法的优点在于使重建噪声的特征参数有所改善，从这个意义上可以减少显像时间。然而最终的重建数据还是会在一定程度上受到部分容积效应的影响。而对部分容积效应的绝对校正非常困难，许多校正方法需要高分辨率的解剖数据以获取清晰的组织边界作为前提条件。如果解剖数据可以与发射数据精确配准，感兴趣区域可以精确划分，那么就可以射线强度均匀的区域或个别像素为基础校正部分容积数据的丢失。但这仅适用于一些特定的脏器（如脑灌注显像，心肌灌注显像），并且需要假设损失的容积是球形的，这种情况下方可使用校正算法。迭代反卷积算法不依赖于解剖数据。不管怎样，必须要精确的估算分辨率，因为分辨率决定了物体及其位置信息，也决定了迭代次数。因此分辨率的估算不容忽视。

八、运动校正

在实际工作中虽然采用了如此复杂的采集测量和重建算法，却没能解决患者或器官运动所带来的问题。尽管可以借助定位辅助装置使运动最小化，然而患者的体位移动以及心脏跳动、肺呼吸等不随意运动仍然无法避免。采用心电图和胸廓呼吸移位测量信号确定心脏及肺呼吸的相对时相，在选定的时间内使用电子门控技术冻结周期运动。在对脑部的研究中，可以认为头部运动比较少，因此运动校正相对比较简单。通常借助光电或机械装置等监测体外运动，测得的运动数据可以用于迭代间的校正，也可以用于再一次修正系统矩阵，该方法已用于 SPECT 采集过程中头部运动的校正并证实有效。在一定程度上，SPECT 的慢采集方式获得的是运动平均的综合结果，虽然组织边界显示模糊但也使伪影最小化。

九、SPECT 的质量控制和性能评价

SPECT 的性能及工作状态是影响检查结果可靠性的重要因素之一，为了使 SPECT 的检查结果最大限度地接近真实而无任何差错或伪影，为临床提供客观、真实的诊断信息，就必须对仪器进行质量控制（quality control, QC）。由于 SPECT 是在 γ 照相机平面显像的基础上，应用电子计算机技术增加了断层显像功能。因此，将 γ 照相机和 SPECT 的质量控制一起介绍。

1. 均匀性 均匀性指在探头的有效视野内，各部位对均匀分布的放射源，如均匀泛源（flood source）的响应的差异，也就是探头有效视野内各部位放射性计数率的一致性，是 γ 照相机和 SPECT 最基本的性能参数，直接影响检查结果是否真实反映患者体内的放射性分布情况。均匀性包括固有均匀性（intrinsic uniformity）和系统均匀性（system uniformity）。固有均匀性是指 γ 照相机探头不使用准直器时的均匀性。系统均匀性则是指使用准直器的 γ 照相机探头的均匀性。系统均匀性与准直器有很大关系，应对不同的准直器分别进行测量。

γ 照相机的均匀性评价分为定性法和定量法。定性法是用肉眼观察采集的图像放射性分布的均匀性，用感兴趣区（ROI）技术测量单位时间内的放射性计数，探头的有效视野内不同部位的放射性计数应在 ±10% 范围内。定量法是对均匀性更精确的评价方法，常采用积分均匀性（integral uniformity）和微分均匀性（differential uniformity）两种方法。积分均匀性是探头有效视野内最大计数与最小计数之差的相对百分比。

$$U1 = [(Cmax - Cmin) / (Cmax + Cmin)] \times 100\%$$

微分均匀性是指均匀性随距离的变化。NEMA 标准规定应测定 5～6 个像素单元内视野在 X、Y 两个方向最大计数和最小计数的相对百分比。

$$UD = [(CH - CL) / (CH + CL)] \times 100\%$$

许多因素均可以导致均匀性降低，例如：光电倍增管的老化、前置放大电路增益不匹配、脉冲高度分析器不稳定、能量峰的漂移、直流高压不稳定等。均匀性下降可导致伪影，影响临床诊断。平面显像非均匀性误差应控制在 3%～5%。平面显像误差可直接影响断层影像的重建。例如平面显像 1% 的误差，通过图像重建可放大到 20%，产生"热区"或"冷区"伪影。因此，应当每天对仪器进行均匀性检测，超出规定标准应进行校正。

2. 空间分辨率 空间分辨率是指 γ 照相机分辨两个点源或线源最小距离的能力，距离越小分辨率越高。空间分辨同样分为固有分辨率和系统分辨率。系统分辨率（Rs）取决于探测器不配准直器的固有分辨率（Ri）和准直器的分辨率（Rc）。三者之间的关系是：$Rs^2 = Ri^2 + Rc^2$。空间分辨率的测定包括四象限铅栅测定法、线伸展函数测定法、线性模型测试法三种方法。

3. 平面源敏感性 平面源敏感性指某一采集平面对平行于该面放置的特定平面源的敏感性，单位为计数 /min/μCi。测量平面源敏感性所用的模型为深 5mm、内直径 100mm 的圆盘。首先采用活度计准确测量将要注入容器内的放射源活度，活度计的精确度应校正到 ±5%。然后进行测量，测量方法同均匀性测量，采集总计数要达到 10^4，并记录采集时间。采集完毕，移去平面源模型，测量本底计数 1 分钟，将平面源计数经衰减校正和扣除本底后，以计数 /min/μCi 表示。平面源敏感性测试的目的主要是检测 γ 照相机和 SPECT 的性能状态，比较各种准直器的计数效率。敏感性明显下降表明仪器有问题，敏感性增高可能有污染等。

4. 空间线性 空间线性是描述 γ 照相机的位置畸变。按 NEMA 标准，空间线性测定应采用圆形线性模型，该模型与测量空间分辨率的模型为

同一模型。测量条件和模型放置均与空间分辨率测定相同。空间线性也分为固有线性和系统线性两种。空间线性应在中心视野（CFOV）和有效视野（UFOV）中测量。

5. 最大计数率 最大计数率是反映γ照相机对高计数率的响应特性指标，包括20%的输入计数率，最大计数率，入射计数率与观察计数率关系曲线，75 000CPS时的固有均匀性及75 000CPS时的固有空间分辨率五个方面的性能。

6. 多窗空间位置重合性 采用不同能量窗对一个点源图像在X、Y方向上的最大位置偏移是检测多窗重合性的指标。测量采用经准直的点源。分别将点源置于X轴和Y轴的两个不同位置，窗位分别设置在能量93keV、184keV和296keV，以mm为单位表示测量点源在两个位置的位移。

7. 固有能量分辨率 卸下探头的准直器，将点源置于探头下方，使点源照射探头全视野，用多道分析器测量能谱曲线，以能谱曲线峰值为分母，半高宽为分子计算相对百分比即为固有能量分辨率。

8. 旋转中心 SPECT采集图像需要探头绕人体旋转，需要一个旋转中心（center of rotation，COR），COR是SPECT质量控制的一个重要指标。其实SPECT的旋转中心是一个虚设的机械点，该点位于旋转轴上，它应是机械坐标系统、探头电子坐标和电子计算机图像重建坐标的共同重合点。如果不重合表现为旋转轴倾斜和旋转中心漂移。旋转中心漂移的测量方法主要有两种。第一种测量方法是观察点源的正弦曲线，将一点源置于旋转中心10~15cm距离，探头旋转360°，采集32帧图像，采用重心法确定图像中点源的X、Y位置。用直角坐标画点源位置与角度关系曲线应为一条正弦曲线。如果正弦曲线不连续，中线偏移均表示旋转中心漂移。Y坐标与角度的关系曲线应为一条直线，距离平均值的差异表示旋转轴倾斜的情况。另一种方法是测量点源在两个180°位置上的距离差。如果旋转中心无漂移，对应两点所测的距离应相等；漂移越大，两者相差就越大。通常以偏离的像素数表示旋转中心漂移的程度。对于64×64矩阵的采集，旋转中心漂移大于0.5像素可降低重建图像的对比度和分辨率。一般要求每周进行一次COR漂移监测并记录，超过规定标准应进行校正。

9. 其他 对于SPECT还应进行断层均匀性、空间分辨率、断层厚度、断层敏感性和总敏感性、对比度等质量控制。

10. 显像系统的综合评价 为获得与临床实际相近的SPECT整体性能状况，可采用充有放射性核素的人体模型对仪器进行性能测试，得到图像对比度、显像噪声、视野均匀性、衰减校正的准确性等参数，对显像系统进行综合评价。

第二节 SPECT/CT

SPECT主要显示人体组织器官的功能和代谢变化，为临床提供功能代谢方面的诊断信息。但是SPECT对组织器官的解剖结构及比邻关系显示不如CT、MRI。随着医学影像技术的飞速发展，图像融合技术已经广泛应用于临床，SPECT/CT就是将两个成熟的医学影像学技术SPECT和CT有机地融合在一起形成的一种新的核医学显像仪器（图11-6），实现了功能代谢图像与解剖结构图像的同机融合，一次显像既可获得SPECT功能代谢图像，又能获得CT解剖结构图像，并进行图像同机融合，实现了两种影像学技术的优势互补，为临床提供更多的诊断信息。

前面已经讨论了衰减校正的必要性，特别是在定量分析中更为必要。为了准确地校正衰减，尤其是非均匀性衰减，需要采用CT扫描数据获取衰减系数分布图。比较研究证实，采用CT扫描数据进行衰减校正明显优于使用放射性核素作为放射源进行的透射衰减校正。解剖结构信息有助于定位，特别是对于高度特异性摄取示踪剂的显像检查更有价值，可弥补病灶定位及其与周围脏器比邻关系的不足。SPECT/CT正在不断地扩展其应用范围，进一步显示出CT对SPECT的补充作用。目前用于与SPECT整合的CT配置有不同的规格标准，CT的必要配置规格标准在一定程度上取决于临床应用需求。SPECT和CT数据的融合可以为临床提供更有效、更充足的信息；要实现数据的融合可以通过软件配准，也可以使用独立的CT和SPECT机架，使用联合机架是SPECT和CT精确配准的保证。然而，必须注意的是扫描检查的过程是连续的，也就是说有可能在扫描检查过程中会出现变动。如果患者在显像过程中使用相似的扫描床并保持相同的体位不变，软件就能实现图像的精确配准，然而这是难以做到的（如胃内容物变化、膀胱充盈）。虽然还

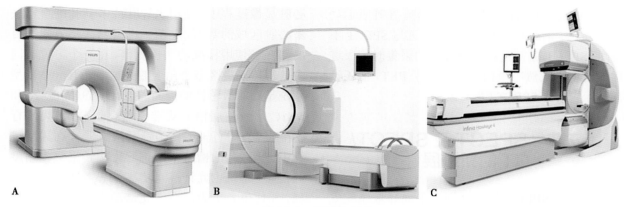

图 11-6 SPECT/CT
A. PHILIPS; B. SIEMENS; C. GE

存在一些定位配准问题，而 CT 与多探头 γ 照相机的融合将能更好地解决这一问题。

目前在 SPECT/CT 的设计中，SPECT 与 CT 的结合有两种设计方式，一种是在 SPECT 探头机架上安装一个 X 线球管，对侧安装探测器，也就是 SPECT 和 CT 位于同一机架；另一种是在 SPECT 机架后再并排安装一个高档螺旋 CT，SPECT 与 CT 位于不同的机架。

一、SPECT 和 CT 一体机

SPECT 和 CT 位于同一机架的 SPECT/CT 是将 CT 高压发生器、X 线管球、CT 的 X 线探测器安装在 SPECT 同一个滑环机架上。这种设计的 SPECT/CT 体积小、结构紧凑、稳定性好，SPECT 图像与 CT 图像融合的精度高。这种设计也要求 CT 旋转的速度比较低，以减少 CT 旋转震动对 SPECT 探头性能的影响。因此，这种设计限制了 CT 性能的提高。比如，CT 扫描速度和高压发生器功率的提高等。

二、SPECT 与 CT 位于不同机架的 SPECT/CT

要提高 SPECT/CT 中的 CT 的性能，选用高档次 CT，需要将 SPECT 和 CT 设计在两个不同的机架上，即 SPECT 与 CT 位于不同机架的 SPECT/CT。这类 SPECT/CT 多采用 SPECT 机架在前，CT 机架在后的设计模式。

三、CT 值与衰减系数的转换

CT 的成像原理是基于组织密度的测定，对于一个给定的放射性核素，将 HU（hounsfield units，

HU）转换成衰减系数相对比较简单。衰减系数与射线的能量有关，因此 HU 与衰减系数之间的转换是非线性的。在 PET 的研究中采用的是双线性函数，而 SPECT 也采用相类似的方法。该方法的不足之处是如果在显像过程中使用了造影剂就会高估衰减系数。因此，倾向于使用低剂量 CT 对不使用造影剂进行衰减校正。

四、CT 伪影

CT 伪影不仅降低了衰减校正的准确性，也影响了对 CT 图像的判读。例如，金属的存在能使 CT 图像产生条纹伪影，即使采取了相应的校正技术，伪影仍然难以避免，简单的解决方法就是对图像的可疑区域与未衰减校正的重建图像进行对比排除伪影。光子匮乏也会导致条纹伪影，例如，扫描过程中如果两手臂下垂并采用低曝光模式成像；由高衰减区域引起的射线束硬化也会导致条纹伪影。在数据采集过程中，患者自身运动或器官的不自主运动都会导致图像出现伪影。快周期采集模式可以使患者的自身运动影响最小化，然而会使采集的数据对不自主运动更敏感，这种无意识运动的影响在 SPECT 采集中被平均化。

五、配准精度

由于 CT 和 SPECT 的采集是先后进行，总是存在 CT 和 SPECT 数据配准不良的可能性。早期的扫描仪主要是由扫描床的高度和扫描床的运动改变而引起的错配问题；然而，新的扫描系统对检查床的支持系统进行了改进，修正了一些存在的潜在问题。测量 SPECT 与 CT 之间的配准误差是质量控制的重要内容。目前越来越关注于对肺

部进行快速 CT 扫描，减少运动伪影，在呼吸运动的某个特定的时相冻结采集图像，这与 SPECT 不相同，SPECT 通常是将一个较长的采集时相段进行平均化。虽然呼吸门控已经用于 PET，但还没有实际应用到 SPECT 中。

第三节　SPECT 及 SPECT/CT 的新进展

传统的 SPECT 是将常规的平面显像系统安装在旋转装置上，这种设计可以兼顾平面显像采集和 SPECT 断层显像的数据采集。核医学显像设备的发展主要有两大趋势：一是专用型设备，使特定脏器显像最佳化，如心脏专用型 SPECT 及乳腺专用 γ 照相机等；二是图像融合设备，将分子功能影像（SPECT）与结构解剖影像（CT、MRI）进行融合。这对于疾病的研究、诊断、治疗至关重要。大量的临床研究已经证实多模态显像方式，能极大地提高疾病诊断的准确性并改变患者的治疗方案。主要原因是分子功能显像可突显病灶，如肿瘤或感染病灶，结构解剖图像可以精准定位，明确病灶的组织或器官。分子功能影像（SPECT）与结构解剖影像（CT、MRI）的融合能提供更丰富的诊断信息，明显优于单独使用任意一种显像方式。此外，图像融合也具有提高图像重建质量及改善病灶定量分析准确性的潜在优势。

SPECT 的临床应用受到传统旋转 γ 照相机的限制，目前越来越倾向于设计一款能在分辨率和噪声之间平衡折衷的系统。临床前超高分辨率显像系统及新型探测器的快速发展在一定程度上增加了创新的动力。显然，为特定用途而设计的专用显像系统对于获得最佳效果的想法具有很大潜力，然而，多探头 γ 照相机同时具有平面显像和 SPECT 断层显像的双重功能。当前发展的驱动力最初来源于改进系统的敏感性（或减少扫描时间），也直接改善了系统的分辨率。目前在新的探测器材料的开发中取得了一些进展，更注重于寻求传统光电倍增管的替代器件，如位置灵敏光电倍增管、雪崩光电二极管、硅光电倍增管、低噪声 CCDs 等，以及新的系统设计及新型准直器的设计。

为了提高敏感性，可以采用多个探测器环绕在感兴趣器官周围来提高探测效率，也可以采用全新方法使采集的放射性计数最大化。例如，在心脏显像过程中，使用多针孔或多斜孔准直器采集心脏区域的数据，这两种准直器采集方式的目的都在于使用标准的大探测器，在一个方位上同时获得感兴趣区多个角度的数据。还有一些新型系统是针对敏感性的提高而设计的。CardiArc 和 MarC 系统使用槽缝式准直器（轴向方向为平行孔准直器，垂直轴方向为针孔准直器），在采集过程中，一系列的槽缝式准直器可旋转采集多角度的投影，系统也允许准直器靠近患者体表进行采集，并使患者更为舒适。光谱动力学公司生产的 D-SPECT 系统也同样关注患者的舒适程度。在这种情况下，一组 CZT 探测器按照程序工作，使每个探测器绕着自转轴旋转采集心脏区域的原始数据。临床研究结果表明使用超高敏感性准直器采集心脏数据，可获得大约 8 倍的增益，使用这一系统进行心脏数据的采集时间可以降低到 2～4 分钟。该系统需要采用专用的迭代重建算法才能获得与传统 SPECT 系统质量相当的重建图像。将来的心脏 SPECT 系统配备多针孔或多斜孔准直器系统具有更高的性能。与传统双探头 γ 相机系统相比，新系统对心脏放射性活度探测的敏感性可以增加 10 倍。

在准直器焦点上配备点源的锥形束准直器对改进心脏 SPECT 系统的性能具有较高的潜力。将双探头或三探头的大 FOV 相机与非对称锥形束设计相结合，可极大地提高心脏区域的探测敏感性，并提高透射源的利用效率。如此一来，使用多功能 SPECT 系统可同时获得门控 SPECT 发射扫描数据及门控透射扫描数据，因此也可以得到优异的衰减校正效果。

重建算法的重要性不可低估，特别是迭代重建算法。目前趋于将系统模型复杂化，模型能描述放射强度分布与探测到的放射性计数之间的对应关系。临床实践证明，准直器（和探测器）的模糊效应可以看作是放射源与准直器之间距离的函数。系统模型的延伸提高了图像的对比度，改进了噪声的特征参数。因此，采集时间可以缩短为传统采集的一半，却不会引起图像质量的下降。然而，由于需要更复杂的计算和迭代次数的增加，需要更多的数据处理时间，还可以借助高敏感性准直器缩短采集时间。

目前已经有半导体探测器应用于心脏专用 SPECT、心脏专用 SPECT/CT 及专用 γ 乳腺显像仪，为核医学仪器的发展注入了活力。探测器是

SPECT 最重要的组成部分,而闪烁晶体是探测器的核心。基于 Anger 型 γ 照相机技术发展起来的 SPECT 的探头是由准直器、晶体、光电倍增管、后续电子学线路等构成。从 γ 射线到成像需要的电信号之间经过多次转化、处理,因而丢失了大量的信息,同时也降低了对来自体内的 γ 射线定位的精确度。碲锌镉(Cadmium-Zinc-Telluride,CZT)是一种新型的半导体射线探测器。探测效率高、能量分辨率好。CZT 探测器可以直接将 γ 射线转化成电信号。其探测原理是当具有电离能力的射线和 CZT 晶体作用时,晶体内部产生带负电荷的电子和带正电荷的空穴对,产生的电子和空穴对的数量和入射光子的量成正比。电子和空穴向不同的电极运动形成电荷脉冲,经过前放变成电压脉冲,经过再放大,由后续电子学线路处理进行图像重建。室温状态下,CZT 探测器能处理 2 000 000 光子 /(s•mm²)。近年来由于生产工艺的改进,CZT 探测器的性能得到质的提高。

CZT 半导体探测器易于加工成像素阵列探测器。配合桥接的硅集成信号读出电路,可做成紧凑、高效、高分辨率的 γ 射线显像装置。采用 CZT 半导体探测器,缩小了 SPECT 探测器的体积,使得整体探测器可以通过高度集成化的线路来实现,也明显减轻了整个 SPECT 探头的重量;CZT 半导体探测器可直接获得来自探测器光子的位置信号和能量,提高了探测器的性能。包括提高能量分辨率、系统的敏感性和分辨率。CZT 探测器具有模块结构的特点,在 SPECT 探测器制作中可以方便进行组合。有利于设计成各种专用的 SPECT 及平面显像设备。目前半导体探测器已经成功地应用于心脏专用 SPECT、心脏专用 SPECT/CT 及专用 γ 乳腺显像仪。

心脏专用 SPECT 的探头是采用半环状(180°)排列的 CZT 半导体探测器(图 11-7),进行心肌断层显像时,探头无需旋转,大大提高了检查速度,可进行动态断层采集及动态门控断层采集,避免了运动伪影,提高了仪器的性能。空间分辨率明显提高,固有空间分辨率由 4~8mm 提高到 2.46mm,能量分辨率由 9.5%~12% 提高到 ≤6.2%,而且设备整体可更加小巧轻便。

心脏专用 SPECT/CT 实现了 SPECT 功能代谢影像与 CT 解剖形态学影像的同机融合,是两种医学影像技术的有机整合。因此,SPECT/CT 技术的进展主要包括 SPECT 和 CT 两方面的进

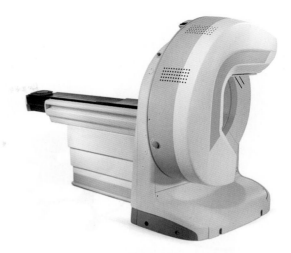

图 11-7 半导体探测器心脏专用 SPECT

展。SPECT 方面的进展主要是采用 CZT 半导体探测器代替了 NaI(Tl)晶体探测器,已经推出了心脏专用 SPECT。CT 方面的进展主要表现在使用高端螺旋 CT 代替简单的定位 CT。采用 CZT 半导体探测器的心脏专用 SPECT 与螺旋 CT 整合的 SPECT/CT(图 11-8)。大大提高了仪器的整体性能,可将 SPECT 心肌血流灌注显像信息与高端螺旋 CT 解剖形态信息,特别是冠状动脉是否狭窄及狭窄程度信息相融合,可从冠状动脉和心肌血流灌注情况两个层面对心脏进行评价,为临床提供更全面的诊断信息。

乳腺专用 γ 显像仪的探头是采用两个互成 180° 的平板 CZT 半导体探测器构成(图 11-9),采用 ⁹⁹ᵐTc-MIBI 为显像剂,对乳腺进行显像检查。临床初步应用结果显示,乳腺专用 γ 显像仪对乳腺癌的检出敏感性与钼靶 X 线机相近,特异性明显

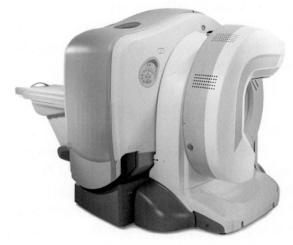

图 11-8 CZT 半导体探测器心脏专用 SPECT/CT

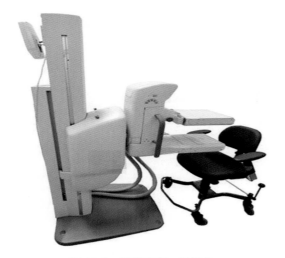

图 11-9 乳腺专用 γ 显像仪

高于钼靶 X 线机，对于高密度乳腺组织，与 MRI 相似。具有良好的应用前景。目前，CZT 探测器的成本高、短期内难以普及应用于 SPECT 和 PET。

与 PET 相比，SPECT 使用较长半衰期的单光子核素，比短半衰期的正电子核素更容易运送。不同的放射性核素发射的射线能量不同，因此可以同时进行多种放射性核素示踪剂的检测，而 PET 只能探测 511keV 能量的射线。目前临床应用的 SPECT 的分辨率尚不如 PET。由于准直器的存在，SPECT 的敏感性不如 PET，然而随着科学技术的发展这种差异正在逐渐缩小。尽管过去认为 SPECT 是非定量的，然而借助物理的校正方法可以提高定量的准确性。由于 SPECT 采集时间长，患者的运动难以避免，在动态采集中最小的采集时间设置受到了限制。SPECT 的衰减因素比较小，可看作是每单位活度的放射剂量（对于纯 γ 发射体而言）。

总之，SPECT 断层显像得到了越来越多的临床应用。随着设备和图像重建方法的不断发展，以及 SPECT/CT 的出现，SPECT 在临床诊断及科研中的应用会越来越广泛。

第四节 PET

正电子发射型电子计算机断层（positron emission computed tomography，PET）是利用 ^{11}C、^{13}N、^{15}O、^{18}F 等正电子核素标记或合成相应的显像剂，引入机体后定位于靶器官，这些核素在衰变过程中发射正电子，这种正电子在组织中运行很短距离后，即与周围物质中的电子相互作用，发生湮没辐射，发射出方向相反、能量相等（511keV）的两个光子。PET 显像是采用一系列成对的互成 180° 排列并与符合线路相连的探测器来探测湮没辐射光子，从而获得机体正电子核素的断层分布图，显示病变的位置、形态、大小、代谢和功能，对疾病进行诊断。

PET 显像是利用人体正常组织结构含有的必需元素 ^{11}C、^{13}N、^{15}O、^{18}F（与 H 的生物学行为类似）等正电子发射体标记的显像剂，如脱氧葡萄糖、氨基酸、胆碱、胸腺嘧啶、受体的配体及血流显像剂等药物为示踪剂，以解剖图像方式、从分子水平显示机体及病灶组织细胞的代谢、功能、血流、细胞增殖和受体分布状况等，为临床提供更多的生理和病理方面的诊断信息。PET 的应用使核医学迈入分子核医学的新纪元。

PET/CT 是将 PET 和 CT 两个已经相当成熟的影像技术相融合，实现了 PET 和 CT 图像的同机融合。使 PET 的功能影像与螺旋 CT 结构影像两种显像技术的优点融于一体，形成优势互补，一次成像既可获得 PET 图像，又可获得相应部位的 CT 图像及 PET/CT 的融合图像，既可准确地对病灶进行定性，又能准确定位，PET 和 CT 结果可以相互印证，相互补充，使 PET/CT 的诊断效能及临床实用价值更高。X 线 CT 扫描数据可用于 PET 图像的衰减校正，大大缩短了 PET 检查时间。

一、PET 的组成

PET 扫描仪是由机架（gantry）、扫描床、电子柜、操作工作站、分析工作站及打印设备等组成（图 11-10）。

1. 机架 机架是 PET 扫描仪的最大部件，由探测器环、棒源（pin source）、射线屏蔽装置、事件探测系统（the event detection system）、符合线路（the coincidence circuitry）及激光定位器等组成（图 11-11）。主要功能为数据采集。

（1）探测器环：由若干个晶体排列而成，是决定 PET 性能的最重要部分。探头晶体的材料不同，接收光子并转化为可见光的性能也有差异。目前，PET 探测器主要采用锗酸铋（bismuth germinate，BGO）、硅酸钆（gadolinium orthosillicate，GSO）、硅酸镥（lutetium oxyorthosillicate，LSO）及 LYSO 等。另外，也有临床型 PET（C-PET）采用 NaI（Tl）晶体，但现在已经趋于淘汰。几种晶体对 511keV 的 γ 光子的探测各有特点和优势（表 11-1）。

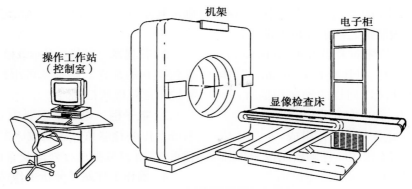

图 11-10　PET 扫描仪组成示意图

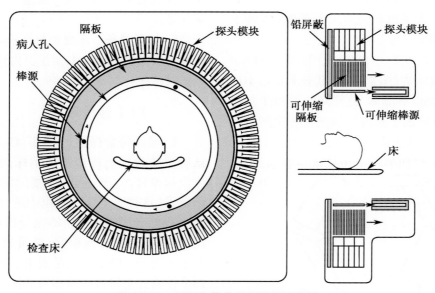

图 11-11　PET 扫描仪机架结构示意图

表 11-1　PET 常用各种晶体的性能指标

晶体类型	密度 /（g/cm³）	Zeff	511keV γ 光子平均衰减距离 /mm	光电效应概率 /%	光输出量 /（ph/MeV）	余辉时间 /ns	折射指数
BGO	7.10	75	10.4	40	9 000	300	2.15
LSO	7.40	66	11.4	32	30 000	40	1.82
GSO	6.70	59	14.1	25	8 000	60	1.85
NaI（Tl）	3.67	51	29.1	17	41 000	230	1.85

BGO 的原子序数和密度高,对 γ 光子的阻滞能力强,探测敏感性高。BGO 的主要缺点是余辉时间较长,不利于 3D 采集。BGO 的成本相对较低,在以 2D 为主的 PET 设备上应用较多。LSO 余辉时间短（40ns）,光输出量高（30 000ph/MeV）,探测敏感性比 BGO 低 1.5 倍,是非常适合 3D 采集的快速晶体。LSO 的缺点是光输出与能量不成比例,而且不同批次生产的晶体光输出量差异可能很大。另外,LSO 中存在约 2.6% 的长半衰期同

位素 ^{176}Lu,造成本底计数增加约 10 000cps,这对临床常规检查影响不明显,但如果使用单光子透射扫描,如采用 ^{137}Cs 棒源进行衰减校正时会显著增加噪声干扰。GSO 对光子的阻滞能力相对略差,光输出量较低。但是,GSO 的余辉时间较短（60ns）,而能量分辨率远高于 BGO 和 LSO,具有较强的抗散射能力,也适合 3D 采集。

晶体的大小直接影响空间分辨率和探测的敏感性。通常晶体切割的小,可提高空间分辨率,但

会降低探测的敏感性,因此,晶体的大小应当在空间分辨率和探测敏感性之间进行折中设计。一般,PET 探测器晶体的环向大小为 4~6 145mm,轴向 4~8mm,相应的空间分辨率 4~6mm。晶体环数也是一个重要指标,同样的轴向扫描野,环数越多,则晶体越小,轴向空间分辨能力越好。

探测器环是由很多个小晶体组成,小晶体后接光电倍增管构成探测模块。探测模块按 360° 排列则形成一个环,PET 的探测器环可由若干个这样的环构成,形成一个圆形的通道。这种小晶体、模块化、多环设计使 PET 的敏感性、分辨率明显提高,同时也扩大了纵向视野覆盖范围,以便于局部和全身显像。

另外,临床型 PET(C-PET)采用 6 块大的 NaI(Tl)晶体排列成环状(图 11-12),代替大量的小块 BGO、LSO 及 GSO 等晶体,这样降低了 PET 扫描仪的造价,但也降低了系统的敏感性和空间分辨率,目前已经基本被淘汰。

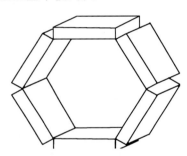

图 11-12 碘化钠晶体探测器示意图

(2)棒源(pin source):是将 ^{68} 锗(^{68}Ge)均匀地封装在中空的小棒内,根据设备不同可有 1~3 个活度不同的棒源;也有的 PET 采用半衰期较长的 ^{137}Cs 棒源。棒源的作用是对 PET 扫描仪进行质量控制及透射扫描进行图像衰减校正。

(3)隔板(speta):隔板包括 2 部分,一部分是探测器环两边的厚铅板,作用是屏蔽探测器外的射线;另一部分为厚度为 1mm 的环状钨板,位于探测器环与环之间,将轴向视野分隔成若干环,钨隔板的作用是屏蔽其他环视野入射的光子对,与准直器的作用相似;当进行 3D 采集时,将钨隔板撤出显像视野,取消这种屏蔽作用。目前,仅有 3D 采集模式的 PET 已经无隔板。

(4)其他:事件探测系统的作用是采集探测器传来的电子信号,并将有效的 γ 光子事件传给符合线路。符合线路的作用为确定从事件探测系统传来的 γ 光子哪些是来源于同一湮没事件,并

确定其湮没事件的位置。激光定位器用于患者扫描定位。

2. 扫描床 扫描床是承载检查对象,进行 PET 显像检查的部件。扫描床可根据检查需要移动,将检查部位送到扫描野。

3. 电子柜 电子柜主要由 CPU、输入、输出系统及内外存储系统等组成。主要作用是进行图像重建,并对数据进行处理及储存。

4. 操作工作站及分析工作站 工作站主要由电子计算机和软件系统组成,它的作用主要是控制扫描仪进行图像采集、重建、图像显示和图像储存等。

5. 打印设备 主要由打印机、激光照相机等图像输出系统组成。主要作用为输出图片或文字等资料。

二、PET 显像原理

1. 湮没符合探测 采用 ^{11}C、^{13}N、^{15}O、^{18}F 等正电子核素标记的药物为示踪剂引入机体后定位于靶器官,这些正电子核素在衰变过程中发射正电子,这种正电子在组织中运行很短距离(1~2mm),即与周围物质中的电子相互作用,发生湮没辐射,发射出方向相反、能量相等(511keV)的两个 γ 光子。PET 探测是采用一系列成对的互成 180° 排列并与符合线路相连的探测器来探测湮没辐射光子,从而获得机体正电子核素的断层分布图(图 11-13)。

2. 双探头 SPECT 符合探测 双探头 SPECT 符合探测系统的组成与双探头 SPECT 一样,有 2 个探头(图 11-14)。显像检查时,2 个探头互成 180°,绕扫描部位旋转。所不同的是符合探测时不需要多孔准直器,使 2 个晶体能接收不同角度的符合光子。双探头 SPECT 符合探测系统采用电子准直。

三、PET 采集的计数类型

1. 单个计数 是指每一个探头采集到的计数。一个探头采集到的计数需要通过符合线路才能成为符合计数,一般单个计数中只有 1%~10% 成为符合计数。

2. 真符合计数 两个探头同时探测到的来自同一湮没辐射事件的两个 γ 光子,且这两个光子均没有和周围物质发生作用而改变方向。真符合计数是 PET 采集的有效计数。

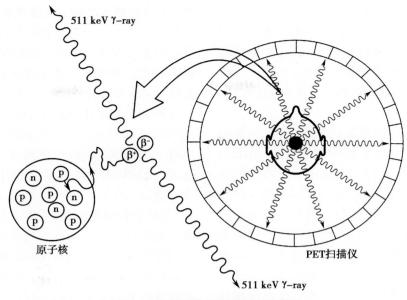

511 keV γ-ray

β⁻
β⁺

原子核

PET扫描仪

511 keV γ-ray

图 11-13　湮没符合探测原理示意图

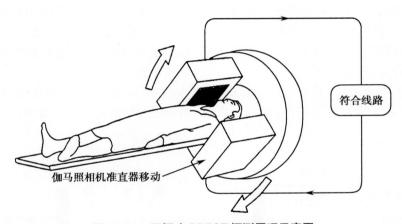

符合线路

伽马照相机准直器移动

图 11-14　双探头 SPECT 探测原理示意图

3. 随机符合计数　符合线路有一定的分辨时间限制，在限定的时间范围内，两个探头探测到的任何无关的两个光子也会被记录下来。这种不是由同一个湮没辐射事件产生的两个 γ 光子出现的符合计数称随机符合计数。随机符合计数有两种方法可以估计其数量，一是根据两个探头采集到的计数率和符合时间通过数学公式计算；二是在符合时间窗之外再开一个延迟时间窗，根据延迟窗内的计数估计随机符合。随机符合计数增加图像的本底，信/噪比下降。随机符合计数难以完全剔除，一般计数率增加 1 倍，随机符合计数增加 2 倍。因此，通过增加计数率提高图像质量有一定限度，超过这个极限，再增加计数率，图像质量反而下降。

4. 散射符合计数　γ 光子在飞行过程中还会产生康普顿散射，γ 光子与物质的一个电子作用，改变了电子动能的同时也改变了 γ 光子的运动方向，如果这个光子与它相对应的另一个光子同时进入两个探测器，记录下来的计数为散射符合计数。它虽然是一次湮没辐射事件，但反映出的位置已经不准确了。散射事件与计数率无关，对于特定的物体和放射性分布模式，散射符合计数是固定的。

四、PET 图像采集

PET 显像的图像采集包括发射扫描（emission scan）和透射扫描（transmission scan）。发射扫描方式有 2D 采集、3D 采集、静态采集、动态采集、门控采集、局部采集和全身采集等。

1. 发射扫描　进入人体内的正电子核素，发生衰变时核内的质子转化为中子，并发射 1 个正电子，正电子在组织内运行很短距离动能消失后即与 1 个负电子发生湮没辐射，产生 2 个方向相反、能量均为 511keV 的 2 个 γ 光子。PET 对这些光子对进行采集，确定示踪剂位置及数量的过程，叫作发射扫描。

（1）2D 采集和 3D 采集：具有多环探测器的 PET 扫描仪才能进行 2D 采集或 3D 采集（图 11-15）。2D 采集是在环与环之间有隔板（septa）存在的条件下进行的采集方式。2D 采集时，隔板将来自其他环的光子屏蔽掉，只能探测到同环之间的光子对信号。因此，2D 采集随机符合和散射符合量少，信/噪比高，分辨率高；3D 采集是在撤除隔板的条件下进行的一种快速立体采集方式。探头能探测到来自不同环之间的光子对信号，使探测范围扩大为整个轴向视野。3D 采集探测到的光子对信号高于 2D 采集的 8～12 倍，使系统的敏感性大大高于 2D 采集。但散射符合及随机符合量也明显增多，信/噪比较低，分辨率稍差，要获得较好的图像，必须进行有效的散射校正。

（2）静态采集和动态采集：静态采集是临床最常用的显像方式。将显像剂引入体内，经过一定

时间，当显像剂在体内达到平衡后在进行采集的一种显像方式。一般静态采集有充足的时间采集到足够的信息量；动态采集是在注射显像剂的同时进行的一种连续、动态的数据采集方法，获得连续、动态的图像序列，可以观察显像剂在体内的时间和空间变化，研究显像剂的体内动态分别过程。动态采集每帧采集的时间短、信息量低，图像一般不适合肉眼直接观察分析，需要进一步处理，显示研究部位内显像剂随时间变化的趋势或规律。

（3）门控采集：门控采集主要用于心脏显像检查。心脏的舒缩运动具有明显的周期性特点，利用门控方法采集心动周期同步的同步信息，以消除心脏运动对采集的影响。具体方法是利用受检者自身心电图 R 波为触发信号，启动 PET 采集开关。将 R-R 间期分成若干等时间间隔，连续、等时地采集 1 个心动周期各时相内心脏的系列影像数据，将足够的心动周期的各个相同时相的数据叠加起来，即生成具有代表性的一个心动周期的系列影像。

（4）局部采集和全身采集：临床工作中可根据需要进行局部采集或全身采集。局部采集多用于

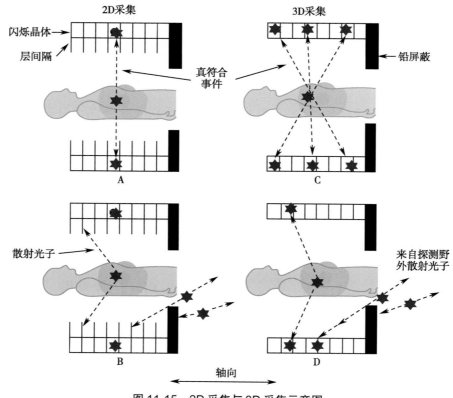

图 11-15 2D 采集与 3D 采集示意图

某些脏器（如大脑、心脏等）或身体的某些部位的显像检查；全身采集主要用于恶性肿瘤的诊断及了解全身的转移情况。全身采集是连续分段静态采集的组合，经计算机处理将多个相邻的静态采集连接起来，获得全身图像。

2. 透射扫描　透射扫描是利用棒源围绕身体旋转，采集放射性源从体外透射人体后所剩余的光子。透射扫描和空白扫描的结果相结合可以计算得到组织的衰减系数。透射扫描的主要目的是对发射扫描进行衰减校正，因此，每一个床位的透射扫描和发射扫描患者的身体位置必须保持一致，以保证衰减校正的准确性。

3. 早期显像和延迟显像

（1）早期显像：显像剂引入机体后在组织脏器摄取的早期进行的图像采集，称为早期显像（early imaging）。不同的显像剂，被不同的组织脏器摄取、代谢的速度不同，早期显像的时间点也不一样。

（2）延迟显像：延迟显像（delayed imaging）是相对于早期显像而言，是指在早期显像后经过一定的时间间隔进行的显像检查。显像剂不同，延迟显像的时间点不同，一般选在早期显像后的 1.5～2.0 小时。通过比较早期显像与延迟显像病灶内显像剂积聚量的增减，分析组织脏器及病灶对显像剂的代谢、清除速率等，为肿瘤良恶性的鉴别诊断提供依据。早期显像与延迟显像相结合，常称为双时相显像（dual-time point imaging）。

五、图像重建

PET 图像重建常用滤波反投影法（filtered back-projection）和有序子集最大期望值法（ordered subsets expectation maximization，OSEM）两种方法。滤波反投影法属于解析变换方法类，其理论基础是基于傅立叶分片定理（Fourier slice theorem）。滤波反投影法的优点为图像重建的速度快，花费的时间短，SUV 计算准确；但是存在高分辨和低噪声的矛盾，特别是在放射性分布急剧变化的相邻部位出现明显的伪影，如 ^{18}F-FDG PET 显像，在放射性明显浓聚的脏器（如含尿液的膀胱）或病灶周围常出现较多的条状或纺锤状伪影，身体轮廓欠清晰、边缘有较多模糊伪影，尤其是脑部外周更明显，图像质量欠佳。有序子集最大期望值法（OSEM）属于代数迭代方法类，是建立在两种迭代重建方法基础上的图像重建方法。优点是具有较好的分辨率和抗噪声能力，重建的图像解剖结

构及层次清楚，伪影少，病灶变形少，定位、定量较准确，身体轮廓清楚，图像质量好。但由于计算数据量大，需要时间较长（图 11-16）。

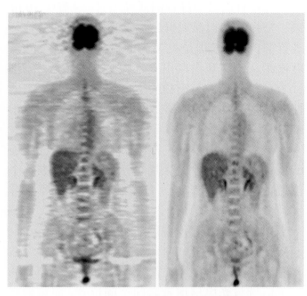

图 11-16　迭代法与滤波反投影法图像质量比较

PET 发射扫描采集的数据是由成对的探测器之间许多线形反应事件组成。发射数据的采集必须对探测器的探测效率（归一化）、系统死时间、随机符合、散射、衰减和取样的不均匀性等进行校正。这些校正中有些（如衰减校正）可以直接引入到重建过程。装有可伸缩隔板的 PET 扫描仪可以分别进行 2D 和 3D 采集数据，而没有隔板的 PET 扫描仪只能进行 3D 采集。3D 采集的数据，既可以转化为 2D 数据，用 2D 运算法重建，也可以用完整的 3D 运算法重建。OSEM 在 2D 和 3D 重建模式中已经广泛应用，目前已基本取代了滤波反投影法。对于一个特定的运算方法，合适的重建参数设置有赖于采集模式、扫描仪类型和显像目的。PET/CT 是采用 CT 数据对 PET 图像进行衰减校正，为避免采用 CT 扫描进行衰减校正可能产生的伪影对诊断的影响，可将衰减校正和非衰减校正数据存档重建。重建的图像可用横断面、冠状断面和矢状断面显示，也可以用旋转的最大强度投影（MIP）图像显示。

六、PET 的质量控制

PET 结构复杂，需要较多的质量控制与校正方法来保证 PET 扫描仪处于最佳工作状态，使显像检查获得的数据及图像准确可靠。不同制造商生产 PET，推荐的质控项目及间隔时间不完全相

同。通常 PET 质量控制应当包括以下项目，而且要保持 PET 扫描室内恒温、恒湿。

1. 空扫　空扫(blank scan)是每个工作日患者显像检查前必须进行的质控项目，约需要 30 分钟。空扫是在扫描视野内没有其他物品的条件下进行的，扫描过程是机架内的机械手将 2 个高活度棒源从铅屏蔽内取出置入探头内的滑环中，进行 360° 旋转显像。空扫的主要目的是监测探测器性能随时间发生的飘移。并与透射扫描一起用于 PET 图像的衰减校正。

2. 符合计时校准　符合计时校准(coincidence timing calibration)是采用低活度棒源，校准各个信道的符合时间差异。每次校准大约需要 2 分钟。一般每周进行 1 次。

3. 光电倍增管增益调节(PMT single update gain adjustment)　PMT 增益调节包括位置增益和能量增益两部分。位置增益调节是校准晶体的光子信号与光电倍增管之间空间位置；能量增益是能量甄别阈窗与晶体光子信号之间的校准，与 SPECT 的能窗设定相类似。采用低活度棒源，每次校准大约需要 1 小时。建议每周校准 1 次。

4. 归一化校准　归一化校准(normalization calibration)是采用低活度棒源进行 360° 扫描，测量各个晶体的探测敏感性差异，用以校正发射扫描(emission scan)数据，类似于 SPECT 的均匀性校正。每次归一化校准需要 12 小时以上，当棒源活度降低时，应适当延长采集时间。建议每 3 个月进行一次校准。

5. 井型计数器校准　井型计数器校准(well counter calibration)的目的是将图像放射性计算单位(counts/pixels)换算成井型计数器单位(Bq/ml)。具体方法是将 100MBq 的正电子核素(如 ^{18}F)注入 1 个柱状中空模型(体积为 5 640ml)，并用水补充填满模型，计算比活度(Bq/ml)，并对模型进行 PET 显像，获得 35 帧图像，在 35 帧图像内画感兴趣区(ROI)，即可得到 ROI 放射性计数值(counts/pixel)，据此，可以得到这两个单位之间换算的校准参数。主要用于单位转换，对病变进行定量或半定量分析，如计算标准化摄取值(standardized uptake value，SUV)等。

七、PET 的性能评价

美国电器制造商协会(national electric manu-facturers association，NEMA)于 1994 年制定了 PET 性能评价标准及测试方法 NEMA NU 2-1994，2001 年对其进行了更新，更新后版本为 NEMA NU 2-2001。国际电工委员会(international electronic committee，IEC)于 1998 年制定了 IEC61675-1 PET 性能评价标准，此外，日本、澳大利亚、新西兰等国家也制定了相应的标准。2003 年，我国颁布了《放射性核素成像设备性能和试验规则》第 1 部分：正电子发射断层成像装置(GB/T 18988.1—2003/IEC 61675-1：1998)。PET 的性能评价需要使用标准模型进行测试，测定结果与使用的模型有关，使用的模型不同，结果也有差异。目前，国际上多采用 NEMA 标准。PET 性能参数测试主要包括空间分辨率、敏感性、探测器效率、噪声等效计数率、时间和能量分辨率等。

第五节　PET/CT

CT 是利用 X 射线对人体解剖结构的密度差异进行成像的断层显像技术。CT 提供的信息可显示机体组织脏器解剖结构的改变，发现病变并可以确定其范围及与周围组织脏器的比邻关系。PET/CT 是融 PET 和 CT 于一体的大型医学影像检查设备。

一、PET/CT 的结构及功能

PET/CT 是由 PET 和多排螺旋 CT 组合而成，在同一个机架内有 PET 探测器、CT 探测器和 X 线球管，共用同一个扫描床、图像采集和图像处理工作站(图 11-17)。如果受检者在 CT 和 PET 扫描期间体位保持不变，重建的 PET 和 CT 图像在空间上是一致的。

PET/CT 是将 PET 的功能代谢显像与 CT 的解剖结构显像，两个已经相当成熟的影像学技术相融合，实现了 PET、CT 图像的同机融合。使 PET 的功能代谢显像与螺旋 CT 的精细结构影像两种显像技术的优点融于一体，形成优势互补，一次成像即可获得 PET 图像、相应部位的 CT 图像及 PET 与 CT 的融合图像，既可准确地对病灶进行定性，又能准确定位，PET 和 CT 结果可以相互印证，相互补充，其诊断性能及临床实用价值更高。采用 X 线 CT 采集的数据代替棒源透射扫描对 PET 图像进行衰减校正，可以大大缩短 PET 检查时间。PET/CT 的临床应用价值明显高于单独的 PET 和 CT。

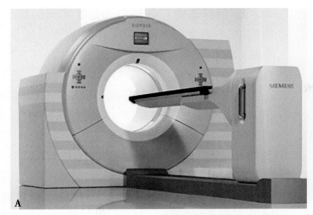
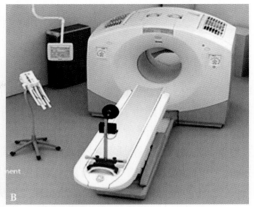
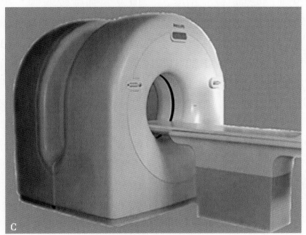

图 11-17　PET/CT 图
A. SIEMENS；B. GE；C. PHILIPS

二、PET/CT 的图像采集

PET/CT 图像采集包括 CT 扫描和 PET 扫描，通常先进行 CT 图像采集，再进行 PET 图像采集。关于 PET 图像采集，发射扫描与前面所述的 PET 图像采集相同，但是，采用棒源进行的透射扫描可由 X 线 CT 扫描代替，因此，可以不用进行 PET 透射扫描。在 PET/CT 检查中，CT 扫描可以用于衰减校正、解剖定位或 CT 诊断。如果 CT 扫描仅用于衰减校正和解剖定位，可采用低毫安 / 秒设置，以减少患者的辐射剂量；如果用于 CT 诊断，建议采用标准毫安 / 秒设置，以优化 CT 扫描的空间分辨率。调节球管的电流将患者受到的辐射剂量最小化。

对于腹部和盆腔的扫描可口服造影剂以提高病变的检出，口服的造影剂可以是阳性造影剂（如碘化造影剂）；也可以是阴性造影剂（如水）等。但高浓度的钡剂或碘化造影剂的聚集可产生衰减校正伪影，出现相应部位显像剂浓聚的假象，应

当注意避免及识别。通常口服低浓度的阳性造影剂和阴性造影剂不会产生衰减校正伪影，也不影响 PET 图像的质量。必要时，可以应用静脉造影剂单独进行 CT 诊断扫描。

CT 扫描速度很快，通常是在吸气末屏气时采集图像，而 PET 扫描时间较长，患者不能长时间屏住呼吸完成采集，呼吸运动可能影响 PET 与 CT 扫描图像的空间上的一致性。PET/CT 扫描要求 PET 图像上膈肌的位置与 CT 图像上膈肌的位置应当尽可能在空间上相匹配。因此，在 PET 和 CT 扫描过程中患者保持自然平静的呼吸比较有利。有条件可进行运动校正或呼吸门控采集。

PET/CT 的临床应用已经显示出独特的价值，但也存在一些不尽如人意的地方需要改进。目前 PET 和 CT 分别使用不同的探测器，图像采集只能按顺序分别进行，不能同时完成，PET 和 CT 的轴向移位难以避免；CT 和 PET 先后扫描也增加了患者不自主运动，如呼吸、心脏跳动及胃肠道平滑肌蠕动等引入的对位误差，这些误差会影响

基于 CT 扫描数据进行的衰减校正,出现 PET 图像伪影。

三、PET/CT 的性能评价

PET/CT 包括 PET 和 CT,首先,应当分别对 PET 和 CT 进行性能评价,在对 PET/CT 整体进行性能评价。PET 性能评价方法及参数如前所述。CT 性能测试按我国国家质量技术监督局与国家卫生部于 1998 年 12 月 7 日颁布的《X 射线计算机断层摄影装置质量保证检测规范》(GB17589—2011)进行。检测项目共有 9 项,包括定位光精度、层厚偏差、CT 值、噪声、均匀性、高对比分辨率、低对比分辨率、CT 剂量指数、诊断床定位精度。

PET/CT 整机的性能测试主要是采用 PET 图像与 CT 图像进行融合精度评价。目前,尚无权威机构制定的标准测试方法。

第六节 PET 及 PET/CT 的新进展

PET/CT 可以对患者的同一部位进行发射型断层扫描和透射型断层扫描,获得的扫描图像可以对扫描格式和扫描的几何位置进行调整,再进行图像融合。将高速高分辨的 CT 与准确显示疾病过程的 PET 进行图像融合,优势互补,相互印证,大大提高了对疾病的诊断能力,并可将双模态系统推进到一个更为广阔的临床应用领域。采用同机 CT 扫描数据对 SPECT 图像进行衰减校正,可提高 PET 图像的质量,提高扫描速度,减少扫描时间。大量的临床研究证实 PET/CT 的临床应用价值远高于单纯的 PET。因此,PET/CT 已经逐步取代了单纯 PET。PET/CT 是由 PET 和 CT 整合而成的大型医学影像设备,有 PET 和 CT 两套探测器,共用一个机架、一个检查床及图像采集/处理工作站。PET/CT 的发展主要表现在闪烁晶体、电子元器件、电子计算机和系统设计的进展。

一、PET 探测器

探测器是影响 PET/CT 性能最关键的部件。PET 探测器的发展经历了从六边形到圆形,从单环到多环。每一次改变都带来了仪器性能的提高。目前,PET 探测器均采用多晶体组合成环状结构,再由单环组成多环,以获得较大的轴向视野及较高的空间分辨率。

1. 闪烁晶体 闪烁晶体是探测器的核心,早期的 PET 多采用 NaI(Tl)晶体,优点是能量分辨率高、成本低。随后研究发现 BGO 晶体密度大,探测效率高、稳定性好,得到广泛应用。近几年研究发现 LSO 和 GSO 等晶体的一些物理参数优于 BGO,在 PET/CT 制造中得到应用。闪烁晶体的研究一直是热点问题。然而,尚未获得十全十美的晶体材料,例如,氟化钡(BaF_2)晶体余辉时间极短(0.8ns),但发光波长为 200nm,在紫外光段;氟化铯(CsF)晶体余辉时间为 4ns,也较理想,但发光强度较弱等。另外,将两种闪烁晶体制成复合晶体,例如,将 LSO 与 NaI(Tl)复合后用于高能正电子显像和 140keV 的单光子显像;LSO 与 YSO 复合用于高能正电子显像。由于复合晶体成本高,尚处于实验阶段。

CZT 半导体探测器已经用于 SPECT,也是 PET 十分有前途的探测器。CZT 半导体探测器可显著提高系统的能量分辨率,可达到 6% 左右,具有闪烁晶体加光电倍增管探测器无可比拟的探测敏感性,在相同的放射性活度条件下,放射性计数率可增加数倍,空间分辨率也显著提高,保证了图像的质量。此外,还有时间投射电离室(time projection chamber,TPC)和液体氙探测器(liquid xenon,LXe detector)。这两种探测器具有很高的空间分辨率和时间分辨率,发光效率比 NaI(Tl)晶体高 1 倍。设计的全新定位模式保证了高分辨率和高敏感性。相信在不久的将来,这些新技术很快会应用于临床。

2. 光电倍增管 光电倍增管(PMT)通过光导与晶体相连,晶体产生的光信号经光电倍增管放大转换为电脉冲信号由计算机记录处理。光电倍增管内除光电阴极和阳极外,两极间还放置多个倍增电极。工作时相邻两倍增电极间均加有电压用来加速电子。光电阴极接受光子后产生光电子,在电场作用下射向第一级倍增电极,引起电子的二次发射,激发出更多的电子,然后在电场作用下飞向下一级倍增电极,又激发出更多的电子。经过如此逐级放大电子数不断倍增,阳极最后收集到的电子可增加 104～108 倍。

光电倍增管是探测器的重要组成部分,直接影响探测器的性能。特别是在 PET/MR 中使用的光电倍增管要求与 MRI 磁场相互无干扰。因此,研发了雪崩光电二极管(APD)及硅光电倍增管(SiPMT)等光电元件。传统的晶体加光电倍增管的探测器与 MRI 的兼容性较差,无法将 PET 与 MRI 同机整合,而 APD 与 MRI 兼容性好。

二、飞行时间技术

正电子药物在体内发生湮灭事件,产生一对方向相反的 γ 光子被两个探测器接收。一个湮灭事件必然发生在这两个探测器的连线上,该连线称为符合线。但无法确定湮灭事件在符合线上的具体位置。目前,采用的滤波反投影法和 OSEM 图像重建方法是通过三维投影间接推断体内湮灭事件发生的位置,也就是根据统计学原理,符合线相交的区域湮灭事件发生的概率高,是一种统计学意义上的概率分布重建。因此,无法完全消除湮灭事件发生位置直线分布的可能性,这些未确定位置的湮灭事件反映在图像上就是噪声,导致图像不清晰。

飞行时间(time of flight,TOF)技术是降低图像噪声的有效图像重建方法。TOF 技术是 PET 在探测到一对 γ 光子时,能精确探测出两个光子达到两个探测器的时间差,根据光子的飞行速度,精确计算出湮灭事件在符合线上的位置。也就是可以直接确定体内湮灭事件发生的位置,得到湮灭事件发生位置的直接分布图像,因此,获得的 PET 图像清晰,噪声低。

TOF 技术需要测量出光子的精确飞行时间,对 PET 系统的硬件提出了更高的要求。目前,最新的 PET 系统对光子飞行时间的测量精度,即时间分辨率为 580ps(580×10^{-12}s),反映在湮灭事件的定位上是 8.7cm 范围以内的定位精度。因此,可以完全消除 8.7cm 以外的图像噪声影响,实现局部重建。TOF 技术的应用降低图像噪声,提高图像信噪比,提高了图像的对比度,提高了系统的敏感性,缩短了扫描时间。

三、晶体深度效应校正技术

晶体深度效应(depth of interaction,DOI)是指当一对 γ 光子对以一定角度分别切入具有一定厚度的晶体时,相邻的一组晶体可分别在不同深度接受光子照射,但是,却以晶体表面的地址定位,这种现象称为 DOI。晶体的 DOI 造成的切向定位误差降低了空间分辨率。采用多层晶体结构设计,在不减少晶体总厚度的前提下,可降低 DOI 的影响。这是因为多层晶体结构增加了晶体层与层之间的界面,相对减少了晶体的厚度,达

到了对 DOI 的校正作用。

四、CT

PET/CT 是从具有复合探测功能的 SPECT 配置低档定位 CT 发展起来的,虽然定位 CT 扫描速度慢,图像质量不高,却为核医学影像提供了解剖结构背景,大大提高了定位的准确性,也为 PET/CT 的研发奠定了基础。2000 年,推出了配置 2 排螺旋 CT 的 PET/CT,实现了功能代谢影像与解剖形态影像的同机融合。采用 CT 数据代替棒源对 PET 图像进行衰减校正,缩短了 PET 检查时间,提升了设备的整体性能。随着 CT 技术的发展,PET/CT 配置的 CT 也由 2 排到 4 排、8 排、16 排、64 排、128 排,越来越高。高档 CT 的配置提高了图像融合精度和衰减校正精度,缩短了扫描时间。64 排及 128 排 CT 轴向覆盖大,图像分辨率高、各向同性,提高了 PET/CT 的整体性能,特别是在心血管疾病中的应用具有明显优势。

第七节　PET/MR

PET/CT 显示了融合图像的强大优势,也预示了医学影像的发展方向。MRI 与 CT 相比具有更好的软组织对比度及亚毫米的空间分辨率,对于脑、脊髓、头颈部、肝脏、乳腺、子宫等软组织病变的检出明显优于 CT;MRI 在提供高解剖分辨的基础上,还能提供一些功能信息,如水弥散成像、灌注成像及 MRS 等。因此,PET/MR 可能为临床提供更丰富的解剖及功能代谢等复合诊断信息。

PET/MR 中的 PET 和 MRI 有 3 种组合模式:一是将 PET(或 PET/CT)和 MRI 设置在不同房间,采用一套运送和支持系统将 2 个房间的设备连接起来以尽量减少患者在两次检查间的体位变化,检查图像通过软件进行融合。二是将 PET 和 MR 以同轴方式分开置于两边,中间设置一个可以旋转的共用扫描床,分别扫描 PET 和 MRI 后进行图像融合(图 11-18)。这样存在的问题是分步采集 PET 和 MRI 需要时间长,给临床和科研带来一些问题及不便。三是 PET/MR 一体机,也是真正意义上的 PET/MR。然而,PET/MR 一体机的研发需要设计一种既能在磁场中正常工作,又不影响 MR 成像,还要能承受射频场影响的 PET 探测模块。PET 探测器常规采用的 PMT,磁场能使电子偏离运动轨迹,导致 PMT 不能正常工作。

因此，解决 PET 和 MRI 的相互干扰是关键问题，MRI 强静态磁场、梯度场和射频场会影响 PET 性能。PET 电气部分引入的射频噪声、PET 材料插入导致的磁场不均匀、位于 PET 机架和电路板的传导结构内的梯度系统诱导涡电流产生，这些都会降低 MRI 图像质量。另外，PET/MR 一体机还要解决 PET 图像的衰减校正问题。PET/CT 的衰减校正数据可通过将 CT 透射扫描图像转换为 511keV 的衰减系数图获得，PET/MR 则无法提供这样的透射扫描数据。这是因为 PET/MR 中没有空间容纳一个发射源，而且一个旋转的含金属的发射源，无论是 X 线球管、棒状或点状都会与 MRI 磁场产生干扰。同时 MRI 是基于质子密度成像，不同于 CT 扫描是基于组织密度成像。因此，PET/MR 要求采用 MRI 扫描数据进行衰减校正的新方法。

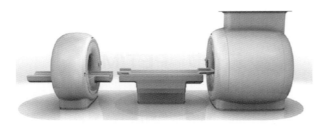

图 11-18　同轴分置式 PET/MR 图

为解决 PET 的探测问题，尝试了以下几种解决方案：一是使用 3～5m 长的光纤将磁场内闪烁晶体产生的光子传输到磁场外的 PMT 和电子学元件，以减少磁场的影响。缺点是较长的光纤导致 50%～75% 的光子丢失，降低了 PET 的性能。二是采用分裂磁体（split-magnet）低场强的 MRI 制造 PET/MR，将 PET 探测器置于场强几乎为 0 的磁体间隙内。缺点是低场强降低了 MRI 的性能。三是采用对磁场不敏感的雪崩光电二极管（avalanche photodiode，APD）代替 PMT。经检测在 9.4T 场强下，仍能保持 APD 的性能。APD 探头为 PET/MR 一体机的研制提供了可能。

目前，PET/MR 设计中的技术问题已基本得到解决。PET/MR 一体机是在 MRI 大孔径磁体和紧凑型 PET 探测器的基础上，PET 与 MRI 的同机和同中心复合设计。采用 APD 代替受磁场干扰的 PMT，节省了空间，也解决了强磁场对 PET 探测器的干扰。将 APD 探测器植入 MRI 磁体内，采用有效的屏蔽系统消除磁场对 PET 数据处理

链的干扰，使 PET 与 MRI 融于一体（图 11-19）。PET 是由内置于磁体腔内的 PET 探测器环系统和设置在磁体外部安全区域的电子学系统及连接两者的电缆组成。因此 MRI 磁体腔的直径越大，其所能容纳的内置 PET 探测器系统的有效内径也就越大。另外，一体化 PET/MR 要实现广泛的临床应用，必须突破传统 MRI 线圈的限制。常规 MRI 扫描会受到线圈及其扫描范围的限制，一次只能扫描一个部位，如果扫描多个部位，需要更换线圈和重新摆位；而常规 PET 显像多为全身扫描，两者难以相互匹配。MRI 的全景成像矩阵（total imaging matrix，TIM）技术，实现了全身 PET/MR 的图像采集。TIM 技术的特点是矩阵线圈概念，它允许在 32 个射频信道中最多组合 102 个线圈元件，通过加长的并行接收链来完成全身成像矩阵、自动病床移动、自动线圈开关控制以及在线技术，无须更换线圈及重新摆位，数据采集一次完成。TIM 技术解决了 PET/MR 的全身扫描问题。

西门子公司推出的 PET/MR（Biograph mMR）（图 11-20）是采用 LSO 晶体和 APD 构成与 MRI 兼容的 PET 探测器环，并将其置于直径为 70cm 的 Verio 3T 超导 MRI 的磁体腔内，最终获得具备 60cm 扫描孔径的一体化 PET/MR 系统，实现了 PET 系统与 MRI 系统的同机融合。

2012 年，美国 GE 公司又推出了带有飞行时间（time-of-flight，TOF）的 PET/MR 一体机。该仪器的探测器采用对磁场不敏感的固态光电转化器（solid state photomultiplier tubes，SSPM），这种新型全数字式固态阵列硅光电倍增管（silicon photomultipliers，SiPM）具有较强磁场抗干扰能力，探测器的敏感性、空间分辨率和图像对比度大幅度提高，扫描速度快。可以使患者的显像剂剂量大幅度降低。该仪器配置了高端的 3.0T 静音磁共振系统，将 PET 探测器植入到 MRI 的体线圈和梯度线圈之间，采用 MRI 信息对 PET 成像过程 γ 射线在组织中的衰减进行校正，真正实现 PET 与 MRI 一体化同时、同步采集 PET 和 MRI 信息，提高了影像质量和微小病变的检出率，同步采集信息尤其是对于神经功能研究具有重要价值（图 11-21）。

关于 PET/MR 一体机 PET 图像的衰减校正问题，由于 PET/MR 没有附带透射衰减校正源，对 PET 图像的衰减校正是通过 MRI 图像来实现的。采用 MRI 图像分割方法在脑部应用良好，但在其

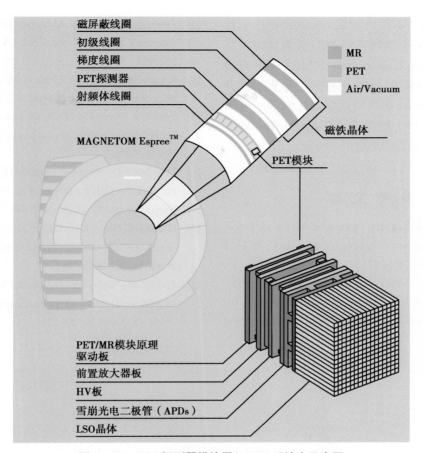

MR
PET
Air/Vacuum

磁屏蔽线圈
初级线圈
梯度线圈
PET探测器
射频体线圈

MAGNETOM Espree™

磁铁晶体

PET模块

PET/MR模块原理
驱动板
前置放大器板
HV板
雪崩光电二极管（APDs）
LSO晶体

图 11-19　PET 探测器模块置入 MRI 系统中示意图

他部位则不佳，主要是由于骨和空气在 MRI 表现相似，并且在 FOV 边缘存在伪影。因此，基于 MRI 衰减校正的分割算法难以得到精确的 PET 衰减校正图。如果将骨和空气区分开，对于体部 PET/MR 显像需要更复杂的方法。采用图集算法和机器学习算法相结合可以从获得的 MRI 图像估计 PET 衰减图，具体方法是将 MRI 和 CT 的容积对进行配准，获得 MRI-CT 数据对的数据库，对 PET/MR 扫描获得的 MRI 图像与 MRI-CT 数据对的数据库中的 MRI 图的每一像素进行比较，间接获得对应的 CT 图像，用以计算 PET 的衰减校正系数。因此，采用 MRI 数据进行衰减校正必须实现将 MRI 的像素值充分转化为恰当的 PET 衰减值，而且还要解决其他问题，如患者体积超过 MRI FOV 外所产生的截断效应等。

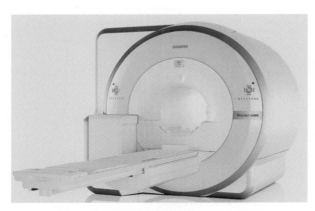

图 11-20　PET/MR 图（Biograph mMR）

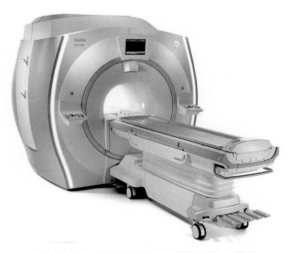

图 11-21　GE 公司 Signa PET/MR 一体机

PET/MR 尚处于起步阶段，难免会存在一些问题没有彻底解决，如 PET 与 MRI 探测器的相互影响，一方面 PET 探测器会影响 MRI 磁场的梯度和均匀性，另一方面 MRI 的磁场也会影响 PET 探测器的稳定；MRI 图像不是组织脏器的密度图像，采用 MRI 对 PET 图像进行衰减校正的准确性还需要进一步在实践中验证。

（王全师）

参 考 文 献

[1] Delbeke D，Coleman RE，Guiberteau MJ，et al. Procedure guidline for tumor imaging whith ^{18}F-FDG PET/CT 1.0. J Nucl Med，2006，47（5）：885-895.

[2] Boellaard R，O'Doherty MJ，Weber WA，et al. FDG PET and PET/CT：EANM procedure guidelines for tumour PET imaging：version 1.0. Eur J Nucl Med Mol Imaging，2010，37（1）：181-200.

[3] Townsend DW. Dual-Modality Imaging：Combining Anatomy and Function. J Nucl Med，2008，49（6）：938-955.

[4] Kipper MS，Tartar M. Clinical Atlas of PET. Philadelphia：SAUNDERS An Imprint of Elsevier，2004.

[5] Peter EV，Dominique Delbeke，Dale L B，et al. Positron emission tomography clinical practice. London：Springer-Verlag，2006.

[6] Lonsdale MN，Beyer T. Dual-modality PET/CT instrumentation—Today and tomorrow. European Journal of Radiology，2010，73（3）：452-460.

[7] Herzog H，Pietrzyk U，Shah NJ，et al. The current state，challenges and perspectives of MR-PET. NeuroImage，2010，49（3）：2072-2082.

[8] Pichler BJ，Wehrl HF，Judenhofer MS. Latest Advances in Molecular Imaging Instrumentation. J Nucl Med，2008，49（Suppl 2）：5S-23S.

第十二章

PET/MR 分子影像的应用与优势

正电子发射断层/磁共振成像仪（positron emission tomography/magnetic resonance，PET/MR）是当今世界上最先进、最昂贵、技术最复杂的多模态诊断仪器。尽管 PET/MR 的问世和应用没有像当年 PET/CT 那样引起轰动和迅速广泛推广应用，但是也将核医学多模态分子影像仪器的发展推向一个新的高度，不仅是因为它的价格高、投入大，更是因为其技术复杂、要求条件极高，不像当年 PET 与 CT 影像的融合那么容易被人们广泛接受。PET/MR 不仅是代谢功能影像与解剖影像的融合，更是分子影像与解剖影像和生理影像的融合，MRI 的多序列、多参数和不确定因素对于核医学医师乃至核医学学科都是一个巨大的挑战。

第一节　PET/MR 发展与回顾

PET/MR 和 PET/CT 就像一对孪生兄弟，不仅具有互补作用，也是医学影像发展的里程碑。这两种多模态影像设备的提出都是源于 20 世纪八九十年代，甚至提出构建 PET/MR 的设想比 PET/CT 还早，但是由于 PET/MR 的技术难度大，发展比较曲折。谈到 PET/MR 的发展，需要简单回顾 PET/CT 发展史，1995 年，Townsend 等在匹茨堡大学医学中心开始为期三年的研究，他们将一台 CTI 的 PET 与一台西门子的 CT 串联在一起，构建成 PET/CT 一体机，于 1998 年成功完成安装进入临床试用，实现了 PET 与 CT 图像的同机融合，1999 年在美国第 46 届核医学年会上发布其原型机；1998 年，GE 公司在 G.Muehllehner 等研究的基础上生产出配置单层螺旋 CT 的 PET/CT；2000 年美国食品和药品管理局批准了由西门子公司和 CTI 公司推出的商业化 PET/CT；2000 年 GE 公司在北美放射学年会上推出了 Discovery LS 系列、2002 年又推出 Discovery ST 系列 PET/CT 并应用于临床。2003 年飞利浦公司也推出了可

以分离的 PET/CT 一体机，并率先使用了飞行时间（time of flight，TOF）技术。探测器晶体也从早期的 NaI（碘化钠）、BGO（锗酸铋），发展到硅酸镥（LSO）、GSO（硅酸钆）、LYSO（硅酸钇镥），甚至半导体等多种晶体。近十多年来，GE、Siemens 和 Philips 三家有代表性的公司相继推出多系列高灵敏、高分辨率、不同晶体的 PET/CT 机型，并在同期进入中国市场。此外，以联影公司为代表的一批国内企业也先后推出多款 PET/CT 和 PET/MR 设备，其技术也到达了国际水平，并在临床上得到迅速推广和应用。

PET/MR 一体机概念的提出很早，但进入医疗市场却比 PET/CT 将近晚了 10 年。早在 20 世纪 80 年代，科学家们就提出将 PET 与 MRI 两种影像设备融为一体，但是受到技术因素的限制一直未能突破固有的技术障碍，尤其是 PET 和 MRI 两种探测器的互相干扰问题，其次是基于 MRI 的衰减校正问题等，为了克服这些技术上的难题，科学家们潜心研究十余年。

PET/MR 一体机的构造不同于 PET/CT，不是将两种设备串联在一起就可以工作，就能实现 1+1 大于 2 的作用。众所周知，MRI 仪器的高磁场对金属材料是绝不相容的，因此 PET 探测器的光电倍增管等元件会干扰 MRI 的工作，而 MRI 的高磁场也可能干扰 PET 的探测系统的稳定性。如何克服两种成像仪器的互相干扰问题是 PET/MR 一体机构造的最大技术难题。PET/MR 的发展从提出到一体机问世也是逐步完善的过程，第一台用于脑 PET 和 MRI 同时成像的原型机（Brain PET）由西门子公司生产并安装在德国 Tübingen 大学，该系统进行了为期三年临床应用评估（2008—2011），系统研究了 MRI 的解剖学潜力及各种可能的用途，包括血氧水平依赖性（blood oxygen level dependent，BOLD）成像、功能磁共振成像（fMRI）、弥散加权成像（DWI）、灌注加权成像（PWI）和扩散

张量成像（DTI）等。在这个系统中，PET 和 MRI 是通过将一台独立的 PET 和一台 MRI 系统连接在一起，通过一个共享的可移动检查床采集两台设备的大脑分子和遗传信息影像。该系统将两种高级装置结合在一起，即通过高分辨率研究型断层显像（high resolution research tomography，HRRT）和 7TMRI 来实现的。

随着技术的发展，运用 PET/MR 全身成像技术已变得更加可行和经济，Philips 公司将一个带有 GE MINI TF PET 的组件和 Achieva 3.0T X 系列 MRI 组件构建了一台混合成像系统。尽管这种装置结构不允许同时进行 PET 和 MR 成像，但可以自动叠加连续记录 PET 和 MRI 图像信息。该系统被安装在纽约（西奈山医疗中心）、日内瓦大学医院和德累斯顿（德累斯顿 - 罗森多夫研究中心）。此后，西门子公司开发了 Biograph mMR PET/MR 全身同步成像系统，第一次将 PET 与 MRI 整合于一体，首台设备于 2010 年 11 月在慕尼黑大学安装，随后又安装在德国的 Tübingen 和 Erlangen 大学以及波士顿的麻省总医院等，为 PET/MR 进入临床应用打下了基础。

二十多年来，PET/MR 的发展之路非常曲折，各个公司将 PET 和 MRI 结合的方式策略也各不相同，根据技术的成熟程度可以将 PET/MR 产品大致分为三代产品：

第一代产品是采用 PET 和 MRI 分体式，也是早期受技术限制而采取的过渡方案，将一台 PET 或 PET/CT 和一台 MRI 分别放置在相邻的两个房间里，通过转运床或机器手将患者分别送入 PET 和 MRI 仪器内进行两次显像，然后通过同一台采集和后处理工作站进行软件图像异机融合，甚至两台机器不在一个区域或在不同时间，利用不同的采集工作站进行两种模式显像，最后通过后处理工作站软件进行图像融合，这种串联式系统通过物理分隔设备而屏蔽各自的组件，避免互相干扰的问题。通常用 PET + MR 表示该类机型，GE 公司曾推出的 PET/CT + MR，飞利浦公司也有类似的 PET + MR 产品。

第二代产品为 PET/MR 一体机，该系统主要技术挑战是传统的 PET 扫描仪使用的光电倍增管探测器无法在强磁场内运行，而第二代设备基本上克服了两种仪器的互相干扰问题，使用不受磁场影响的雪崩光电二极管（ADP）为探测元件取代光电倍增管，将 PET 与 MRI 整合在一个探测环内，将 PET 探测器嵌入到磁体中，或者将 PET 探测器与磁体依次排列于同一个探测环中，患者一次通过分别进行两种模式信息采集，其结构类似于 PET/CT，可以达到同时采集，同机图像融合的目的，并应用 MRI 的信息对 PET 图像进行衰减校正。2010 年西门子公司率先推出了配置 3T 磁共振的 PET/MR 一体机，并获得注册应用于临床，2011 年在中国投入应用；但是初步的临床应用经验表明，该机型还不是一种最理想的组合，由于采用的是 ADP + LSO 的探测器构型，不具有 TOF 功能，实质上不能实现真正意义上的同步信息采集。

第三代产品是采用新型的硅光电倍增管（silicon photomultiplier，SiPM）全数字化固态阵列式光电转化器及 TOF 技术的 PET/MR 集成模式，将 PET 探测器集成在磁共振梯度线圈和射频体线圈之间。美国 GE 公司后来者居上，于 2014 年的北美放射学年会上推出一款更先进的 SiPM + TOF 技术和镥闪烁晶体（Lutetium based scintillator，LBS）的探测器，该 PET/MR 配备 3T 静音磁共振仪 SIGNA™ PET/MR，称为 TOF-PET/MR，其时间分辨率达到 400ps 以下，敏感性大于 21.0cps/kBq，轴向 FOV 达 25cm。该一体机的问世将 PET/MR 技术推向新的水平，真正实现了 PET 与 MRI 同机、同时和同步采集，第一批产品在苏黎世大学、瑞典 Uppsala 大学、斯坦福大学、UCSF 等安装投入使用，并于 2015 年进入中国市场。

第二节 PET/MR 的技术要求

目前市场提供的 PET/MR 机型中，PET 和 MRI 的结合方式有两类，即 PET 和 MRI 设备在一个或两个房间中的串联式系统，以及完全整合在一个机架内的 PET 和 MRI 一体机模式。串联式 PET/MR 装置系统优点是两个系统之间的干扰最小，技术上比较成熟，仅需将 PET 和 MRI 装置的组成做小的改变。而完全整合的 PET/MR 系统需要全新的结构设计和技术解决方案。然而，完全整合的系统可以实现真正的同步采集，大大减少了总采集时间和空间要求。要实现完全整合的 PET/MR 一体机，其核心技术包括：①数字化固体光电转换器（silicon photomultiplier，SiPM）的应用，也有采用 LSO + 雪崩二极管（APD）的探测器元件，总之需要避免 MRI 与 PET 元件的互相干扰，使其仪器性能受到影响；② TOF 技术的应用，而 TOF 技术的应用也依赖于 SiPM 探测器的应用；③基于 MRI 的 PET 图像衰减技术。

在早期 PET/MR 的整合技术中，是将 PMT（光电倍增管）放在磁共振磁体外面，避免受到磁场干扰，使用光纤与晶体相连，但是这种连接模式通常会降低 MRI 和 PET 的性能，直到以硅或锗为材料制成的对磁场不敏感的雪崩二极管（APD）、SiPM 的应用，其中硅光电倍增管是由一种新的 Geiger 模式的硅雪崩光电二极管阵列组成的固态光电探测器，可以替代传统的 PMT，为 PET 和 MRI 整合带来了可能性。

一、关键技术及特点

（一）同步扫描

PET/CT 是顺序扫描模式，其扫描时间由 PET 来决定，CT 在其中所占的时间间隔很短。在 PET/MR 显像中，由于 MRI 为多序列、多参数、多方位成像，扫描时间由 MRI 序列决定。PET/MR 一体机比分体式模式采集时间要快一倍，而且是同步扫描，可以实现基于 MRI 的 PET 运动校正、PET 部分容积伪影校正、基于 MRI 的衰减校正等。但分体模式 PET/MR 技术上比较简单，只需要做非常小的技术改动即可实现，且成本相对低，缺点是不能同步采集，两种模态的影像存在时间差。

能否实现真正的同机、同时和同步采集是衡量一台 PET/MR 一体机成熟程度的重要标志之一。在同一扫描床位，PET 和 MRI 的一个序列在同一瞬间完成扫描，为了保持两种显像为同步采集信息，两种扫描模式需采用步进式扫描。因此，需要 TOF 技术，以消除"热器官"征象和正电子穿透效应伪影。在图像后处理中，需将 PET 扫描数据与每一个序列的 MRI 信息一一对应。

（二）衰减校正

串联式和完全整合式的 PET/MR 系统的重要技术挑战是光子衰减校正问题，这对于保持独立于组织密度的放射性核素分布的正确影像是必要的。在 PET/CT 显像中利用 CT 密度影像对 PET 的射线进行衰减校正非常成熟，且比较可靠，但是 PET/MR 显像中需要采用 MRI 信息对 PET 成像过程中 γ 光子的衰减进行校正则比较复杂，因为 MRI 不能直接提供组织密度的信息，故不能作为组织衰减校正的参数。目前主要是采用组织学分类法和图谱配准法进行校正。通过 MRI 扫描获得组织的水、脂肪、软组织、气体和骨骼的信息

后，产生衰减系数图像（μ-map），然后根据组织的类型对 PET 图像进行校正，显然这种校正的方式其可靠性不如 CT 校正，并可能略微低估位于内部的感兴趣区或靠近骨骼的示踪剂摄取值。应该指出的是，基于图谱法的 PET/MR 中 PET 数据衰减校正所提出的校正技术仅适用于由患者产生的衰减，而不是由扫描仪设备部件引起的衰减，例如患者躺的床和大量的 MRI 线圈。为此，生成设备衰减图并将这些图存储在系统中，包括人体衰减图。另一种衰减校正方法是所谓的模板法，根据几次获取的透射扫描图像的均值产生一个衰减模板图。还有一种 PET 数据衰减校正方法是基于分割直接法，该法直接在每个患者的标准 T_1 依赖性 MRI 图像中常规完成，使用这些图像最困难的任务是区分骨组织和充气空间，因为这两种组织类型表现为相同的强度范围。

为了评估基于 MRI 衰减图对心脏 ^{18}F-FDG PET 行衰减校正（AC）的可行性。Vontobel 等对 23 例无明确心脏病史的患者，因肿瘤适应证应用 TOF 技术的 PET/CT 扫描仪进行全身 FDG PET/CT 显像，随后行全身 PET/MR 显像。重建 MRI 衰减校正 PET/MR（有或无 TOF）数据集，并半定量分段（20 节段模型）心肌示踪剂摄取（最大百分比），以使用 CT 衰减校正重建的 PET/CT 作比较和参考标准。结果发现，PET/CT 与 TOF-PET/MR 获得的局部摄取值之间具有良好的相关性（23 例患者 $n = 460$ 个节段，$r = 0.913$，$p < 0.0001$）。与 PET/CT 相比，有或无 TOF 的 PET/MR 稍微低估了示踪剂的摄取（分别为 -2.08% 和 -1.29%）。从基于 MRI 的衰减校正获得的心肌相对 FDG 摄取与基于标准 CT 衰减校正的结果具有高度可比性，表明两种 AC 技术可以互换。

（三）质量控制

在仪器的质量方面，PET/MR 与 PET/CT 也有明显不同，除了 PET 部分的常规质控外，还需要进行 MRI 部分的磁场均匀度校正、线圈均匀性校正、磁场和线圈线性校正、MRI 分辨率模型检测等。

二、PET/MR 的主要优缺点

PET/MR 多模态装置的创建也是基于目前 PET/CT 扫描中 CT 的优点，实现 PET 功能影像与解剖形态影像的互补。PET 具有皮摩尔级的敏感性和广谱的分子影像探针，结合 MRI 的无辐射、高软组织对比和多参数功能成像特点，可以获得

更多有价值的附加信息。

PETMR 的主要优点包括：①减少了患者的辐射剂量，因为 MR 显像本身没有电离辐射，因此，一次 ^{18}F-FDG PET/MR 显像患者受到的辐射剂量仅为 PET/CT 的 1/3 左右，对于儿童以及需要重复 PET 显像检查的患者尤为重要；② MRI 确保解剖和功能影像的高分辨率，与 CT 相比，提供更好的软组织对比和高分辨率、多样化的组织对比；③使用功能磁共振成像（fMRI）和磁共振波谱（MRS）可提供额外的信息，可能会提高诊断效率和定量评估 PET 显像的可能性，有助于患者治疗和了解肿瘤的生物学特点。

PET/MR 的缺点主要有以下几个方面：①与 CT 相比扫描时间明显延长，对于病情较重患者、神经系统疾病患者，难以配合检查；②对于有各种金属植入物、起搏器和异物的患者是禁忌证；③ MRI 影像比较复杂，除了形态学方面信息外，还有反映组织生理学的信息，不同序列、不同的显像方式图像差异较大，给影像分析、处理和判断带来困难；④应用 MRI 的信息对 PET 影像进行衰减校正的可靠性不如 CT，且还有待进一步研究；⑤与 PET/CT 相比成本显著提高。

三、PET/MR 效能及可靠性评价

（一）定量参数的评价

PET/CT 和 PET/MR 显像中，对病灶摄取显像剂水平进行半定量分析是临床最常用的定量手段，而 PET/MR 显像测定 SUV 值的准确性是人们普遍关注的问题。为了比较 ^{18}F-FDG PET/CT 和 PET/MR 测定 SUV 值的差异，富丽萍等对 150 例在同日先后接受 PET/CT 及 PET/MR 检查的患者进行了对比研究，分别测量 PET/CT 最大 SUV 值（SUV_{max-CT}）和 PET/MR 最大 SUV 值（SUV_{max-MR}）。结果发现，在 150 例患者中经病理证实的 152 个恶性和 12 个良性病灶，SUV_{max-CT} 与 SUV_{max-MR} 在良性（$r=0.909$）及恶性（$r=0.934$）病灶中均存在较好的相关性。良性病灶中，2 组 SUV_{max} 均值差为 0.1（95% 置信区间：$-3.1\sim3.3$），恶性病变均值差为 0.6（95% 置信区间：$-4.2\sim3.0$）。恶性病灶的 SUV_{max-MR} 高于对应 SUV_{max-CT}（分别为 8.42 ± 5.12 和 7.83 ± 4.73；$u=-3.47$，$p<0.01$）；良性病变 SUV_{max-MR} 略低于对应的 SUV_{max-CT}，但差异无统计学意义（$p>0.05$），说明 PET/MR 能提供可靠的、与 PET/CT 相似的定量诊断信息。

（二）病灶检测效能评价

^{18}F-FDG PET/MR 和 PET/CT 对于肿瘤病灶的检出能力各有优势，具有互补作用。徐白萱等比较了 PET/MR 与 PET/CT 在病灶检测性能的差异，分析比较了 277 例患者 PET/CT 及 PET/MR 的结果，其中阳性 220 例，病灶 353 个。与 PET/CT 结果相比，PET/MR 少发现了 6 个病灶，但多发现了 30 个病灶，两者的探测效率差异有统计学意义（$p<0.05$）。如果以病灶和患者计，两者的一致性分别为 89.8%（317/353）和 85.9%（189/220），提示 PET/MR 一体机可以为临床提供可靠信息，尤其是在躯干部位如腹、盆腔病变及软组织病变的检测方面优于 PET/CT，但 PET/CT 探测肺部病灶有优势。

第三节 PET/MR 临床应用及优势

PET 与 MRI 的组合及其应用已成为近年来研究的热点。初步经验证明，PET/MR 一体机多模态显像实现同步采集图像具有巨大应用潜力，其优点胜过单独使用两种显像模式。将 MRI 或 CT 形态学影像与 PET 分子影像的结合在肿瘤诊断、治疗前分期、治疗反应评估、复发监测以及其他领域，例如心脏病学、神经病学、精神病学中起着关键作用。

长期以来，为了改善核医学分子影像质量，一直试图将功能影像与形态学影像结合，20 世纪 80 年代末，第一台混合装置的应用，直到今天 SPECT 与 CT 结合和 PET 与 CT 的结合。在这两种多模态系统中其功能更强大，SPECT 和 PET 与 CT 解剖图像的融合，从而创建新的融合图像。随着 2001 年 PET/CT 扫描仪在临床上广泛应用，并很快证明这两种扫描模式融合为一个系统是有益的，因为可以确保同时获取解剖和功能影像。经过 10 余年的实践证明，PET/CT 多模态显像对肿瘤的诊断和治疗过程产生了重大影响，甚至有 50% 的病例治疗决策发生改变，其社会价值和经济价值是不言而喻的。

本节就 PET/MR 在几种主要疾病的应用作一介绍。

一、在肿瘤疾病的应用

在肿瘤学中，影像检查在早期诊断、分期、治疗反应和复发早期监测中起重要作用。已有证据

表明，^{18}F-FDG PET/CT 显像在许多肿瘤能准确进行 T 分期，例如在头颈部肿瘤、非小细胞肺癌和结肠癌。肿瘤局部浸润的评估主要基于形态学数据，这也是为什么说 PET/MR 扫描中 MRI 成分要优于 PET/CT 显像中 CT 的原因，特别是在乳腺、前列腺、头颈部、肝脏、肌肉、骨骼和脑部的肿瘤，MRI 影像具有较高的软组织对比度，因此其影像准确性也更高。PET/MR 在头颈部肿瘤局部分期方面也明显优于 PET/CT；在乳腺癌患者，MR 乳腺成像显示出较高的敏感性，但特异性相对较低，然而，^{18}F-FDG PET/CT 显像则更特异，但敏感性较低。如果将 PET 和 MRI 影像数据结合分析，其特异性可从 53% 提高到 97%，单独 ^{18}F-FDG PET 的假阴性率也从 26.7% 下降到 9%，而且 ^{18}F-FDG PET 与 MRI 影像的融合也有助于选择合适的活检病灶，尤其是在 MRI 有多个可疑乳腺病灶的妇女，取高代谢活性病灶活检可提高活检的阳性率和准确性。

（一）胃肠道恶性肿瘤

PET/CT 是胃肠道（GI）恶性肿瘤分期和随访公认的多模态显像技术，尤其是结直肠癌。近年 PET/MR 一体机也已用于临床，虽然不会取代 PET/CT 的规范使用，但可能有选择性地用于胃肠道恶性肿瘤的评价。由于 PET/MR 显像中 MRI 影像可提供弥散加权成像（DWI），其软组织对比度、解剖结构描述和提供功能信息要优于 PET/CT，对直肠癌 T 分期、随访以及在肝脏病变特征的显示方面具有明显的优势。PET/MR 的另外优势是通过 DWI 功能信息和使用肝脏特异性 MRI 造影剂显像用于全身和局部治疗后肝转移的随访。新的放射性示踪剂将改善 PET/MR 显像在肿瘤分期和随访中的效能，如果结合应用针对肝细胞癌和神经内分泌肿瘤的显像剂，则准确性将明显提高，包括应用 ^{11}C- 胆碱、^{11}C- 乙酸盐以及 ^{68}Ga- 奥曲肽等。在胆管癌、胆囊癌和胰腺癌的患者，PET/MR 显像也可选择性用于初步分期和随访评估。

结直肠癌正确分期对于治疗决策至关重要，关系到患者的预后，Catalano 等比较了 26 例同日接受了全身 PET/CT 和 PET/MR 的患者，比较两种显像对分期的一致性和正确性，发现 PET/MR 和 PET/CT 都正确者占 18/26（69%），PET/MR 和 PET/CT 都不正确占 1/26（3.8%），PET/MR 正确 PET/CT 不正确占 7/26（27%，$p=0.02$），表明 PET/

MR 分期的正确率（25/26，96.2%）显著高于 PET/CT（18/26，69.2%），提示对结直肠癌的分期 PET/MR 优于 PET/CT，PET/MR 能准确进行结直肠癌局部和远处分期。

MRI 是目前直肠癌局部分期常用手段，PET 也是评估结直肠癌的可选方法。事实上，先前的研究已经证实，使用肝细胞特异性造影剂的肝脏 MRI 在检测结直肠癌肝转移方面可提供高诊断性能影像。如果将提供解剖和代谢信息的全身 PET/MR 同机成像模式用于临床，探讨该多模态影像是否改善肿瘤疾病的诊断与分期的性能，与常规 CT、PET 或 MRI 成像单一模式比较能否提供有关疾病表型和生物学的附加信息，改善患者的预后，无疑是值得深入研究和期待的工作。

PET 影像可以提供病变代谢信息，而 MRI 也可提供肿瘤生理学信息，^{18}F-FDG PET 和扩散加权磁共振成像（DWI）两种常用的功能参数之间究竟有什么关系，是人们关注的课题。为了探索 PET/MR 一体机同时获得的 SUV 和表观扩散系数（ADC）之间的关系，Jeong 等分析了直肠癌病灶的 ADCs 与来自 PET/MR 的 SUV 之间的相关性，并与 PET/CT 进行比较。9 例经组织学证实的直肠腺癌患者依次行躯干 ^{18}F-FDG PET/CT 和局部 ^{18}F-FDG PET/MR 显像。使用最大摄取的 40% 为固定阈值来确定 PET 图像上的感兴趣肿瘤体积（VOI），自动计算 SUV$_{max}$、SUV$_{peak}$ 和 SUV$_{mean}$ 等。结果表明，应用 PET/MR 测得的病灶 SUV$_{max}$、SUV$_{peak}$ 和 SUV$_{mean}$ 分别为 12.35 ± 4.66、9.66 ± 3.15 和 7.41 ± 2.54，而直肠病灶的 ADC$_{mean}$ 值为 $1.02\times10^{-3}mm^2/s\pm0.08\times10^{-3}mm^2/s$，ADC$_{mean}$ 值与 SUV 值呈显著负相关（SUV$_{max}$，$\rho=-0.95$，$p<0.001$；SUV$_{peak}$，$\rho=-0.93$，$p<0.001$；SUV$_{mean}$，$\rho=-0.91$，$p=0.001$）。该 PET/MR 初步研究证明，在直肠癌患者，^{18}F-FDG PET 代谢活性与 DWI 的水扩散之间存在显著的负相关，说明两种功能参数均能反映病灶的功能活性，但是两者的生物学意义是否也相似还有待进一步阐明。

关于 PET/MR 在结直肠癌的作用也有不同的看法，认为与 PET/CT 影像相比，PET 和 MRI 影像的融合在结直肠癌患者并没有显示出优于 PET/CT 的地方。Kam 等对 23 例直肠癌患者进行了研究，发现在肿瘤 T 分期中，22 例 T$_2$、T$_3$ 肿瘤患者 MRI 分期正确为 14 例（63.6%）；在淋巴结评估中，PET/MR 融合的敏感性为 44%，特异性和阳性预测值为 100%，PET/MR 融合没有获得 MRI 加腹部 CT 和胸部 X 线片基础上额外的信息，提示 PET/MR 融合对直肠癌分期与常规影像相比几乎没有影响。当然，该研究的病例数比较少，还需要更多的临床数据进行验证。

（二）肝细胞癌

目前还没有见到有关 PET/MR 显像在评估肝细胞癌（hepatocellular carcinoma，HCC）的数据发表。PET/CT 对 HCC 评估的敏感性和准确性很大程度上取决于 ^{18}F-FDG 的特性，某些高分化的 HCC 不摄取 ^{18}F-FDG，表现为假阴性，而中低分化的 HCC 患者 ^{18}F-FDG 显像阳性率较高，特异性也较好。较小的肝癌病灶以及高分化 HCC 常常不表现为高代谢而漏诊，此外 CT 平扫在肝脏病灶的检出方面敏感性也不高，故传统的 ^{18}F-FDG PET/CT 对肝癌的评估并不占优势。如果结合新的正电子显像剂的应用，如 ^{11}C-乙酸盐和 ^{11}C-胆碱显像，则可显著提高 PET/CT 和 PET/MR 显像中 PET 的敏感性和准确性（图 12-1）。由于 PET/MR 显像对于发现较小或高分化肝癌病灶具有优势，可以预料 PET 和 MRI 影像的结合，特别是 fMRI 或 MRI 增强扫描与 PET 的结合将可获得比 PET/CT 更好的影像，尤其是结合 ^{11}C-胆碱、^{11}C-乙酸盐可以改善高分化 HCC 的诊断效率。Lanza 等人报告了 ^{11}C-胆碱 PET/CT 显像对 HCC 患者处理的影响，并将其纳到综合诊断成像和多学科团队（MDT）讨论，所有患者的肝脏 MDT 讨论都做了修订。对 ^{11}C-胆碱 PET/CT 怀疑或确诊的 HCC 病灶，或巴塞罗那临床肝癌分期为 A、B、C 进行分析。总共 73 例患者入组，42 例（57%）为新诊断的患者，而 31 例（43%）为疾病复发病例；7 例（10%）患者为巴塞罗那临床肝癌 0 期，31 例（42%）为 A 期，15 例（20%）为 B 期，18 例（25%）为 C 期。显像结果的确认以组织学或 MDT 共识为参考标准，最低随访时间为 6 个月。共有 8 例（10%）患者首先接受了化疗（索拉非尼），43 例（59%）接受手术，2 例（3%）接受手术或经动脉栓塞，5 例（7%）仅接受随访，1 例（1%）接受肝脏外照射治疗，7 例（10%）行肝脏立体定向放疗，6 例（8%）经动脉栓塞，1 例（1%）行肝移植治疗。经 ^{11}C-胆碱 PET/CT 和 MDT 讨论后，7 例患者的诊断发生改变，6 例患者治疗方案发生改变，9 例患者的诊断和治疗均改变。总体而言，本组病例基于该处置算法有 30% 的患者诊断或治疗发生改变。研究结果说

明，将 ^{11}C-胆碱 PET/CT 加入到 MDT 讨论，使得 1/3HCC 患者的诊断 / 治疗发生改变，这一新的诊断模式改善了 HCC 患者的管理（图 12-1）。

此外，使用新型造影剂的 MR 成像显示可提高 HCC 检测的敏感性，并可能成为未来实践中的替代成像方式。然而，从外科医生的角度来看，增强 CT 扫描可为肿瘤和相邻重要器官结构之间的解剖关系提供高分辨率相关信息，这对于规划复杂的外科手术至关重要，但是高质量的 MR 成像有可能替代或等同于传统的增强 CT 扫描。总之，不同的成像模式有其自身的局限性和优势，而多模态、多功能探针的应用对于提高诊断准确性具有重要的互补作用。

（三）原发性骨肿瘤和软组织肉瘤

MR 显像是骨与软组织肿瘤分期的有效方法，^{18}F-FDG PET/CT 显像对肿瘤的分期评估也具有较高准确性，而将 PET 信息与 MRI 影像融合将可以使获得许多附加信息，有助于指导临床选择合适的活检部位，提高活检成功率，对于精确规划手术和放疗计划也具有重要作用。

目前尚未见到应用 PET/MR 骨和软组织肿瘤的数据报道，但是 ^{18}F-FDG PET/CT 的应用也有一些研究，Salem 等回顾性分析了 28 例源于骨的 Ewing 肉瘤患者的 ^{18}F-FDG PET/CT，评估其化疗前后 SUV_{max} 是否可以作为唯一的生存指标。平均化疗前 SUV_{max} 为 10.74（SUV1），诱导化疗后为 4.11（SUV2），结果表明，较高的 SUV1（HR = 1.05，95% 置信区间：1.0～1.1，$p = 0.01$）和 SUV2（HR = 1.2，95% 置信区间：1.0～1.4，$p = 0.01$）患者伴有较差的总生存期（OS），SUV1 的截断值（cut off point）为 11.6，SUV1 高于 11.6 患者其 OS（HR = 5.71，95% 置信区间：1.85～17.61，$p = 0.003$）和无进展生存期（PFS）（HR = 3.16，95% 置信区间：1.13～8.79，$p = 0.03$，$p < 0.05$）有显著差异。该结果证明 ^{18}F-FDG PET/CT 可作为骨 Ewing 肉瘤生存的预后指标。由于 MRI 对骨与软组织的分辨率较高，其 PET/MR 的准确性和价值无疑优于 PET/CT。

（四）前列腺癌

PET/MR 在前列腺癌的应用价值因 MRI 影像分辨率的提高而超过 PET/CT，对于长期 PSA 值增高而活检结果为阴性的患者，PET/MR 显像能够更精确地指定活检部位。Eiber 等的结果表明，PET/MR 在前列腺癌患者的应用价值在于再分期方面，PET/MR 一体机全身 ^{11}C-胆碱（^{11}C-choline）

显像具有较高的软组织对比度和提供多参数影像，明显优于 ^{11}C- 胆碱 PET/CT，特别是在探测局部复发和骨转移方面。作者报道 94 例复发性前列腺癌患者接受了单次 ^{11}C- 胆碱注射行 PET/CT 增强扫描和 PET/MR 双重显像，由两个阅片组（组 1 和组 2）分别读取影像数据，用 5 点量表评估局部复发、淋巴结和骨转移情况，使用 ROC 分析比较 PET/CT 与 PET/MR 的诊断效能。最终有 75 例患

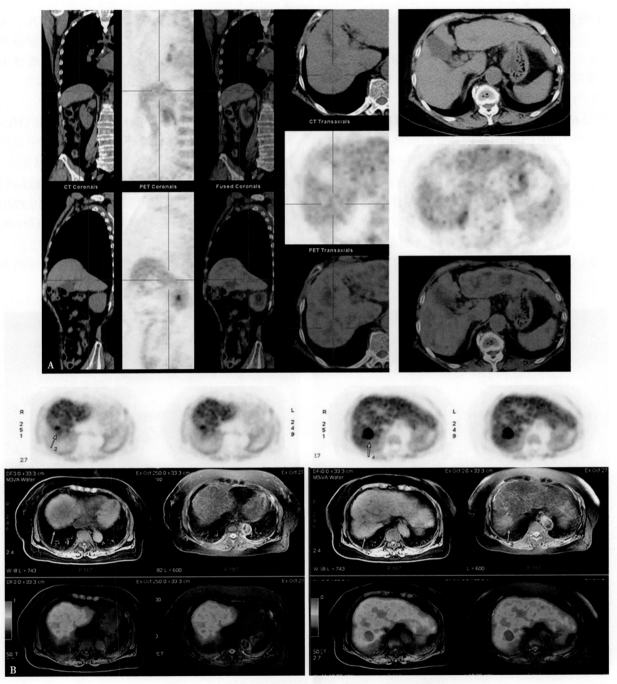

图 12-1　一例肝细胞癌患者 PET/CT 和 PET/MR 显像

女，65 岁，因肝脏占位行 ^{18}F-FDG PET/CT 显像。A、B. 示肝右叶体积缩小，肝硬化，肝右后叶见稍低密度结节，^{18}F-FDG 摄取无异常增高（A）。隔日后行 ^{11}C- 胆碱 PET/MR 显像，见肝实质信号不均，呈多结节状改变，肝右叶后段见直径 3.1cm 类圆形边界模糊等 T_1 稍长 T_2 信号，弥散受限，^{11}C- 胆碱显像早期及常规显像见病灶呈分布异常浓聚，SUV_{max} 分别为 12.2 和 16.0；肝右叶后上段见小片状稍短 T_1 等 T_2 信号，未见明显弥散受限，早期及常规显像胆碱代谢增高（B）；考虑肝癌可能性大

者合格入选图像分析。总共 188 个区域（regions）被认为是阳性：包括 37 例患者局部复发，87 个有淋巴结转移区域，64 个有骨转移区域，两个阅片组之间 PET/MR 平均检出率为 84.7%，而 PET/CT 为 77.3%（$p > 0.05$）。在第一组 PET/MR 比 PET/CT 能发现更多的局部复发，但是在两个组 PET/CT 确定的淋巴结和骨转移明显多于 PET/MR，然而，在 PSA 值≤2ng/ml 的亚组患者没有这种差异。几乎所有类别患者不同显像模态间和阅片者间为中等度的一致性（$K > 0.6$）。与 PET/CT 相比，PET/MR 的患者平均辐射暴露的减少率为 79.7%（范围 72.6%～86.2%），与 PET/MR（50.4 分钟±7.9 分钟）相比，PET/CT 的平均显像时间显著缩短（18.4 分钟±0.7 分钟）。本研究结果得出结论：^{11}C-胆碱 PET/MR 是前列腺癌复发生化再分期的一种强大的成像模式，不同阅片者之间图像解释的一致性好。与 PET/CT 相比，对局部复发的检测能提供更高的诊断价值，且具有辐射剂量低的优势。在 PSA 值 > 2ng/ml 的患者，PET/MR 的缺点是显著延长了显像时间，并且在检测骨和淋巴结转移方面略有不足。因此，我们建议对于低 PSA 值（≤2ng/ml）的患者使用 ^{11}C-胆碱 PET/MR 较好，而 PSA 值高的患者则优先使用 PET/CT。

近几年，^{68}Ga-前列腺特异性膜抗原（prostate-specific membrane antigen，^{68}Ga-PSMA）PET/CT 显像引起广泛关注，其准确性优于 ^{18}F-FDG，而应用 ^{68}Ga-PSMA PET/MR 显像，对于前列腺癌及其转移灶的评价优于 PET/CT 显像，尤其是对于 PSA 浓度较低的患者仍然呈阳性（图 12-2）。

（五）淋巴瘤

目前 ^{18}F-FDG PET/CT 在霍奇金淋巴瘤（HL）和非霍奇金淋巴瘤（NHL）分期与疗效评估中已得到临床的认同和广泛应用，且有大量的文献发表，其准确性较高，尤其是早期疗效评估和残留监测方面。而 PET/MR 显像可以替代年轻患者，特别是儿童的 PET/CT 显像，以减少接触电离辐射；然而，目前这方面的资料还很少。

^{18}F-FDG PET/CT 在评估各种类型癌症的 N

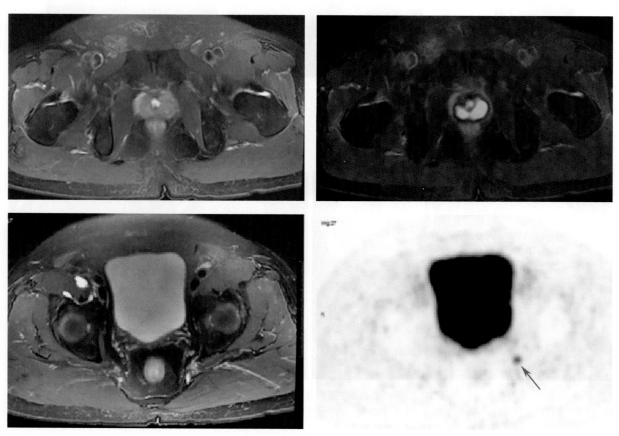

图 12-2　前列腺癌患者 ^{68}Ga-PSMA PET/MR 显像

男，70 岁，前列腺环切术后，PSA 偏高（8 ng/ml）。^{68}Ga-PSMA PET/MR 显像提示前列腺中央区显像剂异常浓聚，提示中央区前列腺癌累及盆腔两侧小淋巴结，其中盆腔左侧 2 枚小淋巴结浓聚，考虑转移

分期方面比单独的 CT 更准确。在 ^{18}F-FDG PET/CT 显像可以获得 CT 以外有关淋巴结代谢活性的额外信息，因为单独的淋巴结大小并不能确定其良恶性，较小的淋巴结（<1cm）也并不总是良性，而肿大的淋巴结并不代表是恶性。因此，预计 PET/MR 显像，尤其是结合 fMRI 对于判断淋巴结良恶性的准确性将与 PET/CT 相似甚至更好。

PET/MR 在淋巴瘤的评估方面，Afaq 等分析了 66 例 HL 或 NHL 患者 68 次全身 PET/MR 和 PET/CT 检查。PET/CT 和 PET/MR 共确定了 95 个淋巴结和 8 个结外病灶，此外，PET/MR 还发现了 3 个淋巴结和 1 个结外病灶。在阳性病灶的检出方面，两名阅片者对 PET/MR 的解读一致性非常好，对 PET/CT 和 PET/MR 解读之间的一致性也几乎完美（$k > 0.978$）。PET/CT 与 PET/MR 不同模态间在分期和病情估计方面的一致性也近乎完美（$k = 0.979 \sim 1.000$）。两种多模态显像测定的 SUV_{max} 有显著相关（$r = 0.842$，$p < 0.001$）。但所有病例弥散加权影像并没有改变病灶检出和临床决策。ADC_{mean} 与 SUV_{max} 之间存在负相关（$r = -0.642$，$p < 0.001$），表明 PET/MR 与 PET/CT 对淋巴瘤都是可靠的选择，弥散加权没有改变诊断准确性，但 PET/MR 辐射剂量低，将成为淋巴瘤常规的影像检查。

（六）胰腺癌

胰腺癌患者 PET/MR 显像与 PET/CT 比较具有同等价值，但是提供病灶的对比度和与周围组织的关系等优于 PET/CT，图 12-3 为一例华中科技大学同济医学院附属协和医院接诊病例的 PET/MR 和 PET/CT 影像。Joo 等比较了 PET/MR 和 PET/CT 的临床诊断效能。在 37 例胰腺肿瘤患者，39 个胰腺肿瘤病灶接受了 PET/CT 加对比增强和 PET/MR 检查。结果表明，在 PET/MR 和 PET/CT 影像上胰腺肿瘤病灶的 SUV_{mean} 和 SUV_{max} 之间有很好相关性（$r = 0.897$ 和 0.890，$p < 0.01$），PET/MR 影像在肿瘤可切除估计方面的诊断性能与 PET/CT + 对比增强没有显著差异。在肿瘤的分期方面两种显像的准确性有一定差异，PET/MR 和 PET/CT 对胰腺癌的 N 分期准确性分别为 54%（7/13）和 31%（4/13），M 分期准确性分别为 94%（16/17）和 88%（15/17），提示 ^{18}F-FDG PET/MR 在胰腺癌患者术前评价肿瘤可切除性和分期方面的诊断性能与 PET/CT + 对比增强多排 CT 基本相似。

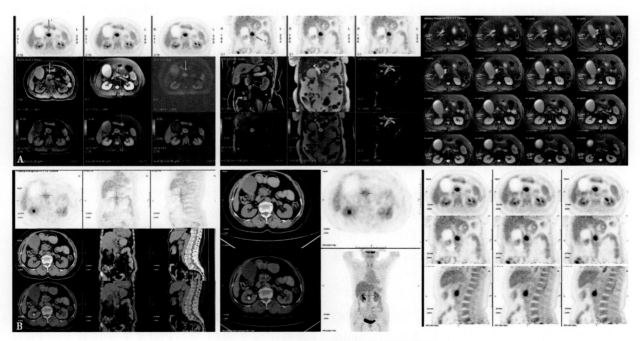

图 12-3　一例胰腺癌患者 PET/MR 显像

女，61 岁，全身皮肤、巩膜黄疸 20 余天就诊。A、B. CT 发现胰头占位伴肝内胆管、胰管扩张。注射 ^{18}F-FDG 后 120 分钟行 PET/MR 显像（A）示胰头见直径 1.8cm 稍长 T_1、T_2 信号结节，弥散受限，代谢异常增高，胆管、胰管扩张，腹膜后淋巴结肿大，代谢增高，考虑为胰头恶性肿瘤伴淋巴结转移。B 为注射显像剂后 60 分钟的 PET/CT 显像

（七）不明原发癌（CUP）的诊断

为了探讨 PET/MR 在不明原发癌（carcinoma of unknown primary，CUP）诊断中的价值，Ruhlmann 等对 20 例 CUP 患者进行了分析，并与 PET/CT 进行比较。结果发现，在原发灶的诊断方面，20 例患者有 11 例 PET/CT 和 PET/MR 都能正确确定原发肿瘤，而对转移灶 PET/CT 发现了 38 个转移灶，PET/MR 发现 37 个转移灶（1 个肺转移灶＜5mm 未能发现），其阳性病灶 PET/MR 平均 SUV_{max} 为 7.9±4.2，PET/CT 为 7.2±3.5，$r=0.927$，两者有很好相关性，PET/MR 评价颈部病灶最佳，而 PET/CT 评价肺部病灶最佳。在诊断可信度方面 PET/CT 和 PET/MR 都有较高可信度（2.7±0.5），在 CUP 患者两种显像方法对原发癌和转移灶的诊断均具有同等价值，但各自有优缺点，PET/CT 费用低，但是辐射剂量相对高；PET/MR 辐射剂量低，但检查费用高。

PET/MR 在临床实践中早期的应用就是在头颈癌显像，因为在头部和颈部肿瘤的断层显像中，形态学成像模式 CT 和 MRI 被认为是类似的有效工具。^{18}F-FDG PET 的加入相信可以提高两种类似显像模式的准确性。然而，在头颈部肿瘤影像学中有一些具体的情况，MRI 被认为可提供超过 CT 的信息，包括肿瘤的神经周围侵犯和重要的解剖标志如椎前筋膜和大血管壁的浸润。这种情况下 PET/MR 一体机可比 PET/CT 或分开采集 PET/CT 和 MRI 提供更高的诊断确定性。MRI 的另一个优点是可以使用几种功能技术，其中一些功能可能改善 PET/MR 在头颈部肿瘤显像的性能，其他一些功能技术实际上可能有助于证实 PET 所见。

（八）转移性肿瘤

某些研究比较了全身 PET/CT 和 MR 显像在评估远处转移的作用，对于解剖学不同的区域其结果也不同，PET/CT 显像更适合评估肺部转移，而 MRI 则更适合肝脏、骨骼、骨髓和脑部转移病灶。PET 与 MRI 影像的组合在评估这些器官中的转移病灶，特别是肝脏微小病灶的检测和骨髓浸润的患者可能具有显著的优势。

（九）肺癌

在 NSCLC 胸部分期与治疗决策方面，^{18}F-FDG PET/MR 与 PET/CT 的价值相当。Schaarschmidt 等回顾性分析接受两种显像的 77 例 NSCLC 患者，胸部 PET/MR 和 PET/CT 分期的差异为 35%（27/77），其中 T 分期差异为 18%（$n=14$），N 分期差异为 23%（$n=18$），M 分期差异为 1%（$n=1$），有 8%（$n=6$）的患者改变了治疗决策。尽管胸部 ^{18}F-FDG PET/CT 和 PET/MR 在 TNM 分期方面有变异，但是两种模式对 NSCLC 患者的治疗决策是相当的。通常 CT 对肺小结节特别是磨玻璃样结节诊断的敏感性和特异性优于 MRI，但 MRI 对于观察肺血管和支气管形态方面优于 CT 影像。因此，在 NSCLC 的临床分期上，^{18}F-FDG PET/MR 被认为可能替代 PET/CT。

（十）乳腺癌

Melsaether 等比较了 ^{18}F-FDG PET/MR 与 PET/CT 对乳腺癌病灶及远处转移灶的探测与患者辐射剂量，结果表明两个系统均有较高的敏感性和特异性，图像质量也相当。但是在乳腺癌患者 PET/MR 显像对肝脏和骨转移病灶的敏感性较高，尤其是对肝脏小病灶探测，而 PET/CT 对肺转移的敏感性较好，PET/MR 的辐射剂量仅为 PET/CT 的一半，因此总体来讲 PET/MR 应用具有一定优势。

（十一）神经胶质瘤术后残留与复发监测

在脑肿瘤 PET 成像中，根据肿瘤分级不同其代谢特征也不一样，在 ^{18}F-FDG 显像，Ⅰ、Ⅱ级胶质瘤一般无代谢异常增高，而Ⅲ、Ⅳ级多表现为高代谢（图 12-4A）。由于星形胶质细胞氨基酸代谢较高，而正常脑皮质摄取较低，靶与非靶比值高，对脑肿瘤的诊断和残留与复发的评估优于 ^{18}F-FDG。目前两种较特异的放射性药物，^{18}F-FET（氟乙基酪氨酸）和 ^{11}C-MET（甲硫氨酸）可用于恶性和良性疾病的鉴别以及脑肿瘤术后残留与复发监测（图 12-4B）。将 ^{11}C-MET PET 特异性影像与 fMRI 高分辨率形态与功能影像结合对于脑肿瘤的诊断、术后残留与复发的判断、放疗边界勾画与计划将提供重要的依据，尤其是 MRI 还可以提供病灶血流灌注、波谱等多种生理信息，有助于鉴别脑肿瘤术后或治疗后残留与复发，其价值明显优于 PET/CT 获得的信息（图 12-5）。

对脑肿瘤治疗决策的影响方面，PET/MR 可以提供更多有价值的信息。Catalano 等回顾性分析了 134 例同日接受 ^{18}F-FDG PET/CT 和 PET/MR 的非中枢神经系统原发的恶性肿瘤患者，134 例患者中仅 2 例（1.5%）PET/CT 发现异常而 PET/MR 未发现而改变了临床处理；但是 134 例中有 24 例患者（17.9%）PET/MR 的结果改变了临床处理，而 PET/CT 没有发现；PET/MR 影像的发现影响临床处理的比例明显高于 PET/CT 的发现（$p<0.001$）。表明单独 PET/MR 显像对临床处理的贡献大于单独 PET/CT，PET/MR 影像常常能提供 PET/CT 不能获得、影响患者处理决策的信息。

（十二）肿瘤治疗疗效评估

在各种恶性肿瘤患者，治疗反应的评估大多是根据使用相应的国际标准，例如 RECIST 标准、WHO 标准等。但已有资料表明，这些基于肿瘤形态学变化的标准评估肿瘤治疗反应有一定的局限性，因为肿瘤实施放化疗后其形态学变化可能需要 4～6 周以上时间，且易受放疗后炎症的干扰难以判断疗效。而近几年来，有关 PET/CT 早期评估肿瘤治疗反应的研究较多，也相继发布了部分肿瘤 PET 疗效评估的标准，如 PERCIST 标

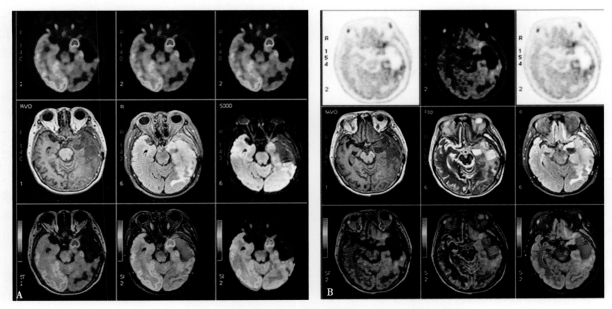

图 12-4　^{11}C-MET PET/MR 显像监测脑肿瘤术后残留与复发

女，64 岁，左颞叶胶质母细胞瘤（WHO Ⅳ 级）术后 8 个月余，质子碳离子放射治疗及同步化疗后半年余。A、B. PET/MR 显像左侧颞叶、海马邻近术区边缘、左侧岛叶、左侧基底节区异常信号影，上述部位灌注较对侧显著增高，MRS 胆碱峰显著增高，葡萄糖（A）及甲硫氨酸代谢（B）局限异常增高，考虑为恶性病变残留/复发。余左侧额顶颞叶大片水肿，灌注较对侧减低，葡萄糖代谢较对侧减低，甲硫氨酸代谢未见异常，考虑为水肿继发性改变

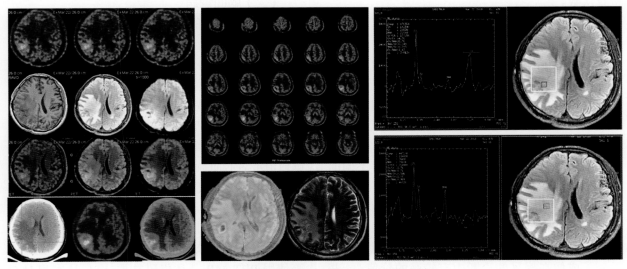

图 12-5　脑胶质瘤术后 PET/MR 多参数显像

男，53 岁，右顶枕叶胶质母细胞瘤（WHO Ⅳ 级）术后近 1 年，放化疗后半年余。MRI 示右顶叶结节状混杂信号影，甲硫氨酸代谢局限增高，病变中心为著，MRI 灌注增高，波谱分析胆碱峰显著增高，右顶枕颞叶片状水肿，提示残留/复发

准。在实体瘤和淋巴瘤患者,PET/CT 显像的应用促进了治疗反应评估的发展,不仅根据治疗前后病变大小变化,还结合代谢水平的变化评估疗效。Lambrecht 等临床研究表明,DWI 也可用于治疗反应评估,对于晚期结直肠癌术后患者,放化疗前后 DWI 的变化比单纯的肿瘤体积测量更准确,特别是 fMRI 的 PET/MR 显像明显改善了治疗效果的评估,并可进行早期复发监测。在头颈部肿瘤治疗反应评估中,由于 PET 显像具有较高的阴性预测值,MRI 具有高敏感性,而 PET/MR 多模态影像的结合,优势互补将发挥极好的预测价值。在其他类型的恶性肿瘤中,PET/MR 显像在评估治疗反应或复发方面的潜力还需要进一步研究。

(十三)儿科肿瘤

由于考虑到辐射问题,全身 PET/MR 多模态显像被公认是儿科肿瘤重要的应用。初步的研究已显示出 PET/MR 在儿科肿瘤临床应用的可行性以及与 PET/CT 相比可能的优势。PET/MR 显像除了大约可以降低 50%~75% 的辐射剂量之外,全身 PET/MR 多模态显像可提供病理生理过程的多参数特征的诊断优势,并有助于减少必要的显像研究数量。然而,迄今为止只有很少的关于儿科 PET/MR 研究数据报道。为了充分理解这一新显像方法的临床效能,还需要进一步深入临床研究,包括儿科肿瘤 PET/MR 显像的适应证等。可以预料,PET/MR 多模态显像将是小儿肿瘤学领域一种很有前景的成像方式,可以大大降低儿科患者的诊断性辐射照射剂量,减少必要的影像学检查次数。

二、神经科学领域的应用

与全身成像相反,PET/MR 脑成像明显更容易,因为在扫描过程中被检查的器官(大脑)可以在一个床位完成显像,从而缩短扫描时间导致数据量减少。PET/MR 脑显像通常由使用或不用造影剂、MR 血管造影、DWI、灌注加权成像(DPI)、MR 波谱(MRS)和扩散张量成像(DTI)等不同的MRI 序列的 T_1 和 T_2 依赖图像组成。MRI 扫描对于大多数神经系统疾病的评估是必不可少的,而且 PET 扫描在许多临床情况下又可提供补充信息,因此 PET 与 MRI 的组合具有重要的意义。由于分子成像在痴呆的诊断中有较高的价值,一些新的 PET 显像剂的应用已被纳入神经退行性疾病评估指南;PET 显像也为脑肿瘤、癫痫和脑卒中

患者提供补充信息,两种成像技术的结合,将成为可以提供中枢神经系统病理学附加信息的合理解决方案。

(一)认知障碍疾病

在成年认知障碍患者使用 PET/MR 脑 β- 淀粉样蛋白沉积物显像可以区分诸如阿尔茨海默病(AD)、路易体痴呆、帕金森病过程中的痴呆之类的情况,目前最常用的显像剂有 ^{11}C 标记的匹兹堡复合物 B(^{11}C-Pittsburgh compound B,^{11}C-PIB)。在认知障碍病因诊断中,^{11}C-PIB 显像阳性提示AD 的可能性大(图 12-6),而阴性结果表明淀粉样蛋白斑块沉积很少,其发生 AD 的概率很低。

在脑神经受体显像中,多巴胺受体和多巴胺转运体 PET/MR 显像具有较高的诊断和鉴别诊断价值,目前应用的显像剂也比较多,常用的有多巴胺能神经递质显像剂 ^{18}F-DOPA、^{11}C-NMSP 和突触前膜多巴胺转运体显像剂 ^{11}C 或 ^{18}F-FP-CIT、^{11}C-CFT、^{99m}Tc-TRODAT-1 等,这些新的神经受体显像剂结合 MRI,对于认知功能障碍疾病以及神经退行性疾病的诊断与鉴别诊断是非常理想的组合,图 12-7 为一例帕金森病患者的 ^{11}C-CFT 显像,双侧基底神经节分布稀疏。Kwon 等在 15 例疑为 PD 的患者比较了 ^{18}F-FP-CIT PET/MR 与 PET/CT 对脑 DAT 功能的评价。所有患者都显示相对于腹侧壳核(VP)保留而言,后壳核(PP)DAT 结合明显减低,PET/MR 和 PET/CT 两种模式测定的双侧纹状体区域结合率(BR)有较好一致性,但是 MRI 比 CT 提供了更多脑病变的解剖学变化信息。

(二)脑血管病

MRI 还可评估急性脑卒中的原因是血管破裂还是血管阻塞,以及缺血性病变的大小、部位甚至可逆性。此外,MRI 扫描有助于选择缺血性脑卒中患者,缺血事件发生后 4.5 小时内将从溶栓治疗中受益的患者。近些年来,脑血流量(CBF)可逆性减低的临界值确定已从最初的 ^{15}O PET 成像转向 MR 成像,^{15}O PET 脑血流显像虽然准确性好,被认为是脑血流或者心肌血流绝对定量测定的"金标准",但是 ^{15}O 的半衰期仅 2 分钟,使用条件要求高难以临床推广,而近年发展起来的 MR 显像评估脑灌注发展非常快,应用动脉自旋标记(arterial spin labeling,ASL)技术可以获得局部脑血流量情况。Zhang 等使用 PET/MR 一体机磁共振 ASL 技术和 H_2O PET 同时测量并评估了 10 名健康受试者的脑灌注 [^{15}O],结果显示,与 PET 相比 ASL 法显示出中度

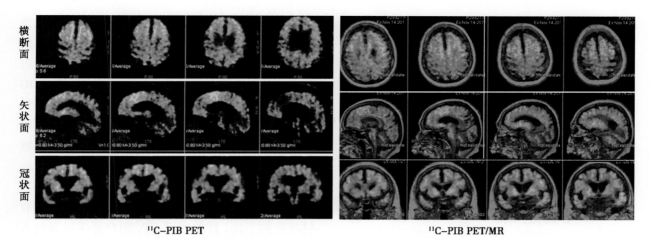

横断面
矢状面
冠状面

¹¹C–PIB PET　　　　　　　　　　　　　　　　¹¹C–PIB PET/MR

图 12-6　AD 患者 ¹¹C-PIB 显像，见大脑皮质明显的淀粉蛋白沉积，符合 AD 表现

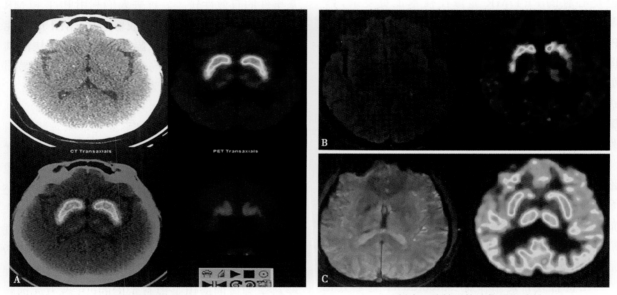

多巴胺转运体功能正常　　　　　　　　　　　　双侧多巴胺转运体功能明显减低

图 12-7　¹¹C-CFT 多巴胺转运体 PET/CT 与 PET/MR 显像

A. 正常人 ¹¹C-CFT 多巴胺转运体（DAT）PET/CT 显像；B、C. PD 患者 PET/MR 影像，可见双侧基底神经节分布稀疏，提示多巴胺转运体功能明显受损，MR 影像未见明显异常信号（B）；¹⁸F-FDG PET/MR 显像基底节葡萄糖代谢大致正常（C）

的高估了 CBF，两种方法测定的全脑 CBF 分别为 43.3ml/（100 g·min）±6.1ml/（100g·min）（PET）和 51.9ml/（100 g·min）±7.1 ml/（100g·min）（ASL），灰质 / 白质 CBF 比值分别为 3.0（PET）和 3.4（ASL），两者之间均具有很好相关性。提示 PET/MR 一体机可以用不同的方法同时测定 CBF，避免不同时间测定带来的生理和功能变化差异。尽管目前还没有关于脑卒中诊断的 PET/MR 研究报告，但似乎 PET/MR 融合将是检查脑卒中患者的理想工具，结合弥散加权 MR 成像（DWI）和定量 CBF 是评估脑卒中的重要参数。

（三）癫痫定位

为了在术前确定致癫痫病灶，MR 成像是首选。然而，在大约 20% 的颞叶癫痫（TLE）患者 MRI 无诊断价值，或者 MRI 和 EEG 结果不一致。在这种情况下，应该使用另外的非侵入性检查方法来评估不正确的脑功能结果，例如脑磁图（MEG）、SPECT 和 PET。使用 ¹⁸F-FDG PET 显像在发作间期显示癫痫灶为代谢减低，是颞叶癫痫计划治疗前的首选成像方法。MRI 与 ¹⁸F-FDG PET 显像结合在术前评估癫痫灶已经得到人们的普遍认同和应用。

（四）脑功能研究

在复杂的大脑活动显像方面，PET 和 MRI 同步显像也是非常有益的，可以多尺度快速监测大脑的信号波动。PET/MR 一体功能同时、同步评估有关认知过程的各种神经化学和功能参数，例如观察尼古丁受体和平行的 BOLD 功能磁共振成像评估血氧水平依赖 MRI 信号强度。PET/MR 对于神经科学研究，特别是思维、行为科学和不同刺激反应研究将具有重要意义。

三、心血管疾病

PET/MR 融合显像不仅用于肿瘤和神经影像系统疾病评价，对心脏显像的应用也有很高价值，但是心脏的 PET/MR 显像在技术上更复杂，涉及衰减校正、门控技术和更复杂的工作流程，与 PET/CT 显像或独立 MR 成像相比要求更精细的图像分析。PET/MR 成像可用于心肌炎性疾病（例如结节病）的评估，也可对 PET 与 MR 显像数据进行交叉验证（例如心肌灌注成像），以及帮助验证各种疾病状态的新型生物标志物，例如心肌梗死后炎症等。

同时采集 PET/MR 成像将心脏 MR 成像的解剖优势与 PET 和 MR 成像的定量优势能力相结合，不仅具有评估心脏肿瘤的潜力，而且能够评估心肌缺血、梗死以及心脏结节病等心肌病的功能和特征性改变，PET 代谢显像还可评估心肌存活，指导缺血性心肌疾病的治疗。

心源性死亡是结节病（sarcoidosis）患者死亡的主要原因，因为心脏受累往往未被发现。心血管磁共振成像（CMRI）和 ^{18}F-FDG PET 已用于心脏结节病的诊断，但还未见两种技术的同时应用。为了研究心脏 PET/MR 同步成像诊断和预后效用，Wicks 等对 51 例疑似心脏结节病患者同时进行 PET/MR 显像，并按照美国心脏协会 16 节段法行 FDG 摄取和晚期钆增强盲法图像分析，评估 PET/MR 诊断心脏结节病的敏感性和特异性，主要终点包括死亡、心源性猝死、持续性室性心律失常、完全心脏传导阻滞和失代偿性心力衰竭。结果显示，PET 和心脏 MRI 单独诊断心脏结节病的敏感性分别为 85% 和 82%，而 PET/MR 一体机检测的敏感性、特异性、阳性预测值和阴性预测值分别为 94%、44%、76% 和 80%。在心脏异常的定位方面不同模式间差异很大（$K=0.02$），在中位随访 2.2 年时有 18 例（35%）发生不良事件。心脏

RV PET 异常和 LGE 的表现是不良事件的独立预测因子，PET 和磁共振成像出现异常是主要不良心脏事件的最强的预测因子。本研究表明，同时 PET/MR 是诊断心脏结节病的准确方法，^{18}F-FDG PET 和心脏 MRI 结合可提供疾病的病理生理学补充信息。在 PET/MR 上出现 LGE 和 FDG 摄取异常预示不良事件风险较高。因此，PET 和心脏 MRI 应作为心脏结节病诊断、分期和预后评估的方法。

动脉粥样硬化斑块成像一直是影像领域具有挑战性的工作，目前应用 CT、超声显像以及侵入性血管造影等检查仍然是评估冠脉的主干为主，这些方法对预测由斑块易损性引起的未来血栓栓塞事件的有效性较差。过去人们利用 PET 和 MR 成像单独用于斑块表征的成像较多，MR 成像能显示斑块组成成分，PET 显像也具有使斑块活动可视化的能力，而 PET 与 MRI 的结合对斑块易损性的综合评估无疑将更为可靠。

小 结

PET/MR 在临床应用的时间不长，对于其优势的评价还缺乏大数据研究，在显像技术和影像分析与定量方法等方面还需要进一步探索和完善，包括可能影响 PET/MR 成像中 PET 定量方法的物理与技术方面，特别是衰减校正方面仍在进一步研究和开发之中。从目前的数据来看，PET/MR 在临床上的应用价值，特别是在肿瘤学和神经科学领域的应用是很有希望的，其潜力远远胜过单独使用这些成像方法。此外，如果考虑到低辐射剂量需求，如儿童患者的检查和需要多次显像者，PET/MR 集成系统可以替代 PET/CT 显像。然而，为了测试 PET/MR 的诊断准确性，进一步的前瞻性研究是非常必要的，同时还需要制订临床应用指南和技术规范。目前的主流观点认为，PET/MR 和 PET/CT 将在不同的临床情况下可以起到互补作用。

（张永学）

参 考 文 献

[1] Vontobel J, Liga R, Possner M, et al. MR-based attenuation correction for cardiac FDG PET on a hybrid PET/MRI scanner: comparison with standard CT attenuation correction. Eur J Nucl Med Mol Imaging, 2015, 42（10）: 1574-1580.

[2] 富丽萍，刘家金，尹大一，等. PET/MR 与 PET/CT 显像中 FDG 阳性病变 SUVmax 的比较. 中华核医学与分子影像杂志，2014，34（6）：433-437.

[3] 徐白萱，富丽萍，关志伟，等. PET/MR 与 PET/CT 的对比研究. 中华核医学与分子影像杂志，2014，34（6）：423-427.

[4] Moy L，Noz ME，Maguire GQ Jr，et al. Role of fusion of prone FDG-PET and magnetic resonance imaging of the breasts in the evaluation of breast cancer. Breast J，2010，16（4）：369-376.

[5] Paspulati RM，Gupta A. PET/MR Imaging in Cancers of the Gastrointestinal Tract. PET Clin，2016，11（4）：403-423.

[6] Catalano OA，Coutinho AM，Sahani DV，et al. Colorectal cancer staging：comparison of whole-body PET/CT and PET/MR. Abdom Radiol（NY），2017，42（4）：1141-1151.

[7] Lee DH，Lee JM. Whole-body PET/MRI for colorectal cancer staging：Is it the way forward. J Magn Reson Imaging，2017，45（1）：21-35.

[8] Jeong JH，Cho IH，Chun KA，et al. Correlation Between Apparent Diffusion Coefficients and Standardized Uptake Values in Hybrid（18）F-FDG PET/MR：Preliminary Results in Rectal Cancer. Nucl Med Mol Imaging，2016，50（2）：150-156.

[9] Kam MH，Wong DC，Siu S，et al. Comparison of magnetic resonance imaging-fluorodeoxy-glucose positron emission tomography fusion with pathological staging in rectal cancer. Br J Surg，2010，97（2）：266-268.

[10] Lanza E，Donadon M，Felisaz P，et al. Refining the management of patients with hepatocellular carcinoma integrating 11C-choline PET/CT scan into the multidisciplinary team discussion. Nucl Med Commun，2017，38（10）：826-836.

[11] Salem U，Amini B，Chuang HH，et al. 18F-FDG PET/CT as an Indicator of Survival in Ewing Sarcoma of Bone. J Cancer，2017，8（15）：2892-2898.

[12] Eiber M，Rauscher I，Souvatzoglou M，et al. Prospective head-to-head comparison of 11C-choline-PET/MR and 11C-choline-PET/CT for restaging of biochemical recurrent prostate cancer. Eur J Nucl Med Mol Imaging，2017，44（13）：2179-2188.

[13] Afaq A，Fraioli F，Sidhu H，et al. Comparison of PET/MRI With PET/CT in the Evaluation of Disease Status in Lymphoma. Clin Nucl Med，2017，42（1）：e1-e7.

[14] Joo I，Lee JM，Lee DH，et al. Preoperative Assessment of Pancreatic Cancer with FDG PET/MR Imaging versus FDG PET/CT Plus Contrast-enhanced Multidetector CT：A Prospective Preliminary Study. Radiology，2017，282（1）：149-159.

[15] Ruhlmann V，Ruhlmann M，Bellendorf A，et al. Hybrid imaging for detection of carcinoma of unknown primary：A preliminary comparison trial of whole-body PET/MRI versus PET/CT. Eur J Radiol，2016，85（11）：1941-1947.

[16] Queiroz MA，Huellner MW. PET/MR in cancers of the head and neck. Semin Nucl Med，2015，45（3）：248-265.

[17] Schaarschmidt BM，Grueneisen J，Metzenmacher M，et al. Thoracic staging with 18F-FDG PET/MR in non-small cell lung cancer – does it change therapeutic decisions in comparison to 18F-FDG PET/CT. Eur Radiol，2017，27（2）：681-688.

[18] Melsaether AN，Raad RA，Pujara AC，et al. Comparison of Whole-Body（18）F FDG PET/MR Imaging and Whole-Body（18）F FDG PET/CT in Terms of Lesion Detection and Radiation Dose in Patients with Breast Cancer. Radiology，2016，281（1）：193-202.

[19] Lambrecht M，Vandecaveye V，De Keyzer F，et al. Value of diffusion-weighted magnetic resonance imaging for prediction and early assessment of response to neoadjuvant radiochemotherapy in rectal cancer：preliminary results. Int J Radiat Oncol Biol Phys，2012，82（2）：863-870.

[20] Gatidis S，la Fougère C，Schaefer JF. Pediatric Oncologic Imaging：A Key Application of Combined PET/MRI. Rofo，2016，188（4）：359-364.

[21] Kwon S，Chun K，Kong E，Cho I. Comparison of the Performances of（18）F-FP-CIT Brain PET/MR and Simultaneous PET/CT：a Preliminary Study. Nucl Med Mol Imaging，2016，50（3）：219-227.

[22] Catalano OA，Rosen BR，Sahani DV，et al. Clinical impact of PET/MR imaging in patients with cancer undergoing same-day PET/CT：initial experience in 134 patients--a hypothesis-generating exploratory study. Radiology，2013，269（3）：857-869.

[23] Zhang K，Herzog H，Mauler J，et al. Comparison of cerebral blood flow acquired by simultaneous［15O］water positron emission tomography and arterial spin labeling magnetic resonance imaging. J Cereb Blood Flow Metab，2014，34（8）：1373-1380.

[24] Rischpler C，Nekolla SG. PET/MR Imaging in Heart Disease. PET Clin，2016，11（4）：465-477.

[25] Lau JM，Laforest R，Nensa F，et al. Cardiac Applications of PET/MR Imaging. Magn Reson Imaging Clin N Am，2017，25（2）：325-333.

[26] Wicks EC，Menezes LJ，Barnes A，et al. Diagnostic accuracy and prognostic value of simultaneous hybrid

18F-fluorodeoxyglucose positron emission tomography/ magnetic resonance imaging in cardiac sarcoidosis. Eur Heart J Cardiovasc Imaging，2018，19（7）：757-767.

[27] Ripa RS，Pedersen SF，Kjær A. PET/MR Imaging in Vascular Disease：Atherosclerosis and Inflammation.

PET Clin，2016，11（4）：479-488.

[28] Sałyga A，Guzikowska-Ruszkowska I，Czepczyński R，et al. PET/MR-a rapidly growing technique of imaging in oncology and neurology. Nucl Med Rev Cent East Eur，2016，19（1）：37-41.

第十三章

反 义 显 像

20 世纪 70 年代，约翰·霍普金斯医学院和哈佛医学院首先研究发现反义寡核苷酸（antisense oligonucleotides，ASON）能够阻断特异基因的表达。从此，出现了一门全新的基因工程技术 - 反义技术。它根据碱基配对原则，利用 ASON 与细胞内的基因或 mRNA 特异结合，封闭基因的转录或 mRNA 的翻译，达到调节基因表达的目的。近年来，反义技术发展很快，已人工合成不同化学修饰的 ASON 作为核酸药物，用于肿瘤、病毒感染、炎症性疾病、遗传性疾病和高血压等的治疗研究。将放射性核素标记人工合成的 ASON，引入体内后通过碱基互补配对原则，与细胞内靶基因或 mRNA 特异性结合，利用显像仪器显示目的基因或基因过度表达的组织，形成了一种新的诊断方法 - 放射性核素反义显像。

显像技术的进步在反义显像的发展过程中起重要作用。在众多影像技术中，核素显像由于其高敏感性、高选择性和可行性被认为是最优选的技术。放射性核素的多样选择和放射性标记的反义寡核苷酸化学结合的多样性是核素反义显像的另一重要优势。而且，随着 SPECT/CT 和 PET/CT 的应用，使反义显像在显示基因表达的同时，获得高分辨率的解剖信息。近年来临床前小动物显像技术（如 micro-SPECT 和 micro-PET）的应用，也有助于反义显像向临床转化的推进。本章主要介绍核素反义显像的原理、核素标记反义探针的设计、反义显像的现状、面临的主要问题以及发展前景。

第一节　反义靶向与核素反义显像原理

1954 年，Watson-Crick 和 Hoogsteen 提出了 DNA 的双螺旋结构模型和碱基互补原理。他们指出，DNA 通常是双股的，并以糖 - 磷酸酯骨架反平行走向。碱基按照腺嘌呤与胸腺嘧啶、鸟嘌呤与胞嘧啶的方式配对。这一核酸配对模型的提出对生物医学的发展产生了跨时代的重要意义，其中一个创新理念就是于 1967 年 Belikova 提出的反义治疗，即应用较短的寡核苷酸序列能与引发疾病基因的某些基因的 DNA 或 mRNA 序列特异性结合，从而使其得到抑制。

寡核苷酸（oligonucleotides，SON）是一类只有 20 个以下碱基的短链核苷酸的总称，它是核酸（DNA 或 RNA）的基本组成部件，分子量为 $4\,000\sim10\,000D$。ASON 是未修饰或经化学修饰过的单股低聚物，他们设计为包含有与靶向核酸互补的序列。反义靶向的思想基于核酸的特异性互补配对，通过 ASON 与靶 RNA 进行碱基配对结合的方式参与对相关基因表达的调控。其作用方式可能有：

（1）反义 DNA 与 mRNA 结合形成互补双链阻断核糖核蛋白体同 mRNA 的结合，从而抑制了 mRNA 翻译成蛋白质的过程。

（2）反义 DNA 能与靶细胞形成一种三链核酸，它通过作用于控制基因转录的转录子、增强子和启动子区，对基因的转录进行调控。

（3）反义核酸与 mRNA 的结合可阻挡 mRNA 向细胞质的运输。

（4）反义核酸与 mRNA 结合后使得 mRNA 更加易被核酸酶识别而降解，从而大大缩短 mRNA 的半衰期。

上述四种作用途径都可表现为对基因表达的抑制或调节，且这种调节是特异的。

根据反义靶向的机制，将放射性核素标记在 ASON 上并作为示踪剂引入人体，通过碱基互补配对原则在体内与目的基因特异性结合，通过合适的核素显像设备，即可以在整体水平实现对病变组织进行基因表达的实时动态监测（图 13-1）。反义显像显示生物体内分子水平的变化，而许多

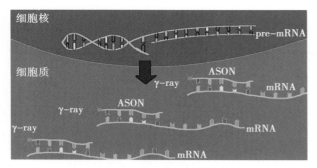

图 13-1 核素反义显像模式图

疾病发生首先环节就是基因的改变，因此，反义显像能够达到更早期、更准确诊断疾病的目的。

第二节 核素反义显像分子探针

自 1994 年 Dewanjee 等在荷瘤小鼠上首次进行完整意义上的核素反义显像以来，经过多年的努力，反义显像已经有了长足的进展。成功的核素反义显像及探针的设计需要考虑以下一些要素：①制备能与目标基因发生特异性结合的反义寡核苷酸片段；②选择适宜显像的放射性核素及简便有效的标记方法；③反义显像需要 ASON 的稳定传输，要能抵挡酶（如核酸酶）的降解，还要在循环中保持对基质蛋白较低的结合率；④放射性标记的反义探针需要逃避机体免疫系统，在感兴趣细胞中定位，并与靶向 mRNA 杂交；⑤反义显像探针必须能在靶向位置停留较长时间，同时又能在非靶向器官和组织中快速清除，从而能在 SPECT 或 PET 显像中获得良好的对比度。尽管在显像探针上进行了广泛的探索，一些体外结果也显示出积极的意义，但是实现体内显像仍面临很多挑战。

一、反义寡核苷酸的选择及设计

核素反义显像是以碱基互补配对原则与目的基因特异性结合。从理论上讲，只要靶组织中存在某种 DNA 或 mRNA 的过度表达，便可人工合成相应的寡核苷酸，制成核素标记的分子探针。但是，实际上，选择合理的反义序列是一件耗时、耗资的工作。因为反义 DNA 对双链区域的亲和力较单链而言要弱得多，而为了增加稳定性和被翻译调节蛋白识别，mRNA 会在许多区域形成链内碱基对，形成诸如发卡、圆环、角形等复杂的二级结构，从而使反义机制更难发挥作用。反义序列通常都是针对 mRNA 中的单键区域来选择，如

启动子及其邻近序列、5′ 端或 3′ 端非翻译区域等，以减少二级结构的干扰。即便如此，这种选择也不一定合适，因为蛋白质很可能结合这些区域以增加其稳定性，从而妨碍其与反义 DNA 的结合。ASON 的设计还需要注意以下几个方面：①应该避免含 4 个或 4 个以上的连续鸟嘌呤碱基，因为他们可通过 Hoog-steen 碱基配对形成 G-四聚体，导致非反义效应。为了克服此问题，可对鸟苷酸进行修饰；②在设计体内实验时，应避免含鸟嘌呤核苷酸（Cytosine-phospho-guanine，CpG）序列的 ASON，因为碱基序列大多遵循 5′ 端为 2 个嘌呤、3′ 端为 2 个嘧啶的原则，而 CpG 序列可激活多种免疫活性，引起非反义效应；③避免与靶基因外的 mRNA 杂交，可在网上进行 BLAST 匹配；④设计严格对照的 ASON，常采用随机序列对照（与 ASON 碱基组成相同、但随机排列）、正义对照、颠倒序列对照、错配对照（与 ASON 在个别点上碱基不同）等。

此外，反义抑制作用的特异性还取决于 ASON 的长度。这是由于 ASON 的长度直接影响到与靶基因结合的特异性、可接近性和稳定性、能否被内核酸酶识别、以及对细胞膜的渗透性等。ASON 长度过短必将影响其结合的特异性，过长则易扭曲或形成二级结构，影响其与靶 mRNA 的结合。另外，ASON 的长短还与反义探针制备成本高低呈正相关。众所周知，细胞中每条核苷酸均含有 4 种不同的碱基，单倍体人基因组约含 3×10^9 个碱基。从统计学计算，17～18 个碱基序列长度将有一次出现的机会，并能较好地接近基因靶位，故当 ASON 的长度少于 15 个碱基对时则不显示反义活性。因而，设计 ASON 时一般控制长度为 15～20 个碱基对。

二、反义寡核苷酸的修饰

作为显像用途的反义寡核苷酸，除了序列特异性外，动物体内的稳定性也是其基本的要求。天然型反义寡核苷酸在体内及体外对核酸外切酶和核酸内切酶活性的降解极为敏感，一旦反义寡核苷酸被注射到动物体内，机体中的 RNA 酶就会使反义 RNA 的有效量迅速减少，同时剩下的没有被降解的反义 RNA 也无法集中到病灶处，而是分散到动物全身。为了增加反义寡核苷酸的体内稳定性，人们对反义寡核苷酸骨架进行了多种化学修饰。

针对核酸的结构，修饰工作可从其骨架、核糖和碱基入手，也可在核酸片段的末端进行偶联修饰。由于核酸酶的作用位点主要是核苷酸中的磷酸二酯键，因此主要对核苷酸的骨架进行修饰。包括对 P-O 键的修饰、C 取代 P、S 取代 P、将含 N 衍生物引入核苷酸骨架等。其中，以甲基化和硫代化的研究比较成熟。甲基化即用甲基（CH₃-P）取代羟基，硫代化即用 P-S 键代替 P-O 键。

硫代寡核苷酸（phosphorothioate oligonucle-otides）是比较成熟、应用最广泛的寡核苷酸。该结构中磷酸二酯键未结合的氧原子被硫原子取代，可以提高对核酸酶的抗性。研究表明天然结构的寡核苷酸在小鼠血清中 8 小时即有微弱降解，24～48 小时内基本完全降解，而硫代寡核苷酸 24 小时内基本未降解，48 小时后仅有微弱降解。体内注射天然结构寡核苷酸的血浆半衰期为几分钟，而硫代寡核苷酸为 30 分钟至 1 小时。与天然结构寡核苷酸相比，硫代寡核苷酸与 DNA 或 mRNA 的亲和力略有下降，但仍能有效干扰 mRNA 的加工和翻译。硫代寡核苷酸多分布于高血流灌注的器官，在肾、肝、骨髓、脾中浓度高于其他组织，主要从尿中排出，少量经肠道排出。硫代寡核苷酸带大量的负电荷或是因为硫原子的亲脂性，使它可与血浆蛋白和细胞表面受体结合，导致非特异效应与免疫反应等副作用，在反义显像中导致靶与非靶比值下降，降低图像病灶与正常组织对比度，影响图像质量。

混合骨架寡核苷酸（mixed-backbone oligo-nucleotides）是继硫代寡核苷酸后的第二代寡核苷酸。它在不同的位置上包含不同的修饰，通常由天然 DNA、含硫代磷酸酯的 DNA、2'-O- 甲基 RNA 和 2'-O- 烯丙基 RNA 中的两种或两种以上组合而成。2'-O- 甲基 RNA 在混合骨架寡核苷酸中的位置与它的性质密切相关，将它置于 3' 或 5' 端的修饰稳定性显著优于硫代寡核苷酸。混合骨架寡核苷酸减少了硫代磷酸二酯的数量，降低了由硫代引起的副效应，2'-O- 甲基 RNA/mRNA 的双链亲和力增强，保留的硫代磷酸二酯键仍起到了抗核酸酶的作用。混合骨架寡核苷酸在大鼠血浆中保持至少 6 小时，体内组织分布及清除与硫代寡核苷酸相似，静脉给药后平均清除时间较长。

肽核酸（peptide nucleic acids，PNA）是第三代反义寡核苷酸。大部分寡核苷酸的修饰只在磷酸二酯键或糖环上进行，这是因为考虑到较大范围的修饰会影响杂交特性。PNA 用 N-（2- 氨基乙基）甘氨酸骨架代替整个糖 - 磷酸骨架，并保留了与 DNA、RNA 及肽核酸之间形成 Watson-Crick 配对的特性。PNA 生物学性质稳定，不被普通的蛋白酶、肽酶和核酸酶降解，并可与 DNA、RNA 或肽核酸杂交形成非常稳定的复合体，具有更强的亲和力和更好的特异性。肽核酸可大量人工合成。但肽核酸水溶性差，不易穿过细胞膜，是肽核酸应用的主要障碍。如果能够通过受体介导等方式解决转运问题，它将成为反义显像领域很有前景的修饰结构。有关 PNA 体内应用与显像的研究已有报道。

鉴于 PNA 水溶性差的特性，近期又研制另外一种 ASON，被称为锁核酸（locked nucleic acid，LNA），它是一种特殊的双环状核苷酸衍生物，结构中含有一个或多个 2'-O 及 4'-C- 亚甲基 -β-D-呋喃核糖核酸单体，核糖的 2'-O 及 4'-C 通过不同的缩水作用形成氧亚甲基桥、硫亚甲基桥或胺亚甲基桥，并连接成环形，这个环形桥锁定了呋喃糖 C3'- 内型的 N 构型，不但降低了核糖结构的柔韧性，还增加了磷酸盐骨架局部结构的稳定性。由于 LNA 与 DNA/RNA 在结构上具有相同的磷酸盐骨架，故对 DNA、RNA 有很好的识别能力和强大的亲和力。LNA 有很多优点：① LNA 与 DNA、RNA 互补的双链有很强的热稳定性；②具有抗 3' 脱氧核苷酸酶降解的稳定性；③水溶性好，能自由穿入细胞膜，易被机体吸收；④体内无毒性作用；⑤具有高效的自动寡聚化作用，合成方法相对简单。

总之，在寡核苷酸中加入磷酸基、糖基或嘌呤、嘧啶修饰可显著增强其抵抗核酸酶的能力，但与此同时，探针的穿膜能力和与靶序列的亲和力也受到了影响。目前为止，在为数众多的修饰结构中，没有一种结构是非常完美的，每种都有其自身的优缺点。

三、放射性核素标记

单链和双链的 DNA、RNA 以及反义寡核苷酸可标记上多种放射性核素用于体外评估。在早期的反义杂交技术中，大部分放射性标记是将 ³H、¹⁴C 和 ³⁵S 标记的核苷酸掺入到 DNA 或 RNA 分子上。尽管发射 β 射线的 ³²P 或 ³⁵P 已被用于体外杂交试验，但是这些并不适用于在体显像。

以 SPECT 或 PET 在体显像为目的时，放射性核素标记 SON 或 ASON 的策略是十分有限的，因为寡核苷酸上只有 C、H、O、N 和 P 作为其主体元素。寡核苷酸主体中没有金属原子，不能直接被发射 γ 射线的核素所取代，造成 SPECT 显像剂制备困难。以正电子发射核素标记时，^{11}C、^{15}O 和 ^{13}N 半衰期很短，难以在所需的时间内进行成功的标记和显像。由于这些既已存在的特性，需要将 ASON 在 3′ 或 5′ 端进行化学修饰以适用于放射性标记，从而达到高产量、高比活度和高稳定的特性。选择合适的放射性核素和适宜的标记方法是反义显像必须考虑的一个重要问题。

（一）用于 SPECT 反义显像探针的标记

用于 SPECT 反义显像探针的核素一个重要条件是 γ 射线的能量和半衰期应适合进行放射性标记和显像。^{111}In、^{99m}Tc 和 ^{123}I 都是合适的放射性核素，也均已经用于反义探针的标记和反义显像。相比之下，^{99m}Tc 由于具有理想的物理半衰期（约 6 小时），适于显像的 γ 能峰（140keV），以及容易获取、价廉易得等优点，而被广泛应用于显像研究中。

1. ^{99m}Tc 标记 ^{99m}Tc 标记 ASON 常用间接标记法。间接标记法是通过双功能螯合剂将放射性核素与标记物偶联起来。双功能螯合剂犹如一座桥梁，一端连接要标记的目标化合物，另一端络合放射性核素，在普通的条件下即可完成标记。通过双功能螯合剂的应用，不改变标记物的特性，键合牢固，并且可以避免对标记物的损伤，达到核素显像的要求。双功能螯合物有环状复合结构，可有一个放射性金属离子与多齿配体螯合，因而生成的放射性核素螯合物可以与反义寡核苷酸稳定结合。目前有几个 ^{99m}Tc 螯合物可以与反义寡核苷酸结合用于标记。包括二乙三胺五乙酸（DTPA）、巯基乙酰三甘氨酰 -N- 羟基丁二酰亚胺酯（NHS-MAG3）和肼基尼古酰胺（HYNIC）。DTPA 及其衍生物用于对蛋白质（如抗体）的 ^{111}In 及其他几种核素的标记时效果很好，但用于 ^{99m}Tc 时则标记物不稳定。在标记寡核苷酸上已不常用，现在常用的是 HYNIC 和 NHS-MAG3。

Hnatowich 等的课题组开发了 ^{99m}Tc 标记 ASON 的螯合物 HYNIC，经过偶联螯合后，标记率约为 60%。同一小组通过修饰的 MAG3 螯合物成功地将 ^{99m}Tc 标记 PNA，且标记率达到 70%，比活度可高达 0.4Ci/μmol。Hnatowich 用三种不同螯合物（DTPA、HYNIC 和 MAG3）用于 ASON

的 ^{99m}Tc 标记。三种方法的标记率不同，最高的是 HYNIC-ASON（60%±7.5%），其次为 MAG3-ASON（40%±5%），而 DTPA-ASON 的标记率小于 10%。HYNIC 和 MAG3-ASON 的比活度都高达 2.3Ci/μmol，而 DTPA-ASON 则小于 0.14Ci/μmol。Hjelstuen 等用 MAG3-TFTP 酯形成与 ASON 3′ 己胺的结合，从而有助于 ^{99m}Tc 标记，此复合物比活度约 2.8Ci/μmol，放化纯高于 97%。Liu M 等在近期的研究中将靶向 hTERT mRNA 的 ASON 用双功能螯合剂 S-acetyl NHS-MAG3 偶联后标记 ^{99m}Tc，室温下反应 15～30 分钟，标记率可 >70%，比活度达 0.25Ci/μmol，纯化后放化纯 >96%。这些研究都意味着在反义显像的 ^{99m}Tc 标记过程中螯合物及其修饰的重要性。

2. ^{111}In 标记 ^{111}In 也是反义寡核苷酸探针开发的重要核素，因为其具有较长的物理半衰期（2.8 天），有助于研究 ASON 在体内的生物分布和转归。^{111}In 以电子俘获方式衰变并放射 171keV 和 245keV 的光子，可用于 SPECT 显像。

Dewanjee 等对 ^{111}In 标记的寡核苷酸做了详细研究，他们首选合成了与 c-myc mRNA 互补的 15-mer ASON 序列并连接了氨基，从而形成 AHON，然后应用 DTPA 偶联，将 ^{111}InCl$_3$ 与 DTPA-AHON 一起孵育 30 分钟后，得到产率为 45%～60%。Lewis M 等用 ^{111}In 标记 PNA，他们用 DOTA 的一种新的衍生物 Fmoc-K（DOTA）与 PNA 偶联，证实这种螯合物能与 PNA 共轭的任何序列位点结合，标记探针放化纯接近 100%，比活度大于 1Ci/μmol，这比 Dewanjee MK 等早先所报道的高很多，结论是对于 ^{111}In 标记来说 Fmoc-K（DOTA）比 DTPA 更好。然而，在另一研究中 He Y 等开发了将 ^{111}In 与 PNA 标记的方法，为便于 DTPA 偶联，他们将 PNA 加上赖氨酸标签，HPLC 纯化后大约 80% 的 PNA-DTPA 标上了 ^{111}In。需指出的是 DTPA 偶联 ASON 的标记简便，而且不需要随后的纯化。

3. 放射性碘标记 放射性碘也被用于 SPECT 反义显像。^{125}I 物理半衰期约 60 天，发射 γ 射线，最大能量为 35keV；^{123}I 具有相对短的半衰期（13.22 小时），衰变的主要 γ 射线能量为 159keV 和 27keV。两者均已用于 ASON 标记及显像。

Dewanjee M 等优化了碘标记的条件，他们将 ASON 的 5′ 末端用氨基己基团修饰，并用 PMP-ITC 与之结合，从而利于 ^{125}I 标记。随着孵育时间的延长,标记率随之提升,产量可达50%~60%。而且,这种标记方法得到的比活度(80mCi/μmol)是应用碘直接标记法得到比活度(8mCi/μmol)的10倍。Dougan H等成功地用^{123}I标记了经锡烷基修饰的ASON,标记产量97%,比活度达15Ci/μmol。在另一项研究中,Kuhnast B等开发了卤素标记反义寡核苷酸用于显像研究的一个更广泛和多功能的方法。这个方法基于硫代磷酸酯寡核苷酸的3′末端与卤素苯乙酰胺化合物偶联。这一偶联方法成功应用于不同长度寡核苷酸的标记和包括^{125}I在内的多种放射性卤素。

(二)用于PET反义显像探针的标记

相对于SPECT来讲,PET拥有更高的敏感性和空间分辨率,而且正电子发射核素可代替天然存在的原子,对放射性标记分子的行为改变更少。但是如前所说,PET核素半衰期短,要求更快的化学反应并进行随后的PET显像,而作为反义显像分子探针,这又限制了其应用。采用快速标记和显像克服或至少部分克服了这一限制,正电子反义显像的应用仍然有可行性。

1. ^{18}F标记反义探针 ^{18}F是反义显像中有前景的正电子核素,因为它有适度的半衰期(110分钟)。上述^{125}I标记寡核苷酸的方法,最初由Kuhnast B等应用于^{18}F标记ASON。他们用N-(4-[^{18}F]-氟代)-2-溴乙酰胺的前体标记硫代磷酸酯寡核苷酸的3′端,用于^{18}F探针的制备。类似的方法还包括应用4-([^{18}F]-氟代)苯甲酸苯酯或4-([^{18}F]-氟代)异硫氰酸苯酯标记5′己胺修饰的寡核苷酸。Pan D等报道了用5′-去氧-5′-[^{18}F]-氟-O$_4$-甲基胸苷修饰寡核苷酸的5′结合处,从而得到放射性探针。这个方法的优势是整个反应和后处理可在4小时内完成,这是应用^{18}F等短半衰期核素的必要标准。Tavitian B团队研发了PNA的^{18}F标记的可靠方法,比活度高达1Ci/mmol。

2. ^{11}C标记反义探针 ^{11}C并不常用于反义寡核苷酸显像,主要是因为20分钟的短半衰期给化学合成、纯化和显像带来时间上的限制。但是一些研究者开发了新型策略来克服时间上的限制。Kobori N等利用相比-NH和-OH来说^{11}C-乙基酮更易攻击-NH$_2$基团的特点,将硫代磷酸酯寡核苷酸的5′己胺衍生物标记上^{11}C-乙基酮,比活度达到5Ci/μmol,得以实时观察mRNA表达。在另一项研究中,Visser G等成功地用^{11}C-胸苷标记寡核苷酸。这些均表明^{11}C作为反义显像的PET

核素是可行的。

3. ^{68}Ge/^{68}Ga标记反义探针 ^{68}Ge/^{68}Ga发生器的设计和其商业化的最新进展使研究者恢复了对^{68}Ga标记PET显像剂的兴趣。^{68}Ga是^{18}F有价值的替代核素,因为它不需要回旋加速器,使用更为方便。Roivaienen A等用应用大环螯合剂DOTA偶联ASON后进行^{68}GaCl$_3$标记,标记反应在100℃下10min内完成,30分钟时的放化纯约99%,比活度约68mCi/μmol,标记探针室温下4小时以上仍可保持稳定。随后一些研究也应用同样的螯合剂DOTA进行了成功的标记。

第三节 核素反义显像现状

自反义显像概念提出后,国内外学者进行了一系列肿瘤反义显像研究。Dewanjee MK在1994年首次进行完整意义上的反义显像研究。他们以DTPA为螯合剂,用^{111}In标记与c-myc mRNA序列互补的15聚体硫代寡核苷酸为实验组,以正义寡核苷酸作对照研究。结果表明,肿瘤细胞对ASON的摄取是对照组的10倍,摄取快、靶/非靶比值高。在体显像时,注射后标记探针后0.5小时,8%~10%的硫代寡核苷酸聚集在瘤体内,而对照组不到1%。标记探针肿瘤/血和肿瘤/肌肉比值分别高达3.55±0.23和24.48±3.27。这样理想的结果至今没有被重复获得。

在此基础上,随着分子生物学的发展及反义显像技术的改进,越来越多的学者投入到反义显像研究中。1996年,Cammilleri S等通过在荷人NS2T2A1乳腺癌瘤体内注射^{125}I标记的与TGF mRNA互补的ASON,显像发现注射标记物后1小时有15%注射容量(ID)在瘤体内,但是90%的放射活性在4小时内从肿瘤部位转移至肠道和肾脏,24小时瘤体内仅残留1%。虽然得到显像,但是这次试验没有设置阴性对照组。Kobayashi H的研究团队通过腹腔内注射^{111}In标记的c-erbB-2 ASON与胺树枝状聚合物或与生物素偶联,在24小时能够清晰显示接种至裸鼠腹腔内的人SHIN3卵巢肿瘤,但这项研究同样没有设置阴性对照。Hantowich DJ团队长期致力于反义显像,他们的其中一项肽核酸(PNA)显像的研究显示,^{99m}Tc-PNA体内稳定性更高,代谢动力学更适合于体内显像。在小鼠左侧腿部肌肉注射含靶PNA的聚苯乙烯磁珠,右侧腿部注射不含PNA的磁珠作对照。尾

静脉注射 ^{99m}Tc-PNA 后 2.5 小时和 24 小时体内分布研究结果显示，PNA 在体内清除非常快，半衰期约 2 小时，注射后 2.5 小时，肾的最大摄取只有 1.5%ID/g，24 小时所有取样组织的总放射性不到 0.07%ID/g。经腹膜注射 ^{99m}Tc-PNA，23 小时全身显像只有肾、膀胱显影，左侧腿部模型组织 / 右腿部放射性比值达 6∶1。通过这一实验巧妙地证实反义杂交理论在体内仍是可行的。

国内也开展了一系列肿瘤反义显像研究。谢娟等应用 ^{99m}Tc 标记 c-erbB2 ASON 并与表皮生长因子连接，进行裸鼠乳腺癌显像。结果显示瘤体部位摄取核素明显高于对照组，该反义探针是利用表皮生长因子的配体 / 受体的特异性识别作用，增加反义寡核苷酸的靶向型和特异性，使反义探针更多地分布到肿瘤组织中，以实现对 c-erbB2 基因高表达的乳腺肿瘤的显像。高再荣等应用 NHS-MAG3 作为螯合剂标记 survivin 反义寡核苷酸进行肝细胞癌显像也获得了成功。研究显示注射显像剂 ^{99m}Tc-MAG3-survivin ASON 后 0.5 小时肿瘤组织已开始显影，显像剂在肿瘤组织内的聚集程度随时间延长而逐渐增加，于 4 小时达到最大，肿瘤 / 对侧肢体肌肉比值分别为 2.48±0.44（体外显像）和 3.35±0.57（生物学分布）（图 13-2）。王荣福等报道用 DNA 合成仪将酪胺连接在免疫球蛋白重链 V1 家族框架（IgHV1FR）mRNA 反义寡核苷酸（FR-ASON）的 5′ 端，氯胺 -T 法进行 ^{125}I 标记，标记率为 80.7%，放化纯度为 98.7%。标记

的 FR-ASON 对淋巴瘤具有更好的识别特异性，体外稳定性好，为下一步淋巴瘤反义显像或反义治疗奠定了实验基础。付鹏等应用 ^{99m}Tc 标记 *p53* 基因的最直接调节基因 MDM2 mRNA 的反义寡核苷酸及错义寡核苷酸，荷乳腺癌裸鼠 SPECT 显像结果示，脂质体包裹的反义探针 1 小时即能在肿瘤病灶内清晰显示，随时间延长，肿瘤 / 骨骼肌放射性比值逐渐增加，病灶显示更清晰。增殖细胞核抗原（PCNA）是一种细胞增殖性基因，能促进细胞的增殖分化。张艳荣等应用 NHS-MAG3 作为螯合剂标记 PCNA 反义寡核苷酸在卵巢癌细胞中发现，反义探针能被增殖旺盛的肿瘤细胞选择性摄取，并能抑制细胞增殖以及显著抑制 PCNA mRNA 的表达，说明反义寡核苷酸在标记后能特异性结合于目的基因序列并能产生反义作用，这项研究证实了反义显像的理论依据。

除将反义显像应用于肿瘤早期诊断外，张永学课题组还观察到 PCNA 反义探针能特异性地聚集于增殖旺盛的血管平滑肌细胞中，这一体外实验为进一步将反义探针应用于动脉粥样硬化斑块的显像诊断奠定了充分的研究基础。他们先后应用 ^{99m}Tc 标记 c-myc ASON 及 PCNA ASON 证实在动脉粥样硬化斑块中的显影（图 13-3），从而为易损动脉粥样硬化斑块的早期无创诊断开创了一种新的方法。这些研究说明反义显像不只局限于肿瘤诊断方面，在其他疾病的诊断中仍有广阔的空间。

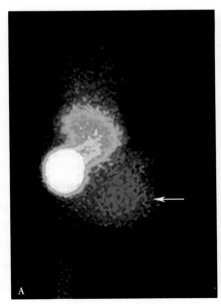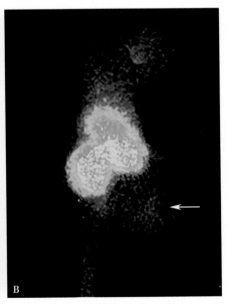

图 13-2　^{99m}Tc-survivin ASON 在荷肝癌肿瘤（箭头）小鼠中反义显像以及抑制显像
A. 反义显像；B. 反义基因抑制后再次显像

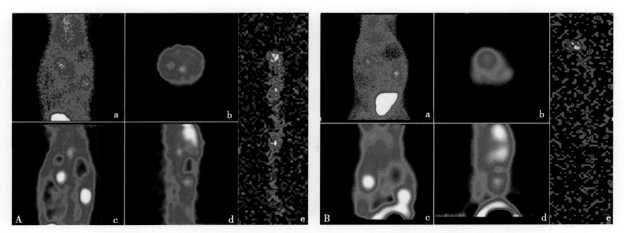

图 13-3 ^{99m}Tc-PCNA ASON 组及 SON 对照组、正常对照组体内显像和体内显像

A、B. 分别为 ASON 组、SON 对照显像图。每组中的 a、b、c、d 和 e 分别为显像剂注射后 2 小时时的平面图像、断层横断面、冠状面、矢状面显像和主动脉离体显像。A 图中各个断层可见胸主动脉显像剂异常浓聚灶(红色箭头所示)

第四节 核素反义显像存在的主要问题

随着核素标记技术的多样化以及分子生物学技术的进步,反义显像的概念已在体外细胞实验中阐明,并初步成功地在体内显像中展现。但是,在体反义显像仍存在诸多困难,包括 ASON 的体内稳定性、标记探针向靶细胞的传递和转运、与靶向 mRNA 的特异性结合以及靶向 mRNA 的浓度影响等,其中最为重要的因素之一是核素标记 ASON 内化进入细胞后与靶向 mRNA 杂交能力不足。

一、体内反义寡核苷酸的稳定性

尽管天然的寡核苷酸有较好的杂交潜力,但在体内血浆中稳定性却有变化,半衰期从低聚核糖核酸的数秒,到寡二核苷酸的数分钟。为了解决这一问题,需要在尽可能保留其原始序列与它们同类物质相近的基础上,对寡核苷酸的骨架进行化学修饰。这些修饰方法已经在前面反义寡核苷酸修饰中作了详细介绍,在此不再赘述。可以得出的结论是,这些新型化学修饰方法的应用,对体内 ASON 的稳定性确实有深入的影响,并会引起 ASON 体内药代动力学和生物分布的改进。

另外,标记过程中应用双功能螯合剂以及放射性核素的选择都可能会对体内稳定性产生影响。Goodchild J 和同事应用 ^{32}P 标记一种 ASON 静脉注射到兔子时,其被完全降解,而这一标记探针在体外与新鲜抽取的家兔和人血液孵育时却十分稳定。一些在体外稳定、或者根据化学性质预测体内稳定而进行化学修饰的标记探针,体内稳定性结果可能不尽相同。因此,对于双功能螯合剂的选择及标记的过程中包括 pH 值、反应时间、温度等可能仍需要更多的实验研究。

二、核素标记 ASON 的体内靶向特征

到目前为止,研究人员已经通过一系列体外细胞实验及在体显像等各种方法证实反义显像发生的机制是反义技术。但是需要注意的是,一些在体外得到阳性结果的核素标记 ASON 探针,在体内并不能得到同样的结果。标记探针在体内的药代动力学和组织生物分布、反义寡合甘酸的骨架、长度及溶解度、ASON 与血浆的结合能力、靶组织 / 细胞中 mRNA 的浓度等都是影响核素标记 ASON 体内靶向性的重要因素。

标记探针在体内的药代动力学和组织生物分布是靶向功能的重要影响因素之一。由于 ASON 体内稳定性差,就需要更为严格的药代动力学参数以满足反义靶向作用的需要。评估标记反义探针在生物体内的药代动力学时,必须要考虑这一探针在所有组织器官中的稳定性、特异性 / 靶向能力、细胞内化功能以及溶解特性等。另外,标记探针衍生物在体内的清除也很重要。有研究表明,磷酸二酯 ASON 在几分钟之内从血液中快速清除,其主要的放射性聚集在肾脏和肝脏。硫代 ASON 具有双向血浆清除率,在 1 小时内的短期清除,随后是长达 1~2 天的二次清除。PNA 衍生

物在血浆循环稳定性好，经肾脏快速清除。此外，ASON 的长度也与其在体内的生物分布密切相关。

为了更好地了解各种不同核素标记反义探针的特性，Tavitian B 等在猴子体内应用 3'- 末端 -^{18}F 标记的寡核苷酸，研究重点是评估磷酸二酯、硫代和 2'-O 甲基 RNA 类似物之间的差异。他们的数据证实反义寡核苷酸的靶向杂交能力与放射性核素标记的方法无关，但 ASON 的骨架改变确实引起药代动力学和组织分布的改变。

反义寡核苷酸的溶解度影响核素反义探针在细胞间的运输。通常，因为放射性标记的寡核苷酸脂溶性差，他们无法有效地穿过细胞膜。而且，茎环或发夹结构的 RNA 形成复杂三维结构，这些结构会明显限制体内 ASON 与互补链的杂交。在 Stein C 报告中指出，只有 6%～12% 靶向的 RNA 序列可以达到"反义效应"。

一些 ASON（如硫代 ASON）可以与血浆蛋白结合，对标记探针的靶向作用产生明显的影响。研究发现，光活化磷酸二酯 ASON 与细胞培养时，90% ASON 与高分子量（75～79kD）的细胞膜蛋白结合。de Vries 等人证实，^{18}F 标记诱导型一氧化氮合酶（iNOS）的 ASON 在细胞中有较高的非特异性结合，从而阻碍其与 iNOS mRNA 特异性靶向杂交而影响显像。

靶组织 / 细胞中 mRNA 的浓度不够高，以致难以通过反义杂交成像显示出来，这是很多研究者关注的问题。尽管在感染细胞中病毒 -RNA 的数量充沛，但一般来说，编码特定蛋白的信使 RNA（mRNA）数量往往并不充足。一个典型的哺乳动物细胞只包含皮克水平的 RNA，经过计算这差不多相当于每个细胞内有 30 万～50 万个 RNA，而其中 mRNA 只占很小部分，而且根据细胞功能不同 mRNA 可能多达 11 000 种。有研究表明，反义显像中靶向 mRNA 的数量应占细胞内总 mRNA 含量的 3%，而细胞内其他种类的 mRNA 需小于 0.01%。

假设在每个细胞中只有一种靶 mRNA，而且只通过特异反义结合原理聚集 ASON，在 ^{99m}Tc 标记 22 个碱基 ASON（分子量约 6 000D）且比活度约 100μCi/μg 时，以每克组织中有 10^8 个细胞计算，那么每克靶组织中只能聚集 10^{-6}μg 或 0.000 1μCi 核素反义探针。在应用正电子核素标记时，假设比活度在 10 000μCi/mmol（2 000μCi/μg）时，每克靶组织中的聚集量约 0.002μCi。显然与周围本底相比，靶组织中这样低的核素量是难以获得显像的。

因此，反义显像通常用于显示的靶向 mRNA 是过量表达的，通常在每个细胞中超过 100 个拷贝。而且，随着标记技术的提高，核素标记 ASON 的比活度也在不断提高。假设在每个细胞中有 100 个靶向 mRNA，^{99m}Tc 标记的比活度在 100 000μCi/μg，那么每克靶组织中可以浓聚 10μCi 核素探针。这高于常规肿瘤显像中 ^{99m}Tc 标记抗体而得到的结果，后者每克肿瘤组织中聚集探针最高达到 0.01% 注射剂量，大约为 2μCi/g。以同样的假设，应用正电子核素标记 ASON 时，在标记探针比活度为 2 000μCi/μg 时，在每克靶组织中约有 0.2μCi。尽管这一数值远低于 ^{99m}Tc 标记探针，但是由于 PET 显像的高敏感性，理论上显像仍可行。当然，由于不同标记探针体内药代动力学的差异以及细胞膜转运的各异，在低拷贝数目时，靶组织不可能聚集足够核素标记探针，计数率也因此下降。但无论怎样，上述数据还是证明了反义显像是可行的。

动力学参数在反义显像的靶向杂交能力评估中也十分重要，这主要是由于显像成功的因素中还包括给药途径、清除速度以及在靶组织中的选择性聚集。Nakamura K 等人发现，当静脉注射核素标记 ASON 于荷 KB-G2 肿瘤小鼠中时（此肿瘤过度表达 MDR1 mRNA），仅有约 400 个 ASON 聚集在肿瘤中，而当将标记探针直接注入肿瘤内时，大约有 60 000 个 ASON 在肿瘤中聚集。他们认为数量的差异是由于静脉注射和瘤内注射时，标记探针到达靶组织中的数量不同。

三、核素标记 ASON 的体内转运

合适的转运系统在反义显像中十分重要。无修饰 ASON 在细胞内的摄取是由于主动转运，然而内化作用在许多细胞中十分缓慢而且呈温度依赖性。也有研究报告显示，无修饰的 ASON（如硫代 ASON）很大一部分与细胞表面蛋白相互作用，而内化的小部分 ASON 在进入到溶酶体时就终止内化，这样使得 mRNA 在细胞质或细胞核内的靶向杂交成为困难。ASON 还可以通过吸附作用、内吞和胞饮作用进入细胞，只是进入细胞的比例依赖于 ASON 的浓度、细胞类型和活性状态。ASON 如何更好地定位于靶组织并穿透细胞膜进入细胞是非常重要的。

增加 ASON 在细胞中转运能力的一个策略是

将 ASON 偶联穿膜肽或转运肽。Pooga M 等人应用细胞转运肽与 PNA 偶联转运至大鼠细胞中，成功地抑制功能性基因的表达。Rosi N 等开发了一种金纳米粒子 -ASON 聚合物，促进细胞内基因的调控。这一纳米粒子聚合物不易被核酸酶降解、对细胞无毒性，而且在多种细胞摄取实验中，显示比未修饰 ASON 结合力高得多的特性。

目前基因治疗中载体优势潜能已被证实，如使用逆转录病毒、腺病毒、腺相关病毒、慢病毒感染、阳离子脂质和脂质体载体等。据推测病毒载体较其余非病毒载体在介导 DNA 进入细胞时更有优势，但其在显像中的应用可能受到限制。主要原因是 DNA 不能迅速、有效地与载体偶联，而放射性核素半衰期是有限的。另外病毒存在毒性，如腺病毒对其要整合的 DNA 有一定免疫源性，逆转录病毒则可能诱导基因突变。在健康人群中使用有潜在毒性的载体也是不能被接受的。

目前在显像中能够应用的载体是阳离子脂类和脂质体。两者均可稳定连接寡聚核苷酸中的阴离子，也可保护核酶，并且简单的混合即可达到成功的连接。目前阳离子脂质体较阳离子脂类更有优势。脂质体是由脂质双分子层组成的环形封闭囊泡，低毒、无免疫原性，可携载各种反义寡核苷酸，保护其不被核酸酶降解。脂质双分子层可以便捷的将脂类与具有阴离子活性的 DNA 相连接，也可以方便的与阴离子活性的动物细胞包膜相连接，从而提高细胞包膜转运。张永学课题组的系列研究中，应用脂质体包裹 ^{99m}Tc-Survivin ASON 和 ^{99m}Tc-PCNA ASON 后，肿瘤细胞（肝癌细胞和卵巢癌细胞）对标记探针的摄取率明显增加，大大高于未处理组。有研究表明，在脂质体介导下，血液循环中的反义寡核苷酸至少在 24 小时内保持完整，而单纯反义寡核苷酸 5 分钟后将不能被检测到。由于反义寡核苷酸与脂质体结合后主要集中在细胞核，而单纯反义寡核苷酸则主要位于细胞质中，因而脂质体改变了其在细胞内的分布，使反义寡核苷酸在细胞核内的作用时间延长。需要注意的是，脂质体自身亦有一定的毒性，当脂质体的浓度高于 20μmol/L 时具有细胞毒性。

受体介导的反义寡核苷酸的转运技术也越来越受到重视。受体介导的细胞吞噬作用是 20 世纪 70 年代发现的细胞转移特异性外源物质进入胞内的一种方式。利用受体介导来特异性转移反义寡核苷酸有助于反义显像。受体介导的吞噬作用有两个明显特点：①具有细胞、组织或器官专一性；②配体进入细胞的转移效率很高。

未来发展方向

尽管应用核素标记 ASON 分子探针在体外和在体显像中均取得了令人振奋的结果，但是所有的研究还都仅限于细胞及动物实验阶段，将反义显像转化至临床仍有很多工作需要开展。这包括简化 ASON 探针合成、化学修饰及核素标记过程，增加探针体内稳定性，强化与靶 mRNA 特异性杂交能力等。在体显像还需满足标记探针克服体内转运过程中的生物屏障、准确的体内靶向定位、体内信号放大、在靶组织中有效的滞留和在非靶组织中迅速清除等条件。几乎所有疾病的产生都是由于基因异常表达或表达产物的功能异常所导致。理论上，反义显像能在基因水平诊断包括肿瘤、遗传性疾病、炎症、病毒感染等很多疾病，这一巨大的应用前景值得对反义显像进行更为深入的研究和探索。

（兰晓莉）

参 考 文 献

[1] Tavitian B. In vivo antisense imaging. Q J Nucl Med，2000，44（3）：236-255.

[2] Hnatowich DJ. Antisense and nuclear medicine. J Nucl Med，1999，40（4）：693-703.

[3] 文明，柏玮，李少林. 分子影像学中的肿瘤反义基因显像. 重庆医科大学学报，2007，32（5）：554-557.

[4] Felsenfeld G，Davies DR，Rich A. Formation of a three stranded polynucleotide molecule. J Chem Soc，1957，79（8）：2023-2024.

[5] 孙雪光，曹恩华. 三链核酸稳定性和生物学功能的研究进展. 生物化学和生物物理进展，1998，25（4）：319-324.

[6] Dewanjee MK，Ghafouripour AK，Kapadvanjwala M，et al. Noninvasive imaging of C-myc oncogene messenger RNA with indium-111-antisense probes in a mammary tumor-bearing mouse model. J Nucl Med，1994，35（6）：1054-1063.

[7] Agrawal S. Importance of nucleotide sequence and chemical modifications of antisense oligonucleotides. Biochim Biophys Acta，1999，1489（1）：53-68.

[8] Mani S，Gu Y，Wadler S，et al. Antisense therapeutics in oncology：points to consider in their clinical evalu-

ation. Antisense Nucleic Acid Drug Dev, 1999, 9(6): 543-547.

[9] 杨卫东. 肿瘤反义显像技术中的若干问题. 国外医学: 放射医学与核医学分册, 1998,(6): 244-247.

[10] Agrawal S, Temsamani J, Tang J. P harmacokinetics, biodistribution and stability of oligodeoxynucleotide phosphorothioates in mice. Proc Natl Acad Sci USA, 1991, 88(17): 7595-7599.

[11] Zhou W, Agrawal S. Mixed-backbone oligonucleotidex as second-generation antisense agents with reduced phosphorothioate-related side effects. Bioorg Med Chem Lett, 1998, 8(22): 3269-3274.

[12] Zhang R, Iyer RP, Yu D, et al. Pharmacokinetics and tissue disposition of a chimeric oligodeoxynucleoside phosphorothioate in rats after intravenous administration. J Pharmacol Exp Ther, 1996, 278(2): 971-979.

[13] Tavitian B, Terrazzino S, Kuhnast B, et al. In vivo imaging of oligonucleotides with positron emission tomography. Nature Med, 1998, 4(4): 467-471.

[14] LarsenH J, BentinT, Nielsen PE. Antisense properties of peptide nucleic acid. Biochim Biophys Acta, 1999, 1489(1): 159-166.

[15] Mardirossian G, Lei K, Rusckowski M, et al. In vivo hybridization of technetium- 99m labeled peptide nucleic acid(PNA). J Nucl Med, 1997, 38(6): 907 - 913.

[16] 秦光明. 肿瘤反义显像技术的研究现状与展望. 国外医学: 放射医学核医学分册, 2001, 25(5): 213-216.

[17] 王荣福, 沈晶, 张春丽. 反义显像的应用研究及进展. 北京医学, 2006, 28(9): 555-559.

[18] Dewanjee MK, Ghafouripour A, Werner R, et al. Development of sensitive radioiodinated anti-sense oligonucleotide probes by conjugation techniques. Bioconjug Chem, 1991, 2(4): 195-200.

[19] Dolle F, Hinnen F, Vaufrey F, et al. A general method for labeling oligodeoxynucleotides with 18 F for in vivo PET imaging. J Labelled Comp Radiopharm, 1997, 39(4): 319-330.

[20] 兰晓莉. 两种 ^{99}Tc^m 标记双功能螯合剂: NHS-MAG3 和 HYNIC. 国外医学: 放射医学核医学分册, 2005, 29(1): 15-18.

[21] Hnatowich D, Winnard P Jr, Virzi F, et al. Technetium-99m labeling of DNA oligonucleotides. J Nucl Med, 1995, 36(12): 2306-2314.

[22] Mardirossian G, Lei K, Rusckowski M, et al. In vivo hybridization of technetium-99m-labeled peptide nucleic acid(PNA). J Nucl Med, 1997, 38(6): 907-913.

[23] Zhang YM, Liu N, Zhu ZH, et al. Influence of different chelators(HYNIC, MAG3 and DTPA)on tumor cell accumulation and mouse biodistribution of technetium-99m labeled to antisense DNA. Eur J Nucl Med, 2000, 27(11): 1700-1707.

[24] Hjelstuen O, Znnesen TH, Bremer P, et al. 3′-99mTc-labeling and biodistribution of a CAPL antisense oligodeoxynucleotide. Nucl Med Biol, 1998, 25(7): 651-657.

[25] Liu M, Wang R, Zhang C, et al. Noninvasive imaging of human telomerase reverse transcriptase(hTERT)messenger RNA with 99mTc-radiolabeled antisense probes in malignant tumors. J Nucl Med, 2007, 48(12): 2028-2036.

[26] Lewis M, Jia F, Gallazzi F, et al. Radiometal-Labeled Peptide- PNA Conjugates for Targeting bcl-2 Expression: Preparation Characterization and in Vitro mRNA Binding. Bioconjug Chem, 2002, 13(6): 1176-1180.

[27] He Y, Panyutin I, Karavanov A, et al. Sequence-specific DNA strand cleavageby 111 In-labeled peptide nucleic acids. Eur J Nucl Med Mol Imaging, 2004, 31(6): 837-845.

[28] Dougan H, Hobbs J, Weitz J, et al. Synthesis and radioiodination of a stannyl oligodeoxyribonucleotide. Nucleic acids res, 1997, 25(14): 2897-2901.

[29] Kuhnast B, Dolle F, Terrazzino S, et al. General method to label antisense oligonucleotides with radioactive halogens for pharmacological and imaging studies. Bioconjug Chem, 2000, 11(5): 627-636.

[30] Kuhnast B, Dolle F, Vaufrey F, et al. Fluorine-18 labeling of oligonucleotides bearing chemically-modified ribose-phosphate backbones. J Labelled Comp Radiopharm, 2000, 43(8): 837-848.

[31] Hedberg E, Langstrom B. 18F-Labelling of oligonucleotides using succinimido 4-[18F]-fluorobenzoate. Acta Chem Scand, 1998, 52(8): 1037-1039.

[32] Hedberg E, Langstrom B. Synthesis of 4-([18F]-Fluoromethyl)phenyl isothiocyanate and its use in labelling oligonucleotides. Acta Chem Scand, 1997, 51(12): 1236-1240.

[33] Pan D, Gambhir S, Toyokuni T, et al. Rapid synthesis of a 5-fluorinated oligodeoxy-nucleotide: A model antisense probe for use in imaging with positron emission tomography(PET). Bioorg Med Chem Lett, 1998, 8(11): 1317-1320.

[34] Kuhnast B, Dolle F, Tavitian B. Fluorine-18 labeling of peptide nucleic acids. J Labelled Comp Radiopharm, 2002, 45(1): 1-11.

[35] Kobori N, Imahori Y, Mineura K, et al. Visualization of mRNA expression in CNS using 11C-labeled phosphorothioate oligodeoxynucleotide. Neuroreport, 1999,

10（14）：2971-2974.

[36] Visser G，Vos M，Davenport R，et al. Development of Labelled Antisense Deoxyoligonucleotides（ODNs）for Use in PET. Synthesis of the ［11C］-Labelled Dinucleotide ［11C］-Thymidylyl（3′-5′）Thymidine. J Labelled Comp Radiopharm，1995，37：341-343.

[37] Roivainen A，Tolvanen T，Salomaki S，et al. 68Ga-labeled oligonucleotides for in vivo imaging with PET. J Nucl Med，2004，45（2）：347-355.

[38] Lendvai G，Velikyan I，Bergstrom M，et al. Biodistribution of 68Ga-labelled phosphodiester phosphorothioate, and 2′-O-methyl phosphodiester oligonucleotides in normal rats. Eur J Pharm Sci，2005，26（1）：26-38.

[39] Lendvai G，Velikyan I，Estrada S，et al. Biodistribution of 68Ga-Labeled LNA-DNA Mixmer Antisense Oligonucleotides for Rat Chromogranin-A. Oligonucleotides，2008，18（1）：33-49.

[40] Cammilleri S，Sangrajrang S，Perdereau B，et al. Biodistribution of iodine -125 tyramine transforming growth factor alpha antisense oligonucleotide in athymic mice with a human mammary tumour xenograft following intratumoral injection. Eur J Nucl Med，1996，23（4）：448-452.

[41] Sato N，Kobayashi H，Saga T，et al. Tumor targeting and imaging of intraperitoneal tumors by use of antisense oligo-DNA complexed with dendrimers and/or avidin in mice. Clin Cancer Res，2001，7（11）：3606-3612.

[42] 谢娟，李少林，张玉诺，等. ^{99m}Tc 标记 c-erbB2 反义寡脱氧核苷酸对乳腺癌显像的实验研究. 中华医学杂志，2005，85（41）：2940-2942.

[43] 高再荣，张永学，张凯军. 锝 -99m 标记 survivin 反义寡核苷酸肝细胞癌显像的实验研究. 中华医学杂志，2005，85（33）：2327-2330.

[44] Fu P，Shen B，Zhao C，et al. Molecular imaging of MDM2 messenger RNA with ^{99m}Tc-labeled antisense oligonucleotides in experimental human breast cancer xenografts. J Nucl Med，2010，51（11）：1805-1812.

[45] 张艳容，张永学，曹卫，等. ^{99m}Tc 标记的寡核苷酸在人卵巢癌细胞中的摄取及其对目的基因表达的影响. 华中科技大学学报（医学版），2005，34（3）：348-352.

[46] Zhang YR，Zhang YX，Cao W，et al. Uptake kinetics of ^{99m}Tc-MAG3-antisense oligonucleotide to PCNA and effect on gene expression in vascular smooth muscle cells. J Nucl Med，2005，46（6）：1052-1058.

[47] Qin GM，Zhang YX，Cao W，et al. Molecular imaging of atherosclerotic plaques with technetium-99m-labelled antisense oligonucleotides. E J Nucl Mol Imaging，2005，32（1）：6-14.

[48] Goodchild J，Kim B，Zamecnik PC. The clearance and degradation of oligodeoxynucleotides following intravenous injection into rabbits. Antisense Res Dev，1991，1（2）：153-160.

[49] Iyer AK，He J. Radiolabeled oligonucleotides for antisense imaging. Curr Org Synth，2011，8（4）：604-614.

[50] Stein C.A. Keeping the biotechnology of antisense in context. Nat Biotechnol，1999，17（3）：209-209.

[51] Geselowitz DA，Neckers LM. Analysis of oligonucleotide binding internalization, and intracellular trafficking utilizing a novel radiolabeled crosslinker. Antisense Res Dev，1992，2（1）：17-25.

[52] de Vries E，Vroegh J，Dijkstra G，et al. Synthesis and evaluation of a fluorine-18 labeled antisense oligonucleotide as a potential PET tracer for Inos mRNA expression. Nucl Med Biol，2004，31（5）：605-612.

[53] Alberts B，Bray D，Lewis J，et al. Molecular biology of the cell. New York：Garland Publishing，1994.

[54] Hnatowich DJ. Antisense imaging：Where are we now. Cancer Biother Radiopharm，2000，15（5）：447-457

[55] Nakamura K，Fan C，Liu G，et al. Evidence of antisense tumor targeting in mice. Bioconjug Chem，2004，15（6）：1475-1480.

[56] Pooga M，Kut C，Kihlmark M，et al. Cellular translocation of proteins by transportan. FASEB J，2001，15（8）：1451-1453.

[57] Rosi N，Giljohann D，Thaxton C，et al. Oligonucleotide-modified gold nanoparticles for intracellular gene regulation. Science，2006，312（5776）：1027-1030.

[58] 沈艳霞，高再荣，张永学. 脂质体包裹 ^{99m}Tc 标记 Survivin 反义寡核苷酸的制备和体外研究. 中华核医学杂志，2006，26（3）：177-179.

[59] Gauchez AS，Du Moulinet D'Hardemare A，Lunardi J，et al. Potential use of radiolabeled antisense oligonucleotides in oncology. Anticancer Res，1999，19（6B）：4989-4997.

第十四章

报告基因显像

分子影像学是通过无创性的手段在细胞和/或分子水平检测活体分子过程，了解体内特异性基因或蛋白质表达的部位、水平、分布及持续时间。报告基因显像（reporter gene imaging，RGI）技术将报告基因与报告探针结合在一起，通过探针聚集显像报告基因产物的活性水平，从而间接提供报告基因表达水平及驱动报告基因表达的内源性信号或转录因子水平的信息，属于间接显像策略。由于一种报告基因的特异性表达探针可用于与该报告基因偶联的各种感兴趣靶基因的测定，能对多种不同的生物学和分子遗传学过程进行显像，不需要针对不同的报告基因报告探针系统研制不同的特异性分子探针；加之研究报告基因构建体远较研制新的分子探针简便，且能更快地应用于临床，较直接显像策略省时省力，且耗资少。由于这些优势，报告基因显像技术现已广泛地应用于动物实验研究中。本文对分子影像学中报告基因显像的一般原则、分类、相关影像学技术及潜在的临床应用作一简述。

报告基因是一种编码可被检测的蛋白质或酶的基因，也就是说，是一个其表达产物非常容易被鉴定的基因。把它的编码序列和基因表达调节序列相融合形成嵌合基因，或与其他目的基因相融合，在调控序列控制下进行表达，从而利用它的表达产物来标定目的基因的表达调控。作为报告基因，在遗传选择和筛选检测方面必须具有以下几个条件：①已被克隆和全序列已测定；②其表达产物能进行定量测定；③表达产物在受体细胞中本不存在，即无背景，在被转染的细胞中无相似的内源性表达产物。报告基因显像则是将报告基因转染给靶细胞后，通过标记的报告探针与报告基因的特异性结合而显影。通过探针的聚集显示报告基因产物的活性水平，从而间接提供报告基因表达水平及驱动报告基因表达的内源性信号或转录因子水平的信息，了解体内特异性基因或蛋白质表达的部位、水平、迁徙及持续时间。

第一节　报告基因显像的基本概念

一、报告基因显像的一般原则

报告基因表达显像必须将报告基因引入生物体内靶组织，这需借助于载体作为中介物质。目前可应用的传送载体均可用于报告基因显像中。报告基因整合入载体的方法有基因融合法、双顺反子法、双启动子法以及共载体法。报告基因显像利用上游启动子或增强子元件控制下的报告基因，共同特征是含有感兴趣报告转基因的 cDNA 表达盒，这些表达盒的设计和排列可以不同。比如，其可由所选择的任意启动子或增强子序列驱动。启动子可以是组成性的（导致连续转录），也可以是诱导性的（导致有控制的表达）；启动子也可具有细胞特异性，使转基因表达仅限于某些细胞或器官。报告基因就在这些特异启动子或增强子元件控制下启动转录、随后翻译成基因产物，其编码产物可以是酶、受体或转运子。报告基因显像的一个原则是如果报告基因在体内不转录，就不会导致报告探针的聚集；相反，如果启动子导致报告基因转录，报告基因 mRNA 的翻译将引起报告基因编码产物与报告探针发生作用从而产生可检测到的影像学信号。

理想的报告基因应符合以下条件：①为预防免疫反应，报告基因在正常宿主细胞内不表达；②特异的报告探针应仅在报告基因表达的部位聚集；③在报告基因不表达时不应有报告探针聚集；④报告基因的产物应无免疫反应；⑤报告探针在体内稳定，在达到靶目标前不被代谢；⑥报告探针应能迅速从血循环中清除，不干扰特殊信号的检出；⑦报告探针或其代谢物无细胞毒性；⑧除了转基因应用外，报告基因及其启动子应足够小以适合传送载体（质粒、病毒）；⑨自然的生物学屏障不会阻止报告探针达到靶部位；⑩影像信号应与体内报告基因 mRNA 和蛋白的水平有很好的相关性。但目前还没有一个报告基因或报告探针符合上述这些标准。因此可基于不同的目的开发多系统的报告基因，利用不同的成像系统同时活体监控多种报告基因的表达。已经合成了数种融合报告基因用于多模式成像，这些报告基因的产物可同时利用两种或三种影像学技术显像，在小动物研究和临床应用中具有广阔前景。

二、报告基因显像分类

RGI 技术目前已有很大发展，根据报告基因的编码产物不同，可分为酶为基础的报告基因和受体或转运子为基础的报告基因，已经形成了包括放射性核素成像、MRI 和光学成像的完整体系（表 14-1）。

第二节　常用的报告基因显像技术

根据不同报告基因的表达产物，影像学活体示踪移植干细胞动态变化的方法主要包括放射性核素成像、MRI 及光学成像，这三类技术各有优势和不足，其中最具发展前途的是放射性核素 RGI 系统。

一、核医学技术

放射性核素成像主要包括 SPECT 和 PET。基于核医学技术监测体内移植干细胞的 RGI 主要包括四类：①基于Ⅰ型单纯疱疹病毒胸腺嘧啶核苷激酶基因（herpes simplex virus typeⅠthymidine

kinase，*HSV1-tk*）和突变型单纯疱疹病毒胸腺嘧啶核苷激酶基因（mutant herpes simplex virus type 1 thymidine kinase，*HSV1-sr39tk*）作为报告基因；②以跨膜受体的基因作报告基因，如多巴胺 2 型受体、雌激素受体和生长抑素Ⅱ型受体；③转运蛋白/底物报告基因系统，主要包括去甲肾上腺素转运蛋白和钠碘同向转运体系统等；④其他报告基因系统，包括抗原或抗体基因片段、转螯合 GGC 肽融合基因、酪氨酸酶基因等（图 14-1）。

1. *HSV1-tk* 报告基因系统　TK 基因（thymidine kinase gene）编码脱氧胸苷激酶，在病毒、细菌和真核细胞中都存在，但不同来源 *tk* 基因的结构不同，编码的蛋白产物在相对分子质量、理化性质和生化功能上也有很大差异；应用最广泛的 *HSV1-tk* 基因序列长约 3.4kb，包括 5′ 端调控区和 3′ 端非编码区，编码区基因全长 1.3kb，有 1 128 个核苷酸，编码 376 个氨基酸，基因中无内含子，其 mRNA 的 5′ 端有 107 个核苷酸的非编译区，其 5′ 端侧翼序列与 HSV1-tk 表达水平密切相关。放射性核素（^{18}F、^{11}C、^{123}I、^{124}I 和 ^{131}I）标记的核苷类似物，经主动运输通过 *HSV1-tk* 转染细胞后，被该基因的编码产物胸苷激酶磷酸化成 5′- 磷酸核苷，5′- 磷酸核苷不能再次穿过细胞膜而"陷入"在被转染细胞中。因而，细胞内放射性活度反映了 *tk* 基因的表达。利用该系统进行的 RIG 可以通过以下途径实现：①直接反映 *tk* 基因在细胞内的表达；②利用双顺反子载体，将 *tk* 基因与其他治疗基因克隆在同一启动子下游，从而监测治疗基因的表达。

HSV-tk 的探针主要有两类：①阿昔洛韦类衍生物，如 ^{18}F 标记的 8- 氟 -9-2- 羟基 -1- 羟甲基乙氧基甲基鸟嘌呤（FGCV）、9-3- 氟 -1- 羟基 -2- 丙

表 14-1　几种不同的报告基因显像方法比较

显像技术	空间分辨率	时间分辨率	测量深度	成像时间	敏感性	报告基因
光学技术（荧光成像）	低	s/min	<1cm	100～200ms	高	荧光蛋白（红，绿）
光学技术（生物发光）	低	min	cm	10min	高	荧光素酶（萤火虫，甲虫，海肾，长腹水蚤）
核医学技术	中	min	无限制	5～20min	中	Ⅰ型单纯疱疹病毒胸腺嘧啶核苷激酶及其突变体、多巴胺 2 型受体、去甲肾上腺素转运体、钠碘同向转运体、雌激素受体、生长抑素Ⅱ型受体等
磁共振技术	高	min/h	无限制	5～20min	低	转铁蛋白受体、β2 半乳糖苷酶、酪氨酸激酶、铁蛋白

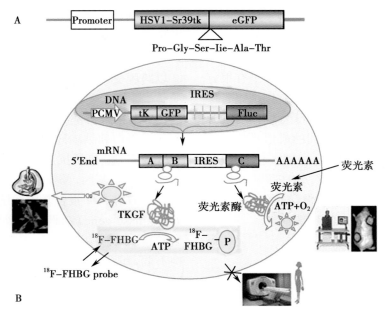

图 14-1 核素及多模态报告基因系统

氧甲基鸟嘌呤（FHPG）、9-4- 氟 -3- 羟甲基丁基鸟嘌呤（FHBG）和 8- 氟 -9-2- 羟基 -1- 羟甲基乙氧基甲基腺嘌呤（FACV）；②嘧啶核苷衍生物，如 ^{131}I、^{124}I 和 ^{11}C 标记的 2'- 氟 -2'- 脱氧 -1-β-D- 阿拉伯呋喃糖 -5- 尿嘧啶（FIAU）。FHPG、FIAU 具有本底信号低、从血液中清除快、稳定性好、安全等特性，是目前最成熟的 *HSV-tk* 报告基因显像的分子探针，可分别用于 SPECT 和 PET 显像。放射性核素显像具有较高的灵敏性，特别是 PET 的敏感性可达 10^{-12}mol 浓度，但 SPECT、PET 的空间分辨率和解剖定位能力仍然相对较差，而 PET/CT（MR）和 SPECT/CT 的应用有效地弥补了这些不足，实现了高敏感性和高分辨率的结合。Lan 等应用 ^{131}I-2'-fluoro-2'-deoxy-1-beta-D-arabinofuranosyl-5-iodouracil（^{131}I-FIAU）报告探针在转染 *HSV1-tk* 基因的兔模型进行 SPECT 心肌报告基因显像，并证实在转染 *HSV1-tk* 后 1～2 天心肌局部可见明显的放射性浓聚，提示该基因在局部的高表达，为缺血性心肌疾病基因治疗的监测提供了基础（图 14-2）。

在随后的研究中为了提高 *HSV1-tk* 基因表达显像敏感性，Gambhir 等首次使用一种 *HSV1-tk*（mutant）型即 *HSV1-sr39tk*，分析发现 *HSV1-sr39tk* 具有对标记探针更高的 Vmax/Km，它来自于 *HSV1-tk* 基因的随机序列变异。实验表明使用 *HSV1-sr39tk* 为报告基因和阿昔洛韦类衍生物为标记探针的 PET 显像，比 HSV1-tk 的基因表达显像更佳。Zhang 等

的研究结果表明，将转染 *HSV1-sr39tk* 基因的骨髓间充质干细胞（bone marrow mesenchymal stem cells, BMSCs）注射到动物体内后，应用 ^{18}F-FHBG PET/CT 报告基因显像可以清晰显示报告基因的表达，有效的监测移植的干细胞（图 14-3）。

2. 受体报告基因系统 随着转基因技术的进步，受体显像在受体表达阴性肿瘤中的显像、基因治疗监测方面开辟了新的研究领域。受体基因经过转染进入肿瘤细胞后，利用标记核素的配基与之结合进行显像（标记显像核素）和靶向治疗（标记治疗性核素）。在此基础上，针对基因治疗中遇到的难于定位治疗转基因和监控疗效等问题，发展了受体介导的报告基因 / 报告探针。受体报告基因（receptor-based reporter gene）其基本原理是：将某些受体蛋白基因与治疗基因克隆在同一启动子下，然后利用放射性核素标记的相应的配体进行显像，观察受体基因的表达情况，从而定量间接评价治疗基因的导入部位、表达水平和持续时间。这种基因表达的非侵入性、可重复性、定量性显像将有助于人类基因治疗试验以及分子、细胞治疗动物模型的研究。

（1）多巴胺 2 受体（*D2R*）基因：其机制为通过放射性核素标记的配体与 D2R 结合而在表达 D2R 报告基因的组织中蓄积显像。分子探针包括 3-2'-^{18}F- 氟乙基螺旋哌啶酮（^{18}F-fluoroethylspiperone，^{18}F-FESP）、^{123}I- 碘苯酰胺和 ^{11}C-raclopride 等。D2R 系统优点为它是相对高比活度（185～

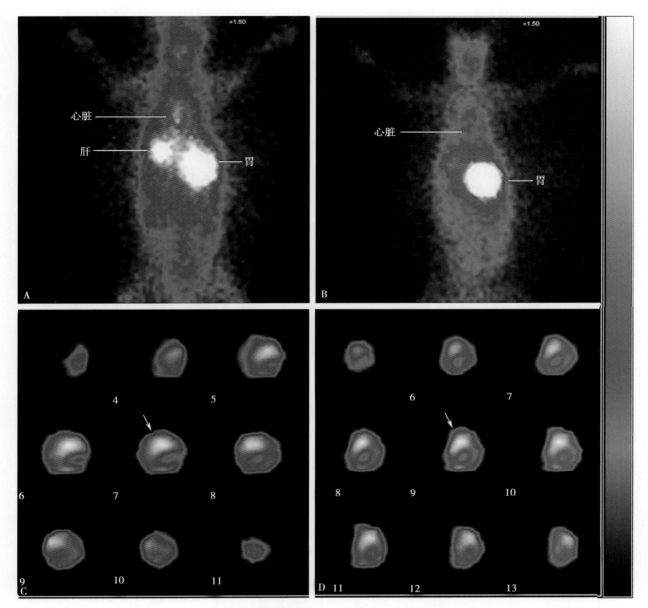

图 14-2　家兔模型心肌转染 *Ad5-tk* 基因后行 ^{131}I-FIAU 显像

A～D. 家兔模型心肌转染 *Ad5-tk*（A）和对照 *Ad5-null*（B）后静脉注射报告探针 ^{131}I-FIAU（37MBq）行核素平面及断层显像（C 水平长轴，D 短轴），箭头所示心肌报告基因表达，对照组则未见放射性浓聚

379GBq/μmol）的报告探针，但缺点是受体配体结合数量有限。应用编码多巴胺 2 型受体 *D2R* 的基因转染小动物模型，然后利用 ^{18}F-FESP 可以进行报告基因显像。Kummer 等采用的 *HSV1-sr39tk* 和 *D2R* 双报告基因的单纯疱疹病毒扩增子载体用于人脑胶质瘤模型，通过 PET 进行定量分析证实了两种基因表达的共存。

（2）雌激素受体：雌激素受体（estrogen receptor, ER）可位于细胞膜、细胞质或细胞核。经典的核受体位于细胞核，其蛋白质在翻译后短暂位于胞质，故可在细胞质检测到。扩散到细胞核的雌激素与其核受体结合后引发基因调控机制，调节下游基因的转录。近年研究就发现经典雌激素受体也可位于细胞膜或细胞质，雌激素与其结合后启动第二信使系统。雌激素在人体介导了很多生物学效应，而最初人们认为它的功能只受核受体的调控，即雌激素以自由扩散形式通过质膜，并与核受体紧密结合，通过结合靶基因上的雌激素应答元件（estrogen response element, ERE）调节基因表达或与其他核蛋白相互作用以改变基因的转录活性。

雌激素受体近年来也被用作一个 PET 的基

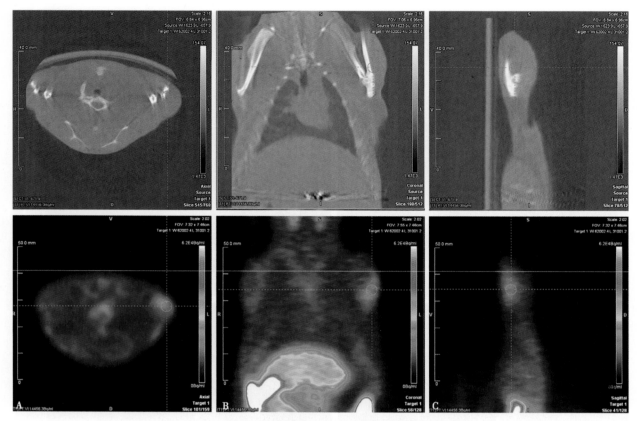

图 14-3　micro-PET/CT 报告基因显像

鼠左上肢注射转染 *HSV1-sr39tk* 基因的骨髓间充质干细胞后 1 天静脉给予 ^{18}F-FHBG 行小动物 PET/CT 显像，可见左上肢明显的浓聚（绿线），而右上肢（对照）未转染者无显影。A～C. 分别代表横断面、冠状面和矢状面的 CT（上排）和 PET 影像（下排）

因。Furukawa 等设计一种新型的报告基因，采用 ^{18}F- 标记的雌二醇和人类雌激素受体配体（hERL）结合形成基因成像系统。^{18}F- 标记的雌二醇用于人体研究，而且适用的组织比较广泛，hERL 和 DNA 结构域结合也可以用作一种转录因子，因此也可以用于基因治疗监测。Qin 等应用 ^{18}F-FES 为报告探针在鼠模型进行 PET/CT 报告基因显像监测细胞和基因治疗。将转染载有报告基因 hERL 和治疗基因 VEGF165 腺病毒 Ad5-hERL-IRES-VEGF（Ad-EIV）的骨髓间充质干细胞注射到鼠上肢后，应用 ^{18}F-FES PET/CT 显像可以监测基因的表达（图 14-4）。而将携带该融合基因的骨髓间充质干细胞移植到急性心肌梗死模型后，应用 ^{18}F-FES PET/CT 显像可以使得梗死区移植的干细胞显影，从而应用于缺血性心肌疾病干细胞移植治疗的监测（图 14-5）。

（3）生长抑素受体：生长抑素是一种在人体中广泛分布的激素，是一种 G 蛋白偶联的 7- 膜通透性受体，通过靶细胞膜上的生长抑素受体，介导

和负性调节多种生理功能。生长抑素受体共有 5 种亚型，其中 2 型受体被认为与肿瘤的关系最为密切，生长抑素或生长抑素类似物可通过 SSTR2 抑制肿瘤细胞。*SSTR2* 可作为报告基因，利用放射性核素标记的生长抑素类似物进行显像，通过 *SSTR2* 基因的表达情况来间接评价其基因的表达情况。生长抑素及相关类似物与受体结合后能产生抑制信号，在癌细胞中有抗增殖效应。配体包括 ^{111}In- 奥曲肽、^{99m}Tc-P829 或 ^{99m}Tc-P2045 等。而且很多肿瘤组织对于 SSTR 处于高表达，利用不同核素标记，不仅可以对肿瘤进行定位诊断，还能对生长抑素治疗效应预测和受体导向内照射治疗；反之，对于低表达或不表达 SSTR 的肿瘤组织，则可以通过转染 SSTR 基因来介导 SST 治疗和内照射治疗，此时的 SSTR 基因一方面作为治疗基因参与肿瘤治疗，另一方面还可作为报告基因通过 SSTR 显像来对自身的表达进行监测。

3. 钠碘转运体报告基因系统　钠碘转运体（sodium iodide symporter, *NIS*）是 1996 年首次从

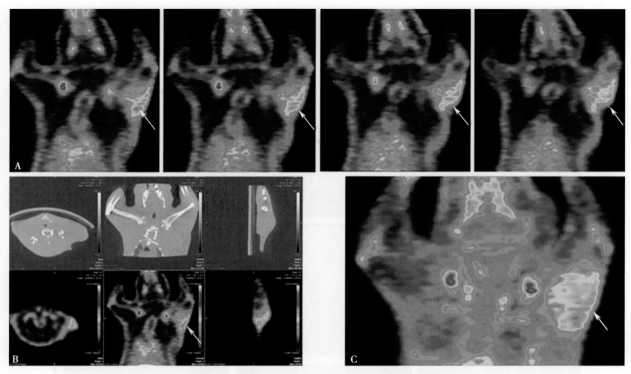

图 14-4 ¹⁸F-FES micro-PET/CT 报告基因显像

左上肢箭头所示为移植了载有 Ad-EIV 的骨髓间充质干细胞的部位放射性浓聚，而对侧未移植部位没有显影。A. 冠状面 PET 显像；B. 横断面、冠状面和矢状面 CT（上排）和 PET（下排）显像；C. 最高浓聚的影像

大鼠甲状腺组织中克隆出来的基因，同年研究者克隆出人的 NIS。NIS 位于甲状腺滤泡细胞膜上，是一种跨膜糖蛋白，是甲状腺激素生物合成中碘进入细胞的途径。其促进碘的主动转运，使碘顺着电化学梯度从间质进入细胞内。NIS 转运碘的能量来自于细胞膜内向性 Na⁺ 浓度梯度，后者是由 Na⁺-K⁺-ATP 酶提供的，其协同转运 2 个 Na⁺（顺化学梯度）及 1 个 I⁻（逆化学梯度）。NIS 除了能转运碘，还能转运包括 ⁹⁹ᵐTc 高锝酸盐在内的其他多种阴离子，而 NIS 的这种作用能被高氯酸钾抑制。

NIS 性质独特，探针简便易得，有望成为最有前景的核素报告基因之一。*NIS* 作为报告基因的优点是不需要用放射性核素标记底物制作特殊的核素探针，直接静脉注射 ¹³¹I 或 ⁹⁹ᵐTc 高锝酸盐即可进行显像，¹³¹I 或 ⁹⁹ᵐTc 高锝酸盐都是临床常用的核素，来源方便、价格低廉。由于 ⁹⁹ᵐTc 的能量较 ¹³¹I 低，半衰期更短，其物理特性优于 ¹³¹I，是临床上最常用的显像剂，因而选 ⁹⁹ᵐTc 高锝酸盐作为 NIS 的探针更具临床推广价值。与其他报告基因相比，NIS 还具有许多潜在的优势：①与来源于单纯疱疹病毒的胸苷激酶不同，NIS 是一种生理性

表达蛋白，理论上无免疫原性，很少会导致抗体的形成；②与 NIS 结合的示踪剂（⁹⁹ᵐTcO⁻、碘的放射性同位素）较 ¹⁸F 等短半衰期正电子核素价格便宜，易于获取；③与昂贵的 PET 设备相比，SPECT 应用更为广泛；④放射性碘和锝已经获准在临床上使用多年，更易于直接投入临床应用。

胡硕等应用 *NIS* 作为报告基因监测心肌梗死干细胞移植治疗，探讨了人钠碘转运体（*hNIS*）或鼠钠碘转运体（*rNIS*）作为报告基因监测大鼠骨髓间充质干细胞（rBMSCs）移植治疗心肌梗死的可行性。将构建的含有 NIS 和绿色荧光蛋白（*eGFP*）基因的腺病毒（Ad）质粒（*Ad-eGFP-rNIS*）转染到大鼠骨髓间充质干细胞，并将转染基因的 rBMSCs 注射到急性心肌梗死鼠模型的心肌内，然后以 ⁹⁹ᵐTc-过锝酸盐（⁹⁹ᵐTc-pertechnetate）或者 ¹³¹I 为显像剂进行 SPECT 报告基因显像，并与荧光显像比较，监测移植干细胞的活性。结果表明，该法不需要特殊制备的报告探针即可显示表达 NIS 的移植干细胞（图 14-6）。

NIS 报告基因显像也能被用来监视肿瘤细胞、免疫细胞及神经干细胞的活动。*hNIS* 基因已经被广泛地转染到肿瘤细胞，如乳腺癌、前列腺

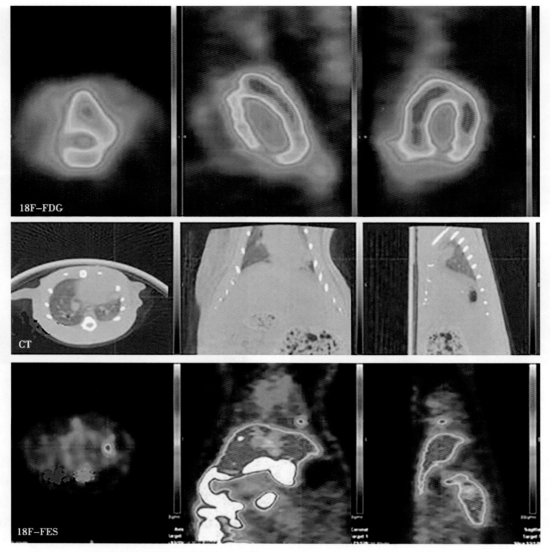

图 14-5　心肌缺血模型干细胞移植治疗后 ^{18}F-FDG 代谢显像和 ^{18}F-FES 报告基因 PET/CT 显像

癌、神经胶质瘤、成神经细胞瘤、黑色素瘤、宫颈癌、肝癌、结肠癌、卵巢癌、骨髓瘤等。在动物模型中，这种抗肿瘤治疗的疗效可以通过核医学仪器轻易地观测到。而带有报告基因的免疫细胞则可以被用来监视和预测抗肿瘤治疗的疗效，评估移植物抗宿主反应及检测自身免疫疾病的发病机制。此外，研究表明使用神经干细胞对中枢神经系统进行修复时，使用 NIS 基因作为报告基因，可以观测到神经干细胞或永生化前体细胞，移行到中枢神经系统并且进入缺损的组织。

虽然转染 NIS 基因到其他肿瘤的方法在显像和治疗方面显示了巨大的价值，但是这种方法在实际临床应用中仍然面临许多困难，许多必须解决的问题仍然没有得到解决。其中一条就是，在

肿瘤细胞中，特别是在那些甲状腺外组织来源的肿瘤中碘的摄取、外流和相应动力学是与正常的甲状腺组织有区别的，甲状腺外组织往往不能像甲状腺一样有效地聚集和有机化碘，所以在这些组织中碘的半衰期一般都较短。对于放射性治疗来说，这就导致在肿瘤细胞中不能形成有效剂量的活性碘的聚集。

4. 其他　随着报告基因的不断发展，也有其他领域的报告基因显像的涉入。如：利用某些 C-末端融合肽与 ^{99m}TcO$_4^-$ 有很高的亲和力。这一系列的肽（有时称为金属结合肽）在结构上都具有连续的 GGC，其中半胱氨酸的巯基可以稳定地结合 ^{99m}Tc。因此导入编码这些金属结合肽基因，用 ^{99m}Tc-GH 显像可以间接反映其表达情况。酪氨

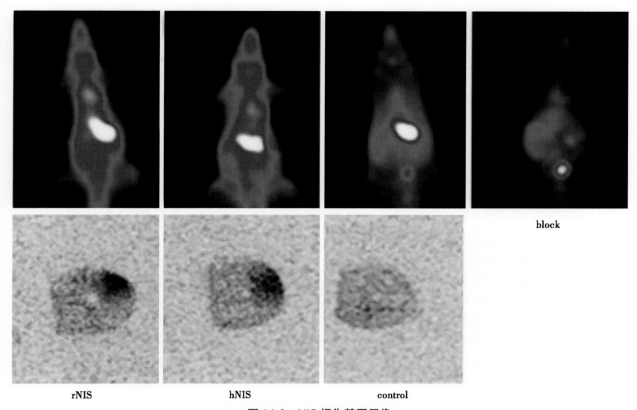

图 14-6 NIS 报告基因显像

图为实验组、对照组和阻断组鼠模型注射 ^{99m}Tc- 过锝酸盐后的核素平面显像、标本磷屏成像，实验组梗死区放射性摄取明显增高，提示移植干细胞提供 NIS 基因介导的摄锝功能

酸酶基因也可以用来进行 RGI。在该基因编码的酪氨酸酶作用下，酪氨酸被转化成黑色素，后者与金属（如 ^{111}In）具有高亲和力，被转染了该基因的细胞能够浓聚 ^{111}In。此外 PBC（peptide-based celae）肽，它具有同时与金属螯合和与双链 DNA 结合的性质。因此可以将 PBC 与 ^{99m}Tc 螯合并与双链 DNA 结合，被组装在非病毒载体中，非病毒载体进入细胞后与 DNA 分离，利用这种方法可以比较客观的反映非病毒载体携带治疗基因的能力。

二、光学技术

活体动物体内光学成像（optical in vivo imaging）主要采用荧光（fluorescence）与生物发光（bioluminescence）两种技术。常用的报告基因是萤火虫荧光素酶基因和绿色荧光蛋白基因。光学成像的主要优点是无辐射，可进行实时、连续监测，敏感性较高，且花费相对较低，但由于光的穿透能力有限，仅为数毫米到数厘米，此外，由于散射的原因，光学成像的空间分辨能力有限，解剖定位能力较差，因此该技术目前多用于体表病变的观察

和小动物成像研究。

1. 荧光成像 最早出现的绿色荧光蛋白（green fluorescent protein，GFP）是由下村修等人在 1962 年在一种学名 Aequorea victoria 的水母中发现，之后又在海洋珊瑚虫中分离得到了第二种 GFP。其中水母 GFP 是由 238 个氨基酸组成的单体蛋白质，分子量约 27kD，GFP 荧光的产生主要是在氧气存在下，分子内第 67 位的甘氨酸的酰胺对第 65 位丝氨酸的羧基的亲核攻击形成第 5 位碳原子咪唑基，第 66 位酪氨酸的 α-2β 键脱氢反应之后，导致芳香团与咪唑基结合，这样 GFP 分子中就形成对羧基苯甲酸唑环酮生色团发出荧光。其基因所产生的蛋白质，在蓝色波长（480nm）范围的光线激发下，会发出绿色荧光。

作为一种新型的报告基因，*GFP* 已在生物学的许多研究领域得到应用。利用绿色荧光蛋白独特的发光机制，可将 *GFP* 作为蛋白质标签（protein tagging），即利用 DNA 重组技术，将目的基因与 *GFP* 基因构成融合基因，转染合适的细胞进行表达，然后借助荧光显微镜便可对标记的蛋白质进

行细胞内活体观察。由于 GFP 相对较小，将其与其他蛋白融合后不影响自身的发光功能，利用 GFP 的这一特性已经加深了我们对细胞内一些过程的了解，如细胞分裂、染色体复制和分裂、发育和信号转导等。许多新发展的光学分析方法已经开始利用活体细胞来进行药物筛选，这一技术能从数量众多的化合物中快速筛选出我们所感兴趣的药物。基于细胞的荧光分析可分为三类：即根据荧光的密度变化、能量转移或荧光探针的分布来研究目标蛋白如受体、离子通道或酶的状态的变化。GFP 是一个分子量较小的蛋白，易与其他一些目的基因形成融合蛋白且不影响自身的目的基因产物的空间构象和功能。GFP 与目的基因融合，将目的基因标记为绿色，即可定量分析目的基因的表达水平，显示其在肿瘤细胞内的表达位置和数量的变化，为探讨该基因在肿瘤发生、发展中的作用及其分子机制提供便利条件。GFP 融合蛋白的荧光敏感性远比荧光素标记的荧光抗体高，抗光漂白能力强，因此更适用于定量测定与分析。但因为 GFP 不是酶，荧光信号没有酶学放大效果，因此 GFP 敏感性可能低于某些酶类报告蛋白。由于 GFP 荧光是生物细胞的自主功能，荧光的产生不需要任何外源反应底物，因此 GFP 作为一种广泛应用的活体报告蛋白，其作用是任何其他酶类报告蛋白无法比拟的。

GFP 基因是荧光成像技术常用的报告基因，由于其光谱范围位于可见光能量较低的绿光部分，组织穿透深度有限；其发射荧光需要外在光源激励；所获影像信噪比低等不足促使了许多变体（如红色荧光蛋白）及近红外线（near infrared，NIR）荧光素的开发研制，目前最长的波长已达到 700~900nm。特别后者是目前研究的热点，这是因为：①远超过 GFP 穿透 1~2mm 的深度；②NIR 波长区域血红蛋白、水及脂质对光子的吸收率最低，组织的自发荧光最小，所获影像信噪比最高；③NIR 探针，由一段蛋白酶特异性肽序列将 NIR 荧光素与传送载体连接构成，因荧光共振能量转移机制在原始状态不发出荧光信号，当出现靶向蛋白溶解酶将其特异性肽底物劈裂时，荧光素与传送载体分离，因而可释放出高达几百倍的荧光。这些探针能活体无创性检测多种蛋白酶的活性、检出疾病早期的病理现象并评价治疗效果。

2. 生物发光成像 生物发光成像也是广泛应用于小动物全身成像的光学技术，其优点是无自

发荧光，所得影像的信噪比高，因此检测的敏感性与特异性均较高。生物发光成像的机制是酶促反应。报告基因主要有两类：虫荧光素酶基因 Fluc 和 Renilla 虫荧光素酶基因 Rluc。前者编码 550 个氨基酸、61kD 的单体蛋白，发光波长为 490~620nm；后者编码 36kD 的单体蛋白。两者的底物分别为 D- 虫荧光素和 coelenterazine。但是两者作用机制不同，前者的酶促反应需要 ATP、Mg^{2+} 及 O_2；后者则不需要共因子及 ATP 氧化底物。1995 年，Contag 首次在活体哺乳动物体内检测到含 Lux 操纵子（由荧光素酶基因和其底物合成酶基因组成）的病原菌，在不需要外源性底物的情况下，发出持续的可见光。1997 年，他又观察到表达 *Fluc* 基因的转基因小鼠，注入底物荧光素（luciferin）后，荧光素酶蛋白与荧光素在 O_2、Mg^{2+} 存在的条件下消耗 ATP 发生氧化反应，将部分化学能转变为可见光能释放，由于这种生物发光现象只有在活细胞内才会发生，而且发光强度与标记细胞的数目成正比，因此已被广泛应用于在体生物光学成像的研究中。

荧光素酶的每个催化反应只产生一个光子，通常肉眼无法直接观察到，而且光子在强散射性的生物组织中传输时，将会发生吸收、散射、反射、透射等大量光学行为。因此必须采用高敏感性的光学检测仪器（如 CCD 照相机采集并定量检测生物体内所发射的光子数量，然后将其转换成图像。在体生物发光成像中的发光光谱范围通常为可见光到近红外光波段，哺乳动物体内血红蛋白主要吸收可见光，水和脂质主要吸收红外线，但对波长为 590~1 500nm 的红光至近红外线吸收能力则较差。因此，大部分波长超过 600nm 的红光，经过散射、吸收后能够穿透哺乳动物组织，被生物体外的高灵敏光学检测仪器探测到，这是在体生物发光成像的理论基础。

在体生物发光成像中，采用荧光素酶光学信号标记细胞，其显著特点为：①体内检测的高敏感性；②极低的背景噪声，极高的信噪比；③由于荧光素酶和底物的特异作用而发光，特异性极强；④单位细胞的发光数量很稳定，分子标记物随目标细胞的繁衍而增多，因此外部信号与动物体内的目标细胞数成正比，不会随细胞群体数目的增多而降低信号，可用于精确定量。因此，在体生物发光成像已经成为研究活体动物体内成像的最为有效的方法；荧光素酶比绿色荧光蛋白更灵敏，

但由于在体生物发光成像前,需对小动物注射荧光素酶底物,导致很难反复长时间成像,而且成像时间长,因此在不追求高敏感性的情况下,可以选用在体荧光成像。

与荧光素酶等报告基因相比,绿色荧光蛋白作为活体组织中的报告基因具有明显优势:①细胞内绿色荧光蛋白的检测仅需要激发光的激发,不需要加入底物进行酶-底物反应;②绿色荧光蛋白的表达与种属无关,无论细胞的种类和位置如何,都能在细胞内自主表达,无需其他外源的辅助因子;③绿色荧光蛋白对细胞和组织是无毒的,不会扰乱细胞的正常生长和功能;④绿色荧光蛋白能够克服穿透、毒素、光漂白等不利因素。因此,在活体细胞中基因表达、蛋白质定位和发育生物学研究中是极其有用的工具。但当受到激发光激发时,生物体的皮肤、毛发和各种组织等会产生非特异性荧光,因此在体荧光成像具有较强的背景噪声,其信噪比远远低于生物发光。而且,激发光需要穿过生物组织到达靶点,发射光再经过吸收、散射等大量光学行为从生物体内透射出来,被体外探测器接收,路径较长,因此CCD探测到的信号水平取决于激发光的强度、发光细胞的数量、靶点的深度、生物组织的光学特性参数(如吸收系数、散射系数)等多方面因素,使得荧光强度很难精确定量,并获得发光光源的精确位置信息。

三、MRI技术

与核素成像、光学成像技术相比,磁共振有着很高的空间分辨率和组织分辨率,可在清楚显示组织解剖结构的同时对深部组织的分子影像学特征进行精细、准确的定位、定量分析,MRI在分子影像学中的应用主要包括基因表达与基因治疗成像、分子水平定量评价肿瘤血管生成、显微成像、活体细胞及分子水平评价功能性改变等方面,具有其他影像学技术不可比拟的优越性。但是它具有敏感性低的缺点,需借助一个强大的扩增系统来获得满意的图像。分子成像需要解决几个关键的问题,即有效的高亲和力成像探针,探针除具有合适的药效学,还具有克服生物传递屏障(血管、组织间隙、细胞膜)的能力;合适的扩增方法(包括化学或生物学方法);敏感、快速而高分辨力的成像系统,其中制备特异性高亲和力的靶向探针是活体分子显像的关键因素。

目前MRI的报告基因主要有酪氨酸酶、β_2半乳糖苷酶与转铁蛋白受体基因,但这些报告基因的MR成像都需要加入外源性的造影剂,这些物质克服生物屏障,从血液、非特异组织中的清除是当前报告基因成像所面临的巨大挑战。铁蛋白基报告基因不依赖外源性的造影剂,拥有很大的优势和广阔的发展前景,特别是由于MRI具有很高的空间和时间分辨率,因此MRI活体示踪细胞方面也是一种非常有前景的技术,国内外学者做了不少这方面研究。但MRI的缺点主要是敏感性较差,其造影剂信号很难检测,造影剂不能随着细胞的分裂而自我复制,因此仅能示踪细胞的早期过程,对示踪后续的增殖和分化存在着一定的局限。

(1)转铁蛋白受体(TFR)及结合转铁蛋白(TF):利用转铁蛋白受体作为报告基因的研究用超氧化物微粒与转铁蛋白的复合物作为MRI分子探针。转铁蛋白受体是铁调节系统的一部分,该受体与转铁蛋白结合(一种携带铁的蛋白),并将其转运入细胞内。该受体的正常表达受负反馈调节以阻止细胞内铁的过多摄入。由于基因加工的细胞能过表达转铁蛋白,因此能在胞内聚集超氧化物微粒。铁含量的增加在梯度回波T2WI产生明显的信号改变。利用上述探针证实了可显像转铁蛋白受体表达的假设,并成功获得了转铁蛋白受体表达的MRI影像。

铁蛋白在体内的表达可以摄取组织中过多的铁,导致细胞内铁离子的浓度下降,引起细胞代偿性的增加对细胞外铁的摄取量。铁蛋白将摄取的铁储存在脱铁蛋白中心的空腔中,形成一种超顺磁性的氧化铁颗粒,即水合氧化铁,此结构导致了细胞内、外场强的不均性,使T_2弛豫时间缩短。各种因素导致的MRI表达量的变化均可引起MRI信号改变,但铁蛋白在不同的组织中结合铁的能力是不同的,而且这种差异依赖于其结合铁离子的形式是在正常条件下还是在铁负荷条件下。有作者通过研究内源性铁蛋白在肝癌细胞中的表达与磁共振弛豫率的关系,发现铁蛋白表达水平与磁共振细胞显像信号强度呈负相关。大量体内、外研究表明,铁蛋白的表达可以缩短MRI的T_2时间弛豫,但不同组织内铁蛋白表达量的差异和不同场强以及铁的负荷条件等都会影响铁蛋白所导致的MRI信号强度。

铁蛋白作为报告基因也存在着其本身的缺

陷,如 MRI 要求短时间内要有足够的铁聚集才能引起 MRI 信号的改变,而随着细胞的分裂,铁蛋白摄取的铁会逐渐被稀释,但在短时间内铁蛋白摄取的铁量不可能达到细胞分裂前的水平,这样会影响成像的效果。另外,铁蛋白所引起的对比成像还依赖于铁的负荷指数,最初脱铁蛋白结合铁时引起 R2 升高,但当铁负荷达到一定程度时 R2 会下降,只有在较高铁负荷的状态下,其引起的弛豫率的增加才会保持稳定不变。

(2) β- 半乳糖苷酶:以 β- 半乳糖苷酶作为报告基因的研究应用了 1 种叫"EgadMa"的分子探针,它由钆的不配对电子组成,周围由 1 个化学箍环封闭以阻止其与水分子反应,使得 $β_2$ 半乳糖苷酶有活性的区域 MRI 信号明显增加。MRI 造影剂钆螯合物可影响磁场环境,改变氢质子弛豫时间,增加弛豫率,而实验观察表明,由于 β- 半乳糖可以阻断钆螯合物内部水的结合位点(阻断约 40%),它与钆螯合物形成的结合物会使弛豫率降低。当应用 β- 半乳糖苷酶水解此结合物后,钆螯合物被重新释放出来,使弛豫率恢复。这样,根据 β- 半乳糖苷酶水解反应前后弛豫率的变化,用 MRI 可以监测细胞内 β- 半乳糖苷酶的活性。Luoie 等采用这种探针对蟾蜍胚胎干细胞编码 $β_2$ 半乳糖苷酶的 *LacZ* 基因的表达进行 MR 成像,结果获得了 *LacZ* 基因在蟾蜍胚胎干细胞表达的 MRI 影像。应用 β- 半乳糖苷酶作为 MRI 的报告基因,使用钆螯合物由半乳糖,采用 Gd31 造影剂为对照剂。然而,在半乳糖苷酶的存在下,裂解的半乳糖单元的造影剂被释放,导致对比度增加,作为报告基因,β- 半乳糖苷酶具有低背景水平的优点。

(3) 酪氨酸酶:酪氨酸酶在黑色素合成代谢中催化两个主要反应,是黑色素合成的限速酶,黑色素有较高结合铁的能力。酪氨酸酶基因的过表达可导致黑色素合成代谢增加,其结合铁的能力相应增加,从而导致 MRI 信号强度增加。在酪氨酸酶 - 黑色素系统中,酪氨酸酶是催化合成黑色素的关键酶,黑色素能与铁高效结合,使 MRI 的 T_1 弛豫时间缩短,T_1WI 信号提高。MRI 信号的改变可反映酪氨酸酶基因的转移与表达情况,据此可将酪氨酸酶基因作为标记基因应用于基因治疗中。另外,利用黑色素及其前体的细胞毒作用,可将酪氨酸酶基因直接作为治疗基因应用于基因治疗。

四、多模态报告基因显像

医学影像学技术发展的目标是无创性获得人体解剖、生理、分子、基因等多方面信息,以期准确诊断疾病、早期评估疗效。现有的各种影像技术各具特点,在临床和基础研究上都发挥着重要作用,众所周知,不同的影像学方法均有优缺点。核素显像灵敏,但空间分辨率低;MR 显像软组织对比度最佳,但是敏感性低;生物发光及荧光显像有较好的敏感性和空间分辨率,但是穿透性差,临床应用仍需不断探索。为了解决上面的问题,近年来多模态分子影像发展方兴未艾!应用核素 /MRI,核素 / 光学显像等不同显像模式进行疾病联合诊断,将各种影像模式的优势和特色融合兼备,实现多模式影像技术,正在成为影像领域发展的方向之一。目前,PET/CT 和 SPECT/CT 已经较为广泛地应用于临床,核医学所提供的功能影像加上 CT 的解剖结构影像,能提供更加精确的定性与定量信息,提高诊断效率。此外,PET/MR、PET/ 超声、PET/ 光学成像、SPECT/MRI、SPECT/ 超声、SPECT/ 光学成像、PET/SPECT/CT 等多模式影像的融合技术也逐步从研究阶段向商业实用化方向稳步发展,有可能成为临床和基础研究的重要方法和工具。

因此基于多模态影像方法的多模式报告基因系统也相继出现。Ponomarev 等用 *HSV1-tk*/*GFP* 双报告基因成功监测了 T 细胞在体内的活性。Zinn,Chaudhuri 等采用腺病毒载体将 *HSV-tk* 和 *hSSTR2*、*GFP* 和 *hSSTR2* 基因转染后,进行双 RGI 像用于监测皮下肿瘤。Ponomarev 小组和 Gambhir 研究室将 *HSV-tk*、*eGFP*、*Fluc* 三种报告基因融合分别用于肿瘤的检测和干细胞的检测中。近年来国外还有一些学者采用复合模式的 RGI 在小动物研究中获得成功,多模式报告基因成像技术同样可用于细胞治疗的监测。

作者课题组应用三模态融合报告基因监测急性心肌梗死模型骨髓间充质干细胞移植治疗,在研究中构建了多功能分子探针 TGF(包含 *HSV1-tk*、增强绿色荧光蛋白基因 *eGFP* 和荧光素酶基因 *Fluc*),将转染该多功能融合基因的骨髓间充质干细胞移植到心肌梗死组织后可以分别应用 ^{18}F-FHBG 行 PET/CT 显像(图 14-7),同时还可进行荧光成像和生物发光成像多模态报告基因显像监测(图 14-8)。

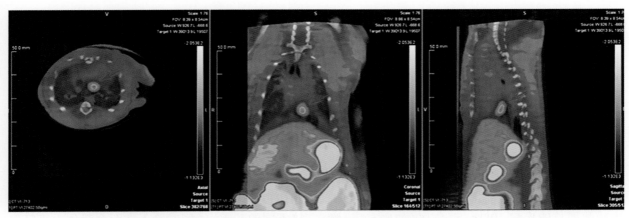

图 14-7 心肌梗死模型移植转染 TGF 基因的骨髓间充质干细胞后 ^{18}F-FHBG PET/CT 显像

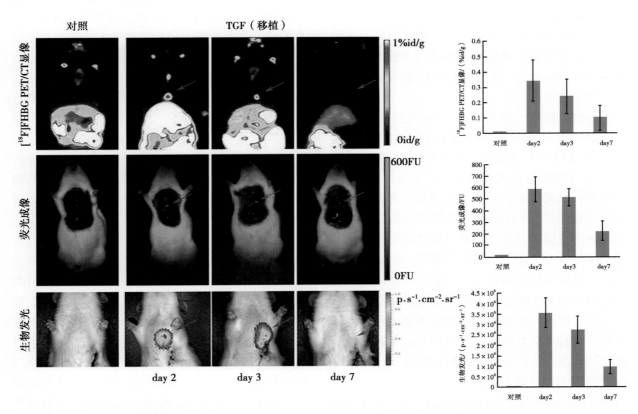

图 14-8 心肌梗死模型移植转染 TGF 融合基因的骨髓间充质干细胞后分别行 ^{18}F-FHBG PET/CT 显像、荧光成像和生物发光三模态报告基因显像，监测移植干细胞定位、存活与迁徙

第三节 报告基因显像的应用

报告基因在基因表达调控和基因工程研究中处于非常重要的地位，它是作为外源目的基因能否转化植物体的探路先锋而首先被研究的，在研究植物的基因表达调控方面起着重要的作用，随后逐步发展到真核生物的基因调控领域中。随着基因工程技术日新月异的发展，报告基因已被广泛用于研究细胞生物学，随着报告基因显像技术的逐步发展，现在可以直观的用于基于表达和调控的可视化及分析。目前利用报告基因影像学技术可以无创性评价内源性分子事件、无创性显像转基因表达的部位、幅度及持续时间从而定量监控基因治疗的转导效能；评价蛋白质之间的相互作用；监控以细胞为基础的治疗中植入细胞的迁移、定位及存活等。

一、基因治疗的监测

遗传病的基因治疗（gene therapy）是指应用基因工程技术将正常基因引入患者细胞内，以纠正致病基因的缺陷而根治遗传病。纠正的途径既可以是原位修复有缺陷的基因，也可以是用有功能的正常基因转入细胞基因组的某一部位，以替代缺陷基因来发挥作用。基因是携带生物遗传信息的基本功能单位，是位于染色体上的一段特定序列。基因治疗目前主要是治疗那些对人类健康威胁严重的疾病，包括：遗传病（如血友病、囊性纤维病、家庭性高胆固醇血症等）、恶性肿瘤、心血管疾病、感染性疾病（如艾滋病、类风湿等）。基因治疗是将人的正常基因或有治疗作用的基因通过一定方式导入人体靶细胞以纠正基因的缺陷或者发挥治疗作用，从而达到治疗疾病目的的生物医学高技术。

基因治疗研究虽然已经非常广泛，但目前临床基因治疗中仍有许多问题没有解决，如：①基因转导或转染是否成功；②转导或转染的基因是否分布到靶器官或靶组织，其分布是否最佳；③靶器官或靶组织内转基因表达是否可以产生足够的治疗效应；④转导或转染的基因是否以足够高的水平定位于其他器官或组织以诱导产生未预料的毒性反应；⑤在与前体药物联合应用时，转基因表达的最佳时机以及启动前体药物治疗的最佳时机如何；⑥转基因表达在靶组织或器官内可持续多长时间。靶组织采样的基因表达分析可以获得上述信息，但属于有创性手段，为了评价基因随时间的表达情况，需要进行连续的多次活检。由于能够无创性进行报告基因显像，将报告基因与治疗基因偶联在一起后，通过评价报告基因的表达可间接评价治疗性基因表达的位置、幅度及持续时间等信息，无疑在人类基因治疗效果的监控及评价有明显优势。

报告基因本身可以是治疗性基因，也可以与治疗性基因偶联在一起间接反映治疗性基因表达的情况，前者如利用 *HSV1-tk* 的自杀基因治疗就是一个实例；后者需要报告基因与治疗基因在转基因表达的水平上能成比例且恒定的表达。有以下策略可取得治疗性基因与报告基因表达的联系：①在两个基因之间插入内核糖体插入位点（internal ribosomal entry site，IRES）序列使其为同一启动子驱动而转录为单个 mRNA，但翻译为两种不同的蛋白质。IRES 元件能在双顺反子 mRNA 内启动转录过程，通过第一个顺反子的帽依赖性翻译和第二个顺反子的非帽依赖性 IRES 介导的翻译可使两个基因共表达，但第一个顺反子的帽依赖性翻译较第二个顺反子的非帽依赖性 IRES 介导的翻译效率高数倍；②融合法，该方法将两个或更多的基因结合在一起，其编码序列被放置在同一个阅读框架内，因此可产生具有两个原蛋白特征的单个蛋白，诸如 HSV1-TK/GFP 及 DHRF/GFP；③利用同一载体内不同的启动子连接不同的基因；④同时输入在两个载体内克隆但由同一启动子驱动的两个基因。如前述，目前融合报告基因显像的研究受到了更多的关注，已经有多种融合报告基因进行了动物实验研究并取得了令人满意的结果。

基因治疗将外源基因通过基因转移技术将其插入患者的适当的受体细胞中，使外源基因制造的产物能治疗某种疾病，其基于的引入方式于报告基因显像一样。分子影像和基因治疗相结合，实际就是治疗基因本身表达的可视化的成像技术。如单纯疱疹病毒 TK 可将阿昔洛韦前体药物向具有杀伤肿瘤细胞能力的化合物转化，例如阿昔洛韦，更昔洛韦，喷昔洛韦。因此，单纯疱疹病毒 TK 杀死目标细胞时，这些前体药物给药的药物浓度可以通过 *HSV1-tk* 基因表达的位置和多少由 PET 反复进行监控，显像剂可以采用 ^{18}F-FHBG 或者 ^{124}I-FIAU。此外，放射性核素标记的生长抑素类似物如 ^{90}Y-奥曲肽已用于治疗过度表达 *SSTR2* 基因的神经内分泌肿瘤，其位置和大小可以通过 ^{111}In-奥曲肽监测。此外，NIS 表达的报告基因显像已经用于甲状腺癌及其监测 ^{131}I 的治疗中。NIS 作为外源性治疗基因也在进一步的研究中，β 射线杀伤靶细胞同时，也可用报告基因显像来监测。

利用双顺反子 IRES 法也在腺病毒载体介导的基因传送鼠中成功进行了心脏治疗性基因表达的 PET 显像。*HSV1-tk* 基因表达 PET 显像目前已应用于临床试验中。Jacobs 等提出了第一个人类的 PET 图像的 *HSV1-tk* 基因的表达，利用 PET 对 5 例脑胶质瘤患者进行了活体 *HSV-tk* 基因表达显像的临床试验。在神经胶质瘤患者，他们进行 *HSV1-TK* 自杀基因治疗，证实该基因在人脑胶质瘤组织功能活跃。他们分别于治疗前后运用 ^{124}I-FIAU 进行了 PET 显像，结果证实 *HSV1-tk* 基因成功转染到人肿瘤体内。利用 PET 可监控体内外源性基因的表达及随时间的变化，并会对人体基因治疗标准化参数的开发以及有效安全的载体应用产生影响。近来，HSV1-TK/^{18}F-FHBG PET 用于可视化系统外源性的 TK 活动后的 HSV1-TK 基因的腺病毒瘤内注射到患者的肝细胞肝癌。在激活基因的启动子中，特定的 DNA 序列可以有针对性的转录因子和 RNA 聚合酶开始转录。特别在某些组织或细胞类型（组织 / 细胞特异性启动子）被激活的启动子用于基因治疗。Honigman 等采用在荧光素酶报告基因的生物发光成像监测肝脏特异性（C/EBPb）的启动子转基因动物模型中的成骨细胞。使用人工 PSA 增强子 / 启动子控制表达的报告基因监测前列腺特异核抗原（PSA）在前列腺癌细胞的组织特异性表达。此外，构建治疗和报告基因成像一体化的表达系统，可同时受外源化学物质的定向诱导，如抗生素或激素治疗，并在体内以及体外细胞系统中可以通过 *HSV1-sr39tk* 基因和荧光素酶基因的监测。

二、细胞标记显像

以细胞为基础的治疗近年来得到广泛关注，如利用干细胞治疗不同疾病，如心肌梗死等显示了较为满意的效果，植入 T 淋巴细胞介导免疫反应以杀伤肿瘤细胞等，但植入后这些细胞是否定位于靶部位、是否存活并诱导了治疗反应等问题都迫切需要寻找合适的方法解决。虽然组织采样获得标本是评价的标准，但其有创性不适合多次连续的随访观察。利用报告基因显像技术可以无创性研究这些细胞的迁移、分布、定位及其时间动力学过程。如 Koehne 等利用 *TK* 基因转导细胞毒性 T 淋巴细胞后，监控这些细胞在供体或 HLA 匹配的受体内的靶向聚集及增殖。如免疫细胞和干细胞中有针对性的 T- 细胞的运输，使用荧光素酶的生物发光成像已被证明在几种自身免疫模型，包括胶原诱导的关节炎和实验性自身免疫性脑脊髓炎，使用报告基因的分子成像也可以监测目标或治疗细胞在体内的分布。如用转铁蛋白对细胞进行标记后用 MRI 可高分辨示踪单个细胞，对其定位位置提供更直接的解剖印证，有望在造血干细胞移植、骨髓移植等细胞示踪显像中发挥更大作用。此外，通过报告基因显像可以对免疫反应的免疫应答激活状态无创性监测。Ponomarev 等转染 *HSV1-tk/GFP* 融合基因进入活化 T 细胞的核

因子（NFAT）响应的 T- 细胞系，裸鼠肿瘤中 NFAT 介导活化的 T 细胞可以通过 ^{124}I-FIAU PET 显像监测。

干细胞可以分化成各种组织细胞，形成各种器官，干细胞移植治疗作为治疗组织坏死性疾病的重要手段，已成为现代医学治疗的一类重要方法，并越来越受到重视。特别是在细胞和基因的双重治疗过程中，干细胞移植梗死心肌后能存活多长时间，是保持在移植部位还是迁移了，治疗基因在体内是否高表达，持续多久，诸多问题直接影响干细胞治疗效果，以往对干细胞的监测和外源基因表达的评价，多是取心肌组织进行免疫细胞化学、RT-PCR、Western blot 等有创技术来分析，不宜推广应用，因此如何实时、无创、在体监测转基因干细胞移植效果极具意义，也是当今研究的热点。近年来随着分子影像技术的快速发展，体内无创伤性监测干细胞 / 基因移植治疗成为可能，也是临床首选。采用报告基因显像体外监测干细胞分化也有相关报道。如 Hwang 等采用 *NIS*、*Luc* 基因和神经元特异性烯醇化酶（NSE）同一启动子调控的方法，转染到神经干细胞，在体外用环状三磷酸腺苷诱导神经分化后，可以同时采用核素和生物发光的方法进行监测。

特别在缺血性心脏疾病的移植干细胞方面，报告基因技术用于体外监测获得了较大成功。如首先采用 PET 和小动物 PET 的报告基因显像比较客观的对移植到小动物（小鼠和大鼠）心肌内的干细胞进行定位和定量分析。Willmann 等在大动物（猪）上应用临床 PET 对心肌中移植人间充质干细胞报告基因显像的可行性报道。后来，随着多模态的分子影像的逐渐发展，多模态的分子影像也成功的用于移植心肌内的干细胞监测。Higuchi 等联合应用 PET 和 MRI 监测大鼠心肌中移植细胞的存活和定位。

三、内源性基因表达的显像

报告基因影像学可用于显示靶基因的转录、转录后调节及特异的细胞内蛋白质间的相互作用。利用无创性影像学技术显示活体动物内源性基因的转录调节，可以更清晰地理解正常及癌有关的生物学过程。一些研究者设计特定的报告基因上游的启动子 / 增强子元件，具有特定的转录因子结合位点的控制特点。这些启动子也可以由特定的内源性转录因子激活，并随后启动特定的

内源性基因。这种策略被称为作为 cis-promoter/enhancer 报告基因系统。一旦被激活，因为内源基因产物的表达或活化的启动子 / 增强子元件，成像报告基因的表达被诱导。在靶细胞或组织内的成像信号强度指示一个特定的启动子 / 增强子，以及一个特定的内源性基因的表达水平的活动。这有利于监控及评价新克隆的基因及新的信号转导通路、比较不同技术所获的影像、定量评价报告基因表达及其空间分布。基因表达的水平还受转录后，包括 mRNA 翻译过程的调节。研究显示利用 PET 及原位荧光活体显像可显示 p53 依赖的基因表达。通过在 p53 特异反应元件控制下放置 HSV1-tk 及 eGEP 融合基因产生逆转录病毒载体（cis-p53/tk-eGFP）。研究证实 DNA 损伤诱导的 p53 转录活性上调，且与 p53 依赖的下游基因，包括 p21 的表达有关。这些结果在 p53+ 的胶质瘤细胞中观察到，但在 p53− 的骨肉瘤细胞中未观察到，提示该方法可用于评价 p53 依赖性通路介导的新药及其他治疗方案的效果。研究显示，报告基因编码的报告蛋白及酶（DHFR-HSV1-TK）活性水平的升高发生在翻译水平而非转录水平，这些效果可通过 ^{124}I-FIAU PET 显像显示，并在荷载 HCT-8 种植瘤的裸鼠上证实。可以遇到的情况是，当弱的启动子启动基因表达时，往往因其转录活性弱而影响内源性基因表达的显像效果，利用两步转录扩增方法（two-step transcriptional amplification，T-STA）及 intrans 系统法可增强启动子的转录活性，从而能增强在弱启动子驱动下基因表达的显像效果。Doubrovin 等使用 HSV1-TK 基因，Kim 等使用 NIS 基因作为报告基因监测激活 p53 的转录。有研究表明 p53RE-hNIS 的报告系统，其中 hNIS 的报告基因表达的人工增强 p53 的响应的元件（p53RE）的控制下，与人肝癌细胞系转染。阿霉素用于加强内源性 p53 的表达，阿霉素处理的细胞比未处理细胞中积累了更多的 ^{125}I。此外，阿霉素的剂量增加细胞内的 ^{125}I 摄取增加，且与 p53 水平有显著相关性，通过 Western 印迹法测定。肿瘤异种移植这些细胞也显示，阿霉素治疗后增加了放射性核素积累。通过报告基因方法目前也进行了其他特定内源基因的研究，如热休克蛋白和 NF-κB。

四、可视化特定的生物学现象

无创性影像内源性基因表达与细胞内的生物学现象，如信号转导、核受体激活等具有重要的意义，可以可视化。转化生长因子 -β（TGF-β）的作用，可以抑制肿瘤的生长和肿瘤进展，在斯隆 - 凯特琳癌症中心采用报告基因技术进行了 TGF-β 受体的细胞内信号转导通路的成像。当这种受体由 TGF-β 的约束时，它激活一个特定的细胞内信号转导通路的结果是生产几个特定 Smad 蛋白。将 HSV1-tk/GFP 与 Smad 蛋白的融合在同一启动子控制下的逆转录病毒中。该 DNA 构建体转染到肿瘤细胞，并使用小鼠异种移植模型进行体内成像，通过 ^{18}F-FEAU PET 的图像证实 Smad 蛋白和 TGF-β 肿瘤中的受体的信号转导成功。雌激素和视黄酸核受体使用也可以采用 cis-promoter/enhancer 成像系统监测，NIS 和荧光素酶基因与一个内部核糖体进入位点，在 2 个报告基因表达同时，视黄酸响应元件将被监测。So 和 Kang 等分别在人肝癌细胞中通过表达这种 DNA 结构，结果显示维 A 酸治疗后，维 A 酸 NIS 和荧光素酶基因的表达增强。在动物肿瘤模型中，通过核素显像和光学生物发光成像发现，^{125}I 摄取和生物发光强度均增加。

五、肿瘤显像

无创性的报告基因成像可以在基因层面了解癌症的发展、转移和治疗，用于研究肿瘤细胞活性、激活、归巢、增殖和分化。通过建立稳定转染报告基因的肿瘤细胞，可以采用影像学的手段在体外反复、连续的进行监测含有该肿瘤细胞系的动物模型。此外，还可以对该动物模型采用不同的疗法干预，采用影像学的方法活体反复监测，荧光素酶的生物发光是最广泛使用的方法。Shin 等构建以 MCMV 为启动子含有 hNIS 和 Fluc 的人肝癌细胞的小鼠模型，通过研究发现肿瘤细胞数与核素的活性具有良好的相关性，hNIS 基因的表达直观地反映了肝癌细胞的数量；在进一步的研究中，抗癌治疗的效果与核素的活性及生物光学信号均有密切的相关性；报告基因反映的信息比单纯的肿瘤重量更准确，更真实地反映了肿瘤细胞的免疫活性等情况。近年来，在肿瘤基因治疗的动物实验中，肿瘤的根除率及动物的存活率均有所提高。但是，人体肿瘤基因治疗的结果并不理想。产生这种差异的可能原因有很多，如转基因未能有效地整合到肿瘤细胞中、转染基因的表达水平不够高和表达持续时间过短等。报告基因能够通过无创的手段对基因表达的水平、分布及持续时间等进行监测，为上述问题的解决提供了广阔的思路。

六、药物筛选方面

报告基因的运用对于发现新药的效率起着至关重要的作用。由于转录因子和基因表达是药物开发过程中的重要靶标，在病毒感染、肿瘤、炎症、免疫系统疾病中都有变化，但经典基因表达的检测方法比较复杂。如果将靶基因表达的调控序列与基因相连，转染入细胞内，通过影像学技术可以动态监测调控序列对转录因子和基因表达作用的部位和持续时间，可构建合理的筛选模型，并将其转染入特异的宿主细胞中，进行具有激活靶标活性的药物的筛选。而在研究药物的药代动力学过程中，可用报告基因标记药物，通过成像技术对其进行时间和空间追踪，从而分析药物的生物利用度、排泄途径、靶专一性、药物分布以及靶的占用率等。报告基因成像技术提供了一种新的手段，加快了识别药物靶标和临床前测试，无疑将加快药物开发过程和纯化，以减少从细胞到动物和人类水平所需时间。如 Cohen 等将携带铁蛋白基因的质粒转染肿瘤细胞，建立稳定表达细胞株，将这种细胞移植到免疫缺陷的小鼠，形成特异性的肿瘤模型；应用 MRI 可以监测带有报告基因动物模型在用药前后肿瘤大小、转移等情况的变化，从而反映新药的效能。

七、蛋白质间相互作用的显像

对蛋白质相互作用的分析可获得未知功能基因的生物学作用，了解已知功能蛋白质之间的新作用及新功能，这通常利用纯粹的计算模型推导或利用大规模的蛋白质组学方法获得。无创性报告基因显像为实时显示蛋白质间的相互作用提供了新的研究手段。已经利用酵母双杂交技术及冷却充电偶联设备照相机活体检测 Fluc 表达，并证实 MyoD 和 ID 两种蛋白质的相互作用。Paulmurugan 等还利用蛋白质互补及复原的方法显像蛋白质间的相互作用。蛋白质互补利用的是劈裂蛋白质，如其彼此接近可再度完整。这种可恢复的、但未共价再偶联的蛋白质可作为功能性底物或完整的酶。蛋白质互补介导 Fluc 活性恢复的原则是：Fluc 的 N 末端通过很短的肽 FFAGYC 被附加到蛋白 X 上，而其 C 末端则通过肽 CLKS 与蛋白 Y 相连。蛋白 X 和蛋白 Y 相互作用通过

蛋白的互补原则可恢复 Fluc 的活性。蛋白质复原的方法基于蛋白质拼接过程。劈裂的内含子介导蛋白质拼接导致 Fluc 活性恢复的原则是：Fluc 的 N 末端通过肽 FFAGYC 与 DnaE 的 N 末端相连，而 DnaE 的 N 末端与蛋白 X 相连。同样，Fluc 的 C 末端通过肽 CLKS 与 DnaE 的 C 末端相连，而 DnaE 的 C 末端与蛋白 Y 相连。蛋白 X 和蛋白 Y 相互作用通过 DnaE 的 N 末端和 C 末端的拼接而介导了 Fluc 活性的恢复。

八、其他

转基因动物模型的检测、转基因小鼠遗传性分析、监测细菌或病毒感染等方面，报告基因显像技术均有帮助。Maggi 等人通过小动物报告基因显像技术快速、无创性的检测转基因动物模型是否成功建立。Gossen、Sacco 和 Wirth 等人通过报告基因技术研究转基因小鼠的基因是否发生突变。也有采用 ^{14}C-FMAU 的放射自显影监测的在大鼠脑组织中由单纯疱疹病毒感染引起的脑炎，采用报告基因的方法实时监测细菌的感染。

九、报告基因显像应用中存在的问题

报告基因显像属于间接显像，而无法直接运用，目前研究中还存在一些明显的问题。如：①基因的免疫源性和基因突变带来的问题；②转导或转染的基因是否分布到靶器官或靶组织，其分布是否最佳；③转导或转染的基因是否以足够高的水平定位于器官或组织；④报告基因转导或转染是否成功；⑤在细胞中，报告基因表达的最佳时机如何；⑥报告基因表达在靶组织或器官内可持续多长时间。这一系列问题，也需要新的方法来解决。除了报告基因本身的一些问题外，还存在报告基因载体选择问题，特别是报告基因进入细胞内必须有合适的基因载体，目前常用的载体有非病毒载体和病毒载体两大类。非病毒载体最常用脂质体，通过阳离子脂质体介导转染，缺点是大多数质粒载体转染效率极低，而且都是瞬时表达。病毒载体主要有非逆转录病毒载体和逆转录病毒载体，前者的代表是腺病毒载体，其优点是容纳碱基较大，但也是瞬时转染，只能进行早期示踪；后者的代表有慢病毒载体，此载体为一种理想的载体，其携带基因可以整合到宿主细胞中，可建立稳定表达细胞系，但其容纳碱基数较少，出毒量较低，也限制了其发展。

小 结

报告基因显像技术在分子影像学中起着重要作用,这些方法可以无创性研究转基因表达的部位、幅度以及持续时间,从而可以指导基因治疗过程;在转录及翻译水平的显像以及蛋白质间相互作用的无创性研究将有助于活体证实内源性基因与特异蛋白质的表达,作为基因组学与功能蛋白质组学研究技术的补充;在活体研究植入细胞的定位及分布过程可以更好地指导临床干细胞治疗及骨髓移植的顺利进行。然而这些技术目前绝大多数还处于临床前研究阶段,距离临床应用仍有一段距离。但是该领域内的研究很有可能应用于临床,使更多的人从中受益。未来研究的着眼点不仅在于加大、加深小动物报告基因显像研究的深度与力度,更应积极努力地将这些技术从实验室方法转变为临床实用的显像手段。

(兰晓莉 裴之俊)

参 考 文 献

[1] Massoud TF, Gambhir SS. Molecular imaging in living subjects: seeing fundamental biological processes in a new light. Genes Dev, 2003, 17(5): 545-580.

[2] Blasberg RG. Tjuvajev JG. Molecular genetic imaging: current and future perspective. J Clin Invest, 2003, 111(11): 1620-1629.

[3] M, Ponomarev V, Blasberg RG. PET based reporter gene imaging. Assessment of endogenous molecular genetic events. IEEE Eng Med Biol Mag, 2004, 23(4): 38-50.

[4] Ray P, De A, Min J, et al. Imaging tri-fusion multimodality reporter gene expression in living subjects. Cancer Res, 2004, 64(4): 1323-1330.

[5] Ponomarev V, Doubrovin M, Serganova I, et al. A novel triple modality reporter gene for whole-body fluorescent, bioluminescent, and nuclear noninvasive imaging. Eu r J Nucl Med Mol Imaging, 2004, 31(5): 740-751.

[6] Kim YJ, Dubey P, Ray P, et al. Multimodality imaging of lymphocytic migration using lentiviral based transduction of a tri-fusion reporter gene. Mol Imaging Biol, 2004, 6(5): 331-340.

[7] Love Z, Wang F, Dennis J, et al. Imaging of mesenchymal stem cell transplant by bioluminescence and PET. J Nucl Med, 2007, 48(12): 2011-2020.

[8] Roelants V, Labar D, de Meester C, et al. Comparison between adenoviral and retroviral vectors for the transduction of the thymidine kinase PET reporter gene in rat mesenchymal stem cells. J Nucl Med, 2008, 49(11): 1836-1844.

[9] Lan X, Liu Y, He Y, et al. Autoradiography study and SPECT imaging of reporter gene HSV1-tk expression in heart. Nucl Med Biol, 2010, 37(3): 371-380.

[10] Hofmann M, Woller KC, Meyer GP, et al. Monitoring of bone marrow cell homing into the infracted human myocardium. Circulation, 2005, 111(17): 2198-2202.

[11] Lan X, Liu Y, He Y, et al. Autoradiography study and SPECT imaging of reporter gene HSV1-tk expression in heart. Nucl Med Biol, 2010, 37(3): 371-380.

[12] Gambhir SS. Imaging adenoviral directed reporter gene expression in living animals with positron emission tomography. Proceedings of the National Academy of Sciences of the United States of America, 1999, 96(5): 2333-2338.

[13] Zhang G, Lan X, Yen TC, et al. Therapeutic gene expression in transduced mesenchymal stem cells can be monitored using a reporter gene. Nucl Med Biol, 2012, 39(8): 1243-1250.

[14] Kummer C, Winkeler A, Dittmar C, et al. Multitracer positron emission tomographic imaging of exogenous gene expression mediated by a universal herpes simplex virus 1 amplicon vector. Mol Imaging, 2007, 6(3): 181-192.

[15] Furukawa T, Lohith TG, Takamatsu S, et al. Potential of the FES-hERL PET reporter gene system: basic evaluation for gene therapy monitoring. Nucl Med Biol, 2006, 33(1): 145-151.

[16] Qin C, Lan X, He J, et al. An in vitro and in vivo evaluation of a reporter gene/probe system hERL/(18)F-FES. PLoS One, 2013, 8(4): e61911.

[17] Qin C, Xia X, Pei Z, et al. Cell and gene therapy with reporter gene imaging in myocardial ischemia. Hell J Nucl Med, 2017, 20(3): 198-203.

[18] Bogdanow A, Tung CH, Bredow S, et al. DNA binding chelates for nonviral gene delivery imaging. Gene Therapy, 2001, 8(7): 515-522.

[19] Hu S, Cao W, Lan X, et al. Comparison of rNIS and hNIS as Reporter Genes for Noninvasive Imaging of Bone Mesenchymal Stem Cells Transplanted into Infarcted Rat Myocardium. Molecular Imaging, 2011, 10(4): 227-237.

[20] Iyer M, Sato M, Johnson M, et al. Applications of molecular imaging in cancer therapy. Curr Gene Ther, 2005, 5(6): 607-618.

[21] Lorenz WW, McCann RO, Longiaru M, et al. Isolation

and expression of a cDNA encoding Renilla reniformis luciferase. Proc Natl Acad Sci USA，1991，88（10）：4438-4442.

[22] Contag CH，Jenkins D，Contag PR，et al. Use of reporter genes for optical measurements of neoplastic disease in vivo. Neoplasia，2000，2（1-2）：41-52.

[23] Amsalem Y，Mardor Y，Feinberg M S，et al. Iron-oxide labeling and outcome of transplanted mesenchymal stem cells in the infarcted myocardium. Circulation，2007，116（11 Suppl）：138-145.

[24] Hofmann M，Wollert KC，Meyer GP，et al. Monitoring of bone marrow cell homing into the infarcted human myocardium. Circulation，2005，111（17）：2198-2202.

[25] 卢勤，安艳丽，金琴娣. 肝癌细胞铁蛋白磁共振成像的实验研究. 中国 CT 和 MRI 杂志，2007，5（2）：1-4.

[26] Gossuin Y，Muller RN，Gillis P. Relaxation induced by ferritin: a better understanding for an improved MRI iron quantification. NMR Biomed，2004，17（7）：427-432.

[27] Gottesfeld Z，Neeman M. Ferritin effect on the transverse relaxation of water: NMR microscopy at 9.4 T. Magn Reson Med，1996，35（4）：514-520.

[28] Gilad AA，Winnard PT，Van Z. Developing MR reporter genes: promises and pitfalls. NMR Biomed，2007，20（3）：275-290.

[29] Louie AY，Hüber MM，Ahrens ET，et al. In vivo visualization of gene expression using magnetic resonance imaging. Nat Biotechnol，2000，18（3）：321-325.

[30] Ponomarev V，Doubrovin M，Lyddane C，et al. Imaging TCR-dependent NFATmediated T-cell activation with positron emission tomography in vivo. Neoplasia，2001，3（6）：480-488.

[31] LouieAY，Hüber MM，Ahrens ET，et al. In vivo visualization of gene expression using magnetic resonance imaging. Nat Biotechnol，2000，18（3）：321-325.

[32] Zinn KR，Chaudhuri TR. The type 2 human somatostatin receptor as a platform for reporter gene imaging. Eur J Nucl Med，2002，29（3）：388-399.

[33] Chaudhuri TR，Rogers BE，Zinn KR，et al. Noninvasive dual modality imaging of ovarian cancer in mice. Eur J Nucl Med，2001，28：1179.

[34] Pei Z，Lan X，Cheng Z，et al. Multimodality molecular imaging to monitor transplanted stem cells for the treatment of ischemic heart disease. PLoS One，2014，9（3）：e90543.

[35] Jacobs A，Voges J，Reszka R，et al. Positron-emission tomography of vector-mediated gene expression in gene therapy for gliomas. Lancet，2001，358（9283）：727-729.

[36] Penuelas I，Mazzolini G，Boan JF，et al. Positron emission tomography imaging of adenoviral-mediated transgene expression in liver cancer patients. Gastroenterology，2005，128（7）：1787-1795.

[37] Honigman A，Zeira E，Ohana P，et al. Imaging transgene expression in live animals. Mol Ther，2001，4（3）：239-249.

[38] Koehne G，Doubrovin M，Doubrovina E，et al. Serial in vivo imaging of the targeted migration of human HSV-TK t ransduced antigen specif ic lymphocytes. Nat Biotechnol，2003，21（4）：405-413.

[39] Ponomarev R，Doubrovin M，Lyddane C，et al. Imaging TCR-dependent NFAT-mediated T-cell activation with positron emission tomography in vivo. Neoplasia，2001，3（6）：480-488.

[40] Hwang DW，Kang JH，Jeong JM，et al. Noninvasive in vivo monitoring of neuronal differentiation using reporter driven by a neuronal promoter. Eur J Nucl Med Mol Imaging，2008，35（1）：135-145.

[41] Willmann JK，Paulmurugan R，Rodriguez-Porcel M，et al. Imaging gene expression in human mesenchymal stem cells: from small to large animals. Radiology，2009，252（1）：117-127.

[42] Higuchi T，Anton M，Dumler K，et al. Combined reporter gene PET and iron oxide MRI for monitoring survival and localization of transplanted cells in the rat heart. J Nucl Med，2009，50（7）：1088-1094.

[43] Doubrovin M，Ponomarev V，Beresten T，et al. Imaging transcriptional regulation of p53 dependent genes with positron emission tomography in vivo. Proc Nat l Acad Sci U SA，2001，98（16）：9300-9305.

[44] Mayer-Kuckuk P，Doubrovin M，Gusani NJ，et al. Imaging of dihydrofolate reductase fusion gene express ion in xeno-graf ts of human liver metastases of colorectal cancer in living rats. Eur J NuclMed Mol Imaging，2003，30（9）：1281-1291.

[45] Doubrovin M，Ponomarev V，Beresten T，et al. Imaging transcriptional regulation of p53-dependent genes with positron emission tomography in vivo. Proc Natl Acad Sci USA，2001，98（16）：9300-9305.

[46] Kang Y，HeW，Tulley S，et al. Breast cancer bone metastasis mediated by the Smad tumor suppressor pathway. Proc Natl Acad Sci USA，2005，102（39）：13909-13914.

[47] So MK，Kang JH，Chung JK，et al. In vivo imaging of retinoic acid receptor activity using a sodium/iodide symporter and luciferase dual imaging reporter gene. Mol Imaging，2004，3（3）：163-171.

[48] Kang JH，Chung JK，Lee YJ，et al. Evaluation of tran-

scriptional activity of the oestrogen receptor with sodium iodide symporter as an imaging reporter gene. Nucl Med Commun, 2006, 27 (10): 773-777

[49] Shin JH, Chung JK, Kang JH, et al. Noninvasive imaging for monitoring of viable cancer cells using dual-imaging reporter gene. J Nucl Med, 2004, 45 (12): 2109-2115.

[50] Cohen B, Ziv K, Plaks V, et al. MRI detection of transcriptional regulation of gene expression in transgenic mice. Nat Med, 2007, 13 (4): 498-503.

[51] Ray P, Pimenta H, Paulmurugan R, et al. Noninvasive quantitative imaging of protein- protein interactions in living subjects. Proc Nat l Acad Sci USA, 2002, 99 (5): 3105-3110.

[52] Paulmurugan R, Massoud TF, Huang J, et al. Molecular imaging of drug modulated protein-protein interactions in living subjects. Cancer Res, 2004, 64 (6): 2113-2119.

[53] Maggi A, Ottobrini L, Biserni A, et al. Techniques: reporter mice—a new way to look at drug action. Trends Pharmacol Sci, 2004, 25 (6): 337-342.

[54] Gossen JA, de Leeuw WJ, Tan CH, et al. Efficient rescue of integrated shuttle vectors from transgenic mice: a model for studying mutations in vivo. Nat Biotechnol, 1989, 86 (20): 7971-7975.

[55] Sacco MG, Zecca L, Bagnasco L, et al. A transgenic mouse model for the detection of cellular stress induced by toxic inorganic compounds. Nat Biotechnol, 1997, 15 (13): 1392-1397.

[56] Wirth D, Christians E, Munaut C, et al. Differential heat shock gene hsp70-1 response to toxicants revealed by in vivo study of lungs in transgenic mice. Cell Stress Chaperones, 2002, 7 (4): 387-395.

第十五章

放射免疫显像与放射免疫靶向治疗

在分子核医学与分子影像研究中，抗体研究一直占有重要地位，也是核医学分子影像研究最早、最广泛的领域。无论是放射免疫显像、放射免疫治疗，还是目前的肿瘤生物靶向治疗药物研究，大多都是建立在抗体研究的基础上。本章重点介绍与分子影像相关的抗体的基本概念、研究进展及其放射免疫显像与治疗的应用。

第一节　抗体的基本概念及研究进展

抗体（antibody，Ab）指机体的免疫系统在抗原刺激下，由 B 淋巴细胞增殖分化成的浆细胞所产生的、可与相应抗原发生特异性结合的免疫球蛋白。主要分布在血清中，也分布于组织液及外分泌液中。在免疫血清的电泳分析中，大部分抗体活性存在于 γ 球蛋白区，故曾将此类蛋白质称为丙种（γ）球蛋白。抗体是机体免疫应答过程中产生的重要效应分子，且主要存在于体液中，故将抗体介导的免疫效应称为体液免疫（humoral immunity）。

1964 年，世界卫生组织举行专门会议，将具有抗体活性或化学结构与抗体相关的球蛋白统称为免疫球蛋白（immunoglobulin，Ig），如骨髓瘤蛋白，巨球蛋白血症、冷球蛋白血症等患者血清中存在的异常免疫球蛋白以及正常人天然存在的免疫球蛋白亚单位等。因而免疫球蛋白反映的是结构化学概念，而抗体反映的是生物学功能概念。所有抗体都是免疫球蛋白，但并非所有免疫球蛋白都是抗体。

免疫球蛋白可分为两型：①分泌型（secreted Ig，SIg），主要存在于血液、组织液及外分泌液中，发挥各种免疫功能；②膜型（membrane Ig，mIg），即 B 细胞表面的抗原受体（BCR）。

从 19 世纪末至 20 世纪中叶，提出许多有关抗体生成的理论，其中澳大利亚科学家 Burner 于

20 世纪 50 年代末提出抗体生成的克隆选择学说，认为体内存在随机形成的多样性免疫细胞克隆，每一克隆的细胞均表达同一特异性受体；抗原进入机体后，与相应抗原受体结合，即选择表达特异性受体的免疫细胞与之反应，致该细胞发生克隆扩增，产生大量子代细胞，合成大量具有相同特异性的抗体。该学说被视为免疫学发展史上一个里程碑，不仅阐明了抗体产生机制，同时解释了抗原识别、免疫记忆、自身耐受以及自身免疫应答等重要的免疫生物学现象。有关一个细胞克隆产生一种特异性抗体的预见，于 1975 年被单克隆抗体技术所证实。

20 世纪 70 年代中期，日本科学家利根川进在基因水平探讨了抗体多样性形成的机制，分析并证实了 Ig 基因结构，并因此荣获 1987 年诺贝尔生理学或医学奖。

一、免疫球蛋白分子结构

（一）免疫球蛋白的基本结构

目前对免疫球蛋白分子结构已有较清楚认识，本节以 IgG 为代表进行阐述。免疫球蛋白分子的基本结构是由两条相同的重链和两条相同的轻链借助二硫键连接而成的 Y 字形四肽链结构。该基本结构又称为免疫球蛋白的单体。

1. 重链和轻链　免疫球蛋白重链（heavy chain，H）由 450～550 个氨基酸残基组成，分子量为 50～75kD。重链有 5 种，分为 μ、δ、γ、α 和 ε 链，因此可将免疫球蛋白分为 5 类（class）或 5 个同种型（isotype），即 IgM、IgD、IgG、IgA 和 IgE。每类免疫球蛋白根据其铰链区氨基酸残基组成和二硫键数目、位置的不同，又可分为不同亚类（subclass）。

免疫球蛋白轻链（light chain，L）约由 210 个氨基酸残基组成，分子量为 25kD。轻链有 2 种：κ 链和 λ 链，据此可将免疫球蛋白分为 κ 和 λ 两型（type）。根据 λ 链恒定区个别氨基酸残基的差异，

又可将 λ 分为四个亚型（subtype）。

2. 可变区与恒定区 通过分析不同 Ig 重链和轻链氨基酸序列时发现，可变区位于多肽链氨基端（N 端），占轻链约 1/2 或重链约 1/4，此区域氨基酸排列顺序随抗体特异性不同而有所变化，称为可变区（variable region，V 区）。重链和轻链除 V 区以外的部分，其氨基酸数量、种类、排列顺序及含糖量均较稳定，称为恒定区（constant region，C），位于多肽链羧基端（C 端），分别占轻链约 1/2 或重链约 3/4。

在重链和轻链 V 区（分别称为 V_H 和 V_L），各有 3 个区域的氨基酸组成和排列顺序高度可变，这些区域称为高变区（hypervariable region，HVR）。高变区是 Ig 与抗原表位特异性结合的部位，它们与抗原表位在空间结构上互补，故又称为互补决定区（complementarity determining region，CDR）。免疫球蛋白的独特型决定基（idiotypic determinant）主要也在该区域（图 15-1）。因此，Ig 高变区、Ig 的抗原结合部位和 Ig 独特型决定基这三个不同概念，实际上建立在同一结构基础上，即 Ig 分子可变区球形顶端凹陷的立体结构，亦称抗体的独特型标志。

重链和轻链的 C 区分别称为 C_H 和 C_L，不同型 Ig 其 C_L 长度基本一致，但不同类 Ig 其 C_H 长度不一，可为 $C_H1 \sim C_H3$ 或 $C_H1 \sim C_H4$。同一种属个体，针对不同抗原所产生的同一类别 Ig，其 C 区氨基酸组成和排列顺序较恒定，即免疫原性相同，但 V 区各异。

同一种属中，同一类别 Ig 恒定区氨基酸仅有少数可被取代、增加或缺如；但对不同类别 Ig，恒定区的氨基酸组成和排列顺序差异很大。

3. 结构域 Ig 多肽链分子可折叠成由链内二硫键连接的若干球形结构域（domain），各由约 110 个氨基酸残基组成，每一结构域均有其独特功能。IgG、IgA、IgD 重链有 4 个球形结构，分别为 V_H、C_H1、C_H2、C_H3；IgM 和 IgE 有 5 个球形结构，即比 IgG 多一个 C_H4。轻链则有 V_L 和 C_L 两个球形结构。以 IgG 为例，各结构域的功能为：① V_H 和 V_L 是结合抗原的部位；② C_H1 为遗传标志所在；③ C_H2 是补体结合位点，参与活化补体；④ C_H3 与细胞表面的 Fc 受体结合。

4. 铰链区 在 C_H1 和 C_H2 之间，即重链的链间二硫键连接处附近，有一个可转动的铰链区（hinge region），由 2～5 个链间二硫键、C_H1 尾部和 C_H2 头部的小段肽链构成。铰链区含较多脯氨酸残基，不易构成氢键，加之此区富含二硫键，阻碍螺旋结构形成，从而呈伸展状态，保持相当柔曲性。铰链区对蛋白酶敏感，易被水解。经蛋白酶处理的 Ig，多在此区被切断。

铰链区功能：①当 Ig 与抗原结合时，该区可转动，能改变两个 Y 形臂之间的距离，以使 Ig 分子两个可变区的抗原结合部位尽量与不同距离的 2 个抗原表位（epitope）配合，起弹性和调节作用；②有利于 Ig 分子变构，暴露 Ig 的补体结合位点。

（二）免疫球蛋白的立体结构

X 射线衍射晶体分析显示，各类 Ig 分子的折叠基本相似。Ig 多肽链属 β- 片层（β-sheet）结构，其走向与分子结构长轴平行。相邻的 β- 片层为反向平行，形成两个 β- 片层的平面，两个 β- 片层中心的两个半胱氨酸残基由一个链内二硫键垂直

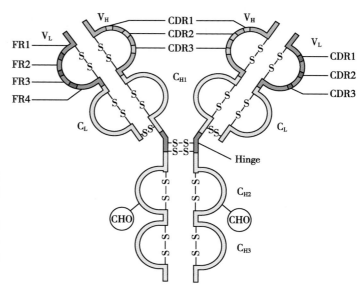

图 15-1 免疫球蛋白的结构

可变区中的非 HVR 部位，氨基酸组成与排列变化相对较少，这些氨基酸残基有助于使可变区的空间构象形成较稳定的结构，起支撑 CDR 的作用，称为骨架区（framework region，FR）。可变区的 3 个 CDR 分别被 4 个 FR 隔开。V_H 和 V_L 的 3 个 CDR 共同组成 Ig 的抗原结合部位，负责识别及结合抗原，从而发挥特异性免疫效应

连接,形成一"β桶状(β-barrel)"结构,或称β三明治(β-sandwich)结构;两层平行的β-片层间集中排列着疏水氨基酸,极性氨基酸残基在外侧。这种特殊的空间结构称为Ig折叠(fold)。目前已发现许多膜型和分泌型分子含这种独特的β桶状结构,此类分子称为免疫球蛋白超家族(immunoglobulin superfamily,IgSF)。Ig的Fab段由C_H、C_L和V_H、V_L四个功能区组成,在C区和V区间具有较大伸缩性,称为转折区(switch region),以使C区和V区间可有一定扭转。V_H和V_L的3条β-片层组成平面,构成与抗原结合的裂隙;C_H1和C_L、C_H2和C_H2、C_H3和C_H3之间是由4条β-片层组成的平面,从而使Ig具有稳定的空间构象。

(三)免疫球蛋白的其他成分和水解片段

1. Ig的其他成分 除轻链和重链组成的基本结构外,某些类别Ig还含J链和分泌片等辅助成分。

(1)连接链(joining chain,J链):由浆细胞合成,是一富含半胱氨酸的多肽链,其主要功能是以二硫键形式与Ig重链共价结合,将单体Ig分子连接为多聚体,并使之稳定。如IgM的5个单体由一条J链连接成为五聚体,2个单体IgA由J链连接成二聚体。IgG、IgD和IgE常为单体,无J链。

(2)分泌片(secretory piece,SP):是分泌型IgA分子上的一个辅助成分,为一种含糖肽链,由黏膜上皮细胞合成和分泌,以非共价形式结合IgA二聚体,使其成为分泌型IgA(SIgA),辅助SIgA经由黏膜上皮细胞转运,分泌至黏膜表面,发挥黏膜免疫效应。还具有保护SIgA铰链区免受蛋白水解酶降解的作用。

2. Ig的水解片段 一定条件下,Ig分子肽链的某些部分易被蛋白酶水解为各种片段,可用于研究Ig的基本结构和功能特点。

(1)木瓜蛋白酶水解片段:应用木瓜蛋白酶(papain)可将IgG重链于链间二硫键近N端处切断,获得2个相同的抗原结合片段(fragment antigen binding,Fab)和1个可结晶片段(fragment crystallizable,Fc)。每一Fab段含一条完整轻链和部分重链(Fd段),是具有抗体活性的部分。Fc片段由两条重链C端的一半组成,包含C_H2、C_H3。Fc段不能与抗原结合,其具有各类Ig的抗原表位,也执行Ig的其他生物学活性。Ig所含的糖类亦位于Fc段。

(2)胃蛋白酶水解片段:应用胃蛋白酶(pepsin)可将IgG重链于链间二硫键近C端切断,获得1个大片段F(ab')2和若干小分子多肽碎片(pFc'),后者无生物活性。F(ab')2由两个Fab及铰链区组成,可同时结合两个抗原表位,故能形成凝集反应或沉淀反应。白喉或破伤风抗毒素经胃蛋白酶消化后精制提纯的制剂可减少超敏反应发生,原因即在于去除了重链的Fc段。

二、抗体的异质性

抗体的异质性即Ig分子的不均一性,指抗体由多种多样的Ig分子所组成。抗体的异质性表现为:不同抗原表位刺激所产生的抗体分子,其结合抗原的特异性不同(即可变区有差异);同一抗原表位刺激所产生的抗体分子,其结合抗原的特异性相同,但恒定区可不同(即重链类别和轻链型别有差异)。

(一)抗体可变区的异质性

自然界存在千变万化的抗原分子及抗原表位。外源性抗原包括蛋白质、多糖、脂类等,均具有十分复杂的分子结构,可含多种不同抗原表位。抗原刺激机体后,其所含的每一种表位均可选择表达相应BCR的B细胞,使其增殖、分化并产生针对该表位的特异性抗体。因此,天然抗原免疫动物后,机体可产生针对该抗原不同表位的多种抗体,所谓抗血清即异质性抗体的总和。针对不同抗原表位的Ig,其结构差异主要取决于抗体HVR区的高度异质性,此即抗体的多样性。

(二)抗体恒定区的异质性

Ig属蛋白质大分子,对不同种系动物或同一种系不同个体也具有免疫原性。决定Ig抗原特异性的某些表位位于Ig恒定区,由此造成抗体恒定区的异质性。根据Ig恒定区免疫原性的不同,可将Ig分为不同类、亚类和不同型、亚型。

1. 类(class)及亚类(subclass) 同一种属所有个体内的Ig,根据其重链免疫原性不同,可分为μ、γ、α、δ和ε五类,所组成的Ig分别为IgM、IgG、IgA、IgD、IgE。不同类Ig免疫原性的差异是由重链恒定区氨基酸组成、排列顺序不同所决定。同一类Ig,根据其重链恒定区氨基酸组成的较小差异,以及二硫键位置、数目不同,又可分为不同亚类。如人类IgG有IgG_1、IgG_2、IgG_3和IgG_4四个亚类;IgA有IgA_1、IgA_2;IgM有IgM_1、IgM_2两个亚类;IgD和IgE尚未发现亚类。

2. 型(type)及亚型(subtype) 同一种属所

有个体内，根据各类 Ig 轻链恒定区抗原特异性差异，可分为 κ 和 λ 两型。同一天然 Ig 分子两条轻链的型别相同。同一个体内可存在分别带有 κ 或 λ 链的 Ig 分子，正常人血清中 κ 型和 λ 型 Ig 含量之比约为 2:1。根据恒定区个别氨基酸残基的差异，λ 链可分为 λ_1、λ_2、λ_3 和 λ_4 四个亚型，κ 链未发现亚型。

上述 Ig 类、亚类、型、亚型的免疫原性差异，均由 Ig 恒定区的抗原表位决定。同一种属所有个体的 Ig 分子共有的抗原特异性标志，称为同种型（isotype）。同一种属不同个体间 IgC 区也具有不同抗原特异性标志，此为同种异型（allotype）。

（三）抗体的独特型

1963 年 Oudin 等用伤寒沙门菌免疫 50 只家兔，将其中一只家兔血清中分离的抗体（抗伤寒沙门菌）作为免疫原，免疫另一只正常家兔，并分离其血清而获得抗抗体，即独特型抗体。这种抗抗体只能与前述伤寒抗体起沉淀反应，不能与其余 49 只伤寒沙门菌免疫家兔的血清发生反应，也不能与其他抗原所免疫家兔的血清或正常家兔的血清发生反应。上述结果表明，这只家兔所产生的抗伤寒沙门菌抗体具有特殊的抗原决定簇，它既不同于其他个体（家兔）针对同一抗原（伤寒沙门菌）所产生抗体分子上具有的抗原决定簇，也不同于同一个体针对不同抗原所产生抗体分子上的抗原决定簇。Oudin 将这种异于同种型和同种异型的抗原决定簇称为独特型（idiotype，Id），即每一 B 细胞克隆产生的 Ig 分子特有的抗原特异性标志。

决定 Id 的表位称为独特位（idiotope）。抗体分子每一 Fab 段均含 5～6 个独特位，均位于 V 区。本质上，独特型的差异主要由 V_L 和 V_H 高变区氨基酸序列不同所致。这种氨基酸序列差异也是抗体特异性的分子基础，不同特异性的抗体分子，其 Id 各异。独特位不仅存在于抗体分子中，也存在于 B 细胞和 T 细胞的抗原受体（BCR、TCR）上。Id 可刺激异种、同种异体以及自体产生相应抗体，即抗独特型抗体（anti-idiotype antibody，AId）。

1. 独特型和抗独特型抗体的类别 抗体可变区具有不同 Id，可诱导产生不同 AId。根据 AId 与 Id 血清学反应特点和 Ab2 的功能，可将 AId 分为若干类别。

（1）Ab2α：可识别并结合抗体骨架区附近的独特型，其与抗体结合不影响抗体与相应抗原结合，属半抗原非抑制性 Ab2。

（2）Ab2β：可识别抗体上与抗原互补的表位，能完全抑制抗原与 Id 结合。其具有类似抗原的结构，可"模拟"抗原诱导机体产生针对原始抗原的特异性免疫应答，故被称为外源性抗原在机体免疫系统中的"内影像"（internal image）。Ab2β 的特点为：①能与不同种属个体产生的相应抗体发生特异性反应；②能与类别不同、但具有相同特异性的抗体反应；③能与抗原竞争性结合抗体，两者存在竞争性抑制作用；④能诱导不同种属个体产生特异性免疫应答。

Ab2β 的上述特性为受体蛋白纯化及其功能研究、蛋白质结构分析以及疫苗研制等开辟了新途径。

（3）Ab2γ：能识别并结合抗体上与互补位相关及邻近的独特位，能抑制或部分抑制抗体与抗原结合，属半抗原抑制性 Ab2，是参与免疫调节的 Ab2 主要类型，此类 Ab2 可用于自身免疫病的免疫抑制治疗。

（4）Ab2ε：其可识别抗体骨架区附近的独特位，也可识别抗原的表位，又称双特异性抗体，与自身免疫病发生相关。

2. 独特型及抗独特型网络 网络学说（network theory）在肯定克隆选择学说的基础上，强调免疫系统中各细胞克隆不是处于独立状态，而是通过自我识别、相互刺激和相互制约构成一个动态平衡的网络结构，而其物质基础是独特型和抗独特型。独特位具有自身免疫原性，体内存在能识别自身 Id 的淋巴细胞。机体接受外来抗原刺激时，能识别外来抗原的淋巴细胞克隆首先被激活，独特位数量增多，随后能识别某一个克隆独特位的第二个克隆被激活。依此类推还可有第三个、第四个……克隆被激活。由此构成相互作用的网络，通过这些克隆相互识别、相互刺激、相互制约、相互连锁，形成一个闭合型、多层次的级联网络。体内 Id-AId 组成的独特型网络在免疫调节中起重要作用。

3. 独特型和抗独特型网络免疫调节 独特型网络的形成与抗体的双重性质密切相关：抗体既能通过抗原结合位点与抗原结合，也能借助其独特位刺激机体产生 AId。机体接受抗原刺激后，针对该抗原的特异性淋巴细胞克隆增殖，产生大量抗体和表达特定独特型的 BCR 的淋巴细胞克隆，两者又可作为抗原，诱导 AId（Ab2α 和 Ab2β）产生。作为负反馈因子，AId 中的 Ab2α 可抑制抗体产生并调节抗原特异性淋巴细胞克隆的应答。

AId 也能刺激免疫应答产生：Ab2β 作为抗原内影像，可模拟抗原激活 T、B 细胞，使免疫系统持续处于"戒备"的致敏状态，从而保证机体能对入侵的病原微生物迅速产生应答，并能增强、放大抗原的免疫效应。

三、免疫球蛋白的生物合成与表达

（一）Ig 的生物合成与组装

1. Ig 的生物合成过程　Ig 主要由脾、淋巴结和其他淋巴组织内的浆细胞所产生。浆细胞中控制 Ig 合成的基因通过转录和翻译，在核糖体上形成多肽链。轻链和重链分别在小核糖体和大核糖体上合成，然后进行装配。正常情况下，轻、重链合成处于平衡状态，从而保证两者按比例结合为完整 Ig 分子。恶性转化的浆细胞其重、轻链合成可出现比例失衡，最常见为轻链合成过量，如浆细胞瘤患者尿中出现大量均一的同型轻链（本 - 周蛋白）。

2. Ig 的组装　Ig 生物合成与组装经历 4 个阶段：①Ig 基因转录并经剪接加工而移至粗面内质网核糖体，重链和轻链分别在大、小两种核糖体上合成；②粗面内质网是 Ig 装配的主要场所，重链和轻链在其中进行 Ig 四肽链装配；③装配完成的 Ig 被转运至滑面内质网，最终进入高尔基体，Ig 经加工修饰并按顺序依次结合糖基，形成完整 Ig 分子。糖基化的 Ig 分子更易从胞内释出，并更易于与膜接触；④完整的 Ig 分子由高尔基体向细胞膜转运，可分泌至胞外成为游离抗体（即分泌型 Ig），也可表达在胞膜表面成为 B 细胞抗原受体（即 BCR）。

B 细胞合成 Ig 存在两类排斥现象：①早期成熟阶段的 B 细胞仅表达 Ig 两个等位基因中的一个，即等位基因排斥（allelic exclusion）；②每个 B 细胞合成两型轻链（κ 或 λ 链）中的一种，即轻链同种型排斥（light chain isotype exclusion）。

（二）免疫球蛋白的表达

1. 处于不同分化阶段 B 细胞的 Ig 表达　祖 B（pro-B）细胞不产生 Ig，前 B（pre-B）细胞仅合成胞质内 μ 链，但不表达功能性膜型 IgM，不具备识别抗原和产生特异性应答的能力。在非成熟 B 细胞阶段，可合成 κ 及 λ 链，它们与 μ 链组装成 IgM，

表达于细胞表面，并与 Igα 及 Igβ 形成复合物。在该阶段，抗原刺激并不诱导细胞增殖及分化，相反可引起免疫失能或耐受，此种"负性选择"对免疫系统区别"自己"与"非己"具有重要意义。

B 细胞一旦表达完整 Ig 并具有特异性识别能力后即迁出骨髓，进入血液及外周淋巴组织，此时共表达 IgM 及 IgD，两者具有共同的 V 区及抗原特异性，此阶段细胞称为初始 B 细胞，可对抗原产生应答。成熟 B 细胞接受抗原刺激即成为活化的 B 细胞，后者增殖分化，其分泌型 Ig 逐渐增多，而表达膜型 Ig 逐渐减少。

2. 膜型 Ig 与分泌型 Ig 的转变　Ig 除以可溶性蛋白形式存在于体液中，还可以跨膜形式表达于 B 细胞表面，即膜表面 Ig（mIg），这是 B 细胞最重要的表面标志。任一 B 细胞表达的 mIg 及合成、分泌的 Ig 具有相同特异性和类别，分子结构也基本相同，差别仅在于 mIg C 末端含跨膜区和胞内区，两型 Ig 共用同一基因。

3. B 细胞活化后 Ig 重链 C 区转换　膜表面表达特异性 BCR 的初始 B 细胞与相应抗原作用，在其他辅助细胞及辅助因子参与下，可被激活并进一步成熟，增殖，分化为产生抗体的浆细胞或记忆细胞。在此抗体依赖性分化阶段，可发生 Ig 重链 C 区基因重排与转换。

Ig 类别转换（class switch）又称同种型转换（isotype switch），是指 Ig 可变区不变，即结合抗原的特异性相同，但其重链类型（恒定区）发生改变。即 B 细胞接受抗原刺激后首先合成 IgM，在某些因素影响下可转变为合成 IgG、IgA 或 IgE。抗体类别转换主要由 B 细胞在分化过程中 C_H 基因节段发生重排所致。经重排后的基因产物其 V 区不变，仅重链 C 区转换，因此，Ig 的类别和亚类发生改变，而识别抗原的特异性不变。抗体类别转换无需明显诱因即可自发产生。

类别转换是 Ig 重链所特有。C_H 基因含多个外显子，编码相应的结构区，外显子间的间隔序列在 RNA 转录时通过剪拼机制而被删除。重链 C 区基因转换发生在 C_H 基因编码序列 5′ 端一段内部重复序列（internally repetitive DNA sequences）上，此序列称为 S 序列或 S 区（switch region），分别命名为 Sμ、Sγ、Sα、Sε。重链 C 基因转换乃通过 S 序列而进行，使得任一 C 区基因均可与 VDJ 单位连接。

DNA 片段重排时，中间间隔的 C 区 DNA 被

剪切,使新 C 区与原有 V 区基因（VH-DJH）结合,转录新的 Ig 重链。B 细胞分化时,1 个 VDJH 基因先与染色体上同一等位基因 Cμ 结合,开始表达 Cμ/Cδ。随后同一 VDJH 基因与不同 C$_H$ 基因重排,表达不同类别 C 区。

有关 Ig 类别转换的机制目前尚不完全清楚,可能存在 DNA 水平重组及 RNA 水平的类别转换。

T 细胞对 B 细胞 Ig 重链基因转换有重要影响。Th 细胞表面 CD40L 与 B 细胞表面 CD40 结合,可启动和促进重链类别转换。例如,人类 T 细胞 CD40L 基因突变时,重链类别转换受阻,导致 X 连锁高 IgM 综合征,血清中 IgM 量高,缺乏 IgG、IgA、IgE。T 细胞分泌的多种细胞因子,亦可调节 Ig 类别转换。例如,IL-4 可促进 IgM 转换为 IgE;转化生长因子 -β（TGF-β）可促进 IgG 转换为 IgA。目前认为,某些细胞因子有类似转换因子的作用,可选择性诱导重链 C 基因活化,从而发生重组。IFN-γ 则能抑制 IL-4 促进 IgE 转换的作用,因为 IFN-γ 可使 Th 细胞 CD40L 和 B 细胞 CD23（FcεRⅡ）表达降低。

另外,Ig 表达存在等位基因排除现象（如前述）（表 15-1）。

表 15-1 细胞因子对小鼠 Ig 类别转换的调节

细胞因子	刺激 B 细胞的抗原		
	Ⅰ型 TI-Ag（LPS）	Ⅱ型 TI-Ag（αδ- 葡聚糖）	TD-Ag
IL-4	IgG$_1$、IgE	IgG$_1$	IgG$_1$、IgE
IFN-γ	IgG$_{2a}$	IgG$_{2a}$、IgG$_3$	IgG$_{2a}$、IgG$_3$
TGF-β	IgG$_{2b}$、IgA	IgA	IgA、IgG$_{2b}$

（三）免疫球蛋白的代谢

Ig 代谢特征为:① IgG 半寿期最长（23 天）,转化率最低（4%～10%/12 小时）,但 IgG$_3$ 半寿期仅天,IgA 为 5～6 天,IgM 为 5～10 天;②多数 Ig 均匀分布于血管内、外环境中,但 IgM、IgD 和含量较低的 IgG$_3$ 主要分布于血管内;③ IgA$_1$ 合成率[24mg/（kg•d）]与 IgG$_1$[25mg/（kg•d）]相近,但血清 IgA$_1$ 浓度仅为 IgG$_1$ 的 1/3,因为 IgA1 转化率（24%/d）是 IgG$_1$ 的 3 倍;④ IgE 转化率最高（74%）,半寿期最短（2~4 天）,合成率最低[2μg/（kg•d）]。

IgG 分解代谢受循环 IgG 水平影响,其机制为:IgG 高浓度时,吞饮泡内多数 IgG 分子由于不能与泡内相应受体结合而被降解,导致高分解谢率。

B 细胞接受抗原刺激发生增殖、分化的过程中,最初几代仅合成 IgM 抗体。若有足够抗原存在,细胞继续增殖分化,最后几代形成的浆细胞可合成 IgG、IgA、IgD 和 IgE 类抗体。但就单个浆细胞而言,仅能产生一种 Ig,且仅能形成含一种类型重链和轻链的 Ig。

四、免疫球蛋白的生物学功能与特性

（一）免疫球蛋白的主要生物学功能

1. Ig V 区的功能

（1）特异性识别、结合抗原:V 区 CDR 在抗原特异性识别和结合中起决定性作用。由于 Ig 可为单体、二聚体和五聚体,故其结合抗原表位的数目不同。Ig 结合抗原表位的个数称为抗原结合价。Ig V 区与抗原结合后,Fc 段变构,从而发挥其他生物学活性,如调理作用、激活补体等。V 区本身可中和毒素、阻断病原体入侵。

（2）免疫调节:位于可变区的独特型可诱导自身产生抗独特型抗体,两者组成复杂的独特型网络调节（见前述）,参与免疫调节。

（3）超抗体活性:已发现,某些 Ig 除可与特异性抗原结合外,还具有化学酶解作用或催化作用、能与核苷酸结合、自身聚合作用、能与超抗原（SAg）结合的能力,这些抗体被统称为超抗体（superantibody）,其可在抗原结合部位以外的区域（多位于 Ig V 区骨架残基处）与多种配体结合,从而发挥多种功能。超抗体活性可能参与自身免疫病和抗感染免疫,具有重要生物学意义。

2. 免疫球蛋白 C 区的功能

（1）激活补体:IgG$_{1~3}$ 和 IgM 与相应抗原结合后,构型改变而使其 C$_H$2/C$_H$3 功能区内的补体结合点暴露,从而激活补体经典途径。IgG$_1$、IgG$_3$ 和 IgM 通过经典途径激活补体的能力最强,IgG$_2$ 虽有激活作用,但作用较弱。IgG$_4$、IgA 和 IgE 不能通过经典途径激活补体,但其凝聚物可激活补体旁路途径。

（2）与细胞表面 Fc 受体结合:Ig Fc 段可与多种细胞（如巨噬细胞、淋巴细胞、嗜碱性粒细胞、肥大细胞、中性粒细胞和血小板等）表面的 Fc 受体结合。Ig 与 Fc 受体的结合部位因 Ig 类别而异:IgG 的 C$_H$3 功能区与巨噬细胞 Fc 受体结合;IgE 的 C$_H$4 区与嗜碱性粒细胞 Fc 受体结合。不同类别 Ig 可与不同细胞结合,产生不同效应。

1）IgE 的 Fc 段:可与肥大细胞和嗜碱性粒细

胞表面 IgE Fc 受体（FcεR）高亲和力结合。这种结合往往发生在 IgE 尚未与抗原分子结合前。已与细胞结合的 IgE 一旦与特异性抗原结合，即触发这些细胞脱颗粒而导致 I 型超敏反应，如哮喘等。

2）IgG 的 Fc 段：能与吞噬细胞、NK 细胞、B 细胞表面 Fc 受体结合，分别介导调理作用、抗体依赖性细胞介导的细胞毒性作用（antibody dependent cell-mediated cytotoxicity，ADCC）、胞饮抗原等。

（3）通过胎盘：IgG 是唯一能从母体通过胎盘转移到胎儿体内的 Ig。正常胎儿仅合成微量 IgG，其抗感染免疫主要依赖由母体转移来的 IgG。已证实，胎盘母体一侧滋养层细胞能摄取各类血浆 Ig，但其吞饮泡内仅含 FcγR。与 FcγR 结合的 IgG 得以避免被酶分解，进而通过细胞外排作用，分泌至胎盘的胎儿一侧，进入胎儿循环。

（二）各类免疫球蛋白的特性和作用

1. IgG　IgG 是再次体液免疫应答产生的主要 Ig，多为单体，少量 IgG 以多聚体形式存在。IgG 主要由脾脏和淋巴结中浆细胞合成，体内含量高、分布广，且较其他 Ig 更易透过毛细血管壁弥散至组织间隙，发挥重要的抗感染、中和毒素及调理作用。IgG 分布于全身所有组织及体液（包括脑脊液），在血浆和组织液中各占 50%。IgG 是唯一能通过胎盘的 Ig，对新生儿抗感染起重要作用。

IgG 的 Fc 段可与多种细胞表面 FcγR 结合，发挥调理作用及 ADCC 效应。某些亚类 IgG 的 Fc 段可固定于皮肤，引发 I 型超敏反应，还能与葡萄球菌胞壁的 A 蛋白（staphlococcus protein A，SPA）结合。

多数抗菌性、抗病毒性抗体属 IgG 类，某些自身抗体（如 SLE 患者的抗核抗体、抗甲状腺球蛋白抗体）、引起 II、III 型超敏反应的抗体、可促进肿瘤生长的封闭性抗体等均属 IgG。正常人血清中的 IgG 有 4 个亚类，其生物学特征不尽相同。

2. IgM　IgM 是初次体液免疫应答早期阶段产生的主要 Ig。IgM 不嗜细胞，但可结合补体。IgM 主要产生于脾脏和淋巴结，主要分布于血液中，抗全身感染的作用较强。

IgM 属五聚体，是 5 类 Ig 中分子量最大者，又称巨球蛋白。IgM 可被二巯基乙醇分解而失去凝集活性，可借此与 IgG 或其他 Ig 相区别。理论上，IgM 的抗原结合价为 10 价，但与大分子抗原结合时，由于受空间结构限制，实际仅为 5 价。IgM 有较多结合价，属高效能抗微生物抗体，其杀

菌、溶菌、溶血、促吞噬以及凝集作用比 IgG 强。IgM 可中和毒素和病毒，人体缺乏 IgM 可能发生致死性败血症。IgM 在感染早期即已产生，检测 IgM 水平可用于传染病早期诊断。IgM 是在个体发育过程中最早出现的抗体，胚胎晚期已能合成。新生儿脐带血中若 IgM 水平升高，表示曾有宫内感染。IgM 可激活补体经典途径，亦为引起 II、III 型超敏反应的抗体。Waldenstrom 巨球蛋白血症、SLE 等患者血清中有较高浓度 SIgM，类风湿因子、冷凝集素、天然血型抗体等均为 IgM。

3. IgA

（1）血清型 IgA：主要由肠系膜淋巴组织的浆细胞产生，多为单体，具有抗菌、抗毒、抗病毒作用。血清 IgA 具多种抗体活性，如同种血凝素、抗胰岛素、抗白喉毒素、抗脊髓灰质炎病毒抗体等。有人认为 IgA 与组织抗原具有特殊亲和力，可消除循环中的此类抗原，防止后者所致的炎症或自身免疫应答。体内 IgA 缺乏，可伴有抗甲状腺球蛋白、肾上腺组织、DNA 等自身抗体水平升高。

（2）分泌型 IgA（secretory IgA，SIgA）：由呼吸道、消化道、泌尿生殖道等处黏膜固有层中浆细胞所产生，其在浆细胞内已由 J 链连接成双聚体，通过黏膜或浆膜上皮细胞向外分泌时，与上皮细胞所产生分泌片连接成完整的 SIgA，释放到分泌液中，与上皮细胞紧密黏合，分布于黏膜或浆膜表面。

SIgA 参与机体局部免疫，在呼吸道、消化道黏膜防御机制中发挥重要作用。幼儿易患呼吸道或消化道感染或老年性支气管炎均可能与 SIgA 合成降低有关。外分泌液中 SIgA 含量多，且不易被一般蛋白酶破坏，故成为机体抗感染、抗过敏的重要免疫"屏障"。

IgA 具有如下免疫学效应：

1）阻抑黏附：SIgA 可阻止病原微生物黏附于黏膜上皮细胞，其机制是：①使病原微生物发生凝集，因丧失活动能力而不能黏附于黏膜上皮胞；②与微生物结合，阻断微生物表面的特异结合点，使之丧失黏附能力；③与病原微生物结合，可刺激呼吸道、消化道等黏膜中的杯状细胞分泌大量黏液，"冲洗"黏膜上皮，妨碍微生物黏附。

2）溶解细菌：两类 IgA 均无直接杀菌作用，但可与溶菌酶、补体共同介导细菌溶解。

3）介导 ADCC 效应：小肠淋巴细胞表达 IgA 的 FcR，可通过 IgA 所介导 ADCC 效应损伤上皮细胞。

4) 中和病毒：存在于呼吸道、消化道黏膜部位的特异性 SIgA，其无需补体参与即能中和局部病毒。另外，SIgA 覆盖于病毒表面，使其不能吸附于易感细胞上。

5) 中和毒素：抗霍乱弧菌和大肠埃希菌肠毒素的 SIgA 能中和相应肠毒素的毒性作用。

6) 免疫排除作用：对由食物或空气进入体内的某些抗原物质具有封闭作用，使这些抗原游离于分泌物，易被排除，或使抗原物质限制于黏膜表面，不致进入机体，从而避免超敏反应发生。

4. IgD 迄今对 IgD 功能知之不多，其生物学特征是：不稳定，易被胰酶水解；不能激活补体经典途径，但凝聚的 IgD Fc 碎片在高浓度时能激活补体旁路途径。

血清 IgD 功能尚不清楚。有报道 IgD 可能与某些超敏反应有关，如抗青霉素和牛奶过敏性抗体以及 SLE、类风湿性关节炎、甲状腺炎等自身免疫病中的自身抗体，有属 IgD 者。IgD 是 B 细胞的重要表面标志：幼稚 B 细胞分化过程中，表面先出现 mIgM，后出现 mIgD；B 细胞若仅表达 mIgM，接受抗原刺激后易致耐受性，若同时表达 mIgM 与 mIgD，则受抗原刺激后可被激活。

5. IgE IgE 又称反应素或亲细胞抗体。正常人血清中含量极微，且含量较稳定，一般借助放免分析法才能测出。超敏反应性疾病患者血清 IgE 水平波动很大。在鼻液、支气管分泌液、乳汁及尿液中可检出 IgE，其水平与血清 IgE 相似。某些寄生虫病、某些真菌和金黄色葡萄球菌感染后，可诱导 IgE 大量产生。某些肝病和骨髓瘤时，IgE 含量也异常升高。IgE 由呼吸道和消化道黏膜固有层中浆细胞产生，分布于这些部位的黏膜组织、外分泌液和血流内。

IgE 为单体，其重链含 4 个功能区。IgE 耐热性差，56℃ 4 小时即失去结合能力。IgE 易与皮肤组织、肥大细胞、血液中的嗜碱性粒细胞和血管内皮细胞结合。FcεR 还可表达于 B 细胞和部分 T 细胞、巨噬细胞表面，这在调节 IgE 抗体产生和防御感染中可能起重要作用。肥大细胞和嗜碱性粒细胞表面的 FcεR 为 FcεR I，在 B 细胞和 T 细胞表面者为 FcεR II。

IgE 是引发 I 型超敏反应的主要抗体。人免疫球蛋白的主要理化性质和生物学功能见表 15-2。

表 15-2 人免疫球蛋白的主要理化性质和生物学功能

性质	IgG	IgM	IgA	IgE	IgD
分子量 /kD	150	950	160	190	184
重链	γ	μ	α	ε	δ
亚类数	4	2	2	无	无
辅助成分	无	J	J.SP	无	无
主要存在形式	单体	五聚体	单体 / 二聚体	单体	单体
开始合成时间	出生后 3 个月	胚胎后期	出生后 4~6 个月	较晚	任何时间
占血清 Ig 量比例	75%~85%	5%~10%	10%~15%	0.02%	0.3%
血清含量 /(mg/ml)	9.5~12.5	0.7~1.7	1.5~2.6	0.000 1~0.000 9	0.03
半寿期 /d	23	5~10	5~6	2~4	3
抗体效价	2	10	2/4	2	2
溶菌作用	+	+	+	?	?
胎盘转运	+	−	−	−	−
结合嗜碱性粒细胞	−	−	−	+	−
结合吞噬细胞	+	−	+	−	−
结合肥大细胞	−	−	−	+	−
结合 SPA	+	−	−	−	−
介导 ADCC	+	−	−	−	−
激活补体经典途径	+	+	−	−	−
激活补体旁路途径	IgG_4 +	−	IgA_1 +	−	+
其他作用	再次应答 抗感染	初次应答 早期防御	黏膜免疫	过敏反应 抗寄生虫	B 细胞标志

五、免疫球蛋白基因超家族

（一）免疫球蛋白超家族的组成

自从 Ig 的分子结构及基因特征被阐明后，陆续发现许多与 Ig 结构相似、遗传基因同源的蛋白分子，它们主要以膜蛋白形式存在于细胞表面，有识别及传递信号的功能，遂将此类蛋白统称为免疫球蛋白超家族（Ig superfamily, IgSF），将其编码基因称为免疫球蛋白基因超家族。IgSF 成员种类繁多，分布广泛，主要 IgSF 成员见表 15-3。

多数 IgSF 主要分布于各类血细胞表面。此外，各种上皮细胞、血管内皮细胞、神经细胞及神经髓鞘表面，亦各表达其特有的 IgSF。某些 IgSF 成员的功能单位为单一肽链，有的由同源或异源肽链构成二聚体或多聚体，有的还以不同方式连接一至数条附属肽链，组成复合体，共同完成接受刺激、传递信息、激活细胞的功能。

表 15-3 免疫球蛋白超家族主要成员一览表

1. 免疫球蛋白
2. 抗原受体 T 细胞抗原受体复合物（TCR/CD3）、B 细胞抗原受体复合物（BCR/IgαIgβ）
3. 提呈抗原的分子
  （1）MHC Ⅰ类分子及 MHC Ⅰ类样分子、MHC Ⅱ类分子及 MHC Ⅱ类样分子
  （2）CD1 类抗原
4. IgSF 中的黏附分子
  （1）依赖 MHC 抗原发挥作用的黏附分子：CD4、CD8
  （2）不依赖 MHC 抗原发挥作用的黏附分子
    1）CD 分子：CD2、CD7、CD19、CD22、CD28、CD33、CD44、CD48、CD80、CD86、CD96
    2）黏附分子及其配体：CTLA-4、LFA-3、ICAM、VCAM-1、PECAM（CD31）、NCAM（CD56）、髓鞘相关糖蛋白（MAG）、PO 髓磷脂糖蛋白
5. 免疫球蛋白受体 Ig FcR、多聚免疫球蛋白受体（Poly Ig-R）
6. IgSF 中的细胞因子受体 IL-1R、IL-6R、PDGF-R、CSF-1R、FGF-R、SCF-R、VEGF-R
7. IgSF 中的其他成员 血型分子（B-G）、α-1B 蛋白、病毒受体

（二）免疫球蛋白超家族分子的结构特点

典型的 IgSF 膜蛋白由三部分组成：①胞外区，有识别功能，可选择性接受微环境的刺激信号；②跨膜区，由疏水性氨基酸组成，将 IgSF 分子锚着于胞膜脂质双层中；③胞内区，其肽段主要传递胞外区输入细胞内的信号，引起细胞内代谢改变，发挥细胞各自的功能。IgSF 中不同成员的胞外区长短不一，可含一个或数个 Ig 样结构域。每个 V 区或 C 区外形相似，均由 90～110 个氨基酸残基组成，其肽链经数次 β 折叠形成两个片层的立体结构，并由链内半胱氨酸形成双硫键，连接两个片层，以稳定球形立体结构，此与 Igλ 型轻链结构极相似。

与典型 Ig 比较，某些 IgSF 成员的功能区已发生变异，表现为：丢失某段氨基酸序列，失去双硫键的连接，失去形成环形结构的能力。IgSF 成员的跨膜区及胞内区变化很大：某些成员跨膜区完善，能将 IgSF 成员锚着在胞膜上；某些能以盐桥形式与附属蛋白稳定连接，形成功能完整的复合体型膜蛋白结构；某些 IgSF 成员仅与胞膜呈松散联络，并易从膜上脱落，以可溶性状态游离于体液中；某些成员无胞内区，或胞内区肽链很短，仅含 3 个氨基酸；某些成员的胞内区肽链很长，达 700 余氨基酸残基，结构复杂，或具有酶活性。

（三）免疫球蛋白超家族的生物学功能

IgSF 成员种类繁多，功能各异，其主要参与细胞间相互识别和相互作用：①识别并提呈抗原，引发特异性免疫应答；②接受细胞因子刺激，调节免疫细胞分化、增殖、合成与分泌；③与其他细胞膜表面分子结合，介导细胞间相互黏附，参与免疫细胞激活、分化与选择、移行、归巢与定居；④参与免疫球蛋白转运与分泌。

IgSF 基因缺陷与突变可导致免疫功能紊乱，引发免疫相关性疾病。

六、人工制备抗体

抗体在疾病诊断、治疗和防治中发挥重要作用，人工制备抗体是大量获得抗体的重要途径。

（一）多克隆抗体

早期人工制备抗体的方法主要是以相应抗原免疫动物，获得抗血清。由于天然抗原具高度异质性，常含多种不同的抗原表位，同时抗血清也未经免疫纯化，故传统上通过该方法获得的免疫动物血清或抗血清是多种抗体的混合物，称为多克隆抗体（polyclonal antibody），由多株 B 细胞及其子代在多种抗原表位刺激下所产生。此外，多克隆抗体还可来源于恢复期患者血清或免疫接种人群。

多克隆抗体是机体发挥特异性体液免疫效应的关键分子，具有中和抗原、免疫调理和介导

ADCC、CDC 等重要作用。多克隆抗体来源广泛，经多年实践，用于制备抗血清的动物由早期的小鼠、大鼠、兔、羊等小动物发展到马等大动物，制备容易；但表位特异性不高，易发生交叉反应，也不易大规模制备。

（二）单克隆抗体

1975 年，Kohler 和 Milstein 建立了体外细胞融合技术，其原理是：将可产生特异性抗体但短寿的浆细胞（免疫小鼠脾细胞）与不能产生特异性抗体但长寿的恶性浆细胞瘤细胞在体外融合，由此形成的杂交瘤细胞（hybridoma）既保存了恶性浆细胞瘤细胞无限繁殖、大量扩增的特点，又继承了免疫 B 细胞可合成和分泌特异性抗体的能力；同时由于每个杂交瘤细胞由一个 B 细胞融合而成，而每个 B 细胞克隆仅识别一种抗原表位，故经筛选和克隆化的杂交瘤细胞仅能合成及分泌一种同源抗体。这种高度均一、单一表位特异性的抗体被称为单克隆抗体（monoclonal antibody，mAb）。

单克隆抗体结构和组成高度均一，抗原特异性及同种型一致，效价高，少或无血清反应，易于体外大量制备和纯化，被广泛应用于疾病的防治和诊断、肿瘤体内定位、靶向药物的制备、防止移植物的排斥反应、新型疫苗的研制等。如：用于检测各种抗原和活性物质，包括肿瘤抗原、细胞表面抗原及受体、激素、神经递质以及细胞因子等；mAb 与抗癌药物、毒素或放射性物质偶联，用于肿瘤的体内显像、定位诊断和治疗等。

鼠源性 mAb 对人是异种抗原，在人体内反复应用可能诱导人体产生人抗鼠抗体（human anti-murine antibody，HAMA）并引发超敏反应，严重限制了其在人体内的应用。

近年来，由于人骨髓瘤细胞系的成功建立，人 - 人杂交瘤技术获得重大突破。人骨髓瘤细胞与人 B 细胞融合后形成的人 - 人杂交瘤细胞能稳定高产地分泌全人源性抗体（human antibody），使得人源性抗体的大规模制备、免疫组学和抗体组学的研究成为可能，并在疾病的治疗中发挥巨大作用。

（三）基因工程抗体

随 DNA 重组技术发展，基因工程抗体成为关注的热点。基因工程抗体（genetic engineering antibody）又称重组抗体，其原理为：借助 DNA 重组和蛋白质工程技术，按人们意愿在基因水平上对 Ig 分子进行切割、拼接或修饰，重新组装成新型抗体分子。基因工程抗体保留了天然抗体的特异性和主要生物学活性，但去除或减少了无关结构，并赋予抗体分子以新的生物学活性，故比天然抗体具有更广泛应用前景。迄今已成功构建多种基因工程抗体。

1. 改造鼠源性抗体

（1）人 - 鼠嵌合抗体（chimeric Ab）：抗体分子的抗原结合特异性由 V 区决定，而作为异源蛋白诱发人抗小鼠抗体反应的主要是抗体 C 区。将小鼠 mAb C 区用人源抗体 C 区代替重组而成的人 - 鼠嵌合抗体，既保留了鼠源 mAb 的特异性、亲和力，又能显著减少其对人体的免疫原性，同时还可对抗体进行不同亚类转换，从而产生特异性相同、但可介导不同效应的抗体分子。例如，将细胞毒性较弱的 IgG_{2b} 转换成细胞毒性较强的 IgG_1 和 IgG_3，从而增强抗体免疫治疗的效应。

（2）人源化抗体（humanized Ab）：抗体 V 区的 CDR 是抗体识别和结合抗原的区域，直接决定抗体的特异性。为进一步减少嵌合抗体的鼠源性成分，减弱人抗鼠抗体产生，可改造嵌合抗体中的鼠源性 V 区结构。CDR 移植技术用鼠源性 mAb V 区中 CDR 序列取代人源抗体相应 CDR 序列，重组获得既具有鼠源性 mAb 抗原结合特异性，同时减少其异源性 CDR 移植抗体（CDR-grafted Ab），即人源化抗体。

人源化抗体分子中异源性蛋白质的含量较低，且在将鼠源性 CDR 或抗原结合位点移植至人 FR 的过程中丢失了某些 Id 结构，后者可能即是诱导 HAMA 产生的抗原表位，故人源化抗体的免疫原性比嵌合抗体显著减弱，但同时其抗原亲和力也减弱。

（3）小分子抗体（minimolecular Ab）：指由 Fab 和 Fv 组成的抗体片段，优点为：仅含 V 区结构，免疫原性较弱；分子量小，易通过血管壁，可有效克服肿瘤灶组织对抗体的生理阻抗；无 Fc 段，不与非靶细胞的 FcR 结合，易渗透至病灶局部，用于体内肿瘤定位成像时，本底低、图像清晰，并有利于作为导向药物的载体。局限性为：与靶细胞表面抗原的结合力较弱，半寿期短，易从血液中被清除，从而影响到达肿瘤局部的抗体浓度。小分子抗体包括如下几类：

1）Fab 片段：Fab 片段由重链 V_H 加 C_H1 及完整的轻链构成，大小为完整抗体的 1/3。Fab 穿透实体瘤的能力很强，且在体内有较高的靶/非靶比。

2）F$_V$片段：由 V$_H$ 和 V$_L$ 组成，是抗体的抗原结合部位，分子量仅为完整分子的 1/6。其分子小，免疫原性弱，对实体瘤的穿透力强，可作为载体与药物、放射性核素、毒素等结合，用于肿瘤的诊断和治疗；用于细胞内免疫，可看作是基因治疗的一种方案。

3）单链抗体（single chain Fv，ScFv）：由 1 条单一肽链按 V$_H$-Linker-V$_L$ 或 V$_L$-Linker-V$_H$ 的顺序所组成，大小仅为完整抗体分子的 1/6，是抗体与抗原结合的最小单位。其制备流程较简单，易进行分子改造，ScFv 基因片段还可与某些酶基因或毒素蛋白基因重组，用于产生酶联抗体或重组免疫毒素。

4）双特异性抗体（bispecific Ab，BsAb）：天然抗体为对称结构，含两个抗原结合位点，但仅针对同一种特异性抗原。双特异性抗体是含有两种特异性抗原结合位点的人工抗体，由两种不同特异性抗体的 V 区配对构成。BsAb 能在靶细胞和功能分子（细胞）之间架起桥梁，激发具有导向性的免疫反应，是当前抗体研究的热点。除基因工程抗体制备法外，还可用化学偶联法、杂交—杂交瘤法制备。

5）双价小分子抗体（diabody）：将 ScFv 中两个 V 区之间的接头（linker）缩短，使两分子间 V$_H$ 和 V$_L$ 配对形成双价小分子抗体，diabody 有两个抗原结合位点，结合性能优于单价分子。如将两种不同特异性抗体 V 区基因交叉配对，则可得到双特异性 diabody。

6）最小识别单位（minimal recognition units，MRU）：为单个 CDR 构成的小分子抗体，分子量约为完整抗体的 1%，也具有与抗原结合的能力，但亲和力极低，实际应用受限。

7）微抗体（minibody）：在 ScFv 的一端加 1 个双聚化结构，可构建不同类型的双价或双特异性小分子抗体。

8）多价抗体：指通过寡聚化结构域介导形成的具有多个抗原结合位点的抗体。如通过修饰的亮氨酸拉链（leucine zipper）结构使两个 ScFv 分子形成二聚体，该抗体具有较高的亲和力和稳定性；利用链亲和素构建的多价抗体，亲和力增高，在体外检测中有良好应用前景，但由于具有较强的外源性，此类多价抗体在体内应用较局限；利用人 p53 四聚化功能域将 ScFv 自动装配成的四价抗体，抗原结合力明显高；利用子宫球蛋白构建的四价抗体，具有较高的稳定性和溶解度等。

2. 重链抗体（heavy chain antibody，hcAb） 是从骆驼科动物和鲨鱼的血清中分离出的一种抗体。hcAb 只包含一个重链可变区（variable domain of heavy chain of hcAb，VHH）和两个常规的 C$_H$2 与 C$_H$3 区。单独克隆并表达出来的 VHH 区仍具有很好的结构稳定性与抗原结合活性，是目前已知的可结合抗原的最小单位，体积约为传统抗体的 1/10，所以 VHH 也被称为纳米抗体（nanobody）或单域抗体（single domain antibody，sdAb）。纳米抗体特点为：可溶性高，吸收好，表达容易；内部含有多个二硫键，故稳定性好，可常温放置；与人类重链基因有 80%～90% 同源性，故人源化简单。目前已经有两种纳米抗体类药物处于二期临床。纳米抗体的出现为基因工程抗体分子的构建提供了一个新方法。

3. 噬菌体抗体（phage antibody） 是将克隆的人抗体 V 区基因与一种丝状噬菌体 DNA 上的基因Ⅲ或基因Ⅷ精确连接，转染细菌后在其膜表面表达 Fab 段（或单链抗体）-噬菌体外壳蛋白（基因Ⅲ或Ⅷ产物）的融合蛋白。

在该技术中，噬菌体相当于一个人 B 细胞克隆，将 B 细胞全套（repertoire）可变区基因克隆出来与噬菌体 DNA 相连，导入细菌体内使之表达，可制备人全套抗体，称为噬菌体抗体库。通过用不同抗原进行筛选，可获得携带特异抗体基因的克隆，从而大量制备相应的特异性抗体。

此外，抗体库技术还有助于在基因水平研究免疫应答过程及自身免疫病的机制。

4. 胞内抗体（intrabody） 指借助基因工程手段，获得仅在细胞内表达并仅作用于胞内靶分子的抗体或其片段，多为 ScFv。其原理为：通过在其 N 端连接定位信号肽，引导 ScFv 进入特定细胞部位；通过在 C 端连接滞留信号肽，使 ScFv 滞留在该细胞内部位。

胞内抗体可特异性作用于胞内靶分子，从而发挥特定的生物学效应。例如：在胞内表达针对 HIVgp120 的胞内抗体，使 gp120 滞留于胞内，前体蛋白被水解，阻止其向细胞表面转移，从而减弱 gp120 介导的细胞感染效应。

5. 产生嵌合抗体的小鼠和产生人抗体的小鼠 通过转基因、基因缺失及杂交和选择等一系列过程，获得双转染基因（人 H、κ 链基因）的纯合小鼠。其脾、淋巴结、骨髓中的 B 细胞可表达人 Ig。

转基因小鼠的 Ig 基因被人 Ig 基因所取代，其产生的抗体属人源，在人体内应用不激发免疫应答。建立转基因小鼠的前提是人的 Ig 基因片段在小鼠体内进行重排和表达，在抗原刺激后这些片段可被选择、表达并活化 B 细胞而分泌人抗体。

转基因小鼠的不足之处在于转移的基因片段较小。为此，已研制成功异种小鼠（XenoMouse）模型，其原理为：利用 YAC 将小鼠的 IgH 和 Igκ 位点用人的相应部分代替，产生基因工程化小鼠；该小鼠自身的 Ig 位点被失活，而转入的人 Ig 基因携带大多数人的可变区位点，故可经历从 IgM 到 IgH 的类别转换；同时，把数量众多的人 V 区位点转至 YAC，可促进大量 B 细胞群成熟，产生广泛而多样的初次免疫位点。XenoMouse 免疫系统可将人抗原识别为异源性，引发对人抗原较强的体液免疫应答，所产生抗体的亲和力高并可重复使用。

6. 基因工程抗体衍生技术

（1）抗体的抗原化技术：天然抗原结构复杂且纯化困难，而人工制备的肽段存在免疫原性弱、结合力弱和结构稳定性差等诸多缺陷，从而限制对抗原的研究和应用。借助构建人源化抗体的技术，以抗体 V 区作为分子载体而表达多肽或外源性抗原表位，即为抗原化抗体（antigenized antibody，AgAb）。

AgAb 制备原理为：将编码抗原表位的核苷酸片段插入重链 CDR3 序列中进行表达，产生具有天然抗原表位构象和免疫原性的新型抗体。AgAb 的优点为：①能在 IgV 区的三维折叠结构内表达寡肽，使肽获得与相应天然蛋白相似的稳定构象，从而增强其诱导机体对天然蛋白抗原产生应答的能力；②使免疫应答局限于抗原或受体所选定的部位，此种聚焦效应可排除对抗原功能无关部分的不良应答，并可防止产生针对相邻区域的抗体，从而避免后者对空间构象的阻碍。

通过表达外源性蛋白肽（如 NP、RGD 等）和自身蛋白分子（如 CD4），AgAb 可在免疫应答的不同阶段发挥作用，故在疾病的免疫防治上具有广阔应用前景。作为一种理想的疫苗，AgAb 可诱导构象依赖性抗体以攻击病原体、中和毒素，或阻断异常的免疫应答。

（2）抗体融合蛋白和免疫毒素：将编码抗原结合部位的基因片段（如 Fab 或 Fv 段）与毒素或酶的基因融合，可将特定的生物活性物质导向特定组织部位。

1）重组抗体融合蛋白：基因工程抗体分子不仅局限于改造抗原结合位点，且可改造抗体 C 区。抗体融合蛋白主要有 Fc 融合蛋白（Fc fusion protein）和抗原结合融合蛋白（antigen binding fusion protein）两类。

2）重组免疫毒素（immunotoxin）：借助 DNA 重组技术连接编码抗体和毒素的基因，可构建重组免疫毒素，其组合类型包括 ScFv/毒素、ScFv/细胞因子或细胞因子/毒素等。其优点为：导向性能高；体内稳定性较好；易穿透肿瘤；体内使用安全。

（3）催化抗体（catalytic antibody）或抗体酶（abzyme）：其原理为：以酶促反应过渡态中间体的结构类似物为抗原，通过免疫应答而获得的抗体具有催化活性。抗体酶的本质是免疫球蛋白，其可变区具有酶的属性，故也称为催化抗体。催化抗体可被视为一种模拟酶，与天然酶相比，它更能按照人们意愿和目的发挥对底物的催化功能，甚至能"创造"出生物体内天然不存在的催化功能。

催化抗体的特点在于将酶的催化特性与抗体本身特性有机结合，优点为：可特异性、立体选择性、高亲和性地与底物可逆性结合，加速催化特定反应；具有酶所难以比拟的高度多样性；可操作性强。催化抗体的出现，为开发新型生物催化剂提供了新的可能，临床上可用于某些代谢性疾病（如尿酸症等）的替代疗法、肿瘤的前体药物治疗等。

第二节　放射免疫显像与放射免疫靶向治疗

1953 年，Pressman 用 ^{131}I 标记抗鼠骨肉瘤抗体，并证明了放射性标记抗体在骨肉瘤组织内的浓聚，这一开创性工作启动了放射免疫显像（radioimmunoimaging，RII）和放射免疫治疗（radio-immunotherapy，RIT）的研究。直到 20 世纪 70 年代中期，Kohler 和 Milstein 建立了单克隆抗体（monoclonalantibody，McAb）制备技术，才使这一领域的研究取得巨大的进展，Kohler 和 Milstein 因此获得 1984 年的诺贝尔奖。尽管如此，直到最近数年，放射免疫显像与治疗才逐渐走向临床。但是，随着分子显像不断发展,特别是 ^{18}F-FDG PET 显像的出现,使 RII 的研究与应用发展减慢,而 RIT 的研究与临床应用却取得了较大进展。迄今为止,放射性免疫显像与治疗研究主要集中在肿瘤的诊断和治疗领域。因此,本章节中主要介绍放射免疫显像与治疗在肿瘤中的应用。

一、放射免疫显像与治疗的原理

RII 与 RIT 是用放射性核素标记肿瘤相关抗原的特异性抗体,通过静脉或其他途径注入体内,这种携带放射性核素的特异性抗体与肿瘤细胞表面相关抗原进行特异性结合,使肿瘤内浓聚大量放射性核素,通过体外显像可对肿瘤病灶进行定位和定性诊断,通过放射性核素衰变过程中发射射线的辐照作用破坏或干扰肿瘤细胞的结构或功能,起到抑制、杀伤或杀死肿瘤细胞的作用。

RII 与 RIT 主要的不同之处在于使用的放射性核素类型不同,RII 使用的放射性核素通常是短半衰期、发射 γ 光子或正电子的放射性核素,对患者的辐射剂量很小,而 RIT 使用的放射性核素是能释放 α、β 粒子的放射性核素,通常半衰期较长,能量较高,注射剂量也较 RII 高,辐射剂量也较大。目前使用的有些核素既发射 γ 射线可用于显像,同时也发射 β 射线可用于治疗,用于诊疗一体化,如 ^{177}Lu、^{131}I 等。

二、放射免疫显像与治疗的主要技术及进展

RII 及 RIT 的基础是标记抗体能选择性地浓聚于肿瘤部位,肿瘤部位浓聚标记抗体的高低取决于很多因素,其中主要的有:①肿瘤抗原的特异性程度;②相应抗体的特性,即抗体与肿瘤抗原结合的特异性和亲和力以及抗体在体内的分布、非特异性结合、代谢等;③标记同位素的性质和标记技术,要求标记方法简单,标记率高,标记物稳定,对患者的毒副作用低;④显像设备的灵敏性和清晰程度。在这些因素中,抗体的特性是决定放射免疫显像与治疗的关键。

(一)单克隆抗体问世及研究进展

抗体是机体对进入体内的外来免疫原性物质反应产生的免疫球蛋白。所有的抗体都是由两条重链(heavy chain)和两条轻链(light chain)组成。重链之间,重链与轻链之间由二硫键相连,形成 Y 字形结构。抗体与抗原产生结合反应的部位称为互补决定区(complementary determinant region, CDR)。早期使用的抗体为多克隆抗体,是用具有免疫原性的抗原免疫动物获得,特异性和亲和力都较差。1975 年 Köhler 和 Milstein 首次成功地应用淋巴细胞杂交瘤技术,将绵羊红细胞预先免疫的小鼠脾细胞与小鼠骨髓瘤细胞融合,产生一杂交体,经过筛选、反复单个细胞培养等步骤,获得可在体外长期繁殖的杂交瘤细胞。又因经多次筛选和克隆化,获得分泌针对单一抗原决定簇抗体的单克隆细胞系,所以也称"单克隆抗体技术"。一个杂交瘤细胞产生一个克隆,由其产生的抗体为 McAb。

McAb 具有以下优点:是同一类或亚类免疫球蛋白(Ig),化学组成均一;只针对一种抗原决定簇,特异性强;与抗原亲和性强;无批间差异和可大批量生产等。

McAb 技术的问世是免疫学的重大突破,被誉为免疫学中的一场革命,它与 DNA 分子重组技术并列为近代生物学发展的两项重要成就,Köhler 和 Milstein 也因此荣获 1984 年诺贝尔医学奖。McAb 技术在医学生物学领域产生了重大影响,它广泛地应用于医学生物学各个领域。历经三十多年发展,这一技术日趋完善。虽然 McAb 应用于 RII 和 RIT 还存在一些有待解决的问题,但近年来 RII 和 RIT 的研究取得了一些进展,展示了无限生机。

(二)McAb 在临床应用中存在的主要问题

RII 及 RIT 的研究已经有数十年的历史,特别是自 McAb 问世以后,RII 和 RIT 的研究曾经一度成为研究的热点。30 多年来,人们研制出许多种 McAb,相应地进行了很多 RII 和 RIT 临床应用尝试,并取得了一些进展,但迄今为止,RII 及 RIT 尚未在临床成为常规的诊断与治疗手段,原因在于 RII 及 RIT 在临床应用中遇到了一些问题。

1. 人抗鼠抗体的产生及解决办法 最初使用的 McAb 均为鼠源性 McAb,其对人体是一种异种蛋白,使用过程中可能产生人抗鼠抗体(human antimouse antibody, HAMA)反应,特别是当反复注射时更是如此。注射一次 McAb,HAMA 反应的发生率为 30%,注射二次为 50%,注射三次为 70%。HAMA 的产生不仅对患者造成不良影响,可能引发Ⅲ型变态反应,对第二次给药造成困难,而且还影响靶组织对 McAb 的摄取量和 McAb 在体内的分布与代谢,影响显像及治疗效果。

为了降低 McAb 的免疫原性，减少 HAMA 反应的发生，已进行了大量的研究工作，取得了一些进展，单克隆抗体也经历鼠源性、人源化性、全人源性的发展历程。

减少 HAMA 产生的方法：

（1）减小抗体分子：适合的抗体应当具备尽可能小的免疫原性以满足重复给药，同时还要有优良的抗原 - 抗体结合能力，血管穿透能力，以及易于从正常组织中清除的特性来满足特异性肿瘤靶向的要求。最初的抗体为完整的 IgG，分子量较大，穿透性差，组织中清除缓慢，显像图像靶 / 非靶比值较低，治疗副作用大。随着分子生物学技术的不断进展，使开发小分子抗体如抗体片段或亚片段成为可能。与完整的 IgG 抗体相比，二价 F（ab'）$_2$ 抗体片段和单价 Fab' 抗体片段尽管在肿瘤内的残留时间也出现了降低，但它们仍然表现出了良好的肿瘤穿透能力，并在动物和临床研究中均取得了良好的治疗效果。

更小分子量的单链抗体片段类抗体，如分子量 50 000 左右的双功能抗体（diabodies），分子量 55 000 左右的（ScFv'）2 抗体，及多种微抗体（miniantibodies）或者小免疫球蛋白（small immunoproteins）构建后能同时与 2 个抗原分子结合，并能很快从体内清除。但不幸的是随着抗体分子的变小，其在肿瘤内的滞留时间也缩短。

尽管抗体片段和亚片段展示出了更高的肿瘤 / 非肿瘤摄取比，但由于与完整抗体相比，抗体片段和亚片段与肿瘤结合能力降低，在一个相当长的时期内，抗体片段没有受到重视。但最近的很多研究表明，这一观点受到了挑战。数年前发表的动物模型上的 RIT 研究已经揭示出 F（ab'）$_2$ 抗体药物比完整 IgG 抗体更有优势。这优势可能来源于抗体片段，尤其是 Fab' 的初始吸收剂量效率更高。事实上，在 1983 年即有研究提到，在利用 ^{131}I 标记的 Fab' 进行恶性黑色素瘤临床 RIT 试验时，Fab' 片段比二价偶联抗体在治疗中更具优势，可惜的是，该小组没有进行进一步的后续临床研究。

（2）人 - 鼠嵌合型抗体（chimeric antibody）：嵌合抗体是通过基因重组技术用人 McAb 的恒定区基因替换鼠 McAb 的恒定区基因，从而编码产生的 McAb，也就是将鼠源性单抗在保留其抗原结合活性的基础上，尽可能去除鼠源化部分或代之以人源化片段，减少了鼠源性抗体的免疫原性，从而尽可能减少单抗的异源性，同时保留了亲本抗体特异性结合抗原的能力。1984 年出现了嵌合重组抗体技术，1994 年美国批准第一个嵌合抗体药物上市，至今嵌合抗体药物总数已有多个，包括 Abciximab、Basiliximab、Pdtmximab、Cetuximab 等。但嵌合抗体仍保留了 30% 的鼠源性，可诱发人抗鼠反应。

（3）人源化抗体（humannized antibody）：又叫 CDR 移植抗体（human reshaped antibody, or humanized antibody）。抗体可变区的 CDR 是抗体识别和结合抗原的区域，直接决定抗体的特异性。将鼠源单抗的 CDR 移植至人源抗体可变区，替代人源抗体 CDR，使人源抗体获得鼠源单抗的抗原结合特异性，同时减少其异源性。此抗体可明显降低由鼠源单克隆抗体所致的 HAMA 反应，但由于其仍残存少量异源基因，仍可引起免疫排斥反应。这种抗体结合抗原的能力明显下降，仍然在改进。

人源化抗体较嵌合抗体有所改进，人源化单克隆抗体与鼠单克隆抗体相比，具有以下优点：特异性较强；人类组织相容性抗原（MHC）的单克隆抗体可以对人类 MHC 的结构和功能进行分析；应用于人体时，不易发生过敏反应及免疫复合性疾病；在人体内维持的时间较长，鼠源性单克隆抗体在人体内半衰期为 1～2 天，人鼠嵌合抗体的半衰期为 4～15 天，人源化抗体的半衰期为 3～24 天；可制备用于人的抗独特型抗体。1997 年美国批准第一个人源化抗体药物上市，如今总数已达 10 余种。

（4）全人源化单克隆抗体：直接使用人源性 McAb，是解决 HAMA 反应的根本办法。完全人源化抗体是转基因技术的产物，是先灭活小鼠内源免疫球蛋白基因，再将人免疫球蛋白基因嵌于其基因组后产生的。事实上，即使是全人源化的抗体仍然可能引起 T 细胞免疫或抗独特性免疫。研究者已经创建了一系列的方法来制备此抗体：

1）噬菌体抗体库技术：噬菌体抗体库技术是迄今发展最成熟、应用最广泛的抗体库技术。它以改构的噬菌体为载体，把待选基因片段定向插入噬菌体外壳蛋白质基因区，使外源多肽或蛋白质表达并展示于噬菌体表面，进而通过亲和富集法表达有特异肽或蛋白质的噬菌体。通过这种方式，形成一个具有上亿个体外方式制得的不同抗体的基因数据库，使从真实的抗原中迅速分离高度相似的同族抗体成为可能。得到的抗体可用于制备完全人源化抗体。但该技术也存在一定的缺陷，如从非免疫抗体库获得的抗体亲和力不高；在筛选过程中会出现高亲和力低拷贝的特异性噬菌体抗体的丢失；免疫抗体库的库容量不足，难以涵盖一些动物抗体的多样性等。

2）核糖体展示技术：核糖体展示技术是一种完全在体外合成并筛选蛋白质的技术。该技术利用聚合酶链反应扩增含目的基因的 cDNA 文库，同时引入启动子、核糖体结合位点及茎环结构，在转录/翻译偶联系统作用下，形成"蛋白质-核糖体-mRNA"三元复合物，构成核糖体展示的抗体库，再用相应的抗原对翻译混合物进行筛选并从中分离 mRNA，通过反转录-聚合酶链反应富集目的基因，并将目的基因导入表达载体，从而获得库容量大、特异性强、亲和力高的人源基因工程抗体库。

3）基因工程小鼠制备全人抗体：制备全人抗体的基因工程小鼠包括人外周血淋巴细胞-严重联合免疫缺陷小鼠（hu-PBL-SCID 小鼠）、基因小鼠和转染色体小鼠制备人抗体技术。hu-PBL-SCID 小鼠是将已产生一定免疫反应的供者或癌症患者的外周血淋巴细胞移植于严重联合免疫缺陷小鼠，经抗原免疫后可获得人源抗体。转基因小鼠制备的基本原理是将改建后的目的基因（或基因组片段）导入小鼠的受精卵（或着床前胚胎细胞），然后将此受精卵（或着床前胚胎细胞）再植入受体动物的输卵管（或子宫）中，使其发育成携带有外源基因的转基因小鼠，将编码人抗体的基因序列转化鼠细胞形成转基因鼠，在抗原的刺激下，该转基因鼠可分泌合成人抗体。由转基因小鼠产生的 McAb 经历了正常装配和成熟的过程，产生的抗体具有较高的亲和力。转染色体小鼠是通过微细胞介导法（MMCT 方法）将人 14 号染色体上产生 IgH 的胚系片段和 2 号染色体上 5～50Mb 的 κ 轻链片段转染到 ES 细胞，获得小鼠经人血清白蛋白免疫之后，可产生抗人血清白蛋白的人 Ig，再次免疫后产生 IgM。

2. 靶/非靶（T/NT）的放射性比值低是影响放射免疫显像与治疗的根本原因

（1）T/NT 比值低的原因及其对显像的影响：在放射免疫显像与放射免疫治疗中，抗体的一个重要功能在于将放射性核素靶向运输到肿瘤部位。因此抗体的特异性决定了放射性标记抗体的靶向性。与抗体相连的放射性核素的特性决定了

放射性标记抗体的用途，即如果行放射性核素显像，则选择适合显像的放射性核素，如果需要治疗，则选择产生 β、α 粒子的放射性核素。放射性核素的一个主要问题在于只要其在体内存在，就会对人体产生一定程度的辐射损伤。因此，不管是放射免疫显像还是治疗，都希望放射性核素能尽快到达靶组织并从非靶组织快速清除，以保证较高的靶/非靶比值（T/NT）。

最初使用的放射性核素标记的 IgG 及早期的放射性核素标记的单克隆抗体在血液中清除慢，到达肿瘤组织的时间长，因而 T/NT 比值较低，放射性核素对正常组织特别是骨髓等重要组织的损伤较大。虽然随着单克隆抗体研究的进展，特别是小分子抗体及其片段的出现，放射性标记单克隆抗体的 T/NT 比值有所提高，但不幸的是小分子抗体及其片段在体内清除快，很难在靶组织中达到需要的剂量，无法获得较好的显像与治疗效果。T/NT 比值低，也使得体积较小及位于某些特殊脏器的肿瘤显像受到限制。对于体积较大的肿瘤，受很多因素影响，标记抗体很难快速进入肿瘤内部，一般注射后要经过 2～3 天，肿瘤内部抗体的量才能达到最大。同时，只有很小一部分标记抗体能被肿瘤摄取，这就造成实体肿瘤放射免疫治疗效果不理想。此外，标记抗体在肿瘤内定位和从正常组织脏器（本底）清除相对缓慢，不利于 ^{99m}Tc 等短半衰期核素的应用。

（2）如何解决 T/NT 比值低的问题：要达到最佳 T/NT 比值，只有增加肿瘤摄取减少非肿瘤组织摄取，加快血液清除。研究者们企图通过缩小抗体体积，加快血液清除来得到最佳 T/NT 比值。但是抗体体积缩小后，虽然血液及正常组织清除加快，肿瘤组织中滞留时间也缩短，使得治疗效果下降。预定位技术的出现，使这一问题得到一定改善。

1）预定位技术：首先将载有特异性标识物的抗体（第一交联物）注入体内，待其与肿瘤细胞表面相关抗原结合达到饱和（通常 2～4 天），血液循环中未结合抗体被吞噬或代谢，正常组织本底降低后，再注射放射性核素标记的小分子化合物（第二交联物），通过不同的机制使已定位的抗体与标记小分子化合物结合，达到肿瘤显像、治疗和降低本底的目的。因此预定位技术的引入为迅速降低本底，获得 T/NT 高比值提供了新的希望，预定位技术还有另外一个作用：改善放射性金属在显

像及治疗中的作用，也使短半衰期核素的应用变为现实。

2）预定位系统

第一交联物：指预定位中抗体与特异性标识物的交联物。目前已使用的有 4 类：①生物素（biotin，Bt）标记的或生物素化抗体；②链霉亲和素（streptavidin，SA）标记的或链霉亲和素化抗体；③单抗 - 寡核苷酸交联物；④双功能或双特异性抗体。上述 4 类标识物与单抗交联的部位均在 Fc 部分，且均可被相应的第二交联物识别。

交联后抗体的免疫原性是否会改变要根据交联物的情况而定。单抗易于生物素化，每个抗体分子上结合 2～3 个生物素分子不会影响抗体的免疫活性及药代动力学特征。而单抗与链霉亲和素交联后因分子量增加了 40%，具有较缓慢的药代动力学特征。链霉亲和素由 4 个亚基组成，只需其中一个亚基就可将其连接至单抗上，由于内源性生物素或血浆中其他能与链霉亲和素结合的物质含量低。人体内仅含 0.5～1.0nmol/L，因此，单抗链霉亲和素化后基本保持其免疫活性。将寡核苷酸连接至单抗上，每抗体分子上结合 3～5 个寡核苷酸仍可充分保留其特异性，但由于存在空间位阻效应或电荷干扰作用，单抗的免疫活性平均降低 50%。双功能抗体具有针对肿瘤相关抗原和放射性效应化合物的双重特异性。但是由于双功能抗体与肿瘤抗原的结合呈单价态以及与母本链的不匹配关系，其与肿瘤结合的亲和力通常较低。

第二交联物：指选择性识别第一交联物上特异性标识物的放射性化合物。它应具备免疫原性低，药代动力学分布广，与预定位到肿瘤上的抗体达到最高浓度时能迅速从正常组织和血液中清除。第二交联物以针对生物素化或亲和素化单抗上的放射性标记的亲和素、链霉亲和素或生物素分子最常用。

常用的预定位系统：虽然有多种预定位系统，但目前常用的预定位系统为亲和素 / 链霉亲和素 - 生物素系统。

生物素又称维生素 H，由含有一个咪唑酮环基的"头"部和脂肪链"尾"部组成。头部与亲和素结合，尾部的羧基端是抗体标记的唯一结构。该羧基要进行化学修饰后才能标记抗体。生物素分子与抗体的共价结合不影响后者抗原结合能力。亲和素（avidin，AV）为寡聚蛋白体，是一种碱

性糖蛋白。它由 4 个相同的亚基组成，经二硫键互相连接，各有一个生物素结合位点，故 1mol 亲和素可结合 4mol 生物素。

亲和素与生物素（avidin-biotin）的亲和力强，其结合常数 Ka 值高达 10^{15}mol/L，是迄今发现的最为牢固的非共价键结合。两者结合迅速，而且一旦结合，在各种 pH 值、有机溶剂或其他变性剂中均很稳定。链霉亲和素具有与亲和素相同的生物素结合活性，只是理化特性有所不同。

亲和素 - 生物素系统的核素标记大多是 ^{131}I、^{125}I、^{111}In 和 ^{99m}Tc。标记方法有直接法和间接法（即通过共价连接一螯合剂然后再与合适的核素结合法）。

生物素与核素标记的位点在羧基端。间接法中最常用的螯合剂是 EDTA、DTPA 及其衍生物。Bt 或 AV 经放射性核素标记后仍保持其分子结构的完整性，结合活性保存率为 90%～100%。虽然不同螯合剂、不同核素其生物学行为有所差别，但这些核素标记化合物注射后全身清除迅速，非常适合用作预定位系统的第二交联物。而 AV 的血液清除快、脏器滞留量低，可能较 Bt 更适合用作放射性核素的效应化合物。

3）预定位方法：根据与抗体交联的特异性标识物、放射性核素标记的对象及注射次数的不同预定位技术可分为两步法和三步法。

两步法原理：常见的是生物素化抗体——放射性标记物 SA（方法 A）或链霉亲和素化抗体——放射性标记 Bt（方法 B）的两步预定位法。原理是先注射生物素化抗体，部分生物素化抗体与肿瘤细胞表面抗原结合，部分游离于血液中，3～4 天后多余的生物素化抗体被肝肾清除，再注射放射性标记的链霉亲和素，在肿瘤部位形成"抗体 - 生物素链霉素 - 核素复合物"。游离在血液中的"链霉亲和素 - 核素"因分子小而快速清除，使正常组织（如骨髓）受到的辐射减少。方法 B 的原理类似 A。药代动力学研究表明将放射性标记物转运至瘤内的最大摩尔浓度两种方法是相近的，但方法 B 缩短了达到峰值所需的时间。比较方法 A 和单抗直接标记法发现，不论是肿瘤原发灶或转移灶的定位，还是 T/NT 比值或每克百分注射量（%ID/g），两步法均优于单抗直接标记法。

双特异性抗体 - 放射性标记双价半抗原的两步法能增加 T/NT 比值，提高阳性探测的敏感性。而使用单抗 -DNA 免疫偶合物和放射性标记互补

寡核苷酸的两步法，虽然抗体免疫活性有所下降，但该法非特异性结合低，非常适用于肿瘤 RTT，其临床应用仍有待进一步研究。

三步法原理：三步法与两步法的差别在于注射放射性标记物之前注入一种"追捕物"（chaser）来清除循环中肿瘤未结合的单抗，称之为追击（chase）。三步法中尤以生物素化抗体 - 冷 AV- 标记 Bt 的三步预定位的研究较为深入广泛。第一步静脉注射生物素化抗体，1～5 天后相继注射 AV 和 SA（第二步），注射 AV 旨在与循环中肿瘤未结合的生物素化抗体形成复合物而被清除掉，注射过量 SA 旨在靶向肿瘤结合的生物素化抗体，使肿瘤 SA 化，第三步再注射放射性标记 Bt，其与 SA 结合而靶向肿瘤。由于一个单抗分子可能结合多个 Bt 分子，AV 与 Bt 或其衍生物的反应就是一个放大级，AV 可结合 4 个 Bt 衍生物，又可进一步产生放大效应，因此三步法结合过程具有信号放大作用，同时 AV 的追击和放射性标记物的体内快速清除过程进一步降低了本底放射性水平，从而减轻对肾脏、肝脏和骨髓的照射剂量，也使短半衰期放射性核素如 ^{99m}Tc 的应用成为可能。

三步法的缺点是在特定时间内需多次注射，并引入毫克级的蛋白质可造成对异物的免疫应答，尤其是 AV 的高免疫原性尚需进一步解决。成功的三步预定位法取决于精确的给药时机、给药剂量设计和生物素化单抗与 AV 的摩尔比例。而后者对获得良好的循环中肿瘤未结合单抗的清除及肿瘤亲和素化的优化至关重要。因此三步法的应用增加了 RII 和 RIT 的复杂性。

三、RII 与 RIT 的应用进展

迄今为止，美国 FDA 批准用于临床显像用的单克隆抗体有 5 个，其中 4 个用于肿瘤显像。而 FDA 批准用于临床治疗的单克隆抗体却有数十个，尚有数百个正在研究中。

（一）放射免疫显像：从免疫 SPECT 到免疫 PET

自放射免疫显像出现以来，主要采用一些适合平面或 SPECT 显像的放射性核素标记抗体进行显像，如常用的放射性核素 ^{131}I、^{123}I、^{111}In、^{99m}Tc。但是由于标记抗体自身存在的一些问题及 SPECT 显像分辨率低、敏感性差、不能定量等原因，免疫 SPECT 显像的应用受到限制。随着 SPECT/CT 及 PET/CT 的临床应用，放射免疫显像取得一些新进展，特别是免疫 PET/CT 的出现，使放射免疫显像有了新的转机。

1. 免疫 PET 的定义及优势　免疫正电子发射型断层显像（immuno-positron emission tomography，PET）简称免疫 PET，其采用发射正电子的放射性核素标记单抗，通过静脉注射到人体后，用 PET 进行显像（表 15-4）。它将 PET 的高敏感性、高分辨率的特性与单抗的高特异性有机地结合起来，提高了肿瘤的诊断效率。同时 PET 与 CT 同机融合，使肿瘤的定位更加准确。PET 与 SPECT 比较还有一个突出的优势：PET 能定量分析，在肿瘤患者的个性化治疗中，免疫 PET 能判断单抗对肿瘤的靶向作用并对其进行量化分析。因此，免疫 PET 或 PET/CT 可作为单抗治疗患者时的决策依据。可通过免疫 PET 或 PET/CT 选择出能从昂贵的单抗治疗中获得最大益处的患者。此外，免疫 PET 或 PET/CT 还可用于筛选新的、有潜力的单抗或单抗偶联物。

表 15-4　用于免疫 PET 或 PET/CT 的正电子放射性核素

正电子发射体	生产方式	半衰期	平均 β⁺ 能量 /keV	正电子产率
^{68}Ga	Ge/Ga 发生器	68 min	1 899	89%
^{18}F	^{18}O（P，n）Ne（d，α）	109min	634	97%
^{64}Cu	^{64}Ni（d，2n）^{64}Ni（p，n）	12.7h	653	18%
^{86}Y	^{86}Sr（p，n）	14.7h	1 221 / 1 545	17.5%
^{76}Br	^{75}As（^{3}He，2n）^{76}Se（p，n）	16.2h	871 / 990 / 3 382 / 3 941	55%
^{89}Zr	^{89}Y（p，n）^{124}Te（p，n）	78.4h	897	22.7%
^{124}I	^{124}Te（d，2n）^{124}Te（p，2n）	100.3h	1 535 / 2 138	23%

2. 用于免疫 PET 的正电子核素及抗体　适合于免疫 PET 的正电子核素必须满足下列条件：正电子核素应具有合适的核衰变特征，易于生产且价格便宜，与单抗标记的方法应有效、稳定且标记后抗体与抗原的体内结合力必须充分保持，所使用的正电子核素的物理半衰期与单抗或单抗片段的生物半衰期以及为获得最佳 T/NT 比值所需的时间相一致。一般单抗或其片段达到最佳

T/NT 所需时间分别为 2～4 天和 2～6 小时。基于上述考虑，目前正在研究的适合于免疫 PET 的正电子核素包括：^{68}Ga（镓 -68）、^{18}F（氟 -18）、^{64}Cu（铜 -64）、^{86}Y（钇 -86）、^{76}Br（溴 -76）、^{89}Zr（锆 -89）和 ^{124}I（碘 -124）。^{68}Ga 和 ^{18}F 等非常短半衰期正电子核素只能与单抗片段联合应用或应用于预定位；^{89}Zr 和 ^{124}I 半衰期长，可以在较晚的时间内进行显像，尤其适合与完整单抗联合应用。^{124}I 可通过直接标记法与单抗偶联，而其余正电子核素则需借助间接标记法，例如双功能螯合剂或其他辅助基团与单抗相连接。

选择正电子核素应考虑的另一个重要因素是与肿瘤细胞上靶抗原结合后单抗是否存在内化，^{76}Br 和 ^{124}I 标记单抗因内化作用而发生降解，可导致靶细胞上的放射性核素迅速被清除，从而降低 PET 显像肿瘤对比度，无法真实反映单抗分布情况。与此相反，^{68}Ga、^{64}Cu、^{86}Y 和 ^{89}Zr 标记单抗被靶细胞内化处理后，会沉积于细胞内溶酶体中。因此，在选择正电子核素用于免疫 PET 时应充分考虑核素残留现象，例如在应用曲妥珠单抗、西妥昔单抗和贝伐珠单抗进行免疫 PET 时最好使用有这种残留作用的正电子核素。

免疫 PET 可用于筛查适宜于 RIT 治疗的患者。为此，用于免疫 PET 和 RIT 的放射免疫结合物应具有相似的生物学分布，选择化学性质具有可比性的放射性核素。例如，RIT 最常用 β 发射体是 ^{67}Cu（$T_{1/2}$ 为 62 小时）、^{177}Lu（$T_{1/2}$ 为 161 小时）、^{90}Y（$T_{1/2}$ 为 64 小时）和 ^{131}I（$T_{1/2}$ 为 192 小时），那么配对的 PET/RIT 放射性核素分别有 ^{64}Cu/^{67}Cu、^{124}I/^{131}I、^{86}Y/^{90}Y、^{89}Zr/^{177}Lu、^{89}Zr/^{90}Y。目前 ^{18}F、^{68}Ga、^{64}Cu、^{90}Y 和 ^{124}I 在国外已有商品供应且价格合理，很快 ^{89}Zr 也将在市场上有售，为免疫 PET 常规临床应用开辟了途径。

3. 免疫 PET 的应用现状 目前，有 5 个 ^{99m}Tc 或者 ^{111}In 标记的 mAbs 被美国 FDA 批准用于临床 SPECT 显像。其中，放射性标记的靶向肿瘤相关抗原的糖蛋白 72（TAG-72）、前列腺特异性膜抗原（PSMA）、癌胚抗原（CEA）以及上皮细胞附着分子已经被 FDA 批准用于肿瘤显像。这些显像剂主要用于怀疑复发或者转移的肿瘤患者的分期。但是，其总体的临床价值还受到限制。迄今为止，免疫 PET 的研究多数仅在动物模型中进行，但临床应用评价的报道也日渐增多。

（1）肿瘤诊断：免疫 PET 对肿瘤的探测较免疫 SPECT 更灵敏，最常用的正电子核素是 ^{18}F，其半衰期 110 分钟，比较适合 PET 显像。但 ^{18}F 免疫 PET 仅限于单抗片段。短半衰期核素 ^{68}Ga 也被用于标记单抗片段行 PET 显像。^{68}Ga 的优点是可方便地从 ^{68}Ge 发生器中淋洗而获得，已用于预定位以及标记小的单抗片段。近年来 ^{68}Ga-PSMA 对前列腺癌的显像得到了很好应用，尤其对前列腺癌转移灶的探测其敏感性和特异性明显优于常规的 ^{18}F-FDG 显像，即使血清 PSA 低于 2ng/ml 的患者仍然有较高的阳性率。但是对于 PSMA 阴性表达的前列腺癌患者，^{68}Ga-PSMA 显像可呈阴性，而 ^{18}F-FDG 显像具有优势，两者具有很好的互补作用。

^{64}Cu 也被用于免疫 PET 研究。用 ^{64}Cu- 曲妥珠单抗 F（ab'）$_2$ PET 显像来监测抗癌化合物治疗后动物肿瘤 HER-2 表达，结果表明，通过离体肿瘤放射性测量来量化示踪剂的摄取与用 PET 测定示踪剂的摄取之间有线性关系，显示出定量免疫 PET 显像的潜在作用。用 ^{64}Cu 经螯合剂 DOTA 标记抗结直肠癌鼠单抗 1A3 行 I/II 期临床试验也表明免疫 PET 具有潜在的作用。

^{64}Cu 免疫 PET 的敏感性在腹部和盆腔部位最高，对肺和肝转移灶检出率低，这是由于血池内放射性和 ^{64}Cu 螯合剂复合物在肝内积聚所致。在荷人结肠癌鼠模型中，用 ^{64}Cu-DOTA-TM84.66/GS18（基因工程抗 CEA 微抗体）进行的免疫 PET 显像也证实于注药后 2～24 小时即可检出 27～395mg 的肿瘤，但是观察到肾脏和肝脏有明显非特异性摄取，妨碍了肝内转移灶的检出。有报道用新的螯合剂进行 ^{64}Cu 的偶联以降低肝脏的摄取，仍有待进一步的临床评价。

^{76}Br 标记单抗的研究报道不多，有文献报道用 ^{76}Br 标记纤维连接蛋白外区 B 的人重组抗体片段 L19-SIP，并证实是一种用于肿瘤血管生成免疫 PET 显像令人瞩目的探针。

对于免疫 PET，长半衰期 ^{124}I 和 ^{89}Zr 特别适合与完整单抗的联合应用。在不同的异体移植瘤动物模型中，应用多种标记的单抗均获得极佳的显像效果和定量分析结果。利用 ^{124}I 标记的抗 CEA T84.66 双体抗体和微型抗体片段，已经成功地应用在荷人结肠癌裸鼠模型肿瘤显像。Divgi 等使用 ^{124}I 标记嵌合型单抗 G250 用于肾癌患者显像，由于 G250 靶向碳酸酐酶IX并在肾透明细胞癌中过度表达，在 25 例拟行手术切除的肿块中，有 16

例为透明细胞癌，其中有 15 例患者的病灶为阳性，而 9 例非透明细胞癌患者的肾肿块均为阴性。^{124}I 免疫 PET 还可作为 ^{131}I RIT 前的一项筛查检查。

^{124}I 标记抗体的缺点：结合在靶抗原上的 ^{124}I 标记单抗会发生内化作用，在溶酶体内蛋白水解酶作用下引起 ^{124}I 脱落而被清除，使得肿瘤显像的对比度下降，因此，标记单抗更适合没有内化或内化缓慢的靶抗原，这样放射性标记物在靶组织中可保持高浓度，在非靶组织中如肾、肝则因代谢和排泄作用迅速降低。

自 ^{89}Zr 首次应用于免疫 PET 以来，目前已可大规模生产并建立了稳定的标记方法，相继进行了多项 ^{89}Zr 标记单抗的临床前免疫 PET 研究，包括嵌合型单抗 U36、G250、DN30（抗 cMet）、替伊莫单抗、西妥昔单抗、利妥昔单抗、贝伐珠单抗和曲妥珠单抗等。现已证实，^{89}Zr 标记单抗具有敏感性高并可准确量化的特点，还可用来预测 RIT 时 ^{90}Y 或 ^{177}Lu 标记单抗的生物学分布。有研究者使用 ^{89}Zr 标记嵌合型单抗 U36 探讨其在有颈淋巴结转移的头颈部鳞状细胞癌（HNSCC）中的诊断价值。纳入研究的 20 例患者在术前进行 CT 和 / 或 MRI 检查，^{89}Zr-U36 免疫 PET 显像，结果发现免疫 PET 检出全部原发肿瘤以及 25 枚淋巴结转移灶中的 18 枚，而遗漏的淋巴结相对较小且肿瘤组织含量极少。在一项用 ^{89}Zr- 曲妥珠单抗探测乳腺癌患者 HER-2 阳性肿瘤病灶以及 HER-2 表达定量分析的研究报告中发现 ^{89}Zr- 曲妥珠单抗 PET 显像较 ^{111}In- 曲妥珠单抗 SPECT 显像具有更高的敏感性与分辨率。

基于以上令人鼓舞的试验结果，下一步将全面开展各种单抗形式的免疫 PET 显像的临床试验研究，包括双体抗体、亲和蛋白体和 F(ab′)$_2$ 片段等。相信随着新的正电子核素、螯合剂和优质放射免疫结合物的研制成功，终将使免疫 PET 显像在肿瘤的诊断、治疗性抗体的有效筛选以及对抗体治疗获益最大的患者选择等方面发挥更大的作用。

（2）指导治疗方法的选择：放射免疫显像不仅可以用于探测肿瘤病灶以及判断其良恶性，还可以用于预测肿瘤患者的疗效，从而指导治疗方法的选择。事实上，目前用于显像的细胞表面标志物（靶）多数都可作为放射免疫治疗的靶点。其中有些免疫治疗已经在临床应用。免疫 PET 不但可以证明肿瘤靶抗原的存在、量化抗原 - 抗体结合

的情况，还可以评价非靶组织摄取放射性标记抗体的程度以评估放射性对非靶组织辐射损伤的情况。

例如曲妥珠单抗（Trastuzumab，anti-HER2）是一种治疗乳腺癌的单克隆抗体，其仅对 HER2 阳性乳腺癌患者有效（20%～30%），但 HER2 的表达随病情发展而变化，而且原发灶和转移灶间也有明显不同，即使是 HER2 阳性的患者，如果单独接受曲妥珠单抗治疗，只有 34% 到 35% 的患者有效，但联合化疗后有 72% 到 81% 患者有效。

^{89}Zr- 曲妥珠单抗 PET 显像发现 HER2 阳性的患者中，大多数肿瘤病灶摄取 ^{89}Zr 曲妥珠单抗较高，但是少部分摄取 ^{89}Zr- 曲妥珠单抗较低。该结果揭示出 ^{89}Zr- 曲妥珠单抗 PET 显像不但可测定 HER2 表达，并且可以测定抗体靶向肿瘤的能力，其作为一种非侵入性、可定量分析的方法在判断哪些患者适合曲妥珠单抗治疗，甚至预测同一个患者的哪个病灶会对曲妥珠单抗治疗起反应中具有潜在的作用。

免疫 PET 较 SPECT 敏感性更高，且可以定量，更适合用于预测患者疗效。进一步还可以研究摄取剂量与毒性反应之间是否存在量效关系。

（3）估计放射免疫治疗的剂量：放射免疫治疗最理想的情况是放射性核素标记抗体均被肿瘤细胞摄取，从而对周围及其他正常组织特别是骨髓的损伤小。但实际却很难达到这种效果。因此治疗前放射免疫显像可以显示放射性标记抗体的体内分布情况，可协助确定治疗剂量。

一些放射性核素如 ^{131}I、^{177}Lu 等既可以释放 γ 光子用于显像，又可以释放 β 粒子用于治疗。因此，治疗前可以用 SPECT 进行显像以确定治疗的剂量。如 ^{131}I- 托西莫单抗（tositumomab）治疗前用 SPECT 显像来估计治疗的剂量。但是 ^{131}I 的能量高，放射性对正常组织损伤大，另外，患者注射 ^{131}I 后对周围人群特别是家人的辐射高，因此临床应用受到限制。最理想的是采用纯 β 发生体如 ^{90}Y 标记抗体用于治疗，但是其不能用于显像，所以不能直接通过显像来估计放射免疫治疗的剂量。^{86}Y 因与 ^{90}Y 的化学性质相似，因此可以用 ^{86}Y 代替 ^{90}Y 行免疫 PET 显像估计 ^{90}Y 治疗用量。类似配对的 PET/RIT 放射性核素还有 ^{64}Cu/^{67}Cu、^{124}I/^{131}I、^{86}Y/^{90}Y、^{89}Zr/^{177}Lu、^{89}Zr/^{90}Y。

（4）评价治疗反应：由于免疫 PET 可以测定肿瘤细胞表面某种生物标志物表达情况，因此可以

较传统的方法如 CT 等更早评价放射免疫治疗效果。如采用托西莫单抗治疗荷 SK-OV-3 的小鼠 3 天后发现肿瘤摄取 ^{125}I 标记的抗 - HER2C6.5 双抗下降 42%，而肿瘤摄取 ^{124}I 标记的抗 -HER2C6.5 双抗下降更加显著。用同样方法治疗荷 BT-474 的小鼠 6 天后也得到类似的结果。

免疫 PET 除了可以用来评估免疫治疗的效果，还可以评估其他治疗方法的效果。许多小分子药物及其他干预治疗会导致细胞表面的改变，如 HER2 及 VEGF 的表达依赖 HSP90 抗体的活性，该过程可以被格尔德霉素及其类似物抑制。HSP90 抑制剂 17-AAG 治疗前后分别给荷 HER2 阳性肿瘤小鼠注射 ^{68}Ga- 托西莫单抗 F（ab）$_2$ 并行 PET 显像，结果表明治疗后肿瘤摄取 ^{68}Ga- 托西莫降低 80%。HSP90 抑制剂 PU-H71 治疗前后用 ^{89}Zr- 托西莫单抗显像，治疗后肿瘤摄取 ^{68}Ga- 托西莫降低 80%。

采用抑制剂 NVP-AUY922 治疗接种人卵巢癌的小鼠两周后，^{89}Zr- 贝伐珠单抗（抗 -VEGF 抗体）显像发现治疗后肿瘤摄取 ^{89}Zr- 贝伐珠单抗明显降低，同时发现降低程度与 VEGF 表达具有很好相关性。

舒尼替尼（Sunitinib，一种酪氨酸激酶抑制剂，抑制肿瘤血管生成）治疗卵巢癌后 ^{89}Zr- 雷珠单抗（ranibizumab）显像发现治疗后肿瘤摄取 ^{89}Zr- 雷珠单抗明显降低。停止治疗后摄取 ^{89}Zr- 雷珠单抗有所增加。与 ^{18}F-FDG 或者 ^{15}O 相比，^{89}Zr- 雷珠单抗显像更能反映肿瘤细胞增殖、血管生成、组织学等变化。

（二）放射免疫治疗的进展与面临的挑战

1. 放射免疫治疗的特点　RIT 是以特异性单克隆抗体为载体，用释放 α、β 射线的放射性核素进行标记，注入体内与肿瘤细胞相应抗原特异性结合。当 McAb 与肿瘤细胞表面的抗原结合后，一方面通过抗体依赖性细胞介导细胞毒（ADCC）和补体依赖细胞毒（CDC）的细胞溶解效应杀伤肿瘤细胞，另一方面也作为靶向载体，使肿瘤组织内浓聚大量的放射性核素，通过放射性核素衰变过程中发射射线的辐照作用破坏或干扰肿瘤细胞的结构或功能，起到抑制、杀伤或杀死肿瘤细胞的作用。

由于放射性核素的射程可达数毫米，因此用放射性核素标记的 McAb 不仅可以杀伤所结合的肿瘤细胞，还可以通过"交叉火力"和旁效应杀伤周围的肿瘤细胞，克服肿瘤抗原表达异质性所造成的盲区。因抗体能与肿瘤细胞特异性结合而增加对肿瘤细胞的辐射剂量，减少对正常组织的辐射。与传统放疗相比，RIT 较长时间内持续低剂量照射细胞，将细胞周期阻滞在对辐射最敏感的 G_2/M 期，且通过抑制 DNA 的损伤修复而增强杀伤作用。

2. 放射免疫治疗的临床应用：不再局限于淋巴瘤治疗　放射性核素标记抗体用于肿瘤细胞靶向治疗这一概念早在 20 世纪 50 年代就被首次提出。起初，研究者们利用多种哺乳动物的多克隆抗体进行放射性标记并开始尝试用于放射免疫治疗。1975 年，Köhler 和 Milstein 发明的杂交瘤技术为单克隆抗体的生产铺平了道路。短短数年间，早期的放射性标记单克隆抗体就被报道用于小鼠模型上黑色素瘤的治疗测试。随后，放射免疫治疗开始进入人体临床试验。但早期的临床放射免疫治疗研究结果不尽人意，主要存在以下问题：上皮细胞来源的肿瘤对低辐射剂量不敏感；靶标抗体在正常组织中同样有表达；早期小鼠和羽扇豆来源的抗体引发的人体免疫源性影响了反复给药。

目前的 RIT 应用研究主要在以下几种疾病：

（1）淋巴瘤：近年来，放射免疫治疗在 B 细胞非霍奇金淋巴瘤治疗中取得进展，主要是由于 B 细胞非霍奇金淋巴瘤细胞对于放射性更为敏感，且这类肿瘤细胞表达的抗原基本不在正常组织表达。临床使用的有如下几种单抗：

1）^{90}Y- 替依莫单抗（ibritumomab）：替依莫单抗是一种小鼠来源的针对 CD20 的单克隆抗体，而 CD20 在成熟的 B 细胞和大多数 B 淋巴瘤细胞表面表达。利用螯合剂将这种单抗与一种发射 β 射线的放射性同位素 ^{90} 钇（^{90}Y）连接后，可用于放射免疫治疗。^{90}Y- 替依莫单抗还作为化疗后继续治疗方案中的一线用药，用于在诱导化学免疫疗法治疗后获得"部分缓解"（PR）的患者的后续治疗。2002 年获得 FDA 批准上市。^{90}Y- 替依莫单抗的缺点是其可诱导人体人抗鼠抗体（HAMAs）的产生。

2）^{131}I- 利妥昔单抗：利妥昔单抗是一种嵌合抗体，这种抗体在进行放射性核素标记后显示出了良好的抗淋巴瘤效果，同时避免了人抗鼠抗体的产生。1997 年，利妥昔单抗作为首个单克隆抗体药物被 FDA 批准上市。

3) ^{131}I-托西莫单抗：用于恶性程度较低的B细胞非霍奇金淋巴瘤治疗，2003年获得FDA批准上市。

4) 其他抗体：最有潜力的是^{90}Y标记的抗CD22抗体依帕珠单抗（epratuzumab tetraxetan），用于侵袭性B淋巴细胞瘤（NCT01101581）、新确诊的滤泡状淋巴瘤（NCT01147393）以及B细胞急性淋巴细胞白血病（NCT01354457）的治疗，现已进入临床试验阶段。

（2）实体瘤：实体瘤RIT效果较淋巴瘤差，原因可能有：①实体瘤的放射敏感性较淋巴瘤低，因此需要更高的药物靶剂量才能取得明显疗效；②肿瘤对药物的吸收剂量与肿瘤的半径成反比，因此体积越大，对抗体的蓄积能力越差，且放射性分布不均一。RIT对大肿瘤灶的治疗效果不佳，但对治疗微小的转移灶却有很好的效果。

抗体嵌合技术、单克隆抗体人源化技术、抗体片段应用、预定位技术、剂量计算模型改进以及发射α粒子的核素应用，都开启了放射免疫肿瘤治疗的新领域。大量新的针对实体瘤的放射免疫药物目前已进入了临床试验阶段，其中不少已进入了Ⅱ期或Ⅲ期临床实验中。RIT已经不再局限于淋巴瘤的治疗，在实体瘤治疗中也取得了进展，表现在以下几种肿瘤：

1) 结直肠癌：在美国，结肠和直肠癌是第三大常见恶性肿瘤，约占总病例的9%。2012年统计的结直肠癌新发病例143 460例，死亡病例51 690例。在放射免疫治疗的最早期即有用放射性标记的癌胚抗原（CEA）和肿瘤相关糖蛋白72（TAG-72）用于结直肠癌治疗的研究报道，这主要是因为上述两种肿瘤特异性高表达CEA和TAG-72。

①抗CEA抗体及其片段：20世纪80年代，研究者们尝试利用^{131}I标记的抗CEA抗体和抗体片段在动物结直肠癌荷瘤模型上检测其疗效。药物剂量学检测中，研究者们很快发现，药物吸收剂量与肿瘤的半径成反比，这表明放射免疫治疗对大肿瘤灶的治疗效果不佳，但对治疗微小的转移灶却有很好的效果。

CEA作为一个早期表征分子且广泛表达于多种结直肠癌中，已成为结直肠癌RIT最常用的靶标。Lane等最先报道了放射性核素标记抗CEA抗体用于人体的试验：17例患者接受了^{131}I标记的抗CEA的完整抗体A5B7或该抗体的抗原结合片段F(ab')，研究结果发现治疗后患者1例完全缓解（CR）和1例部分缓解（PR），而研究中一个重要的发现则是证实了更小的抗原结合片段能比完整抗体更快聚集到肿瘤部位。此后相继出现了一系列的抗CEA单克隆抗体或抗体片段，如^{131}I-NP-4、^{188}Re-MN-14、^{131}I-hMN-14、^{90}Y-cT84.66、^{131}I-F6 F(ab')$_2$、^{131}I-COL-1、^{186}Re-NR-CO-2 F(ab')2等，它们均对治疗表现出了一定作用。

②抗肿瘤相关糖蛋白72（TAG-72）抗体及其片段：TAG-72是临床研究中的另一个重要治疗靶标。使用最多的抗TAG-72抗体是^{131}I标记的鼠源化IgG抗体CC49。有数个不同小组发表了^{131}I-CC49的临床试验结果，但基本都是一期临床试验。由于人抗鼠抗体的产生限制了其临床应用。

③其他：上皮细胞黏附分子（Ep-CAM）不但在胃肠道上皮中有表达，在结直肠癌细胞中也有高表达。与CEA不同，Ep-CAM不会在表达后进入体内循环，因此是一个潜在的放射免疫治疗靶标，抗Ep-CAM的抗体也可以很快地穿透和保留在肿瘤细胞内。

A33是另一种在结肠上皮和结直肠癌细胞上高表达，且不会参与到体内循环的抗原。与Ep-CAM类似，抗体与A33结合后可以进入到细胞内。目前有两例关于鼠源化抗A33的IgG抗体进行的Ⅰ/Ⅱ期临床报道。

总的来说，放射免疫治疗在结直肠癌治疗方面积累了大量的临床经验，发现了包括CEA、TAG-72、Ep-CAM和A33数种具有应用前景的治疗靶标。虽然目前的实验结果仅有少数患者的病情得到客观缓解，看似令人失望，但在针对微小残留病灶时，部分研究显示了良好的总生存率和无进展生存期（PFS）。

2) 乳腺癌：乳腺癌是美国女性癌症疾病中排名第一的恶性肿瘤，2012年估计新发病例226 870例，死亡病例39 510例。乳腺癌也是实体瘤中放射敏感性较高的肿瘤，乳房肿瘤切除术后依靠外照射可有效地消除残留微小病灶。包括CEA和cT84.66在内的抗原靶位也被证实可作为乳腺癌治疗的靶点。其他可以作为乳腺癌治疗的靶点还有黏蛋白抗原MUC-1、L6、TAG-72。

总的来说，乳腺癌单独行RIT的效果一般，而在自体干细胞移植后辅以高剂量RIT的效果更佳。干扰素-α可有效上调乳腺癌中RIT关键靶标分子的表达。另外，鼠源化抗体将导致人抗鼠抗体的高表达，从而限制了重复给药方案。

3）前列腺癌：最早的临床前列腺癌 RIT 由 Meredith 等报道，利用抗 TAG-72 的抗体 ^{131}I-CC49，针对 15 例雄性激素依赖性的前列腺癌进行了治疗，研究发现抗体可以很好地聚集到已知的肿瘤侵袭区域，同时未见明显毒性。然而，治疗后所有患者均产生了人抗鼠抗体。在有骨骼转移病灶的患者中，约 60% 的患者疼痛得到了缓解。该小组随后进行了利用干扰素 -α 来提高 ^{131}I-CC49 在肿瘤部位聚集，发现大部分可见肿瘤病灶的吸收剂量超过 25Gy，较单独使用 ^{131}I-CC49 有明显提高。

MUC-1 被证实在雄性激素依赖性前列腺癌细胞中表达上调，因此也被认为是前列腺癌 RIT 的良好靶标。一种鼠源化抗 MUC-1 单克隆抗体 m170，被首先用于转移性的雄性激素依赖性前列腺癌治疗的 Ⅰ 期临床检测，17 例患者接受了 ^{90}Y 标记的抗体的剂量升级测试。结果显示未达到剂量依赖性的毒副作用测试的上限，而出现的毒性则表现为可恢复的骨髓抑制，治疗后大部分患者的疼痛感得到了明显改善。该小组还进行了 ^{90}Y-21T-BAD-m170 联合低剂量紫杉醇，治疗前列腺癌患者的 Ⅰ 期临床试验，2 例患者接受联合治疗后出现了 4 级中性粒细胞减少，而单独 RIT 则未见异常；同时由于环孢素的配合使用，仅 1 例出现免疫原性反应。

前列腺特定膜抗原（PSMA）是另一种用于前列腺癌治疗的放射免疫治疗靶标。PSMA 是一种非激素依赖性的跨膜糖蛋白，它仅有极少量进入体内循环且几乎不在前列腺外的组织中表达。一旦结合后，PSMA 可进入前列腺癌细胞，并被内涵体回收。抗 PSMA 的抗体主要有 ^{111}In 标记的抗 PSMA 表面 7E11-C5.3 表位的单克隆抗体（CYT-356），其已被商品化用于转移性前列腺癌病灶显像。Deb 等报道了使用 ^{90}Y-CYT-356 对 12 例转移性前列腺癌患者的 Ⅰ 期临床试验，治疗后患者未见客观缓解，但药物剂量升高似乎可影响疾病无进展生存期延长，而在 4 周后患者体内未见免疫原性反应。近年来，应用最多的是 ^{177}Lu-PSMA-11 前列腺癌诊疗一体化，获得了较好的效果。

J591 是一种抗 PSMA 胞外区域的 IgG 单克隆抗体，也被用于评估在前列腺癌治疗中的作用。Bander 等报道了 ^{177}Lu-J591 用于治疗 35 例转移性非雄性激素依赖性前列腺癌的 Ⅰ 期临床实验。治疗后大部分患者表现出了前列腺特异抗原 PSA 的水平降低或维持稳定。Milowsky 等使用 ^{90}Y-J591 针对 29 例转移性前列腺癌患者进行的 Ⅰ 期临床试验也取得了类似结果。该小组在将 ^{177}Lu-J591 和 ^{90}Y-J591 进行剂量学比较后认为，^{177}Lu-J591 的骨髓吸收剂量大约比 ^{90}Y 高出 3 倍，是由于衰变释放的 β 粒子的平均射程较长引起的。此外，^{177}Lu-J591 针对非雄性激素依赖性前列腺癌 Ⅱ 期临床试验现在正在进行中。

TAG-72、MUC-1 和 PSMA 等一系列针对前列腺癌的放射免疫治疗靶标已经被开发。与大多数实体瘤不同，RIT 在前列腺癌治疗显示出了良好的应用前景，尤其是与紫杉类化疗药物联用时。即使单独的 RIT 也能极大地缓解前列腺癌骨转移患者的痛苦。目前临床试验中最具应用潜力的药物是以 PSMA 为靶标的 ^{177}Lu-J591。

4）卵巢癌：卵巢癌 RIT 有多个治疗靶点，其相应的放射性标记抗体也较多，主要的有以下几种：

①人乳脂肪球（HMFG）1：是一种鼠源的抗 MUC-1 单克隆抗体。Ⅰ/Ⅱ 期临床试验显示 ^{90}Y-HMFG1 腹腔给药能够使手术、化疗联合放射免疫治疗后完全缓解和无进展生存期延长。与手术加化疗后完全临床缓解的后续标准治疗相比，加入放射免疫治疗药物并没有临床优势；但是，确实能降低腹腔内肿瘤复发率。

②曲妥珠单抗（trastuzumab）：是靶向癌蛋白人表皮生长因子受体 2（HER-2）/neu 的胞外结构域的人源化 IgG 单克隆抗体。HER-2 通常在乳腺癌、卵巢癌和胃肠道肿瘤中高度表达。已经有多种放射性核素标记的该抗体用于临床前期和临床研究。标记的放射性核素包括 ^{90}Y、^{177}Lu、^{188}Re、astatine-211（^{211}At）、lead-212（^{212}Pb）、actinium-225（^{225}Ac）、and thorium-227（^{227}Th）。腹腔内 ^{212}Pb- 曲妥珠单抗用于治疗盆腔冲洗阳性或者腹膜转移的晚期卵巢癌患者的 Ⅰ 期临床试验正在进行中。

③帕妥珠单抗（pertuzumab）：是靶向 HER-2 二聚结构域的人单克隆抗体。研究人员已经在鼠异种移植模型上研究评估 ^{177}Lu 标记的帕妥珠单抗。用 ^{177}Lu- 帕妥珠单抗治疗的小鼠肿瘤进展减缓，且未发现明显的毒性。

④抗 TAG-72 抗体：与前面提到的实体肿瘤一样，TAG-72 也在卵巢肿瘤细胞表面普遍表达。若干卵巢癌临床试验中都有进行对 ^{90}Y 或 ^{177}Lu 标记的 CC49 的研究评估。研究均表明患者对 CC49 RIT 耐受性良好，仅有轻微骨髓抑制。经治

疗后病情有不同程度缓解。

卵巢癌 RIT 还存在多个其他靶点，有些靶点没有或只有很少的临床研究。RIT 治疗卵巢癌，特别是对于手术和化疗后仍有高风险出现腹腔微小病灶的患者，具有很好的发展前景。与 β 粒子相比，α 发射体放射线核素具有更高的传能线密度和更短射程，可能取得更好的疗效。因此，需要鼓励进行更多这类新药物的临床试验。

5）胰腺癌：胰腺癌总体预后不良，死亡率高。特别是肿瘤不可切除的病例，中位生存时间少于 1 年，仅有很少数长期生存。绝大多数胰腺癌属于黏蛋白产生型腺癌，产生的黏蛋白是非常吸引注意的 RIT 治疗靶标。

PAM4 是一种靶向 MUC-1 的鼠源单克隆抗体，临床前研究显示该抗体能有效靶向无胸腺小鼠中的胰腺癌异种移植瘤。初步人体试验显示 ^{131}I 标记的 PAM4 对胰腺癌肿瘤细胞具有靶向性。

人源化 PAM4 抗体（hPAM4）的首次人体治疗试验采用递增的 ^{90}Y-hPAM4 来治疗 20 例患者，其中 3 例出现客观缓解，治疗后的无进展生存期达 5.6 个月。但大多数患者在 RIT 后一个月内出现病情进展。后续有 100 例患者参加的 I/II 期研究中，研究者在进行分段放射免疫治疗的同时给予递增剂量的放射致敏剂吉西他滨（Gemcitabine）。结果发现分段 RIT 的多次循环给药对晚期胰腺癌患者是可行且安全的，接受治疗的 58% 的患者表现出疾病稳定或客观缓解。接受 1 次或多次循环 RIT 的患者中，近一半的总生存期超过 1 年。递增剂量的吉西他滨并没有促进缓解。为了确定加入放射致敏剂的作用，正在进行一个使用或不使用吉西他滨的 ^{90}Y-hPAM4 随机试验。

6）肝癌：全球每年确诊超过 500 000 例原发性肝癌，美国约有 25 000 例。其中超过 90% 属于肝细胞肝癌（HCCs）。极少数患者在早期可切除阶段确诊，因此多数患者难以长期生存，中位生存期少于 1 年。

^{131}I-Hepama-1 是研发的第一个靶向肝细胞肝癌表面抗原的 RIT 药物。早期临床前试验表明，注射该抗体治疗裸鼠的人肝细胞肝癌异种移植瘤，与对照相比，能出现客观缓解，同时改善生存。在 I 期剂量递增试验中，对不可切除肝细胞肝癌患者的药物剂量从 20mCi 到 100mCi 不等。所有患者都能耐受治疗，同时，一年总生存率是 31%，其中未转移患者生存率为 60%。AFP 水平增高的患者

中 3/4 表现出 50% 或更高的肿瘤标志物降低。

肝细胞肝癌相关膜抗原 HAb18G/CD147 也已经被确认为潜在的 RIT 靶点，可用 ^{131}I 标记的单克隆抗体 F（ab'）$_2$ 片段 ^{131}I-metuximab 进行肝动脉灌注。在一个 I/II 期试验中，73 例患者接受 2 个循环 RIT，研究确定每个循环的 MTD 为 0.75mCi/kg；有 20 例患者出现客观缓解，43 例治疗后疾病稳定。中位总生存期 19 个月。

7）中枢神经系统疾病：血脑屏障阻碍了大多数蛋白等大分子进入中枢神经系统（CNS）。尽管肿瘤新生血管的血管壁更易被穿透，但仍不足以使足够的抗体或抗体片段进入到中枢神经系统中。外照射放射治疗可以进一步破坏血脑屏障从而增加血管通透性。大多数 RIT 给药目前仍依赖于直接瘤内给药或颅腔内给药。

中枢神经系统疾病 RIT 的靶点：

①黏蛋白（tenascin）：黏蛋白是中枢神经系统 RIT 研究得最为清楚的治疗靶点。是一种集中在恶性胶质瘤胞外基质中的糖蛋白。Rivaet 等首次报道了利用一种鼠源抗黏蛋白的单克隆抗体 ^{131}I-BC-2，对 10 例复发性神经胶质瘤的 RIT 研究中，每次平均给药 555MBq，每例患者均接受了多次给药。肿瘤内的累计剂量从 70 到 410Gy 不等。患者注射后耐受性良好，未见全身毒性。治疗后 1 例患者完全缓解，2 例部分缓解，3 例病情稳定，且全部随访结果显示患者在至少 11 个月内未见复发。在该小组的一个独立研究报告中，24 例复发性胶质瘤患者接受了每次从 555～2 109MBq 不等，连续 4 次抗黏蛋白 RIT，结果未见显著毒副作用，患者的中位生存期为 16 个月。17 例可评估患者中，3 例完全缓解，3 例部分缓解，5 例病情稳定。

Riva 等进行了另一种鼠源抗黏蛋白抗体 ^{90}Y-BC-4 的 I 期临床研究，共 20 例复发性晚期胶质瘤患者接受了从 185～1 110MBq 不等的剂量测试，结果显示，最大耐受剂量为 925MBq，平均肿瘤吸收剂量为 3 200cGy/370MBq，且未见全身毒性。^{90}Y 显示出了比 ^{131}I 更好的针对残留病灶的疗效和更佳的辐射防护安全性。

另一种放射性标记的抗黏蛋白单抗为 ^{131}I-81C6。在 II 期临床试验中，33 例新发神经胶质瘤晚期患者，在接受 4 440MBq 的 ^{131}I-81C6 治疗后辅以放化疗，全部患者的中位生存期为 86.7 周，而出现神经胶质瘤复发的患者生存期为 79.4 周。针对该研究的剂量分析表明，肿瘤吸收剂量达到 44Gy

即可显示良好的临床效果。另一个针对 43 例复发性神经胶质瘤患者的 II 期临床研究表明，患者在接受 3 700MBq（100mCi）的 ^{131}I-81C6 治疗后，未分化型胶质瘤患者和复发性胶质瘤患者的中位生存期可分别达到 99 和 64 周。

②表皮生长因子受体（EGFR）：是一种跨膜糖蛋白，在多种组织上均有表达，而它在大多数神经胶质瘤上有表达，且表达与肿瘤进展相关。早期的抗 EGFR 放射免疫治疗结果是由 Brady 等完成的，15 例复发性恶性胶质瘤患者经由颈动脉或椎动脉给予 ^{125}I 标记的抗 EGFR-425 抗体，患者出现 1 例完全缓解，2 例部分缓解，5 例病情稳定。该小组后续进行的 II 期临床试验中，对 25 例接受手术切除和外照射放射治疗患者，进行了多次灌注的 ^{125}I-425 给药，累计剂量从 1 480MBq（40mCi）到 8 288MBq（224mCi）不等。结果显示，中位生存期为 15.6 个月，且超过 60% 的患者在 1 年后均存活。

最近，Li 等报道了针对 192 例神经胶质瘤手术切除后患者的 II 期临床试验结果，患者在给予 ^{125}I-425 和替莫唑胺后，单独接受放射免疫治疗组的中位生存期为 14.5 个月，而联合治疗组的中位生存期为 20.2 个月，相比同步放化疗的死亡风险降低了 38%。

3. 肿瘤 RIT 新靶点——抗肿瘤坏死疗法 尽管 RIT 一直致力于靶向到肿瘤细胞膜上的特异性抗原，另一种值得考虑的途径则是靶向到二次治疗或变性引起的正在发生坏死的肿瘤区域。这些已经死亡和正在死亡的细胞的细胞膜通透性明显增加，且对体内循环的蛋白摄取明显增加。Epstein 等报道了直接针对正在死亡的细胞中 DNA 组蛋白 H1 复合体的单克隆抗体研究，荷瘤裸鼠在接受了一种 IgG 抗体的 F（ab′）$_2$ 片段抗体 ^{131}I-TNT-1 后，肿瘤和血液的放射性比例可达 100∶1 以上，在肿瘤组织坏死区域表现出了明显的聚集。此后，放射性标记的 TNT-1 在宫颈癌、结肠癌、肺癌和脑部肿瘤的治疗中取得了一定效果。它在临床试验中显示出了很低的免疫原性，中国在 2003 年批准了该抗体用于晚期肺癌治疗。

总之，RII 和 RIT 均还处于发展阶段，但是具有一定的应用前景，随着新的靶标发现和抗体标记技术的发展，必将有更多的放射性标记抗体应用于临床诊断和治疗中。

（雷　萍　何　勇　田　蓉）

参 考 文 献

[1] 龚非力，沈关心，李卓娅，等. 医学免疫学. 北京：科学出版社，2009.

[2] 龚非力，熊思东. 医学免疫学. 北京：科学出版社，2007.

[3] Kenneth Murphy. Immunobiology. New York：Garland Science，2011.

[4] 苏娜，沈关心. 抗体工程. 北京：科学出版社，1996.

[5] 董志伟，王琰. 抗体工程. 北京：北京医科大学出版社，2002.

[6] 陈志南，刘民培. 抗体分子与肿瘤. 北京：人民军医出版社，2002.

[7] Nelson AL，Dhimolea E，Reichert JM. Development trends for human monoclonal antibody therapeutics. Nat Rev Drug Discov，2010，9（10）：767-774.

[8] Karpas A，Harder L，Czepulkowski B，et al. Studies of four new human myeloma cell lines. Leuk Lymphoma，2005，46（1）：101-112.

[9] Roland E Kontermann. Recombinant bispecific antibodies for cancer therapy free. Acta Pharmacologica Sinica，2005，26（1）：1-9.

[10] Nuala Moran. Boehringer splashes out on bispecific antibody platforms. Nature Biotechnology，2011，29（1）：5-6.

[11] 李贵平，张辉. 肿瘤放射免疫靶向治疗研究的现状与进展. 放射免疫学杂志，2004，17（5）：387-390.

[12] 李贵平. 肿瘤放射免疫显像与治疗的预定位技术. 国外医学肿瘤学分册，1998，（1）：26-29.

[13] 李贵平，汪兵，张辉. 免疫 PET 显像的研究进展. 放射免疫学杂志，2011，24（1）：52-55.

[14] 于晓明，樊飞跃. 肿瘤放射免疫疗法研究进展. 国际放射医学核医学杂志，2006，30（2）：80-83.

[15] Sharkey RM，Chang CH，Rossi EA，et al. Pretargeting：taking an alternate route for localizing radionuclides. Tumor Biol，2012，33（3）：591-600.

[16] van Dongen GA，Vosjan MJ. Immuno-positron emission tomography：shedding light on clinical antibody therapy. Cancer biotherapy & radiopharmaceuticals，2010，25（4）：375-385.

[17] Knowles SM，Wu AM. Advances in Immuno-Positron Emission Tomography：Antibodies for Molecular Imaging in Oncology. J Clin Oncol，2012，30（31）：3884-3892.

[18] van Dongen GA，Visser GW，Lub-de Hooge MN，et al. Immuno-PET：A navigator in monoclonal antibody development and application. The Oncologist，2007，12（12）：1379-1389.

[19] Pecking AP, Bellet D, Alberini JL. Immuno-SPET/
CT and immuno-PET/CT: a step ahead to translational
imaging. Clin Exp Metastasis, 2012, 29 (7): 847-852.

[20] Tomblyn MB, Katin MJ, Wallner PE. The New Golden
Era for Radioimmunotherapy: Not Just for Lymphomas
Anymore. Cancer Control, 2013, 20 (1): 60-71.

[21] Goldenberg DM. Targeted Therapy of Cancer with Radi-
olabeled Antibodies. J Nucl Med, 2002, 43 (5): 693-713.

第十六章

受体结构与特性

目前已知的受体有上千种,每一种受体都有特定的配基,并且有特定的信号转导方式,引起细胞特定的功能变化。受体有如此精密的调节作用取决于每一种受体蛋白的分子结构,也就是受体蛋白的氨基酸排列和受体蛋白的立体构型和功能之间的关系。这不仅和了解正常受体功能有关,也和受体的功能异常有密切关系。

当前蛋白质的研究已经成为分子生物学的又一重点,也就是说,在基本弄清人类基因组的前提下,对基因表达主要产物的研究,即蛋白质的结构和功能,正在越来越受到重视。受体的功能明确,种类繁多,是研究蛋白质结构和功能的非常好的对象。

受体品种很多,如何分类是一个大问题,合理的分类既有利于掌握已知受体的功能特点,也有利于寻找目前尚未阐明的受体。合理的分类方法必须兼顾结构和功能。根据受体在细胞的定位分两个大类为膜受体和核受体。根据受体信息输出和结构的关系,可将膜受体分为四大类:G 蛋白偶联型受体、本身具有酶活性的受体(酶联体)、与可溶性蛋白激酶偶联的受体、离子通道型受体,它们的结构不同,受体后信号转导也不同。

第一节　G 蛋白偶联膜受体的结构和功能

一、G 蛋白偶联膜受体结构上的基本特点

很多神经递质和激素的受体属于这一类。它们的基本结构特点是,都有七个疏水区段。这些疏水区段以 α 螺旋的形式镶嵌在胞膜中,把整条氨基酸链分隔成一个位于膜外的氨基末端区段、三个膜外环(o1、o2、o3)、三个胞内环(i1、i2、i3)及一个位于膜内的羧基末端区段,故也称七跨膜

区受体(seven transmembrane segment receptors,7-TMSR)。又因在膜中来回穿插形状像蛇,也称蛇样受体(serpentine receptors)。更为特征的是,它们都在膜内侧和 G 蛋白偶联,当激动剂作用于受体时,通过激活 G 蛋白,再通过受体后的信号转导机制把信号传递到效应器,引起细胞功能变化。

G 蛋白偶联受体品种繁多。首先是神经递质的受体,除一部分离子通道型受体外,都属于 G 蛋白偶联受体,包括 β 肾上腺素受体、α 肾上腺素受体、M- 乙酰胆碱受体、多巴胺受体、五羟色胺受体、组织胺受体、代谢型谷氨酸受体、腺苷受体等。其次是下丘脑激素(神经肽)的受体:包括 TRH(促甲状腺素释放激素)受体、GnRH(促性腺激素释放激素,亦称 LHRH)受体、GHRF(生长激素释放因子)受体、SRIF(生长抑素,即 somastatin)受体、CRF(促肾上腺皮质激素释放因子)受体、PACAP(垂体腺苷酸环化酶激活多肽)受体等。再其次是除生长激素和泌乳素以外的所有腺垂体激素受体。此外还有很多其他肽类蛋白类激素以及前列腺素等生物活性物质,包括:其他一些神经肽的受体、某些经典激素的受体(如甲状旁腺激素受体)、大多数消化道激素的受体(如血管活性肠肽受体)、一些局部激素的受体。

用基因突变技术还发现,拮抗剂的结合部位与激动剂不完全相同。一般是:它们只和激动剂结合位点中的一部分结构结合,所以结合后不起激动作用,却能阻断激动剂与受体的结合。例如,有报道,β 肾上腺素受体的激动剂结合位点包括 II～VII 跨膜区段,但有的拮抗剂只和 VI、VII 区段结合。

二、受体与 G 蛋白偶联的部位

根据现有资料,受体和 G 蛋白偶联的主要部位是第三个内环 i3 和羧基端链的近膜段,特别是

i3 的最后 10～20 个氨基酸。失去这一部分就丧失与 G 蛋白的结合能力。G 蛋白方面则是 α 亚单位的羧基端链直接与受体偶联。该羧基端链同时也有与效应器偶联的部位。受体 i3 环这部分氨基酸序列是非保守区，不同受体差异甚大。鉴于不同受体可共用同一种 G 蛋白，多数学者认为，决定每种受体与何种 G 蛋白偶联的主要因素就不可能是氨基酸序列，更重要的很可能是受体分子这一部分的三维结构。

大多数属于本类的受体在其羧基端链近膜段上有一个半胱氨酸残基，通过巯基与一个棕榈酸分子结合，后者的烃链插在膜结构中，对受体分子的这部分结构起定位作用，可能有利于与 G 蛋白的偶联。G 蛋白也有两个和疏水链结合的位点，一个在 α 亚单位上的 N-端甘氨酸残基，通过其氨基与一个肉豆蔻酸（14 烷酸，myristic acid）结合，另一个在 γ 亚单位的半胱氨酸残基，后者的巯基连接一个由三或四个异戊烯单元（isopentenyl unit）连成的疏水链，后者也插在胞膜中。这两个结构的主要功能可能是对 G 蛋白的空间位置起定位作用。显然，受体 G 蛋白的相对位置对两者的偶联和脱偶联有重要意义。

三、G 蛋白的基本结构及功能

1. 天然存在的 G 蛋白是三聚体，由 α、β 和 γ 三个不同基因编码的亚单位组成。分子克隆技术表明，α 亚单位的分子具有多样性，至少有 17 种 G_α 基因，分子量为 39～52kD。目前根据 α 亚单位的氨基酸序列将 G 蛋白分成四大类，命名为 $G_{\alpha s}$、$G_{\alpha i}$、$G_{\alpha q}$ 和 $G_{\alpha 12}$，它们又各自有为数不多的几种亚型。已知的 β 亚单位有四种，分子量为 35～36kD，γ 亚单位有六种，分子量为 6～10kD。这一类 G 蛋白分子量较大，通常称为大 G 蛋白，以区别于其他一类分子量较小的 G 蛋白，后者通常称为小 G 蛋白。

G_α 是与受体偶联，并向后续信息传递机制（如腺苷酸环化酶、磷脂肌醇系统等）输出信息的主要亚单位。通过基因突变、单克隆抗体阻断、选择性酶解等手段，发现 G_α 结构可划分为若干功能域。基因突变及其他一些实验表明，从羧基端开始，首先是与受体偶联的部位，其次是与后续信息传导系统偶联的部位，氨基端则和 G 蛋白在胞膜上的定位，以及与 βγ 亚单位的偶联有关。此外，G_α 上有几个高度保守区（在不同亚型中基本相同），推测可能是与 GDP/GTP 结合并起 GTP 水解酶作用的区域。

2. 受体依赖的 G 蛋白活化和失活　G 蛋白的 α 亚单位具有 GTP 或 GDP 的结合位点。在静息状态时，G 蛋白的 α 链与 GDP 相结合。当激动剂与受体结合，引起胞膜内侧 G 蛋白三聚体的激活。首先释出 GDP，无活性的 G 蛋白转变成暂时空缺 GDP 或 GTP 的状态，随即结合到鸟苷酸结合部位，导致 G 蛋白活化。活化分两步进行，第一步是在 Mg^{2+} 存在的条件下，αβγ-GTP 构象转化为 α*βγ-GTP 复合物，第二步是 α*βγ-GTP 复合物解离形成游离的 α*-GTP 和 βγ 二聚体，游离的 α*-GTP 在调控活化一系列效应器酶（effector enzymes）和离子通道（ion channels）中起主要作用。

G 蛋白的 α 亚单位同时具有 GTP 酶（GTPase）的活性。所以，α*-GTP 形成并发挥生理效应后，随即被这种内源性 GTP 酶水解，终止调控效应器的能力，并导致 α-GDP 再与 βγ 二聚体偶联而形成 G 蛋白三聚体。GTP 酶的活性在这一反应中至少起两个关键性的作用。第一，GTP 的水解是不可逆的，使整个信息转导呈单向性。第二，GTP 水解有一过程（解离速率常数为 0.05～5/min），所以每个 α*-GTP 分子形成后可使多个效应器酶分子激活，起信息放大作用。

G 蛋白的 β、γ 亚单位作用尚不很清楚。如上所述，γ 亚单位上有一个半胱氨酸残基与 G 蛋白的定位有关；βγ 二聚体可促进受体与 α 亚单位的偶联，对激动剂促进受体磷酸化可能也有促进作用。最近还有资料表明，βγ 二聚体可能也直接起某些信号传递作用。

四、受体亚型的结构功能关系

G 蛋白偶联受体亚型之间的差别主要表现在对配基的亲和力不同。此外，有不少 G 蛋白偶联受体，它们的不同亚型在组织分布上不同。有些受体的不同亚型的受体后信息转导机制也不同。

现已基本肯定，大多数 G 蛋白偶联受体的配基结合部位主要由几个跨膜区靠近膜表面的部分组合而成。因此对亚型与配基亲和力的差异也主要从这些跨膜区的结构方面进行研究。尽管已经发现，个别氨基酸对结合特异性有重要影响（例如 D_2 受体的 Asp80 被取代后结合特异性有明显变化），有资料表明，几个跨膜区都参予决定亚型的特异性。例如，更换 β_2 肾上腺素受体Ⅰ、Ⅱ、Ⅲ、

Ⅳ跨膜区中任何一个高度保守的氨基酸都对配基结合特性有显著影响。所以有人提出，亚型与配基结合的相对特异性是几个跨膜区共同决定的，三维结构可能有重要作用。

关于受体不同亚型和 G 蛋白偶联的特异性问题，已从受体的 i3 环和羧基端链，及 G 蛋白羧基链两方面进行了一些研究，但进展不快。目前还只能说明：受体 i3 环的近羧基端部分氨基酸和 G_α 的近羧基端部分氨基酸有重要意义。根据现有资料，尚无法判断究竟是氨基酸序列还是三维构型对偶联的特异型起决定作用。

第二节　单一跨膜区有激酶活性的受体

此类受体也称酶联受体（enzyme-linked receptors）。它们都具有相似的基本结构，亦即都只具有一个跨膜区，把整个蛋白分子分为三个相连的部分：一个具有氨基末端的含配基结合位点的区段位于细胞膜外，一个疏水跨膜区段镶嵌在细胞膜中，一个具有羧基末端的区段位于细胞质中。胞质区段有一段氨基酸链具有激酶的结构和功能，受体与激动剂结合使该区段的酶激活，从而把细胞外的信号传递到细胞内该酶的底物，引起功能变化。这种属于受体分子中的酶通常也称为受体酶。根据受体酶的性质，酶联受体又可分为酪氨酸激酶受体（使底物蛋白中的酪氨酸残基磷酸化）、丝氨酸激酶受体（使底物蛋白中的丝氨酸和苏氨酸残基磷酸化）等亚类。

一、酪氨酸激酶受体

（一）酪氨酸激酶受体膜外部分的主要结构和功能

酪氨酸激酶受体的激动剂绝大多数是含几十个至百余个氨基酸的各种生长因子。受体则是含数百至一千多个氨基酸的糖蛋白。激动剂与受体结合后的主要生理效应是促进靶细胞的增殖。有些激动剂还有其他重要生理效应，如胰岛素对糖类和脂肪代谢的调节作用，但不是此类受体的通性。

酪氨酸激酶受体的膜外部分呈多样性，据此可以把酪氨酸激酶受体分为四个类型，它们的代表分别是：表皮生长因子受体（epidermal growth factor receptor，EGFR）、胰岛素受体（insulin receptor，IR）、血小板衍生生长因子受体（platelet derived growth factor receptor，PDGFR）和神经生长因子受体（nerve growth factor receptor，NGFR）。酪氨酸激酶受体的功能：主要是促进细胞增殖，包括增殖、修复、分化、存活等。EGFR 主要促进上皮细胞增殖，PDGFR 类受体主要促进结缔组织细胞和血管内皮细胞增殖，NGFR 类受体主要促进神经组织的生长发育、修复，以及维持正常功能，IR 类受体则对各种组织的生长发育有广泛影响。

EGFR 的膜外部分有两个富含半胱氨酸的区域，配基结合域就在它们的中间。通过基因克隆，发现人体内还有几个和 EGFR 有高同源性的基因，称为 HER2、HER3、HER4。它们的内源性配基和生理意义尚待深入研究。有报道，HER2 的配基可能是雌二醇，是后者引起快速反应时的受体，也有人认为 HER2 的内源性配基是一种分子量为 44kD 的糖蛋白，称为 heregulin，与 HER2 结合后有促进某些肿瘤细胞分化的作用。有待积累更多资料才能得出结论。

IR 的膜外部分也有富含半胱氨酸的区域，有一个二硫键把整个 IR 分成 α、β 两段，从氨基端起是 α 段，全部在膜外，富含半胱氨酸的区域就在 α 段。β 段则紧随其后，跨膜直到羧基端。胰岛素样生长因子受体（IGF-1R）的结构类似。它们的配基结合部位都在 α 段上富含半胱氨酸的区域，两种受体的这一段氨基酸序列有一定相同处，但又不尽相同，基因突变实验表明，IR 需要另一段氨基酸序列的存在才能和胰岛素有高亲和力，所以两种受体各自对自己的配基有相对特异性。

PDGFR 代表另一类酪氨酸激酶受体的结构，除 PDGFR 外还包括：纤维母细胞生长因子受体（FGFR）、血管内皮生长因子受体（VEGFR）、集落刺激因子 -1 受体（CSF-1R）、角质细胞生长因子受体（KGFR）、干细胞生长因子受体（SCFR）等。它们膜外结构都由若干个免疫球蛋白样的结构组成，每一种受体的免疫球蛋白样环的数量和结构不同，基因突变实验表明，这种结构的破坏或缺损会明显影响配基的结合，所以这些免疫球蛋白样结构很可能就是配基结合部位。

NGFR 又代表另外一类酪氨酸激酶受体的结构，它们包括 NGFR、脑源性神经营养因子受体（brain derived neurotrophic factor receptor，BDNFR）、和另一些神经营养因子（neurotrophins，NTs）的受体。它们的膜外结构除有几个免疫球蛋白样结构外，在近氨基端还包括一个富含亮氨酸和半胱氨酸的区域，缺损突变的实验发现，这个区域和配基结合密切有关。近年来发现，一种最初在胶质细胞中发现的因子 GDNF（glial cell line derived neurotrophic factor）实际上也可由多种其他神经原产生，它的受体比较特殊，包括一个 40kD 的膜外小肽 GFRα1 和一个 150kD 的含酪氨酸激酶域的跨膜多肽 Ret。两者在没有配基结合时可能并不连接在一起，但是当 GDNF 和 GFRα1 结合后，两者就连接起来，发挥一个完整酪氨酸激酶受体的作用。有人因为结构上差异较大，主张应该把这种受体和 NGFR 分开，另列一类。

以上四个类别的受体都属酪氨酸激酶受体亚类，它们和配基结合时都形成二聚体。其中的 IR 和 IGF-1R 更是由二硫键形成稳定的二聚体，即使没有配基时也是二聚体。此外，目前认为，酪氨酸激酶受体都是单基因受体，也就是不存在不同的亚型。

（二）膜内酪氨酸激酶活性结构域

这是酪氨酸激酶受体最主要的特征，存在于胞质区段。包括一个 ATP 结合位点和一个具有酪氨酸激酶活性的结构域，后者在有的受体可能分散为 2 个邻近的区域。由于是受体分子的一部分，所以也称受体酪氨酸激酶 RTK（receptor tyrosine kinase）。RTK 平时处于无活性或低活性状态，当激动剂与受体结合，就使受体发生二聚化，伴随构型变化，如果此时有 ATP 结合在 ATP 结合位点，则 RTK 发生自身磷酸化。一般认为主要是交叉作用，即一个受体分子上的激酶使另一个分子受体磷酸化。磷酸化的部位是其中的酪氨酸残基。这时，受体就能被胞质中一类含 SH2 结构域的底物分子识别并与之相互结合，结合的结果是将 RTK 被激活的信号传递到胞质中的可溶性底物，使底物中的酪氨酸残基发生磷酸化，由此引发一系列生化反应，最终导致细胞功能变化，其中最重要的是通过连接物蛋白 Grb2 或 IRS-1 触发 Ras-MAKP 通路。

SH2 结构域（Src homology 2 domain）最初是在 Src 蛋白中发现的一段约 100 个氨基酸的保守性序列，而后在很多信号传递的蛋白质中也陆续发现。它们本身没有酶活性，但是能识别含磷酸化酪氨酸的蛋白质分子并与之结合，将其信号传递给其他分子，也就是在蛋白质 - 蛋白质间起中间媒介作用。因此含 SH2 序列的蛋白质常被称为连接物蛋白（adaptor protein）。不同的酪氨酸激酶往往连接物蛋白不相同，这是因为它们和酪氨酸的结合还受临近几个氨基酸的制约。例如，EGFR 的连接物蛋白主要是 Grb2，而 IR 的连接物蛋白主要是 IRS-1。

（三）酪氨酸激酶受体的三条主要受体后信号转导通路

上述几类酪氨酸激酶受体的一个主要生理功能是促进细胞生长（增殖、修复、分化、存活等）。例如，EGFR 主要促进上皮细胞增殖，PDGFR 类受体主要促进结缔组织细胞和血管内皮细胞增殖，NGFR 类受体主要促进神经组织的生长发育、修复，以及维持正常功能，IR 类受体则对各种组织的生长发育有广泛影响。细胞生长繁殖是一个复杂过程，不同阶段要不同的调节因素互相协调，各种生长因子如何通过各自的受体来调节这些过程，目前还远未完全阐明。现有较多资料表明，与此类受体共有的酪氨酸激酶有密切关系。由于受体后信号转导是级联反应，有人认为在受体被激活后还有无活性的支架蛋白（scaffold protein）把这些信号蛋白组合在一起，提高信号转导的效率。

对 EGFR 的研究表明，EGF 与 EGFR 结合后 1 分钟内 RTK 就被激活，并出现受体自身磷酸化；1 小时内胞质内某些蛋白质出现酪氨酸残基磷酸化，肌醇磷脂分解加快，胞质和 Ca^{2+} 浓度升高，PKC 等 Ser/Thr 激酶被激活，一些核转录调节因子（myc、Jun 等）被激活；再以后则出现 DNA 复制、RNA 合成、蛋白合成加快，细胞有丝分裂增加。据报道，与 GFα1 相连的 Ret 也有类似的几条受体后通路。

1. 有丝分裂活化蛋白激酶（Mitogen-activated protein kinase，MAPK） 即 ERK（extracellular-signal regulated kinase）通路。本类受体与相应特异激动剂结合后，最主要的是通过 Raf 的途径激活 MAPK。MAPK 被激活（磷酸化）后，进入细胞核，使其中的某些转录活化因子（如 AP-1、Sap-1a）磷酸化，这些磷酸化的转录活化因子促进转录。

各种 RTK 激活 RasGDS 的途径不完全相同。例如 EGFR 胞内部分的 Y-1068 酪氨酸残基是 Grb2（Growth factor receptor-bound protein 2）的结合位点，后者是一种起连接 RTK 和底物作用的蛋白质（Adaptor），含 SH2 但本身不是激酶，它的主要作用在于和 RTK 形成复合物后使 RasGDS（能促使 Ras-GDP 解离）的作用加强，导致 Ras 与 GTP 结合。IR 也能激活 MAPK，但途径不全相同。IR 的胞内部分接近膜内侧处是 IR 刺激有丝分裂的重要功能结构域，有一个 IRS-1 的结合部位。IRS-1 的全称为 Insulin receptor substrate 1，是分子量为 180～185kD 的蛋白质。IR 与配基结合后激活 RTK，从而能使 IRS-1 磷酸化而激活。后者再通过 Grb2 及其后续中间环节而激活 MAPK。此外，MAPK 还可通过别的途径被激活。例如，EGFR 胞内部分的 Y-992 酪氨酸残基是 PLCγ 的结合部位，RTK 自身磷酸化后能使 PLCγ 激活，导致磷脂肌醇分解加快，进而激活 PKC，后者对 MAPK 有活化作用。

2. PI3K-AKT-mTOR 通路 这是近年来研究较多的酪氨酸激酶受体促进细胞生长的信号转导通路。PI3K 是 phosphatidylinositol 3 kinase（磷脂酰肌醇 3 激酶），能促使 PIP2 第三位碳磷酸化，形成肌醇 3，4，5 位碳都带磷酸根的 PIP3，后者使一种称为 AKT（癌基因 *v-akt* 编码）的丝氨酸苏氨酸蛋白激酶磷酸化而激活，进而使 mammalian target of rapamycin（mTOR）磷酸化而激活，促进细胞生长、促进翻译和核糖体蛋白的合成。该条通路所以被很多人重视是因为 AKT 同时能抑制细胞凋亡，它的失控（过度活跃）可能是某些肿瘤的重要发病环节，人们希望能使之成为抗肿瘤药物的靶点。

（四）膜内其他磷酸化部位

酪氨酸激酶受体除激酶活性区可被磷酸化而改变其激酶的活性外，在膜内部分还有其他一些部位可被磷酸化，有的部位磷酸化后使酪氨酸激酶的活性提高，有的部位磷酸化后反而使酪氨酸激酶的活性降低，还有的部位磷酸化和受体内移有关。以 EGFR 为例，在邻近细胞膜处有两个磷酸化位点，一个可被 PKC 磷酸化，磷酸化的结果使受体的酪氨酸作用减弱；另一个可被 MAP 激酶磷酸化，和受体的内移有关。又 S-1046 和 S-1047 可被钙调蛋白激酶Ⅱ磷酸化，磷酸化的结果使酪氨酸激酶的活性降低。反过来，Y992 是磷脂酶 C（γ 亚型）的结合位点，EGFR 活化后可以使磷脂酶 C（γ 亚型）和 PI3 激酶磷酸化而活性加强。磷脂酶 C、PKC、钙调蛋白激酶Ⅱ等都是其他受体的重要信号分子，所以以上现象是各种受体互相影响、互相制约的实例。IR 和 IGF-1R 的胞内部分也有另外一些磷酸化位点，有的和受体内移及葡萄糖转运有关（如 Y1162 和 Y1163），有的和促

生长及 DNA 合成有关（Y1146）。点突变实验发现，如果这些部位的酪氨酸被其他氨基酸取代，则将丧失有关功能。

二、丝氨酸 / 苏氨酸激酶受体

丝氨酸 / 苏氨酸激酶受体的总体结构与酪氨酸激酶受体相仿。配基结合部位位于膜外富含半胱氨酸的区域，胞内部分含 ATP 结合位点和激酶区，激酶的底物是丝氨酸残基及苏氨酸残基，对酪氨酸残基无作用。目前已知的丝氨酸激酶受体仅有少数几种：β- 转化生长因子（TGF-β）、activin 及 anti-Mullerian hormone 的受体（后两者的激动剂都是睾丸产生的激素）等。

TGF-β 可由多种细胞产生，受体在全身有广泛分布，具有促进细胞分化的作用，因此近年来备受肿瘤研究者的关注。受体分子有三个亚单位（Ⅰ、Ⅱ、Ⅲ）。根据现有资料，对Ⅲ的看法分歧较大。有的人认为必须有Ⅲ的参与受体才显示高亲和力及高特异性，有的人则认为这方面的证据尚不充分。Ⅰ的存在使受体具有抑制细胞过度生长的作用，Ⅱ主要促进细胞外基质的合成和激活转录因子 Jun。但是Ⅰ并不直接和配基结合，而是在Ⅱ和配基结合并磷酸化后，与Ⅱ形成寡聚体。TGF-β 受体只是在形成寡聚体后，才能有效地向后续的信号转导系统发出信息。这些现象提示，TGF-β 受体各亚单位胞内部分偶联的丝氨酸激酶可能不全相同。在后续信号转导中，一种称为 Smad 的蛋白质起着重要作用，能将信号传递到细胞核引起细胞分化方面的反应。

Smad 是一种蛋白质，最初在果蝇的研究中发现，现知哺乳动物中也普遍存在，而且有若干亚型。在受体配基结合形成寡聚体并自身磷酸化后，就将信号转导给胞质内的 Smad，使某些受体调节的 Smad 分子磷酸化，然后和其他 Smad 形成二聚体，进入细胞核，和靶基因上游的某一特定区域（如 Fast-1）结合，促进转录。

第三节 与胞质内可溶性酪氨酸激酶偶联的受体

这一类受体的配基包括绝大多数细胞因子（cytokines）和造血因子（hematopoietic growth factors），经典激素中的生长激素和泌乳素的受体在功能上和结构上有类似之处，也归于这一类。它们的

共同特征是：只有一个疏水的跨膜区段，受体分子本身没有激酶活性，主要激活胞质内某些可溶性酪氨酸激酶引起后续信号传递和生物效应。它们膜外配基结合部位的结构都类似纤维结合素（fibronectin）第三型的基本结构，所以也称 fibronectin 样受体。纤维结合素第三型是一条氨基酸的 β 螺旋链，有六个转折，使一条链分为七段基本平行的往返结构，并由二硫键起稳定作用，从而形成与细胞或肝素结合的界面。本类受体的膜外部分大多数包含这样的结构，有的较典型，有的有一定变异。本类受体与相应的配基结合后，都是通过信号传导系统影响某一种或某些基因的转录。例如生长激素受体激动后引起骨骼生长，白介素 2 受体激动后促进 T 细胞繁殖，促红细胞生成素受体激动后促进红细胞发育繁殖等。

根据膜外结构，可将本类受体分为两个亚类：Ⅰ型和Ⅱ型，前者包括大多数细胞因子受体，膜外结构有典型的纤维结合素样结构，后者的膜外结构有一定变异，主要包括干扰素受体、肿瘤坏死因子受体及低亲和力神经营养因子受体。Ⅰ型又因膜外是否有附带结构而分为简单型和复合型。

一、膜外结构和功能

（一）对两链之间形成的直角起稳定作用

在近羧基端则有一个保守的色氨酸、丝氨酸结构（W-S-X-W-S，其中 X 可以是任何氨基酸），称为 WS 盒，少数几种受体略有变异，如 IL-3R 第一个氨基酸是 L，生长激素受体是 Y-G-X-F-S。WS 盒的意义迄今未阐明，人们仅知道当 WS 盒发生结构上的缺损时其与配基的结合能力将明显降低。通常此类受体以二聚体的形式存在，形成一个"口袋"，中心是配基结合部位，配基分子适可插入其中与受体结合，但是不同受体和不同配基的结合位点不同。目前已发现的此类受体很多，它们在氨基酸序列上无明显同源性，但均有上述构型。

（二）复合型Ⅰ型细胞因子受体

少数细胞因子受体除也有上述简单型的结构外，还有附带结构，如 IL3Rβ、IL6R 等。附带结构可以是上述简单型结构的重复，也可以是类似免疫球蛋白的结构，或一段 fibronectin 第三型基本结构。这些附带结构的作用不明。可能与此类受体的激动剂大多是较复杂的大分子有关。

（三）Ⅱ型细胞因子受体

膜外结构虽也有类似的往返转折的 β 螺旋链，但有一定变形。每个 β 螺旋链由四个转折分为五个平行段，再由 4～6 个 β 螺旋链直线相连。这种受体也形成二聚体，与配基结合时把配基的蛋白分子包在中间，TNF（tumor necrosis factor）受体的两种亚型（α、β）、IFN（interferon）的两个亚型（α/β、γ）、IL-10 的受体及 NGF 的低亲和力受体属于这种构型。

二、膜内结构和功能

（一）寡聚化

最近几年的研究表明，大多数细胞因子的受体除以二聚体的形式与配基结合外，在与配基结合的过程中往往要进一步聚合成寡聚体才能发挥正常作用。例如 IL-2R 在发挥作用时形成四聚体，IL-6R 是六聚体。从寡聚体的角度来看，前述的膜外结构主要是指 α 亚单位，α 亚单位的主要作用就是和配基结合，决定受体对配基的选择性，提高对特异配基的亲和力，它的胞内部分往往很短，对信息传递不起重要作用。其他亚单位的名称尚未规范化，在不同场合被称为 β、γ、gp130（糖蛋白 130）等。除 α 亚单位外，其他亚单位的膜外部分研究不多，一般认为它们或者和配基无亲和力，或者亲和力不强，它们的主要作用是在配基与 α 亚单位结合后，接受 α 亚单位传递的信息，再传递给后续信息分子。已经发现，几种受体可共用一种 γ、β 或 gp130 亚单位，只是 α 亚单位各不相同。以上仅是本类受体中居多数的情况，由于这方面的研究起步较迟，尚有不少受体的情况未阐明。

（二）可溶性酪氨酸激酶的激活

本类受体与配基结合并形成寡聚体的生物效应主要是促进造血细胞和免疫细胞的分化、活化和增殖。很多研究表明，这种作用是通过受体被激动后激活靶细胞内的可溶性酪氨酸激酶来实现的。受体本身并无激酶活性区，但是在胞内近细胞膜处有两个保守区域，称为 Box1（一段富含脯氨酸的氨基酸序列）和 Box2（一段富含带电荷氨基酸的序列），和可溶性酪氨酸激酶的激活有密切关系。当配基和细胞因子受体结合并引起受体寡聚化时，Box1 和 Box2 就对 JAK 有高亲和力。JAK 是 Janus Kinase 的简称，是一组可溶性酪氨酸激酶，STAT 是信号转导和转录活化因子（signal transducer and activator of transcription）的简称，含 SH2 功能域，也能被磷酸化。和 Box1 和 Box2 的结合使 JAK 磷酸化而呈现高活性，其结果是使 STAT 磷酸化，磷酸化的 STAT 随即二聚化并进入细胞核，进入细胞核后和相关的 DNA 结合（DNA 的启动子区有相应的 STAT 结合序列），促进转录。

JAK 有若干亚型（JAK1，JAK2，JAK3，TYR2），STAT 也有若干亚型（STAT1、STAT2、STAT3、STAT4、STAT5a、STST5b、STAT6），不同的配基对它们有不同的选择性。

细胞因子受体与配基结合后也能通过 Ras-MAPK 通路引起基因表达的变化，但是细胞因子如何引起这一通路的活化尚无定论。有人认为，可能也是 Box1 和 Box2 和 JAK 起重要作用，通过 JAK 使受体寡聚化复合物上另一些酪氨酸残基磷酸化，能被一种含 SH2 的称为 Shc 的连接物蛋白所识别，然后 Shc 上的酪氨酸就被磷酸化并把信号传给下游分子如 Grb2。

细胞因子受体的胞质内还有很多其他可溶性酪氨酸激酶如 Lck、Fyn 等，有报道，配基和受体结合也能使这些酶被激活，通过 PI3K 等途径发挥一定作用，但是不同配基和受体对这些酶的选择性不同，有待进一步积累资料加以阐明。

三、淋巴细胞适应性免疫应答中的受体

T 淋巴细胞对抗原的有效识别需要在受体周围形成多聚化分子，除 T 细胞的受体分子外，还包括来自抗原提呈细胞（antigen-presenting cell，APC）的主要组织相容性复合体（major histocompatibility complex，MHC）的基因产物、某些分化抗原（CD 分子）等。蛋白质抗原往往还需要加工成受体能识别的抗原肽。B 淋巴细胞对抗原的有效识别虽然不需要 MHC 的基因产物，但需要某些分化抗原形成辅助受体。抗原被识别后就要启动信号转导，其中最关键的是受体本身或受体相关分子上的一段称为免疫受体酪氨酸激活基序（ITAM）的氨基酸序列。它本身不是激酶，但是每一分子序列上有两个酪氨酸分子可被 Src 类激酶磷酸化。当 Src 类激酶（如 Src，Lck，Lyn，Fgr，Hck，Fyn 和 Yes）因多聚化而被激活时，这两个酪氨酸就被 Src 类激酶磷酸化，并启动下游的一系列信号转导过程。下游的信号转导通路和酶联受体有不少相似之处，目前所知主要是三条（7～5b）：第一条是通过 Grb2 或 Vav 到 Ras-GDP 到 MAPK，第二条是通过 PLCγ 到 DAG 到 PKC，第三条是通过 PI3K 到 AKT。

四、死（凋）亡信号及死（凋）亡受体

所有的信号中有一类是死亡信号（death signal），它的作用是，从生物整体出发，需要排除不必要的细胞，以维护整体发展的需要。这种死亡不属于一般的坏死，而是一种程序性死亡，就是所谓的凋亡。凋亡是一个严格控制的变化过程，包括染色质聚集、胞质中形成膜连接的片段（有人称为凋亡小体）、细胞体积逐步缩小。形成的有害物质主要被包裹在囊泡中由周围的细胞安全转移，而不像细胞坏死时那样排入周围起毒性作用。直接引起凋亡的酶称 caspases（casp），有若干亚型（casp3、6、7、8、9、10 等）。它们可由细胞外的信号激活，这种信号由某些信号分子（如肿瘤坏死因子，可能还有目前尚未阐明的其他因子）引起，他们经过特定的受体（死亡受体，death receptor）及特定的受体后信号转导途径导致细胞凋亡。死亡受体是一种与胞质内可溶性酪氨激酶偶联的受体，属于 II 型细胞因子受体，和肿瘤坏死因子受体相近，也包括神经营养因子的低亲和力受体。他们被激动时通过一些特定的连接蛋白（adaptor protein）如 TRADD（TNF receptor-associated death domain）或 FADD（fas-associated death domain）而激活 casp8、10，再把信号转给直接反应酶 casp3、6、7 等。此外，有不少细胞凋亡，如细胞应激时引起的凋亡目前尚未发现有细胞外死亡受体，可能主要由细胞应激时细胞内某些蛋白质，如 Bax（Bcl-2 associated protein X）、Bak（Bcl-2 homologous antagonist/killer）、Bad 等的增加，使线粒体外膜对某些蛋白质如细胞色素 c、Smac（second mitochondrial activator caspases）、Endo G、凋亡诱导因子（apoptosis inducing factor，AIF）向胞质的释放增加，由它们导致 casp 9、casp3 活化。Bcl-2 则有相反的作用，神经营养因子受体如 TrkB 则通过 PI3K-AKT 途径也起相反的作用，亦即抑制凋亡。

第四节 离子通道受体

离子通道受体的主要特征是：受体蛋白本身组成一个跨膜的离子通道，通道的开或关控制一些离子的跨膜流量，并通过改变细胞内离子浓度影响细胞功能。通道的开关则由配基与受体的结

合或解离控制。本类受体可分为若干亚类，此处仅择要介绍其中最重要的 Cys 环类离子通道受体及谷氨酸调控的阳离子通道受体。

一、Cys 环类离子通道受体

1. 此类受体包括大多数重要的配基门控离子通道受体，见表 16-1。

2. Cys 环类离子通道受体分子的结构和功能　此类受体的结构有很多相似之处，都由几个亚单位形成稳定的多聚体：各亚单位平行竖立围成一个中央细管穿插在细胞膜中，形成喇叭口状的膜外部分、带中央管道的跨膜部分及胞内部分。每个亚单位由四个 α 螺旋（M1、M2、M3、M4）组成，来回穿插通过细胞膜，最后的羧基端很短且在膜外。它们在近氨基端处都有一对半胱氨酸形成二硫键，几个亚单位围绕成一个半胱氨酸环，所以统称为 Cys 环类。

受体的周围是双层磷脂的不透水膜结构，受体的中央管道则是亲水结构，开放时可以让离子通过。下面以 N- 胆碱受体为主作进一步说明。

电鳐的电器官富含 N- 受体，通过增溶、配基（α 银环毒素）亲和层析、高效液相分离等，得到高度浓集的 N- 受体标本。SDS-PAGE 分析得到四个条带，分子量是 40kD、48kD、58kD、64kD，分别定名为 α、β、γ、δ。它们的克分子比接近 2∶1∶1∶1，表明受体分子是 $\alpha_2\beta\gamma\delta$ 五聚体。这和高等动物的神经元 N- 受体的 $\alpha_2\beta_3$ 略有差异，而在神经肌接头的 N- 受体则是 $\alpha_2\gamma\delta\varepsilon$（ε 与 δ 在氨基酸序列上有一定差别）。

用分子克隆技术分别得到各亚单位的 cDNA，

推断出各自的氨基酸序列，发现它们有很高的同源性，而且都有四个疏水区段。据此推断，每个亚单位都由四个 α 螺旋（分别称为 M1、M2、M3、M4）连接形成。进一步分析各条 α 螺旋的氨基酸序列，发现 M2 螺旋虽与其他螺旋一样有较强疏水性（含较多脂溶性残基），但每隔约四个氨基酸有一个亲水残基（侧链带电荷）。由于 α 螺旋平均每绕一圈的氨基酸数正好接近 4 个（精确的数字为 3.6 个），所以公认的模型是：每个亚单位的 M2 螺旋都面向中央管道（电子显微镜下估计其内径约为 1.5～2.0nm），组成管道的壁，使管道具备较强的亲水性，开放时有利于水和离子的进出。配基结合引起通道开放，显然和中央管道壁的立体构型发生变化有关。

3. 类似的研究发现，其他属于 Cys 环离子通道受体的结构和 N- 胆碱受体有很多相似处，GABA$_A$ 受体是 $\alpha_2\beta\gamma$ 或 α2βγ2 五聚体，甘氨酸受体可能是 α_5 或 $\alpha_3\beta_2$ 五聚体，5HT$_3$ 受体是 α_5 五聚体。各亚单位也都有 α 螺旋结构和中央管道。它们的亚单位和 N- 胆碱受体都有一定程度的同源性。此外，一种昆虫中的谷氨酸受体也是阴离子通道，结构也和 N- 胆碱受体相似。

4. 安定受体也称为苯二氮䓬受体（benzodiazapine receptor），目前尚未找到内源性配基，现知 GABA$_A$ 受体的某些亚单位也能与地西泮结合，所以很可能"安定受体"就是 GABA$_A$ 受体或是 GABA$_A$ 受体的一部分。

二、谷氨酸阳离子通道受体

谷氨酸离子通道受体是体内最主要的配基

表 16-1 主要的 Cys 环类离子通道受体

受体名称	主要分布范围	通道开放效应	受体被激动时的主要效应
N- 乙酰胆碱受体	中枢神经系统中分布广泛	Na^+ 内流，K^+ 外流	中枢神经系统兴奋
	神经肌接头后膜	Ca^{2+} 内流	骨骼肌收缩
	交感副交感神经突触后膜		神经节节后神经元兴奋
GABA$_A$ 受体	中枢神经系统中分布广泛	Cl^- 内流	中枢神经系统抑制
甘氨酸受体	脊髓和脑干	Cl^- 内流	脊髓和脑干抑制
5HT$_3$ 受体	外周神经元	Ca^{2+} 内流	外周神经元兴奋

注：以上受体都以内源性配基命名，故受体名称中的化合物即为相应的内源性配基；GAB 受体与所谓"安定受体"的关系目前尚无最后结论。过去提出脑中有"安定受体"，但未找到内源性配基，现知 GABA$_A$ 受体的某些亚单位也能与安定结合，所以很可能"安定受体"就是 GABA$_A$ 受体或是 GABA$_A$ 受体的一部分；对中枢神经系统，GABA 和甘氨酸受体被称作抑制性受体，谷氨酸受体（属第二亚类）被称作兴奋性受体；各种通道开放的效应：Na^+/K^+ 通道：Na^+ 内流，K^+ 外流→膜电位↓→细胞兴奋性↑（快），Cl^- 通道：Cl^- 内流→突触后膜超极化→细胞兴奋性↓，Ca^{2+} 通道：Ca^{2+} 内流→膜电位↓→细胞兴奋性↑（慢）→胞质 Ca^{2+}↑→ Ca^{2+}-CaM↑→生化反应；GABA 受体和谷氨酸受体都另有一种亚型属 G 蛋白偶联受体，表中未列出

门控阳离子通道。过去分为三种，分别按各自的非内源性高亲和力激动剂而称为使君子酸（quisqualic acid）受体（或以使君子酸类似物 amino-3-hydroxy-5-methylisoxazole-4-propionic acid，命名为 AMPA 受体）、红藻酸（kainate，KA）受体及 N 甲基 D 门冬氨酸（N-methyl-D-aspartate，简称 NMDA）受体。前两者有很多相似处，所以现在也有人倾向于仅分两类，前两类合称非 NMDA 受体。它们在中枢神经系统都有广泛分布，在激动剂作用下对神经元起兴奋作用，非 NMDA 受体兴奋主要是促使 Na^+ 内流和 K^+ 外流，NMDA 受体除对 Na^+/K^+ 有类似作用外，还对 Ca^{2+} 有显著的促进内流作用。非 NMDA 受体和 NMDA 受体的内源性配基都是谷氨酸。此外，谷氨酸还有一种 G 蛋白偶联受体，它主要通过 DAG 影响 IP3 代谢，被称为代谢型谷氨酸受体（mGluR），而离子通道则称为离子型谷氨酸受体（iGluR）。

1. 亚单位　基因克隆发现，AMPA、KA、NMDA 三种受体至少有 15 种亚单位，AMPA 受体是 iGluR1～iGluR4，KA 受体是 iGluR5～iGluR7 及 KA1、KA2，NMDA 受体则用 NR1 及 NR2A、NR2B、NR2C、NR2D-1、NR2D-2 表示。它们的分子量都在 100kD 左右，组内同源性分别达到 50%～70%。目前认为，每种受体基本都是由不同亚单位组成的五聚体。

2. 嵌膜区　此类受体结构上最大特点是：每个亚单位由三个跨膜区和一个嵌膜区组成。所谓嵌膜区，就是有一段氨基酸链嵌入膜结构，但是没有透过膜从另一侧穿出，而是中途折回到同一侧膜外，再连到后面的一个跨膜区。在谷氨酸受体，嵌膜区就相当于 Cys 环受体的 M2，而谷氨酸受体的 M2 和 M3 则相当于 Cys 环受体的 M3 和 M4，羧基端则在膜内。正因为如此，整个中央孔道壁的氨基酸排列也和 Cys 环受体有较大差别，迄今没有完全阐明。

3. NMDA 受体需要两个激动剂才能被激活　NMDA 受体有一个与其他任何受体都不同的特点，就是配基结合区有两个结合位点，必须有两个不同的配基同时结合才能被激动，一个主要的激动剂是谷氨酸，另一个协同的激动剂是甘氨酸。两者单独都不能引起受体的激动效应。为什么需要甘氨酸的协同作用从原理上还没有合理的解释，但是已经有证据表明，甘氨酸结合位点是某些NMDA 受体调节药物的作用靶点。

第五节　核　受　体

核受体与膜受体有很大区别。最主要的是，它们不在细胞膜上，而是在细胞核上，而且和核内特定的 DNA 相结合，通过这种结合影响遗传信息的转录。此类受体往往在细胞质中也能测到，目前认为这是因为当它们未与配基结合时，对核的亲和力较低而解离下来的缘故，从本质上看，不应认为是"浆受体"。由于本身不在细胞表面，核受体的内源性配基和外源性配基都必需透过细胞膜才能起作用，因此必然有不同程度的脂溶性。

本类受体的内源性激动剂主要影响靶细胞的生长、发育和分化等，有的又通过靶细胞表现出更广泛的生理效应（例如甲状腺激素能促进其他激素或递质受体的生成）。所以本类受体的作用，其核心是特异性地调节基因表达。但也不排除有些配基（如甲状腺激素和维生素 D_3 即 1，25- 二羟基胆骨化醇）进入细胞后可能有部分作用不通过相应的受体。

已知的核受体包括性腺激素受体（雄激素受体 AR、雌激素受体 ER、孕激素受体 PgR）、肾上腺皮质激素受体（糖皮质激素受体 GR、盐皮质激素受体 MR）、甲状腺激素受体 TR、维 A 酸受体 RAR 和 RXR、维生素 D_3 受体 VDR、过氧化物酶体增殖蛋白激活性受体 PPAR 等。每种受体又分为几个亚型。总体来说，核受体数比膜受体少很多，但都是很重要的受体，它们的生理作用也大多是很明确的。近年来通过分子克隆发现，和核受体分子结构相近而功能尚不清楚的蛋白质较多，也就是孤儿受体（orphan receptor）较多，很多问题尚待研究。

一、核受体的亚类

核受体的亚类划分各家意见比较分歧。最近的倾向是以 C 区与靶基因结合的结构特征为主，结合其他特征，分为三类。其中第三类即雌激素受体类，既有类似糖皮质激素受体类之处，也有类似甲状腺激素受体类之处，因此也有人仅分两类，而把雌激素受体类划在糖皮质激素受体类中或甲状腺激素受体类中。三类受体的主要成员及特点列于表 16-2。

表 16-2　核受体三个亚类的主要成员及各自的主要特点

特征	糖皮质激素受体类	雌激素受体类	甲状腺激素受体类
成员	GR，MR，PgR，AR	ERα，ERβ	TR，VDR，RAR，RXR
氨基端	长	短到中	短
二聚体	同系二聚体	同系二聚体	同系或异系二聚体[①]
P 盒的氨基酸序列	CCSCKV	CEGCKA	CEGCKG
应答元件的碱基序列	GGTACA-N_3-TGTTCT	AGGTCA-N_3-TGACCT	变化多
热休克蛋白位点	有	有	无

注：①RXR 能和 TR 类受体中的任何成员形成异系二聚体，使 TR 的活性提高。有的学者认为本类受体都必须与 RXR 形成异系二聚体才具活性，但这种看法证据还不足。此外，有材料表明，同系二聚体与 DNA 的结合特性与 RXR 的异系二聚体有一定差异

二、结构与功能

1. 一般理化性质　核受体都是分子量 80～100kD 的可溶性蛋白，不含糖基，无酶活性，超速离心法测得的沉降系数为 8S。整个分子是长条状，电镜下可见到两端庞大呈球形而中间细长。与 DNA 结合时大多形成二聚体，糖皮质激素受体类和雌激素受体类均能与热休克蛋白 hsp 结合，复合物在高渗溶液中或加热时解离，hsp 被认为能对受体分子起稳定作用。

2. 分区　受体分子用蛋白水解酶水解可得到三个组分（分别定名为 A/B、C、E），其中两个组分分别能和特异配基及 DNA 结合（E 和 C），将这些组分以不同的顺序重新组合成一个分子，仍能表现出受体的功能。说明该几个组分各自的功能基本上能独立完成。通过分子克隆和基因突变发现，配基结合的功能域和 DNA 结合的功能域之间还有一个区域（D）。所以目前公认，核受体一般都由四个功能域串接而成，自氨基端起分别定名为 A/B、C、D、E 区。某些受体（如雌激素受体）在 E 区之后还有一个功能不明的 F 区。

3. 配基结合功能域　现已有很多实验证据表明，核受体的配基结合位点位于羧基端的 E 区，而且对配基的识别能力需要一段较长的氨基酸序列。基因突变法更换羧基端的氨基酸序列，发现结合位点位于最后 200～250 个氨基酸。将这部分氨基酸链与 c-myc 基因融合，后者的基因调控作用出现激素依赖性。通过对患者的调查，发现 E 区氨基酸的点突变可使受体结合能力下降，但每一患者点突变的位置不一样，也支持配基结合需要较长一段氨基酸序列。

4. DNA 结合功能域　缺损突变实验表明，DNA 结合部位在 C 区。嵌合受体实验发现，用 GR 的 C 区 66 个氨基酸取代 ER 的相应氨基酸，ER 不再引起原有的基因表达反应，而引起 GR 的基因表达反应，说明不同受体的 DNA 结合部位与 DNA 的不同结构基因结合。

各受体的 DNA 结合部位氨基酸序列有高保守性，而且都有 9 个半胱氨酸，其中 8 个成对作有规律的排列。每个 DNA 结合部位能和两个 Zn 原子络合，这种情况和一种已知转录因子 TFⅢA 很相似。后者每个 Zn 原子和 4 个氨基酸残基络合，使一段氨基酸序列弯曲成手指样，称锌指（Zinc finger）。推测核受体的 DNA 结合功能域也形成锌指，有利于与 DNA 较牢固地结合（锌指可以嵌入 DNA 双螺旋的凹槽）。这一推断已经由 X 射线衍射对 GR 和磁共振对 ER 和 RXR 的分析得到证实。习惯上把近氨基端和近羧基端的锌指分别称为第一锌指和第二锌指。它们各有两个转折处，从氨基端起算，第一锌指的第二个转折和第二锌指的第一个转折对 DNA 结合的特异性有关，分别命名为 P 盒和 D 盒。

5. 每种受体 DNA 结合功能域与 DNA 的不同区段结合，这种结合的特异性与锌指的氨基酸排列有关。例如，如果用基因突变法改造 GR 的 P 盒（CGSCKV），以谷氨酸（E）取代甘氨酸（G），使之成为 CESCKV，则受体引起的基因表达由单纯糖皮质激素的效应变为包括部分雌激素和部分糖皮质激素的效应，如进一步再用 G 取代 GR 的 S（丝氨酸），使之成为 CEGCKV，则几乎全部基因表达都表现为雌激素的效应。对 ER 类和 TR 类受体来说，D 盒可能对 DNA 结合的特异性也有重要意义。

6. 针对受体分子上的 DNA 结合功能域，靶基因 DNA 上有一定的序列作为应答元件（response element，RE）。对人工合成的各种不同碱基序列

的 DNA 片段进行筛选，已基本阐明对几类核受体有高亲和力的特定碱基序列（表 16-3）。对甾体激素受体，主要是位于三个非特异碱基两侧的特定碱基序列起决定作用，对非甾体激素，则中间非特定碱基的数目也有重要意义。

表 16-3 几种重要核受体的应答元件

受体	RE 碱基序列（5′→3′）
GR，MR，PgR，AR	GGTACA-NNN-TGTTCT
ER	AGGTCA-NNN-TGACCT
TR	AGGTCA-TGACCT
	AGGTCA-NNN-AGGTCA
	TGACCT-NNNNNN-AGGTCA
RAR	AGGTCA-NNNNN-AGGTCA
VDR	AGGTCA-NNN-AGGTCA

7. 核定位功能域 受体的核定位（染色体定位）对配基正确发挥作用有重要意义。现知 D 区在核定位方面有重要作用，起作用的是紧接在 C 区后面的一段含较多碱性氨基酸的序列。

8. 其他

（1）转录活化区：除 DNA 结合区是受体作用于 DNA 并激活转录的主要功能域外，运用嵌合受体及其他技术还发现，大多数受体的 A/B 区和 E 区各有一定的部位，对 DNA 结合区激活转录有一定的加强作用。

（2）热休克蛋白结合区：核受体在未与配基结合时，往往与热休克蛋白（主要是 hsp90）形成复合物。一旦配基与受体结合，热休克蛋白就解离下来。目前认为，热休克蛋白主要是对受体分子起稳定作用。热休克蛋白的结合位点在 E 区。

（3）磷酸化部位：核受体的磷酸化部位主要在 A/B 区。磷酸化的意义尚无统一认识，可能和受体分子的降解和再生有关，也有报道和核受体与配基的结合有关。核受体调节基因转录的作用虽不是通过磷酸化作用实现的，但是核受体分子的磷酸化是它们和其他受体的作用密切联系的环节，因此也是值得进一步研究的领域。

三、核受体与配基的结合

核受体与配基结合后的主要作用是影响靶基因的转录。DNA 上的应答元件 RE 位于结构基因启动子（promotor）的上游，具有典型的增强子（enhancer）特性。但是 RE 在未与受体结合前没有促进转录的作用。

1. **二聚化** 受体与配基结合的过程也就是受体脱离热休克蛋白的过程。紧接着受体和配基的复合物就形成二聚体，并和靶基因上相应的 RE 结合，起激活作用。X 射衍射和双向 NMRI 技术证明，受体二聚体主要和 DNA 双螺旋的大沟形成紧密的结合，其中 P 盒及其下游的若干氨基酸处于中心位置，推测它们可能对受体在靶基因的特异性定位方面起很重要的作用。两个受体分子的第二指则共同占据中间的小沟，显然对受体的二聚化有重要意义。甾体激素受体大多是以同二聚体的形式与 DNA 结合，在未与配基结合时至少有相当一部分游离在细胞质中。TR、VDR、RAR 等非甾体激素则不同，即使未与配基结合也大部分和 DNA 结合，而且和配基结合时往往与 RXR 形成异二聚体。RXR 的主要内源性配基是 9- 反式维 A 酸，当它和其他受体（如 TR、RAR、VDR）形成异二聚体时，并不需要 9- 反式维 A 酸的结合，但是对 TR、RAR、VDR 的亲和力却有明显的提高作用，对引起 TR、RAR、VDR 激活的后续效应有重要意义。为此，近年来对 RXR 与 DNA 结合的特点也有不少研究。

2. **基因表达的活化** 以往认为，一旦配基和受体结合，形成二聚体并与靶基因的 DNA 应答元件相结合，就会直接影响靶基因的启动子，使之活化，促进转录。近年的研究显示，配基 - 核受体的复合物和靶基因结合时位于靶基因启动子的上游，中间有一定量氨基酸的间隔。因此除了直接影响启动子外，多数情况下还有一些辅助因子的参与，才能显著影响转录。这些辅助因子也与蛋白质和配基受体复合物发生蛋白质结合反应，促进转录者称为协同激活因子（coactivator），抑制转录者成为协同抑制因子（corepressor）。目前已经报道了多种协同激活或协同抑制因子。在协同激活因子的研究中，最受关注的问题之一是它们是如何起作用的。研究较多的为转录辅助激活因子 CBP（CREB 结合蛋白）。

CBP 最初是研究 cAMP 激活某些转录过程时发现的。cAMP 通过 PKA 使 CREB（cAMP response element protein）磷酸化，磷酸化的 CREB 能与另一蛋白结合，而后者是直接和一些转录因子结合并起激活作用的蛋白质，称为 CREB binding protein，简称 CBP。现在知道，CBP 不仅是 cAMP 激活基因表达的中介蛋白质，也是很多核受体及酶联受体激活基因表达的中介蛋白质。对核受体来说，

CBP 途径可能还需另一蛋白质的参与，该蛋白质最初是在研究甾体激素受体时发现的，称为甾体激素受体协同激活因子（steroid receptor coactivator，SRC）。

（胡雅儿）

参 考 文 献

[1] Bolander FF. Molecular Endocrinology，3rd ed. San Diego：Academic Press，2004.

[2] Wilson JD，Foster DW，Kronenberg HM，et al. Williams Textbook of Endocrinology，9th ed. Section 1. Philadelphia：WB Saunders Co，1998.

[3] Barnes NM，Sharp T. A review of 5-HT receptors and their function. Neuropharmacology，1999，38（8）：1083-1152.

[4] Watson S，Arkinstall S. The G-protein linked receptors. London：Academic Pr，1994.

[5] Souverian M，Issad T. Molecular basis of insulin action. Diabetes Metab，1998，24（6）：477-489.

[6] Friedman WJ，Greene LA. Neurotrophin signaling via Trks and p75. Exp Cell Res，1999，253：131-142.

[7] Cobb MH，Goldsmith EJ. How MAP kinases are regulated. J Biol Chem，1995，270：14843-14846.

[8] Schindler C，Darnell JE Jr. Transcriptional responses to polypeptide ligands：the JAK and STATs. Ann Rev Biochem，1995，64：621-651.

[9] Carter-Su C，Schwartz J，Smit LS. Molecular mechanism of growth hormone action. Ann Rev Physiol，1996，58：187-207.

[10] Mehta AK，Ticku MK. An update on GABAA receptors. Brain Res Brain Res Rev，1999，29：196-217.

[11] Hollman M. Cloned glutamate receptors. Ann Rev Neurosciences，1994，17：31-108.

[12] Swope SL，Moss SI，Raymond LA，et al. Regulation of ligand-gated ion channels by protein phosphorylation. Adv Second Messenger Phosphoprotein Res，1999，33：49-78.

[13] Felig P，Frohman LA. Endocrinology & Metabolism. 4th ed. New York：McGraw-Hill，2001.

[14] Waxman DJ. P450 Gene induction by structurally diverse Xenochemicals：Central Role of Nuclear Receptors CAR，PXR，and PPAR. Archives of Biochemistry and Biophysics，1999，369（1）：11-23.

[15] Nestler EJ，Hyman SE，Malenka RC. Moleculr Neurohparmacology. New York：McGraw-Hill Medical，2001.

[16] Yap TA，Garrett MD，Walton MI，et al. Targeting the PI3K-AKT-mTOR pathway：progress，pitfalls，and promises. Current Opinion in Pharmacol，2008，8：393-412.

[17] Felig P，Frohman LA. Endocrinology and Metabolism. 4th ed. New York：McGraw-Hill，2001.

[18] Gomperts DB，Kramer MI，Tatham EP. Signal Transduction. San Diego：Academic Press，2004.

[19] Bolander FF. Molecular Endocrinology. 3rd ed. San Diego：Elsevier Science，2004.

[20] Underhill DM，Goodridge HS. The many faces of ITAMs. Trends in Immunology，2007，28：66-73.

[21] Nestler EJ，Hyman SE，Malenka RC. Molecular Neuropharmacology. 2nd ed. New York：McGraw-Hill，2008.

第十七章

受体放射分析

放射配基结合分析直接测定配基和受体的复合物，方法较简便，敏感性高，特异性强。如果放射性标记配基制备恰当，可以不改变原有配基的亲和力。因此用途广泛，有些方面如受体数量的测定是迄今为止其他方法无法取代的。

第一节　受体和配基结合反应的基本规律

受体和配基的可逆性结合反应决定了它们服从可逆性化学反应的质量作用定律（mass action law）。设配基和受体的初始浓度为 LT 和 RT，反应一段时间后部分配基和受体结合成复合物，其浓度为 RL，未结合的（游离）配基和受体浓度减少到 L 和 R，形成复合物的速率为 v_1，其结合速率常数（association rate constant）为 k_1。因为是可逆反应，RL 又要解离成 R 和 L，设解离速率常数（dissociation rate constant）为 v_2，其解离速率常数为 k_2。于是按照质量作用定律，有如下关系式（公式 17-1）：

$$R + L \underset{k2,\,v2}{\overset{k1,\,v1}{\rightleftharpoons}} RL \qquad （公式 17\text{-}1）$$

其中 $v_1 = k_1 \times R \times L$，$v_2 = k_2 \times RL$。当反应达到平衡时，$v_1 = v_2$，于是 $k_1 \times R \times L = k_2 \times RL$，习惯上把 k_1/k_2 称为平衡结合常数 KA（equilibrium association constant），也称平衡亲和常数（equilibrium affinity constant）。其倒数 k_2/k_1 则称为平衡解离常数 KD（equilibrium dissociation constant）。在受体研究领域中常用 KD 来反映亲和力（affinity）的大小，KD 越大亲和力越小。因为配基和受体的初始浓度 LT 和 RT 分别有一部分变为 RL，所以 L＝LT－RL，R＝RT－RL，所以有以下等式（公式 17-2）。

$$KD = \frac{k_2}{k_1} = \frac{R \times L}{RL} = \frac{(RT - RL) \times (LT - RL)}{RL}$$

$$（公式 17\text{-}2）$$

不论用放射配基结合分析解决什么问题，有两个共同性的问题必须先行处理好。一是测定到的复合物放射性，称总结合（total binding，TB），包括配基和受体的特异结合（specific binding，SB）及非特异结合（nonspecific bind，NSB）两部分，必须将 TB 减去 NSB 得到 SB，才代表受体的特异结合。二是实验测定的是复合物的放射性，需要将放射性换算成受体的量（通常以 mol 数表示）。

NSB 由标本中的杂蛋白及分离复合物的材料引起，属低亲和力、高容量，故随 LT 增加而线性上升，不被非标记配基取代。如实验时作平行管，管内除放射配基和受体外还加 100～1 000 倍浓度的非标记配基，则该管内的 SB 绝大部分被非标记配基取代，而 NSB 不被取代，故该管测得的放射性代表 NSB。相应的 TB 管放射性减去 NSB 管放射性就是 SB（图 17-1）。

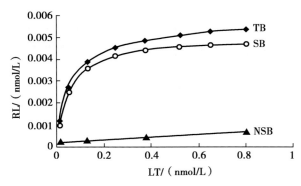

图 17-1　总结合 TB、非特异结合 NSB 和特异结合 SB 的关系
实验实测值为 TB 和 NSB。NSB 和所加放射配基的量呈线性关系，可以少测几点

SB 的放射性实际上来自配基，单位是 cpm，所以可先按公式 17-3 换算成配基的 mmol 数。

$$配基（mmol） = \frac{复合物（cpm）}{测量效率 \times 配基比活度（cpm/mmol）}$$

$$（公式 17\text{-}3）$$

多数受体和配基以 1 : 1 的比例结合，则配基的 mmol 数亦即受体的 mmol 数。如果一个受体分子结合两个分子配基（如烟碱样胆碱受体），或者两个受体分子结合一个分子配基（如生长激素受体），则再按该比例计算受体量。如再除以管中的细胞数或蛋白量，就是通常所谓的受体密度。蛋白量需另设平行管测定，常用的方法是 Lowry 法和考马司亮蓝法，后者只适用于可溶性蛋白。

下面介绍的放射配基结合分析法都是以已减去 NSB，并已换算成受体的 mmol 数为起点。

一、饱和曲线法测定受体的数量和亲和力

配基和受体的结合服从可逆反应的质量作用定律，其基本方程将公式 17-2 展开重排，就得到饱和曲线的方程（公式 17-4）：

$$RL^2 - RL \times (LT + KD + RT) + LT \times RT = 0$$

（公式 17-4）

实验时取一系列试管，各加相等量的受体标本 RT，同时向各试管中加不同量（从 0 起逐管递增，尽量覆盖饱和区）的放射配基 LT，孵育一定时间使反应达到平衡（正向和反向的速率相等），分离复合物测放射性 RL，就得到饱和曲线。将各点的 LT 作为自变量、RL 作为应变量代入 17-4 式，经过计算机曲线拟合就可得到饱和曲线，并给出 RT 和 KD。

应当指出：①放射配基的选择对获得可靠结果非常重要。很多标本都含有同一种受体的不同亚型，如果用选择性放射配基，而选择性又不很高，则难以保证所选浓度对各种亚型都已达到饱和区（图 17-2）。因此应当选择无选择性的放射配

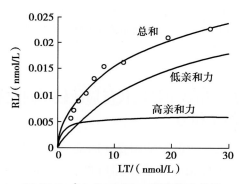

图 17-2 ^{3}H-pirenzipine 受体结合曲线

用 ^{3}H-pirenzipine（哌仑西平）和鼠脑匀浆进行结合实验，对 M_1 的亲和力较对其他几种亚型高约 20 倍。实验结果任何一点都是高低亲和力亚型的总和，而低亲和力亚型直到 LT 为 30nmol/L 时仍未饱和，如果不用双位点数据法处理，则结果既不代表 M_1，也不代表总 M 受体数

基，得到的是该种受体各亚型的总量。如要测定某种亚型的量，应选用后面将述及的双位点法；②由于受体密度和蛋白量有关，而杂蛋白量的多少和所用匀浆方法、离心介质和速率有关，所以各实验室的正常值不会等同，即使同一实验室所得数据也应当用同批配对的方法作统计处理。

二、受体与配基结合反应的动力学

上述求 RT 和 KD 的方法要求反应达到平衡后才能分离复合物测定，达到平衡需要一定孵育时间，这个时间和孵育温度及 k_1、k_2 的值有关。可以通过动力学实验求得。受体与配基开始接触，$v_1 = k_1 \times R \times L$ 由最大逐渐变小，$v_2 = k_2 \times RL$ 由最小逐渐变大，复合物的净生成率是 $v_1 - v_2$，所以开始时复合物增长很快，逐渐变慢，当 $v_1 = v_2$ 时就不再增长，也就是达到动态平衡。一般达到平衡都较快，在数十秒至数十分钟间。当周围的游离配基急剧下降，或非标记配基浓度急剧升高时，放射性复合物的解离也很快，而且服从一级动力学（图 17-3）。这种快速结合和快速解离对保证受体的迅速反应有很重要的意义。

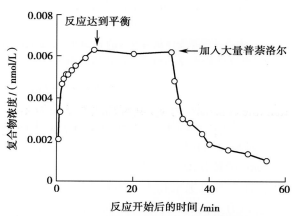

图 17-3 ^{125}I-IPIN 与小鼠肺 β- 肾上腺素受体结合的动力学

在反应开始后不同时间取样测定复合物 RL，反应约在 10 分钟达到平衡，30 分钟时加入大量普萘洛尔，使放射性复合物单方向解离，复合物按指数规律下降。未加普萘洛尔前，$dRL/dt = k_1 \times R \times L - k_2 \times RL$，可由此导出结合反应的一级速率常数。加普萘洛尔后，$RL_t = RL_{平衡} \times e^{-k_2t}$，通过一定计算机程序可求得 k_1 及 k_2

三、通过 Scatchard 函数判断结合反应属简单单位点系统还是较复杂的系统

将公式 17-2 写成 $KD = (RT - RL) \times L/RL$ 再进行简单的重排，即得到著名的 Scatchard 函数（公式 17-5）：

$$\frac{RL}{L}=\frac{RT}{KD}-\frac{1}{KD}\times RL \qquad （公式17-5）$$

可以看出，当RT和KD固定时，RL/L和RL是线性关系，若以RL为横坐标，以RL/L为纵坐标，将得到一条直线。横截距即为RT值，直线斜率的负倒数就是KD（图17-4）。所以在没有计算机曲线拟合的程序时Scatchard函数也可用来对多点法实验求RT和KD。但是由于直线化需进行坐标转换以及横坐标RL本身是实验值，所以Scatchard作图法求RT和KD往往误差较大。类似的直线化方法还有Woolf函数和双倒数函数，也有类似缺点，现已少用。

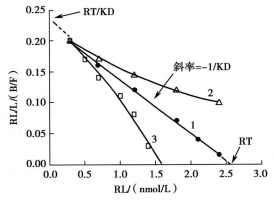

图17-4　多点法配基受体结合反应的Scatchard函数作图
1为简单单位点系统，2为有负协同作用的系统，3为有正协同作用的系统

如果反应系统中配基和受体有两种以上的亲和力，则Scatchard函数作图不是一条直线，所以Scatchard函数作图迄今仍被用来帮助判断系统中是否存在二种以上亲和力。当有两种受体亚型对配基亲和力不同时，将呈现为向上凹的曲线。当系统存在正协同（positive cooperativity）或负协同（negative cooperativity）现象时，将分别呈现向上凸或向下凹的曲线。所谓协同现象，就是当一个受体结合位点和配基结合时，会影响邻近结合位点的构象，使它和配基的亲和力发生变化（KD变大或变小），而且这种变化随着受体和配基结合量的增加而越来越显著，受体调节一章中还将进一步讨论。

四、用Hill函数作图求Hill系数

用Hill函数作图求Hill系数帮助判断系统中是否一个分子和一个配基分子结合，如果每一个

受体分子与n个配基分子结合，则按质量作用定律有以下关系式：$R+n\times L \underset{k2,v2}{\overset{k1,v1}{\rightleftharpoons}} RL$，该式也可写成$KD=\dfrac{(RT-RL)\times L^n}{RL}$，该式重排，两边取对数，就得到Hill函数（公式17-6）：

$$Log\frac{RL}{RT-RL}=-LogKD+n\times LogL$$

$$（公式17-6）$$

当以LogL为横坐标，LogRL/(RT-RL)为纵坐标作图时，为一上升直线，这就是Hill作图（图17-5）。斜率为n，称为Hill系数。如果受体分子与配基分子以1:1结合，则n=1，如以1:2结合，则n=2。有时n介于0.5和1或1和2之间，则往往和Scatchard函数作图时呈曲线相仿，提示有两种以上亲和力的存在，或由于有两种以上亚型，或由于有正负合作现象。

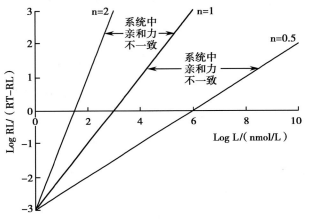

图17-5　Hill函数作图
n=1是受体和配基比例为1:1，n=2是受体和配基比例为1:2，n=0.5是两个受体分子和一个配基分子结合。n介于0.5和1或1和2之间常常表示系统中有两种以上亲和力的受体或有正负协同

五、用竞争性取代反应比较不同配基对受体的亲和力

如果在放射配基和受体的反应系统中加入另一种不带标记的配基，而且该配基也能和受体发生特异性的可逆性结合，则会与放射配基竞争有限的受体结合位点，使放射配基形成的复合物减少，减少的程度和所加配基的亲和力及浓度有关。这就是竞争性取代反应（competitive replacement reaction），也称竞争结合反应（competitive binding reaction）。竞争取代反应也是动态过程，也需要一定时间才达到平衡，由于系统中有两种配基，所需平衡时间较长，而且在很大程度上取决于亲和力较低的配基。

以所加的竞争剂浓度（绝对值或以不加非标记配基时为 100% 的相对值）为横坐标，复合物的放射性为纵坐标作图，将得到一条逐渐下降的曲线，若改用竞争剂剂量的对数为横坐标，将得到一条反 S 形的竞争曲线。越是亲和力高的非标记配基，曲线下降越快，S 形曲线的位置越是在图的左侧（图 17-6）。

图中还给出了 IC_{50}，亦即取代 50% 时的非标记配基浓度，浓度越小，说明非标记配基的竞争性越强，亦即亲和力越高。此处是指竞争剂的亲和力，用 KI 表示。IC_{50} 的大小除和非标记配基的亲和力有关外，还和所用放射配基的亲和力及浓度有关，KI 则是非标记配基的常数。两者可用公式 17-7 进行换算。

$$KI = \frac{IC_{50}}{1 + LT/KD}$$ （公式 17-7）

用竞争性取代反应比较不同配基对受体的亲和力，只需一种放射配基就可以观察很多不同的非标记配基，所以很明显，对筛选受体的拮抗剂和激动剂有重要用途。

六、用双位点饱和实验研究受体亚型

前已述及，如果一个标本中有两种亚型，而且它们对配基有不同亲和力，则用多点法作饱和曲线实验，每一个 LT 给出的 RL 都是两种亚型的总和，而且两种亚型的比例随 LT 的增加而不断改变（图 17-4）。遇到这种标本，如果只需要了解总受体数，可以改用无选择性的放射配基，给出总的 RT 和总的 KD。如果需要了解不同亚型的 RT 和 KD，则必须选用有选择性的放射配基，借助一定的数学模型和计算机程序，求出高亲和力受体亚型的 RT_1 和 KD_1 以及低亲和力受体亚型的 RT_2 和 KD_2。

由于计算机编程的具体需要，双位点饱和实验的数学模型需从 Scatchard 函数开始。将 Scatchard 函数写成如下形式（公式 17-8）：

$$\frac{RL}{L} = \frac{RT}{L + KD}$$ （公式 17-8）

当系统中有两种亚型，测得的 RL 是 RL_1 和 RL_2 的总和，RT 是 RT_1 和 RT_2 的总和，各自的亲和力分别用 KD_1 和 KD_2 表示，于是得到双位点饱和曲线的 Scatchard 函数如下（公式 17-9）：

$$\frac{RL}{L} = \frac{RL_1 + RL_2}{L} = \frac{RT_1}{L + KD_1} + \frac{RT_2}{L + KD_2}$$
（公式 17-9）

上式中 RL 和 L 是实验值，RT_1 和 RT_2、KD_1 和 KD_2 是待求参数。只要实验点数足够多（10 点以上），得到足够多的 RL 和 L，就可以通过曲线拟合，求出曲线并分解成高低亲和力两条直线，同时给出四个待求参数（图 17-7）。也可以进一步还原成饱和曲线。用双位点饱和实验的主要缺点是低亲和力受体亚型不易饱和，加以 Scatchard 函数作图需要坐标转换，因此误差较大，而且所需放射配基量大，成本高。所以研究亚型用得更多的是双位点竞争取代反应。

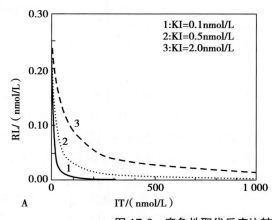
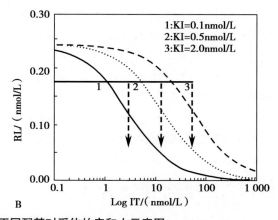

图 17-6 竞争性取代反应比较不同配基对受体的亲和力示意图

A. 普通坐标；B. 横坐标取对数。KI 越小，曲线越靠左，虚线箭头所指表示不同非标记配基的 IC_{50}

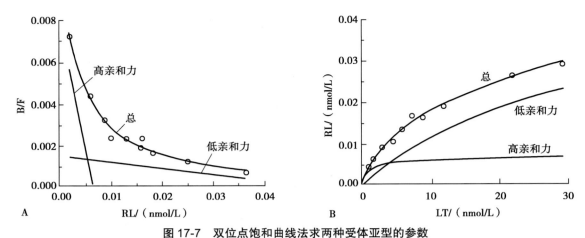

图 17-7 双位点饱和曲线法求两种受体亚型的参数

A、B. 用 ^3H-pirenzipine 和鼠脑匀浆进行结合实验,经计算机拟合给出高亲和力受体的 RT 和 KD 分别为 0.006nmol/L 和 0.98nmol/L,低亲和力受体的 RT 和 KD 分别为 0.028nmol/L 和 21nmol/L。B 为还原形成的饱和曲线

七、用双位点竞争取代反应研究受体亚型

为了克服双位点饱和实验的缺点,也可用双位点竞争取代反应来研究受体亚型的参数。用非选择性的放射配基和所有受体亚型结合,用有选择性的非标记配基进行竞争取代反应,则两种亚型对非标记配基有高低亲和力之分。非标记配基浓度低时取代的多为高亲和力亚型,随着非标记配基浓度增加,被取代的低亲和力亚型逐步增多,形成一条非典型的中间有转折的竞争曲线。两种亚型和非标记配基的亲和力差异越大,转折越明显(图 17-8)。为了建立数学模型,以便用计算机求解两种亚型的参数,我们参照 Molinoff 的报道推导出以下方程。实验的做法和单位点竞争取代反应基本相同,得到一系列对应于各个 IT 的 RL。以不加 IT 时的 RL 减去其他各管的 RL 即得到一系列对应于 IT 的 RI。于是公式 17-4～公式 17-6 中

四个待求参数就可通过拟合算出。再按公式 17-7 算出 KI_1 和 KI_2,通过公式 17-10 得出 RI。图 17-9 是一个 M 受体的实例。

$$RI = \frac{RT_1 \times I}{IC_{50_1} + I} + \frac{RT_2 \times I}{IC_{50_2} + I} \quad (公式 17-10)$$

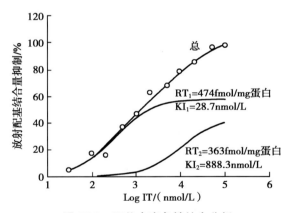

图 17-9 双位点竞争性结合分析

用 ^3H-QNB 作放射配基,pirenzipine 作选择性非标记配基,作双位点竞争取代分析法实例,计算机程序将测得的曲线(总)分成高(M_1 亚型)低(M_2 亚型)亲和力两条曲线并给出各自的 RT 和 KD。本例纵坐标是放射配基结合量被抑制的百分比(%),也可用 RL 的百分比(%)表示,此时曲线走向相反

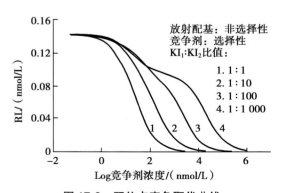

图 17-8 双位点竞争取代曲线

放射配基无选择性,两种亚型对非标记配基的亲和力不同,曲线形状也不同,亲和力差异越大,中间的转折越明显

上述两种处理双位点的方法都是对高亲和力亚型的误差较小。它们也可用于多位点系统,但此时所选非标记的竞争剂应当只对其中一种亚型具有高亲和力,而对其他亚型都是低亲和力。例如 pirenzipine 只对 M_1 亚型有高亲和力,对其他 4 种亚型都是低亲和力,因此用同样的程序将竞争曲线分为高低亲和力两条曲线,高亲和力的一条就代表 M_1,低亲和力的一条是 4 种亚型的混合,

没有意义。如需求 M_2 亚型的参数，则应改用对 M_2 有高亲和力的甲氧曲胺（methoxytyramine）。

综合以上 7 个方面，可以看到，放射配基结合分析用途广泛，能较精确地求出有关受体的很多参数。因此直到目前仍是研究受体极为常用而且非常有用的方法。

第二节　受体放射分析的基本方法

建立一个优良的离体 RBA 系统，应根据实验目的和研究对象而有不同，在方法学上考虑的要点如下。

一、受体标本的制备

在受体结合的实验研究中，所用的受体标本为组织切片、完整的单层培养细胞或游离活细胞、粗制的或纯化的细胞膜受体，以及可溶性的受体蛋白等。

1. 组织切片　冷冻组织切片常用明胶粘贴于玻片上，在温育缓冲液中与标记配基进行反应，反应结束后用冰冷缓冲液洗去未结合的多余标记配基即可，切片厚度一般为 8~50μm。用组织切片的主要目的是研究受体的分布，即用放射自显影法或免疫组织化学法。

2. 游离的完整细胞悬液　完整活细胞可以是血细胞、培养的单层细胞、肿瘤的腹水细胞或经处理的原代细胞等。完整细胞的优点是在研究受体结合特性的同时进行生物效应的测定。完整细胞的膜受体在 37℃时会发生受体内化现象（internalization），这会破坏结合反应的平衡状态，在此情况下测定的 KD 值就不正确。如 EGF 受体，完整细胞在 37℃温育时约有 80% 的受体内化，而在 4℃温育，内化现象可被阻止。使用完整细胞的优点可归纳为：①受体处于原有的正常环境，膜、膜内 pH、离子梯度等均未受扰乱，受体与其相连的效应器（如 G 蛋白）也保存完好；②在受体功能完好的情况下研究受体，可以同时观察配基与受体的结合以及细胞的生物效应，所得结果更能反映受体的生理特性；③能直接给出每一个细胞的受体数。

但完整细胞的受体分析必须尽可能选用不易穿透细胞膜双层磷脂的标记物，否则由于游离配基进入细胞内可引起较大误差。此外还必须注意防止操作过程可能导致细胞表面生理活性的改变。

3. 分离亚细胞组分　大多数受体的 RBA 需经差速离心法分成胞膜、胞质、胞核，取所需的组分进行分析。其优点是：①除去大部分杂蛋白和内源性配基，减少 NSB 或其他干扰因素；②受体蛋白得到初步浓缩，使富集的受体制剂获得可靠的分析结果。

亚细胞组分（即细胞膜和细胞质受体）的分离一般都采用差速离心法。一般先制成匀浆，再在含 0.25~0.3mol/L 蔗糖的缓冲液中先后以不同离心力进行离心，分离不同的亚细胞组分。为保证受体标本的结合活性，整个制膜过程必须在 4℃下操作；缓冲液应有适宜的离子强度、pH 值、EDTA 和 Mg^{2+} 等；有时需加蛋白酶抑制剂，防止受体蛋白被内源性蛋白酶水解。分离的细胞组分如图 17-10 所示。

受体组织的来源主要是实验动物或人，在血液供应停止后必须尽快取材。以防组织自溶的影响。必须注意及检验组织冷冻对受体结合的影响。一般来说，保存膜制剂比保存整块组织更好，有些受体的膜制剂于 −70℃ 可保存数月之久，但严禁反复冻融。

（1）粗膜制剂（crude membranous preparation）：冷冻的组织块切碎后加低渗缓冲液进行匀浆。低速离心（800~3 500×g）10~15 分钟，上清液再

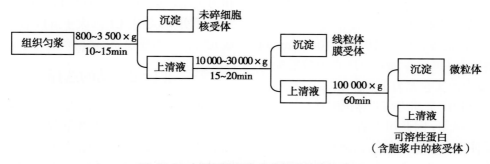

图 17-10　分离亚细胞成分的差速离心法

高速离心（10 000～30 000×g）10～15 分钟（均在 4℃下进行）。所得即为膜制剂或粗膜制剂。两次离心的好处是可更好地去除可溶性物质（如内源性配基、GTP 等），以免干扰结合分析。

（2）洗膜制剂（washed membranous preparation）：有时上述粗制剂经洗膜步骤后可有效进一步降低非特异结合及内源性配基的结合。但洗膜过程必须防止受体蛋白的分解。目前抑制受体蛋白分解作用的主要方法有：①用新鲜组织；②低温状态下操作膜的制备；③加蛋白酶抑制剂。

洗膜制剂的方法各家报道不一，较多的是反复高速离心，有的加用 EDTA，有的中间增加冰浴振荡最后得到的沉淀可 −70℃保存数月之久。膜制备过程中以及制成品应以受体结合试验（与标记配基的结合率）及酶活性作指标来判断膜制剂的纯度。还可用电子显微镜观察膜制剂有无其他亚细胞组分。

4. 可溶性受体蛋白 大多数跨膜受体用 1%（V/V）TritonX-100 能有效地将受体蛋白从双脂层中溶解出来，也有用 Digitonin 或 Tween-80 等物质来溶解。溶解受体时常加蛋白酶抑制剂以保护可溶性受体蛋白不被水解。一般用 100 000×g 的超速离心法分离可溶性和不可溶性的物质。所有操作都应在 4℃下进行，以免受体蛋白产生凝结、变性。假如受体蛋白还需进一步纯化，常用特异的配基或抗体，以亲和层析法分离受体蛋白。

二、标记配基的选择

受体的放射配基结合分析法没有标准品作参照，而是通过已知放射配基的放射性活度和比活度，以及测定结合部分的放射性活度，用数学模型求出受体的有关参数。因此对所用的标记配基有很严格的要求。

1. 对放射配基的基本要求

（1）高比活度：由于 RBA 的标本中受体数量一般都很低，在 0.01～1pmol/mg 蛋白的水平，要得到满意的结果就必须使用高比活度的标记配基。一般要求比活度在 3.7×10^{11}Bq（10Ci）/mmol 以上。比活度高，可减少加入反应管的放射配基量，对标本量少的实验尤为重要。

（2）高亲和力：亲和力高的标记配基在浓度较低时便可达到饱和，因此可节省用量。此外，这种配基与受体形成的复合物往往解离较慢，有利于结合和游离配基的分离。不少拮抗剂的亲和力

比激动剂高，因此使用较多。

（3）高特异性：与其他种类的受体交叉反应要尽量少，否则需要采取措施预先除去标本中有交叉反应的受体。对于有两种以上亚型的标本，还需注意配基对亚型的选择性。例如脑标本内有 5 种 M 受体的亚型，如果目的是测定总的 M 受体密度，则应选对 5 种亚型都没有选择性的配基；如果目的是测 M_1 亚型，则应选只对 M_1 有高亲和力而对其他亚型都只有低亲和力的标记配基如哌仑西平做饱和实验，或选非标记哌仑西平做竞争取代实验。

（4）高放射化学纯度及高稳定性：RBA 中受体参数的计算是以标记配基的用量和比活度为依据，较多的放射性杂质有时可导致计算错误。一般要求放化纯度在 95% 以上。

2. 对放射配基的用量 不同受体、不同配基、不同实验方案所需的放射配基用量差异可以很大，需通过预实验来选定。

（1）多点饱和曲线实验：每一受体标本做 6～8 个实验点（双位点需更多些），逐点增加标记配基的量，低剂量应覆盖不饱和区，高剂量应覆盖饱和区，以便得到较典型的饱和曲线。此法能给出较多参数，如 RT、KD、反映实验误差大小的平均残差等，可信度也较高，但工作量较大。

（2）单点法：通常根据多点饱和实验结果来选定一个能与受体基本饱和结合的标记配基量，根据结合部分的放射性活度算出受体结合位点的摩尔数。该方法操作简便，所需标本量少，适宜临床检验和药物筛选，但只能给出一个参数即受体的最大结合容量 Rmax，而且所得结合容量略小于饱和曲线法。

（3）竞争结合实验：如果竞争结合实验是为了判断非标记化合物属竞争抑制剂还是不可逆阻断剂，所用放射配基是从零开始逐渐增大，和一般饱和实验相同。如果目的是比较不同竞争剂的亲和力大小，实验中改变的是 IT，而 LT 是固定值。对此类实验，要求 LT 远大于 RT，否则由 KI 转换成 IC_{50} 将有明显误差。

三、非标记配基的选择

非标记配基有两个作用。一是测定 NSB，二是在竞争取代反应中作竞争剂。测定 NSB 时的方法是：在测定上述多点法或单点法的总结合 TB 时，同时设置一系列平行管，在加入标记配基及受

体标本的同时，另加非标记配基，后者可以是标记配基的同一化合物，也可以是该受体的另一种配基。但必须能与标记配基竞争同一受体，并且非标记配基对受体的特异性和亲和力应尽较高，使之有较高竞争能力。一般非标记配基的用量为标记配基的 500~1 000 倍，可占据几乎所有的受体位点，使绝大多数受体不再与标记配基结合，这样，测得的结合部分放射性就代表非特异结合（NSB）。

测定 NSB 时，所需的非标记配基浓度一定要通过实验来选定。因为，如果浓度不足，则对受体位点封闭不够；如浓度过高会使一些非特异性结合位点被占据，产生特异性结合（SB）被抑制过多的假象。另外，所用非标记配基最好和放射性配基不是同一化合物，这样不容易出现非特异性结合位点被占领的情况。

四、温度与孵育时间

温度是影响反应速率的重要因素。温度高，结合快，达到反应平衡时间短。但温度低，反应终止时容易降温，减少分离过程中复合物的解离。另外，温度低对配基及受体的稳定性有利，但原有的内源性配基不易解离。不同受体结合系统的最佳温育温度要经过试验选定。

对于饱和或竞争取代试验，反应达到平衡的时间较长，故温育时间应比简单的饱和实验长。温育温度与平衡时间是紧密相关的，不同的受体结合系统的反应平衡时间因亲和力、温育温度、配基及受体浓度的不同而不同。必须注意，在测试最佳温育时间时，应以低浓度的放射性配基为准，因为低浓度配基更不易达到平衡。

一般室温操作比较方便（22℃），但有人认为使用生理温度 37℃ 更好，活细胞的膜受体存在内化（internalization）问题。4℃ 温育，平衡时间虽然长一些，但其结果之重复性更好。

五、结合与游离部分的分离

RBA 流程中分离的目的是将反应达到平衡后所形成的标记配基和受体的复合物与游离标记配基分开，然后才能测定复合物的放射性活度。一旦分离，原有的反应平衡被破坏，因此在分离过程中要使复合物的解离降低到最低程度。低温和快速是最有效的措施。常用的分离方法有过滤、离心、吸附、透析、电泳等，凡 RIA 中用的分离方法基本都可以采用。

1. 对完整细胞、胞膜、胞核受体样本的分离，目前最常用的分离方法是过滤法。过滤材料主要是玻璃纤维滤膜，此法操作简便、分离效果较满意。但是对有些游离的标记配基有非特异吸附能力，使 NSB 升高，需要采取一定措施例如预先用牛血清白蛋白、非标记配基或 PEI（polyethylenimine）等浸泡。对于 KD 较大亦即亲和力较低的受体反应标本，过滤过程可能引起较多的复合物重新解离，导致较大误差。对此，可以考虑改用离心法，原因是离心过程并没有破坏原来的游离配基和复合物的平衡。但是离心法不能完全去除游离配基，因此 NSB 较高而且波动较大。

2. 对溶脱的核受体、存在于胞质中的核受体以及溶脱的膜受体样本，往往采用葡聚糖涂膜活性炭法（DCC，终浓度 0.5% 左右）来分离。DCC 将游离配基吸附并离心除去，受体复合物留在上清液中，因此分离过程也会造成原来平衡的破坏。必须在低温下进行，而且严格控制每一反应管的分离时间相同。对低亲和力的可溶性受体，DCC 不是理想的分离方法，近年来出现了不少利用小层析柱的方法，和上述颗粒性标本利用离心法的原理相仿，以减少在分离过程中平衡的破坏。

第三节 受体放射分析的数据处理

受体放射分析所得测定数据都是放射性强度单位，如 cpm，dpm 等，而受体分析没有标准品，不能通过标准曲线查到所需结果，只能靠数据换算来解决。如换算成每毫克蛋白或 10^6 细胞所含受体数（通常以 fmol 或受体分子数表示）或平衡解离常数（通常以 nmol/L 表示）。另外，较多的受体放射分析是各种多点法（如单位点或双位点的多点饱和分析法，单位点或多位点的竞争结合分析法等），实验得到的是若干点的实测值，需要经过用一定的数学模型进行直线或曲线拟合，才能得到所要的结果。所以受体放射分析的数据处理包括两个方面，一是正确的单位换算，二是各种手工或计算机的数据拟合。下面将逐一介绍。

一、单点饱和分析法的单位换算

单点饱和法只能得到受体最大结合位点数 RT（或称受体密度）。是将测得的复合物放射性强度 cpm 换算成受体的 fmol 数，再算成 RT（fmol/mg 蛋白）。通常都是计算饱和区的 RT，也称最大结合容量 Bmax（maximum binding capacity）。因为多数复合物中受体和配基是 1:1 的关系，所以单位换算的公式是（公式 17-11）：

$$RT = \frac{样品总结合 cpm - 非特异结合 cpm}{测量效率（\%）\times 配基比活度 \times 标本的蛋白量}$$
（公式 17-11）

如果受体和配基以 1:2 的关系形成复合物，则上式还应被 2 除。注意上式中分子是样本的特异结合，实际测量到的总结合 TB 和非特异结合 NSB，TB 减去 NSB 才是样品的特异结合 SB。配基比活度的通用单位是 Bq/mmol，此处应先换算成 dpm/fmol。样本的蛋白浓度需用生化方法测定，主要是两种方法，即 Lowry 法和 Bradford 法。前者包括一步强碱处理，适用于可溶性及颗粒性蛋白，后者只适用于可溶性蛋白，用于颗粒性蛋白时误差较大。定出蛋白后就可将 RT 计算成 fmol/mg 蛋白。对于完整细胞，也可不测定蛋白浓度而是对细胞数进行计数，得到的 RT 值以 $fmol/10^6$ 细胞数或受体分子数 $/10^6$ 细胞表示（$1fmol = 6.02 \times 10^8$ 个分子）。

若测得复合物的放射性是 2 000cpm（已扣 NSB），受体以 1:1 分子比例关系与配基结合，标记配基的比活度是 1.85×10^{12}Bq/mmol（$=111$dpm/fmol），仪器的测量效率是 30%，则标本中的受体量计算如下：

$$受体量 = \frac{2\,000}{30 \times 1.11} = 60fmol$$

如果该样本的受体密度欲以每毫克蛋白为单位，则 60fmol 除以实测蛋白的毫克数即可。如果欲以每一细胞所含受体数表示，则 fmol 应进一步换算成受体数。因为每 mmol 物质所含分子数是常数（6.02×10^{20} 或近似 6×10^{20}），

故标本所含受体分子数为 $60 \times 10^{-12} \times 6 \times 10^{20} = 360 \times 10^8$

若标本细胞数是 7.5×10^6，受体密度 $= 360 \times 10^8/(7.5 \times 10^6) = 4\,800/$ 细胞。

二、多点饱和分析法求受体的密度和亲和力

目前数据处理都通过预先编程的计算机来完成。受体数据的手工计算很费时间和精力，并且都是将曲线直线化后来进行数据处理，结果误差较大。由于计算机技术的高度发展和应用的普及，加之已有不少成熟的受体数据处理应用软件，可对曲线直接进行拟合，得到的结果更为科学可靠。而且使用方便，所以现都采用计算机软件处理。例如国外常用的 LIGAND 软件包，国内上海交通大学医学院编制的受体数据软件包等可以调用。

因此很少再用坐标转换的方法如 Woolf 函数、Lineweaver-Burk 函数来计算 RT 和 KD 值。Scatchard 作图和 Hill 作图虽然还是应用，但目的不是求 RT 和 KD，而是考察实验结果是否符合不区分亚型的简单单位点数学模型。主要模型的函数式都来自质量作用定律，推导过程相对简单，详见本章第一节"受体和配基结合反应的基本规律"。

标记配基饱和法　多点饱和结合实验求受体的密度和亲和力，配基浓度应在 0.1～10KD 范围内经过预实验加以挑选，覆盖非饱和区和饱和区。计算程序通过稳健回归或最小二乘回归直接给出 RT 和 KD，并可根据使用者的要求打印原始数据、中间运算数据、运算结果及曲线图。例见表 17-1～表 17-3 及图 17-11。如有需要也可指令计算机打印 Hill 函数和 Scatchard 函数的作图。

表 17-1　简单单位点多点饱和实验的原始数据实例

$CHOm_2$ 转基因细胞 ^{3}H-QNB

反应体积 /ml: 0.4	总结合			非特异结合			
放射配基比活度 /(Ci/mmol): 42	LT/μl	TB1/cpm	TB2/cpm	LT/μl	TB1/cpm	TB2/cpm	
测量效率: 0.35	10	951	1 011	15	98	122	
放射配基浓度 /(cpm/50ul): 11 459	15	1 344	1 266	60	276	394	
标本蛋白含量 /(mg/ 管): 0.19	20	1 395	1 311	80	358	323	
	30	1 889	1 849				
	40	1 935	1 766				
	50	1 955	1 973				
	60	2 351	2 164				
	80	2 358	2 534				

表 17-2　实验的中间运算数据实例

CHOm$_2$ 转基因细胞，^{3}H-QNB

管号	LT/(nmol/L)	TB Avg cpm	NSB Avg cpm	NSB/(nmol/L)（直线回归后）	RL（SB）/(nmol/L)	L/(nmol/L)	RL/L	Ln/L	RL/Ln（RT-RL）
1	0.175 6	981		0.007 9	0.067 2	0.108 4	0.067 2	−2.222	−0.558
2	0.263 4	1 305	110	0.009 4	0.090 6	0.172 8	0.090 6	−1.756	−0.991
3	0.351 1	1 353		0.010 9	0.092 8	0.258 3	0.092 8	−1.353	0.312
4	0.526 7	1 869		0.013 8	0.129 4	0.397 3	0.129 4	−0.953	0.744
5	0.702 3	1 850		0.016 7	0.125 0	0.772	0.125 0	−0.550	1.118
6	0.877 8	1 964		0.019 6	0.130 9	0.747 0	0.130 9	−0.292	1.376
7	1.053 4	2 257	335	0.022 5	0.150 4	0.903 0	0.150 4	−0.102	1.566
8	1.404 5	2 446	341	0.028 3	0.159 1	1.245 5	0.159 1	0.220	1.889

表 17-3　实验的稳健回归拟合结果实例

CHOm$_2$ 转基因细胞，^{3}H-QNB

RT/(nmol/L)	0.218 2
RT/(fmol/mg 蛋白)	380.9 6
KD/(nmol/L)	0.183 4
平均残差/(nmol/L)	0.004 3
Hill 系数	0.957 4

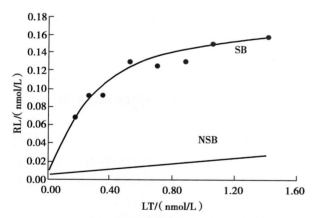

图 17-11　稳健回归法拟合多点饱和结合实验结果给出的曲线图实例

（胡雅儿）

参 考 文 献

[1] 贺师鹏，胡雅儿，夏宗勤. 受体研究技术. 北京：北京大学医学出版社，2010.

[2] Xia Zongqin. A new approach to the curve fitting of in vitro radioassays based on mass action law. Nuclear Science and Techniques，1990，1（3）：161.

[3] Strange PG. The use of radiochemicals for studying receptors. In Evans EA and Oldham KG（eds）. Radiochemicals in Biochemical Research，1988：56-93.

[4] Schulster D. Kinetic binding constants for hormone-receptor interactions determined using radioactive ligands and static or dynamic（flowing system）methods. In Evans EA and Oldham KG（eds）. Radiochemicals in Biochemical Research，1988：94-117.

[5] Molinoff PB. Wolfe BB. Weiland GA. Quantitative analysis of drug-receptor interactions：II. Determination of the properties of receptor subtype. Life Sciences，1981，29：427-443.

[6] Munson PJ, Rodbard D. Ligand：A versatile computerized approaching for characerization of ligand binding systems. Anal Bioche，1980，107：220.

[7] 胡雅儿，赵爱红，胡贤洪. 老年大鼠 M 受体亚型的变化及知母的调整作用. 中药药理与临床，1993，9（1）：15-18.

[8] 张文贵，林福生，李北波. 药理学计算与程序. 北京：人民卫生出版社，1988.

[9] 夏其昌. 蛋白质化学研究技术进展. 北京：科学出版社，1997.

[10] Wilson JD, Foster DW, Kronenberg HM, et al. Williams Textbook of Endocrinology，9th ed，Section 1. Philadelphia：WB Saunders Co，1998.

第十八章

细胞凋亡显像

细胞凋亡（apoptosis）存在于多种病理过程中，包括神经系统变性疾病、缺血性损伤、自身免疫病和多种肿瘤等。凋亡检测的可视化对疾病诊断、新的治疗方法开发与疗效评价具有重要的意义。近年来，随着人们对凋亡生物学过程的深入了解，针对体内凋亡靶点的分子探针包括荧光标记、生物发光、放射性核素标记和磁共振凋亡显像的探针逐步得到开发应用。

第一节 概 述

细胞凋亡又称程序性细胞死亡（programmed cell death），是多细胞生物在胚胎发育、正常组织稳态的维持与各种生理病理情况下机体清除多余细胞的重要方式。凋亡异常，如自身免疫性疾病与神经退行性疾病（细胞凋亡发生过多）或肿瘤组织生长（细胞凋亡发生过少），与凋亡的发生紧密相关。有效的治疗如放疗、化疗、联合放化疗之后，均能引起肿瘤细胞的凋亡。因此，监测凋亡的过程具有重要意义。

细胞凋亡途径主要归纳为以下三种：一是线粒体凋亡途径，又称内源性凋亡途径，由 Bcl-2 超家族成员介导。二是死亡受体途径，又称外源性凋亡途径，由特异的死亡受体与相应的配体结合而介导，如肿瘤坏死因子（TNF），TRAIL 和 FasL（与 Fas 受体结合的配体）。三是内质网应激反应介导的细胞凋亡。半胱氨酸天冬氨酸特异性蛋白酶（Caspases）家族在程序性细胞死亡过程中发挥着非常重要的作用，通常情况下 Caspase 以酶原的形式存在于细胞质内。各种凋亡途径最终都汇聚于执行分子 Caspase-3 的激活，Caspase-3 的激活最终会导致 poly-ADP-ribose polymerase（PARP）的激活，并伴随凋亡细胞形态学改变。凋亡的一个早期变化是磷脂酰丝氨酸（phosphatidylserine，PS）外翻，在活细胞中 PS 分

布于细胞膜脂质双层的内侧，一旦凋亡发生，PS 便外翻至细胞脂质双层的外侧。随着 PS 外翻，细胞质皱缩，随后细胞皱缩，质膜出泡，细胞分裂为凋亡小体。由于在形态学与分子生物学上非常相似，凋亡常与其他类型细胞死亡混淆，如自噬与程序性坏死。因此，寻找区分凋亡与其他类型细胞死亡过程的方法对于治疗具有重要作用。

目前已有多种方法用于凋亡检测，主要包括光学显微镜、TUNEL 分析、流式细胞仪等，这些传统的体外检测凋亡的方法是体内显像方法的重要补充，但活体内凋亡显像有助于无损观察、了解凋亡发生的体内过程。因此，本文主要从凋亡的生理过程入手，讨论显微与宏观的凋亡检测，从而设计出合理的靶向生物化学变化的凋亡探针，为凋亡显像的临床应用提供相关的理论及指导。

第二节 凋亡的微观检测

近年来，关于凋亡的机制及生理过程的研究越来越多，从而使基于荧光的分析方法得到了发展，如通过光学显微镜、流式细胞仪观察标记的凋亡标志物。以下部分将从化学水平介绍用于细胞水平凋亡分析的分子探针。

一、荧光标记的 annexin 探针

annexin V 是一种大小为 35～36kD 的 Ca^{2+} 依赖性磷脂结合蛋白，与 PS（磷脂酰丝氨酸）具有高亲和力（$Kd = 0.1nmol/L$）。在活细胞中，PS 分布于细胞膜脂质双层的内侧，不与 annexin V 结合。一旦发生凋亡，PS 变外翻至细胞脂质双层的外侧，在 Ca^{2+} 存在的情况下与 annexin V 结合。在与膜上的 PS 结合后，annexin V 的结构由单体转变为三聚体，以二维点阵的方式聚集，并以三聚体 - 三聚体相互作用的方式覆盖于膜外侧 PS 上。

annexin Ⅴ标记荧光是一种快速、可靠的研究 PS 外翻的方法，也是发现早期凋亡的指示剂。这种试剂须在活细胞或组织洗涤和固定前 15 分钟给药。然而，PS 同样会出现于坏死细胞的表面，因此会引起假阳性结果。为了克服以上缺点，常将核酸染料 PI 与 annexin Ⅴ 联合并通过光学显微镜或流式细胞仪区分活细胞、早期凋亡、晚期凋亡和细胞坏死。

在活细胞成像实验中，荧光标记的 annexin Ⅴ 探针与凋亡细胞结合需要经历不同阶段，进行分析前首先要去除未结合的蛋白从而降低本底荧光。因此对于活细胞成像来说，annexin Ⅴ 探针不是最佳选择。pSIVA（细胞活性与细胞凋亡的敏感指示剂）是一种基于 annexin Ⅻ 的极性、敏感探针，用于凋亡与其他细胞死亡形式的时空分析。重组 pSIVA 蛋白可与一种灵敏的极性染料 IANBD 结合，只有当 pSIVA 与细胞膜结合时，才会发出荧光。与不可逆的 annexin Ⅴ 结合相比，这种膜结合依赖的荧光以及可逆结合是技术上的一大进步，为凋亡通路与细胞存活研究提供了更多信息。

二、基于显色 Caspase 底物的探针

Caspase 又称半胱氨酸天冬氨酸蛋白水解酶，是细胞内调控程序性细胞死亡的蛋白酶家族，它的激活在细胞凋亡中发挥重要作用。大多数凋亡信号通路使细胞内 Caspase 激活，并产生一系列复杂的生物化学变化从而传导死亡信号。由于 Caspase 在凋亡过程的关键作用，人们构建了针对 Caspases 家族不同成员的特异性抑制剂与底物，用于监测早期的细胞凋亡。荧光标记的 DEVD（天冬氨酸 - 谷氨酸 - 缬氨酸 - 天冬氨酸）是最常用的检测 Caspase-3/-7 活性的多肽。当 Caspase-3/-7 被 Caspase-3 剪切后，可通过光学显微镜检测释放的荧光信号。Caspase-3 底物 DEVD-NucView 488，是一种带负电荷 DEVD 多肽，通过结合具有 DNA 结合特性的染料而抑制染料与 DNA 结合，从而使 DNA 不显示荧光。这种底物可以快速穿越细胞膜进入细胞质，经 Caspase-3 剪切而成为高亲和力 DNA 染料 NucView 488，被释放的 DNA 染料迁移至细胞核并使之染色。因此，这种双功能底物可用于检测凋亡细胞的 Caspase-3，同时可以将细胞核染色，而细胞核在凋亡过程中也会发生形态学改变。研究者们已构建了 Caspase-3 底物 DEVD-NucView 488 联合其他荧光探针，用于不同事件时间与空间关系的研究。

三、基于亲脂性阳离子染料的探针

线粒体是启动凋亡的一种信号来源，在细胞凋亡中发挥重要作用，线粒体功能障碍会引起凋亡发生。线粒体功能障碍最早期的特点是线粒体膜电位改变，而后诱导凋亡发生。因此，越来越多的研究者开始关注完整细胞的线粒体膜电位。Cossarizza 等报道了使用 5, 5′, 6, 6′-tetrachloro-l, l′, 3, 3′-tetraethylbenzimidazol-car bocyanine iodide（JC-1）监测完整活细胞线粒体膜电位的改变，JC-1 是一种以单体形式存在的亲脂性阳离子染料，经 490nm 波长的光激发后可以释放出 527nm 波长的光。当处于高线粒体膜电位时，JC-1 会形成 J- 聚集，释放 590nm 波长的光并出现红移现象。因此，健康细胞线粒体呈现鲜红色荧光，而由于线粒体膜电位的破坏，JC-1 无法聚集于线粒体，只能以单体形式留在细胞质中，表现为绿色荧光。从而可以轻松区分绿色荧光的凋亡细胞与呈现红色荧光的健康细胞。此外，其他荧光染料如 TMRE 或 TMRM，Rhodamine123 同样可以用于监测线粒体膜电位的变化。

四、TUNEL 检测

DNA 在核小体间断裂成碎片后称为 DNA 条带，是判断细胞凋亡的重要标志，标记 DNA 片段是一种检测细胞凋亡的重要方法。20 世纪 90 年代初由 Garvrieli 等首先报道的 TdT mediated dUTP-biotin nick end labeling（TUNEL）检测已成为使用最广泛的检测凋亡 DNA 片段的方法，此方法基于 DNA 断裂后出现的缺口可被末端脱氧核苷酸转移酶（TdT）识别。新的方法使用由荧光素或一些小分子物质如生物素（biotin）或溴盐（bromine）标记的 dUTPs，荧光素标记的核苷酸（如 fluorescein-dUTP）可被直接检测，由链霉亲和素或抗体标记的核苷酸（如 biotin-dUTP 或 Br-dUTP）则可被间接检测。另一种方法是使用 5-ethynyl-2′-deoxyuridine（EdU），一种由炔修饰的 dUTP，它较其他物质标记的核苷酸更易被 TdT 结合。与其他方法相比，这种新的方法不仅更快，特异性更高，而且无需将 DNA 变性。

第三节 凋亡显像

凋亡显像用于监测体内细胞凋亡具有重要的临床意义。现介绍几种已明确的并已用于凋亡显像的分子探针，如靶向PS、细胞表面暴露的组蛋白、膜电位以及细胞内靶点如Caspases、线粒体膜电位等。

一、放射性核素凋亡显像

随着SPECT与PET的发展，以及针对分子靶点的放射性核素示踪剂的研制，使核医学进入分子影像学的新时代。核医学显像示踪剂发展的关键一步是放射性核素标记。下面讨论几种便捷的、有效的标记模式和针对体内凋亡靶点的放射性标记探针。

（一）放射性核素标记模式

将放射性核素与探针分子结合的方式很多，由于探针分子对靶点的特异性，因此，位点专一的放射化学技术对制备具有生物学活性的探针非常重要。

（二）放射性标记的annexin V蛋白探针

annexin V与PS结合是细胞凋亡显像中使用最广泛、最成功的一种。^{99m}Tc标记annexin V是目前为止用于凋亡检测研究最多、使用最广泛的放射性配体。^{99m}Tc-BTAP-annexin V是第一个用于活体研究的探针，但其制作过程烦琐、耗时、放射性化学产率低。Blankenberg等1998年首次描述了^{99m}Tc-HYNIC-annexin V的制备方法，作为annexin V放射性标记方法的替代。制备^{99m}Tc-HYNIC-annexin V需要合成HYNIC配体，这是一种烟酸类似物，具有双功能螯合能力，一方面可与NH$_2$末端氨基酸和蛋白赖氨酸残基相连，另一方面可以螯合^{99m}Tc，即HYNIC与annexin V相连，并在二价锡离子存在的情况下使用tricine作为共配体与^{99m}Tc进行标记。HYNIC-annexin V是一种稳定的复合物，可与^{99m}Tc快速有效地进行标记。与^{99m}Tc-BTAP-annexin V相比，^{99m}Tc-HYNIC-annexin V的制备过程更快、更简单，所需起始放射性活度（1.11～1.48GBq）较低。^{99m}Tc-HYNIC-annexin V是目前为止唯一一个用于非小细胞肺癌患者Ⅱ/Ⅲ期临床凋亡显像的放射性药物，然而由于靶/非靶比值不高而停滞使用了。研究者使用annexin V及它的突变体与^{99m}Tc、^{67}Ga、^{111}In、

^{18}F等标记进行体内显像的研究也正在进行中。

突触结合蛋白Ⅰ的C2A结构域是一种具有钙依赖性PS结合能力的神经系统蛋白，用于PET显像的^{18}F-C2A-GST是通过[^{18}F]SFB标记C2A-GST进行体内凋亡显像。

此外，糖蛋白乳凝集素（又称MFG-E8，PAS-6/7）在钙离子存在的条件下也可与PS结合。^{99m}Tc-HYNIC-乳凝集素具有乳凝集素一样的磷酸结合特性，生物分布研究显示，它可快速被血液清除并在肝脏聚集。与^{99m}Tc-annexin V相反，^{99m}Tc-乳凝集素在肾脏有较低的摄取，因此可以用于肾脏细胞凋亡显像的研究。

（三）放射性核素标记的多肽凋亡显像探针

PSBP-6是一种能够特异性靶向PS膜的14个氨基酸的小分子多肽，Song等发现^{99m}Tc-SAAC-PSBP-6（SAAC：single amino acid chelae；PSBP：phosphatidylserine-binding peptide）γ显像可以早期监测化疗药物诱导的肿瘤细胞凋亡，有望成为除^{18}F-FDG之外的肿瘤早期疗效监测的方式（图18-1，图18-2）。

细胞膜上出现磷脂酰乙醇胺（PE）也是凋亡的一种通用指示剂。耐久霉素（duramycin）是由19个氨基酸组成的二硫化交联的肽，它可与PE特异性结合并具有高亲和力。Duramycin由HYNIC共价修饰并由^{99m}Tc标记，强大的结合能力与适宜的药代动力学特性使^{99m}Tc-Duramycin成为一种有效的体内凋亡显像探针。

细胞表面暴露的组蛋白也是凋亡的一种蛋白，Wang等用噬菌体技术发现了一种可以靶向结合凋亡细胞膜表面组蛋白1（H1）的肽apopep-1。^{124}I-apopep-1 PET显像可在体检测肿瘤细胞凋亡，用于对肿瘤化疗早期反应的监测。

（四）放射性标记的小分子探针

与蛋白、多肽探针相比，小分子具有合适的药代动力学特性，快速扩散率、血池清除率，因此更具临床应用潜力。Smith等使用Zn-DPA配合物作为靶向PS的另一种选择。另有研究者使用^{18}F标记Zn-cyclen体内PET显像用于肿瘤治疗后的凋亡监测。然而，由于Zn-DPA和Zn-cyclen探针在肝脏与其他器官聚集较高，因此尚需进一步进行优化。

ApoSense家族是另一种小分子凋亡探针，包括DCC、NST-732和dansyl-ML-10，它们可与凋亡细胞外翻的PS结合进行凋亡显像。^{18}F-ML-10

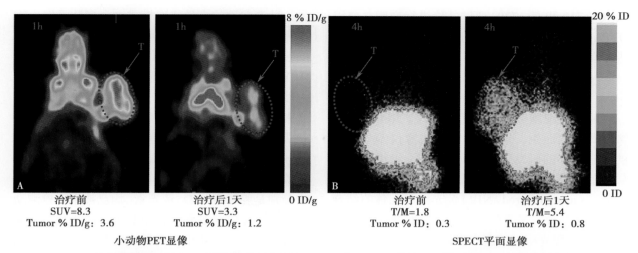

图 18-1 荷瘤鼠模型 38C13 环磷酰胺治疗（100mg/kg 腹腔注射）前和治疗后 1 天 PET 和 SPECT 显像
A. 注射 ^{18}F-FDG 后 1 小时的小动物 PET 显像示治疗后代谢减低；B. 注射 SAAC（^{99m}Tc）-PSBP-6 后 4 小时行 γ 照相示治疗后细胞凋亡，显影增浓（T 为肿瘤，T/M = 肿瘤 / 肌肉比值）

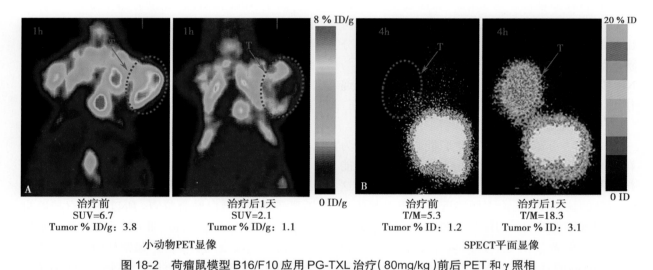

图 18-2 荷瘤鼠模型 B16/F10 应用 PG-TXL 治疗（80mg/kg）前后 PET 和 γ 照相
A. 注射 ^{18}F-FDG 后 1 小时小动物 PET 显像示治疗后代谢减低；B. 注射 SAAC（^{99m}Tc）-PSBP-6 后 4 小时行 γ 照相机凋亡显像，提示显像剂摄取明显浓聚（T 为肿瘤，T/M = 肿瘤 / 肌肉比值）

凋亡显像剂是第一个进入临床前研究的 PET 显像剂。临床前研究表明，脑卒中区域脑组织对 ^{18}F-ML-10 的摄取与组织学证据一致。对志愿者进行 I 期临床试验表明，^{18}F-ML-10 在体内具有高稳定性，适宜的药代动力学特性。IIa 期临床试验阶段，对急性脑卒中患者已获得了神经细胞凋亡的 PET 影像。

Caspase 是半胱氨酸 - 天冬氨酸蛋白酶，在调控细胞凋亡中起关键作用，Isatin 是 Caspase 的抑制剂。^{18}F-ICMT-11 是 Caspase-3 特异的小分子 PET 示踪剂，具有非常高的放射性比活度。^{18}F-ICMT-11 已经在健康志愿者进行了体内生物分布与辐射吸收剂量的研究，结果显示其快速聚集于肝脏与肾脏，随后经肾脏与肝胆管清除。另一个 Isatin 系列的显像剂是 ^{18}F-WC-II-89，在 PET 成像大鼠模型中，^{18}F-WC-II-89 在治疗组肝脏与脾脏摄取是对照组将近 2 倍，体内分布也与 Caspase-3 的活性良好相关。

另有一些主要用于凋亡显像的小分子探针：^{18}F-FBnTP 靶向作用于凋亡早期阶段跨越线粒体内膜的质子电化学梯度的崩解，HSP90 是凋亡的主要抑制剂，GSAO[4-（N-（S-glutathionyl-acetyl）amino）phenyl-arsonous acid] 可以快速在细胞质中聚集，并主要与 HSP90 C- 末端的高保守 Cys-Cys

域（Cys719 和 Cys720）通过共价进行交联。使用 DTPA 和 ^{111}In 修饰 GSAO 可对肿瘤模型细胞凋亡进行在体 SPECT/PET 成像。

二、光学成像探针

随着活细胞荧光显微镜的出现，大量光学显微模式应运而生。近年来，光学成像仪器与精细的光学探针的研发使对小动物整体、组织与细胞层面的非侵入性、实时显像成为可能。尤其是近红外光（near-infrared，NIR）荧光素与配体的结合大大扩展与改善了光学成像系统的性能。

（一）荧光标记的凋亡探针

近红外光荧光染料 Cy5.5 标记的 annexin V，是第一个用于肿瘤细胞凋亡检测的在体凋亡显像探针，治疗后肿瘤模型 Cy5.5-annexin V 荧光信号比对照组明显增高。荧光断层显像技术（FMT）可对深部组织进行定量三维成像，能精确地分辨出深部肿瘤对于化疗的敏感性，克服了 NIR 低分辨率、缺乏量化的缺点。有研究者将 Zn-DPA 与 NIR 荧光素结合，模拟 annexin V 的凋亡信号传递作用，其凋亡检测能力已在动物模型中得到验证。

（二）荧光 - 淬灭可激活探针

近年，"可激活探针"或"职能探针"已成为靶向光学显像最具吸引力的一种新型探针，它能持续不断的发射信号，属于"永远开启"状态。这种探针的缺点是，无论它们接近组织或细胞还是与组织或细胞相互作用，均会发射信号，因此会形成强大的背景信号。Bullok 等制备了一种靶向 Caspase 的具有膜通透性的探针 TcapQ647，能识别 Caspase 的效应序列 DEVD，从而激活染料 QSY 21/Alexa Fluor 647。研究表明 TcapQ647 是一种敏感的、用于检测凋亡的职能探针。研究发现了另一种多肽序列 KKKRKV 探针，明显提高了信号敏感性并且降低了细胞毒性。

纳米粒子为不同的淬灭剂 - 荧光团组合如多对一或多对多提供了平台，目前已成功研制出多聚和无机纳米粒子依赖的可激活探针。Lee 等报道了一种可激活纳米探针，这种探针可有效地将双淬灭 Caspase-3 敏感的荧光肽运送至细胞，使 Caspase-3 依赖的信号放大并进行体内、体外显像。

（三）生物发光成像探针

大多数可激活探针使用荧光作为报告信息，而生物发光成像（BLI）由于它的高信 - 噪比成为另一种有前途的光学成像模式。大多数重组生物发光探针由"三明治"线性结构组成：Luc-DEVD-receptor。它们的分子非常大，且在凋亡过程中对 DEVD 片段酶切不足，从而使荧光信号的强度相对较低。Kanno 等设计了一种基因编码的环状荧光素酶来检测活细胞与动物蛋白酶活性。这一环状荧光素酶可以定量检测经胞外刺激的活细胞 caspase-3 活性，并可对小鼠 caspase 活性进行时间依赖非侵袭性成像。水母与萤火虫荧光素酶的底物分别是腔肠素与 D- 荧光素，均已被用于检测动物不同的生物学过程。使用两种不同的荧光素酶或可激活荧光素酶用于两种或更多的生物学过程成像，大大地提高了荧光成像的效用。

三、磁共振成像显像剂

由于 MRI 在时间、空间分辨率方面的优势，能够进行单个细胞、器官，甚至动物模型的生物学过程监测。然而，MRI 的敏感性低，对比造影剂的出现克服了这一缺点。Gd 螯合剂与 IONPs（超顺磁性氧化铁纳米粒子）是应用最广的 MRI 造影剂。MR 凋亡成像造影剂的开发提供了另外一种新型的显像模式。

（一）磁性标记模式

Gd（Ⅲ）螯合剂是临床最常用的 MRI 造影剂之一。由于 Gd（Ⅲ）具有内在毒性如严重的干预钙离子通道、蛋白结合位点，所以不可直接以自由离子的形式注射。Gd（Ⅲ）离子需与螯合剂结合从而最大限度降低毒性。最常使用的螯合配体是 DTPA、DOTA 以及它们的衍生物。为了使 Gd-DTPA、Gd-DOTA 与生物相容性大分子结合，研究者研发了 DTPA 与 DOTA 的各种双功能螯合剂。双功能配体与小分子 Gd 螯合剂较易与许多大分子结合，如蛋白质、聚合物、树状大分子，这一结合是通过功能基如酸酐、叠氮化物、炔基、顺丁烯二酰亚胺等来完成的。超顺磁性氧化铁纳米粒子（IONPs）是另一种常用的 MRI 造影剂。IONPs 适宜的物理化学属性与表面性能已被用于 MR 成像研究。表面修饰常会提高安全性、生物相容性、稳定性和亲水性，并可形成用于进一步结合的末端功能基。通过高分子聚合物或表面活性剂如聚乙二醇（PEG）、右旋糖酐、聚乙烯醇（PVA）、聚乙烯亚胺（PEI）和甲硅烷等可形成纳米颗粒表面涂层。已成功制订了各种方法使 PEG 与纳米颗粒相连，如纳米颗粒聚合作用与表面甲硅烷嫁接法。

（二）示踪 Gd（Ⅲ）螯合剂

高自旋顺磁性 Gd（Ⅲ）螯合剂可以有效增加 T_1 弛豫速率（$1/T_1$），常被用作 T_1 造影剂，并产生阳性影像对比。体内造影剂通过依附于脂蛋白、线性聚合物、胶粒结构、树状大分子与固体脂质纳米颗粒（SLNs）而被用于显像、放大信号。为了检测凋亡细胞暴露的 PS，生物素化的 annexin V 通过亲和素与 Gd-DTPA 标记的生物素化脂质体共价结合而与其连接。小鼠心脏体外研究心肌细胞凋亡显示，在早期凋亡阶段的心肌细胞区域 MRI 信号强度明显增加。凋亡细胞 annexin V 结合的造影剂显示明显增加的弛豫速率，这表明靶向纳米颗粒可应用于在体凋亡细胞检测。Gd 螯合剂标记的突触结合蛋白Ⅰ的 C2A 域同样可以检测凋亡细胞，而用于 MRI 技术检测细胞凋亡。通过直接吸附法制备 Gd-DTPA-C2A-GST 造影剂，体内 T_1 加权成像显示肿瘤组较对照组有更多的造影剂聚集。

多肽类与有机小分子也可与 Gd 螯合剂进行标记，Burtea 等通过噬菌体技术确定六肽 hexapeptide（LIKKPF）对 PS 有高度亲和力，由 Gd-DTPA 复合物标记的 hexapeptide 可显示动脉粥样硬化斑块中的细胞死亡。

目前，^1H MRI 酶活性测定正在进行中。但通过 ^1H MRI 观察酶活性的不足是本底信号干预了探针信号的采集。因此，研究者开始关注一种在动物体内几乎没有本底信号的 ^{19}F MRI。Gd-DOTA-DEVD-Tfb 是一种 ^{19}F MRI 探针，可用于检测 Caspase-3 活性。

（三）氧化铁纳米颗粒凋亡显像

超顺磁性氧化铁纳米颗粒是最具代表性的 T_2 显像剂，可以有效增强 T_2 弛豫速率（$1/T_2$），并产生阴性影像对比。交联氧化铁（CLIO）是一种单分散氧化铁的高稳定性交联衍生物，可用于分子成像。每 2.7 个 annexin V 蛋白通过二硫键与一个 CLIO 纳米颗粒相连而成 annexin V-CLIO，可以作为凋亡检测有效的 MRI 探针。

C2A 结构域作为另一种 PS 结合方式，可与超顺磁性氧化铁纳米颗粒结合。已有体内、体外实验证明，可用于治疗后肿瘤细胞的凋亡测定。

四、多模态凋亡显像

（一）多模态标记策略

临床上常用的多模式显像包括光学成像、MRI、CT、US、PET 和 SPECT，它们具有各自不同的解剖与功能成像特点，因此将不同的成像模式进行整合，可以获得不同成像模式的优点，同时降低各自的局限性。

（二）基于纳米颗粒的多模式探针

靶向凋亡的多模式探针已有较深入研究。Schellenberger 等研究了磁电机/光学形式的 annexin V，即 Anx-CLIO-Cy5.5 的合成过程，将 SATAylated annexin V 与 SPDP 激活的荧光 CLIO 纳米颗粒反应而获得。这种结合方式，可以使体内、体外有效维持 annexin V 与凋亡细胞相互作用的强度，并易于被标准 MRI 与 NIRF 光学方法所检测。van Tilborg 等发明了 annexin V 结合的双峰纳米颗粒，这些纳米颗粒是由封装在顺磁性微团中的量子点组成的，使其可以同时用于光学成像与 MRI。将 annexin V 结合的纳米颗粒用于凋亡检测的特异性已得到了荧光显微镜与 MRI 的证实，确认了它用于双显像模式在体检测凋亡的潜能。annexin V-CCPM 允许体内、体外通过核技术与光学技术显示肿瘤细胞凋亡。研究显示，双标记的 annexin V-CCPM 有助于评估病情和治疗反应如非正常细胞死亡。Zhang 等利用一种基于人类单克隆抗体 PGN635，靶向 PS 的脂质体纳米探针 PGN-L-IO/DiR，SPIO 被装入脂质体的核心，而近红外染料 DiR 则是亲脂性双分子层的一部分。通过体内、体外纵向 MRI 与光学成像表明，靶向 PS 的脂质体可为肿瘤显像剂定向投放、潜在的抗肿瘤药物治疗提供一个有用的平台。然而，使用纳米颗粒进行肿瘤多模态成像仍处于初级研究阶段，需要进一步研发靶向凋亡（PS 之外的靶点）的多功能纳米粒子。

（三）小分子多模式探针

小分子标记的不同报告基团可用于多模态成像。有报道称可使用一种光学 - 核双重模式分子探针显示 Caspase-3 的活化。分子探针 LS498 由三部分组成，DOTA 用以螯合 ^{64}Cu，一个近红外的荧光团 - 淬灭剂对、Caspase-3 特异的底物肽段。通过体内、体外研究已经证实，使用放射性核素显像可以定位与量化分子探针的分布，使用光学成像可以报告诊断酶的功能状态。标签的相对缺乏限制了探针的使用，然而，在组织中快速扩散的潜力使其在体内应用中具有一定的吸引力。

第四节　放射性核素凋亡显像的应用

一、肿瘤放疗和化疗效果评估

临床上常使用解剖成像如 MRI、CT 对肿瘤治疗疗效进行评估，然而，通常在治疗后的 1~2 个月才能发生明显的结构改变，因此，患者需承担接受无效治疗的风险；另一方面，临床试验需要经历很长一段时间才能显示出对治疗的反应。因此，患者与制药业均得益于对疗效的早期评估。通过分子功能水平而非解剖水平获得信息的诊断方法可以对此提供有效的解决方案。近年来，在分子成像方面的技术进步使生物过程在体成像成为可能。大多数抗肿瘤治疗方法通过诱导细胞凋亡对抗肿瘤。研究表明，治疗后早期肿瘤细胞凋亡的程度反映肿瘤组织对治疗的敏感性，并可基于细胞凋亡的程度早期评价治疗的效果、预测疾病的转归。

^{99m}Tc-HYNIC-annexin V 是目前研究最多的显像剂，多数 ^{99m}Tc-HYNIC-annexin V 凋亡显像应用于头颈癌（HNC）、滤泡性淋巴瘤（FL）、非小细胞肺癌（NSCLC）和乳腺癌（BrC）患者。Van de wiele 等于 2003 年首次报道了 ^{99m}Tc-HYNIC-annexin V 在肿瘤患者的应用，结果发现肿瘤组织对 ^{99m}Tc-HYNIC-annexin V 的摄取与凋亡细胞数成正相关。Lan 等发现，荷瘤小鼠环磷酰胺治疗后 24 小时，治疗组可见清晰的肿瘤组织 ^{99m}Tc-HYNIC-annexin V 显像，而在生理盐水对照组小鼠的肿瘤部位只观察到少量放射性标记的示踪剂，肿瘤部位显像较弱（图 18-3）。^{99m}Tc-HYNIC-annexin V 可作为凋亡显像示踪剂，并对化疗后早期疗效进行监测和评估。Yang 等利用紫杉醇治疗肿瘤后，^{99m}Tc-EC-annexin 显像发现肿瘤组织对 ^{99m}Tc-EC-annexin 摄取明显增加。

兔 VX2 肺癌模型紫杉醇化疗后 72 小时进行 ^{18}F-C2A-GST PET 显像，发现治疗组肿瘤 ^{18}F-C2A-GST 摄取明显增加，最大标准摄取值明显高于对照组（0.47±0.28 vs 0.009±0.001；$p<0.001$），^{18}F-C2A-GST 可作为化疗后早期凋亡的预测指标。Qin 等利用 ^{18}F-rh-His10-annexin V 监测 A549 荷瘤小鼠单次紫杉醇化疗后 120 分钟图像，结果示治疗后肿瘤组织对 ^{18}F-rh-His10-annexin V 的摄取量较治疗前明显增加（SUV$_{max}$ 0.35±0.13 vs 0.04±0.02，

$p<0.001$）。Nguyen 等给予荷瘤小鼠环磷酰胺治疗，于治疗后 24 小时、48 小时行 ^{18}F-ICMT-11 PET 显像，结果显示治疗后 24 小时，肿瘤组织对 ^{18}F-ICMT-11 的摄取达到高峰，这与体外实验观察到 cleaved Caspase-3 活性在 24 小时达到高峰一致，并通过 TUNEL 染色证实凋亡细胞存在；且肿瘤组织对 ^{18}F-ICMT-11 的摄取与 ^{18}F-FDG 的摄取负相关。^{18}F-ICMT-11 有望成为肿瘤化疗后与 Caspase-3 相关的一种非侵入性凋亡检测标记物，目前正在进行三期临床实验中。

二、脑梗死的凋亡显像

脑卒中是最常见的神经系统病变，随着对卒中病理生理过程的深入认识，研究者提出了神经血管单元（neurovascular unit，NVU）的概念。NVU 包括紧密相关的神经元、内皮细胞和胶质细胞，坏死是脑卒中超急性期 NVU 细胞死亡的主要形式，然而，凋亡在随后的阶段发挥重要作用。寻找非侵入性、实时监测脑卒中细胞死亡的显像剂对组织损伤区域的评估、治疗的监视发挥重要作用。

^{18}F-ML-10 是一种由 ^{18}F 标记的小分子 PET 显像剂，可与凋亡细胞外翻的 PS 结合。Reshef 等于大脑中动脉（middle cerebral artery，MCA）阻塞小鼠（MCAO mice）模型建立后 24 小时给予小鼠注射 ^{18}F-ML-10，并行动态 PET 扫描。结果显示，缺血 MCA 区域 ^{18}F-ML-10 摄取明显增加。体外研究结果表明，受累大脑半球 ^{18}F-ML-10 吸收剂量较对照组增加 2 倍，梗死区 ^{18}F-ML-10 吸收剂量较对照组增加 6~10 倍，且脑组织对 ^{18}F-ML-10 的摄取与细胞死亡的组织学证据相关。表明 ^{18}F-ML-10 显像有助于描述缺血相关的脑组织损伤区域，监测疾病的发展与治疗效果。

Zhang 等首先建立了兔左侧大脑中动脉缺血 - 再灌注模型，于再灌注 21~24 小时后静脉注射 ^{99m}Tc-labeled duramycin，并于注射后 1~2 小时行脑动态 SPECT 显像。TTC 染色评估病灶体积，cleaved caspase-3 染色观察细胞凋亡。结果示，模型动物左侧大脑半球有明显的放射性浓聚（热点），对 ^{99m}Tc-labeled duramycin 的摄取明显高于右侧大脑半球，缺血部位对其摄取的多少与缺血程度相关。放射自显影结果示，TTC 染色阴性区域与大脑放射性浓聚区一致，TTC 染色阴性区域代表缺血半暗带，免疫组织化学结果同样显示 cleaved caspase-3 阳性染色主要存在于缺血半暗带。实验

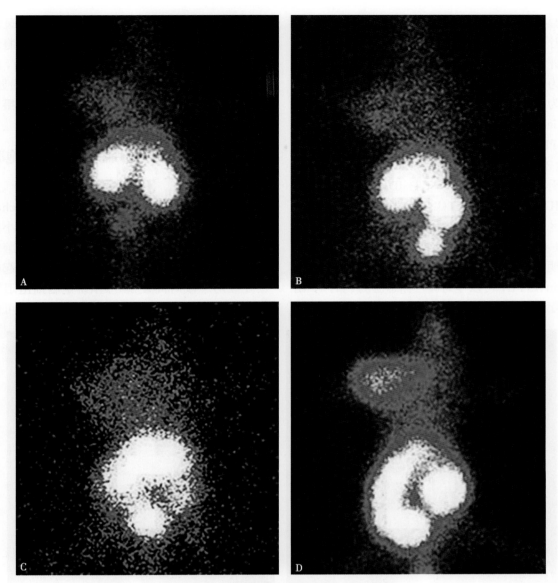

图 18-3 荷瘤鼠模型化疗后肿瘤凋亡显像

A、B. 肿瘤模型注射生理盐水 1 小时、24 小时 ^{99m}Tc-annexin V 凋亡显像；C、D. 肿瘤模型给予环磷酰胺治疗后 1 小时、24 小时显像，提示化疗后 24 小时病灶显像剂浓聚明显增高（兰晓莉提供）

结果表明，^{99m}Tc-labeled duramycin SPECT 显像可用于大脑缺血 - 再灌注引起的凋亡神经元的检测和定量。

三、心肌细胞凋亡显像

心血管疾病是当今世界发病率与死亡率最高的疾病。临床实践中，体内识别引起心脏病发作的动脉粥样硬化病变依旧困难。成像技术为检测有临床意义的冠脉粥样硬化改变提供了参考标准。在心肌缺血再灌注过程中，凋亡是引起再灌注损伤心肌细胞死亡的重要形式。

Thimister 等在 AMI 急性期行 ^{99m}Tc-MIBI 心肌灌注显像，结果显示，所有 AMI 病例均见心肌梗死部位为放射性缺损区，PTCA 术后 ^{99m}Tc-annexin V 显像结果示这些区域为放射性浓聚区。亚急性期（心梗发作 4 天后）^{99m}Tc-MIBI 心肌灌注显像示放射性缺损区较急性期明显缩小（9%～43% vs 3%～25%，$p < 0.05$），但仍与 ^{99m}Tc-annexin V 放射性浓聚区一致。部分病例亚急性期 ^{99m}Tc-annexin V 摄取较急性期不断减少，甚至不摄取，即此时 ^{99m}Tc-annexin V 凋亡显像阴性，之后，心肌灌注显像结果完全正常。这些均表明，急性期 ^{99m}Tc-MIBI 放射性缺损与 ^{99m}Tc-annexin V 放射性浓聚与可逆性心肌损伤相关。若 ^{99m}Tc-annexin V

显像显示有心肌细胞凋亡存在，则可通过凋亡抑制治疗来防止心肌细胞死亡，同时可对治疗效果进行评价。

为评估心肌梗死的治疗效果，将心肌梗死小鼠分为生理盐水对照组与 PTH 治疗组，术后 2 天行 ^{68}Ga-annexin A5 PET 显像，术后 6 天，30 天行 FDG-PET 检查评估左心射血分数与梗死区域。结果示，术后 2 天对照组梗死区 ^{68}Ga-annexin A5 摄取值高于治疗组（7.4%ID/g±1.3%ID/g vs 4.5%ID/g± 1.9%ID/g，$p = 0.013$），TUNEL 染色结果示对照组梗死区细胞凋亡数明显高于治疗组（64%±9% vs 52%±4%，$p = 0.045$），FDG-PET 示治疗组梗死区面积明显降低，而对照组增加。实验表明，^{68}Ga-annexin A5 PET 可以作为凋亡标志监测 PTH 对 MI 的治疗效果。

此外，凋亡显像也用于动脉粥样硬化斑块的显像，用于在体显示不稳定斑块的巨噬细胞或平滑肌细胞的凋亡过程，黄代娟等研究表明，应用 ^{99m}Tc-HYNIC-annexin V 动脉粥样硬化斑块显像，在不稳定性动脉粥样硬化斑块部位显像剂摄取明显增高（图 18-4）。

四、新生儿缺氧缺血性脑损伤细胞凋亡显像

新生儿缺氧缺血性脑损伤（hypoxic-ischemic brain injury，HIBI）发生后脑部微循环相对小的波动就会引起细胞凋亡。坏死与梗死会导致脑细胞立刻发生不可逆性损伤，而新生儿 HIBI 引起的凋亡要经历一段时间发展、变化，是脑细胞迟发性死亡的重要形式，这种类型的脑细胞死亡可能是

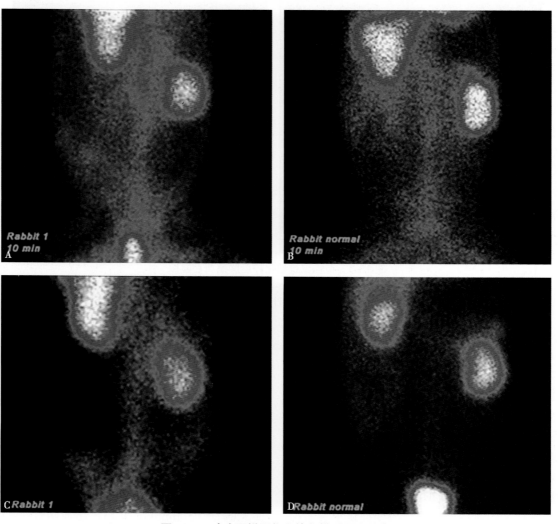

图 18-4 动脉粥样硬化斑块兔模型凋亡显像

A、C. 动脉粥样硬化斑块兔模型静脉注射 ^{99m}Tc-annexin V 后 10 分钟和 120 分钟的显像，示 120 分钟主动脉显像剂摄取仍增高；B、D. 正常兔静脉注射 ^{99m}Tc-annexin V 后 10 分钟和 120 分钟的显像，示 10 分钟主动脉血池摄取，120 分钟主动脉未见显像剂摄取（张永学提供）

脑瘫的预兆。凋亡的发展需经历多级过程，阻断凋亡的级联反应就可能中断细胞程序性死亡。通常脑瘫患儿的症状在 2～3 岁才逐渐显露，因此，若在疾病发生早期便可监测到细胞凋亡，就可尽早给予治疗。

D'Arceuil 等对新生兔 HIBI 模型进行 ^{99m}Tc-annexin Ⅴ 凋亡显像，结果显示，模型组兔脑组织有局灶性 ^{99m}Tc-annexin Ⅴ 摄取，小脑摄取最多，对照组无摄取。而 MRI 检查未见缺血后血脑屏障崩解与灌注异常。

五、其他

凋亡显像在疾病诊断与疗效预测方面的优势有助于个体化治疗的发展，对药物开发也发挥重要作用。

甲状腺炎、药物引起的肝细胞凋亡均可用 annexin Ⅴ 评估，另外，药物所致心肌毒性引起的细胞凋亡可用 ^{18}F-CP18 进行评估。

小　结

凋亡是细胞死亡的一种重要形式，有效的放化疗后可引起肿瘤细胞的凋亡。临床前研究与临床研究表明凋亡显像可以用来检测有效治疗后肿瘤细胞的早期凋亡，从而判断肿瘤治疗后的早期疗效。随着人们对凋亡生物学过程的认识深入，设计靶向细胞凋亡的多模态探针成为可能。基于纳米颗粒、蛋白质、肽段、小分子多肽的凋亡成像模式探针，体内凋亡成像对临床的发展起着重要作用。然而，由于开发临床应用的显像探针存在困难，迄今为止，还没有任何一种显像剂进入临床应用。总体来说，一个有临床应用潜力的凋亡显像探针应具有以下特性：①凋亡细胞高选择性、高特异性；②体内、体外具有高稳定性；③合适的药代动力学；④与成像设备、标记技术具有兼容性；⑤低免疫原性与毒性；⑥经济上可行。凋亡检测为研究者与临床医生提供了疾病治疗的新视角，相信在不久的将来一定会有一种或多种分子探针能够克服药物研发阶段的各种困难而最终进入临床应用。

（宋少莉）

参 考 文 献

[1] De Biasi S, Gibellini L, Cossarizza A. Uncompensated Polychromatic Analysis of Mitochondrial Membrane Potential Using JC-1 and Multilaser Excitation. Curr Protoc Cytom, 2015, 72: 7.32.1-11.

[2] Gavrieli Y, Sherman Y, Ben-Sasson SA. Identification of programmed cell death in situ via specific labeling of nuclear DNA fragmentation. J Cell Biol, 1992, 119(3): 493-501.

[3] Blankenberg FG, Katsikis PD, Tait JF, et al. Imaging of apoptosis(programmed cell death) with 99mTc annexin V. J Nucl Med, 1999, 40(1): 184-191.

[4] Song S, Xiong C, Lu W, et al. Apoptosis imaging probe predicts early chemotherapy response in preclinical models: A comparative study with 18F-FDG PET. J Nucl Med, 2013, 54(1): 104-110.

[5] Wang K, Purushotham S, Lee JY, et al. In vivo imaging of tumor apoptosis using histone H1-targeting peptide. J Control Release, 2010, 148(3): 283-291.

[6] Smith BA, Akers WJ, Leevy WM, et al. Optical imaging of mammary and prostate tumors in living animals using a synthetic near infrared zinc(II)-dipicolylamine probe for anionic cell surfaces. J Am Chem Soc, 2010, 132(1): 67-69.

[7] Bullok K, Piwnica-Worms D. Synthesis and characterization of a small, membrane-permeant, caspase-activatable far-red fluorescent peptide for imaging apoptosis. J Med Chem, 2005, 48(17): 5404-5407.

[8] Lee S, Choi KY, Chung H, et al. Real time, high resolution video imaging of apoptosis in single cells with a polymeric nanoprobe. Bioconjug Chem, 2011, 22(2): 125-131.

[9] Kanno A, Umezawa Y, Ozawa T. Detection of apoptosis using cyclic luciferase in living mammals. Methods Mol Bio, 2009, 574: 105-114.

[10] Schellenberger EA, Sosnovik D, Weissleder R, et al. Magneto/optical annexin V, a multimodal protein. Bioconjug Chem, 2004, 15(5): 1062-1067.

[11] Van Tilborg GA, Mulder WJ, Chin PT, et al. Annexin A5-conjugated quantum dots with a paramagnetic lipidic coating for the multimodal detection of apoptotic cells. Bioconjug Chem, 2006, 17(4): 865-868.

[12] Zhang L, Zhou H, Belzile O, et al. Phosphatidylserine-targeted bimodal liposomal nanoparticles for in vivo imaging of breast cancer in mice. J Control Release, 2014, 183: 114-123.

[13] Van de Wiele C, Lahorte C, Vermeersch H, et al. Quantitative tumor apoptosis imaging using technetium-99m-HYNIC annexin V single photon emission computed tomography. J Clin Oncol, 2003, 21(18): 3483-3487.

[14] 兰晓莉, 张永学, 何勇, 等. 凋亡显像剂 99mTc-HYNIC-

annexin V对肿瘤模型化疗疗效早期评价的可行性. 中华肿瘤杂志, 2008, 30(10): 737-740.

[15] Yang DJ, Azhdarinia A, Wu P, et al. In vivo and in vitro measurement of apoptosis in breast cancer cells using 99mTc-EC-annexin V. Cancer Biother Radiopharm, 2001, 16(1): 73-83.

[16] Qin H, Zhang MR, Xie L, et al. PET imaging of apoptosis in tumor-bearing mice and rabbits after paclitaxel treatment with (18)F(-)Labeled recombinant human His10-annexin V. Am J Nucl Med Mol Imaging, 2014, 5(1): 27-37.

[17] Nguyen QD, Smith G, Glaser M, et al. Positron emission tomography imaging of drug-induced tumor apoptosis with a caspase-3/7 specific [18F]-labeled isatin sulfonamide. Proc Natl Acad Sci U S A, 2009, 106(38): 16375-16380.

[18] Reshef A, Shirvan A, Waterhouse RN. Molecular imaging of neurovascular cell death in experimental cerebral stroke by PET. J Nucl Med, 2008, 49(9): 1520-1528.

[19] Zhang Y, Stevenson GD, Barber C, et al. Imaging of rat cerebral ischemia-reperfusion injury using (99m)Tc-labeled duramycin. Nucl Med Biol, 2013, 40(1): 80-88.

[20] Thimister PW, Hofstra L, Liem IH, et al. In vivo detection of cell death in the area at risk in acute myocardial infarction. J Nucl Med, 2003, 44(3): 391-396.

[21] 黄代娟, 兰晓莉, 张永学, 等. 99mTc-HYNIC-Annexin V动脉粥样硬化斑块显像的实验研究. 中华核医学杂志, 2008, 28(3): 206-208.

[22] D'Arceuil H, Rhine W, de Crespigny A, et al. 99mTc-annexin V imaging of neonatal hypoxic brain injury. Stroke, 2000, 31(11): 2692-2700.

第 二 篇

分子影像与神经科学

第十九章

脑代谢显像

20 世纪 80 年代以来,神经科学研究发展非常迅速,尤其是神经生物学的进展以及神经影像学的发展促进了神经科学的发展,不仅在神经系统疾病诊断方面取得了显著成绩,而且在脑功能研究、思维与行为科学研究中也得到了迅速发展。特别是 PET 脑代谢显像以及功能磁共振成像的应用,为研究脑功能提供了重要的手段。

在核医学脑功能显像中,脑代谢显像是最为重要的方法,特别是葡萄糖代谢的 PET/CT 或 PET/MR 显像是脑分子影像研究的热点,从而实现分子功能影像与精细的解剖形态学影像同机融合和完美的结合。

人脑由数以亿计的神经细胞和 10^{14} 以上的突触构成,它们是调控各系统、器官功能的中枢,脑参与人体学习、记忆、综合分析、意识等高级神经活动,因此人大脑是代谢非常活跃、功能极其复杂的器官,也是血流量和耗氧量最大的器官之一。由于脑的能量代谢随着脑的生物活动而产生瞬间变化,故研究脑能量代谢的机制和规律有助于解释大脑奥秘,探讨神经精神疾病的发病机制具有重要作用。

第一节　脑能量代谢特点

葡萄糖是脑组织的主要能量来源,大脑所需的能量几乎全部来自葡萄糖的氧化,然而脑内氧及葡萄糖的贮存量很少,需要不断地从血液中摄取,而且很多因素可影响脑的能量代谢而导致脑的结构和功能异常。

大脑的能量需求很高,至少占人体能量消耗的 20%。进化研究表明,人类高级认知功能的出现与葡萄糖利用率增加和能量代谢基因表达有关。脑功能成像技术如 fMRI 和 PET 广泛应用于人类神经科学研究,通过探测信号监测能量传递,记录神经元活动。近年来在细胞分辨代谢研究方面的技术进步,对理解神经元活动和能量代谢之间的细胞和分子基础,阐明神经元 - 星形胶质细胞代谢相互作用的关键点提供了决定性的见解。

人和动物的大脑通过体内的氧化作用将摄取的糖、脂肪、蛋白质等营养素分解,并释放、转移和利用其中储存的能量,即能量代谢。人类之所以能不断进化成为高级动物,人之所以充满智慧、物种繁荣昌盛、创造出灿烂的文化和缤纷的世界而不同于其他动物,与人类大脑能量代谢的特征不无关系。因而,人类研究脑的能量代谢机制,揭示脑的奥秘也方兴未艾。近 20 多年来,随着神经科学研究的进展,人们对脑能量代谢问题的探索和认识突飞猛进,对于脑的认识也进一步深入。然而,由于大脑的复杂性,人们对于脑能量代谢及其功能的认识和理解还只是冰山一角。

成人脑通常重约 $1.2 \sim 1.5kg$,其绝对重量并不是最大的,但从相对个体重量来看,人类脑的重量约占体重的 2%~3%,远远超过其他动物,由此可见,相对于我们人类的身躯而言,我们的确进化了一个超级大的脑。那么这个超级大的脑是否需要更高的能量代谢呢?科学家研究发现,虽然人的整体代谢率并无明显的增加,但人脑的能耗占到了静息状态下机体总能耗的 20%,远远高于人猿等其他动物。由此可以得出结论:与相同体积的哺乳动物相比,人类需要为"超重"的脑提供更多的能量,这使得人脑能量代谢水平相对于其他物种明显增高。科学研究发现,大约 75% 的脑能量消耗于神经信息传递过程中,仅不到 25% 的脑能量用来保证神经系统细胞的基础生存所需。

在脑的能量代谢中,葡萄糖是最重要的能量代谢产物,是脑能量的唯一来源,担负着为脑组织功能提供能源的重任,而氨基酸一般不作为大脑能量的首选来源。葡萄糖在脑内代谢主要通过有氧氧化和糖酵解两种形式进行,在有氧氧化条件下,1 个分子葡萄糖消耗 6 个分子氧气,被彻底氧化生成 6 个分子水和 6 个分子二氧化碳,并释放出大量能量(1 个分子葡萄糖生成 30 个分子 ATP);而糖酵解是在无氧状态下葡萄糖氧化为中间产物乳酸,仅能生成 2 分子 ATP,如果有氧气存在,乳酸可通过氧化过程最终被彻底分解并放出能量。两种代谢都通过生化反应来分解释放储存在葡萄糖中的能量,最后将能量转移到细胞最主要的直接供能物质——ATP 分子上。然而,随着 PET 技术的应用,这一"经典假设"也受到了挑战,科研人员通过脑激发试验 ^{18}F-FDG PET 显像灵敏的测量出兴奋的脑皮质葡萄糖消耗量、氧耗量和血流量的改变。由于脑皮质的细胞对 ^{18}F-FDG 的摄取量与体内普通的葡萄糖代谢过程是一致的,因而脑组织的 ^{18}F-FDG 摄取与分布能反映脑葡萄糖的能量代谢水平。

1986 年,美国华盛顿大学医学院放射科学的研究人员应用 PET 技术在人脑兴奋的部位测量发现:当该部位血流量和葡萄糖消耗量急剧升高时,其氧耗量却没有相应的升高,即葡萄糖消耗量和氧耗量在大脑活跃的状况下是"不相匹配的",脑血流量(cerebral blood flow, CBF)与连续 ^{15}O 输注脑氧代谢率(cerebral metabolism rate of oxygen, CMRO$_2$)配对结合的 PET 显像研究发现,33 例正常人,静息状态下多脑区的 CBF 和 CMRO$_2$ 之间有良好的相关性($R=0.87$);然而在接受了静息状态和刺激状态测量的 9 例受试者,感官刺激诱发神经元激活后,局部 CBF 与 CMRO$_2$ 两者并不一致,刺激可诱发局灶的 CBF 增加(平均 29%),远远超过该区域的脑氧代谢率(平均 5%),并发现刺激持续的时间与反应的幅度或 CBF-CMRO$_2$ 不一致的程度没有明显关系。可以假设,通过神经元或生物化学机制对 CBF 调节的动力学、生理学依赖于神经元自身的激动,而不是依赖于脑氧代谢率。

因此科学家推论:在神经兴奋区域的能量可能是由葡萄糖进入糖酵解代谢途径提供的,这样推测也进一步得到了美国耶鲁大学神经病学系的研究人员证实,他们通过磁共振波谱(MRS)分析发现,人脑皮质兴奋区的糖酵解代谢产物的浓度是明显升高的,表明神经兴奋状态下的能量直接来源于糖酵解和非葡萄糖的有氧氧化,从而改变了脑能量代谢的传统认识。

此外,星形胶质细胞也参与了脑的能量代谢过程,在组织形态学上星形胶质细胞紧密的包绕

在神经元的周围,其体积几乎占神经系统细胞总数的一半,其胞体向外伸出的放射状突起充填于神经元之间,包裹神经元的突触区域,其终末部分呈膨大的结构覆盖于血管内皮细胞上,构成了血脑屏障,从而也为参与脑能量代谢过程提供了条件。血液携带的能源物质葡萄糖最先由毛细血管中葡萄糖转运蛋白转移至星形胶质细胞中,通过糖酵解将葡萄糖分解成乳酸,并转运至神经元内,在有氧条件下进一步参与有氧氧化过程,并释放出能量以维持神经元的活动。因此,神经元的能量来自于星形胶质细胞代谢产生的乳酸,而葡萄糖则是乳酸的重要来源物质。

临床上许多神经精神疾病与脑的能量代谢障碍有密切关系,如脑卒中、癫痫、阿尔茨海默病、帕金森病等疾病的发生都与脑能量代谢异常有关。在缺氧或葡萄糖不足时,脑细胞可因缺乏能量而受损伤甚至死亡。

进化研究表明,人类高级认知功能的出现与葡萄糖利用率增加和能量代谢基因表达有关。功能性脑成像技术,如 fMRI 和 PET 已广泛应用于人类神经科学研究,其探测的信息包括监测能量传递和用于记录神经元活动。此外,高场强磁共振波谱(MRS)使用稳定同位素 ^{13}C 和 ^{1}H 研究在生理和病理条件下实验动物和人类体内的代谢通量成为可能。近年来在细胞分辨代谢研究方面的技术进步,对理解神经元活动和能量代谢之间的细胞和分子基础,阐明神经元 - 星形胶质细胞代谢相互作用的关键点提供了决定性的见解。

脑能量代谢或称为神经能量学(neuroenergetics)一直以来都是科学家们研究的热点,葡萄糖是大脑必需的能量底物,它几乎完全被氧化。一些新的研究表明,在特定的条件下,如禁食、未控制的糖尿病、哺乳的新生儿,酮体维持着大脑的能量需求。然而,过去二十年中技术的发展,在细胞和分子水平为神经能量学研究提供了许多值得关注的新见解。

第二节　脑的血流与氧代谢显像

脑的氧代谢与血流有密切关系,适当的血流供应是保障大脑氧代谢的基础。测定脑血流的方法较多,常规的单光子显像方法有 ^{99m}Tc-HMPAO、^{99m}Tc-ECD、^{133}Xe 等 SPECT 显像法,也可使用正电子核素 ^{15}O 水和 ^{13}N-NH$_3$ 进行脑血流灌注显像,

以对脑血流量进行半定量或绝对定量分析,应用正电子核素 PET 显像的准确性更高,主要用于脑功能研究以及脑血管疾病、癫痫、早老性痴呆等疾病的临床诊断。但是评价脑血流瞬间的改变以及对脑血流进行精确的绝对定量测定要求的技术难度较高,要求显像剂首次通过的提取率高。目前最可靠的方法仍然是应用 ^{15}O 做 PET 显像。^{15}O PET 显像不仅可定量评价脑血流量的变化,同时也反映脑氧的代谢率,是研究大脑功能和脑部疾病的重要手段。

目前用于脑血流及氧代谢研究的正电子显像剂主要为 ^{15}O 水或 ^{15}O-CO_2 气体,由于 ^{15}O 的物理半衰期仅为 2 分钟,因此给显像带来一定的技术难题,使得常规应用比较困难,如果采用 ^{15}O 气体需要专用的气体输送管道等装置,便于采集时持续吸入 ^{15}O 气体,而使用 ^{15}O 水则需有专门的输送和注射装置。通常采用专用分析软件进行血流定量分析,半定量脑血流分析相对比较简单,主要通过计算不同部位脑皮质的两侧比值,不同皮质间的放射性比值等进行定量,但半定量法不能获得脑血流的绝对值。而脑血流量绝对定量分析技术比较复杂,经典的方法采集时一般需要动态采集动脉血,但是经过改良后的分析软件可不用采血,应用超快速 O_2 和 $C^{15}O_2$ 影像信息采集与提取,获得组织动力学的时间 - 放射性曲线,通过速率常数代入公式计算出 CBF、氧提取分数(oxygen extraction fraction,OEF)和脑氧代谢率(cerebral metabolic rate of oxygen,$CMRO_2$)等常数。

正常人脑的重量仅相当于全身重量的 2%,但其耗氧量却占全身的 20% 左右,每分钟耗氧量达 $42\sim53ml$,相当于 $2.5\sim3.5ml/(100g \cdot min)$,远高于身体其他组织。正常成人的脑血流量为 $40\sim50ml/(100g \cdot min)$,不同部位的脑组织有明显差异。受检者吸入 $^{15}O_2$ 气体或弹丸式注射 ^{15}O 水后即刻进行 PET 动态显像,可以同时测定局部脑血流量和血氧浓度,计算出 $CMRO_2$、OEF 等反映脑组织氧利用的参数以及局部脑血流量(rCBF)。$CMRO_2$ 和 OEF 是反映脑组织氧利用的较好指标。

$$CMRO_2 = OEF \times rCBF \times PO_2$$

大脑具有较强的贮备功能与代偿适应能力,当机体受到内外环境刺激时均可引起脑的功能活动变化,脑的能量消耗也随之增加,而处于休息或安静状态时,脑的耗氧量则相应减低;当各种原因引起脑的贮备功能下降,不能满足脑能量

代谢的需要时,临床上就会导致有关疾病。局部脑血流量的调节是通过改变小动脉的阻力来实现的。诸多化学因素和神经体液因素均可通过引起脑内小动脉的收缩和舒张来调节小动脉阻力。化学刺激因素主要包括动脉血中二氧化碳分压、氧分压、钙离子浓度以及氢离子浓度等。其中二氧化碳分压是调节局部脑血流量最有力且最重要的影响因素。动脉血中二氧化碳分压增加引起具有正常反应的血管阻力下降、脑血管扩张、脑血流增加。因此,临床上可应用 SPECT 或 PET 结合脑血流、代谢负荷试验或激发试验评价脑的贮备功能,早期发现某些脑功能性疾病(表 19-1)。

表 19-1　脑血流灌注介入试验

激活试验	负荷试验
运动负荷	乙酰唑胺负荷试验
上、下肢运动	CO_2 负荷试验
视、听觉刺激	过度换气试验
躯体感觉刺激	立位负荷试验
高级脑神经功能激活(记忆、言语、计算、认知、想象)	Matas 试验(颈动脉压迫试验)
	Wada 试验
威斯康星试验等	药物诱发试验(如贝美格诱发癫痫)

定性分析:正常脑血流断层影像可见大小脑皮质、基底节神经核团、丘脑、脑干显影清晰,白质及脑室部位为淡影,左右两侧基本对称(图 19-1)。其中横断层面显示脑内结构较为清楚,顶叶、额叶、颞叶、枕叶以及基底神经节、丘脑、脑干显示清晰,放射性分布基本一致,脑灰质放射性分布高于白质和脑室部位,小脑皮质放射性分布亦较高,左右两侧脑皮质的放射性分布基本对称,其血流量相差不超过 10%。影像上所见的放射性分布高低与局部脑血流灌注量呈比例关系,也反映脑神经细胞功能的活跃程度。使用 PET 脑血流灌注影像与 SPECT 影像虽然显像剂不同,但是影像特征和其意义基本相同,PET 影像脑的结构显示比 SPECT 更加清晰。

定量分析:应用 SPECT 法测定的正常人全脑平均脑血流量(CBF)为 $44.2ml/(100g \cdot min) \pm 4.5ml/(100g \cdot min)$,左右两侧皮质血流量差异不大,半定量分析测定的两侧对称部位脑皮质比值为 $0.9\sim1.1$。但不同皮质的血流量有明显差异,脑皮质、基底核神经核团、丘脑、小脑的血流量较高。脑灰质的 $CMRO_2$ 参考值是 $259\mu mol/(100g \cdot min)$;

白质的 $CMRO_2$ 参考值是 $80\mu mol/(100g \cdot min)$。灰质和白质的 OEF 参考值分别为 0.49 和 0.48。

异常影像判断标准：在断层影像上≥2 个方向断面有一处或多处异常放射性减淡缺损或浓聚灶，脑室及白质区域扩大，尾状核间距增宽，两侧脑皮质放射性分布明显不对称，定量分析相差大于 10% 均为异常。临床上可用于暂时性脑缺血、脑梗死、癫痫等疾病的诊断（图 19-2）。

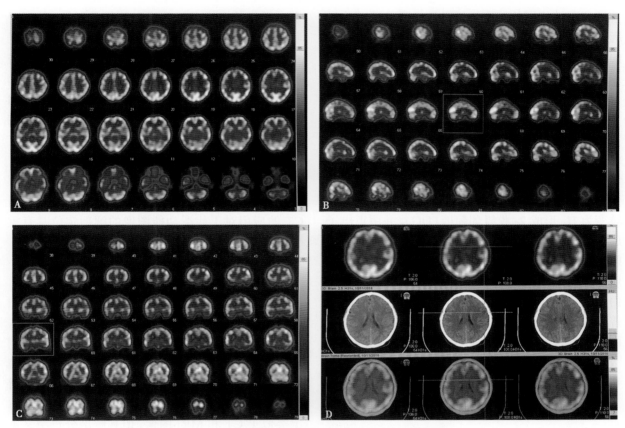

图 19-1 正常 ^{99m}Tc-ECD SPECT 脑血流灌注图像
A. 横断层面（颅顶到颅底）；B. 矢状断层面（从左到右）；C. 冠状断层面（从前往后）；D. 横断面 SPECT/CT 融合影像

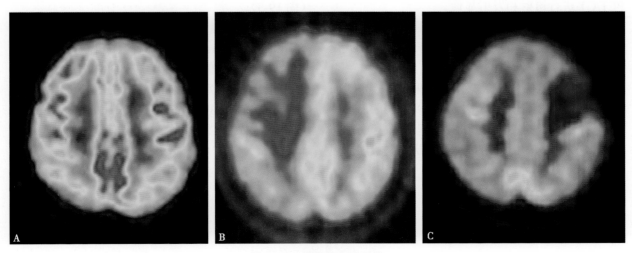

图 19-2 异常脑血流显像
A. 脑血流灌注正常；B. TIA 患者右侧颞叶局部脑血流灌注减低；C. 左侧额叶脑梗死患者，局部脑血流灌注缺损

第三节　葡萄糖代谢显像

葡萄糖几乎是脑组织的唯一能源物质，脑内葡萄糖代谢率的变化能够反映脑功能活动状态，而 ^{18}F-FDG 为葡萄糖类似物，进入体内后具有与普通葡萄糖相同的细胞转运及己糖激酶磷酸化过程，但转化为 ^{18}F-FDG-6-P 后就不再参与葡萄糖的进一步代谢而滞留于脑细胞内。测定 ^{18}F-FDG 在脑内的分布，可观察脑局部葡萄糖代谢状态。

一、基本原理

目前最常用的葡萄糖代谢显像剂为 ^{18}F 标记的脱氧葡萄糖（^{18}F-FDG），^{18}F-FDG 为葡萄糖的类似物，其代谢途径与普通葡萄糖很相似，是将葡萄糖链上第二位的羟基（OH）脱去一个氧原子，转变为 H，形成 2- 脱氧葡萄糖（DG），并用正电子放射性核素 ^{18}F 进行标记获得。^{18}F-FDG 静脉注射后，穿透血脑屏障到达脑组织，在己糖激酶作用下转化为 6- 磷酸脱氧葡萄糖（^{18}F-FDG-6-P），但由于分子构形发生了改变，^{18}F-FDG-6-P 不能像普通的 6- 磷酸葡萄糖一样进一步氧化分解代谢，而是滞留于脑细胞内，应用 PET 显像仪器观察 ^{18}F-FDG 在脑内的分布情况，从而了解脑局部葡萄糖代谢状态。

二、显像方法

受检者禁食 4～6 小时以上，检查前视听封闭 5 分钟，静脉注射 ^{18}F-FDG 185～370MBq（5～10mCi）后静卧休息 45～60 分钟，应用 PET 或 PET/CT 进行透射和发射显像。

1. 透射显像　头部固定，利用仪器上的 ^{68}Ge 或 CT 装置进行脑的透射显像用于衰减校正或图像融合。

2. 发射显像　一般采用 3D 采集，每一断面影像采集的符合计数应达 2×10^6 以上，采集 10～12 分钟。采集数据经计算机处理和断层重建获得 ^{18}F-FDG 在脑内分布的横断、冠状和矢状层面图像及三维重建的立体图像用于视觉判断和半定量分析。如需进行 ^{18}F-FDG 利用率定量分析，则采用一侧肘静脉弹丸式静脉注射药物后即刻开始 PET 采集，并同时进行对侧肘静脉连续采集动脉化静脉血。采集速度按 1 帧 /15s×4 帧，1 帧 /1min × 10 帧，1 帧 /5min × 6 帧，1 帧 /15min 直到检查结束。采集的血样品经处理和测量放射性，数据经归一化后获得 ^{18}F-FDG 动脉输入功能参数，用于 ^{18}F-FDG 利用率定量分析。利用计算机 ROI 技术和一定生理数学模型可得到大脑各部位局部脑葡萄糖代谢率（local cerebral metabolic rate of glucose，LCMRglu）和全脑葡萄糖代谢率（cerebral metabolic rate of glucose，CMRglu）。应用 PET/CT 还可同时获得大脑的 CT 影像与 PET 代谢影像，并进行图像融合分析。由于 FDG 代谢图像的解剖分辨率较差，对于一些细微结构无法判断，而 CT 的应用对于代谢功能图像的解剖定位具有重要的意义。

三、正常脑 ^{18}F-FDG PET/CT 影像

在正常情况下，脑葡萄糖代谢显像可见灰质组织的放射性分布明显高于白质区，大脑皮质、基底节、丘脑、小脑及脑干放射性分布较高，两侧基本对称。正常人的脑葡萄糖代谢影像与局部脑血流灌注影像的特征很相近，但 PET 显像的分辨率明显优于 SPECT。脑 ^{18}F-FDG PET 影像在形态上类似于 CT 和 MRI 图像，但其解剖分辨率又不如 CT、MRI 影像清晰，一些较小的结构难以清晰显示，在分析脑代谢显像影像时需密切结合 PET 和 CT 或 MRI 两种不同模式的图像特点综合判断（图 19-3）。

据资料报道，正常人 CMRglu 的参考值为 20～51μmol/（100g·min）。脑部各区的 LCMRglu 参考值有较大差异，但左、右大脑半球的平均 LCMRglu 基本相近，分别为 37.67μmol/（100g·min）±8.67μmol/（100g·min）和 37.11μmol/（100g·min）±8.72μmol/（100g·min）。LCMRglu 值随着年龄增大有所下降。

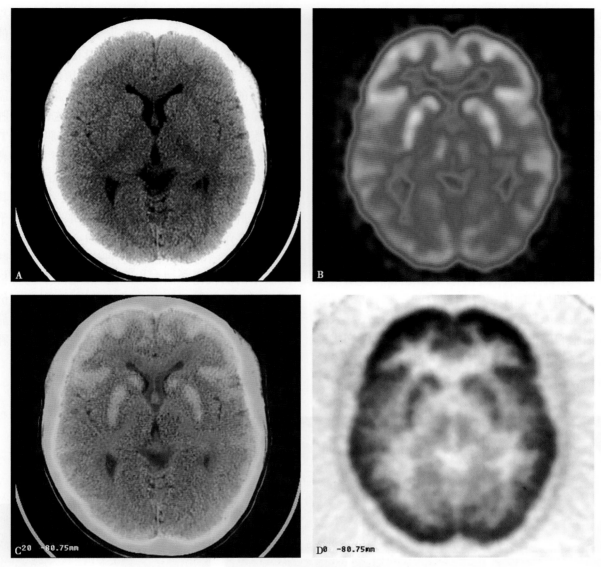

图 19-3　正常脑 PET/CT 显像

A. 脑 CT；B. PET；C. PET/CT 融合图像；D. MIP 图

第四节　脑氨基酸代谢显像

　　脑氨基酸代谢显像主要反映脑内蛋白质合成代谢水平，而蛋白质在生命进程中起着重要作用，它是由多种氨基酸连接而成的肽链。蛋白质代谢中，氨基酸摄取和蛋白质合成是重要的过程，当细胞发生恶变时，氨基酸转运率的增加可能比蛋白质合成增加更多，因为不少过程是作用于氨基酸转运而不是蛋白质合成过程，包括转氨基（利用谷氨酰胺作为能量或作为其他非蛋白物质的前体）和甲基化（甲硫氨酸在蛋白质合成起始阶段的特殊作用）作用。许多氨基酸均可应用放

射性核素进行标记作为显像剂，最常用的标记用核素是 ^{11}C，^{11}C 标记后不改变氨基酸分子的化学结构，利用标记的氨基酸可以示踪体内氨基酸的合成分布过程。目前用于氨基酸代谢显像的显像剂主要有 ^{11}C、^{18}F 或 ^{123}I 标记的氨基酸，如 ^{11}C- 酪氨酸（^{11}C-TYR）、^{11}C- 甲基 -L- 甲硫氨酸（^{11}C-MET）、^{18}F- 氟代乙基酪氨酸（^{18}F-FET）及 ^{123}I- 碘代甲基酪氨酸（^{123}I-IMT）等。

　　目前临床最常应用于脑氨基酸代谢的放射性药物为 ^{11}C-MET，该化合物易穿透血脑脊液屏障进入脑组织，注药后一定时间进行脑代谢显像就可获得氨基酸在脑内分布的断层影像，利用生理数学模型即可获得脑内氨基酸摄取和蛋白质

合成动力学功能代谢参数。正常脑组织摄取氨基酸显像剂很低，而肿瘤病灶呈高摄取，其图像对比度非常好。氨基酸代谢显像主要用于脑肿瘤的诊断与鉴别诊断、术后或放疗后残留与复发监测等，其敏感性和特异性优于 ^{18}F-FDG，可以与 ^{18}F-FDG、^{11}C-胆碱等 PET 显像互补。多数高级别的神经胶质瘤患者 ^{11}C-MET 显像具有较高的浓聚（图19-4）。

第五节 胆碱代谢显像

^{11}C-胆碱（^{11}C-choline）是一种常用的肿瘤显像剂，由于在正常的脑组织中代谢极低，克服了 ^{18}F-FDG 的某些不足，有利于脑肿瘤的诊断。恶性肿瘤细胞增殖活跃，细胞膜的生物合成加快，细胞中胆碱转运体和胆碱酶活性也增高，导致肿瘤细胞胆碱的摄取增高，并作为终末代谢产物滞留在细胞膜上，从而可利用 ^{11}C-胆碱 PET 显像诊断肿瘤。

在肿瘤细胞内，胆碱的唯一代谢途径是参与磷脂的合成，肿瘤细胞的胆碱激酶活性增高，催化胆碱磷酸化为磷酸胆碱，导致其底物胆碱的需求增加。此外，肿瘤细胞的分裂增殖旺盛，肿瘤组织内的细胞膜生物合成活跃，细胞膜的合成需要大量胆碱作为原料合成脂酰胆碱，这也导致肿瘤细胞胆碱利用率增高。临床上，^{11}C-胆碱 PET/CT 显像主要用于脑肿瘤、前列腺癌、膀胱癌、鼻咽癌及妇科肿瘤等的诊断与鉴别诊断、疗效监测、转移灶探测等，与 ^{18}F-FDG 相比具有较大优势，其显示的肿瘤边界清晰，本底组织摄取低，有利于肿瘤放疗计划确定肿瘤边界（图19-5）。

应用不同的代谢显像剂行脑显像可以反映脑皮质不同的代谢和病理生理过程，临床上需要根据患者的具体情况选择合适的显像剂，通常评价脑功能采用脑血流灌注显像和脑葡萄糖代谢显像，而胆碱、甲硫氨酸等脑显像剂主要用于脑肿瘤的诊断、残留与复发监测。

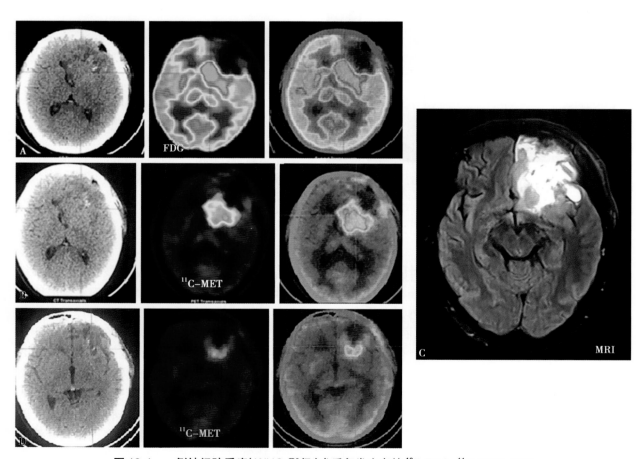

图19-4 一例神经胶质瘤（WHO Ⅳ级）术后复发患者的 ^{18}F-FDG、^{11}C-MET、MRI
A～D. FDG、甲硫氨酸（MET）显像呈异常放射性浓聚（A、B），提示肿瘤复发，MRI 异常信号考虑为术后水肿（C）。经过1个月同步放化疗后复查，其肿瘤 MET 显像放射性浓聚明显减低，提示治疗有效但仍有少量存活（D）

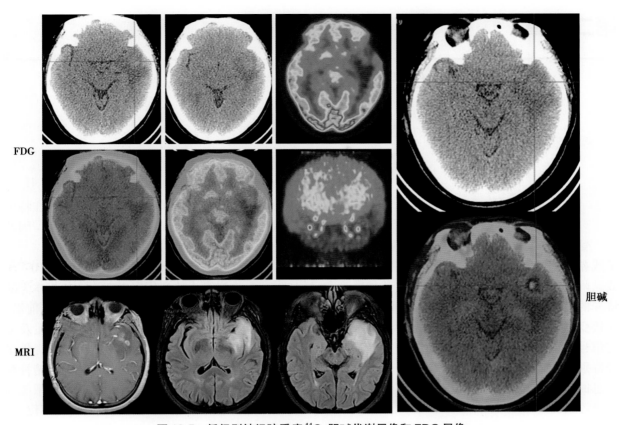

图 19-5　低级别神经胶质瘤 ^{11}C- 胆碱代谢显像和 FDG 显像
肿瘤部位 FDG 代谢无明显增高，胆碱显像可见异常浓聚，正常脑组织几乎没有胆碱显像剂摄取

（张永学）

参 考 文 献

[1] 赵睿，高凯，于常海. 脑能量代谢研究的回顾与前瞻. 科学，2009，61（3）：11-14.

[2] Fox PT，Raichle ME. Focal physiological uncoupling of cerebral blood flow and oxidative metabolism during somatosensory stimulation in human subjects. Proc Natl Acad Sci，1986，83（4）：1140-1144.

[3] Magistretti PJ，Allaman I. A cellular perspective on brain energy metabolism and functional imaging. Neuron，2015，86（4）：883-901.

[4] Kudomi N，Maeda Y，Yamamoto H，et al. Reconstruction of input functions from a dynamic PET image with sequential administration of 15O2 and ［Formula: see text］ for noninvasive and ultra-rapid measurement of CBF，OEF，and CMRO2. J Cereb Blood Flow Metab，2018，38：780-792.

[5] 张永学，高再荣. 核医学. 3 版. 北京：科学出版社，2016.

[6] 张永学，黄钢. 核医学. 2 版. 北京：人民卫生出版社，2005.

第二十章

神经受体及斑块显像

第一节 概 述

受体是存在于细胞膜及细胞内的、与信息分子或黏附分子特异性结合，并引起细胞生理反应或黏附作用的蛋白质、具有特定的氨基酸序列和特异的构型。受体在生命活动中起重要作用，它能接受激素、神经递质、特定药物和毒素等的特定信号并与之结合，引发细胞特定的后继反应并经特别的信号传递系统传递或表达，表现为神经信息的传递、腺体分泌的调节、病理生理反应等功能效应。

受体功能在神经传递中十分显著，突触前释放的递质与突触后受体的交互作用引起突触后膜的去极化或超极化。细胞体内和突触前膜的受体有助于递质的负反馈和再摄取。神经受体在特定脑组织中高度表达并受多种病理状况影响，因此神经受体是分子成像的主要靶点。

脑内受体数量甚微，每克脑组织仅为 $10^{-19}\sim 10^{-13}$mol，这样微小的变化用 CT 和 MRI 根本无法显示。神经受体显像是神经核医学的研究前沿，可从活体分子水平上探测神经受体的存在及变化，为洞悉特异神经传导通路的生理活动提供了一种独特的方法，不仅可以阐明各种神经精神疾病的发病机制，还可以观察许多中枢神经系统药物在体内引起的生理、病理变化及其作用部位。

神经受体的核医学显像是利用发射正电子或单光子的放射性核素标记特定的配体（表 20-1），基于受体 - 配体特异性结合的性能，通过核医学显

表 20-1 神经递质和受体显像主要研究和应用

受体	受体亚型	显像剂	应用
多巴胺	D1，D2	^{11}C-SCH23390，^{11}C-NNC112 ^{11}C-NMSP，^{11}C-Raclopride $^{123/131}$I-Epidepride，^{123}I-IBZM ^{18}F-Fallypride，^{18}F-DMFP	PD、HD 安定剂药效 药物作用机制 酒精成瘾 黑色素瘤
	多巴胺转运蛋白（DAT）	^{18}F-FP-β-CIT，^{18}F-FECNT， ^{99m}Tc-TRODAT-1，^{11}C-CFT ^{123}I-FP-β-CIT	
5- 羟色胺	5- 羟色胺受体	^{11}C-WAY-100635，^{18}F-altanserin， ^{18}F-setoperone，^{18}F-FCWAY，^{18}F-MPPF	癫痫、精神障碍、PD、抑郁、强迫症
	5- 羟色胺转运蛋白	^{11}C-DASB，^{11}C- MADAM， 11C-McN5652，^{123}I-ADAM	
乙酰胆碱受体	毒蕈碱型 烟碱型	^{11}C-Nicotine，^{123}I-QNB， ^{123}I-Iododexetimide，^{123}I-5-IA-85380， ^{18}F-FPTZTP 2-^{18}F-Fluoro-A-85380	AD，癫痫，抑郁
γ- 氨基丁酸		^{18}F- Flumazenil， ^{11}C- Flumazenil	癫痫、抑郁
腺苷受体	A1，A2	^{18}F-CPFPX，^{11}C-MPDX ^{11}C-MPDX	癫痫，肿瘤，脑卒中，精神分裂症
阿片受体		^{11}C-carfentanil，^{11}C-diprenorphine， ^{18}F-cyclofoxy	癫痫、精神分裂症、镇痛作用、药物成瘾
斑块		^{11}C-PIB，^{18}F-AV-45，^{18}F-FDDNP	AD

像仪器如正电子显像（PET）或单光子显像（SPECT）对活体人脑特定受体结合位点进行精确定位并获得反映受体的分布、密度与亲和力的影像。借助生理数学模型可以获得中枢神经受体的定量或半定量指标，如配体与受体特异性结合浓度、脑内受体密度（数目）和亲和力（功能）参数以及代谢参数等，从而对相关疾病做出诊断，并指导治疗、评价疗效和判断预后。

目前研究和应用比较多的神经受体主要有多巴胺受体、多巴胺转运蛋白、5-羟色胺受体、5-羟色胺转运蛋白、乙酰胆碱受体、γ-氨基丁酸受体、腺苷受体、阿片受体、斑块等。

第二节 多巴胺受体及转运蛋白显像

多巴胺受体系统是脑功能活动最重要的系统，而且还可能是运动性疾病治疗药物或精神神经中枢抑制药物的主要作用部位。多巴胺受体系统对运动协调十分必要，黑质纹状体多巴胺系统的退变会引起帕金森病和多系统萎缩。

多巴胺是奖赏机制的主要递质。人吸食成瘾物质后，大脑释放出的多巴胺与多巴胺受体结合后，通过一系列下游信号传导效应，使人产生兴奋的感觉。此外多巴胺受体系统在精神分裂症和抗精神病药效果中发挥突出作用。

基于对腺苷酸环化酶活性的影响特性和放射性配体对受体的识别特征，多巴胺受体分为 D1、D2、D3、D4 和 D5 等多种受体亚型。D1 与 D5 受体亚型结构同源，统称为 D1 类受体，而 D2、D3 和 D4 统称为 D2 类受体。

一、多巴胺 D1 受体显像

动物实验及临床研究表明放射性核素标记的苯并氮杂䓬类化合物是潜在的选择性 D1 受体拮抗剂（^{11}C-SCH23390，^{11}C-NNC112 等）。部分配体的结构见图 20-1。

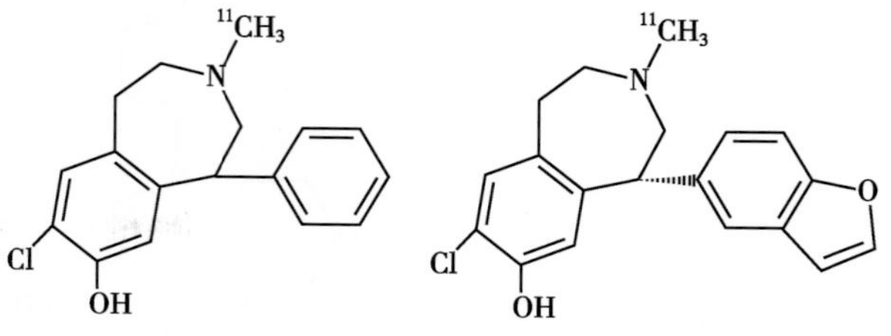

自显影和 PET 表明脑中 D1 受体分布密度由高往低的顺序为纹状体，皮层，丘脑；且随年龄增长而减小（每 10 年减小 7%）。与年轻人（20～30岁）相比，老年人（60～75岁）尾状核中受体密度显著减小。

精神分裂症和其他精神疾病中认知功能异常与多巴胺受体相关。精神分裂症、强迫性情感障碍、双相障碍及抑郁症等患者纹状体和皮质 D1

图 20-1 多巴胺 D1 受体显像剂的结构

受体密度均较正常人显著减小。D1 受体 PET 显像表明初次用药的精神分裂症患者纹状体和皮质处受体与配体亲和力较正常人增加，提示药物治疗可能使精神疾病患者多巴胺 D1 受体密度恢复至正常。

D1 受体显像也可用于药物成瘾研究。25 名可卡因吸食者行 ^{11}C-NNC112 PET 显像，发现边缘纹状体 D1 受体亲和力下降与可卡因吸食存在负相关。D1 受体密度下降预示着可卡因复吸概率增加。Narendran 对慢性氯胺酮使用者行多巴胺 D1 受体显像，发现背外侧前额叶皮层配体结合值上调程度与使用氯胺酮的次数显著相关，表明多次使用氯胺酮会影响参与工作记忆和执行功能的前叶多巴胺能系统。

二、多巴胺 D2 受体显像

多巴胺 D2 受体位于黑质纹状体多巴胺能神经元胞体和突触前末梢，既是突触前膜也是突触后膜受体。经典精神安定剂的有效性和药物与 D2 受体的亲和性有着密切联系。因此，放射性核素标记的安定剂常被用于脑受体显像。

1983 年 Wagner 制备了第一个用于 D2 受体显像的示踪剂，^{11}C-N-甲基螺旋哌啶酮（^{11}C-NMSP）。螺哌隆（spiperone）类似物 ^{11}C-NMSP 对多巴胺 D2 受体有很高亲和力。除此之外，其他 spiperone 衍生物（^{77}Br-spiperone、^{76}Br-spiperone、^{18}F-氟乙基spiperone）已用于观察人纹状体 D2 受体的病理和生理改变。但这些示踪剂与 D2 受体和 5-羟色胺受体均高度结合，缺乏选择性。此外，spiperone 衍生物与 D2 受体结合紧密，有时不可逆，因此仅用于饱和及竞争性研究。更多具有高选择性、快速及可逆结合的特异性 D2 受体放射性配体被开发出来用于多巴胺 D2 受体相关研究。部分配体的结构见图 20-2。

苯甲酰胺类化合物与多巴胺 D2 受体亲和力

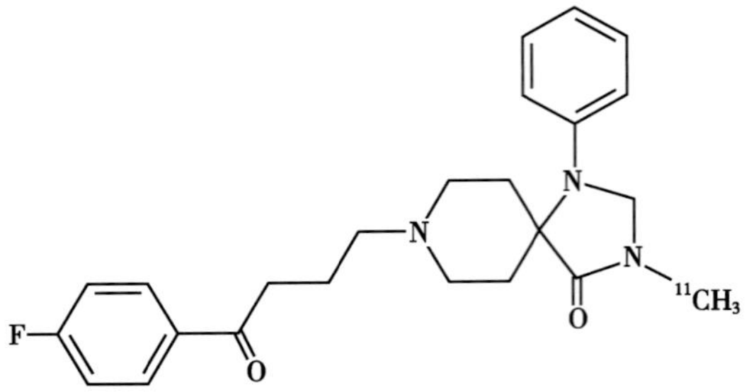

^{11}C-NMSP

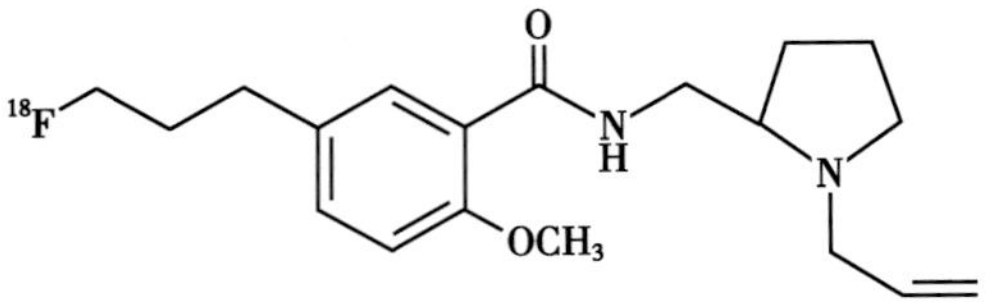

^{18}F-DMFP

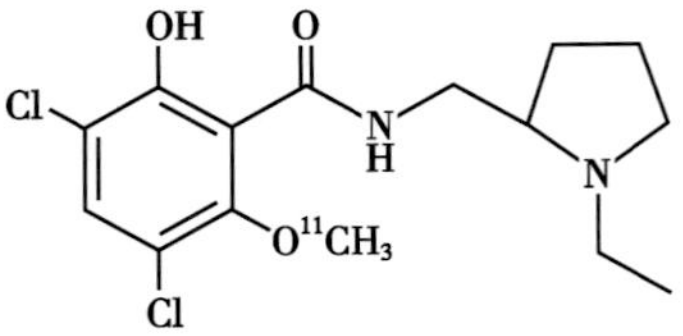

^{11}C-Raclopride

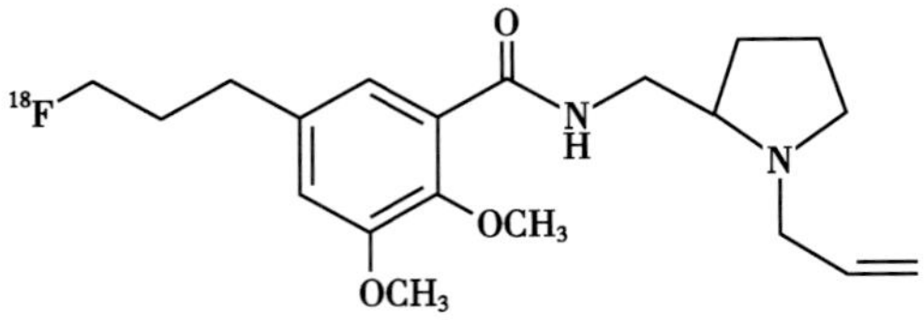

^{18}F-Fallypride

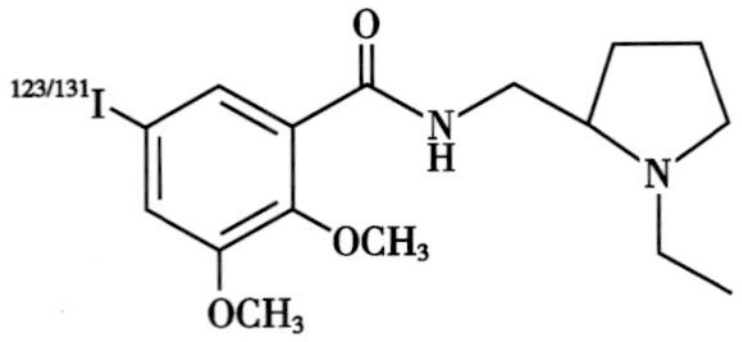

$^{123/131}$I-Epidepride

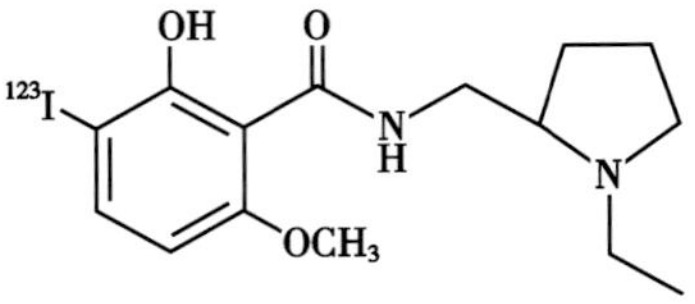

^{123}I-IBZM

图 20-2　多巴胺 D2 受体显像剂的结构

高、选择性强。SPECT 类苯甲酰胺类多巴胺 D2 受体显像剂通常为碘标记的化合物，如 ^{123}I-Epidepride、^{123}I-IBZM 和 ^{123}I-Iodopride 等。其中 ^{123}I-Epidepride 不仅与 D2 受体有很好的亲和力（Kd＝24pM），且亲脂性也相对较低（LogKw＝2.05），大鼠和灵长类动物纹状体 / 小脑比值分别高达 234 和 58。^{123}I-Epidepride 是目前为止与 D2 受体亲和力最高的配基，故而是一种较好的多巴胺 D2 受体 SPECT 显像剂。

目前，D2 受体 PET 的“金标准”是 ^{11}C-Raclopride，可用于选择性分析人类和灵长目动物中枢 D2 受体。^{18}F-Fallypride 是一种新型多巴胺 D2 受体 PET 显像剂。^{18}F-Fallypride 与多巴胺 D2 受体的亲和力高于 ^{11}C-Raclopride 和 ^{11}C-FLB457。^{18}F-Fallypride 不仅在脑区快速达到稳定的平衡状态，便于定量测定多巴胺 D2 受体结合值，而且探测敏感性、分辨率和获得的图像质量更高，^{18}F-Fallypride 是测量抗精神分裂症药物对纹状体外多巴胺 D2 受体占据的理想示踪剂。近年来，江苏省原子医学研究所杨敏等研制了 Epidepride 和 Fallypride 注射液及其配套药盒，产率和放化纯满意，显像效果清晰，有助于临床推广使用（图 20-3）。此外，^{18}F-desmethoxyfallypride（^{18}F-DMFP）与 ^{18}F-Fallypride 性质相似，也可用于 D2 受体显像。

目前临床上应用多巴胺 D2 受体 PET 或 SPECT 显像研究的疾病主要见于各种运动性疾病、精神分裂症、认知功能研究和药物作用及其疗效评价等。

（一）帕金森病

帕金森病（Parkinson’s disease，PD）是一种神经系统变性疾病，临床上主要表现为震颤、强直、运动减少及慌张步态等姿势异常。PD 是一种多巴胺受体型疾病，基本原因是黑质纹状体的变性脱落。早期未经替代治疗的 PD 患者脑 SPECT 显像示多巴胺突触后 D2 受体水平正常或明显上调，但接受替代治疗后 D2 受体水平反转出现下调效应。多巴胺 D2 受体 ^{131}I-Epidepride SPECT 显像有助于了解 PD 患者纹状体内突触后膜的多巴胺 D2 受体变化。武婕等用 ^{131}I-Epidepride 对 PD 患者行多巴胺神经元突触后 D2 受体 SPECT 显像（图 20-4）。发现早期 PD 患者（H/Y Ⅰ级）患侧肢体的对侧纹状体放射性显著增加、体积增大（壳核尤为显著），与同侧纹状体相比差异有统计学意义。

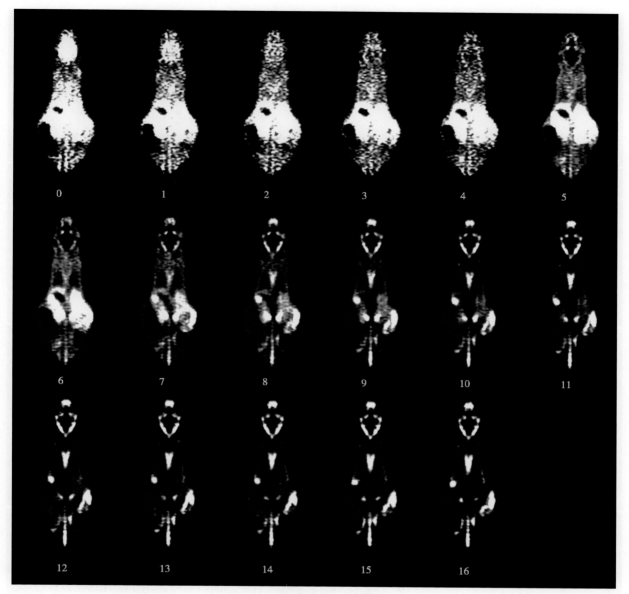

图 20-3　^{18}F-Fallypride 小鼠显像
注射显像剂后 micro-PET 动态扫描 2 小时（注射后 5×1min/ 帧，1×5min/ 帧，11×10min/ 帧）

苏敬敬等对多巴胺 D2 受体（D2R）^{131}I-Epidepride SPECT 显像在早期帕金森病（PD）中的临床应用价值进行了探讨，结果发现 PD 患者起病肢体对侧脑 D2R 比值 STOC/OC 和 STFC/FC 比同侧均增高且与患者年龄及 UPDRS 运动评分呈负相关（图 20-5）。提示人脑 D2R^{131}I-Epidepride SPECT 显像有助于 PD 的早期诊断及病情监测。

其影像特点为：①正常对照者脑 SPECT 显像示，含 D2R 丰富的纹状体有高度放射性浓聚，纹状体显影清晰，形态、大小基本对称，放射性分布均匀；②左侧肢体症状的 PDH/Y Ⅰ级患者脑 SPECT 显像示，双侧纹状体放射性浓聚不对称，右侧高

于左侧；③以左侧肢体症状为主的 PDH/Y Ⅱ级患者脑 SPECT 显像示，右侧纹状体浓聚高于左侧相应部位，且较 H/Y Ⅰ级患者浓聚更明显。

进行性核上麻痹（PSP）和多系统萎缩（MSA）等 PD 综合征临床表现与 PD 相似，鉴别诊断较难。D2 受体显像能鉴别原发性 PD（表征为纹状体放射性示踪剂摄取增加）和因多系统萎缩引起的 PD 综合征（表征为纹状体放射性示踪剂摄取减少）。

有研究对 81 例 PD 及 PD 综合征患者注射 ^{18}F-DMFP 后 1 小时行 PET 显像，结果发现原发性 PD 和非原发性 PD 患者纹状体尤其尾壳核处

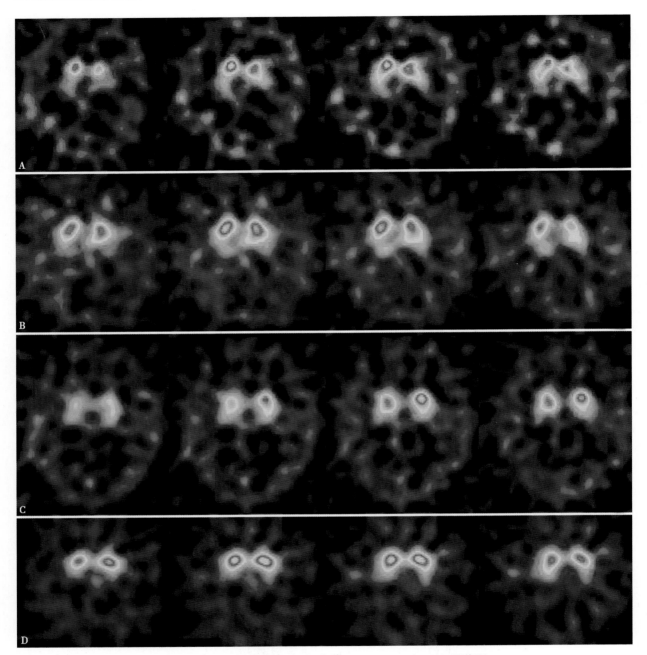

图 20-4 健康对照者和 PD 患者 ^{131}I-Epidepride SPECT 显像图
A. 健康对照组;B. H/Y Ⅰ级 PD 患者;C. H/Y Ⅱ级 PD 患者;D. H/Y Ⅳ级晚期 PD 患者

D2 受体与配体亲和值存在显著差异。鉴别的敏感性、特异性和准确性分别为 87%、96% 和 94%。提示 D2 受体显像对 PD 和 PD 综合征诊断和鉴别诊断以及制订合理化个体治疗方案具有重要临床意义。

（二）亨廷顿病

亨廷顿病（Huntington disease，HD）是一种神经元退化造成功能紊乱的脑部疾病，重要特征表现为与运动和学习功能密切相关的大脑纹状体和皮层功能退化。Leslie WD 等对 32 例受 HD 影响的家族成员进行了研究。其中 11 例正常，7 例无明显症状，6 例为早期，3 例为中期，5 例为晚期。疾病分级采用定量神经学检测法（QNE）和最小精神状态检测法（MMSE）。每人注射 ^{123}I-Epidepride 120 分钟后显像，计算靶（纹状体）/ 非靶（枕叶或全脑）比。该比值与疾病等级和 QNE 呈负相关，而与 MMSE 呈正相关。中期 HD 对 ^{123}I-Epidepride 摄取低。但在无明显症状和早期 HD，^{123}I-Epidepride 摄取显正常。

HD 是一种遗传性神经退行性疾病，通常在 30 至 50 岁时发病。HD 基因携带者会渐进性演变为 HD。对 9 名 HD 患者和 10 名 HD 基因携带者进行 ^{11}C-Raclopride PET 显像，发现 HD 患者较 HD 基因携带者下丘脑处 D2 受体密度显著减小。受体改变在疾病早期就已经出现，且能部分解释 HD 的通常症状进展如进行性消瘦，性行为的改变和唤醒 - 睡眠周期障碍。

（三）精神分裂症

精神分裂症（schizophrenia）是一种重大精神疾病，症状为思考方式及情绪反应出现崩溃。常见病症包括幻听、偏执、异常妄想及杂乱的言语与思考，并出现社会或职业功能退化。患者通常于青壮年显现初期病征，其中约 1.5% 的患者终身为此病所苦。

纹状体及纹状体外区域如中脑、丘脑，前额叶皮层，颞叶外侧等 D2 受体失调可能会导致精神分裂症的症状。皮层过量多巴胺释放会过度刺激 D2 受体，引起阳性症状表达。抗精神病药物通过对脑内不同区域（如纹状体和纹状体外）多巴胺 D2 受体的阻断而产生药效。多巴胺 D2 受体占据可能是监测药物药效的客观合理指标。特异性多巴胺 D2 受体配体可测量安定剂药物占据 D2 受体的能力。每种药物的神经药理药效学不同，受体占据情况也不完全相同。一般而言，安定剂对受体的占据率达到 60% 才能发挥药效，而当受体占据率＞80% 时会出现锥体外副作用。

非典型安定剂较传统安定剂疗效改善的原因可能源于中度 D2 受体占据。Tuppurainen H 等对 13 例分别服用典型安定剂氟哌啶醇和非典型安定剂氯氮平和奥氮平的精神分裂症患者进

行 ^{123}I-Epidepride SPECT 显像。结果表明，两类安定剂在中脑的多巴胺 D2 受体占据率有显著差异。非典型安定剂氯氮平和奥氮平较典型安定剂氟哌啶醇占据率低，三者数据分别为 5%、28% 和 40%。研究提示急性精神分裂症期间，安定剂对中脑 D2 受体的占据在调控黑质纹状体多巴胺神经递质方面有着临床意义。

Vernaleken I 等对 15 名接受齐拉西酮治疗后处于稳定期的精神分裂症患者和 8 名未经治疗的患者进行 ^{18}F-Fallypride PET 显像。采用感兴趣区法计算结合值，并比较受体占据情况。发现纹状体外受体占据率比纹状体区域高 10%。与其他非典型安定剂相比，齐拉西酮对纹状体外受体占据呈中等选择性。

Grunder G 等对 7 例健康对照者和 15 例接受氯氮平治疗的精神分裂症患者进行 ^{18}F-Fallypride PET 扫描，测量氯氮平在精神分裂症患者纹状体内和纹状体外与多巴胺 D2/D3 受体的结合特性。结果显示接受氯氮平治疗的患者壳核、尾状核、颞叶、扁桃体、丘脑和黑质中的结合值显著小于健康对照者，纹状体平均受体占据率显著低于颞叶。丘脑受体占据率在壳核和颞叶之间。与纹状体相比，纹状体外受体占据更可能与药效相关。血浆中药物浓度与受体占据率呈正相关。在大范围血浆药物浓度内，氯氮平优先占据皮层中受体。但当血浆中药物浓度维持在高水平时，该选择性消失。氯氮平达到 60% 阈值时，血浆中药物浓度在 350～400ng/ml。

Kegeles LS 等应用 ^{18}F-Fallypride 测量临床剂量范围内阿立哌唑对局部多巴胺 D2 受体的占据率，研究结果表明接受不同剂量阿立哌唑治疗的精神分裂症患者中，阿立哌唑在纹状体和纹状体

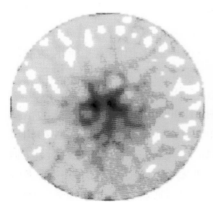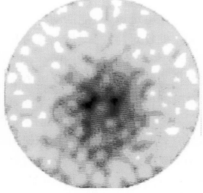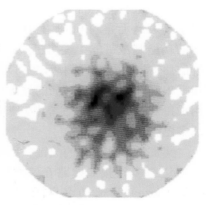

图 20-5　早期帕金森病患者脑多巴胺 D2 受体 ^{131}I-Epidepride SPECT 显像

外受体占据率均高。PANSS 评分与纹状体而非纹状体外占据有关。与其他非典型安定剂类似，阿立哌唑可能是通过调节纹状体内而非皮层或纹状体外 D2 受体活性从而改善阳性症状。

Kessler RM 等采用 ^{18}F-Fallypride 评价氯氮平和 / 或喹硫平是否均优先占据纹状体外多巴胺 D2 受体。在接受治疗的患者中氯氮平对壳核、纹状体腹侧、丘脑、杏仁核、颞叶和黑质的受体占据率平均为：47.8%、46.0%、54.7%、52.2%、59.8%、18.4%；喹硫平对壳核、纹状体腹侧、丘脑、杏仁核、颞叶和黑质的受体占据率平均为：33.5%、34.4%、40.0%、43.2%、46.9%、34.3%。与壳核多巴胺 D2 受体相比，氯氮平和喹硫平均优先占据颞叶多巴胺 D2 受体。氯氮平和喹硫平发挥显著疗效时，所有区域受体占据率小于 65%～70% 的阈值。

（四）药物作用机制研究

多巴胺 D2 受体配体对内源性多巴胺水平敏感，多巴胺与示踪剂的直接竞争可以减小配体与 D2 受体亲和值，间接反映多巴胺的释放情况。该效应可用于研苯丙胺、卡前列甲酯、可卡因等药物的作用机制。这些药物会使突触的多巴胺水平增加，表现为 D2 受体结合减小，且这种增加存在着性别差异。氯胺酮、后劳拉西泮、芬氟拉明、尼古丁和阿芬太尼等药物并不都影响多巴胺的再摄取或合成，但可通过其他复杂的神经回路间接增加多巴胺的释放。使用这些药物后，也能观察到多巴胺浓度以及相应 D2 受体结合的改变。

（五）奖赏效应研究

病理和生理状态可以诱导多巴胺释放，精神变态是与犯罪行为密切相关的人格障碍，冲动和反社会的心理变态使多巴胺奖赏系统超敏，并刺激伏隔核多巴胺释放。心理社会应激使双侧前叶皮层处多巴胺能活性发生改变，诱导内源性多巴胺水平表达上升，使心理压力发生变化。电玩诱导的功能刺激可能引发多巴胺的释放，重复对前叶的后皮层进行磁性刺激，也可观察到这一现象。在期望椎体外症状和疼痛的改善以及作为药物滥用成瘾和肥胖的奖赏系统中，使用安慰剂也能激活多巴胺系统。

奖赏学习是生存的关键。动物研究表明中脑皮质边缘多巴胺能通路在奖赏学习中发挥着作用。Vrieze E 等对 10 名执行奖赏任务的健康志愿者行 ^{18}F-Fallypride PET 显像，考察人脑纹状体外奖赏回路突触前多巴胺释放。发现 ^{18}F-Fallypride 结合在内侧前额皮层（mOFC），腹内侧前额叶皮质（vmPFC）和背侧前扣带皮层（dACC）处显著下降，表明在这些区域存在着内源性多巴胺释放。该研究提示人脑 mOFC，vmPFC 和 dACC 处多巴胺的释放在增强学习中起着至关重要的作用。

（六）酒精成瘾

PET 显像表明，精神兴奋剂成瘾者戒断后，纹状体与 ^{11}C-raclopride 结合值下降，但酒精成瘾者的显像结果与其不一致。Rominger A 对 17 名戒断的酒精成瘾者纹状体和纹状体外多巴胺 D2 受体变化进行了考察。^{18}F-fallypride PET 扫描表明，短期内酒精成瘾者纹状体与示踪剂结合的基准值与健康人无显著差异，但酒精依赖患者的丘脑，海马和颞叶皮层处 D2 受体与配体的亲和值较正常对照组下降 10%～20%。长期戒酒后，纹状体区域相应的受体亲和值显著上升。提示受体变化具有可逆性。

（七）黑色素瘤

Bodei L 等对 6 例晚期黑色素瘤患者（其中 1 例已通过手术摘除肿瘤）进行 ^{123}I-Epidepride SPECT 放射性显像并测量了肿瘤与背景值，结果发现 5 例晚期黑色素瘤患者肿瘤与背景比值达 3.1～6.1，而已通过手术摘除肿瘤的患者肿瘤与背景比值为 1。因此，^{123}I-Epidepride 对黑色素瘤显像敏感而且性能良好，提示多巴胺 D2 受体显像可用于神经内分泌瘤的诊断。

三、多巴胺转运蛋白显像

中枢神经系统多巴胺转运蛋白（dopamine transporters，DAT）是定位于多巴胺能神经末梢细胞膜上的单胺特异性转运蛋白，它的功能是将突触间隙的多巴胺运回突触前膜，是控制脑内多巴胺水平的关键因素。因此，转运蛋白的重摄取功能活动将直接影响突触间隙单胺类递质多巴胺浓度增高或降低，从而引起多巴胺能系统的功能活动的改变，这类转运蛋白的变化要比多巴胺受体的变化更为敏感、直接。

可卡因、GBR12909 是 DAT 两种较强的拮抗剂，因此最初的药物设计就是针对这两种结构母体直接标记，比如 ^{11}C-Cocaine、^{18}F-GBR13119，但这两类显像剂由于亲和力低，解离速度快或者纹状体 / 小脑比值低而不适合作为分子探针。部分配体的结构见图 20-6。

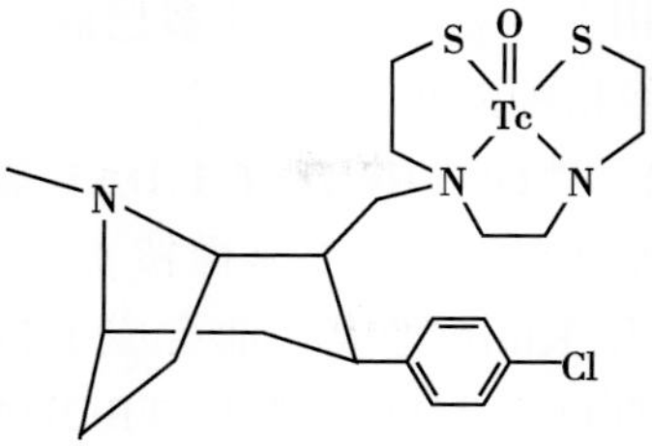

^{99m}Tc-TRODAT-1

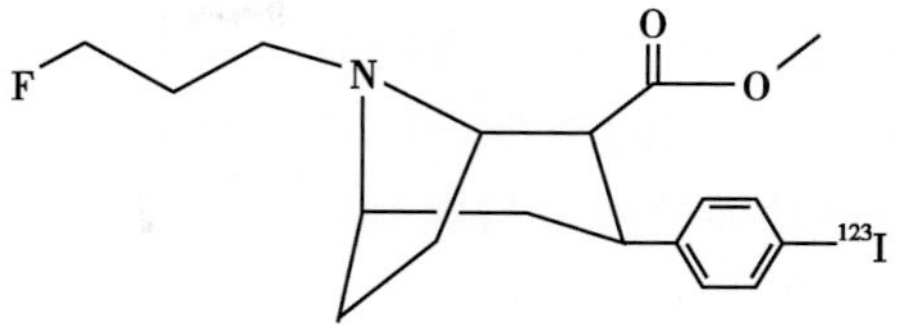

^{123}I-FP-β-CIT

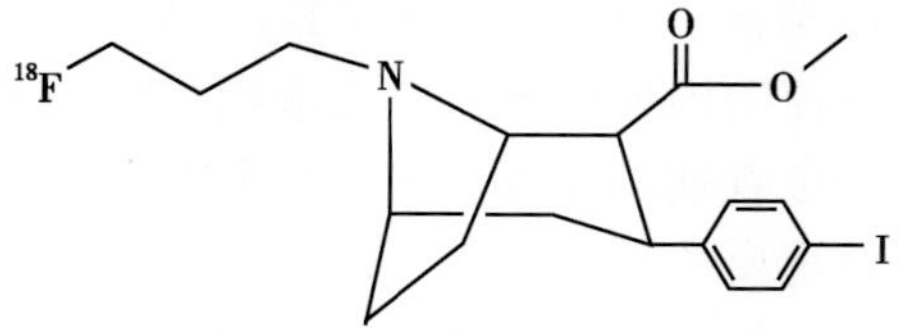

^{18}F-FP-β-CIT

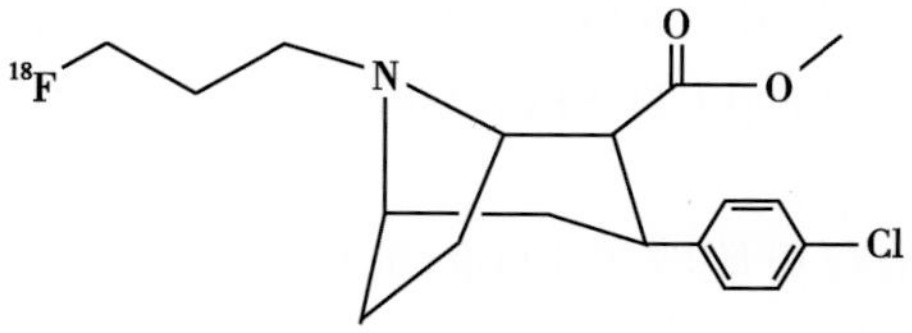

^{18}F-FECNT

图 20-6　多巴胺转运蛋白显像剂的结构

（一）DAT SPECT 显像

目前，苯托品类 DAT 显像剂研究较为深入，显像结果较好。SPECT 类 DAT 显像剂主要为 ^{123}I 和 ^{99m}Tc 标记物。

1. ^{123}I-FP-CIT DAT 显像　^{123}I-β-CIT 对多巴胺转运蛋白也有很高的亲和力（Ki=0.916nmol/L），但是它与 5- 羟色胺受体有较高的亲和力，选择性差，且代谢缓慢，注射 24 小时后，才能得到多巴胺转运蛋白的完整显像，2 天后才能得到好的显像结果，给诊断带来很多不便。对 ^{123}I-β-CIT 的结构经过修饰可以得到许多衍生物，如 2β 异丙基取代甲基得到的系列物、FP-β-CIT、FE-β-CIT 等。这些结构修饰改变了显像剂的药物代谢动力学特性、亲和力和选择性等。与 ^{123}I-β-CIT 相比，^{123}I-FP-β-CIT 对多巴胺转运蛋白选择性较好。^{123}I-FP-β-CIT 从纹状体中清除速率是 ^{123}I -β-CIT 的 15～20 倍。在 PD 患者中，^{123}I- FP-β-CIT 的灵敏性要好于 ^{123}I-β-CIT。^{123}I- FP-β-CIT 适于 PD 的早期和鉴别诊断。

Doepp F 等研究表明，^{123}I-FP-β-CIT 对原发性震颤（ET）和 PD 鉴别诊断的灵敏性和特异性分别为 91% 和 100%。目前，欧洲已对 ^{123}I-FP-β-CIT 进行了多中心临床测试，并用于泛欧洲人脑多巴胺转运蛋白显像数据库的建立。

PD 是神经退行性疾病，对左旋多巴治疗有响应。Contrafatto D 等对 20 名未服用左旋多巴的 PD 患者行左旋多巴治疗，并行 ^{123}I -FP-β-CIT SPECT 显像。发现纹状体对称系数与治疗响应呈线性正相关。提示纹状体对称系数可以预测 PD 患者多巴胺能响应状况。

临床诊断 PD 通常比较困难，尤其是在疾病早期。^{123}I-FP-CIT SPECT 和 ^{18}F- 左旋多巴（^{18}F-DOPA）PET 可以通过不同方式检测突触前多巴胺能活性。对 11 名早期 PD、17 名晚期 PD 患者和 20 名健康人行 ^{123}I-FP-CIT SPECT 和 ^{18}F-DOPA PET 扫描表明，两种示踪剂均可鉴别诊断 PD。疾病早期，对侧纹状体和壳核对 ^{123}I-FP-CIT 和 ^{18}F-DOPA 摄取的敏感性和特异性均为 100%，如果只考虑尾状核，前者和后者的特异性分别为 100% 和 90%。

原发性 PD 分为两种亚型：震颤型（TD）和僵直迟缓型（ART）。TD 患者的表征为疾病进展较慢和轻微认知损失。^{123}I-FP-CIT SPECT 表明纹状体 DAT 的密度与 ART 僵直和迟缓程度相关而与 TD 无关。

运动并发症的发作和认知障碍的表现以及其他因素促使 PD 成为多种异质性综合征。不同类型 PD 之间的鉴别有助于理解锥体外体系的病理与生理意义。Schillaci O 等对震颤型、僵直迟缓型和混合型 PD 患者行 DAT-SPECT 显像，发现震颤型 PD 患者对侧壳核和尾状核处 ^{123}I-FP-β-CIT 摄取较僵直迟缓型降低，但同侧壳核和尾状核摄取升高。混合型患者在对侧和同侧尾状核处示踪剂摄取有显著差异。结果表明在疾病初始阶段，僵直迟缓型 PD 患者脑内多巴胺能系统较震颤型和混合型患者受影响程度要多些。

少数 PD 患者在进行多巴胺替代疗法时，会发生病态赌博行为。与普通 PD 患者相比，具有病态赌博行为的 PD 患者纹状体腹侧对 ^{123}I-FP-β-CIT 的摄取减少，这反映了脑边缘投射的减少或突触前终端膜 DAT 表达的减少。后者假说可能缘于突触前再摄取功能的减退与腹侧纹状体多巴胺水平的增加相一致。

药物诱发的 PD（DIP）与 PD 具有相同的临床症状，临床上较难区分。^{123}I-FP-β-CIT SPECT 显像定量分析表明 DIP（90.6%）正常而 PD 患者均异常。提示 ^{123}I-FP-β-CIT SPECT 可以有效提高鉴别的准确性。

尼古丁治疗可能改善 PD 的进程。6 名 H/Y Ⅲ级的患者分别于治疗前、治疗后 3 个月和 1 年行 ^{123}I-FP-β-CIT DAT 显像。发现尼古丁治疗 3 个月后，患者亲和值减小程度变缓，且与评分值改善呈负相关。提示尼古丁治疗可能对神经元损失有减缓作用。

抑郁症是帕金森病（PD）患者常见的症状，并显著影响患者的生活质量。体外尸检表明，抑郁症的存在可能反映了中脑和脑干处过度的细胞损失，并伴有单胺类神经递质失衡。体内研究表明，具有抑郁症的 PD 患者（PD+D）纹状体、丘脑和中脑/脑干处与 ^{123}I-FP-β-CIT 的结合系数（V3）较无抑郁症的 PD 患者（PD-D）相应值显著降低。未接受选择性血清素再摄取抑制剂（SSRI）治疗的（PD+D）患者丘脑和中脑处 V3 较对照组减小。SSRI 治疗后（PD+D）患者丘脑和中脑处 V3 与对照组无显著差异。提示 PD 中的抑郁可能主要与纹状体多巴胺转运体功能的丧失相关，这可能间接增加多巴胺能的退变。此外，PD+D 患者中脑/脑干处单胺转运体活性较 PD-D 患者减小。该发现与体外数据一起证实 PD+D 患者神经细胞过度丧失。^{123}I-FP-β-CIT SPECT 显像有助于确定 PD 中非运动症状的病理变化。

除了 PD 显像外，^{123}I-FP-β-CIT SPECT 还可用于 HD、路易体痴呆（DLB）的诊断及病理机制研究。Gamez J 等对 12 名 HD 患者行 DAT SPECT 显像，结果发现，纹状体对示踪剂的摄取减小，且疾病评级越重的患者，纹状体对示踪剂的摄取减小程度越大，提示 ^{123}I-FP-β-CIT 可用于评价 HD 患者突触前多巴胺能系统毁损程度。

路易体痴呆（DLB）常表现出幻觉和错觉。18 名 DLB 患者行 ^{123}I-FP-β-CIT FP-CIT SPECT 检查，发现纹状体 DAT 水平的减少与幻觉和错觉程度

显著相关。提示脑边缘多巴胺能通路参与 DLB 的神经精神症状。

2. ^{99m}Tc-TRODAT-1 DAT 显像　^{99m}Tc 是国内外常用的 SPECT 显像核素，较 ^{123}I 方便易得。1997 年 Kung 等成功地合成了目前唯一用 ^{99m}Tc 标记的 DAT 显像剂 ^{99m}Tc-TRODAT-1。注射后 60 分钟，大鼠纹状体与小脑的摄取比为 2.8。江苏省原子医学研究所方平和陈正平等于 2000 年成功制备了 ^{99m}Tc-TRODAT-1 并完成了药盒化生产。目前国内外已开始广泛应用 ^{99m}Tc-TRODAT-1，对帕金森病的早期诊断、治疗决策以及疗效判断具有重要意义。

帕金森病（PD）是一种神经系统变性疾病，传统的诊断主要根据临床症状和体征，而临床上表现为震颤、强直、运动减少及慌张步态等姿势异常，早期正确诊断困难。过燕萍等对 47 例临床早期未治疗 PD 患者和 21 例正常对照行 ^{99m}Tc-TRODAT-1 SPECT 显像结果发现所有 PD 患者患侧肢体对侧脑 DAT ST/OC 比值较同侧降低，双侧较正常对照组均降低。PD 患者 DAT ST/OC 双侧均值与 H/Y 分级有显著相关。图 20-7 提示 ^{99m}Tc-TRODAT-1 DAT SPECT 显像是反映 DAT 的敏感指标，有助于早期 PD 诊断。

范益军等对 25 例 PD 患者、5 例健康志愿者行 ^{99m}Tc-TRODAT-1 DAT 显像，并应用 ROI 技术测定纹状体与小脑部位的放射性比值。结果显示单侧 PD 患者患肢对侧纹状体对 ^{99m}Tc-TRODAT-1 的摄取比同侧纹状体明显下降，双侧 PD 患者两侧纹状体对 ^{99m}Tc-TRODAT-1 的摄取均明显减少。

刘晓华等对不同 Hoehn & Yahr（H-Y）分级 PD 患者及正常对照者纹状体对 ^{99m}Tc-TRODAT-1 的摄取能力进行了半定量分析。结果发现 PD 患者临床症状的轻重与多巴胺和 DAT 特异性结合的下降程度相关。

Shih MC 等对 7 例早发型 PD 患者和 7 例传统晚发型 PD 患者进行 ^{99m}Tc-TRODAT-1 显像。结果显示早发型 PD 患者纹状体 DAT 结合值较传统晚发型 PD 患者下降 34%，这表明早发型 PD 患者多巴胺损失程度较严重。Swanson RL 等对 25 例多系统萎缩患者，130 例 PD 患者和 48 例健康对照组进行 ^{99m}Tc-TRODAT-1 DAT 显像，研究发现 PD 患者脑基底节处 DAT 分布体积显著小于多系统萎缩患者，提示 ^{99m}Tc-TRODAT-1 适用于 PD 的鉴别诊断。

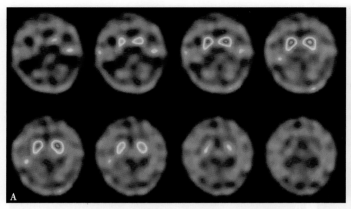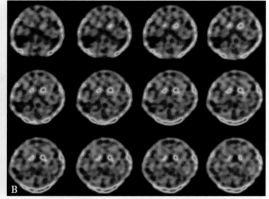

图 20-7　正常人(A)和早期 PD 患者(B)99mTc-Trodat-1 SPECT 显像

Wu H 等对 13 名抑郁症患者、17 名 PD 患者和 10 名健康对照者行 99mTc-TRODAT-1 SPECT 显像，发现抑郁症患者纹状体对 99mTc-TRODAT-1 的摄取减少程度甚至高于 PD 患者。提示抑郁症患者存在严重多巴胺功能减退，缺乏多巴胺转运体可能导致严重的抑郁症。

利用 99mTc-TRODAT-1 定量测定纹状体多巴胺分布的特点，人们对其他神经精神疾病的病理机制进行了探讨。为了考察汞蒸气对纹状体多巴胺转运蛋白的影响，Lin 等对 17 名在灯具厂工作并具有汞蒸气暴露危险的工人以及 15 名健康对照者行 99mTc-TRODAT-1 SPECT 显像。发现汞蒸气暴露的工人纹状体、尾状核和壳核处特异性摄取（SUR）较正常人有显著差异。尿液和身体中累及暴露的汞指数（CumHg）和 SUR 成显著负相关。提示汞暴露对纹状体多巴胺转运蛋白有显著负面影响。CumHg 与纹状体 SUR 成显著剂量 - 响应关系。

Zhao 等对形觉剥夺性近视和正常对照猪视网膜行 99mTc-TRODAT-1 micro-SPECT 显像，发现 99mTc-TRODAT-1 micro-SPECT 可对视网膜清晰成像。形觉剥夺性近视猪的视网膜对 99mTc-TRODAT-1 的摄取显著低于健康对照组。提示 99mTc-TRODAT-1 可用于跟踪 DAT 在视网膜的分布和变化。放射性核素示踪剂可为近视多巴胺系统的研究提供新的方法。

吸食可卡因是严重的社会问题，可卡因与 DAT 高度结合，并阻断多巴胺摄取导致纹状体和伏隔核突触多巴胺增加。研究表明，可卡因可以诱导细胞膜 DAT 免疫活性增加从而导致 DAT 向细胞表面运动。尸检结果表明可卡因吸食者脑部高 DAT 表达区域 DAT 结合值增加。99mTc-TRODAT-1

SPECT 扫描显示 21 名可卡因瘾君子前壳、后壳和尾状核处 DAT 水平分别高于健康对照者 10%，17% 和 8%。后壳和尾状核处 DAT 水平与使用可卡因的程度或可卡因的使用期限无关，但与最后一次使用可卡因的间隔时间成显著负相关。这些发现可能对了解可卡因的生理作用、可卡因成瘾的成分以及未来的治疗干预有重要影响。

复方磷酸可待因口服液是常用的中枢镇咳药之一。然而，近年来有青少年滥用这类口服液，造成其认知丢失、记忆力下降、学习障碍甚至犯罪等社会问题。可待因属于阿片类药物，长期过量使用可造成类似海洛因成瘾性脑病。孙涛涛等利用脑多巴胺转运蛋白显像研究长期大剂量使用复方磷酸可待因口服液产生依赖对脑纹状体功能的损害（图 20-8）。结果表明健康对照组双侧纹状体呈典型"熊猫眼"形态，DAT 放射性分布均匀、对称；复方磷酸可待因口服液依赖者双侧纹状体外形变小，形态失常，放射性分布减低、缺损甚至紊乱，存在部分非特异性放射性分布；海洛因依赖者与其类似。复方磷酸可待因口服液依赖组双侧纹状体结合值均显著低于健康对照组，但高于海洛因依赖组。提示长期大剂量使用复方磷酸可待因口服液产生依赖可破坏纹状体功能，使纹状体部位 DAT 的分布、密度和活性减低，类似海洛因成瘾性脑病。

抽动秽语综合征（Tourette's syndrome，TS）是一种常发病于青少年时期的运动功能障碍性疾病。TS 表现为身体多部位肌肉或肌群突然、快速、不自主、反复的运动抽动伴一种或多种发声抽动，男女发病比例约为 4.3∶1。虽然其确切的发病机制并不完全清楚，但神经病理学研究发现，多种中枢神经递质的异常在本病的发病过程

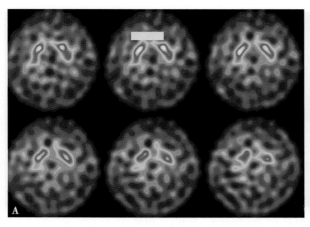
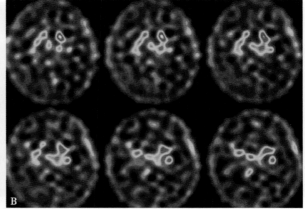
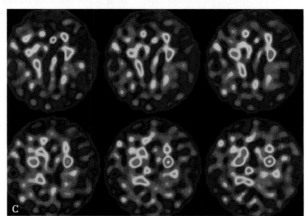

图20-8 健康志愿者和患者 DAT 显像

A. 健康对照者，男，19岁，脑多巴胺转运蛋白（DAT）SPECT 显像。双侧纹状体呈"八"字形，双侧尾状核头部呈椭圆形，尾部呈点状，体部瘦细；壳核位于外侧，尾状核和壳核大致等大。放射性分布均匀对称。呈"熊猫眼"状；B. 复方磷酸可待因口服液依赖者，男，18岁。脑 DAT SPECT 显像示双侧纹状体变小，右侧尾状核头和左侧壳核局灶性放射性分布缺损；C. 海洛因依赖者，男，22岁。脑 DAT SPECT 显像。尾状核、壳核局灶性放射性分布缺损，纹状体明显变小。脑内存在大量非特异性放射性分布

中起重要作用，其中多巴胺系统异常与 TS 的关系最密切。董峰等利用 ^{99m}Tc-TRODAT-1 SPECT/CT 脑显像观察未经治疗的 TS 患者纹状体 DAT 的结合能力，分析纹状体 ^{99m}Tc-TRODAT-1 的摄取率与年龄、病程以及抽动严重性之间的关系，从分子影像水平为研究 TS 患者 DAT 功能变化提供依据（图20-9）。研究表明，TS 患者双侧纹状体对 ^{99m}Tc-TRODAT-1 的摄取率明显高于对照组且分布对称；纹状体摄取率与患者年龄、抽动严重性无关，但与病程呈负相关，病程越短，摄取率越高。提示未经治疗的 TS 患者 DAT 功能活性较对照组明显增强；DAT 活性增高程度与病程呈负相关。^{99m}Tc-TRODAT-1 脑显像可作为初诊 TS 患者确诊的客观依据。

（二）DAT PET 显像

PET 类 DAT 显像剂中用 ^{11}C 标记的化合物主要有 ^{11}C-WIN35-428/CFT、^{11}C-β-CIT-TE 等，其缺点是达到结合平衡时间长，不能满足显像的要求，有的与其他单胺类转运蛋白有相当的亲和力，选择性差。^{18}F 具有较长的半衰期，能够满足结合平衡的需要。^{18}F-FP-β-CIT 已成功地用于 PD 的

早期诊断和鉴别诊断，其显像结果与 PD 临床分级有很好的相关性。Wang J 等用 ^{18}F-FP-β-CIT 显像测定了不同阶段 PD 患者的严重程度。结果发现早期 PD 患者纹状体内尾状核，前核及后核对 ^{18}F-FP-β-CIT 结合值较正常组分别下降70%、46.8% 和 24%。晚期 PD 患者纹状体内尾状核，前核及后核对 ^{18}F-FP-β-CIT 结合值较正常组分别下降52%、34.5% 和 16.5%。^{18}F-FP-β-CIT 结合值与临床症状评分（UPDRS）呈负相关。

^{18}F-FECNT 是多巴胺转运蛋白高度特异性配体，具有高纹状体／小脑比值，较目前使用的 ^{18}F 标记 DAT 示踪剂具有合适的药代动力学性能。正常人注射90分钟后，尾状核和壳核与小脑的平均摄取比值分别为 9.0 ± 1.2 和 7.8 ± 0.7，早期 PD 患者左、右尾状核与小脑的平均摄取比值分别为 5.3 ± 1.1、5.9 ± 0.7；左、右壳核与小脑的平均摄取比值分别为 2.8 ± 0.1 和 3.0 ± 0.6。晚期 PD 患者左、右尾状核与小脑的平均摄取比值分别为 3.7 ± 0.4、3.9 ± 0.0；左、右壳核与小脑的平均摄取比值分别为 1.8 ± 0.1 和 1.8 ± 0.6。提示 ^{18}F-FECNT 可辅助 PD 分期。

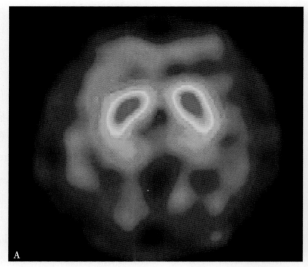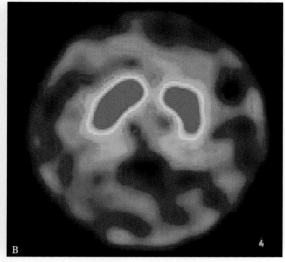

图 20-9 受试者脑 ^{99m}Tc-TRODAT-1 SPECT 显像

A. 健康对照者双侧纹状体区可见较明显放射性浓聚；B. 抽动秽语综合征（TS）患者双侧纹状体区放射性浓聚程度较对照者显著增加

PD 模型猴显像及尸检表明，中脑和纹状体 ^{18}F-FECNT 结合值与黑质多巴胺能神经元、纹状体 DAT 等免疫活性紧密相关。提示 ^{18}F-FECNT 是高度敏感性 PET 显像剂，可量化与 PD 相关的纹状体多巴胺的去神经支配和中脑多巴胺能细胞的丧失程度。

近年来，^{11}C-CFT 多巴胺转运体显像在临床上应用较多，且效果很好，对于 PD 的诊断提供了一种安全有效的方法（图 20-10）。

总之，DAT 显像在精神疾病诊断、观察药物

依赖的形成与戒断症状出现、神经精神药物的药理学研究与指导用药以及研究影响多巴胺受体的生理因素方面均具有重要意义。

第三节 5-羟色胺受体及转运蛋白显像

5-羟色胺（5-HT）是中枢神经系统的递质，参与睡眠、饮食、性行为、冲动控制、昼夜节律和神经内分泌等功能，它还是褪黑激素的前体。多种

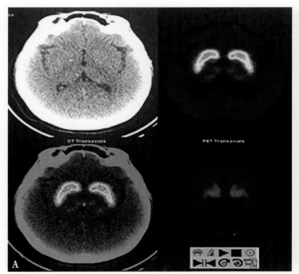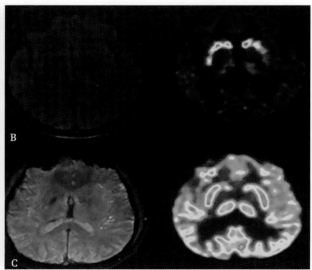

图 20-10 正常人及 PD 患者 ^{11}C-CFT 显像

A. 正常人 CFT PET/CT 显像；B. PD 患者 CFT PET/MR 显像；C. PD 患者 FDG PET/MR 显像（华中科技大学同济医学院附属协和医院提供）

神经和精神紊乱尤其是抑郁和强迫障碍以及阿尔茨海默病（AD）、帕金森病、精神分裂和自闭症中，5-HT 神经递质会发生改变。突触后 5-HT 受体存在异质性，其可分为 7 类和大于 16 种亚型。5-HT 受体与许多神经精神疾病，如精神分裂症、AD 和抑郁症等有关。目前，研究较多的为 5-HT1A 和 5-HT2A 受体。部分配体的结构见图 20-11。

一、5-HT1A 受体显像

在众多 5-HT 受体中，5-HT1A 受体引人关注，这是因为该受体在认知、海马神经再生以及抗抑郁药物作用等方面发挥着重要作用。5-HT1A 受体在海马、隔、杏仁核、下丘脑和皮层处高度表达。受到刺激时，5-HT1A 受体打开钾离子通道，有时在其他区域抑制乙酰胆碱。

5-HT1A 受体在情感性精神障碍尤其是抑郁症中异常表达，中缝核和皮层的受体亲和力显著减小，皮质也有少许减少，这种变化在双向抑郁和与双向相关的单向抑郁中尤为明显。

Hi rvonen J 等对 21 例抑郁症患者和 15 例健康对照者进行 ^{11}C-WAY-100635 显像。与对照组相比，^{11}C-WAY-100635 在患者多数脑区结合值呈下降趋势（减少 9%～25%）。研究证实抑郁症患者 5-HT1A 受体活性显著减小。

情感障碍与伴随有糖皮质激素缺乏的下丘脑 - 垂体 - 肾上腺皮质轴失调以及 5-HT 系统改变有关。考察这些系统之间的关系可以更好地洞察焦虑症和抑郁症的病理生理机制。Lanzenberger R 等对 12 名社交恐惧症患者和 18 名健康对照者行 ^{11}C-WAY-100635 PET 显像。发现社交恐惧症患者血浆皮质醇激素水平显著低于对照组，且与患者脑部杏仁核、海马及后压部皮层处 5-HT1A 结合值显著负相关。在患者前两个脑区，这种相关性显著高于对照组。研究证实血浆皮质醇激素水平与 5-HT1A 受体分布呈负相关，这与动物实验结果相一致。皮质醇激素水平的失调可能通过改变边缘系统 5-HT1A 受体从而增加情绪障碍的脆弱性。

^{18}F 标记的 WAY 衍生物（例如 ^{18}F-FCWAY）已被开发出来用于恐慌和癫痫研究。国外学者对

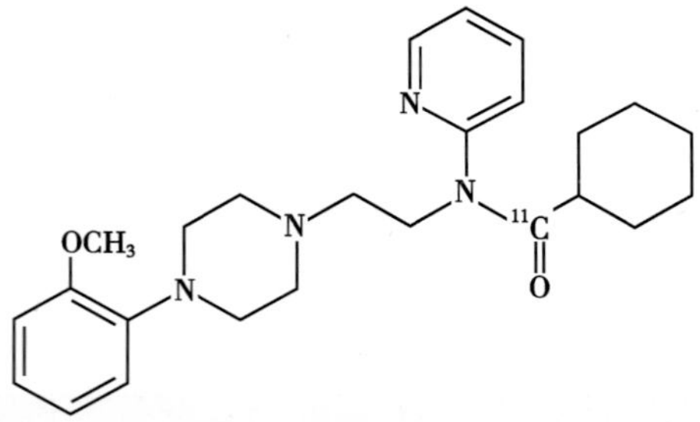

^{11}C-WAY-100635

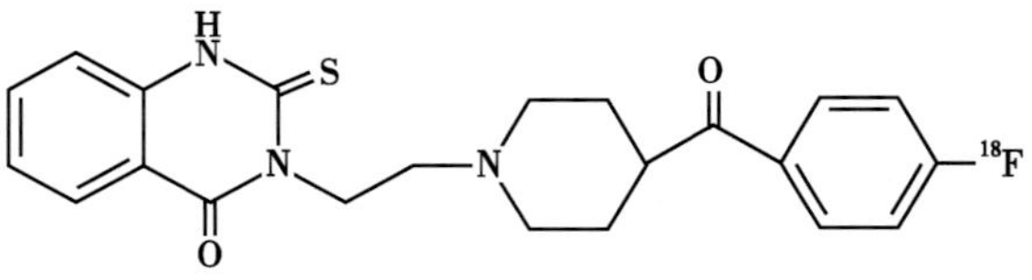

^{18}F-altanserin

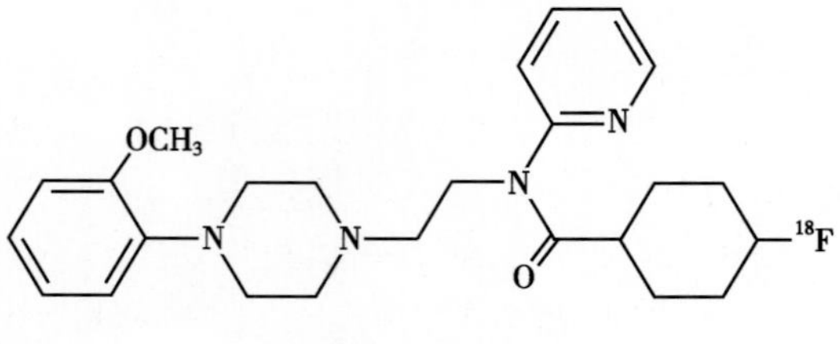

^{18}F-FCWAY

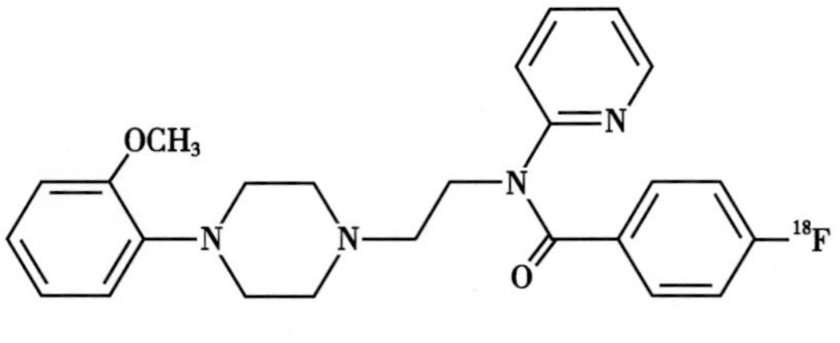

^{18}F-MPPF

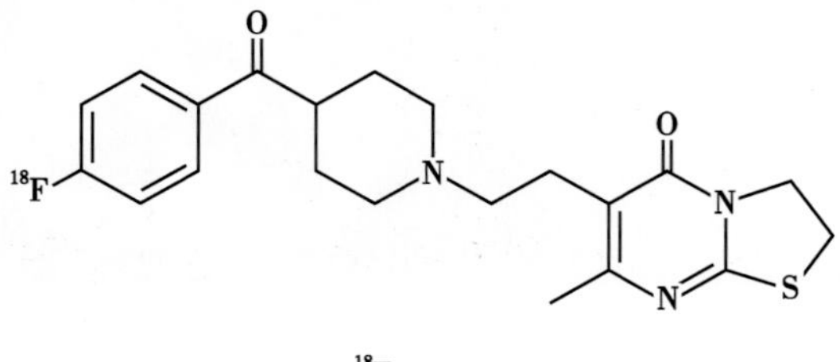

^{18}F-setoperone

图 20-11　5-HT 受体显像剂的结构

37 例颞叶癫痫患者进行 ^{18}F-FCWAY 5-HT1A 受体显像，结果发现除了癫痫病灶处结合值降低外，伴随有抑郁症的颞叶癫痫患者病灶以外的致痫灶边缘脑区摄取值显著降低。5-HT1A 受体结合值降低有助于解释抑郁—颞叶癫痫共病的发病机制。

^{18}F-FCWAY 在体内易脱氟，骨骼摄取明显，影响对颅骨周围脑组织摄取示踪剂的分析。临床使用咪康唑可以显著降低 ^{18}F-FCWAY 体内脱氟现象，改善显像质量。

^{18}F-MPPF 与 5-HT1A 受体亲和力较低，但在海马处最大结合值和平衡常数分别为 2.9pmol/L 和 2.8nmol/L，^{18}F-MPPF 在海马和中脑浓聚最高，基底节和小脑很低，显像清晰。

颞叶癫痫（TLE）患者与抑郁症患者一样，脑部和脑干处 5-HT1A 受体发生改变。Lothe A 等对 24 名 MRI 显示海马硬化且未进行抗抑郁治疗的耐药性 TLE 患者行 ^{18}F-MPPF PET 显像，发现贝克抑郁量表评分、运动快感缺乏程度和负面认知状况等与癫痫发作对侧的中缝核和岛区域 ^{18}F-MPPF 结合值呈正相关。躯体症状与癫痫发作同侧的海马 / 旁海马区域 ^{18}F-MPPF 结合值呈正相关。研究证实 TLE 患者抑郁症状与中枢 5-HT 通路发生改变密切相关，尤其在中缝核、岛、扣带回层和致痫海马区域。

Truchot L 等对遗忘型轻度认知障碍（aMCI）、轻度 AD 患者和健康对照者行 ^{18}F-MPPF PET 全脑显像，发现 aMCI 患者脑部对示踪剂的摄取总体增加而 AD 患者总体减小。在 AD 患者中，结合值减少的区域为海马和旁海马；而在 aMCI 患者中，结合值增加的区域为枕下回。结果表明，aMCI 患者 5-HT 代谢系统会发生上调补偿机制，而在 AD 中，该机制则会中断。使用 ^{18}F-MPPF PET 可鉴别 aMCI 患者和 AD 患者。

二、5-HT2A 受体显像

5-HT2A 受体在所有神经皮质中均有表达，但在海马，基底节和丘脑处密度较低，脑干、小脑和纹状体几乎没有 5-HT2A 受体表达。^{18}F-altanserin 和 ^{18}F-setoperone 等可以对 5-HT2A 受体进行定量分析。Rasmussen H 等对 30 例精神分裂症患者（男 23 例、女 7 例）和 30 例健康对照者弹丸注射 5-HT2A 受体显像剂 ^{18}F-Altanserin，比较脑中 5-HT2A 受体结合值。与健康对照者相比，精神分裂症患者前叶 5-HT2A 受体结合值显著减小。

男性患者阳性精神症状与前叶 5-HT2A 受体结合值呈显著负相关。

进行性上核麻痹（PSP）的运动不能 - 强直综合征与多种神经递质系统的功能紊乱密切相关。Stamelou M 等对 8 名临床疑似 PSP 患者和 13 名健康志愿者行 ^{18}F-altanserin PET 显像。发现 PSP 患者黑质 5-HT2A 受体上调，纹状体处受体密度下降，但皮层 5-HT2A 受体密度未发生变化。黑质和纹状体 5-HT2A 受体变化与运动评分（UPDRS Ⅲ）密切相关。

大量证据表明，5-HT 在疼痛的传输和调控中发挥着重要作用。Kupers R 等通过 ^{18}F-altanserin PET 显像考察了脑部基准 5-HT2A 受体结合值与热痛刺激响应的关系，发现疼痛评级和前额叶、内侧扣下回和后扣带回区域 ^{18}F-altanserin 结合值呈显著正相关。与之相反，^{18}F-altanserin 结合值与疼痛阈值、疼痛忍受度或疼痛的耐受力无关。前叶皮层处 ^{18}F-altanserin 结合值和强直性疼痛之间的相关性表明这部分脑区域在调控和 / 或认知评价疼痛方面发挥着重要作用。

5-HT2A 受体与精神分裂症病理和非典型安定剂的作用相关。Hurlemann R 等对 6 名存在高风险的精神分裂症患者行 ^{18}F-altanserin PET 显像，发现高风险患者前额叶皮层受体结合值显著下降，提示精神分裂症发作前 5-HT 系统处于异常。

临床前研究表明，脑 5-HT2A 受体是电痉挛治疗（ECT）发挥作用的潜在靶点，与抗抑郁疗法下调 5-HT2A 受体相反，电痉挛上调 5-HT2A 受体。为了确定活体 ECT 过程是否改变抑郁症患者脑中 5-HT2A 受体以及这种改变与症状改善之间的联系，Yatham 对 15 名耐抗抑郁治疗并接受 ECT 治疗的抑郁症患者行 ^{18}F-setoperone 扫描。发现 5-HT2A 受体在整个皮层区域减少尤其是在右脑半球。右旁海马脑回、舌回和内侧额叶回区域 5-HT2A 受体减少与抑郁症的改善之间有相关性。与啮齿动物不同，但与抗抑郁相似，ECT 减少抑郁症患者脑 5-HT2A 受体。ECT 进一步下调对抗抑郁治疗无效患者脑部 5-HT2A 受体可以解释其对抗抑郁无效患者的疗效，这一结果与临床前研究不一致。

虽然 5-HT 与躁狂症相关，但具体改变仍未知。Yatham LN 等对 10 名 DSM-Ⅳ 双相躁狂症患者以及 10 名健康对照者行 ^{18}F-setoperone 扫描，发现两组人中年龄与 5-HT2A 受体结合显著相关。脑功能图像分析表明与健康对照者相比，躁狂状态下患者在额叶、颞叶、顶叶和枕叶皮层区域处 5-HT2A 受体结合值显著降低，尤其是在右侧皮层区域。

Meyer 等以 ^{18}F-setoperone 为示踪剂，观察具有暴力攻击倾向患者的前额叶皮层处 5-HT2A 受体结合值（BPND）。在暴力行为患者脑内背外侧前额叶皮层的 5-HT2A 受体结合值低于正常人 44%。暴力倾向严重的患者，前额叶皮层的 5-HT2A 受体结合值显著降低。提示前额叶皮层的 5-HT2A 受体的低结合值与暴力倾向相关，暴力程度越严重，结合值越低。

三、5-羟色胺转运蛋白（5-HTT）显像

5-羟色胺转运蛋白与多巴胺转运体和去甲肾上腺素转运体属于同一类家族，均可将神经递质再摄取到突触前神经元。5-HTT 系统在抑郁中发挥着重要作用，实际上三环和非环类抗抑郁药属于 5-HT 再摄取抑制剂，可以增强细胞外 5-HT 水平。5-羟色胺转运蛋白功能异常导致复杂的行为学异常甚至疾病，如抑郁、极端情绪与行为、焦虑、强迫观念与行为、精神分裂症、神经退行性疾病、酒精成瘾、饮食紊乱等。

5-HTT 显像剂的发展历经数十年，特别是近几年已经取得了可喜的成果。目前有多个国家在进行该类显像剂的研发或者临床前的研究。该领域已经成为当今世界在显像剂研究方面的热点，主要集中于托烷环类、硝基喹啉哌嗪类、二

芳基硫醚类等，其中 ^{11}C-McN5652、^{123}I-ADAM、^{11}C-DASB 已经用于人脑 5-HTT 的 PET 或 SPECT 临床前显像研究，部分配体的结构见图 20-12。

^{11}C-McN5652 是潜在的 5-HTT PET 显像剂，只适用于高受体表达区域（中脑、丘脑和纹状体）的精确定量分析。403U76 衍生物 ADAM 具有高度 5-HTT 亲和性和选择性，是优良的 5-HTT SPECT 显像剂。^{11}C 标记的 DASB 和 MADAM 具有高度 5-HTT 亲和性和选择性，是优良的 5-HTT PET 显像剂，这些显像剂可用于监测体内 5-HTT 表达水平。抑郁症患者丘脑的 5-HTT 亲和力显著减小，但相应中脑的 5-HTT 亲和力正常。5-HTT 可能在迷幻药成瘾中发挥重要作用，持续使用迷幻药的狒狒的 5-HTT 密度永久减小。

许多证据表明神经性厌食症和贪食症恢复者 5-HT 功能发生改变。Bailer 等分别对限制型厌食症、暴饮型厌食症和贪食症恢复患者以及健康对照者行 ^{11}C-McN5652 PET 显像，结果发现，四组结合值在中缝背核和腹侧纹状体处结合值存在显著差异。限制型厌食症恢复患者较暴饮型厌食症患者结合值显著减小。研究提示不同类型饮食失衡患者 5-HTT 活性的差异为解释这些类型患者在情绪调控和冲动控制提供了新的重要见解。

Matsumoto R 对 10 名强迫症患者行 ^{11}C-DASB PET 显像，发现强迫症患者脑右后岛皮质和左前岛皮层处结合值显著下降，表明脑边缘系统 5-HTT 系统的紊乱参与了强迫症的病理机制。

Politis M 等依据病程将 30 名 PD 患者等分

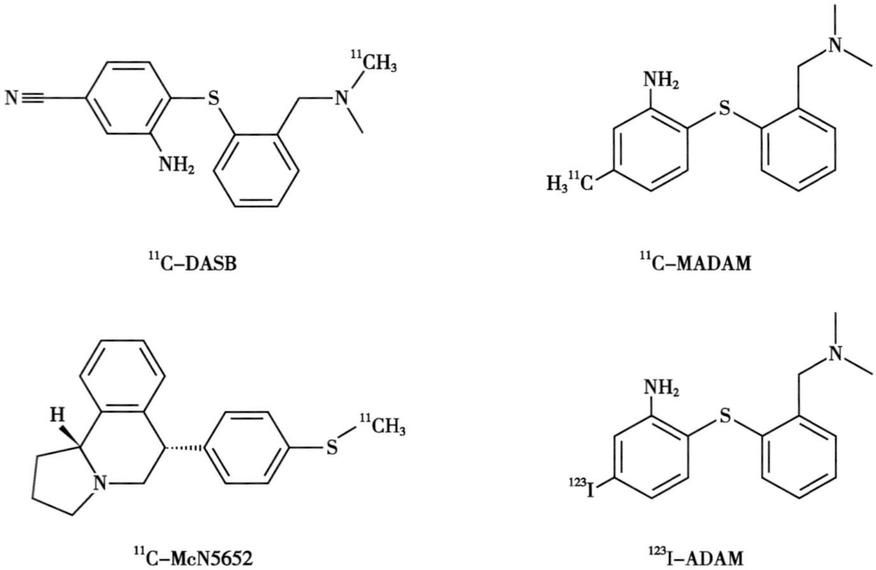

图 20-12　5-羟色胺转运蛋白显像剂的结构

成 3 组，并和对照组一起分别行 ^{11}C-DASB PET 显像，发现 ^{11}C-DASB 结合与疾病伤残以及接受多巴胺能治疗相关。PD 患者纹状体、脑干和皮层区域 ^{11}C-DASB 结合显著下降，但与 UPDRS 分值、Hoehn & Yahr 等级、病程以及治疗无关。提示 PD 患者脑内会发生非线性渐进式 5-HTT 紊乱。

^{11}C-DASB PET 扫描表明急性抑郁症患者较健康人脑干、丘脑、尾状核、前扣带皮层和额叶皮层 5-HTT 结合值显著减小。结果提示脑中 5-HTT 变化可能是急性抑郁症的状态标记物。此外，低 5-HTT 结合可能预示患者长期预后不佳。

Reimold M 研究表明，^{11}C-DASB 结合值与抑郁、焦虑和人格特性相关。严重抑郁患者丘脑处 5-HTT 结合值减小。低 5-HTT 与高度焦虑相关。提示 5-HTT 紊乱可能与情感障碍的阴性精神状态有关。

神经显像、药理、尸检和基因研究表明 5-HTT 功能的改变在严重抑郁症的病理机制中发挥着重要作用。但双向和无向抑郁中 5-HTT 改变是否有区别仍不太清楚。Cannon DM 等比较了单向抑郁（MDD）、双向抑郁（BD）和健康对照者（HC）脑部 5-HTT 结合值，发现与健康人相比，MDD 和 BD 组丘脑、岛和纹状体 ^{11}C-DASB 结合值显著增加。MDD 较 BD 和 HC 组导水管周围灰质 5-HTT 结合值升高。BD 组较 MDD 和 HC 组脑桥中缝核 5-HTT 结合值减小。MDD 患者中抑郁程度与丘脑的 5-HTT 结合值显著负相关。研究提示 MDD 和 BD 抑郁症状均与岛、丘脑和纹状体处 5-HTT 结合上升相关，但两者在脑干处的结合值有显著差异，后者可以解释 MDD 和 BD 症状和药理敏感性的差异。

Kung 等先后报道了 ^{123}I-IDAM、^{123}I-ODAM、^{123}I-ADAM 的合成，该类配体均具有良好的体外性质（高的亲和性和选择性、合适的脂溶性）。其中以 ^{123}I-ADAM 的体内性质最佳，是至今该类衍生物中唯一用于人体 SERT 显像研究的 SPECT 显像剂。^{123}I-ADAM 在小鼠脑部的分布与人脑自显影结果一致，显像剂主要浓集于中脑、丘脑、下丘脑、纹状体等，实验结果表明，该配体适合于人体 5-HTT 显像。江苏省原子医学研究所合成了 ^{125}I-ADAM，并进行了大鼠初步的动物分布实验。

Van de Giessen E 等分别对服用安慰剂、选择性血清再吸收抑制剂（SSRI）型抗抑郁药 5- 帕罗西汀（paroxetine）、多巴胺 / 去甲肾上腺素阻断剂哌甲酯（methylphenidate）的健康志愿者行 ^{123}I-ADAM SPECT 显像，探讨示踪剂的特异性。研究表明，服用 paroxetine 的健康志愿者脑部 ^{123}I-ADAM 的靶 / 非靶值显著低于其余两组，且后两组相关值无显著差异。提示 ^{123}I-ADAM 选择性与脑中 5-HTT 结合。

^{123}I-ADAM 已用于重度忧郁症（major depressive disorder, MDD）的显像研究，发现患者中脑的 5-HTT 密度明显低于健康人体。

双相患者（BD）抑郁状态下中脑处 5-HTT 结合减小。Chou YH 对单相失调（BD I）患者、双相失调患者（BD II）和健康者中脑 5-HTT 结合值进行了测定。发现三组特异性结合值存在显著差异，BD I 患者的特异性结合值显著低于 BD II 患者和健康者，且与疾病期相关性良好。研究证实稳定治疗后 BD I 和 BD II 患者的生物调控不同，这表明 BD 存在着不同。

夜间进食综合征（NES）和 MDD 具有相似的症状，如食欲紊乱，夜间觉醒，且均对选择性 5-HT 再摄取抑制剂治疗有响应。Lundgren JD 等对 6 名无抑郁症的 NES 患者、7 名 MDD 患者行 ^{123}I-ADAM SPECT 显像。结果表明 NES 患者中脑，右颞叶和左颞叶区域 ^{123}I-ADAM 摄取比例显著高于 MDD 患者，提示 NES 和 MDD 患者病理机制迥异。

第四节　乙酰胆碱受体显像

乙酰胆碱（acetylcholine）是第一个被确认为神经递质的化学物质。乙酰胆碱存在于神经元与心肌、骨骼肌和平滑肌之间的神经肌肉突触，以及中枢与外围神经系统的大量神经元间突触中。乙酰胆碱能受体（acetylcholine receptors, AchRs）参与运动功能、睡眠、学习等过程的调节。乙酰胆碱受体显像在研究阿尔茨海默病的病因、病理变化以及与其他类型痴呆的鉴别中具有重要意义。

乙酰胆碱受体可分为两种亚型，即毒蕈碱型乙酰胆碱受体 [mAchRs（M1，M2）] 及烟碱型乙酰胆碱受体 [nAchRs（N1，N2）]，它们在药物反应性、体内分布、生理及生化性质等方面均有所不同。烟碱型乙酰胆碱受体属于配体门控离子通道，而毒蕈碱型乙酰胆碱受体通过多种二级信使发挥作用。乙酰胆碱受体与阿尔茨海默病（AD），精神分裂症和抑郁症等诸多疾病有关。部分配体的结构见图 20-13。

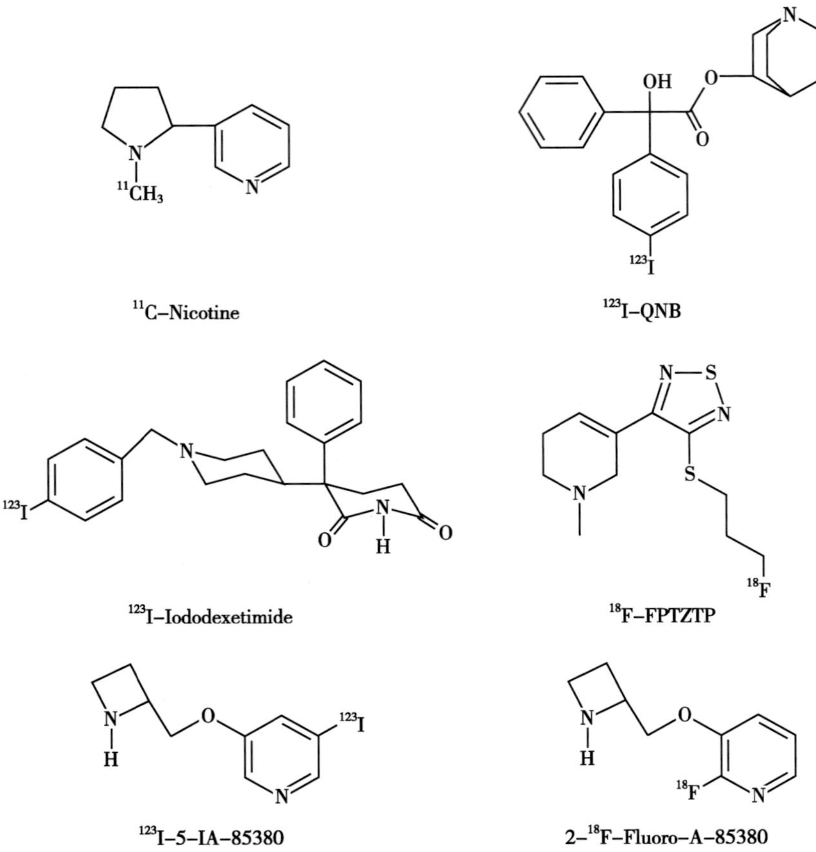

图 20-13　乙酰胆碱受体显像剂的结构

一、毒蕈碱型乙酰胆碱受体显像

^{123}I-QNB、[123]I-Iododexetimide 和 ^{18}F-FPTZTP 作为毒蕈碱型乙酰胆碱受体显像剂已用于人体 PET 和 SPECT 毒蕈碱型乙酰胆碱受体显像。阿尔茨海默病（AD）又称早老性痴呆，是一种慢性、渐进性、退化性中枢神经系统疾患，其主要病理改变为胆碱能神经元丧失或破坏导致乙酰胆碱合成障碍。本病的早期诊断有一定困难，但 ^{123}I-QNB 显像可观察到 AD 患者的大脑皮质和海马毒蕈碱型乙酰胆碱受体密度明显降低，并得到尸检结果印证。

Parkrasi 等对 18 名 AD 和 24 名健康对照者行 ^{123}I-QNB SPECT 显像，发现 AD 患者额叶直回、右侧海马旁回、左海马和左颞叶区域 ^{123}I-QNB 摄取较对照者显著减小。临床上，帕金森痴呆（PDD）和路易体痴呆（DLB）难以鉴别诊断，Colloby SJ 等对 14 例 DLB、25 例 PDD、24 例健康对照组进行 ^{123}I-QNB SPECT 显像。结果显示与对照组相比，DLB 患者右侧枕叶结合值显著上升，而 PDD 患者右侧和左侧枕叶结合值上升。PDD 患者前叶和颞叶摄取值显著降低，而 DLB 患者无此现象，这些变化与脑血流变化无关。

Mohamed A 等对 12 例颞叶癫痫（TLE）患者分别进行 ^{123}I-Iododexetimide、[18]F-FDG 和 MR 显像。发现注射 6 小时后，[123]I-Iododexetimide 显像可以预测颞叶病灶位置。TLE 患者颞叶和颞叶内侧结构摄取显著减小。在确认病灶位置方面，[123]I-Iododexetimide SPECT 显像优于 ^{18}F-FDG PET 和 MR 显像。

二、烟碱型乙酰胆碱受体显像

烟碱型乙酰胆碱受体异常隐含在许多伴精神病的神经系统疾病中，包括伴随抑郁症和认知、记忆障碍，如阿尔茨海默病和帕金森病。目前用于临床研究的烟碱型乙酰胆碱受体显像剂包括 ^{11}C-nicotine、2-^{18}F-Fluoro-A-85380 等。

[11]C 标记的尼古丁（[11]C-nicotine）可用于脑内烟碱型乙酰胆碱受体的定量和可视化。高结合区域位于一些皮层和皮层下区域，而脑桥、小脑、枕

叶皮层和白质中受体密度较低。吸烟者对示踪剂的摄取高于非吸烟者，这表明慢性摄取尼古丁会增加烟碱型乙酰胆碱受体结合密度。

KadirA 等对 10 名接受卡巴拉汀治疗的轻度 AD 患者在 3 个月和 12 个月后分别进行 ^{11}C-nicotine 显像。与治疗前相比，治疗 3 个月后脑皮层 ^{11}C-nicotine 结合值显著增加 12%~19%。治疗 12 个月后，增加不显著。治疗 3 个月后，脑脊液和血浆中酶的低抑制性与高皮层结合值相关。在 12 个月治疗中，注意力与 ^{11}C-nicotine 结合值呈正相关。

Terrière E 等对 5 例接受乙酰胆碱酶抑制剂多奈哌齐治疗的 AD 患者和 5 例健康对照组进行 ^{123}I-5-IA-85380 显像。结果显示 AD 患者脑内丘脑、前叶和中叶处结合值显著减小。治疗后患者脑干处结合值减少相同数量级。研究表明，[123]I-5-IA-85380 可以用于 AD 治疗效果的评价。

Ellis 等对 15 例早期 AD 患者和 14 例健康对照组进行 2-^{18}F-Fluoro-A-85380 PET 显像。与对照组相比，AD 患者 nAchR 没有显著减少，认知功能与 nAchR 无显著相关性。研究表明，2-^{18}F-Fluoro-A-85380 PET 显像可能对早期 AD 患者的 nAchR 变化不敏感，但 2-^{18}F-Fluoro-A-85380 PET 可能适用于晚期 AD 显像。

第五节　γ- 氨基丁酸受体显像

γ- 氨基丁酸（GABA）是中枢神经系统主要的抑制性神经递质之一，起到维持脑内神经元兴奋与抑制动态平衡的作用，其在脑内代谢的任一环节出现障碍，均会引起神经元异常放电，导致癫痫发作。

脑内的 GABA 受体可分为两种类型：GABA$_A$ 受体和 GABA$_B$ 受体。脑内大多数神经元都表达GABA$_A$ 受体，它实际上是由中枢性苯二氮䓬（CBZ）受体、GABA$_A$ 受体以及氯离子通道偶联组成的GABA$_A$/CBZR 复合体，介导 GABA 的突触后膜超极化作用。[11]C- 氟马西尼（[11]C- flumazenil，[11]C-FMZ）作为 CBZ 受体可逆的高度特异性拮抗剂，反向结合大多数中枢性苯二氮䓬受体，可用于 PET 受体显像，反映 GABA 受体分布，对癫痫进行定位诊断。部分配体的结构见图 20-14。

一、癫痫 GABA 受体显像

Hammers 等对 44 例根据临床症状、EEG 检

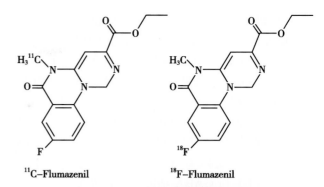

图 20-14　GABA 受体显像剂的结构

测诊断为难治性癫痫的患者进行研究。[11]C-FMZ PET 显像分析显示 75% 的患者存在大脑灰质及白质的局灶性异常现象且表现多样化，既有表现为局灶 FMZ 结合增加或减少的单一性病灶，亦有表现为局灶性 FMZ 结合增加与减少共存的混杂病灶。在部分的患者中还可表现为脑室周围的局灶性 FMZ 结合增加，通常伴有脑室旁结节状灰质异位症。顶叶癫痫的患者以顶叶及额叶的白质、灰质 FMZ 结合增加为多见；而枕叶癫痫的患者则往往表现为扣带回的 FMZ 结合减少。

[11]C-FMZ PET 不仅能发现 MRI 阳性的癫痫灶，而且对 MRI 阴性的癫痫灶具有同样的诊断价值。Padma 等对 20 例平均病程 23.9 年，确诊为单侧颞叶癫痫的患者进行 ^{11}C-FMZ PET 研究，结果显示其中 10 例为 MRI 阳性患者，[11]C-FMZ PET 结果与 MRI 所示病灶相同；另 10 例 MRI 上没有阳性表现，而 ^{11}C-FMZ 显示有局灶性异常显像，且与脑电图所示结果一致。

Juhasz 等的研究还显示：除癫痫灶外，[11]C-FMZ PET 可检测到与癫痫灶远隔的纤维投射部位的FMZ 结合减少，这与脑电图一致。这类患者通常发作频率都较高，手术切除癫痫灶的效果欠佳，且远隔病灶越多预后越差。

以上研究均显示，[11]C-FMZ PET 可用于癫痫灶的定位诊断，但因 [11]C 半衰期短、不易标记，使其在实验研究及临床应用中的推广受到一定限制。近年研发的新型 CBZ 受体显像剂 [18]F- 氟马西尼（[18]F- flumazenil，[18]F-FMZ）在一定程度上弥补了 ^{11}C-FMZ 的不足。除了癫痫外，GABA 受体显像也可用于其他精神疾病的研究。

二、运动精神疾病 GABA 受体显像

原发性震颤（ET）是最常见的运动障碍，但

其病理机制尚不清楚。动物实验和人体研究表明,原发性小脑丘脑束亢进可能是主要输出途径。这种亢进可能与中枢抑制受损有关,越来越多证据表明 GABA 紊乱在 ET 中发挥着重要作用。Boecker 等使用 [11]C- 氟马西尼测量了 8 名 ET 患者和 11 名健康对照者 GABA 受体结合值,发现 ET 组小脑、腹外侧丘脑和外侧运动前皮层处 GABA 受体苯二氮䓬受体端 [11]C- 氟马西尼结合值显著增加。提示 ET 与 GABA 功能减少以及苯二氮䓬受体端活性增强有关。

肌萎缩性侧索硬化(ALS)是多系统失调疾病。轻度认知缺陷是 ALS 的亚型。Wicks 等采用 ^{11}C-FMZ PET 方法确定皮层和词语检索障碍间的联系。言辞流畅性不佳与包括右额下回、颞上回和前岛等区域的 ^{11}C-FMZ 结合值减小相关。对证命名测试不佳与左额中回和左颞叶处 ^{11}C-FMZ 结合值减小相关。研究表明,[11]C-FMZ PET 有助于锁定与 ALS 认知缺陷相关的皮层区域。

普拉德 - 威利综合征(PWS)是多系统失调疾病,其临床症状表征为异常精神和身体发展特征为肌张力低、肥胖、手足小。PWS 神经行为功能的变化缘于 GABA 受体组成和表达的改变。Lucignani G 等对 6 名 PWS 患者和 9 名健康对照者行 ^{11}C-FMZ PET 显像。发现 PWS 患者扣带,额叶和颞叶皮层和岛处 ^{11}C-FMZ 结合值显著下降。这些皮层区域 GABA 受体组成和数目的变化可解释 PWS,包括轻度精神发育迟滞、冲动控制不佳、受损躯体疼痛反应等神经行为的异常。

源于缺氧缺血损伤未成熟脑、绒毛膜羊膜炎及产妇感染等的脑室周围白质软化症(PVL)是痉挛型脑瘫(CP)的主要致病因素。尽管 CP 的预防和治疗有所改善,但患者人数基本保持不变且与运动紊乱的病理机制仍不太清楚。[18]F-FMZ PET 表明与健康对照者相比,脑痉挛型双瘫(SD)CP 患者双侧运动和视觉皮层 GABA 受体结合增加。由于 GABA 受体信号调节生物感知、运动产生、复杂运动技巧和运动皮层依赖性的可塑性,运动皮层区域增加的 GABA 受体结合可能在运动控制不佳方面发挥着重要作用。SDCP 患者脑干处 GABA 受体结合减小可能与痉挛症状相关。

三、其他精神疾病 GABA 受体显像

严重抑郁症(major depressive disorder,MDD)与 GABA 系统紊乱和下丘脑 - 垂体 - 肾上腺(HPA)轴超敏有关。Klumpers 等对 11 名 MDD 患者和 9 名健康对照者行 [11]C- 氟马西尼 PET 扫描。像素分析表明 MDD 患者右后颞上回和旁海马回处 ^{11}C-FMZ 结合显著对称性减小。颞叶区域 ^{11}C-FMZ 结合值与 HPA 轴活性呈显著负相关。血浆中 GABA 不能鉴别 MDD 和健康人,但与脑岛 ^{11}C-FMZ 结合值呈负相关。西酞普兰治疗后,MDD 患者右后颞叶回和背外侧前额叶皮层结合值减小。MDD 患者边缘旁海马和右颞叶处 ^{11}C-FMZ 结合值的对称性减小表明 GABA- 苯二氮䓬受体亲和力和数目减小。颞叶处 GABA 结合与 HPA 轴活性间的负相关提示 HPA 轴的超敏性缘于 GABA 抑制的减少。

第六节　腺苷受体显像

腺苷受体(A1 和 A2)在神经调节中发挥作用。癫痫、脑卒中、运动障碍和精神分裂症中,腺苷受体的功能会发生改变。部分配体的结构见图 20-15。

一、腺苷 A1 受体显像

腺苷 A1 受体在壳和丘脑中高度表达,在多个皮层区域呈中等表达,在中脑、脑干和小脑中呈低表达。随着年龄增加,皮层中受体表达显著下降。黄嘌呤类似物标记物 ^{18}F-CPFPX 和 ^{11}C-MPDX 是特异性腺苷 A1 受体(A1R)配体,适用于临床研究。

腺苷在肿瘤增殖以及脑部对肿瘤侵入反应中发挥着重要作用。胶质瘤模型鼠研究表明肿瘤周围区域腺苷 A1 受体表达显著增加。免疫组化证实肿瘤周围腺苷 A1 受体上调的区域胶质细胞活性增强。这与复发的胶质瘤患者的 ^{18}F-CPFPX PET 扫描结果相一致。提示 ^{18}F-CPFPX 适用于检测肿瘤周围区域的变化。

肝性脑病(hepatic encephalopathy,HE)是由严重肝病引起的,以代谢紊乱为基础、中枢神经系统功能失调的综合征。临床表现为意识障碍、行为失常和昏迷。目前其具体机制尚不清楚。突触前和突触后通过腺苷 A1 受体释放的腺苷可能与该疾病相关。Boy C 对 10 名肝硬化患者和 10 名健康志愿者行 ^{18}F-CPFPX PET 显像,发现肝硬化患者皮层和皮层下区域腺苷 A1 受体结合值小于正常人。扣带皮层、前回、中枢后回、岛皮层、

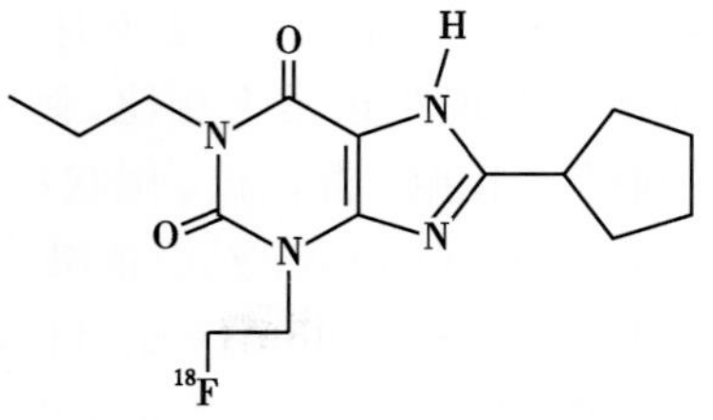

^{18}F-CPFPX

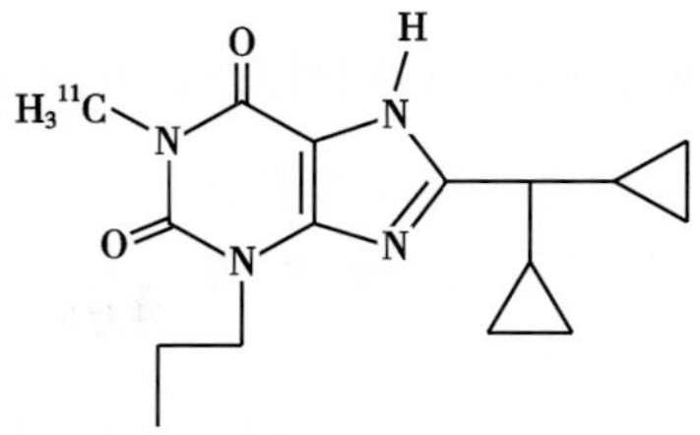

^{11}C-MPDX

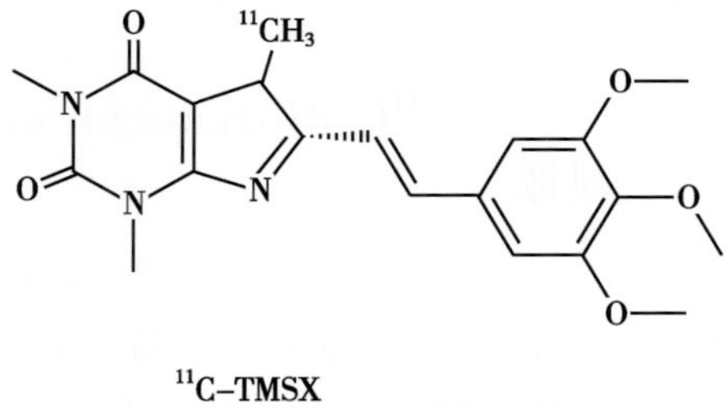

^{11}C-TMSX

图 20-15　腺苷受体显像剂的结构

丘脑、顶叶皮层、额叶皮层、颞叶皮层、前额、枕叶、壳和内侧颞叶区域表观结合有显著变化。提示肝硬化患者脑局部区域腺苷能调节发生异质性改变。脑腺苷 A1 受体的减少可能进一步加剧肝硬化和肝性脑病中突触神经递质的失衡。

二、腺苷 A2 受体显像

据推测人脑中腺苷 A2 受体与多巴胺 D2 受体有负交互作用，因此选择性腺苷 A2 受体拮抗剂可能是治疗 PD 的新型药物。^{11}C-TMSX 是特异性腺苷 A2 受体配体。Mishina M 等对 PD 患者和健康对照者行 ^{11}C-TMSX PET 扫描，发现运动困难 PD 患者壳核腺苷 A2 受体分布体积比率较正常者显著增加。药物初治 PD 患者壳核处 A2 受体结合在影响较严重的部位显著下降。此外，抗 PD 治疗后药物初治患者双侧壳核腺苷 A2 受体显著增加。提示药物初治 PD 患者壳核腺苷 A2 受体会补偿多巴胺的不对称减少。腺苷 A2 受体在调控帕金森神经功能障碍中可能发挥着重要作用。

第七节　阿片受体显像

阿片受体生理作用极为广泛，与麻醉药物成瘾密切相关。阿片受体系统在疼痛的感知和情感加工中发挥着重要作用，其功能改变与慢性疼痛有关，这意味着内源性释放的增加或受体下调。

由于代谢复杂且非特异性结合较高，^{11}C 标记的吗啡、可待因、二醋吗啡、哌替啶不适于阿片受体显像。μ 受体拮抗剂 ^{11}C-carfentanil 和 ^{18}F-cyclofoxy 与所有类型阿片受体相结合，是合适的阿片受体 PET 显像剂。国内复旦大学附属华山医院 PET 中心已合成出 ^{11}C-carfentanil 并进行了动物实验，结果良好。部分配体的结构见图 20-16。

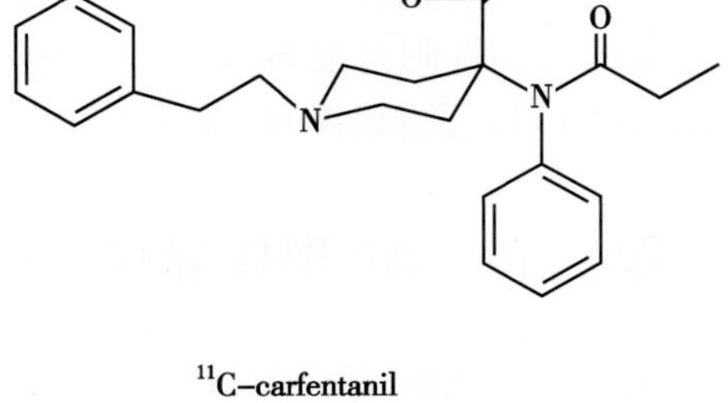

^{11}C-carfentanil

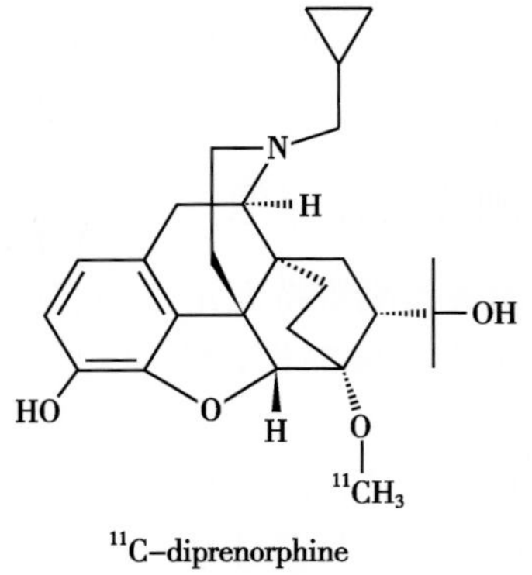

^{11}C-diprenorphine

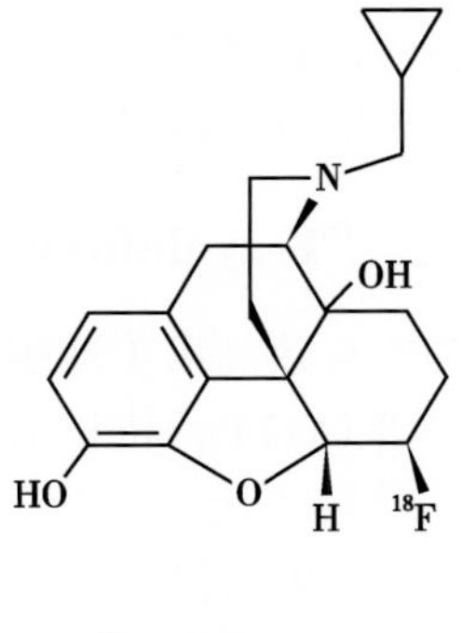

^{18}F-cyclofoxy

图 20-16　阿片受体显像剂的结构

一、^{11}C-carfentanil PET 阿片受体显像

μ 受体是产生愉悦感觉最主要的区域。可卡因使用者脑局部 μ- 阿片受体（mOR）结合升高与可卡因成瘾相关。Gorelick DA 对 15 名可卡因成瘾者在戒毒 1 周和 12 周后行 ^{11}C-carfentanil PET 扫描，并进行 1 年随访。发现戒毒 12 周时 μ 受体结合与复吸后头一个月使用可卡因的天数比例呈显著正相关。多重线性分析表明，mOR 结合有助于预测复吸的时间，提示内源性阿片系统在可卡因成瘾中发挥着重要作用。

μ- 阿片神经递质系统与疼痛的压制和抑制相关联。Liberzon I 对 16 名严重创伤后遗症（PTSD）患者，14 名有创伤应激和 15 名无创伤应激的健康对照者行 ^{11}C-carfentanil PET 显像。发现与正常人相比，创伤应激组杏仁核、伏隔核、背侧额叶和岛皮层阿片受体结合值减小，但前额叶皮层受体结合增加。与健康对照者相比，PTSD 患者前扣带皮层 μ- 阿片受体结合值减小。与 PTSD 和其他正常人相比，无 PTSD 创伤应激健康者杏仁核处受体结合值减小但前额皮层受体结合值增加。该研究可以鉴别创伤应激后阿片系统的普通响应与 PTSD 特异性改变。

Bencherif B 等对 8 名经历疼痛的志愿者行 ^{11}C-carfentanil PET 显像，发现疼痛对侧的丘脑 mOR 结合值下降，这缘于 ^{11}C-carfentanil 和急性疼痛状态下释放的内源性阿片肽间的竞争结合。这种减小随疼痛强度的变化而改变。研究表明，急性疼痛激活的脊椎阿片系统在疼痛过程及调控中发挥着重要作用。动物和人体研究表明，内源性阿片系统与酒精依赖相关。酒精成瘾较深的患者脑部右背外侧额叶皮层、右前额叶皮层和右顶叶处 mOR 结合值较低。在其他四片脑区，mOR 结合与成瘾相关但无显著组别差异。mOR 结合也与五片脑区的抑郁症状相关。研究表明，酒精成瘾、情绪和特定脑区 mOR 结合显著相关。

二、^{18}F-cyclofoxy PET 阿片受体显像

接受有效剂量美沙酮治疗的美沙酮维持海洛因成瘾者（MTPs）可以有效减小毒品成瘾性，减少或消除海洛因的使用，平复下丘脑 - 垂体 - 肾上腺、生殖和肠胃功能的应激反应，显著改善免疫功能和正常疼痛响应。所有这些与阿片受体系统调控相关。Kling MA 对服用美沙酮的患者分别在最后一次服药后 22 小时行 ^{18}F-cyclofoxy PET 显像。发现与正常人相比，阿片成瘾和疼痛相关的脑区（丘脑、杏仁核、尾状核、前扣带皮层和壳核）与 ^{18}F-cyclofoxy 结合值减小 19%～23%，杏仁核和壳的 ^{18}F-cyclofoxy 结合值减小程度与血浆中美沙酮的浓度相关，提示低水平的结合可能与美沙酮占据受体有关，阿片受体可能在正常的生理状态下发挥着重要功能。

三、^{11}C-diprenorphine PET 阿片受体显像

自发性癫痫患者 ^{11}C-diprenorphine（DPN）PET 显像表明，癫痫发作病灶同侧枕叶和梭状回阿片受体结合特异性升高。在这些区域，^{11}C-DPN 分布体积与距离上次发作的时间的对数值呈显著负相关。作为对照，健康人 ^{11}C-DPN 分布体积与时间无系统改变。该研究为阿片受体随自发性发作时间变化提供了体内证据，强调阿片系统在控制发作上具有重要意义。

丛集性头痛（cluster headache）是除了偏头痛之外的另一种血管性头痛，以中年男性多见，其病因尚不十分明了。^{11}C-DPN 显像表明丛集性头痛患者松果体对示踪剂的摄取较正常人减少。下丘脑和扣带皮层处阿片受体活性取决于头痛的持续时间，因此，丛集性头痛的病理机制可能与产生生物钟回路的阿片能紊乱有关。

不宁腿综合征（restless legs syndrome，RLS）又称多动腿综合征或不安腿综合征。其主要临床表现为不安、感觉异常、睡眠中周期性腿动及睡眠障碍等。本综合征的发病原因及发病机制尚不十分清楚，现认为与神经、精神等多种因素有关。Von Spiczak S 对 15 名原发性 RLS 和 12 名健康人行 ^{11}C- DPN PET 显像，发现负责疼痛调控系统的区域（内侧丘脑、杏仁核、尾状核、扣带回前部、岛皮层和眶额皮层）配体结合值与 RLS 严重程度呈负相关。疼痛评分与前额皮层和前扣带回处受体结合值呈负相关。研究表明，RLS 越严重调控疼痛系统释放的内源性阿片肽越多。基于此，阿片可能与 RLS 感知和运动症状的病理机制有关。

第八节　Aβ 斑块显像

阿尔茨海默病（AD）是一种与年龄相关的，不可逆的脑部退行性变性疾病，约占全部痴呆的 2/3。

临床上主要表现为进行性记忆障碍、行为和个性改变、认知功能损害等。病理上主要特征为神经元纤维缠结（NFTs）和丰富的神经炎症（NPs）。NFTs 主要由 β-淀粉样肽（Aβ）和过度磷酸化的 Tau 蛋白组成。尽管 AD 发病机制仍不明确，但 NPs 和 NFTs 在疾病发展中发挥着重要作用。目前 AD 的病理学诊断标准为尸检脑 Aβ 的沉积。因此，Aβ 斑块是鉴别诊断 AD 的生物标志物。体内 SPECT 或 PET 检测脑中 Aβ 斑块可以改善诊断并有利于 AD 治疗药物的开发。

过去 20 年，针对 AD 斑块的显像剂研究发展很快，种类也不断更新。目前正电子 AD 斑块显像剂的发展较为成熟，代表性的有 ^{11}C-PIB 和 ^{18}F-FDDNP，这两种显像剂目前均已经应用于人体研究。其中以 ^{11}C-PIB 最被看好。部分配体的结构见图 20-17。

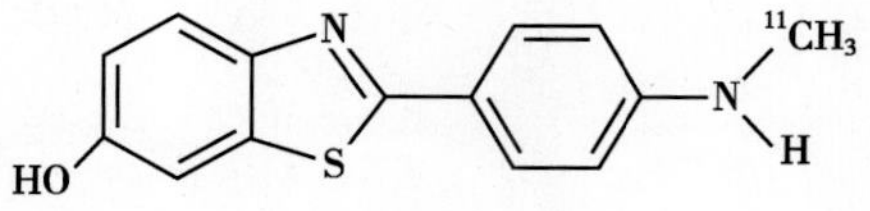

图 20-17 斑块显像剂的结构

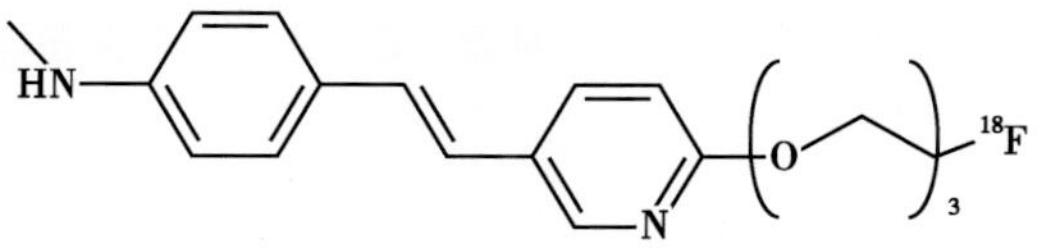

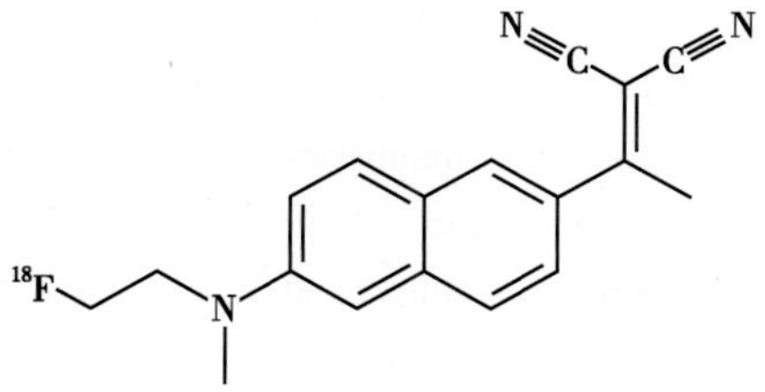

一、[11]C-PIB 斑块显像

AD 患者静脉注射 ^{11}C-PIB 后 60 分钟行 PET 显像，结果显示，PIB 可通过血脑屏障进入脑内，并滞留在 Aβ 斑块积聚的脑特定区域，而滞留在正常脑内的 PIB 非常少。[11]C-PIB 已广泛用于临床 AD 及相关疾病的研究。

有作者对 15 名 AD 和 25 名健康对照者分别行 90 分钟动态 ^{11}C-PIB 和 20 分钟静态 ^{18}F-FDG PET 显像，发现 ^{11}C-PIB 斑块显像剂的敏感性、特异性、准确性好于常用的代谢显像剂 ^{18}F-FDG，对应的数值分别为（100% vs 80%、92% vs 87%、95% vs 83%），提示 ^{11}C-PIB 有助于 AD 的早期诊断。

遗忘型轻度认知障碍（MCI）患者有可能发展为 AD。Okello A 对 31 名 MCI 患者行 ^{11}C-PIB PET 基准显像，并进行 1~3 年随访，研究发现有 55%（17/31）的 MCI 患者基准 ^{11}C-PIB 滞留增加，17 人中有 14 人在随访中转化为 AD。47% ^{11}C-PIB 阳性表达的 MCI 患者在 1 年随访中转化为 AD，前扣带回和前叶处示踪剂滞留较高的患者转化为 AD 的速度较快。提示 ^{11}C-PIB 阳性 MCI 患者较阴性 MCI 患者更有可能转化为 AD。转化速度快的患者其基准 ^{11}C-PIB 摄取高于转化速度慢的患者。体内 ^{11}C-PIB PET 显像检测 MCI 斑块沉积为疾病诊断提供了有用的信息（图 20-18）。

二、[18]F-FDDNP 斑块显像

尽管 ^{18}F-FDDNP 可能鉴别 AD、MCI 和健康对照者，但配对研究表明，AD、MCI 和健康者与 ^{11}C-PIB 的结合差异较 ^{18}F-FDDNP 显著。[18]F-FDDNP 结合可以作为 ^{11}C-PIB 痴呆诊断的补充，尤其可能用于具有潜伏痴呆症状的 ^{11}C-PIB 阴性 MCI 患者。

三、[18]F-AV-45 斑块显像

AvidRadiopharmaceutical 公司对 4 种 [18]F 标记的斑块显像剂：[18]F-AV-19、[18]F-AV-45、[18]F-AV-138、[18]F-AV-144 进行了比较。结果发现，[18]F-AV-45 在 AD 患者脑中显示的斑块区域与 ^{11}C-PIB 基本一致。[18]F-AV-45（[18]F-florbetapir）使用安全，是良好的 PET 斑块显像剂。[18]F-AV-45 研究小组对 35 名垂死患者进行显像，并与死后尸检结果进行比较。同时也对 74 名健康对照者进行 ^{18}F-AV-45 PET 显像。发现 ^{18}F-AV-45 显像与斑块存在和密度显著相关，提示该显像剂可在患者生前鉴定斑块病理。

展　望

综上所述，受体在神经递质和神经调节中发挥着重要作用，且参与所有脑功能例如运动性能、记忆、情感和疼痛等。对多种受体的密度、分布和活性进行显像有利于观察神经功能网络的生理状态以及受神经和精神疾病造成的干扰，适于药物的筛选，疾病的诊断及发病机制的研究。

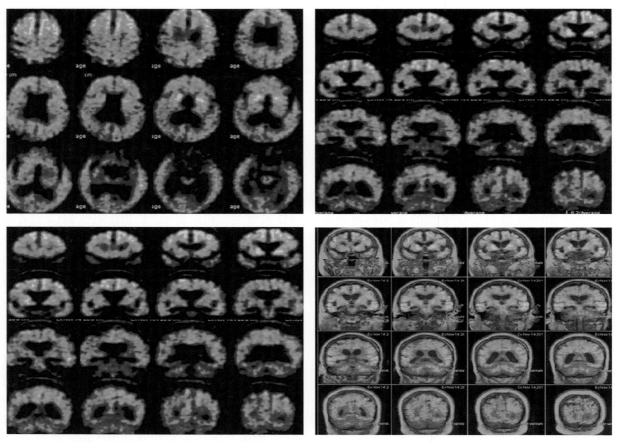

图 20-18　一例 AD 患者 ^{11}C-PIB PET 显像可见各大脑皮层不同程度显像剂浓聚，以额叶明显，提示大脑皮质淀粉样斑块广泛沉积（华中科技大学同济医学院附属协和医院提供）

（杨　敏）

参 考 文 献

[1] 张永学. 实验核医学. 北京：人民卫生出版社，2002.

[2] Rieckmann A，Karlsson S，Karlsson P，et al. Dopamine D1 receptor associations within and between dopaminergic pathways in younger and elderly adults: links to cognitive performance. Cereb Cortex，2011，21（9）：2023-2032.

[3] Narendran R，Frankle WG，Keefe R，et al. Altered prefrontal dopaminergic function in chronic recreational ketamine users. Am J Psychiatry，2005，162（12）：2352-2359.

[4] Wiesel FA，Farde L，Nordstrom AL，et al. Central D1- and D2-receptor occupancy during antipsychotic drug treatment. Prog Neuropsychopharmacol Biol Psychiatry，1990，14（5）：759-767.

[5] Kessler RB，Ansari MS，Riccardi P，et al. Occupancy of striatal and extrastriatal dopamine D2/D3 receptors by olanzapine and haloperidol. Neuropsychopharmacology，2005，30（12）：2283-2289.

[6] Mukherjee J，Christian BT，Narayanan TK，et al. Evaluation of dopamine D-2 receptor occupancy by clozapine，risperidone，and haloperidol in vivo in the rodent and nonhuman primate brain using 18F-fallypride. Neuropsychopharmacology，2001，25（4）：476-487.

[7] Min Yang，Zhu-guo Pei，Min-yang Hu，et al. Synthesis and labeling of epidepride. Nuclear Science and Techniques，2001，12（2）：111-116.

[8] 杨敏，潘栋辉，徐宇平，等. 苯甲酰胺类多巴胺 D2 受体显像剂 18F-Fallypride 的制备和生物分布. 核技术，2008，31（5）：360-363.

[9] 武婕，王峰，杨敏，等. 多巴胺 D2 受体 131I-epide-pride 显像对帕金森病的临床研究. 中华核医学杂志，2008，28（4）：244-246.

[10] 苏敬敬，刘虎文，谢惠君，等. 早期帕金森病患者脑多巴胺 D2 受体 131I-epidepride SPECT 显像. 中华核医学杂志，2004，24（3）：158-159.

[11] la Fougère C，Pöpperl G，Levin J，et al. The value of the dopamine D2/3 receptor ligand 18F-desmethoxyfal-lypride for the differentiation of idiopathic and nonidi-

opathic parkinsonian syndromes. J Nucl Med, 2010, 51 (4): 581-587.

[12] Leslie WD, Greenberg CR, Abrams DN, et al. Clinical deficits in Huntington disease correlate with reduced striatal uptake on iodine-123 epidepride single-photon emission tomography. Eur J Nucl Med, 1999, 26 (11): 1458-1464.

[13] Remington G, Chong SA, Kapur S, et al. Distinguishing change in primary and secondary negative symptoms. Am J Psychiatry, 1999, 156 (6): 974-975.

[14] Tuppurainen H, Kuikka JT, Viinamäki H, et al. Dopamine D2/3 receptor binding potential and occupancy in midbrain and temporal cortex by haloperidol, olanzapine and clozapine. Psychiatry Clin Neurosci, 2009, 63 (4): 529-537.

[15] Vernaleken I, Fellows C, Janouschek H, et al. Striatal and extrastriatal D2/D3-receptor-binding properties of ziprasidone: a positron emission tomography study with [18F] Fallypride and [11C] raclopride (D2/D3-receptor occupancy of ziprasidone). J Clin Psychopharmacol, 2008, 28 (6): 608-617.

[16] Grunder G, Landvogt C, Vernaleken I, et al. The striatal and extrastriatal D2/D3 receptor-binding profile of clozapine in patients with schizophrenia. Neuropsychopharmacology, 2006, 31 (5): 1027-1035.

[17] Kegeles LS, Slifstein M, Frankle WG, et al. Dose-occupancy study of striatal and extrastriatal dopamine D2 receptors by aripiprazole in schizophrenia with PET and [18F] fallypride. Neuropsychopharmacology, 2008, 33 (13): 3111-3125.

[18] Kessler RM, Ansari MS, Li R, et al. Occupancy of striatal and extrastriatal dopamine D2 receptors by clozapine and quetiapine. Neuropsychopharmacology, 2006, 31 (9): 1991-2001.

[19] Vrieze E, Ceccarini J, Pizzagalli DA, et al. Measuring extrastriatal dopamine release during a reward learning task. Hum Brain Mapp, 2013, 34 (3): 575-586.

[20] Rominger A, Cumming P, Xiong G, et al. [(18) F] fallypride PET measurement of striatal and extrastriatal dopamine D (2/3) receptor availability in recently abstinent alcoholics. Addict Biol, 2012, 17 (2): 490-503.

[21] Bodei L, Hofland LJ, Ferone D, et al. In vivo and in vitro detection of dopamine d2 receptors in uveal melanomas. Cancer Biother Radiopharm, 2003, 18 (6): 895-902.

[22] Seibyl JP, Marek K, Sheff K, et al. Iodine-123-beta-CIT and iodine-123-FPCIT SPECT measurement of dopamine transporters in healthy subjects and Parkinson's patients. J Nucl Med, 1998, 39 (9): 1500-1508.

[23] Doepp F, Plotkin M, Siegel L, et al. Brain parenchyma sonography and 123I-FP-CIT SPECT in Parkinson's disease and essential tremor. Mov Disord, 2008, 23 (3): 405-410.

[24] Tossici-Bolt L, Dickson JC, Sera T, et al. Calibration of gamma camera systems for a multicentre European 123I-FP-CIT SPECT normal database. Eur J Nucl Med Mol Imaging, 2011, 38 (8): 1529-1540.

[25] Contrafatto D, Mostile G, Nicoletti A, et al. Single photon emission computed tomography striatal asymmetry index may predict dopaminergic responsiveness in Parkinson disease. Clin Neuropharmacol, 2011, 34 (2): 71-73.

[26] Eshuis SA, Jager PL, Maguire RP, et al. Direct comparison of FP-CIT SPECT and F-DOPA PET in patients with Parkinson's disease and healthy controls. Eur J Nucl Med Mol Imaging, 2009, 36 (3): 454-462.

[27] Rossi C, Frosini D, Volterrani D, et al. Differences in nigro-striatal impairment in clinical variants of early Parkinson's disease: evidence from a FP-CIT SPECT study. Eur J Neurol, 2010, 17 (4): 626-630.

[28] Schillaci O, Chiaravalloti A, Pierantozzi M, et al. Different patterns of nigrostriatal degeneration in tremor type versus the akinetic-rigid and mixed types of Parkinson's disease at the early stages: molecular imaging with 123I-FP-CIT SPECT. Int J Mol Med, 2011, 28 (5): 881-886.

[29] Cilia R, Ko JH, Cho SS, et al. Reduced dopamine transporter density in the ventral striatum of patients with Parkinson's disease and pathological gambling. Neurobiol Dis, 2010, 39 (1): 98-104.

[30] Diaz-Corrales FJ, Sanz-Viedma S, Garcia-Solis D, et al. Clinical features and 123I-FP-CIT SPECT imaging in drug-induced parkinsonism and Parkinson's disease. Eur J Nucl Med Mol Imaging, 2010, 37 (3): 556-564.

[31] Itti E, Villafane G, Malek Z, et al. Dopamine transporter imaging under high-dose transdermal nicotine therapy in Parkinson's disease: an observational study. Nucl Med Commun, 2009, 30 (7): 513-518.

[32] Gamez J, Lorenzo-Bosquet C, Cuberas-Borrós G, et al. Does reduced [(123) I]-FP-CIT binding in Huntington's disease suggest pre-synaptic dopaminergic involvement. Clin Neurol Neurosurg, 2010, 112 (10): 870-875.

[33] Roselli F, Pisciotta NM, Perneczky R, et al. Severity of neuropsychiatric symptoms and dopamine transporter levels in dementia with Lewy bodies: a 123I-FP-CIT SPECT study. Mov Disord, 2009, 24 (14): 2097-2103.

[34] Kung MP, Stevenson DA, Kung HF, et al. [99mTc]

TRODAT-1: a novel technetium-99m complex as a dopamine transporter imaging agent. Eur J Nucl Med, 1997, 24 (4): 372-380.

[35] 方平, 陈正平, 周翔, 等. 多巴胺转运蛋白显像剂 99mTc-TRODAT-1 的合成. 中国医药工业杂志, 2000, 31 (6): 244-247.

[36] 过燕萍, 朱锦海, 张乐乐. 99mTc-TRODAT-1 及 131I-epidepride SPECT 显像对临床早期帕金森病初步诊断研究. 中华临床医师杂志, 2011, 5 (1): 246-250.

[37] 范益军, 叶万忠, 谢天豪, 等. 99mTc-TRODAT-1 SPECT 多巴胺转运蛋白显像诊断帕金森病的临床应用. 中华临床新医学, 2003, 2: 100-101.

[38] 刘晓华, 谭建, 张富海. 不同临床分级帕金森病多巴胺转运蛋白显像研究. 生物医学工程与临床, 2007, 2: 118-121.

[39] Shih MC, Franco de Andrade LA, et al. Higher nigrostriatal dopamine neuron loss in early than late onset Parkinson's disease?--a [99mTc]-TRODAT-1 SPECT study. Mov Disord, 2007, 22 (6): 863-866.

[40] Swanson RL, Newberg AB, Acton PD, et al. Differences in [99mTc] TRODAT-1 SPECT binding to dopamine transporters in patients with multiple system atrophy and Parkinson's disease. Eur J Nucl Med Mol Imaging, 2005, 32 (3): 302-307.

[41] Wu H, Lou C, Huang Z, et al. SPECT imaging of dopamine transporters with (99m) Tc-TRODAT-1 in major depression and Parkinson's disease. J Neuropsychiatry Clin Neurosci, 2011, 23 (1): 63-67.

[42] Lin CY, Liou SH, Hsiech CM, et al. Dose-response relationship between cumulative mercury exposure index and specific uptake ratio in the striatum on Tc-99m TRODAT SPECT. Clin Nucl Med, 2011, 36 (8): 689-693.

[43] Zhao J, Qu X, Qi Y, et al. Study on retinal dopamine transporter in form deprivation myopia using the radiopharmaceutical tracer 99mTc-TRODAT-1. Nucl Med Commun, 2010, 31 (10): 910-915.

[44] Crits-Christoph P, Newberg A, Wintering N, et al. Dopamine transporter levels in cocaine dependent subjects. Drug Alcohol Depend, 2008, 98 (1-2): 70-76.

[45] 孙涛涛, 胡疏, 贾少微, 等. 复方磷酸可待因口服液依赖者多巴胺转运蛋白 SPECT 显像. 中华核医学杂志, 2010, 12 (6): 379-382.

[46] 董峰, 刘红, 孟召伟, 等. 抽动秽语综合征的脑 99mTc-TRODAT-1SPECT 显像. 中华核医学杂志, 2011, 31 (2): 104-107.

[47] 管一晖, 左传涛, 张政伟, 等. 多巴胺转运蛋白显像剂 18F-FP-CIT 脑 PET 显像评价脑内多巴胺能系统功能.

中国医学影像技术, 2004, 9: 1421-1424.

[48] Wang J, Zuo CT, Chen ZP, et al. 18F-FP-CIT PET imaging and SPM analysis of dopamine transporters in Parkinson's disease in various Hoehn & Yahr stages. J Neurol, 2007, 254 (2): 185-190.

[49] Davis MR, Votaw JR, Bremner JD, et al. Initial human PET imaging studies with the dopamine transporter ligand 18F-FECNT. J Nucl Med, 2003, 44 (6): 855-861.

[50] Hirvonen J, Karlsson H, Kajander J, et al. Hietala J. Decreased brain serotonin 5-HT1A receptor availability in medication-naive patients with major depressive disorder: an in-vivo imaging study using PET and [carbonyl-11C] WAY-100635. Int J Neuropsychopharmacol, 2008, 11 (4): 465-476.

[51] Lanzenberger R, Wadsak W, Spindelegger C, et al. Cortisol plasma levels in social anxiety disorder patients correlate with serotonin-1A receptor binding in limbic brain regions. Int J Neuropsychopharmacol, 2010, 13 (9): 1129-1143.

[52] Tipre DN, Zoghbi SS, Liow JS, et al. PET imaging of brain 5-HT1A receptors in rat in vivo with 18F-FCWAY and improvement by successful inhibition of radioligand defluorination with miconazole. J Nucl Med, 2006, 47 (2): 345-353.

[53] Jan Passchier, Aren van Waarde, Willem Vaalburg, et al. On the Quantification of [18F]MPPF Binding to 5-HT1A Receptors in the Human Brain. J Nucl Med, 2001, 42 (7): 1025-1031.

[54] Lothe A, Didelot A, Hammers A, et al. Comorbidity between temporal lobe epilepsy and depression: a [18F] MPPF PET study. Brain, 2008, 131: 2765-2782.

[55] Truchot L, Costes N, Zimmer L, et al. A distinct [18F] MPPF PET profile in amnestic mild cognitive impairment compared to mild Alzheimer's disease. Neuroimage, 2008, 40 (3): 1251-1256.

[56] Ettrup A, Palner M, Gillings N, et al. Radiosynthesis and evaluation of 11C-CIMBI-5 as a 5-HT2A receptor agonist radioligand for PET. J Nucl Med, 2010, 51 (11): 1763-1770.

[57] Rasmussen H, Erritzoe D, Andersen R, et al. Decreased frontal serotonin2A receptor binding in antipsychotic-naive patients with first-episode schizophrenia. Arch Gen Psychiatry, 2010, 67 (1): 9-16.

[58] Stamelou M, Matusch A, Elmenhorst D, et al. Nigrostriatal upregulation of 5-HT2A receptors correlates with motor dysfunction in progressive supranuclear palsy. Mov Disord, 2009, 24 (8): 1170-1175.

[59] Kupers R, Frokjaer VG, Naert A, et al. A PET [18F]

altanserin study of 5-HT2A receptor binding in the human brain and responses to painful heat stimulation. Neuroimage, 2009, 44(3): 1001-1007.

[60] Hurlemann R, Boy C, Meyer PT, et al. Decreased prefrontal 5-HT2A receptor binding in subjects at enhanced risk for schizophrenia. Anat Embryol(Berl), 2005, 210(5-6): 519-523.

[61] Yatham LN, Liddle PF, Lam RW, et al. Effect of electroconvulsive therapy on brain 5-HT(2)receptors in major depression. Br J Psychiatry, 2010, 196(6): 474-479.

[62] Yatham LN, Liddle PF, Erez J, et al. Brain serotonin-2 receptors in acute mania. Br J Psychiatry, 2010, 196(1): 47-51.

[63] Meyer JH, Wilson AA, Rusjan P, et al. Serotonin2A receptor binding potential in people with aggressive and violent behaviour. J Psychiatry Neurosci, 2008, 33(6): 499-508.

[64] Kim JS, Ichise M, Sangare J, et al. PET Imaging of Serotonin Transporters with [11C]DASB: Test-Retest Reproducibility Using a Multilinear Reference Tissue Parametric Imaging Method. J Nucl Med, 2006, 47(2): 208-214.

[65] Bailer UF, Frank GK, Henry SE, et al. Serotonin transporter binding after recovery from eating disorders. Psychopharmacology(Berl), 2007, 195(3): 315-324.

[66] Matsumoto R, Ichise M, Ito H, et al. Reduced serotonin transporter binding in the insular cortex in patients with obsessive-compulsive disorder: a [11C]DASB PET study. Neuroimage, 2010, 49(1): 121-126.

[67] Politis M, Wu K, Loane C, et al. Staging of serotonergic dysfunction in Parkinson's disease: an in vivo 11C-DASB PET study. Neurobiol Dis, 2010, 40(1): 216-221.

[68] Reimold M, Batra A, Knobel A, et al. Anxiety is associated with reduced central serotonin transporter availability in unmedicated patients with unipolar major depression: a [11C]DASB PET study. Mol Psychiatry, 2008, 13(6): 606-613, 557.

[69] Cannon DM, Ichise M, Rollis D, et al. Elevated serotonin transporter binding in major depressive disorder assessed using positron emission tomography and [11C]DASB: comparison with bipolar disorder. Biol Psychiatry, 2007, 62(8): 870-877.

[70] Vibe G, Frokjaer, Lars H, et al. Evaluation of the Serotonin Transporter Ligand 123I-ADAM for SPECT Studies on Humans. J Nucl Med, 2008, 49(2): 247-254.

[71] Lin KJ, Ye XX, Yen TC, et al. Biodistribution study of [(123)I]ADAM in mice: correlation with whole body autoradiography. Nucl Med Biol, 2002, 29(6): 643-650.

[72] 蒋泉福, 吴春英, 陆春雄, 等. 5-羟色胺转运体显像剂[125I]-ADAM 的合成以及初步生物学分布. 核技术, 2005, 28(10): 766-770.

[73] van de Giessen E, Booij J. The SPECT tracer [123I]ADAM binds selectively to serotonin transporters: a double-blind, placebo-controlled study in healthy young men. Eur J Nucl Med Mol Imaging, 2010, 37(8): 1507-1511.

[74] Newberg AB, Amsterdam JD, Wintering N, et al. 123I-ADAM binding to serotonin transporters in patients with major depression and healthy controls: a preliminary study. J Nucl Med, 2005, 46(6): 973-977.

[75] Chou YH, Wang SJ, Lin CL, et al. Decreased brain serotonin transporter binding in the euthymic state of bipolar I but not bipolar II disorder: a SPECT study. Bipolar Disord, 2010, 12(3): 312-318.

[76] Lundgren JD, Amsterdam J, Newberg A, et al. Differences in serotonin transporter binding affinity in patients with major depressive disorder and night eating syndrome. Eat Weight Disord, 2009, 14(1): 45-50.

[77] Pakrasi S, Colloby SJ, Firbank MJ, et al. Muscarinic acetylcholine receptor status in Alzheimer's disease assessed using(R, R)123I-QNB SPECT. J Neurol, 2007, 254(7): 907-913.

[78] Colloby SJ, Pakrasi S, Firbank MJ, et al. In Vivo SPECT Imaging of Muscarinic Acetylcholine Receptors Using(R, R)123I-QNB in Dementia with Lewy Bodies and Parkinson's Disease Dementia. Neuroimage, 2006, 33(2): 423-429.

[79] Mohamed A, Eberl S, Fulham MJ, et al. Sequential 123I-Iododexetimide Scans in Temporal Lobe Epilepsy: Comparison with Neuroimaging Scans(MR Imaging and 18F-FDG PET Imaging). Eur J Nucl Med Mol Imaging, 2005, 32(2): 180-185.

[80] Kadir A, Darreh-Shori T, Almkvist O, et al. Changes in Brain 11C-Nicotine Binding Sites in Patients with Mild Alzheimer's Disease Following Rivastigmine Treatment as Assessed by PET. Psychopharmacology(Berl), 2007, 191(4): 1005-1014.

[81] Terrière E, Sharman M, Donaghey C, et al. Alpha-4beta2-Nicotinic Receptor Binding with 5-IA in Alzheimer's Disease: Methods of Scan Analysis. Neurochem Res, 2008, 33(4): 643-651.

[82] Ellis JR, Villemagne VL, Nathan PJ, et al. Relationship between nicotinic receptors and cognitive function in early Alzheimer's disease: a 2-[18F]fluoro-A-85380 PET study. Neurobiol Learn Mem, 2008, 90(2): 404-412.

[83] Hammers A, Kocpp MJ, Richardson MP, et al. Grey and

white matter flumazenil binding in neocortical epilepsy with normal MRI. A PET study of 44 patients. Brain, 2003, 26 (6): 1300-1318.

[84] Padma MV, Simkins R, White P, et al. Clinical utility of 11 C-flumazenil positron emission tomgruhy in intractable temporal lobe epilepsy. Neurol India, 2004, 52 (4): 457-462.

[85] Juhasz C, Asano E, Shah A, et al. Focal decreases of cortical GABA (A) receptor binding remote from the primary seizure focus: What do they indicate. Epilepsia, 2009, 50 (2): 240-250.

[86] Lundgren JD, Amsterdam J, Newberg A, et al. Differences in serotonin transporter binding affinity in patients with major depressive disorder and night eating syndrome. Eat Weight Disord, 2009, 14 (1): 45-50.

[87] Wicks P, Turner MR, Abrahams S, et al. Neuronal loss associated with cognitive performance in amyotrophic lateral sclerosis: an (11C)-flumazenil PET study. Amyotroph Lateral Scler, 2008, 9 (1): 43-49.

[88] Lucignani G, Panzacchi A, Bosio L, et al. GABA A receptor abnormalities in Prader-Willi syndrome assessed with positron emission tomography and [11C] flumazenil. Neuroimage, 2004, 22 (1): 22-28.

[89] Klumpers UM, Veltman DJ, Drent ML, et al. Reduced parahippocampal and lateral temporal GABAA-[11C] flumazenil binding in major depression: preliminary results. Eur J Nucl Med Mol Imaging, 2010, 37 (3): 565-574.

[90] Bauer A, Langen KJ, Bidmon H, et al. 18F-CPFPX PET identifies changes in cerebral A1 adenosine receptor density caused by glioma invasion. J Nucl Med, 2005, 46 (3): 450-454.

[91] Boy C, Meyer PT, Kircheis G, et al. Cerebral A1 adenosine receptors (A1AR) in liver cirrhosis. Eur J Nucl Med Mol Imaging, 2008, 35 (3): 589-597.

[92] Mishina M, Ishiwata K, Naganawa M, et al. Adenosine A (2A) receptors measured with [11C] TMSX PET in the striata of Parkinson's disease patients. PLoS One, 2011, 6 (2): e17338.

[93] 王慧春, 张政伟, 刘平, 等. 阿片受体 PET 显像剂 11C-卡芬太尼的制备及其生物学分布. 中华核医学杂志, 2011, 31 (1): 46-49.

[94] Gorelick DA, Kim YK, Bencherif B, et al. Brain mu-opioid receptor binding: relationship to relapse to cocaine use after monitored abstinence. Psychopharmacology (Berl), 2008, 200 (4): 475-486.

[95] Liberzon I, Taylor SF, Phan KL, et al. Altered central micro-opioid receptor binding after psychological trauma. Biol Psychiatry, 2007, 61 (9): 1030-1038.

[96] Bencherif B, Wand GS, McCaul ME, et al. Mu-opioid receptor binding measured by [11C] carfentanil positron emission tomography is related to craving and mood in alcohol dependence. Biol Psychiatry, 2004, 55 (3): 255-262.

[97] Kling MA, Carson RE, Borg L, et al. Opioid receptor imaging with positron emission tomography and [(18) F] cyclofoxy in long-term, methadone-treated former heroin addicts. J Pharmacol Exp Ther, 2000, 295 (3): 1070-1076.

[98] von Spiczak S, Whone AL, Hammers A, et al. The role of opioids in restless legs syndrome: an [11C] diprenorphine PET study. Brain, 2005, 128: 906-917.

[99] Ng S, Villemagne VL, Berlangieri S, et al. Visual assessment versus quantitative assessment of 11C-PIB PET and 18F-FDG PET for detection of Alzheimer's disease. J Nucl Med, 2007, 48 (4): 547-552.

[100] Okello A, Koivunen J, Edison P, et al. Conversion of amyloid positive and negative MCI to AD over 3 years: an 11C-PIB PET study. Neurology, 2009, 73 (10): 754-760.

[101] Tolboom N, van der Flier WM, Boverhoff J, et al. Molecular imaging in the diagnosis of Alzheimer's disease: visual assessment of [11C] PIB and [18F] FDDNP PET images. J Neurol Neurosurg Psychiatry, 2010, 81 (8): 882-884.

[102] Wong DF, Rosenberg PB, Zhou Y, et al. In vivo imaging of amyloid deposition in Alzheimer disease using the radioligand 18F-AV-45 (florbetapir [corrected] F18). J Nucl Med, 2010, 51 (6): 913-920.

[103] Clark CM, Schneider JA, Bedell BJ, et al. Use of florbetapir-PET for imaging beta-amyloid pathology. JAMA, 2011, 305 (3): 275-283.

第二十一章

分子影像与脑科学研究

大脑是人体中最复杂的器官，也是自然界中已知的最复杂的生物体，如何从分子、细胞、回路与系统能力上理解大脑是如何工作的，研究大脑产生行为、感知、思维和情感的过程，是人类尚未解开的奥秘。正如美国前总统奥巴马在会见科学家时所言："作为人类，我们能够确认数光年外的星系，我们能研究比原子还小的粒子，但我们仍无法揭示两耳间三磅重物质（指大脑）的奥秘"。长期以来，人类对脑科学的探索研究从未停止，也投入了巨大的人力和物力，但是人类对于脑功能的认识仍然只是冰山一角，大多数认识还停留在脑形态结构和部分生理功能等宏观层面上，迄今为止还没有很好的办法从分子微观层面对大脑的认知、思维、行为以及记忆等脑功能活动信息进行整体的认识、有效的复制和可视化记录。脑科学研究不仅关系到人类健康，特别是生理和心理健康，也关系到社会发展与进步、信息安全与军事等领域。脑科学涉及的学科范围非常广泛，除了医学本身外，还包括心理学、信息科学等相关领域（图21-1）。因此，探索大脑的奥秘将是人类科学研究领域永恒的课题。

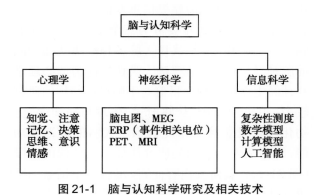

图 21-1　脑与认知科学研究及相关技术

第一节　脑科学计划

长期以来，国际上围绕脑的活动开展了大量探索性研究，科学家们一直尝试绘制人类大脑错综复杂的神经回路图，脑科学研究也成为世界各国研究的重要领域之一。

一、脑科学研究计划与进展

20世纪90年代初，美国率先提出"脑的十年计划"，随后欧盟也成立了"欧洲脑的十年"委员会，其他一些国家脑科学研究组织也采取多种举措推动脑科学研究的发展。1995年，日本政府也宣布投入200亿美元实施"脑科学时代"计划，人们把"认识脑、保护脑、开发脑"作为脑科学研究的三大目标。

进入21世纪，包括美国、欧盟、英国、日本以及中国等国家都将脑科学研究计划作为重要的研究领域。2005年，欧盟启动了"蓝脑计划"（Blue Brain Project），通过电脑模拟鼠的大脑皮层，进一步通过超级计算机逐步构建模型以模拟人脑，帮助人类了解大脑和脑疾病。2010年，由美国国立卫生研究院（NIH）推出的"人脑连接组计划（Human Connectome Project，HCP）"规划在五年时间里，利用最先进的脑磁共振成像（MRI）技术对1200名成人志愿者进行脑部功能成像，获得具有更高空间分辨率的数据，进一步了解人类脑部神经回路的连接情况和功能。

2013年4月，美国宣布启动新的脑研究计划，即"推进创新神经技术脑研究（Brain Research through Advancing Innovative Neurotechnologies）"计划，旨在通过绘制出脑细胞和复杂的神经回路相互作用的脑动态图像，探索大脑功能与行为的复杂联系，了解人大脑对大量信息记录、处理、应用、存储和检索的过程，简称脑研究计划（BRAIN initiative）。该计划拟投入30亿美元，并倡导各级政府组织、企业、大学以及慈善机构等支持这项研究计划。作为美国最大的研究机构—美国国立卫生研究院（NIH）在此计划中当然打头阵，成立了专门工作组，制定研究目标和大纲，在 2014 财年为脑科学研究计划投入约 3.4 亿美元，重点资助九大脑科学研究领域。美国国家科学基金会提供 2 000 万美元，用于开发能感知并记录神经网活动的分子尺度探测装置，并通过大数据技术增进对大脑思维、情感、记忆等活动的理解。历时十年，将通过绘制人类大脑中每一个神经元的活动和功能地图，揭示脑工作状态下的神经细胞及神经网络活动，探索大脑的工作原理与脑疾病的发病机制，帮助治疗脑疾病，尤其是当今脑疾病正成为越来越大的医疗负担问题。当前，阿尔茨海默病、帕金森病、脑卒中、抑郁症等脑疾病已经成为全球医疗负担中最大的一项，甚至高于心血管病和癌症。该计划又被称为"全脑神经元图谱"计划，其投入与当年的人类基因组计划相当。

早在 2011 年 9 月，Kavli 基金会在英国伦敦举办了一次科学研讨会，与会科学家们首次提出了绘制全脑神经元活动图谱的宏大构想，并得到了美国和全世界相关领域科学家们的响应。2013年，欧盟委员会启动了为期 10 年的欧洲"人类大脑研究计划（Human Brain Project，HBP）"，将集多方面的力量建造一台超级计算机来模拟人类大脑运作的仿真脑，整合与人类大脑有关的信息，从神经元细胞膜上离子通道的结构到行为决策背后的神经生理机制进行系统研究，希望通过计算机模拟的人脑模型，探索神经回路的组织、行为和认知的产生过程，模拟各级脑组织中的基因缺陷、病变和细胞缺失，建立药效模型，最终揭示如阿尔茨海默病等神经疾病的发病机制，寻找最佳的治疗方法，加速脑科学研究成果转化，认识、诊断和治疗脑部疾病。最终达到提高欧洲的卫生服务水平、改善公民健康状况、提升产业竞争地位。由于脑功能非常复杂，如果对脑功能研究没有一个整体性的视觉，就无法真正理解这些神经精神疾病的发病机制。

2003 年，日本的脑科学与教育计划将脑科学研究作为国家教育发展的一项战略。同时，国内外一些著名的大学和研究机构也推出了未来脑科学研究计划，建立脑科学研究机构。2012 年加拿大滑铁卢大学成功研发出迄今为止世界上最复杂、最大规模的人类大脑模型模拟系统 SPAUN（semantic pointer architecture unified network），该系统由 250 万个神经元组成，SPAUN 系统每一个模块当中的实际信息都通过大量被激活的神经细胞来完成处理，为人工大脑研究奠定了基础。

在中国，脑科学与认知科学研究一直受到高度关注，相继在一些高校建立多个国家和部级重点实验室，科技部和国家自然科学基金委员会都给予了大量经费投入。脑科学研究被列入《国家中长期科学和技术发展规划纲要（2006—2020年）》八大前沿科学问题之一，强调要加强"脑发育、可塑性与人类智力的关系"研究。2013 年 4月，我国正式启动了"中国脑计划"，国家科技部基础研究司在北京召开了"脑科学发展战略研讨会"，20 多名"973"计划专家顾问组成员和"973"首席科学家出席会议，讨论国内外脑科学新的发展趋势，分析我国脑科学研究现状和未来发展方向，探讨面临的困难和挑战，并提出了相关建议。同年 5 月科技部又在杭州召开了脑科学战略研讨会，30 余名院士、"973"计划首席科学家和临床专家围绕智力、心理、遗忘的神经基础，老年痴呆、抑郁症、帕金森病等疾病基础研究，以及神经影像、脑机结合等交叉研究方向展开了讨论，探讨未来发展战略。

2016 年，中国政府发布的"十三五"规划纲要又将"脑科学与类脑研究"列入国家科技创新规划的重大科技项目，以脑认知原理为主体，以类脑计算与脑机智能、脑重大疾病诊治为两翼，搭建关键技术平台，抢占脑科学前沿研究制高点。

二、脑科学研究计划的主要内容

研究脑科学具有重大的社会意义和经济价值，通过脑科学研究有助于认识环境对大脑的可塑性影响，探讨学习与记忆的神经机制，为神经疾病的早期诊断、治疗提供重要的技术平台。在脑科学研究方法上主要分为三个层次，一是研究脑组织的结构，二是认识大脑各种高级认知功能的脑神经机制，三是理解人类认知能力的心理学和神经生理学基础。目前对于脑组织结构的研究较多，也比较成熟，从解剖学、生理与病理学、生物化学以及影像学角度认识了大脑的构造和功能，而对后两个方面的研究还处于很肤浅的阶段（图 21-2）。就研究内容而言，尽管各个国家的脑研究计划可能存在一定的差异，但是进一步的研究任务和目标都包含以下四个方面：

1. 认识脑　通过现代生物技术、信息科学及成像技术等交叉融合，加速新技术、新方法、新手段的研发和应用，在新的高度推进神经科学重大问题的探索，抢占未来脑科学所引发的新一轮产业革命的先机。建立和完善神经活动大尺度的监测方法，获取脑功能活动的动态影像，大尺度监测神经活动是脑计划最基本的内容，通过测量和获取人体在心理过程和行为中电学和化学信号改变的标准数据，最终实现交叉分散测量神经元群活动的回路、不同的细胞类型和多个时间尺度信息，创造出独特而具挑战性的测量方法。新一代记录技术的发展需要交叉学科的协调发展，特别是物理学、化学、分子生物学、电气与神经工程学、材料科学与纳米科学、微电子学和计算机科学领域的专家共同参与实现。在新一代的技术中，纳米生物技术将在研究工作中发挥重要作用，如纳米探针能够用于电生理多电极记录，绘制神经元活动图谱，且具有无创的特点。

2. 保护脑 开展对脑重大疾病系统而深入的转化医学研究，揭示其疾病的发病机制，提出防治对策，促进人类健康，提高生活质量。通过宏观连接组与疾病模型联系起来，作为人脑疾病的生物标志物，用于不同脑部疾病的诊断，尤其是神经退行性疾病研究，监测疾病的进展，设计和开发新的神经相关疾病预防和治疗药物，预测和监测治疗反应，阐明某些由于神经回路缺陷所致的解剖学的病理连接性脑疾病，探索与年龄相关的认知功能衰退所伴随的回路变化及其可能原因，研究不同个体脑功能连接的差异及其预测。

3. 开发脑 在脑科学研究中将人的认知功能与学习能力发展紧密结合，促进教育模式、教育方式和教育技术的革新，促进智力开发研究，推动创新人才的培养。通过建立人脑模拟平台，发现与特定脑部疾病过程对应的生物标记物，认识和模拟疾病过程，开发新的治疗药物和新的诊断方法。此外，通过脑模拟平台和神经机器人平台，系统地剖析控制具体行为的神经回路，发展未来更加智能化的计算机机器人，将神经形态计算装置与常规超级计算技术相结合，建立神经形态计算和具有模拟人思维和情感功能的神经机器人。如果模拟人工大脑研究实现重大突破，不仅将给脑疾病诊疗带来革命性影响，而且包括癫痫、帕金森病、阿尔茨海默病在内的神经疾病的药物临床试验周期也将大大缩短，为人类从宏观到微观研究大脑、认识大脑的工作机制架起一座桥梁。

4. 模拟脑 近年来，人工智能的研究成为热点，无论是医疗行业还是工业制造业、军事领域等都非常重视人工智能研究，特别是医学影像的人工智能辅助诊断也开始用于临床实践，具有深度学习功能的人工智能平台系统将改变多个行业的工作流程和模式，而脑科学研究与人工智能具有密切的联系。当今人们对理解神经环路和大脑功能的可塑性方面仍面临巨大的挑战，如何通过对人大脑功能的理解和认识，来启发研究类人脑智能的技术，构建类似于人脑复杂神经网络和神经回路功能的智能计算机系统，将是未来人工智能开发的重要内容，也是真正实现人工智能技术的关键。然而迄今为止人们对大脑的工作原理了解还十分肤浅，更不用说精确的模拟人脑了。因此，真正的人工智能成功的关键在于神经科学研究的突破，否则"人工智能"要大打折扣。

三、脑科学测量技术的发展

建立脑重大疾病的动物模型，包括从线虫、果蝇等低等简单动物到鼠、猴等高等大动物模型建立，探索和寻找脑重大疾病的生物标志物，为人类重大神经精神疾病的早期诊断提供有效方法；建立活体脑成像技术及重大脑疾病高分辨成像技术，图像分析处理技术，寻找重大脑疾病的特异性分子靶点，研发合成新的靶向分子影像探针，从细胞分子水平灵敏而特异的探索和记录脑的行为、功能改变，是脑科学测量技术研究的重要方向。目前基于磁共振的影像技术其分辨率能达到微米级，但敏感性不高，探测化学物质的敏感性在微摩尔级（μmol）水平；而 PET 显像的敏感性虽然比较高，可以达到皮摩尔（pmol）或纳摩尔级（nmol）水平，但是空间分辨率较 MRI 低，为 $1\sim3mm$。近年进入临床应用的 PET/MR 一体机将为脑科学研究提供重要的探测工具，在某些方面实现了优势互补。新型的 PET/MR 一体机采用了飞行时间技术（time of flight, TOF）能够同时同步获得大脑在静息状态下和生理、病理甚至药物刺激下脑的生理功能、代谢与神经受体功能变化的动态多模态、多参数的多元化信息（图 21-2）。目前用于临床常规诊断的影像学技术主要是从疾病的宏观形态上或生理功能上诊断疾病，而神经科学研究绘制脑功能地图需要微米甚至纳米级的分辨率和更高的探测分子的敏感性，从分子和细胞水平描绘出神经元的信息变化，了解细胞与细胞间的相互作用，以及这些过程在中枢功能控制系统内的整合作用。

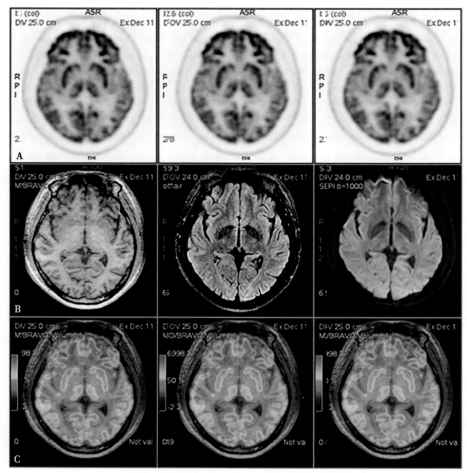

图 21-2 ^{18}F-FDG PET/MR 一体机多模态脑显像
A. PET 显像；B. MRI；C. PET/MR 同机融合

此外，建立多学科交叉的脑科学研究团队和大数据库及其分析技术，包括正常人与不同脑疾病的基因数据库以及多模态影像特征、临床症状与体征数据库，并将疾病临床特征表型与基因数据库进行关联，将基因数据库信息与神经影像纹理特征信息进行关联，开展疾病的精准诊疗；建立脑认知、情感障碍的多模态综合检测方法，研发脑功能活动记录和操控技术，开展单神经元分辨水平的全脑网络可视化研究等，这些都是实现脑科学研究必须具备的条件。

目前最好的电活动探测技术是"钙成像"，监测细胞的膜电压、电路和系统的水平，研发能反映一连串的神经脉冲，而不仅是反映单一脉冲的记录装置。目前最多只能记录 1 000 个神经元的活动，而人脑有 1 000 亿个神经元，因此研发新的探测技术是当务之急。其中包括研发高效的神经元电活动探针、建立观测和记录探针信息的方法和处理这些庞大脑电活动信息的技术，比较有前

景的是对电压敏感、能发荧光的纳米粒子，应用新的纳米材料制作多通道电极，用于记录大量神经元的电活动信息。

脑研究计划将加速新技术的开发和应用，绘制复杂神经回路图像，实时捕捉大脑中"瞬间"的细胞间交互动态信息，从而阐明大脑是如何记录、处理、使用、存储和找回海量信息，进一步认识大脑的功能和复杂行为过程。只有研发和完善这些测量技术，才能为神经科学研究提供有效的手段。过去 10 年中，科学家已在脑科学领域取得了一系列重要发现，为实施"脑计划"奠定了基础。这些发现包括人类基因组测序、研制出神经连接绘图的新工具、提高成像技术的分辨率等。现在科学家能利用光脉冲确认大脑中具体的细胞活动如何影响行为，利用高分辨率成像技术观测大脑如何在架构和功能上连接等。

从技术角度来讲，脑科学研究仍面临着巨大的挑战，人类大脑大约由 100 多亿个细胞组成（相

当于银河系星体的总数），有 1 000 亿个神经元，如果要把这 1 000 亿之中的每个神经元的活动和功能搞清楚，绝非易事。近几十多年来，全世界的科学家们在线虫、果蝇等低等简单动物绘制了"脑"神经元图谱，近年又研究了斑马鱼、小鼠等比较复杂的生物，积累大量经验，因此，随着科学技术的飞跃发展以及人类对大脑认识水平的提高，对脑科学研究将从早期单个神经细胞、简单神经细胞层面迈向神经元群和整个大脑大尺度层面的研究，最终向人类大脑神经元活动与认知功能的挑战性研究，揭秘人类生命科学最后禁区的时机在不太远的将来一定会到来。

如果脑科学研究计划的最终目标得以实现，人类成功地绘制出全脑神经元活动图谱，其所带来的回报也将是无比巨大的。就像 1998—2003 年间，美国政府总共投入了 38 亿美元在人类基因组计划上，迄今人类基因组计划产生的经济利润累计已达到 7 960 亿美元，相当于每 1 美元的投资能产生 141 美元的收益一样。难怪美国政府肯在经济低迷时下花大血本投资神经生物学产业了，也寄期望于脑科学研究计划能够像人类基因组计划一样带动下一次科学发展和经济腾飞。

第二节 脑科学研究主要影像技术与进展

一、脑科学研究影像学技术

在脑科学研究中，无论是脑部疾病的诊断还是脑功能的研究，医学影像技术发挥着重要作用，是在活体无创性获得脑功能与形态信息的可靠方法。目前研究脑科学的医学影像技术主要分为以下几类：

（一）脑形态与结构为主的影像

主要包括磁共振成像（MRI）、CT（平扫、增强、CT 弥散灌注等）和脑血管造影，可以获得脑组织的解剖结构影像，脑血管形态与分布等信息。尤其是包括磁共振造影、灌注加权、弥散加权、血氧水平依赖（blood oxygenation level dependent，BOLD）以及磁共振波谱（magnetic resonance spectroscopy，MRS）分析等功能磁共振成像（functional magnetic resonance imaging，fMRI）技术在脑科学研究中具有重要作用，是近年来研究脑功能的最常用方法。这些方法的发展不仅为许多重大脑疾

病（如老年痴呆、精神疾病、帕金森综合征和药物依赖等）的诊断、治疗以及病理学研究提供科学依据，也广泛用于脑科学和心理学的研究。

1. BOLD 显像 近年来，应用 fMRI 研究认知功能的报道非常多，特别是 BOLD 和快速回波平面成像（echo planar imaging，EPI）已受到广泛重视。研究表明，改变血的氧合状态就可得到与造影剂类似的血管周围扩散的 MRI 图像，脱氧血红蛋白（deoxyhemoglobin）比氧合血红蛋白（oxyhemoglobin）更具有顺磁性，可以作为天然的造影剂，故将此技术称作血氧合度依赖的对比（blood oxygenation level dependent contrast，BOLD contrast），BOLD 信号改变与核素显像获得的 rCBF 具有很好的一致性，且 MRI 具有较高的空间分辨率。BOLD 显像的缺点是信号采集的时间较慢，较长的反应时间影响了 BOLD 技术对瞬间发生的神经响应信号的记录，因为活动的脑皮层 BOLD 信号的峰值出现在刺激开始后的 5～8 秒，且回到基线水平需要同样的时间，如果在血流动力学反应时间之内给予一个外源性刺激，其 BOLD 信号没有足够的时间回到静息水平，不能有效的分辨或区分刺激与静息态信号，影响测量的敏感性和时间分辨率。此外，近年来 EPI 对于脑功能的研究显示出良好的应用前景，具有成像速度快的特点。EPI 技术每秒可获得 40 多幅单层图像，通常 5 秒就能获得覆盖全脑的三维数据集，这对于神经活动过程中突触传导为 1ms 级，信息传输是几百毫秒来说非常有利，是脑认知功能研究的有效手段。

2. 磁共振波谱成像 MRS 是近些年应用较多的 fMRI，外加磁场对电子的作用可引起原子核位置的微小变化，即"化学位移（chemical shift）"，使其固定空间的共振原子核所产生的频率发生变化，以波谱形式表现出来，即磁共振波谱（MRS），MRS 谱线的横轴代表不同化合物特定的化学位移频率的峰，而纵轴代表化合物的信号强度，通过对其峰下面的面积分析，可以对该化合物的浓度进行定量，峰下的面积与化合物的浓度呈正比关系。MRS 最常用的原子核有 ^1H、^{31}P 和 ^{11}C，尤其是前两者最常用。因此利用 MRI 良好的空间信息与 MRS 获得的化学信息相结合即可同时得到反映病变生理功能参数的磁共振波谱成像（MRSI）。MRS 主要用于能量代谢的研究，包括脂肪、氨基酸、酮体和乳酸等代谢物质的分析，分

析的化合物主要有 N- 乙酰天门冬氨酸（NAA）、肌酸（Cr）、胆碱（Cho）、乳酸（Lac）、脂质（Lip）、谷氨酰胺（Clx）和肌醇（mI）等，对于研究脑内氧化反应及神经元功能、细胞膜的变化等具有重要价值。

3. 回波平面成像 回波平面成像（echo planar imaging，EPI）是在自旋回波序列（fast spin-echosequence，FSE）基础上发展起来的一种超快速的磁共振成像方法，该技术用于采集的速度快，且可以与其他序列结合起来使用，在脑功能活动研究中具有重要价值，也用于心脏快速成像、心脏电影、磁共振血管造影等方面。但是该技术需要在强大梯度磁场性能、良好主磁场强度下实施，对均匀度的硬件条件和计算机软件条件要求都非常高。

4. MRI 脑功能研究进展 脑功能的全面分析取决于在完整的动物和人类大体积组织中动态地了解不同的神经信号处理。大多数现有测量脑信号的方法都受限于组织穿透、分辨率差或缺乏明确的神经事件特异性。近来 Bartelle 等介绍了一种新的脑活动映射方法，克服了传统的 MRI 及其造影存在的问题，这种"分子功能磁共振成像"法可无创性进行接近于光学神经成像的特异性和分辨率的全脑神经成像，利用 MRI 探针研究激活的神经生物学过程，如神经递质的释放、钙离子信号和基因表达的变化。未来脑研究人员究竟是使用细胞水平记录技术测量神经活动如电生理学，还是用光学成像或全脑成像法如 fMRI，需要根据研究的具体目标进行选择，细胞水平的方法是精确的，但只解决一小部分哺乳动物的大脑研究，而全脑神经影像技术能显示非特异的神经通路或感兴趣的信号组分，尽管分子 fMRI 技术刚刚起步，但是具有特殊的潜在价值。

（二）脑血流灌注影像

人的大脑主要成分是血液，约占到大脑质量的 80%，大脑虽只占人体体重的 2%，但耗氧占到全身耗氧量的 25%，其血流量占心脏输出血量的 15%，人一天内流经脑的血液为 2 000L。SPECT 局部脑血流（rCBF）断层显像在临床上的应用已有 20 多年历史，采用的显像剂有 ^{99m}Tc- 双胱乙酯（^{99m}Tc-ethyl-cysteinate dimer，^{99m}Tc-ECD）、^{99m}Tc- 六甲基丙烯胺肟（^{99m}Tc-hexamethyl-propyleneamine oxime，^{99m}Tc-HMPAO）、^{133}Xe 惰性气体和 ^{123}I- 安菲他明（^{123}I-N-isopropyl-P-iodoamphetamine，^{123}I-IMP）等单光子显像剂，也可应用正电子核素显像剂如 ^{15}O-H$_2$O、^{13}N- 氨水等进行 PET/CT 或 PET/MR 脑灌注断层显像。其中，最准确的方法是 ^{15}O-H$_2$O PET 显像法，是测定 rCBF 的"金标准"。静脉持续输入显像剂后首次通过大脑时的提取率高，可以准确定量测定局部脑血流量，结合生理（如视觉、听觉、触觉、运动等刺激）或药物介入试验，能够研究大脑对不同信号刺激的瞬间反应，评价脑功能和血流储备等。^{99m}Tc-ECD 测定的正常人静息状态下全脑平均血流量为 47.41ml/（100g•min）±3.29ml/（100g•min），正常人不同部位的局部脑血流量也有一定差异，脑灰质较高，白质较低，左右两侧基本上对称。不同仪器和方法测定值可有一定的差异，Grüner 等在 12 例正常人比较了灌注 CT 与 ^{15}O-H$_2$O PET 测量的 rCBF 结果，发现 ^{15}O-H$_2$O PET 测定的脑白质 rCBF 为 17.4ml/（100g•min）±2.0ml/（100g•min），而灌注 CT 为 21.8ml/（100g•min）±3.4ml/（100g•min）；^{15}O-H$_2$O PET 测定的脑灰质 rCBF 为 48.7ml/（100g•min）±5.0ml/（100g•min），灌注 CT 为 71.8ml/（100g•min）±8.0ml/（100g•min）。结果表明灌注 CT 明显地过高估计了 rCBF 值。

（三）脑代谢显像

葡萄糖几乎是大脑唯一的能量来源，因此脑葡萄糖代谢显像是研究脑代谢的最常用显像剂，20 世纪 90 年代就有大量的 ^{18}F-FDG 脑功能研究的报道。此外，能量（氧）代谢、氨基酸代谢、胆碱代谢、脂肪酸代谢、核苷酸代谢等 PET/CT 或 PET/MR 显像也用于某些脑部疾病的诊断和研究。PET/CT 脑葡萄糖代谢显像也可结合生理或药物负荷（介入）试验研究脑功能。但是，由于脑摄取和利用这些代谢底物的速率不像血流显像剂那么快，静脉注射后首次通过的提取率大多较低，因此难以灵敏地探测不同瞬间刺激的反应。但是不同的代谢显像剂对脑部疾病的诊断与鉴别诊断具有重要意义（图 21-3）。

（四）神经受体与转运体显像

脑内受体含量甚微，仅 10^{-12}mol/g，即 pmol 水平，常规的形态学影像技术难以进行受体成像，而 SPECT 和 PET 是目前唯一能显示活体神经受体密度、功能与分布的影像技术。人脑约有 1 000 亿个神经元，神经元之间约有上万亿的突触连接，形成了像迷宫一样的网络连接。每个神经元包含有数百万的蛋白质，执行不同的功能，实质上是由各种蛋白质之间的相互作用形成了复杂的脑网

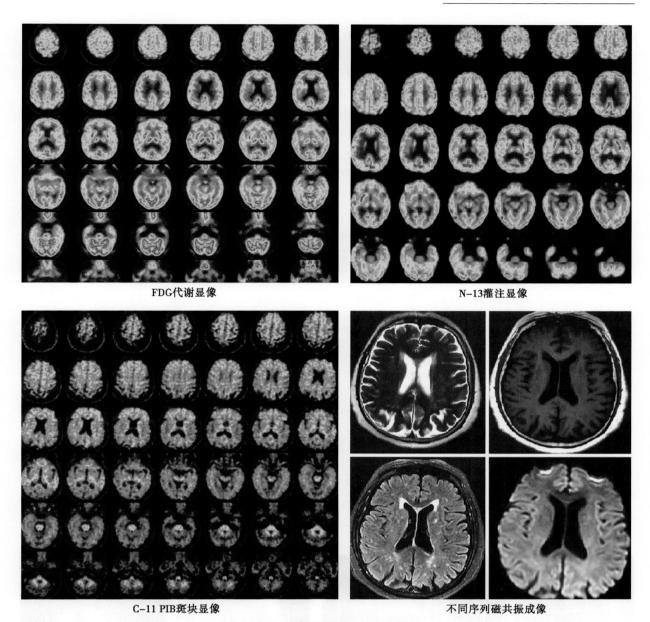

FDG代谢显像　　　　　　　　　　　　N-13灌注显像

C-11 PIB斑块显像　　　　　　　　　　不同序列磁共振成像

图21-3　不同模态和参数的脑显像

络。人脑内的神经递质（neurotransmitters）大约有200多种，分布在大脑的不同部位，是储存在突触部担当"信使"传递信息的特定化学物质。神经递质在脑内都存在有相应的神经受体（receptor），这些中枢神经递质不仅参与动物和人的感觉、知觉、疼痛、情绪、学习和记忆等心理和精神活动，而且还控制和调节人体各种功能活动，如睡眠、觉醒、饮水、摄食等。根据神经递质的生理作用不同可分为激动剂和拮抗剂两类，其中前者与受体结合后产生生理活性，发挥生物作用，而后者与受体结合后则不产生生理活性作用或产生相反的生理活性。

脑内神经递质及相应的受体大致分为四类：

（1）生物原胺类：包括多巴胺（DA）、去甲肾上腺素（NE）、肾上腺素（AD）、5-羟色胺（5-HT）。

（2）氨基酸类：包括γ-氨基丁酸（GABA）、甘氨酸、谷氨酸、组胺、乙酰胆碱（Ach）。

（3）神经肽类：内源性阿片肽、P物质、神经加压素、胆囊收缩素（CCK）、生长抑素、抗利尿激素和缩宫素、神经肽Y。

（4）其他神经递质：核苷酸类、花生酸碱、阿南德酰胺、sigma受体（σ受体）。

临床常用的脑血流灌注显像、脑代谢显像以及fMRI虽然也能灵敏地反映脑功能的变化，但是其显像剂被脑组织的摄取以及 MRI 信号变化并不具有特异性和靶向性，仅是反映大脑接收到外源性或内源性信息后，脑细胞处理这些信息时能量需求的变化，或者不同的脑部疾病时病灶组织血流或代谢变化的特征。而神经受体显像则不同，一种显像剂（通常为放射性核素标记配体或神经递质）一般只针对某一种神经受体并与之结合，显示的是该特异性受体的功能与分布。目前研究比较多的神经受体显像有多巴胺受体与多巴胺转运体（dopamine transporter，DAT）、乙酰胆碱受体、五羟色胺受体、阿片受体和去甲肾上腺素能受体等（表 21-1），尤其是 ^{11}C-CFT 多巴胺转运体显像在临床应用较广泛（图 21-4）。不同受体其功能不同，其异常导致的疾病也不同，例如精神疾病患者体内多巴胺、5-HT 以及去甲肾上腺素等神经递质分泌紊乱、而多巴胺受体功能减低与帕金森病密切相关等。

表 21-1　神经受体、神经递质显像剂与临床应用

受体	亚型	单光子核素显像剂	正电子核素显像剂	应用
多巴胺	D1，D2，DAT（多巴胺转运体）	^{123}I-ILIS，^{123}I-IBZM，^{123}I-β-CIT，^{99m}Tc-TRODAT1	^{18}F-dopa，^{11}C-NMSP，^{11}C-raclopride，^{11}C-d-threo-MP，^{11}C-β-CIT，^{11}C-CFT	PD，HD 成瘾
乙酰胆碱	M（毒蕈碱），N（烟碱）	^{123}I-IQNB，^{123}I-IBVM	^{11}C-Nicotine，^{11}C-QNB	早老性痴呆 PD，酗酒
苯二氮杂䓬	GABA，PBZ	^{123}I-Iomazenil	^{11}C-Flumazenil	EP（癫痫）胶质瘤
5-羟色胺	5-HT1 A，B，C，5-HT2，3 5-HTT（5-羟色胺转运蛋白）	^{123}I-2-Ketanserin，^{123}I-β-CIT	^{76}Br-2-Ketanserin，^{11}C-β-CIT	焦虑，狂躁/抑郁精神病，PD
阿片	μ，δ，κ	^{123}I-Morphine，^{123}I-O-IA-DPN，^{131}I-DPN	^{11}C-DPN，^{11}C-CFN	EP，精神病，抗痛作用，药物成瘾性和依赖性研究以及戒毒作用

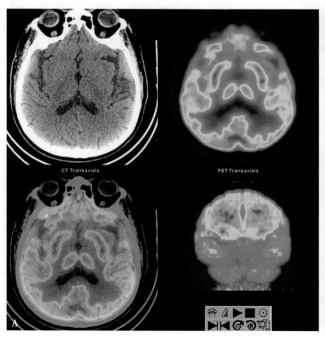
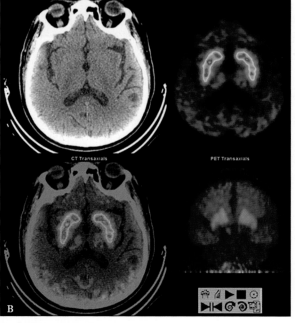

图 21-4　正常人 ^{11}C-CFT 多巴胺转运体显像
A. ^{18}F-FDG 代谢显像；B. 同一人 ^{11}C-CFT 多巴胺转运体 PET/CT 显像

二、脑功能显像与刺激试验

脑功能研究常常需要与不同的刺激试验相结合，了解不同的功能脑区对不同生理、药物或病理刺激的反应，可以用于研究脑功能及血流储备能力，提高对缺血性脑血管疾病的诊断的敏感性，也用于脑血管疾病治疗疗效评价、脑血管病预后估计以及痴呆的鉴别诊断，也是研究大脑生理与病理反应的重要手段。刺激或激发试验方法有多种，大致分为外源性和内源性刺激两大类。

（一）外源性刺激

是利用给受试者外部的刺激源，应用影像学或其他方法观察脑皮质对刺激的反应，主要有以下方法：

1. 感官或视觉刺激 通常可采用国际标准图片集（Ekman and Friesen 图片集），受试者通过观看图片集中人的不同面部表情（如从喜悦、冷漠到痛苦表情），或者观看不同情节的电影（如恐怖片或情感片）时，在影像学上大脑活动的变化。

2. 运动刺激 观察不同肢体运动时影像上相关脑区活动的改变。

3. 听觉刺激 包括听不同音乐、故事或者语言与音乐混合刺激时功能影像上脑区活动变化，研究听觉功能及有关疾病关系。

4. 触觉刺激 研究皮肤对温度、触觉、痛觉等刺激时脑区的活动的变化。

5. 药物负荷与激发试验 药物负荷试验脑血流灌注或代谢显像主要用于评价脑血流储备功能。正常的脑血流具有一定的储备能力，当大脑处于安静状态时，由于脑的氧需求量低，正常区与缺血不严重区的脑血流灌注可能都呈均匀分布，显像时不能发现有异常的差异。但当脑耗氧量或需求增大时，供血正常区域的脑血流也随之增加，显像剂分布增浓，而脑储备功能下降或脑缺血区的脑血流则不能随着脑氧耗需求增加而增加，从而表现为负荷后缺血区与正常区域的血流灌注对比度增大，容易被 SPECT 或 PET 脑血流灌注显像发现，提高了脑缺血诊断的敏感性，并且可能评估脑血流的储备功能。

常用的负荷试验药物或方法有：乙酰唑胺试验、二氧化碳（CO_2）吸入试验、运动刺激、Wadas 试验（大脑半球不对称试验）、Matas 试验（颈动脉阻塞试验）和中医针刺等。例如临床常用的乙酰唑胺试验（acetazolamide，商品名 diamox）是一种

碳酸酐酶抑制剂，使脑组织中的二氧化碳与水分子结合生成碳酸受阻，导致脑内二氧化碳浓度增高，pH 值急剧下降，引起脑血管扩张，正常情况下会反射性地引起脑血管扩张，rCBF 增加 20%～30%；而病变部位血管的这种扩张反应很弱，应用乙酰唑胺后潜在缺血区和缺血区的 rCBF 增高不明显，在影像上出现相对放射性减低或缺损区。检查时首先行常规做 SPECT 和 / 或 PET rCBF 灌注断层显像，随后进行乙酰唑胺负荷试验，方法是静脉推注乙酰唑胺 1g，10 分钟后行第二次显像，将两次显像结果进行对比分析。

（二）内源性刺激

内源性刺激主要包括执行记忆、回忆任务，思考问题、分析问题时进行脑功能显像，记录脑区活动的变化。内源性刺激要求的条件较高，需要制订完善的刺激试验实施计划，编制有效的刺激源作业文字材料或视听素材，避免各种干扰因素，保证试验的可靠性。

三、统计参数图分析在脑功能影像的应用

脑功能成像是神经科学研究的重要内容，然而脑功能的数据处理也同样具有重要作用。常规分析比较图像数据的方法是根据勾画和提取感兴趣区（ROI）的成像信息进行分析，从而获得相对计数值或计算出靶与非靶比值。ROI 法的优点是简便、经济，不需要特殊条件和复杂的计算，缺点是准确性较差，结果易受操作者的主管因素影响，不便于进行大样本数据处理与整合分析比较，更不适合于要求较高的脑功能研究。

1990 年英国科学家 Carl J Friston 建立了一种脑图像数据的统计学分析方法，称为统计参数图（stastistical parametric mapping, SPM），该软件于 1991 年正式发表，后来又不断完善发布很多新的版本，是迄今为止脑功能图像分析应用最广泛的图像分析软件。这款软件是专门针对脑功能图像构建统计参数图并进行统计分析而设计的软件包，其目的是通过对 PET、SPECT、fMRI 的脑功能显像数据进行统计分析，从而得出有普遍意义的结论。SPM 法较传统的 ROI 分析更客观、重复性好，更好地反映神经功能的客观规律，科学地检验 PET、SPECT 和 fMRI 图像数据变化的假设。

SPM 并不是对处理后的脑图像进行再分析处理和显示，而是直接将原始数据导入的 SPM 分析

软件系统进行统计分析,通过对每个体素(voxel)进行计算、分析、生成统计参数图,不仅有利于微小变化的观察,其意义更在于探索脑神经核团之间的功能联系,获得被研究对象接受某些外源性或内源性刺激(如听觉、视觉、记忆等)后脑功能活动变化的数据,然后进行数据的统计学分析,其分析过程主要包括对不同图像的位置配准、数据的归一化、平滑处理和图像的分割处理等。

SPM在局部脑活动差异的定位方面具强大潜力,当然这种潜力也受限于评估这些图像意义的不确定性。SPM是由脑部重复测量的大数据构成,其理论是基于拒绝无效假设,即在特定的部位没有发生变化,在使用过程中必须对需要比较的大数据账户的阈值作出调整,而这种调整依赖于SPM法的平滑处理。平滑度可以根据实践证据或经验确定,用于计算确定明显的病变所需的合适阈值。

应用SPM法分析PET脑显像感兴趣区局部的差异,其差异代表该图像有意义的变化,便于对大脑区域进行相对意义上的定性比较,或者可能在一个假设意义水平上的局部变化,图像变化的大小和变化的意义与大脑活动而产生的局部差异有关,其意义由两个部分组成:即差异的大小和测量的误差方差。因此,SPM是大小变化的函数(例如减影或积分变化图像)和测量变化的可靠性或误差方差。

如果SPM的大小比它的分辨率大得多这种比较才有效。如果不是这样,那么SPM的平滑会影响体素的分布。统计参数图是一个二维的图像,其体素值是反映差异的统计数据。对于任何

比较(体素),在无效的假设下一个分析确定的分布近似于统计学的分布。这种分布允许可能获得的统计学观察值或更大值以计算概率。SPM(例如从一个方法比较到t的统计量)可以不丢失信息转化为正态分布(使用概率积分变换),在无效假设下这样的地图其体素平均值将为零,而且其标准分布是统一的。然而,图像处理不完全是特异的,直到平滑度是已知的。这可以估计光谱密度、自相关函数或图像梯度的方差。此外,它是假定为零假设下,这个广义平稳随机过程将是无特征的,其自相关函数是一个只有两点之间距离的函数,其过程被认为是均匀而各向同性的。

第三节　分子影像与认知功能研究

大脑是人体最复杂的器官,人的各种功能活动如情绪、认知、记忆、理解、分析、语言、听觉、视觉、感知和运动等活动都由大脑的不同部位控制,是人类正确感知周围环境、判断及处理解决问题的基础(图21-5)。阐明不同脑区的功能对于脑科学研究及脑疾病的诊治都非常重要。早在20世纪80年代,随着SPECT和PET脑血流与脑代谢显像的应用,人们就将其广泛应用于探索脑认知功能和脑科学的研究,并取得了显著成绩,初步认识了脑功能活动与影像变化的关系,认识到人类大脑在执行听、说、读、看任务时脑皮质代谢激活的部位是不同的(图21-6)。而近年来国内外应用fMRI研究脑功能越来越多,不同的影像学方法各有优缺点,而多模态影像的结合是发展的趋势。生理或病理情况下人认知与感觉功能显

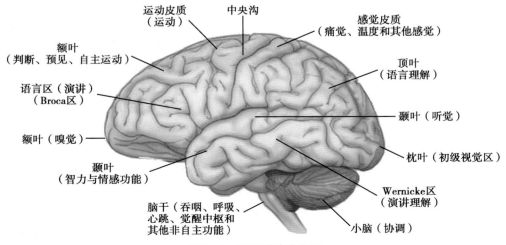

图 21-5　脑皮质功能分区

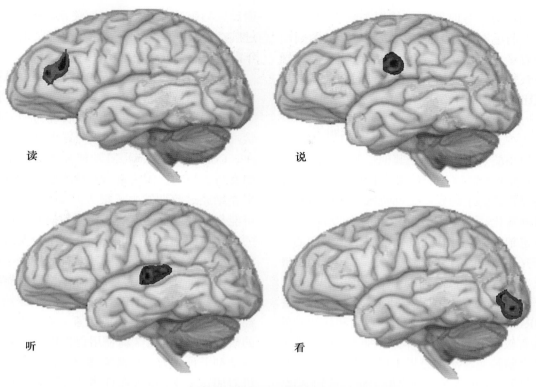

读　　　　　　　　　　　说

听　　　　　　　　　　　看

图 21-6　执行不同任务时脑区代谢活性变化示意图

像技术可以在活体进行。在临床上常用的脑功能
测定方法中，fMRI 和 PET 可测量局部神经元活
动变化诱导的血流动力学变化，其空间分辨率较
高（数毫米），但其时间分辨率比较差（几秒至几
分钟），脑电图（EEG）和脑磁图（magnetoencepha-
lography，MEG）测量神经元的电或磁活动具有很
高的时间分辨率（即毫秒），虽然空间分辨率较差
（即几毫米到 1cm），而这些不同的神经影像学技
术相结合，具有较高的时间和空间分辨率，用于
研究大脑活动的不同成分（例如神经血管耦合、
电磁活动）。

　　对外部刺激反应的瞬间网络形成或内部认知
过程的反应是人类大脑功能的一个标志。众所
周知，对人脑 fMRI 数据进行识别分析非常困难，
Lohmann 等建立了一种新的 fMRI 数据分析系统
"任务相关边缘密度（task-related edge density，TED)
法"，用以揭示人脑 fMRI 数据动态网络形成。该法
通过建立大规模、任务相关同步网络对脑 fMRI 数
据进行分析，研发的一种新的数据分析算法。该
网络是由节点和边缘（edge）相互连接，节点对应
于功能磁共振成像数据体素，其边缘的权重是通
过在各自时间序列之间的动态同步任务相关变化
决定，确定其边缘并显示在两个不同任务条件和

发生在具有相似特征的密集包之间不同层次的同
步性。因此，这种"任务相关边缘密度"是一个非
常强大的动态网络形成的标识物，以此可很容易
地使用大规模统计推断进行自身的统计分析。与
其他方法相比，TED 主要优点是不依赖于任何特
定的血流动力学反应模型，也不需要通过降低数
据维度进行预分割（presegmentation），它可以处
理由数以千计的像素组成的大网络数据。作者所
在人类连接组计划（Human Connectome Project）
获得了指叩（finger tapping）运动 fMRI 数据 TED
和情绪处理任务。TED 揭示了基于脑区大数据的
相关网络，避开了使用传统的基于 GLM 分析的
探测方法，其结果表明该方法为人类研究极其复
杂的大脑功能提供了一个全新的窗口。

　　脑科学研究的目的是探索人的大脑处理和利
用信息的机制，为人类更充分地利用各种信息资
源、提高生产效率和生活水平，开发大脑潜能，为
攻克神经精神疾病提出新的解决方法。脑科学也
用于犯罪心理学研究、人工智能机器人的研发等。
长期以来，人们对脑与精神、情感之间的关系知之
甚少，随着脑成像技术如 PET、SPECT、MRI 和事
件相关电位（event related potentials，ERP）等技术
的应用提高了脑功能研究能力，逐步探明了执行

不同认知作业任务时所涉及的相关脑区的活动。认知科学的进展使得人们对完成精神活动的脑功能结构有了更好的了解,通过脑影像研究可更好地理解认知和脑结构的关系。目前对相关认知功能研究比较多的有下列几个方面:

一、分子功能影像与认知功能研究

认知功能是人类有别于其他低等动物的重要标志,是人类不断进化的结果。传统的认知功能障碍的评定致力于确定特定部位脑病灶所引起的特定精神变化,了解治疗过程中的认知功能状况,研究特定部位脑病灶与认知功能缺陷类型间的关系。研究认知功能的方法比较多,早在 20 世纪 80 年代就有大量应用 PET 和 SPECT 的研究报道。

(一)脑葡萄糖代谢率与年龄

MRI 和波谱分析评价记忆、衰老和认知功能减退具有较好的前景。近年来,神经影像学无创性评价大脑结构与活动已用于研究人类认知老化可能的机制,也包括在动物模型中研究认知老化,为定位细胞 / 分子显象架起了一座桥梁,并较广泛用于体内神经网络变化研究。MRI 技术比较适合于较长周期纵向示踪认知功能,允许轨迹的结构或活动相关变化的测量。结合分子和电生理技术,选择性地驱动特定脑区内的活动,揭示 fMRI 信号在神经可塑性与产生信号的神经活动,为人类了解记忆相关突触的活动处理,为阐明记忆如何随着时间分布或重组之间的因果关系提供了一个独特的机会。

随着年龄的增长,大脑皮质逐渐出现不同程度的萎缩或退行性变,记忆、思维和认知功能都有不同程度下降。Duara 等应用 ^{18}F-FDG PET 显像研究了不同年龄的脑葡萄糖代谢情况,分析其脑糖代谢与不同年龄及智力量表评分之间的关系。40 名年龄 21～83 岁的男性健康志愿者,在减少视觉和听觉刺激的情况下,平均脑葡萄糖代谢率(CMRglu)为 4.6～4.7mg/(100g·min),且与年龄没有明显相关性($p > 0.05$)。局部脑葡萄糖代谢率(rCMRglu)和 Q 比值(rCMRglu/CMRglu)变异系数较低,与年龄也没有相关性,脑代谢率与韦氏成人智力量表(WAIS)的认知试验评分也没有相关性。结果表明,在健康人减少感觉输入的静息状态下,脑的氧化代谢没有随着年龄的增长而减少。此外,智力与静息脑代谢之间也没有显著相关的证据。这一结果也表明,尽管大脑的代谢反应与脑功能活动有密切关系,但是并不能通过脑功能显像反映一个人是否聪明,也没有随着年龄增长而降低代谢活动。

(二)分子功能影像评价更年期妇女认知功能

更年期妇女随着雌激素水平变化,常常表现一系列临床症状,包括部分人表现为神经精神症状,这些人群的脑功能状态一直受到人们广泛关注。Comascod 等应用脑功能显像探讨了更年期妇女与认知功能的关系。女性大脑的性腺激素水平在绝经过渡期发生了很大的变化,这反过来又可能与神经退行性疾病和精神疾病有非常重要的关系。然而,过去人们对于更年期妇女这些激素的波动和激素替代疗法中其对神经生物学的影响了解不多。作者综述了 35 篇有关脑功能的研究结果,包括 fMRI、PET 和 SPECT 在围绝经期和绝经后妇女服用雌激素或雌激素 - 孕激素替代疗法的研究,其中包括 7 篇使用促性腺激素释放激素激动剂干预作为一种激素撤退模型的研究。在随机对照试验中,尽管在许多情况下认知能力没有差异,但是雌激素治疗能增强额叶扣带回认知功能区的激活,而孕激素似乎抵消雌激素的影响。急性卵巢激素撤退时的认知功能研究发现,左侧额下回的激活减低。因此,对于绝经后妇女这些发现基本上是明确的,这些结果阐明了随机对照多模态前瞻性神经影像学研究以及更年期激素变化对大脑影响的相关分子机制。应用胆碱能和五羟色胺能系统的研究也表明,这些系统是作为激素影响大脑的生物介质。另外,激素替代似乎能增加几个脑皮质区的血流量,但目前还缺乏绝经后妇女的情绪处理研究。

(三)执行记忆、回忆与理解任务时的相关神经功能

Han 等应用 ^{18}F-FDG PET 显像研究认知功能障碍者执行本顿视觉保持测验(Benton visual retention test,BVRT)回忆任务时葡萄糖代谢。通过建立阿尔茨海默病注册联盟(Consortium to Establish a Registry of Alzheimer's Disease,CERAD)评估认知功能受损者的视空功能(CI),应用 BVRT 研究 CERAD 结构性运用(CP)、CP 回忆(CR)确定和测定功能性神经相关的图形复制与回忆任务的表现。观察 64 例患有早期或前驱期阿尔茨海默病的 CI 个体和 36 名认知功能正常的个体执行任务的表现。本研究对 CI 参与者基于测试积分和 ^{18}F-FDG PET 获得的局部脑葡萄糖代谢(rCMglc)

之间相关的明确体素进行分析。结果表明，执行
BVRT 图片复制任务时与双侧后脑区包括顶颞枕
部区 rCMglc 密切相关，而执行 BVRT 图片回忆
任务时主要与左侧顶叶和颞枕区的 rCMglc 相关。
同时，执行 CERAD CP 任务时主要与左额叶、颞
枕区以及双侧顶叶区域的 rCMglc 相关，而执行
CERAD CR 任务时主要与右侧额叶、顶叶和颞叶
区 rCMglc 相关。总之，执行两种不同任务时其相
关的功能性神经也是明显不同的，这表明这些任
务可以测量不同的视觉空间功能，该研究结果有
助于了解执行这些任务时的功能性神经解剖学特
征，这对于解释任务的结果以及探索特定的神经
解剖功能等更复杂的情况是非常有用的。

　　过去人们对于叙事生成和理解过程中与神经
元的关联等复杂行为的神经机制知之甚少。近年
随着 PET、fMRI、对比和功能网络连接分析的应
用，为研究这些复杂问题创造了条件。Abdul Sabur
等研究了 18 名健康受试者在被告知并倾听虚构
故事过程中脑 fMRI 表现，发现除了传统的语言
区外（例如左额叶下回和后颞中回），叙事的生成
和理解支配区域两者都与心理化和情境模式构
建（如背内侧前额叶皮质、楔前叶和顶下叶）以及
新的皮质运动前区相关，例如辅助运动前区和左
背外侧运动前皮质相关。叙事理解时仅表现出明
显的双侧性，并激活右半球外侧裂语言区的同源
物（homologs）。叙事的生成主要是左侧皮质，独
特的激活执行和运动相关的基础语言形成与表达
区皮质。关联分析显示，在执行两种任务过程中
语言区和颞上、中回之间有很强的相关性。然而，
只有在讲故事过程中这些相同的语言相关区才会
连接到皮质和皮质下运动区。相反，在单纯的理
解故事的过程中，他们又与心理支配区密切相关。
因此，当使用一个更复杂、有效的生态语境时，语
言的生成和理解显示为重叠和特殊的激活和功能
连接模式。重要的是，在每一种情况下语言系统
与支配其他认知和感觉域的区域都是整合的。

二、情感相关脑区功能与精神疾病

　　大脑的功能非常复杂，人的各种情绪由大脑
的不同部位控制。其中深层边缘系统（deep limbic
system）是大脑中央的区域，在控制人类情绪状
态方面扮演重要角色。前额叶皮质（prefrontal
cortex）主要负责专注、计划、冲动和情绪控制、换
位思考、判断和洞察力。扣带前回（anterior cingu-
late gyrus）使人变得灵活并做出选择，称为"大脑
齿轮变速器"，扣带前回皮质活动发生异常可导致
严重的精神疾病，如强迫症、饮食障碍和成瘾障
碍等。基底核（basal ganglia）主要的任务是整合
运动、感觉和想法，功能降低时导致运动障碍，功
能过度活跃时导致焦虑、工作狂和肌肉紧张。颞
叶皮质（temporal lobes）负责控制记忆、语言学习、
识别对象和情绪稳定。颞叶皮质异常（特别是左
侧）会导致性情好斗和严重抑郁，右侧颞叶过度活
跃会引起感官知觉或直觉极端化。大脑对刺激的
反应还存在性别差异，在外源性刺激下，相对于
女性而言男性的杏仁核激活更加明显，而在内源
性刺激下，女性的杏仁核激活更加明显。

（一）5-HT 与情绪和抑郁的关系

　　众所周知，5- 羟色胺（5-HT）与情绪有密切关
系，是一种参与脑功能范围十分广泛的神经递质，
与许多神经精神疾病的病理生理学包括抑郁症、
焦虑和睡眠障碍有关。5- 羟色胺转运体（5-HTT）
基因启动子多态性等位基因（5-HTTLPR）的低表
达（S'）与精神病理学的情绪和焦虑有关。然而，
通过这些等位基因的特定的神经机制对情绪和认
知的处理目前仍未明了。Schneck 等通过 PET 观
察杏仁核对负面情绪刺激的反应，研究 5-HTTLPR
基因型和体内 5-HTT 结合量两者之间关系。作者
假设，5-HTT 在中缝核（RN）和杏仁核两者的结合
可能与杏仁核的反应呈负相关，而 S' 等位基因的
数目与杏仁核反应呈正相关。通过对 21 例未服药
的抑郁症（MDD）患者测定 5-HTTLPR 基因型和
fMRI 测定杏仁核对负面情感刺激的反应，应用
^{11}C 标记 3- 氨基 -4-（二甲基氨甲基苯硫基）- 苯甲
腈［3-amino-4-（2-dimethylaminomethylphenylsulfa-
nyl）-benzonitrile，^{11}C-DASB］PET 显像测定 5-HTT
的结合。结果表明，^{11}C-DASB 在中缝核和杏仁核
的结合与杏仁核对负面情感刺激的反应是呈负相
关，但是由于样本量较少且无对照组，结果尚需
进一步证实。但是该结果说明 MDD 患者，5-HTT
的结合与杏仁核对情感刺激反应有关，这与在健
康志愿者的发现一致，与 5-HTTLPR 基因型相比，
5-HTT 结合可能是预测 MDD 患者情绪处理的有
效工具。

　　近来 Oquendo 等的研究发现，应用 5- 羟色胺
1A 受体（5HT1AR）拮抗剂显像剂［^{11}C-N-（2-（1-
（4-（2-methoxyphenyl）-1-piperazinyl）ethyl））-N-
（2-pyridyl）-cyclohexanecarboxamide（［^{11}C］WAY-

100635）]PET 显像能够预测抑郁症患者的自杀倾向，通过对 100 例抑郁症患者的研究结果显示，中缝核对 5- 羟色胺 1A 受体拮抗剂的结合能力可预测抑郁症发作后 3 个月和 12 个月的自杀倾向，该项指标同自杀行为的伤害程度成正比关系，而应用 5- 羟色胺转运体显像（^{11}C-DASB）没有发现有预测价值。

尽管 5-HT 广泛分布于整个大脑，但是对其在大脑活动中的作用认识还很有限。中缝背核（DR）和中缝核（MR）是多数 5- 羟色胺能神经元投射到整个大脑的源头，从而有力的提供了基于有关 5-HT 静息态活动种子的靶向探针作用。Beliveau 等建立了一种新的多模态神经影像方法来研究 DR、MR、皮质、皮质下以及小脑靶区之间静息态功能连接（FC）。应用 ^{11}C-DASB 脑 5-HT PET 显像与 MRI 结构影像相结合研究了 49 例健康志愿者，通过勾画 DR、MR 并进行基于种子静态（seed-based resting-state）FC 分析。DR 和 MR 种子生成在很大程度上类似 FC 的地图，这个图与认知和情感处理相关脑区呈显著阳性 FC，包括前扣带回、海马、杏仁核、脑岛、丘脑、基底神经节和小脑，在中央前后回内观察到 DR 有显著的阴性 FC，但在 MR 种子则没有。此外，还发现 DR、MR 连接以及局部 5-HT 结合之间有明显的关联。这些结果都提供了静息态网络与 DR、MR 以及构成局部接受 5- 羟色胺能神经支配和主要参与 5-HT 有关的行为，包括情感、认知和奖赏处理的相关证据。这些发现也提供了评估静息状态 FC 与 5-HT 信号相关的新进展，有利于我们了解其在行为科学和神经精神疾病中的作用。

（二）组胺神经元与相关脑功能

组胺能神经元（neuronal histamine）系统已知具有调节失眠、睡眠 - 觉醒周期、控制食欲、学习、记忆和情感的作用，它仅分布于下丘脑后部，并将其纤维投射到人脑几乎所有的区域。大量的动物研究已阐明组胺能神经系统的功能，少数研究报告了该系统在人类大脑中的作用。Yanai 等应用不同方法研究了某些组胺神经元的功能，例如组胺相关基因敲除鼠或人的 PET 显像，提出组胺神经元对中枢神经系统的刺激和抑制作用具有双重影响。作为一种激动剂，神经元的组胺是最重要的系统之一，它能刺激并保持清醒，脑内组胺还具有抑制剂的功能，具有抵抗各种有毒物质和不利的抽搐刺激、药物过敏、去神经超敏反应、缺血性

病变和负荷敏感的生物保护作用。用于 PET 显像的放射性探针包括组胺 H1 受体的放射性示踪剂（H1R），如 ^{11}C-doxepin、^{11}C-pyrilamine，H1R PET 显像在抑郁症、精神分裂症、阿尔茨海默病（AD）研究中有重要意义，将 ^{15}O-H$_2$O 脑 PET 显像和 H1 受体显像用于研究抗组胺药物的镇静作用，对于新药的研发具有重要作用。

（三）情感决策与神经经济学研究

随着非侵入性的人神经成像技术的发展，如 fMRI 和认知科学的进步，专注于情绪和社会认知的神经影像学研究已经建立。同时，与经济决策的情绪和社会因素相关的行为经济学已经融入神经科学研究的范畴，这一跨学科的方法称为神经经济学。过去的神经经济学研究已经表明，皮质下的情感相关脑结构在"非理性"决策中起重要的作用。在这一过程中，中枢神经递质作用的研究领域值得进一步发展。近来有关神经分子影像学的研究对于进一步认识"非理性"或情感决策的神经化学基础以及未来的发展方向具有重要作用。

（四）精神分裂症患者脑皮质体积变化

皮层下结构包括基底神经节和边缘系统的部分在学习、运动控制和情感方面起重要作用，但也发挥高阶执行功能。过去有报告称精神分裂症患者皮质下区的体积会发生改变，但其报告的结果各异，很少有大规模的研究报告，特别是大规模研究评估精神分裂症皮质下体积的不对称性较少。近来，Okada 等报道了一项由 ENIGMA 财团支持的独立研究，探讨了精神分裂症患者和对照组之间皮质下体积差异的大型多中心研究。探讨皮层下区偏侧化以确定它们之间的相似与不同特征。T$_1$ 加权图像来自于 1 680 名健康人和 884 例精神分裂症患者，并在 11 个地区获得 15 项成像协议（protocol），采用 FreeSurfer 进行图像处理，计算每个协议的组间差异并进行荟萃分析。结果表明，与对照组相比，精神分裂症患者双侧海马、杏仁核、丘脑和伏隔核的体积以及颅内体积明显变小，而双侧尾状核、壳核、苍白球、侧脑室的体积较大，该结果也是根据 ENIGMA 财团报道的精神分裂症患者皮质下体积变化影响大小排序。此外，还揭示了丘脑、侧脑室、尾状核和壳核体积左向的不对称，而在对照组和精神分裂症患者两者的杏仁核和海马的体积呈右向的不对称。同时，作者还展示了一例精神分裂症患者特有的苍白球体积左向不对称，这些研究结果表明神经通路和

连接模式的异常偏侧化可能与精神分裂症患者的苍白球有关。

（五）痴呆与情感变异

临床上，痴呆患者都会出现不同程度的情感变异，这些变异与脑皮质的功能密切相关。在额颞叶痴呆情感变异（behavioral variant frontotemporal dementia，bvFTD）患者，认知和对其他情感状态的损害反映了患者社会认知相关脑区的灰质萎缩，如杏仁核、颞上回皮质和脑导后部。为了探讨静息态脑活动以及灰质（GM）萎缩和额颞叶痴呆的行为变异（bvFTD）与心理状态作用的关系。Caminiti 等应用 BOLD MRI 比较了 12 例 30 岁的 bvFTD 患者和教育年龄相匹配的健康对照组：①要求执行一项情感 - 认知心理状态的任务；②已知功能网络的静态活动数据；③执行任务与静态数据之间的关系，此外，作者评估了异常静态数据与灰质萎缩之间的连接。结果显示：与对照组比较，在 bvFTD 患者几个组分均表现出内部网络相关的活动减低，以及与注意处理相关网络的激活强度降低。静态活动异常涉及的网络也显示灰质密度显著减少。在患者组，与对照组相比，较高的情感表现与默认模式的内侧前额区和执行注意 / 监视网络之间较强的功能连接相关，以及与执行组分、感觉和额叶 - 边缘网络活性连续增加有关。在本研究观察到的某些作用可能反映了涉及情感心理化脑区萎缩性变化的特殊补偿机制。在 bvFTD 患者，特定的静态网络分析突出了脑结构异常与行为表现受损之间的中间水平，反映了功能障碍和补偿机制。

（六）分子影像研究脑奖赏功能

在当今的社会中，常常有惩罚非合作者，这种行为可能来源于对社会不公平的厌恶情绪（不公平厌恶），以使非合作伙伴合作。因此，来自于不平等的惩罚行为被认为是维护社会的重要因素。同时，日常的经验表明，即使不公平是相等的，社会成员的合作程度（团队合作水平）也可能改变对非合作者的惩罚行为，这种团队合作水平的影响不能用简单的不公平厌恶来解释。虽然惩罚相关的脑区已在以前的 fMRI 研究中有报道，但是有关此区域受团队合作水平的影响仍鲜为人知。Kodaka 等应用 fMRI 研究了团队合作水平对非合作者惩罚的影响，作者通过合作状态的程度由低到高变化的范例，研究了团队合作水平对非合作者惩罚行为及其相关脑激活的影响，并在脑岛前侧、前额叶皮质背外侧（dorsolateral prefrontal cortex，DLPFC）和前扣带回皮质（ACC）观察到脑区与惩罚相关的皮质激活。在高度合作环境下惩罚的量明显大于较低合作环境下的量，且在高度合作环境下的右侧 DLPFC 和 ACC 的活性明显大于低度合作状态下的活性。该结果表明，团队合作水平以及不公平的厌恶情绪是惩罚行为的重要因素。

三、记忆相关脑区的分子影像

人类大脑的记忆是相当复杂的认知功能，过去的事件对当前经验的影响不仅能够通过外显记忆来表达，也能通过内隐记忆来表达。国内外对内隐和外显记忆的差别进行了大量研究，包括对正常受试者的认知学习、记忆受损者的神经心理学研究，以及电生理学与脑成像研究。多数证据支持记忆的内隐和外显形式依赖于不同的记忆系统的假设，而这些记忆系统与大脑的不同脑区相关。尽管人类大脑的处理能力巨大，但是其工作记忆存储能力还是受到严格限制，而且这些限制的神经解剖学基础仍让人难以琢磨。

（一）工作记忆及其限制

Bergmann 等的研究显示，超过 9 秒的视觉工作记忆的稳定储存限制可通过 fMRI 视网膜皮质映射图及初级视觉皮质（V1）精确的灰质体积确定，有较大的 V1 个体往往有更大的视觉工作记忆存储能力，而且这种关系是独立存在于表面大小和 V1 的厚度，但在 V2、V3 和非视觉工作记忆测量中没有发现这种关系。另外的全脑分析也证实了与 V1 关系的特异性。该研究证明初级视觉皮质大小在记忆限制中起着至关重要的作用，它在约束与丰富工作精神的职能方面就像一个守门人的作用。

（二）工作记忆与注意力分散

我们在日常的工作和生活中，常常觉察到分心的声音内容，尽管仍然没有觉察到这个声音过程具有打扰作用，即使是这个声音被忽略且与执行的任务无关但是打扰还是可能发生。Gisselgård 等应用 PET 揭示前额叶背外侧皮质是如何参与分散注意力的。当我们的精神活动要求最高的时候，往往也是我们对背景声音最了解而分心的时候。工作记忆是大脑的一项重要功能，它可允许短期保存需要记住的信息，在工作记忆中保存信息的操作经常被用于特定任务或目标的服务，它是对工作记忆要求很高的脑力活动，但似乎又最容易受到听觉分心干扰的影响。这种心理活动的实例包括阅读、算术或（在实验室实验中）静静地阅读一个数字列表，并在一个简短的延迟后返回该系列报告。Gisselgård 等显示了听觉分心干扰工作记忆执行时大脑前额叶背外侧的皮层激活。事实上，这一关键的激活仅发生在执行工作记忆任务困难时才看到。当我们成功地忽视了大规模的脑区网络抑制时，忽略的分心声音变化就能作为听觉分心干扰工作记忆的关键因素被确认。也就是说，改变声音序列的状态（例如 ABAB……）通常可比忽略稳态序列语音（如 AAA……）更具干扰性。为了解释这种状态效应的变化，认知理论引用了一种忽略状态变化材料的非自主处理的概念，它干扰了记忆处理的材料。这种听觉分心的状态变化可能与特定的大脑处理过程有关，虽然这些过程的功能解剖还没有得到充分的了解。

Gisselgaid 等的两个 PET 实验研究为我们认识在执行工作记忆任务过程中，忽略稳态和语音变化态作用时关键脑过程比较的功能解剖带来了光明。本系列实验不仅研究了不同类型的语音声音对执行任务性能、工作记忆性能准确性的影响，而且还使用 PET 来测量稳态和听觉干扰变化态条件下的 rCBF。局部脑血流量的增加可反映该脑区（激活）的代谢状态，而减少则反映了代谢的抑制（失活）。

该网络由大量的皮层区激活（左额下回、左前扣带回、左顶叶皮层、右侧楔前叶、双侧岛叶皮质），以及皮质下区域（左侧豆状核、左侧丘脑、双侧小脑）组成。但也有几个皮层区为负激活（双侧前额叶皮质、双侧内侧前额叶皮质，右后扣带回、右上颞叶皮质和右中上颞叶皮层）。外侧前额叶皮质是激活网络的一个组成部分，有证据表明这一区域有工作记忆功能的参与。外侧前额叶皮层的上部称为背外侧区，较低的部分称为腹外侧区。事实上，这种解剖上的区别也决定了皮质的工作记忆功能，即：①腹外侧前额叶皮质参与维护记住的信息（例如，保留较短的字母列表顺序）；②背外侧前额叶皮质参与信息操作（例如，按较短的字母列表顺序重新排序）。而工作记忆作用激活左下额叶皮质，构成了腹外侧前额叶"维护（maintenance）"皮质的部分，背外侧前额叶的"操纵（manipulation）"皮质未被激活。

这种大脑不同的工作记忆作用，使得相对于

稳态材料来说，其变化态可引起几个与工作记忆相关的脑区失活。然而，在这些任务中，大脑这些变化态（changing-state）声音的作用并没有显示出对工作记忆性能产生不利影响。变化态材料引起几个脑区的抑制，更重要的是涉及左腹外侧前额叶皮质和参与基于演讲材料的临时存储的脑区，包括双边次级听觉和左顶叶皮层。这些区域参与工作记忆、处理可变态声音、抑制声音影响并成功地忽略某些声音，使工作记忆的性能不受影响。当听觉分心影响执行类似低记忆任务要求的工作性能时，这种干扰究竟是与抑制缺乏有关或是与某些额外的脑机制激活缺乏有关仍然是一个有争议的问题。但 Gisselgård 等人的研究表明这种抑制的缺乏使脑机制激活，否则，会使工作记忆性能受干扰。Destrebecqz 等的研究表明，在学习顺序回忆过程中前扣带回 / 内侧前额叶皮质的代谢反应（ACC/mPFC）与执行的外显组分（explicit component）是完全特定相关的，这表明 ACC/mPFC 在连续材料的外显加工中起重要作用。

德国神经生物学科学家证明，即使不再使用，在学习过程中建立起来的细胞接触还是会保留，当重新激活这些暂时闲置的"存储细胞接触"时，又能更快地熟悉曾经学习过但被遗忘的事情。也有人应用 fMRI 研究了天才的大脑与常人的区别，发现天才的感觉器官对外来信息的反应以及处理速度非常快。澳大利亚科学家认为，天才之所以成为天才，不是因为他们的大脑资源全部开发了，而是因为他们大脑中负责这方面能力的区域被隔离起来了，从而在这方面表现出非凡的才能。

四、分子影像与听觉功能研究

人的大脑听觉功能也十分复杂，倾听不同的声音和内容时脑的活动也不一样，如听音乐和听故事、单纯听与加入分析与理解、记忆与回忆的听脑的活动不一样（图 21-7），这也是 20 世纪 90 年代研究较多的领域。因此人的听觉功能研究也是认知功能的重要内容。

（一）语言刺激反应

应用 ^{18}F-FDG PET 显像研究大脑语言刺激反应的报道比较多。Kushner 等研究了正常年轻人对听觉刺激的反应，10 名正常受试者蒙住眼睛，采用单耳非英语语言刺激（5 个左耳，5 个右耳），将对侧耳塞住。另外 6 名蒙住眼睛，堵住耳朵作为对照

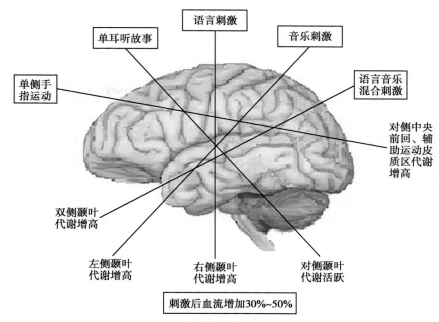

图 21-7　不同刺激时脑功能变化示意图

组。对 16 个离散同源皮质和皮质下感兴趣区进行了检查，分析局部葡萄糖的消耗和侧与侧的葡萄糖代谢差异。结果发现，单声道刺激可引起刺激一侧的对侧颞叶代谢明显增加，并发现颞顶结合部、顶叶下区、岛叶及胼胝体代谢明显不对称。但左额叶语言区未受影响。这些发现表明，在人的主要听觉通路保留了对侧的组织（organization），此外，通过非语言刺激诱发的脑激活广泛存在于左侧颞叶和顶叶区内，但不影响上额叶语言皮质。

（二）音乐刺激反应

大脑对不同旋律的音乐产生不同的类型的反应。Brown 等在一项 PET 研究中，给非音乐家被动听陌生的器乐后显示出很强的愉悦感时，在大脑的胼胝体扣带回、前额叶扣带回、海马、前岛和伏隔核皮质观察到激活，这是首次观察到在被动地听陌生而喜欢的音乐过程中边缘区皮质的自发反应。在已知的对音乐有响应的初级听觉区、次级听觉区和颞极区也可以见到脑皮质的激活。这些发现填补了音乐审美反应神经影像研究的空白，并可用于实验者刺激项目的选择和设计。

尽管对女歌手唱歌的神经生物学已经有了比较成熟的认识，但是人类了解自然界最为复杂歌手的认识还很有限。人类歌曲的复杂性是由结构丰富的旋律和多部分相互协调的和（harmonizations）能力生成来证明的。Brown 等利用 ^{15}O 水PET 显像探讨多方位发声系统对业余音乐爱好者

重复唱新的旋律，或唱新的旋律的"和"，或者单调发声表演时的"听与反应"。其结果显示，血流量增加的区域主要是在初级和次级听觉皮层、初级运动皮层、额叶岛盖、辅助运动区、岛叶、小脑后部和基底神经节。旋律的重复和协调产生高度类似的激活模式。然而，在完成所有三种激活次级听觉皮层（后布罗德曼区 22，Brodmann Area 22）的任务时，只有旋律重复和协调可激活平面极化（planum polare，BA 38）。该结果意味着 BA38 比 BA22 负责更高级的音乐处理。最后，所有这三种"倾听与反应"任务都可激活额叶岛盖（布罗卡区，Broca's area），这是一个涉及认知 / 运动序列产生和模仿的区域，从而与音乐模仿和声乐学习有关。

五、分子影像与视觉运动研究

对于视觉运动的研究比较成熟的方法是应用 ^{15}O PET 显像。为了确定随意扫视眼球运动与脑皮质活动的关系，Sweeney 等应用 ^{15}O-H2O PET 显像研究了人在执行眼球运动任务过程中 rCBF 的变化。11 名训练有素的年轻健康成人完成以下任务：视觉固定、视觉引导扫视（saccade）、动眼（扫视远处而不是周围目标任务）、眼球运动延迟反应（ODR，任务要求在延迟期后记忆引导扫视），或反向动眼（anti-saccade）条件的任务（该任务需要向前扫视或远离目标扫视以确定周围目

标的颜色）。另外的 6 名受试者进行连续的手部运动任务，以比较手相关的运动皮质和额叶眼区（FEF）定位，以及辅助运动区（SMA）的手和眼睛运动相关的区域。图像应用 Friston's 统计参数图（SPM）方法来确定与执行任务相关的 rCBF 显著变化。由于 SPM 不利于从 MRI 扫描获得解剖学信息，每个受试者的 PET 扫描都要分别注册到 MRI 扫描中，此后所有的 PET 和 MRI 研究转化为符合标准的 MRI 图像集。减影图像通过目测进行检查，对 PET 图像进行配准正好覆盖在参考的 MRI 图像上，以确定 rCBF 显著变化的解剖部位。在该项研究中，视觉固定比较是进行视觉引导扫视导致明显的双侧 FEF、小脑、纹状皮质和后颞叶皮层激活，也可观察到右后侧丘脑激活。视觉引导扫视任务作为与 ODR、反向动眼和条件反向扫视任务的比较，以确定执行扫视任务相关的 rCBF 变化。结果显示，在执行 ODR 任务时，伴有双侧 FEFs、SMA、背外侧前额皮层（DLPFC）和后顶叶皮层 rCBF 增加，在 ODR 任务期间 rCBF 增加的皮层区在反向动眼任务中也表现出 rCBF 增加，但仅右半球 FEF 和 SMA 激活是明显的。

这些研究结果与在行为猴单细胞记录到的研究大致类似，表明 FEF、DLPFC、SMA 和后顶叶皮层为自主有目的的扫视任务起计算活动。在执行眼球运动和手运动任务时，PET 扫描结果显示 FEF 的激活峰位于手相关运动皮质侧面约 2cm 和前部 1cm 处。SMA 眼球运动区、辅助眼区（supplementary eye field，SEF）位于 SMA 手相关区前部 7～8mm 和上部。在执行反向扫视和 ODR 任务过程中，大脑正中前额叶皮层（PFC）比沿直回和腹侧前扣带回皮层的 rCBF 是显著降低的。在执行反向动眼任务中，rCBF 较低的腹侧区涉及内侧（medial）结构，包括左腹侧纹状体和双内侧颞叶边缘皮层。在 ODR 任务中，rCBF 较低的腹侧区呈横向延伸而不是向内侧包括颞极。在反向动眼和 ODR 两者任务中，观察到腹内侧 PFC 呈低血流量，并与视觉引导扫视和固定任务相关，表明从腹内侧 PFC 到边缘皮层和纹状体的输出调制在扫视眼球运动的自发控制中发挥重要作用，并可能会中断反应的抑制。

六、运动与运动功能障碍疾病

（一）纹状体在人控制动作反应中的作用

纹状体 D1 和 D2 型多巴胺受体与人动作反应有密切关系。动作反应抑制是由多巴胺能神经传导相关的神经网络介导的；然而，多巴胺信号通过 D1 和 D2 型受体的相对贡献尚未完全明了。虽然有证据支持鼠 D1 和 D2 受体反应抑制的贡献是自相矛盾的，人体伴有 D2 型受体反应抑制，而人体 D1 型受体与反应抑制之间的关系还没有被评价。究竟纹状体 D1 和 D2 型受体存在的个体差异是否与人类受试者的反应抑制有关，或者是截然不同的方式。Robertson 等应用 PET 受体显像研究了 31 名志愿者的反应抑制，将发出停止信号任务时标定为停止信号反应时间（stop-signal reaction time），当继续执行任务时标定为委托错误（commission errors），并分别使用 ^{11}C-NNC-112 和 ^{18}F-allypride PET 显像测试纹状体 D1 和 D2 型受体相关的有效性（非可替换摄取的潜在结合，BPND）。结果表明，在整个纹状体，停止信号反应时间与 D1 和 D2 型 BPND 呈负相关，而与背侧纹状体有明显的相关，但与腹侧纹状体无相关性，与继续执行任务也没有显著的相关性。故可以认为，多巴胺 D1 和 D2 型受体与反应抑制有关，并确认背侧纹状体是多巴胺能控制停止动作的一个重要脑区。此外，两种受体亚型的类似作用也表明，分别由 D1 和 D2 型受体驱动的阶段性与持续性多巴胺能活性之间的相对平衡对于维持反应抑制是非常重要的，而停止信号任务和连续执行任务，其动作反应的神经化学机制也是不同的。

（二）运动障碍疾病的分子影像

PET 显像获得的脑区放射性标记化合物的活性分布和浓聚与其脑局部的代谢率和血流量成比例。我们可以利用放射性核素标记相应的配体与突触前多巴胺转运体或突触后多巴胺受体（D1 和 D2）的结合，研究特异的回路如黑质纹状体多巴胺能的功能和投射。应用单光子放射性核素如锝和碘标记的类似示踪剂行 SPECT 显像，也可用于脑功能的研究。

1. 特发性震颤患者　运动前皮质小脑出现高代谢和 γ- 氨基丁酸（γ-aminobutyric acid，GABA）能神经元功能异常，但齿状核和丘脑腹侧无明显多巴胺能神经传递异常。在 Huntington 病患者，纹状体区、额叶和颞叶皮质的代谢减低。疾病进展患者都伴有纹状体 D1 和 D2 结合减低，且与三核苷酸重复序列的长度减少、疾病的严重程度和持续时间相关。

2. 肌张力障碍患者　静息时基底节、辅助运动区和小脑的代谢增高。在肌张力障碍过程中丘脑和小脑可见高代谢，并可通过苍白球深部脑刺激（DBS）进行调节。此外，在运动神经、运动前和感觉皮质的 GABA-A 受体活性的降低的。

3. Tourette 综合征（Tourette syndrome，TS）　又称为抽动秽语综合征（multiple tics-coprolalia syndrome）。静息时运动前和运动感觉皮质的代谢增高，纹状体区、丘脑和边缘区的代谢减低。在抽搐过程中，与认知、感觉和运动功能相关的多个领域呈高代谢。另外，在前额叶皮层和双侧丘脑有异常的 5- 羟色胺能传递，以及在纹状体多巴胺能系统的高活性可通过丘脑的 DBS 调节。

4. 帕金森病　纹状体多巴胺能示踪剂的蓄积从尾部到头部方向呈非对称性的逐渐下降，从症状出现之前到摄取下降以及从主要症状一侧进展到双侧都与症状的严重程度相关。在进行性核上性麻痹（PSP）和多系统萎缩（MSA）患者，纹状体的活性都是呈对称弥漫性减低。在 PSP 喙型尾（caudal-to-rostral pattern）是消失的，但在 MSA 仍然是存在的，在皮质基底节变性（CBD），纹状体活性呈非对称性、弥散性减低，且从对侧到主要症状侧。此外，在 PD 患者的对侧顶枕叶和额叶皮质，MSA 的双侧壳核和小脑，PSP 的尾状核、丘脑、中脑、内侧额叶和前额叶皮层，以及 CBD 的对侧皮质的代谢减低。在 PD 患者心脏交感神经 SPECT 信号是降低的，在运动障碍患者，分子成像能提供体内基因表达的时程、蛋白质合成、受体和转运蛋白结合，可以促进新的医疗、外科和基因治疗的发展和评价等。

七、分子影像与大脑的奖赏效应研究

在心理学中，脑的"奖赏效应"对于决策和认知功能具有重要影响，如果一个人作出的某一决策被证实是正确的并产生了好的结果，大脑就会向负责决策的区域发送"奖赏"信号，刺激并激活大脑的某些皮层，并进一步提高其认知能力，形成良性循环，这一过程称为"奖赏效应"。已有大量的研究证实，"奖赏效应"与神经递质多巴胺的水平有关，给受试者注射类多巴胺药物后的"奖赏效应"明显增强，而注射多巴胺抑制剂后则不出现"奖赏效应"。因此，"奖赏效应"与各种成瘾和风险决策都有密切关系，包括对麻醉药品的依赖、赌博、风险投资以及某些娱乐游戏成瘾等，成瘾产生同样具有神经生物学的基础。

（一）风险决策的脑功能活动

已有人应用 fMRI 研究证明皮质边缘脑区完整参与人的决策过程，但对其分子机制研究较少。越来越多的证据表明，中脑边缘的多巴胺（DA）神经递质系统可能是参与人决策的一种重要的神经基质。近年来，应用 PET 显像研究嗜赌症者冒险心理时的 DA 信号成为热点，并发现中脑边缘 DA 回路功能失调可能在赌博行为中起着重要作用。然而，目前对这些研究结果的解释还需要更好地了解局部 DA 功能影响人决策的个体差异。为了进一步研究风险决策与脑功能活动之间的关系，Oswald 等应用 ^{11}C-raclopride 多巴胺受体 PET 显像研究了风险决策过程中腹侧纹状体多巴胺对苯甲胺（安非他明，amphetamine）的反应。作者对一组无精神障碍史的健康年轻人用 ^{11}C-raclopride PET 检测了腹侧纹状体（ventral striatum，VS）的 DA 对苯甲胺（AMPH）的反应并分析其与冒险决策之间的关系，包括了 45 名男女受试者，年龄 18～29 岁，他们都完成了电脑版的爱荷华赌博任务（Iowa Gambling Task）。然后参与者接受了两次 90 分钟的高比活度的 ^{11}C-raclopride PET 显像。第一次显像前先静脉注射生理盐水，第二次显像是在静脉注射 AMPH 0.3mg/kg 后。初步分析的结果表明，不利的决策与右腹侧纹状体 DA 大量释放有关，但与性别的功能没有显著关系。本研究作者观察到在两个大脑半球冒险与左腹侧纹状体 DA 释放或基础 D2/D3 受体的可利用性之间没有关联。总体而言，研究结果支持纹状体多巴胺功能的变化可能介导健康成人风险决策的个体间差异的观点，也进一步表明超敏的 DA 回路可能代表了这一人群的风险途径。

（二）"奖赏效应"的神经生物学基础

在"奖赏效应"研究中，人们常常用到"时间贴现或时间折扣（temporal discounting）"这个词。"时间贴现"是指我们现在想要的东西而不是以后的意向。例如银行为了鼓励我们存钱，必须以利率的形式给我们奖励。为了延迟兑现这种满足，银行必须让我们深信未来的回报是足够大的，以弥补我们现在没有得到满足的失落。因此，时间贴现是灵长类动物大脑的一种高级的认知能力与心理反应。

延迟奖励的折扣（discounting）也被称为时间或延迟贴现，是日常内在决定的一种形式，并可能受到病理状态如成瘾症的损害。临床前和人类的研究表明,多巴胺功能在时间贴现中发挥重要作用。为了应用分子成像在活体人脑验证这种关系,Joutsa 等在三个已明确显示有时间贴现(temporal discounting)受损的群体,应用两种不同的多巴胺配体行 PET 显像评估时间贴现的多巴胺能的功能。首先,作者使用 ^{11}C- 雷氯必利 PET 显示病态的好赌者(赌徒),表明更大的时间贴现与腹侧纹状体结合潜能减低有关,而与高冲动啮齿类动物的下伏隔核 D2/D3 受体密度转化的发现也趋同。时间贴现也与较低的腹侧纹状体多巴胺释放对高奖励幅度的响应相关,表明更大延迟奖励的多巴胺介导贬值可能会驱动选择的偏好。其次,作者使用 $[^{18}F]$ 氟多巴 PET 对帕金森病显像发现,时间贴现与更大的左尾状核多巴胺末端功能相关。最后,在帕金森病患者和多巴胺药物诱导的有成瘾行为者,时间贴现进一步与前壳更大的多巴胺末端功能相关。这些发现为我们深入了解纹状体多巴胺功能与时间贴现之间的关系,探讨在病态情况下及其治疗干预机制中的潜在作用奠定了基础。

八、分子影像与疼痛和成瘾

(一)疼痛与多巴胺受体功能

在一般人群中,背部疼痛很常见,但仅有部分背痛的患者会发展成难以控制的慢性疼痛状态。最近的证据表明,先前存在疼痛且相关的神经系统结构与功能变异可能促进慢性疼痛的发展。Martikainen 等对慢性非神经性背痛患者(CNBP)应用 PET 和 D2/D3R 选择性的放射性标记配体 ^{11}C-raclopride 显像研究了多巴胺受体的改变,通过对 CNBP 患者与健康对照者比较探讨其纹状体多巴胺(DA)D2/D3 受体(D2/D3R)功能的影响。作者在研究中测定基础状态和疼痛过程中 D2/D3R 的可利用性(receptor availability),包括体内测定受体可用性(结合潜力,BPND)和 DA 释放(从基础到激活态 BPND 的变化)。结果表明,在基础状态时,与对照者相比 CNBP 患者腹侧纹状体的 D2/D3R 的 BPND 是减少的,这些减少与正向影响(positive affect)评分增大和疼痛耐受程度相关。D2/D3R BPND 的减少也与 μ- 阿片受体 BPND 和疼痛诱发的杏仁核内源性阿片系统激活有关,进而与正向的影响程度、背痛和疼痛耐受性的情感成分有关联。与正常对照相比,在疼痛过程中 CNBP 患者腹侧纹状体有较低幅度的 DA

释放和 D2/D3R 激活。提示 CNBP 患者腹侧纹状体 D2/D3R 的功能与适应有关,这与内源性阿片系统的功能一起构成了 CNBP 的感觉和情感激动的特征。

目前,人类对慢性疼痛中的生物学基础仍知之甚少,PET 显像的应用为深入了解慢性腰背疼痛患者感觉与情感维度调节的分子机制创造了条件,证实了背部疼痛患者脑多巴胺功能的改变,并与疼痛的敏感程度、情感状态和大脑内源性阿片系统的功能有关。这些发现表明,脑多巴胺 - 阿片类药物的相互作用参与了慢性疼痛的病理生理机制,其发现具有潜在的治疗应用意义。该研究结果也有助于解释在慢性疼痛的情况下,阿片类药物滥用和最终成瘾易感性的个体差异

(二)酒精依赖与戒断中的神经功能

酒精在脑内作用的细胞机制是复杂的,且靶向多种转运体系统,分子成像已被用来研究这些不同系统的酒精和酒精所致疾病的影响。Ravan 等的多巴胺能指数研究为长期酗酒而在戒酒过程中纹状体 D2 介导转运不足提供了有力的证据。人们对处于危险状态前的过度饮酒以及在长时间戒酒之后的恢复状态下其多巴胺的功能了解较少,这也是当今研究的热点领域。Ravan 等对 γ- 氨基丁酸(γ-aminobutyric acid,GABA)能系统的研究表明,在慢性戒断期不同脑区总体 GABA 是不足的(generalized deficits)。在某些不同脑区的亚型包括腹侧纹状体的阿片系统有改变,但 5- 羟色胺研究则为阴性,大麻素系统的变化尚无定论。未来应针对谷氨酸能系统的变化进行研究,因其在急性酒精性兴奋作用中以及在与依赖相关的长期作用中都起着重要的作用。

(三)药物成瘾与药物滥用中受体功能

多巴胺 D3 受体位于大脑边缘区域,在吸毒与觅毒行为动机上起到介导选择作用,这在 D3 受体配体治疗药物成瘾方面可能有重要用途。新的神经生物学的研究结果表明,药物滥用可导致啮齿类动物大脑明显的结构可塑性,这依赖于功能性多巴胺 D3 受体的可利用性。在胞外信号调控激酶(extracellular signal-regulated kinase,ERK)通路其磷酸化作用激活增加,而在 Akt/mTORC1 通路,并且参与了所涉及的细胞生长和存活的一系列细胞内信号转导通路。临床前觅药行为的动物模型研究证实,D3 受体拮抗剂是治疗药物滥用成瘾很有前途的药物,当今在人体应用放射性核素

标记的配体或类似物行 D3 显像已经比较成熟。值得注意的是，在人体应用正电子核素标记（+）4-propyl-9-hydroxynaphthoxazine 配体行 PET/CT 显像可以测量基于脑区的 D3 与 D2 受体，这种 PET 显像的配体已被用于证实精神兴奋剂使用者 D3 位点上调，并揭示吸烟引起 D3 位点多巴胺水平升高，现已开发出新的拮抗剂，可以用于多巴胺 D3 受体显像，过去老的药物如丁螺环酮也可用于人体 D3 显像试验，这些研究结果对于进一步探索新的治疗药物成瘾的 D3 配体具有重要意义。

　　脑是人体最复杂的器官，也是人类思维与行为活动的控制中枢，神经科学也是生命科学中最复杂的科学，即使是科学技术高度发达的今天，人类对大脑的认识仍然只是冰山一角，还有许多复杂的问题有待阐明，尤其是大脑思维活动、大脑记忆的可视化和复制仍然只是一种幻想，有待研究的领域还很广泛。然而，分子影像的发展有望在神经功能与疾病、认知功能与智能开发研究中发挥重要作用，特别是 fMRI 和 PET/MR 将成为神经科学研究中不可缺少的现代工具。

（张永学）

参 考 文 献

[1] Jorgenson LA, Newsome WT, Anderson DJ, et al. The BRAIN Initiative: developing technology to catalyse neuroscience discovery. Philos Trans R Soc Lond B Biol Sci, 2015, 370(1668): 20140164.

[2] Bonner AM. The use of neurodiagnostic technologies in the 21st century neuroscientific revolution. Neurodiagn J, 2015, 55(1): 46-53.

[3] Lee J, Ulasov I, Rozhkova EA. Recent nanomedicine articles of outstanding interest: functional nanomaterials for Brain Research through Advancing Innovative Neurotechnologies initiative. Nanomedicine(Lond), 2016, 11(1): 5-7.

[4] Antic SD, Empson RM, Knöpfel T. Voltage imaging to understand connections and functions of neuronal circuits. J Neurophysiol, 2016, 116(1): 135-152.

[5] Devor A1, Bandettini PA, Boas DA, et al. The challenge of connecting the dots in the B.R.A.I.N. Neuron, 2013, 80(2): 270-274.

[6] 王喆辰. 人类脑科学研究计划：谁来圆梦. 生理学报, 2013, 65(4): 466-468.

[7] Bartelle BB, Barandov A, Jasanoff A, et al. Molecular fMRI. J Neurosci, 2016, 36(15): 4139-4148.

[8] 张凯军, 张永学, 高再荣, 等. 99mTc-ECD SPECT 显像定量测定平均脑血流的临床应用研究. 放射学实践, 2004, 19(9): 685-687.

[9] 张永学, 高再荣, 安锐, 等. 99mTc-ECD 脑断层显像的半定量分析及评价. 临床医学影像杂志, 1993, 4(4): 194-196.

[10] Grüner JM, Paamand R, Højgaard L, et al. Brain perfusion CT compared with15O-H2O-PET in healthy subjects. EJNMMI Res, 2011, 1(1): 28.

[11] 张永学, 黄钢. 核医学. 2 版. 北京：人民卫生出版社, 2010.

[12] Dodich A, Cerami C, Canessa N, et al. Emotion recognition from facial expressions: a normative study of the Ekman 60-Faces Test in the Italian population. Neurological Sciences, 2014, 35(7): 1015-1021.

[13] Friston KJ, Frith CD, Liddle PF, et al. Comparing functional(PET) images: the assessment of significant change. J Cereb Blood Flow Metab, 1991, 11(4): 690-699.

[14] 张海敏, 陈盛祖. 一种新的脑功能显像分析法—统计参数图（SPM）. 中国医学影像技术, 2002, 18(7): 711-713.

[15] Gosseries O, Demertzi A, Noirhomme Q, et al. Functional neuroimaging(fMRI, PET and MEG): what do we measure. Rev Med Liege, 2008, 63(5-6): 231-237.

[16] Lohmann G, Stelzer J, Zuber V, et al. Task-Related Edge Density(TED)-A New Method for Revealing Dynamic Network Formation in fMRI Data of the Human Brain. PLoS One, 2016, 11(6): e0158185.

[17] Febo M, Foster TC. Preclinical Magnetic Resonance Imaging and Spectroscopy Studies of Memory, Aging, and Cognitive Decline. Front Aging Neurosci, 2016, 8: 158.

[18] Duara R, Grady C, Haxby J, et al. Human brain glucose utilization and cognitive function in relation to age. Ann Neurol, 1984, 16(6): 703-713.

[19] Comasco E, Frokjaer VG, Sundström-Poromaa I, et al. Functional and molecular neuroimaging of menopause and hormone replacement therapy. Front Neurosci, 2014, 8: 388.

[20] Han JY, Byun MS, Seo EH, et al. Functional neural correlates of figure copy and recall task performances in cognitively impaired individuals: an 18F-FDG-PET study. Neuroreport, 2015, 26(17): 1077-1082.

[21] AbdulSabur NY, Xu Y, Liu S, et al. Neural correlates and network connectivity underlying narrative production and comprehension: a combined fMRI and PET study. Cortex, 2014, 57: 107-127.

[22] Schneck N, Miller JM, Delorenzo C, et al. Relationship

of the serotonin transporter gene promoter polymorphism（5-HTTLPR）genotype and serotonin transporter binding to neural processing of negative emotional stimuli. J Affect Disord, 2016, 190: 494-498.

[23] Oquendo MA, Galfalvy H, Sullivan GM, et al. Positron Emission Tomographic Imaging of the Serotonergic System and Prediction of Risk and Lethality of Future Suicidal Behavior. JAMA Psychiatry, 2016, 73（10）: 1048-1055.

[24] Beliveau V, Svarer C, Frokjaer VG, et al. Functional connectivity of the dorsal and median raphe nuclei at rest. Neuroimage, 2015, 116: 187-195.

[25] Yanai K, Tashiro M. The physiological and pathophysiological roles of neuronal histamine: an insight from human positron emission tomography studies. Pharmacol Ther, 2007, 113（1）: 1-15.

[26] Takahashi H. Molecular neuroimaging of emotional decision-making. Neurosci Res, 2013, 75（4）: 269-274.

[27] Okada N, Fukunaga M, Yamashita F, et al. Abnormal asymmetries in subcortical brain volume in schizophrenia. Mol Psychiatry, 2016, 21（10）: 1460-1466.

[28] Caminiti SP, Canessa N, Cerami C, et al. Affective mentalizing and brain activity at rest in the behavioral variant of frontotemporal dementia. Neuroimage Clin, 2015, 9: 484-497.

[29] Kodaka F, Takahashi H, Yamada M, et al. Effect of cooperation level of group on punishment for non-cooperators: a functional magnetic resonance imaging study. PLoS One, 2012, 7（7）: e41338.

[30] Bergmann J, Genç E, Kohler A, et al. Neural Anatomy of Primary Visual Cortex Limits Visual Working Memory. Cereb Cortex, 2016, 26（1）: 43-50.

[31] Campbell T. The cognitive neuroscience of auditory distraction. Trends Cogn Sci, 2005, 9（1）: 3-5.

[32] Destrebecqz A, Peigneux P, Laureys S, et al. Cerebral correlates of explicit sequence learning. Brain Res Cogn Brain Res, 2003, 16（3）: 391-398.

[33] Kushner MJ, Schwartz R, Alavi A, et al. Cerebral glucose consumption following verbal auditory stimulation. Brain Res, 1987, 409（1）: 79-87.

[34] Brown S, Martinez MJ, Parsons LM. Passive music listening spontaneously engages limbic and paralimbic systems. Neuroreport, 2004, 15（13）: 2033-2037.

[35] Brown S, Martinez MJ, Hodges DA, et al. The song system of the human brain. Brain Res Cogn Brain Res, 2004, 20（3）: 363-375.

[36] Sweeney JA, Mintun MA, Kwee S, et al. Positron emission tomography study of voluntary saccadic eye movements and spatial working memory. J Neurophysiol, 1996, 75（1）: 454-468.

[37] Robertson CL, Ishibashi K, Mandelkern MA, et al. Striatal D1- and D2-type dopamine receptors are linked to motor response inhibition in human subjects. J Neurosci, 2015, 35（15）: 5990-5997.

[38] Lizarraga KJ, Gorgulho A, Chen W, et al. Molecular imaging of movement disorders. World J Radiol, 2016, 8（3）: 226-239.

[39] Oswald LM, Wand GS, Wong DF, et al. Risky decision-making and ventral striatal dopamine responses to amphetamine: a positron emission tomography [（11）C] raclopride study in healthy adults. Neuroimage, 2015, 113: 26-36.

[40] Joutsa J, Voon V, Johansson J, et al. Dopaminergic function and intertemporal choice. Transl Psychiatry, 2015, 5: e491.

[41] Martikainen IK, Nuechterlein EB, Peciña M, et al. Chronic Back Pain Is Associated with Alterations in Dopamine Neurotransmission in the Ventral Striatum. J Neurosci, 2015, 35（27）: 9957-9965.

[42] Ravan S, Martinez D, Slifstein M, et al. Molecular imaging in alcohol dependence. Handb Clin Neurol, 2014, 125: 293-311.

[43] Le Foll B, Collo G, Rabiner EA, et al. Dopamine D3 receptor ligands for drug addiction treatment: update on recent findings. Prog Brain Res, 2014, 211: 255-275.

第二十二章

磁共振脑功能成像

磁共振成像（MRI）的多序列、多参数以及良好的组织分辨率等成像特点，相对于其他成像方法具有明显优势，尤其在中枢神经系统，可以显示更多脑组织结构细节，是最佳的成像选择。但是传统结构成像，即便是超高场强的 7.0T MR 成像，反映的也只是结构信息，我们统称为"解剖影像学"，对病灶内部本质的揭示依然不够。现代 MRI 新技术和新序列的开发，能够从组织和细胞水平上反映更多的生物学信息，比如弥散加权成像（diffusion weighted imaging, DWI）、灌注加权成像（perfusion weighted imaging, PWI）、磁共振波谱（magnetic resonance spectroscopy, MRS）、磁敏感加权成像（susceptibility weighted imaging, SWI）等，我们统称为广义的脑功能成像，另外血氧水平依赖（BOLD）的功能 MRI（BOLD-MRI）反映脑功能连接，我们称之为狭义的脑功能成像。这些功能信息更接近人体的生命本质，是解剖影像学的重要补充。

第一节　MR 弥散加权成像

MR 弥散加权成像（diffusion weighted imaging, DWI）是目前唯一能对机体内水分子弥散进行定量分析的无创性检查方法。

一、成像原理

弥散是微观颗粒由高浓度到低浓度区的随机微观运动，是物质的转运方式之一。水分子的弥散运动分为自由弥散和受限弥散两种类型，自由弥散是理想状态下的运动方式，是随机的，理想化的自由弥散，可以用公式 $X^2 = 2DT$ 表示，X^2 是平均位移平方，T 是弥散时间，D 是弥散系数，弥散系数反应物质的弥散能力；但在人体复杂的生物结构中，存在着各种天然阻碍，比如细胞膜、大分子蛋白质、密集的细胞等，使得水分子的弥散受到不同程度的限制，弥散能力下降，不能再用弥散系数 D 来反映弥散能力，此时我们用表观弥散系数 ADC（apparent diffusion coefficient）来代替弥散系数 D，反映的是水分子在组织内的弥散能力，$ADC = \ln(S2/S1)/(b1 - b2)$，b 是弥散敏感系数（单位 s/mm^2），S2 与 S1 是不同弥散敏感系数 b1 和 b2 条件下的弥散加权像的信号强度。

磁共振弥散加权成像要在原有的脉冲序列基础上施加一对梯度脉冲，这对梯度大小相同，方向相反。b 值就是一个反映在序列中施加梯度大小的度量值，b 值决定了 ADC 参与构成图像信号的比例及弥散权重的程度。从公式看出，要计算出 ADC 值，至少需要两个 b 值，在脑组织中低 b 值选择 $0 s/mm^2$，高 b 值一般选择 $1\,000 s/mm^2$。b 值越大，施加的正反两个梯度的强度就越大，对弥散探测越敏感，但图像的信号减低越明显，信噪比越低。

二、图像解读

MR 弥散加权成像生成 DWI 图与 ADC 图。DWI 图包含组织 T_2WI 和弥散的综合信息，b 值越小，弥散加权越弱，DWI 图像更接近于 T_2WI；b 值越大，弥散加权越重，所以观察 DWI 图像时应该着重看高 b 值的 DWI 图。在工作站通过对 DWI 图像数据后处理，会得到 ADC 值，根据 ADC 值形成 ADC 灰阶或伪彩图。当水分子弥散越自由（比如脑室内的脑脊液属于自由水），弥散能力越强，即 ADC 越大，DWI 图像的信号越低；反之，弥散越受限，弥散能力降低明显，即 ADC 值下降明显，DWI 图像的信号越高。

DWI 图包含着组织的 T_2WI 和弥散的综合信息，组织本身的 T_2WI 信号会影响 DWI 信号，如果组织本身 T_2WI 信号较高，会造成 DWI 信号增加，称之为 T_2 透射效应（T_2 shine-through effect）（图 22-1），这种 DWI 高信号并非真正意义上的组织内水分子弥散受限，而是病灶内 T_2 高信号叠加造成；反之如果物质的 T_2WI 信号很低，如出血，会造成 DWI 信号明显减低，称之为 T_2 暗化效应（T_2 blackout）（图 22-2）。所以评价组织的弥散情况不能只看 DWI 图，一定要结合 ADC 图，ADC 才是真正反映组织弥散能力的定量指标，可以用于客观评价组织的弥散，ADC 值的减低才是真实的组织弥散受限。

三、临床应用

（一）DWI 在脑缺血中的应用

在急性脑梗死的早期，脑细胞缺氧，能量代谢出现障碍，细胞膜上的 Na^+-K^+-ATP 酶的活性受抑，钾离子大量外流，钠离子、氯离子内流，造成细胞内高渗状态，大量水分子进入细胞导致细胞肿胀，称之为细胞毒性水肿，细胞外间隙狭窄，水分子弥散受限，ADC 值减低。DWI 是诊断急性期脑梗死最敏感的成像方法，在脑组织缺血发作 30 分钟内即可出现弥散受限，缺血发作 2～4 天内，弥散受限达到峰值，随后 ADC 值缓慢增高，在 7～10 天后 ADC 值逐渐接近正常，称为"假正常化"阶段。所以，DWI 结合常规 MRI 图像可以早期敏感诊断急性脑梗死，为缺血性卒中的治疗提供依据。但需注意，受"假正常化"的影响，没有弥散受限并不能排除梗死的诊断（图 22-3）。

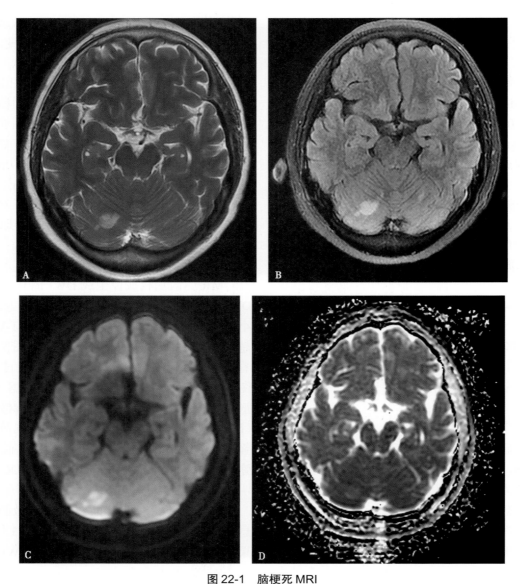

图 22-1　脑梗死 MRI

女，70 岁，右侧小脑半球脑梗死。右侧小脑半球见斑片状长 T_2 高 T_2-flair 信号，DWI 为高信号，ADC 增高，为 T_2 透射效应。A. T_2WI；B. T_2-flair；C. DWI 图；D. ADC 图

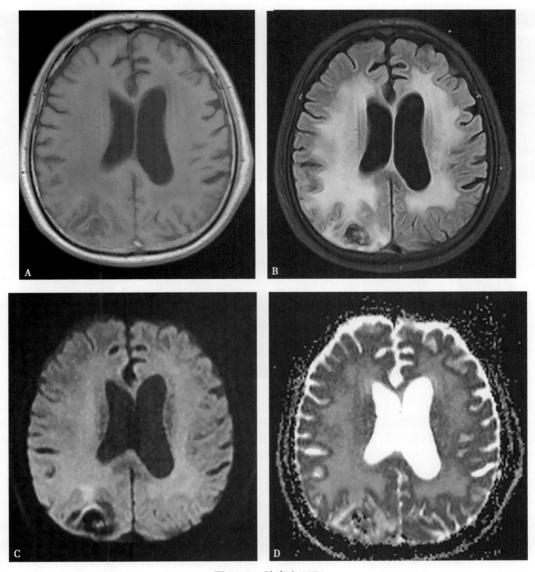

图 22-2　脑出血 MRI

男，73 岁，右顶叶陈旧性出血。右顶叶长 T₁ 低 T₂-flair 信号，DWI 显示低信号，ADC 值较低，为出血灶的 T₂ 暗化效应。A. T₁WI；B. T₂-flair；C. DWI 图；D. ADC 图

　　DWI 与 PWI 结合在缺血半暗带的评价中也有重要作用（详见第二十五章）。

　　DWI 可以区分细胞毒性水肿与血管源性水肿，对于鉴别动脉栓塞引起的动脉性卒中和硬膜窦栓塞导致的静脉性卒中也有价值。动脉性卒中由于动脉血流骤然减少，组织迅速处于缺氧状态，导致细胞毒性水肿，病灶内水分子弥散受限；静脉性卒中通常为血管源性水肿，病灶内水分子弥散增加；但有些静脉性卒中病例也可以合并细胞毒性水肿或合并出血，使得 DWI 信号更加复杂。

　　DWI 有助于提高短暂性脑缺血发作（TIA）的检出。TIA 是颈动脉或椎基底动脉系统短暂性血液供应不足引发的一过性、局灶性脑缺血。通常发作持续数分钟，在 30 分钟内完全恢复，只有少部分可以遗留轻微的神经功能受损表现，常规 MRI 及 CT 检查通常为阴性，50% 的 TIA 病例 DWI 可以显示急性缺血导致的小范围的弥散受限，通常范围小于 1.5cm，而在后期短期随访中，部分病例 DWI 异常信号可逆，提示了一过性缺血的病理过程。

　　DWI 还可以提高新生儿缺血缺氧性脑病的诊断敏感性。在缺血早期，细胞毒性水肿区出现弥散受限，可早于常规 MRI 信号异常，为新生儿缺血缺氧性脑病的早期治疗提供依据。

325

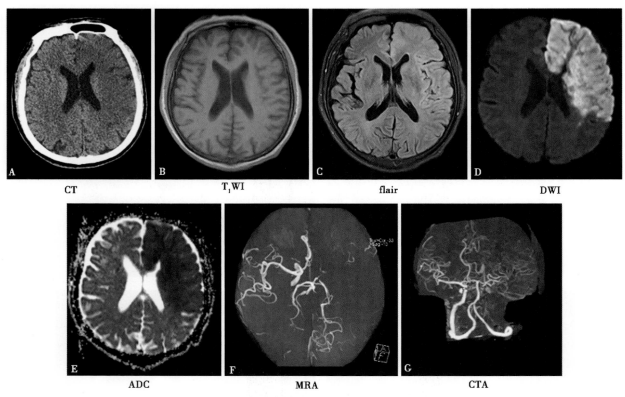

图 22-3　急性期脑梗死 CT 与 MRI 比较

男，66 岁，左侧额叶大面积急性期脑梗死。CT 显示左侧大脑半球密度稍减低，灰白质分界不清；MRI 常规序列显示病灶呈稍高 T_2-flair 信号，局部脑沟稍变窄；弥散加权显示明显弥散受限，ADC 值明显减低；TOF-MRA 显示左侧颈内动脉颅内段及左侧大脑中动脉闭塞。A. CT 平扫；B. T_1WI；C. T_2-flair；D. DWI 图；E. ADC 图；F、G. TOF-MRA

（二）DWI 在脑肿瘤中的应用

1. 肿瘤的诊断和鉴别诊断　ADC 值与细胞密度成反比关系，肿瘤细胞越密集、体积越大或具有特定的空间排列越能限制水分子的自由弥散，比如颅内常见的三大弥散受限的肿瘤——淋巴瘤、髓母细胞瘤、脑膜瘤的瘤细胞密集、体积大、细胞外间隙小，使得水分子弥散受限，DWI 信号增高，ADC 值降低，具有一定的诊断特异性（图 22-4）。

ADC 值有助于鉴别肿瘤的良恶性，肿瘤细胞恶性程度越高，细胞器越丰富、核浆比增高、细胞外间隙狭窄，水分子的弥散受限越明显。所以高级别胶质瘤实体的 ADC 值明显低于低级别胶质瘤，恶性脑膜瘤的 ADC 值低于良性脑膜瘤。

测量瘤周水肿区的 ADC 值有助于鉴别胶质瘤与转移瘤。胶质瘤通常呈浸润生长，近瘤侧的水肿区 ADC 值减低，提示有肿瘤的浸润，而转移瘤的瘤周水肿为液体渗出，水肿区 ADC 值相对较高。这一点也有助于划定胶质瘤的边界。

脑肿瘤，尤其是高级别的胶质瘤、转移瘤，常会出现坏死囊变，增强呈环形强化，常规 MRI 序列与脑脓肿难以区别。脑肿瘤坏死囊液内含有浆液、少量细胞碎屑、坏死物等，蛋白少，液体黏稠度低，水分子弥散不受限，ADC 值接近于脑脊液，DWI 呈低信号；而脑脓肿的脓液中含有坏死组织、细菌、蛋白等成分，具有高黏滞度，使得脓液内的水分子弥散明显受限，ADC 值降低，在 DWI 图上为高信号，据此可对脑脓肿与肿瘤囊变进行鉴别（图 22-5）。

DWI 还有助于鉴别颅内先天性的囊性病变，比如胆脂瘤和蛛网膜囊肿。蛛网膜囊肿为单纯的脑脊液，水分子弥散不受限，而胆脂瘤内的水分子与胆固醇大分子物质结合，液体的黏稠度增高，水分子弥散受限明显，变现为 ADC 值减低，DWI 图信号增高（图 22-6）。

2. 脑胶质瘤术后、放化疗后评估　实体肿瘤放化疗后，细胞凋亡、细胞密度减低，使得肿瘤实质内水分子弥散受限程度减轻，ADC 值会上升，

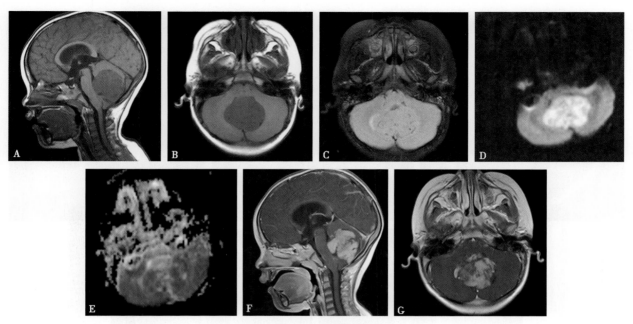

图 22-4　髓母细胞瘤 MRI

男，3 岁，小脑髓母细胞瘤。小脑中线区巨大肿块，平扫呈长 T_1 等 T_2-flair 信号，增强后明显强化，肿瘤显示弥散受限。A. 平扫 T_1WI 矢状位；B. 平扫 T_1WI 轴位；C. 平扫 T_2-flair；D. DWI 图；E. ADC 图；F. 增强 T_1WI 矢状位；G. 增强 T_1WI 轴位

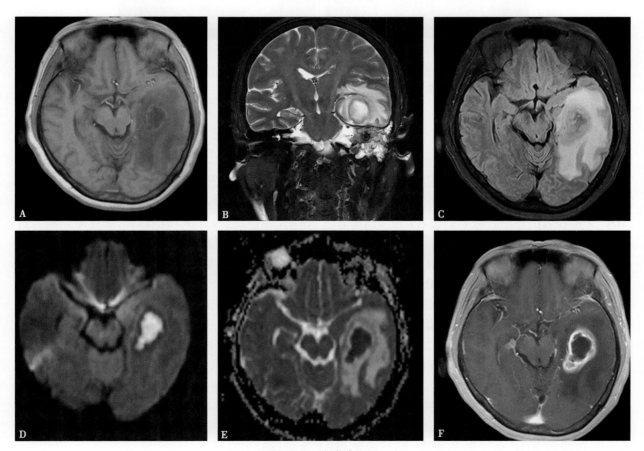

图 22-5　脑脓肿 MRI

女，58 岁，左颞叶脑脓。左侧颞叶见类圆形长 T_1 长 T_2 高 T_2-flair 信号，灶周见指套状水肿；增强呈环形强化；病灶中心明显弥散受限，水肿没有弥散受限。A. 平扫 T_1WI；B. 平扫 T_2WI；C. 平扫 T_2-flair；D. DWI 图；E. ADC 图；F. 增强 T_1WI

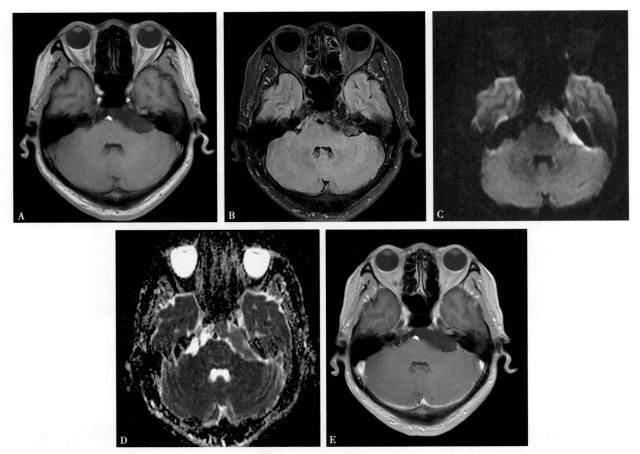

图 22-6 颅底脑池胆脂瘤

男，53 岁，左侧桥小脑角池 - 桥前池增宽，其内见匍匐分布的长 T₁、不均质稍高 flair 信号，无强化；病灶显示弥散受限。A. 平扫 T₁WI；B. 平扫 T₂-flair；C. DWI 图；D. ADC 图；E. 增强 T₁WI

因此对比肿瘤治疗前后的 ADC 值变化可以判断疗效，有研究在放疗早期复查 ADC 值，通过测量 ADC 变化筛选出对治疗敏感的患者，并预测患者达到病理缓解的可能性。

胶质瘤术后、放化疗后的区域在常规 MRI 常可看到不规则的坏死、强化，部分还具有占位效应，常规 MRI 序列难以鉴别是肿瘤复发还是放射性坏死。DWI 有助于两者的鉴别，如果是肿瘤复发，会导致相应区域细胞密度增加、水分子弥散受限，ADC 值减低；而放射性坏死区细胞密度低，ADC 值增加。

（三）DWI 在脑髓鞘发育和脱髓鞘病变中的应用

脑白质的 ADC 值受髓鞘构成、髓鞘成熟程度、脑组织的水分含量等因素影响。未髓鞘化的白质为慢速弥散，ADC 值较低；而髓鞘化成熟的白质，弥散加快，ADC 值增高。通过测量脑发育不同时期、不同部位的 ADC 值，并用伪彩色标记，可以获得髓鞘发育信息，用以评价脑白质发育状态。

脱髓鞘病变是指髓鞘脱失，但轴索相对完好的病变，最常见的脱髓鞘病变是多发性硬化。多发性硬化是一种时间上和空间上多发的中枢神经系统脱髓鞘病变。DWI 可从一定程度上鉴别急性期病灶和慢性病灶。由于水肿、急性脱髓鞘、神经元丢失等原因，急性硬化斑在 DWI 上呈弥散受限的高信号，而慢性病灶在 DWI 上弥散未见明显受限（图 22-7）。

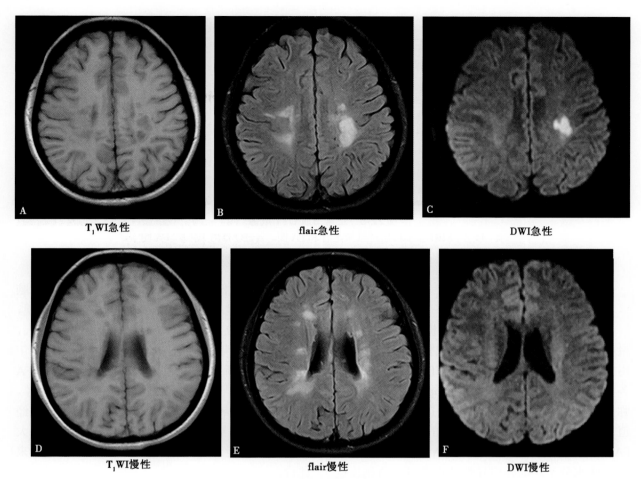

图 22-7　多发性硬化患者 MRI

女，31 岁，多发性硬化。A～C. 急性期病灶，显示为长 T_1 高 falir 信号，弥散受限；D～F. 慢性期病灶，显示为长 T_1 高 falir 信号，无弥散受限

第二节　MR 弥散张量成像

弥散张量成像（diffusion tensor imaging, DTI）是在常规 MRI 和弥散加权成像基础上发展起来的一种新技术，通过采集多个扩散方向的信息，形成水分子在组织三维空间中的弥散特性成像。是目前唯一可以在活体状态下无创性检测组织微观结构的功能成像方法，可以对脑白质进行定量测量。

一、成像原理

分子弥散是一个有方向性的三维过程，如果在完全均匀的介质中，分子在各个方向运动的距离是相等的，这种弥散方式称为各向同性弥散，如脑脊液中水分子的弥散接近各向同性弥散；但在按一定方向排列的组织中，分子向各个方向弥散的距离是不等的，如水分子的弥散受到其他大分子、细胞膜、细胞壁等的限制，各个方向的扩散速率不同，称为各向异性弥散。我们将分子的各向异性弥散假设为一个椭球体，椭球体主对角线方向可以测得 3 个非零成分即为本征值（λ_1、λ_2、λ_3），它们反映了椭球体的形态。这三个扩散张量本征值包括：最大本征值（λ_1），反映了在最大扩散方向上的扩散速度；最小本征值（λ_3），反映了在最小扩散方向上的扩散速度；中间本征值（λ_2），反映了垂直于前两个方向上的扩散速度。DTI 利用弥散敏感梯度从多个方向对水分子的弥散各向异性进行量化，从而反映活体组织内的细微结构。

弥散张量示踪成像（diffusion tensor tracer imaging, DTT）是在弥散张量成像基础上发展起来的技术，根据各体素内张量的方向，运用计算机绘图技术可鉴别体素内的连接和显示特定的纤维束。它可以辨认大脑内的特殊纤维及其相互之间的连接，显示纤维束的方向及完整性（图 22-8）。

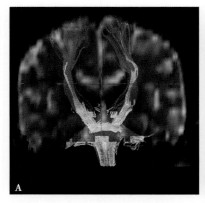
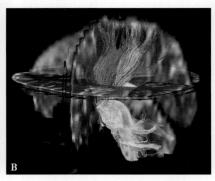
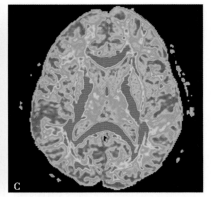

图 22-8　正常白质 DTT 成像

女，44 岁，MRI 显示白质纤维束走行和 FA 图。A、B. DTT 图；C. FA 图

二、图像解读

弥散张量成像经后处理分析会得到多个定量指标，并绘制出相应的灰阶或伪彩图像。最常用的参数是平均弥散值（mean diffusivity，MD）和各向异性分数（fractional anisotropy，FA）。MD 是弥散张量 D 在 x、y、z 三个方向的本征值的平均值，反映了水分子在各个方向上的平均弥散能力。FA 是 3 个本征值的标准偏差，FA 取值范围为 0～1，反映水分子运动各向异性的程度，FA 值越接近 0，表示该体素自由水分子的弥散为各向同性，如脑脊液；而 FA 值越接近 1，则表示高度的各向异性，如水分子处于排列方向高度一致的白质纤维束中。FA 大小与髓鞘的完整性、纤维的致密性和平行性有关，轴索退化、轴索排列密度、脱髓鞘、髓鞘发育不良及交叉纤维的多少等因素均可改变 FA 值。

基于三个本征值还可计算轴向扩散率（axial diffusivity，AD）、径向扩散率（radial diffusivity，RD）、平面各向异性系数（planar anisotropy coefficient，Cp）、球形各向异性系数（spherical anisotropy coefficient，Cs）、线形各向异性系数（linear anisotropy coefficient，Cl）等。

三、弥散张量成像的临床应用

（一）大脑的发育、成熟和退化

随着年龄的增长，脑组织水含量下降、神经轴索髓鞘形成、成熟，白质纤维结构逐渐成形，脑白质的 MRI 信号会发生规律性变化，即遵循自下而上、自后向前的规律，T_1WI 信号逐渐增高，T_2WI 信号逐渐减低，2 岁时达到成人水平。DTI 技术比常规 MRI 信号变化更敏感，并且能量化分析大脑白质发育过程。对正常发育儿童 DTI 研究发现，婴幼儿各部位脑白质的 FA 值低于正常成年人，其 FA 值随着年龄的增加而增加，ADC 值随着年龄的增长逐渐下降。这些 ADC 值的降低和 FA 值的增加要早于常规 MRI 的 T_1、T_2 加权图像。儿童 2 岁后，常规 MRI 的 T_1 和 T_2 加权信号已经接近成人，信号不再变化，因此对较大儿童的大脑成熟性只能通过定量测定 ADC 值和 FA 值来评价。

脑白质发育迟缓患儿髓鞘发育存在不同程度的延迟或损伤，其 FA 值明显低于正常。DTI 技术可以观察到常规 MRI 检查表现为正常的脑白质中隐藏的轻微的病理改变，比常规 MRI 更敏感。

DTI 也被用于脑组织生理性退化的研究。年龄超过 40 岁的成人，脑白质的 ADC 值要高于年轻人。另外，20 岁以后，弥散各向异性程度会出现下降趋势。在白质纤维束密集的深部脑白质的 FA 值会出现和年龄相关的下降趋势，特别是胼胝体的膝部和半卵圆中心。在评估疾病的影响时，这些与年龄相关的生理性变化应该被考虑，尤其是在老年人。

（二）癫痫

DTI 可以定位、定侧颞叶癫痫（temporal lobe epilepsy，TLE）。研究发现颞叶癫痫发作期及发作后早期，脑细胞相对缺血、神经元肿胀和细胞毒性水肿，水分子扩散受限，导致 ADC 值减低和 MD 值下降；发作间期由于致痫灶内神经元细胞减少、结构破坏、胶质细胞增生、细胞外间隙扩大，导致 MD 值升高，因此可以通过 MD 值测量定位致痫灶。

在颞叶癫痫发作时，患侧海马的异常放电除引起局部和邻近区域的神经元异常外，还可经由杏仁核、海马穹窿和前联合等纤维束到达对侧，形成镜像病灶，引起对侧海马神经元的死亡和减少，使对侧海马及颞叶的 MD 值升高，但其程度要低于患侧，且发生改变的时间要晚。

（三）脑肿瘤

DTI 和 DTT 可提供肿瘤内水分子的扩散速度和方向的定量信息，显示组织的纤维结构和病理状态，结合常规 MRI 检查，为脑胶质瘤的分级诊断、沿神经轴扩散率、肿瘤与白质纤维束的关系等提供有价值的信息。

肿瘤级别越高，细胞异型性越明显，水分子弥散受限越明显，所以，低级别胶质瘤的平均 FA 值和最大 FA 值均明显低于高级别组胶质瘤。

胶质瘤的生物学行为的特点为沿白质纤维的扩散，而且随肿瘤级别增加，沿白质纤维的扩散率增加。研究表明 II 级低级别胶质瘤与 III～IV 级高级别胶质瘤的肿瘤区轴向扩散率 AD、径向扩散率 RD 均有统计学差异，且肿瘤区 AD、RD 值与肿瘤级别具有较强的相关性。

脑肿瘤对周围白质呈现移位、浸润、破坏三种改变。移位是指与对侧相应部位的正常白质纤维比较，患侧白质纤维位置和形态发生改变，但信号正常；浸润指患侧白质纤维的位置和形态异常，且信号降低；破坏指患侧白质纤维消失，为肿瘤组织占据或各向异性明显降低，不能辨认。良性肿瘤周围白质纤维束通常为移位改变，低级别胶质瘤邻近的白质纤维束主要为浸润，而高级别胶质瘤邻近纤维束多受破坏、中断。借此，可以帮助肿瘤的鉴别和分级，并帮助术前制订手术方案，避免损伤邻近脑白质纤维束。

第三节　脑灌注加权成像

脑灌注加权成像（perfusion weighted imaging, PWI）是一种基于水分子运动、提供脑生理状态信息的 MR 成像技术。脑灌注指血流通过毛细血管网，输送氧气和营养物质至脑组织并加以利用的过程，一般将之等同于血流过程。

根据是否注入外源性造影剂将 MR 脑灌注成像分为两种，一种需要注入造影剂，最常用的是注入 Gd-DTPA 的动态磁敏感增强灌注成像（dynamic susceptibility contrast perfusion weighted imaging,

DSC-PWI）。应用 MRI 超快速扫描和顺磁性造影剂获得 PWI 图像，定量测量脑组织的血流灌注；另一种无须注入造影剂的动脉自旋标记法灌注成像（arterial spin labeling perfusion weighted imaging, ASL-PWI），是利用 MRI 信号对质子自旋运动的自然敏感性，标记流动的动脉血液，使之作为内源性示踪剂来进行脑组织灌注分析。

一、成像原理

（一）动态磁敏感增强灌注成像（DSC-PWI）

将顺磁性造影剂（常用 Gd-DTPA）以团注方式快速注入血流，顺磁性造影剂局限于血管内，与周围组织的磁化率差会明显增加，缩短了组织的 T_2 或 T_2^*，使其 T_2WI 或 T_2^*WI 信号出现一过性降低。DSC-PWI 就是利用了这种造影剂的 T_2 负性增强作用成像。通过研究 MRI 信号与时间的变化规律，可以得到时间 - 信号强度曲线。由于 T_2^* 弛豫率的变化（$\triangle R^*$，即 $1/T_2$）与局部组织造影剂浓度线性相关，可将时间 - 信号曲线转换为时间 - 造影剂浓度关系曲线，并计算出相对脑血流量（relative cerebral blood flow, rCBF）、相对脑血容量（relative cerebral blood volume, rCBV）、平均通过时间（mean transit time, MTT）和达峰时间（time to peak, TTP）等参数。为了观察到组织的灌注信息，造影剂需要采用高压团注方式，MRI 扫描速度也必须足够快（达亚秒级），所以多采用平面回波技术（echo planar imaging, EPI）获取 PWI 图像。

（二）动脉自旋标记法灌注成像

动脉自旋标记法灌注成像（arterial spin labeling-perfusion weighted imaging, ASL-PWI）是通过反转脉冲来标记动脉血中的质子作为自由弥散的造影剂，当含有标记的质子的动脉血流经成像层面时，与组织中未被标记的质子进行交换，导致局部组织纵向弛豫时间 T_1 改变，标记图像与未经标记的图像剪影即可得到灌注图像，通过相应的动力学模型即可定量测量脑血流量。ASL 技术根据标记方法的不同分为两类：一类是对流入的动脉进行连续性标记，称为连续动脉自旋标记（continuous arterial spin labeling, CASL），另一类是对一段时间内的动脉血液标记，称为脉冲式动脉自旋标记（pulsed arterial spin labeling, PASL）。ASL 无需造影剂，方便安全，可重复应用，尤其是现在的 3D-ASL 技术，利用 FSE 序列采集，有效克服磁敏感伪影,3D 大范围成像,spiral 采集高效快速,有效克服运动伪影,图像信噪比明显提高。

二、图像解读

通过 DSC-PWI 可以得到四个灌注参数,即 rCBF、rCBV、MTT、TTP;3D-ASL 灌注参数较单一,为 rCBF。目前 PWI 尚不能获得 CBV 和 CBF 的绝对值,通常计算其相对值,即该区域 CBV 相对于某一标准组织的比率,通常是相对于健侧的正常脑白质。

脑灌注通常出现以下几种异常情况:

第一类是典型的低灌注,表现为 rCBF 和 rCBV 减小,MTT 和 TTP 延长,表明组织内血流灌注减少,最常见于脑梗死。

第二类是低灌注代偿情况,表现为 rCBF 减小,rCBV 接近正常或轻度增加,MTT 和 TTP 延长,表明组织内血流灌注减慢、减少,但通过有效的侧支循环可以达到基本正常的 rCBV,常见于 moyamoya 病侧支循环代偿状态。

第三类是组织再灌注,表现为 rCBV 增加,rCBF 正常或轻度增加,MTT 和 TTP 缩短或正常,见于急性期脑梗死再通后的组织高灌注状态。

第四类是典型的高灌注,表现为 rCBV 与 rCBF 均显著增加,MTT 和 TTP 缩短,见于肿瘤的过度灌注。

三、临床应用

(一)脑梗死

PWI 能提供组织血流动力学的信息,非常敏感的显示缺血病灶及其周围脑组织的低灌注区。同时进行 PWI 和 DWI 检查有助于判断是否存在缺血半暗带,并监测脑梗死的动态变化。在超急性期,PWI 显示血流灌注异常区大于 DWI 的异常信号区,两者间的失匹配区域代表缺血半暗带,如果及时治疗,这部分脑组织尚可存活,如果未

能及时治疗,DWI 显示的异常信号区会逐渐扩大到与 PWI 所示血流低灌注区相吻合,即最终发展为梗死灶。另外 PWI 还可用于评价溶栓治疗的效果,如果该区域一过性灌注增高,可证实为治疗有效,为组织的再灌注;如果 PWI 显示持续低灌注区易发生梗死后出血转化,可以为临床评估高危患者提供参考。

PWI 还可以评估缺血区域的侧支代偿能力。缺血的脑组织,表现为 rCBF、rCBV 减低和 MTT 延长,而有侧支代偿的区域虽然 rCBF 减低和 MTT 延长,但 rCBV 基本正常或轻度减低。同理,PWI 也可以评价 Moyamoya 病,一种罕见的先天性血管闭塞性病变的侧支代偿情况,为术前评价提供依据(图 22-9)。

(二)脑肿瘤

1. 肿瘤的诊断和肿瘤级别的评估 肿瘤增殖的显著特征之一是肿瘤的血供增加,用 rCBV 值可定量反映有功能毛细血管量的多少,评估肿瘤血管生成,进而反映肿瘤的生物学活性。胶质瘤增生越活跃、恶性程度越高,灌注越高(图 22-10)。另外恶性脑肿瘤中的脑淋巴瘤(非 AIDS 型)存在较低灌注的倾向,这一特点有一定特异性,有助于鉴别诊断。

2. 导引立体定向活检 由于脑肿瘤的组织异质性,盲目取材会出现取样错误,低估肿瘤级别,影响精准治疗。PWI 可以指导在 rCBV 增高的区域取材肿瘤组织,会更接近于肿瘤真实的级别。

3. 确定肿瘤的边界和指导靶区勾画 脑肿瘤患者,尤其是星形细胞瘤为浸润生长的方式,常有非强化成分侵入正常脑组织,常规 MRI 强化并不能准确指示肿瘤浸润的边界。PWI 在肿瘤边缘非强化区域显示的高 rCBV 区域能提示肿瘤真正的边界,在制订手术计划和选择放疗靶区方面有较大价值。

4. 脑胶质瘤治疗后评价 脑胶质瘤经过放疗

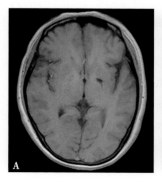
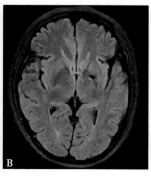
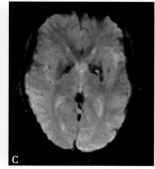
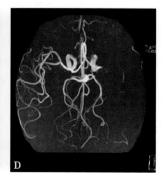

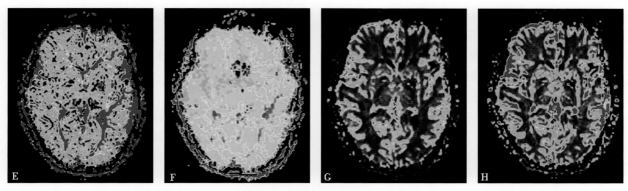

图 22-9　脑缺血代偿期 MRI

男,50 岁,MRA 显示左侧大脑中动脉自起始部狭窄闭塞,但脑 MRI 只显示左侧基底节区小软化灶;DSC-PWI 显示左侧大脑半球 TTP 及 MTT 延长,rCBF 轻度减低,rCBV 基本正常,提示脑血管狭窄闭塞但代偿较充分,可以解释血管病变与脑缺血范围不匹配的矛盾。A. T_1WI;B. T_2-flair;C. DWI;D. TOF-MRA;E. MTT;F. TTP;G. rCBF;H. rCBV

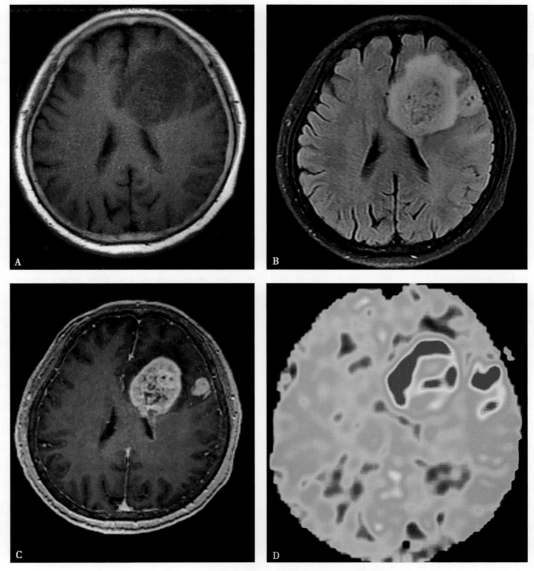

图 22-10　脑星形细胞瘤 MRI 平扫及增强影像

女,67 岁,星形细胞瘤 WHO Ⅳ级。左侧额叶见类圆形肿块,呈长 T_1 稍高 flair 信号,不均匀明显强化,病灶外侧见小子灶,灶周见水肿。3D-ASL 灌注显示病灶明显高灌注。A. 平扫 T_1WI;B. 平扫 T_2-flair;C. 增强 T_1WI;D. 3D-ASL

及化疗后脑灌注明显减低,提示治疗有效;如果治疗后 rCBV 降低不明显或先降低又出现增高,提示治疗效果不佳或肿瘤复发。

PWI 有助于鉴别放射性脑坏死和肿瘤复发,放射性脑坏死 rCBV 明显减低,而肿瘤复发 rCBV 会明显增高。

(三)脑退行性变

最近研究显示 PWI 可用于评价脑退行性变和脑白质疾病的组织病理状况。比如研究发现阿尔茨海默病患者双侧颞顶叶 rCBV 均降低。PWI 显示脑白质疏松患者白质区 CBF 明显减低,灰质区 CBF 没有减低;白质区 CBV 轻度减低,灰质区 CBV 显著增加;白质区和灰质区的 MTT 均延迟。这些结果与 PET 的研究结果一致,表明脑白质区灌注减低是脑白质疏松的病因之一。

第四节 脑 ^{1}H-MRS 波谱成像

MRS 是磁共振成像与磁共振频谱技术结合的产物,能无创测量活体组织的化学成分,进而代表了组织内的代谢水平,从分子水平揭示了病理生理变化,对早期诊断、预后评估和疗效判断都有非常重要的意义。因 ^{1}H 在体内含量最多,现在临床上主要使用 ^{1}H-MRS 波谱成像(^{1}H-MR spectroscopy, ^{1}H-MRS)。

一、成像原理

理论上,在相同的磁场环境中的同一种原子核,应该具有相同的共振频率,但是对于处在不同化学环境中的同一种原子核,受到周围不同电子云磁屏蔽的影响,实际感受到的外磁场强度会发生变化,进而具有不同的共振频率,导致磁共振信号的差异,这种由于化学环境所致的共振频率位置变化称为该原子核的化学位移,单位 Hz,这种化学位移的绝对值非常小,难以精确测量,而且具有磁场依赖性和环境依赖性,因此选取一个参照物做对照,常用四甲基硅烷(tetramethylsilane, TMS)作为标准物质,将不同物质的原子核的共振频率与参照物频率的差异作为该物质的化学位移,实际上是一种相对化学位移,单位用 ppm,即每百万分之一。各基团的化学位移具有一定的特征性,化学位移是确定物质分子结构的重要信息,是通过磁共振解析分子结构的基础,表现在二维的磁共振波谱上,就是物质的吸收峰出现在不同

的位置上。通过不同质子的化学位移,人们可以得出这些质子所处的化学环境,从而得出该分子的结构信息,这种过程称之为"解谱"。

二、图像解读

在二维的 MRS 谱线上,物质以波峰形式表现,波峰的横坐标是 ppm,即不同原子核与标准参照物(人为设为 0 点)的相对化学位移,纵坐标代表波峰的信号强度,通过计算波峰下面积(不单是高度,还有峰宽度)得出相关质子的数目。

回波时间(echo time, TE)对 MRS 谱线影响较大,TE 越短信号越强。在中枢神经系统检查中常用的 TE 有短 TE(21～35ms)和长 TE(135ms、144ms、270ms、288ms),短 TE 的优点是波谱信号强,可以缩短采集时间,而且适用于观察肌醇(MI),谷氨酸盐(Glu),鲨肌醇(Scy)等短 T_2 的代谢物;缺点是伪影大,在短 TE 波谱上,Lac 为正立峰,与 Lip 峰重叠。而长 TE 的优点是伪影少,谱线稳定,Lac 为倒立双峰,与 Lip 可以轻易分开;缺点是减低了 40% 的信噪比,一些短 T_2 的代谢物无法分辨。所以在解释谱线时,首先要明确采集的回波时间才能正确读谱。

(一)常见脑组织 MRS 波峰的位置及意义

1. N- 乙酰天门冬酸(NAA) 在 2.02ppm 处,是正常人脑组织中含量最多的峰,NAA 是神经元的内标记物,其含量反映了脑神经元细胞的完整性。在绝大多数脑疾病中由于神经元的丢失和功能下降,都会引起 NAA 下降;NAA 增高见于脑白质海绵样变性综合征(Canavan syndrome)。

2. 胆碱复合物(Cho) 在 3.22ppm 处,是脑内胆碱总量,包括磷酸甘油胆碱、磷酸胆碱和磷脂酰胆碱,存在于脑胶质中,是细胞膜磷脂代谢的中间产物,反映了细胞膜的转运。在病理情况下,如神经细胞膜、髓鞘崩解以及胶质细胞增生、神经细胞膜修复等因素都会导致 Cho 上升,恶性脑肿瘤由于细胞增殖旺盛,会出现 Cho 明显增高。

3. 肌酸(Cr) 在 3.03ppm 处,是能量代谢产物,正常情况下,Cr 峰相对稳定,可以作为计算比值的标准。在恶性肿瘤中,能量代谢通路不能正常进行,肌酸随肿瘤恶性程度的增加而减低;放射性坏死中,能量代谢终止,Cr 峰可以很低或消失。

4. 乳酸(Lac) 在 1.33ppm 处,呈独特的双峰偶联形态,在短 TE 采集时 Lac 为正立峰,在长

TE 采集时 Lac 为倒立峰。Lac 在正常组织中不能测到，在缺氧缺血、癫痫、肿瘤等病理情况下，有氧代谢不能有效进行，出现糖酵解的产物，才会出现 Lac 峰。

5. 脂质（Lip） Lip 在 0.8ppm、1.2ppm、1.5ppm 和 6.0ppm 处，与 Lac 峰会有部分重叠。正常状态下检测不到 Lip 峰，在细胞膜或髓鞘上的 Lip 膜受到破坏时，或 Lip 转运加速，会产生更多游离 Lip。在脑肿瘤中，Lip 峰一般见于恶性肿瘤或淋巴瘤。

6. 肌醇（MI） 在 3.56ppm 处和 3.65ppm 处，是激素敏感性神经受体的代谢产物，是星形细胞标志物，具有调节渗透压、营养细胞和抗老化作用。在正常新生儿，MI 浓度较高，随年龄增长迅速下降。病理状态下 MI 见于阿尔茨海默病、肾衰竭、糖尿病、高渗状态等。MI 减低见于慢性肝性脑病、乏氧脑病、休克、弓形虫病、淋巴瘤和一些低级别恶性肿瘤。

7. 谷氨酸和谷氨酰胺（Glu 和 Gln） 在 2.1~2.4ppm 处。Glu 是一种兴奋性神经递质，在线粒体代谢中具有重要作用，参与脑内氨的解毒；Gln 参与解毒和常规的神经递质活动，是星形细胞的标志物之一。

8. 丙氨酸（Ala） 在 1.3~1.44ppm 处，与 Lac 峰和 Lip 峰会有部分重叠，在 TE 从 135~272ms 变化时会发生上下翻转。脑膜瘤中会检测到 Ala，有诊断特征性。

（二）脑组织中代谢物的定量分析

脑组织中代谢物的浓度，用波峰曲线下面积表示。临床中常用相对定量值，即取相对稳定的 Cr 为分母，计算其他代谢产物与 Cr 的比值。但是在病理情况下，Cr 也会发生改变，导致比值不准确影响结果判断。

三、临床应用

（一）脑肿瘤

MRS 是一种无创性检测体内化学成分的方法，能够活体测量脑组织的代谢情况，提供关于细胞能量代谢、细胞膜崩解、神经元功能及选择性神经递质活动等信息，为脑肿瘤的临床研究提供了一条新的途径。

1. MRS 对脑肿瘤的定性诊断 由于肿瘤的旺盛增殖，神经元数目或功能的丧失，脑肿瘤通常都会有 Cho 增高和 NAA 减低，不同类型的肿瘤也会出现相对特征的代谢变化，有助于肿瘤的诊断和鉴别诊断。

（1）胶质瘤：典型的脑胶质瘤 MRS 是 NAA 降低，Cho 增高，显著的 Lac 和／或 Lip 峰出现提示高级别胶质瘤可能（图 22-11）。

（2）淋巴瘤：NAA 降低，Cho 增高，会有明显 Lip 峰（图 22-12）。

（3）脑膜瘤：不是神经上皮起源的肿瘤，所以 NAA 缺失或非常低（体素的部分容积效应），Cho 会升高。Ala 是特征性波峰。

（4）转移瘤：不是神经上皮起源的肿瘤，所以 NAA 缺失或非常低，Cho 明显升高，有时会出现 Lac 峰。与脑内原发恶性肿瘤区别：一是转移瘤 NAA 非常低，二是转移瘤的瘤周水肿区相对较正常，水肿区 Cho 升高没有原发恶性肿瘤明显。

2. MRS 对脑肿瘤的分级诊断 由于高级别的肿瘤神经元破坏彻底，NAA 峰减低较低级别肿瘤明显；高级别肿瘤细胞增殖旺盛，会出现明显的 Cho 增高，Cho/NAA 明显增高，文献报道，Cho/NAA 比值取 2.2 为阈值可以区分高级别与低级别胶质瘤。

高级别脑肿瘤区域脑代谢障碍，无氧酵解过程增加，会出现异常的 Lac 峰，另外 Lip 峰的出现是肿瘤生长迅速所导致肿瘤坏死的标志，Lac 峰和 Lip 峰可作为相对恶性肿瘤的特征波。

高级别胶质瘤周围区域 Glu/Cr 值较正常脑组织增高，这可能与恶性胶质瘤细胞向周围分泌过量谷氨酸，使周围皮质神经细胞兴奋性毒性坏死有关，进而为肿瘤的迁徙和侵袭提供空间。

由于脑肿瘤的异质性特点，在手术活检中，要尽量取材 Cho 升高明显的部位，才能更准确的代表肿瘤真正级别。

3. MRS 对脑肿瘤治疗的指导作用 MRS 在确定放疗靶区、指导手术活检、指导术中肿瘤边界切除、疗效判断、鉴别肿瘤残留／复发与假性进展或放射性坏死都具有重要作用。

以最常见的脑胶质瘤为例，由于肿瘤呈浸润生长方式，常规 MRI 无法准确判断肿瘤的浸润边界，而 MRS 显示在肿瘤的周边水肿区，存在 NAA 下降，Cho 上升趋势，Cho/NAA 增高，在正常脑组织与低级别胶质瘤以及低级别胶质瘤与高级别胶质瘤组间均存在差异，所以利用 MRS 有助于划定肿瘤浸润边界。

利用 MRS 也可以帮助鉴别肿瘤的复发与放

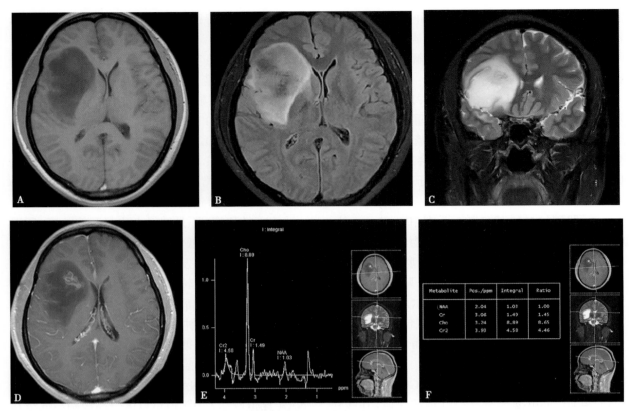

图 22-11　脑星形细胞瘤 WHO Ⅱ 级患者 MRI

男,40 岁,右侧额颞叶见团片状长 T_1 长 T_2 高 flair 信号肿块,灶周见轻度水肿,病灶增强后轻度斑片状强化,MRS(TE＝144ms)提示 NAA 峰明显减低,Cho 峰明显增高。A. 平扫 T_1WI;B. 平扫 T_2-flair;C. 平扫 T_2WI;D. 增强 T_1WI;E、F. MRS

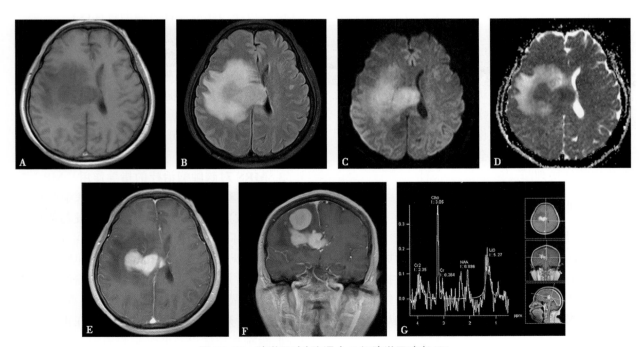

图 22-12　脑淋巴瘤(弥漫大 B 细胞淋巴瘤)MRI

女,60 岁,右顶叶见不规则形肿块,平扫呈长 T_1 稍高 flair 信号,病灶弥散明显受限,增强明显均匀强化,MRS(TE＝144ms)显示 NAA 峰明显减低,Cho 峰升高,可见 Lip 峰。A. 平扫 T_1WI;B. 平扫 T_2-flair;C. DWI 图;D. ADC 图;E. 增强轴位;F. 增强冠状位;G. MRS 谱线

射性坏死。肿瘤复发和放射性坏死都可以表现为不均质的强化，在常规的磁共振检查中难以鉴别。而在 MRS 检查中，肿瘤的复发会呈现 Cho 增高，NAA 减低，Cho/NAA 增高；但在坏死的区域各种代谢产物含量均较低，呈"沉寂"型谱线，有时可见 Lip 峰（图 22-13）。

（二）在脑梗死的诊断及鉴别诊断

脑梗死的急性期，NAA 开始下降，6 小时后下降速度加快，持续下降至慢性期达最低值。NAA 下降程度反映了脑组织不可逆性损伤的严重程度。脑梗死是无氧糖酵解的代谢过程，在急性期就会出现 Lac 峰，并在 24～48 小时达到高峰，随后逐渐下降，在 15～30 天达到第二个小高峰。梗死区的 Lac 浓度与神经功能预后负相关。

（三）在脑感染病变鉴别诊断

脑结核瘤会出现高耸的 Lip 峰，是因为结核的干酪样坏死和结核分枝杆菌细胞膜脂质的崩解。该特征可以与脑内其他感染如脑脓肿、寄生虫、真菌感染鉴别。

（四）其他脑疾病

1. 多发性硬化　多发性硬化是中枢神经系统最常见的脱髓鞘病变，MRS 表现 NAA/Cr 减低，Cho/Cr 增高，MI/Cr 增高，有学者认为 NAA/Cr 可

作为判断 MS 活动性的指标。

2. 线粒体脑病　线粒体脑病是细胞内线粒体 DNA 缺陷导致呼吸链酶缺乏的细胞病。在病变区域见 Lac 峰升高。

3. 阿尔茨海默病　海马区 NAA 减低，MI 增高。NAA/Cr 减低，Cho/Cr 增高，MI/Cr 增高，NAA/Cr 降低程度与认知障碍的严重程度相关。AD 的神经元丢失遵循海马 - 颞叶后部 - 额顶叶的顺序。

4. 帕金森病　PD 患者中脑黑质区 NAA/Cr 减低，Cho/Cr 增高，反映了神经元或轴突破坏病伴有胶质增生。

第五节　脑磁敏感加权成像

一、成像原理

磁敏感性是物质的特有属性，反映了物质在外磁场作用下的磁化程度，用磁化率来衡量。人体组织在外加磁场作用下产生特定的感应磁场，该感应磁场依赖于外加磁场的强度和组织分子的磁敏感性。

在人体中，血液的代谢产物有不同的磁敏感

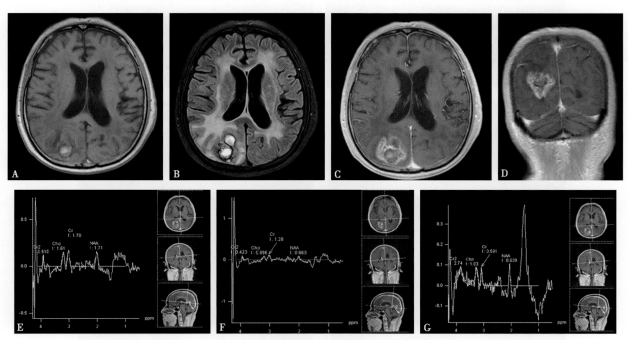

图 22-13　肺癌脑转移瘤放疗后患者 MRI
男，73 岁，右枕叶见不均匀长 T_1 稍高 flair 信号，病灶内见短 T_1 高 flair 亚急性出血，增强病灶边缘明显不均匀强化。MRS（TE＝144ms）提示病灶强化部分各代谢产物含量均较低，呈"沉寂"型谱线，并可见 Lip 峰。A. 平扫 T_1WI；B. 平扫 T_2-flair；C. 增强轴位；D. 增强冠状位；E～G. MRS 谱线

性，比如：氧合血红蛋白没有不成对电子是反磁性的，脱氧血红蛋白有 4 个不成对电子是顺磁性的，高铁血红蛋白有 5 个不成对电子是顺磁性的，血液的最终产物是含铁血黄素，是超顺磁性的。在人体中，钙是反磁性的。无论是顺磁性还是反磁性物质，都会使局部磁场发生不均匀，使得质子的自旋频率发生不一致，进而引起质子间的相位差。

磁敏感加权成像（susceptibility weighted imaging，SWI）就是利用组织磁敏感性不同而成像的技术，通过施加较长 TE 时间、较大矩阵、完全流动补偿、3D 梯度回波伴滤过的相位信息来增加组织间的磁敏感差异，使得对磁敏感效应的敏感性最大化，具有三维、高分辨、高信噪比的优点。

二、图像解读

SWI 原始数据包括原始幅度图和原始相位图。在此原始数据基础上采用高通滤过，得到处理后相位图和相位蒙片，利用相位蒙片的相位值与原始幅度图的幅度值相乘得到重建后的 SWI 图，再将 SWI 图用最小密度投影重建得到 SWI 最小密度图。所以 SWI 图像包括：幅度图、相位图、SWI 图和 SWI 最小密度图（图 22-14）。

正常脑深部核团，包括黑质、红核、苍白球、壳核、齿状核、尾状核、丘脑内有铁质沉积，为双侧对称的低信号；脑白质铁浓度较低，呈相对高信号。静脉内充盈非氧合的静脉血在 SWI 上呈低信号，尤其 SWI 最小密度图可以清晰显示脑静脉（图 22-15）。

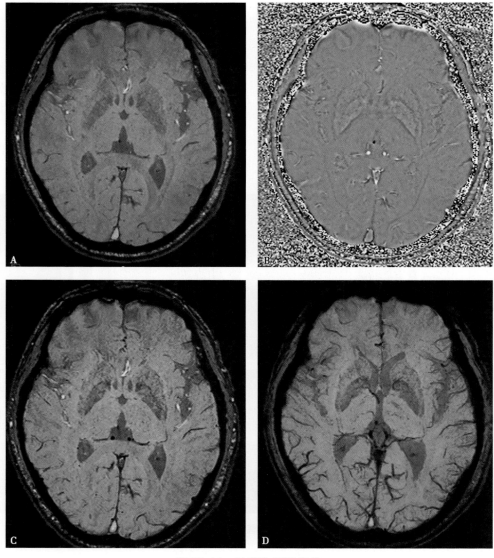

图 22-14 正常脑 SWI 影像
女，44 岁。A. 幅度图；B. 相位图；C. SWI 图；D. SWI 最小密度图

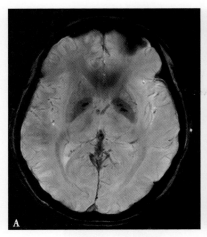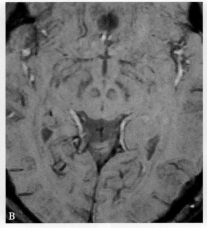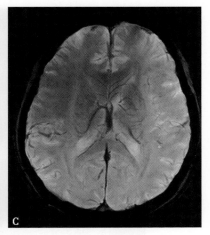

图 22-15 正常脑 SWI

A. 双侧苍白球、红核、黑质铁质沉积呈低信号；B. 正常黑质显示"燕尾征"；C. 静脉呈低信号

三、临床应用

SWI 是一组利用组织磁敏感性不同而成像的技术，对于静脉结构、血液的代谢物、铁质沉积的改变高度敏感，所以临床多用于检测血管畸形、外伤、肿瘤、血管性疾病、神经变性疾病以及与铁沉积有关的疾病，以显示病变的微细结构及组织构成。

（一）脑出血诊断

血液中的血红蛋白的降解过程依次经过氧合血红蛋白、脱氧血红蛋白和高铁血红蛋白的形式，最终由巨噬细胞吞噬高铁血红蛋白形成组织内含铁血黄素沉积。由于在后三种物质中铁原子含有不配对的电子，导致它们具有顺磁性，而氧合血红蛋白不含有不配对电子从而具有反磁性。无论是顺磁性还是反磁性物质，都会导致局部磁场的不均匀。磁敏感加权成像技术正是利用了这种效应而成像。基于以上原理，SWI 在显示出血的敏感性上明显优于常规 CT 和 MRI，是对颅内出血最为敏感的序列之一，许多研究均表明，SWI 在诊断出血方面优于常规 MRI 和 CT，它能显示约 1mm 的微小出血，可以在症状发生 2.5 小时内即可发现出血，最早报道可在 23 分钟内即可发现出血信号改变。SWI 可以显示高血压脑出血灶，外伤性脑出血、梗死灶内的出血转化、脑淀粉样血管病的皮层出血灶、脑小血管病中的散在微出血灶等，显示出 SWI 在监测和评估脑血管疾病的能力（图 22-16）。

（二）脑梗死诊断

脑动脉血栓栓塞降低了动脉内血流，导致血液中和组织内脱氧血红蛋白含量增加，也可以改变磁敏感性。SWI 可以显示供血区的信号减低，可被用来对缺血区域的进一步定位和对缺血半暗带的评估；此外动脉内的栓子有出血产物的堆积，在 SWI 图像上显示为沿血管走行区域内条形极低信号，可帮助显示血栓的位置和大小；更重要的是，SWI 可以观察梗死内有无出血转化，这对于患者的预后和能否进一步溶栓治疗非常关键。

（三）脑外伤

SWI 对于出血产物非常敏感，可以用于检出外伤患者的微量出血和弥漫性轴索损伤（diffuse axonal injury，DAI），尤其是 DAI，患者预后不良。研究发现 SWI 与传统的 GRE 序列相比可多检出 4～6 倍的病灶，早期诊断有助于及早病情评价和治疗。

（四）脑血管畸形诊断

血管畸形多为低流速的血管结构，MRI 和 TOF-MRA 对高流速的血管结构敏感，而对低流速血管显示能力有限。增强扫描通常是非特异的强化，而且由于部分容积效应，小的血管畸形常被漏掉。SWI 成像可显示低流速的静脉血流，对检测静脉畸形、动静脉畸形、毛细血管扩张症高度敏感，可以清楚显示畸形血管及引流静脉。海绵状血管瘤内经常有含铁血黄素沉着，SWI 也可以显示出典型的"黑环征"，与常规 T_2WI 序列相比，SWI 能检出更多微小病灶，检出率约是常规 T_2WI 的 1.4 倍，对伴发的静脉畸形的检出率也明显提高（图 22-17）。

（五）脑肿瘤诊断

肿瘤的生长依靠病理血管的形成，高级别的

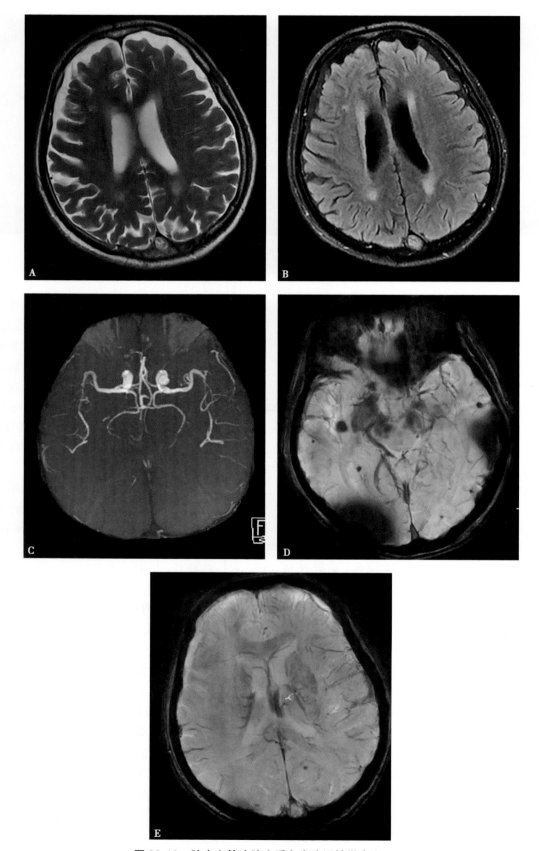

图 22-16　脑小血管病脑实质多发陈旧性微出血 MRI

男，78 岁，常规 MRI 显示脑萎缩，脑白质高信号，腔隙性脑梗死，出血病变显示不佳。TOF-MRA 提示动脉粥样硬化改变。SWI 显示脑实质内多发陈旧性微出血灶。A. T₂WI；B. T₂-flair；C. TOF-MRA；D、E. SWI

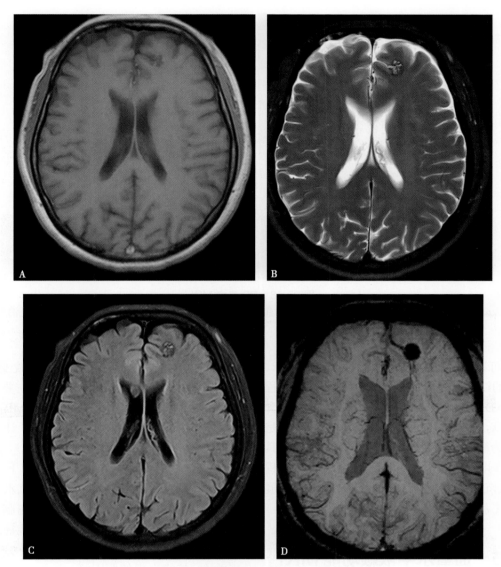

图 22-17　海绵状血管瘤伴静脉发育畸形患者 MRI

女，53 岁，左侧额叶见小结节稍短 T_1 长 T_2 信号，病灶周围见低信号"黑环征"，SWI 可以清晰显示病灶及其旁增粗的静脉血管。A. T_1WI；B. T_2WI；C. T_2-flair；D. SWI

肿瘤常有快速增长的血管结构和多发微量出血，并可有钙化，对这些细节的识别对肿瘤的定性和分级有重要作用，并可用于指导选择最佳治疗方案。SWI 可以十分敏感地发现常规序列无法发现的肿瘤内部的出血和静脉结构。

　　有研究将常规 MRI 平扫及 T_1WI 增强与 SWI 对比，发现 T_1WI 增强主要显示肿瘤实质强化和囊变坏死，SWI 可以显示增强后 T_1WI 所遗漏的信息，比如能更好确定边界、内部结构、出血和静脉结构，可以作为颅内肿瘤 MR 成像的重要补充序列。SWI 图像还可以提供类似 FLAIR 对比度——脑脊液信号被压掉，水肿较正常组织信号高，这种图像既包含 T_2 效应又能显示灶周水肿，

更利于发现占位性病变及确定肿瘤边界。因此 SWI 对肿瘤的内部结构和瘤周的某些特征能提供更丰富、细微的信息，提供更多对颅内肿瘤定性和分级有价值的信息。

（六）脑变性疾病

　　大多数神经退行性病变脑内铁含量增多，即铁过载，脑铁含量增加可以发生在亨廷顿病、帕金森病、阿尔茨海默病等变性疾病中，其共同点为发病的平均年龄在中年或中年之后，且发病均与年龄相关。除此之外，多发性硬化、脊髓侧索硬化发病过程中也伴有铁质沉积。少数神经退行性变，如不宁腿综合征（restless leg syndrome，RLS）脑铁含量降低。

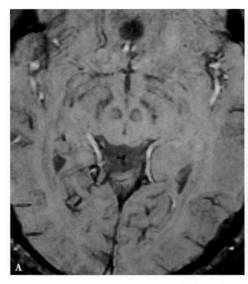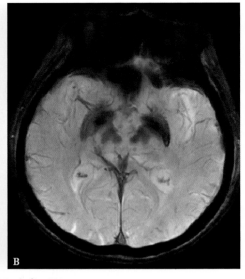

图 22-18 PD 患者 MRI

女，65岁，PD。A. 正常黑质呈燕尾征；B. PD 患者双侧黑质铁质沉积，低信号范围扩大，燕尾征消失

SWI 可以发现和监测脑皮质、黑质、苍白球、丘脑等处的铁质改变，有利于增进对这些疾病病程的理解。AD 患者双侧壳核、尾状核及齿状核铁含量明显增高，尤其是尾状核及苍白球，背侧丘脑是铁沉积最为敏感的区域。铁沉积在 AD 进展中具有标志的作用，铁沉积程度可以反映痴呆的严重程度。PD 铁沉积主要位于黑质，铁含量与发病进展有密切的关系，尤其是黑质的致密部（图 22-18）。

第六节 血氧水平依赖功能 MRI

一、成像原理

视觉、听觉、运动等刺激会使得相应脑皮层代谢活动增强，神经元活动需要能量供给，能量通过 ATP 转换为 ADP 来提供，而 ADP 本身是神经元周围毛细血管的舒张剂，会使局部 rCBV 和 rCBF 增加，PET 研究也证实局部的 rCBV 和 rCBF 会增加 30% 以上；脑血流的增加带来更多的氧合血红蛋白，氧合血红蛋白转换为脱氧血红蛋白的同时释放出氧气，ADP 与氧气又转化为 ATP，继续补充神经元的能量，该过程会使得局部脱氧血红蛋白增加约 5%。从循环过程可以看到，一方面是脱氧血红蛋白的增加，另一方面是 rCBV 和 rCBF 增加，但 rCBV 和 rCBF 的增加超过了脱氧血红蛋白的增加，最终结果是激活的脑区的脱氧血红蛋白的浓度减低了。脱氧血红蛋白

是顺磁性物质，会导致磁敏感效应改变，进而影响到 T_2^* 信号的改变，这是 fMRI 最主要的成像因素，所以说，这是血氧水平依赖功能 MRI。

通过组块设计或事件相关设计，让受试者完成各种指令或感官刺激（执行任务），来激发相应脑皮质功能区域，对比激发状态下和静息状态下的脑区信号差异，最后输出血氧水平依赖功能 MRI（BOLD-MRI）图像，是任务态脑功能成像（task-based fMRI）。任务态的脑功能针对个体研究，可直接显示刺激效应；但缺点是受任务设计影响大、基线水平控制困难，患者依从性差，一些任务无法完成。

1995 年 Biswal 发现，在清醒、闭眼、没有任务的状态下人脑存在大量自发的神经元活动，这是脑的静息态脑功能成像（resting state fMRI），静息态的 BOLD 信号表现为低频振幅，这表明脑的静息状态并不是脑功能的静止状态，静息状态下神经活动是在易化对外界刺激的响应、加工保持信息，以便主动对外界信息进行响应，具有非常重要的临床研究和应用价值，由于不需要实施任务刺激，实用性和依从性也更好，近些年应用也越来越广泛。

二、图像解读

任务态 BOLD-fMRI 是通过各种指令活动或感官刺激，激发相应脑皮质功能区域，引起局部脱氧合血红蛋白浓度变化，最后输出于 BOLD-fMRI 图像，受激发的脑皮质功能区表现为局部高信号激活区。为了能够更加准确的定位，通常要与解剖结构图像相融合。

静息态 Bold-fMRI 要求受试者在清醒闭眼状态即静息状态下完成检查，通过采集静息状态下的低频信号来成像，采集的低频信号要通过复杂的数据分析。

目前常用的数据分析方法包括：

1. 局部一致性（regional homogeneity，ReHo）和低频振幅算法（amplitude of low frequency fluctuation，ALFF）。

2. 功能连接分析，独立成分分析（independent component analysis，ICA）和感兴趣区（region of interest，ROI）分析。

3. 功能网络分析。静息态脑功能关注的是脑功能连接和脑网络。

三、临床应用

（一）脑肿瘤术中导航

由于肿瘤的占位效应导致皮质功能区解剖结构移位，以及成人皮质可塑性和重组性等原因，使病灶周边部位皮质功能区难以辨认，将术前 BOLD-fMRI 资料融合于神经导航，可在术前精确定位颅内病灶与相邻脑功能区，有利于术前评估及术中指导。目前临床绝大多数基于 fMRI 的术前定位均使用任务态 fMRI，通过让患者完成能够引起功能区（如运动区、语言区）激活的任务，定位重要功能区。BOLD-fMRI 结果与术中皮质电刺激结果具有较高一致性，两者一致性达到 85%。但 BOLD-fMRI 自身存在局限性，由于脑肿瘤等病变压迫和侵犯，病变周边血管结构发生改变，对部分患者行 BOLD-fMRI 检查时，由于病灶处于相对缺氧状态，病变侧脱氧血红蛋白浓度明显升高，影响正常状态下血氧反应，减弱 BOLD-fMRI 信号，结果会出现假阴性。

多模态神经导航下功能区手术仅凭单一技术难以准确定位功能区，近年多模态神经导航联合神经电生理、术中唤醒等技术，对于脑功能保护取得较好效果。弥散张量-纤维示踪成像（DTI-FT）与 BOLD-fMRI 及其他影像资料融合三维重建后，可准确显示病灶与周围白质纤维束、皮质功能区等结构的三维毗邻关系。

（二）精神疾病的脑功能研究

Bold-fMRI 对于孤独症、成瘾、精神分裂症、抑郁、多动症、创伤后应激、AD 等均有研究，通过观察特定脑区的功能异常，可以很好地解释疾病发病机制。

以孤独症为例，研究发现了孤独症多发性脑活动异常区域：①孤独症儿童存在双侧颞上回、颞上沟、延续至双侧颞顶交界区脑功能异常，而该区域已证实具有语言和社会认知双重功能，而语言和社会认知缺陷恰好是孤独症的核心症状。颞上沟后部、颞顶交界区和颞极都是 ToM（theory of mind）的核心区域，ToM 是神经影像学研究公认的推断他人心理状态的大脑网络，在社会认知过程中起关键作用。ToM 缺陷被多数学者认为是解释孤独症社会认知障碍和交往障碍的关键；②孤独症儿童左侧梭状回脑功能异常，提示梭状回功能异常在孤独症儿童人脸识别困难方面起着关键作用；③孤独症儿童及成人均存在颞叶前部/颞极的灰质结构异常。颞叶前部/颞极参与高水平社会认知的整合过程，脑功能研究进一步证实孤独症在完成具有心理需求的社会认知任务时出现颞叶前部、颞极的异常。

（三）癫痫的脑功能研究

静息态 fMRI 发现内侧颞叶癫痫患者的海马等部位低频振幅增高，与脑电图结果一致，说明静息态 fMRI 可以定位致痫灶。随着对癫痫研究的深入，发现癫患者的致痫灶与正常脑区之间、正常脑区与正常脑区之间的功能连接也存在异常。长期癫痫发作患者的意识、记忆、认知能力减退会影响默认网络功能。还有研究将静息态 fMRI 与 DTI、3D-T1WI 等 MRI 结构像相结合，从脑结构-功能水平提供更多的生物学表征。因此静息态 fMRI 有助于了解致痫灶的范围、病灶本身的功能变化，以及病灶与周围脑功能皮质区的关系，为切除致痫灶手术方式的选择及切除致痫灶的范围提供指导，避免周边的正常脑功能皮质区的损伤，防止病灶切除后带来的永久神经功能障碍，减少患者不必要的生理及心理上的损害。

（四）肝性脑病的脑功能研究

1. 肝性脑病的任务态 fMRI 研究 色字干扰实验发现肝硬化患者前扣带回-前额叶-顶叶-梭状回脑注意网络出现异常，可能是肝硬化患者认知控制障碍的神经病理基础。临界闪烁频率实验表明肝性脑病的早期阶段即存在视觉判断功能的损伤及代偿的机制。记忆负载测验研究发现肝性脑病患者双侧前额叶、辅助运动区和双侧顶叶等激活降低,推测这些脑区的损伤与肝硬化患者的空间工作记忆障碍有关。

2. 肝性脑病的静息态 fMRI 研究　肝性脑病(HE)患者的楔叶、楔前叶和左侧顶下小叶的局部一致性显著减低,而左侧海马旁回、小脑蚓部和双侧的小脑前叶的局部一致性升高,说明肝性脑病患者存在皮质功能损伤,并伴随着皮质下结构功能的代偿作用。研究还发现,随着单纯肝硬化至肝性脑病的进展,脑功能异常更加明显。

利用独立成分分析方法发现肝性脑病患者默认网络的右侧中额叶和左侧后扣带回的功能连接显著减低,提示了 HE 患者的静息态默认脑网络的损伤。

研究发现肝性脑病患者的脑网络小世界属性也存在异常,提示了脑功能网络的组织结构发生异常,且脑网络异常的程度与疾病严重程度相关。利用全脑功能连接的研究还显示 MHE 患者存在皮质 - 基底节 - 丘脑环路功能连接的损害,且与患者神经认知功能改变有关,提示这一环路的损害在肝性脑病形成中可能起主要作用。

(刘　芳)

参 考 文 献

[1] Song SS. Advanced imaging in acute ischemic stroke. Semin Neurol, 2013, 33(5): 436-440.

[2] Vorona GA, Berman JI. Review of diffusion tensor imaging and its application in children. Pediatr Radiol, 2015, 45: S375-S381.

[3] Sivasundaram L, Hazany S, Wagle N, et al. Diffusion restriction in a non-enhancing metastatic brain tumor treated with bevacizumab - recurrent tumor or atypical necrosis. Clin Imaging, 2014, 38(5): 724-726.

[4] Svolos P, Kousi E, Kapsalaki E, et al. The role of diffusion and perfusion weighted imaging in the differential diagnosis of cerebral tumors: a review and future perspectives. Cancer Imaging, 2014, 29: 14-20.

[5] 何丽,任庆云,刘斋,等. MRI 表现正常的脑发育迟缓儿童的脑白质 DTI 研究. 实用放射学杂志, 2014, 30(6): 987-990.

[6] Gupta A, Al-Dasuqi K, Xia F, et al. The Use of Noncontrast Quantitative MRI to Detect Gadolinium-Enhancing Multiple Sclerosis Brain Lesions: A Systematic Review and Meta-Analysis. AJNR Am J Neuroradiol, 2017, 38(7): 1317-1322.

[7] 俞翔,许亮,刘筠. 阿尔茨海默病多模态 MRI 研究进展. 国际医学放射学杂志, 2015, 38(6): 539-543, 556.

[8] 尹相媛,邱世军,刘珍银,等. 颞叶癫痫的 DTI 研究进展. 国际医学放射学杂志, 2012, 35(2): 112-114.

[9] Potgieser AR, Wagemakers M, van Hulzen AL, et al. The role of diffusion tensor imaging in brain tumor surgery: a review of the literature. Clin Neurol Neurosurg, 2014, 124: 51-58.

[10] Romano A, Rossi Espagnet MC, Calabria LF, et al. Clinical applications of dynamic susceptibility contrast perfusion-weighted MR imaging in brain tumours. Radiol Med, 2012, 117(3): 445-460.

[11] Filss CP, Cicone F, Shah NJ, et al. Amino acid PET and MR perfusion imaging in brain tumours. Clin Transl Imaging, 2017, 5(3): 209-223.

[12] Patel P, Baradaran H, Delgado D, et al. MR perfusion-weighted imaging in the evaluation of high-grade gliomas after treatment: a systematic review and meta-analysis. Neuro Oncol, 2017, 19(1): 118-127.

[13] 马进,张翱. 3D-ASL 技术的研究进展及临床应用. 国际医学放射学杂志, 2015, 38(1): 50-53.

[14] Brandão LA, Castillo M. Adult Brain Tumors: Clinical Applications of Magnetic Resonance Spectroscopy. Magn Reson Imaging Clin N Am, 2016, 24(4): 781-809.

[15] Wang W, Hu Y, Lu P, et al. Evaluation of the diagnostic performance of magnetic resonance spectroscopy in brain tumors: a systematic review and meta-analysis. PLoS One, 2014, 9(11): e112577.

[16] 王佳,范国光. 脑胶质瘤周围区的 1H—MRS 研究. 国际医学放射学杂志, 2010, 33(1): 58-62.

[17] Zhang H, Ma L, Wang Q, et al. Role of magnetic resonance spectroscopy for the differentiation of recurrent glioma from radiation necrosis: a systematic review and meta-analysis. Eur J Radiol, 2014, 83(12): 2181-2189.

[18] Di Ieva A, Lam T, Alcaide-Leon P, et al. Magnetic resonance susceptibility weighted imaging in neurosurgery: current applications and future perspectives. J Neurosurg, 2015, 123(6): 1463-1475.

[19] Oz G, Alger JR, Barker PB, et al. Clinical proton MR spectroscopy in central nervous system disorder. Radiology, 2014, 270(3): 658-679.

[20] 刘亚欧,杨延辉,李坤成,等. 磁敏感加权成像在中枢神经系统的临床应用. 国际医学放射学杂志, 2007, 17(2): 210-212.

[21] Sepehry AA, Lang D, Hsiung GY, et al. Prevalence of Brain Microbleeds in Alzheimer Disease: A Systematic Review and Meta-Analysis on the Influence of Neuroimaging Techniques. AJNR Am J Neuroradiol, 2016, 37(2): 215-222.

[22] Pietracupa S，Martin-Bastida A，Piccini P. Iron metabolism and its detection through MRI in parkinsonian disorders: a systematic review. Neurol Sci，2017，38（12）：2095-2101.

[23] Hull JV，Jacokes ZJ，Torgerson CM，et al. Resting-State Functional Connectivity in Autism Spectrum Disorders: A Review. Front Psychiatry，2017，7：205.

[24] Mendes A，Sampaio L. Brain magnetic resonance in status epilepticus: A focused review. Seizure，2016，38：63-67.

[25] Vadivelu S，Wolf VL，Bollo RJ，et al. Resting-state functional MRI in pediatric epilepsy surgery. Pediatr Neurosurg，2013，49（5）：261-273.

[26] 倪玲，张龙江，卢光明，等. 肝性脑病的 Bold 功能磁共振成像研究进展. 国际医学放射学杂志，2013，36（3）：222-225.

第二十三章

Alzheimer 病

第一节 概　　述

阿尔茨海默病（Alzheimer's disease，AD）于1906年由Alzheimer医生首次提出，是目前老年人口中引起痴呆最常见的原因。AD是一种起病隐袭的进行性发展的神经退行性疾病，临床上以记忆障碍、失语、失用、失认、视空间损害、抽象思维和计算损害、人格和行为改变等表现为特征，给家庭和社会带来沉重的负担，是一个严重的社会和医疗卫生问题。AD是最常见的老年期痴呆类型，占50%～70%。美国每年死于AD的患者已超过10万人，成为继心脏病、肿瘤和卒中之后的第四位死亡原因。国外研究表明，在≥60岁人口中痴呆的患病率为0.75%～4.96%，其中AD发病率（69%）远高于血管性痴呆（VD）（11%）。AD发病率、患病率与年龄相关，年龄每增加5.1年，患病率增加1倍。AD女性发病率高于男性，且与老人受教育的程度有关，教育程度越低，发病率越高。截至2010年，全球约有3 560万AD患者，预计到2050年将会超过1.15亿。2010年AD全球总费用估计是6 040亿美元，其治疗和护理费用约占1%的GDP，对发展中国家是巨大的社会和经济负担。据最近资料，中国已经成为世界上AD患者人数最多的国家，目前已高达800多万，65岁以上老年人AD发病率在4%～6%，并且呈不降反增态势，AD已成为严重威胁到我国老年人群健康和国家可持续发展的重大疾病。2009年开展的全国性痴呆流行病学调查发现，我国65岁以上老年人痴呆的平均患病率为5.21%，75～85岁老年人患病率达15%～20%，85岁以上的老年人患病率高达30%左右。AD的患病危险因素主要包括痴呆家族史、帕金森病家族史、Down综合征家族史、脑外伤史、抑郁症史、高龄、女性、丧偶、低教育水平和低经济水平等。

AD的神经病理变化有以下特点：①大脑皮质、海马、某些皮质下神经核，如杏仁核、前脑基底神经核和丘脑，有大量的老年斑（SPs），特别是神经炎性老年斑。诊断AD所需老年斑数量随年龄增加而增加，病理学家根据老年斑的数量可作出肯定的AD、可能的AD、可考虑的AD三种诊断；②大脑皮质和海马存在大量神经元纤维缠结，神经元纤维缠结有的位于神经细胞外，有的位于细胞内，含神经元纤维缠结的细胞多已呈退行性变化；神经元纤维缠结也常见于杏仁核、前脑基底核、某些下丘脑神经核、脑干的缝际核和脑桥的蓝斑；轻度AD患者，神经元纤维缠结可能仅限于内嗅区皮质和海马；③几乎所有AD病例的软脑膜和皮质血管壁都有Aβ沉积。沉积的程度和范围变化很大，严重者可有继发性血管病变，例如血管阻塞、血管周围轻度出血或侧支灌流腔隙等；④在海马常可见颗粒样空泡变性及大量的Hirano小体。伴随上述病理变化的是大量的神经细胞脱失，容易形成神经元纤维缠结的神经细胞，如新皮质和海马的视锥细胞可脱失30%以上。痴呆的严重程度与皮质和海马的神经元纤维缠结数量及细胞脱失程度密切相关。细胞脱失伴星形细胞和小胶质细胞增生。AD患者的脑重量减轻，脑体积减少，以大脑半球最明显。白质和深部灰质的体积也变小，杏仁核、海马和海马旁回可能受累更明显，侧脑室前角扩大。

目前AD诊断的标准主要有三：疾病的国际分类第十版（ICD-10），美国精神病学会的精神障碍诊断和统计手册（DSM-Ⅲ-R及DSM-Ⅳ-R），美国神经病学、语言障碍和卒中-老年性痴呆和相关疾病学会（NINCDS-ADRDA）工作小组标准。临床上AD的诊断主要依据临床症状并结合各种神经心理学的量表进行判断，神经影像学检查并没有被列为AD准确诊断的指标，尚未见特异和灵敏的实验室检查方法，其确诊依赖于尸体解剖或脑组织活检，因此能够在活体内进行早期、无创伤的特异性神经显像及量化分析显得尤为重要。

对痴呆的显像研究开始于 60 年代末,当初断层影像技术尚未出现。随着断层影像的发展,脑 CT 和 MRI 结构影像可以显示正常老人的脑变化,如脑萎缩、脑室扩大、铁沉积、血管周围腔隙增大及白质损害、豆状核和尾状核的低信号等。其中 MRI 的 T_2WI 图像对软组织有很强的敏感性。"一般老人"是指发生与年龄相关的改变而没有明显神经系统症状的老人;"成功老人"指同那些年轻人相比几乎没有或仅有很少生理性变化的老人。SPECT 显像能够测定脑的局部血流变化,PET 显像为目前较为有发展前途的功能影像学技术之一,能够无创性探测放射性核素显像剂在机体内的分布。人体许多疾病往往很长一段时间处于一个静止的无症状时期,此阶段虽然不表现症状,但疾病的生化改变是存在的,能够用分子显像技术予以探测。PET 的生命力在于其在研究人体生理生化、代谢及受体、基因表达等方面起重要作用,并具有以下几个特点:①发射正电子的核素,如 ^{11}C、^{13}N、^{15}O 都是组成人体的重要基本元素,^{18}F 与 H 的性质相同,将其作为示踪剂合乎生理要求,不干扰人体组织代谢与内环境的平衡;② PET 具有较高的空间分辨率与对比度,一般 PET 的系统分辨率在 4～6mm;③ PET 图像可以进行精确的组织衰减校正、散射校正和时间校正,从而可对病变或器官进行定量测定;④ PET 所用显像剂为超短半衰期核素(2～110 分钟),因而允许在较短时间内进行静息和多种激活状态的序列显像。常用的 AD PET 显像剂见表 23-1。

表 23-1　Alzheimer's 病常用的 PET 显像剂

显像剂类型	显像剂
血流灌注	^{15}O-H_2O
葡萄糖代谢	^{18}F-FDG
多巴胺合成	^{18}F-FDOPA
多巴胺转运蛋白	^{18}F-FP-CIT, ^{11}C-β-CFT
多巴胺 D2 受体	^{11}C-raclopride, ^{11}C-IBZM, ^{18}F-IBZM
5-HT2 受体	^{18}F-setoperone
N 受体	^{11}C-Nicotine
M 受体	^{18}F-FMeQNB, ^{11}C-NMPB
Amyloid 显像	^{18}F-FDDNP, ^{11}C-PIB
乙酰胆碱酯酶活性	^{11}C-MP4A

第二节　PET 及 PET/CT 显像类型及影像特征

一、^{18}F-FDG PET 显像

(一)正常老化和 AD 早期的 FDG PET 显像

正常人脑葡萄糖代谢随着年龄增加而逐渐降低,包括糖酵解和有氧代谢。在结构上主要表现为新皮质、基底核和背侧丘脑、端脑及髓核等部位的糖代谢水平下降。应用 FDG PET 研究一组年龄范围在 5 天到 1 年的婴儿来探讨发育中人脑葡萄糖代谢的变化情况。5 天龄到 26 天龄的婴儿,脑葡萄糖代谢占优势的部位是初级感觉运动皮质、丘脑、脑干和小脑蚓部,联合皮层和基底节的代谢相对较低,提示此阶段脑功能主要用于支配完成初级固有的反射活动。至 12 周,基底节和颞、顶叶皮质代谢明显增高。1 岁时,包括额叶在内的脑葡萄糖代谢已接近成人,而额叶认知功能在 9 个月左右已经具备。图 23-1,图 23-2 分别为正常人脑的 FDG PET 和 PET/CT 横断面图像。

初期 PET 显像研究结果发现 Alzheimer 病除了全脑血流量和代谢的降低外,选择性颞叶和顶叶相关皮质的降低,局部代谢变化的程度与患者神经生理测试结果具有相关性。20 世纪 90 年代中期,应用脑统计参数图(statistical parametric mapping, SPM)分析技术,发现早期 AD 在临床症状出现之前,后扣带回及扣带回顶叶皮质代谢降低。晚期 AD 患者尸检结果示后扣带回皮质严重的变性。然而初期的显像结果常忽视后扣带回的代谢降低,原因可能是由于正常此区域的代谢高于脑皮质,下降通常不很明显,通常易被忽视;另一方面常规横断面图像对这一结构的识别较为困难。

在非常早期阶段的可能 AD(possible AD)患者已经出现选择性脑区能量代谢的降低,此时临床症状、皮层萎缩和神经心理缺陷尚未出现,FDG PET 显示明显的颞叶和顶叶皮层的葡萄糖代谢减低。Meier 提出当海马或额顶皮层的葡萄糖利用率低于正常对照组的 40% 时可能出现临床方面的症状,此值称为"阈值"。AD 患者认知障碍等症状的严重程度与局部葡萄糖代谢程度密切相关,因此脑代谢的评估有助于识别不同的病理生理特征与不同症状之间的关系。

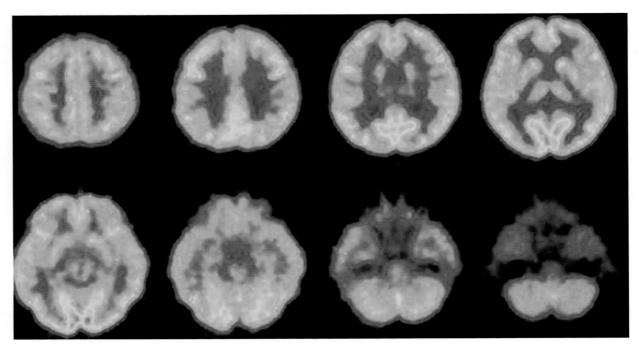

图 23-1　正常人脑 FDG PET 图像

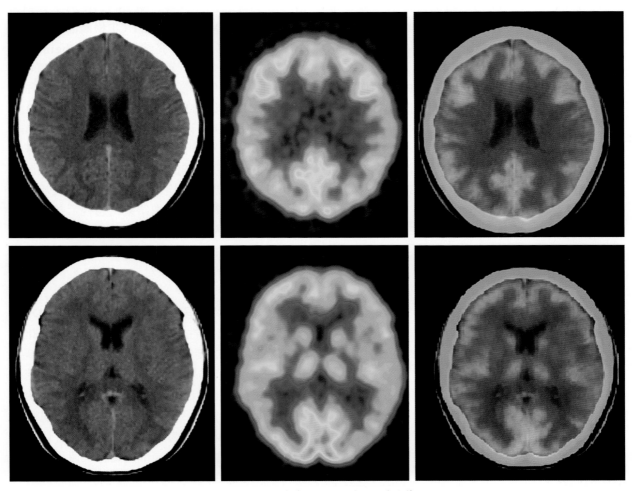

图 23-2　正常人 FDG PET/CT 脑图像

（二）AD 患者脑 FDG PET 显像特点

FDG PET 可提供神经活动的代谢状况，局部脑葡萄糖代谢率（rCMRglu）提供了诊断神经系统变性疾病的可靠指标。AD 特征性表现为双侧颞顶叶、后扣带回和额叶一些区域葡萄糖代谢降低，晚期患者双侧颞叶包括 uncus（海马旁回钩）代谢降低，而主要感觉运动皮层和视皮层、纹状体、丘脑、小脑、基底节均少受累及（图 23-3～图 23-5）。

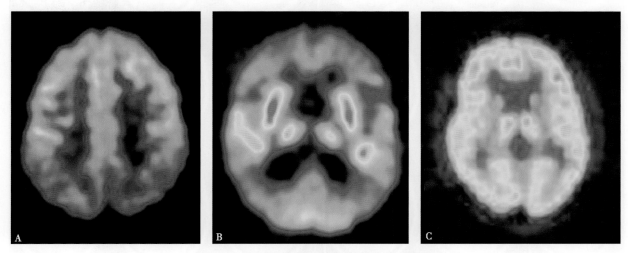

图 23-3　不同分期的 AD 患者葡萄糖代谢显像

A～C. 早期 AD 患者双侧顶叶 FDG 代谢降低（A），晚期 AD 双侧额叶、顶叶、枕叶 FDG 代谢普遍降低，呈现"基底节代谢优势"（B）。Huntington 病双侧尾状核及豆状核 FDG 代谢降低（C）

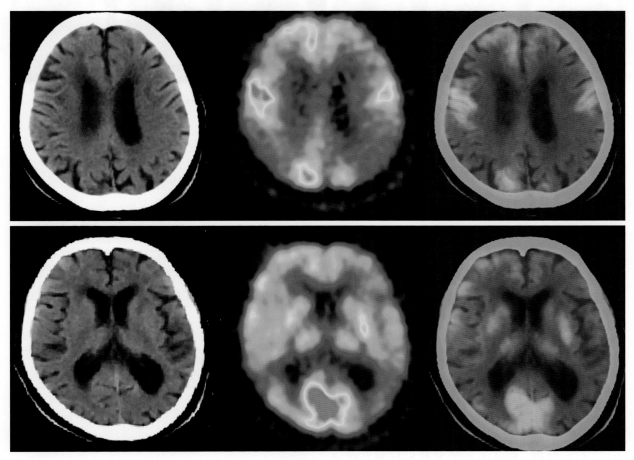

图 23-4　AD 患者 ^{18}F-FDG PET/CT 显像

患者女性，69 岁，近 2 年来渐进性出现反应迟钝，记忆力下降。PET/CT 示脑萎缩，双侧顶叶、额叶、颞叶和枕叶代谢降低，左侧更为明显，而基底节和丘脑代谢正常

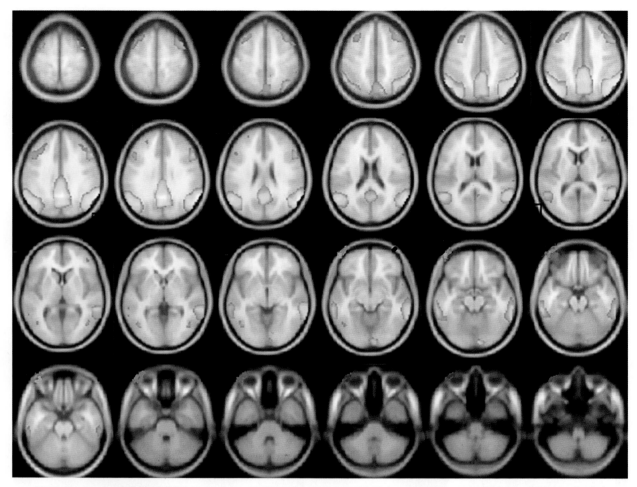

图 23-5 AD 组脑葡萄糖代谢 SPM 分析，降低区域主要位于双侧顶叶、后扣带回、双侧额叶及双侧颞叶、右舌叶

痴呆患者的神经功能缺失症状往往与低代谢或低灌注区相吻合，如以记忆减退为主的 AD，双侧颞叶代谢下降明显；语言障碍与左颞顶皮层代谢下降有关。视觉空间功能障碍主要表现双侧视皮质区、后扣带回、顶颞叶、上颞叶、中颞叶和感觉运动区糖代谢的明显降低，顶枕部皮层代谢降低越严重，视觉空间障碍的症状越明显。伴时空障碍的大多数 AD 患者，只有在后期伴有记忆障碍出现才考虑痴呆。伴有情感意欲障碍的 AD 患者双侧上额叶和左侧前扣带回的葡萄糖代谢降低。

家族性 AD（FAD）和散发性 AD（SAD）可能由于遗传因素导致不同程度的脑代谢障碍，虽两者 FDG PET 都显示双侧颞叶、顶枕部、额叶前部皮质、后扣带回、颞叶中部的葡萄糖代谢率明显降低，但 FAD 的双侧扣带回、海马旁回、枕部皮层下降更为明显。

二、淀粉样斑块显像

β- 淀粉样蛋白（amyloid β-protein，Aβ）为 AD 老年斑的主要核心成分，被认为是神经退行性变的原因及重要的病理特征之一（表 23-2）。Glenner 和 Wong 等在 1984 年第一个将其分离和序列化，其结构成分是由 β 淀粉样蛋白前体 APP 在加工修

表 23-2 AD 神经纤维缠结（NFT）与淀粉样斑块分布

痴呆严重程度	年龄（病例数）	NFT	斑块分布
正常人	<75（9）	0.6/mm²	均无斑块
正常人	>75（21）	5～8/mm²	7 例无斑块，9 例 0.6/mm²，5 例 10.4/mm²
轻度痴呆	78～95（10）	20/mm²	20/mm²
重度痴呆	62～95（9）	49/mm²	22/mm²

饰过程中,经不同的剪切方式形成的 39～43 个氨基酸残基所组成的疏水非糖基化多肽,在异常的神经轴突的周围以淀粉样纤维出现(多为 Aβ40 与 Aβ42),可在细胞内、外沉积,形成片层聚合物,常称为"Aβ 负载",由于其具有一定的特异性,已成为研究 AD 的重要生物学指标。

(一)单克隆抗体显像

在小分子淀粉样斑块显像剂首次报道之前,Friedland 与 Majocha 等报道 Aβ 鼠单克隆抗体的制备并检测 AD 淀粉样血管病变,筛选出理想的抗体后,应用酶切方法制备 Fab 片段进行了 ^{99m}Tc SPECT 显像,在尸检组织标本中,可见放射性标记的 Fab 片段保持其活性并特异性结合淀粉样沉积的血管与老年斑。Friedland 等 1997 年进行了抗 Aβ 抗体的人脑显像,其研究小组筛选出特定的抗体片段(命名为 10H3),针对 Aβ 蛋白的单克隆抗体 Fab 段,可进行 SPECT 显像。6 例可疑 AD 注射后进行 0～24 小时的动态显像,Fab 其半衰期为 2～3 小时,然而令人失望的是,SPECT 显像显示仅在脑周围摄取,颅骨与骨髓 6 例均见摄取,未见标记抗体在脑组织摄取。颅骨活检 6 例见颅骨的 10H3 弥散性滞留,与对照组不能鉴别,AD 颅骨的淀粉样沉积没有被其他抗 Aβ 抗体所证实,可能系 10H3 与另外一个蛋白之间的交叉反应。虽然初期的淀粉样斑块显像并没有成功,但为以后有关显像方法学的建立打下了基础。显像的技术关键在于:对 Aβ 沉积具有高亲和力的放射性示踪剂,足够高的脑摄取,体内特异性结合好,非特异性结合的快速清除等。近年来随着抗体工程的进展,使其抗体分子最小化及增加在机体内穿透能力,研究包括可与 Aβ 肽 N 末端的四个氨基酸(3～6 位)EFRH 特异性定位的抗体、重组的 Fab(1E8-4b)抗体、阳离子化 AMY33 抗体(Kd=3.1nmol/L)等这些抗体在特异性、脂溶性及穿透 BBB 的能力得到提高。

(二)小分子显像

1. 2-(1-(6-(2-[^{18}F]-氟乙基)-甲氨基)-2-萘基)-亚乙基丙二氰(2-(1-(6-[(2-[^{18}F]fluoroethyl)(methyl)amino]-2-naphthyl)ethylidene)malononitrile, ^{18}F-FDDNP) Barrio 等 1999 年提出 AD 患者淀粉样显像的初步计划,2002 年 Shoghi-Jadid 等首次报道应用 ^{18}F-FDDNP 对 9 例轻 - 中度 AD 与 7 例正常人进行淀粉样斑块显像。DDNP 是一种荧光染料,在正常生理溶液中不带电荷,脂溶

性和黏滞性强,易透过细胞膜,结合的部位可能在 Aβ1～40 纤维的疏水表面裂缝。^{18}F-FDDNP 时间活度曲线显示 AD 患者在注射后 60～120 分钟的平衡期,显像剂在额叶、顶叶、颞叶和枕叶的聚集超过参照区域(脑桥)的 10%～15%,其中最高的区域为海马、杏仁核和内嗅皮层(高于脑桥约 30%)。这与 AD 病理学显示神经纤维缠结的分布相一致。Agdeppa 等合成的 ^{18}F-FDDNP 和 ^{18}F-FENE 与 Aβ1～40 的高亲和部分结合的 Kd 值均为 0.12nmol/L,与低亲和力部分的 Kd 值分别为 0.86nmol/L,71.2nmol/L。临床试验显示 ^{18}F-FDDNP 在产生 SPs 和 NFTs 的脑低代谢区和萎缩区呈现放射性高浓聚,局部显像与临床记忆功能方面的障碍密切相关。UCLA Kepe 等应用 ^{18}F-FDDNP 对 13 例可疑 AD 和 10 例正常人进行 PET 显像,AD 患者内颞叶、顶叶、前额叶 SUVs 高于正常对照,FDG PET 显像颞顶叶葡萄糖代谢平行性降低,与 ^{18}F-FDDNP 结合的增加相关。提示 ^{18}F-FDDNP 显像可以判定受累的脑区,更重要的是受累脑区影响的程度,有助于 AD 的早期诊断,监测和评价药物的治疗效果。

2. 硫磺素 T 和 S 与其衍生物 硫磺素 T 和 S(Thioflavin T and S)可特异性标记 AD 脑组织切片的淀粉样物质(Ki=116nmol/L),与 Aβ(1～40)结合的亲和力为 890nmol/L,分子结构的噻唑环上氮原子带正电荷。其衍生物形成主要是在不影响苯丙噻唑的骨架前提下,对其结构进行修饰改造,使呈电中性,这些分子结构中包含一个 N- 甲基胺基苯或 N,N- 双甲基胺基苯,这与 Aβ 斑块的特异性结合有关。William 等合成了 6-Me-BTA-2、6-Me-BTA-0 和 [N-Methyl-^{11}C]6-Me-BTA-1 三种带中性衍生物,脂溶性是硫磺素 T 的 600 倍,与 Aβ(1～40)结合的亲和力 20.2nmol/L。经动物实验示 2 分钟脑摄取为 7.61%ID/g,脑血比值为 2,清除速率快(60 分钟清除非特异性结合的 84%)。Klunk 等成功进行了首例人体活体的放射性药物 ^{11}C-BTA-1(或称 Pittsburgh compound-B 简称 PIB)的 Aβ 分子 PET 显像,放射性药物明显滞留于淀粉样物沉积的相关区域,如额叶皮质最强,顶叶、颞叶、枕叶、纹状体均有放射性的摄取。Price 等应用 ^{11}C-PIB(2-(4'-N-11C-methyl-aminophenyl)-6-hydroxybenzothiazle)对 4 例 AD 和 3 例正常人进行 PET 显像,发现 ^{11}C-PIB 滞留于 AD 相应病变脑区,AD 皮层分布容积比(DVR)(侧颞叶 2.1±0.7,

后扣带回 2.2±0.7）高于正常人（侧颞叶 1.3±0.1，后扣带回 1.3±0.2）。当前，¹¹C-PIB 在国内多家医院已应用于 AD 的临床诊断，华中科技大学同济医学院附属协和医院应用 ¹¹C-PIB 对 AD 患者行脑淀粉斑块显像取得较好的效果，并有助于 AD 的早期诊断和不同类型痴呆的鉴别（图 23-6）。

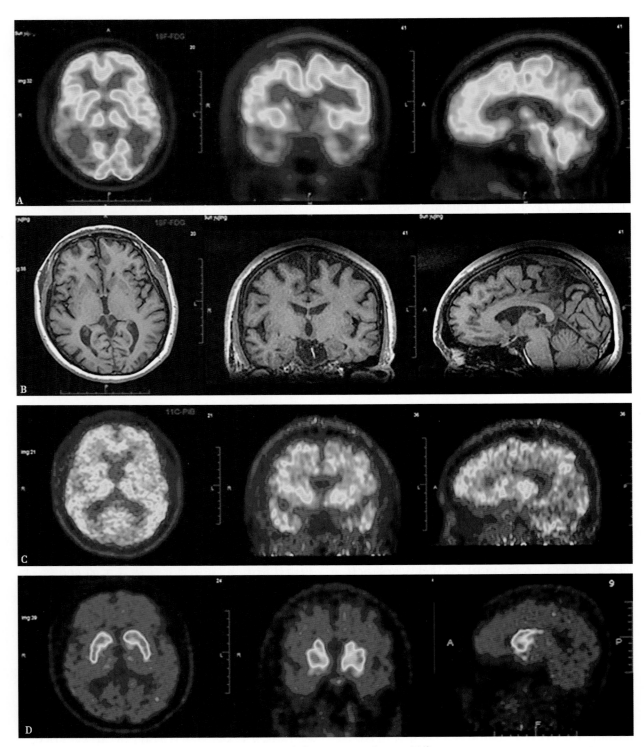

图 23-6　AD 患者 FDG、PIB 和 CFT 显像

女，49 岁，银行职员，记忆力下降 4 年余，现生活不能自理。体检：脑神经（－），颈软，四肢肌力、肌张力正常，腱反射对称存在，病理征（－）。感觉系统检查无明显异常，共济运动正常，MMSE 评分：17，MoCA：8/30。A～D. 脑 FDG PET 显像见双侧顶枕叶皮质葡萄糖代谢明显降低（A），MRI 示脑萎缩（B），PIB 显像示各大脑皮层 PIB 明显浓聚（C），大脑皮层/小脑皮层 SUVR＝2.1，CFT 多巴胺转运体显像提示双侧基底节摄取正常（D）

对硫磺素分子结构中的苯基 4′ 位进行改造后的衍生物包括 TZDM（2-[4′-(dimethylamino)phenyl]-6-iodobenzothiazole）和 TZPI（2-[4′-(4′-methyl-piperazin-1-yl)phenyl]-6- iodobenzothiazole），与 Aβ（1～40）结合的 kd 值分别为 0.06nmol/L、0.13nmol/L，与 Aβ（1～42）结合的 kd 值分别为 0.14nmol/L、0.15nmol/L，由于可与脑白质结合使本底增加，不易得到满意的图像。用氧原子取代 TZDM 噻唑环的 3 位的硫原子形成的 IBOX，分子量降低，脂溶性增加，与 Aβ 斑块的亲和力 Ki＝0.8nmol/L，放射性药物 ^{125}I-IBOX 放化纯度大于 98%，标记率 85%，脑摄取的速率和比率均明显高于 ^{125}I-TZDM，2 分钟达 1.4% dose/organ（^{125}I-TZDM 在 2 分钟摄取率 0.6%dose/organ），30 分钟达最高（2.08% dose/organ）。另外 Zhuang 等用咪唑基取代 TZDM 分子中的噻唑基形成的 IMPY（6-iodo-2-(4′-dimethylamino)phenl-imidazo[1,2]-pyridine），具有稳定性好（室温可保存 6 小时，-20℃乙醇可保存 8 周），易穿透血脑屏障（2 分钟达高峰），脑清除快（30 分钟仅为高峰的 1/10）的特点，明显优于 ^{125}I-TZDM 和 IBOX 等，但与 Aβ 的亲和力低于 TZDM。

三、受体显像

利用放射性核素标记受体配体与靶组织高亲和力受体相结合的原理，可显示受体的空间分布、密度、亲和力。与正常老年脑比较，AD 患者脑内多种受体系统发生改变，其中受体密度及分布减低的有：毒蕈碱型 AchR、烟碱型 AchR、5-HTR（包括 5-HT$_1$R、5-HT$_2$R）、谷氨酰胺受体、N-甲基 -D- 天门冬氨酸（NMDA）受体、生长抑素受体、神经肽结合受体。而 CRF（促皮质素释放因子）受体和 kainic acid（红藻氨酸）受体可能因神经损伤而呈代偿性增多。PET 或 SPECT 可在分子水平检测这些受体分布、密度的改变，可为 AD 诊断提供有价值的信息。毒蕈碱型 AchR 的 PET 受体显像剂主要有 ^{11}C-NMPB，^{11}C-NMPB PET 的 mAchR 显像发现轻中度 AD 患者的 ^{11}C-NMPB 结合严重减少，而局部脑血流量 rCBF 有下降却并不严重，提示了 mAchR 显像在 AD 早期诊断中的作用。烟碱型 AchR（nAchR）是一类递质 - 门控离子通道，在脑内分布广泛，^{11}C-nicotine PET 显像发现 nAchR 的丢失和认知功能减退有关，AD 早期基底节、额叶及顶叶 nAchR 减低，同时 PET 的 nAchR 显像可作为评估药物治疗疗效的非创伤性手段，如验证了治疗 AD 的药物 - 他克林在促进认知改善的同时，又可以增加脑 nAchR 的含量。现已证明 5-HT 与认知、情感、行为等方面有关，AD 皮层 5-HT 受体减少，其中 5-HT$_{2A}$ 受体减少较 5-HT$_{1A}$ 受体更著。另外多巴胺受体、N- 甲基 -D- 天门冬氨酸（NMDA）受体、组胺受体显像也取得了一定的进展。到目前为止，尚未发现与 AD 有关的特异性受体改变，因此 AD 受体显像尚须大量的基础及临床方面的探索。

第三节 临床应用

一、Alzheimer 病的早期诊断

20 世纪 70 年代末 80 年代初，PET 用于痴呆患者的脑血流、氧代谢以及葡萄糖代谢的测定。AD 早期诊断的重要性已被人们所认识，尤其在临床前期诊断和早期干预治疗上，目前各国学者致力于寻找客观、可靠、特异、敏感的生物学标志，力求在临床前期诊断 AD 以便早期进行干预治疗。前已述及，在非常早期阶段可能的 AD 患者，FDG PET 显像已经出现选择性脑区能量代谢的减低，此时临床症状、皮层萎缩和神经心理缺陷均尚未出现，表明在诊断 AD 的临床工作中合理应用 PET 可以提高诊断及预后的准确性，有助于临床早期诊断，以便及时采取治疗。2005 年 FDG PET 对 AD 的诊断已纳入美国健康保健管理局支付的范围，对于提高和推动 AD 的临床诊治水平具有重要作用。表 23-3 总结了 FDG PET 在 AD 应用中价值。Herholz 等 2003 年报道 10 个研究机构的多中心研究（其中欧洲 9 个，日本 1 个）结果，396 例 AD 患者和 110 例正常对照，FDG PET 对早期及中等程度的 AD 患者诊断的敏感性为 93%，特异性为 93%，对非常轻度的 AD（MMSE≥24 分）诊断敏感性为 83%，特异性为 93%。Cho 等报道早期 AD 双侧颞顶叶、后扣带回和额叶一些区域代谢显著降低，晚期患者双侧颞叶包括海马旁回钩（uncus）代谢降低。除去年龄因素的影响，晚期组比早期组有较广泛和严重的代谢异常，早期组 MMSE 评分与右半球下顶叶和中颞叶代谢显著正相关，而晚期组与左半球相关。不同文献报道的敏感性、特异性和准确性也有较大差异（表 23-4）。

表23-3　FDG PET 在 Alzheimer's 病中的应用价值

作者	年份	病例数	敏感性/%	特异性/%
Azari	1993	19	95	95
Burdette	1996	39	85	88
Higuchi	2000	11	91	86
Ohyama	2000	21	86	90
Hoffman	2000	22	93	63
Minoshima	2001	40	88	62
Silverman	2001	97	94	73
Herholz	2003	639	93	93

引起 AD 葡萄糖低代谢原因尚未完全明了，可能的原因包括：

1. 导致脑低灌注的致病因子　如血管危险因子长时间作用，使脑的低灌注达到一定的临界水平从而促进选择性变性退化造成神经元和胶质细胞的能量危机，这个"临界值"Terre 等认为与持续时间、严重程度及患者年龄有关。AD 最易受损的皮质区域的3种酶（PDH、α-酮戊二酸和细胞色素氧化酶）活性降低，因此提示 AD 脑组织存在线粒体功能的缺陷。

2. AD 相关基因的作用　Lee 等发现是 APOE-4 基因与轻度 AD 患者的下颞叶葡萄糖低代谢密切相关，而与中、重度 AD 患者无关，因此提出可能与 AD 的发病有关，而与病程进展无关。早老因子（presenilin）PS1、PS2 与家族性 AD 患者密切相关，是发生 AD 的危险因子。

日本滨松医学影像中心与美国华盛顿大学、密歇根大学报道应用 3D 定向表面投影（3D-SSP）分析 551 例正常人和 31 例 AD 患者的 FDG PET 图像，发现与年龄有关的最显著的下降脑区为内侧额叶、前扣带回、侧额叶相关皮层、上顶叶和前颞叶皮层，无症状患者常出现局灶性额叶低代谢，在 2004 年第 51 届美国核医学年会上获得最佳年度图像。

SPECT 是目前临床上普遍应用的核医学显像仪器，但是研究结果显示 PET 与 SPECT 比较具有更高的诊断准确性，大约提高 15%～20%，有助于探测早期的神经退行性疾病，鉴别诊断正常衰老与痴呆。

基于纵向评价的几个 AD 诊断队列研究：

1. Dobert 等纵向临床诊断前瞻性队列研究，24 例临床初期怀疑痴呆，其中 12 例轻度认知障碍，进行基础的 ^{18}F-FDG PET 显像，最终诊断依据可变的纵向临床随访（平均 16 个月 ± 12 个月），9 例纯 AD，7 例混合性 AD 和血管性痴呆，6 例无痴呆，其他为 FTD 或纯血管性痴呆。主要发现，[18]F-FDG PET 诊断纯 AD 敏感性 44%，特异性 83%；诊断混合性 AD 和血管性痴呆敏感性 71%，特异性 78%；诊断 AD，混合性血管性 /AD 痴呆，无痴呆，[18]F-FDG PET 敏感性 91.7%，特异性 88.9%。

2. Panegyres 等纵向临床诊断前瞻性队列研究，平均临床随访时间为 5～6 年，最终临床诊断：早期 AD 49 例，非 AD 型痴呆 29 例，抑郁 11 例，其他 13 例，[18]F-FDG PET 诊断 AD 敏感性 78%，特异性 81%；与其他类型痴呆鉴别诊断包括 FTD，[18]F-FDG PET 特异性大于 95%。

以病理结果为诊断标准的尸检诊断队列研究：

1. Silveman 等基于尸检诊断的临床多中心回顾性分析，其中 AD 97 例，非 AD 41 例（如进行性核麻痹、PD、脑血管病或混合性），结果示 FDG PET 诊断 AD 的敏感性 96%，AD 和 AD-plus 病例总敏感性 94%，特异性 73%，PET 阴性提示平均 3 年随访无认知功能障碍。

2. Jagust 等尸检证实临床随访 4～5 年至患者死亡尸检回顾性分析，44 例研究对象包括痴呆、认知障碍或认知功能正常的个体，[18]F-FDG PET 诊断

表23-4　以临床评价作为 AD 诊断标准 ^{18}F-FDG PET 横断面（cross-sectional）病例对照研究

作者及时间	队列 A	队列 B	真阳性	假阴性	假阳性	真阴性	敏感性/%	特异性/%	准确性/%
Mosconi 等，2007	AD	健康对照	33	0	0	19	100	100	100
Ng 等，2007	AD	健康对照	12	3	10	15	80	60	68
Chen 等，2008	AD	健康对照	47	5	9	51	90	85	88
Mosconi 等，2008	AD	健康对照	192	2	2	108	99	98	99
McMurtray 等，2008	AD	老年对照	25	2	4	23	93	85	89
合计			309	12	25	216	96	90	93

AD优于初期临床评价（敏感性84%，特异性74%），阴性预测值（NPV）78%，初期临床评价NPV 65%。

3. Minoshima等尸检证实和临床随访回顾性分析，根据临床随访回顾性分析发现¹⁸F-FDG PET诊断与鉴别AD和DLB的敏感性90%，特异性80%。

4. Foster等由6名研究痴呆的专家回顾性分析临床病史及¹⁸F-FDG PET影像资料，病例经尸检证实，AD（$n=31$），FTD（$n=14$），对照组（$n=33$），结果表明¹⁸F-FDG PET较临床方法更准确鉴别FTD和AD，¹⁸F-FDG PET可以提供更多的信息，增加诊断的信心，即使对有经验的痴呆方面的专家。临床信息的k是0.31～0.42，¹⁸F-FDG PET为0.73～0.78，FDG PET诊断AD敏感性为96.7%，特异性85.7%。

临床上统一PET图像分析的标准甚为重要。Grady等设计的四种不同脑代谢模式在解释发病程度、发病年龄和持续时间有明显的欠缺，而统计参数图（SPM）是针对于像素水平的图像统计分析方法，图像皆由像素所组成，以整个三维图像中的所有像素作为分析对象，并以像素作为最小的分析单位，获得每个像素所包含的信息大小，然后对每个像素的数值大小进行统计检验，将统计学上有意义的像素提取出来得到统计推断图，可重复性强，被认为是国际上脑功能影像学研究较为理想的方法，在脑功能性疾病以及脑功能研究中有重要作用。

二、不同痴呆的鉴别诊断

¹⁸F-FDG PET显像提示，不同类型的痴呆其脑部位的葡萄糖代谢亦不同，PET鉴别不同类型痴呆的特异性为70%左右。AD早期可见双侧顶叶出现葡萄糖代谢对称性减低，晚期双侧颞叶出现减低，常累及额叶，最后导致全脑的代谢减低，而基底节、小脑相对不受累及。

（一）血管性痴呆

血管性痴呆（vascular dementia，VD）是由多种脑血管疾病引起的脑功能障碍而产生的获得性智能损害综合征，可分为多发性梗死性痴呆（multi-infarct dementia，MID）、大面积梗死性痴呆、皮质下动脉硬化性脑病、丘脑性痴呆、分水岭性梗死性痴呆、混合性痴呆。VD的临床诊断目前尚无一种统一的方法，由于引起脑血管性痴呆的病灶多种多样，PET可表现左右非对称性，

梗死部位可见代谢（rCMRglu）降低和血流灌注（CBF）减低（图23-7），多发性梗死性痴呆时在基底节区或白质可见多发性梗死灶，且与基底节区结构相关联的正常皮质也出现CBF和脑氧代谢率（CMRO$_2$）低下，以额叶和顶叶最明显，其机制之一是大脑深部和皮质间的纤维离断所致。由于丘脑与大脑皮质有广泛的纤维联系，丘脑性痴呆时，丘脑上即使很小的病变也可出现相应额叶皮质或颞叶、额叶皮质的代谢减低或者血流灌注低下。Nagata等研究报道AD、VD相关脑区代谢、血流可为两者的鉴别诊断提供重要信息。VD主要是额叶，包括扣带回、额上回呈明显低代谢或低血流，血管反应明显衰退，而AD则表现为颞顶叶的低血流与低代谢，氧摄取分数（OEF）增加，血管反应正常，但两者枕叶代谢与血流均正常。

（二）帕金森病

PD是中老年常见的慢性、进行性黑质和黑质纹状体通路的神经系统变性疾病，50～60岁之间多发，部分患者可伴发痴呆，以静止性震颤、肌强直、运动徐缓和姿势反射障碍等为其主要临床表现。帕金森病病理为脑干含色素核团（黑质、蓝斑、迷走神经背核）神经元的变性、缺失，伴胶质增生及神经元内出现Lewy小体，以黑质（尤其致密部）多巴胺（dopamine）能神经元以及黑质—纹状体通路变性为其特异性改变。帕金森病的PET显像研究近几年取得了明显进展，显像方法主要包括：①葡萄糖代谢显像；②多巴胺能神经元突触前功能性显像，其又分为多巴类显像、多巴胺转运蛋白（dopamine transporter，DAT）显像和2型囊泡单胺转运体（type 2 vesicular monoamine transporter，VMAT2）显像；③多巴胺受体显像，主要为多巴胺D1、D2受体显像。

PD FDG PET显像结果有着不同的报道，国外报道40%～75%的临床前期及早期PD患者PET显像示脑葡萄糖代谢减低，非对称性黑质、纹状体、丘脑代谢降低，以壳核减低明显，黑质、纹状体代谢下降与病情有关，重症患者降低更明显。也有报道早期未治疗的PD患者基底节区呈现高代谢，偏侧震颤麻痹与对侧基底节的高代谢有关，可能与纹状体多巴胺缺陷所导致的复杂反馈机制有关。PD患者除黑质、纹状体系统外，还出现大脑皮质葡萄糖代谢下降，可能与皮质下及皮质结构功能障碍有关。FDG PET在PD合并痴呆者可见额叶、颞顶叶代谢的减低，其降低的幅

度为28%～40%。而无痴呆PD患者颞顶叶和枕叶代谢的减低幅度较低（13%～23%），随病情进展和痴呆程度的加重，代谢减低主要位于顶叶和枕叶。多巴胺能PET显像有助于AD与PD合并痴呆的鉴别诊断。我们对18例偏侧PD患者行^{18}F-FP-βCIT显像均可见患肢对侧豆状核摄取减低，6例同时进行FDG和^{18}F-FP-βCIT显像的PD患者对比结果显示，FDG显像豆状核及尾状核未

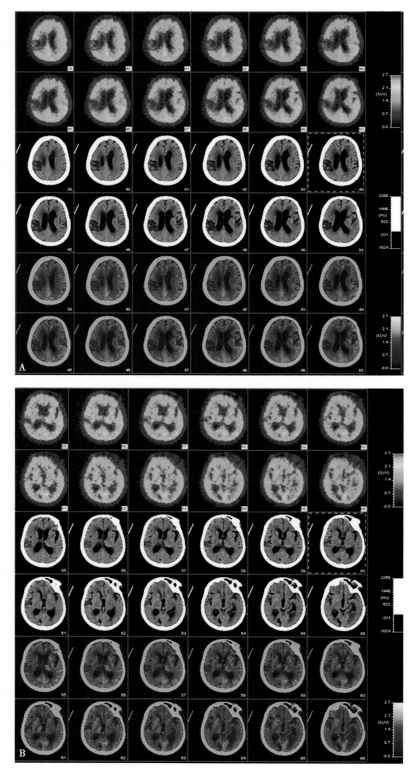

图23-7　脑血管性痴呆患者FDG PET/CT显像
A、B. 两例血管性痴呆FDG PET/CT示多发性不对称FDG代谢减低或缺损

见代谢减低，而 ^{18}F-FP-βCIT 显像 6 例患者均显示患肢对侧豆状核特别是豆状核后部明显的摄取减低，提示 ^{18}F-FP-βCIT 显像可在临床症状出现之前发现病变，有助于 PD 的早期诊断。

（三）其他痴呆

不同类型的痴呆由于病变部位的不同，FDG PET 显像可呈现不同的代谢特点。Huntington 舞蹈病（HD）是基底节和大脑皮质变性的一种显性遗传性疾病，其特征为慢性进行性舞蹈样动作和痴呆，本病主要侵犯基底节和大脑皮质，尾状核和壳核受累最严重。HD 早期 CT 示尾状核头部解剖结构完整，晚期则见尾状核头部明显萎缩，而 FDG PET 显像早期即可见尾状核头部 rCMRglu 明显降低，有助于早期诊断。Mazziotta 等研究 HD 患者无症状的儿童，发现在部分携带疾病基因的患者尾状核与豆状核有代谢缺陷，所有有症状的患者 PET 均显示代谢异常。PET 对 HD 与家族性 AD 两种疾病的研究表明，PET 可探测静止期、无症状的疾病。前瞻性研究的结果提示代谢的异常可在临床症状出现之前大约 7 年被检测到。

额颞叶痴呆（frontotemporal dementia，FTD）在临床上以性格和行为改变为主的症状，如情感冷漠、进行性时空缺陷、进行性失歌症、失语韵和进行性失用，可能与局灶性皮层萎缩有关，无明显的组织病理学特征，在临床上与 AD 难以区分，很容易发生误诊。FDG PET 示 FTD 额叶或额颞叶代谢障碍，海马、眶回、前颞叶、前扣带回、基底节、丘脑等部位的代谢减低均比痴呆程度相似的 AD 更为严重。但同时应注意的是进展性核上瘫、可卡因吸毒者也可引起额叶代谢减低，因此额颞叶痴呆的鉴别诊断仍须进一步研究。

肝豆状核变性（hepatolenticular degeneration，HLD）又称 Wilson 病，是一种以青少年为主、常染色体隐性遗传、铜代谢异常引起的家族性疾病，发病率约 1/30 000，其主要病理改变是铜在肝、脑、肾、骨骼系统内的沉积，引起豆状核变性、肝氧化等。Hermann 等报道肝豆状核变性脑 FDG 代谢与有无神经症状有关，具有神经症状的患者可出现两种不同的 FDG 代谢模式：尾状核头部、丘脑 FDG 代谢减低，而中脑、小脑 FDG 代谢增高；尾状核头部、丘脑 FDG 代谢增高，而中脑、小脑 FDG 代谢减低，其机制可能与临床症状的严重程度有关。无神经症状的患者则可呈正常脑代谢。

皮克病（Pick disease）是一种进行性皮质萎缩为主的神经系统退行性疾病，可归入早老性痴呆的范畴，发病年龄为 40～60 岁，女性多于男性。主要特点为脑萎缩，脑重量减轻，主要累及大脑前部，包括颞叶内下区及眶额皮质的前边缘区受累，以额叶、颞叶同时萎缩多见，亦可单独侵犯额叶或颞叶。FDG PET 可见病变累及的部位（额叶、颞叶）葡萄糖代谢低下。

（四）早期 AD 与抑郁症鉴别

现已报道一部分抑郁症是引起 AD 的重要原因。由于 AD 治疗与抑郁症治疗完全不同，因此早期 AD 与抑郁症的鉴别诊断应值得重视。许多研究者发现在双相情感性精神障碍的抑郁发作患者中，全脑的代谢率和血流均降低，而单相抑郁患者上述检查结果正常。双相情感性精神障碍患者从抑郁过渡到躁狂状态前期，整个脑的代谢率增高。双相情感障碍的抑郁患者双侧前额皮质糖代谢均降低，单相抑郁患者的下额叶糖代谢也降低，且下额叶糖代谢的降低程度与 Hamilton 抑郁量表评分一致。

三、预测病程进展

前瞻性研究发现，PET 比临床诊断方法（包括血液学检查、反复性的神经心理测试、EEG 和结构影像）能提前 2.5 年检测 AD，其准确性在 90% 以上。FDG PET 可对检查后一定时期记忆能力的减退作出预后评价，例如相关皮层的相对低代谢能够预测是否会发生认知功能的下降，而且有关记忆的标准测试 2 年期间下降的幅度发现与下顶叶、上颞叶及后扣带回初期的低代谢程度明显相关（$r = 0.71$）。Silverman 等通过 8 个不同国家地区的研究中心 284 例患者轻度认知功能障碍和行为功能障碍进行平均 3.2 年的随访研究，预测敏感性为 93%，特异性为 76%，准确性可达到 88%，而 FDG PET 阴性者 3 年随访几乎没有发展为 AD。轻度认知障碍（mild cognitive impairment，MCI）现被认为是老年期痴呆，特别是 AD 的临床早期表现，因此越来越受到人们的重视（详见第四节）。FDG PET 可探测到早期脑代谢改变，局部脑皮质葡萄糖代谢减低程度与随后局部脑变性和病程进展有关。FDG PET 提供了一种很好的预测 MCI 患者是否转换 AD 的手段。研究证实，60%～70% 的可疑 AD 患者（possible AD）（MMSE 20 分或更高）已显示中度或严重程度的代谢障碍。FDG PET 能正确辨别可迅速转换为 AD 患者的 MCI，早期代谢影响的脑区是后扣带回，随后可能是颞顶叶后相关区皮层和海马旁回；迅速进展为 AD 的患者，右侧颞顶叶皮质摄取 FDG 低下更为明显，18 个月的随访中 40% 转换成为 AD。

四、监测治疗效果

随着近年来 AD 治疗药物的发展，对早、中期 AD 患者的治疗可以使患者病程或转归得以改善，这使 FDG PET 对 AD 的早期诊断更具意义。FDG PET 可观察 AchE 抑制剂治疗前后脑葡萄糖代谢的变化，应用胆碱酯酶抑制剂卡巴拉汀治疗后 6 个月，PET 显像发现治疗有效者记忆相关皮层葡萄糖代谢显著增加，尤其是海马区比治疗前增加 32.5%，而治疗无效者和安慰剂组海马代谢率分别下降了 6.4% 和 4.1%，表明该药能有效阻止临床恶化，显著增加患者的脑代谢活性。

五、代价与效益分析

AD 已经成为家庭和社会巨大的经济负担，美国每年与 AD 相关的费用（包括治疗、护理等方面）大于 900 亿美元，我国目前虽尚未进行这方面的统计，但从患病率、发病率分析也将是一笔不小的费用。虽然 PET 检查的费用较高，但适当应用 PET 将使痴呆患者得以早期诊断，较早得到临床医生、患者本人、家属的重视并采取适当的治疗及护理措施，可显著减少痴呆并发症的发生及提高患者的生存质量。Silverman 等用决策分析比较常规诊断、治疗与 FDG PET 诊断、治疗的费用与效益之间关系，发现 FDG PET 提高早期诊断 AD 的准确率，且未增加诊断和治疗的总花费（PET 检查与治疗 3 433 美元，常规诊断与治疗 3 564 美元），且与常规诊断方法相比，PET 检查可减少假阴性和假阳性率，并且每一例准确诊断可节省 1 138 美元。

第四节　轻度认知障碍的
^{18}F-FDG PET 显像

轻度认知障碍（mild cognitive impairment，MCI）是近年来在痴呆研究中出现的新术语，Petersen 等提出的有关 MCI 概念现已被普遍接受，即患者有轻度记忆或认知损害，但无痴呆症状，其病因不能由已知的疾病和神经精神障碍所解释，并认为是正常衰老与轻度 AD 之间的过渡状态。国

内尚缺乏有关流行病学大规模研究报道，国外流行病学的报道也不尽相同，可能与采取的诊断标准、研究方法有关。加拿大健康和老化研究机构（CSHA）一项大规模人群认知功能的研究表明，有 16.8% 的老年人存在认知障碍却没有痴呆，另有报道 65 岁老年人 MCI 患病率约 4.7%～17%，发病原因与患者的年龄、颞叶萎缩程度及受教育程度有关，而与性别及 ApoE-ε4 无关，也有报道认为与受教育程度无关。由于 AD 已经成为威胁老年人生命的第 4 位原因，是一个严重的社会和医疗卫生问题，因此研究者感兴趣的是哪些被诊断为 MCI 的患者将发展为痴呆，尤其是 AD。国外的一组数据显示，1 年内 10%～15%、2 年内 40%、3 年内 20%～53%、4～5 年内约 55% MCI 发展为 AD（简称 MCI$_{AD}$），但并非所有的 MCI 都发展为 AD（简称 MCI$_{MCI}$）。因此，MCI 的诊断变得愈来愈重要，MCI 患者在一定程度上可成为预测 AD 是否发生的最适指征，尤其对 MCI$_{AD}$ 诊断有助于临床上进行有效延缓或早期干预治疗，正如 Petersen 提出的 MCI 诊断应置于同痴呆或 AD 诊断同等重要的位置。

一、MCI 脑 FDG PET 显像特点

近年来功能性神经影像学的飞速发展为早期诊断 AD 及评估 MCI 的预后提供了重要依据，尤其是 PET、MRI、SPECT 的 MCI 研究各具特色，优势互补。病理研究发现，AD 最早期改变不在海马而在内嗅皮质，MRI 海马和内嗅区皮质体积的联合测量有助于 MCI 的诊断，但由于内嗅皮质难以正确勾画及尚不能明确 MCI 与正常衰老之间的界限，在临床早期诊断方面受到一定的限制。SPECT 局部脑血流显像示后扣带回、额叶、颞叶、顶叶皮质局部脑血流明显下降，但缺点是 SPECT 空间分辨率低。FDG PET 在 MCI 诊断方面有一定的优势，已成为研究脑局部葡萄糖代谢（rCMRglu）的标准方法，且许多研究报道其与 MCI 的认知功能密切相关。

目前的研究已证实，MCI$_{AD}$ 与 MCI$_{MCI}$ FDG PET 显示不同的脑葡萄糖代谢特点，MCI$_{AD}$ 示左侧眶回、右侧颞叶中回、右侧壳核、海马旁回前部、海马、额叶、顶叶、边缘系统、丘脑、杏仁核均有 rCMRglu 利用减低，而以海马、海马旁回前部 rCMRglu 减低尤为明显（$p < 0.05$）。Nestor 等报道 MCI$_{AD}$ 最初表现为后扣带回及扣带回 - 顶叶皮质

FDG 代谢减低；典型表现是后扣带回及后顶叶区（BA29/30）FDG 代谢减低，可能与 BA29/30 在额前部完成短暂记忆和海马完成长久记忆之间的关系密切相关；MCI 的 FDG 代谢减低的程度与认知功能缺陷的严重程度、年龄及受教育的程度有关。另外发现 MCI_{AD} 女性患者额外侧相关皮质 FDG 代谢率明显低于男性患者，额叶皮层内侧中部代谢率减低，其机制可能与神经纤维缠结、Alz50 免疫反应或雌激素作用有关；脑左半球 FDG 代谢低于右半球，可能左侧脑与运动性失语有关。而 MCI_{MCI} 与 MCI_{AD} 比较呈现不同的 FDG 代谢特点，前者右侧颞顶叶后侧相关皮质（PACx）FDG 代谢明显高于 MCI_{AD}，额前叶、额中叶 FDG 代谢轻度减低。Herholz 等报道，FDG PET 诊断非常轻度 MCI（MMSE 24 分以上）敏感性为 84%，特异性为 93%。

二、FDG PET 在 MCI 病程预测中的应用

随着年龄增长，老年人多种认知功能逐渐退化，如何正确诊断 MCI 或预测 AD 病程等方面的信息，备受人们关注。多项研究表明 MCI 具有不同的转归，Ganguli 等对 1 248 例 MCI 患者（平均 74.6 岁 ±5.3 岁）进行 10 年随访研究，2 年内 11.1%～16.7% 的患者发展为 AD，0～0.5% 发展为其他类型的痴呆，11.1%～21.2% 保持 MCI，33.3%～55.6% 恢复正常，10 年内 27% 发展为痴呆。MCI 患者的不同转归表明并非所有 MCI 都会发展为 AD，研究哪些 MCI 患者将来可能会发展为 AD 是一个急需解决的重要问题。FDG PET 已经证实局部脑葡萄糖代谢减低程度与病程进展有关。Drzezga 等对 22 例 MCI 患者（平均 69.8 岁 ±5.8 岁）进行 FDG PET 随访，研究其不同转归的 rCMRglu 变化规律，一个重要的发现是 MCI 最初脑皮质 FDG 代谢特点对预后有提示作用，一年内发展为 AD 的 MCI 患者最初表现为双侧海马、海马旁回、顶颞叶、后扣带回 rCMRglu 下降，而一年后转换为 AD 的 MCI 患者表现为双侧下顶叶、双侧颞叶皮质 rCMRglu 轻度下降，尤其是后扣带回异常减低被认为是发生 AD 的一个危险因素，额前回腹外侧 FDG 代谢明显减低是 MCI 转换为 AD 的特异性改变。ApoE-ε4 基因携带者还有前扣带回（ACC）、额下叶（IFC）FDG 代谢减低，结合 ACC 和 IFC 的 FDG 代谢可使预测的敏感性达

到 100%，特异性达到 90%，准确性达到 94%。由此可见，FDG PET 在确定 MCI 的转归、临床决策及其疗效评价上提供了及时、有效的生物学信息，明显优于 CT 或 MRI 及神经心理学测验。

小 结

近年来，PET 的发展较快，显像的技术越来越成熟，但是在 MCI 的研究方面的应用尚处于初步阶段。FDG PET 显像不仅可反映 MCI 葡萄糖代谢情况，应用动态采集还可获得糖代谢的各种速率常数、脑组织葡萄糖代谢率等定量参数，为 MCI 的研究创造了条件，尤其 PET/CT 及 PET/MR 融合技术的日益成熟促进了 MCI 脑局部 FDG 代谢的精确定位，有利于临床诊断。Petersen 等提出的 MCI 的概念现已被普遍接受，但在实际临床操作中尚缺乏严格统一的诊断和排除标准，文献报道的 MCI FDG PET 研究中 MCI 的筛选不尽相同，在研究设计和方法方面，多数研究采用的是小样本资料，因此 FDG PET 在 MCI 的应用研究尚有大量的工作要做。疗效监测也将是 FDG PET 优势之一，可通过局部脑区葡萄糖代谢变化反映其治疗效果。

目前 MCI 的研究大多集中于遗忘型 MCI（amnestic MCI）研究，对其他 MCI 亚型的研究很少。根据加拿大健康和老年研究数据资料，血管认知障碍（vascular cognitive impairment，VCI）是 MCI 的一个高度流行亚型，约一半诊断为 VCI 患者 5 年内可发展为痴呆。其他类型的痴呆如额颞叶痴呆、帕金森病性痴呆等也有其 MCI 阶段（如记忆损害型或非记忆损害型）。研究不同亚型的 FDG PET 特点、转归对正确的临床治疗决策、病程预测及疗效监测将起重要的作用。MCI 的 FDG PET 最终诊断标准及由于老年人受躯体或其他精神疾病、受教育水平或高龄等因素影响所致的暂时性或"假阳性认知障碍"的 FDG PET 显像特征都是今后工作面临的新课题。

第五节 ^{11}C-PIB PET 临床应用

在 AD 患者，脑 β 淀粉样斑块显像和 tau 蛋白显像是近几年研究的热点，对于 AD 的诊断具有重要意义，其中用于 β 淀粉样蛋白斑块显像的正电子显像剂有[N- 甲基 -^{11}C]2-[4′-(甲氨基)苯基]-6-羟基苯并噻唑（[N-methyl-^{11}C]2-(4′-methylaminophenyl)-6-hydroxybenzothiazole），即 ^{11}C-6-OH-BTA-1（^{11}C-PIB，俗称匹茨堡化合物B），属于硫磺素衍生物类，可与淀粉样蛋白特异性结合；此外，1-{6-[(2-^{18}F-氟乙基)-甲氨基]-2-萘基}-亚乙基丙二氰（^{18}F-FDDNP）也有应用报道。

一、PIB在正常人群的分布

正常人群早期动态显像分布（0～15分钟）显示，静脉注射PIB后穿透血脑屏障快速进入脑内，形成早期的血流相并迅速到达高峰，大脑皮质区、皮质下核团、脑干及小脑的放射性分布较高，随着时间的推移，PIB逐渐开始在大脑内洗脱，20分钟后所有的脑实质区域的放射性活性均低于脑白质，理想状况下30～40分钟后大脑皮质、神经核团、小脑的PIB洗脱后仅少许分布，白质区本底水平分布。但文献报道"正常"老年人有不同程度的皮质PIB摄取增高，最高比例竟然达到51%，尸检结果表明30%健康老年人（年龄超过75岁）有β淀粉样蛋白沉积，这些人群可能就是临床前期的AD患者。华逢春等 ^{11}C-PIB显像结果表明，脑灰质区PIB分布是早期、快速、相对均一的血流分布相，达到高峰后并逐渐下降；晚期（30～60分钟）分布小脑洗脱明显，正常对照组脑灰质区PIB因被清除而滞留少；AD患者额叶、外侧颞叶、后扣带回及楔前叶等PIB滞留较多。从视觉分析法及SUVR曲线分析表明，30分钟后PIB是正常人及AD分布差异的分界线，40分钟后图像是疾病诊断及分析的最佳时间开始点。

Villemagne等研究了34例已经进行了多年的神经行为和词表记忆能力测试的老年人，根据量表分为认知稳定组和认知下降组，结果显示10例记忆下降组中7例PIB阳性，而认知稳定组只有4例阳性；PIB分布区域以额前回的腹侧、后扣带回/楔前叶为最明显。PIB阳性组的PIB滞留随着每10年的年龄增长而增加的比例为：20%（61～71岁）、35%（71～80岁）、50%（大于81岁）。在认知下降组中（不包括AD），脑区域性和全部新皮质β淀粉样蛋白沉积量与记忆受损和词汇回忆斜率（word-recall slopes）高度相关，其中顶叶的PIB与加州语言学习测试量表（California verbal learning test-second edition, CVLT-Ⅱ）的相关系数为 -0.93（$p < 0.0001$），与词汇回忆斜率的相关系数为 -0.81（$p = 0.0046$），而在认知稳定组并无相关性。同时β淀粉样蛋白沉积与记忆受损（CVLT-Ⅱ）

有高度的相关性（$r = -0.60$，$p = 0.0003$）。对于认知受损组3例PIB阴性者，其认知的损害可能并不是AD的前兆症状，其中1例可能是额颞叶痴呆的前驱症状，其他2例还需进一步观察；而认知稳定组的4例PIB阳性者需要进一步随访其认知能力是否继续下降。

二、在AD中的应用

AD患者中脑皮质中有不同程度的淀粉样蛋白沉积，典型图像PIB分布特点为额前叶（包括眶回）、内侧顶叶（特别是楔前叶）、外侧顶叶、部分外侧颞叶皮层、纹状体呈高分布区；岛叶、丘脑、枕叶相关皮层相对低摄取；初级视觉皮层及周围区域、内侧颞叶、初级感觉/运动区域呈更低区域分布；小脑基本无PIB分布。目前脑PIB PET显像大多采取动态显像，从注射后立即开始PET扫描，至60分钟或90分钟不等，分析方法大多采用勾画大脑皮质区感兴趣区（ROI）并与小脑比值，或定量分析脑分布容积率（distribution volume ratio，DVR）以及脑功能分析软件如统计参数图（SPM）等方法。

Devanand等研究表明，PIB PET显像，AD的额前回、扣带回、顶叶、楔前叶的PIB滞留增多，以楔前叶PIB的结合力为诊断指标，对AD诊断的敏感性和特异性均为94.4%，而以顶叶FDG代谢为诊断指标，对AD诊断的敏感性和特异性分别为87.5%和88.2%。与正常人比较，楔前叶PIB滞留量的受试者工作特征曲线（ROC）为93.8%，顶叶葡萄糖代谢率为91.5%，两者联合可达到98.9%。早期AD，楔前叶有明显的PIB结合增加，表明楔前叶对AD的病理生理改变可能有潜在的重要价值。华逢春等 ^{11}C-PIB PET显像结果表明，AD患者与正常对照组比较PIB增加的区域为双侧额叶（包括眶回）、双侧顶叶及楔前叶、后扣带回、外侧颞叶，双侧基底节区域亦可见PIB滞留。MCI部分患者可出现双侧额叶（包括眶回）、双侧顶叶及楔前叶、后扣带回、外侧颞叶滞留，右侧基底节区域亦可见PIB滞留。^{11}C-PIB对AD诊断（相对于正常人）的敏感性、特异性、准确性均为100%；而FDG分别为84.6%、75%、89.4%，PIB要优于FDG。对MCI的诊断上有较大的差异，6例MCI中有4例PIB呈类AD表现，PIB对MCI诊断（相对于正常人）的敏感性为66.6%，特异性为75%，准确性为83.3%；而这

6 例 MCI 的 FDG 视觉分析无明显特异性的改变（表23-5），见图23-8和图23-9。

表 23-5　PIB、FDG PET 对 AD 影像学诊断与临床诊断对比

临床诊断	PIB PET		FDG PET	
	阳性	阴性	阳性	阴性
AD	13	0	11	2
MCI	4	2	0	6
正常对照	0	6	0	6

三、在认知功能障碍中的应用

MCI 是介于正常老年人和痴呆间的过渡性时期，特别是健忘型被认为是 AD 的前驱期，每年有 10%～15% 的 MCI 转变为 AD，而正常老年人仅为 1%～2%。Forsberg 等对 21 例 MCI（63.3岁）PIB 和 FDG PET 显像后进行随访后的回顾性分析，其中 7 例 MCI 转化为 AD（8.1 个月 ±6.0 个月），其 PIB 摄取明显高于未转化为 AD 的 MCI 和正常对照组（$p < 0.01$），与未转化的 MCI 比较，MCI 转化组的 MMSE 低、脑积液的 Aβ1-42

低（$p < 0.05$）、携带 ApoEε4 基因的要高（85% 和 57%）；MCI 的后扣带回 PIB 的摄取介于正常人和 AD 组之间，7 例后转化为 AD 的 PIB 摄取值均高于其平均值，但 1 例 PIB 摄取最明显的随访 25 个月仍未转化为 AD。MCI 组的额叶、顶叶、颞叶和后扣带回 PIB 摄取要低于 AD 组（$p < 0.01$），与正常组比较无差异。MCI 转化组的脑皮质 PIB 摄取都明显增高，与正常组比较 MCI 转化组的额叶、顶叶和颞叶皮质的 PIB 明显增高（$p < 0.01$），与 AD 组比较无差异。与未转化的 MCI 比较，MCI 转化组的后扣带回增高有差异性（$p < 0.01$）。MCI 的葡萄糖代谢率要高于 AD 组，与正常对照组无差异；但是 MCI 转化组的葡萄糖代谢率与 AD 组无差异，而未转化组 MCI 与 AD 比较有明显差异性。MCI 患者的后扣带回（$p = 0.043$）、额叶（$p = 0.034$）和颞叶（$p = 0.0064$）的 PIB 摄取量与情景记忆分数呈负相关，同时额叶和后扣带回的 PIB 摄取量与脑脊液的 Aβ$_{1-42}$ 和总 Tau 蛋白量有相关性（$p < 0.0042$），PIB 探测 MCI 是否转化为 AD 将是一个重要的研究方向。

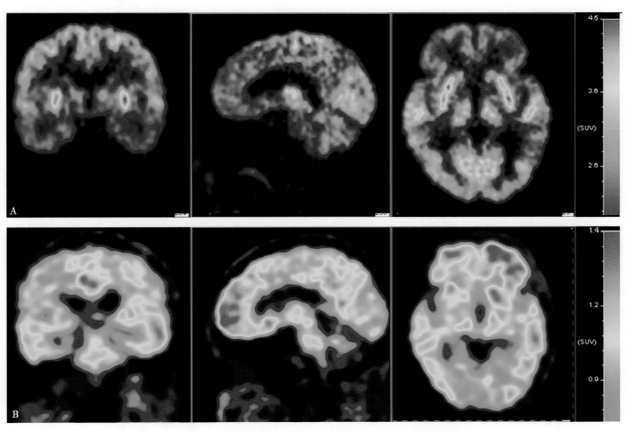

图 23-8　AD 患者 ^{18}F-FDG 与 ^{11}C-PIB PET 显像比较
A. ^{18}F-FDG；B. ^{11}C-PIB

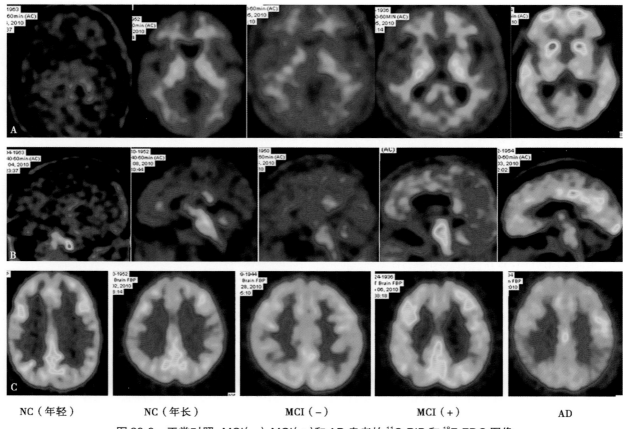

NC（年轻）　　　NC（年长）　　　MCI（−）　　　MCI（＋）　　　AD

图 23-9　正常对照、MCI(−)、MCI(＋)和 AD 患者的 ^{11}C-PIB 和 ^{18}F-FDG 图像
A. ^{11}C-PIB 横断面；B. ^{11}C-PIB 矢状面；C. ^{18}F-FDG 横断面

四、PIB 在额颞叶痴呆中的应用

额颞叶痴呆（frontotemporal dementia，FTD）在临床上与 AD 很难鉴别，淀粉样蛋白的沉积并不是 FTD 的特征病理性改变。Engler 等对 10 例（62～75 岁）根据临床和神经精神量表、CT 或 MRI、FDG PET 等资料诊断为 FTD 的患者行 PIB PET 显像，并与既往的 17 例 PIB 阳性的 AD 患者、8 例 PIB 阴性的正常人进行比较。8 例 FTD 的 PIB 分布与正常人相似，2 例 FTD 患者的 PIB 分布类似于 AD 患者。FTD 的额叶皮质（$p < 0.0001$，低 46%）、顶叶皮质（$p < 0.0001$，低 32%）、颞叶皮质（$p = 0.0001$，低 28%）、枕叶皮质（$p = 0.0003$，低 29%）以及壳核（$p < 0.0001$，低 32%）的 PIB 分布要明显低于 AD 组，PIB 有助于 AD 与 FTD 的鉴别。与临床病理比较，FTD 的临床诊断有 10%～20% 的误诊率。

五、PIB 在路易体痴呆中的应用

大多数的路易体痴呆有神经炎斑（包括淀粉样斑块）和神经纤维缠结。Gomperts 等对 8 例路

易体痴呆（DLB）、7 例帕金森痴呆（PDD）、11 例帕金森病、15 例 AD 和 37 例正常人进行 PIB PET 显像，全脑 PIB 分布组间比较表明，DLB 组与 AD 组无差异，但要明显高于 PDD 组（$p < 0.05$，认知受损程度相似）、PD 组和正常人组（$p < 0.05$）；PDD 组与 PD 组、正常人组无差异。与其他组相比，AD 的枕叶最不易受到淀粉样蛋白的累及。PD、PDD、DLB 组的顶叶 / 后扣带回区域的 PIB 分布的多少与视觉空间受累相关；而在 PDD、DLB 组 PIB 的分布量多表明运动功能受累的少。

总之，PET 显像在 AD 的诊断与鉴别诊断中具有很重要的作用，随着新的分子影像探针的研制，更加特异的分子探针如放射性核素标记的 AV-1451、TDP-43 等反映脑 tau 蛋白沉积的显像剂，将陆续进入临床的应用，为 AD 的早期诊断与干预提供重要工具。

（赵　军　董孟杰　华逢春）

参 考 文 献

[1] 潘晓东，陈晓春. 阿尔茨海默病的治疗——路在何方.

中华神经科杂志，2017，50（5）：323-325.

[2] 赵军，董孟杰，林祥通. PET 在阿尔茨海默病中的应用价值. 中国计算机成像杂志，2004，10（5）：352-358.

[3] Leopez OL，Kuller LH，Fitzpatric A，et al. Evaluation of dementia in the cardiovascular health cognition study. Neuoepidemiology，2003，22：1-12.

[4] John AF，Jolley D. The incidence of dementia：A meta-analysis. Neurology，1998，51：728-733.

[5] Zhang M，Katzman R，YU E，et al. A preliminary analysis of incidence of dementia in Shanghai，China. Psychaitry Clin Neuosci，1998，52：s291-s294.

[6] 江开达，肖世富，张明园，等. 阿尔茨海默病的病因研究. 精神医学新概念. 上海：上海医科大学出版社，2000.

[7] 王世真，朴日阳，张春. 用正电子发射断层显像技术探讨阿尔茨海默病. 分子核医学. 2 版. 北京：中国协和医科大学出版社，2004.

[8] Hoffman JM，Welsh-Bohmer KA，Hanson M，et al. FDG PET imaging in patients with pathologically verified dementia. J Nucl Med，2000，41：1920-1928.

[9] Patwardhan MB，McCrory DC，Matchar DB，et al. Alzheimer disease：operating characteristics of PET--A Meta-analysis. Radiology，2004，231：73-80.

[10] Silverman DHS，Small GW. Positron emission tomography in evaluation of dementia：regional brain metabolism and long-term outcome. JAMA，2001，286：2120-2127.

[11] Chetelat G，Desgranges B，Sayette VDL，et al. Mild cognitive impairment：can FDG-PET predict who is to rapidly convert to Alzheimer's disease. Neurology，2003，60：1374-1377.

[12] Kepe V，Shoghi-Jadid K，Wu HM，et al. Global and regional［F-18］FDDNP binding as in vivo measure of Alzheimer's disease neuropathology. J Nucl Med，2004，45：126.

[13] Klunk WE，Engler H，Nordberg A，et al. Imaging the pathology of Alzheimer's disease：amyloid-imaging with positron emission tomography. Neuroimag Clin N Am，2003，13：781-789.

[14] Klunk WE，Engler H，Nordberg A，et al. Imaging brain amyloid in Alzheimer's disease with Pittsburgh Compound-B. Annals of Neurology，2004，55：306-319.

[15] Price JC，Klunk WE，Lopresti BJ，et al. In vivo quantitation of amyloid binding in humans using PET imaging and ^{11}C-labeled Pittsburch compound-B. J Nucl Med，2004，45：43.

[16] 董孟杰，林祥通，赵军. β- 淀粉样蛋白的特异性显像剂及研究进展. 中华核医学杂志，2005，25：125-127.

[17] 马云川，张新卿，李德鹏，等. ^{18}F-FDG PET 显像诊断老年性痴呆初步研究. 中华核医学杂志，2000，20：52-54.

[18] 王瑞民，田嘉禾，贾建军，等. 阿尔茨海默病与血管性痴呆的 ^{18}F-FDG PET 脑显像. 中华核医学杂志，2004，24：30-32.

[19] 王坚，蒋雨平，项景德，等. ^{18}F-FPbCIT PET 显像多巴胺转运体在早期诊断帕金森病中的意义. 中华核医学杂志，2003，23：216-218.

[20] 20 赵军，林祥通，管一晖，等. 偏侧帕金森病患者葡萄糖代谢与多巴胺转运蛋白 PET 显像. 中华核医学杂志，2003，23：219-221.

[21] Nordberg A. Neuroreceptor changes in Alzheimer disease. Cerebrovasc Brain Metab Rev，1992，4：303-328.

[22] 王海峰. 阿尔茨海默病 PET/SPECT 受体显像的临床研究进展. 中华神经医学杂志，2003，2：465-467.

[23] Herholz K. PET studies in dementia. Annals of nuclear medicine，2003，17：79-89.

[24] Herholz K，Salmon E，Perani JC，et al. Discrimination between Alzheimer dementia and controls by automated analysis of multicenter FDG PET. Neuoimage，2002，17：302-316.

[25] Cho SS，Kim EJ，Na DL，et al. Differences in brain metabolism and regional metabolic correlates of cognitive dysfunction between early- and late-onset Alzheimer's disease. J Nucl Med，2004，45：277.

[26] Okada H，Minoshima S，Cross DJ，et al. Brain FDG PET imaging in a population-based cohort of asymptomatic subjects：initial findings. J Nucl Med，2004，45：12.

[27] Petersen RC，Doody R，Kurz A，et al. Current concepts in mild cognitive impairment. Arch Neurol. 2001，58：1985-1992.

[28] Kurz A，Diehl J，Riemenschneider M，et al. Mild cognitive disorder. Questions of definition，diagnosis，prognosis and therapy. Nervenarzt，2004，75：6-15.

[29] Petersen RC，Smith GE，Waring SC，et al. Mild cognitive impairment：clinical characterization and outcome. Arch Neurol，1999，56：303-308.

[30] Silverman DH，Gambhir SS，Huang HW，et al. Evaluating early dementia with and without assessment of regional cerebral metabolism by PET：A comparison of predicted costs and benefits. J Nucl Med，2002，43：253-266.

[31] Petersen RC. Mild cognitive impairment as a diagnostic entity. J Intern Med，2004，256：183-194.

[32] Cao Qiuyun，Jiang Kaida，Zhang Mingyuan，et al. Brain glucose metabolism and neuropsychological test in patients with mild cognitive impairment. Chin Med J，

2003，116：1235-1238.

[33] Nestor PJ，Fryer TD，Ikeda M，et al. Retrosplenial cortex（BA 29/30）hypometabolism in mild cognitive impairment（prodromal Alzheimer's disease）. Eur J Neurosci，2003，18：2663-2667.

[34] Ganguli M，Dodge HH，Shen C，et al. Mild cognitive impairment，amnestic type：an epidemiologic study. Neurology，2004，63：115-121.

[35] Drzezga A，Lautenschlager N，Siebner H，et al. Cerebral metabolic changes accompanying conversion of mild cognitive impairment into Alzheimer's disease：a PET follow-up study. Eur J Nucl Med Mol Imaging，2003，30：1104-1113.

[36] Mosconi L，Perani D，Sorbi S，et al. MCI conversion to dementia and the APOE genotype：a prediction study with FDG-PET. Neurology，2004，63：2332-2340.

[37] Luis CA，Loewenstein DA，Acevedo A，et al. Mild cognitive impairment：Directions for future research. Neurology，2003，61：438-444.

[38] Nagata K，Maruya H，Yuya H，et al. Can PET data differentiate Alzheimer's disease from vascular dementia. Ann N Y Acad Sci，2000，903：252-261.

[39] 董孟杰，林祥通，赵军. 轻度认知障碍 ^{18}F-FDG PET 显像的研究进展. 中国临床神经科学，2005，13：209-212.

[40] Bohnen NI，Djang DSW，Herholz K，et al. Effectives and safety of 18F-FDG PET in the evaluation of dementia：a review of the recent literature. J Nucl Med，2012，53：59-71.

[41] Mintun MA，Larossa GN，Sheline YI，et al.［11C］PIB in a nondemented population：potential antecedent marker of Alzheimer disease. Neurology，2006，67（3）：446-452.

[42] Ng S，Villemagne VL，Berlangieri S，et al. Visual assessment versus quantitative assessment of 11C-PIB PET and 18F-FDG PET for detection of Alzheimer's disease. J Nucl Med，2007，48（4）：547-552.

[43] Gomperts SN，Rentz DM，Moran E，et al. Imaging amyloid deposition in Lewy body diseases. Neurology，2008，71（12）：903-910.

[44] Villemagne VL，Pike KE，Darby D，et al. Abeta deposits in older non-demented individuals with cognitive decline are indicative of preclinical Alzheimer's disease. Neuropsychologia，2008，46（6）：1688-1697.

[45] Devanand DP，Mikhno A，Pelton GH，et al. Pittsburgh compound B（11C-PIB）and Fluorodeoxyglucose（18F-FDG）PET in patients with Alzheimer disease，mild cognitive impairment，and healthy controls. J Geriatr Psychiatry Neurol，2010，23（3）：185-198.

[46] Forsberg A，Engler H，Almkvist O，et al. PET imaging of amyloid deposition in patients with mild cognitive impairment. Neurobiol Aging，2008，29（10）：1456-1465.

[47] Engler H，Santillo AF，Wang SX，et al. In vivo amyloid imaging with PET in frontotemporal dementia. Eur J Nucl Med Mol Imaging，2008，35（1）：100-106.

[48] 贾建军，郭喆，汤洪川，等. 阿尔茨海默病的 ^{18}F-FDDNP 脑断层显像. 中华老年心脑血管病杂志，2006，8（6）：377-379.

[49] 唐军. Tau 蛋白和淀粉样蛋白的和 ^{11}C-PIB PET 显像中 5 种部分容积校正方法的比较. 中华核医学与分子影像杂志，2018，38（3）：228.

第二十四章

Parkinson 病

第一节 概　　述

随着社会人口的老龄化,帕金森病(Parkinson's disease,PD)日趋成为威胁人类健康、严重影响中老年人生活质量的常见疾病,主要累及黑质—纹状体多巴胺神经元及其通路,临床症状以静止性震颤、运动迟缓、肌张力增高和姿势平衡障碍为主要特征,严重影响患者的运动和生活能力,并可导致残障。其发病率为(4.5~21.0)/10万人,患病率在欧美为(65.6~187.0)/10万人,国内报道为(15.0~119.0)/10万人,位居老年神经系统退行性疾病第2位,60岁以上人群患病率达2.0%以上,保守估计我国现有PD患者已数百万。近来中华医学会蒋雨平教授表示,中国帕金森病的发病率在近20年内至少增长了20多倍,发病率提高可能与环境及食品因素有关,全国范围内的统计数据则高达2%左右。痴呆约见于40%的PD患者,在3~5年期的观察中,PD患者发生痴呆危险度大约是同年龄性别对照人群的4倍。PD患者发生痴呆的危险因素包括高龄、强直症状突出、无震颤。药物是治疗PD的传统方法,包括多巴胺替代治疗、抗胆碱能制剂、单胺氧化酶抑制剂、多巴胺受体激动剂及金刚烷胺等,只能暂时减轻或缓解症状,而不能阻止PD的进程,且长期应用抗PD药物后可出现并发症。目前PD的诊断多根据临床表现,与多系统性萎缩、多巴胺反应性肌张力障碍等鉴别困难。另外PD在出现临床症状之前有较长的潜伏期,此时,常规CT、MRI检查通常为阴性或无特异性表现。多巴胺(DA)是中枢神经系统重要神经递质之一,由于DA能神经递质系统PET显像可反映有关生理、生化、代谢及受体功能性变化,对PD的早期诊断、鉴别诊断和指导治疗可提供重要价值。DA神经递质系统PET显像主要包括DA能神经递质、DA受体和DA转运蛋白(dopamine transporter,DAT)PET显像(表24-1)。PET可以探测体内PD纹状体、苍白球、中脑与大脑皮质多巴胺神经元末端功能异常,根据受体数量的变化评价运动任务过程中多巴胺的释放,而且PET可以监测通过胚胎细胞或胶质源性神经营养因子(GDNF)的植入对局部多巴胺功能的影响。如何在PD早期、甚至是亚临床期确诊PD,以便尽早进行干预是神经科医生长期的目标。

表 24-1　用于帕金森病诊断和研究的 PET 显像剂

显像剂类型	常用显像剂
葡萄糖代谢	^{18}F-FDG
多巴胺代谢	^{18}F-FDOPA
多巴胺转运蛋白(DAT)	^{18}F-FP-CIT、^{11}C-β-CIT、^{11}C-CFT
单胺囊泡转运体(VMAT$_2$)	^{11}C-dihydrotetrabenazine(DTBZ)
多巴胺受体	
D1 受体	^{11}C-SCH23390、^{11}C-SCH39166
D2 受体	N-methyl-^{11}C-methylspiperone
	^{18}F-N-methylspiperone
	N-methyl-^{11}C-thylbenperidol
	^{11}C-eticlopride
	^{11}C-raclopride

第二节　多巴胺能神经递质系统PET 显像类型

一、L-6-[^{18}F]氟代多巴(FDOPA)

FDOPA 为 L-多巴的类似物,作为多巴胺神经递质的合成前体,可通过血脑屏障进入脑内,被多巴胺脱羧酶脱羧生成 6-^{18}F-L-氟代多巴胺,经摄取、贮存、释放及代谢而发挥生理作用。根据 FDOPA 在纹状体内摄取和清除率及其在中枢和外周血中代谢变化规律，可测定芳香族氨基酸脱羧酶（AADC）活性和神经递质 DA 在脑内的分布，用于评价突触前 DA 功能失调疾患的鉴别诊断。

二、DA 受体显像剂

多巴胺受体分为 D1、D2、D3、D4 和 D5 五种亚型，因 D1、D5 受体亚型结构同源性，统称为 D1 样受体，而 D2、D3、D4 三种亚型性质相近，统称为 D2 样受体。D1 受体 PET 显像剂有 ^{11}C-SCH23390、[11]C-NNC756，7- 氯 -8-[18]F- 氟代 -3- 甲基 -1-（3'- 氨基苯基）-2，3，4，5- 四氢 -[1]H-3- 苯并丫庚酮。后者与 D1 受体亲和力高、选择性高，大鼠体内分布和狒狒的 PET 显像研究显示，纹状体 / 小脑比高达 12。D2 受体 PET 显像剂的研究非常活跃，品种很多，主要包括螺环哌啶酮（spiperone）类衍生物、苯甲酰胺（benzamide）类衍生物、pride 类和麦角乙脲（lisuride）类衍生物。目前临床研究较多的有 [11]C- 雷氯比利（[11]C-Raclopride）、3-N-[11]C- 甲基螺环哌啶酮（[11]C-MSP）、[18]F-N- 甲基螺环哌啶酮（[18]F-MSP）、3-N-[18]F- 氟乙基螺环哌啶酮（[18]F-FESP）。[18]F-5-OH-PFPAT 和 ^{18}F-7-OH-PFPAT 是对现有 D3 受体配体分子结构改进后的新化合物，放化纯度大于 90%，体内外稳定性好，但其临床价值有待进一步研究。4-（4-[18]F- 氟乙氧基苯基）- 哌嗪基 -1- 甲基 - 吡唑啉 [1，5α] 吡啶有希望成为第一个适宜的 D4 受体显像剂。

三、多巴胺转运蛋白（DAT）显像剂

DAT 是位于多巴胺神经元突触前膜的一种膜蛋白，主要功能是再摄取突触间隙内的多巴胺，是控制脑内多巴胺水平的关键因素，DAT 变化要比 DA 受体的变化更为灵敏、更为直接。DAT PET 显像剂有无托烷环类（如 [11]C- 诺米芬辛）、可卡因类（如 [11]C- 可卡因）、苯基托品烷类、苯托品类和哌嗪类（GBR 类），对 DAT 亲和力顺序为 GBR 类 < 无托烷环类 < 苯托品类 < 可卡因类 < 苯基托品烷类。由于后者具有较高的亲和力、特异性，纹状体 / 小脑放射性比值高，研究报道较多。苯基托品烷类显像剂有 ^{11}C-β-CIT、[18]F-CFT（[18]F-WIN35 428）、[11]C-CFT、[18]F-FP-β-CIT 和 ^{18}F-FECNT。其均有可卡因的母体结构托烷作为基本结构加以改造而得，其中 ^{18}F-CFT 与 DAT 具有较高的结合动力学、选择性高，但其在纹状体的摄取随时间增加不能达到坪浓度，因此不能用于定量分析。[18]F-FP-β-

CIT 人体 PET 显像结果示，纹状体 / 小脑比值高，在显像过程中出现短暂的平衡，因此可用于 DAT 的定量。而 ^{18}F-FECNT 比 ^{18}F-FP-β-CIT 具有更好更快的结合动力学，2 小时内纹状体摄取达峰值，豆状核、尾状核摄取高，小脑摄取低且清除很快，该化合物标记简单、放化产额高、纯度好，人体照射剂量较小。Robeson 等评价临床研究 ^{18}F-FP-CIT 可接受的剂量限制，并与 ^{123}I-FPCIT、[18]F-flurodopa 和 ^{18}F-FDG 比较，结果示剂量最高的器官是膀胱壁（0.0586mGy/MBq±0.0164mGy/MBq），辐射剂量主要来自泌尿系统的膀胱部分（占 97.2%），且较其他多巴胺能 PET 显像剂为低，成人给予 23mCi（853MBq）的剂量仍在可接受的范围之内。Goodman 等 ^{18}F-FECNT 恒河猴脑 PET 显像结果显示，给药后 60 分钟，壳核 / 小脑、尾状核 / 小脑摄取比值可达到 10.5，是一种有发展前景的 DAT PET 显像剂。

[11]C-CFT 也是一种非常好的 DAT 显像剂，具有合成简便，显像效果好，近年来在临床应用较多。

四、单胺囊泡转运体

[11]C-dihydrotetrabenazine 标记单胺囊泡转运体 2（VMAT2），其在 PD 的应用研究尚处于起始阶段，研究显示 VMAT2 的密度与黑质多巴胺神经细胞的完整性呈线性相关。

第三节　临床应用

自 Garnett 等首次报道 PET 可以观察人脑基底节的多巴胺代谢以来，有许多关于 SPECT 与 PET 研究不同病程 PD AADC（L-Dopa 转化为多巴胺的酶）、多巴胺 D2 受体和多巴胺转运蛋白（DAT）的文献报道，以揭示其潜在的病理生理过程。随着 PD 新的治疗手段的进展，如神经保护药物、基因或细胞为基础的治疗以及高频刺激，对内源性有效基因表达、细胞以及介导的基因表达显像是非常重要的。Thanos 等应用 ^{11}C-raclopride 和 micro-PET 研究 ^{11}C-raclopride 在多巴胺 D2 敲除（knockout KO）和野生型（WT）小鼠的结合情况，结果表明 D2[-/-] KO 鼠 ^{11}C-raclopride 纹状体结合明显低于 WT 鼠，首次证实 micro-PET 是一种有效的无创性研究 PD 工程鼠模型的手段。Kordower 等应用 ^{18}F-FDOPA PET 无创性评价病毒载体介导的细胞系来源的神经营养因子

（GDNF）治疗灵长目 PD 模型的疗效，测定内源性 AADC 酶活性的变化。PET 所测定的 lenti-GDNF 介导的黑质纹状体功能的改善与独立测试的运动功能的好转、GDNF 阳性表达以及黑质纹状体神经元表达的酪氨酸羟化酶数目的增加相关，提示内源性激动基因（AADC）体内分子显像可有效评价基因治疗的成功与否。相似的研究报道，腺相关病毒载体介导的 AADC 基因增强传送在非人类灵长目 PD 模型可获得直接转导。基因转导的效率可通过 PET 与组织学和免疫组织化学的对比进行评价。

一、PD 早期诊断及病情严重程度的评估

国内外有不少文献报道 FDOPA 在 PD 早期诊断、鉴别诊断、病程评价及疗效评价中的应用价值。Broussolle 等用 PET 研究 PD 患者运动和认知行为与黑质和尾状核 FDOPA 摄取的关系，发现 FDOPA 的速率常数 Ki 在纹状体显著减少，黑质大于尾状核，Ki 与 PD 进程呈负相关。Rinne 等对有不同程度认知损害的 PD 患者与正常对照组进行 ^{18}F-Dopa PET 显像，结果显示 PD 患者与正常对照组比较，尾状核、豆状核、额叶皮质 ^{18}F-Dopa 摄取减少，但认知损害程度与 ^{18}F-Dopa 摄取量之间并无重要联系，反映尾状核 ^{18}F-Dopa 摄取量（Ki）与注意力集中程度呈负相关，额叶皮质的 Ki 值与语言流利、词语即刻回忆、数字能力呈正相关，而豆状核 Ki 值与认知无明显联系。在对一系列认知损害的 PD 患者测试中，[18]F-Dopa 的摄取量在尾状核及额叶皮质均减少，表明多巴胺功能障碍是引起 PD 患者认知损害的一个因素。

DAT 显像是评价 PD 多巴胺能神经元变性的一个特异性指标。Kazumata 等应用 ^{18}F-FPCIT PET 帕金森病患者显像结果表明，药物注射后 90 分钟，纹状体/枕叶比值为 3.5，正常人纹状体/枕叶分布容积比（DVR）与年龄有关，尾状核和豆状核每 10 年下降 7.7% 和 6.4%，经过年龄校正的 PD 患者 DVR 与临床症状评分（UPDRS）呈负相关，表明其可用于 PD 的早期诊断和病情严重程度的评估。Nurmi 等对 12 例早期 PD 与 11 例正常对照组进行 ^{18}F-CFT PET 显像研究 PD 纹状体多巴胺能功能低下的进展，平均间隔 2.2 年，分别进行 2 次 PET 显像。PD 患者第一次 PET 显像，[18]F-CFT 摄取豆状核前部为 1.92 ± 0.67（正常对照组均值的 45%），豆状核后部为 1.02 ± 0.55（正常

对照组均值的 27%），尾状核为 2.55 ± 0.58（正常对照组均值的 71%）；此摄取值随第 2 次 PET 检查的时间而显著下降，豆状核前部、豆状核后部与尾状核显像剂摄取每年下降的绝对值分别为 0.23 ± 0.14、0.13 ± 0.13 与 0.20 ± 0.15，与正常均值比较，每年的下降率依次为 5.3%、3.3% 与 5.6%，纹状体各亚区无显著差异；当同侧与对侧分别分析，主要症状同侧豆状核 ^{18}F-CFT 摄取下降的绝对值高于对侧（豆状核前部 $p = 0.035$，豆状核后部 $p = 0.026$），尾状核下降绝对值两侧无显著差异；健康对照组 ^{18}F-CFT 摄取无明显下降。Antonini 等应用 ^{11}C-FECIT PET 研究早发（< 40 岁）和迟发（> 50 岁）隐性帕金森功能障碍患者的 DAT 结合情况，早发病例 Parkin 蛋白基因的突变与隐性帕金森功能障碍有关，两组病例可见纹状体 DAT 结合减少，而携带 *Park2* 突变基因的患者纹状体 DAT 结合的减少呈现广泛与双侧性。

[11]C-raclopride PET 显像纹状体/小脑摄取比值高，对 D2 受体具有高选择性和强的亲和力，给药 30 分钟后纹状体/小脑摄取比值为 10，其选择性优于 spiperone 类衍生物，国外已广泛用于 PD 患者 PET 显像。Antonini 等对 9 例多系统萎缩患者和 10 例 PD 患者分别进行 ^{18}F-FDG、[18]F-Dopa、[11]C-raclopride PET 显像，结果发现 ^{18}F-Dopa 可以鉴别正常人与 PD 综合征，但不能区分多系统萎缩与 PD；[18]F-FDG 与 ^{11}C-raclopride 可以鉴别多系统萎缩与正常人和 PD 患者，作者认为 ^{18}F-FDG 与 ^{11}C-raclopride 是确诊多系统萎缩敏感而有效的显像方法。

近年来，华中科技大学同济医学院附属协和医院应用 ^{11}C-β-CFT DAT PET/CT 显像，正常人基底神经节显示非常清晰，左右对称，而 PD 患者可见基底节 ^{11}C-β-CFT 摄取显著减低，其影像质量很好，绝大多数患者可以确定或排除 PD 诊断（图 24-1）。

不同病期 PD 患者 ^{18}F-FP-βCIT 显像见图 24-2。早期 PD 患者双侧基底节 DAT 摄取分布不对称，症状对侧基底节 DAT 摄取分布减少，尤其以豆状核后部减低更为明显，晚期 PD 双侧基底节 DAT 摄取分布明显减少，豆状核前部也有累及，个别患者尾状核也见摄取减低。

正常对照组与不同病期 PD 组基底节不同组成区域 DAT 的数值比较如表 24-2 所示。三组间在尾状核、前壳核和后壳核三个基底节不同组成区域均存在显著差异（$p < 0.01$）。早期 PD 组

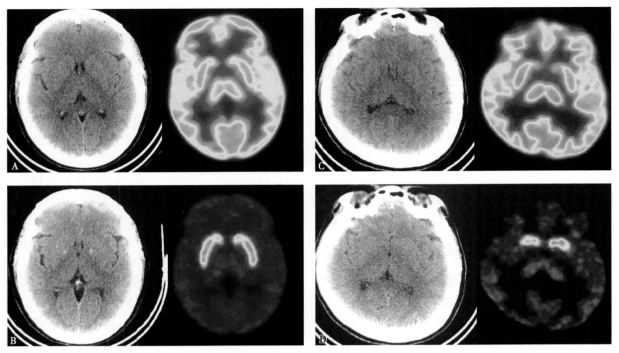

图 24-1　正常人及 PD 患者 ^{11}C-β-CFT DAT PET/CT 显像

A. 正常人 ^{18}F-FDG 显像；B. 正常人 ^{11}C-β-CFT 显像，两种显像基底节显像剂分布正常；C. PD 患者 ^{18}F-FDG 显像；
D. PD 患者 ^{11}C-β-CFT 显像，提示 PD 患者 ^{18}F-FDG 显像基底节为正常分布，而 ^{11}C-β-CFT DAT 显像提示双侧基底节壳
核 DAT 功能明显减低，且以后部更为显著

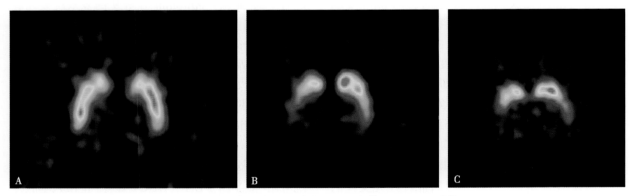

图 24-2　正常人与不同病期 PD 患者 ^{18}F-FP-βCIT 显像

A. 正常志愿者；B. 早期 PD 患者尾状核和豆状核前部 DAT 放射性分布相对较完整，未见明显减低，而右侧豆状核后部
DAT 摄取分布明显减少；C. 晚期 PD 患者双侧基底节 DAT 摄取分布明显减少，以右侧更为明显

（1~2 级）患者上述不同组成区域 DAT 较正常对照组减少（$p < 0.05$），分别降为正常对照组相应部位的 71.8%、43.8% 及 23.6%；晚期 PD 组（4 级）患者上述不同组成区 DAT 较早期 PD 组显著减少（$p < 0.05$），分别降至正常对照组相应部位的 51.9%、31.8% 及 15.8%。

将 21 例早期 PD 与 10 例晚期 PD 患者的两侧基底节分为起病肢体同侧基底节和起病肢体对侧基底节，并分别行两侧配对比较（表 24-3），结果

表 24-2　正常对照组与不同病期 PD 组患者基底节区 DAT 摄取比较

部位	正常对照组 DAT* ($n=6$)	1~2 级 PD 组 DAT* ($n=21$)	4 级 PD 组 DAT* ($n=10$)
尾状核	2.91 ± 0.64	2.09 ± 0.72	1.51 ± 0.65
前壳核	3.90 ± 0.79	1.71 ± 0.61	1.24 ± 0.49
后壳核	3.60 ± 0.69	0.85 ± 0.30	0.57 ± 0.17

*DAT=（ROI－小脑）/小脑摄取值的两侧均值

表 24-3　早期和晚期 PD 组患者两侧基底节 DAT 的比较

部位	早期 PD 组（$n=21$）				晚期 PD 组（$n=10$）			
	同侧基底节 DAT*	对侧基底节 DAT#	t	p	同侧基底节 DAT*	对侧基底节 DAT#	t	p
尾状核	2.26 ± 0.76	1.92 ± 0.69	5.86	<0.01	1.59 ± 0.77	1.44 ± 0.56	1.41	>0.05
前壳核	1.97 ± 0.73	1.44 ± 0.56	5.44	<0.01	1.35 ± 0.66	1.14 ± 0.36	1.55	>0.05
后壳核	1.04 ± 0.41	0.67 ± 0.22	6.07	<0.01	0.56 ± 0.25	0.57 ± 0.20	-0.17	>0.05

*起病肢体同侧基底节；#起病肢体对侧基底节

发现：早期 PD 患者起病肢体同侧基底节 DAT 显著高于对侧基底节（$p<0.01$），晚期 PD 患者两侧间无显著差异（$p>0.05$）。这表明仅在 PD 早期，基底节区 DAT 存在显著的不对称性，在尾状核、前壳核和后壳核，起病肢体对侧基底节 DAT 分别相当于同侧基底节 DAT 摄取的 89.6%、82.2% 和 81.9%。

将所有 31 例 PD 患者基底节不同组成区域的 DAT 与这些患者的 UPDRS 运动评分总和及其中的震颤项评分总和、肌强直项评分总和、动作迟缓项评分总和进行相关性分析，结果发现：PD 患者尾状核、前壳核和后壳核的 DAT 与 PD 临床严重程度 UPDRS 运动评分呈显著负相关（r 分别为 -0.386、-0.420、-0.473）。图 24-3 为豆状核后部 DAT 摄取与 UPDRS 运动评分的相关性分析。上述三个不同组成区域的 DAT 与患者的 UPDRS 肌强直评分均呈显著负相关（r 分别为 -0.493、-0.545、-0.464），与 UPDRS 震颤评分均无相关性，仅后壳核区的 DAT 与患者的 UPDRS 动作迟缓评分呈显著的负相关（$r=-0.418$）。

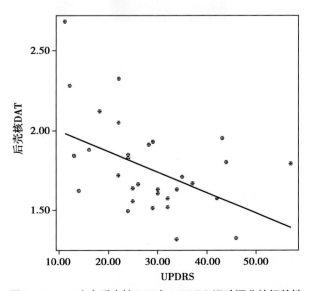

图 24-3　PD 患者后壳核 DAT 与 UPDRS 运动评分的相关性

有关 PD 患者 FDG PET 影像学特征有不同报道。Phelps 研究报道，早期未治疗的 PD 基底节区呈现高代谢，偏侧震颤麻痹与对侧基底节的高代谢有关；也有报道偏侧震颤麻痹偏侧萎缩综合征患者在症状对侧基底节葡萄糖代谢减低。王丽娟等研究结果显示 33 例 PD 患者 96.97% FDG PET 显示异常，其中 93.94% 表现为非对称性黑质代谢减低，69.70% 表现为不对称的纹状体、丘脑代谢减低，以壳核减低为著，15.15% 表现为纹状体系统不对称性代谢轻度增高，重症 PD 患者可出现脑叶的代谢减低。史新冲等报道 15 例 PD 患者 SPM 分析结果，与对照组相比，PD 组表现为豆状核、脑干、小脑的相对高代谢，以及额叶运动前区及顶叶的相对低代谢。Hu 等研究结果表明，FDG PET 显像双侧颞顶叶葡萄糖代谢显著减低，且与神经精神测试无相关性。动物研究表明脑葡萄糖代谢主要反映传入突触活性，因此代谢的降低可反映传入性突触功能或神经元之间的联系失常。顶叶和颞叶皮质间皮质与同侧纹状体之间的联系在运动准备和信息变化中起作用。PD 患者此环路的中断引起皮层信号输入的减少可解释颞顶叶代谢的异常。FDG PET 在 PD 合并痴呆者可见额叶、颞顶叶代谢的减低，其降低的幅度为 28%~40%。而无痴呆 PD 患者颞顶叶和枕叶代谢的减低幅度较低（13%~23%），随病情进展和痴呆程度的加重，代谢的减低主要位于顶叶和枕叶。赵军等的研究结果显示，早期偏侧 PD 基底节葡萄糖代谢的改变不具有显著性差异，左侧额叶及左侧中颞叶代谢减低，丘脑可出现高代谢。由于 PD 的 FDG PET 显像不具有特异性，同时一些因素也将影响 PD 患者的代谢情况，如血糖水平、血流灌注差异（如合并多发梗塞性痴呆、AD 时）、脑组织本身的高葡萄糖代谢特性、患者注射及显像过程中神经心理活动等。与 ¹⁸F-FP-βCIT 受体显像的特异性结合比较，认为 FDG PET 对 PD 的早期诊断价值是有限的。帕金森病相关脑代谢网络模式（Parkinson's disease-related pattern，PDRP）是新近发现的 PD 影像学标志物，是由于基底节 - 丘脑 - 皮质环路和相关功能 / 解剖通路异常而造成的特殊的脑代谢网络，这种异常脑代谢网络具有疾病特异性，其主要特征是豆状核和丘脑的高代谢以及运动前区和后顶叶的低代谢。Huang 等研究了15 例早期 PD 患者，在研究基线、2 年后、4 年后三个时间点通过 FDG PET 显像来评估局部葡萄糖利用和 PDRP 评分，发现随着 PD 的病程进展，丘脑底核、内侧苍白球、背侧脑桥和运动皮质的代谢增加，而额前叶和顶叶下代谢减少，PDRP 值随 PD 病程的延长而增高，与纹状体多巴胺转运体的减少、运动评分的增加呈正相关。国外的相关研究表明 PDRP 可以用于 PD 的早期诊断，对原发性 PD 和帕金森叠加综合征的鉴别也有很好的价值，另外 PDRP 可以用于 PD 严重度的客观评估和疗效的监测，有望用于 PD 治疗新方法的客观评估。不同的生物学标志物检测（多巴胺转

运体脑功能显像、PDRP 脑代谢网络显像、脑脊液 alpha- 突触核蛋白等）往往可以互补，联合运用比单独运用具有更高的临床价值，这些可望成为 PD 生物学标志物未来研究的方向。

SPM 分析结果见图 24-4，表 24-4。与正常对照组比较，PD 患者葡萄糖代谢减低位于左侧前额叶、中额叶及下额叶、左侧中颞叶，而摄取增加区域除双侧额叶中央前回、双侧顶叶楔前叶及左侧枕叶外，还累及左侧丘脑。

18 例偏侧 PD 患者 ^{18}F-FP-βCIT 显像均可见症状对侧豆状核摄取减低（比值为 0.47 ± 0.54），正常对照组比值为 2.44 ± 0.69，两者比较有显著性差异（$p < 0.001$）。对侧豆状核摄取为正常对照组的 30% ± 18%，豆状核后部的减低较前部更为明显。其中 12 例出现同侧豆状核摄取减低，7 例症状对侧尾状核也出现摄取减低。

6 例同时进行 FDG 和 ^{18}F-FP-βCIT 显像的 PD 患者对比结果显示，FDG 显像豆状核及尾状核未见代谢减低，而 ^{18}F-FP-βCIT 显像 6 例患者均显

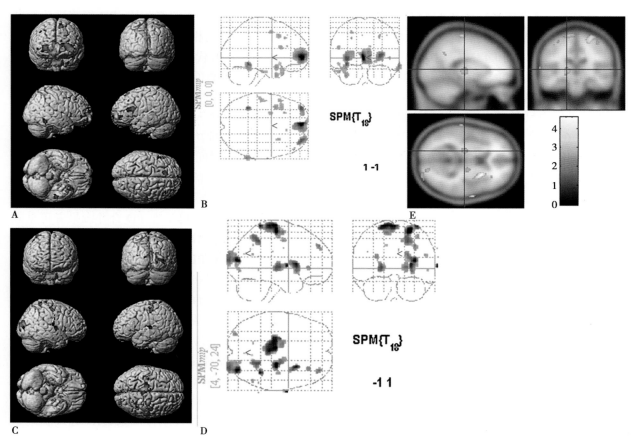

图 24-4 PD 患者 ^{18}F-FDG PET SPM 分析

A~E. 右侧 PD 患者 ^{18}F-FDG PET SPM 分析，与正常对照组比较，摄取减低区域：左侧前额叶、中额叶及下额叶、左侧中颞叶（A、B）；摄取增加区域：双侧额叶中央前回、双侧顶叶楔前叶、左侧枕叶（C、D）；左侧丘脑（E）

表 24-4　SPM 分析结果

脑区	部位（左/右）	Talairach 坐标			t	p
		x	y	z		
PD 代谢增加区						
额叶中央前回	左	−28	−34	−6	5.08	<0.001
	右	24	−20	−64	4.31	<0.001
顶叶楔前叶	左	−16	2	−6	4.65	<0.001
Brodmann 6 区	右	22	−50	46	3.42	<0.001
中颞叶	右	52	−60	22	2.84	<0.001
枕叶	左	−28	88	20	2.99	<0.001
丘脑	左	−16	18	13	4.89	<0.001
豆状核	右	20	−12	2	3.18	<0.001
PD 代谢减低区						
额中回 Brodmann 10 区	左	−4	58	2	5.91	<0.001
额中回白质	左	−36	58	0	3.50	<0.001
上颞叶	左	−38	8	−18	3.21	<0.001
额下回白质	左	−52	16	22	2.98	<0.001
额上回	左	−6	46	46	2.59	<0.001
前联合	右	8	30	24	2.74	<0.001

示症状对侧豆状核特别是后部明显的摄取减低（图 24-5，表 24-5）。提示 ^{18}F-FP-βCIT 显像可在临床症状出现之前发现病变，有助于 PD 的早期诊断。

^{123}I-β-CIT 可应用于 SPECT 多巴胺转运蛋白显像，静脉注射 70.3～114.7MBq（1.9～3.1mCi）^{123}I-β-CIT 进行猴脑 SPECT 显像，获得脑最大摄取量为注射量的 14%，实验观察到 β-CIT 在 DAT 丰富的基底节区域呈明显的放射性浓聚，与 DAT 的特异性结合为 0.916±0.007，这为在活体检测与 DAT 有关的神经系统疾病提供了有价值的手段。15 例 Hoehn-Yahr 分级为 Ⅰ～Ⅲ 级 PD 和 12 例正常对照者 ^{123}I-β-CIT SPECT 显像，发现 PD 组与对照组纹状体/非纹状体摄取比值分别为 3.01±1.14 和 6.71±1.89，PD 组较对照组摄取比值下降 55%；15 例 PD 患者中有 14 例与对照或偏侧 PD 的正常一侧脑区对比，其壳核部位放射性明显降低，提示 ^{123}I-β-CIT DAT 显像可用于 PD 的诊断。1997 年美籍华人孔繁源教授首次成功地用 ^{99m}Tc 标记 DAT（^{99m}Tc-TRODAT-1）获得活体人脑 DAT 断层影像，放射自显影示其在大鼠脑纹状体特异性分布，注射后 60 分钟纹状体与小脑放射性的比值为 1.8。目前国内外已开始较广泛用于临床，对 PD 的早期诊断、治疗决策以及疗效判断有重要意义（图 24-6）。

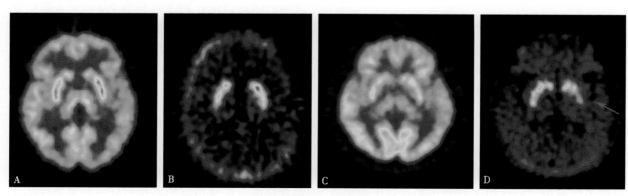

图 24-5　正常人脑 ^{18}F-FDG 和 ^{18}F-FP-βCIT 显像

A. PET 示大脑皮层、豆状核、尾状核和丘脑两侧对称；B. ^{18}F-FP-βCIT 显像示双侧豆状核和尾状核放射性明显浓聚 FDG；C. 右侧 PD 患者 ^{18}F-FDG PET 示大脑皮层、豆状核、尾状核和丘脑两侧基本对称，未见明显放射性减低；D. ^{18}F-FP-βCIT 显像示左侧豆状核后部放射性显著减低，如箭头处所示

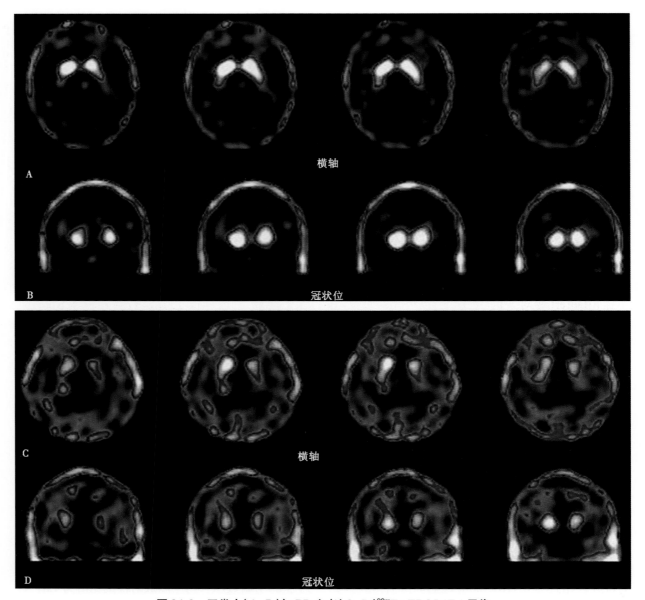

图 24-6　正常人（A、B）与 PD 患者（C、D）^{99m}Tc-TRODAT-1 显像

二、早期诊断高危人群中的 PD 患者

早期认识亚临床或临床前期的青年人 PD，对预防和早期治疗、改善生活质量及延长生命有十分重要的意义。Sawle（1992）报道了一个爱尔兰 PD 家系，兄妹 10 人中有 5 人在 40～50 岁中出现了原发性 PD 的症状和体征，这 5 名患者中 4 人行 Dopa PET 检查，发现纹状体摄取多巴明显减少；另一名尚未出现临床表现以前，已经显示纹状体摄取多巴减少，Dopa PET 检查 1 个月后出现了轻微的 PD 症状；另有 1 名病例，女性，19 岁，仅有轻度姿势性震颤，无其他 PD 症状和体征，但她的纹状体多巴摄取率已降到正常者和 PD 病例数值

之间。因此，Dopa PET 可作为 PD 高危人群中亚临床诊断手段，仅基于临床诊断的家系研究可能会漏诊亚临床的 PD 患者，从而低估了遗传在 PD 发病中的作用。帕金森病与其他疾病示踪剂摄取情况要点见表 24-5。

三、脑内神经细胞移植疗效的监测与评价

FDOPA PET 被认为是评价 PD 移植疗效的客观标准。在移植前和移植后分别对黑质纹状体多巴胺能系统功能进行评价，PET 所显示 FDOPA 的摄取与黑质纹状体多巴胺神经元的数目呈正相关。自体肾上腺髓质脑内移植的动物实验及

表 24-5　帕金森病与其他疾病示踪剂摄取情况要点

结合位点	帕金森病（PD）	进行性核上性麻痹（PSP）	多系统萎缩（MSA）	皮质基底节变性（CBD）	路易体痴呆（DLB）	亨廷顿病（HD）
DAT（尾状核）	正常或↓	↓	正常或↓	↓	↓	?
DAT（豆状核）	↓	↓	↓	↓	↓	?
突触后 D_2 受体	正常或↑	正常或↓	↓	↓	↓	?
血流/代谢	不灵敏，且缺乏特异性。纹状体可正常，晚期↓	额叶↓，纹状体↓	对侧豆状核、壳核↓	丘脑↓，顶叶下部不对称↓	双侧后部皮质↓（类似AD），枕叶皮质↓（区别于AD）	双侧基底节代谢↓

临床研究效果并不满意，其原因是移植细胞存活率低（仅 0.5%～1.0% 细胞存活）。早期的实验和临床研究 PET 显像显示肾上腺髓质移植后疗效不佳。Defert 等对 5 例脑内单侧神经移植患者进行 PET 动态显像，发现移植侧壳核区 FDOPA 摄取明显增加，移植侧壳核的 FDOPA 摄取（Ki）与临床症状的改善有较好的相关性。Freeman 等应用 3～4 个胎儿的中脑组织对 PD 患者单侧脑进行移植，采用改进的立体定向技术，多个针道移植，移植的部位间距不超过 5mm，以保证纹状体豆状核后联合区移植部位再生的神经能结合在一起，FDOPA PET 显像显示接受移植的患者多巴摄取提高约 50%，患者的运动功能明显改善。Remy 等应用 2.5 个胎儿的中脑组织为供体对 5 例 PD 患者进行单侧脑移植，移植后 12 个月 PET 检查发现，患者移植部位 FDOPA 摄取提高 50%，且其摄取程度随时间的延长而增加。Freed 等报道对 40 例严重 PD 患者进行胎脑移植研究，其中对照组 20 例，实验组 20 例双侧豆状核各移植 2 个胎儿的腹侧中脑组织，术后 1 年行 18F-Dopa PET 显像，存活的 19 例患者中有 16 例 18F-Dopa 的摄取增加，提示移植物存活；而对照组仅有 1 例 18F-Dopa 摄取增加，两者差异具有显著性。对 2 例患者的尸检证明移植的多巴胺神经元存活，一例患者的每个针道存活的多巴胺神经元都在 10 000 个以上。Cochen 等对 6 例胎儿中脑细胞移植 PD 患者进行 18F-Dopa 与 76Br-FECBT PET 显像对比研究，结果显示移植后的豆状核虽然 18F-Dopa 摄取明显增加，但 DAT 结合无变化，提示移植后临床症状的改善与多巴胺能活性的增加比宿主纹状体多巴胺能神经支配的改善更为相关，作者认为 18F-Dopa 是评价 PD 移植术理想的显像剂，进一步分析表明移植后临床与 18F-Dopa

摄取的变化与移植数目相关。18F-Dopa 在脑内被多巴胺突触前膜摄取，PD PET 研究仅能提供多巴胺神经元和它们相关的神经末梢是否存在的信息，但不能分辨多巴胺是否由移植物分泌，它在突触摄取是可控的，还是随机的，PD PET 不能提供明确的答案，移植细胞也可能以非特异的形式分泌多巴胺，弥散到周围影响其他的细胞。Piccini 等对 1 例单侧接受胎儿腹侧中脑细胞移植的 PD 患者进行 18F-Dopa 与 11C-raclopride PET 显像，在移植侧，11C-raclopride 结合基本正常，18F-Dopa 显像也接近正常，证明移植细胞产生足量的多巴胺，能抑制突触后膜受体数目的上调。

四、神经保护治疗的监测与评价

神经保护治疗指那些通过影响病因及发病机制而带来长期益处的干预措施，可推迟发病或延缓病情的发展。PD 保护性治疗措施包括抗氧化制剂、神经营养因子、兴奋性氨基酸受体拮抗剂、Ca^{2+} 拮抗剂等。各种保护性治疗措施均能不同程度地阻止或减轻神经毒物质和/或轴突离断制成实验动物的 DA 能神经元变性、缺失。如 B 型单胺氧化酶（MAO-B）抑制剂司来吉兰（selegiline, deprenyl）可阻止 MPTP 诱发的猴或小鼠 PD 综合征，高表达 Cu/Zn-超氧化物歧化酶的转基因小鼠对 MPTP 毒性具有抵抗能力；铁螯合剂去铁胺可对抗 6-羟基多巴胺（6-OHDA）对 DA 能神经元的损伤作用；兴奋性氨基酸 NMDA 受体拮抗剂可保护黑质 DA 能神经元免遭 MPP+ 的毒性作用。一些针对 DA 能神经元的神经营养因子，如胶质细胞源性神经营养因子（GDNF）、脑源性神经营养因子（BDNF）被认为是 PD 保护性治疗的重要发展方向，特别是 GDNF 在临床前期试验研究中显示的强大效应尤为引人注目，有可能成为极具潜力的 PD 治疗药物。利用基因转移技术将 GDNF 基因导入黑质或纹状体，其表达产物同样具有保护性效应。但这一技术要真正走向临床仍有待完善。目前，正式进入临床试验的 PD 保护性治疗措施只有抗氧化剂；另有一些已用于 PD 临床治疗的药物，如 DA 受体激动剂、金刚烷胺在动物实验研究中被认为也具有神经保护性作用，但尚无相关的临床研究报道。DR 激动剂对中晚期 PD 患者的作用，研究证明高剂量培高莱（12mg/d）对减少晚期患者的运动波动是有效的，而且是安全的。DR 激动剂神经保护作用的可能机制是可上调许多与细胞存活有关的基因，这些效应是受体介导的。如 Ogawa 等证明卡麦角林（cabergoline）除了有自由基清除活性外，还可通过 D2 受体活化 GSH 系统产生神经保护作用。King 等研究发现 Pramipexole 可减少 MPP^+ 引起的细胞死亡，其保护机制可能是通过抗氧化，或是通过与 DR 和 / 或线粒体膜的相互作用介导的。司来吉兰和去甲丙炔苯丙胺可上调 GDNF、BDNF 和 NGF（内源性神经生长因子）的合成，对神经元可能有保护作用。司来吉兰有调节线粒体死亡信号传导、抗神经细胞凋亡的作用，可减轻谷氨酸对海马组织培养的兴奋性毒性作用，其保护机制与单胺氧化酶 -B（MAO-B）抑制作用无关。PD 神经保护治疗研究目前尚缺乏反映黑质细胞变性程度或病变速度的客观检查指标，文献报道检测脑脊液、血、尿液中的 DA 代谢产物没有意义，CT 及 MRI 等结构影像学检查也无多大帮助。

PET 或 SPECT 作为功能影像检查手段，有望从影像学角度较客观地反映黑质 - 纹状体系统病变程度，提供有价值的生物评价指标。PET 常用显像剂为 ^{18}F-Dopa 和 ^{18}F-FDG（^{18}F- 脱氧葡萄糖）。^{18}F-Dopa PET 显像通过检测黑质 DA 能神经元摄取和代谢 ^{18}F-Dopa 的能力而反映病变的程度，在 PD 诊断、病情进展监测、细胞移植疗效评估等方面的研究中显示，有较高的敏感性及特异性。^{18}F-FDG PET 显像由于敏感性及特异性较差，应用价值有限。SPECT 相对经济方便，可用于 PD 多巴胺受体和多巴胺转运体（DAT）功能显像，前者常用显像剂为 ^{123}I-IBZP（D1 受体）和 ^{123}I-IBZM、^{131}I-Raclopride（D2 受体），DAT 常用显像剂为 ^{123}I 或 ^{131}I 标记的 β-CIT、IPCIT、IPT 等，另外还有 ^{99m}Tc-TRODAT-1。目前，国内外均有一些研究提示 ^{123}I-β-CIT、^{123}I-IP-CIT SPECT 检查结果与黑质 -

纹状体系统病变程度有较好的相关性，敏感性接近 ^{18}F-Dopa PET，^{123}I-IBZM SPECT 检查在早期诊断方面有一定应用价值，敏感性不及 ^{18}F-DOPA PET 检测和 DAT 功能 SPECT 检测，在反映病变程度上意义不大。总之，^{18}F-Dopa PET 及 ^{123}Iβ-CIT、^{123}I-IP-CIT SPECT 功能显像技术在 PD 神经保护性治疗疗效评价方面应用前景较好，但这些技术的敏感性、特异性及可靠性还需进一步证实。

五、苍白球脑深部电刺激的监测与评价

苍白球脑深部电刺激（deep brain stimulation，DBS）是一种治疗神经系统运动障碍性疾病的方法，通过在脑的深部特定核团埋置微电极，脑外刺激器控制、调整刺激的电压、脉宽、频率等参数的方法来进行治疗。一般来说，DBS 和毁损的疗效是相似的。DBS 优于毁损的主要方面是：其是一种可逆性的手段，任何与刺激有关的不良反应均可通过调节刺激而得到控制，另一个重要特点是其刺激因人而异，可以根据患者的症状来调整刺激参数。临床观察发现 DBS 可以明显减轻 PD 患者的三大主征：强直、震颤及运动迟缓，而对认知功能及行为无明显影响。

1. Vim 刺激 Vim-DBS 主要针对严重的和药物不能控制的震颤，且患者没有明显的运动迟缓症状，Vim 核目前被认为是治疗 PD 性震颤最好的靶点。

2. Gpi 刺激 Gpi-DBS 能明显改善患者肢体的僵直和运动缓慢以及由左旋多巴诱导的运动障碍。

3. STN 刺激 STN-DBS 对 PD 的三个主要症状均有效，尤其对僵直和震颤效果明显，此部位的刺激对开关症状有改善，尤其对关状态的效果明显。目前认为只有药物治疗无效的难治性患者才考虑 DBS 手术。对 DBS 治疗反应良好的患者均为原发性帕金森病患者且曾经对左旋多巴治疗有效。帕金森综合征、未经充分的药物治疗及有认知功能障碍被认为是手术禁忌证。有关 DBS 的作用机制目前并不清楚，多数的假设建立在基底节丘脑皮层环路上，这一环路包括直接通路和间接通路，前者由皮层经壳核直接到达苍白球内侧部（Gpi）和黑质网状部（SNr），然后经丘脑回到皮层，后者皮层的兴奋依次通过壳核、苍白球外侧部（Gpe）和丘脑底核（STN）到达 Gpi 和 SNr 然后经丘脑返回皮层，而来自黑质致密部（SNc）的

多巴胺能神经元的兴奋对这两条通路分别起兴奋和抑制的作用，PD 状态下 SNc 多巴胺能神经元减少使 Gpi、SNr 传出冲动增加，而 Gpi、SNr 释放的 γ- 氨基丁酸为抑制性神经递质，导致丘脑皮层通路过度抑制，从而引起 PD 的一系列表现。DBS 对 STN 或 Gpi 的刺激使丘脑皮层通路的过度抑制被解除，即认为 DBS 是通过抑制神经元的活动来发挥治疗效果。PET 对 DBS 刺激前后脑的代谢水平的变化研究结果发现 STN 和 Gpi 刺激使前运动区的活动增加而减低了中央前回运动区的活动，这与前面所述的抑制神经元活动效应是一致的。Hilker 等研究丘脑下核的高频率电刺激是否可引起纹状体突触间隙内源性多巴胺释放的增加。

^{11}C-raclopride 纹状体内的摄取依赖于突触多巴胺的水平，因此 ^{11}C-raclopride PET 显像可以间接提供体内高频率刺激下多巴胺释放的变化，然而 ^{11}C-raclopride 竞争动力学结合实验结果显示刺激与否对其结合无明显差异，提示高频率刺激对 PD 运动症状的改善不依赖于内源性多巴胺递质。因此 PET 显像可以提供新的治疗手段病理生理机制的直接信息。

六、多巴胺与5羟色胺系统相互影响

帕金森病主要的病理过程为黑质纹状体多巴胺能神经元的高选择性退行性病变，导致黑质纹状体投射纤维及其神经终端前极丢失，传统上认为尾状核和豆状核多巴胺的减少是引起 PD 临床症状的主要原因，但是有逐渐增多的证据显示许多基本的非运动征象如精神、认知与自主性可由非多巴胺能神经递质的介入有关，其中包括 5 羟色胺、去甲肾上腺素和乙酰胆碱。尸检结果显示 PD 患者中脑和背侧核 5 羟色胺能神经元丢失，同时伴有相应的几个生化标志物的降低，包括 5-HT 与其主要代谢物（5-HIAA）、5-HT 转运体。活体研究 PD 患者脑 5-HT 系统的变化报道较少，5-HT 转运体位于神经元突触前膜，对调节突触间隙内 5-HT 的水平起重要作用。有关 5-HT 转运体高亲和力的 SPECT 和 PET 显像剂包括可卡因类似物 β-CIT（又称 RTI-55），其与 DA 及 5-HT 转运体均有高的亲和力，^{123}I-β-CIT 为 SPECT 显像剂，在纹状体和中脑区浓聚，实验结果表明中脑摄取与 5-HT 转运体有关，而纹状体摄取则与 DA 转运体有关，其可用于研究脑内 5-HT 转运体，进行脑退

行性疾病有关 5- 羟色胺能神经元功能研究。Kim 等应用 ^{123}I-β-CIT SPECT 研究 PD 患者中脑 5- 羟色胺转运体的变化，结果示 PD 患者 DA 与 5-HT 转运体受影响的程度不同，早期患者中脑区 5-HT 转运体功能并没有受到影响，PD 未治疗组、药物治疗组与正常对照组比较，中脑 5-HT 转运体测定值无显著差异；另外，其他神经元 5-HT 转运体可能表现为上调（upregulated），所以中脑 5-HT 转运体密度较正常水平升高。Liu 等研究正常猴和 6-OHDA 诱导的 PD 猴模型多巴胺和 5- 羟色胺转运体变化，结果显示在 PD 猴模型丘脑、纹状体和额叶 ^{123}I-ADAM 摄取减低，与尸检结果一致。Plisson 等研究合成 ^{11}C 标记的 ZIENT 用于 5 羟色胺转运体的 PET 显像，micro-PET P4 显像示注射后 90 分钟脑桥、豆状核、中脑与小脑的比值分别为 1.7、1.9、1.6，西酞普兰（1.5mg/kg）阻止实验显示 5 羟色胺富含区无明显摄取。左旋多巴治疗对 5-HT 神经递质的影响值得探讨，外源性 L-Dopa 可通过多条途径与 5-HT 发生相互影响，如 L-Dopa 在纹状体合成多巴胺，根据相联系的突触的类型与位置可以抑制或增加 5-HT 的释放，另外 L-Dopa 可以被 5-HT 神经末梢摄取，经 L 型氨基酸脱羧酶转化为多巴胺，替换血管储存的内源性 5-HT。但是 L-Dopa 与 5-HT 神经递质的相互作用对 5-HT 转运体有否影响及如何影响尚不清楚，值得进一步研究。

小　结

PET 可以活体测定纹状体多巴胺能的活性，有助于进一步理解帕金森病的病理生理学，在生化水平评价疾病进展与病情的严重程度，同时可用于监测神经保护性干预措施的效果。随着 PET 技术的发展，多巴胺能神经递质系统 PET 显像将得到较快发展，促进受体介导报告基因 / 报告探针进一步应用于科研和临床，为基因表达、细胞移植、基因调控治疗的监测提供了一种新的技术手段。

（赵　军）

参 考 文 献

[1] 刘道宽，蒋雨平，江澄川，等. 锥体外系疾病. 上海：科学技术出版社，2000.

[2] Brooks DJ. PET studies on the function of dopamine in health and Parkinson's disease. Ann N Y Acad Sci,

2003，991：22-35.

[3] Jacobs AH，Li H，Winkeler A，et al. PET-based molecular imaging in neuroscience. Eur J Nucl Med Mol Imaging，2003，30：1051-1065.

[4] 王荣福. 多巴胺能神经递质及受体显像的临床研究和应用进展. 国外医学放射医学核医学分册，2000，24：59-62.

[5] 唐刚华. PET 药物及其研究现状与进展. 国外医学放射医学与核医学分册，1999，23：193-197.

[6] Robeson W，Dhawan V，Belakhlef A，et al. Dosimetry of the dopamine transporter radioligand ^{18}F-FPCIT in human subjects. J Nucl Med，2003，44：961-966.

[7] Goodman MM，Kilts CD，Keil R，et al. ^{18}F-labeled FECNT: a selective radioligand for PET imaging of brain dopamine transporters. Nucl Med Biol，2000，27：1-12.

[8] Huang T，Wang H，Tang G，et al. The influence of residual nor-β-CFT in 11C CFT injection on the Parkinson disease diagnosis: a11C CFT PET study. Clin Nucl Med，2012，37（8）：743-747.

[9] Garnett ES，Firnau G，Nahmias C. Dopamine visualized in the basal ganglia of living man. Nature，1983，305：137-138.

[10] Thanos PK，Taintor NB，Alexoff D，et al. In vivo comparative imaging of dopamine D2 knockout and wild-type mice with ^{11}C-raclopride and microPET. J Nucl Med，2002，43：1570-1577.

[11] Kordower JH，Emborg ME，Bloch J，et al. Neurodegeneration prevented by lentiviral vector delivery of GDNF in primate models of Parkinson's disease. Science，2000，290：767-773.

[12] Broussolle E，Dentresangle C，Landais P，et al. The relation of putamen and caudate nucleus ^{18}F-Dopa uptake to motor and cognitive. J Neurol Sci，1999，166：141-151.

[13] Rinne JO，Portin R，Ruottinen H，et al. Cognitive impairment and the brain dopaminergic system in Parkinson's disease: ^{18}F-fluorodopa positron emission tomographic study. Arch Neurol，2000，57：470-475.

[14] Kazumata K，Dhawan V，Chaly T，et al. Dopamine transporter imaging with fluorine-18-FP-CIT and PET. J Nucl Med，1998，39：1521-1530.

[15] Nurmi E，Bergman J，Eskola O，et al. Progression of dopaminergic hypofunction in striatal subregions in Parkinson's disease using ^{18}F-CFT PET. Synapse，2003，48：109-115.

[16] Antonini A，Moresco RM，Gobbo C，et al. Striatal dopaminergic denervation in early and late onset Parkinson's disease assessed by PET and the tracer [^{11}C] FECIT: preliminary findings in one patient with auto-somal recessive parkinsonism（Park2）. Neurol Sci，2002，23：S51-S52.

[17] 17Antonini A，Leenders KL，Vontobel P，et al. Complementary PET studies of striatal neuronal function in the differential diagnosis between multiple system atrophy and Parkinson's disease. Brain，1997，120：2187-2195.

[18] Huang C，Tang C，Feigin A，et al. Changes in network activity with the progression of Parkinson's disease. Brain，2007，130（7）：1834-1846.

[19] Defert GL，Geny C，Ricolfi F，et al. Long-term outcome of unilaterally transplanted parkinsonian patients: I. Clinical approach. Brain，1996，119：41-50.

[20] Freeman T，Hauser RA，Sanberg PR，et al. Fetal transplantation in Parkinson's disease. Neurology，1994，22：324.

[21] Remy P，Samson Y，Hantraye P，et al. Clinical correlates of [^{18}F] fluorodopa uptake in five grafted parkinsonian patients. Ann Neurol，1995，38：580-588.

[22] Freed CR，Green PE，Breeze RE，et al. Transplantation of embryonic dopamine neurons for severe Parkinson's disease. N Engl J Med，2001，344：710-719.

[23] Cochen V，Ribeiro MJ，Nguyen JP，et al. Transplantation in Parkinson's disease: PET changes correlate with the amount of grafted tissue. Mov Disord，2003，18：928-932.

[24] Piccini P，Brooks DJ，Bjorklund A，et al. Dopamine release from nigral transplants visualized in vivo in a Parkinson's patient. Nature Neurosci，1999，2：1137-1140.

[25] 陈生弟，王新德. 第十四届国际帕金森病学术会议纪要. 中华神经科杂志，2002，35：52-54.

[26] 陈生弟，陈先文. 帕金森病神经保护治疗研究现状及存在的问题. 中华神经科杂志，2000，33：197-199.

[27] Lozano AM. 脑深部电刺激治疗帕金森病. 中华神经科杂志，2002，35：1-3.

[28] 赵永波，郭春妮，孙伯民，等. 脑深部电刺激治疗运动障碍性疾病. 中华神经科杂志，2002，35：377-379.

[29] Hariz MI. Complications of movement disorders surgery and how to avoid them. Prog Neurol Surg，2000，15：246-265.

[30] Hristova A，Lyons K，Troster AI，et al. Effect and time course of deep brain stimulation of the globus pallidus and subthalamus on motor features of Parkinson's disease. Clin Neuropharmacol，2000，23：208-211.

[31] Woods SP，Fields JA，Lyons KE，et al. Neuropsychological and quality of life changes following unilateral thalamic deep brain stimulation in Parkinson's disease: a one-year follow-up. Acta Neurochir，2001，143：1273-1278.

[32] Koller WC，Pahwa PR，Lyons KE，et al. Deep brain stimulation of the Vim nucleus of the thalamus for the treatment of tremor. Neurology，2000，55：29-33.

[33] Kumar R，Lang MD，Rodriguez-Oroz MC，et al. Deep brain stimulation of the globus pallidus pars interna in advanced Parkinson's disease. Neurology，2000，55：34-39.

[34] Benabid AL，Krack P，Benazzouz A，et al. Deep brain stimulation of the subthalamic nucleus for Parkinson's disease：methodologic aspects and clinical criteria. Neurology，2000，55：40-44.

[35] Brooks DJ，Samuel M. The effects of surgical treatment of Parkinson's disease on brain function：PET findings. Neurology，2000，55：52-59.

[36] Hilker R，Voges J，Ghaemi M，et al. Deep brain stimulation of the subthalamic nucleus does not increase the striatal dopamine concentration in parkinsonian humans. Mov Disord，2003，18：41-48.

[37] Kim SE，Choi J Y，Choe YS，et al. Serotonin transporters in the midbrain of Parkinson's disease patients：a study with ^{123}I-β-CIT SPECT. J Nucl Med，2003，44：870-876.

[38] Liu JC，Ma KH，Huang WS，et al. Dual SPECT of dopamine and serotonin transporters using ［^{99m}Tc］TRODAT-1 and ［^{123}I］ADAM in normal and parkinsonian primates. J Nucl Med，2003，44：218.

[39] Plisson C，Mcconathy J，Votaw JR，et al. MicroPET imaging of serotonin transporters（SERT）with ［^{11}C］ZIENT. J Nucl Med，2003，44：186.

[40] 王坚，蒋雨平，项景德，等. ^{18}F-FP-bCIT PET 脑显像在早期诊断帕金森病中的意义. 中华核医学杂志，2003，23：216-218.

[41] 赵军，林祥通，管一晖，等. 偏侧帕金森病患者葡萄糖代谢与多巴胺转运蛋白 PET 显像. 中华核医学杂志，2003，23：219-221.

第二十五章

缺血性脑血管病及缺血半暗带

第一节 概 述

目前，脑血管疾病已经成为危害人类健康的首位因素，据统计，我国每年新发脑血管病病例超过 150 万例，其中缺血性脑血管病占 75%。缺血性脑血管病病因很多：心源性脑梗死、大动脉粥样硬化性脑梗死、小血管病变脑梗死、静脉栓塞性缺血，其他未知原因的脑梗死等，以心源性脑梗死和颅内、颅外大动脉粥样硬化性脑梗死最常见。

缺血性脑血管病是由于动脉或静脉阻塞，直接（供血动脉栓塞）或间接（静脉栓塞）导致脑血流灌注下降的病理过程。动物实验表明，当脑血流量减少至正常脑血流量的 30% 时，神经细胞的冲动和传导将停止，继续发展后神经元代谢进一步紊乱，发生不可逆性坏死，即出现脑梗死。因此，缺血性脑血管病的治疗重在及时，正所谓"time is brain"，比如静脉性溶栓治疗的时间窗是卒中发作后 3 小时内，动脉溶栓 / 取栓和血运重建也要争取在 6 小时内。常规 CT 发现确定的脑组织密度减低已经是在卒中发作后 24 小时后，而常规 MRI 发现 T_2WI 高信号也要在 6 小时以后，仍不能满足临床抢救脑组织的"时间窗"要求。针对以上临床需求，一些功能 MRI 方法，如 DWI、PWI 能做到早期诊断、早期评估，在有限的时间窗内为缺血性卒中诊治提供有价值的依据；除此之外，这些功能 MRI 方法还从生理病理变化上反映了缺血组织的功能状态，有助于准确的病情评价和预后评估。除了在超急性期和急性期的诊断价值，脑功能 MRI 还有助于诊断脑缺血性病变亚急性和慢性期的继发改变，做到对疾病的全面和全程评价。

在缺血性脑血管病中，影像学检查的目的包括：①明确诊断，比如一患者突发神经功能障碍，是 TIA，还是缺血性脑梗死，还是卒中样发作；②将缺血性卒中与出血性卒中区分开，毕竟两者的治疗措施是完全不同的；③确定梗死的部位、范围；④显示闭塞动脉的位置及责任血管的管壁管腔情况；⑤缺血半暗带的评估；⑥疾病预后评估；⑦血管内治疗的方法和信息，确定是否再通；⑧评估梗死继发的脑损害及重塑。下面我们将逐一介绍各种影像学检查，尤其是功能 MRI 在缺血性脑血管病中的价值。

第二节 影像学检查在缺血性脑血管病的应用

一、常规 CT 及 MRI 检查

在脑卒中的快速评估上，CT 具有明显优势，一是 CT 机器和人员的普及，在一般医院里都可以进行脑 CT 检查和诊断，二是 CT 扫描速度快，适用于急诊躁动的患者，可以快速完成扫描，得到基本评估；三是 CT 对于急性期出血非常敏感，可以快速简单的分辨出出血性病变，即便 CT 对于超急性梗死不敏感，但至少做到了出血和缺血的早期分类，为后续治疗打下基础。

急性期梗死的 CT 征象主要是受累组织水肿和密度减低，其中密度减低在卒中发作 24 小时内可能表现不明显，这也是 CT 容易漏诊的陷阱，适当缩窄窗宽可以增加目测的敏感性。密度减低会导致灰白质密度差异减小，灰白质分界消失、豆状核轮廓模糊，岛叶密度减低出现"岛带征"，甚至在低密度水肿组织衬托下，梗死的大脑中动脉呈现相对高密度，即"高密度血管征"。除了密度改变，组织水肿、体积增大表现为受累脑组织脑沟变浅消失、同侧脑室轻度变窄，有时脑组织肿胀比密度下降更加敏感，这些"蛛丝马迹"为急性期脑梗死诊断提供帮助。回顾分析，CT 可以准确诊断 75% 的急性期大脑中动脉流域脑梗死，但对

于脑桥、小脑病变受到颅底硬化伪影的干扰,诊断准确性明显下降。有时超急性期梗死 CT 依然难以诊断,或者仅显示梗死核心区的低密度影,明显低估了病灶范围。对于这类临床症状强烈提示卒中但 CT 表现又明显不符的患者,必须进一步检查明确诊断。

相对于 CT,MRI 具有优异的软组织对比度,可以得到更清晰的解剖结构像,而且 MRI 对于水肿的 T2WI 高信号显示较 CT 密度差异显示更敏感,在卒中发作 6 小时后组织水肿会出现 T2WI 高信号,同侧脑沟变浅、脑室变窄,尤其是液体衰减反转恢复序列(fluid attenuated inversion recovery,FLAIR)成像,将脑脊液的自由水信号抑制,在更低的背景上凸显水肿组织内结合水的高信号,较常规 T2WI 更敏感,尤其是脑室旁白质、脑沟旁皮质等紧邻脑脊液的区域(图 25-1)。但是 MRI 也具有禁忌证多、扫描时间长、对运动伪影敏感等缺点,不适合急性躁动患者检查。目前随着 MRI 软件和硬件的进步,快速扫描系列的开发,扫描速度提高,一些快速敏感的 MRI 序列,比如 MR 弥散加权成像已经常规用于急诊脑缺血性病变的诊断中。

二、MR 弥散加权成像

MR 弥散加权成像是活体显示水分子在组织中弥散快慢的成像,在缺血性脑卒中中应用广泛。当组织血流灌注减低时,细胞膜 Na^+-K^+ 离子泵活性衰竭,使得细胞内外离子失去平衡,水分子不断

进入细胞内,细胞出现肿胀,细胞外间隙缩窄,水分子弥散受限,这种病理过程称为细胞毒性水肿。DWI 是诊断超急性期及急性期脑梗死最敏感的检查方法,细胞毒性水肿这一病理改变在卒中发作 30 分钟后即可被 DWI 成像显示出来,表现为 DWI 高信号,ADC 值下降,较常规 CT 和 MRI 都敏感,而且扫描成像时间短,完全可以满足急诊检查需要(图 25-2)。DWI 诊断超急性期和急性期脑梗死的敏感性为 88%~100%,特异性为 86%~100%。缺血性脑卒中的 ADC 值降低在 2~4 天达到峰值,可以持续 10 天左右,给临床检查提供了一个宽松的窗口期,10 天之后,ADC 值逐渐增高。需要提醒的是,在解析弥散加权图像时,一定要将 DWI 图像、ADC 图、T2WI 或 FLAIR 图像三者结合一起分析,在 DWI 高 b 值图像的高信号,对应于 ADC 值降低才是真正的弥散受限,如果 DWI 和 ADC 均高,可能是"T2 透射效应"的假象。

由于 DWI 的高度敏感性,还可以用于短暂性脑缺血发作(transient ischemic attack,TIA)的诊断。TIA 是颈动脉或椎基底动脉系统短暂性血液供应不足,引发一过性、局灶性脑缺血导致突发、短暂、可逆性的神经功能障碍。通常发作持续数分钟,在 30 分钟内完全恢复,只有少部分可以遗留轻微的神经功能受损表现,TIA 病例常规 MRI 及 CT 检查通常为阴性,50% 的 TIA 病例 DWI 可以显示急性缺血导致的小范围的弥散受限,通常范围小于 1.5cm,在后期短期随访中,20% 病例 DWI 异常信号可逆,常规 MRI 也没有异常病灶显

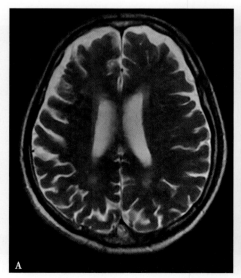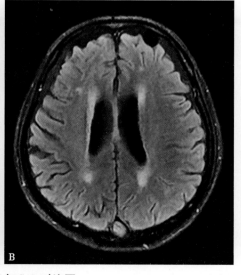

图 25-1 T2WI 与 flair 对比图
flair 图像抑制自由水信号,病灶显示更明显。A. T2WI;B. flair 图

示,提示了一过性缺血的病理过程。

还有一些疾病也会发生细胞毒性水肿的病理过程,比如疱疹病毒性脑炎、克-雅脑病（Creut-zfeldt-Jakob disease,CJD）（图 25-3）、脑外伤后的轴索损伤、急性脱髓鞘斑块等,也会出现区域性弥散受限改变,但通常这些疾病的 ADC 下降程

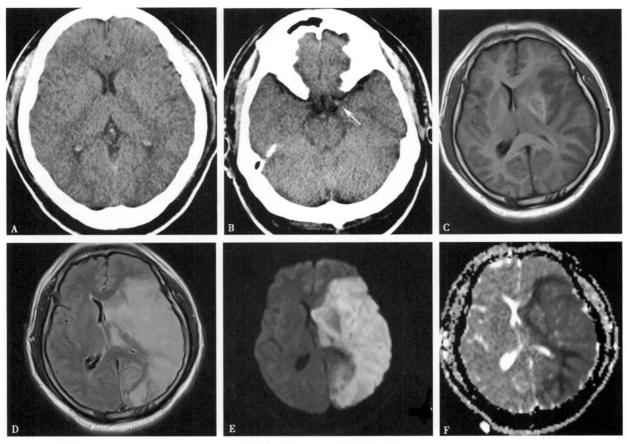

图 25-2　左侧大脑中动脉闭塞所致大面积脑梗死

A. 发病当日 CT 显示阴性；B. 左侧大脑中动脉走行区见"高密度血管征"；C、D. T_1WI 及 flair 图显示三天后左侧大脑中动脉供血区大面积肿胀,呈长 T_1 高 flair 信号,左侧基底节区少许出血转化,脑沟变浅,脑室受压；E、F. DWI 及 ADC 图显示病灶明显弥散受限,ADC 值减低

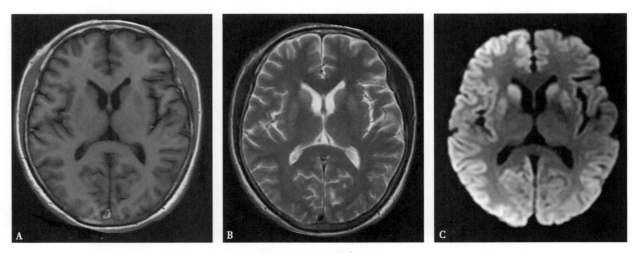

图 25-3　CJD 患者 MRI

常规 MRI 显示侧基底节长 T_1 长 T_2 信号,DWI 显示除了基底节区对称性弥散受限,大脑皮层弥散受限,呈"飘带征"。A. T_1WI；B. T_2WI；C. DWI 图

度没有急性期脑梗死显著，此时一定要结合常规 MRI 影像征象和临床病史鉴别诊断。

三、脑灌注

脑灌注检查能直接提供脑血流灌注信息和侧支循环代偿情况，对于缺血半暗带的评估也非常重要。常用的脑灌注方法有 CT 灌注（CT perfusion，CTP），MR 灌注加权成像（perfusion weighted imaging，PWI）和 SPECT 脑灌注显像，这三种脑灌注方法具有很好的一致性。

（一）CT 灌注扫描

CT 灌注扫描是在快速团注造影剂后，对全脑行连续多次扫描，得到该区域内时间 - 密度变化曲线，并根据数学模型计算出以下脑灌注参数：①平均通过时间（mean transit time，MTT），反映造影剂动脉流入与静脉流出的时间差；②达峰时间（time to peak，TTP），是感兴趣区内造影剂增强到最大浓度的时间；③脑血流量（cerebral blood flow，CBF），是该层面选定区域组织单位体积单位时间内的血流量，代表组织灌注量；④脑血容量（cerebral blood volume，CBV），是该层面选定区域组织单位体积单位时间内的血容量，是该区域血管化的量度，CBV = CBF × MTT。MTT 和 TTP 是检测低灌注最敏感的指标，在梗死发生 30 分钟后即可出现异常。确定脑组织具有梗死风险

的 MTT 界限是 145% 的相对 MTT，即相比对侧 MTT 延长 45%。CBV 是判断缺血核心的可靠指标，与最终脑梗死的面积密切相关，确定梗死核心的 CBV 值的界限是 2.0ml/100g。CBF 是判断缺血半暗带最有效的指标。多个指标相结合比单一指标评价脑灌注更准确，比如 CBF 结合 CBV 比单独 CBF 诊断准确性更高，因为血管阻塞导致相应流域脑组织 CBF 下降，但如果有侧支循环代偿，该区域或其一部分仍可获得足够的 CBV，免除梗死的危险；又比如，MTT 延长区域内 CBV 值越低，发生梗死的可能性越大。

（二）MR 灌注加权成像

MR 灌注成像有两种方法，一种是动态团注造影剂的动态磁敏感对比增强灌注（dynamic susceptibility contrast perfusion，DSC-PWI），一种是不用造影剂的动脉自旋标记灌注（arterial spin labeling perfusion，ASL-PWI）。

DSC-PWI 是通过静脉快速团注造影剂，造影剂通过毛细血管床时导致 T_2^* 缩短，使得灌注组织信号丢失，获得信号强度的变化，进而计算出灌注参数，灌注参数及意义同 CTP，不同的是，CTP 灌注指标是绝对血流动力学值，而 PWI 参数是相对于对侧的相对定量值。由于 DSC-PWI 技术成熟、图像空间分辨率高、可测得多个血流参数等优点，在脑缺血病变中应用最广泛（图 25-4）。

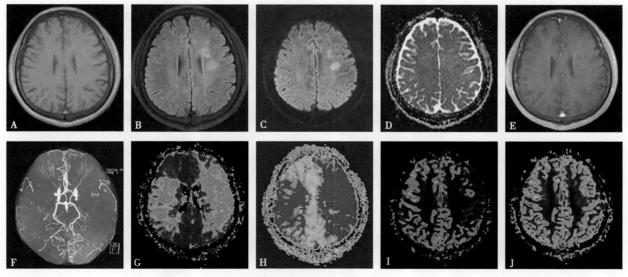

图 25-4　脑 DSC-PWI 图

可见双侧大脑中动脉闭塞导致双侧大脑半球灌注减低。常规 MRI 显示左侧侧脑室旁脑梗死，弥散受限，增强可见少许条片状强化，TOF-MRA 显示双侧大脑中动脉闭塞，双侧大脑前及大脑后动脉代偿增粗。DSC-PWI 显示双侧 MTT 和 TTP 延长，双侧大脑半球 rCBF 减低，以左侧明显，rCBV 基本正常，提示双侧大脑半球低灌注，部分代偿状态。A. T_1WI；B. flair；C. DWI 图；D. ADC 图；E. T_1WI 增强；F. TOF-MRA；G. MTT 图；H. TTP 图；I. rCBF 图；J. rCBV 图

ASL-PWI 无需注射造影剂，而是将动脉血液中的质子作为内源性示踪剂，以反转脉冲对流入动脉中的质子进行标记来进行 PWI 成像的技术。标记后的质子随血液流入组织内，其磁化矢量发生变化，改变的程度与血流灌注成正比，以此来计算组织血流灌注。ASL-PWI 无需造影剂，是真正的无创检查，但只能得到一个灌注参数，即局部脑血流量（region cerebral blood flow，rCBF）（图 25-5）。正如前述，对于脑缺血性病变，只有一个 CBF 判断脑灌注情况是不准确的，此时可以延迟 1.5 秒或 2.0 秒得到延迟图像，延迟时相的灌注指标相当于评估血流侧支代偿情况。由于 ASL-PWI 参数单一，扫描时间相对较长，在脑卒中的应用没有 DSC-PWI 广泛，而且 ASL 灌注对脑白质的低灌注不敏感。

（三）SPECT 脑灌注显像

SPECT 脑灌注显像是研究放射性药物随血流通过血脑屏障进入脑组织，显示在脑细胞内分布状态的检查方法。经静脉注射的放射性药物，如果能通过血脑屏障，且能被脑细胞摄取并在脑内停留足够长的时间，就能使脑组织显像，而药物进入脑细胞的量和脑血流量成正比，因此可以反映局部血流和细胞功能状态。SPECT 常用的显像剂有 ^{133}Xe，^{99m}Tc-HMPAO，^{99m}Tc-ECD，^{123}I-IMP，其中以 ^{99m}Tc-ECD 最常用。评价指标为脑血流量 CBF。

在急性期脑梗死，SPECT 表现为放射性分布缺损，但显示范围可能会被夸大，因为血管闭塞后，其供应区向邻近的血管盗取血液，导致邻近区域虽然没有梗死但放射性分布减低，此现象称为"盗血现象"。亚急性期及慢性期，SPECT 显示的放射性缺损区范围与 CT 及 MRI 显示范围相符。

SPECT 脑灌注显像也可以诊断 TIA，显示局部 CBF 减低，在发病 24 小时内阳性率为 60%。

四、缺血半暗带的界定及意义

缺血半暗带（ischemic penumbra）的概念由 Astrup 在 1981 年首次提出，是指脑缺血低灌注

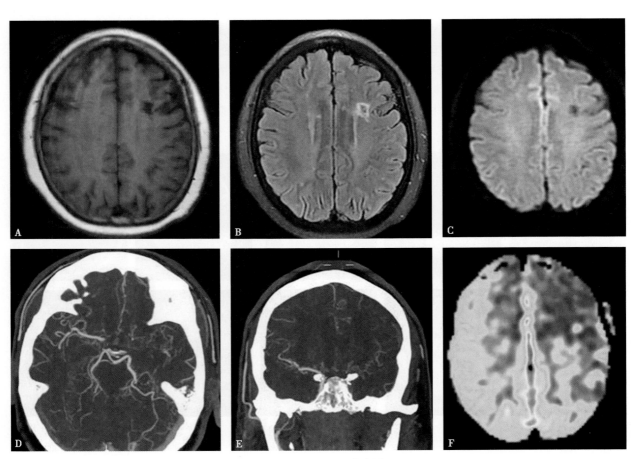

图 25-5 3D-ASL 灌注图
双侧额叶多发腔隙性脑梗死，左额叶小软化灶并周围胶质增生，未见弥散受限。脑 CTA 显示左侧大脑中动脉闭塞。3D-ASL 显示右侧额叶、左侧额顶叶低灌注。A. T_1WI；B. flair；C. DWI 图；D、E. CTA；F. 3D-ASL

时，电生理活动停止但能量尚维持，离子泵功能基本正常，细胞结构仍能保持完整的可逆性组织损伤，如能及时恢复血流，该区域细胞功能可恢复，但如若持续缺血缺氧，则神经元出现坏死，即使以后再恢复血运，细胞也不能起死回生，反而会出现再灌注损伤。在临床工作中，脑梗死的缺血半暗带是指存在于不可逆梗死灶边缘的可以挽救的、但也可能会进一步发展为不可逆性梗死的脑缺血区域。缺血半暗带的存在受侧支循环、血压、缺血组织耐受性等综合因素影响，在血供及时改善时可以逐步恢复功能。因此识别该区域对急性期脑梗死的治疗和预后判断有重要意义。

缺血半暗带的判别就是"失匹配"，这种失匹配在伪彩图上可以快速识别，方便临床及时评估个体可挽救的脑组织大小并采取相应的治疗。回顾性统计，在大脑中动脉近端闭塞导致的急性脑梗死中，70%存在缺血半暗带失匹配区。在CT灌注成像中，缺血半暗带是MTT与CBV的失匹配区，MTT延长区代表低灌注区域，CBV降低区代表缺血核心，在急性期脑梗死，MTT延长区域通常大于CBV降低区域，两者间的失匹配区域代表低灌注但还没有发生细胞坏死的缺血半暗带区。在MR灌注成像中，除了可以沿用CTP的缺血半暗带评估方法，还可以用DWI与PWI失匹配区代表缺血半暗带区（图25-6），PWI代表相对低灌注区，DWI代表梗死核心，通常PWI低灌注

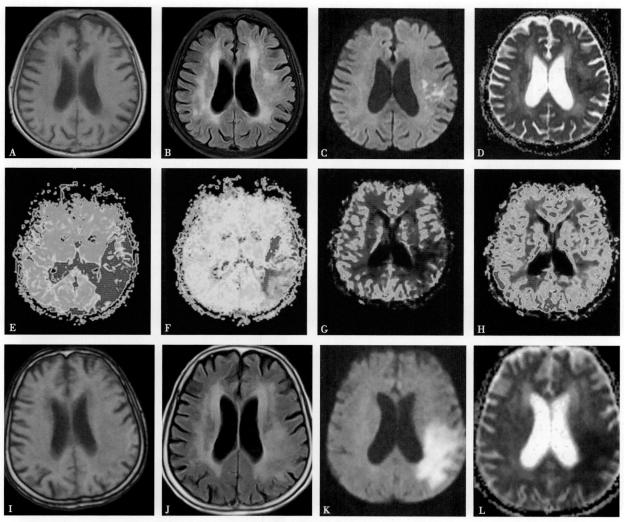

图25-6 缺血半暗带DWI与PWI图

双侧侧脑室旁及放射冠见多发斑片状长T₁高flair信号，左侧放射冠见小片状弥散受限，DSC-PWI显示左侧顶叶大片状低灌注，DWI与PWI的失匹配区域即"缺血半暗带"，DWI代表梗死核心。两周后复查，DWI范围扩大到与PWI一致。A. 首诊T₁WI；B. 首诊T₂-flair；C. 首诊DWI；D. 首诊ADC图；E. MTT图；F. TTP图；G. rCBF图；H. rCBV图；I. 复诊的T₁WI；J. 复诊的T₂-flair；K. 复诊的DWI图；L. 复诊的ADC图

区大于 DWI 代表的梗死核心。尽管 DWI 是判断缺血核心的可靠指标，但是，在急性期脑梗死中，DWI 仍会有一部分是可逆性的，并不能真正代表梗死核心，所以 PWI 与 DWI 失匹配区实际上是动态变化的，评估可能不准确，会出现小于实际范围的情况。在 DWI 和 PWI 失匹配的动态观察中，早期 DWI 范围小于 PWI，提示缺血半暗带的存在；如 DWI 范围等于 PWI，则表明病灶已达最终大小；如 DWI 大于 PWI，则表明再灌注开始。

文献报道，大脑中动脉近端阻塞导致供血区低灌注，局部乳酸聚集导致血管扩张，血流瘀滞，该区域血液中会聚集较多脱氧血红蛋白，在对顺磁性物质非常敏感的 SWI 成像中会出现大片信号减低区，范围与 PWI 相似，所以将 SWI 幅度图的低信号区与 DWI 弥散受限区比较，其失匹配区域也能代表缺血半暗带。

在急诊病例中，一些患者没有时机做灌注成像，缺血半暗带也可以是临床症状与常规 MRI flair 信号失匹配的粗略评价。当颈内动脉闭塞时，缺血半暗带的范围通常很广泛，因此，当出现明显的较大范围的临床 - 影像失匹配时，应该加做颈部血管 CTA 或颈部血管 CE-MRA。

总之，缺血半暗带的评估方法很多，目前还没有非常精确的方法，但是通过图像目测失匹配区域的大小，可以快速帮助医生挑选可能受益的病例和指导溶栓或血运重建。比如，对于缺血半暗带范围大的病例，血运重建后获益大、预后好；相反，大范围 DWI 和 PWI、且缺血半暗带范围小的病例，再灌注后发生致死性出血转化的风险高，所以缺血半暗带的评估将帮助临床挑选出再灌注的最佳获益病例和规避风险。此外，对于卒中发作超过 3 小时的患者，如果仍存在半暗带，静脉溶栓依然可以受益，即半暗带的评估可以帮助临床个体化延长治疗时间窗。鉴于以上原因，一些急诊中心已经将 CT 平扫＋CTP＋CTA 的一站式扫描应用于急性缺血性卒中的诊断中，可以全面评估梗死部位、范围、缺血半暗带范围和责任血管。

五、责任血管及血栓的评价

对血管的显示主要有 CT 血管造影（CT angiography，CTA）、MR 血管造影（MR angiography，MRA）和数字减影血管造影（digital subtraction angiography，DSA）。DSA 血管造影是一种有创

性检查，目前已经从单纯的诊断侧重于治疗干预，本章节主要介绍 CTA 和 MRA。

（一）血管腔的显示

CTA 是从静脉快速团注造影剂，在造影剂充盈动脉时（动脉期）行全脑扫描，再利用多种后处理重建技术，如多平面重建（multi planar reconstruction，MPR）、曲面重建（curved planar reconstruction，CPR）、表面重建（surface shaded reconstruction，SSD）、容积再现技术（volume rendering technique，VRT）等将动脉显示出来，可以显示血管走行分布，是否有血管狭窄、闭塞，是否合并动脉瘤，并能全貌评估脑血管。CTA 虽然显示末梢血管不及 DSA，但由于大部分脑缺血性疾病主要累及大血管近端，可以取代有创性的 DSA 检查。

MR 血管成像有三种方法，分别是飞行时间法 MRA（time of flight MRA，TOF-MRA）、相位对比法 MRA（phase contrast MRA，PC-MRA）和对比增强 MRA（contrast enhancement MRA，CE-MRA），前两种 MRA 成像无需造影剂，后一种 MRA 需要静脉注射造影剂。

最常用于脑动脉成像的是 TOF-MRA，目前常用的是容积采集的三维 TOF-MRA，它是利用血管的流入增强效应进行成像，静止的组织因为反复激励处于饱和状态，而成像容积之外的血液没有受到射频脉冲的饱和，当血液流入容积成像层面时产生很强的信号，与静止的组织形成良好对比（图 25-7）。与 CTA 相比，TOF-MRA 的优点是无需造影剂，对于一些碘过敏或肾功能不好的患者是适宜的检查方法；另外 TOF-MRA 成像基

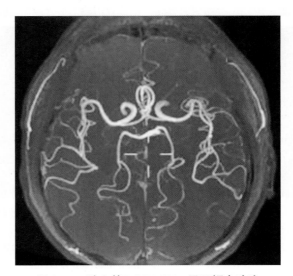

图 25-7 脑血管 TOF-MRA：显示颅内动脉

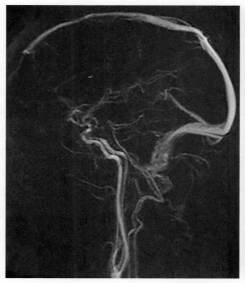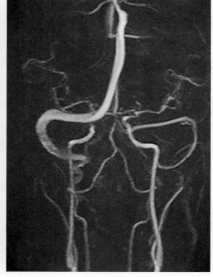

图 25-8　脑血管 PC-MRA：显示颅内硬膜窦

本是动脉显影，没有静脉污染；缺点是 TOF-MRA 的"饱和效应"，即慢血流的信号强度较弱，这对于血流缓慢的动脉或狭窄段以远的血流显示不利，会造成血管狭窄程度的过评估；此外，一些血管转折处、血管分叉处由于血液湍流造成失相位，会造成狭窄的假象；相比 CTA，TOF-MRA 的空间分辨率要低，一些小动脉瘤可能无法显示。

第二种 MRA 成像是相位对比法 MRA（phase contrast MRA，PC-MRA），利用血流所致的宏观横向磁化矢量的相位变化来抑制背景、突出血管信号，PC-MRA 以流速为编码，以相位变化作为图像对比，不需造影剂（图 25-8）。与 TOF-MRA 相比，PC-MRA 背景抑制好，有助于小血管显示；有利于慢血流显示，可用于静脉检查；PC-MRA 的相位图还可以进行血流的定量分析。缺点是成像时间长，方法较复杂，需要扫描前设定编码流速，如果编码流速过小容易出现反向血流的假象，而编码流速过大使得信号减弱。因此 PC-MRA 在脑血管显示中应用不多。

第三种 MRA 成像是对比增强 MRA（contrast enhancement MRA，CE-MRA）需要经静脉注射造影剂，血管内钆剂缩短组织纵向弛豫时间，使得 T_1WI 信号增高，而正常脑组织因血脑屏障阻碍不强化，形成血管与脑组织间信号差异。利用 CE-MRA 可以在动脉期采集得到 MRA 图像，延迟一段时间扫描会得到静脉 MRV 图像，做到动脉和静脉的全面评估，对于动静脉畸形血管显示优于 TOF-MRA，缺点是在动脉成像中会有静脉血管干

扰。此外 CE-MRA 也应用于颈部血管 MRA 成像中，脑部 TOF-MRA + 颈部 CE-MRA 的联合检查可以全面评估颅内及颅外动脉情况（图 25-9）。

（二）血管壁的显示

在亚洲，颅内动脉粥样硬化是缺血性卒中的主要病因，是脑血管事件的独立危险因素。据报道，我国 33%～50% 的脑卒中和 50% 以上的短暂性脑缺血发作患者存在颅内动脉粥样硬化。血管狭窄程度是评估动脉粥样硬化程度的重要依据，传统的影像技术包括数字减影血管造影（DSA）、CTA、MRA、经颅多普勒超声（transcranial Doppler，TCD），这些检查技术只能显示血管狭窄程度和血流状

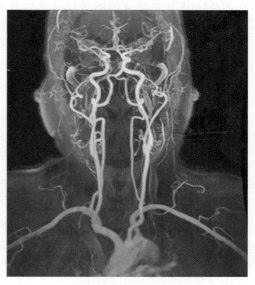

图 25-9　颈部血管 CE-MRA

态,不能显示狭窄处管壁结构及导致管腔狭窄的原因。越来越多的证据表明动脉管壁结构可能比单纯管腔狭窄程度更有临床意义。高分辨力 MR 成像(high-resolution MR imaging,HRMRI)作为目前唯一可以实现活体颅内动脉管壁成像的无创技术,对颅内血管壁成像已达到 <1mm 的分辨率(0.2~0.9mm),可直接评估粥样硬化斑块成分,包括脂质、炎症、血栓、斑块内出血等,与病理结果具有一致性,是体外观察斑块的可靠方法。

1. HRMRI 血管壁成像序列 HRMRI 血管壁成像序列主要包括亮血技术(3D-TOF-MRA)、黑血技术、快速自旋回波的 T_1 加权像(T_1 weighted imaging,T_1WI)、T_2 加权像(T_2 weighted imaging,T_2WI)、质子密度加权像(proton density weighed imaging,PdWI)、增强对比 T_1WI 等序列。"亮血技术"采用 3D-TOF-MRA,是一种小角度扰相梯度回波序列,使血流显示为高信号,而斑块为低信号,能够区分管壁与血流及斑块的不同成分,尤其在显示纤维帽等低信号和斑块内出血方面具有优势。"黑血技术"是通过双反转恢复法抑制血液信号使管腔内呈低信号,降低流动伪影,更好地衬托管壁软组织和斑块的信号。T_1WI、T_2WI 主要用于斑块成分的定性分析,如 T_1WI 能较好地反映斑块内出血;T_2WI 可显示斑块表面的纤维帽;PdWI 较 T_1WI、T_2WI 能更加清晰地显示斑块和管壁的边界,用于定量测量。T_1WI 增强一般在注入造影剂 5 分钟后开始扫描,明显强化则说明斑块内新生血管丰富或内皮细胞通透性增加,可反映斑块炎性程度。

2. HRMRI 评估血管腔狭窄程度及血管壁情况 在 HRMRI 的 T_2WI 序列上,垂直血管走行扫描,可以得到血管腔的横断面。对于管壁结构的分析可采用以下标准:①正常管壁:管壁菲薄,甚至不可见;②管壁环形增厚:管壁厚度 >1mm,呈环形增厚;③斑块:局限性的偏心管壁增厚,最厚处超过管壁最薄处 1.5 倍以上。

3. HRMRI 评估斑块成分 对颈动脉内膜剥脱术患者的斑块进行术前 HRMRI 影像与术后病理的对比,发现 HRMRI 的信号特征与组织病理学具有良好的一致性,对颈动脉斑块成分的识别具有较高的敏感性和特异性。HRMRI 能够识别稳定斑块与易损斑块,易损斑块包括破裂的纤维帽、大范围脂质核心(脂质成分 >40%)、钙化、斑块内出血、斑块内新生血管、斑块周围活动性炎症等。增强 HRMRI 可以更好地检测斑块形态和反映斑块功能,斑块强化与斑块内致密的新生血管及巨噬细胞浸润密切相关。斑块内,特别是纤维帽内的新生血管生成会增加斑块不稳定性,可用于识别斑块的风险(表 25-1)。

表 25-2 为动脉粥样硬化斑块的 MRI 分型,具体可参考美国心脏协会 AHA 分型。

4. HRMRI 对血管重塑和斑块负荷的定量评估 血管重塑是狭窄血管的代偿方式,包括正性重塑(positive remodeling,PR)和负性重塑(negative remodeling,NR)。PR 表现为血管向外扩张,管腔狭窄程度较轻;NR 表现为管壁向腔内增厚,加重管腔的狭窄程度,两者均可促进脑卒中的发生。HRMRI 在 T_2WI 序列上可以测量管腔面积、管壁面积、管壁厚度等指标,通过这些指标可以计算血管狭窄程度和重塑率。狭窄百分比(%)=(1-管腔面积 / 参考管腔面积)×100%。重塑率的定义为最大狭窄处与参考点的管壁面积之比:正性重塑的重塑率大于 1.05,缩窄性重塑(负性重塑)的重塑率小于 0.95。参考管腔面积通常选择非闭塞的管腔的近段。研究发现动脉粥样硬化狭窄的大脑中动脉,有症状的患者以 PR 为主,无症状的患者以 NR 为主。PR 可能是造成大脑中动脉斑块不稳定的因素,进一步研究也发现 PR 患者存

表 25-1 斑块各种成分在 HRMRI 的信号特点(以肌肉信号作为参照)

	TOF-MRA	T_1WI	质子加权	T_2WI	增强 T_1
脂质核心无出血	等信号	等 / 高信号	低 / 等信号	低 / 等信号	低信号
脂质核心 Type I 出血	高信号	高信号	低 / 等信号	低 / 等信号	低信号
脂质核心 Type II 出血	高信号	高信号	高信号	高信号	低信号
钙化	低信号	低信号	低信号	低信号	低信号
出血 Type I	高信号	高信号	低信号	低信号	低信号
出血 Type II	高信号	高信号	高信号	高信号	低信号
疏松基质	等信号	低 / 等信号	高信号	高信号	高信号

表 25-2 动脉粥样硬化斑块的 MRI 分型

AHA 分型	MRI 信号特征解读
AHA Ⅰ & AHA Ⅱ	接近正常血管壁厚度，无钙化
AHA Ⅲ	弥漫性内膜增厚或较小的偏心斑块，无钙化
AHA Ⅳ & AHA Ⅴ	斑块内见脂质或坏死核心，斑块被纤维组织包绕，可见钙化，无纤维帽破裂
AHA Ⅵ	复合斑块，表面可见缺损、出血或栓塞
AHA Ⅶ	钙化斑块
AHA Ⅷ	纤维斑块，无脂质核心，可有部分钙化

在更多的微栓子信号，可能更容易脱落引发栓塞。因此，动脉重塑方式可能与斑块的稳定性相关，应引起重视。

管壁面积反映了斑块负荷，较大的斑块负荷通常见于动脉粥样硬化的晚期，不仅造成管腔狭窄影响血流动力学，而且还容易在粥样斑块的基础上发生继发病变，如斑块内出血、斑块破裂等，从而增加缺血事件发生的风险。

5. HRMRI 显示斑块的分布 斑块分布可能引起不同形式的梗死。MCA 斑块更常见于管壁的腹侧和下侧，即穿支血管开口的对侧，而基底动脉，斑块更常见于管壁背侧。HRMRI 可以鉴别载体动脉斑块堵塞穿支和穿支动脉病变。另外，穿支动脉开口附近的斑块，在血管内治疗的过程中，可能由于支架或球囊的机械作用导致斑块堵塞穿支动脉开口。因此，颅内动脉狭窄的介入治疗术前，应该采用 HRMRI 观察斑块的位置及大小，选择较合适的球囊，避免因球囊膨胀力过大导致斑块受压延展、移位，阻塞穿支动脉开口，引起医源性脑梗死。

6. HRMRI 在临床治疗中的指导作用 症状性动脉粥样硬化的患者在药物治疗后，斑块的成分及大小可能会发生变化，用 HRMRI 可对其进行疗效评估。研究发现，经过 18 个月的他汀类药物治疗后，粥样硬化的颈动脉管壁面积减小、斑块负荷减轻，结果提示 HRMRI 在治疗颅内动脉狭窄的药物随访中具有潜在的应用价值。

（三）血栓的直接显示

磁敏感加权成像（susceptibility weighted imaging，SWI）是一种以 T_2 加权梯度回波序列作为序列基础，采用 3D 梯度回波扫描、完全速度补偿、射频脉冲扰相等技术，利用不同组织间磁敏感性的差异产生图像对比，尤其对于顺磁性物质（如脱氧血红蛋白和含铁血黄素）具有很高的敏感性。急性期血栓主要成分是脱氧血红蛋白，该顺磁性物质能改变局部磁场，导致周围失相位改变，造成信号减低，SWI 对于脱氧血红蛋白等顺磁性物质非常敏感，可以显示条状血栓低信号影，这种低信号改变的现象，被称为磁敏感血管征（susceptibility vessel sign，SVS）（图 25-10）。SVS 可以帮助定位血栓，但需要注意的是 SWI 不能准确评价血栓大小，可能会夸大栓子的大小。

研究发现心源性栓塞的血栓主要成分是红色血栓，而大动脉粥样硬化血栓形成以白色血栓为主，由于红色血栓内红细胞中的脱氧血红蛋白含量高于白色血栓，所以心源性栓塞显示 SVS 的阳性率（77.5%）高于大动脉粥样硬化血栓形成亚型患者（25.5%），提示 SVS 是诊断心源性栓塞可靠的预测因子。对于心源性栓子更适合行动脉内机械取栓，血管再通效果也好于动脉粥样硬化的白色栓子。

六、疾病预后及风险评估

梗死灶的大小与疾病严重程度密切相关，梗死范围越大，临床症状越重，预后越差。经典的评估大脑中动脉流域梗死的严重程度是依据 ASPECTS 评分（alberta stroke program early CT score），总分 10 分，每一指定区域受累就减去 1 分，得分越低，缺血范围越大。小于 7 分，可以判定缺血范围超过大脑中动脉流域的 1/3。缺血范围越大，再灌注后发生致死性出血转化的风险越高。

DWI 可敏感显示梗死的范围，进而预测患者的预后。用 DWI 弥散受限的范围代替 CT 低密度区域，套用 ASPECTS 评分可能更准确。DWI 显示病灶弥散范围越大，临床症状越严重，而且发生在白质纤维束的病变预后差于仅发生在皮层的梗死。

预示缺血性脑卒中预后不良的征象包括：①DWI 显示超过 1 个血管流域受累或者范围大于 50% 大脑中动脉流域梗死；②48 小时内出现大脑镰下疝；③基底动脉闭塞，80% 病例预后不良，大面积的小脑梗死会压迫脑干，也称致死性脑肿胀；④持久性的大血管闭塞，没有侧支循环建立；⑤出现出血转化，大面积梗死如果出现出血转化，

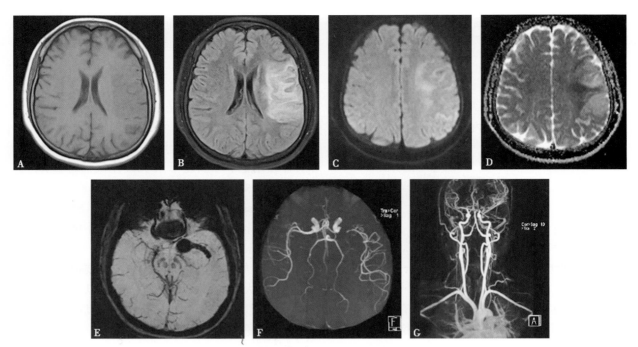

图 25-10 左侧大脑中动脉大面积脑梗死

左侧大脑中动脉走行区脑梗死，呈扇形长 T_1 高 flair 信号，弥散受限，脑 TOF-MRA 显示左侧大脑中动脉 M1 段重度狭窄，SWI 显示左侧大脑中动脉走行区条状极低信号，提示血栓位置。A. T_1WI；B. flair；C. DWI；D. ADC 图；E. SWI 图；F. 脑血管 TOF-MRA；G. 颈部血管 CE-MRA

会明显、急剧地加重占位效应。据统计，在最初的 72 小时内，有 1/3 的大脑中动脉流域大面积脑梗死的病例会出现出血转化；心源性卒中有更大的出血转化风险。所以，脑梗死，尤其是大面积脑梗死要密切动态观察病情进展，当出现水肿和占位效应逐渐加重或出现出血转化时要及时处理，SWI 可以及早显示脑梗死伴发的出血转化，帮助临床确定溶栓适应证和预测患者预后。

七、缺血卒中后侧支循环建立与脑重塑

（一）卒中后侧支循环建立

缺血性脑血管病患者在临床症状和治疗效果方面的差异，根本原因是由于侧支循环的存在，侧支循环被认为是影响大脑储备功能的关键要素，在脑供血动脉明显狭窄或闭塞的状态下，侧支循环开启进而发挥代偿作用。良好的侧支循环可使半暗带梗死核心体积减小，改善患者临床预后，进一步降低复发风险。

1. 脑侧支循环的结构 脑侧支循环分为三级：一级侧支循环，即 Willis 环的前、后交通动脉，正常时其处于无功能状态；二级侧支循环包含眼动脉、软脑膜侧支血管，眼动脉发出之前的颈内动脉段表现为明显狭窄或闭塞时，一级侧支无法及

时有效代偿，颈内、外动脉之间的侧支循环可借眼动脉来建立代偿，软脑膜内形成的血管网合并开放，使狭窄远端供血区避免梗死；三级侧支循环，即新生血管，在缺血数天后或慢性缺血状态才会产生的血流代偿。侧支循环的始动因素是血管间压力差的存在及解剖上的侧支吻合的存在，血管新生从既往存在的血管结构中新生出血管旁路，由之前存在的闭塞血管的近端开始生成。侧支循环的建立速度和开放程度取决于梗死发生的速度以及血管的先天性条件，急性起病的脑梗死，由于大血管短时间快速进展性狭窄或闭塞，侧支循环难以快速有效建立，这种情况会导致脑功能损伤严重；若血管狭窄或闭塞的发生速度缓慢，侧支循环则会缓慢形成，预后相对较好。

2. 脑侧支循环的影像学评估方法 DSA 是公认的判断脑侧支血管完整性的最可靠手段，可对脑的三级侧支循环进行显示。多采用 Higashida 等提出的 ASITN/SIR5 分制量表，通过评判侧支血流速度及对缺血区域的灌注范围进行分级，但 DSA 为有创检查，显影与注射速度及注入剂量差异有关，在急诊状态下也不方便评估。

CTA 对评价血管狭窄程度和侧支循环的建立情况有较好的作用。4D-CTA（或称动态 CTA）是

通过多排 CT 扫描一站式获得全脑的灌注情况及相应血管信息，成像质量几乎可以和 DSA 媲美。4D-CTA 一次性接受造影剂及辐射剂量偏大，获取信息量大，后期处理耗时。

磁共振成像 FLAIR 序列可以显示血管高信号征（FLAIR vascular hyperintensity, FVH），也称 Ivy 征（常青藤征），这在 moyamoya 病中有典型显示，但有研究提示 FVH 征象不可靠，定性定量的价值并不大（图 25-11）。3D TOF MRA 是无创的颅内动脉系统检查方法，能较好评判一级侧支循环，但对二级和三级侧支循环的显示能力不足。SWI 可显示梗死周边区的小引流静脉，可以间接反映血管新生。另外利用 MRI 脑灌注成像可以间接评判脑血管侧支循环的建立。最近研究显示 MRI 通透性影像，最常用特异性参数为 Ktrans 图（容量转移常数），该常数不完全等同于三级侧支循环的通透性，但两者相关，其升高提示新生血管出现，用来描述缺血区域实质血脑屏障通透性遭破坏的程度及定量分析。

（二）卒中后脑重塑

脑梗死患者运动功能障碍治疗后通常会有不同程度改善，研究认为可能与大脑的重塑有关。中枢神经系统重塑从宏观角度表现为脑功能（如学习、记忆功能）、运动功能及精神活动的变化，从微观水平包括突触重构、神经元再生、神经环路微细结构与功能变化。

1. 脑梗死后运动功能障碍的脑结构重塑　脑结构可塑性主要包括灰质体积、皮层厚度和白质密度等改变。有研究表明一侧大脑中动脉脑闭塞导致梗死灶周围脑结构萎缩，与病灶间接相连的远隔脑区也有继发性脑萎缩改变。这些改变可能与梗死灶对侧大脑皮层的突触输入减少，从而引发重组有关。

对脑梗死患者纵向研究发现，既有灰质体积

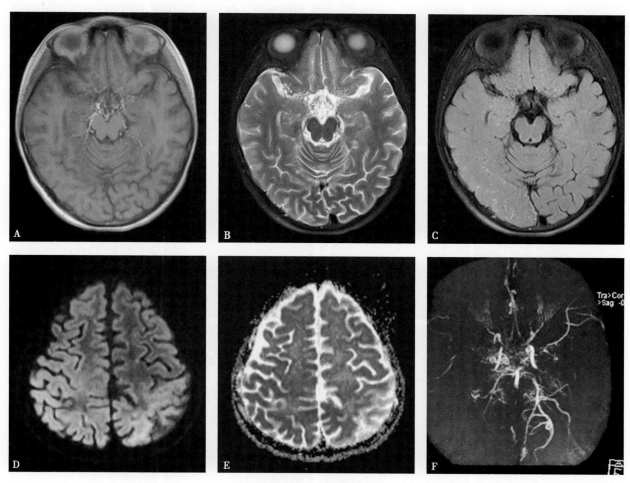

图 25-11　moyamoya 病

脑动脉主干明显纤细，颅底 Willis 环周围见细小杂乱侧支血管，呈"常青藤征"。A. T$_1$WI；B. T$_2$WI；C. flair；D. DWI；E. ADC；F. TOF-MRA

减小的脑区，同时也有灰质体积增加的脑区。灰质体积增加越明显，患者运动功能恢复越好。对大鼠的研究也证实，梗死后大鼠出现运动功能障碍，但随着局部梗死组织的重组，运动功能得到部分恢复，提示脑重塑对运动功能障碍恢复具有重要作用。对全脑皮层厚度进行纵向研究表明，超急性期和梗死后三个月双侧丘脑体积减小，患者半球前扣带回、健侧半球中央旁小叶、额上回和岛叶的皮层厚度增加。有研究报道，与认知相关的脑区也参与脑梗死患者运动功能恢复。

2. 脑梗死后运动功能障碍的纤维束重塑　脑梗死后与病灶直接或间接相连的神经纤维束可以发生逆行或顺行继发性变性，典型的如沃勒变性（图 25-12）。脑损伤后病变处白质纤维出现巨噬细胞、小胶质细胞浸润及轴突、髓鞘溶解，随后与之相连的纤维束萎缩变性。皮质脊髓束是运动通

路中重要的下行纤维束。DTI 技术可以发现脑梗死后皮质脊髓束的继发性损害。梗死部位皮质脊髓束受损分为以下三种程度的改变：一是皮质脊髓束基本完整，二是病灶处部分皮质脊髓束不连续，三是皮质脊髓束完全中断。DTI 研究发现，梗死后患者皮质脊髓束损伤越严重，患者运动功能恢复越差。FA 值与神经功能评分呈负相关，提示脑梗死后神经纤维顺行及逆行继发性变可能会阻碍患者运动功能恢复。

3. 脑梗死后运动功能障碍的脑功能重塑　功能磁共振能够无创显示脑梗死后脑功能重塑，对运动功能恢复研究有重要价值。近年来发现脑梗死病灶周围正常脑区重塑代偿，而且脑功能重组不仅与患侧大脑半球有关，也可见于健侧大脑半球。脑梗死患者早期双侧初级运动感觉皮层连接减低，然后逐渐恢复至正常。研究发现，慢性期

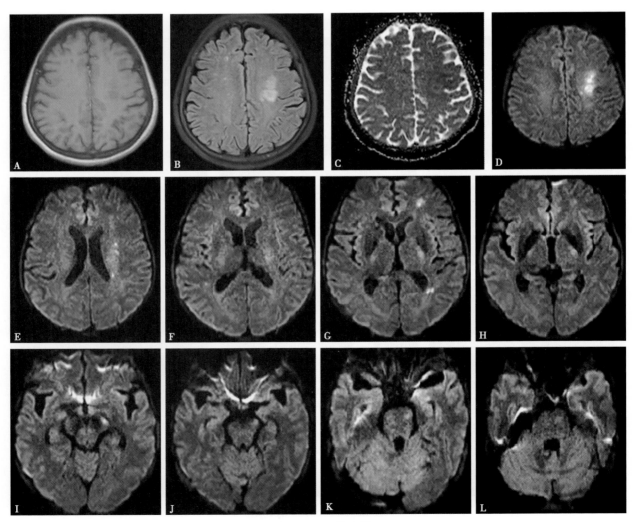

图 25-12　沃勒变性
A～C. 左侧半卵圆中心急性期脑梗死，弥散受限；D～L. 左侧皮质脊髓束区域从上自下弥散受限，提示沃勒变性

脑梗死患者梗死后 6~12 个月，患侧大脑半球脑区广泛激活，运动功能恢复较差；运动功能改善的患者，健侧大脑半球脑区广泛激活，因此，功能连接改变与预后密切。

目前脑梗死后运动功能障碍的恢复机制尚不完全明确。但大多数研究认为运动功能障碍的脑重塑可能主要有以下几种方式：梗死病灶周围脑区重组、灰质体积和皮层厚度增加、受损皮层脊髓束代偿性重组、健侧运动皮层脑区代偿性重组等。

八、脑缺血性病变的其他类型

（一）静脉窦栓塞

静脉性脑梗死占成人脑卒中的 0.5%，最常见的症状是头痛（80%~90% 病例），最常见的体征是视神经乳头水肿（50%~60% 病例）。

静脉窦栓塞根据发生部位分成四型：①浅表型，硬膜窦及邻近皮层静脉栓塞，以上矢状窦最常见；②深部中央型，Galen 静脉和 / 或直窦栓塞，导致双侧丘脑对称性肿胀，可累及基底节、相邻白质区和中脑上部；③深部基底型，主要是海绵窦栓塞，可以造成眼上静脉扩张，眼胀、水肿；④孤立皮层静脉栓塞型，最少见，只占到静脉栓塞的不到 1%（图 25-13）。

对于临床症状典型和 CT 或 MRI 显示静脉窦所属区域脑水肿，应该加扫 CTV 或 CE-MRV 帮助明确诊断。

DWI 有助于鉴别硬膜窦栓塞导致的静脉性卒中与动脉栓塞引起的动脉性卒中。动脉性卒中，由于动脉血流骤然减少，组织迅速处于缺氧状态，导致细胞毒性水肿；静脉性情况比较复杂，硬膜窦栓塞早期会导致血管内压力增加，皮层血流减少，储备毛细血管床开放，脑血容量增加；当静脉压力持续增高超过脑静脉循环的代偿能力，脑血流量减低至缺血阈值以下，会发生代谢紊乱，乳酸堆积，毛细血管床灌注减少，血管壁通透性增

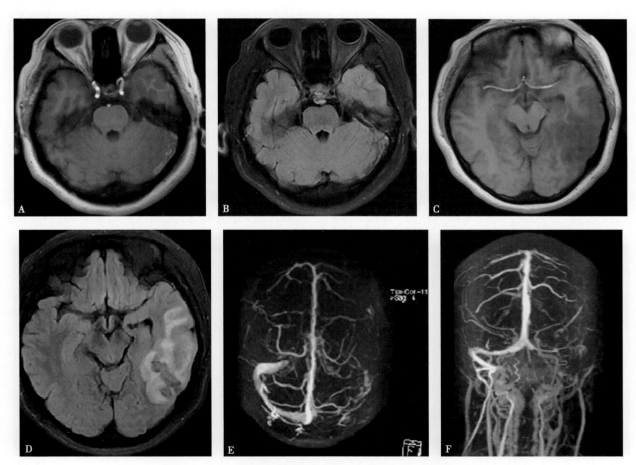

图 25-13　左侧横窦 - 乙状窦血栓合并左侧颞叶出血及水肿

A、B. 显示左侧横窦内血栓，呈不均匀短 T_1 稍高 flair 信号；C、D. 相应引流区水肿及出血；E、F. CE-MRV 显示左侧横窦 - 乙状窦 - 颈内静脉栓塞

加，血脑屏障破坏，出现血管源性水肿，病灶内水分子弥散增加；但有些病例也可以合并细胞毒性水肿或合并出血，使得 DWI 信号更加复杂。

（二）脑小血管病

脑小血管病（cerebral small vessel disease，CSVD）是指由供应脑组织的小动脉、微动脉、毛细血管和小静脉受累所致的脑组织局部病变。CSVD 在老年人中很常见，但确切的发病率尚不清楚，CSVD 脑卒中约占所有类型脑卒中的 25%。近十年来，人们逐渐认识到 CSVD 的危害，发现该病是认知、精神及身体残疾非常常见的原因，与高达 45% 的痴呆有关。

与动脉粥样硬化性大血管疾病相似，小动脉硬化型 CSVD 也可在小动脉形成微小动脉粥样硬化斑块。此外，CSVD 还存在 2 种特征性血管病理学改变，一是在小动脉远端及微动脉血管平滑肌细胞发生脂质玻璃样变性；二是微动脉局部发生纤维素样坏死。这些血管壁的病理学变化最终导致小动脉和微动脉的管壁增厚和管腔狭窄或闭塞。

CSVD 影像学的表现多样，描述影像学特征的术语和定义差异性很大。为此，国际脑血管病领域的专家于 2013 年发布了报告神经影像血管性改变的标准（standards for reporting vascular changes on neuroimaging，STRIVE）。除了血管本身的病理学改变以外，CSVD 导致的脑组织的病理学改变包括：①小梗死灶，为小动脉或微动脉闭塞所致的脑组织梗死。直径常小于 20mm；②腔隙，是指直径为 3～15mm 的圆形或卵圆形皮层下空腔性病变，多为脑小动脉闭塞所致的小软化灶或

破裂所致的脑出血灶演变而来；③白质高信号改变，脑白质的血供来源于垂直于脑表面的穿支动脉，终止于毛细血管床，侧支循环少，因此易受到血流灌注不足和慢性缺氧的影响，而发生少突胶质细胞萎缩、轴突及髓鞘损伤及胶质增生等改变；④血管周围间隙，又称 Virchow-Robin 间隙，为包绕血管、沿着血管走行的脑外液体间隙。当血管周围间隙的直径超过 2mm 时，可认为是血管周围间隙扩大；⑤微出血，直径 2～5mm 的卵圆形或圆形出血灶，可以是新鲜出血，也可以是陈旧性出血。多发生于双侧丘脑、壳核、尾状核及小脑，也可发生在脑叶，SWI 是显示微出血最敏感的检查序列；⑥脑萎缩，可为全脑萎缩或局部萎缩，可对称或不对称发生，也可具有组织选择性，病理学表现为神经元丢失、皮层变薄等（图 25-14）。

对于上述脑小血管病变征象的详细分类有助于疾病的分层和风险评估。沉默性脑梗死和白质高信号将增加未来发生缺血性脑卒中的风险。对于急性期缺血性脑卒中患者而言，严重的脑白质高信号可以增加脑梗死患者的梗死体积、不可逆性梗死灶的数目、增加静脉溶栓后脑出血的风险，延缓脑卒中后患者神经功能的康复程度。微出血可以增加常规服用抗凝药物患者发生出血性脑卒中的风险。一般认为 SWI 所检出的少量微出血（如单个微出血灶）不是溶栓治疗的禁忌证，而多发微出血会增加缺血性脑卒中患者溶栓后出血的风险。

综上所述，磁共振成像对于脑缺血性疾病的诊断与疾病诊断、疗效监测等均具有重要价值，具有灵敏、分辨率高、无创性和确诊率高优势，不

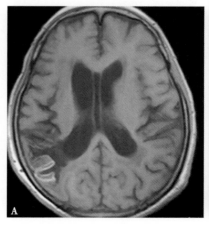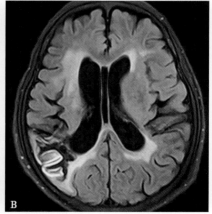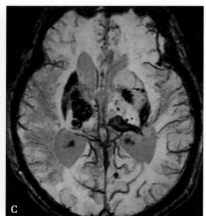

图 25-14　脑小血管病

显示脑萎缩，脑室旁白质高信号，右侧顶叶软化灶并胶质增生，多发腔隙性脑梗死，双侧基底节区多发陈旧性出血。
A. T_1WI；B. flair；C. SWI

仅从形态学观察脑的细微结构变化，还可进行脑血管成像，提供丰富的多序列、多模态和多参数影像，是其他影像不可替代的技术。

（刘　芳）

参 考 文 献

[1] Huisa BN，Neil WP，Schrader R，et al. Clinical use of computed tomographic perfusion for the diagnosis and prediction of lesion growth in acute ischemic stroke. J Stroke Cerebrovasc Dis，2014，23（1）：114-122.

[2] Simonsen CZ，Madsen MH，Schmitz ML，et al. Sensitivity of diffusion and perfusion-weighted imaging for diagnosing acute ischemic stroke is 97.5%. Stroke，2015，46（1）：98-101.

[3] Bivard A，Spratt N，Levi C，et al. Perfusion computer tomography：imaging and clinical validation in acute ischaemic stroke. Brain，2011，134：3408-3416.

[4] Ho CY，Hussain S，Alam T，et al. Accuracy of CT cerebral perfusion in predicting infarct in the emergency department：lesion characterization on CT perfusion based on commercially available software. Emerg Radiol，2013，20（3）：203-212.

[5] Wintermark M，Fischbein NJ，Smith WS，et al. Accuracy of dynamic perfusion CT with deconvolution in detecting acute hemispheric stroke. AJNR Am J Neuroradiol，2005，26（1）：104-112.

[6] Gordon Y，Partovi S，Müller-Eschner M，et al. Dynamic contrast-enhanced magnetic resonance imaging：fundamentals and application to the evaluation of the peripheral perfusion. Cardiovasc Diagn Ther，2014，4（2）：147-164.

[7] Kim KH，Choi SH，Park SH. Improving Arterial Spin Labeling by Using Deep Learning. Radiology，2017，21：171154.

[8] Verclytte S，Fisch O，Colas L，et al. ASL and susceptibility-weighted imaging contribution to the management of acute ischaemic stroke. Insights Imaging，2017，8（1）：91-100.

[9] De Cocker LJ，Lövblad KO，Hendrikse J. MRI of Cerebellar Infarction. Eur Neurol，2017，77（3-4）：137-146.

[10] Sporns P，Schmidt R，Minnerup J，et al. Computed Tomography Perfusion Improves Diagnostic Accuracy in Acute Posterior Circulation Stroke. Cerebrovasc Dis，2016，41（5-6）：242-247.

[11] 张丹凤，殷信道. 高分辨力 MR 成像检查大脑中动脉粥样硬化斑块的研究进展. 国际医学放射学杂志，2017，40（2）：141-143，147.

[12] Li L，Liu MS，Li GQ，et al. Susceptibility-weighted Imaging in Thrombolytic Therapy of Acute Ischemic Stroke. Chin Med J（Engl），2017，130（20）：2489-2497.

[13] Rodallec MH，Krainik A，Feydy A，et al. Cerebral venous thrombosis and multidetector CT angiography：tips and tricks. Radiographics，2006，26：S5-S18.

[14] Nael K，Kubal W. Magnetic Resonance Imaging of Acute Stroke. Magn Reson Imaging Clin N Am，2016，24（2）：293-304.

[15] Vilela P，Rowley HA. Brain ischemia：CT and MRI techniques in acute ischemic stroke. Eur J Radiol，2017，96：162-172.

[16] Bouchez L，Sztajzel R，Vargas MI，et al. CT imaging selection in acute stroke. Eur J Radiol，2017，96：153-161.

[17] 严开心，唐桂波，张庆欣，等. 脑侧支循环建立的影像学评估. 实用医学影像杂志，2017，18（1）：71-72.

[18] 王佩佩，卢洁，李坤成. 脑梗死后运动功能障碍重塑的 MRI 研究进展. 医学影像学杂志，2015，25（12）：2262-2265.

第二十六章

癫　痫

第一节　概　述

癫痫（epilepsy）是一组由已知或未知病因所引起，脑部神经元高度同步化，且常有自限性的异常放电所导致的综合征。以反复、发作性、短暂性、刻板性的中枢神经系统功能失常为特征。

一、临床类型与定义

主要表现为以下几种类型：

（一）癫痫发作

癫痫发作（epileptic seizure）是指脑神经元异常和过度的超同步化放电所造成的临床现象。其特征是突然和一过性症状。

（二）特发性癫痫（idiopathic）、症状性癫痫（symptomatic）以及隐源性癫痫（cryptogenic）

1. 特发性　是指除了存在或者可疑的遗传因素以外，缺乏其他的病因。但并不是临床查不到病因的就是特发性癫痫。现在的研究认为，特发性癫痫多为中枢神经系统的离子通道病。

2. 症状性　由于各种原因造成的中枢神经系统病变或者异常，包括脑结构异常或者影响脑功能的各种因素。随着医学的进步和检查手段的不断发展和提高，能够寻找到病因的癫痫病例越来越多。

3. 隐源性　可能为症状性。从临床的某些特征提示为症状性的，但是，目前的检测手段难以寻找到病因。

（三）难治性癫痫

采用正规的药物治疗未能有效控制的癫痫。

（四）癫痫持续状态

癫痫持续状态（status epilepticus，SE）是一种以持续的癫痫发作为特征的病理状况。既往国内的定义为出现两次以上的癫痫发作，而在发作间期意识未完全恢复；或者一次癫痫发作持续30分钟以上。目前临床上更为实用的定义为：一次发作没有停止，持续时间远远超过了具有该型癫痫的大多数患者发作的时间；或反复的发作，在发作间期患者的意识状态不能恢复到基线期水平。

（五）致痫区及相关概念

1. 致痫区　是大脑皮质兴奋 - 抑制功能失常的区域，这种失常的强度足以引起大多数的临床癫痫发作。

2. 发作起始区　临床发作起始的区域。

3. 刺激区　由于各种原因造成的大脑中兴奋 - 抑制功能失常的区域，这种失常的强度主要表现为发作间歇期的放电。

4. 致痫病灶　导致癫痫形成的责任性、结构异常性病灶。它与致痫区有密切的联系，但也存在严格的区别。结构性损伤诱导其周围或者通过神经环路介导诱发远隔部位的皮质出现兴奋性的异常。当皮质的异常能够产生癫痫发作，即成为致痫病灶。对于存在两个或者更多病灶的情况，并不是所有的病灶都是致痫病灶，需要进一步检查后方可明确真正的致痫病灶。

5. 临床症状产生区　由于受癫痫样放电的刺激而能够产生发作症状的皮质区域。这些皮质本质上是功能皮质，往往位于致痫区的附近或者与致痫区有密切的结构联系。

6. 功能缺损区　在发作间歇期表现为功能失常的皮质区域。包括病理灶直接造成相应的皮质功能缺损区域；致痫区本身如果能够造成相应的功能缺损，也属于功能缺损区。

7. 可表达功能的皮质区域　该区域是负责某种功能的大脑皮质。有时该区域与致痫区有重叠，需要进行精确定位。

二、发病率与病因

（一）发病率

癫痫在任何年龄、地区和种族的人群中都有发病，但以儿童和青少年发病率较高。近年来随着我国人口老龄化，脑血管病、痴呆和神经系统退行性疾病的发病率增加，老年人群中癫痫发病率已出现上升的趋势。

据世界卫生组织（World Health Organization，WHO）估计，全球大约有五千万癫痫患者。国内流行病学资料显示，我国癫痫"终生患病率"在4‰到7‰之间。近年来，国内外学者更重视活动性癫痫的患病率，即在1年或2年内仍有发作的癫痫病例数与同期平均人口之比。我国活动性癫痫患病率为4.6‰，年发病率在30/10万左右。

（二）常见病因

1. 特发性　可能和遗传基因有较大关系。

2. 症状性　各种原因造成的中枢神经系统病变或者异常。

（1）脑部病变

1）发育异常：结节性硬化、先天性脑积水、脑畸形、脑萎缩及脑瘫等。

2）中枢神经系统感染：各种脑炎、脑膜炎、脑脓肿及脑梅毒的急性期或瘢痕粘连或占位效应等。

3）颅脑外伤：产伤是婴儿期症状性癫痫的常见原因。颅内出血、挫裂伤、硬膜下血肿等。

4）脑血管病：各种脑血管病均可引起癫痫发作，以脑出血、蛛网膜下腔出血、脑血管畸形多见，脑栓塞、高血压脑病静脉窦血栓、血管性痴呆也常见。

5）颅内肿瘤：30岁以后发生癫痫的患者，除脑外伤外，脑肿瘤是常见原因，尤其是缓慢生长的胶质瘤、脑膜瘤、星形细胞瘤等。

（2）营养代谢性疾病：苯丙酮尿症、氨基酸尿症、脑脂质沉积症、糖原沉积症、低血糖、甲状旁腺功能低下、低血钙、高血钠、低血钠、高渗非酮症昏迷、维生素 B_6 缺乏等。

（3）中毒：铅、汞、一氧化碳、乙醇等中毒，以及全身性疾病如肝性脑病、高血压综合征、急进性肾炎、尿毒症等，均可引起癫痫发作。

（4）其他：缺氧、肺性脑病、Adams-Stokes 综合征、窒息、晕厥、中暑、Alzheimer 病等。

此外，高热惊厥是常见的致病因素。儿童期严重或频繁的高热惊厥容易造成局部脑缺氧或水肿，日后形成癫痫灶而致病。

三、病理与发病机制

（一）病理

多数癫痫患者的脑组织存在有病理改变，即所谓"癫痫病灶"。在"癫痫病灶"中，神经病理改变主要为局限性硬化、局限性瘢痕、脑膜粘连、新生物等导致局部脑组织崩解、供血障碍、神经细胞外液成分改变、组织结构发生紊乱，从而使细胞的生理功能、生物化学结构和新陈代谢等发生异常，给局部细胞电生理改变打下基础。典型的大脑皮层癫痫病灶有中心区和环形中间带，代之以瘢痕组织和胶质细胞增生，已不具有神经的兴奋性，所以也没有电活动。环形中间带的神经细胞数目减少，并由于供血不足及代谢紊乱而发生变性，具有过度兴奋性，有异常的电活动，是引起癫痫放电的区域。其异常放电通过周围正常脑组织而传播，这就构成了癫痫发作的病理基础。

（二）发病机制

癫痫的发生机制至今尚未完全清楚，它涉及遗传的、解剖的、生理生化的、病理生理的、免疫的范围，目前比较一致的看法是：①癫痫的发生是由遗传因素、脑内癫痫性病理改变和促发因素三者相互结合所产生的，任何一个单独的因素都不可能导致癫痫发生；②脑神经元的膜电位不稳定，惊厥阈值下降，并出现异常放电是癫痫发作的实质；③每次的癫痫发作都包含启动、发作性放电的维持与扩展，以及发作性放电的抑制3个不同而连续的病理生理过程。在这个过程中，脑内钠、钾、钙、氯等离子的传导，兴奋性神经递质（如谷氨酸、天门冬氨酸）及抑制性神经递质（如γ-氨基丁酸）均起重要作用。

四、分型与特征

目前国内外普遍应用的是1989年ILAE的《癫痫和癫痫综合征的国际分类》方案，然而近十余年来已有很多情况发生了变化，并且还发现了一些新的癫痫综合征，因此2001年国际抗癫痫联盟ILAE提出了最新的"癫痫发作和癫痫诊断方案的建议"。新方案对癫痫综合征及相关情况进行了列表和分类举例。

（一）癫痫发作的分类

癫痫发作的分类主要是根据发作的临床表现及脑电图（EEG）改变，原则采用了二分法，即发作起始症状及EEG改变提示"大脑半球某部分神经元首先受累"的发作则称为部分性／局灶性发作；反之，如果提示"双侧大脑半球同时受累"的发作则称为全面性发作。此外，由于资料不充足或不完整而不能分类，或在目前分类标准中无法归类的发作（如新生儿发作）划归为不能分类的发作。

（二）癫痫综合征的分类

癫痫综合征是指由一组体征和症状组成的特定的癫痫现象。具有独特的临床特征、病因及预后。临床上在明确为癫痫及其发作类型后，应结合发病年龄、发作类型、发作的时间规律和诱发因素、EEG特征、影像学结果、家族史、既往史、对药物的反应及转归等资料，根据已被接受的癫痫综合征列表尽可能作出癫痫综合征类型的诊断。对于治疗选择、判断预后等方面具有重要意义。

五、诊断原则与方法

（一）诊断原则

传统将癫痫的诊断分为三步：即首先明确是否是癫痫，其次癫痫是原发性还是症状性，最后明确癫痫的病因。2001年国际抗癫痫联盟提出了癫痫诊断的新方案，由5个层次组成：

1. 发作期症状学　根据标准描述性术语对发作时症状进行详细的不同程度的描述。

2. 发作类型　根据发作类型表确定患者的发作类型，如可能应明确在大脑的定位；如为反射性发作，需要指明特殊的刺激因素。

3. 综合征　根据已被接受的癫痫综合征表进行综合征的诊断。

4. 病因　如可能根据经常合并癫痫或癫痫综合征的疾病分类确定病因，遗传缺陷，或症状性癫痫的特殊病理基础。

5. 损伤　这是非强制性的，但时常是有用的诊断附加指标，主要是关于癫痫造成损伤的程度。

（二）诊断方法

1. EEG　由于癫痫发病的病理生理基础是大脑兴奋性的异常增高，而癫痫发作是大脑大量神经元共同异常放电引起的。EEG反映大脑电活动，是诊断癫痫发作和癫痫的最重要的手段，并且有助于癫痫发作和癫痫的分类。临床怀疑癫痫的病例应进行EEG检查。在应用中须充分了解EEG的价值和局限性。

2. 脑磁图（MEG）　是新发展起来的一种无创性的脑功能检测技术，其原理是检测皮质神经元容积传导电流产生的磁场变化，与EEG可以互补，有条件的单位可应用于癫痫源的定位以及功能区定位，并不是常规检查。

3. 实验室检查　包括血液学检查、尿液检查、脑脊液检查、遗传学检查等。

4. 脑CT、MRI、fMRI、SPECT、PET　在癫痫诊断和癫痫病灶定位中起重要作用，将在第二节详述。

第二节　分子影像在癫痫诊断中的临床应用

目前应用于癫痫领域的影像学检查越来越多，如CT、MRI、fMRI和SPECT、PET、PET/CT和PET/MR等。在临床工作中，如何合理选择应用这些检查方法对于癫痫病灶的诊断至关重要。因此，本节重点介绍上述检查方法的技术原理及临床优势，使临床医师能够根据不同的临床情况和现实条件选择相应的检查手段。

一、CT、MRI和fMRI

CT和MRI均为解剖形态学显像，因此主要用于癫痫的病因诊断。fMRI（functional magnetic resonance imaging）是近年来在MRI技术的基础上迅速发展起来的能够反映大脑功能活动的一种MRI功能成像方法，尤其是近年PET/MR的应用，通过MRI的多参数信息和PET代谢功能影像优势有利于癫痫的定位诊断。

（一）CT

CT是一种检查方便、迅速、价廉的检查方法，主要用于为已确诊的癫痫患者寻找病因和为药物难治的癫痫患者提供病变的精确定位。

癫痫患者的CT阳性率一般在40%～57.5%之间。CT主要表现为脑萎缩、脑肿瘤、脑血管畸形、脑梗死、交通性脑积水、颞叶内侧疝、胼胝体畸形、脑软化、钙化灶及其他未明原因的高或低密度改变等。CT扫描对颅内较大的病变和梗死灶的发现具有很高的敏感性，尤其对颅内有出血和钙化灶的发现极为敏感，优于MRI。如图26-1所示小钙化灶CT明确显示，而MRI表现为低信号影。

但是，CT对微细的病理改变，如某些皮质异常，颞叶内侧硬化不能及时发现，某些颅内肿瘤、炎症及脱髓鞘病变等CT均为低密度，很难定性。

（二）MRI

除早期脑出血和钙化灶外，MRI对癫痫的病因诊断明显优于CT，是癫痫病因检查中的一种重要手段，一些以前认为原因不明的特发性癫痫现

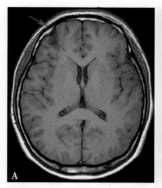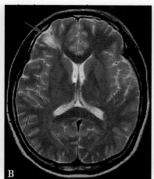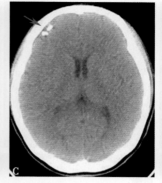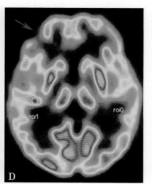

图 26-1　小钙化灶
A～D. CT 显示右侧额叶钙化灶；MRI 显示低信号影

在通过 MRI 能检查出病因，为治疗方案的制订提供更好的帮助。

1. 与 CT 比较其优势

（1）位于脑表面或小脑幕附近的较小病变：脑表面尤其是靠近头顶部、脑底部以及小脑幕的较小肿瘤如脑膜瘤、少突神经胶质瘤不易为 CT 显示，诸如多小脑回、结节硬化这样的先天性畸形也难于被 CT 检出。隐匿性血管畸形以及静脉血栓形成 CT 显示也不理想。

（2）致癫痫的瘢痕：脑挫伤是造成癫痫的重要原因之一，头部外伤尤其是开放性颅脑外伤，由于骨折及硬膜撕裂会损伤软脑膜下脑皮质，该处病灶经逐渐演变，最终形成瘢痕。癫痫往往发生于脑外伤几个月甚至几年以后。此外，脑脓肿之后也有类似现象，由于上述瘢痕组织通常较小，不足以引起 CT 密度的明显改变，CT 不易察觉。

（3）神经胶质增生：病理学家对于无明显病变可见的癫痫通常进行特殊染色，以期研究大脑皮层有无细胞结构异常。神经胶质染色对于显示局灶性神经胶质增生颇有帮助。近中颞叶硬化系指海马及其邻近区域由于神经元丢失、神经胶质增生而成为癫痫的病理基础。神经元以及神经纤维丧失造成患侧侧脑室颞角扩大，尽管高分辨率 CT 扫描机也可显示颞角扩大，但不可能显示十分局限的神经胶质增生。

MRI 显示脑缺血 / 缺氧性改变、轻度脑萎缩和其他脑深部小病灶而 CT 未能发现（图 26-2～图 26-5）。MRI 定性诊断明显优于 CT（图 26-6，图 26-7）。

2. 与 PET 比较其优势　脑深部小于 1cm 的小病灶，往往 PET 阴性而 MRI 阳性（图 26-8～图 26-10）。

（三）fMRI

狭义的脑功能成像是指血氧水平依赖功能磁共振成像（blood oxygen level dependent fMRI，BOLD fMRI），主要是通过测量区域中氧合血流的变化（或血流动力学的变化），实现对不同脑功能区域的定位，如不特别指明，BOLD 成像常称为 fMRI 成像。

广义的脑功能成像还包括：①灌注功能磁共振成像（perfusion fMRI），又称为灌注加权成像（perfusion weighted imaging，PWI），这种成像方法主要用于测量局部脑血流和血容积；②弥散加权功能磁共振成像（diffusion weighted fMRI），亦称为弥散加权成像（diffusion weighted imaging，DWI），它主要用于测量水分子的随机运动；③弥散张量成像（diffusion tensor imaging，DTI），基于 DWI 的磁共振利用水分子的弥散各向异性进行成像，可追踪脑白质纤维束支；④磁共振波谱（magnetic resonance spectroscopy，MRS），用于测量脑的新陈代谢状态以及参与新陈代谢中的某些物质（如磷和氧）的含量。

1. 临床应用

（1）fMRI：血氧水平依赖 fMRI 为最常用的 fMRI 方法，通过观察与脑血流量有关的氧合血红蛋白 / 去氧血红蛋白比率反映神经元活动，从而显示病变及大脑功能区，因此，在癫痫诊断中主要有两方面的价值。

1）重要脑功能区域定位：成年人的语言优势侧变异很大，且癫痫发作可引起功能区移位，因此，在术前对功能区定位很重要。fMRI 在描绘语言、记忆及感觉运动区等功能区的部位及范围中起重要作用，以避免手术过程中破坏这些重要组织。

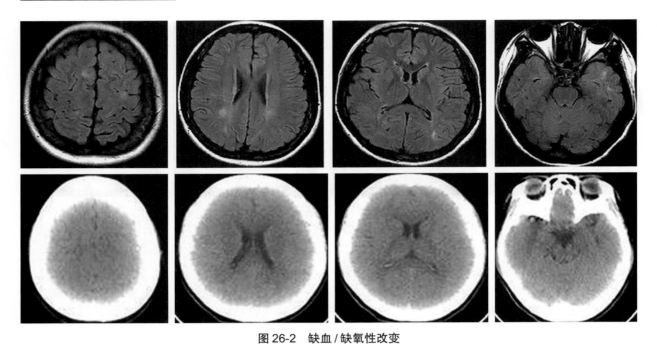

图 26-2 缺血／缺氧性改变

MRI：双侧半卵圆中心、侧脑室旁及额、顶叶病变，以反转回波序列显示明显，考虑缺血／缺氧性改变。CT：阴性

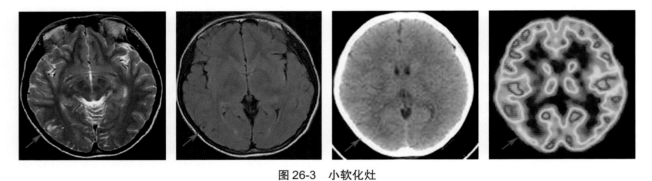

图 26-3 小软化灶

MRI：右侧枕叶可见小片状长 T_1 长 T_2 异常信号灶，信号与脑脊液近似，边界清楚，周围未见水肿影，无占位效应，右侧枕叶脑软化灶。PET：相应部位 FDG 低代谢。CT：阴性

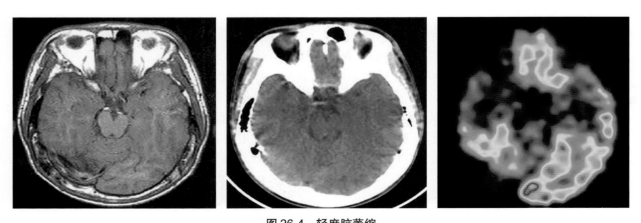

图 26-4 轻度脑萎缩

MRI：右侧枕叶脑萎缩。PET：相应部位 FDG 低代谢。CT：显示不明确

2）致痫灶定位：癫痫长期发作可造成脑组织损伤，引起血氧代谢反应能力下降，因此，fMRI信号降低可提示致癫痫灶的存在。目前同步 EEG 结合 fMRI 进行致癫痫灶定位具有较好的发展潜力，在 EEG 记录到癫痫样波时即刻启动 fMRI 成像，其优势在于将电生理和代谢改变结合起来，充分利用 EEG 的时间分辨率及 fMRI 的空间分辨率。但在应用过程中存在 EEG 记录癫痫波受时间限制及一些技术、安全、图片假象等问题，而严重限制了其临床应用。目前研究的热点是通过观察癫痫患者默认网络的改变进行功能区定位，具有易实施、不受癫痫发作时间限制的优势，但其确切意义仍不十分清楚。

（2）PWI：MR 灌注加权成像是检测血流通过毛细血管网的情况，可提供常规 MRI 及磁共振血管成像（magnetic resonance angiography，MRA）

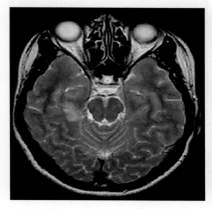
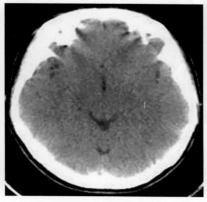
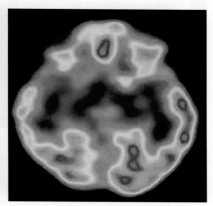

图 26-5　脑深部小病灶
MRI：右侧颞叶深部异常信号。CT：阴性

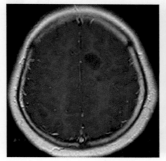
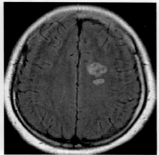
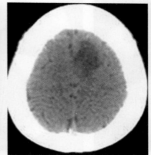
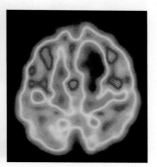

图 26-6　星形细胞瘤
CT：左侧额叶软化灶。MRI：星形细胞瘤Ⅰ级

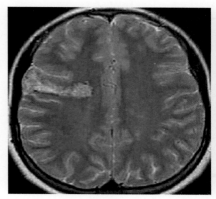
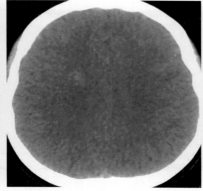
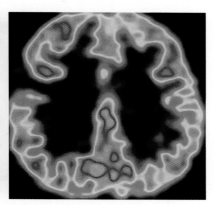

图 26-7　脑血管病
CT：右侧额叶及放射冠高密度。MRI：血管性病变

所不能获取的血流动力学方面的信息及有关神经活动和脑血管状态的诊断信息。常用动态对比增强磁敏感加权灌注的方法,将顺磁性造影剂如钆-二乙烯五胺乙酸(Gd-DTPA)经静脉注射后,以很快的速率对单一层面进行重复成像。通过扫描获得的感兴趣区的信号时间曲线可估计出局部脑血容积(regional cerebral blood volume, rCBV)、局部脑血流量(regional cerebral blood flow, rCBF)和

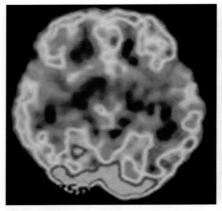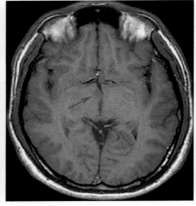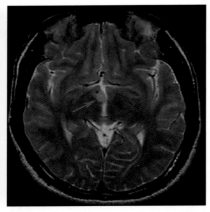

图 26-8　右丘脑前部胶质细胞瘤

MRI:三脑室内近右侧丘脑区可见一大小约 1.0cm×0.8cm 类圆形略长 T_1 长 T_2 异常信号灶,边界清楚,信号均匀,周围未见明显水肿影,静脉注射 Gd-DTPA 后,未见明显异常增强。此部位小病灶 PET 很难显示

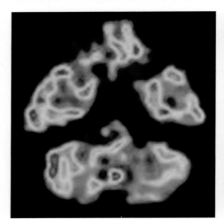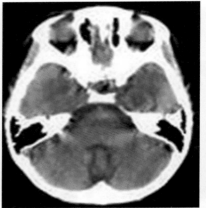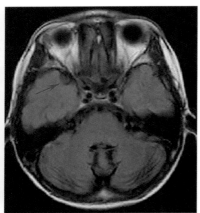

图 26-9　右颞极海绵状血管瘤

MRI:右颞极大脑中动脉走行区可见一略长 T_1 长 T_2 异常信号灶,考虑为海绵状血管瘤。此部位小病灶 CT 和 PET 很难显示

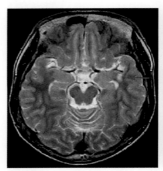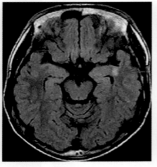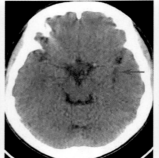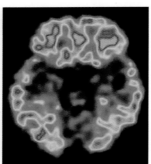

图 26-10　左颞叶脑白质变性

MRI:左颞叶深部脑白质内可见斑片状长 T_2 高 flair 异常信号影,信号均匀,边界清楚,无水肿,增强扫描未见强化,考虑为脑白质变性/硬化。CT:左侧颞叶低密度灶。此部位小病灶 PET 很难显示

平均通过时间（mean transit time，MTT），将获得部分的血流动力学参数与健侧相比较，可有效地反映灌注不足、侧支循环、再灌注及过度灌注的情况。

灌注加权成像在癫痫诊断方面主要用于检测与癫痫有关的血管及血容量的改变，对脑梗死的诊断，脑原发与转移性肿瘤的评价，肿瘤良恶性程度的判断，复发还是放疗后组织坏死的鉴别有重要意义。

（3）DWI：DWI 是使用特殊 MRI 序列记录组织的水弥散，反映人体组织空间组成信息及病理生理状态下组织之间水分子交换的功能情况。表观弥散系数（apparent diffusion coefficient，ADC）是 DWI 成像中的一个重要观察指标，与水分子弥散运动强度呈正相关；而 DWI 的信号与水分子弥散强度呈负相关。

1）癫痫发作期有助于对难治性癫痫致痫灶定位，评估癫痫发作所致组织损伤的严重程度。由于在癫痫发作持续时间较长或癫痫持续状态时，致痫灶内出现细胞毒性水肿，细胞外空间缩小，水分子弥散运动减弱，在 DWI 上表现为 ADC 降低及 DWI 信号增加。而在颞叶癫痫患者硬化的海马中，存在神经元丢失、树突分支减少等与癫痫有关的微结构改变，细胞外空间增大，水分子弥散运动增强，则表现为 ADC 升高及 DWI 信号降低。

2）动态观察 DWI 改变，对了解癫痫的病理生理过程以及预测手术预后有一定价值。急性期 ADC 降低及 DWI 信号增加，而慢性期 ADC 升高及 DWI 信号降低。

目前研究显示癫痫的 DWI 改变并无特异性，需与脑组织缺血、肿瘤、感染等相鉴别，而且 DWI 检测很难区分致痫灶及传播癫痫波的皮质及皮质下网络。因此，致痫灶与 DWI 异常信号区之间的确切关系，有待进一步探讨研究。

（4）DTI：是在 DWI 基础上发展而来，能进一步反映弥散的方向性。水分子的弥散在大脑中受到纤维束中轴突细胞膜、髓鞘以及其他大分子等的限制，造成三维空间中各个方向的弥散速率不同，即为各向异性弥散。DTI 正是基于该特性对白质纤维走向、完整性及脑的各部位功能联系等进行检测。DTI 中的两个主要参数是平均弥散率（mean diffusivity，MD）（部分研究采用 ADC）和各向异性分数（fractional anisotropy，FA）。MD 值与水分子弥散能力呈正相关，FA 则与纤维束走向及髓鞘完整性相关，FA 值越高，表明纤维束走向越一致，髓鞘越完整。

1）DTI 能发现常规 MRI 所不能发现的微小病变，尤其在颞叶癫痫（temporal lobe epilepsy，TLE）患者中。约 15% 的难治性 TLE 患者常规 MRI 显示海马容积正常，而 DTI 却发现海马 MD 升高及 FA 降低，术后病理也证实海马有神经元丢失、神经胶质细胞增生等改变。在伴随海马硬化的 TLE 患者中，DTI 改变并不局限于病变的海马，还包括了更广泛的神经网络结构，主要为同侧颞叶、边缘系统及钩束，对侧颞叶及额叶下方也可受累。伴海马硬化的 TLE 患者存在双侧丘脑信号异常，而在无海马硬化的患者中则不一定存在这些部位的改变。可见，在 TLE 患者中，DTI 能在分子水平上提示常规 MRI 无法发现的颞叶外结构改变。

2）手术导航：DTI 示踪成像技术能够立体描绘皮质脊髓束、视辐射等神经纤维束走行情况，能够显示癫痫灶与周围脑组织的功能性神经纤维束的联系，避免在手术时损伤重要的神经结构。因此，DTI 在术前评价中具有重要意义。但目前束成像检测尚缺乏临床诊断的可靠标准，且 DTI 所显示的结构和功能异常区域远远超出致痫灶范围，对这些异常区域尤其是对侧的确切病理生理改变及临床意义尚不十分清楚，推测可能是与致痫或病变海马相关的白质纤维束或某些微结构发生异常有关，而这些改变是否为功能性或可逆性改变尚未达成共识。

（5）MRS：MRS 成像的基本原理与 MRI 相同，是利用磁共振现象和化学位移作用进行系列特定原子核及其化合物定量分析的方法。MRS 是目前唯一能够无创性检测活体组织能量代谢、生化改变及化合物定量分析的一种新技术，其中以 ^{1}H-MRS 在临床上的应用最多。^{1}H-MRS 通过观察 N-乙酰天冬氨酸（N-acetyl aspartate，NAA）、肌酸类（creatine，Cr）和胆碱类化合物（choline，Cho）这 3 个最重要的指标来反映癫痫灶内神经元缺失、功能活动异常及神经胶质细胞增生的情况。

1）致痫灶定位：^{1}H-MRS 主要优势在于能在海马硬化出现形态学异常之前即可发现神经元丢失及神经胶质细胞增生，因而可用于海马硬化的早期诊断。国际上通常将 NAA/（Cho + Cr）比值 < 0.72 作为提示海马硬化的标准，其敏感性约为 75%～88%，而以双侧差别 > 0.07 作为判断异常侧的标准。有研究显示，在 MRI 显示海马容积正常的患者中有可能存在 NAA 改变，并且这种改变与发作期 EEG 痫性波放电在同一侧。约有 50% 的 TLE 患者存在双侧颞叶 NAA/（Cho＋Cr）比值下降，与脑活检发现大多数 TLE 患者存在双侧海马病变的结果相一致，这可能是由于长期癫痫放电经海马联合或前联合到达对侧，导致对侧功能异常所致，但对侧的改变在手术后可以逆转，这种可逆性改变表明 NAA 减少并不一定是神经元丢失，而可能为神经元及神经胶质细胞的功能障碍所引起。出现双侧颞叶异常的患者手术预后较差。

2）对 TLE 患者致痫灶定位：MRS 信号异常与 EEG 改变及细胞丢失严重程度具有良好的相关性。在颞叶外癫痫中，MRS 的定侧能力较差，一项关于额叶癫痫的研究发现 MRS 仅能对 50% 的患者进行定侧。

二、SPECT、PET 和 PET/CT

单光子发射计算机断层显像（SPECT）和正电子发射计算机断层显像（PET）技术能够提供脑血流（CBF）、代谢及受体功能改变信息，主要用于顽固性癫痫手术或 γ 刀治疗前致痫灶定位及脑功能的评价。

（一）SPECT 血流显像

1. 原理　脑血流灌注显像是利用脑血流灌注显像剂和 SPECT 显示脑血流灌注和功能的成像方法。由于具有脂溶性、电中性和低分子量的脑显像剂可以自由通过完整的血脑屏障（blood brain barrier，BBB），显像剂进入脑内的量依赖于脑灌注血流量和功能。因此，在体外用 SPECT 所获得的影像既反映脑血流灌注，又反映脑功能。运用 SPECT 的计算机技术可以分析和定量某区域脑组织的脑血流灌注和功能。所以，脑血流灌注显像也称局部脑血流（regional cerebral blood flow，rCBF）显像。

临床常用的脑血流灌注显像剂主要有两种类型。第一种是化学微栓型脑血流灌注显像剂，它是依靠单向被动扩散过程通过 BBB 进入脑组织，一旦被脑组织摄取，立即失去脂溶性并转变成带有电荷的亲水性化合物，不能再反向通过 BBB，较长时间地滞留在脑内。^{123}I- 异丙基安菲他命（^{123}I-isopropyl iodoamphetamine，^{123}I-IMP）、^{99m}Tc-双半胱乙酯（^{99m}Tc-ethyl cysteinatedimer，^{99m}Tc-ECD）、^{99m}Tc- 六甲基丙烯胺肟（^{99m}Tc-hexamethyl

propyleneamine，^{99m}Tc-HMPAO）等属于此类。第二种是惰性气体型脑血流灌注显像剂，它是依靠浓度差被动扩散通过 BBB，被脑细胞摄取后在脑内滞留的时间短暂，其入脑和出脑是正逆双相过程。^{133}Xe 等属于此类。

2. 临床应用

（1）致痫灶定位：在癫痫发作间期和发作期进行 SPECT 脑血流灌注显像，有助于识别致痫灶的位置、大小、血流和功能状态，提高致痫灶的表观分辨率和手术治疗的定位精度。

发作间期显像主要有三种所见：①局限性放射性减低区，例如，特发性癫痫、脑膜炎后遗症、外伤后局部脑萎缩和脑肿瘤 SPECT 显示局灶性放射性缺损区，一般和 CT 所示的异常部位相同，但范围大；②局限性放射性增高区，个别患者可见局灶状放射性增高；③无明显异常，即脑内放射性分布近于正常，如果不进行发作期显像则无法定位致痫灶。

发作期显像主要表现为脑区内放射性局灶性增高，也有三种所见：①放射性填充，在发作间期所示的减低区同一位置，可见明确的放射性填充并呈灶状浓聚区，匹配一致；②放射性再增高，发作间期所见的灶状增高区，再增高现象并呈灶状浓聚区；③非典型性异常放射性增高，虽有异常放射性增高，但发作间期和发作期所示的病灶位置不尽一致，例如，局部脑萎缩、脑肿瘤则是在缺损区周围出现局限性异常增高区。

（2）儿童良性部分性癫痫的辅助诊断和鉴别诊断：儿童良性部分性癫痫以单纯 EEG 异常放电和不伴临床发作为特点。在 EEG 监测下 SPECT 显像见觉醒期（棘波发放间期）脑内有多处灶状呈镜像关系的放射性分布减低区，而在睡眠期（棘波发放期）原有减低区可见明显放射性核素填充现象，这与难治性部分性癫痫有明显区别。有人发现儿童良性部分性癫痫的局灶性放电可由一侧转到另一侧，或在同一侧半球的中央及颞叶间转移，表现为可变性和游走性放电。SPECT 显像追踪研究结果表明，脑内放射性分布异常区无可变性和游走性，每次显像所见基本一致，故推测 EEG 所见局灶性放电的可变性和游走性，可能是多个病灶交替放电所致。

（3）SPECT 显像优势：SPECT 的优势在于对患者的注射可以在远离 SPECT 设备的地方完成，如癫痫监测装置旁、癫痫发作中或刚刚发作后，而当患者完全恢复意识并且能够合作时就可以进行显像。^{99m}Tc-ECD 从体内的清除速率比 ^{99m}Tc-HMPAO 要快，脑／本底放射性比值更高、图像质量更好。SPECT CBF 灌注显像用于癫痫的术前定位是依据脑的代谢改变和血流灌注改变往往是同时发生的，即神经细胞代谢活性的增加必然与 CBF 增加相联系，而神经细胞代谢活性也伴随着 CBF 减低而减低。癫痫发作期病灶区的 CBF 增加呈放射性浓聚区，而发作间期病灶区的血流灌注低于正常，呈放射性减低区。

显像剂在两次癫痫发作之间完成注射所获得的 SPECT 为发作间期 SPECT。一些局部性癫痫患者（主要为颞叶癫痫）可在发作间期 SPECT 上表现出放射性减低区，但发作间期 SPECT 对致痫灶术前定位的价值是有限的，检测敏感性仅为 44%，假阳性率为 7%。目前提倡将发作间期与发作期 SPECT 进行比较分析，获得相减后的发作期图像，然后与 MRI 图像进行融合，称之为 SISCOM 技术。

发作期 SPECT 是在癫痫发作过程中完成注射的，而注射在刚刚发作后完成所获得的图像被称为发作后 SPECT。显像剂从上肢静脉注入到首次通过脑的时间大约是 30 秒，正确评价 SPECT 图像应考虑到时间因素的影响。发作期注射应力争在发作开始后以最快的速度完成，因癫痫活动有可能播散，注射晚于发作期时，高灌注现象可能反映的是播散活动而不是真正的致痫区，真正致痫区却可能出现低灌注现象。颞叶复杂局部性癫痫在 CBF 灌注方面所发生的系列改变为：发作过程中整个颞叶出现高灌注；发作后 2 分钟可见颞叶内侧灌注增高伴颞叶外侧灌注减低；2～15 分钟出现整个颞叶灌注减低；10～30 分钟灌注恢复正常。发作期 SPECT 对颞叶复杂局部性癫痫定位的敏感性约为 97%，而发作后 SPECT 为 75%。目前对于单纯局部性癫痫发作期 SPECT 的研究尚缺乏充足的数据，其定位敏感性可能很低。发作期 SPECT 对颞叶以外的复杂局部性癫痫也具有很高的定位价值，但发作期过于短暂时获取困难。据报道，发作期 SPECT 对颞叶外癫痫诊断的敏感性约为 90%，而发作后 SPECT 只有 46%，这可能是由发作后从高灌注向低灌注的转换非常迅速所致。发作期或发作间期 SPECT 图像与 MRI 融合，或发作期与发作间期相减后的发作期 SISCOM 对于术前定位癫痫病灶具有更

高的敏感性和特异性，可与颅内 EEG 媲美，依据 SISCOM 所示病变皮质范围进行手术切除，可使术后治疗成功率明显提高。

对于局部性癫痫，除了研究致痫灶局部血流改变外，其他方面的血流灌注改变情况尚有待于进一步研究。有人发现在颞叶复杂局部癫痫性发作期额叶可出现灌注减低，并推测这种现象可能与额叶皮质的被抑制同时与意识丧失有关；还有人发现 48%～75% 的顽固局部性癫痫患者可出现小脑 CBF 灌注增高现象，主要见于单侧痉挛性发作、额叶灌注增高或额叶癫痫，这可能是通过皮质桥小脑路径传递所致。此外，在发作间期 SPECT 上还注意到有 26% 的颞叶癫痫患者出现了同侧丘脑灌注减低等。对部分性癫痫 CBF 灌注改变的进一步研究将会为我们提供有关癫痫病理生理学的新知识。

（二）PET、PET/CT

正电子发射计算机断层显像（positron emission computed tomography，PET）作为一种非侵入性的医学分子影像学检查方法，能对脑血流灌注、物质代谢、神经受体、基因表达等进行显像，从分子水平反映活体的生理生化改变，在癫痫病灶的准确定位、癫痫发病机制、抗癫痫药物研究等方面起着重要作用，可为 CT 和 MRI 检查阴性的癫痫患者提供癫痫灶的定位诊断，是目前最具代表性的分子影像技术。

1. 癫痫的脑代谢显像

（1）显像原理：葡萄糖是脑组织的唯一能量来源，^{18}F-FDG（2-^{18}F-2- 脱氧 -D- 葡萄糖）为葡萄糖的类似物，静脉注入人体后进入脑组织，在己糖激酶的作用下磷酸化生成 6- 磷酸 -FDG，后者不能进一步代谢，而滞留于脑细胞。通过 FDG PET 显像，可反映大脑生理和病理情况下葡萄糖代谢情况，应用动态采集，还可获得糖代谢的各种速率常数、脑组织葡萄糖代谢率等定量参数。另外 PET 可以借助各种生理性刺激或药物介入完成神经活动状态的检测，在判定药物作用、评价药效、预测副作用等新药研制和开发方面具有重要意义。

（2）显像方法

1）熟悉病情，采集相关病史，了解是否存在影响 ^{18}F-FDG 摄取的因素。其中包括：是否有糖尿病病史；CT 及 MRI 等影像学资料；病理资料；癫痫患者的发作情况与状态（发作期和间歇期）、抗癫痫药物治疗情况、EEG 资料等。

2）PET 或 PET/CT 仪器质量控制测试结果符合要求。

3）注射 ^{18}F-FDG 前禁食 4～6 小时，检查者保持安静，戴黑眼罩和耳塞，避免声光刺激。

4）建立静脉通道，2D 模式采集时，注射 3.7～6.7MBq/kg ^{18}F-FDG（3D 模式采集时，^{18}F-FDG 注射剂量要减少，剂量范围在 1.9～3.7MBq/kg）。PET 或 PET/CT 显像采集时根据各厂家说明书的要求，一般注射剂量为 111～296MBq（3～8mCi）。

5）常规显像宜在注射后 30 分钟进行，患者定位于检查床上，先行发射扫描或先行透射扫描，依具体情况而定，采集透射和发射扫描信息。

6）视 PET 或 PET/CT 机型不同，选择其适当的重建参数（重建方式、滤波函数、矩阵大小、放大因子、截止频率、陡度因子等）进行图像重建。

（3）注意事项

1）有糖尿病病史或糖耐量异常者，应测定血糖浓度。理想的血糖水平在 3.33～6.67mmol/L（60～120mg/dl），若血糖高于 11.11mmol/L（200mg/dl），应采取措施降低血糖。

2）对不合作的患者可应用适量镇静剂。

3）对癫痫发作频繁者应进行 EEG 监测，了解有无亚临床发作。

（4）诊断标准：采用肉眼法和半定量法分析判断结果。

1）在横断面影像上，大脑皮质有一处或多处放射性减低或缺损区，范围 >1.5cm×1.5cm，累及层面厚度 >1.2cm，并在冠状面、矢状面或者 3D SD 影像上可见位置相同者，与对侧比较放射性活度降低 15%。

2）有一处或多处异常放射性增高区，范围 >2.0cm×2.0cm，超出正常结构之外，累及层面厚度 >1.2cm，与对侧比较放射性活度升高 15%。

（5）临床应用

1）癫痫灶定位诊断：^{18}F-FDG 目前已被公认为癫痫外科术前或 γ 刀放射治疗最佳的无创伤性定位方法，可为 CT 和 MRI 检查阴性的癫痫患者提供癫痫灶的定位诊断（图 26-11）。一般认为癫痫灶的发作间期 PET 显示局部葡萄糖代谢降低，而在发作期原来葡萄糖代谢降低区反而增高，这种发作间期放射性分布减少而发作期增加的区域，可确定为癫痫灶（图 26-12）。

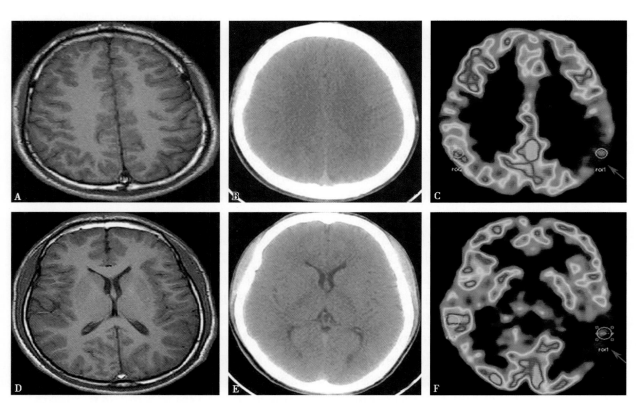

图 26-11 原发性癫痫

一例 19 岁男性患者，反复突发一过性意识障碍伴肢体抽搐 18 年。诊断"癫痫"，服用卡马西平，效果不佳。A～F. 脑 MRI、CT 均无异常发现，^{18}F-FDG PET 显示左侧顶枕叶葡萄糖代谢分布明显稀疏

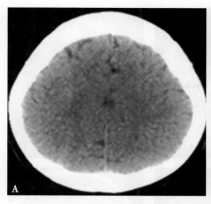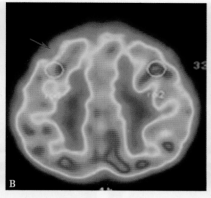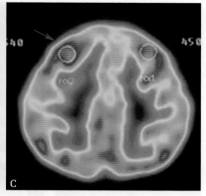

图 26-12 原发性癫痫发作间期与发作期 ^{18}F-FDG PET/CT 显像比较

一例 16 岁女性癫痫患者，发作性单侧肢体抽动 10 年，诊断"癫痫"，服用药物，效果不佳。A. CT 显示为阴性；B. 发作间隙期 PET 显像示右侧前额顶叶代谢分布稀疏；C. 发作期 PET 显像见相应部位显像剂分布增浓，提示为致痫灶，经过诺力刀适形放射治疗后症状明显减轻

2）癫痫评估中的局限性：在临床工作中，有两点与上述观点不尽一致。一是发作期高代谢并不常见，二是通过比较 ^{18}F-FDG PET 异常而 MRI 正常的图像，发现 ^{18}F-FDG PET 代谢异常区在 MRI 相应区域部分患者已经存在有局部脑沟裂的轻度增宽。

作者对一组癫痫患者的研究发现，同期行脑 ^{18}F-FDG PET/CT 和 MRI 检查的癫痫患者，PET 提示有代谢异常而 CT 阴性 100 例、MRI 阴性 87 例。仔细比较这组图像发现 PET 代谢异常区在 CT 和 MRI 相应区域出现脑沟裂轻度增宽者分别有 32 例和 39 例，占 32.0% 和 44.8%。

通过对该组病例资料分析结果显示：

（1）PET 提示 ^{18}F-FDG 代谢异常而 MRI 检查未发现解剖结构异常的癫痫患者共 87 例，其中低代谢 85 例，占 97.7%，7 例注射显像剂前一小时癫痫发作；高代谢 2 例，为 2.3%，发作时间分别为注射显像剂前 4 小时和 24 小时。

（2）MRI 相应区域显示肉眼可见的局部脑沟裂增宽者 39 例，占 44.8%。39 例 PET 均为 ^{18}F-FDG 低代谢，其中 5 例注射显像剂前 1 小时癫痫发作。代谢异常位于一侧颞叶范围较局限者 9 例，位于额、顶、枕部较局限者 13 例，多发或位于双侧者 17 例。MRI 显示肉眼可见的局部脑沟裂增宽范围小于 PET 代谢异常区（图 26-13）。

原因分析：

大脑皮层神经元过度放电是各种癫痫发作的病理基础，任何导致大脑神经元异常放电的致病因素均可能诱发癫痫。对于暂时未能确定脑内有

器质性病变者称原发性癫痫。^{18}F-FDG PET 显像对癫痫灶诊断的临床优势主要是无异常解剖结构改变的原发性癫痫患者。大量的临床研究证实，癫痫病灶在发作间期，^{18}F-FDG PET 显像中表现为局部区域的葡萄糖代谢降低，其敏感性和特异性分别可达 84% 和 86%，而癫痫病灶在发作期 ^{18}F-FDG PET 显像中表现为局部区域的葡萄糖代谢增高。值得注意的是，发作期 ^{18}F-FDG PET 不总是表现为明显高代谢，典型的发作期高代谢仅出现在少数癫痫持续状态或频繁发作以及癫痫发生在 ^{18}F-FDG 摄取早期的病例。因此，对发作期的 ^{18}F-FDG PET 显像一直存在着争议，认为 FDG 摄取与代谢需一定的时间，一般在 30～40 分钟，而癫痫发作往往仅持续几十秒钟至数分钟，占整个摄取时间的比例很小，即使摄取期间有单次癫痫发作，其扫描图像仍反映了包括发作间期、发作期和发作后的整个摄取过程的综合代谢情况，其结果可能仍然为发作间期表现。

本组资料显示原发性癫痫 PET 出现低代谢异常改变者有相当一部分患者已经存在有肉眼可见的局部脑沟裂轻度增宽的表现，只是在双盲阅片时没有 PET 的提示肉眼很难判断。这一结果提示，原来认为的原发性癫痫实际有病理灶的存在，是否可以假设 PET 显示的低代谢区必然存在病理灶，可能随着 MRI 技术的发展或许在显微镜下观察即可发现。常会民等报道了 17 例 PET 显示低代谢而 CT 或 MRI 影像学检查未见形态及结构异常的患者与手术病理结果对照，发现胶质细胞增生者 8 例，神经细胞固缩、局灶性皮质结构不良 6

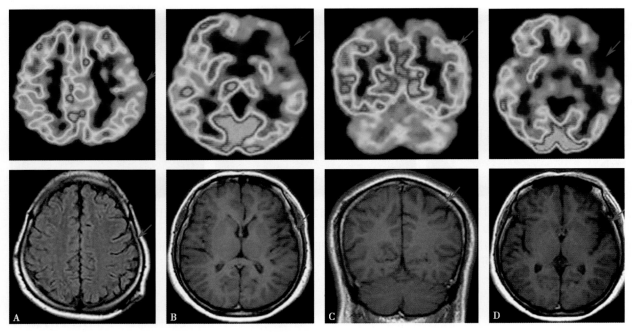

图 26-13　MRI 对脑沟裂增宽显示与 PET 影像的比较

A~D. 左顶叶（A）、左颞叶（B）、左顶叶（C）和左侧裂（D）PET 低代谢区相应部位在 MRI 显示肉眼可见的局部脑沟裂增宽，范围小于代谢异常区

例，脑血管扩张、畸形者 2 例，炎性瘢痕 1 例。表明癫痫灶切除的 17 例患者均有病理改变，病理改变的区域与 PET/CT 的低代谢区基本完全吻合，但其低代谢区的范围略大于病理改变的区域，并且全部病理类型都表现为低代谢灶包括血管畸形。这一结果支持我们上述的观点。如果这一观点成立，是否可以作为解释癫痫发作期仍表现为低代谢的原因之一，值得进一步深入探讨研究。

综上所述，原发性癫痫 PET 出现低代谢改变者已有相当一部分患者在 MRI 图像上存在肉眼可见的局部脑沟裂轻度增宽表现，这一病理基础也可能是导致癫痫发作期仍表现为低代谢的原因。对于这一类癫痫患者，PET/CT 和 MRI 联合显像、联合阅片有利于提高癫痫病灶诊断和定位的准确性。

2. 癫痫的脑血流显像　正常人的运动和情感活动及不正常状态都可引起局部血流分布变化，基于此类变化的 PET 显像技术可诊断多种疾病。测定局部血流分布的 PET 显像剂主要是 $^{15}O\text{-}H_2O$。$^{15}O\text{-}H_2O$ 为注射液形式的氧代谢显像剂，进入血液后经交换血中的部分氧，氧合血红蛋白运送到各个脏器而显像。目前，$^{15}O\text{-}H_2O$ 已广泛用于测定局部脑血流（rCBF）变化和局部脑氧代谢率（rCMRO$_2$）。

近年来，国外对癫痫症的脑血流灌注研究较多，癫痫发作时，脑血流量增加，氧的摄取率降低，大脑氧的代谢率增加。$^{15}O\text{-}H_2O$ PET 显像研究表明，癫痫患者在癫痫发作间期脑血流呈低灌注状态，而在癫痫发作期脑血流灌注明显增多。但是由于 ^{15}O 发射的正电子能量高，与 ^{18}F 标记化合物比较，用 ^{15}O 标记物显像时图像较模糊，空间分辨率较差，因此目前 ^{15}O 主要用于某些特定脑功能活动的动态研究，而临床上测定 rCBF 灌注更多使用的是单光子核素 ^{99m}Tc 标化合物（SPECT 显像）。

3. 癫痫相关受体、蛋白显像　^{18}FDG 显像对局部性癫痫的定位虽是一个灵敏、可信的检查方法，但葡萄糖代谢改变缺乏特异性。癫痫患者脑组织标本及癫痫动物模型研究发现，多种神经递质与癫痫有关。因此，进行 PET 神经受体显像，可以得到脑内受体分布图，检测出癫痫病灶，同时也能反映它们在癫痫发生中的作用，为定位癫痫病灶和揭示癫痫的发病机制提供依据。

（1）苯二氮䓬受体显像：氨基丁酸（GABA）是脑内含量较高的抑制性神经递质，其功能受损，可使神经元兴奋性相对增高而产生异常放电，导致癫痫发作。有研究发现海马部的苯二氮䓬受体活性在颞叶癫痫和颞叶内侧硬化的患者中是降低的，中枢苯二氮䓬受体活性的减低比神经元细胞密度的减少要明显得多，这提示在残存的神经细胞内中枢苯二氮䓬受体数量的减少可导致对癫痫病灶的抑制调节作用减低。目前尚没有满意的正电子标记的 GABA 增效剂或拮抗剂可用于 PET 体内显像，11C-FMZ（11C-flumazenil）是一种苯二氮䓬受体拮抗剂，可通过 PET 显示中枢苯二氮䓬受体的分布。多项研究结果证实了在 MRI 显像阴性的癫痫患者中行 11C-FMZ PET 显像有局灶性异常表现。由于 11C-FMZ 脑内清除及 11C 衰变速度很快，同一患者在 11C-FMZ 显像后大约 75 分钟可接着进行 18F-FDG 显像，就可以直接比较苯二氮䓬受体亲和力与葡萄糖代谢的变化情况。

（2）乙酰胆碱（Ach）受体显像：乙酰胆碱（Ach）有 N 型（兴奋型）和 M 型（多数为兴奋型，少数为抑制型），若脑内乙酰胆碱受体（AchR）减少或作用减弱，容易诱发癫痫。常染色体显性遗传夜间额叶癫痫（ADNFLE）能使烟碱型乙酰胆碱受体（nAchR）作用减弱。[3H]-尼古丁、[3H]-地棘蛙素及近几年新开发的 2-18F-fluoro-A-85380 等都是常用的 nAchR 的 PET 示踪剂。但是它们在脑内的结合位点存在差异，反映不同 nAchR 亚型与其配体之间存在特异性的结合。Mitkovski 等对 10 例健康志愿者在注射 226MBq 的 2-18F-fluoro-A-85380 后进行 120 分钟 PET 动力学显像和动脉血样本分析后认为，可以用 2-18F-fluoro-A-85380 PET 显像量化 nAchR 水平。

已知 SPECT 示踪剂 123I-IDEX（123I-iododex-etimide）能与 mAchR 特异性结合并显示其分布，Mohamed 等对 12 例外科手术证实为颞叶癫痫（TLE）的患者进行 123I-IDEX SPECT 显像，发现颞叶和近中颞叶 123I-IDEX 结合显著减少。说明 TLE 与 mAchR 有密切关系。Dexetimide 是特异性的抗 mAchR 药物，用示踪剂 76Br-4-bromodex-etimide（76Br-BDEX）标记 Dexetimide 可反应药物对 mAchR 分布的影响。Dupont 等对 10 例颞叶内侧癫痫患者进行 MRI、18F-FDG 和 76Br-BDEX 显像研究，发现只有 76Br-BDEX 显像在病灶同侧颞叶内侧有明显异常，且与脑电图显示的癫痫病灶相对应。动物脑内也证实（R)-N-11C-methyl-3-pyrrolidylbenzilate 是一种可逆、敏感的 mAchR 示踪剂，相信其不久也可用作癫痫患者脑内 mAchR 分布的研究。

（3）5-羟色胺（5-HT）受体显像：5-HT 有 7 种受体，各种受体又有不同的亚型，不同的亚型介导不同的神经递质。11C-AMT（11C-alphametyl-L-tryptophan）PET 显像可了解 5-HT 在脑内的分布情况并可用于癫痫灶定位，Kagawa 等对 17 例结节性硬化症患儿作了包括 MRI、癫痫发作间期 11C-AMT 及发作期脑电图等各项检查，发现其中 16 例患儿的 30 个结节 11C-AMT 结合增加，并且其中 23 个结合增加的结节正是发作时脑电图记录到的癫痫灶。

对于第一次癫痫外科手术失败后的患者，由于手术损伤了大脑局部区域组织和功能，此时，MRI、PET 代谢显像等不能准确定位癫痫病灶。Juhasz 等对 33 例第一次癫痫外科手术失败的难治性癫痫患者进行 11C-AMT PET 显像，发现 43% 的患者有明显局灶性增强，并且增强区与发作期 EEG、临床症状相对应，对其中的 10 患者进行了第二次癫痫外科术，术后有 5 名患者治愈，2 名患者临床发作频率明显减少。

18F-FCWAY（18F-trans-4-fluoro-N-2-[4-(2-meth-oxypheny1)piperazin-1-y1]ethyl-N-(2-pyrid-y1)cy-clohexa-necarboxa-mide）是 5-HT1A 受体的特异性示踪剂。Toczek 等对 10 例健康对照者和 12 例发作期视频脑电图确诊为颞叶癫痫的患者进行 18F-FCWAY 显像，发现病灶同侧上中颞和颞叶侧面受体密度明显减低。Giovacchini 等也用 18F-FCWAY 对颞叶癫痫患者进行显像，在去除容积效应后仍然发现其癫痫同侧近中颞叶和脑岛 5-HT1A 受体明显减少。

（4）阿片受体显像：阿片肽有 μ、κ、δ 三种受体，对脑的调节作用因与其结合受体的不同而有差异，其中受体激活后可阻断放电的传入，受体 δ 激活后能抑制皮层的传播。11C-Carfentanyl（CFN）是高度选择性 μ 受体示踪剂，11C-MeNTI 是选择性 δ 受体拮抗剂，18F-Cyclofoxy 是选择性 μ、κ 示踪剂，而 11C-Diprenorphine（DNP）与 μ、κ、δ 三种受体均有相同的亲和力。通过选择这些不同的放射性核素，用 PET 显像技术就可以了解不同阿片肽受体在脑内的分布情况。有研究显示，颞叶癫痫患者 11C-CFN PET 所示的 μ 受体与病灶侧颞叶新皮质结合增加、小脑扁桃体皮质结合降低，而 11C-DNP PET 显示其癫痫与非癫痫灶的非特异性阿片受体结合并无差异，对此可能的解释为反复癫痫发作导致 μ 受体反应性上调，而 κ 受体下调或被阻滞。这也反映了阿片类物质在癫痫发作中的复杂作用，其确切机制还有待于进一步研究。

（5）单胺氧化酶 B（MAO-B）受体显像：由脑外伤、感染及出血后机化等原因引起的继发性癫痫患者脑组织中存在瘢痕组织，瘢痕组织中富含神经胶质细胞，此外，硬化的海马也同样富含神经胶质细胞。在星形胶质细胞中含较多 MAO-B 受体，所以通过了解 MAO-B 受体分布和含量多少，也可以对癫痫灶进行定位诊断。用 MAO-B 受体特异性示踪剂 ^{11}C-DED（[11]C-L-deuterium-deprenyl）可以检测 MAO-B 的变化。Fowler 等曾对 7 例外伤后癫痫患者进行 ^{18}F-FDG 和 ^{11}C-DED 显像，发现 ^{11}C-DED 显像比葡萄糖代谢显像特异性更强。

4. 癫痫基因表达显像　癫痫有一定的遗传性，不同类型的癫痫有不同的遗传方式。要对癫痫进行基因治疗首先必须清楚每种癫痫的遗传方式和基因表达情况，随时对基因的定位和表达进行监测。放射性核素报告基因技术是检测基因表达的最好方法。用基因融合、双顺反子、双启动子及双向转录等重组技术，构建表达报告基因的腺病毒载体，导入靶细胞或组织内，注射与报告基因偶合的核素标记探针，进行 PET 显像，可无创、重复、定量显示报告基因的表达。

近年来，癫痫遗传学方面研究较多，发现很多类型的癫痫都有遗传相关性。目前，基因表达 PET 显像还主要是在小鼠体内完成，癫痫相关基因表达的 PET 显像研究更是不多，它将成为今后癫痫基因表达及基因治疗监测的重要工具。

（党亚萍）

参 考 文 献

[1] 中华医学会. 临床诊疗指南·癫痫病学分册. 北京：人民卫生出版社，2006.

[2] 党亚萍，张雪林，陈盛祖，等. 癫痫患者脑 ^{18}F-FDG PET/CT、MRI 图像的比较研究. 中华医学会核医学分会会议论文集，2006：1.

[3] 聂生东，邱建峰，郑建立. 医学图像处理. 上海：复旦大学出版社，2010.

[4] 肖波，周缤婷. 多模态 MRI 在癫痫中的应用前景. 中国神经免疫学和神经病学杂志 2010，17（2）：79-82.

[5] Sveller C，Briellmann RS，Saling MM，et al. Relationship between language lateralization handedness in left-hemispheric partial epilepsy. Neurology，2006，67：1813-1817.

[6] Stern JM. Simultaneous electroencephalography and functional magnetic resonance imaging applied to epilepsy. Epilepsy Behavior，2006，6：683-692.

[7] Luca MD，Beckmann CF，Stefano ND，et al. fMRI resting state networks define distinct modes of long distance interaction in the human brain. Neuroimage，2006，29（4）：1359-1367.

[8] Wehner T，Lapresto E，Tkach J，et al. The value of interictal diffusion-weighted imaging in lateralizing temporal lobe epilepsy. Neurology，2007，68：122-127.

[9] Assaf BA，Mohamed FB，Abou Khaled KJ，et al. Diffusion tensor imaging of the hippocampal formation in temporal lobe epilepsy. Am J Neuroradiol，2003，24（9）：1857-1862.

[10] Gong G，Concha L，Beaulieu C，et al. Thalmaic diffusion and volumetry in temporal lobe epilepsy with and without mesial temporal sclerosis. Epilepsy Res，2008，80：184-193.

[11] Yogarajah M，Powell HW，Parker GJ，et al. Tractography of the parahippocampal gyrus and material specific memory impairment in unilateral in temporal lobe epilepsy. Neuroimage，2008，40（4）：1755-1764.

[12] Cendes F，Caramanos Z，Andermann F，et al. Proton magnetic resonance spectroscopic imaging volumetry in the lateralization of temporal lobe epilepsy：a series of 100 patients. Ann Neurol，1977，42：737-746.

[13] Lee SK，Kim DW，Kim KK，et al. Effect of scizure on hippocampus in mesial temporal lobe epilepsy and neocortical epilepsy：an MRS study. Neuroradiology，2005，47：916-923.

[14] Matthews PM，Arnold DL. Magnetic resonance imaging of multiple sclerosis：new insights linking pathology to clinical evolution. Curr Opin Neurol，2001，14：279-287.

[15] Garcia PA，Laxer KD，Vander Grond J，et al. Proton Magnetic resonance spectroscopic imaging in patients with frontal lobe epilepsy. Ann Neurol，1995，37：279-281.

[16] 中华医学会. 临床诊疗指南·核医学分册. 北京：人民卫生出版社，2006.

[17] 党亚萍，张雪林，陈盛祖，等. 癫痫患者脑 PET 异常、MRI 正常的分析. 中国医学影像技术，2006，22（11）：1742-1744.

[18] Dang Y，Zhang X，Chen S，et al. Comparison of brain 18f-fdg PET/CT with mri imaging in epilepsy. EUROPEAN JOURNAL OF NUCLEAR MEDICINE AND MOLECULAR IMAGING，2006，33：288.

[19] 丁瑶. 癫痫与 PET 分子显像. 国际神经病学神经外科学杂志，2007，34（1）：79-82.

[20] Hammers A，Koepp MJ，Richardson MP，et al. Grey and white matter flumazenil binding in neocortical

epilepsy with normal MRI. A PET study of 44 patients. Brain, 2003, 126(6): 1300-1318.

[21] Padma MV, Simkins R, White P, et al. Clinical utility of ^{11}C-flumazenil positron emission tomography in intractable temporal lobe epilepsy. Neurol India, 2004, 52(4): 457-462.

[22] Juhasz C, Chugani DC, Muzik O, et al. Relationship of flumazenil and glucose PET abnormalities to neocortical epilepsy surgery outcome. Neurology, 2001, 56(12): 1650-1658.

[23] Mitkovski S, Villemagne VL, Novakovic KE, et al. Simplified quatification of nicotinic receptors with 2 ^{18}F-F-A-85380 PET. Nucl Med Biol, 2005, 32(6): 585-591.

[24] Mohamed A, Eberl S, Fulham MJ, 'et al. Sequential ^{123}I-iododexetimide scans in temporal lobe epilepsy: comparison with neuroimaging scans(MRI imaging and 18F-FDG PET imaging). Eur J Nucl Med Mol Imaging, 2005, 32(2): 180-185.

[25] Dupont S, Semah F, Loc'h C, et al. In vivo imaging of muscarinic cholinergic receptors in temporal lobe epilepsy with a new PET tracer: [76]Br]4-bromodexetimide. J Nucl Med, 1999, 40(6): 935-941.

[26] Skaddan WB, Jewett DM, Sherman PS, et al. (R)-N-^{11}C] methyl-3-pyrrolidylbenzilate, a high-affinity reversible radioligand for PET studies of the muscarinic acetylcholine receptor. Synapse, 2002, 45(1): 31-37.

[27] Kagawa K, Chugani DC, Asano E, et al. Epilepsy surgery outcome in children with tuberous sclerosis complex evaluated with alpha-^{11}C] methyl-L-tryptophan positron emission tomography(PET). J Child Neurol, 2005, 20(5): 429-438.

[28] Juasz C, Chugani DC, Padhye UN, et al. Evaluation with alpha-^{11}C] methyl-L-tryptophan positron emission tomography for reoperation after failed epilepsy surgery. Epilepsia, 2004, 45(2): 124-130.

[29] Toczek MT, Carson RE, Lang L, et al. PET imaging of 5-HT$_{1A}$ receptor binding in patients with temporal lobe epilepsy. Neurology, 2003, 60(5): 749-756.

[30] Giovacchini G, Toczek MD, Bonwetsch R, et al. 5-HT$_{1A}$ receptors reduced in temporal lobe epilepsy after partial-volume correction. J Nucl Med, 2005, 46(7): 1128-1135.

[31] Fowler JS, Volkow ND, Cilento R, et al. Comparsion of Brain Glucose Metabolism and Monoamine Oxidase B(MAOB)in Traumatic Brain Injury. Clin Positron Imaging, 1999, 2(2): 71-79.

第二十七章

Huntington 病

第一节 概 述

亨廷顿病（Huntington disease）是一种家族常染色体显性遗传疾病。患者的子女中半数可得病，男女患病机会均等，多在 20～50 岁开始发病。根据发病年龄可将该病分为幼年型（4～19 岁发病，10%）、早年型（20～34 岁发病）、中年型（35～49 岁发病）和迟发型（50 岁以后发病，25%）。由于基因突变或者第四对染色体内 DNA 基质 CAG 三核苷酸重复序列过度扩张，造成脑部神经细胞持续退化，机体细胞错误地制造一种名为"亨廷顿蛋白质"的有害物质。这些异常蛋白质积聚成块，损坏部分脑细胞，特别是那些与肌肉控制有关的细胞，导致患者神经系统逐渐退化、神经冲动弥散、动作失调，出现不可控制的颤搐，并可能发展成痴呆，甚至死亡。其临床主要表现为：①情绪异常，变得冷漠、易怒或抑郁；②手指、腿部、脸部或身体出现不自主动作；③智力减退，判断力、记忆力、认知能力减退。主要病理改变为脑外观呈现不同程度的脑萎缩，脑重量与正常脑相比大约减轻 30%，最突出的是两侧尾状核和壳核的萎缩，其中尾状核受累者为 57%，壳核为 64%，苍白球也有不同比例的萎缩。由于尾状核萎缩，以致侧脑室明显扩张。大脑皮质特别是额、顶叶萎缩显著，白质也减少。镜下可见尾状核和壳核中选择性神经细胞丢失，伴星形胶质细胞增生和胶质纤维化，类似的病变可见于丘脑腹侧核和黑质。

目前药物可以控制、减缓情绪波动和动作问题，但无法彻底根治该疾病。本病呈进行性发展，病程多为 10～15 年，最后死于并发症，常见的死亡原因是全身衰竭和终末期肺炎。影像学研究表明 HD 患者出现临床症状以前，基底节神经元已有缺失。基底节神经元缺失并非是一种随机发生的现象，而是呈现一种有规律的发展过程，尾状核神经元的缺失由内侧向外侧发展，壳核则由背侧向腹侧发展。

第二节 影像学诊断

HD 的常规解剖影像诊断缺乏特异性，早期 HD 患者 CT 示尾状核头部解剖结构完整，晚期则见尾状核头部明显萎缩。冯一鸣等报道一例经基因检测证实的 HD 患者，CT 及 MRI 提示双侧尾状核萎缩，侧脑室前脚扩大，^{1}H-MRS 出现异常的乳酸峰，并提示基底节去 N- 乙酰天门冬氨酸 / 肌酸值减低，胆碱 / 肌酸比值增高，而 ^{18}F-FDG PET 显像可见双侧基底神经节代谢明显减低，提示这些走向有助于该病的早期诊断、预测易发人群的发病可能性以及病情严重程度的评估。杨春等也报道 2 例 HD 患者，发现 MRI 上左右尾状核头部和壳核 ADC 值与正常对照组比较显著升高，具有统计学意义，提示 HD 患者的尾状核、壳核萎缩，神经元大量变性与丢失，从而致使细胞外间隙增大，水分子扩散能力增强，MRI 出现 ADC 值增高。ADC 值增高的病理生理学基础是阻碍水分子自由扩散的微观结构阻隔减少。而各向异性分数（FA）值也轻度升高，但无统计学意义。

Feigin 等报道 18 例出现症状前期 HD 基因携带者、13 例早期 HD 患者及 8 例年龄匹配的基因阴性的正常对照组 ^{18}F-FDG PET 显像特征，前者与正常对照组比较尾状核和豆状核 FDG 代谢减低，同时包括中颞叶的代谢减低及枕叶皮层代谢相对增高。大约 50% 的 HD 易感人群尾状核葡萄糖代谢降低，在临床症状出现之前即可发现 FDG PET 异常，病程早期仅见尾状核代谢降低（图 27-1），随病程进展，后期豆状核也受累及，而全脑葡萄糖代谢率并不降低，与阿尔茨海默病有明显区别。HD 的痴呆程度与尾状核萎缩程度密切相关，尾状核萎缩越明显，葡萄糖代谢率越低，则痴呆程度越严重。Deckel 等研究发现静息状态 HD 患者除尾状核外的所有脑区 rCBF 增加，当 rCBF 以小脑血流的百分比表示时，激活状态与静息状态相比，

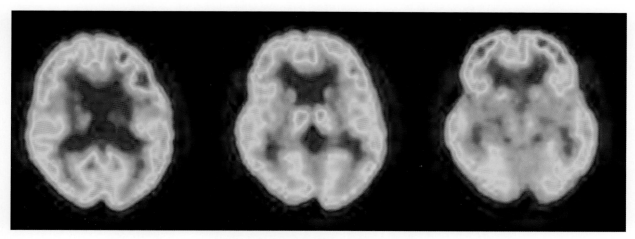

图 27-1　HD 患者 ¹⁸F-FDG PET 显像

女性患者，34 岁，10 年前开始四肢不自主抽搐，智能减低，有家族史。头颅 MRI 未见异常。FDG PET 双侧豆状核及尾状核葡萄糖代谢减低

表 27-1　HD 患者及健康志愿者静息和激活状态下 rCBF 的比较

脑区	健康志愿者	HD 患者	HD/ 健康志愿者比值 /%	p 值
静息状态				
左尾状核	0.912 3±0.009	0.837 4±0.035	91.8	<0.05
右尾状核	0.935 4±0.017	0.838 9±0.025	89.7	<0.01
激活状态				
左尾状核	0.893 8±0.022	0.742 9±0.029	83.1	<0.005

HD 患者纹状体和眶回的 rCBF 减低（表 27-1）。¹¹C-Raclopride D2 受体显像研究结果发现有症状的 HD 患者纹状体 D2 受体分布减低，症状出现前期的基因携带者，D2 受体的分布有不同的研究结果，从正常到减低。

　　由于有关 HD 患者的 PET 显像报道病例较少，缺乏大宗的临床病例总结分析，其诊断效能还有待进一步资料证实。

（赵　军）

参 考 文 献

[1] 刘道宽，蒋雨平，江澄川，等. 锥体外系疾病. 上海科学技术出版社，2000.

[2] Feigin A，Leenders KL，Moller JR，et al. Metabolic network abnormalities in early Huntington's disease: an ［(18)F］FDG PET study. J Nucl Med，2001，42（11）：1591-1595.

[3] Deckel AW，Weiner R，Szigeti D，et al. Altered patterns of regional cerebral blood flow in patients with Huntington's disease: a SPECT study during rest and cognitive or motor activation. J Nucl Med，2000，41：773-780.

[4] 冯一鸣，张东友，汪晶，等. 亨廷顿病的影像学表现. 临床放射学杂志，2008，27（10）：1426-1427.

[5] 杨春，徐凯，华荣，等. 亨廷顿病的脑部 MRI 表现. 中华放射学杂志，2014，48（4）：337-338.

第 三 篇

肿瘤分子核医学与多模态影像

第二十八章

肿瘤生物学与分子靶点

第一节　肿瘤生物学

一、肿瘤的发生

肿瘤是机体组织细胞在各种致癌因素作用下，在基因水平上失去对其生长的正常调控，导致局部细胞异常增殖而形成的新生物。正常细胞演化为恶性肿瘤细胞的过程与多种内源、外源因素相关，其中内因主要包括基因遗传、机体老化、自身免疫状态等，外因则主要包括环境污染、生态失平衡、感染等。目前研究最多的致癌因素主要有以下三个方面：化学、物理、生物因素；原癌基因被活化；抑癌基因受抑制等。

（一）环境因素的作用

1. 化学致癌　能引起人或动物肿瘤形成的化学物质，称为化学致癌物（chemical carcinogen）。例如吸入石棉可能引起肺癌或恶性间皮瘤，长期食用富含亚硝酸盐的食物可能导致胃癌，大量食用黄曲霉素污染的食物可能引发原发性肝细胞肝癌。按照致癌化学物质进入机体后的作用方式可将其分类为直接致癌物、间接致癌物和促癌物三大类：①直接致癌物，例如各种致癌性烷化剂、亚硝胺类致癌物等，这类化学致癌物的致癌能力较强、致癌作用快速，进入机体后不需要经过代谢活化就能直接损害细胞正常的 DNA、RNA、蛋白质等生物大分子结构，从而诱导正常细胞发生癌变；②间接致癌物，例如多环芳烃、芳香胺类、亚硝胺及黄曲霉素等，这类化学物质进入人体后需要经过代谢，才能活化成为具有活泼化学性质的直接致癌物；③促癌物，又称肿瘤促进剂，例如巴豆油、糖精及苯巴比妥等，单独作用于机体内时并无致癌作用，但能促进其他致癌物诱发肿瘤形成。

2. 物理致癌　过量的电离辐射是最主要的物理性致癌因素，包括电磁辐射以及电子、质子、中子、α 粒子等的辐射。与辐射相关的肿瘤有血液系统肿瘤、甲状腺肿瘤、皮肤癌等。电离辐射的致癌原理是使生物靶产生电离，形成活泼的自由基，从而破坏细胞正常的 DNA、RNA、蛋白质等生物大分子结构，其中 DNA 是电离辐射的重要生物靶点，尤其是嘧啶碱基对电离辐射的敏感性较高。电离辐射对 DNA 的损伤主要是单链断裂及碱基结构改变。电离辐射引起的 DNA 断裂，在细胞水平上以染色体断裂的形式表现出来，表现为多种染色体畸变方式，如重复、互换、倒位、易位等。染色体畸变的形成直接影响结构基因在基因组内的正常排列，或造成基因片段的丢失或重排，甚至能改变基因的调控机制，其中原癌基因突变及抑癌基因的失活可能起致癌的关键作用。

3. 生物致癌　肿瘤病毒是一种重要的生物性致癌因素，例如乳头状瘤病毒的两个亚型（HPV16、HPV18）与宫颈癌发病相关，乙型肝炎病毒与原发性肝细胞癌的发生有密切关系，EB 病毒可能诱发 Burkitt 淋巴瘤、鼻咽癌、霍奇金淋巴瘤，T 细胞白血病病毒（HTLV）感染与 T 细胞白血病相关。能导致肿瘤发生的病毒主要有两类：DNA 病毒和 RNA 病毒（逆转录病毒）两大类。有些肿瘤病毒的基因组含有能直接诱发肿瘤的癌基因，这种病毒进入机体后能直接编码蛋白，使细胞发生恶变。有些肿瘤病毒本身并不携带癌基因，当机体感染这类肿瘤病毒后，该病毒的核酸能整合到宿主细胞 DNA 链上，通过改变其插入部位基因的表达，从而使细胞发生恶变。其他生物致癌因素还包括细菌、寄生虫等感染，例如幽门螺杆菌与胃癌的发病密切相关、泰国肝吸虫感染易引发胆管癌、埃及血吸虫感染能导致膀胱癌发生等，但并不能排除由于长期慢性炎症持续刺激所导致癌变的可能。

（二）原癌基因的作用

原癌基因：但凡能编码生长因子、生长因子

受体、细胞内生长信号传导因子、与生长相关的转录调节因子的基因都属于原癌基因的范畴，正常情况下原癌基因的基因产物能促进细胞的生长和增殖。

原癌基因原本是细胞的正常基因，但在某种致癌因素（如前面所提及的化学、物理、生物等因素）作用下发生结构改变，从而激活成为真正具有致癌能力的癌基因，促使细胞的恶变和肿瘤的发生。原癌基因被激活成为癌基因的机制可能有以下几个方面：①点突变，人类大部分的肿瘤都与相关原癌基因点突变有关，例如在肺癌、膀胱癌、结直肠癌、胃癌、乳腺癌、胆囊癌和胰腺癌中存在着较高的 ras 基因的点突变频率；②获得启动子，在肿瘤细胞中，原癌基因的表达明显增强，其所转录的 mRNA 及翻译产物蛋白质的含量都显著增加，所增加的蛋白产物与未活化的原癌基因的蛋白产物并无不同，因此，有研究认为原癌基因的活跃表达是因为其基因上游插入了较强的启动子；③DNA 甲基化程度降低，DNA 的甲基化有助于保持双螺旋结构的稳定性和阻止基因转录，而转录活跃的基因通常 DNA 甲基化的程度较低，有研究显示在结肠腺癌和小细胞肺癌中，癌细胞的 c-ras 基因比其周围正常细胞的 c-ras 基因甲基化程度低；④基因扩增，在肿瘤细胞中，某些原癌基因的拷贝数明显高于正常细胞，从而导致基因的过度表达；⑤基因易位和重排，原本无生物活性的原癌基因可以通过基因的易位和重排转移到某些启动子或增强子附近，使其基因表达产物增加，从而诱发细胞恶变。

原癌基因的生物活性是通过蛋白表达体现的，其在正常细胞中所编码的蛋白质可分为 4 类：①多肽类生长因子，包括生长因子、激素及神经递质等类似物，例如 c-sis 基因产物 P28 蛋白与血小板生长因子的 β 链同源性达 87%，能与血小板生长因子的受体结合，产生调控细胞增殖、分化及促进血管生长的作用，这类基因表达异常将会引起细胞增殖失控；②信号传导蛋白类，例如 ras 基因的产物 P21 蛋白具有 GTP 结合活性及弱 GTP 酶活性，能参与信号传导过程，在细胞增殖或分化中起重要作用；③蛋白激酶类，例如 src、yes、fps、abl、fgr、fms、fes、ros 等癌基因编码的特异性酪氨酸磷酸化蛋白激酶能催化底物酶的酪氨酸残基磷酸化，使之以活性形式结合于细胞内侧，导致细胞生长失控成为癌细胞；④内调节蛋白类，例如

myc、myb、fos 等癌基因编码的产物是核内蛋白质，能与 DNA 特定位点相结合，影响 DNA 复制和转录，从而调节细胞生长、增殖及分化。

（三）抑癌基因的作用

抑癌基因能抑制细胞生长和促进细胞分化，同时抑制原癌基因的活化和表达，从而抑制肿瘤的发生。当抑癌基因发生突变、缺失或失活时能引起细胞恶变。抑癌基因通常具备两个特性：①在正常细胞中表达，但在相应恶变细胞中存在缺陷；②导入该基因，肿瘤细胞的生长将会受抑或部分受抑。p53 是目前研究最多的抑癌基因，因为在各种人体恶性肿瘤中，p53 都有较高的突变率。人的 p53 基因位于 17p13，长约 20kb，包括 11 个外显子和 10 个内含子，转录 2.8kb 的 mRNA，产物为蛋白质 P53。P53 蛋白是一种核内磷酸化蛋白，能阻碍 DNA 聚合酶与 DNA 复制起始复合物的结合，从而抑制 DNA 复制的启动，同时，其酸性氨基末端结构区具有转录激活作用，能激活某些抑制细胞分裂的基因从而间接抑制细胞增殖。

二、肿瘤细胞的生长代谢

肿瘤是基因疾病，其生物学基础是基因的异常，包括基因的不稳定和基因的复制、转录、表达的异常，进而造成肿瘤细胞的代谢异常等一系列生物学行为异常。与正常组织代谢比较，肿瘤细胞代谢更加活跃。肿瘤细胞内核酸（包括 DNA、RNA）明显增多，即核酸合成代谢增强、分解代谢减弱，它预示着肿瘤细胞分裂繁殖更加活跃。肿瘤组织的蛋白质合成及分解代谢都增强，即加速分解组织蛋白质，产生的氨基酸分子用于合成肿瘤组织细胞需要的蛋白质，包括肿瘤细胞的结构蛋白和功能调节蛋白，如酶、受体、蛋白多肽类的各种因子和激素等。

葡萄糖代谢是组织细胞的基本代谢，肿瘤细胞在组织氧供应充分的情况下，也主要以葡萄糖无氧酵解获取能量，即 Warburg 效应。无氧酵解的目的是肿瘤细胞在快速获取 ATP 的同时，酵解中间产物可合成蛋白质、核酸及脂类等各种生物分子，促进肿瘤细胞生长。合成大量乳酸产生的酸性环境降低机体的免疫力，酵解产生的还原分子利于游离脂肪酸合成并提高机体对细胞毒性药物氧化作用；此外，肿瘤组织内氨基酸、核苷酸、脂类代谢明显旺盛。

肿瘤细胞的糖、核苷酸及氨基酸代谢的变化最终都是肿瘤细胞基因代谢表达异常，造成代谢酶的合成异常所致；一般在肿瘤组织内参与糖酵解途径的酶增加，与肿瘤生长有关的激酶含量增加，蛋白分解代谢酶增加，而细胞氧化酶减少；不同组织来源的恶性肿瘤特别是分化原始幼稚者，其酶变化特点主要表现为某些特殊功能酶接近或完全消失，如分化差的肝细胞肝癌组织中有关尿素合成的特殊酶系近完全消失。

三、肿瘤细胞的周期调控

细胞经过生长和分裂而完成增殖的全过程称为细胞增殖周期。肿瘤组织比正常组织生长得更快并非由于肿瘤细胞的生长分裂周期缩短，而是由于肿瘤细胞周期调节失控所导致的无限制增殖。

细胞周期通常可划分为 4 个连续的时期：①G$_1$ 期，细胞在该期开始合成各种蛋白质、糖类和脂类，形成大量细胞器，为细胞进入 S 期进行 DNA 复制做好前期准备。G$_1$ 期末有个特定的限制点（G$_1$/S 控制点），在细胞生长和分裂信号的刺激下，细胞会通过该限制点进入 S 期，一旦通过该点，即使脱离了外界刺激细胞生长分裂的信号，细胞仍能不受限制地进行 DNA 复制直至分裂，进而完成这个细胞周期；如果细胞在没通过限制点之前就因外界条件不适宜而停止细胞分裂，则会进入 G$_0$ 期，G$_0$ 期细胞在接受适宜的外界信号刺激后可再次返回细胞周期，通过限制点并完成分裂增殖；②S 期，即 DNA 复制期，经过该期细胞的 DNA 含量增加一倍，保证遗传性状的稳定性，是整个细胞周期中最关键的阶段；③G$_2$ 期，是 DNA 复制完成到有丝分裂开始的时期，细胞快速生长并大量合成有丝分裂所需蛋白质，如微丝、微管蛋白、调控有丝分裂的促细胞分裂因子（mitosis-promoting factor, MPF），为有丝分裂做好物质准备。G$_2$ 末期的控制点（G$_2$/M）是细胞周期的另一个重要关卡。④M 期，即分裂期，该期持续时间较短，先后可划分为前期、中期、后期、末期。

细胞周期周而复始地进行着，这种周期性的重复过程受到严格的控制，使得不同的细胞周期事件在空间和时间上相互协调。目前已发现的与细胞周期调控相关的三大类分子为：细胞周期蛋白（cyclin）、细胞周期蛋白依赖性激酶（cyclin-dependent kinase, CDK）、细胞周期依赖性激酶抑制因子（cyclin-dependent kinase inhibitor, CKI），

其中 CDK 的调控机制是细胞周期机制的核心。CDKs 是一种丝氨酸 / 苏氨酸蛋白激酶，只有和 cyclin 结合之后才能发挥蛋白激酶的活性，因此 cyclin 是调控 CDK 活性的主要成分，启动细胞分裂周期。细胞周期各期之间的转换需要不同的 cyclin-CDKs 蛋白复合物进行调控。G$_1$/S 和 G$_2$/M 是细胞周期调控的两个主要关卡，其中视网膜母细胞瘤基因（Rb）和 p53 基因是参与 G$_1$/S 关卡控制的重要抑癌基因。

细胞周期的运行，是在一系列检查点的严格监控下进行的，它在确保前一个阶段完成之后，才启动下一个阶段，检查点是细胞的自我复制错误监控机制。细胞周期的四个时期（G$_1$-S-G$_2$-M）都有各自的检验点，分别由不同的 cyclin-CDKs 蛋白复合物调控：①G$_1$ 期，细胞在细胞外生长信号（例如生长因子）的刺激下，G$_1$ 期 cyclin D 高表达，并与 CDK$_4$、CDK$_6$ 结合形成 G$_1$-CDK 复合物，使下游的底物蛋白质如 Rb 磷酸化，磷酸化的 Rb 释放出转录因子 E2F，促进多种基因转录，确保细胞通过限制点完成 G$_1$ 期并为进入 S 期做好准备。如果此时将细胞外生长信号撤去，cyclin D 合成终止，原有的 cyclin D 因其不稳定而很快被降解掉，从而 G$_1$-CDK 复合物活性降低，细胞从 G$_1$ 期退至 G$_0$；②G$_1$/S 期，游离的 E2F 能激活 cyclin E，cyclin E 与 CDK2 结合，形成 G$_1$/S-CDK 复合物，促进细胞通过 G$_1$/S 检验点而进入 S 期。G$_1$/S-CDK 复合物还能促进 Rb 磷酸化，从而释放出更多 E2F，形成正反馈。向细胞内注射 cyclin E 的抗体能使细胞停滞于 G$_1$ 期，说明细胞进入 S 期需要 cyclin E 的参与；③S 期，cyclin A 与 CDK2 相结合形成 S-CDK 复合物，被激活的 S-CDK 复合物能启动 DNA 复制，并和其他 CDK 分子一起确保 DNA 在一个细胞周期中只被复制一次；④G$_2$/M 期，cyclin B 在晚 S 期与 G$_2$ 期合成，与 CDK1 结合后形成 M-CDK 复合物，促进细胞进入 M 期；⑤M 期，在分裂中期，当促分裂因子 MPF 活性达到最高时，可通过一种未知的途径，激活后期促进因子 APC（anaphase promoting complex），负责将泛素连接在 cyclin A 和 cyclin B 上，导致 cyclin A、cyclinB 被蛋白酶体（proteasome）降解，姐妹染色单体开始分离，细胞分裂便从 M 期中期向末期转化，从而完成一个细胞周期。

由上可看出，细胞周期每一个阶段的顺利进行都离不开 CDK 的调控，而 CDK 是一组相关联

的 Ser/Thr 蛋白激酶。单细胞生物（例如酵母菌）的细胞周期进程主要由单一的 CDK（P34$^{cdc2/cdc28}$）所控制；而在多细胞生物中，细胞周期各期之间的转换都需要不同的 CDK 来调控，因此细胞周期的调控核心在于对 CDK 活性的调控。影响 CDK 活性的三大主要因素是：① cyclin，不同的 cyclin 亚单位与相应的 CDK 结合后，才能引起 CDK 空间构象改变，从而暴露其活性催化亚基；②磷酸化与去磷酸化，cyclin-CDK 复合物不同位点的磷酸化与去磷酸化对该复合物的活性分别产生正向和负向的控制，例如，完整的 cyclin-CDK1 复合物需要 CDK1 的 Thr161 位点磷酸化才能被激活，驱动细胞进入有丝分裂。CDK1 的 Thr14 和 Tyr15 位点的磷酸化则会引起 cyclin-CDK1 复合物的失活，因此 cyclin-CDK1 复合物的活化还需要 Thr14 和 Tyr15 位点的去磷酸化；③CKI，CDK 抑制因子（CD kinase inhibitor，CKI）可与 CDK 结合抑制其活性，例如，P16^{ink4a}、P15^{ink4b}、P18^{ink4c}、P19^{ink4d}，能与 CDK4、CDK6 高度特异性地结合，阻止 CDK 和 cyclin D 的结合形成 G1-CDK 复合物，从而使细胞周期不能通过 G_1 期调控点进入到下一个时期。CKI 可阻止细胞通过限制点，具有抑癌基因活性，但 CKI 与抑癌基因 p53 不同之处在于其作用方式是直接与 cyclin-CDKs 复合物或 CDK 结合，从而调节细胞周期。

研究表明某些参与细胞周期调控的抑癌基因如 p53、RB1 和 CDKN2A 等发生突变或缺失，另一些肿瘤基因如 CCND1、CDC25B 和 p27（KIP1）则过度活化或超表达，这些异常导致细胞周期失控，使肿瘤细胞无限制的迅速增殖。

四、肿瘤组织的血管生成

肿瘤的血管生成是瘤体生长和转移的前提条件，丰富的血供能给肿瘤细胞提供氧气、生长所需的因子及营养物质、交换代谢产物的通道，还能为肿瘤细胞的血行转移奠定基础。机体血管的生成过程是在血管生成因子和血管生成抑制因子共同的调控下进行的，包括 5 个步骤：①内皮细胞在生长因子的刺激下激活；②内皮细胞分泌蛋白酶降解基底膜；③内皮细胞迁移、增殖；④形成新生毛细血管结构；⑤聚集周细胞，稳定新生毛细血管结构，形成成熟血管。

正常组织的血管生成与肿瘤血管的形成之间的差别主要在于：正常组织的新生血管生长到某种程度便会停止增殖并迅速稳定、成熟；而肿瘤细胞生长过程中的缺氧环境、原癌基因的激活与抑癌基因的失活等因素导致血管生成因子和血管生成抑制因子的调节失衡，使肿瘤的血管生成处于持续生长及重塑的状态，从而产生具有失控性和未成熟性等特点的畸形血管系统。

血管生成因子在肿瘤血管形成过程中发挥重要作用。按照其作用方式不同可分为三大类：①特异性作用因子，包括血管内皮生长因子（vascular endothelial growth factor，VEGF）家族与血管生成素（angiopoietin，Ang），它们能与内皮细胞表面相应受体特异性结合，引发一系列信号调控血管生成。其中，VEGF 家族成员包括 VEGF-A、VEGF-B、VEGF-C、VEGF-D、VEGF-E 及胎盘生长因子，它们能与细胞表面的 VEGF 受体（即 VEGFR）结合后能使受体发生二聚化及自身磷酸化从而激活、引发下游一系列信号传导过程。目前发现的 VEGFR 有三种：VEGFR-1、VEGFR-2 和 VEGFR-3，同属酪氨酸激酶受体，由细胞外 7 个免疫球蛋白样结构域、跨膜区和细胞内酪氨酸激酶活性区三部分组成。这三种受体分布在不同的组织，发挥不同的生理功能，其过度表达将会引起病理性的血管和淋巴管形成。例如，VEGFR-1 存在于血管内皮细胞及造血干细胞、巨噬细胞、单核细胞表面，可能与血细胞的迁移有关。VEGFR-2 存在于血管内皮细胞和淋巴管内皮细胞表面，在巨核细胞和造血干细胞表面也有表达，VEGFR-2 在内皮细胞中的过度表达将介导肿瘤的血管生成。VEGFR-3 主要存在于淋巴管内皮细胞表面，维持淋巴管内皮细胞的存活并促进其增殖、迁移，VEGFR-3 的过度表达会介导病理性的淋巴管形成和肿瘤的淋巴转移。血管生成素包括 Ang-1、Ang-2、Ang-3 和 Ang-4，它们能与细胞表面的特异性受体 Tie-2（tyrosine kinase with immunoglobulin and EGF-like domain）结合，维持新生血管及淋巴管的稳定性。因此，VEGF/VEGFR 信号系统和 Ang/Tie 信号系统在血管和淋巴管的生成过程中起着互补的作用，前者能促进血管、淋巴管的生成，后者则能起着稳定新生血管及淋巴管的作用；②非特异性作用因子，包括缺氧诱导因子 α（hypoxia inducible factor α，HIFα）、成纤维细胞生长因子（fibroblast growth factor，FGF）、肝细胞生长因子（hepatocyte growth factor，HGF）、血小板源生长因子（platelet-derived growth factor，PDGF）、表皮生长因子（epidermal growth factor，EGF）、转化生长因子（transforming growth factor β，TGF-β）、肿瘤坏死因子 α（tumor necrosis factor α）等，这些因子通过上调 VEGF 的表达水平来促进血管生成；③基质金属酶（matrix metalloproteinase，MMP），MMP 是一种锌离子依赖性的内源性蛋白水解酶，通过降解细胞外基质促进血管生成，因此，MMP 除了参与肿瘤的血管生成外，还能帮助肿瘤细胞穿越细胞外基质屏障，促进肿瘤细胞的浸润和转移。

由于血管生成与肿瘤的生长和转移密切相关，因此抑制肿瘤新生血管生成成为近年来肿瘤治疗的研究热点。目前已开发的针对不同靶点的抗肿瘤血管生成药物主要有两大类：①以血管细胞为靶点的药物，贝伐珠单抗（bevacizumab，Avastin，阿瓦斯汀）作为全世界第一个用于抑制肿瘤血管生成的靶向治疗药，是重组人源化 IgG₁ 型单克隆抗体，可与 VEGF 特异性结合，阻止其与内皮细胞表面受体 VEGFR-1、VEGFR-2 结合，使 VEGF 不能发挥促进血管生成的作用。贝伐珠单抗联合以 5-Fu 为基础的化疗方案成为转移性结直肠癌的一线治疗。舒尼替尼（sunitinib，Sutent，索坦）是多靶点酪氨酸激酶抑制剂，可阻止血管生成因子受体活化介导的信号传导，抑制血管生成，用于标准治疗无效或不能耐受的恶性胃肠道间质瘤和转移性肾细胞癌的二线治疗；②以肿瘤细胞为靶点的药物，由于多种原癌基因（例如 HER2、EGFR、Bcr-Abl 等）可通过上调 VEGF 等血管生成因子和 / 或下调血管生成抑制因子的表达来促进肿瘤血管生成，因此使用靶向药物阻断这些原癌基因的功能，可以达到抗血管生成的治疗效果。曲妥珠单抗（trastuzumab，Herceptin，赫赛汀）是针对 HER2 受体的人源化单克隆抗体，用于治疗 HER2 过度表达的转移性乳腺癌，它能通过下调 TGF-β、Ang、VEGF 等血管生成因子间接抑制肿瘤血管生成。吉非替尼（gefitinib，Iressa，易瑞沙）与厄洛替尼（erlotinib，Tarceva，特罗凯）是 EGFR 酪氨酸激酶抑制剂类药物，能通过下调 VEGF、FGF、TGF-α 与 IL-8 间接抑制肿瘤血管生成，是局部晚期或转移性非小细胞肺癌（NSCLC）的三线用药。伊马替尼（imatinib，Gleevec，格列卫）是 Bcr-Abl 酪氨酸激酶靶向抑制剂，通过下调 VEGF 间接抑制血管生成，用于治疗胃肠道恶性间质瘤和慢性髓性白血病。

五、肿瘤细胞的转移

恶性肿瘤在机体中的转移是一个复杂而有序的病变过程，目前较公认的转移发生模式为：①恶性肿瘤细胞从瘤体上脱落、释出；②游离出来的恶性肿瘤细胞接触并侵出上皮组织的基底膜，穿越细胞外基质，侵入血管、淋巴管等脉管系统，并随血液或淋巴液播散；③流动的恶性肿瘤细胞接触并侵出脉管系统基底膜，渗入并附着在多种组织间隙；④恶性肿瘤细胞在新的部位生长、增殖形成新的瘤体。

肿瘤转移的发生主要与肿瘤细胞自身特性、机体免疫状态及发生转移的局部组织特性相关。

首先，肿瘤细胞的自身特性包括以下几点：①运动性，恶性肿瘤细胞与正常细胞相比有着显著的运动性，细胞内的微管系统能使恶性肿瘤细胞在移动因子（例如肝细胞生长因子、上皮细胞生长因子、转化生长因子、干扰素及白介素等）的影响及作用下在机体内进行"阿米巴样运动"，使其获得与转移相关的趋向、吞噬能力；②粘连性，从瘤体上游离出来的恶性肿瘤细胞必须先与血管或淋巴管发生附着、粘连，才能有可能进一步穿透脉管组织进入循环系统，该附着过程与多种粘连分子的作用密切相关。目前研究较多的三类粘连分子为黏合素、整合素和内源性血凝素；③降解性，恶性肿瘤细胞从瘤体游走至脉管系统必须经过富含纤维连结蛋白、胶原蛋白、板层连素、肝素硫酸糖蛋白等物质的细胞外基质这道屏障，恶性肿瘤细胞能产生和分泌降解这些屏障的蛋白水解酶类物质，使其能顺畅穿越细胞外基质。

机体免疫系统对抗癌变细胞的免疫反应包括两大类：特异性与非特异性免疫反应。当机体处于正常状态时，少量的癌变细胞能够被机体有效的免疫系统发现、排斥和清除。如果机体的免疫系统由于某种病因受到抑制，或者癌变细胞凭借其弱抗原性及抗原易突变性得以逃避免疫的监视排斥，当癌变细胞分裂增殖到一定数量时，恶性肿瘤转移的发生便不可避免。

不同类型肿瘤的转移有其特有的"靶器官"，即存在着不同的器官特异性或亲和性，例如乳腺癌及肺癌易发生脑转移，前列腺癌易发生骨转移等，仅用血行转移、淋巴道转移或播散转移很难解释这种现象，例如心肌、横纹肌、甲状腺等这些血供丰富的器官却很少会发生转移瘤。说明肿瘤的转移与其转入侵犯的局部组织特性密切相关，目前这种现象的发生机制尚未明确。

六、肿瘤细胞的凋亡

细胞凋亡，又称细胞程序性死亡，是机体维持自身稳定的一种基本生理机制，是由许多基因产物及细胞因子参与的一种有序的细胞自我消亡形式。衰老或突变的细胞必须通过凋亡机制被清除才能维持机体内环境的稳定。细胞凋亡的过程从形态学上讲可分为三个阶段：①凋亡的开始：此阶段只是进行数分钟，细胞中所表现的特征有细胞皱缩，核内染色质致密被边缘化，核密集固缩，微绒毛消失，细胞间接触消失，但是质膜保持完整性，线粒体大体完整，核糖体逐渐与内质网脱离，内质网囊腔膨胀，并与质膜发生融合等；②凋亡小体形成：核染色质断裂形成多片段，与一些细胞器聚集在一起，被细胞质膜包围，形成凋亡小体；③吞噬：凋亡小体从包体脱落，被周围吞噬细胞所吞噬，而其残留物质被消化后重新使用。

细胞凋亡的信号途径有细胞内信号诱导和细胞外信号诱导两种：其中，细胞内的凋亡信号途径是由线粒体释放细胞色素 C 到胞质内所引发，释放的细胞色素 C 与 Apaf1 及 caspase-9 酶原相结合形成的复合物能活化 caspase-9，活化的 caspase-9 又激活其他 caspase 家族成员，进而降解细胞质中的结构蛋白和细胞核染色质，导致细胞凋亡；细胞外信号诱导的凋亡途径是由细胞外凋亡激活因子如 Fas-L 与相应受体结合所启动，所形成的 Fas/Fas-L 聚合体通过胞内的 DD 区（death domain）与接头蛋白 FADD 的 DD 区结合，聚集和激活 caspase-2、8、10 酶原复合物，从而引起 caspase 级联反应激活 caspase-3、6、7，导致核纤层解体、细胞凋亡。

细胞凋亡在肿瘤发生发展过程中主要起负调控作用，可以阻止肿瘤细胞迅速生长。细胞凋亡与肿瘤发生可能存在以下几种联系：①基因水平上诱导凋亡基因如 *p53*、*bax*、*c-myc* 等失活以抑制凋亡基因过度表达；②机体免疫反应诱导肿瘤细胞凋亡的功能受损；③宿主因子如细胞黏附分子、肿瘤生长因子等抑制肿瘤细胞凋亡。在肿瘤增殖过程中，表型接近于正常的癌细胞因凋亡而被清除，而低分化恶性度较高的癌细胞株的凋亡则明显受抑制。

第二节　肿瘤的分子靶点

肿瘤是一类分子病，不同肿瘤都有相应的分子基础和可能的分子治疗靶点。针对这些分子靶点既可以通过分子影像学方法观察肿瘤的生物学特征，指导肿瘤生物学诊断和治疗，同时也可以利用靶点设计药物，进行肿瘤的分子靶向治疗。肿瘤组织的分子靶点可以是癌细胞表面的标志物（如抗原、受体等），也可以是癌细胞内的生化酶分子、受体、或细胞器，还可以是肿瘤间质成分如肿瘤血管和支持细胞的有效标志物等。肿瘤分子靶点可根据用途分为诊断分子靶点和治疗分子靶点。

一、肿瘤诊断相关分子靶点

目前肿瘤靶向治疗的热点主要是围绕抑制肿瘤血管生成进行临床药物研发，个体化靶向治疗前后都需要用分子影像对体内血管生成相关因子的表达与分布进行评估，从而促进多种监测和评估肿瘤血管生成的分子探针的开发与应用。此外，由于不同类别的肿瘤细胞表面上调表达不同类型的特异性受体，设计和开发能够高效识别这些特异性受体的分子探针有助于肿瘤的组织来源及生物学行为的诊断和评估。

（一）VEGF/VEGFR 分子探针

许多实体瘤的生长速度、血供、转移潜能及预后都与肿瘤细胞上调表达 VEGF 的程度及肿瘤相关血管上调表达的 VEGFR-1/VEGFR-2 程度成正相关。因此针对 VEGF/VEGFR 介导的血管生成信号传导途径设计的分子探针有两种类型：

1. 监测肿瘤细胞表达 VEGF 的分子探针　使用核素标记的 VEGF 单克隆抗体（例如 ^{89}Zr-bevacizumab）可观察到 VEGF 在不同类型肿瘤中的表达都有不同程度的上调，但这种单克隆抗体由于分子量较大结构域较多，所以难以抵达瘤体内部，并且其生物分布及清除容易受到交叉反应等不确定因素影响，虽然可以通过将该大分子单克隆抗体剪切成具有结合功能结构域的抗体片段，但同时与配体结合的亲和力也会被削弱。

2. 监测肿瘤供血系统表达 VEGFR 的分子探针　主要是利用核素标记的 VEGF 家族中的 VEGF-A 及其衍生物监测 VEGFR-1/VEGFR-2，由于此类探针与 VEGFR-1 结合的亲和力高于与

VEGFR-2 结合的亲和力，肿瘤血管内皮以高表达 VEGFR-2 为主，而肾脏血管床的内皮细胞则大量表达 VEGFR-1，因此此类探针会不可避免大量滞留在肾脏内，从而降低了肿瘤检测的信噪比。研究发现 VEGF-A 中的 $VEGF_{121}$ 与 VEGFR-2 结合的特异性最高，故以 $VEGF_{121}$ 为基础有望设计出与肿瘤血管内皮细胞特异性结合能力更高的分子探针。

（二）ED-B 分子探针

纤维连接蛋白（fibronectin），简称纤连蛋白，存在几种亚型，其中一种包含 ED-B 结构域的亚型与血管增殖有重要关系，它广泛存在于胚胎及肿瘤组织中，但在正常的成熟的组织中却很少存在。研究发现使用荧光素标记的抗 ED-B 单链可变区抗体选择性聚集在老鼠肿瘤模型的肿瘤组织的血管中。抗 ED-B 单链可变区抗体片段[single-chain Fv antibody fragment，scFv（L19）] 与 ED-B 有很好的亲和力，但由于分子量较小（约 50kD），所以体内清除较快、稳定性较低。将这种片段（L19）与小分子免疫蛋白（small immunoprotein，SIP）相连接形成的免疫交联物（L19-SIP），体内稳定性得到明显提高，再用 ^{76}Br、^{124}I、^{125}I、^{131}I 等半衰期较长的核素标记，便成了敏感性、特异性较高的 ED-B 分子探针。

（三）$\alpha_v\beta_3$ 分子探针

整合素（integrin）是细胞表面的黏附受体，不仅参与内皮细胞的迁移，还对内皮细胞的生长、分化起着重要调节作用。$\alpha_v\beta_3$ 是整合素家族中的一个亚型，高表达于血管生成中活化的内皮细胞，对肿瘤的生长、侵袭和转移有着重要的调控关系。研究发现抑制 $\alpha_v\beta_3$ 的活性可以诱导活化内皮细胞和 $\alpha_v\beta_3$ 阳性肿瘤细胞的凋亡，因此 $\alpha_v\beta_3$ 拮抗剂可作为一种抗肿瘤血管生成药物应用于临床，但它的短期临床疗效仅限于稳定瘤体并预防肿瘤转移。细胞外基质蛋白例如玻连蛋白（vitronectin）、层粘连蛋白（laminin）、纤连蛋白（fibronectin）通过特定氨基酸序列 Arg-Gly-Asp（RGD）作用于 $\alpha_v\beta_3$，利用此特殊氨基酸序列 RGD 为基础可设计出一系列 RGD 多肽并连接上可供检测的标记物成为 $\alpha_v\beta_3$ 分子探针，在抗肿瘤治疗前后监测 $\alpha_v\beta_3$ 的表达程度。

（四）肿瘤特殊受体分子探针

不同组织来源的肿瘤细胞在其表面表达大量特殊受体，可根据这些特异性受体的配体结构设计出检测该抗体的分子探针，有助于不同类型肿瘤的鉴别诊断及评价其生物学行为。例如近 2/3 的乳腺癌肿瘤细胞表面雌激素受体（estrogen receptor，ER）阳性，ER 阳性的患者才能受益于雌激素受体拮抗剂（例如他莫昔芬）治疗，16α-^{18}F-17β-雌二醇（^{18}F-FES）作为 ER 特异性分子探针，可以反映活体内 ER 的表达状况，从而指导乳腺癌患者选择个体化的内分泌治疗；神经内分泌肿瘤高表达生长激素抑制素（somatostatin，SST）受体，以 SST 类似物连接标记物（核素、磁性小分子或荧光物质）可作为探测 SST 受体的分子探针；缩胆囊素（cholecystokinin，CCK）受体高表达于甲状腺髓样癌、胃癌、结肠癌与脑部肿瘤，以 CCK 类似物作为分子探针可以将此类肿瘤与其他肿瘤相鉴别；胃泌素释放肽（gastrin-releasing peptide，GRP）受体表达于前列腺癌、乳腺癌、胰腺癌及小细胞肺癌等肿瘤细胞表面，以 GRP 类似物作为分子探针可探测此类肿瘤。

二、肿瘤治疗相关分子靶点

随着分子生物学的深入发展，人们从分子水平上对肿瘤的发病机制有了更具体的认识，生物靶向治疗已经继手术、化疗、放疗后成为第 4 种治疗恶性肿瘤的有效手段。肿瘤的生物靶向治疗原理是利用具有一定靶向的特异性载体，将药物或其他能杀伤癌细胞的活性物质选择性地运送到癌变部位，从而把药物的治疗作用或效应限制在特定的靶细胞、靶组织或靶器官内，同时又不影响正常细胞、组织或器官的功能，从而提高疗效、减少毒副作用。

目前临床上运用较多的恶性肿瘤的生物靶向治疗主要分三大类：①器官靶向，即某种药物只对某个器官的肿瘤有效；②细胞靶向，指针对某种类别的肿瘤细胞，药物进入体内后可选择性地与该肿瘤细胞特异性地结合，引起肿瘤细胞凋亡；③分子靶向，即针对肿瘤细胞的某分子，可以是某个基因片段或者某种蛋白产物。其中，分子靶向是这三种靶向治疗中特异性最高、作用效果最好的，它能从分子水平来抑制恶性肿瘤细胞的生物特性，例如阻断肿瘤细胞的生长信号传导通路、抑制原癌基因表达和促进抑癌基因表达、抗肿瘤血管形成等，从而抑制肿瘤细胞生长和转移。下面介绍几种应用于临床的肿瘤分子靶向治疗药。

1. 单克隆抗体类　即将治疗药物连接到单抗

上，然后作用于具有某种特殊表面抗原分子的肿瘤细胞。例如：①针对 CD20 的单抗利妥昔单抗（rituximab, Mabthera）是一种针对 CD20 分子的人/鼠嵌合单抗，通过与 B 淋巴瘤细胞上特异表达的 CD20 抗原结合，从而导致 B 细胞溶解、抑制 B 细胞增殖和诱导 B 细胞凋亡，提高肿瘤细胞对化疗的敏感性，目前主要运用于某些复发、难治、CD20 阳性的 B 细胞性 NHL；②针对 HER2 的单抗药曲妥珠单抗是一种针对 HER2 原癌基因产物的人/鼠嵌合单抗，能特异地作用于 HER2 受体过度表达的乳腺癌细胞，是第一个以癌基因为靶点的针对 HER2 阳性的乳腺癌转移患者的治疗药物；③针对 EGFR 的人/鼠嵌合单抗药西妥昔单抗（cetuximab, Erbitux）能与 EGFR 的细胞外配体直接结合，抑制肿瘤的生长，并与化疗、放疗有协同作用，用于治疗转移性结直肠癌；④针对 VEGF 的单抗药"贝伐珠单抗"能通过对抗血管内皮生长因子（VEGF）来抑制肿瘤新生血管形成，是在美国上市的首个血管生成抑制剂，用于一线治疗晚期结直肠癌。

2. 小分子化合物　①针对酪氨酸激酶的抑制剂伊马替尼可选择性抑制 bcr-abl、c-Kit 和血小板衍生生长因子受体（PDGFR）等酪氨酸激酶，属小分子化合物，主要应用于慢性髓细胞白血病和恶性胃肠间质瘤的临床治疗；②针对表皮生长因子受体-酪氨酸激酶（EGFR-TK）的抑制剂吉非替尼和厄洛替尼是一种口服的小分子化合物，可诱导细胞周期停滞、促进凋亡和抗血管生成，用于治疗晚期非小细胞肺癌。

3. 放射免疫靶向治疗　是以能与肿瘤抗原结合的单克隆抗体（McAb），作为靶向载体偶联放射性核素，注入体内与肿瘤细胞相关抗原特异结合，导致肿瘤组织局部核素分布比其他正常组织剂量高，偶联的核素能产生 β 或 α 射线，从而实现对肿瘤的靶向内照射治疗，是一种对正常组织损伤小的肿瘤靶向治疗方法。

总之，了解恶性肿瘤的生物学特性和分子靶点对于分子影像诊断和分子靶向治疗方法的建立非常重要，也是分子核医学和分子影像的基础。

（樊　卫　李沅桦）

参 考 文 献

[1] 詹启敏. 分子肿瘤学. 北京：人民卫生出版社, 2005.

[2] 曾益新. 肿瘤学. 北京：人民卫生出版社, 1999.

[3] 黄文林, 朱孝峰. 信号传导. 北京：人民卫生出版社, 2005.

[4] Hollstein M, Sidransky D, Vogelstein B, et al. p53 mutations in human cancers. Science, 1991, 253（5015）: 49-53.

[5] Soussi T, Dehouche K, Beroud C. p53 website and analysis of p53 gene mutations in human cancer: forging a link between epidemiology and carcinogenesis. Hum Mutat, 2000, 15（1）: 105-113.

[6] 黄文林, 肿瘤分子靶向治疗. 北京：人民卫生出版社, 2009.

[7] Madan E, Gogna R, Kuppusamy P, et al. TIGAR induces p53-mediated cell-cycle arrest by regulation of RB-E2F1 complex. Br J Cancer, 2012, 107（3）: 516-526.

[8] Bian T, Gibbs JD, Orvell C, et al. Respiratory syncytial virus matrix protein induces lung epithelial cell cycle arrest through a p53 dependent pathway. PLoS One, 2012, 7（5）: 38052.

[9] Sherborne AL, Hosking FJ, Prasad RB, et al. Variation in CDKN2A at 9p21.3 influences childhood acute lymphoblastic leukemia risk. Nat Genet, 2010, 42（6）: 492-494.

[10] Yu XY, Zhang Z, Zhang GJ, et al. Knockdown of Cdc25B in renal cell carcinoma is associated with decreased malignant features. Asian Pac J Cancer Prev, 2012, 13（3）: 931-935.

[11] Wang Z, Trope CG, Florenes VA, et al. Overexpression of CDC25B, CDC25C and phospho-CDC25C（Ser216）in vulvar squamous cell carcinomas are associated with malignant features and aggressive cancer phenotypes. BMC Cancer, 2010, 10（1）: 233.

[12] Vizkeleti L, Ecsedi S, Rakosy Z, et al. The role of CCND1 alterations during the progression of cutaneous malignant melanoma. Tumour Biol, 2012, 33（6）: 2189-2199.

[13] Collard TJ, Urban BC, Patsos HA, et al. The retinoblastoma protein（Rb）as an anti-apoptotic factor: expression of Rb is required for the anti-apoptotic function of BAG-1 protein in colorectal tumour cells. Cell Death Dis, 2012, 3（10）: 408.

[14] Gomez-Casares MT, Garcia-Alegria E, Lopez-Jorge CE, et al. MYC antagonizes the differentiation induced by imatinib in chronic myeloid leukemia cells through downregulation of p27KIP1. Oncogene, 2013, 32（17）: 2239-2246.

[15] Kuwano M, Fukushi J, Okamoto M, et al. Angiogenesis factors. Intern Med, 2001, 40（7）: 565-572.

[16] Ellis LM, Liu W, Fan F, et al. Synopsis of angiogenesis inhibitors in oncology. Oncology, 2002, 16（5 Suppl 4）: 14-22.

[17] Saltz L B, Clarke S, Diaz-Rubio E, et al. Bevacizumab in combination with oxaliplatin-based chemotherapy as first-line therapy in metastatic colorectal cancer: a randomized phase III study. J Clin Oncol, 2008, 26(12): 2013-2019.

[18] Motzer RJ, Hutson TE, Tomczak P, et al. Overall survival and updated results for sunitinib compared with interferon alfa in patients with metastatic renal cell carcinoma. J Clin Oncol, 2009, 27(22): 3584-3590.

[19] Joensuu H. Sunitinib for imatinib-resistant GIST. Lancet, 2006, 368(9544): 1303-1304.

[20] Emens LA. Trastuzumab: targeted therapy for the management of HER-2/neu-overexpressing metastatic breast cancer. Am J Ther, 2005, 12(3): 243-253.

[21] Birnbaum A, Ready N. Gefitinib therapy for non-small cell lung cancer. Curr Treat Options Oncol, 2005, 6(1): 75-81.

[22] Gridelli C, Bareschino MA, Schettino C, et al. Erlotinib in non-small cell lung cancer treatment: current status and future development. Oncologist, 2007, 12(7): 840-849.

[23] Demetri GD, von Mehren M, Blanke CD, et al. Efficacy and safety of imatinib mesylate in advanced gastrointestinal stromal tumors. N Engl J Med, 2002, 347(7): 472-480.

[24] Druker BJ, Guilhot F, O'Brien SG, et al. Five-year follow-up of patients receiving imatinib for chronic myeloid leukemia. N Engl J Med, 2006, 355(23): 2408-2417.

[25] Underiner TL, Mallamo JP, Singh J. Syntheses of C12, N13 heterocyclic bridged fused indenopyrrolocarbazoles. J Org Chem, 2002, 67(10): 3235-3241.

[26] Ferrara N. VEGF and the quest for tumour angiogenesis factors. Nat Rev Cancer, 2002, 2(10): 795-803.

[27] Nagengast WB, de Vries EG, Hospers GA, et al. In vivo VEGF imaging with radiolabeled bevacizumab in a human ovarian tumor xenograft. J Nucl Med, 2007, 48(8): 1313-1319.

[28] Cai W, Chen K, Mohamedali KA, et al. PET of vascular endothelial growth factor receptor expression. J Nucl Med, 2006, 47(12): 2048-2056.

[29] Wang H, Cai W, Chen K, et al. A new PET tracer specific for vascular endothelial growth factor receptor 2. Eur J Nucl Med Mol Imaging, 2007, 34(12): 2001-2010.

[30] Hynes R. Molecular biology of fibronectin. Annu Rev Cell Biol, 1985, 1(1): 67-90.

[31] Castellani P, Dorcaratto A, Pau A, et al. The angiogenesis marker ED-B+ fibronectin isoform in intracranial meningiomas. Acta Neurochir(Wien), 2000, 142(3): 277-282.

[32] Neri D, Carnemolla B, Nissim A, et al. Targeting by affinity-matured recombinant antibody fragments of an angiogenesis associated fibronectin isoform. Nat Biotechnol, 1997, 15(12): 1271-1275.

[33] Berndorff D, Borkowski S, Sieger S, et al. Radioimmunotherapy of solid tumors by targeting extra domain B fibronectin: identification of the best-suited radioimmunoconjugate. Clin Cancer Res, 2005, 11(19): 7053-7063.

[34] Borsi L, Balza E, Bestagno M, et al. Selective targeting of tumoral vasculature: comparison of different formats of an antibody(L19) to the ED-B domain of fibronectin. Int J Cancer, 2002, 102(1): 75-85.

[35] Hood J D, Cheresh DA. Role of integrins in cell invasion and migration. Nat Rev Cancer, 2002, 2(2): 91-100.

[36] Taga T, Suzuki A, Gonzalez-Gomez I, et al. αv-Integrin antagonist EMD 121974 induces apoptosis in brain tumor cells growing on vitronectin and tenascin. Int J Cancer, 2002, 98(5): 690-697.

[37] Dredge K, Dalgleish A G, Marriott J B. Recent developments in antiangiogenic therapy. Expert Opin Biol Ther, 2002, 2(8): 953-966.

[38] Aumailley M, Gurrath M, Muller G, et al. Arg-Gly-Asp constrained within cyclic pentapeptides. Strong and selective inhibitors of cell adhesion to vitronectin and laminin fragment P1. FEBS Lett, 1991, 291(1): 50-54.

[39] Haubner RH, Wester HJ, Weber WA, et al. Radiotracer-based strategies to image angiogenesis. Q J Nucl Med, 2003, 47(3): 189-199.

[40] Indrevoll B, Kindberg GM, Solbakken M, et al. NC-100717: a versatile RGD peptide scaffold for angiogenesis imaging. Bioorg Med Chem Lett, 2006, 16(24): 6190-6193.

[41] Clark GM, Sledge GJ, Osborne CK, et al. Survival from first recurrence: relative importance of prognostic factors in 1,015 breast cancer patients. J Clin Oncol, 1987, 5(1): 55-61.

[42] Vega MI, Huerta-Yepez S, Jazirehi AR, et al. Rituximab (chimeric anti-CD20) sensitizes B-NHL cell lines to Fas-induced apoptosis. Oncogene, 2005, 24(55): 8114-8127.

[43] Van CE, Kohne CH, Hitre E, et al. Cetuximab and chemotherapy as initial treatment for metastatic colorectal cancer. N Engl J Med, 2009, 360(14): 1408-1417.

[44] Gronchi A, Blay JY, Trent JC. The role of high-dose imatinib in the management of patients with gastrointestinal stromal tumor. Cancer, 2010, 116(8): 1847-1858.

[45] Baran Y, Saydam G. Cumulative clinical experience from a decade of use: imatinib as first-line treatment of chronic myeloid leukemia. J Blood Med, 2012, 3: 139-150.

[46] Klein F，Feldhahn N，Muschen M. Interference of BCR-ABL1 kinase activity with antigen receptor signaling in B cell precursor leukemia cells. Cell Cycle，2004，3（7）：858-860.

[47] Gounder MM，Maki RG. Molecular basis for primary and secondary tyrosine kinase inhibitor resistance in gastrointestinal stromal tumor. Cancer Chemother Pharmacol，2011，67（1）：25-43.

第二十九章

肿瘤代谢显像

大多数恶性肿瘤组织的共同生物学特征是生长迅速、侵袭性生长、分化程度低、代谢旺盛以及细胞的异质性等。因此，应用核素代谢显像无创性观察恶性肿瘤的代谢变化，评估其生物学特性，对于恶性肿瘤的诊断与鉴别诊断、分期与再分期、疗效及预后判断具有重要价值。代谢显像在一定程度上也反映了肿瘤细胞的分化程度，分化越差其代谢越高，其恶性程度越高，相反代谢低预示分化较好，恶性程度低。代谢高低与治疗后疗效和预后也有密切关系，恶性肿瘤经过 1~2 个疗程治疗后代谢迅速减低提示治疗有效，预后较好，而治疗后代谢无明显减低或升高提示治疗效果差，预后也较差，需要调整治疗方案。

放射性核素肿瘤代谢显像是利用放射性核素标记某些代谢底物（如葡萄糖、氨基酸、核酸等），进入体内后能被肿瘤细胞摄取，参与细胞的代谢，其摄取量与细胞的代谢水平及活性呈正相关，但是由于标记之后分子结构发生了改变，而不能像普通天然的代谢底物那样参与进一步的代谢和利用而滞留在细胞内，因此可通过 PET 和 SPECT 探测滞留在细胞中的标记分子及其 γ 射线而进行代谢成像，用于恶性肿瘤的诊断和评估。

目前用于肿瘤代谢显像的放射性药物主要是回旋加速器生产的正电子发射放射性核素标记化合物，包括 ^{18}F、^{11}C、^{13}N 标记的各种代谢底物等，这些核素多为机体组成的基本元素的同位素，其标记的代谢底物或药物不改变标记物本身的生物学性质，使其具有类似的生理与生化特性，能很好反映肿瘤细胞的生物学行为。由于正电子核素半衰期较短，可在短时间内重复检查，患者受到的辐射剂量较低，但也给放射性药物的制备提出了更高的要求。

不同的代谢显像剂在临床上的用途各不相同，其在不同的肿瘤中的代谢特征也不一样，而单一的代谢显像剂不能对所有的肿瘤都能提供优质的图像，因此需要使用不同的代谢显像剂进行肿瘤显像，对不同的肿瘤进行诊断、鉴别诊断和疗效评估；迄今为止，还没有一种代谢显像剂能适用于所有的肿瘤，这也是当前 PET/CT 临床应用的瓶颈之一。目前临床上较常用的代谢显像剂主要有以下几类（表 29-1）：

表 29-1　常用的 PET 代谢显像剂及其特点

显像剂类型	显像剂	特点	主要用途
葡萄糖代谢	^{18}F-FDG	反映糖代谢	用于肺癌、结肠癌、淋巴瘤、黑色素瘤、乳腺癌、脑肿瘤等
核苷酸代谢	^{11}C-TdR	参与核酸合成	反映肿瘤细胞增殖，鉴别良恶性
	^{18}F-FLT	参与核酸合成	反映肿瘤细胞增殖，鉴别良恶性
氨基酸代谢	^{11}C-MET	反映氨基酸转运、代谢和蛋白质合成速度	脑肿瘤、头颈部肿瘤、淋巴瘤和肺癌等
	^{18}F-FET	反映氨基酸的需求	恶性肿瘤诊断，肿瘤与炎症鉴别
	^{11}C-choline	参与磷脂酰化反应，反映肿瘤细胞膜合成速度	肝癌、脑肿瘤和前列腺癌诊断特异性高
氧化代谢	^{11}C- 乙酸盐	参与三羧酸循环，与血流和各种代谢有关	鼻咽癌、肝癌、肾细胞癌、前列腺癌及盆腔肿瘤等

第一节　葡萄糖代谢显像

人类大多数正常组织在有氧情况下主要通过糖的有氧分解获取能量，只有在缺氧环境下才进行无氧糖酵解。而恶性肿瘤组织与正常组织有一定差异，即使在氧供应很充分的条件下也主要是以无氧糖酵解方式获取能量。这种差异可能与癌细胞线粒体的功能障碍有关，或与肿瘤细胞的酶谱变化，特别是与糖酵解的关键酶（己糖激酶、磷酸果糖激酶和丙酮酸激酶）活性增加和同工酶谱的改变以及糖异生关键酶活性降低有关。糖酵解产生的许多中间产物能被肿瘤细胞利用，并作为合成蛋白质、核酸及脂类的必需物质，从而为瘤细胞的生长和增殖提供条件。

一、显像原理

1930 年，Wargburg 在实验室里发现，肿瘤细胞即使在有氧情况下也仍然采取以无氧糖酵解为主的能量获取模式，并命名为"Wargburg 效应"。而随着近年来对"Wargburg 效应"的分子机制研究进展，目前认为"Wargburg 效应"也是肿瘤细胞的特征性标志物之一。这也是 ^{18}F-FDG PET（PET/CT）显像在肿瘤学中应用的理论基础。

^{18}F-2- 氟 -2- 脱氧 -D- 葡萄糖（2-Fluorine-18-Fluoro-2-deeoxy-D-glucose，^{18}F-FDG）作为应用最早、最常用和最重要的肿瘤葡萄糖代谢显像剂，被 Wagner 教授称为"世纪分子"。^{18}F-FDG 在分子结构上与天然葡萄糖相似，是一种理想的示踪葡萄糖在

机体内摄取和磷酸化过程的显像剂。^{18}F-FDG 与天然葡萄糖分子的区别是将放射性的 ^{18}F 原子取代天然葡萄糖结构中与 2 号碳原子相连的羟基，而 ^{18}F-FDG 中 ^{18}F 原子具有发射正电子的特性，能够被 PET 仪器所探测到（图 29-1）。^{18}F-FDG 与天然葡萄糖一样，进入细胞外液后能够被细胞膜上的葡萄糖转运蛋白（glucose transporter，Glut）跨膜转运到细胞胞液内，与天然葡萄糖磷酸化生成 6-磷酸葡萄糖相类似，被己糖激酶（hexokinase）磷酸化生成 ^{18}F-FDG-6-PO$_4$，但是磷酸化的 ^{18}F-FDG 获得极性后不能自由出入细胞膜，^{18}F-FDG-6-PO$_4$ 不能被磷酸果糖激酶所识别进入糖酵解途径的下一个反应过程，而只能滞留在细胞内，进入细胞内的 ^{18}F-FDG 越多，生成的 ^{18}F-FDG-6-PO$_4$ 也越多，在细胞内滞留的量也随之增加，通过 PET/CT 显像表现为异常的放射性浓聚影，从而反映机体器官、组织和细胞利用葡萄糖的分布和摄取的水平（图 29-2）。

恶性肿瘤细胞的特点之一是糖酵解水平增加（Warburg 效应）。正常细胞在有氧状态下，通常以氧化磷酸化方式获取生物能量 ATP 供细胞功能所需；大部分肿瘤细胞即使在有氧的情况下，也仍然通过无氧糖酵解获取生物能量，导致糖酵解水平增高。糖酵解水平增高不仅可以快速提供肿瘤细胞行使其生物学功能所需的能量，而且可以满足肿瘤细胞行使其生物学功能所需的大量合成前体物质。癌基因激活（如 *myc*、*AKT* 等）、抑癌基因失活（如 *p53*）及乏氧因子（HIF）高表达均可诱导肿瘤细胞糖酵解途径相关酶蛋白高表达，使肿瘤

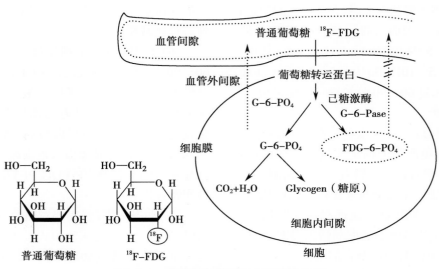

图 29-1　葡萄糖与 ^{18}F-FDG 结构和代谢

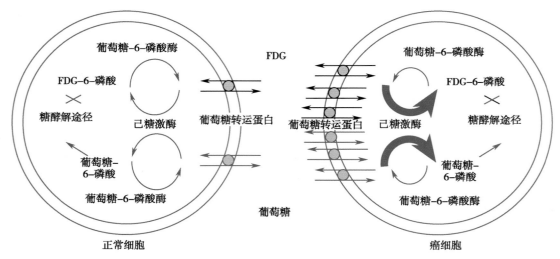

图 29-2　正常细胞与癌细胞的葡萄糖代谢

细胞糖酵解水平维持在一个较高的水平,促进肿瘤细胞存活,这也为 ^{18}F-FDG PET/CT 显像肿瘤提供了病理生理学基础。

二、显像方法

显像前患者准备

1. 检查前患者禁食 4～6 小时以上,特别是禁含糖饮料,注射显像剂前测定空腹血糖,并控制血糖水平在 <11.0mmol/L;血糖过高时可通过注射短效胰岛素以降低血糖水平,在胰岛素注射后 2 小时重新测定,如果低于 11.0mmol/L 即可注射 ^{18}F-FDG,否则需专科医师对患者血糖进行控制后择日进行显像。注射显像剂前安静休息 20 分钟以上,避免运动、说话等外界刺激,以免影响图像质量。

2. 患者保持安静状态下,经预先建立的静脉通道注射 ^{18}F-FDG,一般成人剂量 185～370MBq(5～10mCi),或 3.7～5.55MBq(0.1～0.15mCi)/kg 体重计算;儿童剂量为 5～101MBq(0.185～0.371mCi)/kg。注射显像剂后休息 60～90 分钟进行图像采集。

3. 图像采集

(1) 采集体位:一般采取仰卧位,手臂最好抬高在头顶上,避免产生的伪影干扰胸腹部器官影像;做头颈部显像时将双手臂置于身体两侧。

(2) 采集视野:常规全身采集视野包括从颅底到股骨上 1/3 段,当怀疑下肢远端病变时加做双下肢及足部。局部显像则根据病情需要对重点部位进行 1～3 个床位的局部器官的采集。

(3) CT 定位扫描:嘱咐患者保持平稳呼吸行

CT 定位扫描采集,尽量减少图像融合误差所引起的伪影。常规使用 CT 定位扫描后,进行 CT 螺旋采集获得全身或局部断层图像。由于低剂量 CT 采集方法足以用于 PET 图像衰减及病灶定位,CT 采集应使用较低的毫安 / 秒(mA/s)设置,减少患者辐射剂量;如需要应用诊断 CT,可以在 PET 采集后,对局部器官或组织再进行标准的 CT 毫安 / 秒扫描。

(4) PET 采集与重建:根据显像设备不同,探测器的敏感性不同,其每个床位采集的时间也不同,一般每个床位采集 2～5 分钟;采集模式分为 2D 或 3D 采集模式,重建参数常规使用 OSEM,重建为横断面、矢状面和冠状面图像。

(5) 图像融合:常规使用图像融合软件对采集的 CT 图像和 PET 图像进行融合显示,以获得病灶的精确解剖定位信息,应用 CT 图像对 PET 图像进行衰减校正。

(6) 延迟显像:常规显像系注射 ^{18}F-FDG 后 60～90 分钟行全身或局部 PET/CT 显像,但部分恶性肿瘤组织早期显像摄取量较低出现假阴性,随着时间延迟才表现为局部摄取增加;也有部分良性病变早期显像摄取较高,而注射显像剂后 2～4 小时的延迟显像摄取逐渐减低,因此应用延迟显像有助于提高 ^{18}F-FDG PET/CT 的诊断敏感性和特异性。

(7) 动态采集:当需要对图像进行绝对定量分析时,需要采取动态采集模式显像。采用床旁注射显像剂后立刻进行动态采集,并应用专用图像处理软件进行分析,获得葡萄糖代谢率等定量指标。

三、适应证

1. 恶性肿瘤的临床分期与再分期。

2. 恶性肿瘤的疗效预测和评估。

3. 肿块良恶性的鉴别诊断以及指导临床选择活检部位。

4. 肿瘤标志物水平持续性增高、不明原因转移灶时寻找原发灶。

5. 肿瘤放化疗后残余或复发病灶的诊断。

6. 指导肿瘤放射治疗计划制订及放疗靶区确定。

7. 不明原因发热的患者排除恶性肿瘤病变。

8. 不明原因胸、腹水良恶性鉴别。

四、图像分析

1. 定性分析　通过视觉对显示图像中 ^{18}F-FDG 的摄取程度进行分析的一种方法。可对采集图像的质量、异常 ^{18}F-FDG 摄取的位置、程度以及图像融合的精确性等进行初步判断。

2. 定量分析　半定量分析方法可以使用肿瘤/非肿瘤组织的 ^{18}F-FDG 摄取比值（T/NT）和标准化摄取值（standardized uptake value，SUV）两种方式。临床常规采取 SUV 估计 ^{18}F-FDG 的摄取程度。

标准化摄取值：包括平均 SUV、最大 SUV。SUV 描述的是 ^{18}F-FDG 在肿瘤组织与正常组织中摄取的情况，SUV 越高，则恶性肿瘤的可能性越大。SUV 的计算公式如公式 29-1：

$$SUV = \frac{局部感兴趣区平均放射性活度（MBq/ml）}{注入放射性活度（MBq）/体重（g）}$$

（公式 29-1）

五、图像判断

临床上，绝大多数恶性肿瘤组织均表现为摄取 ^{18}F-FDG 增高，如非小细胞肺癌、结直肠癌、恶性淋巴瘤、乳腺癌、鼻咽癌等，在 ^{18}F-FDG PET/CT 影像中显示为高摄取，通常 SUV 值大于 2.5。但也有部分低级别或高分化的恶性肿瘤表现为低的摄取或无摄取，如神经胶质瘤、黏液腺癌、支气管肺泡癌、部分原发性肝细胞癌、肾透明细胞癌、印戒细胞癌、惰性的淋巴瘤及部分前列腺癌等，其原因可能与葡萄糖转运蛋白表达水平较低、去磷酸化水平较高、肿瘤组织中肿瘤细胞数量较少等因素有关。因此，肿瘤组织摄取 ^{18}F-FDG 水平的高低与肿瘤细胞的存活数量、肿瘤细胞的恶性或分化程度及肿瘤细胞类型密切相关。

在使用 ^{18}F-FDG PET/CT 显像时，某些正常生理情况下和某些良性病理改变时，一些细胞也是以无氧糖酵解模式获取生物功能所需能量，在 ^{18}F-FDG PET/CT 影像中显示为高摄取，从而使 ^{18}F-FDG PET/CT 在恶性肿瘤诊断中的应用价值下降，如红细胞、神经元细胞的生理性摄取，骨骼肌细胞在剧烈运动时，心肌细胞在缺血、缺氧状态下以及脂肪细胞在受到寒冷、紧张等刺激时均可表现出 ^{18}F-FDG 的高摄取。另外，由于淋巴细胞、单核细胞等炎症细胞在行使其吞噬功能时，其能量代谢也是以无氧糖酵解模式为主。故感染、肉芽肿等炎症病变、增生性病变以及一些良性肿瘤等非恶性肿瘤病变也可表现 ^{18}F-FDG 高摄取灶。因此，在临床上并不能仅通过 ^{18}F-FDG PET/CT 影像中的摄取高低来鉴别病灶的性质，也不能仅根据 SUV 值大于 2.5 作为判断病灶良、恶性的标准，还需要密切结合病灶的 CT 影像特征、临床病史、实验室检查，甚至直接获取病理组织学证据才能确诊。

1. 正常图像　静脉注射显像剂 ^{18}F-FDG 后 1 小时左右全身各脏器组织均可呈现一定的显像剂分布（图 29-3）。约 70% 的 ^{18}F-FDG 分布于全身各脏器，其余被泌尿系统等排泄。

（1）头颈部：正常大脑灰质、基底节中的灰质核团、丘脑及小脑灰质部分均呈现较高的显像剂摄取；大脑白质和脑室部分呈现较低甚至无显像剂摄取分布。腭扁桃体、腺样增殖体及棕色脂肪也可呈现由低到高不同程度的显像剂摄取分布。正常的腮腺、颌下腺及甲状腺等有时也可呈现轻到中度弥漫性的显像剂摄取分布。由于运动或紧张，眼部肌肉，声带，咬肌、舌肌等面部肌肉，胸锁乳突肌、椎前肌等颈部肌肉经常可出现较高的显像剂摄取，通常生理性摄取时其分布多较对称（图 29-4）。

（2）胸部：正常心肌组织在不同的生理状态下呈不同分布，通常在空腹或饥饿状态下正常心肌不显影，而餐后或葡萄糖负荷下心肌显影清晰（图 29-5）；纵隔内由于大血管存在大量血液可呈现轻度显像剂摄取分布。正常肺组织含有大量气体，一般呈现低显像剂摄取分布图像；肺门淋巴结特别是老年人经常可以见到两侧不同程度的显像剂摄取分布；青少年未完全退化的胸腺组织、具有

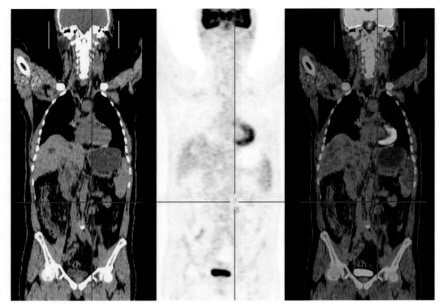

图 29-3　正常人体 ^{18}F-FDG 全身分布情况

分泌功能的乳腺及正常食管也经常可见到轻度显像剂摄取分布。

（3）腹部：胃及肠道可见不同程度的显像剂摄取，多呈连续性分布，与消化道走行一致，为生理性摄取。肝脏通常呈弥漫性轻中度摄取分布，边界较为清晰；脾脏也可呈现轻度弥漫性显像剂分布，但一般较肝脏的显像剂摄取分布略低；在发热等情况时，脾脏可出现反应性均匀的摄取增高（图 29-6）。

（4）盆腔：双肾皮质一般不显影，但由于 ^{18}F-FDG 经肾脏滤过后，不能经肾小管再回收，肾盂、肾盏、输尿管及膀胱有大量显像剂浓聚，故怀疑尿路肿瘤时需要应用利尿剂和大量饮水冲洗尿道后进行

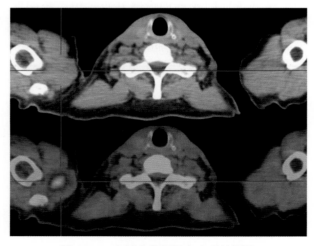

图 29-4　右侧肩背部肌肉生理性摄取

显像。前列腺一般呈现较低的显像剂摄取分布；子宫及卵巢由于女性生理周期的影响，常在图像中见到不同程度的显像剂摄取分布（图 29-7）。

（5）骨骼与肌肉：正常骨骼可见较均匀的轻微放射性分布，在发热、恶性肿瘤放化疗后应用刺激因子等升血象治疗时，亦可出现骨髓系统 ^{18}F-FDG 摄取反应性增高，通常为对称性（图 29-8）。正常肌肉较少放射性摄取，但在运动等某些生理刺激时可使摄取均匀性增高。

2. 异常图像　在排除正常生理性摄取外，出现局灶性的异常放射性浓聚病灶均可以视为异常病灶。常见的异常摄取主要包括：

（1）恶性肿瘤：大部分恶性肿瘤在图像中均可表现局灶性、较高的显像剂摄取分布。少部分恶性肿瘤由于葡萄糖转运蛋白表达水平较低、去磷酸化水平较高、肿瘤组织中肿瘤细胞数量较少等因素，在图像中可表现较低甚至无显像剂摄取。如黏液腺癌、支气管肺泡癌、原发性高分化肝细胞癌、肾透明细胞癌及高级别前列腺癌等（图 29-9）。通常，^{18}F-FDG 的摄取与肿瘤的恶性或分化程度密切相关，肿瘤恶性程度越高、分化越差，其摄取也越高。

（2）良性肿瘤病变：部分良性肿瘤在 ^{18}F-FDG PET/CT 图像中也可表现较高的显像剂摄取。如甲状腺乳头状瘤、腮腺肿瘤（Warthin 瘤、多晶体腺瘤）、结肠腺瘤样息肉和茸毛腺瘤以及平滑肌瘤、子宫肌瘤、垂体腺瘤、胸腺瘤等。这些肿瘤样

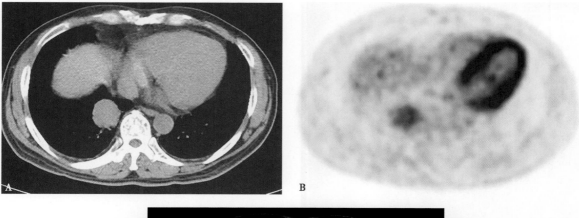

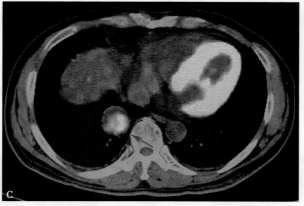

图 29-5　右肺肿瘤患者心肌组织生理性摄取

A. CT 影像；B. PET 影像；C. PET/CT 融合影像

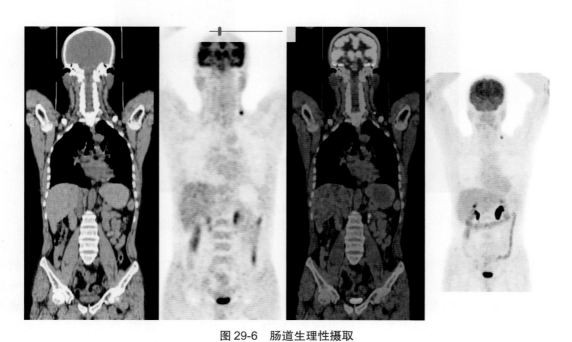

图 29-6　肠道生理性摄取

男，51 岁，弥漫大 B 淋巴瘤化疗 6 周期后 PET/CT 复查，左颈淋巴结有活性残留，整个结肠均匀性显影，提示为生理性摄取

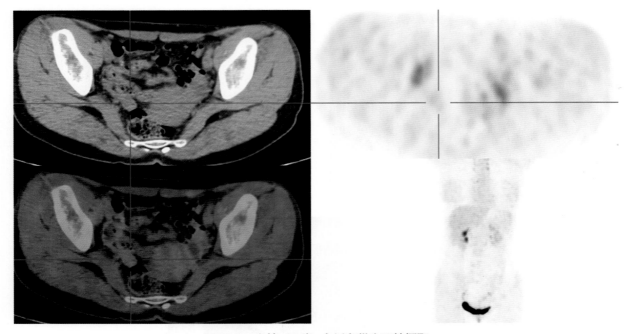

图 29-7　女性，33 岁，右侧卵巢生理性摄取

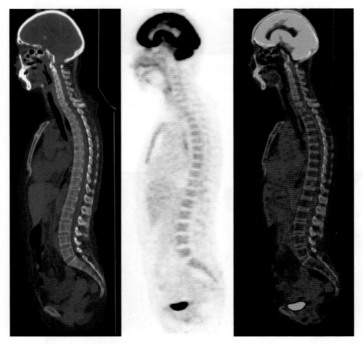

图 29-8　骨髓反应性代谢增高

女，55 岁，鼻腔 NK/T 淋巴瘤化疗后骨髓反应性代谢增高

病变有时与早期恶性肿瘤病灶难以鉴别，在临床判断中需要注意（图 29-10）。

（3）炎症：各种原因（如手术、放疗或感染等）引起的急性炎症、以肉芽组织增生为主的炎症如结节病、真菌感染、结核感染、病毒感染以及由于免疫异常等所致的慢性炎症疾病如溃疡性结肠炎、全身淋巴结病、慢性淋巴细胞性甲状腺炎等

在 ^{18}F-FDG PET/CT 图像中也可表现较高的显像剂摄取。这些炎症性疾病由于与恶性肿瘤具有相类似的结构性改变和代谢特征，有时很难通过 ^{18}F-FDG PET/CT 来鉴别，常需要结合患者的具体病史、实验室检查、组织病理学表现进行诊断，必要时可以使用其他显像剂进行鉴别（图 29-11）。

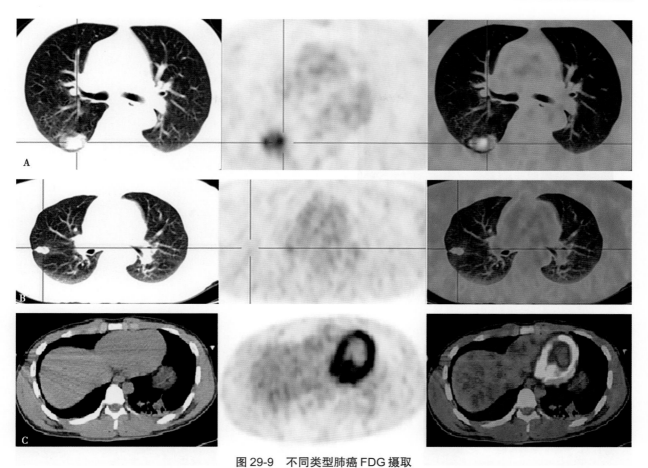

图 29-9　不同类型肺癌 FDG 摄取

A. 右肺中分化腺癌，FDG 摄取明显增高；B. 右肺高分化腺癌，无明显代谢；C. 左肺黏液表皮样癌，无葡萄糖代谢

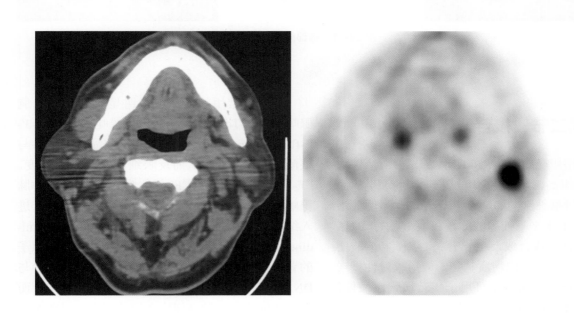

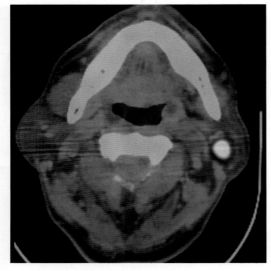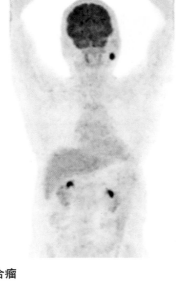

图 29-10 左腮腺混合瘤

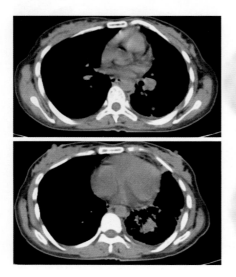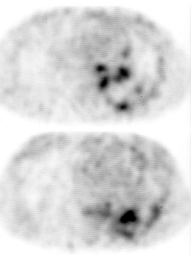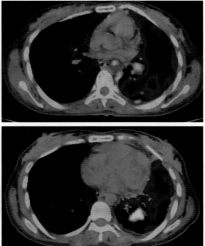

图 29-11 肺部感染

第二节 核苷酸代谢显像

肿瘤组织合成 DNA 和 RNA 的聚合酶活性均较正常组织高，而核酸分解过程明显降低，从而导致恶性肿瘤细胞的 DNA 和 RNA 的含量明显增高。DNA 的水平与细胞的分裂和增殖有关，RNA 与细胞的蛋白质合成及生长有关。因此，核酸增多是肿瘤迅速生长的物质基础。应用放射性核素标记某些核酸代谢底物可用于核苷酸代谢显像，用于评价细胞的增殖，作为肿瘤诊断和鉴别诊断的重要方法。

目前较常用的核酸类代谢显像剂有 ¹¹C- 胸腺嘧啶（¹¹C-TdR）和 ¹⁸F- 氟胸腺嘧啶（3′-deoxy-3′-F-fluorothymidine，¹⁸F-FLT），这些显像剂能参与核酸的合成代谢，从而反映细胞分裂增殖速度。¹⁸F-FLT（3′- 脱氧 -3′-¹⁸F- 氟代胸腺嘧啶）是一种胸腺嘧啶类似物，进入体内后能与胸腺嘧啶一样进入细胞内，并被细胞质内的人胸腺激酶 -1（thymidine kinase-1，TK-1）磷酸化，但由于 3′ 端氟原子的置换，其磷酸化后的代谢产物不能进一步参与 DNA 的合成，也不能通过细胞膜返回到组织液而滞留在细胞内。肿瘤细胞在增殖过程中，DNA 的合成需要 TK-1 上调，从而加快核苷类底物的合成利用，使处于 S 期的细胞 TK-1 活性增强，18F-FLT PET/CT 显像时表现为放射性浓聚，通过 TK-1 的活性间接反映肿瘤细胞的增殖状况，有助于肿瘤良恶性鉴别、疗效评估和预后判断，18F-FLT 是一种反映肿瘤细胞增殖的 PET 显像放射性药物，在肺、乳腺、头颈、消化道、脑和其他器官的恶性肿瘤中具有应用前景，近年来有较多的临床应用报道。

一、治疗反应评估

Saint-Hubert 等实验研究比较了不同化疗药物治疗后 18F-FLT 与 18F-FDG 显像的差别，应用环磷酰胺或坦罗莫司（temsirolimus）处理的格列本脲异种移植鼠在初次治疗后行 18F-FLT 和 18F-FDG PET 显像，并进行免疫组化和流式细胞研究。结果显示，环磷酰胺治疗后即刻肿瘤 18F-FDG 摄取减低，而 18F-FLT 仅在治疗后期才出现轻度减低。在细胞周期的 S 期细胞观察到早期的蓄积伴随迅速的诱导凋亡，提示 DNA 修复。而坦罗莫司治疗后即刻可使肿瘤对 18F-FDG 和 18F-FLT 摄取减少，提示该药导致迅速的细胞凋亡和 G_0-G_1 期蓄积；18F-FLT 与 18F-FDG 反应的这种差异可能是受环磷酰胺治疗后早期 DNA 修复控制。因此，18F-FLT PET 能灵敏反映坦罗莫司治疗后细胞增殖的减低。

二、淋巴瘤的诊断与分期

18F-FLT PET/CT 在弥漫大 B 淋巴瘤（DLBCL）的诊断和分期中具有重要价值。Wang 等对 36 例患者行治疗前全身和头部 18F-FLT PET/CT 显像，并与 CT（胸、腹和盆腔）进行比较，测定每个单灶和主动脉弓血池的 SUV_{max}，计算每例患者的中位 T/MB 值（肿瘤 SUV_{max}/纵隔 SUV_{max}）。结果表明，在 DLBCL 病灶中，18F-FLT 与 CT 检查的一致性是 79.1%，18F-FLT 的敏感性、特异性、阳性预测值、阴性预测值和准确率分别为 96.65%，100%，100%，61.11% 和 96.82%，明显优于 CT（85.44%，57.14%，96.70%，21.05% 和 83.64%）。提示 18F-FLT PET/CT 是 DLBCL 诊断和分期的良好工具，其敏感性和特异性均优于 CT。

Yang 等比较了 NSCLC 患者 18F-FLT PET/CT 显像与反映肿瘤血管生成的瘤内血管密度（MVD）之间的相关性，探讨该方法作为无创性预测抗血管生成治疗疗效的可行性。68 例确诊或怀疑为 NSCLC 随后行手术治疗的患者接受了 FLT PET/CT 显像。PET/CT 影像与病理学进行比较，根据 Ki-67 标记指数（Ki-67 LI）评价每个肿瘤组织的增殖，MVD 应用抗 -CD31 mAb（CD31-MVD）、抗 -CD34 mAb（CD34-MVD）和抗 -CD105 mAb 测定。结果表明：肿瘤 FLT SUV_{max} 与 Ki-67 LI 和 CD105-MVD 具有显著性相关（r=0.550 和 0.663，p=0.000 和 0.000），但是与 CD31-MVD 和 CD34-MVD 仅有较差的相关性（r=0.228 和 0.235，p=0.062 和 0.054）。FLT PET 假阴性患者比真阳性患者具有更长的中位存活期（log rank test，p=0.012），CD105-MVD 较低的患者比 CD105-MVD 较高的患者中位存活期长（p=0.046），而有较低的 CD31-MVD 和 CD34-MVD 患者比有高值者中位存活期短（p=0.438 和 0.187）。FLT PET/CT 影像与反映肿瘤血管生成的 CD105-MVD 和预后有相关性，并且有助于评估 NSCLC 抗血管生成治疗疗效。

三、肿瘤患者预后估计

有人研究了 FLT 和增殖标志物 Ki-67 与临床结局[进展时间和总存活期（OS）]之间的关系。Idema 等对怀疑为高级别胶质瘤患者采用不同 PET 节段法估计增殖容积（PV）和 OS 预后价值。26 例连续的患者在造影后接受了术前脑部 18F-FLT PET/CT 和 T1 加权 MRI，所有肿瘤计算了 SUV_{max}，采用 3 个不同的分段法估计 PV，以 50% 的 SUV_{max} 等轮廓线信号为 PV50%、信号与本底比值（signal-to-background ratio，SBR）作为合适的阈值轮廓线（PV-SBR）法以及反复扣除本底相关阈值（RTL）法估计 PV-RTL，并估计 SUV_{max} 和不同 PVs 对 OS 的预测价值。结果发现：22 例患者为多形性恶性胶质瘤、2 例为多形性少突神经胶质瘤、1 例为多形性室管膜瘤和 1 例为多形性成胶质细胞瘤。其中位 OS 为 397 天（95% 置信区间，204～577），19 例患者在随访期间死亡，PV（SBR）显示，OS（p=0.002）明显优于 SUV_{max}，PV（RTL）和 PV（50%）。可接受操作特性（ROC）分析结果提示，对 OS 预测方面的阈值容积为 11.4cm³，敏感性和特异性分别为 70% 和 83%。Kaplan-Meier 分析显示这种阈值的短和长 OS 之间有明显区别（p=0.024，log rank）。提示 18F-FLT PET 测定的 PV 与高级别恶性胶质瘤的 OS 具有密切关系。

Nyflot 等人研究了口腔癌患者肿瘤表型空间组织与放疗靶区确定和预后结局的关系。根据口咽癌患者 PET 代谢、增殖和乏氧显像对肿瘤的表型进行特征化。口咽癌患者接受了 FDG、FLT 和 Cu-ATSM ^{64}Cu-diacetyl-bis（N4-methylthiosemicar-bazone）PET/CT 显像，所有模式影像都计算 SUV 并进行平均。结果表明，FDG 和 FLT 影像具有高度相关性［r（FDG：FLT）＝0.76，0.53～0.85］，而 Cu-ATSM PET 与其他显像剂相比其相关性明显不一致［r（FDG：Cu-ATSM）＝0.64，0.51～0.79 和 r（FLT：Cu-ATSM）＝0.61，0.21～0.80］。

第三节　氨基酸代谢显像

氨基酸参与蛋白质的合成、转运和调控过程，体内蛋白质合成的异常与多种肿瘤及神经精神疾病有关。恶性肿瘤组织的蛋白质合成及分解代谢高于正常组织，而且合成代谢超过分解代谢，甚至可夺取正常组织的蛋白质分解产物，合成肿瘤本身所需要的蛋白质，使机体处于严重消耗的恶病质（cachexia）状态。恶性肿瘤组织生长旺盛，需要获得并有效利用营养成分以维持其能量、蛋白质合成和细胞分裂，因此，氨基酸需求增加。蛋白质分解为氨基酸的过程明显增强，而氨基酸的分解代谢则减弱，使氨基酸重新用于蛋白质合成。肿瘤组织还可以合成肿瘤蛋白，作为肿瘤特异性抗原或肿瘤相关抗原引起机体的免疫反应。有的肿瘤蛋白与胚胎组织有共同的抗原性，亦称为肿瘤胚胎性抗原，如肝细胞癌能合成胎儿肝细胞所产生的甲胎蛋白（AFP），此外，卵巢、睾丸含有卵黄囊结构的生殖细胞肿瘤患者血中 AFP 也有升高；内胚层组织发生的某些恶性肿瘤如结肠癌、直肠癌等可产生癌胚抗原（CEA）；胃癌可产生胎儿硫糖蛋白等。尽管这些抗原并无肿瘤特异性，且并非肿瘤所特有，但与其他指标结合有助于相关肿瘤的诊断和判断复发。

目前较常用的显像剂是 L-甲基-^{11}C-甲硫氨酸（^{11}C-methionine，^{11}C-MET），此外，还有 L-1-^{11}C-亮氨酸、L-^{11}C-酪氨酸、L-^{11}C-苯丙氨酸、L-1-^{11}C-甲硫氨酸、L-2-^{18}F-酪氨酸、O-（2-^{18}F-氟代乙基)-L-酪氨酸（FET）、L-6-^{18}F-氟代多巴（^{18}F-FDOPA）、L-4-^{18}F-苯丙氨酸、^{11}C-氨基异丙氨酸及 ^{13}N-谷氨酸等也可用于氨基酸代谢显像。临床上常用于脑胶质瘤、恶性淋巴瘤、脑转移瘤、肺癌和乳腺癌的诊断。

一、^{11}C-甲硫氨酸显像

^{11}C-甲硫氨酸显像（^{11}C-MET）是最常用和经典的氨基酸类化合物显像剂，^{11}C-MET 进入机体后参与体内蛋白质的合成，反映活体组织的氨基酸转运、代谢和蛋白质的合成情况。恶性肿瘤细胞合成蛋白质功能增强，其氨基酸的转运和利用也增强，肿瘤组织摄取 ^{11}C-MET 与恶性程度密切相关。

正常生理分布主要见于胰腺、唾液腺、肝脏和肾脏。静脉注射 ^{11}C-MET 后 5 分钟左右，正常脑组织和肿瘤组织就能迅速摄取 MET，其脑肿瘤组织标准化摄取值（SUV）明显高于正常组织，注射后 10 分钟，肿瘤 SUV 达到峰值，且稳定保持在高水平上。由于 ^{11}C-MET 的摄取、达到平衡和清除均较快，通常静脉注射后 1 小时内显像效果较理想。目前主要用于脑肿瘤、头颈部肿瘤、淋巴瘤和肺癌等肿瘤的诊断。特别在鉴别脑肿瘤的良恶性、肿瘤复发、勾画肿瘤的浸润范围、早期评价治疗效果等有较大价值。

Mineura 等报告一例脑神经胶质瘤患者 PET 显像，^{11}C-甲硫氨酸在肿瘤病灶区有弥散而广泛的蓄积，比常规 CT 或 MR 显像对病灶的探测更精确，PET 显像后 3 个月尸检发现，^{11}C-MET 高摄取区域与肿瘤细胞聚集密度范围之间有很好的解剖学一致性，提示 PET 可能为脑神经胶质瘤的评价提供一种比 CT 或 MRI 更精确的新途径。

在神经肿瘤学方面，应用 PET 提供的代谢影像与 CT 或 MRI 提供的解剖影像信息可以得到互补，在少突胶质细胞肿瘤的应用报道不多，但初步结果表明 ^{11}C-MET 对这类肿瘤患者评估的特异性和敏感性优于 ^{18}F-FDG。^{11}C-MET PET 显像可以鉴别Ⅱ级和Ⅲ级少突神经胶质瘤，为活检提供较好的靶向性，更准确估计术后肿瘤残留，确定疾病过程中低级别向间变级别进展的过程，鉴别肿瘤复发与放疗后改变，有可能预测放疗反应以及化疗疗效。

华中科技大学同济医学院附属协和医院近年来对 160 余例脑肿瘤术后患者应用 ^{11}C-MET 行 PET/MR 和 PET/CT 显像，并结合磁共振血流灌注、弥散成像和波谱分析多参数显像，几乎对所有患者都能很好鉴别肿瘤残留与复发（图 29-12～图 29-14）。由于 ^{11}C-MET 在正常脑组织中的本底较低，^{11}C-MET PET/MR 显像对于神经胶质瘤术后残

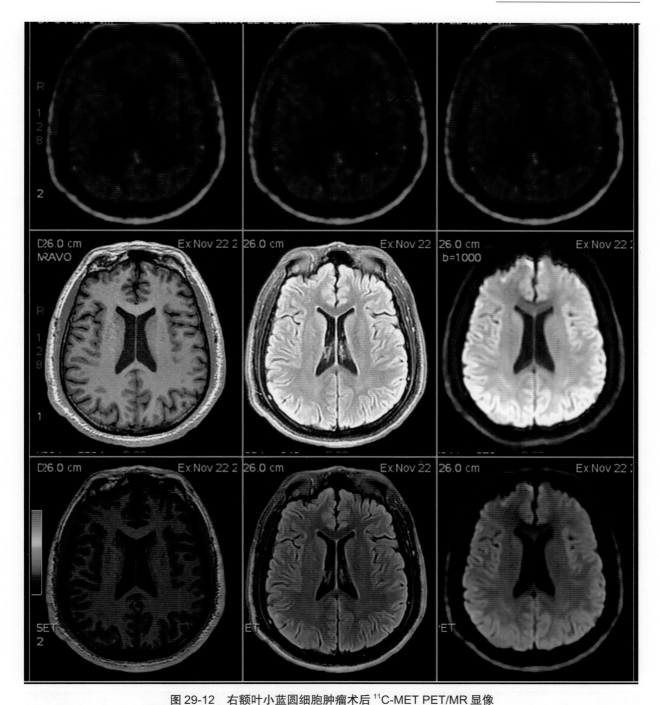

图 29-12 右额叶小蓝圆细胞肿瘤术后 ^{11}C-MET PET/MR 显像

男，31岁，右额叶小蓝圆细胞肿瘤术后 1 个月，^{11}C-MET PET/MR 显像未见异常显像剂浓聚，提示未见残留

留、复发以及疗效评价方面的敏感性、特异性明显优于常规 ^{18}F-FDG 显像，是目前脑肿瘤术后残留与复发监测最有效的手段。

二、^{18}F-酪氨酸显像

^{18}F-酪氨酸（^{18}F-FET）是一种人工合成的酪氨酸类似物，进入体内后不会被进一步代谢和掺入蛋白质，但是作为肿瘤显像剂进入代谢旺盛的肿瘤组织增加，通过 PET 显像反映氨基酸转运和需要。与 ^{18}F-FDG 相比较，^{18}F-FET 具有脑肿瘤组织与周围正常组织的放射性比值高、肿瘤边界清楚、图像清晰更易辨认等优点，有利于鉴别肿瘤组织与炎症。

自从 ^{18}F-FDG 被用于临床以来，PET 在神经系统的应用首先在脑肿瘤方面，此后才逐渐用于脑以外的大多数恶性肿瘤。由于 ^{18}F-FDG 在脑肿瘤显像方面存在的某些局限性,新的显像剂研究一直是人们关注的热点,而正电子核素标记氨基酸的问世给临床带来了新的契机,被称为鉴别 ^{18}F-FDG PET 显像有效性的"氨基酸 PET"。放射性标记氨基酸是非常有特点的 PET 显像剂,由于其正常脑组织的摄取低,而在大多数脑肿瘤包括低级别胶质瘤有较高的摄取,故在神经肿瘤学方面具有较大的诊断潜力。但是由于 ^{11}C 的半衰期短(20 分钟),

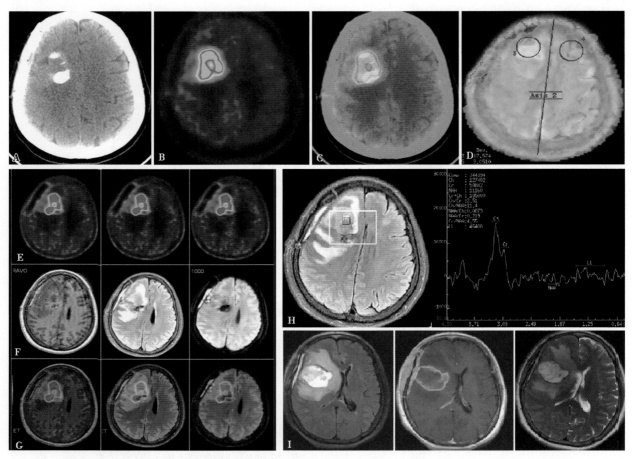

图 29-13　右额叶弥漫性星形细胞瘤(Ⅱ级)术后加同步放化疗后 ^{11}C-MET PET/CT 和 PET/MR 显像

女,47 岁,右额叶弥漫性星形细胞瘤(Ⅱ级)术后 2 个月,同步放化疗后 1 个月 ^{11}C-MET PET/CT 和 PET/MR 显像。右额叶、右侧放射冠及右侧侧脑室内团片状高密度影,相应区域甲硫氨酸代谢异常增高,MRI 灌注增高,MRS 胆碱峰增高,提示治疗后病变存活。A. CT;B. MET PET;C. PET/CT;D. MRI 灌注;E~G. PET、MRI 和 PET/MR;H. MRS;I. 不同序列 MRI

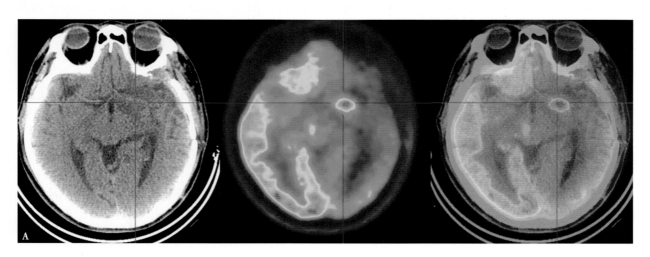

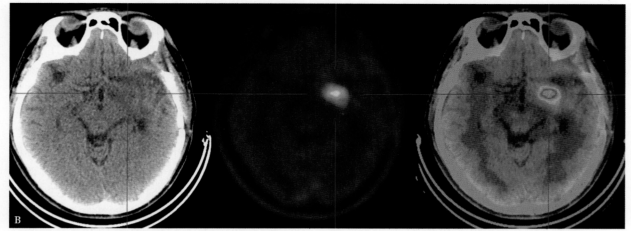

图 29-14　左额颞叶神经胶质瘤（Ⅱ级）术后同步放化疗后复发 ¹⁸F-FDG 与 ¹¹C-MET PET/CT 显像比较

男，31 岁，左额颞叶神经胶质瘤（Ⅱ级）术后同步放化疗后 4 个月复发。A. ¹⁸F-FDG PET/CT 显像，B. ¹¹C-MET PET/CT 显像，两者均显示异常显像剂浓聚，提示复发。由于正常脑皮质 FDG 代谢较高，常难以鉴别正常生理性摄取与病灶异常浓聚，而甲硫氨酸仅浓聚于病灶组织

¹¹C-MET 只能限于在有回旋加速器的 PET 中心应用，而 ¹⁸F 标记氨基酸显像剂，特别是 O-（2-¹⁸F-氟代乙酯 1）-L-l 酪氨酸（FET）与 MET 具有相同的特性，而且 ¹⁸F 具有较长的半衰期（大约 110 分钟），便于较远距离的运输，是非常有前景的显像剂。可以认为，氨基酸 PET 的应用将更加广泛，尤其是近年来 PET/MR 成像系统的发展，氨基酸代谢、乏氧以及肿瘤增殖的显像等在临床上的应用将得到进一步发展。可以预料，PET 代谢显像将成为脑肿瘤诊疗决策中的关键诊断模式。

第四节　¹¹C-胆碱代谢显像

在细胞中普遍存在磷酸胆碱反应，血液中的胆碱被细胞摄取后可有不同的代谢途径，如参与氧化反应、神经递质的合成、磷酸化反应等。在肿瘤细胞内胆碱参与磷脂代谢，由于肿瘤细胞具有较短的倍增时间、代谢旺盛的特点，因此肿瘤细胞膜的合成也比正常细胞快。¹¹C-胆碱（¹¹C-choline）在肿瘤细胞内的代谢最终产物磷脂胆碱是细胞膜的重要组成成分，故肿瘤细胞摄取 ¹¹C-胆碱的速率可以直接反映肿瘤细胞膜的合成速率，故 ¹¹C-胆碱代谢显像是评价肿瘤细胞增殖的指标。

静脉注射 ¹¹C-胆碱后大部分脏器在 1~5 分钟摄取率最高，然后逐渐降低，一般在注射后 10~15 分钟开始进行 PET/CT 显像。¹¹C-胆碱显像在脑皮质、纵隔、心肌及盆腔内本底干扰很小，因此对于这些部位的肿瘤病灶显示比 ¹⁸F-FDG 具有很大的优越性，对脑肿瘤、肝癌、前列腺癌和鼻咽癌及其转移灶的诊断特异性较高，其显示的肿瘤边界和靶与非靶比值较 ¹⁸F-FDG 高，可以弥补 ¹⁸F-FDG 的不足，并有助于放疗勾画肿瘤边界。由于 ¹¹C 的短半衰期、无法进行远距离运输，近年来 ¹⁸F-胆碱（¹⁸F-choline）也在临床上试用，如 ¹⁸F-代甲基胆碱、¹⁸F-氟代乙基胆碱及 ¹⁸F-氟代丙基胆碱等。

胆碱显像尤其是对高分化肝细胞癌、前列腺癌、脑肿瘤、肺癌的诊断与鉴别诊断有较大价值。

一、肝细胞癌

我国肝癌发病率高居世界之首，每年新发和死亡患者约占全球总数的一半，男性发病率约为女性的 7~10 倍。肝癌分为原发性和继发性两大类。原发性肝癌主要是起源于肝脏上皮组织的恶性肿瘤，通常称为肝细胞癌，是我国发病率高、危害大的恶性肿瘤，在我国肝癌的发病率与乙肝病毒感染率有密切关系，临床上 85%~90% 的肝癌与乙肝有关。继发性或称转移性肝癌系指全身多个器官起源的恶性肿瘤侵犯至肝脏。原发性肝癌又分为肝细胞型肝癌、胆管细胞型肝癌及混合型肝癌。临床上，肝细胞型肝癌占 80% 以上。根据细胞的分化程度，原发性肝癌分为高分化、中或低分化几种类型。临床上，对于中、低分化肝细胞癌 ¹⁸F-FDG PET/CT 显像阳性率较高，而高

分化癌多数不摄取 ^{18}F-FDG，PET/CT 显像常为假阴性，但胆碱显像阳性率高（图 29-15）。在中低分化肝细胞癌，FDG 摄取多增高，而胆碱显像常为阴性（图 29-16）。因此，^{18}F- 胆碱或 ^{11}C- 胆碱显像对于提高显像阳性率和准确性具有重要作用，^{18}F-FDG 与胆碱显像结合不仅可以提高诊断敏感性，很少漏诊，且可对病灶的分化程度进行生物学分型，判断疾病的预后，是常规 ^{18}F-FDG 显像的重要补充。

二、肺癌

有学者研究了 ^{11}C- 胆碱 PET/CT 显像对肺癌的诊断效能以及肺癌组织胆碱摄取与胆碱激酶

（ChoK）、磷酸胆碱胞苷酰转换酶表达以及 Ki-67 指数之间的关系。53 例术前已确诊或疑为肺癌的患者接受了 ^{11}C- 胆碱 PET/CT 和对比增强 CT 扫描。术后 42 例诊断为肺癌的患者，其标本用于测定 ChoK、磷酸胆碱胞苷酰转换酶的表达和 Ki-67 指数。应用肉眼法和病灶半定量 SUV 值测定对 PET/CT 显像进行分析，最后结果与组织病理学比较。结果表明，^{11}C- 胆碱 PET/CT 显像诊断肺癌的准确性为 81.13%（43/53），而 CT 为 71.7%（38/53），两者差异无统计学意义（$p=0.61$）；^{11}C- 胆碱 PET/CT 对于诊断淋巴结转移的准确性为 83.76%（227/271），CT 为 66.79%（181/271），其差异有统计学意义（$p=0.04$），病灶 SUV_{mean} 值与 Ki-67 指数之间有正

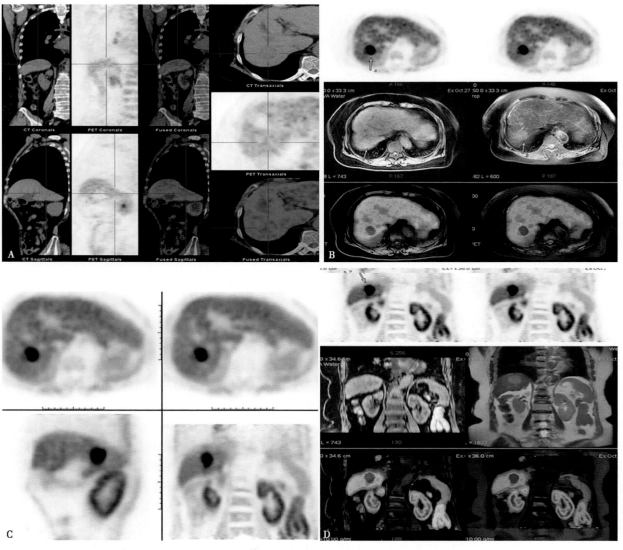

图 29-15　肝细胞癌患者 ^{18}F-FDG PET/CT 与 ^{11}C- 胆碱 PET/MR 显像比较
A. 肝右后叶低密度病变行 FDG PET/CT 显像为阴性；B～D. ^{11}C- 胆碱 PET/MR 显像肝右后叶病灶呈异常浓聚，SUV_{max} 达 16.0，并在右顶部发现 1 个 CT 未发现的病灶，考虑为高分化 HCC

2013.5.8.FDG

2015.6.15.FDG

2015.6.16.CHO

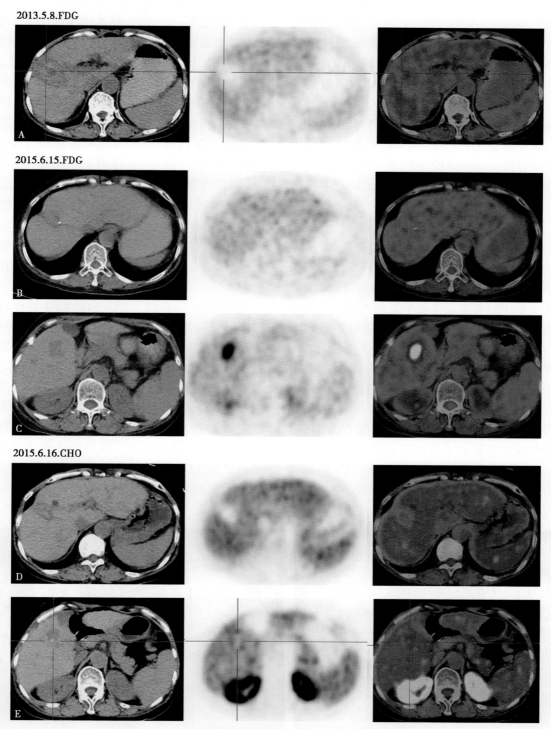

图 29-16　低分化肝细胞癌 ¹⁸F-FDG 与 ¹¹C- 胆碱 PET/CT 显像

女，57 岁，2012 年因低分化肝细胞癌伴坏死行部分肝叶切除，结节性肝硬化，术后血清 AFP 为 27.7，术后做了两个疗程化疗，2013 年 5 月结束。2013 年 4 月 AFP 升高至 371.5。A～E. 2013 年 5 月 ¹⁸F-FDG PET/CT 显像（A），CT 示肝右前叶包膜下 3.8cm × 6cm 实质肿块混杂密度影，局部葡萄糖代谢无异常增高；2015 年 6 月血清 AFP ＞ 20 000，再次行 ¹⁸F-FDG PET/CT 显像（B、C），CT 示肝右叶出现新的低密度影，局部葡萄糖代谢明显增高，随后行 ¹¹C- 胆碱显像（D、E），早期和常规显像肝右叶低密度影无胆碱代谢异常增高，提示该病灶葡萄糖代谢异常增高，胆碱代谢无增高，考虑为肝癌复发，病灶分化程度相对较低

相关（$r=0.51$，$p=0.002$）。在 35 例 ^{11}C-胆碱 PET 结果阳性的患者中，26 例（74.29%）有磷酸胆碱苷酰转换酶过高表达，而 7 例 ^{11}C-胆碱 PET 结果为阴性的患者则未显示 ChoK 或磷酸胆碱苷酰转化酶的高表达，SUV_{mean} 值与 ChoK 和磷酸胆碱苷酰转化酶两者之间均成正相关关系（$r=0.52$，$p=0.001$；$r=0.37$，$p=0.029$）。提示 ^{11}C-胆碱 PET 显像与对比增强 CT 相比，^{11}C-胆碱 PET 对淋巴结分期具有较高的准确性，PET 的 SUV 值与肿瘤细胞增殖有关，PET 影像的机制与 ChoK 和磷酸胆碱苷酰转化酶的高表达也有密切关系。

三、前列腺癌

由于 ^{11}C-胆碱显像时前列腺癌与良性前列腺增生（BPH）组织之间的 SUV 值明显重叠，人们对 ^{11}C-胆碱 PET/CT 显像在原发前列腺癌的临床价值一直存在争论。我们在临床上发现，^{18}F-FDG 与 ^{11}C-胆碱显像具有互补作用，部分患者两者的结果可不一致，联合应用可以提高诊断阳性率，但是无论从敏感性还是特异性两者没有 ^{68}Ga-PSMA 效果好（图 29-17，图 29-18）。Chen 等对 26 例原发性前列腺癌患者进行了 ^{11}C-胆碱 PET/CT 显像，分析前列腺病灶和盆腔肌肉的 SUV_{max}，并计算其比值（SUV_{max}-P/M 比值），从而评估 ^{11}C-胆碱摄取、SUV_{max}-P/M 比值及其与肿瘤分期、格里森积

分（Gleason score）和几种反映侵袭性的生物标志物之间的关系，并与肿瘤标本病理学分级和 Ki-67、CD31、雄激素受体（AR）、Her-2/neu、Bcl-2 和 PTEN 免疫组化比较。结果表明，SUV_{max} 和 SUV_{max}-P/M 比值与患者的肿瘤分期 II 和 III 之间没有显著性差异，但是在肿瘤分期为 IV 期的患者明显升高。在格里森积分为 4+3 的病灶其 SUV_{max}-P/M 比值明显高于 3+4 的病灶，SUV_{max}-P/M 比值与 Ki-67 和 CD31 表达水平有显著性相关。此外，在 Her-2/neu 阳性的亚组比阴性亚组有较高的 SUV_{max}-P/M 比值。同时，格里森积分和这些生物标志物的表达与 SUV_{max}-P/M 没有发现显著性相关性。因此，^{11}C-胆碱 PET/CT 显像 SUV_{max}-P/M 比值参数的应用对于原发性前列腺癌的无创性诊断具有临床价值。

Rybalov 等探讨了 ^{11}C-胆碱 PET 显像对前列腺癌外照射治疗后复发的定性和定位诊断价值，选择 ^{11}C-胆碱 PET/CT 显像提示有局部复发的患者，将 PET 结果与组织学和临床随访进行比较。42 例 PET 提示有 15 例（36%）显示局部复发，27 例（64%）为弥散性复发，PET 和组织学均提示复发者为 76%。在 42 例 PET 提示为局部复发的患者中，最后通过组织学和局部补救治疗后临床随访证实 37 例（88%）为局部复发。在单侧病例 PET 示前列腺内肿瘤分布与经直肠前列腺活检组

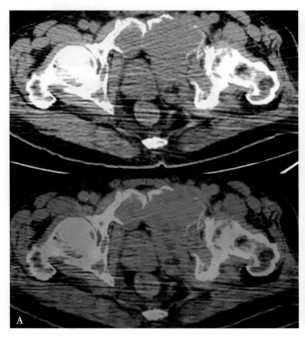
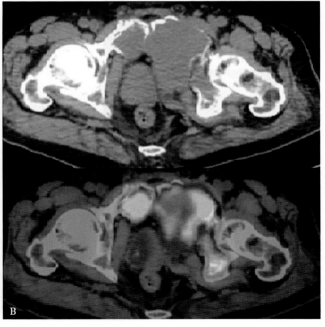

图 29-17　前列腺癌及骨转移 FDG 与胆碱显像比较
A. 前列腺癌及骨转移病灶 FDG 无摄取；B. 胆碱显像见异常浓聚

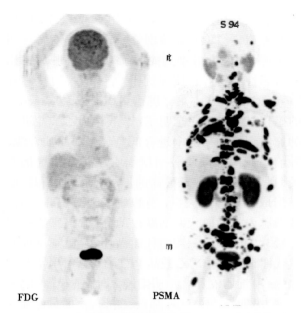

图 29-18　前列腺癌 ^{18}F-FDG 与 ^{68}Ga-PSMA 显像比较
男 76 岁，确诊前列腺癌 1 年余，骨痛，近来加剧，血清游离 PSA > 30ug/L。^{18}F-FDG PET/CT 显像未见显像剂异常浓聚，而 ^{68}Ga-PSMA 显像见前列腺及全身骨骼广泛异常浓聚，提示前列腺癌本广泛骨转移

织学的一致性为 47%（7/15），而双侧病例为 41%（11/27），经 t 检验两组无统计学差异，而且 PET 与血清 PSA（$p = 0.509$）和 SUV（$p = 0.739$）亦无统计学差异。提示外照射治疗后 ^{11}C-胆碱 PET 显示前列腺癌复发性的征象具有实用价值，但与常规经直肠前列腺活检结果仅为中度一致性。

Picchio 等研究了前列腺癌（PCa）根治治疗后生化指标有进展的患者 ^{11}C-胆碱 PET/CT 在探测骨转移（BM）的临床有效性，并与骨显像比较。78 例前列腺癌生化指标有进展（平均 PSA 21.1ng/ml，范围 0.2～500.0ng/ml）的连续患者进行了 ^{11}C-胆碱 PET/CT 和骨显像，并行以分期为目的的回顾性分析。应用形态学影像和 / 或参考标准程序随访估计 ^{11}C-胆碱 PET/CT 和骨显像的诊断准确性。模棱两可的结果进行了两次精度分析，一为阳性，一为阴性。对激素抵抗的患者行独立分析，其数据与没有接受抗雄激素治疗的患者比较。结果表明，78 例患者中，^{11}C-胆碱 PET/CT 仅有 1 例（1%）出现模棱两可的结果，而骨显像有 21 例（27%），并取决于是阳性或阴性特征。^{11}C-胆碱 PET/CT 的敏感性、特异性、PPV、NPV 和准确性范围分别为 89%～89%，98%～100%，96%～100%，94%～96% 和 95%～96%，而骨显像为 70%～100%，

75%～100%，68%～100%，100%～86% 和 83%～90%，^{11}C-胆碱 PET/CT 和骨显像之间的符合率为 71%（55/78），在有激素抵抗的患者（97%）和那些没有接受抗雄激素治疗的患者（95%）中，^{11}C-胆碱 PET/CT 的准确性并没有明显差异（$p = 0.30$）。提示 ^{11}C-胆碱 PET/CT 因其敏感性较低可能不能代替骨显像，但 ^{11}C-胆碱 PET/CT 阳性发现的高特异性可以准确地预测骨转移的存在，而骨显像出现模棱两可的发现比 ^{11}C-胆碱 PET/CT 更频繁。

四、膀胱癌

当前常规的影像技术对于膀胱癌（BCa）患者根治性膀胱切除术（RC）后淋巴结（LN）分期的价值有限，Maurer 等探讨了 ^{11}C-胆碱 PET/CT 对膀胱癌行根治性膀胱切除术患者 LN 分期的诊断效能，并与 CT 诊断效能和组织病理学"金标准"进行比较。44 例膀胱癌患者应用 ^{11}C-胆碱 PET 进行分期，以低剂量 CT 行衰减校正，并在膀胱切除和盆腔淋巴结切开之前行静脉和直肠对比增强诊断 CT 检查。根据事先确定的 14 个解剖范围，以髂内外动脉为起点至肠系膜下动脉行淋巴结切开，在膀胱切除和局部淋巴结切开前均行诊断性 ^{11}C-胆碱 PET/CT 显像。将手术切除的淋巴结组织病理学结果与 ^{11}C-胆碱 PET/CT 和单独的 CT 结果进行相关性分析。结果表明，44 例患者中 12 例发现淋巴结转移（27%），以患者为基础分析，^{11}C-胆碱 PET/CT 的敏感性、特异性、PPV、NPV 和准确性分别为 58%、66%、39%、81% 和 64%，而 CT 的结果分别为 75%、56%、39%、86% 和 61%。以淋巴结为基础分析，切除的 471 个淋巴结中有 25 个（5%）显示转移，^{11}C-胆碱 PET/CT 的敏感性、特异性、PPV、NPV 和准确性分别为 28%、95%、21%、96% 和 91%，而 CT 分别为 39%、92%、20%、96% 和 90%。结论：对于膀胱癌预期行根治性膀胱切除术的患者，与单独的常规 CT 相比，术前行 ^{11}C-胆碱 PET/CT 淋巴结分期并不能改善诊断效能。

五、脑肿瘤

由于正常脑组织较高的 ^{18}F-FDG 摄取本底，对于脑肿瘤评价的价值有限，而正常脑组织对 ^{11}C-胆碱的摄取较低，脑肿瘤具有较高的对比度，^{11}C-胆碱 PET/CT 脑显像具有重要价值。尤其在脑胶质瘤手术、放疗或化疗后肿瘤残存或复发诊

断中的应用价值较大，其敏感性、特异性和准确性可达 90% 以上。此外，^{11}C- 胆碱 PET/CT 显像还可用于立体定向放射治疗的治疗计划制订，在脑肿瘤三维适形调强放疗中可提高对脑肿瘤生物靶区体积制订的精确性，减少正常脑组织的照射量。上海华山医院比较了 MRI、^{18}F-FDG 和 ^{11}C- 胆碱 PET/CT 对鉴别脑肿瘤放射治疗后复发与坏死的价值，55 例怀疑为脑肿瘤放疗后复发或坏死的患者接受了三种不同的显像，并经过了至少 11 个月随访或病理学检查。结果显示，MRI、^{18}F-FDG 和 ^{11}C- 胆碱 PET/CT 对病灶诊断的敏感性分别为 87.2%，76.9% 和 92.3%，特异性分别为 81.3%，62.5% 和 87.5%，提示 ^{11}C- 胆碱 PET/CT 在鉴别脑肿瘤复发与放射性坏死方面具有较高的敏感性和特异性，明显优于 MRI 和 ^{18}F-FDG。Huang 等人对 110 例脑肿瘤患者的研究表明，单独的 ^{11}C- 胆碱 PET/CT 对脑肿瘤诊断的准确性为 84.5%（93/110），假阳性率 4.55%（5/110），假阴性率 3.64%（4/110），而 ^{18}F-FDG 的准确性为 70.9%（78/110）。在脑肿瘤的评价方面，^{11}C- 胆碱优于 ^{18}F-FDG。^{11}C- 胆碱显像的缺点是非特异性，部分炎症病灶也可摄取 ^{11}C- 胆碱。

六、鼻咽癌

^{18}F-FDG PET/CT 对鼻咽癌（NPC）诊断的敏感性比较高，但是有时难以鉴别恶性肿瘤与鼻咽部炎症，而 ^{11}C- 胆碱 PET/CT 显像有助于进一步鉴别，对于肿瘤侵犯范围的确定也有优势。吴湖炳等比较了 15 例局部进展型鼻咽癌患者 ^{11}C- 胆碱（CHO）和 ^{18}F-FDG PET/CT 显像，结果表明，15 例局部进展型 NPC 患者中，病灶处 ^{18}F-FDG SUV_{max} 明显高于 ^{11}C-CHO SUV_{max}（12.81±5.00 与 6.84±2.76；$t=6.416$，$p<0.01$），但 ^{11}C-CHO PET/CT 显像 T/B 比值明显高于 ^{18}F-FDG PET/CT 显像（18.62±7.95 与 1.38±0.59；$t=8.801$，$p<0.01$）。两种显像剂在病灶处的摄取有很好的相关性，与 ^{18}F-FDG PET/CT 显像比较，^{11}C-CHO 显像改进了 50.0% 患者的诊断，特别是对颅内及组织的侵犯显示更清晰。

第五节　乙酸盐代谢显像

^{11}C- 乙酸盐（^{11}C-acetate）在 20 世纪 80 年代初最早用于心脏有氧代谢研究，后来发现在肾透明细胞癌也有高摄取，目前主要用于低 ^{18}F-FDG 摄取的肿瘤显像诊断和鉴别诊断，尤其是对肾透明细胞癌、原发性肝细胞癌、前列腺癌等肿瘤的诊断敏感性和特异性明显优于 ^{18}F-FDG，可以弥补 ^{18}F-FDG 的某些不足。肿瘤组织摄取 ^{11}C-acetate 的确切机制尚未完全明了，一般认为乙酸盐进入肿瘤组织的脂质池中进行低氧代谢和脂质合成，肿瘤组织的摄取与肿瘤组织中脂肪合成增加有关，肿瘤细胞摄取乙酸盐的量与脂肪合成和磷脂膜形成呈正相关关系，当肿瘤细胞生长旺盛时，其细胞内的脂肪代谢活跃。此外，肿瘤细胞摄取乙酸盐主要参与三羧酸代谢循环，反映细胞内有氧代谢情况。^{11}C- 乙酸盐 PET/CT 除了用于前列腺癌、肝细胞癌和肾透明细胞癌外，脑膜瘤、脑胶质瘤、鼻咽癌、淋巴瘤、肺癌、结肠癌、卵巢癌和多发性骨髓瘤等也有高摄取，但其诊断的价值还有待进一步研究证实。

由于 ^{11}C 的半衰期较短，使用不方便，近年来 ^{18}F-acetate 在前列腺癌显像的研究也较多，其图像质量优于 ^{11}C-acetate。

一、前列腺癌

前列腺癌（prostate cancer，PCA）是世界上男性第二常见的肿瘤，前列腺特异性抗原（PSA）是建立在生物标志物基础上的检查，在临床上应用比较广泛，一直以来临床上没有找到最佳的影像诊断方法。随着 PET 临床应用不断广泛，^{18}F- 或 ^{11}C- 胆碱、^{11}C- 乙酸盐在前列腺癌分期中的应用也不断增加，但是无论是乙酸盐还是胆碱迄今还没有结论支持可以作为首选方法。可喜的是，近年来应用 ^{68}Ga-PSMA 在前列腺癌的诊断方面显示出令人满意的结果，其性能优于目前其他的正电子显像剂，即使血清 PSA 水平很低的前列腺癌患者也可灵敏的发现病灶，目前国内部分单位已经用于临床。Brogsitter 等复习了近 10 年来胆碱和乙酸盐 PET 显像在前列腺癌原发灶分期、复发和淋巴结转移的文献，尽管多数都使用胆碱而不是乙酸盐，但是由于最小可探测肿瘤大小为 5mm，而且在鉴别前列腺癌与良性的前列腺增生、慢性前列腺炎和高级别上皮新生物方面的无能为力，因此两者对原发肿瘤分期的准确性仍然不是很理想。在淋巴结分期方面，胆碱特异性较高，但敏感性不高。在复发的分期方面，其敏感性取决于血清 PSA 水平（PSA 应 >2ng/ml），尽管两种显像剂都存在一定的限制，但是大多数患者还是可以通过 PET 显像改变治疗计划而受益。

总体来讲，^{11}C-acetate 对前列腺癌患者的诊断、分期和复发监测的阳性率明显高于 ^{18}F-FDG，可早期发现淋巴结和骨骼转移。^{11}C-acetate 进入恶性肿瘤细胞后，通过乙酰辅酶 A 羧化酶及脂肪酸合成反应生成 ^{11}C- 软脂酸盐，参与脂类合成，而进入正常细胞后主要是参与三羧酸循环氧化生成 ^{11}C-CO$_2$。但是，也有研究者认为 ^{11}C- 乙酸盐在鉴别前列腺良性增生与恶性病变方面存在较大局限，因为良性增生的前列腺也可能明显浓聚 ^{11}C-acetate。

Schumacher 等人应用 ^{11}C-acetate PET/CT 显像和 CT 研究了 19 例疑有前列腺癌淋巴结转移行盆腔淋巴结切开的患者，探讨其在局部淋巴结分期中的价值，与手术和病理发现比较，^{11}C-acetate PET/CT 诊断前列腺癌局部淋巴结转移的敏感性为 90%，特异性 67%，阳性预测值 75%，阴性预测值 86%，提示 ^{11}C-acetate PET/CT 探测前列腺癌淋巴结转移具有高敏感性和低特异性的特点。

二、肝细胞癌

众所周知，^{18}F-FDG PET/CT 对肝细胞癌诊断的阳性率不高，大约为 60%-70%。因此，新的显像剂研究一直是人们关注的热点。^{11}C- 乙酸盐对肝细胞癌的诊断、分期和复发监测方面明显优于 ^{18}F-FDG，尤其是 ^{11}C- 乙酸盐与 ^{18}F-FDG 结合的双示踪剂 PET/CT 显像准确性更高，敏感性和特异性均大于 90%，大大高于增强 CT。对于肝细胞癌（HCC）患者，成功的肝移植（LT）在很大程度上取决于患者的选择，目前传统的米兰标准是通过增强 CT 进行评价，但受肝硬化结构和构型的影响较大。Cheung 等根据米兰标准的患者选择比较了 ^{11}C- 乙酸盐和 ^{18}F-FDG 双示踪剂 PET/CT 显像与增强 CT 的结果。HCC 患者在 1 个月内均接受了术前双示踪剂 PET/CT 显像和增强 CT 检查，然后接受了肝移植（$n=22$）或部分肝叶切除（pH）（$n=21$；体积≤8cm 的 HCC）。最后显像结果与术后病理比较，评估其米兰标准特定参数（如肿瘤大小和范围、血管侵犯、转移）、TNM 分期和部分肝叶切除患者选择的准确性。结果表明，在 HCC 肝移植和肝部分切除两组患者双示踪剂 PET/CT 探测病灶（94.1% vs 95.8%）和 TNM 分期的效果都是一样好（90.9% vs 90.5%），而 HCC 患者两组的增强 CT 探测（67.6% vs 37.5%）和 TNM 分期（54.5% vs 28.6%）也基本上相当。在肝移植组，增强 CT 在基于米兰标准选择患者的敏感性和特异性分别为 43.8% 和 66.7%，而双示踪剂 PET/CT 的敏感性和特异性分别达 93.8% 和 100%（$p<0.05$）。从外科医生的观点，由于移植供体的短缺，只有在有较高诊断确切性的患者（严格的 CT 标准）才施行移植，而那些没有移植的候选患者通常都接受了前期的肝切除，而没有从增强 CT 再评估中受益，这也导致了部分肝切除组的准确性降低。在肝移植组，双示踪剂 PET/CT 在患者选择的总体敏感性（96.8%）和特异性（91.7%）明显优于增强 CT 的敏感性和特异性（41.9% 和 33.0%，$p<0.05$）。增强 CT 的误差来源主要与肝硬化或以前治疗和包括难以鉴别肝硬化结节与 HCC（39%），从而影响肿瘤大小的估计（14%），血管侵犯（4.6%）和肝外转移（4.6%）分期过高的情况很少见，双示踪剂 PET/CT 的假阴性率仅 4.7%。本文献研究结果表明，与增强 CT 相比，在 HCC 患者的分期和基于米兰标准的肝移植患者选择方面，双示踪剂 PET/CT 受肝硬化改变的影响很小，是肝移植术前评价重要的方法。

Park 等比较了有活检证据的 99 例 HCC 和 13 例胆管细胞癌患者的 ^{18}F-FDG 显像和 ^{11}C- 乙酸盐显像，发现 90 例原发性 HCC 患者 110 个病灶其 ^{18}F-FDG、^{11}C- 乙酸盐和双示踪剂显像的敏感性分别为 60.9%、75.4% 和 82.7%，而且血清甲胎蛋白升高、肿瘤进展期、门静脉癌栓形成、肿瘤病灶较大和多灶肿瘤者 ^{18}F-FDG 的阳性率也较高，肿瘤病灶较大和多灶性肿瘤多伴有 ^{11}C- 乙酸盐的摄取。但是在探测分化较差的 HCC 方面 ^{18}F-FDG 更灵敏。在随访中还发现，^{18}F-FDG 显像阳性的患者比 ^{18}F-FDG 显像阴性或部分阳性的患者总存活期要低，根据病灶活检的结果分析，HCC 原发灶 ^{18}F-FDG PET/CT 显像的敏感性为 64.4%，而 ^{11}C- 乙酸盐为 84.4%；35 例转移性 HCC 患者，^{18}F-FDG、^{11}C- 乙酸盐和双示踪剂 PET/CT 显像的敏感性分别为 85.7%，77.0% 和 85.7%，说明在转移灶的探测方面三者没有明显的差异。两种显像剂结合使用可以改善 HCC 原发灶探测的总体敏感性，但是对肝外转移灶的探测没有明显改善。此外，三者在探测小的 HCC 原发灶方面敏感性较低，而 ^{18}F-FDG PET/CT 探测 HCC 肝外转移灶的敏感性相对较高。

三、肾透明细胞癌

肾透明细胞癌原发病灶大多不摄取 ^{18}F-FDG，常表现为假阴性，目前仅用于肾透明细胞癌的分期和治疗后随访，这也是 PET/CT 显像的盲区，而 ^{11}C- 乙酸盐对肾脏恶性肿瘤的诊断具有较高敏感性。霍力等人对 29 例怀疑肾脏肿瘤的患者行 ^{11}C- 乙酸盐 PET/CT 显像，并与 ^{18}F-FDG 显像进行比较，发现 ^{11}C- 乙酸盐 PET/CT 对肾皮质原发透明细胞癌诊断的阳性率为 76.9%（10/13），而 ^{18}F-FDG 仅为 30.8%（4/13），提示 ^{11}C- 乙酸盐 PET/CT 显像可以弥补 ^{18}F-FDG 的不足。

四、多发性骨髓瘤

有人比较了 ^{11}C- 乙酸盐与 ^{18}F-FDG 双示踪剂 PET/CT 在多发性骨髓瘤（multiple myeloma，MM）的诊断价值。35 例有病理资料和临床证实的未治疗 MM 患者（26 例有 MM 症状，5 例为隐性 MM，4 例为单克隆 γ 球蛋白不明显患者）行 ^{11}C- 乙酸盐与 ^{18}F-FDG 显像。发现 ^{11}C- 乙酸盐对有弥散和局灶性症状的 MM 患者阳性率明显优于 ^{18}F-FDG（84.6% vs 57.7%），而对惰性的隐性 MM 和单克隆丙种球蛋白不明显的患者显像为阴性。提示应用 ^{11}C- 乙酸盐评估脂质代谢的特征对 MM 的诊断、危险度分级和治疗监测方面比 ^{18}F-FDG 更准确。

综上所述，不同的代谢显像剂主要针对某些肿瘤效果比较好，而对另外一些类型的肿瘤阳性率或特异性可能较差，这是不同肿瘤的生物学行为和代谢特征的异质性所决定的。

（张永学）

参 考 文 献

[1] 张永学，黄钢. 核医学. 2 版. 北京：人民卫生出版社，2010.

[2] Saint-Hubert，Brepoels L，Devos E，et al. Molecular imaging of therapy response with（18）F-FLT and（18）F-FDG following cyclophosphamide and mTOR inhibition. Am J Nucl Med Mol Imaging，2012，2（1）：110-121.

[3] Wang RM，Zhu HY，Li F，et al. Value of（18）F-FLT positron emission tomography/computed tomography in diagnosis and staging of diffuse large B-cell lymphoma. Zhongguo Shi Yan Xue Ye Xue Za Zhi，2012，20（3）：603-607.

[4] Yang W，Zhang Y，Fu Z，et al. Imaging proliferation of ^{18}F-FLT PET/CT correlated with the expression of microvessel density of tumour tissue in non-small-cell lung cancer. Eur J Nucl Med Mol Imaging，2012，39（8）：1289-1296.

[5] Idema AJ，Hoffmann AL，Boogaarts HD，et al. 3′-Deoxy-3′-18F-Fluorothymidine PET-Derived Proliferative Volume Predicts Overall Survival in High-Grade Glioma Patients. J Nucl Med，2012，53（12）：1904-1910.

[6] Nyflot MJ，Harari PM，Yip S，et al. Correlation of PET images of metabolism，proliferation and hypoxia to characterize tumor phenotype in patients with cancer of the oropharynx. Radiother Oncol，2012，105（1）：36-40.

[7] Mineura K，Sasajima T，Kowada M，et al. Innovative approach in the diagnosis of gliomatosis cerebri using carbon-11-L-methionine positron emission tomography. J Nucl Med，1991，32（4）：726-728.

[8] Derlon JM，Cabal P，Blaizot X，et al. Metabolic imaging for supratentorial oligodendrogliomas. Neurochirurgie，2005，51（3-4）：309-322.

[9] Crippa F，Alessi A，Serafini GL. PET with radiolabeled aminoacid. Q J Nucl Med Mol Imaging，2012，56（2）：151-162.

[10] Li M，Peng Z，Liu Q，et al. Value of 11C-choline PET/CT for lung cancer diagnosis and the relation between choline metabolism and proliferation of cancer cells. Oncol Rep，2013，29（1）：205-211.

[11] Chen J，Zhao Y，Li X，et al. Imaging primary prostate cancer with 11C-Choline PET/CT: relation to tumour stage，Gleason score and biomarkers of biologic aggressiveness. Radiol Oncol，2012，46（3）：179-188.

[12] Rybalov M，Breeuwsma AJ，Pruim J，et al.［11C］choline PET for the intraprostatic tumor characterization and localization in recurrent prostate cancer after EBRT. Q J Nucl Med Mol Imaging，2012，56（2）：202-208.

[13] Picchio M，Spinapolice EG，Fallanca F，et al.［11C］Choline PET/CT detection of bone metastases in patients with PSA progression after primary treatment for prostate cancer: comparison with bone scintigraphy. Eur J Nucl Med Mol Imaging，2012，39（1）：13-26.

[14] Maurer T，Souvatzoglou M，Kübler H，et al. Diagnostic efficacy of［11C］choline positron emission tomography/computed tomography compared with conventional computed tomography in lymph node staging of patients with bladder cancer prior to radical cystectomy. Eur Urol，2012，61（5）：1031-1038.

[15] Tan H，Chen L，Guan Y，et al. Comparison of MRI，F-18 FDG，and 11C-choline PET/CT for their potentials in differentiating brain tumor recurrence from brain tumor

necrosis following radiotherapy. Clin Nucl Med, 2011, 36(11): 978-981.

[16] Huang Z, Zuo C, Guan Y, et al. Misdiagnoses of 11C-choline combined with 18F-FDG PET imaging in brain tumours. Nucl Med Commun, 2008, 29(4): 354-358.

[17] 吴湖炳, 王全师, 韩彦江, 等. ^{11}C- 胆碱对 18F-FDG PET/CT 显像诊断鼻咽癌和肝细胞肝癌的补充价值. 中华核医学与分子影像杂志, 2013, 3: 161-166.

[18] Pike VW, Eakins MN, Allan RM, et al. Preparation of [1-11C]acetate--an agent for the study of myocardial metabolism by positron emission tomography. Int J Appl Radiat Isot, 1982, 33(7): 505-512.

[19] Brogsitter C, Zöphel K, Kotzerke J. 18F-Choline, 11C-choline and 11C-acetate PET/CT: comparative analysis for imaging prostate cancer patients. Eur J Nucl Med Mol Imaging, 2013, 40(Suppl 1): 18-27.

[20] Schumacher MC, Radecka E, Hellström M, et al. [(11)C]Acetate positron emission tomography-computed tomography imaging of prostate cancer lymph-node metastases correlated with histopathological findings after extended lymphadenectomy. Scand J Urol, 2015, 49(1): 35-42.

[21] Cheung TT, Ho CL, Lo CM, et al. 11C-acetate and 18F-FDG PET/CT for clinical staging and selection of patients with hepatocellular carcinoma for liver transplantation on the basis of Milan criteria: surgeon's perspective. J Nucl Med, 2013, 54(2): 192-200.

[22] Park JW, Kim JH, Kim SK, et al. A prospective evaluation of 18F-FDG and 11C-acetate PET/CT for detection of primary and metastatic hepatocellular carcinoma. J Nucl Med, 2008, 49(12): 1912-1921.

[23] 霍力, 周前, 吴战宏, 等. ^{11}C- 乙酸盐 PET 显像在肾脏肿瘤诊断中的作用. 中华核医学杂志, 2006, 26(4): 205-208.

[24] Ho CL, Chen S, Leung YL, et al. 11C-acetate PET/CT for metabolic characterization of multiple myeloma: a comparative study with 18F-FDG PET/CT. J Nucl Med, 2014, 55(5): 749-752.

第三十章

肿瘤受体显像

第一节 肿瘤受体显像与肿瘤环境

一、肿瘤受体显像

肿瘤受体显像是利用放射性核素标记的配体与肿瘤细胞高表达的受体特异性结合进行显像的一种方法。肿瘤受体显像能显示肿瘤受体空间分布和受体密度，以及评价其亲和力的高低，并使核医学由宏观的器官组织解剖定位诊断发展到微观分子水平的定位、定性、定期和定量诊断。肿瘤受体显像获得的信息，有助于制订治疗方案及评价疗效，也是进行受体介导靶向治疗肿瘤的基础。

二、肿瘤受体与配体的结合特性

肿瘤受体与配体的结合具有一般受体与配体结合的共性，即可逆性、可饱和性、高亲和力和特异性。

1. 可逆性 受体与配体的结合主要依靠氢键、离子键和范德华力等非共价键，结合具有可逆性。

2. 可饱和性 不同受体或同一受体在不同细胞表达的数量有很大差异，单个靶细胞所含的特定受体数目一般在 $10^3 \sim 10^5$ 的范围内，因此当配体浓度达到一定量时，在配体浓度 - 结合曲线上呈饱和现象。

3. 高亲和力 亲和力是受体与配体结合牢固程度的量度，通常以平衡解离常数（dissociation constant, Kd）表示。即受体结合一半时所需要的配体摩尔浓度（mol/L），受体与配体结合的 Kd 一般为 $10^{-12} \sim 10^{-8}$ mol/L，Kd 越小，说明受体与配体亲和力越高。

4. 特异性或立体选择性 受体蛋白的一级结构决定其空间构象，受体结合部位的三维结构又决定了它能与一种或同一类在结构上与之互补的配体特异性结合。

三、肿瘤受体显像的影响因素

肿瘤血管的特殊性、肿瘤大小、肿瘤受体表达密度以及受体亚型分布等因素均可能对受体显像产生影响。

1. 肿瘤血管特点 肿瘤主要由实质细胞（肿瘤细胞）和基质（支持细胞）组成。基质提供肿瘤细胞营养物质，即肿瘤生长依赖于良好的血液供应。肿瘤的持续性长大触发了慢性血管增生，当肿瘤体积超过 $2 \sim 3mm^3$ 时，如果没有毛细血管长入肿瘤供应营养、氧等，肿瘤就要开始退化。因此肿瘤血管形成是肿瘤生长、浸润和转移的基础。与起源组织血管不同，肿瘤血管往往扭曲、扩张、动 - 静脉短路、分叉、基底膜发育不良，缺乏侧支循环及神经支配和外膜等，因此肿瘤血管壁不完整、不成熟，管壁缺乏收缩成分，血管较弯曲，大多已经处于最大扩张状态。除了自身调节外，多种细胞因子如血管内皮生长因子（VEGF）、肿瘤坏死因子 α（TNF-α）、缓激肽、内毒素、一氧化氮（NO）等参与肿瘤组织血管通透性的调节，其通透性一般高于正常血管。由于肿瘤丰富的血供和相对较高的血管通透性，所以放射性配体容易渗透出血管外与受体特异性结合。

2. 肿瘤大小 体积较大的肿瘤，其外周细胞往往以指数方式增殖，故需要较多的血供，中心部位血流灌注相对不足，容易发生坏死或囊性变，导致受体表达能力下降甚至丧失；相对较高的血管壁通透性，使细胞外液和细胞间的大分子可能以非特异方式进入肿瘤细胞内，改变了肿瘤细胞的电荷或细胞组分，形成细胞内高压，从而影响放射性标记配体与靶受体的结合和受体显像。体积小的肿瘤，肿瘤细胞所占的相对百分数大于基质细胞，因此靶受体分布密度也相对较高；而且肿瘤血供丰富，肿瘤细胞与新生毛细血管间的距离较近，血管壁的通透性相对较低，肿瘤细胞内各成分相对稳定。在这种条件下，放射性标记的配体较容易到达肿瘤细胞，与其表面的靶受体结合。所以从理论上讲，体积小的肿瘤受体显像效果好，这也是受体显像能够早期诊断肿瘤的理论基础。在受体显像中有学者观察到此种现象：^{123}I-VIP显像检出体积较小胰腺癌的敏感性（94%）高于较大肿瘤（32%）。Montravers等对肾细胞癌患者进行^{111}In-pentreotide检查，结果发现直径＞4cm的肿瘤不摄取显像剂，而单个较小的肿瘤明显浓聚放射性。由于仪器分辨率的限制，受体显像对于小于1cm肿瘤的诊断效果并不理想。

3. 肿瘤受体表达密度与受体亚型分布　肿瘤和肿瘤周围血管组织中受体表达密度和其受体亚型分布也影响显像效果。分子生物学研究结果证实，受体在不同类型的肿瘤细胞中表达量是不一样的；即使同一受体，在肿瘤原发灶与其转移灶、肿瘤的不同细胞亚群之间的表达也有很大差异；受体往往有几种亚型，不同的肿瘤表达不同的受体亚型，而且亲和力也不同；肿瘤失分化或化疗后受体表达能力下降或丧失。因此肿瘤受体显像面临挑战，但若100个肿瘤细胞中只要有1个受体与放射性标记的相应配体发生特异结合，就可以清晰地显示肿瘤。受体表达的异质性对受体介导的靶向治疗影响更大。自1989年Krenning等用^{123}I-奥曲肽（octreotide，OC）显像成功显示人体生长抑素受体阳性肿瘤，受体显像技术在肿瘤

学中得到广泛应用。目前用于显像诊断肿瘤的受体很多，如生长抑素受体（somatostatin receptor）、血管活性肠肽受体（VIP receptor）、胆囊收缩素B受体（CCK-B receptor）、P物质受体（substance P receptor）、表皮生长因子受体（epidermal growth factor receptor，EGF receptor）、叶酸受体（folic acid receptor）、类固醇受体（steroids receptor）、胰岛素受体（insulin receptor）等（见表30-1）。

四、肿瘤受体的胞内化

受体内化是指细胞膜上的受体与其相应配体结合后发生受体-配体复合物的胞吞过程。胞内化是膜受体与其相应配体结合后的特点，大多数受体胞内化发生在膜上与笼形蛋白（clathin）连接的特殊区域，形成包裹凹陷。许多生长因子受体与相应配体结合后，其受体的酪氨酸激酶被激活，从而启动细胞内信号转导过程，同时部分受体将发生内化，形成内涵体。内化的受体-配体复合物在胞质内有三条去路：①由内涵体转运至溶酶体降解，导致受体数量下调；②经高尔基体器处理后，受体蛋白重新被转运到细胞膜表面，进入再循环；③受体-配体复合物发生核转位，在核内直接调节转录。胞内化可能是细胞表面消除激素并启动激素降解的重要机制之一，同样也是调节细胞表面受体数量的重要机制之一。合成和降解的改变均可引起受体数量的改变。通常，受体合

表30-1　人类肿瘤中常见肽受体的表达与标记配体

肽类似物（peptide analogues）	受体（receptors）	肿瘤（tumor）
奥曲肽（octreotide）	生长抑素受体1～5（somatostatin receptors 1～5）	神经内分泌肿瘤、小细胞肺癌、乳癌
铃蟾肽（bombesin，BBN）	BBN 1～3受体（bombesin1 receptors1～3）	前列腺癌、乳腺癌、胰腺癌
神经降压素（neurotensin，NT）	NT受体1，2	前列腺癌、乳腺癌、胰腺癌
α-黑色素细胞刺激素（α-melanocyte stimulating hormone，α-MSH）	黑皮质素受体1（melanocortin receptors-1）	黑色素瘤
人类ST肽（human ST peptide）	鸟苷蛋白/鸟苷酸环化酶C（guanylin/ guanylate cyclase C）	结直肠癌
血管活性肠肽（vasoactive intestinal peptide，VIP）	VIP1/垂体腺苷环化酶活性多肽受体（VIP1 receptors /PACAP）	结肠癌、胃肠肿瘤、前列腺癌、乳腺癌、胰腺癌
胆囊收缩素/胃泌素（cholecystokinin，CCK/gastrin）	CCK2受体	甲状腺髓样癌、小细胞肺癌、胃肠、胰腺恶性肿瘤
RGD（精氨酸-甘氨酸-天冬氨酸，Arg-Gly-Asp）	整合素$\alpha_v\beta_3$受体	骨肉瘤、成神经细胞瘤、肺癌、乳腺癌、前列腺癌、膀胱癌、胶质母细胞瘤及浸润性黑色素瘤

成的半生期和降解的半衰期一致，以维持受体池稳定。

研究表明，在生长抑素受体阳性肿瘤细胞系，^{111}In-DTPA-OC 内化和降解过程呈受体特异性和时间依赖性。受体介导 ^{111}In-DTPA-OC 内化后，在溶酶体中被降解为 ^{111}In-DTPA-D-Phe。由于这种代谢产物不能通过溶酶体或其他细胞膜，而滞留在溶酶体中，使 ^{111}In 在细胞内长时间存留。^{111}In-DTPA-OC 内化过程是成功进行肿瘤受体显像和靶向治疗的基础。和 ^{111}In 一样，其他发射俄歇电子和内转换电子的核素标记 OC 类似物，在内化和降解后存留在溶酶体中，从而实现受体显像和受体介导靶向治疗。

五、肿瘤受体显像条件

肿瘤受体显像首要的条件是该受体在肿瘤细胞要有适量的表达，最好是过度表达；配体不仅要有保证其生物活性的结合位点，还要有适合标记的部位；放射性标记的配体，应达到作为放射性药物的一般要求（高放化纯、标记率和比放等），标记后不影响受体与配体结合所需要的立体结构；放射性标记配体在生物体内稳定性高；在体内可获得较高的肿瘤/非肿瘤组织（T/NT）比值；人工合成的配体与不同亚型受体的亲和力不同，进行受体显像应注意选择适宜的显像剂。

六、肿瘤受体显像优点

肿瘤受体显像具有以下优点：①放射性标记配体分子小，体内良好的药代动力学性质适合显像。如放射性标记配体穿透力强、到达靶点和血液清除快、能在较短时间内获得肿瘤与正常组织高对比度的图像；②多肽是许多基本生物功能所必需的物质；③现代分子生物学技术易于合成高纯度小分子肽或其类似物，分子构成明确，可以进行结构修饰以达到不同的显像目的，并降低多肽引起的副作用；④小分子肽与受体的亲和力和特异性高，甚至比抗体或抗体片段与抗原的亲和力强；⑤适量的放射性配体与受体的特异结合不会引起明显的毒副反应，而且放射性标记小分子肽进入体内后几乎不引起机体的免疫反应；⑥受体亚型的研究推动了以受体为作用靶点的药物设计研究，合成了许多特异性强，能选择性与一种受体，甚至受体的亚型结合的配体，受体亚型选择性药物可以大大提高肿瘤受体显像的特异性。

第二节 生长抑素受体显像

一、生长抑素及其受体

天然的生长抑素（somatostatin，SST）指生长抑素 14 肽（SST14）和生长抑素 28 肽（SST28）（图 30-1），广泛分布于下丘脑、胰、肠道神经细胞内。生长抑素受体（somatostatin receptor，SSTR）有 5 种亚型（SSTR1~5），均为 G 蛋白偶联型受体，许多细胞上存在不止一种受体亚型。SSTR 表达不仅有种属特异性而且有器官特异性，如正常人肝脏主要表达 SSTR2，而在鼠肝脏组织则只有 SSTR3 表达；在人的下丘脑和垂体组织中有 SSTR5 表达。虽然每个亚型各有其特点，但它们之间有一定的同源性，氨基酸序列的同源性为 39%~57%。SSTR1 和 SSTR4 同源性较高而且在配体选择上有相似之处，故把它们划归为同一亚族。SSTR2、SSTR3 和 SSTR5 在配体选择上与 OC 亲和力有相似之处，故划归为同一亚族。SST 与 SSTR 各亚型均有高度亲和力，并通过磷酸化等途径，使细胞内 cAMP 生成减少，抑制多种激素释放，使细胞表现出多种抑制效应，如分化延迟、生长受阻、抑制肿瘤细胞增殖等。SST 抑制效应的强弱取决于 SSTR 表达密度。SST14 和 SST28 虽然结合于相同受体，但在不同组织中亲和力不同，并引发不同的效应。SST28 选择性地抑制垂体的生长激素和胰岛的胰岛素分泌，而 SST14 与 SSTR 结合抑制胰岛分泌胰高血糖素以及胃的外分泌。SST14 与 SSTR1~5 亲和力、产生的效应以及效应的强弱都不同。

许多肿瘤中富含 SSTR，如垂体肿瘤、脑膜瘤、乳腺癌、星形细胞瘤和少突神经胶质瘤、成神经细胞瘤、嗜铬细胞瘤、小细胞肺癌以及产生激素的胃肠道肿瘤，如胰岛瘤、胰高血糖素瘤、舒

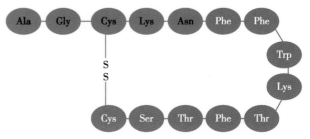

图 30-1 14 肽生长抑素的一级结构，生物半衰期为 2~3 分钟

血管肠肽瘤、甲状腺髓样癌、胃泌素瘤和类癌等。SST 及其类似物对这些肿瘤有明显的抑制作用，主要抑制肿瘤细胞中 cAMP 的合成，并影响膜离子的运输，出现膜的超极化、K^+ 丧失增加、Ca^{2+} 流入减少，从而导致肿瘤的分泌减少和缩小。多数神经内分泌肿瘤和正常组织都有 SSTR 的表达，以 SSTR2，SSTR3 和 SSTR5 分布较为广泛。

虽然 SSTR 在多种肿瘤及其转移灶中表达，但以起源于神经内分泌组织或 APUD（amine precursor uptake and decarboxylation，APUD）细胞肿瘤最多见，如垂体肿瘤、胰腺内分泌肿瘤、小细胞肺癌、类癌和嗜铬细胞瘤等。在 2003 年美国核医学年会上报告的神经内分泌肿瘤中 SSTR 阳性表达率见表 30-2。研究发现，肿瘤组织中往往以 SSTR2 亚型表达为主，而且 SSTR 阳性肿瘤的分化程度往往比较高，分化程度低或未分化者 SSTR 往往阴性，这一特点在类癌表现得较为突出。近年来，肝癌、胃癌、结直肠癌、胆管癌等非 APUD 来源的肿瘤也发现有 SSTR 表达。采用 RT-PCR 法检测原发性肝癌患者肿瘤组织和肿瘤旁组织的 SSTR mRNA 的表达情况，在 27 例肝癌组织和癌旁组织中 SSTR2 mRNA 表达阳性率分别为 81.5%（22/27）和 96.3%（26/27）。SSTR3 mRNA 在肝癌组织和癌旁组织中表达阳性率分别为 66.7%（18/27）和 51.9%（13/27）。因此大多数原发性肝癌组织中有一种以上 SSTR 亚型的表达。以上研究为生长抑素受体显像（somatostatin receptor scintigraphy，SRS）奠定了基础。

表 30-2 神经内分泌肿瘤中的 SSTR 阳性表达率

肿瘤类型	显像法	放射自显影法
胃泌素瘤	100%（12/12）	100%（6/6）
胰岛素瘤	61%（14/23）	72%（8/11）
类癌	96%（69/72）	88%（54/62）
小细胞肺癌	100%（34/34）	57%（4/7）
副神经节瘤	100%（33/33）	92%（11/12）
胰高血糖素瘤	100%（3/3）	100%（2/2）
神经母细胞瘤	89%（8/9）	65%（15/23）
嗜铬细胞瘤	86%（12/14）	73%（38/52）
垂体瘤	75%（21/28）	84%（57/68）
甲状腺髓样癌	71%（20/28）	38%（10/26）
未分类的 APUD 瘤	89%（16/18）	100%（4/4）

二、SRS 显像剂

目前用于显像的 SST 及其类似物主要有 [D-Phe1]-OC、[D-Phe1，Tyr3]-OC（TOC）、伐普肽（vapreotide，RC-160）和兰乐肽（lanreotide，BIM-23014）等，它们和 SSTR2，SSTR3，SSTR5 有较强的亲和力。用多种放射性同位素 ^{111}In、^{86}Y、^{67}Ga、^{68}Ga、^{64}Cu 或用 ^{99m}Tc、^{188}Re 以及卤族同位素 ^{123}I、^{18}F 等标记 SST 及其类似物得到的放射性多肽药物，已广泛用于临床显像和治疗。在 SST 及其类似物的放射性标记中，多种双功能螯合剂（BFC）得到发展和应用，其中以 1，4，7，10-tetraazacyclododecane-1，4，7，10-tetraacetic acid（DOTA）应用最为广泛。DOTA 的一端与金属放射性核素螯合，另一端的羧基与多肽的氨基连接，相应的类似物有 DOTA-OC、DOTA-TOC、DOTA-vapreotide 及 DOTA-lanreotide 等，已广泛应用于 SPECT 及 PET 显像。

1. OC OC 是在 20 世纪 80 年代末期对 SST 进行结构改造合成的一种由 8 个氨基酸组成的环状化合物 [D-Phe-Cys-Phe-D-Trp-Lys-Thr-Cys-Thr-ol（disulfide bridge：Cys2-Cys7）]，是高度稳定的 SST 类似物，与 SST 具有相似的生物学特性，用以辅助治疗神经内分泌肿瘤（图 30-2）。OC 与 SSTR1 和 SSTR4 亲和力低，与 SSTR3 亲和力稍低，与 SSTR2 和 SSTR5 亲和力较高，其抑瘤效应比 SST 高 2 000 倍，生物半衰期为 2 小时左右。国外以 ^{123}I 和 ^{111}In 标记的 OC 研究报道较多。

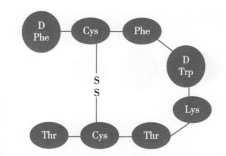

图 30-2 奥曲肽一级结构，生物半衰期为 2 小时

（1）^{123}I-TOC：^{123}I-TOC 是研究最早的放射性标记 SST 类似物，是将 OC 分子上的苯丙氨酸（Phe）用酪氨酸（Tyr）取代得到 TOC，然后用放射性碘进行标记获得的（图 30-3）。^{123}I-TOC 肿瘤受体显像存在如下的缺点：① ^{123}I 标记比较麻烦，需要特

殊训练的技术人员操作，因而仅在较大的核医学单位使用；② ^{123}I-TOC 主要经肝胆分泌，从肠道排出，干扰腹部尤其是上腹部影像的识别，故新近有报告合成了 [DTPA-Phe]-OC，可用 ^{111}In、^{99m}Tc 或 ^{186}Re 标记。

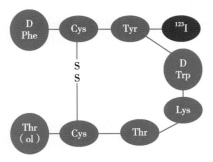

图 30-3　[^{123}I-Tyr^3]-Octreotide

（2）^{111}In-DTPA-OC：^{111}In 是目前最常用于标记 SST 类似物的放射性核素之一。^{111}In-DTPA-OC（图 30-4）和 [^{123}I-Tyr^3]-OC 一样具有受体结合特性，能为 SSTR 阳性肿瘤所摄取，主要与 SSTR2 和 SSTR5 结合，较 [^{123}I-Tyr^3]-OC 有更多的优点：注入体内后主要经肾脏清除，30 分钟内膀胱显影，24 小时全身滞留量 <15%。可于注射后 24 小时显像，此时本底低，腹部显像不受肝胆的影响。^{111}In-DTPA-OC 对 SSTR 阳性肿瘤诊断的敏感性高达 61%～100%，从动物分布和临床研究看出，^{111}In 标记的 DOTA-TOC 是临床上 SST 类似物中最有潜力、最合适显像诊断的放射性标记多肽，在欧美国家已常规用于临床，在肿瘤的早期诊断与鉴别诊断、临床分期与治疗方案制订等方面起到重要的作用。

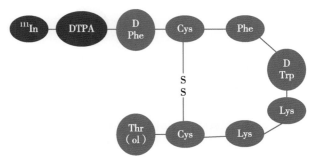

图 30-4　^{111}In-[DTPA-Phe]-pentetreotide

（3）^{99m}Tc-OC：由于 ^{111}In 系加速器生产，DTPA-OC 制备困难，价格昂贵，难以在国内普及应用。为了发展一种价廉易得的 SSTR 显像剂，武鸿文

等采用直接标记法制备了 ^{99m}Tc-OC，体内显像也获得满意结果。^{99m}Tc-OC 在正常人体内的药物动力学符合二室开放模型，药物动力学方程为 $C1(t) = 2.800\,8e^{-0.033\,1t} + 203.074\,0^{-0.004\,1t}$，$t_{1/2\alpha} = 21min$，$t_{1/2\beta} = 170min$，$t_{1/2\alpha} < t_{1/2\beta}$，提示 ^{99m}Tc-OC 在体内分布快而清除慢。观察期内，未见甲状腺摄取增强和胃显影，说明 ^{99m}Tc-OC 在体内稳定性高。^{99m}Tc-OC 和 ^{111}In-DTPA-OC 显像诊断肿瘤的对比研究表明，两者在显像质量和诊断的敏感性方面均无显著差异，而且临床应用均未见毒副反应。因此，可以用价廉易得的 ^{99m}Tc-OC 代替价格高昂不易获得的 ^{111}In-DTPA-OC，这是 SRS 的重要发展。但是 ^{99m}Tc 直接标记法得到的标记物体内分布不好，肿瘤摄取较低，主要经过肝、胃肠道排泄，另外人们对直接标记产物的具体结构不很清楚，因此逐渐被间接标记法所取代。用 BFC 连接 SST 类似物和 ^{99m}Tc 制备的放射性药物稳定性好，主要通过肾排泄，肝摄取较低。

2. 其他 SST 类似物　分子结构为环状 8 肽的 RC-160 和 RIM-23014C 是另外两种 SST 类似物，在小细胞肺癌（SCLC）动物模型中，表现出比 OC 更强的抑瘤效应。动物实验和临床研究显示，RC-160 可与 SSTR2 特异性结合，并能通过血脑屏障。Lanreotide 为广谱型 SSTR 配体（SSTR2～5），特别是与 SSTR3 和 SSTR4 的亲和力高，使一些不能被 OC 检出的肿瘤如腺癌的 SRS 诊断成为可能。

3. SSTR 的 PET 显像剂　发射正电子的核素如 ^{11}C、^{18}F 等标记的 SST 类似物已用于肿瘤受体显像。用 ^{11}C 替代一个碳原子或 ^{18}F 代替一个氢原子后，生物学性质变化较小。Guhlke 等用 ^{18}F-fluoro-propiogyl-phel-OC 成功地进行了肿瘤受体显像。^{68}Ga-[DFO]-OC 在肿瘤中的浓聚很快，可以作为 SSTR 阳性肿瘤 PET 显像剂。Smith 等在大鼠模型 ^{68}Ga-DFO-Succinyl-OC PET 研究中发现，该显像剂在血液中清除很快，静脉注射后 30 秒即可观察到肿瘤的影像。Stolz 等用 ^{68}Ga-DFO-Succinyl-OC PET 显像能够检出所有 SSTR 阳性肿瘤患者的病灶，但图像质量较差，在血中的清除比 Octreotide 慢，其 $t_{1/2\alpha} = 20min$，$t_{1/2\beta} = 380min$。

由于 ^{68}Ga 和 ^{18}F 的半衰期短，并非标记 OC 的理想核素。^{64}Cu（19%β$^+$）是优良的 PET 显像核素，半衰期为 12.8 小时，比较适合于 SSTR 的 PET 显像。最近关于 ^{64}Cu 的研究较多。Anderson 等基于 PET 显像技术的优越性，将 ^{64}Cu-TETA（1，4，8，11 四氮取代十二烷酸四乙酸）-OC PET 显像与 ^{111}In-D-phel-OC SPECT 显像进行比较发现，前者检出病灶的能力要优于后者，并且能发现一些较小的转移灶。目前研究人员正在不断改进 SRS 技术和寻找适宜的双功能螯合剂以进行 SST 类似物的 ^{64}Cu 标记。Tyr3 代替 Phe3 后，以及 C 末端由 Thr（NH2）变为 Thr（ol）后，^{64}Cu-TETA-OC 在肿瘤内的浓集增加。糖代奥曲肽也是一种很有发展潜力的 SSTR 显像剂。

三、显像方法

1. ^{111}In-DTPA-OC ^{111}In-DTPA-OC 平面显像剂量为 111MBq（3mCi），断层显像剂量为 222MBq（6mCi）。

平面显像用大视野 γ 照相机，配中能准直器，脉冲高度分析窗中心对准 ^{111}In 的两个能峰（172keV 和 245keV），窗宽 20%，矩阵 128×128。平面显像于注射药物后 4 小时和 24 小时采集，一般取前后和后前位显像。头颈部预置计数为 300k/ 帧或 10～15min/ 帧，胸、腹部则为 500k/ 帧或 5～10 分钟，必要时腹部加 48 小时显像。若行全身显像，采集时间至少为 30 分钟，扫描速度不应过快，否则较小的和 SSTR 表达密度低的阳性病灶容易漏检。

断层显像矩阵 64×64 或 128×128，旋转角度为 360°。单或双探头步进采集时间 45～60s/step，共采集 60 帧；三探头采集时间 30s/step，共采集 120 帧。使用 ^{111}In 标记的放射性药物显像的最佳时间为注射后 24 小时和 48 小时，多数文献报告 24 小时的平面显像优于 4 小时，断层显像优于平面显像。

2. ^{99m}Tc-SST 类似物显像 注射 ^{99m}Tc-OC 740～1 110MBq（20～30mCi）后可以采用动态显像，3～4 小时后行全身静态显像。根据肿瘤部位决定是否采用断层显像。

3. 体内正常分布 ^{111}In-DTPA-OC 全身显像可见甲状腺、肝、肾、膀胱、肠道、垂体生理性显影，这是因为 ^{111}In-DTPA-OC 和这些组织内的 SSTR 结合，肾脏的摄取则由于放射性标记物主要从肾清除，但也会出现经肝胆清除入肠道的情况。

^{99m}Tc-OC 显像正常各时相图像显示，0.5 小时时全身轮廓清晰，可见四肢大血管显影，心、肾显影较浓，肝肺显影较淡。1 小时心影开始减淡，肾影较浓，肝肺影无明显变化。24 小时心肺影均减淡，肝肾影仍清晰可见，膀胱 0.5～24 小时均显影。

四、SRS 临床应用

1. 垂体肿瘤 研究证实所有产生垂体生长激素（GH）或者分泌促甲状腺激素（thyroid-stimulating hormone，TSH）的垂体肿瘤都可用 ^{111}In-[DTPA-Phe]-OC 显示。Colao 等报道 98% 垂体 GH 瘤和 50% 以上无功能垂体瘤表达 SSTR，垂体 GH 瘤及无功能垂体瘤的 SRS 阳性率分别为 57%～80% 和 33%～75%。但是由于正常垂体组织也表达 SSTR，SRS 无法区分正常垂体组织和 SSTR 低表达的垂体腺瘤；又由于乳腺癌和脑膜瘤的垂体转移性肿瘤 SRS 检查也阳性，故 SRS 鉴别垂体瘤和其他疾病的作用并不肯定。但是垂体和血液放射性摄取率比值（T/B）有可能成为垂体瘤诊断和预测疗效的指标之一。

2. 消化系统肿瘤

（1）胃肠胰神经内分泌系统肿瘤：胃肠和胰腺的内分泌细胞在其发生、接受刺激、产生激素及癌变等方面具有相似的细胞生物学机制，据此提出了胃肠胰内分泌系统（gastroenteropantic endocrine system，GEP）的概念。胃肠道内分泌细胞产生和分泌的激素，调节消化管和消化腺的功能。这些细胞和胰腺内分泌细胞都具有 APUD 细胞系的特征。GEP 内分泌细胞和其他器官中的 APUD 细胞组成了 APUD 细胞系统。随着对 APUD 细胞研究的不断深入，发现此类细胞和神经系统关系十分密切，又提出了弥散神经内分泌系统（DNES）的概念。

大多数 GEP 肿瘤来自胰腺的胰小管多能干细胞，但也可出现在胃、十二指肠或肠道，根据肿瘤合成分泌的激素及引起的相应症状分为胃泌素瘤（gastrinoma）或卓 - 艾综合征（Zollinger-Ellison syndrome，ZES）、胰岛素瘤（insulinoma）、胰高血糖素瘤（glucagonoma）、生长抑素瘤（somatostatinoma）和血管活性肠肽瘤（vasoactive intestinal peptide-secreting tumor，VIPoma）等。胰腺内分泌肿瘤往往体积小，不易被发现，容易转移，其定位诊断是手术治疗的依据。因为只有确定肿瘤为单发性或多发性，位于胰腺内或胰腺外以及是否有肝脏或淋巴结转移才能制订正确的治疗方案。虽然目前影像诊断手段很多，但是部分较小的原发肿瘤和转移灶的定位与定性诊断是很困难的。

神经内分泌肿瘤表达生长抑素受体，因此应用放射性核素标记的生长抑素类似物能进行肿瘤显像。[111]In-OC是目前公认的较为理想的生长抑素受体显像剂，在神经内分泌肿瘤诊断中有较高的临床价值。文献报道[111]In-[DTPA-Phe]-OC显像能够定位诊断大多数GEP原发性和转移性病灶。Chiti等对253例确诊为GEP肿瘤患者回顾性研究发现，SRS的敏感性高达96%，与超声内镜的联合使用可以提高诊断的准确率。Gibril等对164例ZES患者进行480次SRS检查，结果表明，SRS定位诊断转移灶的敏感性71%，特异性86%。在80例胃泌素瘤患者中，58%的患者仅由SRS得到诊断，42%患者由其他检查做出诊断。SRS诊断24例肝转移灶阳性率为92%，CT和MRI诊断阳性率分别为62%和71%，故认为SRS是目前定位诊断胃泌素瘤及了解病变范围最敏感的方法。Lebtahi等对160例GEP肿瘤进行SRS检查，其显像结果改变了25%患者的分期和外科治疗方案，但对胰岛细胞瘤的诊断效果不理想。此外，SRS诊断GEP肿瘤骨转移的敏感性和特异性均高于放射性核素骨显像。Gibril等应用SRS检查还发现罕见的心肌和卵巢胃泌素瘤，从而为临床治疗提供依据。SRS诊断伴有高胃泌素血症的胃类癌患者的敏感性和特异性均较高。ZES患者在SRS检查时发现腹部异常放射性浓聚影，应考虑到可能同时伴有胃类癌。恶性贫血患者SRS联合食管镜，胃、十二指肠镜和局部活组织检查，可对胃类癌患者恶性贫血进行早期诊断。Thomason等报道SRS成功地定位诊断一例有3年病史VIPoma患者。[111]In由加速器产生，不易获得，且辐射剂量较高。[99m]Tc-TOC显像诊断胰腺神经内分泌肿瘤的敏感性和特异性较高，也能有效定位诊断原发灶和转移灶，指导分期，并辅助临床评价手术或其他治疗方法的疗效。与其他传统显像方法相比，[99m]Tc-TOC显像在胰腺神经内分泌肿瘤分期和随访治疗、评价复发方面更敏感。

（2）其他消化系统肿瘤：研究发现，SSTR在肝癌、直肠癌和胆管癌高表达。Rabinowitz等报道了8例肝癌患者中5例（63%）SSTR阳性。术后病理组织发现，SRS阳性的直肠癌细胞中SSTR高表达，显像阴性的直肠癌细胞中无SSTR表达。Tan等体内外研究证实，[111]In-SST类似物与胆管癌有较强的亲和力，与术后病理学报告一致。

SRS不仅可以全身显像，定位诊断GEP肿瘤，还可以与术中γ-探测器联合使用（即放射导向手术）。即利用放射性核素标记的SST类似物，帮助外科医生手术中检测或确定具有SSTR表达的原发肿瘤及其转移病灶。该方法简单安全可靠，能检出常规检查不能发现的小病灶及转移灶，敏感性达80%左右。手术前给患者注射[111]In-SST类似物，术中利用γ-探测器，Adams等在30个病变中发现27个直径1.3～2cm病灶和转移性淋巴结。

3. 副神经节瘤　副神经节瘤（paraganglioma）是起源于副神经节细胞的肿瘤，分为肾上腺髓质嗜铬细胞瘤、肾上腺外副神经节瘤和头颈部副神经节瘤三类。SRS可以定位副神经节瘤病灶、显示其大小和数目，而且比常规显像方法发现更多的病灶，对患者诊治决策有指导意义。34例副神经节瘤患者进行SRS和其他影像学检查，全身SRS阳性率为94%，其中以前未被发现的病灶约占36%。CT和MRI等仅限于可疑区域的检查，易造成漏诊。19例临床怀疑副神经节瘤的患者，在注射140～220MBq[^{111}In-DTPA-D-Phe（1）]-OC后4～6小时和24小时，SRS诊断9/19例副神经节瘤。在SRS阴性的10/19例患者中，1例为慢性增生性中耳炎，另几例分别为听神经瘤、肉芽肿和颈静脉血栓等。

4. 神经母细胞瘤和嗜铬细胞瘤　神经母细胞瘤（neuroblastoma）起源于未成熟的神经母细胞，是交感肾上腺系统的高度恶性肿瘤，可发生于身体任何部位，但以肾上腺髓质为多见。常见于儿童，50%以上易转移到骨和骨髓。90%神经母细胞瘤[111]In-[DTPA-Phe]-OC检查为阳性。SSTR阳性神经母细胞瘤患者的生存时间较阴性患者长。由于[111]In-[DTPA-Phe]-OC经肾脏清除，肾脏放射性高，对肾上腺的神经母细胞瘤定位诊断有一定影响。

SRS诊断嗜铬细胞瘤（pheochromocytoma）的敏感性25%，明显低于[131]I-MIBG检查（90%），但是SRS诊断恶性嗜铬细胞瘤的敏感性高于[131]I-MIBG。因此，对[131]I-MIBG显像阴性、而临床怀疑嗜铬细胞瘤的患者应进行SRS。也有研究发现SRS和MIBG诊断嗜铬细胞瘤和神经母细胞瘤敏感性相近：[131]I-MIBG和SRS诊断嗜铬细胞瘤和神经母细胞瘤的敏感性分别为86%和88%、89%和91%。

5. 甲状腺癌

（1）甲状腺髓样癌：甲状腺髓样癌（medullary thyroid carcinoma，MTC）来源于甲状腺滤泡旁细胞（即 C 细胞），75% 为散发性，25% 为家族性。MTC 易发生早期转移，因此早期诊断、术前尽可能发现全部病灶尤为重要。甲状腺局部解剖复杂、肿瘤复发后瘤体较小、颈部手术后瘢痕形成及肿瘤组织的密度与正常组织相近等因素影响，CT 和 MRI 诊断复发及转移性 MTC 的敏感性较低。

SRS 能检出一些常规诊断方法（CT、MRI、超声等）不能发现的 MTC 病灶，尤其是复发和转移灶。文献报道 SRS 诊断 MTC 阳性率为 71%～100%，与肿瘤位置、大小、SSTR 表达情况及是否转移等有关。Krause 等用 ^{111}In-OC 诊断 10 个 MTC 残留或转移病灶，而 CT 未能发现残余 MTC 和腹部转移灶。Krause 等还报道 3 例 CT 未发现的微小 MTC，通过 SRS 得以诊断：第 1 例为多发性神经内分泌肿瘤ⅡB（MENⅡB）；第 2 例患者随访 2 年，经多次 CT 检查发现阳性结果；第 3 例患者甲状腺全切除术后降钙素始终未降至正常，第 3 次 SRS 发现左支气管旁放射性浓聚，而 CT 未发现病灶，手术切除转移灶后降钙素恢复正常。

MTC 术后降钙素持续升高患者，当采用常规检查找不到病灶时，SRS 显像更有价值。CT 检查无阳性发现的 MTC 患者进行 ^{111}In-OC 和 ^{99m}Tc（V）-DMSA 检查，其中 6 例患者显像阳性，发现 9 个肿瘤病灶，其中 4 例基础降钙素 >1 000μg/L 的复发患者，^{111}In-OC 和 ^{99m}Tc（V）-DMSA 检查均为阳性。Frank 等对 26 例术后降钙素持续增高的 MTC 患者行 ^{111}In-OC 检查，57% 患者 SRS 阳性，显像结果取决于肿块的大小及转移灶的部位，SRS 不能显示小于 1cm 的肿瘤。对不同放射性核素标记物进行比较，发现 ^{99m}Tc-（V）-DMSA 显像对 MTC 的检测比 Pentetreotide 和 ^{123}I-MIBG 检查更为敏感。

由于肝脏和甲状腺在 SRS 中生理性显影，因此难以诊断肝内转移瘤和甲状腺内原发肿瘤。采用减影显像方法，即肝脏采用放射性胶体显像，甲状腺采用放射性碘显像，以 ^{111}In-[DTPA-Phe]-OC 显像分别减去上述两种显像，可以显示肝脏有无转移灶和甲状腺内的原发灶。

（2）分化型甲状腺癌：分化型甲状腺癌（differentiated thyroid carcinoma，DTC）患者，血清甲状腺球蛋白（Tg）测定和 ^{131}I 全身显像（WBS）是判断其术后和 ^{131}I 清甲治疗后有无复发和转移的重要手段，两种检查结果相符合可以提示 DTC 复发或转移的有无，但是临床中 10%～15% DTC 患者出现 ^{131}I WBS 阴性/Tg 阳性的检查结果，对这部分患者的处理是临床医生颇为棘手的问题。SRS 检查不仅可以使 DTC 患者避免 ^{131}I WBS 时长期甲低的痛苦，而且可以较为准确判断有无复发或转移，从而为患者制订治疗方案提供依据。

6. 类癌　SRS 诊断类癌准确性 80%～90%，特别是对类癌转移灶的诊断效果甚好。SRS 还可以帮助确定 SSTR 阳性肿瘤以进行 OC 治疗，而 SSTR 阴性患者对化疗有效。[^{123}I-Tyr^3]-OC 或 ^{111}In-[DTPA-Phe]-OC 显像能定性和定位诊断 86% 类癌，^{123}I-Tyr^3-OC 显像仅能定位诊断 60% 肝外类癌，^{111}In-[DTPA-Phe]-OC 显像诊断肝外类癌敏感性 100%、肝内转移瘤 50%。Briganti 等报道 82%～88% 类癌表达 SSTR，SRS 定位诊断类癌的阳性率明显高于 CT，分别为 96% 和 82%，其中约 16% 患者是其他检查方法未能发现的。SRS 还能有效地检出 CT 和 MRI 漏检的主动脉旁及纵隔淋巴结和骨转移病灶，故 SRS 有望成为确定类癌转移范围的有效手段之一。但是 SRS 检出支气管类癌的敏感性不如 CT 薄层扫描。

目前，隐匿性异位 ACTH（adrenocorticotropic hormone）瘤的定位仍是面临的难题之一。Tabarin 等认为 SRS 能发现 CT 和 MRI 未发现的异位分泌 ACTH 的类癌病灶以及脑和骨骼转移灶，对 SSTR 阳性患者还可以进行 SST 类似物姑息治疗。Herder 等研究发现，23 例皮质醇增多症患者中，4 例异位分泌 ACTH 病灶、8 例垂体腺瘤及 11 例肾上腺腺瘤 SSTR 均阴性。体外研究发现当存在糖皮质激素时，SST 类似物对大鼠 ACTH 细胞分泌 ACTH 的抑制功能丧失，去除培养基中的糖皮质激素或用 RU486 阻断糖皮质激素受体后可恢复该抑制效应，由此提示糖皮质激素可能会影响 ACTH 细胞膜上 SSTR 的表达或其介导的信号传导；部分类癌表达的 SSTR 并非是与 OC 有高亲和力的 SSTR2 和 SSTR5，故 OC 可能不是研究 ACTH 肿瘤最佳的 SST 类似物，有待于进一步研究证实。因此，目前异位 ACTH 瘤定位诊断仍以 CT 和 MRI 为主要检查方法，辅以 SRS 可以提高检查的准确性。

7. 库欣综合征　10 例库欣综合征（Cushing syndrome）患者，SRS 检出其中的 8 例为异位 ACTH 或促肾上腺皮质激素释放激素（CRH）分泌肿瘤。

因此临床疑有异位 ACTH 或 CRH 分泌肿瘤存在时，可以行 SRS 检查。

8. 肺癌　[111]In-[DTPA-Phe]-OC 显像几乎能显示所有小细胞肺癌（small cell lung cancer, SCLC）的原发灶和转移灶。[123]I-Tyr[3]-OC 显像诊断一组经过治疗的 SCLC 患者的阳性率 84%；[111]In-[DTPA-Phe]-OC 检查诊断一组未经治疗的 SCLC 患者的阳性率 100%，均比其他常规显像方法发现的病灶多，特别是能早期诊断脑内转移灶，这对于早期放射治疗有重要意义。Fanti 等认为 SRS 作为一种简便、无创的显像技术，可以用于支气管癌患者的随访。Blum 等对 30 例肺内性质未明的孤立病灶（indeterminate solitary pulmonary nodules, SPN）患者行 ^{99m}Tc-depreotide 显像，其敏感性和特异性分别为 93% 和 88%。FDA 已批准 ^{99m}Tc-depreotide 用于 SPN 性质的评价。Grewal 等比较了 ^{99m}Tc-depreotide 显像与 CT 在诊断 SPN 中的价值，发现 SRS 诊断的敏感性、特异性和准确率（100%，43%，71%）优于 CT（90%，19%，55%）。故认为对于无法行 PET 显像单位，应优先考虑用 ^{99m}Tc-depreotide 检查以诊断 SPN。由 17 个医疗中心参与的多中心试验研究对 114 名 SPN 患者行 ^{99m}Tc-depreotide 显像，其敏感性和特异性分别为 97% 和 73%，与荟萃分析后得到的 ^{18}F-FDG PET 显像的敏感性和特异性相近（分别为 96% 和 74%）。

9. 乳腺癌　大多数原发性乳腺癌可由 SRS 显示，显像结果与病程分期和肿瘤分类有关，T_1 和 T_2 期乳腺癌显像阳性率分别为 86% 和 61%，导管癌和小叶癌分别为 85% 和 56%，与病灶的大小无明显关系。因此 SRS 可以早期诊断乳腺癌。[99m]Tc-OC 和 ^{111}In-OC 显像诊断乳腺癌的阳性率分别为 94.4%（16/17）、93%（28/30），提示可用 ^{99m}Tc-OC 代替不易获得的 ^{111}In-OC 作为乳腺癌显像剂。目前国内已有直接标记法 [99m]Tc 标记 OC 的药盒。何小江等报道 ^{99m}Tc-OC 显像对乳腺癌的诊断效能高于 X 线钼靶摄影，[99m]Tc-OC 显像和 X 线钼靶摄影诊断乳腺癌的敏感性分别为 91.67%、66.67%，特异性分别为 100%、37.50%，准确率分别为 93.75%、59.38%，阳性预测值分别为 100%、76.19%，阴性预测值分别为 80.00%、27.27%（p 均 <0.05）。

SRS 在乳腺癌患者诊断中的价值：①指导临床决策，SRS 阴性患者可以暂时不活检，定期观察。SRS 阳性患者，在没有可靠的依据排除乳腺癌时，应行肿块活检，以提高乳腺癌的早期诊断率；②术前判断乳腺癌腋窝淋巴有无转移，指导手术方式选择，这对于年轻女性患者十分有意义，特别是肿瘤直径小于 2cm、腋窝淋巴结显像阴性者，可以考虑行保留乳腺、肿瘤区段切除加腋窝淋巴结清扫术和术后综合治疗。[111]In-[DTPA-Phe]-OC 显像能显示 74% 的 I 期和 II 期乳腺癌的原发灶（其直径分别为 <2cm 和 2～5cm），约 30% 腋窝未扪及淋巴结肿大的患者，[111]In-[DTPA-Phe]-OC 显像证实有淋巴结转移；③早期发现乳腺癌术后有无复发，并评估其预后：SSTR 阳性和 SSTR 阴性的乳腺癌患者的 5 年生存率分别为 82% 和 46%。

10. 皮肤肿瘤　默克尔细胞癌（Merkel cell carcinomas, MCC）又名美克耳细胞癌，是一种罕见的皮肤表皮下的恶性肿瘤。多见于中老年人头颈部或四肢，平均大小为 29mm。目前主要采用前哨淋巴结检查手段，以便早期切除转移淋巴结。超微结构和细胞免疫组化研究发现，MCC 具有内分泌肿瘤特点，本质上属于 APUD 细胞系统，可以用 SRS 进行诊断。5 例 MCC 患者，SRS 对其中 4 例患者的病灶显示清晰，2 例患者的转移灶多于 CT 和超声。[111]In-OC 检查诊断 20 例 MCC 的敏感性为 78%（95% 置信区间为 40%～97%），特异性为 96%（95% 置信区间为 81%～100%）。但是，Durani 等报道 SRS 诊断 MCC 转移灶的价值不大。11 例 MCC 患者，4 例由 ^{111}In-OC 显像和 CT 均发现转移病灶，2 例 ^{111}In-OC 显像和 CT 均未发现转移病灶，2 例 ^{111}In-OC 显像转移病灶假阳性，3 例转移病灶假阴性。对于 SRS 诊断 MCC 的价值有待于临床大样本观察证实。

关于 SRS 显像在诊断黑色素瘤（melanoma）中的应用报道不多。19 例黑色素瘤患者，其中 16 例 SRS 显示病灶放射性浓聚，提示 SRS 在黑色素瘤诊断中具有潜在的价值，但是 SRS 对其分期和指导治疗的价值尚不明确。

11. 脑肿瘤　正常脑组织 SSTR 密度虽然较高，但是 SST 和 OC 不能通过血脑屏障。SRS 诊断脑肿瘤的前提是肿瘤破坏血脑屏障（blood brain barrier, BBB）。脑膜瘤（meningiomas）是来自血脑屏障外的肿瘤，富含 SSTR，故 SRS 几乎均能显示。大多数分化好的星形细胞瘤（astrocytoma, I 和 II 级）为 SSTR 阳性肿瘤，故 [111]In-[DTPA-Phe]-OC 显像可以作出定位诊断。分化差的星形细胞瘤（Ⅳ）可为 SSTR 阴性的肿瘤或 BBB 未被破坏，所以 SRS 对其诊断的意义不大。

12. 恶性淋巴瘤　根据肿瘤细胞形态和来源的不同，恶性淋巴瘤分为两大类，即霍奇金病（Hodgkin's lymphoma，HL）和非霍奇金病（non-Hodgkin's lymphoma，NHL）。^{67}Ga 和 ^{18}FDG-PET 显像是恶性淋巴瘤患者临床分期常用的方法。近年来，SRS 在评价 SSTR 阳性淋巴瘤中的价值已受到重视。

文献报告 ^{111}In-[DTPA-Phe]-OC 显像证实约 87% NHL 为 SSTR 阳性肿瘤。Krenning 等对 1 000 例患者进行 ^{123}I-OC 或 ^{111}In-OC 显像，SRS 诊断 HL 和 NHL 阳性率达 80% 以上。分化程度高者，SRS 阳性率愈高，故 SRS 是定位诊断恶性淋巴瘤较好的方法。126 例恶性淋巴瘤患者中，SRS 诊断阳性率 98%，能发现 37% 传统检查方法漏检的病灶，改变了 11 例患者的临床分期；SRS 诊断 NHL 的阳性率（80%）亦高于传统检查方法（64%），改变了 13 例患者的临床分期。Cerulus 等对恶性淋巴瘤患者 ^{111}In-OC 和 ^{67}Ga 显像研究发现：SRS 显示的病灶数比 ^{67}Ga 显像少，特别是在评价横膈下面的病灶时。在一项对 50 例低分化 NHL 患者的前瞻性研究中，SRS 诊断阳性率为 84%（42/50），在 20 例患者中发现的病灶比常规显像多。由于有些 NHL 无 SSTR 表达，而且 NHL 对显像剂摄取比神经内分泌肿瘤低，所以 SRS 仅适用于部分 NHL 患者。

13. 肾细胞癌　放射自显影已证实肾细胞癌（renal cell carcinoma，RCC）中有 SSTR 表达。对 1 例胰岛细胞癌患者行 SRS，同时发现其两侧 RCC 病灶。SRS 可以检出大部分原发性和转移性 RCC 病灶。关于 SRS 在诊断和治疗 RCC 中的价值尚需进一步评估。

总之，SRS 虽然能检出脑瘤、脑膜瘤、垂体腺瘤。但是，目前 CT 和 MRI 对脑瘤检查的效果很好。对嗜铬细胞瘤、副神经节瘤、神经母细胞瘤患者，使用 ^{131}I-/^{123}I-MIBG 检查的经验已相当成熟，但是少数患者可能用 SRS 能测出 ^{131}I-/^{123}I-MIBG 显像阴性的病灶，并进行相应治疗。SRS 主要用于类癌、胰腺及消化道神经内分泌肿瘤、MTC 等。SRS 在神经内分泌肿瘤中的诊断价值：早期诊断 SSTR 阳性的原发性和转移性肿瘤、指导肿瘤分期和肿瘤随访；为制订或改变临床治疗方案提供依据；监测肿瘤手术治疗是否彻底或对 SST 及其类似物治疗的反应，指导用药选择；提供一种独特的受体研究技术，显示生理状态下活体内受体的密度和空间分布，有助于某些器官和组织的生理、病理和药理学研究；为发展一种治疗肿瘤的新型靶向放疗和化疗双效药物奠定基础。

五、SRS 假阳性和假阴性的原因

临床诊断中应当注意 SRS 假阳性和假阴性的发生。SRS 假阳性率一般低于 2%，其发生原因为：①由于人的肝脾等正常组织也有 SSTR 高表达，故垂体、胸腺及肝脾等均可出现放射性浓聚影；②^{111}In-OC 主要由肾脏排泄，2% 由肝胆系统排泄，因此肝脏部位肿瘤显示欠佳，而且胆囊可能呈假阳性；③上呼吸道感染患者的鼻腔和肺门等炎症部位，接受肺部照射或博来霉素治疗的患者，以及肺结核、急性关节炎和局部手术后等情况下，均可出现局部放射性浓聚影，导致 SRS 假阳性。

SRS 假阴性的原因：①由于肿瘤 SSTR 表达的数量较少或由于肿瘤失分化；②SSTR 有若干亚型，目前临床所用的 SST 类似物均对 SSTR2 和 SSTR5 受体有高亲和力，与 SSTR1 和 SSTR4 受体只有低亲和力，故 SRS 结果与肿瘤是否表达相应受体亚型及受体表达状况有很大关系；③断层显像具有较高的空间分辨力和敏感性，明显优于平面显像。Klutmann 等报道对疑有颅内脑膜瘤患者，注药后 4 小时进行断层显像可获得足够信息。对 4 小时显像阴性体积较小的脑膜肿瘤（体积 < 5cm^3），需要延迟至 24 小时进行断层显像；④内源性 SST 与放射性标记的 SST 及其类似物竞争性结合 SSTR。

六、问题与展望

SRS 是一种应用前景广阔的肿瘤诊断方法，但存在许多问题需要进一步研究：①在 SSTR 高表达的肿瘤或非肿瘤组织中，每一种 SSTR 亚型功能如何；②肿瘤组织有无 SSTR 的表达，药物与受体结合的亲和力、受体表达的器官特异性以及选择对受体亚型有选择性的放射性配体都是影响 SRS 的重要因素；③尽管 SRS 和其他受体显像提高了诊断疾病的效率，但是目前尚无一种显像技术能够准确无误地显示所有原发肿瘤及其转移灶。近几年比较满意的显像结果大部分通过 SRS 联合其他显像技术而获得，包括 FDG PET。但

SRS 与其他显像技术联合显像的优势究竟何在；④利用基因转导技术进行报告基因 SSTR 显像的优势；⑤ SST 类似物是如何通过 SSTR 实现其肿瘤抑制作用的，其肿瘤抑制作用是持续存在还是短暂性的。因此，寻找新的 SSTR 配体的研究包括 SST 构效关系、寻求具有全新氨基酸序列的 SST 类似物和更适合标记的双功能螯合剂、深入研究并筛选高亲和力和稳定性高的配体及理想的核素等很有必要。为了提高肿瘤受体显像的特异性和敏感性，从受体亚型水平开发受体显像剂，研究适合临床应用的简便标记方法，发展新的具有更广泛受体特异性的受体显像剂和利用转基因技术上调肿瘤特异受体表达，是今后受体显像发展的方向。也有用放射性核素标记不同的 SST 类似物以和不同的 SSTR 亚型特异结合，即以"鸡尾酒"方式联合应用，有可能提高 SRS 诊断 SSTR 阳性肿瘤的效能。

目前，放射性标记肿瘤特异性代谢产物的前体如 5-HTP 和 l-DOPA 在诊断神经内分泌肿瘤中的价值受到重视。5-HTP（5-hydroxytryptophan）和 DOPA（dihydroxyphenylanine）几乎可被所有神经内分泌肿瘤摄取，特别是对类癌和胰腺内分泌肿瘤诊断价值更大。^{68}Ga-DOTA-NOC（1，4，7，10-tetraazacyclododecane-1，4，7，10-tetraacetic acid]-1-NaI（3）-Octreotide，DOTA-NOC）诊断神经内分泌肿瘤价值优于 ^{131}I-MIBG 显像。近期研究报道 ^{99m}Tc-EDDA/HYNIC-Tyr3-octreotide（^{99m}Tc-TOC）诊断神经内分泌肿瘤敏感性 88.4%、特异性 92.3%、阳性预测值 97.4%、阴性预测值 70.6%（48%～93%）、准确率 89.3%，有望用于神经内分泌肿瘤。除此之外，^{11}C-5HTP 或 ^{18}F-DOPA PET 全身显像诊断胸腹部较小肿瘤和恶性肿瘤转移灶比 SRS 敏感性高。即使肿瘤无 SSTR 的表达，也能得以清晰显示。18 例胃肠内分泌肿瘤患者的原发灶均被 ^{11}C-5HTP PET 显像清楚显示，而且比 CT 检查发现的转移病灶多。很多类似研究也肯定了 ^{11}C-5HTP PET 在神经内分泌肿瘤中的诊断价值，有些医院已将 ^{11}C-5HTP PET 作为神经内分泌肿瘤分期的常规方法。^{11}C-l-DOPA PET 显像清楚显示 10 例具有内分泌功能的肿瘤原发性和转移性病灶，但是无法显示无内分泌功能的肿瘤，对体积小的胰岛素瘤显示也不好。^{18}F-DOPA PET-CT 显像在神经内分泌肿瘤诊断中优于 ^{123}I-/^{131}I-MIBG 显像。

第三节　血管活性肠肽受体显像

一、血管活性肠肽

1. 血管活性肠肽　血管活性肠肽（vasoactive intestinal peptide，VIP）是由 28 个氨基酸残基（His-Ser-Asp-Ala-Val-Phe-Thr-Asp-Asn-Tyr-Thr-Arg-Leu-Arg-Lys-Gln-Met-Ala-Val-Lys-Lys-Tyr-Leu-Asn-Ser-Ile-Leu-Asn-NH$_2$）组成的碱性多肽，分子量为 3 325kD。VIP 在结构上与垂体腺苷环化酶活性多肽（pituitary adenylatecyclase-activating polypeptide，PACAP）、胰高血糖素（glucagon）、胰高血糖素样肽 1 和 2（glucagon-like peptide，GLP）、胰泌素（secretin）、抑胃肽（gastric inhibitory polypeptide）和生长激素释放因子（growth hormone releasing factor，GRF）等有同源序列，均属于 VIP- 胰泌素 - 胰高血糖素家族成员。VIP- 胰泌素 - 胰高血糖素家族还包括 PHI（peptide histidine isoleucine amide）和 PHV（peptide histidine valine）。人类的 PHV 为 PHM（peptide histidine methionine amide），PHM 和 VIP 是由同一个蛋白前体剪接而成。虽然 PACAP N- 末端的 1～28 个氨基酸残基序列与 VIP 有 68% 的同源性，但 PACAP 刺激腺苷酸环化酶（cAMP）的活性比 VIP 强。

VIP 广泛存在于中枢神经系统、外周组织和内分泌细胞内，与 VIP 受体（VIP-R）结合后通过 cAMP 依赖的蛋白激酶途径、肌醇磷脂途径和鸟氨酸脱羧酶多胺途径发挥其生理作用。①扩张血管，降低血压；②扩张支气管；③刺激肠液分泌并抑制其消化吸收作用；④刺激胰腺分泌水、碳酸氢盐及胆汁；⑤抑制胃酸分泌；⑥升高血钙；⑦刺激糖原及脂肪分解，使血糖及脂肪酸升高；⑧刺激生长激素、黄体生成素、胰高血糖素和生长抑素释放；⑨免疫功能的影响：刺激肥大细胞分泌组胺及血小板凝集素，参与疼痛传递过程，促进 T- 淋巴细胞的转化及增殖，具有潜在的抗炎作用；⑩调节细胞增殖分化，具有神经营养作用；并与摄食睡眠有关。

2. VIP 结构与功能研究　VIP 是一种代谢不稳定肽，活体内迅速被酶降解，生物半衰期小于 1 分钟。开发和研制体内稳定、与 VIP-R 高度亲和、易于放射性核素标记的配体，是进一步了解与 VIP 有关的各种生理、病理过程的关键，也是肿瘤受体显像的基本条件。设计 VIP-R 配体需要了解 VIP 结构与功能基团。

VIP 空间结构决定其功能。VIP 氨基端（N-末端）形成的结构表位决定配体 - 受体结合的亲和力；VIP 的羧基端（C- 末端）决定两者是否能结合，是激活受体的关键部位。圆二色性（circular dichroism，CD）、圆盘电泳（disc electrophoresis）和核磁共振（nuclear magnetic resonance，NMR）结构分析发现 VIP 15～28 位点的氨基酸残基形成螺旋构象（helical conformation）。VIP 9～17 位点和 23～28 位点的氨基酸残基形成 2 个 k- 螺旋，并通过铰链（hinge string）相连；VIP 2～5 位点和 7～10 位点氨基酸残基形成 1～2 个Ⅲ型弯曲结构（type-Ⅲ-bends），而且 VIP N- 末端侧链的 Asp3、Phe6、Thr7 以及 C- 末端 Ala18、Val19、tyr22、Ile26 往往聚集成簇。Fry 等发现 Thr7 和 Asp3 形成的氢键具有稳定 VIP 螺旋结构的功能，并且提出 VIP 分子可能具有 2 个与 VIP-R 相结合的基序。Ala 和 D- 氨基酸替代研究也显示 VIP N- 末端 Asp3、Phe6、Asp8 和 C- 末端 Val19、Lys21、Leu23、Ile26 的侧链结构参与受体结合。另有学者观察到，VIP 侧链的 Asp3 穿过 VIP-R 跨膜区域，并与其高度保守的氨基酸序列相互作用后才能激活 VIP-R。这些空间结构到底如何影响 VIP 的功能，目前尚不清楚。

猪和鼠 VIP 结构与人类相同，但是其功能基团具有种属差异。因此，对 VIP 功能基团的研究，需要利用基因工程技术使靶细胞高表达人类 VIP-R。在人类，Ala 替代 Phe6、Leu23 后形成的（Ala6，23）VIP 与 VIP-R1 亲和力下降最明显，（Ala3，14）-VIP 和（Ala1，12）-VIP 与 VIP-R1 亲和力依次下降。除了以上氨基酸，Thr7 也参与猪和鼠 VIP 功能基团的构成。Nicole 等研究发现，Asp3、Phe6、Thr7、tyr10、Arg14、tyr22、Leu23 残基与 VIP-R1 的高亲和力有关，而 Thr7，tyr10 和 tyr22 残基与 VIP-R2 的选择性亲和有关。通过计算机软件对 VIP 及其类似物分子的三维结构进行模拟，结果发现：VIP 分子中的 Ser2、Ala4、Asn9、Thr11、Leu13、Gln16、Met17、Ala18、Val19、tyr22、Asn24、Ser25、Leu27 和 Asn28 残基被 Ala 和 Gly 取代后，其空间结构、与配体结合能力和生物活性未发生明显改变；Asp3、Phe6、Thr7、Asp8、tyr10、Arg12 和 Lys20 被 Ala 取代后，VIP 的空间结构、亲和力和生物活性均下降；VIP 分子中的 His1、Val5、

Arg14、Lys15、Leu23 和 Ile26 被 Ala 替代后的空间结构无改变，亲和力和生物活性下降；Thr7 和 Asn28 与选择性高亲和 VIP-R2 有关。D-His1-VIP 与人 VIP-R1 的亲和力变化不明显，与猪和鼠 VIP-R1 的亲和力降低 5～10 倍。VIP 分子中的 Phe6、Thr7、Asp8、Thr11、Lys21 和 tyr22 被 D- 氨基酸替代后与 VIP-R1 的亲和力明显降低（780～50 倍）。进一步研究还观察到，VIP 分子中 His1、Gln16 和 Leu27 对其活性影响不大，其余的 25 个氨基酸被 D- 氨基酸替代后，均可导致与受体亲和力下降，其中以 N- 末端 Phe6、Thr7、Asp8 和 C- 末端 Val19、Lys21、tyr22、Ile26 的影响较为明显。

VIP 分子中的部分氨基酸残基被 Ala 和 D- 氨基酸替代后，与 VIP-R 亲和力降低的原因可能为：VIP 分子中个别氨基酸的替代改变了其与 VIP-R 的结合部位，导致 VIP-R 不能识别；替代后的 VIP 的空间构象发生变化，进而影响其结合功能。可以看出，VIP 分子中与 VIP-R1 结合相关的氨基酸残基同样也在 VIP-R2 中起作用，各种氨基酸残基在维持 VIP 生物活性上均起重要作用。一般认为选择性结合 VIP-R1 的关键氨基酸为 His1、Val5、Arg14、Lys15、Lys21、Leu23 和 Ile26；选择性亲和 VIP-R2 的关键氨基酸为 Thr7、tyr22 和 Asn28。

二、血管活性肠肽受体

1. VIP-R 国际药理协会对 VIP-R 统一命名，第一类为 VPAC1 受体（也称 VIP-R1、VIP PACAPⅡ型或 PVR2），与 cAMP 系统偶联，表达于胸腺细胞和巨噬细胞。第二类为 VPAC2 受体（VIP-R2、VIP/PACAPⅢ型或 PVR3），与 cAMP 和钙 / 氯通道偶联，表达于啮齿类动物的淋巴细胞和鼠的骨髓造血干细胞。第三类为 PAC1 受体（VIP/PACAPⅠ型或 PVR1），表达于巨噬细胞，与 cAMP 和磷脂酶 C 偶联。VIP-R 属于 G 蛋白偶联受体（G-protein-coupled receptor，GPCR）B 家族中的 B1 型，均属于七次跨膜蛋白。VIP-R1 和 VIP-R2 与 PACAP 和 VIP 有相似的亲和力。

近年来通过 VIP 体内分布动力学和体外放射受体分析证实，包括神经内分泌肿瘤在内的许多肿瘤组织和细胞均有高密度、高亲和力的 VIP-R 表达，在人结肠腺癌细胞系 HT29 细胞中已证实有 VIP 核受体的存在。高亲和力的 VIP-R 与 VIP 结合的 Kd 值为 0.2～2.0nmol/L，Bmax 为（43.3～394.6）×10^{11}/mg 膜蛋白；低亲和力的 VIP-R 与 VIP

结合的 Kd 值 3.2～9.0nmol/L，Bmax 为（10.8～254.6）×10^{11}/mg 膜蛋白。肿瘤组织高、低亲和力 Bmax 分别为正常组织的 22.5～57.9 倍和 9.8～15.2 倍。

2. VIP-R 结构与功能研究进展　VIP-R 分子包括三个部分：N- 末端胞外域，含 N- 糖基化位点；跨膜域，含七个疏水的跨膜片段；C- 末端胞质域，含有 4 个有效的 N 糖基化部位并连接有 3 条唾液酸化的 N- 型复合寡糖链，从而形成与 VIP 相结合的位点。VIP-R 糖基含量（分子量介于 46～73D）不同，与 VIP/PACAP 的亲和力也不相同，表现出一定的异质性。VIP-R 具有种属及组织特异性。Ransjo 等发现鼠破骨细胞表达 VIP-R1 mRNA，不表达 VIP-R2 mRNA，表明 VIP-R 具有种属特异性。

VIP-R1 和 VIP-R2 的结构和功能不同，药理学性质也有差异。利用人类重组 VIP-R 定点突变技术，发现人类 VIP-R N- 末端胞外域高度保守的 Asp60、Trp73、Gly109 对受体与 VIP 的结合至关重要。Hashimoto 等人利用 VIP-R 和 PACAP 受体的嵌合体研究表明，VIP-R N- 末端胞外域、跨膜域 1 与 2 及第一胞外环对于受体与 VIP 的高选择性结合至关重要，第三胞外环及其附近的结构域对 VIP 识别受体具有重要意义；VIP-R1 和 VIP-R2 N- 末端结构域的保守性谷氨酸也参与 VIP 的结合；VIP-R2 中两个保守性氨基酸残基 Ile31 和 Thr274，为与 VIP 结合的关键氨基酸，这两个氨基酸突变缺失后并不影响 VIP-R1 与 VIP 的结合。这一发现提示可以设计出一种区别受体亚型的选择性药物。Langer 等研究了突变后的 VIP-R1 与 VIP 及 VIP 类似物亲和力和生物活性的变化。由天冬酰胺（asparagine）和谷氨酰胺（glutamine）分别替代 VIP-R1 第一胞外环中 2 个带正电荷的氨基酸残基 lys（195）和 asp（196），VIP-R1 与 VIP、VIP-R1 激动剂的亲和力和生物活性均降低，而对 VIP-R1 拮抗剂的亲和力影响不明显，提示这两个氨基酸可能为 VIP-R1 的活性部位。Vertongen 等发现人类 VIP-R1 的第 2 个胞外环比 VIP-R2 少一个 Pro 残基。基因敲除编码 Pro280 密码子后，VIP-R2 与 VIP 亲和力明显下降，提示第 2 个胞外环中的 Pro280 为 VIP-R2 结构所特有，是其识别配体和发挥作用的重要部位。模型构建发现 VIP-R N- 末端有信号肽序列，Glu36、Trp67、Asp68、Trp73 和 Gly109 是 VIP 结合的重要位点；Pro74、Pro87、Phe90 和 Trp110 不

仅是 VIP 结合位点，而且与 cAMP 激活的信号传导通路有关。

三、VIP-R 的配体

能与 VIP-R 结合的配体分为两大类：与受体结合后能激活受体，产生特定生物学效应的配体为 VIP-R 激动剂（agonist）；与受体结合后能阻断或抑制激动剂作用的配体为 VIP-R 拮抗剂（antagonist）。根据拮抗剂在受体中的作用部位，又可分为竞争性拮抗剂和非竞争性拮抗剂。前者能与激动剂竞争同一受体结合部位；后者与激动剂的受体作用位点不同，故无相互竞争关系。通过激动剂引起的生物学效应或拮抗剂对激动剂效应的影响，可以定量分析激动剂或拮抗剂与受体的亲和力。VIP-R 激动剂和拮抗剂不仅可用来确定受体的分布、受体结合的参数及受体的亚型等，还可以利用它们对受体的激活或阻断作用治疗多种疾病。基于以上对 VIP 和 VIP-R 结构与功能的认识，目前已开发很多 VIP-R 的激动剂和拮抗剂。

1. VIP-R1 的激动剂　VIP 结构与功能研究表明 His1，Val5，Arg14，Lys15，Lys21，Leu23 和 Ile26 残基为选择性亲和 VIP-R1 的关键氨基酸。Ala（11，22，28）VIP 类似物与人类 VIP-R1 的亲和力比 VIP-R2 高 1 000 倍以上。鼠源性［Lys（15），Arg（16），Leu（27）］VIP-（1～7）/GRF-（8～27）和［Arg（16）］鸡促胰液素均为 VIP-R1 激动剂，分别是 GRF 和 secretin 的衍生物。人类 VIP-R1 激动剂为 Lys（22）VIP，Arg（16）-PACAP（1～23）和 GRF 的衍生物 GRF N- 末端的（1～29），GRF-6［D-ala（2），Aib（8，18），Ala（9，15，16，22，24～26）Gab（27）］hGRF（1～27）。GRF-6 与人类和猴的 VIP-R1 有选择性高亲和力，与鼠源性 VIP-R1 的亲和力低，因此 GRF-6 可通过 VIP-R1 介导引起猴的腹泻，在小鼠研究中未观察到此效应。

2. VIP-R1 的拮抗剂　VIP（10～28）及神经降压素（neurotensin）/VIP（6～11）为 VIP-R1 的典型拮抗剂。Tyr（9），Dip（18）VIP（6～23）是选择性 VIP-R1 拮抗剂；将其 C- 末端延长后合成的 Tyr（9），Dip（18）VIP（6～28），拮抗作用增强，其 Ki、Kd 分别为 18nmol/L 和 16nmol/L；Tyr（9），Dip（18）VIP（1～28）却是 VIP 的激动剂，其 Ki = 0.11nmol/L，EC（50）= 0.23nmol/L。鼠源性 VIP-R1 拮抗剂（Acetyl-Hisl，D-phe2，Lys15，Arg16，Leu17）VIP（3～7）/GRF-（8～27）或 PG97～269 与人类 VIP

也具有高亲和力。

3. VIP-R2 的激动剂 VIP 分子中 Ser（27）和 Ile（26）以及 Thr（7）和 Asp（8）构成的酰胺键（amide bonds）部位有剪切位点（cleavage sites）。含有二硫键和内酰胺环结构（disulfide and lactam ring structure）的 VIP 类似物，如环化肽 -Ro25-1553 和 Ro25-1392 不仅对 VIP-R2 选择性高亲和，而且体内稳定，作用持久。BAY55-9837 也为选择性 VIP-R2 的激动剂。

4. VIP-R2 的拮抗剂 Myristoyl-Lys（12）VIP（1～26）为选择性 VIP-R2 的拮抗剂。Virgolin 等用体外放射自显影和放射免疫方法，证实了 VIP-R 显像诊断肿瘤的可行性。利用 VIP-R 的拮抗剂抑制肿瘤细胞的生长，可以达到治疗肿瘤的目的。如采用 VIP-R 的拮抗剂 VIPhybrid 可明显抑制乳腺癌细胞的增殖，拮抗 VIP 引起的 c-fos 与 c-myc 的表达。在非小细胞肺癌细胞系 NCIH 1299 中，另一种 VIP-R 拮抗剂（SN）VIPhybrid 可明显拮抗 VIP 引起的 cAMP 增加，从而抑制非小细胞肺癌增殖。

5. 其他 VIP 类似物 硬脂酰基 -（Stearyl-）VIP 和 Stearyl-Nle[17] VIP（SNV）为 VIP-R 的激动剂，具有生物利用度高和作用强的特点。硬脂酸 - 神经降压素（6～11）/VIP（7-28）为 VIP-R1 和 VIP-R2 的拮抗剂。有学者发现亲脂性 VIP 短肽—Stearyl-Lys-Lys-Leu-NH$_2$ 与 VIP-R 结合后具有神经保护作用。Gourlet 等合成了 3 种脂肪酰基衍生物（fatty acyl derivates）：肉豆蔻基 -（myristyl-）、软脂酰基 -（palmityl-）和 SNV，并研究了它们与重组的鼠和人类 VIP-R 亲和力。结果发现，这 3 种亲脂性激动剂与人类 VIP-R1 和 VIP-R2 都具有高度亲和力，SNV 与鼠 VIP-R 的亲和力明显比其他两种低。因此，研发亲脂性 VIP 类似物具有重要意义。

尽管已经人工合成各种 VIP-R 配体，但是目前尚未发现一种功能能完全替代 VIP、且体内稳定、像奥曲肽那样只有几个氨基酸序列的短肽。因此，寻找适合显像的小分子 VIP 类似物仍然是目前研究的重点。

四、VIP 的药代动力学及体内正常分布

了解 VIP 体内的动力学过程有助于阐明其作为肿瘤受体显像剂的相关特性。^{125}I-VIP 在大鼠体内的动力学过程符合三室开放模型，$t_{1/2\alpha}$ = 1～38

分钟。这与 Hassan 等应用显像方法测得的 $t_{1/2\alpha}$ = 20 分钟比较接近。$t_{1/2\beta}$ = 67.3 分钟，与 ^{131}I-VIP 在家兔显像中肺放射性曲线的半衰期吻合。此外，在大鼠体内 ^{125}I-VIP 能与组织内高密度表达的 VIP-R 特异性结合，并能滞留较长时间。^{131}I/^{123}I-VIP 注射后短时间内即能显示含有异常高密度受体的病变组织；历经数个 $T_{1/2}$ 后进行延迟显像，此时血液及其他组织的放射性干扰会很低，病变的显示更加清晰，这是肿瘤 VIP 受体显像的药代动力学基础。^{123}I-VIP 注射后很快从血液循环中清除（$T_{1/2\alpha} \approx 1$min），5 分钟时血浆中 ^{123}I-VIP 的放射性活度 < 5%；在注射后 10 分钟，肺组织摄取 ^{123}I-VIP 最多；随着时间增加，肺内放射性活度逐渐减少，肾脏摄取逐渐增加，然后随尿排泄。肺和膀胱为 ^{123}I-VIP 的主要积聚器官，肝、脾、正常胃肠道（较肺而言）不摄取或少量摄取 ^{123}I-VIP。

五、VIP-R 显像剂及生物学特性

1. ^{123}I-VIP VIP 分子中含有两个酪氨酸（10、22 位点），容易用 Iodogen 法进行放射性碘标记，HPLC 纯化后，即可得到纯度高于 90% 的 ^{123}I-VIP。"弹丸"式注射 ^{123}I-VIP（比活度 148～203.5MBq/μg）后，可进行动态、静态显像。直接标记方法简单有效，但是存在体内脱卤素问题。王丽华等以 N-琥珀酰亚胺 3（三正丁基锡）苯甲酸酯（ATE）为前体对 VIP 进行放射性碘标记，可以解决直接标记稳定性差、体内脱碘等问题，为蛋白质及多肽的放射性卤素标记提供了一种有效的方法。

2. ^{99m}Tc-VIP VIP 分子中的酪氨酸为 VIP-R 结合区的结构氨基酸，引入 ^{123}I 将影响其空间构型和与受体结合的特性，同时 ^{123}I 由回旋加速器生产，价格昂贵，标记率较低（72%），须经 HPLC 纯化等缺点使其很难推广应用。Pallela 等用 ^{99m}Tc 成功标记了 VIP 类似物 TP3654。TP3654 是在 VIP 的羧基端加上 γ- 氨基丁酸作为支臂，以消除空间位阻，再连以四个氨基酸 [Gly-Gly-（D）-Ala-Gly]，为 VIP 提供了一个含四个氮的四齿状空间构型与 ^{99m}Tc 螯合。由于螯合配体偶联在 VIP 分子的末端，对 VIP-R 结合特性几乎无影响，同时 γ- 氨基丁酸和（D）-Ala 的存在延长了 TP3654 的半衰期，解决了小肽代谢过快而使成像时间过短的缺陷。^{99m}Tc-TP3654 的产率稳定，容易制备，放化纯度大于 99%。动物实验和临床研究表明，^{99m}Tc-TP3654 体内稳定性高，T/NT 比值高，能对

肿瘤进行快速成像，双肺摄取较低，因而具有广泛的利用价值。

也有学者在 VIP 的 C- 末端加上 His-tag，作为水合羰基锝螯合位点和金属离子螯合层析纯化标签。His-tag 是蛋白纯化常用标签，通常不影响蛋白的免疫原性和生物活性。$[^{99m}Tc(H_2O)_3(CO)_3]^+$ 标记制备的 ^{99m}Tc-MY34，在小鼠体内的代谢符合两室开放模型，$t_{1/2\alpha} = 16.35min$，$t_{1/2\beta} = 1\,013.56min$。MY34 和 VIP 均能竞争性抑制 ^{99m}Tc-MY34 与肿瘤细胞膜上 VIP-R 结合。故认为 MY34 具有与天然 VIP 相似的生理活性及受体特异性结合特性。$[^{99m}Tc(H_2O)_3(CO)_3]$MY34 已作为肿瘤 VIP-R 显像剂用于临床前研究，体内外配体、受体结合特性是否相同，是否可作为体内肿瘤 VIP-R 显像剂，尚需进一步研究。

六、临床应用

1. 胃肠胰内分泌性肿瘤　由于 SSTR 仅在一些神经内分泌性肿瘤细胞上表达，导致 SRS 对一些常见上皮源性肿瘤显像效果较差，示踪剂 ^{111}In 的缺点也使 SRS 的应用受到限制。研究表明，VIP-R 在多种肿瘤细胞上均过高表达，VIP-R 显像对来源于上皮肿瘤的诊断优于 SRS。

^{123}I-VIP 受体显像对结直肠癌原发灶、肝、肺和淋巴结转移灶的阳性检出率分别为 91.7%（11/12）、84%（21/25）、50%（3/6）、80%（4/5）；胃恶性肿瘤原发灶、肝转移灶和淋巴结转移灶的阳性检出率分别为 100%、75% 和 100%。^{123}I-VIP 受体显像对一组 54 个胃肠胰内分泌性肿瘤病灶的检出率为 92.7%，在间隔 2～8 周后对部分 ^{123}I-VIP 阳性显像者进行 ^{123}I-OC 检查，检出结直肠癌（4/13）、类癌（4/5）和胰腺癌（0/5）的阳性数低于 ^{123}I-VIP。提示 ^{123}I-VIP 对胃肠道腺癌（原发性和复发性）定位诊断优于 SRS，并能鉴别术后肿瘤的复发与瘢痕组织。

^{123}I-VIP 受体显像诊断胰腺癌的敏感性高于 CT，能够检出 89% 胰腺癌原发灶（16/18）和 94% 的肝脏内转移灶（15/16）。^{123}I-VIP 受体显像诊断胰腺癌的敏感性与有无转移和转移的部位有关：诊断未发生转移胰腺癌的敏感性（90%）高于已有转移者（32%）；诊断肝脏内和淋巴结内转移灶的敏感性分别为 90% 和 80%。Virgolini 等报道 ^{123}I-VIP 检出一例发生在胰尾的 VIPoma，而 SRS 却未能发现。

2. 其他神经内分泌肿瘤　VIP 受体显像诊断类癌及其转移灶的效率不如 SRS。Raderer 等比较了 ^{111}In-[DTPA-Phe]-OC 显像、^{123}I-VIP 受体显像和其他常规显像技术在 194 例类癌诊断中的价值，认为两种受体显像诊断类癌敏感性均高于常规影像检查。^{111}In-[DTPA-Phe]-OC 和 ^{123}I-VIP 显像诊断类癌及其转移灶的阳性率分别为 93%（35/38）和 90%（58/65）、82%（31/38）和 82%（53/65）。^{111}In-[DTPA-Phe]-OC 诊断类癌的敏感性高于 ^{123}I-VIP 受体显像，两种受体显像技术的联合使用并不能提高诊断的准确率。^{123}I-VIP 受体显像对 MTC、黑色素瘤和淋巴瘤等肿瘤的诊断也有一定的价值。

目前，利用聚乙二醇（PEG）修饰的脂质体（SSL）包裹放射性显像剂进行的肿瘤受体显像，在体内和体外实验已取得较为理想的结果。脂质体包裹放射性显像剂即先合成脂质体，目标核素与亲脂性螯合物偶联，核素偶联后的亲脂性螯合物插入脂质双层中，并与已包裹在脂质体内的还原型谷胱甘肽发生反应，从而将核素包裹在脂质体的水相介质中。在脂质体分子上连接配体，通过配体与相应受体特异性结合将放射性药物运至靶位。这一方法已用于 ^{111}In、^{67}Ga、^{99m}Tc 放射性药物的开发中。Dager 等将 DSPE-PEG$_{3400}$-VIP 整合于 SSL，与乳腺癌细胞共同孵育后，VIP-SSL 较无 VIP 的 SSL、VIP 非共价结合的 SSL 与乳腺癌细胞有更多的结合。采用相同的方法制备 ^{99m}Tc-DL-1,6-亚己基氨基（HMPAO）整合的 VIP-SSL 在小鼠体内也同样可以与 MCF-7 乳腺癌细胞特异结合。脂质体包裹显像剂的优点是：体内稳定性高；通过 PEG 修饰脂质体与肿瘤结合具有被动靶向作用（经静脉注射后，不同分子量的 PEG 在肿瘤部位均表现为高积聚性，停留时间也比在正常组织中长。而且由于肿瘤组织血管的高通透性而有较高的积聚速率）、配体与受体结合的主动靶向作用（受体与配体的高特异性亲和）以及脂质体可以包裹较多的放射性核素标记物而提高显像质量。

第四节　肾上腺素能受体显像

一、肾上腺素能受体显像原理

间位碘代苄胍（meta-iodobenzylguanidine，MIBG）的结构与去甲肾上腺素相似，能与肾上腺素能受体特异结合，因此用 ^{123}I 或 ^{131}I 标记 MIBG 可使富含肾上腺素能受体的肾上腺素能肿瘤及其转移灶显像，从而对肿瘤进行定位诊断，并判断其有无功能以指导进一步治疗。

二、MIBG 体内分布

放射性碘标记的 MIBG 静脉注射后，主要分布在肝内，大约是注入量的 33%，其他组织器官的分布量极少，依次是心脏 0.08%，脾 0.06%，唾液腺 0.04% 和肺 0.03%，注药 24 小时后，所见影像明显变淡。正常肾上腺的吸收量少，仅为注入量的 0.000 3%，故大部分不显影。10%～20% 肾上腺髓质可显影，但其影像淡，并呈对称分布。病变组织如嗜铬细胞瘤及转移灶、神经母细胞瘤和其他神经内分泌肿瘤均有很高的 MIBG 摄取能力，随时间延长肿瘤显示更加清楚。

三、临床应用

^{123}I-/^{131}I-MIBG 显像主要用于神经内分泌肿瘤如类癌、嗜铬细胞瘤和神经母细胞瘤及其转移灶的定位、定性诊断，其敏感性和特异性分别为 85%～90%、95%～100%，对异位和转移病灶检出能力高于 B 超、CT 和尿儿茶酚胺（vanillylmandelicacid, VMA）检测。

体内含嗜铬组织的任何部位均可发生嗜铬细胞瘤，主要见于肾上腺髓质，其次为交感神经节和副交感神经节。临床表现以高血压为主，手术切除肿瘤是唯一的治疗方法，因此术前定位诊断十分重要。较大的肾上腺内和肾旁肿瘤借助腹膜后充气造影、肾盂造影、动脉造影及超声即可诊断。直径超过 2cm 的肾上腺病变 CT 敏感性近 100%，但对较小病变和肾上腺外病变的敏感性则明显降低。静脉插管取样检测儿茶酚胺浓度可了解病变的解剖水平（高分泌区域），但属于创伤性方法。

^{123}I-/^{131}I-MIBG 显像能反映肾上腺髓质中嗜铬细胞数量的多少，而与肿瘤细胞分泌功能的高低关系不大，所以与临床症状无直接关系，可以直接判断是否有过量嗜铬细胞的存在，因此能对肿瘤进行定性诊断。对于无临床症状的嗜铬细胞瘤，^{131}I-MIBG 显像具有其他影像技术无法比拟的优势：显像阳性者，即可以明确嗜铬细胞瘤诊断，因此应作为嗜铬细胞瘤诊断的首选检查方

法。16 例患者术前均行 B 超及 ^{131}I-MIBG 检查，10 例术前行 CT 检查。14/16 例患者 ^{131}I-MIBG 显像显示肾上腺髓质病灶部位放射性核素浓聚，其中包括 6/14 例血压正常患者，其敏感性和特异性分别为 87.5%，100%。B 超检查提示嗜铬细胞瘤不能排除 5 例，CT 检查提示嗜铬细胞瘤可能 4 例。据临床观察，^{123}I-MIBG 诊断的特异性和敏感性高于 ^{131}I-MIBG。Shapiro 等研究发现 ^{123}I-MIBG 显像可以清楚显示位于骨骼、淋巴结、肺和腹膜的转移灶，是目前诊断恶性嗜铬细胞瘤转移最敏感的方法。2 型多发性神经内分泌肿瘤（multiple endocrine neoplasia type 2, MEN2）包括 MTC、黏膜神经节瘤（mucosal ganglioneuroma）、肾上腺髓质增生或嗜铬细胞瘤。^{123}I-/^{131}I-MIBG 显像可以用于其定位诊断，为手术方式和手术时机的选择提供信息。Tenenbaum 等对 14 例恶性嗜铬细胞瘤患者的研究表明，其中 3 例患者 ^{131}I-MIBG 显像发现的病灶多于 20 个 / 每人，^{111}In-OC 显像仅发现 1～9 个 / 每人；2 例 ^{131}I-MIBG 显像阴性者，其中 1 例 ^{111}In-OC 显像发现肺摄取；其余 9 例 ^{131}I-MIBG 显像共检出 41 个病灶，^{111}In-OC 显像共检出 33 个。总的来说，^{111}In-OC 显像发现的病灶数少于 ^{131}I-MIBG 显像，病灶对 ^{111}In-OC 的摄取低于 ^{131}I-MIBG。^{99m}Tc-OC 显像对位于心脏的嗜铬细胞瘤和恶性多发病灶的诊断明显优于 ^{131}I-MIBG。有研究报道，^{99m}Tc-EDDA/HYNIC-Tyr3-octreotide（^{99m}Tc-TOC）诊断神经内分泌肿瘤敏感性 88.4%、特异性 92.3%、阳性预测值 97.4%、阴性预测值 70.6%（48%～93%）、准确率 89.3%。因此，^{131}I-MIBG 显像结果阴性时需进行 ^{99m}Tc 或 ^{111}In-OC 显像。正电子标记药物 ^{68}Ga-DOTA-NOC 和 ^{18}F-DOPA PET-CT 显像在神经内分泌肿瘤诊断中优于 ^{123}I-/^{131}I-MIBG 显像。

总之，^{123}I-/^{131}I-MIBG 显像特别适合于临床上有典型症状而双肾上腺无异常发现，怀疑多发或其他部位嗜铬细胞瘤的患者；在恶性嗜铬细胞瘤分期、疗效监测和鉴别术后肿瘤切除是否完全与手术瘢痕方面具有重要价值；用于研究有明显嗜铬细胞瘤家族史的患者；对 CT 诊断嗜铬细胞瘤不明确，可用 ^{123}I-/^{131}I-MIBG 显像证实有无肾上腺疾病；了解病灶有无摄取 MIBG 功能，为 ^{131}I-MIBG 治疗做准备。

第五节　肝受体显像

一、肝细胞无唾液酸糖蛋白受体显像

1. 无唾液酸糖蛋白受体显像剂及生物学特性　无唾液酸糖蛋白受体（asialoglycoprotein receptor，ASGPR）又称半乳糖受体，主要表达于哺乳动物肝窦状隙的肝实质细胞表面，参与多种生理功能。存在于肝细胞膜上的无唾液酸糖蛋白受体（ASGPR）是 60 年代后期发现，为人和哺乳动物肝细胞表面的特异性受体。一个有功能的肝细胞表面有（1～5）× 10^5 个 ASGPR，各种肝脏疾病如肝炎、肝硬化和肝脏占位性病变等，ASGPR 的结合活性都有明显改变，ASGPR 表达数量及功能有所下降，其总量可直接反映肝脏储备功能。新半乳糖白蛋白 galactosyl-neoglyco-albumin，NGA）是一种人工合成的 ASGP 类似物，由 2- 亚氨 -2 甲氧基乙基 -1 硫 -β- 右旋硫代半乳糖甙（2-imino-2methoxyethyl-1thio-β-D-galactose）与人血清白蛋白反应而生成，其相对分子量约为 7.5 × 10^4 kD，含有 20～35 个半乳糖残基。利用蛋白质肽链上的氨基、羟基和疏基等成盐基团与成络基团，可将 ^{99m}Tc 与 NGA 络合，从而能实现肝受体显像。^{99m}Tc-NGA 有很多优势：唯一的靶器官在肝脏，^{99m}Tc-NGA 具有高度的组织特异性；^{99m}Tc-NGA 只与 ASGPR 结合，又具有高度的分子特异性；而且受体与配体反应是非线性的，具有饱和性，可以通过在 NGA 合成过程中控制糖密度，改变两者的亲和力，使配体和受体反应不受肝血流影响，而只对 ASGP 受体浓度敏感。

ASGPR 显像剂 ^{99m}Tc-GSA、^{99m}Tc-NGA 以及 ^{99m}Tc-LSA 在小鼠体内生物分布数据表明，在肝中具有较高的初始摄取和较好的滞留，且在其他非靶组织中摄取较低，图像质量好。NGA 是通过 2- 亚氨基 -2- 甲氧基乙基 -1- 硫代 β-D- 半乳吡喃糖苷与人血清白蛋白反应得到的，其合成步骤相对复杂；GSA 中引入了 DT PA 作为双功能连接剂，增强了与 ^{99m}Tc 的配位能力，但引入的 DTPA 会导致部分蛋白的变性、聚合、等电点下降。^{99m}Tc-GSA 与 ^{99m}Tc-LSA 容易通过简单可靠的药盒法制备，有望用作肝受体显像剂。许多肝脏疾病（如肝炎、肝硬化、肝癌等）患者肝细胞 ASGPR 的数量和配体结合能力均有不同程度的下降，因此通过

肝脏 ASGPR 显像来反映肝脏 ASGPR 的密度及分布情况，可评价肝脏功能，有助于对肝脏疾病及时准确的诊断。应用正电子核素标记的 ASGPR 显像剂进行 PET 显像，可获得更高的空间分辨率和高质量的图像。由于 ^{68}Ga 发射较高能量 β 射线降低空间分辨率、辐射大，^{68}Ga-DF-NGA 并不是理想的 ASGPR 正电子药物。^{18}F 具有良好的核素性质，有适宜的半衰期（110 分钟），是正电子显像剂常用的放射性核素，采用 ^{18}F 标记的含有半乳糖结构的蛋白或其他聚合物可能是今后 ASGPR 显像剂发展的趋势。

ASGPR 显像剂应满足以下条件：①与 ASGPR 有较好的亲和力。能够迅速被肝脏摄取，从血液中清除。在肝脏中只被肝实质细胞摄取，且仅通过 ASGPR 介导进入肝实质细胞，不会通过其他途径进入；在 Kupffer 细胞、内皮细胞等肝脏其他细胞中没有摄取；②血液中有较好的稳定性，不与血液中的其他蛋白结合；与放射性核素的配位能力较强，在血液中不发生放射性核素脱落现象；③放射性代谢产物不会返回血浆中再次在肝脏中分布。由于 ASGPR 显像剂在肝实质细胞摄取后迅速分解代谢，若其放射性代谢产物返回血浆后重新被肝脏摄取，会造成放射性在肝脏的再次分布，从而影响对肝脏功能的准确评估；④在体内其他非靶器官摄取较低，特别是腹腔中的脏器，以减少对显像的影响；在体内有一定的清除速度，以减少不必要的放射性损伤。

由于肝脏是选择性浓聚 ^{99m}Tc-NGA 的唯一组织，于注射后 12～15 分钟达峰值，此时肝内放射性为注入时的 80%～90%。^{99m}Tc-NGA 主要经胆道系统排泄，泌尿系统排泄 <2%。60 分钟时肠道和胆道出现放射性，因此不影响 20～40 分钟时的肝静态显影。患有肝脏疾病的患者，摄取 ^{99m}Tc-NGA 明显延迟并减少。

2. 临床应用

（1）评价肝脏功能：^{99m}Tc-GSA 显像有助于临床评估局部肝脏功能和慢性病毒性肝炎的进展，有助于对肝脏疾病做出及时准确的诊断。在日本，^{99m}Tc-GSA 作为肝脏诊断药物已被批准用于临床。

（2）肝脏占位性病变的定位和定性诊断：^{99m}Tc-NGA 用于肝脏占位性病变的定位和定性诊断。肝细胞癌（Hepatocellular carcinoma，HCC）或转移性肿瘤表面 NGA 受体密度和亲和力降低甚至丧

失，^{99m}Tc-NGA 影像均表现为异常放射性分布稀疏或缺损。肝局灶性结节增生（FNH）摄取 ^{99m}Tc-NGA 正常或增高。因此，^{99m}Tc-NGA 显像可以区分肝脏恶性肿瘤和 FNH。但是 ^{99m}Tc-NGA 显像难以区分 HCC 和肝转移癌。要对两者进行鉴别，还需行胰岛素受体显像。因为 HCC 高表达胰岛素受体，所以 ^{99m}Tc-NGA"冷区"的 HCC 患者其胰岛素受体显像表现为"热区"；肝内转移灶在两种显像检查中均表现为"冷区"。因此双受体示踪法在肝脏占位性病变的鉴别诊断中有重要作用。Stadalink 等对 18 例肝病患者进行 ^{99m}Tc-NGA 和 ^{99m}Tc- 硫胶体显像，发现 ^{99m}Tc-NGA 受体显像的解剖清晰度比 ^{99m}Tc- 硫胶体显像者好，17/18 例患者中，两种检查结果相符合，1/18 例 ^{99m}Tc- 硫胶体显像正常，而 ^{99m}Tc-NGA 受体显像发现肝左叶多发性小病变。目前，尚未见有关 ^{99m}Tc-NGA 显像用于诊断肝脏的其他良性肿瘤如肝腺瘤和肝血管瘤的报道。

（3）鉴别 HCC 和肿瘤肝转移灶：神经母细胞瘤的诊断、分期、随访通常是通过 ^{131}I/^{123}I-MIBG 显像。由于肝脏对 MIBG 的正常生理性摄取使得神经母细胞瘤肝转移灶的诊断很困难。Kaneta 将 ASGPR 成像用于一例先天性神经母细胞瘤患者的肝转移灶的诊断分析。^{99m}Tc-GSA 的平面和 SPECT 显像，表现为放射性缺损，^{131}I/^{123}I-MIBG SPECT 显像相应部位表现为放射性浓聚灶，提示可以诊断神经母细胞瘤的肝转移灶。

二、胰岛素受体显像

胰岛素能与肝细胞的胰岛素受体特异性结合，在肝脏表现为特异性积聚。正常肝组织每毫克蛋白质结合 2.4pmol ± 0.8pmol ^{123}I-Tyr-（A14）-胰岛素（$Kd = 3.4nmol/L ± 2.9nmol/L$）。某些肿瘤细胞表面胰岛素受体（insulin receptor，IR）增加，包括 HCC、乳腺癌、急性白血病细胞等。匡安仁等发现放射性碘标记的胰岛素在荷肝癌 H22 小鼠体内有趋瘤特性，非线性 Scatchard 作图提示含有高、低亲和力的两种受体结合位点，肝癌细胞膜上 IR 的 Bmax 较癌旁组织显著增高。胰岛素是 HCC 的一种特异性生长因子，HCC IR 的表达高于正常肝组织细胞 1 000 倍，因此利用 ^{123}I-Tyr-（A14）-胰岛素可以作为一种非侵入性肝细胞癌显像剂。

HCC 病灶表现为 ^{123}I-Tyr-（A14）-胰岛素的异

常浓聚，而其他的良性肝肿瘤则表现为冷区。而且，肝脏功能损害时，其受体表达相应减少，故 IR 显像可以评价肝脏功能状态。国外报道大多数原发性 HCC 病灶能够浓聚 ^{123}I-Tyr-（A14）- 胰岛素，胰岛素受体显像和无唾液酸糖蛋白受体显像的联合应用，能提高原发性 HCC 的阳性诊断率。肝内占位性病变 ^{99m}Tc-NGA 显像表现为放射性分布与周围正常肝组织相同或浓聚，则恶性肿瘤可能性小；若表现为放射性冷区，需要再行 ^{123}I-Tyr-（A14）-IR 显像作进一步鉴别诊断。

第六节　类固醇受体显像

一、类固醇激素受体

乳腺癌和前列腺癌的癌细胞常保留有类固醇激素受体，分别为雌激素受体（estrogen receptor，ER）、孕激素受体（progesterone receptor，PR）和雄激素受体（androgen receptor，AR），是核受体大家族的成员。因而这类肿瘤细胞与其起源组织的细胞一样，也接受相应激素的调节作用。ER 有 ER-α 和 ER-β 两种亚型。人 ER-α 和 ER-β 在 DBD 和 LBD 区氨基酸序列具有高度同源性，分别为 95% 和 58%，而在 A/B 区、铰链区和 F 区的保守性较差，包含 AF1 和 A/B B 区同源性仅为 22%。PR 主要包括 2 种功能不同的野生亚型 PR-A 和 PR-B，另外存在第 3 种 PR 亚型 PR-C，其确切氨基酸组成还不清楚。

ER 和 PR 在乳腺癌中高表达，也有学者发现肺癌中 ER 和 PR 的阳性表达率分别为 39.23% 和 41.86%，其中以腺癌阳性率最高。大多数前列腺癌中有 AR 高表达。临床上常采用激素受体激动剂或拮抗剂以调节乳腺癌和前列腺癌的生长，由于癌细胞中受体状态不同，激素治疗的疗效往往存在很大的差异。因此监测乳腺癌和前列腺癌组织中的相关激素受体表达有利于选择病例接受激素治疗。

二、类固醇激素受体显像剂

ER 显像剂包括 ^{123}I、^{131}I 或 ^{18}F 标记的雌二醇及其衍生物、己雌酚或去甲己雌酚，^{111}In 标记的三苯氧胺类似物等。在雌二醇及其衍生物中，16α-位与 17α- 位衍生物具有良好的体内选择性分布及受体结合性能。^{123}I 标记的顺式（Z-）或反式

(E-)17α- 碘乙烯基 -11β- 甲氧基雌二醇（MIVE）与 16α- 碘代雌二醇（E2）已应用于乳腺癌显像，其中 ^{123}I-Z-MIVE 靶 / 本底比高于 ^{123}I-E-MIVE 与 ^{123}I-E2，对原发性乳腺癌诊断符合率亦高于 ^{123}I-E2 与 ^{123}I-E-MIVE。16α-^{18}F-17β- 雌二醇（FES）已应用于乳腺癌患者的原发灶与转移灶 PET 显像。徐绪党等成功制备 ^{18}F-FES，可直接应用于雌激素受体显像的临床研究。^{18}F-16β- 氟 -11β- 甲氧基 -17α- 乙炔基雌二醇具有比 FES 更低的非特异结合率及更高的稳定性，具有较好的应用前景。

PR 显像剂包括 ^{18}F 及 ^{131}I 标记的黄体酮及其衍生物，其中 ^{18}F-21- 氟乙基 -16α- 去甲黄体酮与黄体酮受体具有很强的亲和力，靶 / 本底比高，已应用于 PET 显像。目前已研制出 ^{99m}Tc 标记的 PR 显像剂。

AR 显像剂包括 ^{123}I、^{77}Br 与 ^{18}F 标记的睾酮、双氢睾酮（dihydrotestosterone，DHT）及其衍生物与马勃诺龙、^{11}C-17α- 甲基睾酮等。

三、临床应用

1. 乳腺癌　Speirs 观察了正常乳腺组织中 ER-α 和 ER-β 的表达，发现 ER-α 和 ER-β 表达分别为 57% 和 91%，54% 样本同时表达 ER-α 和 ER-β，在正常乳腺组织中 ER-β 占优势。Leygue 等证实了人乳腺癌组织中 ER-β mRNA 及蛋白的表达。在正常卵巢和卵巢良性肿瘤组织中主要是 ER-β，但在卵巢癌中 ER-α 表达占 40%～60%。这些资料表明 ER-β 可能在组织正常分化和雌激素生理效应的调节中起作用，而 ER-α 的过度表达可能是乳腺癌和卵巢恶性肿瘤的标志物。

ER 显像用于乳腺癌的初诊、分期、良恶性病变的鉴别诊断以及疗效监测。ER 状态与乳腺癌预后和治疗方案选择密切相关，ER 显像为体内测定原发癌及转移癌的 ER 状态提供了可靠手段。ER 显像还可对抗雌激素治疗过程进行监控与疗效评估，标记配体摄取率的降低可作为治疗成功的指标。

与 ER 显像比较，PR 显像从另一角度判断乳腺癌的病理性质，尤其对接受抗雌激素治疗后 ER 已被阻断者，该显像方法更为适用。

2. 前列腺癌　Bonasera 等合成了三种 ^{18}F 标记的 AR 显像剂 16β-FDHT、16β-Fmib 与 20-Fmib，并对血液循环中无性激素结合蛋白（sex hormone binding globulin，SHBG）的小鼠和血液循环 SHBG 较高的狒狒进行显像。结果发现这三种显像剂均可与雄激素竞争性结合 AR，为 AR 特异性显像剂。^{18}F-16β-FDHT 注射后 60 分钟，后前位显像见前列腺 / 软组织比值最高，在 2 小时时狒狒的前列腺 / 骨比值比小鼠高 37 倍。提示：由于狒狒血液循环 SHBG 与显像剂的结合使显像剂体内清除延缓并有足够时间与 AR 结合，可用于前列腺癌的诊断、分期、预后及激素治疗疗效评估，有望进入临床研究。

第七节　其他受体显像

一、铃蟾肽受体显像

胃泌素释放肽（gastrin-releasing peptide，GRP）受体在前列腺癌、乳腺癌、小细胞肺癌、胰腺癌等高表达。14 肽的铃蟾肽（bombesin，BBN）是 GRP 类似物，BBN 受体家族有 4 种亚型，即 BBN1～4 受体。BBN2 受体是 G 蛋白偶联型受体，BBN2 拮抗物用来抑制 GRP 高表达肿瘤的生长。对 BBN2 拮抗物的研究使得放射性标记 BBN 衍生物进行显像和治疗成为可能。放射性标记 BBN 衍生物能与 GRP/BBN2 受体结合并发生细胞内化。体内研究发现，^{99m}Tc-N₃S-Ava-BBN（7-14）NH₂ 能选择性结合 BBN2 受体，清晰显示肿瘤，并有望用于临床。Zhang 等报道一种 BBN 衍生物对 BBN1～3 受体均有较高亲和力。应用 ^{177}Lu-DOTA-BBN 类似物不仅能显示肿瘤，也是治疗该肿瘤的有效靶向药物。^{111}In-BZH1 和 ^{90}Y-BZH 体内稳定性好，能选择性结合 AR4-2J 肿瘤中的 BBN1～3 受体。^{64}Cu-BBN 类似物用于 PET 显像和治疗。^{68}Ga-BZH2 显像能成功显示前列腺癌。

二、层粘素受体显像

层粘素（亦称层粘连蛋白）是一种非胶原性结构糖蛋白，是构成基底膜的主要成分，在恶性肿瘤的浸润和转移中起重要作用。恶性细胞表面有大量的层粘素受体（laminin receptor，LR），一个肿瘤细胞表面约有 7 万个层粘素受体，这为层粘素与肿瘤细胞的结合提供了有利条件，而且能更多、更快地与层粘素结合。每个人 MCF-7 乳腺癌细胞有 10 000～50 000 个高亲和力层粘素结合位点。用人结肠癌细胞株进行的实验表明，分化程度低、转移能力强的癌细胞与层粘素结合更高。

目前，国内外关于层粘素及其受体的研究结果表明，YIGSR（酪氨酰 - 异亮氨酰 - 甘氨酰 - 丝氨酰 - 精氨酸肽）能特异性浓聚在肿瘤细胞表面，故认为 YIGSR 是一种有发展潜力的，能够评估体内肿瘤转移潜能的受体显像剂，在癌症的分期和预后判断方面都将具有十分重要的作用。每个 Lewis 肺癌细胞含有大约 2 000 个高亲和力层粘素结合位点，用吲哚美辛进行处理后，该肿瘤细胞的层粘素结合位点和转移能力都增加，如果特异性结合位点被 YIGSR 占据，则可以抑制该肿瘤细胞的转移能力。由于转移细胞和非转移细胞的层粘素受体数目明显不同，转移细胞含有大量高亲和力受体，这种受体能够与放射性标记的小分子结合。因此，在体外实验中，YIGSR 已经用于筛选具有高转移能力的黑色素瘤细胞株。Kaneda 等报道，将 YIGSR 与聚乙二醇偶联，比单纯的 YIGSR 具有更好的抗肿瘤转移能力，其原因是 YIGSR 与聚乙二醇偶联后具有更高的体内稳定性。可以预期，这种形式的肽或者其他形式的肽可以获得更清晰的显像结果。

三、整合素 $\alpha_v\beta_3$ 受体显像

肿瘤血管生成（angiogenesis）在实体肿瘤的生长和转移中起关键作用，肿瘤新生血管显像对病灶检出、肿瘤分级分期、预后判断、抗肿瘤药物的研发、用药剂量的个性化指导、疗效的评价等方面有重要的临床意义。整合素（integrin）是细胞黏附分子家族中的一类生物大分子，由 α 和 β 亚基形成跨膜异二聚体。整合素受体在多种肿瘤表面和新生血管内皮细胞中有高表达，对肿瘤血管生成起重要作用，其中以 $\alpha_v\beta_3$ 受体的作用较重要。整合素 $\alpha_v\beta_3$ 受体在骨肉瘤、成神经细胞瘤、肺癌、乳腺癌、前列腺癌、膀胱癌、胶质母细胞瘤及浸润性黑色素瘤等多种肿瘤细胞高表达，主要介导细胞与细胞以及细胞与细胞外基质之间的相互黏附，对细胞的增殖、分化、转移、凋亡有重要的调节作用，是许多抗肿瘤血管生成药物的靶点。

整合素 $\alpha_v\beta_3$ 受体能特异性识别并结合其配体分子中的精 - 甘 - 天冬序列（arg-gly-asp，RGD）。放射性核素标记 RGD 肽类分子可以进行 $\alpha_v\beta_3$ 受体显像，从而对肿瘤病灶的血管生成状态进行评价。整合素 $\alpha_v\beta_3$ 受体显像能客观地预测肿瘤对 $\alpha_v\beta_3$ 受体拮抗剂（抗肿瘤血管生成药物）以及介导

的放射性核素治疗的有效性，有助于患者治疗方案的选择；对抗肿瘤血管生成药物的药理研究有重要的指导作用；对实体肿瘤提供高敏感性和高特异性的定性和定位诊断。

为了提高与整合素 $\alpha_v\beta_3$ 受体亲和力，对 RGD 肽类配体修饰的研究，如线性 RGD 肽、环状 RGD 肽及 RGD 肽的多聚体等多种形式 RGD 肽类整合素配体是目前研究主要内容之一。环形结构的肽较线性肽稳定，有更高的亲和力和受体结合特异性。张春丽等通过二硫键成环的 c（RGD）₂、应用 ChT 法成功完成 ^{131}I 标记，该显像剂可被荷瘤鼠肿瘤组织特异性摄取。刘红洁等研究结果表明，^{131}I-cyclo（Cys-Arg-Gly-Asp-Try-Cys）可使小鼠黑色素瘤 B16 病灶清晰显像。^{99m}Tc 标记二硫键成环的 NC100692 与 $\alpha_v\beta_3$ 受体有很高的亲和力（Kd = 0.01nmol/L），已成功应用于人体肿瘤血管生成的显像研究。通过 RGD 多聚体的多价效应，增强受体与配体的相互作用，提高整合素受体的识别能力，RGD 多聚体比单体靶向亲和力和肿瘤摄取率更高。含 RGD 的多肽经糖基修饰，或用聚乙烯乙二醇、羟丙基 - 甲基丙烯酸氨包裹，肿瘤摄取增加，有利于肿瘤显像。这是由于和大分子的共聚物结合，其分子直径增大，局限于血管内而减少或避免了血管外间隙的渗漏，降低血管外显影，从而提高肿瘤血管显像的特异性以及肿瘤与正常组织间的信号对比。此外，通过 RGD 肽结构的模拟或受体 - 配体结合的构效关系分析等方法设计出了一系列非肽类小分子拮抗剂，包括异噁唑啉类、吲哚类、2- 苯氮杂䓬类和 Azacarba 衍生物等，有望用于肿瘤血管显像。

RGD 肽的放射性核素标记也是目前研究的热点。由于 ^{99m}Tc 标记 RGD 肽的间接法制备过程复杂，标记产率低。李前伟等利用 ^{99m}Tc 直接标记 RGD-4CK，该法简便、快速、高效，标记率可达 92%～95%，标记物在体外稳定性好，能满足显像要求。这为其他含二硫键环形多肽的 ^{99m}Tc 直接法标记奠定了基础，并为今后国内开展 $\alpha_v\beta_3$ 受体肿瘤显像的研究提供了理论准备。正电子核素 ^{18}F 标记含 RGD 序列多肽在鼠 $\alpha_v\beta_3$ 受体阳性的肿瘤中累积，并呈剂量依赖性，能清晰显示肿瘤。^{18}F-Galacto-RGD 是第一个进入临床试验的以整合素 $\alpha_v\beta_3$ 受体为靶点的肿瘤显像剂，在恶性黑素瘤和胶质母细胞瘤的临床试验中表现出良好的生物学分布及特异性靶点识别。

四、σ受体显像

σ受体广泛存在于中枢神经系统、肝脏、肾脏以及卵巢、肾上腺、睾丸和垂体等的内分泌腺体或组织中，至少分为两种亚型σ$_1$受体和σ$_2$受体。研究表明，许多人类恶性肿瘤如神经胶质瘤、神经母细胞瘤、乳腺导管细胞癌、类癌、恶性黑色瘤和前列腺癌等过度表达σ受体。因此，研制σ受体的放射性配体，不仅可以在活体状态下对σ受体密度和空间分布进行研究，而且有助于进一步研究某些疾病的发病机制，对σ受体阳性肿瘤提供敏感、特异的定位诊断方法，甚至发展为一种新型靶向治疗药物。

σ受体显像剂包括乙二胺或苯甲酰胺衍生物、芳基磺酰胺类和哌啶衍生物。体外实验结果表明，^{125}I标记的这些化合物能在恶性黑色素瘤、前列腺癌和乳癌等σ受体阳性肿瘤特异性浓聚，提示这类σ受体显像剂可能被用于诊断这些肿瘤。^{123}I标记的苯甲酰胺衍生物，如苯甲酰胺（BZA）、N-2-二乙胺基乙基-4-碘苯甲酰胺（IDAB）、N-（2-二乙胺基乙基-3-碘-4-甲氧基苯甲酰胺）（IMBA）等已用于黑色素瘤及非小细胞肺癌的诊断与鉴别诊断，其中以IMBA的T/NT最高。

^{131}I-IPAB可清楚地显示动物模型的黑色素瘤。改进标记方法后其IPAB能获得78%~94%的标记率，比活度达66.6TBq/mmol，T/NT比值6小时较高，肿瘤显示清晰。^{99m}Tc-二氨硫醇（^{99m}Tc-BAT-EN6）对σ受体阳性的乳腺癌（T47D）细胞有很高亲和力，^{18}F-haloperidol（^{18}F-氟哌啶醇）和^{11}C-N-benzyl-N-normetazocine（^{11}C-去甲佐辛）也是有希望的σ受体PET显像剂。王维芳通过放射自显影技术证实了虹膜睫状体和虹膜组织富含σ$_1$受体，^{11}C-SA4503 PET可用于活体眼内神经受体分布的研究。

五、P物质受体显像

P物质（substance P，SP）化学结构为十一肽，分子量为1348kD，与胃癌、结肠癌、乳腺癌、肺癌等多种肿瘤的发生相关，参与调节肿瘤细胞增殖、血管生成、细胞浸润和转移等。SP属于速激肽（TK）族，主要是通过SP受体（SPR）实现其对肿瘤各种功能的调节。TK族的NK-1、NK-2、NK-3三种受体都能与SP结合，其中SP与NK-1受体的结合力最强，因而将NK-1受体特称为SPR，属

于G蛋白偶联的受体家族。SPR在恶性胶质瘤（glioblastoma）、星形细胞瘤（astrocytoma）、MTC和乳腺癌中均有表达。SP类似物DTPA衍生物已经人工合成和标记，^{111}In-DTPA-Arg1-SP已成功显示患自身免疫疾病患者的胸腺。但是尚无放射性核素标记的SP或SP类似物用于肿瘤显像的报道。

六、胆囊收缩素-B/胃泌素受体显像

胆囊收缩素（cholecystokinin，CCK）既是胃肠肽，又是神经递质，通过内分泌、旁分泌和神经末梢释放以及自分泌等多种方式作用于胃肠道和脑组织，介导胆囊收缩、胰腺分泌和摄食等多种生理功能。CCK受体除了经典的CCK-A和CCK-B亚型外，CCK-C受体、甘氨酸延伸型胃泌素受体及CCK-B受体的剪接变异体等新亚型相继在人类多种肿瘤组织中发现，它们在肿瘤细胞的增生和转移中起重要作用。胆囊收缩素-B/胃泌素（gastrin）受体在SCLC、卵巢癌、胃肠神经内分泌肿瘤和甲状腺髓样癌高表达。

胆囊收缩素-B/胃泌素受体显像剂有CCK和gastrin衍生物，其N-末端均有四肽序列（-Trp-Met-Asp-Phe）。研究表明，胃泌素衍生物体内稳定性高，T/NT比值高，优于CCK衍生物。由于^{131}I直接标记的CCK或胃泌素衍生物胞内化后，很快由溶酶体降解，放射性碘被释放出来，影响显像效果。为了克服^{131}I标记缺点，以DTPA或DOTA为双功能螯合剂的^{111}In间接标记代替^{131}I直接标记，取得了较为理想的显像效果。胃、胆囊（具有CCK-B受体生理分布）、肾（分泌排泄器官）、膀胱、绝经前妇女的乳腺组织显影，肠内可出现轻度放射性，肝、脾轻度显影或不显影。Behr等评价了^{111}In-DTPA-D-Glu^1-minigastrin受体显像对MTC转移灶的检出能力：在45例MTC患者中，已知有转移的23例显像均为阳性，而且以24h病灶显影最清晰；在转移诊断不明确的22例MTC患者中，20例患者显像发现一处以上的转移灶，其中9例患者经组织学证实为MTC转移灶，11例患者因为全身多发转移灶而放弃手术治疗。在AR4-2-J荷瘤裸鼠模型，^{99m}Tc-N4-demogastrin-1-3能选择性浓聚在胆囊收缩素-B/胃泌素受体高表达的肿瘤，能清晰显示MTC转移病灶，可能比用SSTR显像更有价值。临床前研究表明，放射性核素标记的两种新型胆囊收缩素和胃泌素受体配体，即

^{111}In-DTPA-CCK 和 ^{111}In-BM15-CCK 在 CCK-B 受体阳性肿瘤诊断和治疗中具有广阔的应用前景。

七、促黑素受体显像

促黑素（melanocortin，MC）是 α- 黑素细胞刺激素（α-melanocyte stimulating hormone，α-MSH）和 β-MSH 等相关肽的总称，是由大分子多肽前体物质 - 前阿片黑素细胞皮质激素（proopiomelanocortin，POMC）水解后生成。MC 与促黑素受体（melanoco rtin receptor，MCR）结合产生广泛的生物学效应。MCR 属于 G 蛋白偶联型受体，有 5 个亚型（MCR1～5），MCR1 在人类恶性黑色素瘤高表达。a-MSH 类似物线性[Nle2-D-Phe7]（NDP）不易被蛋白酶水解，放射性核素标记后能显示黑色素瘤。通过位点特异金属耦合，α-MSH 类似物可以环化，从而将 ^{99m}Tc 结合到其三维结构中，可减少蛋白酶降解，增加体内稳定性，而且保持其受体高亲和性。动物实验表明，这种方法获得的 ^{99m}Tc-CCMSH，与 CL57/Bl6 鼠 B16-F1 黑色素瘤受体高亲和力。其他核素如 ^{111}In、^{64}Cu 和 ^{86}Y 也用来标记 α-MSH 类似物并用于黑色素瘤显像。

八、鸟苷蛋白 / 尿苷酸环化酶 C 受体显像

鸟苷蛋白 / 尿苷酸环化酶 C（guanylin/guanylate cyclase C，GC-C）受体为跨膜 G 蛋白偶联受体，存在于正常肠道上皮细胞刷状缘，几乎在所有原发性结直肠癌和其转移性病灶中高表达。大肠埃希菌人类 ST（E. coli human ST，STh）肽体内稳定性好、与 GC-C 受体有较高亲和力并可以介导细胞内化过程。正常情况下，由于肠黏液细胞紧密连接形成一个屏障，阻止血液中的分子物质如放射性标记多肽与肠腔分子进行交换。起源于黏液细胞的结直肠癌往往侵袭性生长至周围组织并形成适合其生长的血液环境，导致放射性核素标记 STh 类似物能够直接到达肿瘤和其转移病灶，并与其表面的 GC-C 受体结合。因此，研发放射性标记 GC-C 受体的配体有望用于结直肠癌诊治。体内研究发现，^{99m}Tc 和 ^{111}In 标记 STh 类似物血浆清除快，主要通过肾脏排泄，正常胃肠道放射性分布少，与 GC-C 受体有较高亲和力，能清晰显示动物结肠癌。由于肝脏摄取少，对结肠癌肝脏转移病灶诊断也是可行的。也有研究表明，放射性核素标记 STh 类似物不仅能与 GC-C 受体结合，也能与人类其他恶性肿瘤细胞（如乳腺癌）的某些基团靶向结合。因此，有必要进一步研究这些恶性肿瘤细胞的靶向结合基团，以研发显示该类肿瘤的新型放射性显像剂。

九、叶酸受体显像

叶酸受体（folate receptor，FR）在卵巢癌、肾癌、子宫内膜癌、睾丸癌、肺腺癌、胃癌等高表达，是正常组织的 100～300 倍。叶酸与受体亲和力高、与受体结合后发生胞内化、具有高度的化学稳定性和生物稳定性。放射性核素标记叶酸或其类似物用于肿瘤显像和靶向治疗是当今研究的热点之一。用于叶酸化合物标记的放射性核素包括 ^{111}In、^{67}Ga、^{99m}Tc 等。^{67}Ga-DF- 叶酸在 FR 阳性的鼻咽癌 KB 细胞中的摄取率是 ^{67}Ga-DF 的 100 倍，并可被叶酸拮抗。^{99m}Tc-EC20 在叶酸受体阳性的肿瘤显像发现，其特异性摄取量与肿瘤细胞的 FR 表达水平以及肿瘤的大小相关。^{99m}Tc- 肼基烟酰胺基酰肼基 - 叶酸复合物在荷瘤小鼠肿瘤中有较高的浓聚，单位质量摄取率为 5.620%ID/g ± 0.753%ID/g），其他非靶组织中摄取较低。过聪颖等对硝基苯乙酮采用亲核法进行 ^{18}F 标记，经溴代、酯化将标记物与叶酸偶联，合成的 ^{18}F- 叶酸对氟苯乙酮酯标记率高、稳定性好，浓集于肿瘤组织，可用于肿瘤叶酸受体 PET 显像。

十、胰高血糖素样肽受体显像

胰高血糖素样肽 1（GLP-1）是由 30 个氨基酸组成的小分子多肽，是血管活性肠肽 / 分泌素 / 胰升糖素超家族一员。GLP-1 受体主要在神经内分泌肿瘤（胰岛素瘤和胃泌素瘤）、神经肿瘤和胚胎肿瘤中高表达，这为 GLP-1 受体阳性肿瘤的显像和靶向放射治疗展示较好的应用前景。Gotthardt 等用 ^{123}I-GLP-1（7-36）酰胺及其类似物 Excendin-3 进行大鼠胰岛素瘤模型体内显像发现，^{123}I-GLP-1 特异地被胰岛素瘤摄取，5min 内肿瘤摄取达高峰，未标记的 GLP-1 能竞争性抑制其摄取。Wild 等建立转基因小鼠胰岛素瘤模型 Rip1Tag2 进行 GLP-1 受体显像，结果表明，标记化合物[Lys40（Ahx-DTPA-111In）NH2]exendin-4 与 GLP-1 受体具有高亲和力，注射该显像剂 4 小时后可见肿瘤明显摄取，肺及胰腺显影较肿瘤低，双肾明显显影，提示该显像方法有可能成为胰岛素瘤患者术

前和术中定位的有效方法。GLP-1 受体显像有助于隐匿胰岛细胞瘤定位。

十一、神经降压素受体显像

神经降压素（neurotensin, NT）是由 13 个氨基酸组成的直链多肽，存在于人和动物的脑、胃肠道及其他组织中，属于脑肠肽的范畴。NT 受体（NTR）在小细胞肺癌、结肠癌、胰腺癌和前列腺癌中高表达，共有三种受体亚型，NTR1～3，其中 NTR1～2 为 G 蛋白偶联型受体。75% 以上的胰腺癌有 NTR1 高表达，提示放射性标记 NTR1 配体可以早期诊断胰腺癌。由于神经降压素体内容易被降解，为了增加体内稳定性，需要对其修饰。对 NT 关键氨基酸 Arg^8-Arg^9, Pro^{10}-Tyr^{11}-Ile^{12} 的修饰产物能增加血浆稳定性，并且与 NT 亲和力增强。^{99m}Tc[Na-His]Ac-Lys-（CH2NH）-Arg-Pro-Tyr-Tle-Leu 能清晰显示胰腺癌患者肿瘤病灶。另一种 NT 类似物 ^{99m}Tc-NT-XII 也能显示裸鼠 HT-29 肿瘤模型，而且体内药代动力学得到改善，肾脏摄取少。

第八节　报告基因表达受体显像

一、报告基因和报告基因表达显像

报告基因（reporter gene）是一种编码可被检测的蛋白质的基因。把它的编码序列和治疗基因相融合，在调控序列控制下进行表达，通过检测它的表达产物来了解治疗基因的表达。目前已广泛应用于启动子分析、转基因及其表达监控、细胞信号转导和药物筛选等研究中。

评价基因治疗，需要一种能间接对治疗基因的定位和表达进行监测的方法。放射性核素报告基因显像是利用基因工程技术构建表达报告基因载体，将其导入靶细胞，然后注射放射性核素标记的报告基因探针，以直接或间接显像形式显示治疗基因在体内的定位、定量及其表达随时相的动态变化，为选择最佳的基因治疗方案提供依据。报告基因表达显像可以无创伤地、重复地定量检测治疗基因在体内的转运、数量及随时相的变化，具有敏感性高、监测方便等优点。目前，用于基因治疗的报告基因和报告基因表达显像系统有：单纯疱疹病毒胸腺嘧啶核苷激酶基因作为报告基因，以碘、氟同位素标记的嘧啶核苷类似物作为

显像剂；以细胞膜受体的基因作为报告基因，如多巴胺 D2 受体（dopamine, D2R）和 SSTR，分别以 ^{18}F-氟乙基螺环哌丁苯[3-（27-^{18}F-fluoroethyl）-spiperone, FESP] 和 ^{99m}Tc-OC 作为显像剂。报告基因受体显像基本原理是将某些受体蛋白基因与治疗基因构建在同一启动子下，然后利用放射性核素标记的相应配体进行显像，观察受体基因的表达情况，从而评价治疗基因的导入部位、表达水平和表达持续时间。目前主要有两种形式，一种是受体基因所编码的蛋白质位于细胞内的受体，显像用的受体探针必须穿过细胞膜再与受体结合；另一种是受体基因所编码的蛋白质位于细胞膜表面，显像用的受体探针无需穿过细胞膜，直接与细胞表面的蛋白质或受体结合。因此，通过显像手段直接检测受体蛋白的表达情况，可以判断治疗基因的表达情况。

报告基因表达受体显像是报告基因表达显像的一种。即以膜受体基因为报告基因，放射性核素标记其相应配体进行显像。实际是通过基因转导以提高靶细胞某种受体的表达，或使肿瘤细胞生成新的受体，并能特异的与放射性核素标记的配体结合从而评价治疗基因在体内的表达情况，报告基因表达受体显像拓展了受体显像和受体介导靶向治疗的研究。受体作为报告基因，必须具备以下几个条件：①已被克隆和全序列已测定；②受体在靶细胞中不存在，即无背景；③能对受体的表达进行定量检测。

二、常见的用于报告基因表达显像的受体

1. SSTR　SSTR2 基因与 SST 是一种常见的受体-配体报告基因系统。在无 SSTR2 基因表达的肿瘤细胞，转导作为报告基因的 SSTR2，可以通过 SSTR2 显像（如用 ^{99m}Tc-OC）清晰显示该基因转导的肿瘤。将载有编码人类 SSTR2 基因的病毒载体（Ad-CMV hSSTr2）转导裸鼠的肿瘤部位，对 ^{99m}Tc-P2045 的摄取可比对照组高达 5～10 倍。Rogers Be 等对转导 SSTR2 的小鼠肿瘤用 ^{111}In-DTPA-D-Phe（1）-OC 显像和治疗均获得满意结果：Ad-hSSTR2 转导的肿瘤内放射性是对照部位的 5～10 倍。Chaudhuri TR 等用 Ad-hSSTr2 转导卵巢癌细胞 SKOV3，并将该细胞接种于裸鼠并进行 ^{99m}Tc-P2054 显像，发现 SSTR2 转导的肿瘤细胞对显像剂的摄取是对照部位的 10 倍。这

些结果说明，作为报告基因的受体转移到动物肿瘤模型后，放射性标记的相应配体能与该受体特异性结合，用这种方法进行报告基因表达的受体显像是可行的。Zinn KR 等把 Ad-CMV hSSTr2 注射入动物体内后，^{99m}Tc- 和 ^{188}Re-P829（生长抑素亲核蛋白）显像观察到转导后肿瘤内的放射性（2.5%～3.8%ID/g 肿瘤组织）是对照部位的 5～10 倍，由于 ^{188}Re 可发射 β 射线兼有治疗作用。

Rogers 等把编码 hSSTr2 和血凝素（hemagglutinin，HA）的基因融合在一起，形成血凝素和 SSTR2 腺病毒载体（Ad-HAhSSTr2），SSTR2 和 HA 在其转导的非小细胞肺癌（A-427）内共表达，基因表达的 HA 通常位于 SSTR2 胞外 N- 末端。对接种 A-427 的小鼠进行 ^{99m}Tc-P2045 显像定量分析发现，SSTR2 表达量在有 HA 基因融合和无 HA 基因融合的腺病毒载体中相同。进一步研究还发现，直接注射 Ad-HAhSSTr2 的鼠肿瘤部位对 ^{99m}Tc-anti-HA 摄取（12.5%ID/g ± 4.1%ID/g）明显高于注射 Ad-hSSTr2（5.1%ID/g ± 1.5%ID/g），$p < 0.05$。以上结果表明，HA 修饰后的 SSTR2 可以作为报告基因实现基因转移显像。

2. D2R　D2R 基因和 ^{18}F-FESP 构成了放射性核素标记的又一个报告基因显像系统。FESP 为 D2R 拮抗剂，在 D2R 表达的组织和细胞内浓聚。肿瘤细胞 D2R 转导后动物的 ^{18}F-FESP micro-PET 显像和定量分析显示，^{18}F-FESP 在肝组织的摄取与 GAPDH 标准化的 D2R mRNA 和 D2R 水平高度相关。

3. 问题与展望　报告基因表达的野生型受体存在不足之处：当此受体具有生理活性时，由于内源性配体可以和其结合并启动信号传导通路，可能刺激肿瘤生长；同时野生型受体在其起源组织也有一定量的表达，影响显像敏感性。新型突变受体显像具有发展潜力，即用报告基因表达的突变受体代替天然受体（或野生型受体）进行转导基因表达的受体显像。突变受体无信号传导功能，而且在报告基因未转导的组织不表达，但可与相应的核素标记的配体高度亲和，同时这种配体对野生型受体没有亲和力（或亲和力很低）。由于高度变异受体能被特异性配体所识别，可有效地进行报告基因表达受体显像。

利用体内肿瘤细胞中报告基因表达的受体进行报告基因显像是可行的。当基因治疗载体同时包括报告基因和治疗基因，而且报告基因表达的受体与治疗基因的表达相关时，报告受体显像可为体外观察治疗基因在体内的表达提供可靠窗口，帮助选择最佳的基因治疗方案，监测基因治疗疗效和其安全性。借用此思路，可提高某些肿瘤（如胸腺髓质瘤、淋巴瘤等）细胞膜上的 VIP-R 表达，从而提高这些肿瘤的阳性检出率。

第九节　噬菌体展示技术和肿瘤受体显像

研究得知，受体和配体之间的相互作用或识别是由局部肽段间的相互作用来实现的。多数情况下，多肽配体上的 3～5 个关键氨基酸与受体之间的非共价键构成了全部结合能的绝大部分，而且线性小肽具有构象柔性和模拟非线性结合位点的特点，可以设计模拟这些功能部位的小肽，以克服天然肽类在体内容易被降解和标记困难的缺点。在此基础上，发展建立了噬菌体展示技术（phage display）。

噬菌体展示技术是一种用于筛选和改造功能性多肽的生物技术，编码多肽的 DNA 片段与噬菌体表面蛋白的编码基因融合后，以融合蛋白的形式在噬菌体的表面表达出多肽序列。可以在不依赖肽类结构的情况下，利用生物淘筛（biopanning）技术获得细胞或组织的特异性识别和结合位点的序列。噬菌体展示技术能够用于受体新型配体的筛选：以受体为靶标筛选随机肽库，可以获得与其特异性结合的配体分子，对该配体进行结构优化和活性检测，得到功能类似于天然配体的小分子受体激动剂或拮抗剂，以弥补天然配体在生产、使用方面的限制及价格昂贵的不足，并克服大分子药物体内穿透力弱、难以到达靶组织的缺点。目前的筛选技术日益完善，可以利用构型约束的随机肽库和突变库以筛选出更高亲和力配体。而且配体的筛选已从纯化的抗体、受体、酶等发展到完整细胞甚至器官的筛选，筛选方式也灵活多样。噬菌体随机肽库筛选可用肿瘤相关抗原、各种肿瘤相关生长因子、酶及肿瘤细胞，肿瘤组织血管以及一些肿瘤特异性分子标识物，为肿瘤受体显像和受体介导的靶向治疗奠定基础。

利用噬菌体展示技术，筛选出与肿瘤血管受体特异性亲和的肽基序（motif）。Zhang 等利用全细胞筛选法对神经胶质瘤 WAC2 亲和筛选，获得 2 个能与肿瘤特异性结合的模拟肽。Cwirla 等筛选到两个能与血小板生成素（thrombopoietin，TPO）受体特异性结合的短肽家族。Rasmussen 等筛选出的 12 肽序列，与结肠癌细胞株 WiDr 特异结合的能力是正常结肠细胞的 1 000 多倍，有望用于结肠癌的诊断与靶向基因治疗。Delorenzo 等筛选出能与 ErbB2（一种酪氨酸激酶受体）特异结合的单链抗体（scFv），ErbB2 在乳腺癌、卵巢癌、肺癌细胞中高表达。因此，scFv 具有诊断和治疗某些癌症的潜在价值。利用体内噬菌体展示技术，有学者筛选出一个与前列腺组织特异性亲和（是正常组织的 10～15 倍）的小肽，在与凋亡小肽偶联后，能破坏线粒体膜，使前列腺组织坏死，延迟转基因小鼠前列腺癌的发生。也有学者筛选出能与转基因小鼠体内的人骨肉瘤、前列腺癌和乳腺癌组织特异结合，而不与瘤组织血管特异结合的小肽 LyP1。这些研究表明噬菌体展示技术有望促进肿瘤受体显像的进一步发展。

尽管目前研究的多肽已达 850 多种，但是仅有生长抑素及其类似物的研究较为成功。因此，寻找和开发易于放射性核素标记的靶向多肽用于肿瘤的诊断和治疗一直是人们努力的方向。多肽的粒径、体积、脂溶性、对外切酶和内切酶降解的耐受性、血浆蛋白结合率等都对其药物代谢动力学有重要的影响。肽分子体积过大会影响靶组织的吸收；脂溶性高的肽易于通过肝胆排泄，亲水性肽的血浆清除速度快；酶解太快也会影响药物的吸收和分布等。而且天然的小分子肽不易用放射性核素标记。因此在小分子肽设计过程中，通常可以通过分子修饰解决上述问题。如尽量保留最小单位的功效基团；在氨基酸的侧链引入不同的亲水或亲脂基团以进行亲水性调节；使用 D 型氨基酸、β 氨基酸、一硫醚连接二硫键以及插入稀有氨基酸等；肽的二级结构的分子模拟和设计非肽配体等。分子改造的一个重要目的是使其适于各种放射性核素的标记，如将多肽分子的 Phe 改为 Tyr 可用于放射性碘标记；在分子中引入能与螯合放射性核素的活泼酯结合的 Lys，可以进行放射性核素的间接标记；引入 His 可用于 ^{99m}Tc、^{186}Re 和 ^{188}Re 标记。

（马　超　匡安仁）

参 考 文 献

[1] Hessenius C, Bader M, Meinhold H, et al. Vasoactive intestinal peptide receptor scintigraphy in patients with pancreatic adenocarcinomas or neuroendocrine tumours. Eur J Nucl Med, 2000, 27（11）: 1684-1693.

[2] Montravers F, Rousseau C, Doublet JD, et al. In vivo inaccessibility of somatostatin receptors to 111In-pentreotide in primary renal cell carcinoma. Nucl Med Commun, 1998, 19（10）: 953-961.

[3] Krenning EP, Bakker WH, Breeman WA, et al. Localisation of endocrine-related tumours with radioiodinated analogue of somatostatin. Lancet, 1989, 333（8632）: 242-244.

[4] Weiner RE, Thakur ML. Radiolabeled peptides in the diagnosis and therapy of oncological diseases. Appl Radiat Isot, 2002, 57（5）: 749-763.

[5] 颜登国, 区庆嘉. 生长抑素受体亚型 SSTR2 和 SSTR3 mRNA 在原发性肝癌中的表达. 癌症, 2001, 20（2）: 152-155.

[6] 武鸿文, 管昌田, 李云春.（99m）Tc-OC 的动物体内分布、药物动力学和临床初步应用研究. 华西医科大学学报, 2000, 31（4）: 481-484.

[7] 管昌田, 梁正路, 管玫. 99mTc-Octreotide 和 111In-DTPA-Octreotide 受体显像诊断肿瘤的比较研究. 肿瘤学杂志, 2001, 7（5）: 264-266.

[8] 谭天秩. 临床核医学. 北京: 人民卫生出版社, 2003.

[9] Guhlke S, Wester HJ, Bruns C, et al.（2-[18F]fluoropropionyl-（D）phe1）-OC, a potential radiopharmaceutical for quantitative somatostatin receptor imaging with PET: synthesis, radiolabeling, in vitro validation and biodistribution in mice. Nucl Med Biol, 1994, 21（8）: 819-825.

[10] Smith-Jones PM, Stolz B, Bruns C, et al. Gallium-67/gallium-68-[DFO]-octreotide--a potential radiopharmaceutical for PET imaging of somatostatin receptor-positive tumors: synthesis and radiolabeling in vitro and preliminary in vivo studies. J Nucl Med, 1994, 35（2）: 317-325.

[11] Stolz B, Smith-Jones PM, Albert R, et al. Biological characterisation of [67Ga] or [68Ga] labelled DFO-octreotide（SDZ 216-927）for PET studies of somatostatin receptor positive tumors. Horm Metab Res, 1994, 26（10）: 453-459.

[12] Anderson CJ, Pajeau TS, Edwards WB, et al. In vitro and in vivo evaluation of copper-64-octreotide conjugates. J Nucl Med, 1995, 36（12）: 2315-2325.

[13] Colao A, Dorato M, Pulcrano M, et al. Somatostatin analogs in the clinical management of pituitary neoplaSST. Minerva Endocrinol, 2001, 26（3）: 181-191.

[14] Chiti A, Agresti R, Maffioli LS, et al. Breast cancer staging using technetium-99m sestamibi and indium-111

pentetreotide single-photon emission tomography. Eur J Nucl Med, 1997, 24(2): 192-196.

[15] Gibril F, Reynolds JC, Chen CC, et al. Specificity of somatostatin receptor scintigraphy: a prospective study and effects of false-positive localizations on management in patients with gastrinomas. J Nucl Med, 1999, 40(4): 539-553.

[16] Lebtahi R, Cadiot G, Delahaye N, et al. Detection of bone metastases in patients with endocrine gastroenteropancreatic tumors: bone scintigraphy compared with somatostatin receptor scintigraphy. J Nucl Med, 1999, 40(10): 1602-1608.

[17] Gibril F, Reynolds JC, Lubensky IA, et al. Ability of somatostatin receptor scintigraphy to identify patients with gastric carcinoids: a prospective study. J Nucl Med, 2000, 41(10): 1646-1656.

[18] Thomason JW, Martin RS, Fincher ME. Somatostatin receptor scintigraphy: the definitive technique for characterizing vasoactive intestinal peptide-secreting tumors. Clin Nucl Med, 2000, 25(9): 661-664.

[19] Rabinowitz I, Telepak R, Lee FC. Octreotide scans are positive in a subset of patients with hepatocellular carcinoma. Clin Nucl Med, 2002, 27(7): 499-502.

[20] Tan CK, Podila PV, Taylor JE, et al. Human cholangiocarcinomas express somatostatin receptors and respond to somatostatin with growth inhibition. Gastroenterology, 1995, 108(6): 1908-1916.

[21] Adams S, Baum RP, Hertel A, et al. Intraoperative gamma probe detection of neuroendocrine tumors. J Nucl Med, 1998, 39(7): 1155-1160.

[22] Schmidt M, Fischer E, Dietlein M, et al. Clinical value of somatostatin receptor imaging in patients with suspected head and neck paragangliomas. Eur J Nucl Med Mol Imagin, 2002, 29(12): 1571-1580.

[23] Cavalla P, Schiffer D. Neuroendocrine tumors in the brain. Ann Oncol, 2001, 12(Suppl 2): 131-134.

[24] VAN DEHARST E, KRENNING EP, KWEKKEBOOM DJ et al. [(123)I]metaiodobenzylguanidine and [(111)In]OC uptake in begnign and malignant pheochromocytomas. J Clin Endocrinol Metab, 2001, 86(2): 685-693.

[25] Tenenbaum F, Lumbroso J, Schlumberger M, et al. Comparison of radiolabeled OC and meta-iodobenzylguanidine (MIBG) scintigraphy in malignant pheochromocytoma. J Nucl Med, 1995, 36(1): 1-6.

[26] Krausz Y, Rosler A, Guttmann H, et al. Somatostatin receptor scintigraphy for early detection of regional and distant metastases of medullary carcinoma of the thyroid. Clin Nucl Med, 1999, 24(4): 256-260.

[27] Krausz Y, Keidar Z, Kogan I, et al. SPECT/CT hybrid imaging with 111In-pentetreotide in assessment of neuroendocrine tumours. Clin Endocrinol (Oxf), 2003, 59(5): 565-573.

[28] Frank K, Raue F, Lorenz D, et al. Importance of ultrasound examination for the follow-up of medullary thyroid carcinoma: comparison with other localization methods. Henry Ford Hosp Med J, 1987, 35(2-3): 122-123.

[29] Banzo J, Abos MD, Prats E, et al. The scintigraphy of somatostatin receptors in the carcinoid tumor. Rev Esp Med Nucl, 2001, 20(1): 11-18.

[30] Briganti V, Mannelli M, La Cava G, et al. Characterizing an ectopic secreting carcinoid with indium-111-DTPA-D-Phe-pentetreotide. J Nucl Med, 1997, 38(5): 711-714.

[31] Tabarin A, Valli N, Chanson P, et al. Usefulness of somatostatin receptor scintigraphy in patients with occult ectopic adrenocorticotropin syndrome. J Clin Endocrinol Metab, 1999, 84(4): 1193-1202.

[32] de Herder WW, Lamberts SW. Somatostatin and somatostatin analogues: diagnostic and therapeutic uses. Curr Opin Oncol, 2002, 14(1): 53-57.

[33] de Herder WW, Krenning EP, Malchoff CD, et al. Somatostatin receptor scintigraphy: its value in tumor localization in patients with Cushing's syndrome caused by ectopic corticotropin or corticotropin-releasing hormone secretion. Am J Med, 1994, 96(4): 305-312.

[34] Leitha T, Meghdadi S, Studnicka M, et al. The role of iodine-123-Tyr-3-OC scintigraphy in the staging of small-cell lung cancer. J Nucl Med, 1993, 34(9): 1397-1402.

[35] O'Byrne KJ, Schally AV, Thomas A, et al. Somatostatin, its receptors and analogs, in lung cancer. Chemotherapy, 2001, 47(Suppl 2): 78-108.

[36] Fanti S, Farsad M, Battista G, et al. Somatostatin receptor scintigraphy for bronchial carcinoid follow-up. Clin Nucl Med, 2003, 28(7): 548-552.

[37] Blum JE, Handmaker H, Rinne NA. The utility of a somatostatin-type receptor binding peptide radiopharmaceutical (P829) in the evaluation of solitary pulmonary nodules. Chest, 1999, 115(1): 224-232.

[38] Grewal RK, Dadparvar S, Yu JQ, et al. Efficacy of Tc-99m depreotide scintigraphy in the evaluation of solitary pulmonary nodules. Cancer J, 2002, 8(5): 400-404.

[39] Blum J, Handmaker H, Lister-James J, et al. A multicenter trial with a somatostatin analog (99m)Tc depreotide in the evaluation of solitary pulmonary nodules. Chest, 2000, 117(5): 1232-1238.

[40] 邓念英, 王金山, 伍尚标. 生长抑素受体显像在诊断

乳腺癌中的应用. 国实用外科杂志, 2003, 23 (4):
237-238.

[41] 何小江, 黄劲雄, 陈贵兵, 等. (99m) Tc- 奥曲肽显像
和 X 线钼靶诊断乳腺癌. 中国医学影像技术, 2009,
25 (10): 1892-1895.

[42] Alberini JL, Meunier B, Denzler B, et al. Somatostatin
receptor in breast cancer and axillary nodes: study with
scintigraphy, histopathology and receptor autoradiogra-
phy. Breast Cancer Res Treat, 2000, 61 (1): 21-32.

[43] Kwekkeboom DJ, Hoff AM, Lamberts SW, et al. Soma-
tostatin analogue scintigraphy. A simple and sensitive
method for the in vivo visualization of Merkel cell tumors
and their metastases. Arch Dermatol, 1992, 128 (6):
818-821.

[44] Durani BK, Klein A, Henze M, et al. Somatostatin
analogue scintigraphy in Merkel cell tumours. Br J
Dermatol, 2003, 148 (6): 1135-1140.

[45] Hoefnagel CA, Rankin EM, Valdes Olmos RA, et al.
Sensitivity versus specificity in melanoma imaging using
iodine-123 iodobenzamide and indium-111 pentetre-
otide. Eur J Nucl Med, 1994, 21 (6): 587-588.

[46] Krenning EP, Kwekkeboom DJ, de Jong M, et al.
Essentials of peptide receptor scintigraphy with empha-
sis on the somatostatin analog octreotide. Semin Oncol,
1994, 21 (5 Suppl 3): 6-14.

[47] van den Anker-Lugtenburg PJ, Lowenberg B, Lamberts
SW, et al. The relevance of somatostatin receptor expres-
sion in malignant lymphomas. Metabolism, 1996, 45 (8
Suppl 1): 96-97.

[48] Cerulus G, Leonard JP. A comparison of 111In-octre-
otide and 67Ga scintigraphy in malignant lymphoma.
Nucl Med Commun, 1997, 18 (7): 616-622.

[49] Lugtenburg PJ, Lowenberg B, Valkema R, et al. Soma-
tostatin receptor scintigraphy in the initial staging of
low-grade non-Hodgkin's lymphomas. J Nucl Med,
2001, 42 (2): 222-229.

[50] Edgren M, Westlin JE, Kalkner KM, et al. [111In-DPTA-
D-Phe1]-OC scintigraphy in the management of patients
with advanced renal cell carcinoma. Cancer Biother
Radiopharm, 1999, 14 (1): 59-64.

[51] Klutmann S, Bohuslavizki KH, Tietje N, et al. Clinical
value of 24-hour delayed imaging in somatostatin recep-
tor scintigraphy for meningioma. J Nucl Med, 1999,
40 (8): 1246-1251.

[52] Naswa N, Sharma P, Nazar AH, et al. Prospective evalua-
tion of 68Ga-DOTA-NOC PET-CT in phaeochromocytoma
and paraganglioma: preliminary results from a single
centre study. Eur. J. Radiol, 2012, 22 (3): 710-719.

[53] Sepúlveda-Méndez J, de Murphy CA, Pedraza-López
M, et al. Specificity and sensitivity of 99mTc-EDDA/
HYNIC-Tyr3-octreotide (99mTc-TOC) for imaging
neuroendocrine tumors. Nucl Med Commun, 2012,
33 (1): 69-79.

[54] Sundin A, Eriksson B, Bergstrom M, et al. Demon-
stration of [11C] 5-hydroxy-L-tryptophan uptake and
decarboxylation in carcinoid tumors by specific posi-
tioning labeling in positron emission tomography. Nucl
Med Biol, 2000, 27 (1): 33-41.

[55] Fry DC, Emerson SD. Applications of biomolecular
NMR to drug discovery. Drug Des Discov, 2000, 17 (1):
13-33.

[56] Nicole P, Lins L, Rouyer-Fessard C, et al. Identifica-
tion of key residues for interaction of vasoactive intes-
tinal peptide with human VPAC1 and VPAC2 receptors
and development of a highly selective VPAC1 receptor
agonist: Alanine scanning and molecular modeling
of the peptide. J Biol Chem, 2000, 275 (31): 24003-
24012.

[57] Ransjo M, Lie A, Mukohyama H, et al. Microisolated
mouse osteoclasts express VIP-1 and PACAP receptors.
Biochem Biophys Res Commun, 2000, 274 (2): 400-404.

[58] Hashimoto H, Ogawa N, Hagihara N, et al. Vasoactive
intestinal polypeptide and pituitary adenylate cyclase-
activating polypeptide receptor chimeras reveal domains
that determine specificity of vasoactive intestinal polypep-
tide binding and activation. Mol Pharmacol, 1997, 52 (1):
128-135.

[59] Langer I, Vertongen P, Perret J, et al. Lysine 195 and
aspartate 196 in the first extracellular loop of the VPAC1
receptor are essential for high affinity binding of agonists
but not of antagonists. Neuropharmacology, 2003, 44 (1):
125-131.

[60] Vertongen P, Solano RM, Juarranz MG, et al. Proline
residue 280 in the second extracellular loop (EC2) of the
VPAC2 receptor is essential for the receptor structure.
Peptides, 2001, 22 (9): 1363-1370.

[61] Gozes I, Furman S. VIP and drug design. Curr Pharm
Des, 2003, 9 (6): 483-494.

[62] Langer I, Vertongen P, Perret J, et al. VPAC (1) receptors
have different agonist efficacy profiles on membrane and
intact cells. Cell Signal, 2002, 14 (8): 689-694.

[63] Virgolini I, Raderer M, Kurtaran A, et al. 123I-vasoac-
tive intestinal peptide (VIP) receptor scanning: update
of imaging results in patients with adenocarcinomas and
endocrine tumors of the gastrointestinal tract. Nucl Med
Biol, 1996, 23 (6): 685-692.

[64] Gourlet P, Vandermeers A, Vertongen P, et al. Development of high affinity selective VIP1 receptor agonists. Peptides, 1997, 18(10): 1539-1545.

[65] Hassan M, Refai E, Andersson M, et al. In vivo dynamical distribution of 131I-VIP in the rat studied by gamma-camera. Nucl Med Biol, 1994, 21(6): 865-872.

[66] 王丽华, 李俊玲, 尹端, 等. 放射性碘间接标记血管活性肠肽. 中华核医学杂志, 2002, 22(4): 243-246.

[67] Pallela VR, Thakur ML, Chakder S, et al. 99mTc-labeled vasoactive intestinal peptide receptor agonist: functional studies. J Nucl Med, 1999, 40(2): 352-360.

[68] 王雪鹃, 张梅颖, 杨志, 等. 肿瘤血管活性肠肽受体显像剂的研究. 中华肿瘤杂志, 2002, 24(4): 331-334.

[69] Eisenhut M, Haberkorn U. [123I]VIP receptor scintigraphy in patients with pancreatic adenocarcinomas. Eur J Nucl Med, 2000, 27(11): 1589-1590.

[70] Virgolini I, Kurtaran A, Leimer M, et al. Location of a VIPoma by iodine-123-vasoactive intestinal peptide scintigraphy. J Nucl Med, 1998, 39(9): 1575-1579.

[71] Raderer M, Kurtaran A, Leimer M, et al. Value of peptide receptor scintigraphy using(123)I-vasoactive intestinal peptide and(111)In-DTPA-D-Phe1-OC in 194 carcinoid patients: Vienna University Experience, 1993 to 1998. J Clin Oncol, 2000, 18(6): 1331-1336.

[72] Dagar S, Krishnadas A, Rubinstein I, et al. VIP grafted sterically stabilized liposomes for targeted imaging of breast cancer: in vivo studies. J Control Release, 2003, 91(1-2): 123-133.

[73] Weissleder R, Mahmood U. Molecular imaging. Radiology, 2001, 219(2): 316-333.

[74] Shapiro B, Sisson JC, Shulkin BL, et al. The current status of meta-iodobenzylguanidine and related agents for the diagnosis of neuro-endocrine tumors. Q J Nucl Med, 1995, 39(4 Suppl 1): 3-8.

[75] Tenenbaum F, Lumbroso J, Schlumberger M, et al. Comparison of radiolabeled octreotide and meta-iodobenzylguanidine(MIBG)scintigraphy in malignant pheochromocytoma. J Nucl Med, 1995, 36(1): 1-6.

[76] Stadalnik RC, Vera DR. The evolution of(99m)Tc-NGA as a clinically useful receptor-binding radiopharmaceutical. Nucl Med Biol, 2001, 28(5): 499-503.

[77] Kaneta T, Hakamatsuka T, Ito H, et al. Usefulness of asialoglycoprotein receptor imaging of or the evaluation of liver metastasis of neuroblastoma. Ann Nucl Med, 2004, 18(4): 355-358.

[78] 匡安仁, 周绿漪, 梁正路, 等. 放射性碘标胰岛素在荷肝癌H22小鼠体内的趋瘤特性研究. 中华核医学杂志, 1999, 19(3): 179-180.

[79] 李青山, 赵晓明, 金小平, 等. 雌、孕激素受体在肺癌中的表达及意义. 临床肺科杂志, 2003, 8(1): 192-194.

[80] 徐绪党, 刘标, 杨伟等. 雌激素受体PET探针18F-FES的放射化学合成. 江苏医药, 2011, 37(13): 1531-1534.

[81] Speirs V, Parkes AT, Kerin MJ, et al. Coexpression of estrogen receptor alpha and beta: poor prognostic factors in human breast cancer. Cancer Res, 1999, 59(3): 525-528.

[82] Leygue E, Dotzlaw H, Watson PH, et al. Expression of estrogen receptor beta1, beta2, and beta5 messenger RNAs in human breast tissue. Cancer Res, 1999, 59(6): 1175-1179.

[83] Bonasera TA, O'Neil JP, Xu M, et al. Preclinical evaluation of fluorine-18-labeled androgen receptor ligands in baboons. J Nucl Med, 1996, 37(6): 1009-1015.

[84] Hoffman TJ, Quinn TP, Volkert WA. Radiometallated receptor-avid peptide conjugates for specific in vivo targeting of cancer cells. Nucl Med Biol, 2001, 28(5): 527-539.

[85] Zhang H, Chen J, Waldherr C, et al. Syntheses and evaluation of bombesin derivatives on the basis of panbombesin peptides labeled with indium-111, lutetium-177, and yttrium-90 for targeting bombesin receptor expressing tumors. Cancer Res, 2004, 64(18): 6707-6715.

[86] 李大江, 王曙光, 陈长宏, 等. 胆管癌组织nm23-H1和层粘素受体表达与淋巴结转移的关系. 中国肿瘤临床, 2001, 20(2): 197-198.

[87] Kaneda Y, Yamamoto S, Kihira T, et al. Synthetic cell-adhesive laminin peptide YIGSSTR conjugated with polyethylene glycol has improved antimetastatic activity due to a longer half-life in blood. Invasion Metastasis, 1995, 15(3-4): 156-162.

[88] 张春丽, 王荣福, 张丽, 等. 靶向整合素αvβ3受体的新型RGD肽二聚体的~(131)I标记与生物活性的初步评价. 北京大学学报(医学版), 2011, 43(2): 295-300.

[89] 刘红洁, 王荣福, 张春丽, 等. 131-I标记RGD环肽在荷瘤小鼠体内分布与显像研究. 中国医学影像技术, 2008, 24(1): 131-133.

[90] Roed L, Oulie I, McPar land BJ, et al. Human urinary excretio n of NC100692, an RGD peptide for imaging angiogenesis. Eur J Pharm Sci, 2009, 37(34): 79-83.

[91] 李前伟, 郑秀海, 张广运, 等. 125I-RGD24CY肿瘤αvβ3受体显像的实验研究. 第三军医大学学报, 2002, 24(11): 1340.

[92] 王维芳, 盛敏杰, 林安娟, 等. 眼内受体在PET显像实验研究. 眼科, 2009, 18(3): 198-203.

[93] Pomper MG, Gelovani JG. Molecular Imaging in Oncology. New York: Informa Healthcare, 2008.

[94] 过聪颖, 张政伟, 朱建华. 叶酸受体 PET 显像剂 18F-叶酸对氟苯乙酮酯的合成. 核技术, 2009, 32 (11): 845-848.

[95] Gotthardt M, Fischer M, Naeher I, et al. Use of the incretin hormone glucagon-like peptide-1 (GLP-1) for the detection of insulinomas: initial experimental results. Eur J Nucl Med Mol Imaging, 2002, 29 (5): 597-606.

[96] Wild D, Béhé M, Wicki A, et al. [Lys40 (Ahx-DTPA-111In) NH2] exendin - 4, a very promising ligand for glucagon-like peptide-1 (GLP-1) receptor targeting. J Nucl Med, 2006, 47 (12): 2025-2033.

[97] Rogers BE, Chaudhuri TR, Reynolds PN, et al. Non-invasive gamma camera imaging of gene transfer using an adenoviral vector encoding an epitope-tagged receptor as a reporter. Gene Ther, 2003, 10 (2): 105-114.

[98] Chaudhuri TR, Rogers BE, Buchsbaum DJ, et al. A noninvasive reporter system to image adenoviral-mediated gene transfer to ovarian cancer xenografts. Gynecol Oncol, 2001, 83 (2): 432-438.

[99] Zinn KR, Chaudhuri TR, Krasnykh VN, et al. Gamma camera dual imaging with a somatostatin receptor and thymidine kinase after gene transfer with a bicistronic adenovirus in mice. Radiology, 2002, 223 (2): 417-425.

[100] Zhang YM, Liu N, Zhu ZH, et al. Influence of different chelators (HYNIC, MAG3 and DTPA) on tumor cell accumulation and mouse biodistribution of technetium-99m labeled to antisense DNA. Eur J Nucl Med, 2000, 27 (11): 1700-1707.

[101] Cwirla SE, Balasubramanian P, Duffin DJ, et al. Peptide agonist of the thrombopoietin receptor as potent as the natural cytokine. Science, 1997, 276 (5319): 1696-1699.

[102] Rasmussen UB, Schreiber V, Schultz H, et al. Tumor cell-targeting by phage-displayed peptides. Cancer Gene Ther, 2002, 9 (7): 606-612.

[103] De Lorenzo C, Palmer DB, Piccoli R, et al. A new human antitumor immunoreagent specific for ErbB2. Clin Cancer Res, 2002, 8 (6): 1710-1719.

第三十一章

肿瘤乏氧显像

第一节　肿瘤与乏氧

乏氧是实体肿瘤的重要特征，直径＞1mm 的肿瘤会出现乏氧，当肿瘤需氧量超过肿瘤血管供应量时，就会产生乏氧，尤其是在头颈部鳞癌和宫颈部鳞癌中更为明显。肿瘤局部 $PO_2 < 1.33kPa$（10mmHg）会导致肿瘤细胞内氧化磷酸化的终止、ATP 的耗竭和细胞酸中毒，因此将 $PO_2 < 1.33kPa$ 定义为乏氧界值。影响肿瘤乏氧的因素是复杂的，包括肿瘤的病理类型、体积、组织来源、生长部位、微血管密度和氧的弥散和消耗率。肿瘤乏氧通过影响各种肿瘤代谢途径、分子遗传及包括血管形成在内的各种病理生理过程，导致肿瘤的进展和对治疗的耐受，乏氧诱导转录因子 -1（HIF-1）是上述乏氧激活通道上最重要的调节因子，肿瘤细胞常通过上调 HIF-1 的表达水平来适应乏氧，HIF-1 为一个二聚体蛋白，由不稳定的依赖氧调节的 α 亚基（HIF-1α）和稳定的 β 亚基（HIF-1β）组成，在有氧条件下，HIF-1α 快速被泛素 - 蛋白酶分解（半衰期＜5 分钟），此外肿瘤的一些常见基因和生理性改变也可以促进 HIF-1 的表达，如 *p53* 基因功能丧失可以导致 HIF-1 和血管内皮生长因子的高表达，HIF-1 表达增高可反过来起到稳定 *p53* 基因的作用。HIF-1 的高表达可导致肿瘤血管内皮生长因子、促红细胞生成素、葡萄糖转运体和糖酵解关键酶包括己糖激酶的高表达，这些组织因子和酶的高表达，将进一步增强肿瘤的侵袭性。

肿瘤乏氧分急性乏氧和慢性乏氧。慢性乏氧是由于肿瘤组织距离营养血管较远，氧的弥散障碍造成的；急性乏氧是由于暂时的血管痉挛和血管阻塞造成的，又称循环乏氧，是引起肿瘤细胞和血管内皮细胞对治疗耐受的主要原因。发生在放疗过程中再氧合时期的急性乏氧可通过上调血管内皮生长因子的表达水平，赋予血管内皮细胞

抵抗射线损伤的能力。

恶性肿瘤接受放射治疗时，如果细胞内氧含量正常，射线与肿瘤细胞内的水分子作用，产生氧自由基，从而增强对肿瘤细胞内 DNA 的损伤，这就是所谓的氧增强效应。当肿瘤氧分压降低到 $2.67 \sim 4kPa$（$20 \sim 30mmHg$）以下时，肿瘤细胞就会出现放疗抵抗，为达到与含氧量正常时一样的生物学效应，需要的照射量为含氧正常时的 $3 \sim 4$ 倍。乏氧通过引起热休克蛋白表达水平增高和对肿瘤细胞凋亡的抑制来实现对放疗的抵抗。同时，乏氧通过对肿瘤细胞增殖的抑制、降低抗肿瘤药物的细胞毒性、引起肿瘤组织酸中毒来引起肿瘤对多种化疗药物的耐受，如环磷酰胺、卡铂和阿霉素等。此外乏氧对肿瘤细胞凋亡的抑制和乏氧应激蛋白的产生也是对某些化疗药物产生耐受的重要原因。但引起对化疗药物耐受的氧分压水平，目前尚无定论。

第二节　肿瘤乏氧检测方法

一、氧电极法

氧电极法是目前唯一可直接测定肿瘤乏氧程度的方法，该法采用多道多点测定，从整体上反映肿瘤乏氧状况，以实测肿瘤 $PO_2 < 1.33kPa$ 为乏氧界值，是测定肿瘤乏氧的"金标准"，但该法为侵入性、有创性检查，只适合于浅表肿瘤的检测且在测量过程中无法区分正常和坏死的肿瘤组织，上述缺点限制了该法在临床工作中的应用。

二、免疫组化法

静脉注射外源性乏氧标志物（硝基咪唑类化合物），如 Pimonidazole（哌莫硝唑）等。乏氧标志物通过扩散进入乏氧细胞，在细胞内硝基还原酶作用下，硝基被还原，还原产物与大分子物质不

可逆结合,滞留在组织内。在体外,通过取活检,应用乏氧标志物抗体通过免疫组化的方法对乏氧程度进行分析,该法也属于有创检查,重复性差,由于应用免疫组化进行分析时,标本量有限,不易全面反映肿瘤整体乏氧状况。

三、DNA 带断裂分析

是利用肿瘤细胞对放疗产生不同效应的原理而间接测定肿瘤的乏氧状况,因为肿瘤受照射后乏氧细胞较富氧细胞可能表现出较少的 DNA 损伤。现在临床应用最广泛的方法是 DNA 彗星分析法,该法不仅需要进行有创的活检术,而且需要在取活检前对肿瘤进行单次大于 3.5Gy 的照射,不易重复检测。

四、内源性乏氧标志物检测

常见的内源性乏氧标志物有:HIF-1 主要反映宫颈癌的乏氧程度和预后;碳酸酐酶 9 主要反映宫颈癌和侵袭性乳腺癌的乏氧程度和预后;GLUT-1 主要反映结直肠癌和头颈部鳞癌的乏氧程度。从上述可以看出,没有一种内源性乏氧标志物适合于所有肿瘤。

五、光学成像和磁共振成像检测肿瘤乏氧

近红外分光光度法通过检测血池中氧合血红蛋白和脱氧血红蛋白比率的降低来发现乏氧,但空间分辨率低,影像质量差;电子顺磁共振成像技术是新兴的磁共振成像技术,可生成反映正常组织和肿瘤组织氧水平的图像,但不能提供解剖信息;许多传统的 MRI 技术,包括血氧水平依赖 MRI,可以发现肿瘤组织内含氧血量的改变,但不能确定含氧的水平和细胞内相关分子遗传改变的信息;MRI 可以通过在 ^{1}H 和 ^{31}P 谱水平发现组织内乳酸水平的增高和 ATP 水平的降低以及对肿瘤组织 pH 值的检测来估测氧分压水平,但敏感性(在毫摩尔水平)和空间分辨率均较低。

六、核医学显像技术检测乏氧

利用发射正电子或单光子的放射性同位素标记肿瘤乏氧显像药物,进行 PET 或 SPECT 乏氧显像,对乏氧程度进行定量、定性分析,其在检测敏感性方面明显优于 MRI,是当前乏氧检测研究中最热点的技术,也是本书重点介绍内容。

第三节 乏氧显像药物

一个理想的乏氧显像药物应具备如下特点:①其在细胞内摄取具有乏氧特异性,即在细胞乏氧时(PO$_2$ < 1.33kPa)摄取,与肿瘤类型和恶性程度无关且不受其他代谢机制影响;②被放射性同位素标记后,不改变其生物学特点;③具备足够的亲脂性能,能够在肿瘤组织中分布均匀;④足够的亲水性,能快速从循环系统和非乏氧组织中清除,从而在注射后早期获得较高的肿瘤与本底(周围软组织)比值;⑤在肿瘤中的绝对摄取值高,使患者获得较低的辐射剂量,且显像剂受非乏氧代谢影响小。主要乏氧显像剂的特点见表 31-1。

一、PET 乏氧显像药物

通过吸入 ^{15}O$_2$,进行 ^{15}O$_2$ PET 乏氧显像,可获得肿瘤局部氧含量、氧摄取分数和局部氧代谢率等参数,在测定肿瘤局部氧含量方面较氧电极等介入性方法更准确,是影像学中检测肿瘤乏氧的"金标准",但由于 ^{15}O$_2$ 的半衰期只有 2 分钟,该法很难在临床推广使用。^{18}F-misonidazole(^{18}F-FMISO)是使用最早的 PET 乏氧显像药物,具有适用肿瘤类型广泛、易于合成的特点。^{18}F-FMISO 是研究最多的 PET 乏氧显像药物,它是硝基咪唑类乏氧显像药物,当组织内氧分压 < 2.67~4kPa 时,与细胞内蛋白质结合,像其他 PET 显像药物一样,早期在肿瘤内的摄取与血流相关,但由于其高亲脂性,使其在注射后 90~120 分钟在肿瘤内的分布与血流无关,基本反映肿瘤乏氧状况,且与氧电极法测定的乏氧程度相关。因此,^{18}F-FMISO PET 乏氧显像被认为是 PET 乏氧显像中的"金标准"显像方法。其后又有多种 PET 乏氧显像药物问世,如 ^{18}F-fluoroerythronitroimidazole(^{18}F-FETNIM)、^{18}F-fluoroazomycinarabinoside(^{18}F-FAZA)、^{18}F-fluoroetanidazole(^{18}F-FETA)、^{18}F- 乙酰胺衍生物(EF1、EF2、EF5)和 $^{60/61/62/64}$Cu(II)-diacetyl-bis(N4-methylthiosemicarbazone)(Cu-ATSM)。除 Cu-ATSM 外,上述显像剂均为 2-nitroimidazoles(2- 硝基咪唑)类化合物,在乏氧细胞内经过连续的还原反应,最终与细胞内大分子物质结合,滞留在乏氧细胞内。^{18}F-FETNIM、^{18}F-FAZA、^{18}F-FETA 的亲水性较 ^{18}F-FMISO 明显提高,从血液和非乏氧组织中的清除更快,因此可获

表 31-1 主要 PET 乏氧显像药物的特点

药物	应用时间	肿瘤与本底放射性比值	显像时间 /h	特性	可应用的肿瘤类型
^{18}F-FMISO	1992	0.88~5.85	2~3	从非乏氧组织中清除缓慢,注射后需等待较长时间,可通过血脑屏障	头颈部肿瘤、非小细胞肺癌、肾细胞癌、软组织肉瘤、乳腺癌、脑瘤
^{18}F-FETNIM	1995	1.16~8.0	2~4	亲脂性较 ^{18}F-FMISO 降低,亲水性增强,肝脏低摄取,主要经泌尿系统排泄,可通过血脑屏障	头颈部肿瘤、脑瘤、食管癌、非小细胞肺癌、软组织肉瘤、宫颈癌
^{18}F-FAZA	2007	1.2~3.7;1.9~15.6(脑胶质瘤)	2~3	经肝脏和泌尿系统排泄,与 ^{18}F-FMISO 相比,亲水性明显增强,不能通过血脑屏障	头颈部肿瘤、非小细胞肺癌、小细胞肺癌、淋巴瘤、脑胶质瘤
^{18}F-FETA	1999	1.4~5.35	2~4	经肝脏和泌尿系统排泄,与 ^{18}F-FMISO 相比,血浆清除率加快,可通过血脑屏障	头颈部肿瘤、非小细胞肺癌、小细胞肺癌、淋巴瘤、脑胶质瘤
^{18}F-EF5	2008	1.15~4.07	3	经泌尿系统排泄,从非乏氧组织中清除缓慢,注射后需等待较长时间,可通过血脑屏障,合成复杂	头颈部肿瘤
$^{60/61/62/64}Cu$-ATSM	2001	1.0~10.4	0.5~1	经肝脏和泌尿系统排泄,脂溶性低,注射后 1 小时摄取受血流影响大,在部分肿瘤中不能特异性反映乏氧可通过血脑屏障	头颈部肿瘤、非小细胞肺癌、宫颈癌、结直肠癌

得更高的肿瘤与本底放射性比值,其中 ^{18}F-FETA 是第二代 2- 硝基咪唑类乏氧显像药物。^{18}F-EF5 是上述 2- 硝基咪唑显像剂中脂溶性最强、生物半衰期最长的乏氧显像药物,此外 EF5 还是荧光免疫法测定肿瘤乏氧的标记物。

硝基咪唑并非乏氧显像的必需基团,许多非硝基咪唑的乏氧显像药物也表现出优良的乏氧显像性能。Cu-ATSM 反映乏氧诱导的组织氧化还原反应和微粒体生物还原酶的活性,微粒体生物还原酶(NADH- 细胞色素 b_5 还原酶和 NADPH- 细胞色素 P450 还原酶)在 Cu-ATSM 的摄取机制中扮演重要角色,如 Cu-ATSM 在注射后 1 小时便可获得较高的肿瘤与本底比值,但在部分肿瘤中,其注射后 1 小时影像不能特异性反映乏氧,值得注意。Cu-ATSM 的摄取机制是 Cu(Ⅱ)-ATSM 可被乏氧和含氧量正常组织摄取,在细胞内以单电子还原形式 Cu(Ⅰ)-ATSM 存在。Cu(Ⅰ)-ATSM 不稳定,在乏氧细胞中被完全分解,从而滞留在乏氧细胞内,而在含氧正常的细胞内,Cu(Ⅰ)-ATSM 可以再氧合成为 Cu(Ⅱ)-ATSM,从细胞内弥散到细胞外合成简单,从血浆和含氧正常组织中可快速清除,因此在注射后较短时间就可以显像,并可以获得较高的靶与本底比值,此外很

少从泌尿系统排泄,有利于对盆腔脏器的评价。^{64}Cu 发射的正电子能量为 0.66MeV,与 ^{18}F 类似,其所获得的影像质量明显优于 $^{60/61/62}Cu$-ATSM,此外 ^{64}Cu 可以发射 β^- 射线,用于治疗,但也会增加显像时患者的辐射负担,$^{60/61/64}Cu$ 可由加速器生产,而 ^{62}Cu 由 $^{62}Zn/^{62}Cu$ 发生器生产。

乏氧可以导致肿瘤局部葡萄糖代谢增高,可以被 ^{18}F-FDG PET 肿瘤显像显示,但引起肿瘤局部葡萄糖代谢增高的因素是复杂的,例如在氧含量正常情况下,肿瘤细胞对能量和代谢产物需求的增加、肿瘤细胞增殖和合成速度加快等均可导致肿瘤局部糖代谢增高,引起对 ^{18}F-FDG 摄取增加,因此 ^{18}F-FDG 并非真正意义上的乏氧显像药物,^{18}F-FDG 和 ^{18}F-FMISO 在肿瘤中的放射性分布的不一致性就是最好的印证。

二、SPECT 乏氧显像剂

SPECT 乏氧显像药物分硝基咪唑类和非硝基咪唑类两种。硝基咪唑类乏氧显像药物主要有 ^{99m}Tc-BATO 类似物、^{99m}Tc-PnAO 衍生物、$^{123}I/^{131}I$-IAZA 类化合物,其中 ^{99m}Tc-PnAO 衍生物是当前研究最多的一类 ^{99m}Tc 标记的硝基咪唑类乏氧显像药物,其主要代表是 ^{99m}Tc-BMS181321 和 ^{99m}Tc-

BRU59-21，^{99m}Tc-BRU59-21 属于第二代 ^{99m}Tc-PnAO 衍生物，与 ^{99m}Tc-BMS181321 相比，具有更高的靶与本底比值，此外 BRU59-21 的标记可由干燥药盒制备，标记率 ＞95%，标记物的稳定性在 2 小时以上，更适合临床应用。在 IAZA 类化合物中 ^{123}I-IAZA 最早用于肿瘤乏氧显像的临床研究，该显像剂具有血浆清除率低，体内不稳定，显像时间距注射时间较长等缺点，第二代放射性碘标记的 IAZA 类化合物 IAZXP、IAZG 具有更强的亲水性，具有比 IAZA 更好的乏氧显像性能。

非硝基咪唑类乏氧显像药物主要代表是 HL91（4，9- 二氮 -2，3，10，10- 四甲基十二烷 -2，11- 二酮，亦称 BnAo），HL91 是由 HL91M 去掉其中的 2- 硝基咪唑基团后得到的，研究显示 ^{99m}Tc-HL91 的乏氧显像能力明显优于其他硝基咪唑类 SPECT 乏氧显像药物，在注射后 2 小时，肿瘤与正常组织放射性比值与 PET 乏氧显像剂 FMISO 和 IAZA 类似，是当前应用最广泛的 SPECT 乏氧显像药物。

第四节 临 床 应 用

一、^{99m}Tc-HL91 SPECT 肿瘤乏氧显像

应用 Wistar 大鼠乳腺癌动物模型进行 ^{99m}Tc-HL91 乏氧显像研究显示，在注射 ^{99m}Tc-HL91 后 120 分钟，肿瘤对 ^{99m}Tc-HL91 的摄取达到高峰，然后逐渐降低，肿瘤与肌肉及肿瘤与血池的放射性比值在 3 小时内逐渐升高，放射自显影显示，^{99m}Tc-HL91 在肿瘤坏死区的摄取高于肿瘤非乏氧区，因此 ^{99m}Tc-HL91 不能用于肿瘤活力检测。Brown 等报告，FDG 摄取程度与乏氧诱导的 GLUT1 表达成正相关，似乎提示两种显像可能存在较好的一致性。

国外学者对 8 例 ^{18}F-FDG PET 显像阳性的恶性肿瘤患者进行 ^{99m}Tc-HL91 SPECT 乏氧显像，并比较了静脉注射 ^{99m}Tc-HL91 后 1 小时显像（早期显像）和 4 小时显像（延迟显像）的差异，结果显示：①早期显像：肝脏呈现明显放射性聚集，肾脏轻度显影，膀胱和小肠内充满放射性，延迟显像可见骨骼肌内放射性减低，由于放射性药物经胆道和肾脏持续排泄，膀胱和小肠内的放射性持续增高，由此可见延迟显像更有利于对肿瘤的显示，且 ^{99m}Tc-HL91 SPECT 乏氧显像不适合对肝脏、肠道、泌尿系统肿瘤的阳性显像；②其中 7 例患者的 ^{99m}Tc-HL91 SPECT 乏氧显像结果与 ^{18}F-FDG PET 显像结果一致，^{99m}Tc-HL91 SPECT 乏氧显像阴性的患者为 1 例类癌患者，^{18}F-FDG PET 显像为弱阳性，因此认为 ^{99m}Tc-HL91 SPECT 不易显示直径较小、分化程度较好、^{18}F-FDG 摄取程度较轻的肿瘤；③延迟显像有助于肿瘤和炎性病灶的鉴别；④ ^{18}F-FDG PET 显像的肿瘤与肌肉放射性比值（T/N）明显高于 ^{99m}Tc-HL91 SPECT 乏氧显像，注射后 1 小时和 4 小时 ^{99m}Tc-HL91 SPECT T/N 值分别为 2.05 和 3.65，而 ^{18}F-FDG PET 为 6.45。

国内学者对 35 例非小细胞肺癌进行了 ^{99m}Tc-HL91 乏氧显像，其中 33 例的阳性显示，2 例阴性的患者其中一个为高分化腺癌，另 1 例为肿瘤坏死严重。此外 ^{99m}Tc-HL91 乏氧显像在肿瘤与炎症、良恶性骨病灶、甲状腺良恶性结节的鉴别诊断级恶性原发脑肿瘤的鉴别诊断方面都表现出令人满意的结果。

二、乏氧显像评价疗效

（一）^{99m}Tc-HL91 SPECT 乏氧显像在疗效评价中的应用

动物试验研究显示，^{99m}Tc-HL91 随肿瘤乏氧程度增加而摄取增加，而 ^{99m}Tc-MIBI 和 ^{201}Tl 的摄取将随之下降，这一研究结果从另一个侧面反映了乏氧可以诱导肿瘤对化放疗的耐受，并提示放疗前 ^{99m}Tc-HL91 核素乏氧显像可以预测肿瘤放疗疗效。

实体肿瘤在接受放疗后，由于放疗本身属于耗氧过程，即刻乏氧分数会接近 100%，然后逐渐下降并接近初始值，这就是再氧合。在放疗过程中，对射线敏感的富氧细胞选择性被杀伤，细胞总量减少，血管密度相应增加，随着放疗的进行，肿瘤逐渐缩小，肿瘤内部氧分压将逐渐增高，是引起再氧合的重要原因。国内学者应用昆明小鼠 H22 肝细胞癌动物模型进行 ^{99m}Tc-HL91 乏氧显像研究，在小鼠 H22 肝细胞癌放疗后即刻 ^{99m}Tc-HL91 核素显像，^{99m}Tc-HL91 核素摄取较放疗前明显增高；肿瘤放疗后 48 小时 ^{99m}Tc-HL91 核素摄取较放疗前明显减低与放疗引起的肿瘤细胞凋亡、坏死、生长受抑、肿瘤细胞阻滞于 G_1 期、肿瘤生长受到抑制及肿瘤细胞坏死有关。^{99m}Tc-HL91 乏氧显像可以显示恶性肿瘤放疗后的再氧合过程，同时可借此评价肿瘤放疗疗效。

肿瘤组织与对侧正常组织放射性比值（T/N）是目前最常使用的评价疗效的半定量指标，国内学者对 32 例非小细胞肺癌患者在放疗前进行 ^{99m}Tc-HL91 SPECT 显像，在注射后 4 小时进行显像，并计算肿瘤与对侧正常肺组织放射性比值（T/N 值），以 1.54 为界值，T/N＜1.54 组为非乏氧组，T/N＞1.54 组为非乏氧组，对两组放疗效果进行了随访，非乏氧组平均生存期、1 年和 2 年生存率分别为 17.2 个月、88.9% 和 16.7%，乏氧组分别为 13.2 个月、57.1% 和 8.3%，两组存在显著差异，非乏氧组的治疗效果明显高于乏氧组；此外 62 例鼻咽癌患者放疗前、中（放疗 40Gy）和放疗结束后 ^{99m}Tc-HL91SPECT 显像，结果显示，非乏氧组（T/N＜1.52）在放疗中和放疗结束后的肿瘤缩小率均明显优于乏氧组（T/N≥1.52）。

Zhao M 等对 20 例恶性脑肿瘤患者在放疗前、中（20Gy）、后进行 ^{99m}Tc-HL91 SPECT 乏氧显像，将 KPS 评分升高 20 分定义为临床症状缓解，降低 20 分定义为临床症状恶化，两者之间的定义为临床症状稳定；肿瘤缩小 25% 定义为影像缓解，肿瘤增大 25% 定义为影像恶化，肿瘤大小改变较放疗前不足 25% 定义为影像稳定；T/N 值较放疗前改变超过 10% 定义为 T/N 值改变，较放疗前减低 10% 定义为影像缓解，增加 10% 定义为影像恶化，两者之间的定义为影像稳定，肿瘤消失的 T/N 定义为 1。将 ^{99m}Tc-HL91 SPECT 乏氧显像与 MRI 显像结果进行对照，结果显示：在放疗中（20Gy），20 例患者的临床症状缓解率为 80%，无临床症状恶化者；SPECT 和 MRI 测定肿瘤大小诊断 20 例患者的影像缓解率分别为 75% 和 15%，无影像恶化者；以 T/N 值为诊断标准，20 例患者的影像缓解率为 80%，影像恶化的达 20%。在放疗中，SPECT 测定肿瘤大小诊断影像缓解与临床症状缓解的符合率达 70%，MRI 为 40%，T/N 值为 65%。放疗结束后，20 例患者的临床症状缓解率为 100%；SPECT 和 MRI 测定肿瘤大小诊断 20 例患者的影像缓解率分别为 100% 和 25%；以 T/N 值为诊断标准，20 例患者的影像缓解率为 90%，较放疗前无影像恶化者。在放疗结束后，SPECT 测定肿瘤大小诊断影像缓解与临床症状缓解的符合率达 100%，MRI 为 25%，T/N 值为 95%。这一研究显示，^{99m}Tc-HL91 SPECT 乏氧显像在评价恶性脑肿瘤放疗疗效时，影像学改变与临床症状的符合率优于 MRI（图 31-1，图 31-2），但在放疗中

和放疗结束后 ^{99m}Tc-HL91 SPECT 乏氧显像显示肿瘤完全消退与病理学肿瘤完全反应的关系有待进一步的研究证实。

理论上抗肿瘤血管生成药物治疗会加重肿瘤乏氧，拮抗放化疗疗效，但大量临床实践证实，抗肿瘤血管生成药物与放化疗联合应用可以取得更好的治疗效果，这与抗血管生成药物能部分裁减掉相对不成熟和低效率的肿瘤血管，暂时改善肿瘤血管结构和功能，产生短暂的血管"正常化"，使肿瘤乏氧程度逐渐降低，氧含量逐渐升高并接近正常组织有关。给予抗肿瘤血管生成药物后，引起血管"正常化"持续时间称为"血管正常化窗口"（NWTV），在该窗口期进行放化疗可明显增强治疗效果。^{99m}Tc-HL91 SPECT 乏氧显像可动态观察抗血管生成药物治疗后氧含量的改变，精确定位 NWTV，为放化疗介入提供依据。

（二）PET 乏氧显像在疗效评价中的应用

PET 乏氧显像主要用于预测恶性肿瘤的治疗反应、预后和复发，使用的 PET 乏氧显像药物主要是 ^{18}F-FMISO 和 ^{64}Cu-ATSM，评价指标主要采用肿瘤乏氧容量（肿瘤乏氧像素数占肿瘤总像素数的百分比，HV）、SUV、肿瘤组织与对侧正常组织放射性比值（T/N 或 T/M 或 T/B）。

^{18}F-FMISO PET 乏氧显像已广泛应用于原发恶性脑肿瘤、头颈部肿瘤和非小细胞肺癌的疗效预测和预后判断。22 例脑胶质瘤患者放疗前 ^{18}F-FMISO PET 显像，以 $T/B_{max} \geq 1.2$ 为乏氧界值确定肿瘤乏氧容量 HV，中位 HV 为 12.8cm^3，中位 T/B_{max} 为 2.06，Kaplan-Meier 图显示，患者 HV 或 T/B_{max} 高于中位数组的无进展生存期和生存期 HV 或 T/B_{max} 低于中位数组，T/B_{max} 与 HV 均与患者预后显著相关。Rajendran 等对 73 例进展期头颈部恶性肿瘤患者治疗前 ^{18}F-FMISO PET 显像结果分析显示，T/B_{max}、肿瘤乏氧容量（肿瘤乏氧像素数占肿瘤总像素数的百分比，HV）、淋巴结分期是头颈部肿瘤的独立预后因素，与肿瘤复发、生存期直接相关。21 例非小细胞肺癌和头颈部肿瘤患者在放疗前进行 ^{18}F-FMISO PET 显像，在注射后 4 小时进行显像，结果显示在治疗后 1 年内复发的患者，SUV 值均大于 2，在非小细胞肺癌中，肿瘤与纵隔放射性比值 T/M＞2，在头颈部肿瘤患者肿瘤与对侧正常肌肉组织放射性比值 T/M＞1.6 为预测 1 年内复发的界值，低于此界值的患者，治疗结束后 1 年内仅有 27% 的复发率。

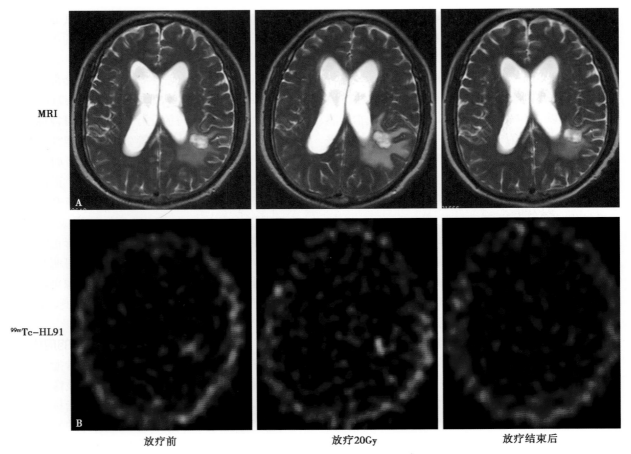

MRI

^{99m}Tc-HL91

放疗前　　　　　　　　　放疗20Gy　　　　　　　　放疗结束后

图 31-1 脑肿瘤治疗前、治疗中和治疗后 MRI 和 ^{99m}Tc-LH91 变化

A. MRI 显示放疗前左侧脑室外下方脑转移病灶，大小约 4.5cm²，KPS 评分 50 分，放疗中症状缓解，KPS 评分达 70 分，放疗结束后 KPS 评分达 90 分，已无需陪侍人，自由活动。但 MRI 显示肿瘤大小无变化；B. SPECT 显示放疗前颅内 ^{99m}Tc-HL91 高摄取病灶，T/N 为 10.44，放疗中症状缓解，病灶缩小，T/N 为 7.23，放疗结束后 SPECT 显示病灶消失，与临床症状缓解和 KPS 评分改变具有很好符合性

Eschman 等将Ⅲ或Ⅳ期头颈部鳞癌患者的初始 ^{18}F-FMISO 显像分为 4 级，0 级：病灶放射性摄取低于本底；1 级：病灶放射性摄取接近本底；2 级：病灶放射性摄取较本底轻度增高；3 级：病灶放射性摄取较本底中度增高；4 级：病灶放射性摄取较本底明显增高；将 2～4 级定义为乏氧，研究显示，在放化疗前存在乏氧的 13 例患者中，有 8 例存在复发，在没有乏氧的 10 例患者中仅有 1 例复发。对存在乏氧的患者，在放化疗过程中联合应用乏氧细胞毒性药物替拉扎明，局部复发率明显降低。作者认为，^{18}F-FMISO 显像可以预测放化疗局部复发，同时为选择乏氧细胞毒性药物进行治疗提供依据。

^{18}F-FMISO 的脂溶性低和血液清除率慢，主要经胆道和肾脏排泄，不适合对腹部及泌尿系统肿瘤进行疗效评价，Cu（Ⅱ）-ATSM 可以被乏氧细胞和含氧正常细胞摄取，摄取后在细胞内发生还原反应，转变为不稳定的 Cu（Ⅰ）-ATSM，在乏氧细胞内 Cu（Ⅰ）-ATSM 被完全分解，滞留在细胞内，而在含氧正常细胞内，Cu（Ⅰ）-ATSM 被再氧化形成 Cu（Ⅱ）-ATSM，从细胞内弥散到细胞外，^{60}Cu-ATSM 是近年来产生的 PET 乏氧显像药物，半衰期为 0.4 小时，与 ^{18}F-FMISO 相比，血液清除率快，可获得更好的肿瘤与本底比值，且经泌尿系统排泄轻微，适合盆腔肿瘤（直肠癌和宫颈癌）的检测。

Dehdashti 等报道 38 例宫颈癌患者治疗前进行 ^{60}Cu-ATSM PET 显像，注射后 30～60 分钟显像，以 T/M>3.5 为乏氧界值，研究显示，乏氧组的 3 年无进展生存期仅为 28%，而与非乏氧组为 71%，两组之间存在显著差异，而两组之间的肿瘤分期、放疗剂量、淋巴结分期、FDG 摄取程度、治疗周期均

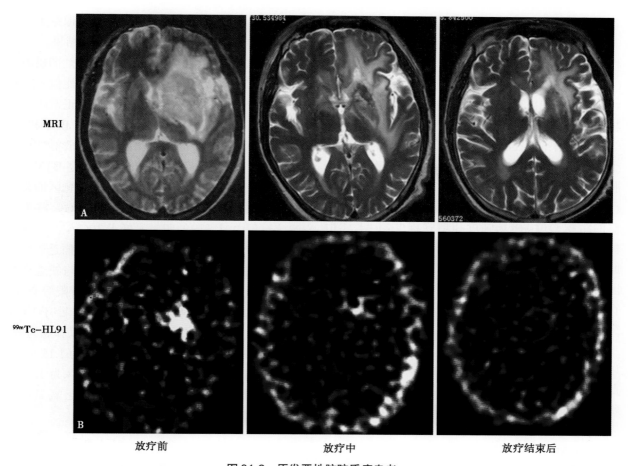

图 31-2　原发恶性脑胶质瘤患者

A. MRI 示肿瘤大小 $23.2cm^2$，KPS 评分 30 分，全脑放疗结束后，肿瘤缩小到 $16.2cm^2$，KPS 评分达 50 分，局部缩野放疗结束后，肿瘤缩小到 $12.6cm^2$，KPS 评分达 70 分；B. SPECT 显示放疗前颅内 ^{99m}Tc-HL91 高摄取病灶，T/N 为 3.89，KPS 评分 30 分，X 线全脑放疗结束后，肿瘤明显缩小，T/N 为 6.9，局部缩野放疗结束后，肿瘤消失，与临床症状缓解和 KPS 评分改变具有很好符合性

无显著差异。在非小细胞肺癌的研究中，14 例患者化放疗前进行 ^{60}Cu-ATSM PET 和 ^{18}F-FDG PET 扫描，将 T/M≥3 定义为乏氧，结果显示，存在治疗反应的 8 例患者，T/M<3，而在无反应组的 6 例患者，T/M≥3，治疗反应组平均 T/M 为 1.5±0.4，治疗无反应组平均 T/M 为 3.4±0.8，两组之间存在显著差异；而 ^{60}Cu-ATSM 和 ^{18}F-FDG PET 的 SUV 在两组之间均无显著差异，且 ^{18}F-FDG 在肿瘤中的摄取与 ^{60}Cu-ATSM 在肿瘤中的摄取无显著相关。

Dietz 等对 17 例术前接受新辅助化放疗的结直肠癌患者，在新辅助化放疗前进行 ^{60}Cu-ATSM PET 显像，将肿瘤与对侧正常肌肉组织放射性比值 T/M≥2.6 定义为乏氧，在 4 例新辅助化放疗后分期无降低的患者中，有 3 例 T/M>2.6，阳性预测值为 75%；在 13 例新辅助化放疗后分期降低的患者中，有 5 例 T/M>2.6，阴性预测值为 62%；新

辅助化放疗有效组的平均 T/M 为 2.2，新辅助化放疗无效组的平均 T/M 为 3.3，两组 T/M 平均值存在显著差异。

15 例Ⅲ～Ⅳ期头颈部恶性肿瘤患者在放疗前行 ^{62}Cu-ATSM PET 扫描，放疗结束后 2 年进行随访，9 例完全缓解患者与 6 例肿瘤残留或复发组患者之间 SUV_{max} 存在显著差异，在放疗前 SUV_{max}>5 的 10 例患者中，有 6 例患者出现复发或残留，而在 SUV_{max}<5 的 5 例患者中，无一例患者出现复发或残留。

^{64}Cu-ATSM 的半衰期为 12.7 小时，可在注射后 48 小时内进行显像，适合于无加速器的 PET 中心使用，此外 ^{64}Cu 发射的正电子能量为 0.66MeV，与 ^{18}F 近似，因此可获得比 ^{60}Cu-ATSM 质量更好的 PET 图像，但由于 ^{64}Cu 的半衰期长，且存在 β^- 衰变，会增加受检者的辐射负担。

（三）核素乏氧显像在放疗计划中的应用

恶性肿瘤放射治疗的目标是获得最大的肿瘤控制率和最小的副反应率，为此，调强放疗技术（IRMT）、立体定向分割放疗技术、放射手术等放疗新技术得到普及应用，上述技术要求根据肿瘤生物学特点（增殖程度、乏氧程度、葡萄糖代谢程度等），将照射剂量在肿瘤内进行合理的分布，同时减少对周围正常组织的照射。这就要求在准确确定肿瘤总靶区（GTV）的同时，对生物靶区（BTV）进行准确确定。CT 和 MRI 勾画肿瘤靶区依赖于肿瘤的组织密度、磁场强度和增强程度，但上述指标并非肿瘤特有，炎症、术后、放化疗后改变，因此应用 CT 和 MRI 勾画肿瘤 GTV 特别是生物靶区常不准确。应用 PET 显像与 CT 或 MRI 结合进行肿瘤 GTV 和 BTV 的勾画已逐渐成为当前的研究热点。

乏氧是恶性肿瘤的重要生物学特征，乏氧可以导致肿瘤对放疗的耐受及局部复发和转移，因此应用 PET 乏氧显像确定肿瘤放疗患者的乏氧生物靶区（hGTV）是制订放疗计划的主要内容。

^{18}F-FMISO 是研究最多的 PET 乏氧显像药物，[18]F-FMISO 是硝基咪唑类乏氧显像药物，当组织内氧分压 <20mmHg 时，与细胞内蛋白质结合，像其他 PET 显像药物一样，早期在肿瘤内的摄取与血流相关，但由于其高亲脂性，使其在注射后 90~120 分钟在肿瘤内的分布与血流无关，基本反映肿瘤乏氧状况，且与氧电极法测定的乏氧程度相关。因此，[18]F-FMISO PET 乏氧显像被认为是 PET 乏氧显像中的"金标准"显像方法。

Lee 等应用 ^{18}F-FMISO PET 乏氧显像对头颈部恶性肿瘤、非小细胞肺癌、软组织肉瘤、乳腺癌、肾细胞癌、原发恶性脑肿瘤等多种恶性肿瘤进行了乏氧显像研究，上述研究多采用注射后 2~2.5 小时显像，以肿瘤与对侧正常组织的放射性比值 T/N 做为评价乏氧程度的指标，将 T/N = 1.2~1.4 定义为肿瘤乏氧的界值，根据此界值可以确定肿瘤乏氧生物靶区。

Hendrickson 等应用 ^{18}F-FMISO 对 10 例头颈部肿瘤患者进行生物靶区的确定，并应用 IRMT 技术对生物靶区给予更高的照射剂量，肿瘤的局部控制率提高了 17%，且对周围正常组织的损害率无明显提升。在放疗前 3 日内进行 2 次 ^{18}F-FMISO PET 乏氧显像，两次显示乏氧肿瘤容积不一致，从而造成对生物靶区放疗剂量的调整，因此提出是否能将 1 次 ^{18}F-FMISO PET 乏氧显像结果作为勾画生物靶区的依据有待进一步研究结果。

^{18}F-FMISO 的两个缺点是：①在病灶的摄取程度较低；②注射后 90 分钟，病灶与本底比值 <2：1，需要等待更长时间以提高肿瘤与周围正常组织的放射性比值。Chao 等根据 [60]Cu-ATSM PET 和 CT 确定 GTV，并以肿瘤与对侧肌肉组织放射性比值 T/M > 2 作为乏氧界值，在 GTV 内确定 BTV。在合计 35 次常规分割照射中，给予生物靶区的总剂量为 80Gy，给予 GTV 的照射量为 70Gy，在整个治疗过程中对腮腺的照射量低于 30Gy。

应用 ^{99m}Tc-HL91 乏氧显像指导肿瘤乏氧生物靶区的勾画的研究报告较少，这可能与缺乏商品提供的显像剂，且 SPECT 的分辨率有限等有关，[99m]Tc-HL91 乏氧显像所获得的 T/N 值小于 [60]Cu-ATSM 和 ^{18}F-FMISO PET 乏氧显像，以肺癌为例，[99m]Tc-HL91 乏氧显像所获得的 T/N 值为 1.13~1.90（平均 1.57）；[18]F-FMISO PET 乏氧显像为 1.17~3.76（平均 1.92）；[60]Cu-ATSM PET 乏氧显像为 1.2~4.8（平均 2.3）。

（赵　铭）

参 考 文 献

[1] Koumenis C, Alarcon R, Hammond E, et al. Regulation of P53 by hypoxia dissociation of transcriptional repression and apoptosis from P53-dependent transactivition. Mol Cell Biol, 2001, 21（4）: 1297-1310.

[2] Vaupel P, Schaefer C, Okunieff P. Intracellular acidosis in murine fibrosarcomas coincides with ATP depletion, hypoxia, and high levels of lactate and total Pi. NMR Biomed, 1994, 7（3）: 128-136.

[3] Wang GL, Semenza GL. Purification and characterization of hypoxia-inducible factor 1. J Biol Chem, 1995, 270（3）: 1230-1237.

[4] Hall EJ. Radiobiology for the radiologist. 4th ed. Philadelphia: Lippincott, 1994.

[5] Cooper R, Sarioglu S, Sokmen S, et al. Glucose transporter-1（GLUT-1）: a potential marker of prognosis in rectal carcinoma. Br J Cancer, 2003, 89（5）: 870-876.

[6] Serganova I, Humm J, Ling C, et al. Tumor hypoxia imaging. Clin Cancer Res, 2006, 12（18）: 5260-5264.

[7] Chitneni SK, Palmer GM, Zalutsky MR, et al. Molecular Imaging of Hypoxia. J Nucl Med, 2011, 52（2）: 165-168.

[8] Vavere AL, Lewis JS. Cu-ATSM: a radiopharmaceutical

for the PET imaging of hypoxia. Dalton Trans, 2007, 43: 4893-4902.

[9] Haynes NG, Lacy JL, Nayak N, et al. Performance of a ^{62}Zn/^{62}Cu generator in clinical trials of PET perfusion agent ^{62}Cu-PTSM. J Nucl Med, 2000, 41 (2): 309-314.

[10] Bentzen L, Keiding S, Horsman MR, et al. Feasibility of detecting hypoxia in experimental mouse tumours with ^{18}F-fluorinated tracers and positron emission tomography-a study evaluating [^{18}F] fluoro-2-deoxy-d-glucose. Acta Oncol 2000, 39 (5): 629-637.

[11] Yang DJ, Wallace S, Cherif A, et al. Development of F-18-labeled fluoroerythronitroimidazole as a PET agent for imaging tumor hypoxia. Radiology, 1995, 194 (3): 795-800.

[12] Mannan RH, Somayaji VV, Lee J, et al. Radioiodinated 1-(5-iodo-5-deoxy-beta-D-arabinofuranosyl)-2-nitroimi-dazole (iodoazomycin arabinoside: IAZA): a novel marker of tissue hypoxia. J Nucl Med, 1991, 32 (9): 1764-1770.

[13] Cook GJR, Houston S, Harrington SF, et al. Technetium-99m-labeled HL91 to identify tumor hypoxia: correlation with fluorine-18-FDG. J Nucl Med, 1998, 39 (1): 99-103.

[14] Brown RS, Leung JY, Fisher SJ, et al. Inlratumoral distribution of tritiated-FDG in breast carcinoma: correlation between GLUT-1 expression and FDG uptake. J Nucl Med, 1996, 37 (6): 1042-1047.

[15] Yutani K, Kusuoka H, Fukuchi K, et al. Applicability of ^{99m}Tc-HL91, a Putative Hypoxic Tracer, to Detection of Tumor Hypoxia. J Nucl Med, 1999, 40 (5): 854-861.

[16] Wu XY, Liu BP, Ruan Q, et al. The correlation of ^{99m}Tc-HL91 imaging with malignancy grading, HIF-1α expression in NSCLC. Chin J Nucl Med, 2006, 26 (5): 264-267.

[17] Liu BP, Guo PD, Sun BQ, et al. The relationship between ^{99m}Tc-HL91 imaging of malignancy of brain gliomas and Glut1 expression. Chin J Nucl Med, 2005, 25 (6): 350-352.

[18] Kinuya S, Yokoyama K, Li XF, et al. Hypoxia-induced alteration of tracer accumulation in cultured cancer cells and xenografts in mice: implications for pre-therapeutic prediction of treatment outcomes with (99m) Tc-sesta-mibi, (201) Tl chloride and (99m) Tc-HL91. Eur J Nucl Med Mol Imaging, 2002, 29 (8): 1006-1011.

[19] Zhao M, Zhang YX, Zhang CG, et al. An evaluation on radiotherapy in hepatoma-bearing mice with ^{99m}Tc-HL91 imaging. Chin J Nucl Med, 2007, 27 (2): 82-85.

[20] Li L, Yu J, Xing L, et al. Serial Hypoxia Imaging With 99mTc-HL91 SPECT to Predict Radiotherapy Response

in Nonsmall Cell Lung Cancer. Am J Clin Oncol, 2006, 29 (6): 628-633.

[21] Zheng YJ, Zhao C, Fan W, et al. Changes of hypoxia in primary lesion of nasopharyngeal carcinoma during the treatment course and the clinical value thereof. Zhonghua Yi Xue Za Zhi, 2007, 87 (38): 2698-2702.

[22] Zhao M, Zhang YX, Zhang CG, et al. To evaluate the effect of radiotherapy with 99mTc-HL91 SPECT in patients with brain metastasis. J Nucl Med, 2006, 47 (Suppl 1): 290.

[23] Le QT, Kovacs, Doric MJ, et al. Comparison of the comet assay and the oxygen microelectrode for measuring tumor oxygenation in head-and-neck cancer patirnts. Int J Radiat Oncol Biol Phys, 2003, 56 (2): 375-383.

[24] Tong SL, Zheng YB, Wang WX. The diagnostic value of 99mTc-HL91 hypoxia imaging in normalization windows of gastric cancer vasculature. Chin J Exp Surg, 2010, 27 (4): 422-424.

[25] Spence AM, Muzi M, Swanson KR, et al. Regional hypoxia in glioblastoma multiforme quantified with [^{18}F] fluoromisonidazole positron emission tomography before radiotherapy: correlation with time to progression and survival. Clin Cancer Res, 2008, 14 (9): 2623-2630.

[26] Rajendran JG, Schwartz DL, O'Sullivan J, et al. Tumor hypoxia imaging with [F-18] fluoromisonidazole positron emission tomography in head and neck cancer. Clin Cancer Res, 2006, 12 (18): 5435-5441.

[27] Rischin D, Hicks RJ, Fisher R, et al. Prognostic significance of [18F]-misonidazole positron emission tomography-detected tumor hypoxia in patients with advanced head and neck cancer randomly assigned to chemoradiation with or without tirapazamine: a substudy of Trans-Tasman Radiation Oncology Group Study 98.02. JCO, 2006, 24 (13): 2098-2104.

[28] Eschmann SM, Paulsen F, Reimold M, et al. Prognostic impact of hypoxia imaging with 18F-misonidazole PET in non-small cell lung cancer and head and neck cancer before radiotherapy. J Nucl Med, 2005, 46 (2): 253-260.

[29] Dehdashti F, Grigsby PW, Lewis JS, et al. Assessing tumor hypoxia in cervical cancer by PET with ^{60}Cu-labeled diacetyl-bis (N^4-methylthiosemicarbazone). J Nucl Med, 2008, 49 (2): 201-205.

[30] Dehdashti F, Mintun MA, Lewis JS, et al. In vivo assessment of tumor hypoxia in lung cancer with ^{60}Cu-ATSM. Eur J Nucl Med Mol Imaging, 2003, 30 (6): 844-850.

[31] Dietz DW, Dehdashti F, Grigsby PW, et al. Tumor hypoxia detected by positron emission tomography with

60Cu-ATSM as a predictor of response and survival in patients undergoing neoadjuvant chemoradiotherapy for rectal carcinoma: a pilot study. Dis Colon Rectum, 2008, 51 (11): 1641-1648.

[32] Minagawa Y, Shizukuishi K, Koike I, et al. Assessment of tumor hypoxia by ^{62}Cu-ATSM PET/CT as a predictor of response in head and neck cancer: a pilot study. Ann Nucl Med, 2011, 25 (5): 339-345.

[33] Lee ST, Scott AM. Hypoxia positron emission tomography imaging with ^{18}F-fluoromisonidazole. Semin Nucl Med, 2007, 37 (6): 451-461.

[34] Hendrickson K, Phillips M, Smith W, et al. Hypoxia imaging with [F-18] FMISO-PET in head and neck cancer: Potential for guiding intensity modulated radiation therapy in overcoming hypoxia-induced treatment resistance. Radiother Oncol, 2011, 101 (3): 369-375.

[35] Nunn A, Linder K, Strauss HW. Nitroimidazoles and imaging hypoxia. Eur J Nucl Med, 1995, 22 (3): 265-280.

[36] Chao KS, Bosch WR, Mutic S, et al. A novel approach to overcome hypoxic tumor resistance: Cu-ATSM-guided intensity-modulated radiation therapy. Int J Radiat Oncol Biol Phys, 2001, 49 (4): 1171-1182.

第三十二章

肿瘤血管生成——整合素 $\alpha_v\beta_3$ 分子显像

肿瘤新生血管是肿瘤生长与转移的先决条件，反映了肿瘤的生物学行为与特点并已成为肿瘤研究的热点及新领域。常用的研究肿瘤血管生成的方法有血液中相关因子检测、内皮细胞前体细胞计数、组织活检及影像学手段。其中，传统的定量分析肿瘤新生血管生成的"金标准"——微血管密度计数法具有存在创伤、不能反映活体血管功能，以及受取材部位及精确度的影响等劣势。影像学检查如核医学、磁共振、超声、电子计算机 X 线断层扫描成像等技术具有无创，可重复性好，能够完整观察肿瘤及周边区域的血供状态等优势，在肿瘤新生血管基础及临床研究领域中广泛应用。

随着影像学、化学、生物学及纳米医学等相关学科的飞跃发展，现代医学影像学 - 分子影像学应运而生并为肿瘤血管生成的深入研究引入了新的思维方式和研究手段。分子影像学采用先进无创的影像技术在活体的分子水平上研究细胞功能代谢，以达到对疾病早期特异性诊断、疗效观察和制订治疗计划。与常规医学影像检查方法相比，分子影像具有高特异性和高敏感性等特点，在细胞和分子水平对肿瘤血管新生生物学过程进行活体定性及测量，真正实现了在分子水平对肿瘤新生血管进行无创伤的临床诊断及治疗监测。目前，肿瘤新生血管分子显像在肿瘤发生发展、血管生成分子靶点、抗血管生成疗效评价等研究领域日益受到关注，并取得了重大进展。

第一节　肿瘤与新生血管

一、肿瘤血管生成

在肿瘤发生早期，瘤细胞可通过组织渗透而维持其生长。但当肿瘤直径达 1～2mm 后，肿瘤必须形成提供自身营养的新生血管以维持其生长和转移。血管生成是指在原有微血管的基础上通过"芽生"的方式形成的新生毛细血管：①局部促血管生成因子活性上调，内皮细胞增殖；②血管基底膜中的金属蛋白酶等多种水解酶使基底膜与细胞外基质降解、重塑；③内皮细胞侵入周围组织的基质层并增殖和迁移；④内皮细胞外形重塑并形成管腔样结构；⑤内皮细胞与周围支持细胞（如平滑肌细胞）等相互作用形成基底膜而完成血管生成。血管生成是肿瘤生长、发展过程中的一个关键步骤，即建立了肿瘤独立的血液供应系统并由此加速肿瘤的生长。此外，肿瘤血管形成还存在另一种称之为"血管发生"的方式，即肿瘤组织分泌的一些因子促进骨髓中前体细胞释放并定位于肿瘤部位，在一些因子的刺激下分化为内皮细胞，进而通过增殖形成血管样结构。

肿瘤血管的主要生成过程虽然和正常生理情况下的血管生成过程没有明显差异，但两者无论从结构、组成及调控行为均存在极大的不同。肿瘤血管生成过程是一种失去正常控制的无序状态，可导致肿瘤血管的异质性及复杂性：①肿瘤新生血管的结构缺乏完整性、管壁薄弱、平滑肌缺失、基底膜结构不完整；②内皮细胞之间缝隙较大，通透性强；③血管网结构紊乱，大量的血管盲端、动静脉间短路及血管的局部膨出等导致渗出增加及瘤组织高压，为瘤细胞穿透并形成远处转移提供了便利。因此，深入研究并揭示肿瘤血管生成过程、筛选抗肿瘤血管生成药物是控制肿瘤生长、发展、转移的一个重要策略。

二、整合素与肿瘤血管生成

整合素是由 α 和 β 亚基以非共价键结合而形成的一类跨膜异二聚体糖蛋白家族。迄今已发现 18 种不同的 α 亚单位和近 10 种 β 亚单位，并按不同的组合构成 20 余种整合素。作为细胞黏附调控的关键蛋白家族之一，整合素受体主要介导细胞与细胞、细胞与细胞外基质之间的相互黏附,以及细胞与细胞外基质之间的双向信号传导,其识别配体主要是细胞外基质成分如纤维黏连蛋白,层粘连蛋白,玻璃粘连蛋白,血小板反应蛋白 -1 和血管假性血友病因子等。由细胞外基质蛋白、整合素和细胞骨架形成的局部黏附是整合素介导信号传导的结构基础。多数整合素与细胞外基质分子形成复合体后在细胞膜的表面积聚成簇并通过 β 亚基胞质部分将信号传给细胞骨架蛋白,进而参与调控细胞的生长,分化,迁移,血小板聚集,组织修复和肿瘤的侵袭。

整合素在多种肿瘤表面和新生血管内皮细胞中有高表达,对肿瘤血管生成起着重要作用。值得注意的是,由 αv 亚基(CD51)和 β_3 亚基(CD61)组成的整合素 $\alpha_v\beta_3$ 在血管新生过程中起到的作用尤为重要,并对肿瘤的生长、侵袭、转移以及肿瘤介导的血管生成均有重要影响:

(1)整合素 $\alpha_v\beta_3$ 参与内皮细胞的激活和迁移,促进内皮细胞、肿瘤细胞分泌和诱导蛋白水解酶如金属基质蛋白酶的激活。

(2)整合素 $\alpha_v\beta_3$ 与生长因子能通过黏着斑激酶等激活小 G 蛋白 Ras 和细胞外信号调节激酶,进而控制内皮细胞从 G_1 期进入 S 期并介导内皮细胞持续增殖。

(3)整合素 $\alpha_v\beta_3$ 与胞外配体结合后,抑制内皮细胞的凋亡,促进新生血管的生成。

(4)整合素 $\alpha_v\beta_3$ 参与生长因子 bFGF 及 VEGF 诱导的血管生成。

(5)整合素 $\alpha_v\beta_3$ 和配体的结合可诱导环加氧酶产生,进而促进肿瘤血管生成。

第二节　肿瘤血管生成分子影像

一、整合素 $\alpha_v\beta_3$ 分子显像

传统的评价肿瘤血管的影像学检查方法包括增强电子计算机 X 线断层扫描(CT)、增强磁共振成像(MRI)、超声(US)以及血管成像等技术,可以不同程度地间接反映肿瘤血管的生成特点。随着影像学技术的发展,肿瘤血管显像呈现出由形态转向形态与功能并重、由宏观转向微观的趋势。功能影像学技术如核医学、MRI、US 及 CT 灌注成像能够从肿瘤的血流动力学改变,如肿瘤部位血流速度、血管容积、血管通透性等参数来间接定量评估肿瘤微血管生成及其功能状态。但上述

方法缺乏特异性且难以对血管生成过程中的靶标分子进行直接定量评估。

肿瘤血管生成分子影像应用先进影像学方法及分子影像探针对活体状态下的血管生成过程进行细胞 / 分子水平的定性和定量研究并直接显示肿瘤血管生成的细胞或分子水平的生理和病理过程。与传统的医学影像学不同的是,分子影像学显示的是肿瘤血管生成分子 / 基因水平的异常。因此,分子影像学可以更早发现并显示肿瘤新生血管。分子影像学手段还可以无创、实时、连续多次为临床提供“原位靶向监控”,进而更有效地指导治疗,如抗肿瘤血管生成治疗方法的确立等。此外,分子影像学通过对肿瘤血管生成靶分子或功能基因直接成像,能够直接、无创、可重复地评价筛选抗肿瘤血管生成药物,同传统的疗效观察方法相比,既节省实验动物又节省人力,且更直观、客观。

目前,肿瘤新生血管分子显像研究热点主要集中于肿瘤血管内皮细胞膜蛋白靶标分子成像方面,且尤以整合素 $\alpha_v\beta_3$ 的研究最为广泛。整合素 $\alpha_v\beta_3$ 能特异性识别配体分子中的精 - 甘 - 天冬序列(Arg-Gly-Asp, RGD),并且 $\alpha_v\beta_3$ 在正常组织和成熟的内皮细胞不表达或表达很低,但在活化的肿瘤血管内皮细胞及某些肿瘤细胞高表达,为设计含有 RGD 序列的 $\alpha_v\beta_3$ 受体小分子拮抗肽修饰的靶向分子显像探针和 $\alpha_v\beta_3$ 的单克隆抗体和拮抗剂等肿瘤血管生成靶向药物研究提供了理论基础。以分子影像学为核心特征的现代医学影像学,在肿瘤新生血管 $\alpha_v\beta_3$ 分子显像及治疗监测的科学研究与临床实践中发挥了越来越重要的作用,具有非常广泛而极其重要的应用前景和巨大的社会经济效益。

(一)核素分子显像

分子影像学成像技术主要包括核医学成像技术(正电子发射计算机体层摄影(PET)、单光子发射计算机体层摄影(SPECT))、光学成像、磁共振成像(MRI)、超声等。其中,放射性核素标记探针的核医学分子显像由于敏感性极高(纳克分子水平),已成为当今较成熟的分子影像技术并广泛用于肿瘤新生血管 $\alpha_v\beta_3$ 分子显像及治疗研究。

现代核医学使用先进的 PET 和 SPECT,以及这些仪器与 CT、MRI 的联机和图像融合可以在体外得到人体内器官组织的代谢、功能、形态等信息。放射性核素之所以可作为示踪剂,其原理

主要在于放射性核素示踪物与被研究物质具有相同的理化特性和生物学性质，并充分利用了放射性的可测量性和敏感性高这两个基本特征。利用核医学放射性核素显像，放射性示踪技术可以在活体内、在正常生理状况下进行靶分子的实时监测，目前，放射性核素（^{18}F、^{64}Cu、^{68}Ga、^{86}Y、^{99m}Tc、^{111}In 和 ^{125}I 等）标记的 RGD 肽类核素显像探针是肿瘤新生血管 α$_v$β$_3$ 分子显像研究的热点。其中，^{18}F 具有接近 100% 的正电子效率，低正电子能量（0.64MeV）和相对较短的物理半衰期（$t_{1/2}$＜2 小时）等特点，是较理想的多肽标记和 PET 显像核素。如 ^{18}F 标记 RGD 肽单体显影剂（^{18}F-galacto-RGD，^{18}F-AH111585 等）能与肿瘤细胞及肿瘤新生血管内皮细胞表面的整合素 α$_v$β$_3$ 受体特异性结合并用于临床肿瘤患者 α$_v$β$_3$ 受体显像。动物肿瘤模型实验表明，整合素 α$_v$β$_3$ 阳性肿瘤对 ^{18}F-galacto-RGD 特异性摄取（图 32-1），注射 2 小时后，肿瘤与血液的放射性摄取比＞20，而肿瘤与肌肉的放射性摄取比＞10。对癌症患者进行的临床试验表明，该显影剂安全且能够特异性识别整合素 α$_v$β$_3$ 阳性肿瘤组织，并有很好的肿瘤与正常组织的靶本比值。动态模型评估分布容积值显示肿瘤组织中整合素受体浓度是正常组织的 4 倍，能有效确定侵袭性肿瘤病灶。

大多数线性 RGD 肽对整合素受体亲和力较低和肿瘤摄取值偏低，且易被蛋白酶降解，体内稳定性差，其生物活性和显像结果有待提高。对含 RGD 肽结构的分子进行修饰与改造，可提高配体分子的稳定性、亲和性、特异性及靶向性，增加肿瘤摄取并延长其在肿瘤组织的滞留时间，以达到更好的显像和治疗效果 [12]。大量研究表明环形结构的 RGD 肽较线性 RGD 肽稳定，对整合素 α$_v$β$_3$ 受体有更高的亲和性、受体特异结合性。二硫键成环的 NC100692 对整合素 α$_v$β$_3$ 受体有

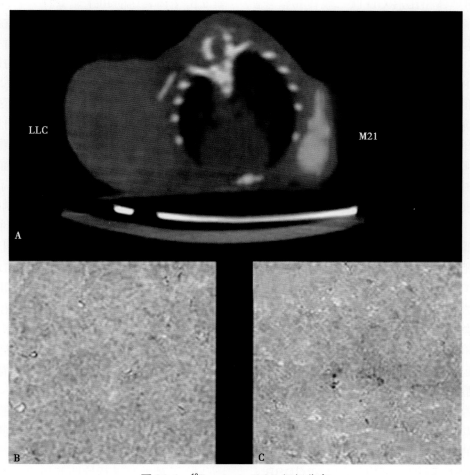

图 32-1　^{18}F-galacto-RGD 组织分布

A．^{18}F-galacto-RGD 对 α$_v$β$_3$ 受体的特异显像；B、C．α$_v$β$_3$ 受体低表达的 LLC 肺癌组织分布（B）远低于高表达的 α$_v$β$_3$ 受体 M21 黑色素瘤中的组织分布（C）

很高的亲和力（$Kd = 0.01nmol/L$），其 ^{99m}Tc 标记探针已成功应用于人体肿瘤血管生成的显像研究。而环五肽 c(-RGDfV-) 也已作为抗肿瘤药物（MD121974）进入临床二期研究。此外，在环形 RGD 肽结构上引入糖基、亲水性多肽、聚乙二醇等进行修饰，不仅有利于放射性核素的标记，还可改善生物利用度和药代动力学性能，增加肿瘤组织的摄取。如 RGD 肽的乳糖化或聚乙二醇修饰降低了 RGD 肽的亲脂性并相应地减小肝脏器官的摄取。

多价生物分子（包括肽类分子）在构建分子显像探针和药物传输载体上具有更重要的价值。通常情况下，多聚肽比单体拥有更好的受体亲和力和生物活性。与单价肽相比，很多多价肽不仅在体外细胞实验中表现出更强的受体亲和力，而且在体内也同样表现出更强的肿瘤靶向和显像能力。为了增强肿瘤靶向性，同时获得更好的体内显像特性，利用谷氨酸将环 RGD 五肽单元进行连接，与相应的单体相比，RGD 肽二聚体和整合素 $\alpha_v\beta_3$ 受体的亲和力几乎增加了一个数量级。体外细胞结合实验和体内定量 micro-PET 成像研究均显示，二聚体 ^{18}F-FRGD2（^{18}F-FB-E[c(RGDyK)]2）比单体 ^{18}F-FRGD2[^{18}F-FB-c(RGDyK)]具有更高的肿瘤摄取值和良好的药代动力学性质，是一个有巨大应用价值的靶向肿瘤整合素 $\alpha_v\beta_3$ 受体和其他相关疾病的血管生成的 PET 显影剂。^{64}Cu 标记的 DOTA-RGD 四聚体和八聚体在人胶质瘤动物模型实验中显示八聚体探针较四聚体对整合素 $\alpha_v\beta_3$ 具有更高的亲和性和特异性，八聚体探针的肿瘤摄取率也明显高于四聚体。此外，^{68}Ga 标记的 DOTA 聚合物在小鼠移植瘤实验中对整合素 $\alpha_v\beta_3$ 受体的靶向性也遵循 DOTA 四聚体 > DOTA 二聚体 > DOTA 单体，即多聚肽比单体拥有更好的肿瘤靶向性。多聚化如 RGD 肽八聚体和四聚体虽较二聚体增加受体亲和力，但在体内的本底值也相应升高，并且合成成本极高。因此，RGD 肽二聚体引起了人们更多的关注。

基于肿瘤常同时表达多种受体，异源双受体表达分子显像成为一种新策略。异源二聚体肽制备容易，尤其是有市售的单体肽。如利用对称连接设计合成的靶向 GRPR 和整合素受体的二聚体肽 AEADP-BBN-RGD 及 PEG₃-GLU-RGDBBN，在动物实验表明，双受体显像剂在肿瘤部位摄取明显高于单体肽。而连接剂 AEADP 和 PEG₃ 的加

入，不但提高了标记产率，而且改善了体内药代动力学性质，是较有前途的靶向整合素和 GRPR 阳性高表达肿瘤分子成像的 PET 显影剂，为体内外肿瘤诊治分子探针的设计提供了新思路。

传统 RGD 肽的 ^{18}F 标记制备工艺有待改进，由于耗时 2～3 小时，且操作繁琐，总体标记率低，使其临床推广应用受到限制。点击化学标记方法虽然有所简化，但需要对 RGD 肽进行叠氮或炔基官能团修饰，且需进行两步放射化学反应，有时还需挥发性 ^{18}F-叠氮合成子。鉴于 ^{18}F 易与金属（如 Al）结合，生成的 ^{18}F-Al 配合物后可以同螯和基团（如 NOTA）连接，采用 ^{18}F-Al 和连接 NOTA 的 RGD 肽进行直接反应获得 ^{18}F-Al-NOTA-RGD2。该过程无须 QMA 柱纯化、辅基的制备和 HPLC 纯化等，因此制备简便易行。采用类似方法合成 ^{18}F-FAl-NOTA-PRGD2，其药代动力学和显像性能与 ^{18}F-PRGD2 相似甚至更好。鉴于合成便捷且显像性能良好，有望替代 ^{18}F-PRGD2 用于肿瘤整合素 $\alpha_v\beta_3$ 受体表达的 PET 显像。

RGD 核素标记探针在选择适宜抗血管新生治疗的患者和评价相应的疗效方面也有很大的应用前景。对疑似或治疗后复发的恶性脑胶质瘤患者行 ^{18}F-galacto-RGD PET 显像，^{18}F-galacto-RGD 在肿瘤高度增殖和浸润的部位浓聚，但在坏死部位摄取不明显。而对化疗的肺癌患者同期行 ^{18}F-RGD 和 ^{18}F-galacto-RGD 显像，治疗开始两个星期后，肿瘤 ^{18}F-RGD 显像无显著变化，但肿瘤对 ^{18}F-galacto-RGD 的摄取减少了 20%，表明 ^{18}F-galacto-PRGD2 更适宜早期监测抗肿瘤药物的疗效。在 VEGFR-2 酪氨酸激酶抑制剂 ZD4190 的治疗监测评价试验中，我们发现乳腺癌 MDA-MB-435 荷瘤小鼠治疗后，肿瘤 ^{18}F-FDG 显像无显著变化。但肿瘤对 ^{18}F-FPPRGD2 的摄取在治疗后第一天即减少了 20% 以上，治疗后第三天更是减少了 40% 以上并同肿瘤血管生长相关因子抑制效果成正相关，表明 ^{18}F-FPPRGD2 能有效用于早期监测抗肿瘤药物酪氨酸激酶抑制剂 ZD4190 的治疗效果。西门子公司亦开发了 ^{18}F-RGD-K5 用于临床评估贝伐珠单抗 Avastin 标准化治疗前后肿瘤摄取值的变化和血管生成的监测，其结果有助于确定肿瘤早期治疗方案。

除了对肿瘤进行诊断和治疗检测外，核素标记 RGD 肽在抗肿瘤治疗也具有很大的潜力。放射性核素靶向治疗是以肿瘤特异性高表达的分子

为靶点,利用高亲和力特异性结合的配基(如抗体或多肽分子等)为载体将放射性核素载送到肿瘤部位,利用放射性核素的物理杀伤作用,对肿瘤进行特异性、靶向性内照射治疗。由于放射性核素靶向治疗是利用核射线的杀伤作用达到治疗目的,因此大大降低了载体的用量,从而降低治疗成本。更为重要地是,由于肿瘤组织具有"内压",大分子药物浸透性差,单纯抗体药物以及以抗体分子为载体的"抗体-化疗药物"往往仅能杀伤肿瘤组织表层或浅层的肿瘤细胞,对实体瘤内部的肿瘤细胞杀伤作用弱。而放射性核素靶向药物通过核射线不仅杀伤肿瘤组织表层或浅层的肿瘤细胞,同时利用核射线的穿透力杀伤实体瘤内部的肿瘤细胞。与单纯的化疗药物相比,放射性药物具有更强的杀伤力。

目前用于放射性靶向治疗的核素主要包括 ^{90}Y、^{131}I 和 ^{177}Lu。^{90}Y 发射的 β^- 射线能量高,射程相对较长,因此适于体积较大肿瘤的治疗;^{177}Lu 发射的 β^- 射线能量低,射程相对较短,因此适于体积较小肿瘤的治疗;而 ^{131}I 发射 β^- 射线的同时也发射 γ 射线,不仅可以用于肿瘤的治疗,也可以用于肿瘤的显像。我国已批准的诊断性核素靶向药物已有 30 多个,另有近 10 个治疗性核素靶向药物获准在我国上市应用,如:碘[^{131}I]肿瘤细胞核人鼠嵌合单抗注射液(^{131}I-chTNT),利用恶性肿瘤的具有大量坏死组织特点,特异结合肿瘤坏死区的细胞核,从而对多种实体瘤,如胰腺癌、乳腺癌、宫颈癌、前列腺癌、肝癌、肺癌等均有效;碘[^{131}I]标记的美妥昔单抗 HAb18F(ab')2 可与分布在肝癌细胞膜蛋白中的 HAb18G 抗原结合,将其荷载的放射性碘[^{131}I]输送到肿瘤部位,从而产生抗肿瘤作用。将 ^{90}Y 标记的 RGD 多肽二聚体 E-[c(RGDfK)]2 用于卵巢癌的靶向治疗,与对照组 ^{90}Y-DOTA-E-[c(RGKfD)]2 相比,^{90}Y-DOTA-E-[c(RGDfK)]2 具有更加显著地肿瘤生长抑制作用。由于放射性标记的 RGD 多肽二聚体在肿瘤的绝对摄取较低($<6\%ID/g$),加上在肿瘤的滞留时间也不够长,影响了它的治疗效果。因此需对 RGD 多肽分子进行改造,提高其在肿瘤的摄取,延长其在肿瘤的滞留时间。

纳米技术在生物医学工程上的应用,将疾病监测与诊断技术、新药研究、新治疗方法以及药物开发应用等引入到一个全新的微观领域,并取得了许多重大进展。由于纳米粒子的微小体积和

特殊结构,可以达成对药物分子在体内的分布、吸收、排除等行为和生理活性的控制,其作为药物载体具有很多优点,已经在控释给药,局部给药,靶向给药等领域中显示出特殊的优势。如单壁碳纳米管具有独特的大小、形状、物理性质、化学性质,在力学、电学和生物学方面有极大的优越性和应用潜能。^{64}Cu 标记的单壁碳纳米管的 PET 显像,生物分布实验和体外拉曼光谱检测结果显示,聚乙二醇修饰单壁碳纳米管具有较长的循环半衰期(长达数小时),而单核-吞噬细胞系统摄取量低。引人关注的是,RGD 多肽和放射性核素双标记的单壁碳纳米管在肿瘤部位的绝对摄取高达 $15\%ID/g$,在肿瘤新生血管的多模态分子成像及靶向治疗方面有广阔的应用前景。

增强渗透和滞留(enhanced permeation and retention,即 EPR)效应是指由于肿瘤生长迅速,其新生血管往往发育不全,所形成的血管内皮细胞间隙明显增大,同时其局部的淋巴管道回流系统受阻,导致大分子物质或纳米载体在肿瘤部位透过血管后不易再回流,从而造成大分子物质或纳米颗粒在肿瘤部位的长时间聚集。一般认为,分子量超过 45kD 的分子均具有 EPR 效应。利用 EPR 效应,人们已经成功将小分子药物连接到大分子聚合物载体上以增加其在肿瘤部位的摄取,进而增强抗肿瘤疗效。如利用聚合物胶束 N-(2-羟丙基)甲基丙烯酰胺(HPMA)作为载体,将 RGD 多肽以及放射性核素 ^{90}Y 标记在 HPMA 载体上,在前列腺癌动物模型上评价其生物分布和治疗有效性。研究结果显示,与单纯的 RGD 多肽药物相比,HPMA-RGD 不仅显著提高了肿瘤对放射性药物的摄取,同时也明显降低了放射性药物在其他正常组织中的摄取(血液除外)。另外 HPMA-RGD 比 RGD 更快速地从非靶组织中代谢,降低了标记物对正常组织的辐射损害。其次,HPMA-RGD 延长了标记物在肿瘤中的滞留时间,这使得其载送的放射性核素更加有效地杀死肿瘤细胞。因此,HPMA-RGD 对肿瘤生长的抑制效果明显好于单纯的 RGD 多肽药物。人血清蛋白 HSA 的分子量为 67kD,无免疫源性,因此是一种较为理想的大分子载体。将 RGD 多肽分子及放射性核素 ^{90}Y 偶联到 HSA 分子上,通过 RGD 多肽的靶向性和 HSA 的 EPR 效应,可望能提高放射性核素在肿瘤组织的摄取并延长放射性核素在肿瘤的滞留时间,增进抗肿瘤治疗效果。

含 RGD 序列的小分子肽是肿瘤新生血管整合素 $\alpha_v\beta_3$ 受体强有力的拮抗剂，将多肽进行功能基团修饰，并用放射性核素标记，由于未改变这类多肽的空间结构，因此并不影响标记配体在体内外与整合素 $\alpha_v\beta_3$ 受体结合的亲和力与特异性。该类多肽不仅是具有潜在临床应用价值的肿瘤受体靶向显像剂，而且为进一步开展实体肿瘤受体靶向核素治疗研究奠定了坚实的基础。此外，通过 RGD 肽结构的模拟或受体 - 配体结合的构效关系等方法，可设计合成出大量具有高选择性、高亲和力、具有类似药性的 $\alpha_v\beta_3$ 小分子拮抗剂，进一步借助体内外实验可筛选出适于使用放射性核素标记、易于清除的小分子拮抗剂，在肿瘤早期诊断、病灶检测、疗效评价及靶向治疗等方面具有广阔的前景。

（二）光学分子显像

光学分子影像学是一种迅猛发展的生物医学影像技术，其利用生物自发光或荧光蛋白或荧光染料，在细胞或分子层面上对在体的特定生物过程进行定性和定量研究。同磁共振、核素成像等技术相比，光学分子影像学具有无创性、分辨率高、高敏感性、成像价格低、技术相对简单、近红外荧光穿透力强等优点。尤其是随着纳米技术的深入研究，基于纳米颗粒如量子点研发出各种生物特异的分子探针光学显影剂发展迅速，使得光学分子影像学在生物学、医学和药学领域中有广泛的应用。

不同的光学成像技术，在光源、分子探测、成像对象方面各有特点，因而在生物医学中的应用也不相同。生物荧光成像（bioluminescence tomography，BLT）是一种对生物自发光进行成像的分子影像技术。主要优点是不需要外部光源的激发，没有内在自发荧光和入射光，只有报告基因（如荧光素酶）与底物（如 D-luciferrin）发生反应才能检测到信号；敏感性高，可以探测微米大小的物体；可进行连续、实时监测。BLT 目前主要应用在动物模型、制药及疗效评估等方面。荧光分子成像（fluorescence molecular tomography，FMT）首先将特定的荧光染料标记的探针注入生物体内，然后用特定波长的光源激发荧光材料。FMT 可对生物体内的分子过程进行成像，得到组织吸收和散射系数的分布，还可以得到荧光产量和荧光寿命等信息，在医学上有广泛的应用。扩散光学成像是一种对生物组织光学系数（吸收系数和散射系

数）进行成像的近红外光学散射断层成像技术，在脑功能成像和乳腺肿瘤检测方面有大量应用。

根据荧光分子探针作用机制的不同，荧光分子探针可以分为直接显像型探针和间接显像型探针。直接显像型荧光分子探针包括非特异性荧光分子探针和特异性荧光分子探针。非特异性荧光分子探针通常是一些小分子有机荧光染料，该类探针缺乏对目标的特异性选择，成像目标与背景之间的对比度较小，成像效果较差。而特异性荧光分子探针是一种可以与特定受体或酶结合的亲和配体，主要通过靶向技术增加探针在目标组织中的分布，减少背景组织对它们的摄取，从而提高成像目标与背景之间的对比度，改善成像效果。间接显像型荧光分子探针是指某些报告基因表达的荧光蛋白，但由于间接显像型荧光分子探针需要在靶细胞中引入外源蛋白和基因，生物安全性尚待进一步考证，其应用目前仅限于动物实验。

绿色荧光蛋白（green fluorescent protein，GFP）是荧光成像技术常用的一种间接显像型标记物，但是 GFP 的荧光需要外在光源激发，并且随着靶组织位置加深其检测的敏感性呈指数级降低。此外，组织的自发荧光增加了背景噪声使影像的信噪比降低。利用转基因技术，绿色荧光蛋白基因片段可以嵌入到有肿瘤特异性的基因组中。这样肿瘤基因的表达就可以通过附带产生的绿色荧光蛋白分子的发光性能成像，来确定肿瘤基因的表达部位和动态过程。如利用鼠肿瘤细胞稳定表达绿色荧光蛋白进行肿瘤转移的研究。而将绿色荧光蛋白标记的肿瘤移植到裸鼠体内，相对于发光明亮的肿瘤组织，被诱导生成的肿瘤血管由于不发光而被清楚地显示出来，从而可以实现对肿瘤血管定量研究。

利用近红外和远红外光区发射的光子形成的近红外荧光成像具有价格低廉、高敏感性和非侵入性的优点。常用的小分子荧光探针有 FITC、Rhodamine、Cy5.5 等。如 Cy5.5 染料偶联 RGD 多肽探针结合近红外荧光成像技术能够在小鼠脑胶质瘤动物模型中高灵敏检测表达 $\alpha_v\beta_3$ 受体的肿瘤组织及肿瘤新生血管。与核素成像实验结果类似，采用近红外荧光分子偶联 RGD 多肽四聚体探针同 RGD 多肽单体相比能够大大提高探针和整合素 $\alpha_v\beta_3$ 受体的亲和力。吲哚菁绿（indo cyanine green，ICG）是目前唯一经美国食品药品监督管理局（FDA）许可用于人体的近红外荧光染料。由于

单独的 ICG 分子不具有特异性识别肿瘤组织的能力，通过将 ICG 与选择性识别肿瘤细胞或肿瘤新生血管整合素 $\alpha_v\beta_3$ 受体的单克隆抗体共轭连接，可以实现肿瘤的靶向近红外荧光分子成像。目前，由于研究中使用的荧光染料 ICG 和肿瘤靶向性单克隆抗体均已经 FDA 许可临床应用，研究结果具有很强的临床应用前景。将肿瘤病灶的荧光成像检测技术用于辅助外科手术，有助于灵敏、准确地定位肿瘤边界，从而优化肿瘤切除手术，减少手术边缘处肿瘤残余，降低复发率，同时尽可能地少切除正常组织，降低手术后遗症发生的风险。

随着纳米技术的快速发展，出现了一种新型荧光分子探针 - 量子点纳米荧光分子探针。该类纳米颗粒荧光材料常含数百到数千个原子的无机荧光纳米晶体内核及用于改善材料光学特性的无机金属外壳。量子点具有激发光谱宽且连续分布，颜色可调，光化学稳定等优越的荧光特性，是一种理想的荧光探针。与传统有机荧光染料相比，量子点具有特殊的光学特性：

（1）量子点的发射光谱可以通过改变量子点的尺寸大小来控制。通过改变量子点的尺寸和它的化学组成可以使其发射光谱覆盖整个可见光区。

（2）量子点具有很好的光稳定性和较长的荧光寿命，其荧光寿命可持续数十纳秒，这使得当光激发后，多数的自发荧光已经衰变而量子点荧光仍然存在，可得到无背景干扰的荧光信号。

（3）量子点具有宽的激发谱和窄的发射谱。使用同一激发光源就可实现对不同粒径的量子点进行同步检测，因而可用于多色标记，极大地促进了荧光标记在分子显像中的应用。

（4）量子点纳米颗粒表面积大，容易进行表面功能改性，可以与多种化学基团（如单克隆抗体、寡核苷酸等）共轭连接。这些优异的光学性质使得量子点在荧光分子成像中有着很大的发展潜力。

通过将配体、抗体与量子点相偶联，可以对体内特定的肿瘤细胞进行在体检测，与传统荧光蛋白介导的肿瘤成像相比较，量子点介导下的肿瘤检测敏感性明显更高。将 RGD 同量子点通过巯基进行偶联后，能高效的标记整合素 $\alpha_v\beta_3$ 受体高表达的人乳腺癌细胞株 MDA-MB-435 和人脑胶质瘤细胞株 U87MG 并表现出较强的荧光信号。而对于整合素 $\alpha_v\beta_3$ 受体阴性的人乳腺癌细胞株 MCF-7 表现出很弱的亲和效率。RGD 修饰的

量子点在 U87MG 荷瘤小鼠的体内分布及影像学实验中也显示出很好的肿瘤组织及肿瘤新生血管的靶向显像功能（图 32-2）。但是，由于目前量子点在生物学中的应用尚处于起步阶段，其生物毒性及代谢途径有待深入阐明，短期内还不能用于人体。

荧光分子成像技术为肿瘤的发生和演进、肿瘤中新生血管的形成以及抗肿瘤治疗反应的检测提供了一种简便、直观、有效的工具。使用具有不同光谱特性的多重荧光探针进行多通道荧光成像将是肿瘤新生血管荧光分子显像检测发展趋势。虽然光学分子成像技术只能是相对定量和穿透性差，但作为研究小动物模型必不可少的工具，光学分子成像将在肿瘤发病机制、药物研发和疗效判断研究领域备受关注。

（三）磁共振分子显像

MRI 由于具有极其精细的空间分辨率和极佳的组织分辨率，可在高分辨地显示组织解剖结构的同时，对深部组织的分子影像学特征进行精细、准确地定位、定量分析，无放射线，在分子影像学应用中具有其他影像学技术不可比拟的优越性，是最理想的分子影像学分析技术之一。传统的 MRI 是以物理、生理特性作为成像对比的依据。而分子水平的 MR 成像是建立在上述传统成像技术基础上，以特殊分子作为成像依据，其根本宗旨是将非特异性物理成像转为特异性分子成像，因而其评价疾病的指标更完善，更具特异性。

MR 分子成像的优势在于它的高分辨力，同时可获得三维解剖结构及生理信息，但是 MRI 的敏感性较低，需要通过增强剂和信号扩增系统来提高其敏感性，目前最为常用的 MRI 分子探针是以超顺磁性纳米材料为基础的特异性分子探针：主要包括超顺磁性氧化铁颗粒（SPIO）、超微型超顺磁性氧化铁颗粒（USPIO）和单晶体氧化铁颗粒（MION），Gd^{3+} 离子大分子螯合物等。SPIO 直径 $40\sim400nm$ 不等，由 Fe_3O_4 和 Fe_2O_3 组成，外常包被葡聚糖，其氧化铁核心由若干个单晶体构成。USPIO 最大直径不超过 50nm。超顺磁性氧化铁的颗粒大小对其进入核 - 吞噬细胞系统的部位有较大影响，一般直径较大的 SPIO 主要为肝、脾的单核 - 吞噬细胞系统所摄入，而 USPIO 颗粒小，主要进入淋巴结组织及骨髓组织中。研究结果表明，SPIO 颗粒的血中清除率太快，不适合作为标记组织血管特征的探针，而 USPIO 的半衰期较

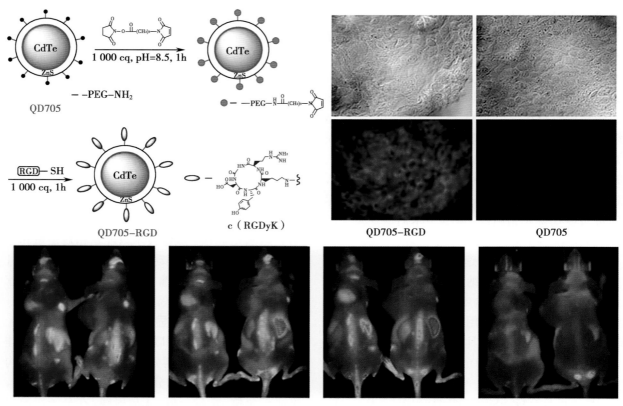

图 32-2　RGD 修饰的量子点对 U87MG 荷瘤小鼠肿瘤组织及肿瘤新生血管的靶向显像

长,增强效果明显,较适合作为分子探针。MION 的核心是单晶氧化铁,直径为 5nm 左右,由几个纳米厚度的右旋糖酐包裹。由于 MION 具有良好的生物学相容性,易于跨膜转运、合成、纯化和筛选工艺比较成熟及对 MRI 弛豫的影响已被研究清楚等优点,MION 也被广泛应用于分子成像中。

SPIO 纳米粒增强原理与镐、钕及其他高浓度顺磁性螯合物有相似之处,但它们的磁矩和磁化率远大于人体组织结构和顺磁性螯合物,因此可造成磁场不均匀。当水分子弥散通过此磁场时,就会改变质子横向磁化的相位,从而加速了去相位过程,形成 T_2 或 T_2^* 弛豫增强。与质子弛豫增强的区别在于其主要使 T_2(包括 T_2^*)弛豫时间缩短,而对 T_1 弛豫时间影响不大,而后者使 T_1 和 T_2(T_2^*)弛豫时间均缩短。

目前,SPIO 纳米粒已成为磁共振分子成像最常用的分子探针,其优点非常明显,主要包括:

(1)高敏感性,每个超顺磁氧化铁颗粒包含有几千个铁原子使其信号强度得到大大的提高。

(2)可生物降解,安全无毒。

(3)易于实现功能化,超顺磁氧化铁的表面可包裹一些活性基团可使其实现主动靶向等功能。

(4)磁学性能的可控性,可以通过改变其粒径大小及表面修饰等来改变其磁学性能。如通过 SPIO 在自组装分子体系中的聚集行为而形成的 MRI 分子探针,能有效提高其敏感性。因此,在 MR 分子成像研究中具有广阔的应用前景和潜在的市场价值。

众所周知,纳米粒子尺寸大小和表面特性对其理化性能及体内行为有很大影响。SPIO 纳米颗粒的表面改性及粒径控制不但可以实现肿瘤组织 / 细胞主动靶向化,同时还可以减少人体单核 - 吞噬细胞系统的吞噬,延长其体内循环时间,以及降低 SPIO 磁性聚集,进而增强 MR 分子成像效应。因此,磁共振分子探针的表面生物相容性及功能性修饰已成为其生物学应用研究热点。

SPIO 纳米粒子的表面改性可分为两种途径:

(1)有机小分子化合物与 SPIO 粒子依靠化学键结合。很多小分子化合物都能与磁粒子表面形成牢固的化学键,如油酸、油胺、硅烷偶联剂、多巴胺等。它们与 SPIO 粒子结合后在 SPIO 纳米粒子表面形成有机小分子层,使 SPIO 纳米粒子之间形成相互排斥力,从而使 SPIO 纳米粒子具有稳定的分散性。通过小分子表面改性后的 SPIO 纳米粒子进一步复合其他纳米粒子、化合物或生物配体。

（2）采用有机或无机材料直接包裹 SPIO 纳米粒子，主要包括表面活性剂、高分子聚合物以及二氧化硅等。带有功能团的表面活性剂或聚合物，可以复合在 SPIO 纳米粒子的表面，从而改变磁性纳米粒子的表面性质。适合用作包裹的聚合物有葡聚糖、壳聚糖、聚己内酯以及它们的共聚物等。SPIO 纳米粒子经这些具有良好生物相容性的表面活性剂及聚合物修饰后所形成的高灵敏磁性聚合物纳米粒子，可以用作细胞标记、靶向药物传输以及 MRI 显影剂等。

目前，肿瘤血管生成的 MR 分子影像研究已经从传统的非特异性物理、生理成像向特异性分子、基因水平成像发展，肿瘤血管生成的评价指标已深入到细胞、基因水平改变等，使肿瘤的诊断更早期、更准确、更具特异性，从而极大地改变肿瘤治疗的现状。SPIO 纳米粒子在肿瘤血管生成的 MR 分子成像研究中的应用也已经取得了很大进展。采用 RGD-SPIO 靶向标记肿瘤新生血管内皮细胞特异表达的整合素 α_vβ₃ 受体分子并进行 MR 分子成像研究，结果显示 RGD-SPIO 纳米颗粒能够靶向富集到高表达整合素 α_vβ₃ 受体的肿瘤部位，使用 1.5T MRI 设备和靶向整合素 α_vβ₃ 受体的分子成像造影剂可用于检测和显示微小实体肿瘤所诱导的早期新生血管，为应用 MR 成像来检测肿瘤新生血管形成及对抗癌治疗实时监测提供了新手段。

近年来，诊断治疗一体化磁共振分子影像探针研究已经取得较大进展，采用 PEG-PLA 两亲性聚合物将 SPIO 纳米粒子和阿霉素共同包裹在聚合物疏水内核中，并在亲水端偶联靶向配体小分子环形肽（cRGD），构建靶向肿瘤的诊疗一体化磁共振探针已经获得成功（图 32-3）。胶束表面的靶向配体能够与肿瘤细胞及肿瘤新生血管内皮细胞高表达的整合素 α_vβ₃ 受体特异性结合，使该多功能磁性胶束能够被传输到肿瘤内部。体外磁共振实验和毒性研究中，这种多功能化的胶束表现出超灵敏的 MR 成像能力，并能够特异性地在肿瘤部位表现出良好的抗肿瘤治疗效果。双亲性聚合物如烷基化改性 PEI、胆汁酸修饰的透明质酸形成的具有核 - 壳结构的胶束粒子，既可以作为 SPIO 的载体，同时也可以作为抗肿瘤药物的载体，能有效实现肿瘤诊断、实时无创动态监测装

载肿瘤药物在肿瘤组织的靶向分布等情况，在肿瘤诊断治疗研究中具有广阔的应用前景和潜在的市场价值。

磁共振成像技术以其无辐射损伤、无破坏性、非侵入性，并能从分子水平到整体脏器系统地研究活体和动态过程等优点而成为分子影像学研究的重要工具。靶向性的 MRI 分子探针要求具有良好的生物相容性及灵敏性、较高的热力学、动力学稳定性、血浆稳定性等，同时要求其能在靶向部位显示较高的特异性。设计、合成靶向性 MRI 分子探针，以满足上述要求，已成为当今 MRI 分子影像学研究热点和方向。

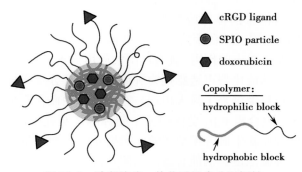

图 32-3　诊断治疗一体化磁纳米分子探针

（四）超声分子显像

超声检查临床应用广泛，具有无创、实时、高分辨率及无放射性辐射等优点，故超声分子显像已经成为重要的分子显像方式。超声分子显像主要是指将超声造影剂通过血管进入靶组织，观察靶器官组织在细胞及亚细胞水平的分子显像，借以反映病变区组织在分子水平的病理生理学变化。超声造影剂主要是通过改变声衰减、声速和增强后散射等，来改变声波与组织间的基本作用（吸收、反射和折射），使受检部位区域回声信号增强，有利于人们更早、更准确地诊断疾病。

超声造影剂按构成成分可以分类为：

（1）磷脂微泡造影剂：具有安全、稳定性好、造影效果好、易于靶向修饰等优势，但存在有效增强显影时间较短的问题。

（2）高分子聚合物微泡造影剂：其外壳为可生物降解的高分子聚合物，可以根据需要设计不同的声学特性，调整其降解速度和持续时间。

（3）液态氟碳纳米粒：具有组织穿透力强，稳定性好，有效增强显影时间较常，便于延迟显像或重复检查。超声造影剂按粒径大小分类有微米

级超声造影剂和纳米级超声造影剂，前者为常规超声造影剂，不能穿过血管，是一种血池显像剂。超声分子成像技术和现代纳米技术的结合使超声造影剂从微米级进入纳米级。纳米级超声造影剂具有更强的穿透力，能穿越血管内皮进入组织间隙，使血管外靶组织分子显像成为可能。

设计并制备功能化超声造影剂是超声分子成像研究的重点和先决条件。将超声造影剂进行靶向功能修饰，如连接抗体、配体及一些多肽分子如 RGD，能与体内特定细胞所表达的抗原或受体进行结合，可以提高超声诊断的准确性与敏感性（图 32-4）。靶向超声微泡造影剂不仅能选择性聚集于靶组织/器官，增强显影效果，同时还能将自身所携带的基因或药物定向、定量释放，从而发挥治疗作用，在疾病尤其是肿瘤诊断和治疗中可望发挥更大的作用，具有广阔的应用前景。

功能化超声造影剂为肿瘤新生血管分子靶标超声显像带来了巨大机遇。在肿瘤新生血管靶分子-整合素 $\alpha_v\beta_3$ 受体的分子靶标确认研究中，体外肿瘤新生血管模型实验显示抗 $\alpha_v\beta_3$ 整合素抗体修饰微泡造影剂能有效地黏附在肿瘤新生血管内皮上，而非靶向对照组未见微泡造影剂的显像，表明超声分子影像学在肿瘤血管分子靶向确认领域有良好的应用前景。而将抗体修饰的超声微泡注入肿瘤动物模型小鼠体内，在体显微镜下发现靶向超声微泡更多地聚集在肿瘤微血管内，而非靶向超声微泡不能观察到这一现象。同时，还观察到靶向超声微泡信号更多地集中在整合素 $\alpha_v\beta_3$ 受体表达最多的肿瘤周边部位，并且其信号强弱

与肿瘤血管内血量成显著正相关，证实上述方法可对肿瘤周围及内部的新生血管进行非侵入性检测，从而间接诊断肿瘤，有望用于临床早期肿瘤诊断。

虽然超声造影剂的研发促进了超声分子影像学的发展，但仍然存在一些问题有待深入研究：

（1）靶向功能修饰方法技术尚需进一步完善。

（2）靶向超声造影剂体内的稳定性有待提高。

（3）进一步阐明靶向超声造影剂的声学特性并提高其穿透力和敏感性。

（4）超声破坏微泡的各种相关参数有待进一步优化。随着超声分子影像学的发展及多学科的交叉融合，超声分子成像的应用必将推向一个新的高度。

二、多模式分子显像

如前所述，核素成像技术（如 PET），敏感性高，可对活体组织中的能量代谢等生理生化过程做出定量分析，在已有的分子影像应用中占有重要的地位，但空间分辨率较低，且需要使用放射性标记。光学成像是生物医学研究中最常用的成像方法，无射线辐射，对人体无害，但穿透力有限，只能监测皮下浅层病变，适用于小动物模型的研究。MR 成像虽然也是无创成像，组织分辨率高，同时可以获得解剖及生理信息，但它的敏感性低。

根据不同成像技术的敏感性、分辨率和组织特异性的不同，可结合使用，相互补充，可能同时得到解剖、功能、代谢或分子信息。所以需要利用不同模态信息的融合、分析和处理，把多种分

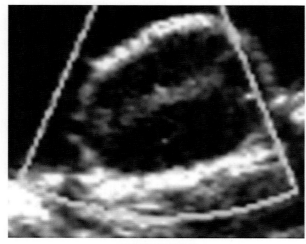
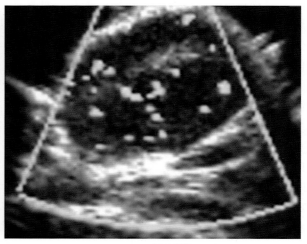

非靶向超声微泡　　　　　　　　　　　　RGD-超声微泡

图 32-4　RGD 修饰的超声显影剂对肿瘤组织及肿瘤新生血管的靶向显像功能

子影像学优点融合起来以实现分子在体的精确定位、定量。如 PET/CT 和 SPECT/CT 一体机有效解决了 PET 及 SPECT 对代谢与功能异常部位的精确解剖定位。同时，通过 CT 的衰减校正，明显提高了 PET 及 SPECT 图像质量与定位的精确性，使之成为多模式显像设备研究的成功典范并获得广泛的市场认可，在肿瘤研究等领域的早期诊断和治疗中产生了不可替代的作用。

但是 PET/CT 存在难以实时采集两种图像及大剂量辐射危害。MRI 比 CT 不但具有更好的软组织对比度及功能和代谢显像能力，还具有进行全身同步显像的技术潜力。结合 PET 的功能、代谢、分子显像以及 MRI 的功能解剖显像，PET/MR 显像技术可望成为最具潜力的双模式显像技术。并且，临床同步全身扫描 PET/MR 显像技术将进一步开发解剖性 MRI 技术在软组织高分辨率方面的潜能。不久的将来，PET、SPECT 将可能和光学成像系统或 MRI 融为一体，实现真正意义上的多模态分子显像设备，为在体研究提供更多、更重要的实时立体化信息。

构建多模态纳米分子影像探针，把多种分子影像学优点融合起来以实现分子在体的精确定位、定量，是分子影像学发展的必然趋势。但多模态分子影像成像的应用对分子探针的设计合成提出了更高的要求。构建多功能分子探针，将多种影像功能结合于一种纳米载体，可以实现多个靶点的同时识别及多种成像技术的联合应用，为肿瘤早期阶段的检测和诊断提供更多有用信息。同时，大量基于纳米技术的显像剂也已得到深入开发，如磁性纳米粒子、量子点、放射性核素或近红外荧光染料等。如将 Cy5.5 和 ^{64}Cu 偶联至 HAS 修饰的 SPIO 纳米粒子表面，构建 PET/NIRF/MRI 三模态分子显像探针，在荷瘤裸鼠上证明其在体内被动肿瘤靶向效应，这种完整的多模态影像系统能够通过荧光成像、放射性核素显像和 MRI 信号获取综合信息，提供准确的肿瘤检测，减少单一模态成像的缺陷，而且提供了更广阔的成像应用范围。

光学成像技术缺乏穿透深度及详细的解剖细节，而 MRI 有优良的穿透深度及软组织对比，能提供良好的多方位的解剖影像，两者的互补可以提供靶标分子在体的精确定位信息。顺磁性荧光脂质体不仅可以作为探针标记到肿瘤血管，还可以作为载体携带靶向抗肿瘤血管生成的药

物，在靶向治疗的同时，通过磁共振和荧光显像观察肿瘤血管，并对抗血管治疗的效果进行监测评价。将荧光分子及 RGD 偶联至 SPIO 纳米粒子上，MRI 和 NIRF 成像均可以实时对纳米复合物的 U87MG 胶质细胞瘤组织及新生血管的靶向显像。但由于磁共振和荧光显像都不能进行有效定量分析，使得其发展应用受限。目前，SPIO 纳米粒子表面螯合核素的 PET/MR 双模式分子影像探针实时监测肿瘤整合素 $\alpha_v\beta_3$ 的表达已有报道。而将 RGD 肽、^{64}Cu 修饰的量子点，以及将 RGD 肽、Cy5.5 及 ^{64}Cu 修饰铁蛋白纳米笼状复合物，均能很好的实现肿瘤整合素 $\alpha_v\beta_3$ 靶向特异性的 PET/NIRF 双模态分子显像。这些研究对于未来构建多模态智能化分子成像探针有很好的指导意义。

多模态分子影像学技术还处于起步阶段，构建适用于光学、磁学以及核医学成像的新型多模态探针并利用纳米材料的放大效应提高成像的敏感性是未来工作主要方向。对这些分子探针的生物相容性、亲和力和靶向性、克服生理屏障（如血管壁、细胞间隙、细胞膜等）的能力、以及分子探针的在体稳定性和半衰期等进行优化，才能普遍应用于临床，这些问题的解决需要进一步更深入、细化地探索和研究。此外，多模式分子成像需要利用不同模态信息的融合、分析和处理，建立多模态融合的分子影像计算模型，通过不同的软件、硬件进行数据转换、像素大小和层厚的匹配、图像空间对位与配准等，才能使不同影像相互完善和优势互补，增加信息量，形成全新的影像资料。

小 结

随着核素、超声、磁共振及光学分子影像学的飞速发展，使体内跟踪观察特定肿瘤靶标分子，乃至实时监测基因转录、蛋白表达均成为可能，为我们深入进行体内研究提供了良好的技术平台。目前，肿瘤新生血管整合素 $\alpha_v\beta_3$ 受体显像研究尚处于起步阶段，已有的研究多集中于动物实验，其临床验证尚有待深入进行。值得注意的是，在特定的平衡微环境的各种错综复杂因素作用下，$\alpha_v\beta_3$ 在调节肿瘤血管生成中存在正相和反相两种截然相反的作用。未来的基础工作重点应是弄清 $\alpha_v\beta_3$ 的基因调控、表达分子机制，以及在不同微环境下的作用机制及其与其他促血管生成因子的协作关系，为临床抑制肿瘤血管生成提供理论基础。将微观影像与实际应用割裂开来的研究

方法显然不利于肿瘤新生血管分子显像的在体研究。各种分子成像技术各有优缺点，通过多学科、多种方式分子成像研究的系统整合，相互验证，取长补短，才能促进分子影像成像理论的发展，实现对肿瘤新生血管整合素 $\alpha_v\beta_3$ 受体的动态可视化，为肿瘤新生血管基础与临床研究在分子生物学水平提供清晰、准确、量化的分子影像信息。

（刘　刚　王　凡　陈小元）

参 考 文 献

[1] Folkman J. Tumor angiogenesis: therapeutic implications. N Engl J Med, 1971, 285(21): 1182-1186.

[2] Serini G, Valdembri D, Bussolino F. Integrins and angiogenesis: a sticky business. Exp Cell Res, 2006, 312(5): 651-658.

[3] Chen X. Multimodality imaging of tumor integrin alphavbeta3 expression. Mini Rev Med Chem, 2006, 6(2): 227-234.

[4] Ginsberg MH, Partridge A, Shattil SJ. Integrin regulation. Curr Opin Cell Biol, 2005, 17(5): 509-516.

[5] Brakebusch C, Bouvard D, Stanchi F, et al. Integrins in invasive growth. J Clin Invest, 2002, 109(8): 999-1006.

[6] Hynes RO. Integrins: versatility, modulation, and signaling in cell adhesion. Cell, 1992, 69(1): 11-25.

[7] Lu X, Lu D, Scully M, et al. The role of integrins in cancer and the development of anti-integrin therapeutic agents for cancer therapy. Perspect Medicin Chem, 2008, 2(2): 57-73.

[8] Luo BH, Carman CV, Springer TA. Structural basis of integrin regulation and signaling. Annu Rev Immunol, 2007, 25(1): 619-647.

[9] Niu G, Chen X. Why integrin as a primary target for imaging and therapy. Theranostics, 2011, 1: 30-47.

[10] Jeswani T, Padhani AR. Imaging tumour angiogenesis. Cancer Imaging, 2005, 5: 131-138.

[11] Beer AJ, Kessler H, Wester HJ, et al. PET Imaging of Integrin alphaVbeta3 Expression. Theranostics, 2011, 1(4): 48-57.

[12] Zhou Y, Chakraborty S, Liu S. Radiolabeled Cyclic RGD Peptides as Radiotracers for Imaging Tumors and Thrombosis by SPECT. Theranostics, 2011, 1: 58-82.

[13] Liu Z, Liu S, Wang F, et al. Noninvasive imaging of tumor integrin expression using(18)F-labeled RGD dimer peptide with PEG(4)linkers. Eur J Nucl Med Mol Imaging, 2009, 36(8): 1296-1307.

[14] Shi J, Kim YS, Zhai S, et al. Improving tumor uptake and pharmacokinetics of(64)Cu-labeled cyclic RGD peptide dimers with Gly(3)and PEG(4)linkers. Bioconjug Chem, 2009, 20(4): 750-759.

[15] Shi J, Kim YS, Chakraborty S, et al. Impact of bifunctional chelators on biological properties of, 111In-labeled cyclic peptide RGD dimers. Amino Acids, 2010, 41(5): 1059-1070.

[16] Li ZB, Cai W, Cao Q, et al.(64)Cu-labeled tetrameric and octameric RGD peptides for small-animal PET of tumor alpha(v)beta(3)integrin expression. J Nucl Med, 2007, 48(7): 1162-1171.

[17] Liu Z, Wang F, Chen X. Integrin targeted delivery of radiotherapeutics. Theranostics, 2011, 1: 201-210.

[18] Yan Y, Chen K, Yang M, et al. A new 18F-labeled BBN-RGD peptide heterodimer with a symmetric linker for prostate cancer imaging. Amino Acids, 2010, 41(2): 439-447.

[19] Li ZB, Wu Z, Chen K, et al. Click chemistry for(18) F-labeling of RGD peptides and microPET imaging of tumor integrin alphavbeta3 expression. Bioconjug Chem, 2007, 18(6): 1987-1994.

[20] Liu S, Liu H, Jiang H, et al. One-step radiosynthesis of(1)F-AlF-NOTA-RGD for tumor angiogenesis PET imaging. Eur J Nucl Med Mol Imaging, 2011, 38(9): 1732-1741.

[21] Lang L, Li W, Guo N, et al. Comparison study of[18F] FAl-NOTA-PRGD2, [18F]FPPRGD2, and [68Ga] Ga-NOTA-PRGD2 for PET imaging of U87MG tumors in mice. Bioconjug Chem, 2011, 22(12): 2415-2422.

[22] Yang M, Gao H, Yan Y, et al. PET imaging of early response to the tyrosine kinase inhibitor ZD4190. Eur J Nucl Med Mol Imaging, 2011, 38(7): 1237-1247.

[23] Pike DB, Ghandehari H. HPMA copolymer-cyclic RGD conjugates for tumor targeting. Adv Drug Deliv Rev, 2010, 62(2): 167-183.

[24] Ye Y, Chen X. Integrin targeting for tumor optical imaging. Theranostics, 2011, 1: 102-126.

[25] Tsien RY. The green fluorescent protein. Annu Rev Biochem, 1998, 67(1): 509-544.

[26] Liu G, Swierczewska M, Niu G, et al. Molecular imaging of cell-based cancer immunotherapy. Mol Biosyst, 2011, 7(4): 993-1003.

[27] Ye Y, Bloch S, Xu B, et al. Design, synthesis, and evaluation of near infrared fluorescent multimeric RGD peptides for targeting tumors. J Med Chem, 2006, 49(7): 2268-2275.

[28] Gao X, Cui Y, Levenson RM, et al. In vivo cancer targeting and imaging with semiconductor quantum dots. Nat Biotechnol, 2004, 22(8): 969-976.

[29] Cai W, Chen X. Preparation of peptide-conjugated quantum dots for tumor vasculature-targeted imaging. Nat Protoc, 2008, 31: 89-96.

[30] Cai W, Shin DW, Chen K, et al. Peptide-labeled near-infrared quantum dots for imaging tumor vasculature in living subjects. Nano Lett, 2006, 6(4): 669-676.

[31] Ai H. Layer-by-layer capsules for magnetic resonance imaging and drug delivery. Adv Drug Deliv Rev, 2011, 63(9): 772-788.

[32] Tan M, Lu ZR. Integrin Targeted MR Imaging. Theranostics, 2011, 1: 83-101.

[33] Laurent S, Forge D, Port M, et al. Magnetic iron oxide nanoparticles: synthesis, stabilization, vectorization, physicochemical characterizations, and biological applications. Chem Rev, 2008, 108(6): 2064-2110.

[34] Xie J, Liu G, Eden HS, et al. Surface-engineered magnetic nanoparticle platforms for cancer imaging and therapy. Acc Chem Res, 2011, 44(10): 883-892.

[35] Peer D, Karp JM, Hong S, et al. Nanocarriers as an emerging platform for cancer therapy. Nat Nanotechnol, 2007, 2(12): 751-760.

[36] Zhang C, Jugold M, Woenne EC, et al. Specific targeting of tumor angiogenesis by RGD-conjugated ultrasmall superparamagnetic iron oxide particles using a clinical, 1.5-T magnetic resonance scanner. Cancer Res, 2007, 67(4): 1555-1562.

[37] Nasongkla N, Bey E, Ren J, et al. Multifunctional polymeric micelles as cancer-targeted, MRI-ultrasensitive drug delivery systems. Nano Lett, 2006, 6(11): 2427-2430.

[38] Kiessling F, Gaetjens J, Palmowski M. Application of molecular ultrasound for imaging integrin expression. Theranostics, 2011, 1: 127-134.

[39] Kiessling F, Huppert J, Palmowski M. Functional and molecular ultrasound imaging: concepts and contrast agents. Curr Med Chem, 2009, 16(5): 627-642.

[40] Leong-Poi H, Christiansen J, Heppner P, et al. Assessment of endogenous and therapeutic arteriogenesis by contrast ultrasound molecular imaging of integrin expression. Circulation, 2005, 111(24): 3248-3254.

[41] Zhang Y, Yang Y, Cai W. Multimodality Imaging of Integrin alpha(v)beta(3) Expression. Theranostics, 2011, 1: 135-148.

[42] Judenhofer MS, Wehrl HF, Newport DF, et al. Simultaneous PET-MRI: a new approach for functional and morphological imaging. Nat Med, 2008, 14(4): 459-465.

[43] Xie J, Chen K, Huang J, et al. PET/NIRF/MRI triple functional iron oxide nanoparticles. Biomaterials, 2010, 31(11): 3016-3022.

[44] Veiseh O, Sun C, Gunn J, et al. Optical and MRI multifunctional nanoprobe for targeting gliomas. Nano Lett, 2005, 5(6): 1003-1008.

[45] Lee HY, Li Z, Chen K, et al. PET/MRI dual-modality tumor imaging using arginine-glycine-aspartic(RGD)-conjugated radiolabeled iron oxide nanoparticles. J Nucl Med, 2008, 49(8): 1371-1379.

[46] Cai W, Chen K, Li ZB, et al. Dual-function probe for PET and near-infrared fluorescence imaging of tumor vasculature. J Nucl Med, 2007, 48(11): 1862-1870.

[47] Lin X, Xie J, Niu G, et al. Chimeric ferritin nanocages for multiple function loading and multimodal imaging. Nano Lett, 2011, 11(2): 814-819.

第三十三章

HER2 的表达及其分子影像

第一节　概　　述

近年来，随着人们对癌症发生发展的分子机制认知不断深入，在此基础上建立起来的生物靶向治疗也得到了进一步发展。人类表皮生长因子受体 2（human epidermal growth factor receptor-2，HER2）是一种高表达于各种癌细胞的生物标志物，在癌症的发生、发展过程中起着重要作用。同时HER2 也是生物靶向治疗的目标受体，现几种抗HER2 的靶向药物如单克隆抗体曲妥珠单抗和小分子抑制剂厄洛替尼（erlotinib）对高表达 HER2 的恶性肿瘤患者具有良好的疗效。目前比较成熟的两种 HER2 表达水平诊断的方法是通过活检：免疫组化 IHC 和原位荧光杂交 FISH 技术。这些技术对于 HER2 阳性癌症患者的诊断和治疗起着重要作用，但也存在局限性。首先它们均属于有创检查，只能获取手术切除标本或活检组织的表达情况，其次恶性肿瘤中 HER2 的表达存在异质性，且随着病情发展 HER2 的表达会发生动态变化，因此，单一时刻、单一部位活检获得的 HER2 表达水平并不能代表整个肿瘤或是病情演变过程中出现的转移病灶的表达，于是这将给生物靶向治疗带来困难。而近年来建立的靶向 HER2 分子影像技术是一项无创性检查，能实时、精准、安全地获得全身 HER2 阳性表达情况，这项技术能够协助医师筛选在 HER2 靶向治疗中最可能获益的患者，从而为某些恶性肿瘤治疗方案的制订提供重要依据。

第二节　HER2 的表达及其意义

HER2 是 HER 家族（HER1～4）四大成员之一，它们共同参与细胞生存、生长和分化的调节。1984 年首次发现 *HER2* 基因，即 *c-erbB-2* 基因，定位于 17 号染色体长臂（17q12），编码相对分子质量为 185 000 的跨膜受体样蛋白，具有酪氨酸激酶活性。HER2 受体的结构主要由 3 部分组成，即胞内区、胞外区和跨膜区，其中胞外区可与特异的配体分子结合致使酪氨酸残基磷酸化，进而激活下游信号通路影响细胞的增殖与分化，因此为肿瘤靶向治疗提供了可能性。虽然 HER2 没有任何已知的配体，但常与家族其他成员组成异源二聚体，在许多肿瘤发生发展中起着类似癌基因的作用，其在乳腺癌中的研究最为深入。HER2过度表达的结果包括促进细胞生长和增殖——肿瘤发生，具有抑制细胞凋亡、诱导血管和淋巴管再生、提高细胞运动能力、增强肿瘤的浸润转移等作用。HER2 蛋白在多种正常组织如乳腺、胃肠道、呼吸道和泌尿生殖道上皮中呈低表达，而其基因扩增和过表达存在于多种恶性肿瘤组织中，包括：乳腺癌、胃 / 食管癌、肺癌、胰腺癌、膀胱癌、前列腺癌、结肠癌、卵巢癌和宫颈癌等。

一、乳腺癌

美国癌症协会最新数据显示，乳腺癌发病率在女性恶性肿瘤中位居榜首。近几年我国女性乳腺癌的发病率及病死率也呈逐年上升的趋势，在女性癌症死因中排名第六。1985 年有报道在人类乳腺癌细胞系 MAC117 中发现了 *HER2* 基因扩增。1987 年，Slamon 等对 189 名乳腺癌患者的研究发现，HER2 在 20%～25% 乳腺癌患者中过度表达，且 *HER2* 基因扩增是乳腺癌的独立危险因素，HER2 阳性患者的生存期比阴性者缩短一半以上，转移灶 HER2 阳性的乳腺癌患者的中位生存期为 8～10 个月，而 HER2 阴性者为 17～22 个月，因此，HER2 的表达水平可预测患者的生存时间和复发时间。大量研究均证实了不管是 HER2基因扩增或 HER2 表达上调都可预示乳腺癌的发生，且 HER2 的表达水平与高侵袭性肿瘤关系密切。另外，HER2 过度表达也可见于乳腺内 / 外的 Paget's 病患者。经免疫组化分析，乳腺癌可根据雌激素受体（estrogen receptor，ER）、孕酮受体（progesterone receptor，PR）、HER2 和增殖相关抗原 Ki67 的表达状态分为多种不同亚型，各种亚型对不同化疗药物的敏感性不同。目前，乳腺癌化疗的选择很大程度上是基于癌细胞对化疗药物敏感性的预测。与激素受体阴性（ER/PR-）伴 HER2 过表达或三阴（ER/PR-、HER2-）乳腺癌患者相比较，ER/PR+、HER2- 的患者化疗效果较差，但对激素治疗反应敏感。此外，新辅助化疗中加入抗 HER2 药物（如曲妥珠单抗）对 HER2 阳性乳腺癌的治疗有效。因此，筛选出 HER2 阳性患者对于后续的治疗选择来说极为必要，阳性者可选择赫赛汀靶向治疗，阴性者再根据激素受体或 EGFR 的表达情况选择相应的靶向治疗。总之，HER2 是有别于肿瘤大小、淋巴结转移和激素受体的肿瘤参数，是影响乳腺癌发生、进展、恶化的重要因素，也是肿瘤复发和生存期长短的独立预后因子。HER2 高表达虽提示肿瘤恶性程度高、进展迅速、化疗缓解期短、预后不佳，但同时也是临床应用赫赛汀靶向治疗的前提和关键。

二、卵巢癌

卵巢癌是妇科常见恶性肿瘤之一，病死率居妇产科恶性肿瘤的首位。据统计全球范围内每年新增卵巢癌患者 204 000 例（占全部癌症病例的 4%），病死人数为 125 000（占全部癌症死亡人数的 4.2%）；尽管在过去几十年卵巢癌患者的平均生存时间稍有延长，但其 5 年存活率仍保持在 50% 以下。卵巢癌中也存在 HER2 基因扩增和蛋白质过表达，表明 HER2 在卵巢癌的发生、发展及恶化中起重要作用。目前众多学者对卵巢癌 HER2 的过表达尚有争议。多数认为 HER2 蛋白在 15%~30% 的卵巢癌中过表达，在难治性、易复发的卵巢透明细胞腺癌（CCA）中，其过表达率甚至超过 40%，也有认为 HER2 在卵巢癌中的过表达率仅 10% 左右。有在 837 例卵巢癌患者中仅检测出 11.4% 为 HER2 阳性，也有在 320 例卵巢癌样本中发现仅 4.7% 为 HER2 阳性，而用 FISH 测得 6.6% 的癌组织中存在 HER2 基因扩增。卵巢癌中 HER2 表达水平不一可能与取材部位、时间、方式、检测方法以及评分系统不同有关。另外，HER2 表达水平高低可能与卵巢癌细胞分化程度有关，低分化卵巢癌组织中 HER2 蛋白表达水平较高，而高分化卵巢癌组织则与之相反。用

免疫组化分析方法检测良性卵巢浆液性腺瘤、交界性腺瘤以及不同恶性程度浆液性腺癌 HER2 的表达水平，得出恶性程度越高的肿瘤组织 HER2 表达水平越高。通常癌症的发生并不仅是单一分子的改变，KIF2A（kinesin family member 2A，驱动蛋白 -13 家族中的一员，参与细胞的迁移和信号发送）和 HER2 的异常表达可能与卵巢上皮癌的侵袭行为有关，这两种蛋白均可通过激活 PI3K/AKT（磷酸肌醇 3- 激酶和蛋白激酶 B）信号传递途径，在细胞增殖、存活和侵袭等过程中发挥重要作用。经免疫组化法确定，卵巢上皮癌组织细胞的 KIF2A 和 HER2 蛋白表达水平远高于正常卵巢或输卵管组织。生存分析表明，过表达 KIF2A 和 HER2 的卵巢癌患者总生存率明显低于 KIF2A-/HER2- 患者，提示 KIF2A 和 HER2 分子表达可作为卵巢上皮癌患者生存期的独立预测因素。

三、肺癌

肺癌是我国十大恶性肿瘤之一，其 5 年生存率很低。目前认为 HER2 基因是肺癌重要的癌基因之一，与肿瘤浸润和转移有关。一项包含 70 例肺癌（43 例鳞癌和 27 例腺癌）的临床研究发现，41.4% 的患者存在 HER2 过表达，并与肺癌淋巴结转移、TNM 分期、患者术后生存率相关，提示 HER2 是晚期肺癌生长的调控基因，干预 HER2 的过表达可能是治疗晚期肺癌的有效方法。一项包含 111 例非小细胞肺癌样本（经穿刺活检或术中切除获得）的回顾性研究发现，HER2 阳性表达率为 21.62%，提示 HER2 过表达预示着不良预后。但 HER2 的表达能够使晚期非小细胞肺癌患者对吉非替尼治疗敏感，HER2 高表达患者对吉非替尼治疗的有效率明显高于低表达患者。目前尚未发现 HER2 的表达水平与疾病进展时间及总生存时间的相关性，但 HER2 高表达患者经吉非替尼治疗后的生存期较低表达患者略长（9.1 个月 vs 6.1 个月），且 HER2 和 HER3 同时高表达的患者这种现象更显著。另外，EGFR 基因突变伴随 HER2 高表达的患者对吉非替尼的反应较单一的 HER2 阳性患者更敏感，因此联合检测 EGFR 基因突变和 HER2/HER3 蛋白表达水平可更好预测吉非替尼对晚期非小细胞肺癌的疗效。

四、胃癌

胃癌是消化道最常见的恶性肿瘤之一，我国

2010 年癌症登记中心的年度报告显示,胃癌在我国恶性肿瘤中排名第三,其病死率居世界首位。目前胃癌的治疗以手术为主,对放化疗敏感性不高,再加上肿瘤浸润和远处转移严重影响患者的预后,因此急需探索可用于临床诊断和预后评估的生物标志物,以此作为胃癌诊断和治疗的靶点。HER2 作为细胞信号传导通路中的一个重要启动因子,在癌细胞增殖、分化、转移过程中起重要作用,因此 HER2 + 的胃癌进展快、侵袭性强、容易恶化、预后不佳。国内外诸多研究报道了胃癌 HER2 阳性表达率存在巨大偏差,介于 8.2%～53.4% 之间,一组 11 000 例胃癌样本的系统评价结果显示 HER2 阳性表达率为 18%,且阳性患者总生存期相对较短。全球多中心临床研究 ToGA 试验(曲妥珠单抗联合化疗与单纯化疗治疗 HER2 阳性晚期胃或胃食管结合部位癌的 III 期、开放、随机对照临床试验)报道 HER2 阳性率为 22.1%。胃癌 HER2 阳性表达与多种因素密切相关,但各文献报道的相关性并不完全一致。一项包含 5 290 例胃癌病例的荟萃分析表明,HER2 过表达与胃癌分型(包括 Bormann 分型和 Lauren 分型)、肿瘤细胞分化程度、淋巴结和静脉浸润等因素相关,而与肿瘤大小、浸润深度和 TNM 分期无关。还有研究发现,HER2 表达状态和年龄有关,在小于 45 岁的胃癌患者中 HER2 蛋白过表达率仅为 3%,HER2 基因扩增率为 5%,阳性率明显低于老年患者。胃癌原发灶不同区域的 HER2 表达水平存在明显差异,多区域同时取材将有助于全面而准确地评估 HER2 表达状态。与 HER2 + 乳腺癌不同,HER2 过表达或基因扩增可否作为胃癌独立预后因素尚存争议。有的认为 HER2 阳性胃癌患者的预后较 HER2 阴性患者差,也有认为两者预后无差异。一项含纳 1 562 例胃癌的研究,为探索 HER2 表达水平与经 R0 切除术(胃切缘显微镜下未见癌细胞)后胃癌患者预后之间的关系,发现 HER2 阳性率为 35.08%,且与无病生存率或总生存率无关,提示 HER2 阳性水平不能作为胃癌患者生存预测的有效指标。

五、胰腺癌

胰腺癌是居于世界前 4 位的高发恶性肿瘤,在过去的 30 年中生存率无任何提高。国内外已有大量资料证实胰腺癌中亦存在 HER2 蛋白过表达和基因异常,但其阳性率不高。一项包含 81 例

手术切除的胰腺导管癌及癌旁胰腺组织标本的研究结果显示,9 例患者癌组织(11.1%)HER2 蛋白表达阳性,15 例(18.5%)HER2 基因扩增,HER2 基因扩增与淋巴结转移有显著相关性,癌旁胰腺组织未检测到 HER2 蛋白表达及基因扩增。另一项 87 例胰腺导管腺癌样本研究表明,HER2 过表达只存在于小部分胰腺导管腺癌样本中,且免疫染色具有明显异质性,仅 9 例 HER2 阳性表达为 2 + 和 3 +,其中仅 6 例用双色银原位杂交检测到 HER2 基因扩增,但未发现 HER2 表达与临床病理特征及生存率预测之间的关系。HER2 的表达与胰腺癌的侵袭性相关,在胰腺癌侵袭转移过程可能起重要作用。然而,HER2 表达对胰腺导管腺癌存活率的预测价值尚未明确。

六、膀胱癌

膀胱癌在男性癌症发病率中排名第四,且男性的患病率是女性的三到四倍。和其他许多癌症不同的是,在过去的三十余年里,膀胱癌的生存率并没有明显提升,因为它的诊断和治疗方法自 20 世纪 90 年代起就没有较大的发展,且复发率较高,未侵及肌层的膀胱癌复发率可达到 60%～70%。对膀胱癌的基因组学和免疫治疗方面的研究或许可以带来一些新的希望。在侵袭性膀胱癌中也发现了 HER2 基因扩增和过表达,但其发生率还不确定,HER2 过表达率介于 23%～80% 之间,基因扩增的发生概率介于 0～32% 之间。其中的差异性可能是由于小样本研究以及各实验室检测结果之间的异质性。一项包含 1 005 例侵袭性膀胱患者的研究用 IHC 和 FISH 确诊了 9.2% 伴 HER2 过表达(2 + 和 3 +),5.1% 伴 HER2 基因扩增,即抗 HER2 靶向治疗如曲妥珠单抗适用于该 5% 的侵袭性膀胱癌患者。一项包含 138 例侵及肌层的膀胱癌研究发现 HER2 过表达率为 41%,高级别膀胱癌较低级别的 HER2 表达率更高,HER2 水平与肿瘤 TNM 分期、淋巴结转移没有明显相关性,但 HER2 过表达的膀胱癌患者疾病存活率明显低于 HER2 阴性的肿瘤,除了淋巴结转移(相对风险率 RR = 2.93),HER2 表达水平(RR = 2.22)也是一项预测疾病存活率的独立危险因素。然而另一项研究(354 例膀胱癌)发现 HER2 过表达率为 36%,且与肿瘤侵袭性如淋巴结转移有关($p = 0.002$),经过 180 个月的随诊,45% 复发,44% 死于癌症,多变量分析得出 HER2

过表达虽然与癌症结局没有明显相关性，但影响之后的疾病复发。

七、前列腺癌

前列腺癌是一种严重影响老年男性健康和生命的疾病，近年来在我国的发病率明显上升。用 FISH 技术对前列腺癌中 HER2 基因扩增进行检测，其结果不一，在前列腺癌原发灶中 HER2 基因扩增率为 0～53%，用免疫组化分析 HER2 蛋白在前列腺癌中的表达阳性率为 0～100%。在 119 例前列腺癌标本中，67 例仅行手术切除前列腺（UNT 组），34 例在行前列腺癌根治术前进行了抗雄激素治疗（TAA 组），18 例为雄激素非依赖型前列腺癌（AI 组），HER2 蛋白在前列腺癌中存在过度表达（总阳性率为 42.8%），尤其是经抗雄激素治疗者（20/34）及雄激素非依赖性者（14/18），提示 HER2 蛋白过表达可能对前列腺癌的发生及由激素依赖性发展为激素非依赖性的过程具有重要作用，从而有助于识别病情容易进展、恶化和复发的前列腺癌患者。另外，HER2 可能参与前列腺癌细胞对放疗的抵抗作用，HER2 蛋白对体外放疗的反应可能导致癌细胞产生放射性抵抗。

第三节　HER2 的靶向配体

近年来分子影像针对 HER2 配体的研究发现，除免疫球蛋白曲妥珠单抗（trastuzumab）和帕妥珠单抗（pertuzumab）外，HER2 的靶向配体还可运用免疫球蛋白片段 F（ab'）2、亲和体（affibody）、双链抗体（diabodies）、纳米抗体（nanobodies）以及人工设计的锚蛋白重复蛋白（ankyrin-repeat proteins）等。

一、单克隆抗体

曲妥珠单抗（赫赛汀）是第一个人工合成的 HER2 靶向抗体，已获得 FDA 认证用于 HER2 阳性乳腺癌的靶向治疗。曲妥珠单抗与 HER2 抗原表位胞外区域的Ⅳ区特异性结合，通过下调 HER2 表达水平，阻断 HER2 胞外区域裂解，抑制 HER2 同源二聚化从而抑制 PI3K 信号通路，减少血管再生，甚至激活抗体介导的细胞毒效应，最终抑制肿瘤细胞的增殖、生长和存活。与曲妥珠单抗不同的是，帕妥珠单抗与 HER2 抗原表位的结合区域是Ⅱ区。研究表明这两种抗体可无视竞争结合同时使用，不仅具有协同抗肿瘤效应，还能互相促进与抗原的亲和力。IgG 分子对于靶抗原具有高亲和力，但它较长的血液循环时间（数天）限制了其在分子影像中的应用，因为在成像之前需要足够的血液清除率以达到最佳的肿瘤 - 血液分布比率，且放射性核素标记的曲妥珠单抗在体内循环时间过长可能产生放射性损害，有研究表明，^{89}Zr-trastuzumab 在多个脏器中停留时间过长，如肝、肾和心肌等；此外，IgG 较大的相对分子质量（150kD）阻碍了它在肿瘤组织中的渗透过程，且不能穿透血脑屏障对颅内病灶的显像和治疗也造成了一定阻碍。

二、抗体片段

抗体片段 Fab（抗原结合有效片段，～50kD）和 F（ab'）2（通过二硫键连接的两个 Fab 片段，～110kD）作为配体的优点是分子量小，与完整抗体相比其血液循环时间仅数小时，有利于快速成像，且行两次显像的时间间隔更短。但过快的血液清除速率可能导致肿瘤摄取较少。两种不同的 Fab 片段还可通过 PEG_n 相连用于双靶点显像，例如同时靶向 HER2 和 EGFR。PEG_n 除了起到连接的作用，还能形成有效间隔区避免两个 Fab 片段因过近的空间距离而失效，还可延长血液循环时间，减少非特异性结合，从而增加肿瘤摄取。

三、纳米抗体

1993 年，比利时科学家首次在 Nature 报道，骆驼血液中的抗体有一半没有轻链，这些缺失轻链的重链抗体（heavy-chain antibodies，HCAbs）能像正常抗体一样与抗原等靶标紧密结合，不像单链抗体（scFv，25～30kD）那样互相粘连甚至聚集成块。这种抗体仅由一个 IgG 分子的重链可变区（variable domain of heavy chain of HCAb，VHH）构成，单克隆的 VHH 区具有很好的结构稳定性和抗原结合活性，是目前最小的可自然获得的抗原结合片段，具有纳米级结构，仅 12～15kD，因此称之为纳米抗体。得益于其分子结构小，镓标 HER2 纳米抗体的半衰期仅 1 小时，主要经肾代谢，而肝、肠残余放射剂量微小，与全抗相比对机体的危害明显减轻。

四、双链抗体

双链抗体是由单链 Fv（scFv）通过非共价键

构成的二聚体。C6.5 双链抗体（C6.5db）可特异性结合 HER2，其相对分子量低（50～60kD）、半衰期短，因而首次通过肾脏时即被清除。它可产自于毕赤酵母 Pichia pastoris（P-C6.5db）或是大肠埃希菌 Escherichia coli（E-C6.5db），来源便捷。

五、亲和体

亲和体（affibody）分子是一种中等尺寸的多肽，是由 58 个氨基酸残基组成的基于 α 螺旋的支架结构，分子量仅为 6.5kD，其功能类似于抗体却又有着一些抗体所不具备的性质，如分子量小、折叠速率快、抗原选择性和亲和力高，以及结构稳定、可耐受化学修饰等。例如 ABY-025 是第二代亲和体分子，可与 HER2 抗原表位胞外区的Ⅲ区结合，肝脏非特异性摄取少。由于 ABY-025 和单抗非竞争结合 HER2，因此它可用于曲妥珠单抗 / 帕妥珠单抗靶向治疗期间患者的显像。

六、人工设计的锚蛋白重复蛋白

人工设计的锚蛋白重复序列（designed ankyin repeat proteins，DARPins）由演变保守的天然锚蛋白重复蛋白构成，它也存在于人类基因组表达的众多结合蛋白中。DARPins 贯穿于细胞内，结合在细胞膜上，还可以被分泌，它们通过结合各种不同的靶蛋白参与调节蛋白质之间的相互作用，从而实现多种生理功能；每一次锚蛋白重复都贡献出了一个靶向结合位点，以致能与靶分子高度亲和；此外，锚蛋白重复形成的支架结构具有高度通用性，可通过对其重复结构进行复制、剪切或重排来选择性改变其特异性结合的对象。

第四节　靶向 HER2 的分子影像

在各种靶向配体的基础上构建出用于 SPECT、PET、光学、MRI 及超声显像的靶向分子探针是当前 HER2 分子影像的研究热点。理想的 HER2 分子影像探针应具备快速的组织穿透能力，亲和力强，特异性识别能力强，未结合分子探针快速的血液清除，靶与非靶比值高等优点。

一、靶向 HER2 的放射性核素显像

SPECT 和 PET 都是基于放射性核素的显像技术，临床应用非常广泛。与 CT/MR 相比，PET 和 SPECT 显像是将组织形态延伸为局部生物化学的显示，从分子水平探测疾病发生、发展过程中功能、代谢的改变，确定病变的性质及恶性程度，从而辅助诊断和治疗。从理论上来说，放射性核素显像能够比主要反映形态改变的 CT/MR 更早地发现病变的存在，尤其是在受体显像方面，放射性核素显像具有 CT/MR 无法比拟的优势。SPECT、PET 显像敏感性更高，影像更特异，可以进行准确的绝对定量。SPECT 常用核素有 ^{99m}Tc（$t_{1/2}=6.01h$），^{111}In（$t_{1/2}=2.80d$），^{131}I（$t_{1/2}=8.02d$），^{123}I（$t_{1/2}=13.2h$），^{125}I（$t_{1/2}=59.4d$），^{67}Ga（$t_{1/2}=3.26d$）。PET 常用核素包括 ^{11}C（$t_{1/2}=20.3min$），^{18}F（$t_{1/2}=110min$），^{68}Ga（$t_{1/2}=67.7min$），^{89}Zr（$t_{1/2}=78.4h$），^{64}Cu（$t_{1/2}=12.7h$），^{86}Y（$t_{1/2}=14.7h$）。在选择核素进行探针的构建时，不管是通过释放 γ 射线还是正电子衰变，都必须基于它们的半衰期。即短半衰期放射性核素通常和血液清除速率快的小分子配体搭配使用（如 ^{68}Ga-HER2-nanobody（纳米体）、^{68}Ga-ABY-025），成像时间短，辐射负荷相对较小；长半衰期放射性核素通常和血液循环时间长的完整抗体搭配使用（如 ^{89}Zr-HOPO-trastuzumab（曲妥珠单抗）、^{131}I-trastuzumab、^{111}In-trastuzumab-AuNP），可长时间多次成像，但辐射负荷相对较大。

继 ^{111}In-、^{86}Y- 和 ^{225}Ac-trastuzumab 后，^{89}Zr-trastuzumab 广泛应用于临床和临床前研究。HER2 荷瘤鼠 ^{89}Zr-trastuzumab PET 显像证实了肿瘤组织特异性摄取放射性核素探针，肿瘤 / 正常组织对比清晰且能精准定量。即使经 NVP-AUY922［热休克蛋白 90（heart shock protein90，Hsp90）抑制剂］处理后 HER2 分子水平出现下调，微型 PET 显像也能监测到肿瘤组织对 ^{89}Zr-trastuzumab 的摄取量下降了 41%。除了较高的稳定性和亲和性，^{89}Zr-trastuzumab 还具有一定的免疫原性和被细胞内化的潜在性，且无视放射性核素的修饰。另外，^{89}Zr-trastuzumab PET 显像不仅能显示 HER2 的表达水平，还能提示 HER2 的可结合性。黏蛋白 MUC4 对 HER2 可形成空间位阻，掩蔽曲妥珠单抗在 HER2 分子上的结合位点，阻碍探针 ^{89}Zr-trastuzumab 与 HER2 的结合，进而导致 HER2 阳性肿瘤的显像呈现假阴性。而在探针上附加黏液溶解的物质（如 N- 乙酰半胱氨酸），则可检测出 HER2 和 MUC4 同时过表达的肿瘤。在曲妥珠单抗之后，基于帕妥珠单抗的探针 ^{111}In-、^{89}Zr-pertuzumab 也相继面世，且在 HER2 阳性模型中均能良好显像。基于单抗片段构建的 ^{64}Cu-trastuzumab

Fab-PEG$_{24}$-EGF 探针能够实现双靶点 PET 显像,同时监测 HER2 和 EGFR 的表达水平,这是单抗片段的优势。

抗 HER2 的纳米抗体 2Rs15d 可特异性结合 HER2,且不受曲妥珠单抗治疗的影响。有研究发现,^{99m}Tc-2Rs15d 因其快速血流清除速率在血液、肝脏等非肿瘤组织中摄取很少(注射后 1.5 小时血和肝的放射性活度分别为 0.26%ID/g±0.03%ID/g 和 0.72%ID/g±0.14%ID/g),而在 HER2 阳性肿瘤组织中高度聚集(4.19%ID/g±0.47%ID/g),有利于对比成像。基于双功能螯合剂(1B4M-DTPA)用 ^{177}Lu 标记 2Rs15d 构建的探针 ^{177}Lu-DTPA-2Rs15d,静脉注射后 24 小时肿瘤 / 血液比值高达 1264.08±53.108,这种高对比度有利于 HER2 阳性肿瘤组织清晰显影,而 HER2 阴性移植瘤的摄取基本可以忽略,同时它的特异性寻靶能力有助于药物聚集于 HER2 阳性肿瘤进行放射免疫治疗。^{18}F-nanobody 探针也可特异性聚集于 HER2 阳性移植瘤,而在非肿瘤组织中分布率较低,靶与非靶比值高,且该探针与赫赛汀非竞争性结合 HER2 分子,因此可用于正在进行赫赛汀靶向治疗的患者全身 HER2 分子水平变化的监测。然而,较多的显像剂聚集于肾脏是影响本底的重要问题,如何减少肾脏的摄取还有待进一步研究。^{68}Ga-antiHER2-nanobody PET/CT 显像已用于乳腺癌 HER2 分子表达监测的临床一期实验研究,结果显示该探针放射剂量安全,在 HER2 阳性病灶及转移灶高度浓聚,肿瘤 / 正常组织对比清晰,但肾、肝等脏器仍有摄取,这为后续的二期实验评估奠定了基础。

双链抗体用于 HER2 分子影像探针的有 ^{124}I-E-C6.5db、^{125}I-E-C6.5db。^{124}I-E-C6.5db 在注射后 4 小时就能识别 HER2 阳性的 SKOV3 细胞,且在 24 小时和 48 小时时 T/B(肿瘤 / 血)高达 6.7 和 13.5,而在 HER2 阴性的 MDA-MB-468 肿瘤组织中的分布与血液无明显差异,因此可作为评估 HER2 靶向治疗的预测剂。然而,在体外帕妥珠单抗和 C6.5db 竞争性结合 HER2,曲妥珠单抗和 C6.5db 几乎同时结合 HER2,肿瘤摄取 ^{125}I-E-C6.5db 的量随着曲妥珠单抗和帕妥珠单抗的存在而减少,因此其在靶向治疗期间进行 HER2 水平监测的临床应用方面将会受到限制。另外其他放射性核素标记的双链抗体也展现出良好的显像特性,如 [^{18}F]FB-C6.5db、^{64}Cu-DOTA-C6.5db。

除各种 HER2 抗体或抗体衍生物外,人工合成的小分子多肽——亲和体也展现出针对 HER2 良好的靶向性。许多研究表明基于亲和体的放射性探针在 HER2 分子显像中作用良好,甚至一项结果显示,与单抗探针 ^{124}I-trastuzumab 相比,亲和体探针 ^{124}I-Z(HER2:342)呈现出更高的靶 / 非靶比值,可能是由于亲和体快速的血液清除速率使放射性核素更快地从血液进入组织。[^{18}F]FBEM-Z(HER2:342)可用于检测 HER2 表达水平及其在 Hsp90 抑制剂处理后 HER2 下调的改变(FBEM: N-[2-(4-^{18}F-flurobenzamido)ethyl]maleimide,N-[2-(4-^{18}F- 氟苯甲酰氨基)乙基马来酰亚胺),探针在 HER2 阳性瘤灶内能快速积累,并于 20 分钟后达到较高的 T/B 和 T/M(肿瘤 / 肌肉)。因此,^{18}F 标记的亲和体分子将有望用于治疗期间 HER2 表达变化的监测。亲和体 ABY-002 用 ^{111}In 标记用于 SPECT 显像,用 ^{68}Ga 标记用于 PET 显像,两种探针都能让 HER2 移植瘤特异性显像,但 ^{68}Ga-ABY-002 在药代动力学方面更具优势。另外,这两种探针都曾应用于乳腺癌患者,患者受到的辐射剂量安全可耐受,其显像结果与临床前研究一致,为该类探针的临床转化应用提供了有力依据。其后,另一种亲和体 ABY-025 也用 ^{111}In 和 ^{68}Ga 标记并用于临床乳腺癌患者的显像研究,发现除了 HER2 阳性肿瘤部位有放射性浓聚灶外,颅内转移病灶也有显像。由于亲和体是人工合成的多肽,易于修饰,许多研究致力于减少探针在肝肾等脏器中的摄取。例如在亲和体分子的 N 端连接一个带负电荷的纯化标签,螯合剂 DOTA 或 DOTAGA,可减少肝脏和血液的摄取,放射性也较弱,且与 DOTA 相比,DOTAGA 复合物能够达到更高的 T/B 和 T/L(肿瘤 / 肝脏)。另外,预定位技术可减少血液残留和肝肾的吸收,如亲和体 -PNA(肽核酸)嵌合体 Z(HER2:342)-SR-HP1 [由一种重组表达的亲和体分子 Z(HER2:342)-SR-H6 和杂交探针 1(hybridization probes,HP1)共价结合构成]与之互补的 HP2 杂交探针(可用 ^{125}I 和 ^{111}In 标记),提前注射 ZHER2:342-SR-HP1 4 小时后,PNA 互补探针 ^{111}In/^{125}I-HP2 高度聚集于肿瘤内 1 小时时的摄取率达 19%ID/g±2%ID/g,且在血液和肾脏内的吸收明显减低。因此,应用基于亲和体 -PNA 介导的预定位技术能特异性地将放射性核素输送至肿瘤组织,提高了肿瘤组织的放射性浓度,减少血液和肾内的放射性本底。

人工设计的锚蛋白重复蛋白 DARPins 有望于作为抗体的优良替代品。^{99m}Tc-G3 DARPins 于注射后 1 小时和 24 小时瘤灶内的分布分别为 9.12%ID/g±1.77%ID/g 和 6.46%ID/g±0.96%ID/g，由于血流对 G3 DARPins（G3：Gly3，glycine）快速清除导致在 1 小时后 T/B 高达 12.67±3.34，且在 48 小时后升至 71.78±26.62。G3 DARPins 在整个肿瘤组织中的渗透速度相当快，同时肿瘤边缘仅有轻微浓聚，使得显像更加清晰。然而 T/L 在 48 小时后仍小于 2，因此 G3 DARPins 不利于分辨肝脏内 HER2＋转移瘤。为减少肝脏的摄取，G3 DARPins 可用六聚组氨酸（hexahistidine，His6）或谷氨酰组氨酸［histidine glutamate，（HE）3］修饰，形成 His6-G3 和（HE）3-G3。用 ^{125}I 和 ^{111}In 标记后，（HE）3-G3 在肝内的摄取率明显低于 His6-G3。注射后 4 小时，^{125}I-（HE）3-G3 和 ^{111}In-（HE）3-G3 均可在 HER2 阳性病灶处显像，但相较 ^{125}I-（HE）3-G3（24 小时 T/B 为 22.0±11.3）而言，^{111}In-（HE）3-G3 在肿瘤组织中扩散更充分且从血液中清除更迅速，24 小时肿瘤 / 血液比值高达 343.7±161.3，更有利于清晰显像。

二、靶向 HER2 的光学显像

光学分子成像技术是一种通过荧光标记的分子探针与靶标结合发出信号，经光学影像设备检测和计算机处理最终获得病变组织的分子信息，实现肿瘤早期非侵入性检测、诊断，指导个体化治疗。HER2 受体光学成像作为荧光成像（fluorescence imaging，FI）是光学分子成像的一种。设计具有靶向性强、亲和力高的分子探针是光学分子成像的基础。光学分子探针主要由荧光基团和识别基团组成，其中发光基团目前主要分为有机荧光染料（如 FITC、ICG、Cy5.5 等）、荧光蛋白（如 GFP、RFP 等）和纳米材料（量子点、碳、硅和贵金属等），识别基团即靶向抗体等。传统的有机染料存在光谱较窄、光稳定性较差、荧光寿命较短等缺点，而新型无机纳米材料的荧光强度、光稳定性与之相比明显增强。虽然光学成像具有敏感性高、无电离辐射、可实时显像等优点，但其缺点是组织渗透能力差，不能探测深层病灶组织，以及潜在自发荧光的干扰等。因此目前光学显像在临床上的应用仅局限于病理组织的免疫荧光检测。

绿色荧光染料 FITC 和 Alexa Fluor 488，以及可见光量子点均广泛用于细胞和组织水平 HER2 分子的显像研究，结果与免疫组化保持高度一致。但可见光荧光染料用于在体显像则比较困难。然而，近红外光较强的组织穿透能力给 HER2 分子在体光学显像带来了福音。Cy5.5 发近红外光，通过连接单抗、多肽等靶向配体进行活体成像，可获得 HER2 阳性肿瘤的清晰图像，且能够实时监测。

量子点（quantum dots，QDs）是一种半导体纳米粒，因其优良的理化性质，如尺寸依赖的可调节发射波长（从可见光到近红外），发射光谱窄，抗光漂白性强等特点，近年来引起了国内外学者的密切关注，其检测肿瘤的敏感性较传统荧光素和荧光蛋白明显提高。可见光 QDs 可用于 HER2 阳性病灶的离体组织免疫荧光，其敏感性高，显像时间长，还能凭借其在同一激发光下可发出多种颜色可见光的特性，对 HER2、ER、PR、EGFR 等标志物进行同时多色显像，这是传统免疫荧光和免疫组化无法匹敌的。与传统荧光素 Alexa Fluor 488 或 568 相比，sdAbs-QD（sdAbs：抗体单域）染色更鲜明，癌灶轮廓更清晰，且能区分 HER2 的差异性表达，因此探针 sdAbs-QD 有助于确认和定位癌症早期的生物标志物，为早期癌症的检测提供灵敏方法。近红外 QDs 可用于 HER2 肿瘤在体显像，QD-trastuzumab、QD-trastuzumab F（ab'）2 注入机体后在 HER2 阳性肿瘤部位通过抗原抗体特异性识别被细胞摄取，进入胞质的囊泡结构，在外源性激发光下探针发出近红外荧光信号，可被活体成像系统检测，因此实现对病灶的标记和定位。最新发现亲和体 - 量子点探针 Affibody-QD 可实现探测 HER2 分子表达的 3D 影像，并且能够精准定量 HER2-、HER2＋、HER2 +/- 三种不同表达水平的肿瘤中 HER2 的 3D 密度分别为 9.2%、48.3%、30.8%。传统量子点普遍具有 Gd、Se 等元素构成的重金属核心，对机体的危害尚存在争议，于是陆续有研究发现各种具备相似光学特性但无毒且能够被生物分解的硅量子点、碳量子点等新兴纳米材料。而这些材料的水溶性往往是合成过程中的难题，为实现更好的水溶性，SiQD-NPs 可用牛血清白蛋白（BSA）和高分子聚乙二醇（PEG）进行包裹，表面再连接 anti-HER2，构建的探针 SiQD-NPs/anti-HER2 可高特异性识别 HER2 阳性细胞，并与 HER2 阴性细胞形成鲜明对比。两亲性大分子如聚马来酸酐十八醇酯（PMAO）也可起到相同的作用，用它包裹合金量子点 CuInZnxS2＋x（ZCIS QDs）的水溶性大大增加，并可安全、有效地用于 HER2 阳性细胞的靶向定位。

三、靶向 HER2 的磁共振成像

MR 分子成像技术是以靶向性配体为载体，通过其与受体特异性结合，将探针导向靶标，利用高场强的 MR 成像技术探测体内受体的分布情况，实现受体的定位显像。使用 MR 分子成像技术对肿瘤组织进行标记、显像是目前分子影像的研究热点之一。设计适宜的分子探针可增加 MR 成像的敏感性。MRI 靶向分子探针主要由靶向性配体、载体及其携带的造影剂组成，目前常用的 MRI 造影剂有以钆（gadolinium，Gd）为代表的顺磁性分子探针，以及金属离子 Mn^{2+} 和 Fe^{3+}，能产生 T_1 阳性信号对比，代表性物质有钆喷酸葡胺（Gd-DTPA）、钆特酸葡胺（Gd-DOTA）、水溶性的 MnO 纳米颗粒等；以及以氧化铁为代表的超顺磁性分子探针，如 $CoFe_2O_4$、$MnFe_2O_4$、$NiFe_2O_4$ 等氧化铁纳米粒（iron oxide nanoparticles，IONPs），能够有效缩短 T_2 弛豫时间，实现更好的 MRI 对比信号增强。

以 Gd-DTPA 为例，分子探针 FITC-LTVSPWY-Gd-DTPA（LTVSPWY：七肽分子亲和体）能够有效靶向 HER2 分子，使病灶 T_1WI 呈现高信号，表现出良好的磁特性及 HER2 靶向能力。IONPs 偶联单链抗体构建的分子探针 scFv-IONPs，使病灶表现出增强的 T_2WI 信号，也可作为 HER2 阳性肿瘤 MR 分子显像的特异性造影剂。用荧光素 -5- 马来酰亚胺标记的人工设计锚蛋白重复蛋白（fluorescein-5-maleimide-labeled DARPin G3）修饰超顺磁性纳米粒所构建的探针 SPIO-DARPin G3-5MF，统一尺寸约 100nm，水溶性好，毒性小，能够选择性结合 HER2 阳性细胞，在 HER2 阳性病灶及转移灶内聚集甚至长时间滞留，显示良好的 T_2 加权信号对比图，即使在曲妥珠单抗治疗期间，但肝、肾的非特异性摄取难以避免。

四、靶向 HER2 的超声显像

随着超声分子探针技术的兴起，超声分子影像已成为当前医学影像学研究的热点之一。其原理是将特异性配体结合到直径小于红细胞的超声造影剂表面，经血循环运输并穿透血管壁聚集于靶组织，从分子或细胞水平获得病变组织的生化及病理改变。分子探针—微泡造影剂的设计是超声分子影像研究的重点。目前用于超声分子影像的第四代纳米级超声微泡造影剂有磷脂微泡造影剂、纳米级微泡造影剂和液态氟碳纳米粒，其特点是能够穿过血管内皮细胞进入组织间隙，实现血管外聚集成像，对血管外组织病变进行靶向诊断和靶向载药治疗；且能在体内稳定存在较长时间，便于延迟显像或重复检查。

有研究采用单乳化法制备包裹了液态氟碳（PFH）的高分子 PLGA［poly（lactic-co-glycolic acid），聚乳酸 - 羟基乙酸共聚物］纳米球（PFH-PLGA），通过碳二亚胺法将曲妥珠单抗连接到纳米球表面，制成靶向 HER2 的纳米球（PFH-PLGA-trastuzumab），用于 HER2 阳性乳腺癌显像。也有运用薄膜水合法控制磷脂膜的厚度研制出统一大小的纳米微泡（nanobubbles，NBs），并将其与亲和体分子结合获得纳米级超声造影剂 NBs-affibody，该探针表现出对 HER2 阳性肿瘤的高度亲和性，呈现明显的超声强化（峰值强度达 104.5dB ± 2.1dB）。NBs-affibody 作为一种新型靶向 HER2 的超声造影剂，能够进行安全有效的分子显像，有望用于早期癌症生物标志物（HER2）的定量诊断及靶向载药治疗。还有在包裹了全氟溴辛烷的 PLGA 膜表面再包一层金纳米壳，与 anti-HER2 相连后构建超声探针 anti Her2-PFOB@PLGA@Au，球形结构直径约 256.8nm ± 53.4nm，在组织间渗透良好，并在 HER2 阳性病灶处呈现一密集强回声区，另外，金纳米壳在近红外光激发下还可产生治疗效应，实现诊疗一体化。

五、靶向 HER2 的多模态显像

放射性核素、光学、磁共振、超声显像各有优缺点：放射性核素显像组织穿透力强，可精准定量但形态呈现欠佳；光学显像敏感性高但组织穿透力差；磁共振具有良好的软组织分辨力但易产生伪影；超声敏感性高，可实时动态追踪病变，但易受含气腔的干扰，清晰度和分辨率较差。因此，融合多个模态显像技术于一体势在必行。

光学显像和放射性核素显像相融合：多模态分子探针的构建往往是基于纳米粒，在纳米粒的表面可以通过螯合剂连接放射性核素用于 PET/CT 和 SPECT/CT 显像，同时连接荧光基团如荧光素或荧光蛋白用于光学成像，也可应用本身具备发光特性的纳米粒，如量子点、上转换纳米粒等。例如，基于链霉亲和素（streptavidin）与生物素（biotin）可特异性结合，以链霉亲和素纳米粒为载体，生物素化的 anti-HER2（赫赛汀）、生物素化的 Cy5.5、生物素化的 ^{111}In-DOTA 分别与之结合，构建多模态分子探针，可用于 HER2 近红外荧光成像以及 SPECT/CT 显像，两种模态的显像均能获得清晰的肿瘤 / 正常组织对比图像，SPECT/CT 定量结果显示 40 小时的肿瘤组织放射性活度为 21ID%/g，远高于其他组织脏器，相比之下肝、心、肾、脾、肌肉的放射性活度分别为 8.7ID%/g、2.5ID%/g、6.9ID%/g、7.2ID%/g、1.9ID%/g。基于聚酰胺（polyamidoamine）的硅纳米粒表面修饰吲哚菁绿 ICG 和放射性核素 ^{99m}Tc 所构建的探针用于 HER2 在体多模态显像效果也非常好。

光学显像和磁共振成像相融合：在构建纳米粒的过程中将磁性物质全氟化碳、氧化铁等包裹在壳核结构的内部，用于磁共振成像，外层包裹荧光物质如量子点或在纳米粒表面连接荧光基团用于光学显像。例如，以 Fe_3O_4/SiO_2 为核心，外裹 QDs（780nm）构成多硅层纳米粒，表面修饰氨基后与 anti-HER2 相连，组成的探针用于 HER2 在体双模态显像，可见肿瘤组织发出较强的近红外荧光，以及增强的 T_2WI 信号。

（汪文霞　张永学）

参 考 文 献

[1] Siegel R, Naishadham D, Jemal A. Cancer statistics, 2013. CA Cancer J Clin, 2013, 63（1）: 11-30.

[2] Liu F, Tang GC. The current status of imaging diagnosis of breast cancer. Int J Med Radiol, 2013, 36（6）: 533-537.

[3] King CR, Kraus MH, Aaronson SA. Amplification of a novel v-erbB-related gene in a human mammary carcinoma. Science, 1985, 229（4717）: 974-976.

[4] Slamon DJ, Clark GM, Wong SG, et al. Human breast cancer: correlation of relapse and survival with amplification of the HER-2/neu oncogene. Science, 1987, 235（4785）: 177-182.

[5] Zhang B, Cai FF, Zhong XY. An overview of biomarkers for the ovarian cancer diagnosis. Eur J Obstet Gynecol Reprod Biol, 2011, 158（2）: 119-123.

[6] Corney DC, Hwang CI, Matoso A, et al. Frequent down-regulation of miR-34 family in human ovarian cancers. Clin Cancer Res, 2010, 16（4）: 1119-1128.

[7] Verri E, Guglielmini P, Puntoni M, et al. HER2/neu oncoprotein overexpression in epithelial ovarian cancer: evaluation of its prevalence and prognostic significance. Oncology, 2005, 68（2/3）: 154-161.

[8] Mano MS, Awada A, Di LA, et al. Rates of topoisomerase II-alpha and HER-2 gene amplification and expression in epithelial ovarian carcinoma. Gynecol Oncol, 2004, 92（3）: 887-895.

[9] Bookman MA, Darcy KM, Clarke-Pearson D, et al. Evaluation of monoclonal humanized anti-HER2 antibody, trastuzumab, in patients with recurrent or refractory ovarian or primary peritoneal carcinoma with overexpression of HER2: a phase II trial of the Gynecologic Oncology Group. J Clin Oncol, 2003, 21（2）: 283-290.

[10] Tuefferd M, Couturier J, Penault-Llorca F, et al. HER2 status in ovarian carcinomas: a multicenter GINECO study of 320 patients. PLoS One, 2007, 2（11）: 1138.

[11] O'Neill CJ, Deavers MT, Malpica A, et al. An immunohistochemical comparison between low-grade and high-grade ovarian serous carcinomas: significantly higher expression of p53, MIB1, BCL2, HER-2/neu, and C-KIT in high-grade neoplasms. Am J Surg Pathol, 2005, 29（8）: 1034-1041.

[12] Wang D, Zhu H, Ye Q, et al. Prognostic Value of KIF2A and HER2-Neu Overexpression in Patients With Epithelial Ovarian Cancer. Medicine（Baltimore）, 2016, 95（8）: 2803.

[13] Deng ZC, Yu WY, Hu GP, et al. Expression of erbB1/HER1 and erbB2/HER2 in hung cancer. Modern Pract Med, 2001, 13（11）: 539-541.

[14] Shen H, Du G, Liu Z, et al. Assessment and prognostic analysis of EGFR mutations or/and HER2 overexpression in Uygur's Non-small Cell Lung Cancer. Int J Clin Exp Med, 2015, 8（12）: 22300-22309.

[15] Han Y, Xu JM, Duan HQ, et al. Correlation of epidermal growth factor receptor mutations and HER2/3 protein expression with clinical outcome in advanced non-small cell lung cancer patients treated with gefitinib. Chin J Cancer, 2010, 29（1）: 69-75.

[16] Chen WQ, Zheng RS, Zhang SW, et al. Annual report on status of cancer in China, 2010. Chin J Cancer Res, 2014, 26（1）: 48-58.

[17] Abrahão-Machado LF, Jácome AA, Wohnrath DR, et al. HER2 in gastric cancer: comparative analysis of three different antibodies using whole-tissue sections and tissue microarrays. World J Gastroenterol, 2013, 19（38）: 6438-6446.

[18] Bang YJ, Van Cutsem E, Feyereislova A, et al. Trastuzumab in combination with chemotherapy versus

chemotherapy alone for treatment of HER2-positive advanced gastric or gastro-oesophageal junction cancer (ToGA): a phase 3, open-label, randomised controlled trial. Lancet, 2010, 376(9742): 687-697.

[19] Liang JW, Zhang JJ, Zhang T, et al. Clinicopathological and prognostic significance of HER2 overexpression in gastric cancer: a meta—analysis of the literature. Tumour Biol, 2014, 35(5): 4849-4858.

[20] Moelans CB, Milne AN, Morsink FH, et al. Low frequency of HER2 amplification and overexpression in early onset gastric cancer. Cell Oncol(Dordr), 2011, 34(2): 89-95.

[21] Shen GS, Zhao JD, Zhao JH, et al. Association of HER2 status with prognosis in gastric cancer patients undergoing R0 resection: A large-scale multicenter study in China. World J Gastroenterol, 2016, 22(23): 5406-5414.

[22] Ren XY, Yin YF, Gao J, et al. Detection of HER2/neu Gene in Pancreatic and Gastric Adenocarcinoma among Chinese Patients. Med J Peking Union Med Coll Hosp, 2012, 3(1): 21-25.

[23] Aumayr K, Soleiman A, Sahora K, et al. HER2 gene amplification and protein expression in pancreatic ductal adenocarcinomas. Appl Immunohistochem Mol Morphol, 2014, 22(2): 146-152.

[24] Grayson M. Bladder cancer. Nature, 2017, 551(7679): S33.

[25] Laé M, Couturier J, Oudard S, et al. Assessing HER2 gene amplification as a potential target for therapy in invasive urothelial bladder cancer with a standardized methodology: results in 1005 patients. Ann Oncol, 2010, 21(4): 815-819.

[26] Krüger S, Weitsch G, Büttner H, et al. HER2 overexpression in muscle-invasive urothelial carcinoma of the bladder: prognostic implications. Int J Cancer, 2002, 102(5): 514-518.

[27] Soria F, Moschini M, Haitel A, et al. The effect of HER2 status on oncological outcomes of patients with invasive bladder cancer. Urol Oncol, 2016, 34(12): 533.

[28] Liu HL, Gandour-Edwards R, Lara PN, et al. Detection of low level HER-2/neu gene amplification in prostate cancer by fluorescence in situ hybridization. Cancer J, 2001, 7(5): 395-403.

[29] Signoretti S, Montironi R, Manola J, et al. Her-2-neu expression and progression toward androgen independence in human prostate cancer. J Natl Cancer Inst, 2000, 92(23): 1918-1925.

[30] Andersson J, Rosestedt M, Orlova A. Imaging of HER2 may improve the outcome of external irradiation therapy for prostate cancer patients. Oncol Lett, 2015, 9(2): 950-954.

[31] Oude Munnink TH, Korte MA, Nagengast WB, et al. (89) Zr-trastuzumab PET visualises HER2 downregulation by the HSP90 inhibitor NVP-AUY922 in a human tumour xenograft. Eur J Cancer, 2010, 46(3): 678-684.

[32] Kwon LY, Scollard DA, Reilly RM, et al. 64Cu-Labeled Trastuzumab Fab-PEG24-EGF Radioimmunoconjugates Bispecific for HER2 and EGFR: Pharmacokinetics, Biodistribution, and Tumor Imaging by PET in Comparison to Monospecific Agents. Mol Pharm, 2017, 14(2): 492-501.

[33] Vaneycken I, Devoogdt N, Van Gassen N, et al. Preclinical screening of anti-HER2 nanobodies for molecular imaging of breast cancer. FASEB J, 2011, 25(7): 2433-2446.

[34] D'Huyvetter M, Aerts A, Xavier C, et al. Development of 177Lu-nanobodies for radioimmunotherapy of HER2-positive breast cancer: evaluation of different bifunctional chelators. Contrast Media Mol Imaging, 2012, 7(2): 254-264.

[35] Keyaerts M, Xavier C, Heemskerk J, et al. Phase I Study of 68Ga-HER2-Nanobody for PET/CT Assessment of HER2 Expression in Breast Carcinoma. J Nucl Med, 2016, 57(1): 27-33.

[36] Robinson MK, Doss M, Shaller C, et al. Quantitative immuno-positron emission tomography imaging of HER2-positive tumor xenografts with an iodine-124 labeled anti-HER2 diabody. Cancer Res, 2005, 65(4): 1471-1478.

[37] Reddy S, Shaller CC, Doss M, et al. Evaluation of the anti-HER2 C6.5 diabody as a PET radiotracer to monitor HER2 status and predict response to trastuzumab treatment. Clin Cancer Res, 2011, 17(6): 1509-1520.

[38] Kramer-Marek G, Kiesewetter DO, Capala J. Changes in HER2 expression in breast cancer xenografts after therapy can be quantified using PET and (18)F-labeled affibody molecules. J Nucl Med, 2009, 50(7): 1131-1139.

[39] Westerlund K, Honarvar H, Norrström E, et al. Increasing the Net Negative Charge by Replacement of DOTA Chelator with DOTAGA Improves the Biodistribution of Radiolabeled Second-Generation Synthetic Affibody Molecules. Mol Pharm, 2016, 13(5): 1668-1678.

[40] Honarvar H, Westerlund K, Altai M, et al. Feasibility of Affibody Molecule-Based PNA-Mediated Radionuclide Pretargeting of Malignant Tumors. Theranostics, 2016,

6（1）：93-103.

[41] Zahnd C，Kawe M，Stumpp MT，et al. Efficient tumor targeting with high-affinity designed ankyrin repeat proteins：effects of affinity and molecular size. Cancer Res，2010，70（4）：1595-1605.

[42] Goldstein R，Sosabowski J，Livanos M，et al. Development of the designed ankyrin repeat protein（DARPin）G3 for HER2 molecular imaging. Eur J Nucl Med Mol Imaging，2015，42（2）：288-301.

[43] Rakovich TY，Mahfoud OK，Mohamed BM，et al. Highly sensitive single domain antibody-quantum dot conjugates for detection of HER2 biomarker in lung and breast cancer cells. ACS Nano，2014，8（6）：5682-5695.

[44] Pérez-Treviño P，la Cerda HH，Pérez-Treviño J，et al. 3D Imaging Detection of HER2 Based in the Use of Novel Affibody-Quantum Dots Probes and Ratiometric Analysis. Transl Oncol，2018，11（3）：672-685.

[45] Tu CC，Chen KP，Yang TA，et al. Silicon Quantum Dot Nanoparticles with Antifouling Coatings for Immunostaining on Live Cancer Cells. ACS Appl Mater Interfaces，2016，8（22）：13714-13723.

[46] Michalska M，Florczak A，Dams-Kozlowska H，et al. Peptide-functionalized ZCIS QDs as fluorescent nanoprobe for targeted HER2-positive breast cancer cells imaging. Acta Biomater，2016，35：293-304.

[47] Ding N，Sano K，Kanazaki K，et al. In Vivo HER2-Targeted Magnetic Resonance Tumor Imaging Using Iron Oxide Nanoparticles Conjugated with Anti-HER2 Fragment Antibody. Mol Imaging Biol，2016，18（6）：870-876.

[48] Li DL，Tan JE，Tian Y，et al. Multifunctional superparamagnetic nanoparticles conjugated with fluorescein-labeled designed ankyrin repeat protein as an efficient HER2-targeted probe in breast cancer. Biomaterials，2017，147：86-98.

[49] Yang H，Cai W，Xu L，et al. Nanobubble-Affibody：Novel ultrasound contrast agents for targeted molecular ultrasound imaging of tumor. Biomaterials，2015，37：279-288.

[50] Zhang Y，Wan CF，Du J，et al. The in vitro study of Her-2 targeted gold nanoshell liquid fluorocarbon poly lactic-co-glycolic acid ultrasound microcapsule for ultrasound imaging and breast tumor photothermal therapy. J Biomater Sci Polym Ed，2018，29（1）：57-73.

[51] Liang M，Liu X，Cheng D，et al. Multimodality nuclear and fluorescence tumor imaging in mice using a streptavidin nanoparticle. Bioconjug Chem，2010，21（7）：1385-1388.

[52] Yamaguchi H，Tsuchimochi M，Hayama K，et al. Dual-Labeled Near-Infrared/（99m）Tc Imaging Probes Using PAMAM-Coated Silica Nanoparticles for the Imaging of HER2-Expressing Cancer Cells. Int J Mol Sci，2016，17（7）：1086.

[53] Ma Q，Nakane Y，Mori Y，et al. Multilayered，core/shell nanoprobes based on magnetic ferric oxide particles and quantum dots for multimodality imaging of breast cancer tumors. Biomaterials，2012，33（33）：8486-8494.

第三十四章

分子影像监测肿瘤多药耐药

第一节 概 述

癌症是导致人类死亡的主要原因之一，尽管近年在癌症的病因研究和新的诊断和治疗方法开发方面取得了重大进展，但恶性肿瘤的发病率和死亡率仍然非常高。肿瘤的多药耐药（multidrug resistance，MDR）是指肿瘤细胞对化学疗法中常用的多种结构不相似和功能不同的药物的细胞毒性作用的共同抗性，即癌细胞表现出对多种化学治疗剂的交叉耐药性，是导致化疗失败的重要原因之一。MDR 是导致癌症复发和转移的重要因素，早期预测肿瘤的耐药性并监测抗耐药治疗策略的疗效，可以优化治疗方案，改善患者预后，是临床需要解决的关键问题。

多药耐药机制错综复杂，其中 ATP 结合盒转运蛋白家族（ATP-binding cassette transporter family，ABC 转运蛋白家族）的过度表达是导致肿瘤细胞产生多药耐药的主要原因之一。分子影像技术可以利用分子探针靶向肿瘤细胞表面 ABC 转运蛋白，从而实现对多药耐药肿瘤的早期监测，甚至可以帮助我们逐渐深入对多药耐药机制、药物相互作用的研究。在精准医疗时代，分子影像手段在肿瘤早期监测、制订治疗方案以及疗效评估中起到了举足轻重的作用。

第二节 肿瘤多药耐药机制

一、经典机制：ABC 转运蛋白

药物外排增加会导致细胞内抗肿瘤药物减少，因此细胞膜药物外排泵蛋白的过度表达是导致 MDR 的主要原因之一。ABC 转运蛋白家族是迄今为止确定的最大蛋白质家族之一，存在于所有生物分类群的几乎所有细胞中，并且参与各种膜转运过程，如底物摄取，产物排泄和渗透调节。

ABC 转运蛋白在人体内广泛存在，尤其是在肝脏、肾脏以及生理屏障（血脑屏障、胎盘屏障等）中高表达，从而保护各个器官避免毒素积聚。在病理情况下，出现 ABC 转运蛋白异常表达的典型例子包括：①肿瘤细胞的多药耐药；②难治性癫痫，由于围绕癫痫大脑区域的血脑屏障中 P-gp 和 MRP1 过度表达，降低了抗癫痫药物局部有效浓度；③在帕金森病和阿尔茨海默病中，血脑屏障的 P-gp 功能降低，分别导致大脑中神经毒素的积累增加以及 β- 淀粉样蛋白从血液中进入大脑。

迄今为止，已经发现编码 ABC 转运蛋白家族的 48 个人类基因和一个假基因，根据其序列和结构的相似性，将 ABC 转运蛋白分为 7 个亚家族（ABCA-G）。ABC 转运蛋白是完整的跨膜蛋白，利用 ATP 水解获得的能量，驱动其结构域构象改变，使血浆和细胞内膜的分子逆浓度跨膜运输。目前研究最多的主要包括 P- 糖蛋白（P-glycoprotein，P-gp/ABCB1）、乳腺癌耐药蛋白（breast cancer resistance protein，BCRP/ABCG2）和多药耐药相关蛋白（multidrug resistance-associated protein，MRP/ABCC1）等。

（一）P 糖蛋白

ABCB1 是一种约 170kD 的 MDR1 基因的表达产物，也是第一个被克隆的人类 ABC 转运蛋白。ABCB1 通常在肝脏、肾脏、消化道、血脑屏障、干细胞和免疫系统的各种细胞中表达。ABCB1 过度表达与许多血液和实体肿瘤中的化疗失败有关，包括淋巴瘤、白血病以及肾癌、结肠癌和肝癌。ABCB1 在跨膜区段内具有大的多晶型药物结合结构域，它可以识别并结合多种电中性或带正电荷的疏水性底物，包括许多常规抗癌药物，如蒽环霉素（例如多柔比星 Dox 和柔红霉素 DNR 等）、长春花生物碱（例如长春新碱和长春碱等）、鬼臼毒素（例如依托泊苷等）、紫杉烷类（例如紫杉醇等）以及其他外源性物质，通过刺激其 ATP 酶活

性，导致 ABCB1 发生形态转化，进一步将药物释放到细胞外空间，最终降低药物功效。

目前已开发出 3 代主要针对 ABCB1 的 ABC 转运蛋白调节剂。第一代抑制剂，如维拉帕米、奎宁或环孢素，尽管体外活性很有前景，但是其显示出明显的细胞毒性。第二代 ABCB1 抑制剂戊司泊达（PSC833，环孢素衍生物）的效率有所提高，同时毒性降低。然而，在大多数临床试验中，例如与化疗药物如卡铂、紫杉醇或多柔比星共同给药后没有显示出任何益处。第三代抑制剂效力比先前开发的抗 ABCB1 分子高 200 倍，如非竞争性 P- 糖蛋白抑制剂依克立达（GF120918）、他立喹达（XR9576），可以通过抑制底物结合和 / 或抑制 ATP 水解来发挥效应。

（二）多药耐药相关蛋白

Cole 等首次从 ABCB1 低表达的小细胞肺癌细胞系 NCI-H69 中分离并鉴定出 ABCC1 基因。ABCC1 广泛表达于各种类型的癌症中，包括骨髓瘤、乳腺癌、肺癌、肉瘤以及慢性淋巴细胞白血病。ABCC1 对多柔比星、柔红霉素、长春新碱、秋水仙碱和其他几种化合物的转运能力与 ABCB1 非常相似，但与 ABCB1 不同的是，ABCC1 是有机阴离子转运蛋白，因此它可以识别带负电荷的药物，结合带有谷胱甘肽或带有糖基化、硫酸化配体的药物。通过使用 ABCC1 抑制剂，例如丙磺舒或MK-571 等，可以在体外和体内抑制 ABCC1。

（三）乳腺癌耐药蛋白

Chen 等描述了导致耐多柔比星的 MCF-7 细胞中蒽环类抗性的 95kD 膜蛋白，后来该蛋白被称为 ABCG2。研究显示，ABCG2 与乳腺癌和白血病的耐药性有关。ABCG2 通常转运大的疏水分子，与 P-gp、MRP1 具有显著的底物同源性。Hoechst 33342 是 ABCG2 人造荧光底物，除此之外，ABCG2 还可以限制酪氨酸激酶抑制剂（tyrosine kinase inhibitors，TKIs）的递送，如伊马替尼，尼洛替尼等。ABCG2 还是一种高容量尿酸盐转运蛋白，其遗传损伤可增加人体血清尿酸水平。最早报道的选择性 ABCG2 抑制剂为烟曲霉（Fumitremorgin C，FTC），这是一种从烟曲霉发酵液中分离出来的二酮哌嗪，然而其具有神经毒性。Ko143 是 FTC 的结构类似物，具有较好的生物安全性，能高效地抑制 ABCG2，除了作为具有纳摩尔级半最大抑制浓度的有效 ABCG2 抑制剂之外，Ko143 在更高的摩尔浓度下也可以抑制 ABCB1 和 ABCC1。

二、非经典机制

（一）DNA 损伤修复和细胞周期检查点信号失调

一种 DNA 损伤反应通路的功能障碍可以通过另一种补偿性 DNA 损伤反应通路的功能得到补偿，这种补偿性 DNA 修复反应通路可能会增加对 DNA 化疗和放疗的耐药性。

（二）DNA 拓扑异构酶Ⅱ（topoisomerase Ⅱ，TopoⅡ）

TopoⅡ是一种重要的核酶，在复制、转录、重组、染色体缩合和分离等过程中发挥着重要的作用。TopoⅡ的高含量及高活性往往提示高的有丝分裂率。以依托泊苷、放线菌素 D 等药物为代表的抗肿瘤药便是以 TopoⅡ为靶点的 Topo Ⅱ抑制剂。TopoⅡ表达水平高的肿瘤对拓扑异构酶Ⅱ抑制剂的敏感性越高。有研究显示，在耐依托泊苷的 MCF-7 肿瘤中，TopoⅡ的编码基因 TOP2A 以及细胞系中的 TopoⅡ的活性均显著下调。可见，多药耐药的产生与拓扑异构酶Ⅱ活性变化相关。

（三）谷胱甘肽 -S- 转移酶（Glutathione S-transferases，GST）

GST 属外源性物质代谢酶超家族，其催化各种亲电子物质与谷胱甘肽缀合，对抗癌药物起到解毒作用，从而参与耐药的产生。Geng 等的研究显示，胃癌中 GST-π 的表达与肿瘤细胞对顺铂、5-Fu 的抵抗呈明显的相关性。

（四）其他机制

除以上机制外，肿瘤的多药耐药还可能与上皮 - 间充质转化（epithelial-mesenchymal transitions，EMT）、表观遗传学修饰、缺氧及相关信号通路异常激活等有关。

第三节　ABC 转运蛋白显像

ABC 转运蛋白的过度表达是导致肿瘤细胞产生多药耐药的主要原因之一，正常情况下，ABC 转运蛋白广泛在人体内分布，可以显著影响许多药物的分布、功效和安全性。分子影像技术利用不同的技术手段以及不同类型的探针检测 ABC 转运蛋白表达以及对其活性进行监测，是一种理想的转化工具。第一，它允许直接评估体外或动物模型中与转运蛋白表达，并进行蛋白活性相关的研究，从而评估和预测肿瘤对治疗的反应；第二,通过对 ABC 转运蛋白活性的监测,有助于研究化疗药物的药代动力学,药物组织浓度的非侵入性测量可以帮助理解它们的清除机制及其向非靶器官的分布;第三,在肿瘤中累积的探针可以增强组织之间的视觉差异,从而帮助外科医生在手术期间识别病变组织,提供改善手术结果的机会。分子影像技术可以帮助我们逐渐深入对多药耐药机制的研究,并在临床上为耐药肿瘤提供诊断依据以及监测抗耐药治疗策略的疗效,从而提供肿瘤治疗新思路。

一、核素分子影像的应用

SPECT 和 PET 是应用广泛的非侵入性成像技术,可以提供良好的空间分辨率和高敏感性。放射性标记的示踪剂通过静脉内注射给药,SPECT、PET 显像可以动态监测放射性示踪剂在生物体中的分布,通过生物数学模型分析放射性浓度-时间曲线,达到功能成像的目的。SPECT 常使用的放射性核素包括 ^{131}I 和 ^{99m}Tc;PET 常用的放射性核素 ^{11}C、^{13}N、^{15}O、^{18}F 以及 ^{68}Ga,具有半衰期短、敏感性及分辨率高的优势。迄今为止,已有数十种已知的 SPECT、PET 放射性配体用于各种转运蛋白的表达和功能成像,本章节将从以下几个方面进行阐述。

(一)放射性核素标记的转运蛋白底物

1. P-gp 底物　小分子有机药物以及配位化合物适用于 SPECT 或 PET 放射性核素标记,以此实现对于癌症患者 MDR 表型的功能性诊断成像。已有较多文献报道,将 ^{11}C 或 ^{18}F 与 P-gp 底物或抑制剂结合,合成了 ^{11}C-秋水仙碱(^{11}C-Colchicine)、^{11}C-洛哌丁胺(^{11}C-Loperamide)、^{11}C-维拉帕米(^{11}C-Verapamil)和 $^{11}C/^{18}F$-紫杉醇($^{11}C/^{18}F$-Paclitaxel)等,从而达到监测 P-gp 的生物学功能的目的。秋水仙碱是 P-gp 的转运底物之一,在秋水仙碱敏感性和秋水仙碱抵抗型的人神经母细胞瘤 BE(2)C 裸鼠肿瘤模型中,肿瘤摄取 ^{11}C-秋水仙碱均较低,但耐药型比敏感型低约 2 倍,此结果表明 P-gp 介导放射性示踪剂 ^{11}C-秋水仙碱从抗性肿瘤细胞中流出。

Kerstin Römermann 等在注射 P-gp 抑制剂前后分别对野生型和基因敲除小鼠进行(R)-^{11}C-维拉帕米的 PET 显像,在表达 P-gp 的野生型小鼠[Mrp1(-/-),Bcrp1(-/-)]中可见时间-活度曲线明显上移,而在缺乏 P-gp 表达的基因敲除小鼠

[Mdr1a/b(-/-)和 Mdr1a/b(-/-)Bcrp1(-/-)]中则观察不到这种变化。目前(R)-^{11}C-维拉帕米在临床上已有所运用,Martin Bauer 等对 5 名年轻(26 岁 ± 1 岁,平均值 ± 标准差)和 5 名老年(68 岁 ± 6 岁)健康男性志愿者使用(R)-^{11}C-维拉帕米进行 PET 显像,结果显示,基线扫描(R)-^{11}C-维拉帕米在全脑灰质的总分布容积(VT)在老年人(VT = 0.78 ± 0.15)和年轻人(VT = 0.79 ± 0.10)组之间没有统计学差异,在使用 tariquidar 进行部分(不完全)P-gp 抑制后,老年人(VT = 1.08 ± 0.15)的 VT 值显著高于年轻(VT = 0.80 ± 0.18)组(p = 0.040)。通过在人体使用(R)-^{11}C-维拉帕米对 ABC 转运蛋白进行监测,为老年人血脑屏障中 P-gp 介导的药物相互作用(drug-drug interaction,DDI)风险增加提供了一个直接证据,这可能将对老年人的药物治疗产生重要的影响。

此外,^{99m}Tc-Sestamibi(MIBI)是一种临床常用的亲脂性阳离子心肌灌注显像剂,由于 ^{99m}Tc-MIBI 的细胞转运受细胞凋亡、细胞增殖和血管生成的影响,MIBI 也被用作肿瘤细胞代谢的成像生物标志物,因此 ^{99m}Tc-MIBI 的早期显像反映 MIBI 进入肿瘤细胞的速率以及量。此外,^{99m}Tc-MIBI 是 P-gp 的转运底物,在表达 P-gp 的多药耐药肿瘤细胞中,^{99m}Tc-MIBI 的净细胞积累水平与 P-gp 表达水平成反比。为了研究 P-gp 调节剂 tariquidar 对 P-gp 的抑制作用,Fox 等用 ^{99m}Tc-MIBI 监测 P-gp 活性。但由于它同时是 P-gp、MRP1、MRP2 和 BCRP 的底物,因此针对 P-gp 显像的特异性较差。

2. MRP 与 BCRP 底物　虽然目前的功能成像主要集中在 P-gp 上,但 MRP 也引起了人们的兴趣。例如,[^{99m}Tc]-HIDA 仅由 MRP1、2 运输;白三烯、黄曲霉毒素 B1 是 MRP1 的高亲和力底物,因此 N-[^{11}C]乙酰基白三烯 E4[N-(^{11}C)acetyl leukotriene E4]可以提供非侵入性研究 MRP 功能的机会。

为了研究 BCRP 的功能成像,有研究者用放射性核素标记的 P-gp/BCRP 底物或抑制剂来进行 BCRP 介导功能的 PET 成像,但这些药物中的部分(如维拉帕米)会受到快速代谢的影响,从而使体内特异性分析复杂化。Galmydar 是一种具有荧光以及中度疏水特性的 Ga(Ⅲ)阳离子络合物,Sivapackiam 等将 $^{67/68}Ga$-Galmydar 应用在 BCRP 稳定转染以及空载体转染的 HEK293 细胞中,以及

应用在双重基因敲除 mdr1a/1b$^{(-/-)}$ 的小鼠模型以及三重基因敲除 mdr1a/1b$^{(-/-)}$ABCG2$^{(-/-)}$ 的小鼠模型中。结果表明，^{67}Ga-Galmydar 在 HEK293 细胞中的摄取曲线与 BCRP 表达成反比，并且拮抗剂（Ko143）可以诱导 HEK293/BCRP 细胞中 ^{67}Ga-Galmydar 的积累，光学成像显示出与放射性示踪剂细胞积累数据的良好相关性。micro-PET/CT 显像表明 ^{68}Ga-Galmydar 在双重 / 三重基因敲除的小鼠脑中的保留率高于其年龄匹配的野生型。

酪氨酸激酶的活性增强可导致包括恶性肿瘤在内的增殖性疾病，而酪氨酸激酶抑制剂（tyrosine kinase inhibitors，TKIs）可以抑制过度活跃的酪氨酸激酶信号传导途径，从而成为治疗癌症的有希望的策略。BCRP 底物包括 TKI，但这些化合物的相对亲和力与 ABC 转运蛋白相互作用的性质都不相同。例如，吉非替尼在低浓度是 BCRP 的转运底物和抑制剂，而尼罗替尼在亚微摩尔浓度下是 BCRP 的转运底物，而在微摩尔浓度下为抑制剂。用放射性标记的表皮生长因子受体抑制剂（epidermal growth factor receptor inhibitors，EGFRIs）进行 PET 成像已经成为这些化合物开发中的重要工具。Qawasmi 等以 PET 探针的形式在体外评估了七种新型 EGFRI 与 BCRP 的相互作用，以便更好地了解影响其生物分布的因素。

（二）放射性标记的转运蛋白抑制剂

放射性标记的 ABC 转运蛋白底物显像已经被用于动物或人体 P-gp 功能显像的研究，这些探针作为 P-gp 高亲和力的底物，通常在高表达 P-gp 的耐药肿瘤中显示出较低的摄取，但某些放射性标记的 ABC 转运蛋白抑制剂，如 ^{11}C-elacridar，可以在高亲和力结合 ABC 转运蛋白的同时而不被转运。

Tariquidar（XR9576）是一种可以有效抑制 P-gp 的邻氨基苯甲酸衍生物。Kawamura K 等利用 ^{11}C-Tariquidar 进行 PET 显像，结果表明 ^{11}C-Tariquidar 在 P-gp 和 P-gp/Bcrp 敲除小鼠中，脑组织的摄取比野生型小鼠高 2 至 11 倍，可以证实示踪剂 ^{11}C-Tariquidar 表现为 P-gp 和 Bcrp 的底物。Kannan P 等的结果表明，在低浓度下 tariquidar 选择性地作为 P-gp 的抑制剂并且还作为 BCRP 的底物，在更高的浓度（≥100nmol/L）下 tariquidar 亦可充当 P-gp 和 BCRP 的抑制剂。因此，tariquidar 在体内的作用取决于其浓度和 P-gp 与 BCRP 之间的相对密度。

Weidner 等在过表达不同 ABC 转运蛋白的细胞系中用低浓度的 ^{3}H-Ko143 进行体外摄取实验，发现尽管在过表达 P-gp 和 MRP 的细胞中 ^{3}H-Ko143 的积累没有差异，但在过表达 BCRP 的细胞中 ^{3}H-Ko143 的积累高出约 2 倍。基于这一体外实验结果，Severin Mairinger 等用 ^{11}C-Ko143 对野生型、Abcg2$^{(-/-)}$、Abcb1a/b$^{(-/-)}$ 和 Abcb1a/b$^{(-/-)}$Abcg2$^{(-/-)}$ 小鼠进行了小动物 PET 实验。结果显示 ^{11}C-Ko143 及其放射性核素标记的代谢物在野生型和 Abcg2$^{(-/-)}$ 小鼠体内表达 ABCG2 的器官（如脑、肝和肾）中没有显著差异，并且小鼠血脑屏障处 ^{11}C-Ko143 及其放射性核素标记的代谢物可能由 P-gp 而非 BCRP 转运，BCRP 则可能在肾脏对 ^{11}C-Ko143 的放射性代谢产物的排泄中起作用。此外，药物制剂形式的 Ko143（10mg/kg）与 ^{11}C-Ko143 共同给药的实验显示，用于 Ko143 制剂（含有聚乙二醇 300 和聚山梨醇酯 80）的载体对 ^{11}C-Ko143 代谢产物在脑、肝胆和肾脏的排泄中具有显著的作用。这两个相矛盾的实验结果使得对 ABC 转运蛋白 PET 示踪剂候选化合物的选择非常具有挑战性，即体外数据（使用低浓度的 ^{3}H-Ko143）不一定能正确预测 PET 示踪剂（^{11}C-Ko143）的体内行为。

（三）放射性标记的前药

用放射性标记的亲脂性底物可评估 P-gp 的活性，但这种方法不适用于 MRP，因为 MRP 转运亲水性底物，而亲水性底物的细胞膜渗透率很低，即使没有转运蛋白的存在，探针在细胞内的积累也很少。Okamura 等设计了一种新的非侵入性代谢物挤压法（metabolite extrusion method，MEM），通过 MEM，PET 探针可以通过酶促反应转化成感兴趣区域（例如脑、肿瘤组织）中的转运蛋白底物。例如，根据 MRP1 可转运谷胱甘肽结合物的性质，Okamura 等合成了用氟化侧链修饰的 6-溴 -7-^{11}C- 甲基嘌呤和 6- 溴 -7-（2-^{18}F- 氟乙基）嘌呤，将其作为前药示踪剂，示踪剂与脑内的谷胱甘肽结合并原位转化为相应的 MRP1 底物示踪剂，动态 PET 成像显示野生型和 MRP 敲除小鼠之间脑的药物清除率具有显著差异。

（四）放射性标记的转运蛋白特异性抗体

除了利用放射性核素标记的底物、抑制剂或底物前体药物监测 ABC 转运蛋白的生物学功能，Wang 等使用 P-gp 抗体 Pab 作为探针，合成 ^{64}Cu-DOTA-Pab-IR800，并用 IgG 作为对照组合

成 ^{64}Cu-DOTA-IgG，注射入阿霉素耐药的卵巢癌细胞肿瘤模型鼠中。注射后 4 小时、24 小时和 48 小时，^{64}Cu-DOTA-Pab-IR800 的肿瘤摄取分别为 9.9%ID/g±1.4%ID/g，12.1%ID/g±1.2%ID/g 和 10.5%ID/g±1.0%ID/g。在 ^{64}Cu-DOTA-IgG 对照组中，相同时间点的肿瘤摄取分别仅为 6.2%ID/g±0.8%ID/g，7.2%ID/g±1.1%ID/g 和 6.0%ID/g±2.0%ID/g，明显低于 ^{64}Cu-DOTA-Pab-IR800 实验组（$p < 0.05$）。生物分布研究进一步量化组织的摄取，注射探针 48 小时后 ^{64}Cu-DOTA-Pab-IR800 和 ^{64}Cu-DOTA-IgG 的肿瘤摄取分别为 9.8%ID/g±0.3%ID/g 和 5.6%ID/g±0.5%ID/g，其结果与 PET 数据一致。并且由于结合了荧光基团，双模态 PET- 荧光探针可以拥有 PET 的高敏感性和荧光成像的良好分辨率双重优点。

二、光学成像的应用

除放射性核素显像外，还有一些其他的分子影像技术被用于研究 ABC 转运蛋白，使用较为广泛的主要是光学成像技术，包括荧光成像（fluorescence imaging，FI）和生物发光成像（bioluminescence imaging，BLI）等。罗丹明 800（R800）化学结构类似于一种 P-gp 底物罗丹明 123（R123），是一种亲脂性阳离子染料，R800 具有近红外荧光（near infrared fluorescence，NIRF）范围（685 至 730nm 波长）的荧光发射性质。基于这些性质，R800 可以作为 NIRF 成像探针。Ngoc H 等使用转染了人 MDR1 基因的 MDCK 细胞进行的细胞实验和在体实验，结果表明 R800 可能是合适的 NIRF 成像剂，可以用于评估 P-gp 活性。此外，Semenenko I 等在人结肠直肠腺癌细胞系对照组 HT-29 和 P-gp 高表达的 HT-29 小鼠肿瘤模型中使用 P-gp 底物 IR-783 和吲哚菁绿（ICG）作为近红外荧光（NIRF）探针进行在体以及离体显像。初始结果显示两种肿瘤模型对不同探针的摄取均没有明显差异，表明这两种探针鉴定肿瘤 P-gp 活性的敏感性较低。

生物发光成像是将荧光素酶基因整合到细胞染色体 DNA 上并稳定表达，当给予其底物荧光素，即可在短时间内产生发光现象，可以用于观测生物体内部细胞和分子水平的生理变化过程。Joshua Bakhsheshian 等研究显示萤火虫荧光素酶的内源底物 D- 荧光素（D-luciferin）是 BCRP 的特定底物，他们在脑中表达萤火虫荧光素酶的转基因小鼠体内使用 D- 荧光素进行生物发光成像，从而评估血脑屏障处 BCRP 的功能，结果显示小鼠脑中的生物发光信号随着 BCRP 抑制剂 Ko143 的共同给药而增加，并且使用 P-gp 抑制剂对生物发光信号强度的影响不大。

抗胰腺癌的药物吉西他滨（Gemcitabine）是一种细胞毒性核苷类似物，但吉西他滨可以上调 ABC 转运蛋白的活性，增加药物的流出并降低细胞内药物浓度，从而导致 MDR。Yue Sun 等使用 D- 荧光素在转染了萤火虫荧光素酶的胰腺癌细胞系 BxPC3^{luc} 中进行 BLI，研究结果表明，与未处理的细胞相比，经吉西他滨处理的 BxPC3^{luc} 细胞表现出药物消除速率增加以及生物发光信号积累减少，从而证实了吉西他滨对 ABC 转运蛋白 BCRP 的上调作用。

三、磁共振成像的应用

Eisai 高胆红素大鼠缺乏 MRP2，而 MRP2 介导肝细胞中钆 - 乙氧基苄基 - 二乙烯三胺五乙酸（Gd-EOB-DTPA）的排泄。Shigeyoshi Saito 等使用 Gd-EOB-DTPA 作为造影剂对大鼠进行 MRI 显像。对照组大鼠肝脏的 Gd-EOB-DTPA 信号强度在 5 分钟达到峰值，随后逐渐下降；在缺乏 MRP2 的实验组大鼠中，肝脏的 Gd-EOB-DTPA 信号强度随着时间的延长而逐渐增强，30 分钟后到达并保持平台阶段，证实了在 MRI 中使用 Gd-EOB-DTPA 评估体内 MRP2 活性的效用。

虽然已有上述类型的分子影像技术用于各种转运蛋白的表达和功能成像，但利用分子影像技术检测 ABC 转运蛋白仍存在一些困难，例如，由于 ABC 转运蛋白的药物外排活性受各种个体基因突变的影响以及蛋白质磷酸化状态的影响，在信使 RNA 或蛋白质水平检测到的 ABC 转运蛋白的表达可能并不总是与 ABC 转运蛋白介导的转运活性的功能评估相关；由于不同类型 ABC 转运蛋白的重叠底物识别模式，转运蛋白显像探针的应用效果也会受到一定影响。我们可以将一种 ABC 转运蛋白成像获得的经验用于可视化其他 ABC 转运蛋白，并且，作为 ABC 转运蛋白类似物的成像剂可能随着更有效的 ABC 转运蛋白抑制剂的发展而发展。

（叶　敏　张永学）

参 考 文 献

[1] Löscher W, Potschka H. Drug resistance in brain diseases and the role of drug efflux transporters. Nat Rev Neurosci, 2005, 6(8): 591-602.

[2] Jedlitschky G, Vogelgesang S, Kroemer H K. MDR1-P-glycoprotein(ABCB1)-mediated disposition of amyloid-β peptides: implications for the pathogenesis and therapy of alzheimer's disease. clin pharmacol ther, 2010, 88(4): 441-443.

[3] Morris ME, Rodriguez-Cruz V, Felmlee MA. SLC and abc transporters: expression, localization, and species differences at the blood-brain and the blood-cerebrospinal fluid barriers. The AAPS Journal, 2017, 19(5): 1317-1331.

[4] Adamska A, Falasca M. ATP-binding cassette transporters in progression and clinical outcome of pancreatic cancer: What is the way forward. World J Gastroenterol, 2018: 3222-3238.

[5] Fletcher JI, Haber M, Henderson MJ, et al. ABC transporters in cancer: more than just drug efflux pumps. Nat Rev Cancer, 2010, 10(2): 147-156.

[6] Juliano RL, Ling V. A surface glycoprotein modulating drug permeability in chinese hamster ovary cell mutants. Biochim Biophys Acta, 1976, 455(1): 152-162.

[7] Mairinger S, Erker T, Muller M, et al. PET and SPECT radiotracers to assess function and expression of ABC transporters in vivo. Curr Drug Metab, 2011, 12(8): 774-792.

[8] Holohan C, Van Schaeybroeck S, Longley DB, et al. Cancer drug resistance: an evolving paradigm. Nat Rev Cancer, 2013, 13(10): 714-726.

[9] Lin G, Mi P, Chu C, et al. Inorganic nanocarriers overcoming multidrug resistance for cancer theranostics. Advanced Science, 2016, 3(11): 1600134.

[10] Dean M, Hamon Y, Chimini G. The human ATP-binding cassette(ABC)transporter superfamily. Genome Res, 2001, 11(7): 1156-1166.

[11] Fox E, Bates SE. Tariquidar(XR9576): a P-glycoprotein drug efflux pump inhibitor. Expert Rev Anticancer Ther, 2014, 7(4): 447-459.

[12] Cole SP, Bhardwaj G, Gerlach JH, et al. Overexpression of a transporter gene in a multidrug-resistant human lung cancer cell line. Science, 1992, 258(5088): 1650-1654.

[13] Chen YN, Mickley LA, Schwartz AM, et al. Characterization of adriamycin-resistant human breast cancer cells which display overexpression of a novel resistance-related membrane protein. J Biol Chem, 1990, 265(17): 10073.

[14] Scharenberg CW, Harkey MA, Torok-Storb B. The ABCG2 transporter is an efficient Hoechst 33342 efflux pump and is preferentially expressed by immature human hematopoietic progenitors. Blood, 2002, 99(2): 507-512.

[15] Sivapackiam J, Harpstrite SE, Prior JL, et al. 67/68Galmydar: A metalloprobe for monitoring breast cancer resistance protein(BCRP)-mediated functional transport activity. Nucl Med Biol, 2016, 43(3): 191-197.

[16] Nakayama A, Matsuo H, Takada T, et al. ABCG2 is a high-capacity urate transporter and its genetic impairment increases serum uric acid levels in humans. Nucleosides, Nucleotides and Nucleic Acids, 2011, 30(12): 1091-1097.

[17] Kühnle M, Egger M, Müller C, et al. Potent and selective inhibitors of breast cancer resistance protein(ABCG2)Derived from the P-glycoprotein(ABCB1)Modulator Tariquidar. J Med Chem, 2009, 52(4): 1190-1197.

[18] Weidner LD, Zoghbi SS, Lu S, et al. The Inhibitor Ko143 Is Not Specific for ABCG2. J Pharmacol Exp Ther, 2015, 354(3): 384-393.

[19] Curtin NJ. DNA repair dysregulation from cancer driver to therapeutic target. Nat Rev Cancer, 2012, 12(12): 801-817.

[20] Shen Y, Chen W, Zhao B, et al. CS1 is a novel topoisomerase IIα inhibitor with favorable drug resistance profiles. Biochem Biophys Res Commun, 2014, 453(3): 302-308.

[21] Alpsoy A, Yasa S, Gündüz U. Etoposide resistance in MCF-7 breast cancer cell line is marked by multiple mechanisms. Biomed Pharmacother, 2014, 68(3): 351-355.

[22] Huang F, Li S, Lu X, et al. Two glutathione S-transferase inhibitors from Radix Angelicae sinensis. Phytother Res, 2011, 25(2): 284-289.

[23] Geng M, Wang L, Chen X, et al. The association between chemosensitivity and Pgp, GST-pi and Topo II expression in gastric cancer. Diagn Pathol, 2013, 8: 198.

[24] Mann A, Semenenko I, Meir M, et al. Molecular imaging of membrane transporters' activity in cancer: a picture is worth a thousand tubes. The AAPS Journal, 2015, 17(4): 788-801.

[25] Kannan P, John C, Zoghbi SS, et al. Imaging the Function of P-glycoprotein with radiotracers: pharmacokinetics and in vivo applications. Clin Pharmacol Ther, 2009, 86(4): 368-377.

[26] Sivapackiam J, Gammon ST, Harpstrite S, et al. Targeted

chemotherapy in drug-resistant tumors, noninvasive imaging of P-glycoprotein-mediated functional transport in cancer, and emerging role of Pgp in neurodegenerative diseases. Methods Mol Biol, 2010, 596: 141-181.

[27] Levchenko A, Mehta BM, Lee J, et al. Evaluation of 11C-Colchicine for PET Imaging of Multiple Drug Resistance. J Nucl Med, 2000, 41 (3): 493-501.

[28] Römermann K, Wanek T, Bankstahl M, et al. (R)-[11C] verapamil is selectively transported by murine and human P-glycoprotein at the blood-brain barrier, and not by MRP1 and BCRP. Nucl Med Biol, 2013, 40 (7): 873-878.

[29] Bauer M, Wulkersdorfer B, Karch R, et al. Effect of P-glycoprotein inhibition at the blood-brain barrier on brain distribution of (R)-[11C] verapamil in elderly vs. young subjects. Br J Clin Pharmacol, 2017, 83 (9): 1991-1999.

[30] 孙达, 陈伟君. 99Tcm-MIBI 显像在乳腺癌新辅助化疗中的应用价值. 国际放射医学核医学杂志, 2015, 39 (6): 487-492.

[31] 朱爱芝, 陈丽蓉, 郭振泉. 肿瘤细胞 99Tcm-MIBI 和 99Tcm-tetrofosmin 摄取量与 P- 糖蛋白表达水平的关系. 中华核医学杂志, 2000, 20 (6): 266-268.

[32] Dizdarevic S, Peters AM. Imaging of multidrug resistance in cancer. Cancer Imaging, 2011, 11 (1): 1-8.

[33] Fox E, Widemann BC, Pastakia D, et al. Pharmacokinetic and pharmacodynamic study of tariquidar (XR9576), a P-glycoprotein inhibitor, in combination with doxorubicin, vinorelbine, or docetaxel in children and adolescents with refractory solid tumors. Cancer Chemother Pharmacol, 2015, 76 (6): 1273-1283.

[34] Borst P, Evers R, Kool M, et al. A family of drug transporters: the multidrug resistance-associated proteins. J Natl Cancer Inst, 2000, 92 (16): 1295-1302.

[35] Nagengast WB, Oude Munnink TH, Dijkers E, et al. Multidrug resistance in oncology and beyond: from imaging of drug efflux pumps to cellular drug targets. Methods Mol Biol, 2010, 596: 15-31.

[36] Qawasmi I, Shmuel M, Eyal S. Interactions of ABCG2 (BCRP) with epidermal growth factor receptor kinase inhibitors developed for molecular imaging. Front Pharmacol, 2014, 5: 257.

[37] Eadie LN, Hughes TP, White DL. Interaction of the efflux transporters ABCB1 and ABCG2 with imatinib, nilotinib, and dasatinib. Clin Pharmacol Ther, 2013, 95 (3): 294-306.

[38] Dörner B, Kuntner C, Bankstahl JP. Synthesis and small-animal positron emission tomography evaluation of [11C]-Elacridar as a radiotracer to assess the distribution of P-glycoprotein at the blood-brain barrier. J Med Chem, 2009, 52 (19): 6073-6082.

[39] Kawamura K, Konno F, Yui J, et al. Synthesis and evaluation of [11C] XR9576 to assess the function of drug efflux transporters using PET. Annals of Nuclear Medicine, 2010, 24 (5): 403-412.

[40] Kannan P, Telu S, Shukla S, et al. The "specific" P-glycoprotein inhibitor tariquidar is also a substrate and an inhibitor for breast cancer resistance protein (BCRP/ABCG2). ACS Chem Neurosci, 2011, 2 (2): 82-89.

[41] Mairinger S, Zoufal V, Wanek T, et al. Influence of breast cancer resistance protein and P-glycoprotein on tissue distribution and excretion of Ko143 assessed with PET imaging in mice. Eur J Pharma Sci, 2018, 115: 212-222.

[42] Kikuchi T, Okamura T, Okada M, et al. Benzyl [(11) C] hippurate as an agent for measuring the activities of organic anion transporter 3 in the brain and multidrug resistance-associated protein 4 in the heart of mice. J Med Chem, 2016, 59 (12): 5847-5856.

[43] Okamura T, Kikuchi T, Fukushi K, et al. A novel noninvasive method for assessing glutathione-conjugate efflux systems in the brain. Bioorg Med Chem, 2007, 15 (9): 3127-3133.

[44] Galante E, Okamura T, Sander K, et al. Development of purine-derived 18F-labeled pro-drug tracers for imaging of MRP1 activity with pet. J Med Chem, 2014, 57 (3): 1023-1032.

[45] Okamura T, Kikuchi T, Okada M, et al. Noninvasive and quantitative assessment of the function of multidrug resistance-associated protein 1 in the living brain. J Cereb Blood Flow Metab, 2009, 29 (3): 504-511.

[46] Wang M, Mao C, Wang H, et al. Molecular imaging of P-glycoprotein in chemoresistant tumors using a dual-modality pet/fluorescence probe. Mol Pharm, 2017, 14 (10): 3391-3398.

[47] On NH, Chen F, Hinton M, et al. Assessment of P-glycoprotein Activity in the Blood-Brain Barrier (BBB) Using Near Infrared Fluorescence (NIRF) Imaging Techniques. Pharm Res, 2011, 28 (10): 2505-2515.

[48] Semenenko I, Portnoy E, Aboukaoud M, et al. Evaluation of near infrared dyes as markers of P-glycoprotein activity in tumors. Front Pharmacol, 2016, 7: 426.

[49] Bakhsheshian J, Wei B R, Chang K E, et al. Bioluminescent imaging of drug efflux at the blood-brain barrier mediated by the transporter ABCG2. Proc Natl Acad Sci, 2013, 110 (51): 20801-20806.

[50] Sun Y，Gu M，Zhu L，et al. Gemcitabine upregulates ABCG2/BCRP and modulates the intracellular phar-macokinetic profiles of bioluminescence in pancreatic cancer cells. Anticancer Drugs，2016，27（3）：183-191.

[51] Saito S，Obata A，Kashiwagi Y，et al. Dynamic contrast-enhanced MRI of the liver in Mrp2-deficient rats using the hepatobiliary contrast agent Gd-EOB-DTPA. Invest Radiol，2013，48（7）：548-553.

[52] Noguchi K，Katayama K，Sugimoto Y. Human ABC transporter ABCG2/BCRP expression in chemoresist-ance：basic and clinical perspectives for molecular cancer therapeutics. Pharmgenomics Pers Med，2014，7：53-64.

第三十五章

肿瘤干细胞的分子影像

第一节 概　　述

肿瘤干细胞（cancer stem cells，CSCs），又叫肿瘤起始细胞（tumor initiating cells，TICs），是肿瘤组织中极小部分具有无限增殖和自我更新能力并能产生异质性的肿瘤细胞，是肿瘤治疗后复发、转移及化疗耐药的罪魁祸首。

肿瘤干细胞理论是在研究白血病的过程中发现和证实的。1958 年，Hewitt 等发现只有 0.1%～1% 的白血病细胞可以在体外形成克隆。1997 年，Bonnet 等从白血病患者体内分离出表面标志物为 $CD34^+CD38^-$ 的细胞，这些细胞可以在小鼠体内形成白血病，而其他细胞则不能。在随后的实体瘤中也相继分离和证实了肿瘤干细胞的存在，如：胰腺癌、乳腺癌、结肠癌、黑色素瘤等。基于多种研究，Reya 等于 2001 年正式提出 CSCs 学说，认为肿瘤干细胞在肿瘤组织内起主要作用，只有肿瘤干细胞才有成瘤和耐放化疗的能力。2006 年，美国癌症研究协会明确提出了 CSCs 的定义：肿瘤内具有自我更新能力并能产生肿瘤内所有异质性细胞的细胞群。肿瘤干细胞理论的引入，为肿瘤的治疗和防治提供了新思路，杀伤肿瘤干细胞将为肿瘤的根治开辟新途径。

目前针对肿瘤干细胞的治疗主要有以下几种方式：①阻断 CSCs 信号转导通路，如靶向 Wnt 通路的 AWNT2 特异性单抗，靶向 Notch 通路的 DBZ、MK-0752 及 DLL4- 特异性单抗等；②诱导 CSCs 分化；③改变 CSCs 的微环境以及抑制端粒酶活性；④特异性靶向 CSCs 的化合物或药物，如姜黄素，全反式维 A 酸等；⑤对 CSCs 的特定基因治疗；⑥抗体等配体靶向 CSCs 介导免疫治疗。众多研究表明，针对肿瘤干细胞的治疗可以为肿瘤的治愈带来新的希望，而定性定量分析残余的 CSCs 可以预测肿瘤的治疗效果及预后情况。分子影像技术是一种在体、无创性的示踪手段，是运用影像手段显示组织水平、细胞和亚细胞水平的特定分子，以反映活体状态下分子水平的变化，对其生物学行为在影像方面进行定性和定量研究的科学。因此，基于肿瘤干细胞表面特异性标志物，分子影像可以在活体无创的对肿瘤干细胞进行定性、定位及定量监测。

第二节　肿瘤干细胞的可视化研究

运用分子影像技术对活体内的 CSCs 进行示踪研究，实现 CSCs 的可视化、实时监测 CSCs，对肿瘤的个性化治疗具有重要的意义。当然，CSCs 的可视化需要依赖特异性靶向 CSCs 的分子探针，即能和 CSCs 表面标志物特异性结合的物质与能产生影像学信号的物质以特定的方式结合构成的复合物。目前多种 CSCs 表面标志物已被应用于合成示踪 CSCs 的特异性靶分子，其中常用的有 CD44、CD133、PSMA。常用的活体显像方法主要包括：光学显像、MRI 成像、超声成像、放射性核素成像以及多模态成像。

一、光学显像

光学成像，包括生物发光成像、荧光成像及新近发展的活体镜检技术。生物发光成像能显示肿瘤的生长、进展及转移，但是空间分辨率及敏感性有限，且需要细胞导入荧光素酶基因，较少使用。荧光成像是通过荧光蛋白标记对应 CSCs 的细胞表面标志物或利用 CSCs 中蛋白酶体活性降低对荧光蛋白酶解作用减弱来示踪 CSCs。活体镜检技术是新近发展起来的一项光学技术，其分辨率较高，可用于单细胞成像。目前，荧光成像被认为是示踪 CSCs 最佳显像方式。Gaedicke 等基于肿瘤干细胞表面特异性表达的靶分子 CD133，采用荧光素 Alexa680 标记的 AC133mAb 示踪 CSCs，在高表达 CD133 胶质瘤干细胞移植瘤模型可见肿瘤内较高的荧光强度，解剖后也能看到肿瘤组织的荧光强度比其他组织器官高。除靶分子 CD133 外，CD44 也是常被用来研究肿瘤干细胞的靶分子。Gener 等人在研究乳腺癌时，构建了 FITC 标记的纳米粒，该纳米粒上载有可以靶向 CD44 的抗体（针对乳腺癌 CSCs）和紫杉醇，即 PLGA-co-PEG-CD44-FITC 纳米粒，共聚焦显微镜发现纳米粒被溶酶体吞噬，表明受体可介导细胞对材料的胞吞作用，通过观察细胞的凋亡发现紫杉醇在 CSCs 内的定位释放可对肿瘤起到治疗作用。可以与 CD44 特异性结合的不仅是 CD44mAb，透明质酸（hyaluronan，HA）这种天然大分子糖胺聚糖也可以与 CD44 特异性结合。Zheng 等采用量子点连接 HA 并包载 anti-miR-27a（anti-miR-27a/QD-HA-PEI），构建靶向 CD44 的诊疗一体化纳米探针，荧光成像结果显示 anti-miR-27a/QD-HA-PEI 可累积于高表达 CD44 的小鼠肝癌模型内，并且通过大量 HA 也能部分阻断该纳米粒进入 CSCs，该研究表明携带治疗基因的靶向性纳米粒可对 CSCs 进行定位并对肿瘤进行治疗。荧光成像的优点是可应用含活性基团的荧光探针对荧光材料进行体内成像，对材料在体内的代谢过程进行实时监测，分辨率和敏感性均较高，无任何电离辐射，副作用较小。但荧光成像的缺点也较明显，易受动物皮肤、脏器等自发荧光的干扰，且穿透力较弱，只能应用于示踪表浅肿瘤。

二、MRI

MRI 成像多采用靶向性磁珠和 CSCs 特异性标志物结合，从而实现体内 CSCs 的可视化。目前文献报道用来示踪 CSCs 的靶向性磁珠包括超顺磁性氧化铁（SPION）、含铁和锰的磁性纳米晶体等。超顺磁性氧化铁是一种 T_2 加权造影剂，具有较好的生物容性及较低的毒副反应，目前的研究表明具有广阔的应用前景。Chen 等合成了 CD133mAb 修饰的超微超顺磁纳米粒（USPIO-CD133mAb）并构建高表达 CD133 的荷 HT29 小鼠结肠癌模型，分别采用 FSR 及 Merge 序列扫描注入 USPIO-CD133mAb 前后的结肠癌模型，获得的图像显示 USPIO-CD133mAb 聚集在肿瘤内，该研究表明 USPIO-CD133mAb 具有良好的主动靶向能力，可以作为示踪 CSCs 的显像剂。在研究前列腺癌时，有研究者采用能与 CSCs 细胞表面 PSMA 抗原特异性结合的适配体修饰 SPION，构建出前列

腺癌特异性的纳米显像剂，对活体内的 CSCs 进行示踪。除常用的 USPIO 外，其他新型磁性纳米粒，如含有铁和锰的磁性纳米晶体（modified magnetic nanoclusters，MNCs），也已被应用于 CSCs 活体示踪的研究。Lim 等分别采用 HA 和 CD44mAb 修饰 MNCs 获得可以靶向 CSCs 的 HA-MNCs 和 CD44mAb-MNCs 两种纳米粒，对比了两种纳米粒的靶向效果和生物分布，显像效果图显示注入 HA-MNCs 前后的 T_2 加权相信号差较大，肿瘤摄取纳米粒更多，该研究还采用了电感耦合等离子体原子发射光谱法测量肿瘤、肝、脾、脑、肾中的铁、锰含量，得出与显像图一致的结论，HA-MNCs 聚集在肿瘤的量较 CD44mAb-MNCs 多。MRI 不仅可以观察组织精细的解剖结构，而且无电离辐射，副作用较小，是一种无创的可示踪 CSCs 分子影像手段。但是 MRI 成像以超小顺磁性氧化铁（USPIO）为造影剂时，凋亡或裂解细胞释放出的铁被周围的巨噬细胞吞噬，产生的信号与 CSCs 产生的信号难以区分，容易形成 MRI 伪像。

三、超声成像

超声成像多采用靶向性包裹微泡的纳米粒与 CSCs 表面特异性标志物结合，利用含气泡的液体对超声波具有强散射的特性，实现活体内 CSCs 的可视化。Fan 等采用生物素 - 亲和素的方法合成了以脂质体为载体靶向前列腺癌干细胞的超声造影剂，将该造影剂引入荷 LNCaP 前列腺癌细胞（PSMA 高表达）、C4-2 前列腺癌细胞（PSMA 低表达）、MKN45 胃癌细胞（不表达 PSMA）的三种皮下移植瘤进行超声成像，成像结果显示 LNCaP 组注射脂质体后超声信号强度显著强于空白对照组；C4-2 组注射脂质体后超声信号强度稍强于空白对照组；MKN45 组注射脂质体和空白对照组图像无显著性差异。并且 LNCaP 组注射脂质体后峰值时刻超声信号强度明显高于 C4-2 组和 MKN45 组。该研究结果表明合成的造影剂可以示踪前列腺癌干细胞，指导前列腺的治疗和评估预后。超声成像具有成本低，可实时显示组织、器官的情况，也无电离辐射的困扰，可反复进行。但是超声成像范围较小，且易受干扰，假阳性、假阴性出现概率较高。

四、多模态成像

目前光学成像、超声成像、MRI 成像示踪 CSCs

均取得一定的研究进展，但正如上述所言，单一模态的分子影像技术均存在一定的局限性，为了克服单一显像的弱点，多模态显像正成为研究热点和发展方向。多模态显像除应用仪器获得不同的显像图从而获取互补的生物学信息外，构建同时进行不同模态显像的多功能分子影像探针精准示踪 CSCs 显得更为重要。其中 MRI 与荧光成像结合是当前较为成熟的示踪 CSCs 多模态成像方法。Yang 等在研究宫颈癌时，采用层层自组装方法合成了一种含有量子点、普鲁士蓝和 Fe_3O_4 的纳米复合材料，表面修饰可与 CSCs 表面 CD44 特异性结合的 HA，可主动靶向 CD44 高表达的宫颈癌细胞，对肿瘤既可进行荧光成像，也可进行 MRI 成像，还能进行光动力学治疗。Zhou 等则设计了一种含有 Cy5.5 和 Fe_3O_4 的纳米复合材料，将该材料注入荷瘤小鼠体内，靶向组可观察到荧光强度逐渐增强，该复合材料注入 7 小时后荧光强度达最大，而非靶向组 7 小时内荧光强度无明显变化。MRI 成像也相应的显示在 7 小时靶向组肿瘤部位 T_2 加权相出现显著高信号，非靶向组和 PBS 对照组 T_2 加权相信号无明显变化。这些研究表明多模态成像方法可有效地对 CSCs 存在进行定性及定量分析，从而实现肿瘤的个性化治疗，提高肿瘤患者的生存率。

第三节 肿瘤干细胞的核素分子成像

肿瘤干细胞的核素成像主要采用放射免疫显像（radioimmuoimaging, RII），即以衰变产生 $β^+$ 及 $γ$ 射线的放射性核素标记针对 CSCs 表面抗原的特异性抗体来示踪 CSCs，监测 CSCs 在体内的分布及治疗后的变化，从而评估肿瘤的进展及预后。RII 示踪 CSCs 常用的核素可分为两大类，可进行 PET 成像的 ^{64}Cu、^{89}Zr、^{124}I 等及可进行 SPECT 成像的 ^{131}I、^{99m}Tc 等核素。

一、PET/CT 和 PET/MR 成像

PET 成像具有敏感性高、无创性，可以在体实时成像、信号与靶标组织深度无关等优势，PET/CT（MR）成像技术是将高敏感性的 PET 成像与高组织分辨率的 CT 或 MRI 成像结合，强强联合实现了 CSCs 的可视化。

^{64}Cu 具有较长的半衰期（$t_{1/2}=12.7h$），长半衰期可以保证在探针完成非靶器官清楚的基础上最大程度对病灶进行显影；并且其分辨率较高，仅

次于 ^{18}F；此外，Cu 是人体含量仅次于 Fe 的金属核素，无毒性；因此，^{64}Cu 是 RII 示踪 CSCs 理想的正电子核素。目前采用 ^{64}Cu 合成可示踪 CSCs 的 RII 显像剂研究较多，Gaedicke S 等从 U251 神经胶质瘤细胞系中分离出 $CD133^+$ 和 $CD133^-$ 细胞，建立了荷 $CD133^+$ 和 $CD133^-$ 神经胶质瘤小鼠模型，然后将 ^{64}Cu 标记的 AC133mAb 引入小鼠体内，结果显示 $CD133^+$ 神经胶质瘤内可见放射性核素明显浓聚，而 $CD133^-$ 组未见明显浓聚，研究结果表明该分子探针可以实现 CSCs 的可视化。Yang 等人在研究脑胶质瘤时，构建了 ^{64}Cu 标记的 YY146 显像剂，该显像剂可主动靶向 $CD146^+$ 胶质瘤 CSCs，PET/CT 图像上可显示放射性核素在原位肿瘤部位异常浓聚，随后免疫组化表明核素的摄取量与 CSCs 表面的 CD146 表达量呈正相关，并且在进一步的研究中，研究者发现该显像剂也可主动靶向其他肿瘤（人胃癌、卵巢癌、肝癌、肺癌）CSCs 的 CD146 蛋白。除 ^{64}Cu 外，其他的长半衰期正电子核素也被应用于示踪 CSCs，如 ^{124}I（$t_{1/2}=100.22h$）和 ^{89}Zr（$t_{1/2}=78.43h$）。Leyton 等设计了 ^{124}I 标记 2B3 抗体，该分子探针与前列腺癌干细胞表面的 PSCA 分子结合，可对体内前列腺癌中 $PSCA^+$ 细胞进行长达 21 小时的示踪。在研究头颈部肿瘤时，有研究者采用 ^{89}Zr 标记 CD44v6mAb 作为显像剂引入荷瘤小鼠模型，72 小时后进行 PET 成像，图像显示放射性核素在高表达 CD44v6 的肿瘤内聚集，结果表明该显像剂可以示踪 CSCs。

PET 成像不仅可以清晰观察 CSCs 的分布，而且可以对 CSCs 进行定量分析。然而目前可以示踪 CSCs 长半衰期的正电子核素成本较高，且国内不易获得。因此，PET 成像示踪 CSCs 指导肿瘤个性化治疗的成本较高，可能影响临床推广。

二、SPECT 成像

与 PET 成像相比，SPECT 成像运行成本较低；且 ^{131}I 和 ^{99m}Tc 两种长半衰期放射性核素在国内很容易获得；此外，随着技术发展和符合探测在 SPECT 方面的应用，SPECT 与 PET 成像的图像质量差距正逐渐缩短。因此，SPECT 成像示踪 CSCs 具有广阔的临床应用前景。

本课题组 Lang 等基于 CSCs 表面特异性靶分子 CD133，采用免疫磁珠法从人结肠癌 Lovo 细胞中分离出 $CD133^+$ 和 $CD133^-$Lovo 细胞，并通过体内

成球性实验，分化检测、5-氟尿嘧啶毒性实验以及体外成瘤实验等验证了 CD133+ 细胞更具有干性特征。随后研究者将 CD133+ 和 CD133- Lovo 细胞种植于小鼠左后肢，引入 131I 标记的 AC133mAb（与 CD133 特异性结合的抗体）示踪 CSCs，SPECT/CT 显像图显示 CD133+ 组肿瘤显影随着时间逐渐浓聚，而 CD133- 组则一直无明显变化。为了进一步验证该显像剂可以示踪 CSCs，CD133+ 与 CD133- 细胞同时种植在同一只小鼠两侧后肢，引入显像剂后，放射性核素仍聚集在 CD133+ 细胞建立的肿瘤模型内（图 35-1）。本课题组的另一项研究中，Liu 等在以上研究的基础上，考虑 131I 辐射剂量较大，设计了 99mTc 标记 AC133mAb（99mTc-AC133mAb），将 99mTc-AC133mAb 引入荷 HCT116 结肠癌细胞（CD133 表达水平高）、荷 Lovo 结肠癌细胞（CD133 表达水平低）、荷 DLD1 结肠癌细胞（不表达 CD133）的三种皮下移植瘤进行 SPECT 成像，成像结果显示荷 HCT116 结肠癌细胞组放射性浓聚影较明显，荷 Lovo 结肠癌细胞组未见明显放射性浓聚影，而荷 DLD1 结肠癌细胞组未见明显放射性浓聚影。作者还设计了同型对照组（99mTc-IgG）和阻断组（AC133mAb + 99mTc-AC133mAb），也一并引入荷 HCT116 结肠癌细胞皮下移植瘤进行 SPECT 成像，结果进一步验证了 99mTc-AC133mAb 具有较高的特异性，可以用来精准示踪 CSCs，指导肿瘤的个性化治疗（图 35-2）。

SPECT 成像成本较低，核素容易获得，是示踪 CSCs 的理想方式，但由于目前研究采用抗体结合 CSCs 特异性靶分子，而抗体生产困难，生产成本及价格均较高，因此，SPECT 成像示踪 CSCs 在临床的应用价值有限。

小　结

肿瘤干细胞的存在是肿瘤转移、耐药及复发的主要原因，肿瘤干细胞理论的提出为肿瘤的治疗提供了新思路和新希望。而分子影像技术可以无创、实时监测肿瘤干细胞，甚至可以对肿瘤干细胞进行定量分析，为我们选择肿瘤治疗方案以及评估肿瘤预后提供了先进的技术手段。目前的研究来看，分子影像技术示踪 CSCs 仍存在较大的困难。首先，CSCs 表面特异性标志物仍旧存在较大的争议，例如：CD133 分子是结肠癌干细胞表面标志物，但并不是所有表达 CD133 分子的结肠癌细胞都是结肠癌干细胞。此外，目前应用于 CSCs 可视化研究的分子影像技术均具有上述利弊，临床价值有限。未来需要进一步通过分子生物技术确定 CSCs 表面标志物，探索更加特异的 CSCs 靶向分子，并将各种分子影像学技术取长补短，系统整合，随着分子生物学的进展以及 CSCs 活体示踪分子影像学研究的开展，相信 CSCs 可视化研究会逐渐成熟，最终实现通过无创的分子影像技术定量分析 CSCs，从而个性化指导肿瘤用药、监测治疗方案的疗效及评价患者预后，为肿瘤的治愈提供希望和可能。

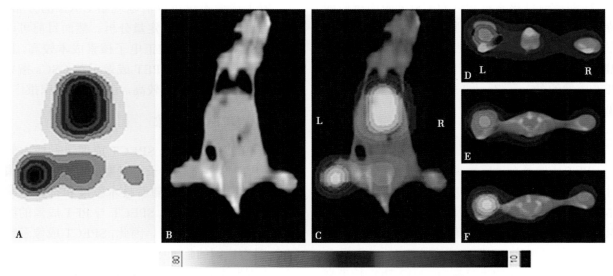

图 35-1　荷 CD133(＋)移植瘤(左下肢)及 CD133(－)移植瘤(右下肢)裸鼠尾静脉注射 131I-AC133 mAb 后 SPECT/CT 显像结果
A. 7 天 SPECT 图像；B. CT 断层图像；C. 融合图像；D. 3 天时的显像；E. 5 天的显像；F. 7 天显像结果

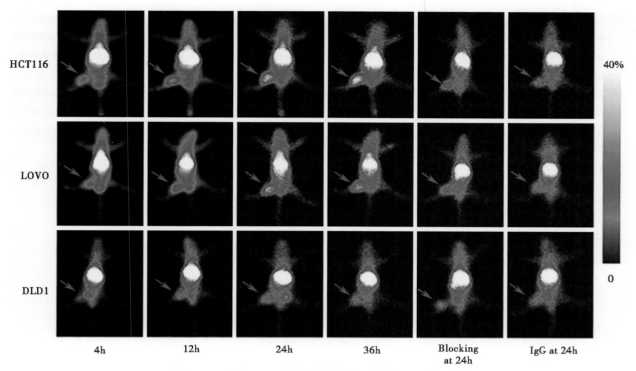

图35-2　三种 CD133 表达水平不同荷瘤裸鼠 SPECT 成像

（景伯萍　安　锐）

参 考 文 献

[1] Hewitt HB. Studies of the dissemination and quantitative transplantation of a lymphocytic leukaemia of CBA mice. Br J Cancer, 1958, 12（3）: 378-401.

[2] Bonnet D, Dick JE. Human acute myeloid leukemia is organized as a hierarchy that originates from a primitive hematopoietic cell. Nat Med, 1997, 3（7）: 730-737.

[3] Reya T, Morrison SJ, Clarke MF, et al. Stem cells, cancer, and cancer stem cells. Nature, 2001, 414（6859）: 105-111.

[4] Gaedicke S, Braun F, Prasad S, et al. Noninvasive positron emission tomography and fluorescence imaging of CD133+ tumor stem cells. Proc Natl Acad Sci U S A, 2014, 111（6）: 692-701.

[5] Gener P, Gouveia LP, Sabat GR, et al. Fluorescent CSC models evidence that targeted nanomedicines improve treatment sensitivity of breast and colon cancer stem cells. Nanomedicine, 2015, 11（8）: 1883-1892.

[6] Zheng X, Zhang F, Zhao Y, et al. Self-assembled dual fluorescence nanoparticles for CD44-targeted delivery of anti-miR-27a in liver cancer theranostics. Theranostics, 2018, 8（14）: 3808-3823.

[7] Chen YW, Liou GG, Pan HB, et al. Specific detection of CD133-positive tumor cells with iron oxide nanoparticles labeling using noninvasive molecular magnetic resonance imaging. Int J Nanomedicine, 2015, 10: 6997-7018.

[8] Wang AZ, Bagalkot V, Vasilliou CC, et al. Superparamagnetic iron oxide nanoparticle-aptamer bioconjugates for combined prostate cancer imaging and therapy. Chem Med Chem, 2008, 3（9）: 1311-1315.

[9] Lim EK, Kim HO, Jang E, et al. Hyaluronan-modified magnetic nanoclusters for detection of CD44-overexpressing breast cancer by MR imaging. Biomaterials, 2011, 32（31）: 7941-7950.

[10] Fan X, Wang L, Guo Y, et al. Ultrasonic Nanobubbles Carrying Anti-PSMA Nanobody: Construction and Application in Prostate Cancer-Targeted Imaging. PLoS One, 2015, 10（6）: 0127419.

[11] Yang Y, Jing L, Li X, et al. Hyaluronic acid conjugated magnetic prussian blue@quantum dot nanoparticles for cancer theranostics. Theranostics, 2017, 7（2）: 466-481.

[12] Zhou X, Chen L, Wang A, et al. Multifunctional fluorescent magnetic nanoparticles for lung cancer stem cells research. Colloids Surf B Biointerfaces, 2015, 134: 431-439.

[13] Yang Y, Hernandez R, Rao J, et al. Targeting CD146 with a 64Cu-labeled antibody enables in vivo immunoPET imaging of high-grade gliomas. Proc Natl Acad Sci U S A, 2015, 112（47）: 6525-6534.

[14] Leyton JV, Olafsen T, Sherman MA, et al. Engineered humanized diabodies for microPET imaging of prostate stem cell antigen-expressing tumors. Protein Eng Des Sel, 2009, 22(3): 209-216.

[15] Leung K. (89)Zr-N-Succinyldesferal-anti-CD44v6 chimeric monoclonal antibody U36. Molecular Imaging and Contrast Agent Database(MICAD). Bethesda: National Center for Biotechnology Information(US), 2004.

[16] Lang J, Lan X, Liu Y, et al. Targeting cancer stem cells with an 131I-labeled anti-AC133 monoclonal antibody in human colorectal cancer xenografts. Nucl Med Biol, 2015, 42(5): 505-512.

[17] Liu Y, Jin X, Lan X, et al. SPECT imaging of colorectal cancer by targeting CD133 receptor with 99mTc-labeled monoclonal antibody. Q J Nucl Med Mol Imaging, 2019, 63(2): 216-224.

第三十六章

PET/CT（MR）对肿瘤诊疗决策的影响

PET/CT 自 21 世纪初广泛应用于临床以来，对许多肿瘤的诊疗决策产生了较大影响，已经成为肿瘤临床诊疗及疗效评价中不可缺少的重要工具。经过十多年的发展，PET/CT 的仪器质量和性能发生了根本变化，而且对 PET/CT 的临床应用价值和适应证的认识也在发生变化，^{18}F-FDG PET/CT 在临床上的作用也从初期的肿瘤早期诊断和良恶性鉴别为主要用途，转变为以肿瘤临床分期与再分期、复发与残留监测、治疗决策制订、治疗反应的早期评估为主要应用目的的理性阶段。

对于恶性肿瘤的发病率逐渐攀升的今天，癌症已经成为人类的头号杀手和死亡的主要原因，人们对癌症的恐惧程度已经超过心脑血管疾病，而 PET/CT 的出现和在肿瘤疾病诊疗中的应用，无疑对肿瘤的诊疗决策产生了重要影响，这也是为什么 PET/CT 在社会上引起广泛关注的原因，甚至把 PET/CT 过高的夸大为诊断癌症的"神器"。

临床医生每天要面对大量的肿瘤患者或者疑诊为恶性肿瘤的患者，对于广大的肿瘤人群，临床医师要解决的首要科学问题一是要早期明确诊断，二是对疾病进行正确分期，三是选择合适的治疗方法，四是早期灵敏的评价治疗是否有效。临床医师针对这些问题制订合适的诊疗方案的过程就是临床决策。可以认为，除了 PET/CT 以外，目前还没有一种诊断方法能够解决上述所有的临床决策问题。

为了提高临床决策的科学性，除了充分考虑患者的身体状况、经济条件和主观意愿外，还必须以各种临床科学数据为依据，以策略论和概率论的理论为指导，通过综合分析、计算获得选择最佳的处置方案和临床路径，这就是临床决策分析。

临床决策分析的目的是改进疾病的诊断策略，帮助临床医师选择合理的治疗方案，评价疾病的预后和风险等，最后让患者从中受益，避免患者接受不必要的过度治疗、有害而无效的治疗等，提高肿瘤患者的生存率和生活质量，合理减少患者的经济负担。在肿瘤诊疗过程中，PET/CT 对临床面临的诊治过程究竟有什么影响，能够为临床医师提供何种有价值的信息，并将这些分子功能信息应用于肿瘤的临床决策过程。当临床医师在肿瘤诊疗中面临复杂的问题时首先想到 PET/CT，这才是 PET/CT 在肿瘤诊治过程中的价值所在。

传统的临床诊疗决策过程是基于医师个人的医学基础理论知识、具有共识的指南和实践经验，结合患者的一般性辅助检查结果对患者的诊断和治疗方案进行合理的决策。然而，由于疾病的复杂性、表现的多样性、恶性肿瘤生物学行为的异质性等因素，常常难以保证决策的正确性，从而可能做出不准确的诊断和治疗决策。因此，对于复杂的疾病，特别是恶性肿瘤疾病，当临床常规的认识和实验室检查结果还不足以对疾病进行准确判断时，利用先进的 PET/CT 分子影像提供病灶的生物学信息，对病灶进行生物学分型，获取疾病累及的范围，针对不同的生物学行为和分期制订个体化的治疗方案，是保证正确的诊疗决策不可缺少的手段，也是实施精准医疗的重要依据。

PET/CT 和 PET/MR 显像作为一种先进的分子功能影像与形态学影像相融合的多模态分子影像技术，能够无创性的获得人体代谢、功能、受体、血流、乏氧、细胞凋亡及基因改变的信息，并可与 CT 或 MRI 的形态学影像信息融合，综合分析和定位，特别是应用正电子核素标记不同的生物分子，可以无创性的研究体内某些特定靶分子的活性与空间分布，利用多模态、多尺度、多参数生物学信息指导肿瘤临床诊疗决策，具有不可比拟的优势。

第一节　肿瘤的临床分期与决策

恶性肿瘤患者一旦确诊后，临床医师面临的任务是尽快制订进一步治疗方案，确定患者是采用手术治疗、化疗、放疗、生物靶向治疗，还是综合治疗。在临床上，治疗方案和方法的制订与选择很大程度上又取决于肿瘤的分期，综合患者的具体情况制订个体化的治疗方案。

目前，肿瘤的治疗仍以手术、放疗及化疗为主，或多种治疗方法联合的综合治疗，部分患者可以选择生物靶向治疗。其中手术和外照射治疗主要控制局部病变或局限性的转移病灶，而化疗和生物靶向治疗可应用于控制全身转移肿瘤或不能完全手术切除或放疗不能控制的肿瘤。因此，治疗前如何准确地评价肿瘤分期是临床决策的重要依据。肿瘤分期实际上就是定量评价恶性肿瘤累及的范围，因为肿瘤累及的范围不同其治疗方法也不同，患者的生存期也不一样，临床准确分期有助于临床医师制订合理的治疗计划，了解患者的预后，帮助评价疗效。

临床上，TNM 分期是目前国际上最通用的恶性肿瘤分期系统，T 指原发瘤的大小（为 tumor 的首字母），随着肿瘤体积的增加和邻近组织受累范围的增加，依次用 $T_1 \sim T_4$ 来表示；N 指有无区域淋巴结转移情况（以淋巴结 node 首字母表示），淋巴结未受累时，用 N_0 表示，随着淋巴结受累程度和范围的增加，依次用 $N_1 \sim N_3$ 表示；M 指有无远处转移（通常是指血行转移，以 metastasis 首字母表示），没有远处转移者用 M_0 表示，有远处转移者用 M_1 表示。在此基础上，用 TNM 三个指标的组合得出肿瘤相应的总分期（stage），即 I 期、II 期、III 期和 IV 期等，有时也会与字母组合进一步分为 IIa 或 IIIb 等。I 期的肿瘤通常是相对早期，预后相对较好，分期越高意味着肿瘤进展程度越高，预后越差。由于每一种肿瘤的 TNM 分期系统各不相同，因此 TNM 分期中字母和数字的含义在不同肿瘤所代表的意义不同。

TNM 分期系统的优点是适用范围广、各种实体肿瘤均可以用该系统进行分期，方法相对较简单；该分期系统的缺点是仅根据组织学证据及肿瘤形态学改变进行分期，不能很好反映肿瘤的生物学特性，受检查手段限制观察的范围有限，不能常规的了解全身转移情况。由于 PET/CT 显像能够很方便地进行全身检查，观察范围大，且无创性，为患者提供肿瘤侵犯程度或转移范围以及肿瘤的生物学行为信息，为肿瘤的临床分期和治疗方法的选择提供依据，与传统的解剖形态影像相比具有明显的优势，故 PET/CT 显像是许多肿瘤分期的最佳选择，PET/CT 的加入也是常规 TNM 分期的最好补充，可以有效地修正 N 和 M 分期。

第二节　PET/CT 对肿瘤分期及治疗决策的影响

PET/CT 在临床上的广泛应用极大地改变了肿瘤诊断和临床处理模式，利用高分辨率的多排 CT 扫描和 MRI 不仅可发现很小的原发肿瘤或淋巴结转移病灶，同时还能获得病灶的代谢和功能信息，实现了解剖形态学与分子代谢影像完美结合，特别是一些新的正电子显像药物的发展，进一步丰富了 PET 分子功能影像的内涵。随着 PET/CT 临床应用的不断深入，临床上已经作为许多恶性肿瘤早期诊断、定性、分期和治疗反应监测最可靠方法。根据 PET/CT 多模态影像提供的肿瘤生物学信息，对肿瘤治疗计划和决策的改善具有其他检查方法不能比拟的优势。在恶性肿瘤患者，术前、化疗和放疗之前，一次全身 PET/CT 显像可以实现精准的 TNM 标准分期，从而可以改变或修正传统的治疗决策和方案，决定患者是否具有手术适应证，是选择放疗还是化疗，或是放化疗，而将来随着放射性核素受体显像、放射免疫显像等的广泛开展，还可以帮助临床医师筛选出适合于生物靶向治疗的肿瘤患者，确定治疗靶标，为肿瘤的精准诊疗提供重要的分子信息。

PET/CT 对区域性转移淋巴结及远处转移灶探测具有较大优势，观察范围广，在肿瘤分期方面明显优于单独的 CT、MRI 等常规影像，在肿瘤分期中的价值已经得到临床的认可，尤其是在 M 分期方面价值更大。

一、^{18}F-FDG PET/CT 对恶性肿瘤患者治疗决策的影响

为了评估全身 ^{18}F-FDG PET/CT 对患者处理决策的影响，Tucker 等在一家医院通过两项调查进行了一项前瞻性研究，该项研究指定了 463 名

医师来评估 PET 结果对患者的影响。调查 1 是所有医生都针对 PET 的发现改变患者的处理或在患者的临床算法中有决策价值；调查 2 是给 1 名外科医生和 1 名肺科医生在 53 例癌症患者治疗之后确定 PET 结果的提示对手术、化疗和/或放疗的影响。调查 1 的 463 名医生回应描述了 23 种不同的 PET 适应证，其中肺癌（40%），头颈部肿瘤（18%），结直肠癌（占 11%）是推荐做 PET 的三大病因，此外还包括淋巴瘤、乳腺癌、脑肿瘤、黑色素瘤、胃肠道肿瘤生殖肿瘤等，在所有被推荐的患者中有 45% 的患者改变了处理或治疗决策，另外的 44% 的患者 PET 具有推论或决策价值。总体而言，在 412 例（89%）患者 PET 结果具有某些方面的积极影响。

调查 2 来自两名专家的 53 个推荐提供了更详细的评估。其中 31 例（58%）患者 PET 阳性影响到手术，9 例（17%）患者提示了附加化疗或放射治疗，4 例（8%）患者取消了化疗或放疗。总体而言，在 70% 的患者因 PET 改变了处理/治疗，另外 26% 的患者 PET 具有某些决策价值，总体 96% 的 PET 对患者处理产生影响。最后得出结论，^{18}F-FDG PET 对于医师的临床实践具有较大价值，解剖影像与代谢影像结合互补具有很好的敏感性和特异性，有助于癌症患者的临床治疗。此外，^{18}F-FDG PET 的高精度使得所有怀疑和/或复发癌症患者放射学检查程序更优化。然而，进一步的研究需要证实影响患者处理的成本效益分析。本章就 ^{18}F-FDG PET/CT 显像在临床上几种常见恶性肿瘤治疗决策的影响分别做一简述。

二、肺癌分期与治疗决策

肺癌是临床上最常见的恶性肿瘤之一，特别是在我国 PET/CT 检查的患者中，肺癌和肺结节的评价所占的比例最高。而肺癌患者，TNM 分期对于治疗决策具有至关重要的作用，也是临床上选择手术治疗的指征，决定治疗方案的依据。^{18}F-FDG PET/CT 对于肺癌的 M 分期的价值是毋庸置疑的，明显优于其他常规影像技术，已得到临床医师的广泛认同，并被我国肺癌诊疗指南推荐使用。中国原发性肺癌诊疗规范（2015 年版）明确指出，肺癌的影像学检查方法主要包括：X 线胸片、CT、MRI、超声、核素显像、PET/CT 等方法，主要用于肺癌诊断、分期、再分期、疗效监测及预后评估等。在肺癌的诊治过程中，应根据不同的检查目的，合理、有效地选择一种或多种影像学检查方法。在该规范中特别强调，"PET/CT 检查有条件者推荐使用，PET/CT 是肺癌诊断、分期与再分期、疗效评价和预后评估的最佳方法"。规范还指出，放疗靶区勾画时，推荐增强 CT 定位或 PET/CT 定位，可以参考 PET/CT 的肿瘤生物影像，在增强 CT 定位影像中勾画肿瘤放疗靶区。提示 PET/CT 影像是实施生物调强放疗和精准治疗的决策依据。

（一）^{18}F-FDG PET/CT 对肺癌分期的影响

众所周知，^{18}F-FDG PET 对 CT 有附加的价值，但是缺乏充分数据确定其在临床实践中的作用，通常的资料是多源性收集，易造成信息获取的异质性，患者之间的可比性差。为了克服这种资料的缺陷，Abramyuk 等研究了 104 例拟在 ^{18}F-FDG PET/CT 常规分期后行放疗的非小细胞肺癌（NSCLC）患者，比较 ^{18}F-FDG PET/CT 分期与常规临床分期的差异及其对治疗的影响。结果发现，应用 ^{18}F-FDG PET/CT 显像资料后，M 分期和临床分期都发生了改变（$p < 0.001$），而 T 分期和 N 分期变化都没有统计学意义。在 NSCLC 患者，与常规 CT 分期相比，^{18}F-FDG PET/CT 明显的提高了分期的能力，^{18}F-FDG PET/CT 使得 34% 的患者放疗意向得到修正，有利于患者选择合适的治疗方法，避免了不必要的辐射和适合于姑息治疗目的的花费。相对常规显像，附加 ^{18}F-FDG PET 信息，使得约 30% 的患者手术取消。

（二）^{18}F-FDG PET/CT 对肺癌预后的预测

对于肺癌患者，肿瘤病灶摄取 ^{18}F-FDG 的水平差异比较大，多数高分化腺癌病灶可无 ^{18}F-FDG 摄取，尤其是 1cm 以内的小病灶和磨玻璃样结节病灶几乎不摄取 ^{18}F-FDG。而较大的肿瘤病灶或中低分化腺癌、肺鳞癌患者大多摄取比较高。因此，肺癌病灶摄取 ^{18}F-FDG 值的高低与肿瘤细胞类型、分化程度密切相关，^{18}F-FDG 的摄取在某种程度上也是反映肿瘤生物学特性的显像，摄取较高的肿瘤恶性程度也相对较高，可以作为肺癌的独立预后指标。Tsutani 等对一组 610 例接受了肺腺癌完全切除、临床分期为 IA 的患者进行了研究，以评价 ^{18}F-FDG PET/CT 的预后预测价值。根据整体肿瘤大小（肿瘤最大直径）、实体瘤大小或实体瘤大小结合 SUV$_{max}$ 估计无复发存活期（RFS）。结果表明，基于整体肿瘤大小测量 ≤2cm 和 2~3cm 患者之间的 RFS 没有明显差异（$p = 0.089$），而基于实体瘤大小的 RFS 则有显著差异（$p < 0.0001$）。作者根据实体瘤大小和 SUV_{max} 值将患者分成 4 组，Ⅰ组：实体瘤大小 $\leqslant 2cm$，$SUV_{max} \leqslant 1.8$；Ⅱ组：实体瘤大小 $\leqslant 2cm$，$SUV_{max} > 1.8$；Ⅲ组：实体瘤大小 2～3cm，$SUV_{max} \leqslant 3.6$；Ⅳ组：实体瘤大小 2～3cm，$SUV_{max} > 3.6$。因为Ⅱ和Ⅲ组组合是因为他们彼此的 RFS 很相似，而Ⅰ组与Ⅱ+Ⅲ组之间的 RFS 有显著差异（$p < 0.0001$）；Ⅱ+Ⅲ组与Ⅳ组之间也有显著差异（$p = 0.019$）。结果证明，在临床Ⅰa 期肺腺癌患者，高分辨 CT 的实体瘤大小与 ^{18}F-FDG PET/CT 的 SUV_{max} 值两者都能很好地反映预后，并且可以支持新的临床 T 分期描述。

三、^{18}F-FDG PET/CT 对乳腺癌分期和治疗决策的影响

乳腺 X 线、超声等是乳腺癌的常规检查手段，穿刺活检可以获得病理学证据，对于确诊具有重要作用。由于 PET/CT 对于小于 1cm 的原发肿瘤病灶和转移淋巴结的敏感性均较低，对导管内原位癌的敏感性仅 50% 左右，因此不作为乳腺癌的常规诊断方法。但是，PET/CT 具有较高的特异性和阳性预测值，在指导腋窝淋巴结活检方面有一定的作用。此外，应用正电子核素标记雌激素受体行受体显像，或放射性核素标记靶向 Her2 的单抗行放射免疫显像对于不能手术的乳腺癌复发或转移灶提供病灶的生物学信息实施靶向治疗具有重要价值。

乳腺癌的扩散途径主要有淋巴结和血行途径转移至骨骼或其他器官，而乳腺癌的临床 TNM 分期对于治疗决策和预后都非常重要，准确判断远处转移和淋巴结扩散有助于制订合适治疗策略。近几年来，有关 PET/CT 在乳腺癌分期与评估方面的文章比较多，都充分证实了 PET/CT 在乳腺癌分期和再分期中优于常规方法，在治疗决策中发挥重要作用。

（一）^{18}F-FDG PET/CT 对乳腺癌患者的初始 TNM 分期

美国国家综合癌症网络指南认为，^{18}F-FDG PET/CT 一般仅用于临床Ⅲ期的乳腺癌患者，但是如果认为做 PET/CT 是正当的，也应该作为 TNM 分期唯一考虑的因素。患者年龄可能是一个附加的考虑因素，因为年轻的乳腺癌患者常常是更具侵袭性的早期转移的肿瘤。Riedl 等人报道了 134 例年龄在 40 岁以下、治疗前接受了 ^{18}F-FDG

PET/CT 显像进行分期的无症状乳腺癌患者。这些患者的初始分期是根据体检、乳腺 X 线、超声显像和乳腺 MRI 结果，然后行 PET/CT 显像以确定可疑的腋外区域淋巴结和远处转移的情况。结果证明，134 例初始分期为Ⅰ-ⅢC 期的患者，有 28 例患者 PET/CT 的发现导致分期上调至Ⅲ或Ⅳ期（21%），134 例患者中发现 15 例（11%）为未被怀疑的腋外区域淋巴结和 20 例（15%）远处转移，7 例（5%）证明同时有腋外淋巴结和远处转移。PET/CT 的结果使得 20 例初始临床分期为Ⅰ期的患者中 1 例（5%）上调为Ⅳ期，44 例为ⅡA 期患者中 2 例（5%）、47 例ⅡB 期患者中有 8 例（17%）、13 例为ⅢA 期中有 4 例（31%）、8 例ⅢB 期中有 4 例（50%）和 2 例ⅢC 期患者有 1 例（50%）上调为Ⅳ期。所有 20 例分期上调为Ⅳ期的患者都经组织学证实，4 例同时确诊有甲状腺癌和 1 例有直肠癌。PET/CT 发现了 17% 的年龄小于 40 岁的ⅡB 期无症状乳腺癌患者有远处转移。尽管美国国家综合癌症网络指南反对推荐Ⅱ期疾病患者使用 PET/CT 进行全身分期，但是该资料显示，PET/CT 对于ⅡB 期和Ⅲ期的年轻患者也是有价值的，PET/CT 在年轻患者的应用可能减低年轻乳腺癌患者的死亡率和不必要的治疗费用。

Heusner 等也评估了全身 ^{18}F-FDG PET/CT 显像对乳腺癌初始分期的准确性，40 例疑诊为乳腺癌的妇女原发肿瘤和远处转移情况进行了 ^{18}F-FDG PET/CT 评估，并与 MRI、超声显像和组织病理学结果进行比较。结果显示，在乳腺癌病灶的检出率方面 ^{18}F-FDG PET/CT 和 MRI 没有显著差异（95% 和 100%，$p = 1$），但是 ^{18}F-FDG PET/CT 对病灶的准确分类明显优于 MRI（79% 和 73%，$p < 0.001$），MRI 对 T 分期的准确性明显优于 ^{18}F-FDG PET/CT（MRI 77%，^{18}F-FDG PET/CT 54%，$p = 0.001$）。80% 的患者 ^{18}F-FDG PET/CT 发现腋窝淋巴结转移，而临床研究和超声为 70%，差异无统计学意义（$p = 0.067$）。^{18}F-FDG PET/CT 探测远处转移的敏感性为 100%，^{18}F-FDG PET/CT 使 12.5% 的患者治疗决策发生改变。提示全身 ^{18}F-FDG PET/CT 乳腺显像可以独立的用于乳腺癌的分期，但是初始评估对于乳腺癌病灶探测的准确性方面 ^{18}F-FDG PET/CT 与 MRI 相似，虽然 MRI 在肿瘤 T 分期方面似乎更准确，而 ^{18}F-FDG PET/CT 似能更准确地确定病灶位置。^{18}F-FDG PET/CT 乳腺显像能高灵敏地发现腋窝淋巴结转

移，但该法在腋窝淋巴结评估方面短期内还不能代替临床检查、超声显像和前哨淋巴结活检相结合的方法。

为了探讨 ^{18}F-FDG PET/CT 对早期乳腺癌患者术前评估的作用，Bernsdorf 等总结了 103 例新诊断的可行手术、接受了 ^{18}F-FDG PET/CT 和常规评估、肿瘤体积≥2cm 的乳腺癌患者。有 6 例患者 ^{18}F-FDG PET/CT 发现远处转移，12 例患者发现腋外淋巴结侵犯，2 例发现新的原发肿瘤，15 例患者 ^{18}F-FDG PET/CT 发现了腋外恶性病灶，使得 14 例患者的初始分期上调，8 例患者改变了原来的治疗方案。这些数据证实，PET/CT 即使在假定的早期乳腺癌患者也有很好作用，为正确的分期和后续的治疗决策提供了依据，包括治疗的真正目的（治愈与姑息治疗）。然而，在这项研究中，PET/CT 检查前后仅根据肿瘤大小选择并评价了 TNM 分期（肿瘤 - 淋巴结 - 转移）的变化，没有对每个 TNM 亚组的肿瘤细胞生物学认识进行评估，包括肿瘤不同的生物学行为。乳腺癌在组织学、播散方式、治疗反应和预后确实是一种异质性疾病，根据其基因表达模式的普遍差异可以将肿瘤分成不同的亚型。这些差异能够通过遗传队列测试或通过组织病理学测定获得雌激素受体、孕激素受体、c-erbB2 和 Ki67 表达等常用的标志物来确定，而这些信息又被认为可足以指导全身治疗计划的实施。在早期乳腺癌患者的初始评价中，^{18}F-FDG FDG PET/CT 显像的应用有助于认识这些生物学的差异，更好的确立某些即使是相对小的肿瘤也很可能发展为全身播散、更具侵袭性的乳腺癌亚型，这能使这种影像方法更实用，并进一步改善和影响患者的临床处理决策。显然，这种观念还需要通过大量患者的前瞻性研究来验证。此外，近年来一些新型的 PET 示踪剂已试用于人体，如 ^{18}F-fluoroestradiol（^{18}F-ERS）、^{18}F-FFNP（一种黄体酮类似物）和 ^{68}Ga-ABY-002（一种对 HER2 具有较高特异性和亲和力的分子影像显像剂）可能提供有关肿瘤异质性和有关对治疗反应的附加有用信息，特别是诊断为 IV 期疾病患者。PET 体内分子成像确实可以作为一种真正的不同肿瘤细胞系分类的方法，它能通过对细胞亚群特征检测提供患者体内肿瘤及其所在部位的总体评价。

而 Garami 等的研究结果似乎更令人鼓舞，作者在研究 ^{18}F-FDG PET/CT 对乳腺癌诊断、分期和治疗决策的价值中，分析了 115 例接受了全身 ^{18}F-FDG PET/CT 显像的乳腺癌患者，这些患者传统的诊断方法都显示没有远处转移或广泛的腋窝和（或）腋外淋巴结扩散的征象，其原发肿瘤病灶直径小于 4cm。结果显示：PET/CT 对探测原发肿瘤的敏感性为 93%，传统的诊断方法对于探测多灶性病灶（multifocality）的敏感性为 43.8%，而 PET/CT 为 100%（$p < 0.001$）。在评价腋窝淋巴结方面，超声显像的敏感性为 30%，特异性 95%，相应的 PET/CT 分别为 72% 和 96%。8 例患者 PET/CT 发现远处转移，54 例患者（47%）在 PET/CT 显像后 TNM 分类得到修正。有 18 例患者（15.6%）PET/CT 资料改变了基于传统的影像模式结果制订的治疗计划，证实 PET/CT 比传统诊断方法能更准确地估计原发肿瘤的大小和腋窝淋巴结转移。在这些患者中有 7%～8% 的患者能发现远处转移，而这些患者其临床研究都认为是无转移的。因此，PET/CT 显像几乎使一半的患者修正了传统的诊断方法对疾病的分期，从而使得每 6 例患者就有一例改变了治疗计划。

（二）^{18}F-FDG PET/CT 预测乳腺癌复发的价值

为了评价乳腺癌患者原发肿瘤 ^{18}F-FDG PET/CT SUV$_{max}$ 在预测 2 年内早期复发危险性的价值，O JH 等回顾性分析了 441 例乳腺癌患者 SUV$_{max}$ 及相关危险因素，并与美国癌症联合会（AJCC）分期进行比较。作者根据原发乳腺癌患者的 ^{18}F-FDG PET/CT 分期和医疗记录，测量原发肿瘤的 SUV$_{max}$ 值，评估腋窝淋巴结（ALN）是否有 ^{18}F-FDG 摄取增高，将患者的原发肿瘤的病理学分期（pT）、局部淋巴结的病理学分期（pN）、分型、年龄、雌激素受体（ER）以及孕激素受体（PR）状态和新辅助化疗史与第一线治疗结束后 2 年内复发患者的 ^{18}F-FDG 摄取参数进行综合评价和比较。结果显示，接受评估的 441 例患者中有 9.1%（$n = 40$）的患者两年内有复发，ALN ^{18}F-FDG 摄取、pT、pN、阶段分组（stage grouping）和新辅助化疗史可以预测早期复发，而原发灶的 SUV$_{max}$、年龄和 ER 或 PR 状态没有统计学意义。在多因素分析中，只有阶段分组和新辅助化疗史可以预测患者两年内复发危险性增加。由此得出结论，与 AJCC 早期复发分期系统相比，乳腺癌患者 PET/CT 的初始分期中，原发肿瘤 ^{18}F-FDG 摄取的 SUV$_{max}$ 值和肉眼判断 ALN ^{18}F-FDG 摄取没有附加的预后价值。

（三）^{18}F-FDG 与 ^{18}F-FES 联合 PET/CT 显像估计乳腺癌预后

由于 ^{18}F-FES PET 显像能够准确获得全身雌激素受体的活性和分布，而 ^{18}F-FDG PET 显像能反映肿瘤糖酵解活性，两者结合对乳腺癌的评价具有互补作用，也是预测预后的指标。Kurland 等对 90 例原发肿瘤 ER 阳性，HER2 阴性的乳腺癌患者在接受内分泌治疗（63% 芳香化酶抑制剂、22% 的芳香化酶抑制剂和氟维司群、15% 的其他）之前行 ^{18}F-FES 和 ^{18}F-FDG PET 显像，其中 84 例评估为无进展生存。结果表明，应用 ^{18}F-FES 和 ^{18}F-FDG PET 显像进行交叉确认，其中 24 例患者（29%）^{18}F-FDG 呈低摄取，表明为惰性肿瘤，这些患者的中位无进展生存期为 26.1 个月。在亲 ^{18}F-FDG 的乳腺癌患者中，50 例（59%）为高的平均 ^{18}F-FES 摄取，10 例（12%）为低的平均 ^{18}F-FES 摄取，其中位无进展生存期分别为 7.9（5.6～11.8）个月和 3.3 个月（1.4- 不能评价）。提示 ^{18}F-FDG 的摄取与乳腺癌的预后密切相关，高 ^{18}F-FDG 摄取提示预后差，^{18}F-FDG 和 ^{18}F-FES 联合应用有助于指导乳腺癌及其转移病灶内分泌治疗和靶向和（或）细胞毒性化疗。

（四）乳腺癌的分子分型与个体化治疗

临床上，在恶性肿瘤的诊疗过程中，无论是精准医疗还是个体化诊疗都与肿瘤的生物学信息和分子分型密切相关。尤其是乳腺癌具有很多种分子亚型，不同类型的乳腺癌其治疗方法也不同，因此，在肿瘤术后残留、复发或转移病灶的分子分型是实施精准医疗或个体化靶向治疗的基础。众所周知，37 岁的著名好莱坞演员安吉丽娜·茱莉（Angelina Jolie）通过基因检测发现 BRCA1 基因（修复细胞损伤 DNA 的抑癌基因）变异，使其罹患乳腺癌的概率约为 87%，患卵巢癌概率 50%，因此她选择了切除乳腺手术，将患乳腺癌风险降低到 5%。虽然这是一个极端的个例，但使人们知道了基因检测的概念。目前针对基因变异已发现了几十种靶向药物，能针对存在特定癌相关基因变异的细胞发动攻击，杀死这些细胞。

BRCA1 和 BRCA2 都是人类基因组中负责产生肿瘤抑制蛋白的基因，如果其特定位点发生突变，所产生的肿瘤抑制蛋白随之发生改变，正常修复 DNA 的功能受限制，从而细胞更容易积累有害的 DNA 损伤，最终导致癌症发生。1990 年，研究者发现一种直接与遗传性乳腺癌有关的基因，命名为 BRCA1。1994 年，又发现另外一种与乳腺癌有关的基因，称为 BRCA2。临床上，根据分子表型不同，将乳腺癌分为四种主要亚型，不同亚型的分子特征不同治疗方案也不同，预后也不一样。个体化医疗和精准医疗的精髓体现在根据患者疾病的不同分子信息实施"同病异治"或者"异病同治"，所谓同病异治是指同一种疾病分子分型不同，需要采用不同的治疗方法，如乳腺癌患者根据雌激素受体或基因的表达，有些患者适合内分泌治疗，有些适合生物靶向治疗，而有些仅适合化疗、放疗甚至综合治疗（图 36-1）。异病同治是指虽然是不同的疾病，由于它们具有相同

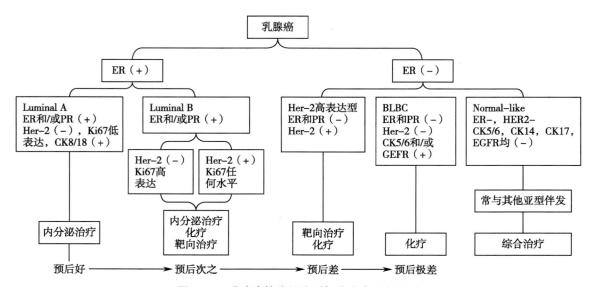

图 36-1 乳腺癌的分子分型与治疗方法和预后

的分子表型，故使用同一类药物治疗有效，例如乳腺癌、卵巢癌、肺癌、结肠癌等均有 EGFR 高表达，因此都可以使用 VEGFR 抑制剂（贝伐珠单抗等）和表皮生长因子受体酪氨酸激酶抑制剂（吉非替尼等）治疗。

乳腺癌几种常见的亚型及其治疗方法和预后如下：

（1）Luminal A 型：ER（或）PR+，HER2−，Ki-67 低表达，发病率占乳腺癌的 40%～50%，该类型以内分泌治疗为主，化疗为辅，预后最好，预后与 FOXA1 基因表达有关，阳性者生存高，内分泌治疗敏感。

（2）Luminal B 型：ER+ 和 / 或 PR+/−、HER2+ 的亚型乳腺癌，约占 8%，内分泌治疗有效，常化疗 + 内分泌治疗 + 靶向治疗，预后次于 A 型。

（3）EGFR2（HER2）高表达型：激素治疗无效，化疗 + 靶向治疗有效，预后较差，HER2 基因高表达适合曲妥珠单抗治疗。

（4）basal-like 型：ER 和 / 或 PR−、Her-2−，发病率为 17.1%，内分泌治疗无效，化疗有效，预后最差。

四、食管癌分期与治疗决策

食管癌是常见的消化道肿瘤，全世界每年约有 30 万人死于食管癌。食管癌系由食管鳞状上皮或腺上皮的异常增生所形成的恶性病变，其发展一般经过上皮不典型增生、原位癌、浸润癌等阶段。食管癌一旦发生局部器官侵犯和远处转移，其预后较差。^{18}F-FDG PET/CT 对于有手术切除可能的食管癌患者处理非常重要，同时对于癌症局部进展的初始分期和新辅助化疗之后的评价也非常有用。但是，^{18}F-FDG PET/CT 在食管癌评价与分期中的作用还存在争议。

（一）^{18}F-FDG PET/CT 在食管癌分期的价值

Cuellar 等回顾性分析了 79 例通过内镜和内镜超声活检确诊的 cTisN0（high-grade dysplasia）和 cT1N0 原发性食管腺癌患者，所有患者术前均行 ^{18}F-FDG PET/CT 显像，且未接受新辅助化疗，以探讨 ^{18}F-FDG PET/CT 在食管癌早期临床分期的有用性。根据 7 版美国癌症联合会临床 TNM 分期（cTNM）和 ^{18}F-FDG PET/CT 与术后病理 TNM 分期（pTNM）进行比较，pT_1 又再分成片状或肌层黏膜侵犯的黏膜内癌症（pT_{1a}）和黏膜下层癌症（pT_{1b}）。在 pT 分期，^{18}F-FDG 摄取升高的

频率随着 pT 分期从 pT_{1a} 的 21/39（53.8%）增高到 pT_{1b} 的 19/22（85.36%），在 pTis 为 60.0%。与此相似，亲 ^{18}F-FDG 病灶的 SUV_{max} 值也随着 pT 分期增高而增高，其中位值由 pTis 的 3.7、pT_{1a} 的 3.8 到 T_{1b} 的 4.2。在 cN 分期，76 例患者的 ^{18}F-FDG PET/CT 为阴性，3 例患者为阳性，所有的 3 例 ^{18}F-FDG PET/CT 显像阳性的淋巴结转移病灶活检为阴性；在 12 例 pN_1 患者和 1 例 N_2 患者，^{18}F-FDG PET/CT 对 pN 病变的敏感性和阳性预测值为 0%，准确性 82%，没有远处转移。在 cM 分期，5 例患者 ^{18}F-FDG PET/CT 为假阳性（亲 ^{18}F-FDG 淋巴结 $n=3$，远处淋巴结转移 $n=2$），4 例患者没有得到活检确认。因此，本研究结果认为，在原发性食管腺癌患者，当内镜和活检提示为 cTis 和 cT_1 期时，^{18}F-FDG PET/CT 对 TNM 分期帮助不大，甚至可能不利于患者的处理。因为食管癌的局部淋巴结转移并不常见，而远处转移更罕见，故 ^{18}F-FDG PET/CT 显像不适合早期食管癌的分期评估。

但是国内学者观察的结果不太一致，谢彦婷等回顾分析 60 例经食管镜检证实的食管癌患者，探讨食管癌初治患者 ^{18}F-FDG PET/CT 显像对 IMRT 分期和治疗方案的影响。结果显示，与常规影像比，PET/CT 显像使 12 例患者分期发生改变（2 例 T 期上调、6 例 N 期上调、2 例 N 期下调、2 例 M 期上调），3 例患者由于新发现较多的远处转移，治疗方案由放疗改为化疗，PET/CT 检查导致 20 例患者靶区改变，其中 16 例因发现更多转移淋巴结使靶体积增大，4 例则排除了淋巴结转移使靶区缩小。因此，PET/CT 对食管癌区域淋巴结和远处转移诊断有一定优势，提高了分期准确性，修正了部分患者的治疗决策。

上述两组不同的病例得出了截然不同的结论，可能与病例选择和医师的认识有一定的关系，也提示 ^{18}F-FDG PET/CT 对食管癌的分期及治疗决策的价值还需要累计更多的临床病例经验，开展多中心的前瞻性的研究才能下定论。

（二）不同影像技术对食管癌分期的比较

为了比较几种不同的影像学方法对食管癌术前局部和分期的诊断效能，Lee 等对 19 例术前接受了内镜超声显像（EUS）、CT、PET/CT 和 PET/MR 显像、且判断为可切除的食管癌患者进行了研究，并以术后病理学分期为"金标准"对结果进行评价。所有患者均按照 AJCC 的 TNM 分期

系统第 7 版进行分期，4 例非手术治疗的患者被排除在外。结果显示，EUS、PET/MR 和 CT 对原发肿瘤分期正确者分别占 13 例（87.6%）、10 例（66.7%）和 5 例（33.3%），三种显像对 T_1 期病灶的准确性分别为 86.7%、80.0% 和 46.7%，对 T_3 病灶鉴别诊断准确性：EUS 为 93.3%，PET/MR 和 CT 均为 86.7%；对淋巴结分期的准确性：PET/MR、EUS、PET/CT 和 CT 分别为 83.3%、75.0%、66.7% 和 50.0%。表明在预测 N 分期方面，与 EUS 相比，PET/MR 对 T 分期的准确性是可以接受的，对于要调整治疗方案的食管癌患者，PET/MR 对于术前进一步分期方面可能具有重要作用。

（三）^{18}F-FDG PET/CT 多参数分析的应用

为了探讨新的 PET 影像参数特征性分析（texture analysis）估计 ^{18}F-FDG 摄取的异质性、SUV_{max} 和肿瘤 TNM 分期之间的关系。Dong 等人分析了 40 例连续的食管鳞癌患者，所有患者术前都接受了全身 ^{18}F-FDG PET/CT 检查。瘤内 ^{18}F-FDG 摄取的异质性是应用 MATLAB 软件进行三维影像的结构特征（热力与能量，entropy and energy）进行估计，分析结构参数与 SUV_{max}、组织学级别、肿瘤部位和 TNM 分期之间的关系。结果显示：较高的 SUV_{max} ^{18}F-FDG 摄取的肿瘤有更大的异质性，在 T 分期与 SUV_{max}（$p = 0.013$）、热动力学（$p < 0.001$）和能量（$p = 0.002$）之间有显著的相关性。SUV_{max}、热动力和能量与 N 分期也有相关性，p 分别为 0.04，0.001 和 0.008。所有的代谢参数与美国癌症分期联合会进行的分期有显著的相关性。本研究提出了新的肿瘤摄取异质性参数与常用的 SUV 简单参数和肿瘤分期之间有很好相关性，提示在食管鳞状细胞癌患者的分期和预后方面，这些参数具有互补作用。

五、胃癌的分期与治疗决策

胃肠道恶性肿瘤是一组由常见和罕见疾病组成、表现和预后各异的异质性疾病，主要的治疗方法是手术，并根据术前临床表现和初始分期实施辅助化疗。^{18}F-FDG PET/CT 在胃癌（包括胃食管交界处）、胰腺癌（除神经内分泌肿瘤外）、结肠癌和胃肠道间质瘤的临床决策与术前评估和治疗反应评估方面具有潜在价值。

^{18}F-FDG PET/CT 在胃癌治疗后随访中的价值以及对胃癌治疗后临床再分期及治疗决策的影响已有较多报道，张敬勉等对 55 例胃癌治疗

后患者进行了研究并与单独的 CT 做了比较。结果表明，^{18}F-FDG PET/CT 诊断胃癌复发的准确性 96.4%（53/55）高于 CT（85.5%），诊断淋巴结转移的敏感性（92.0%）、准确性（96.4%）和阴性预测值（93.8%）均高于 CT（60.0%、81.8% 和 75.0%），诊断淋巴结外转移的敏感性（81.8%）、准确性（90.9%）高于 CT（45.5%、76.4%），差异有统计学意义（$p < 0.05$）。PET/CT 显像使 34.5% 的患者 TNM 分期发生改变，21.8% 的患者治疗方案改变，提示对胃癌的临床再分期及合理治疗决策的制定具有重要指导作用。

六、PET/CT 对头颈部肿瘤的预后预测价值

针对当前 ^{18}F-FDG PET/CT 能否作为头颈部鳞癌（HNSCC）根治性放化疗（CRT）后的预后预测工具，Ryul Kim 等研究了 PET/CT 作为根治性放化疗直接失败（Immediate failure）预测和预后标准的可行性，以及对抢救性手术临床决策的影响。78 例接受了局部根治性放化疗的 HNSCC 患者进行了研究，分析 CRT 前和治疗后 3 个月的 PET/CT 结果，治疗的失败是根据 CRT 后 6 个月内出现病灶残留或局部和 / 或全身复发来确定。结果发现，SUV_{max}4.4 是预测直接失败的最佳值，敏感性、特异性、NPV 和 PPV 分别为 90%、83.8%、98.3% 和 45.0%。78 例患者中，有 20 例（25.6%）患者治疗后 SUV_{max}（$postSUV_{max}$）≥4.4，有 58 例（74.4%）患者 $postSUV_{max} < 4.4$。在 $postSUV_{max}$≥4.4 的患者其 OS 明显差于 <4.4 患者（3 年 OS：56.9% vs 87.8%，$p = 0.005$），而无进展生存期（3 年 PFS：42.9% vs 81.1%，$p < 0.001$）也有显著性差异。在 $postSUV_{max}$≥4.4 的患者，是否立即进行抢救性手术对 OS 没有明显差异（3 年 OS：60.0% vs 55.6%，Log-rank $p = 0.913$）。表明 CRT 后 PET/CT 显像对 OS 和 PFS 具有预测价值，对于预测直接治疗失败（immediate therapeutic failure）是有帮助的，具有很高的 NPV。但是基于 CRT 治疗后的 PET/CT 发现早期施行抢救性手术对于预后的影响没有统计学差异。

七、结（直）肠癌的分期与治疗决策

荷兰指南提出了结直肠癌（colorectal cancer，CRC）分期的建议，对于肝转移可以应用 CT 或 MRI，对肺转移瘤，其影像学可限于胸部 X 线检

查。为了了解多模态影像和不同技术在结直肠癌分期中应用情况，2012 年 Bipat 等进行了一项大规模的调查，调查分成 3 个方面并分别发给三个医疗专家组，即外科医生、放射科医师和核医学医生组。调查的管理包括不同模态影像在同步评估肝、肺和肝外转移中的作用问题。放射学调查包括涉及超声（US）、CT 和 MRI 技术方面的问题，核医学调查包括关于 ^{18}F-FDG PET 和 ^{18}F-FDG PET/CT 技术方面的问题。管理和放射学调查被发送到 88 家医院的腹部外科医生和腹部放射科医师，而核医学调查发送到 34 家医院的核医学专家。有关管理、放射科专家和核医学专家调查的回复率分别为 75%（$n=66/88$）、77.3%（$n=68/88$）和 64.7%（$n=22/34$）。调查的结果显示，对于肝转移，在 12 家医院首选方式为 CT（78.8%）和 US（18.2%）；对肺转移，主要是通过胸部 X 线或胸部 CT 进行评价；对肝外转移主要是通过 CT（$n=55$）评价。在放射学和核医学调查中，可以看到 US、CT、MRI、^{18}F-FDG PET 和 ^{18}F-FDG PET/CT 技术上有某些变化，CT 主要用于肝脏和肝外转移，肺转移主要应用胸部 X 线和胸部 CT，^{18}F-FDG PET/CT 仅作为第三选择模式，日常实践的调查与当前的指南之间有差异。在结肠癌和直肠癌分期方面不同策略的比较研究包括肝/腹部 CT 与肝/腹部 MRI 对肝和肝外病变评价策略的比较，以及在肺转移患者胸片或胸部 CT 的比较对于当前指南的修订提供充分依据将是非常重要的，由此可见，在荷兰 2012 年前 ^{18}F-FDG PET/CT 还没有作为结直肠癌评估的常规手段，然而在众多单中心的文献报道中，^{18}F-FDG PET/CT 在结直肠癌的诊断与分期中均显示出良好的结果。相信 PET/CT 在临床上的认识不断更新，包括多排螺旋 CT、新的 MRI 造影剂和 ^{18}F-FDG PET/CT 的广泛应用，需要对结、直肠癌的诊断和分期策略进行成本效益研究，并针对 ^{18}F-FDG PET/CT 在不同分期策略中的影响及其循证医学证据对指南进行适当的调整。

手术切除和射频消融（radio-frequency ablation，RFA）是结肠癌局限于肝转移的标准治疗方法，有肝外病变则明显影响到这些患者的处理。Georgakopoulos 等评估了有转移的结直肠癌患者 ^{18}F-FDG PET/CT 显像在是否施行 RFA 或肝转移病灶手术切除临床决策中的价值。35 例患有结直肠癌肝转移的患者（男性 23 例，女性 12 例，年龄 46～78 岁）被连续纳入前瞻性研究，其中 19 例

被考虑手术切除，16 例考虑行射频消融治疗候选。所有患者都接受了 ^{18}F-FDG PET/CT、胸腹部螺旋 CT，部分患者做了腹部 MRI。^{18}F-FDG PET/CT 显像研究是在常规影像的 4 周内进行，且其额外发现均通过组织学或随访证实存在与否。结果表明，在手术候选组，^{18}F-FDG PET/CT 检测出常规影像 9/19 例（47.3%）的肝外漏诊病灶，这些发现直接改变了 7 例（36.8%）患者的处理。而在 RFA 候选组，^{18}F-FDG PET/CT 检测出 4/16 例（25%）额外的肝外病灶，直接改变了这些患者的处理。总之，有 11/35 例（31.4%）的患者 ^{18}F-FDG PET/CT 检测到肝外转移性病灶，提示结直肠癌和肝脏转移患者 ^{18}F-FDG PET/CT 可以提供具有重要价值的附加信息，对治疗决策产生明显影响。

为了进一步证实 ^{18}F-FDG PET/CT 在结直肠癌（CRC）术前分期的作用，Kantorová 等研究了 38 例通过结肠镜获得组织学证据的连续 CRC 患者，这些患者均通过胸片、超声、CT 和 ^{18}F-FDG PET/CT 进行了前瞻性术前分期，并以术后（36 例）组织学结果或临床随访（2 例未手术的患者 PET 检查后 1 年内死亡）回顾性评估其敏感性、特异性和准确率，比较 ^{18}F-FDG PET/CT 前后的医疗记录评价其对治疗决策的影响。结果可见，^{18}F-FDG PET/CT 正确检出 95% 的原发肿瘤，而 CT 和超声分别只检出 49% 和 14%；但 7 例淋巴结受侵犯的患者，^{18}F-FDG PET/CT 检出的敏感性、特异性和准确性分别仅为 29%、88% 和 75%，CT 和超声检查没有发现任何淋巴结受累。9 例有肝转移的患者，^{18}F-FDG PET/CT、CT 和超声显像的敏感性分别为 78%、67% 和 25%；特异性分别为 96%、100% 和 100%；准确性分别为 91%、91% 和 81%，11 例患者 ^{18}F-FDG PET/CT 发现了新的病灶。在 CRC 患者，CEA、CA19-9 肿瘤标志物水平分别仅 33% 和 8% 的患者升高。有 8% 的患者 ^{18}F-FDG PET/CT 改变治疗方式，13% 的患者改变了手术范围。总的来说，^{18}F-FDG PET/CT 改变了 16% 患者的治疗方法。本研究结果也证实，常规胸片和超声显像没有给临床带来任何益处，肿瘤标志物水平与疾病分期之间亦无相关性，CT 对于证实腹部以外 PET 的发现（PET 引导下的 CT）以及术前腹部和盆腔的形态学特征是必要的。在所有部位，^{18}F-FDG PET/CT 是 CRC 患者分期的最好方法，尽管在淋巴结受累患者 PET 结果的假阴性率高，PET 应作为 CRC 验证的首选检查，建

议将 PET/CT 多模态显像作为 CRC 最佳的分期方法。

八、^{18}F-FDG PET/CT 与淋巴瘤的临床决策

临床上，^{18}F-FDG PET/CT 已经广泛用于淋巴瘤的评价，包括淋巴瘤的诊断与分期、早期治疗反应的监测、复发与残留的监测等各个方面。由于淋巴瘤的亚型比较多，不同类型、不同部位的淋巴瘤其 ^{18}F-FDG PET/CT 表现也不同，其应用价值也有差异，多数恶性淋巴瘤表现为 ^{18}F-FDG 高摄取，也有部分类型的淋巴瘤患者表现低摄取或无摄取，尤其是某些生长较缓慢的惰性淋巴瘤常常无 FDG 摄取。

（一）PET/CT 与淋巴瘤的诊断与分期

尽管 ^{18}F-FDG PET/CT 为非特异性显像，但是其敏感性高、观察范围大，在许多淋巴瘤患者的诊断中具有重要价值，特别是为临床医师指引穿刺活检部位、提高活检准确性具有其他方法不可替代的作用。Stecco 等回顾性比较了全身弥散加权 MRI（WB-DW-MRI）与 ^{18}F-FDG PET/CT 在胃肠道原发的淋巴瘤患者分期，17 例未治疗的胃肠淋巴瘤同时接受两种显像，所有患者都以组织学或至少 6 个月临床和放射学随访为"金标准"。结果显示，WB-DW-MRI 的敏感性、特异性、阳性

（PPV）和阴性预测值（NPV）分别为 100%，96.3%，96.1% 和 100%；^{18}F-FDG PET/CT 的敏感性、特异性、PPV、PNV 分别为 95.9%，100%，100% 和 96.4%，两者之间无统计学意义（$p=0.05$），提示两种方法对于胃肠道淋巴瘤的分期具有类似的诊断价值。尽管在胃肠道淋巴瘤的分期方面两种方法的准确性相似，但是 ^{18}F-FDG PET/CT 能够很便捷的行全身显像，观察范围大，对于病变部位不明的患者 PET/CT 无疑具有更大优势。图 36-2 为一例淋巴瘤脊髓侵犯的患者 PET/CT。

（二）^{18}F-FDG PET/CT 评价淋巴瘤骨髓受累

淋巴瘤所致的骨髓侵犯往往需要通过骨穿活检才能确诊，但是有时骨穿受穿刺部位的影响不能准确反映病情，^{18}F-FDG PET/CT 不仅有助于评价淋巴瘤侵犯的范围，也有助于临床上选择骨髓穿刺检查的部位，提高诊断阳性率。为了估计 ^{18}F-FDG PET/CT 探测高级别 NHL 骨髓（BM）侵犯的有用性，Lee 等对 120 例化疗前接受了骨髓活检和 PET/CT 显像的新诊断的弥漫大 B 细胞淋巴瘤或外周 T 细胞淋巴瘤患者进行了回顾性研究。结果显示，其中有 23 例 ^{18}F-FDG PET/CT 扫描骨髓为异常（阳性或可疑阳性），97 例 ^{18}F-FDG PET /CT 扫描为阴性的 FDG 摄取。在 120 例患者中，100 例（83.3%）^{18}F-FDG PET /CT 骨髓解释与骨穿活检结果之间一致，其余 20 例患者结果不一致。在

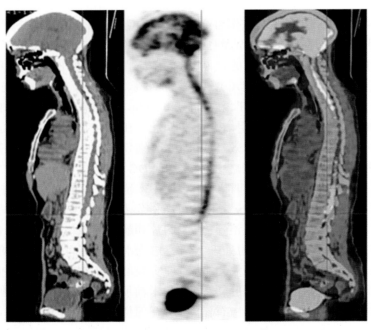

图 36-2 一例霍奇金淋巴瘤脊髓广泛侵犯患者，^{18}F-FDG PET/CT 示脊髓广泛代谢异常增高，患者经治疗无效死亡

高级别 NHL 患者 ^{18}F-FDG PET/CT 和骨髓活检在评估骨髓侵犯方面具有互补作用，^{18}F-FDG PET/CT 的应用将使针对亲 FDG 病灶行额外活检的需求增加，特别是标准的骨髓活检呈阴性的患者，^{18}F-FDG PET/CT 将作为 NHL 初始分期程序中用于确定是否施行标准骨髓活检还是靶向亲 FDG 病灶活检的决策工具。在 PET/CT 阴性的患者，骨髓活检仍然是有用的方法，但是单独的骨髓活检还不足以全面地评估骨髓的情况。

^{18}F-FDG PET/CT 显像不仅是淋巴瘤分期和临床决策的重要工具，对于预后评估也具有重要作用，Soydal 等应用 ^{18}F-FDG PET/CT 评估了 54 例（平均年龄 55.5 岁 ±18.3 岁，女 20 例，男 34 例）未经治疗的弥漫大 B 细胞淋巴瘤（DLBCL）患者的骨髓侵犯情况。以骨髓局灶性或弥散性 ^{18}F-FDG 摄取高于纵隔血池摄取定义为阳性。通过 CT 和 ^{18}F-FDG PET/CT 进行疾病分期后，所有患者在骨髓活检盲法诊断后都接受了 R-CHOP 方案，骨髓 ^{18}F-FDG 摄取阳性与骨髓活检组织病理学结果通过卡方检验进行分析。结果发现，8 例患者有骨髓 ^{18}F-FDG 摄取，经骨髓活检组织病理学证实 8 例中 6 例有骨髓受累，而在所有的 PET/CT 显像无 ^{18}F-FDG 摄取的患者骨髓活检均为阴性，表明 ^{18}F-FDG PET/CT 探测骨髓侵犯的敏感性、特异性、准确性、PPV 和 NPV 分别为 100%、96%、96%、75% 和 100%。Kaplan Meier 分析发现，治疗前骨髓 ^{18}F-FDG 摄取具有预后意义，有骨髓摄取的患者其平均疾病进展时间（TTP）为 32.25 个月 ±10.9 个月，而没有摄取的患者 TTP 为 51.69 个月 ±3.6 个月（$p=0.013$），表明治疗前骨髓的 ^{18}F-FDG 摄取是 DLBCL 患者重要的预后因子。此外，由于 ^{18}F-FDG PET/CT 具有很高的 NPV，故 ^{18}F-FDG 摄取阴性的患者可以避免不必要的骨髓活检。

（三）^{18}F-FDG PET/CT 定量评价淋巴瘤治疗反应

^{18}F-FDG PET/CT 已成为淋巴瘤临床处理不可或缺手段，在肿瘤疗效评估中已经得到广泛应用。一致的证据表明，在许多淋巴瘤亚型分期和治疗反应监测方面比常规解剖成像更准确，其应用也在持续增长，并将 PET/CT 数据纳入到放疗决策和放疗计划过程中，PET/CT 数据也用于放疗靶区的勾画。

PET/CT 评估肿瘤治疗疗效的方法较多，最简单的方法是在图像上肉眼观察治疗前后 ^{18}F-FDG 摄取的变化进行定性评价，但是近些年多数都主张半定量方法评估疗效，包括治疗前后 SUV_{max}、代谢肿瘤体积（MTV）、总病灶糖酵解（TLG）、SUL_{peak} 以及比较简便常用的 5 分量表法（Deauville 5-point scale，DS），尤其是后者比较准确实用，是目前最常用的定量评价方法。

为了比较不同参数在淋巴瘤预后预测中的价值，Jiang 等对 60 例初始治疗前和治疗中接受 PET/CT 显像的结外 NK/T 细胞淋巴瘤患者进行了研究，中位随访时间为 23.5 个月。结果表明，基于 PET/CT 5 分量表法（DS）和 ΔSUV_{max} 都是 PFS 和 OS 的重要预测因子。多因素分析显示，DS 是 PFS（$p<0.001$）和 OS（$p<0.001$）独立的预测因子，而 ΔSUV_{max} 仅是 OS（$p=0.013$）的独立预测因子，对 PFS（$p=0.054$）无统计学意义，且准确性低，阳性预测值也低于 DS。研究证实，DS 能够预测疗效不佳的结外 NK/T 细胞淋巴瘤患者的结局，而基于 PET/CT IHP 标准（International Harmonization Project，IHP）和 SUV 值的预测价值很有限。

临床上，治疗中期和结束后 PET/CT 显像已成为霍奇金和非霍奇金淋巴瘤评价的重要内容，^{18}F-FDG PET/CT 显像为淋巴瘤提供的诊断、预后价值和治疗反应信息对于临床决策具有重要作用。当前，PET 显像 DS 量表评估霍奇金淋巴瘤（HL）患者化疗中期代谢反应已得到广泛应用。Kluge 等对 DS 的评价方法准确性也进行了研究，并表明在进展期的 HL 患者 ABVD 化疗中 D1-3 分和 D4-5 分之间的二元划分（binary discrimination）在一份国际研究报告中得到了很好的一致性认同。5 名国际专家读片给 100 名 HL 患儿的中期 PET/CT 扫描进行评分，来自 51 家欧洲医院接受两个疗程 OEPA 化疗后（根据 EuroNet-PHL-C1 研究）的患者获得了 PET 扫描。图像通过 PET/CT 分期进行直接比较解释。研究结果表明，在随机的病例两名随机的专家用 5 分 DS 量表评分一致性的概率仅为 42%（全球 Kappa = 0.24），聚合 3 分量表 D1-2 和 D3 与 D4-5 一致性可提高到 60%（Kappa 值 = 0.34）。如果两名专家中有一名给定的得分是 D1-2，则其一致性达 70%，D3 得分仅 36%，而 D4-5 为 64%。采用二元决策的一致性 D1-2 与 D3-5 为 67%，而 D1-3 与 D4-5 为 86% 的一致性（Kappa 值分别为 0.36 和 0.56）。如果一名读片专家给 D1，2，3 分其一致的概率是 92%，但如果给 D4，5 分则一致性仅 64%，这种差异主要发生在纵隔、颈和骨骼。该研究表明，在接受了 OEPA 的患儿采用 5 分量表法阅片者间可靠性较差，阅片者间变异最大的是 D2 或 D3 分的患者，而采用二元划分为 D1，2，3 与 D4，5 是临床决策最可靠的判断标准。

原发于淋巴器官以外组织的非霍奇金淋巴瘤称为结外淋巴瘤，大多数研究是评估不同器官代谢肿瘤参数和该病组织病理学变异以获得治疗反应信息，Okuyucu 等通过结外淋巴瘤初始 FDG-PET/CT 评价其预后价值。作者对 67 例原发性结外淋巴瘤行 ^{18}F-FDG PET/CT 初始分期，用于估计无病生存率和总生存期的定量 PET/CT 参数包括最大标准摄取值（SUV_{max}）、平均标准摄取值（SUV_{mean}）、代谢肿瘤体积（MTV）和总病灶糖酵解（TLG）。多因素分析发现，SUV_{mean}、MTV 和 TLG 具有统计学意义，通过 ROC 曲线分析也提示 SUV_{mean} 有统计学意义。当以 SUV_{mean} cut-off 为 5.15 时，其敏感性和特异性分别为 88% 和 64%。而按照原发肿瘤出现的部位和按照复发灶的组织病理学变异进行分析则其变异之间几乎无差异。但是结外淋巴瘤原发部位是具有重要的统计学意义的（$p = 0.014$），睾丸和中枢神经系统淋巴瘤有较高的复发率（分别为 62.5% 和 73%）。该项研究表明，在原发于结外的淋巴瘤患者，^{18}F-FDG PET/CT 初始分期时 SUV_{mean}、MTV 和 TLG 值较高时，是无病生存和总生存的潜在危险因素，而 SUV_{mean} 是估计复发 / 转移最重要的指标。

Atkinson 等比较了 ^{18}F-FDG PET/MR 与同期 PET/CT 对淋巴瘤患者的诊断效能。18 例已确诊的 NHL 或 HL 的患者分别接受了单次注射 / 相继行临床 PET/CT 和 PET/MR 显像检查，两次 PET 图像采用迭代法重建，采用 PET/CT 的低剂量 CT 数据行衰减校正，PET/MR 用 Dixon-MRI 序列行弥散加权成像，感兴趣区 SUV_{max} 的测量和两种模式影像及表观弥散系数（ADC）的比较由有经验的放射学医师进行分析。18 例患者中包括 5 例 HL 和 13 例 NHL，中位年龄 51 岁 ± 14.8 岁，最后确认 65 个高 FDG 摄取病灶。所有的亲 FDG 病灶都有肉眼可比性，故两次检测之间的初始和随访分期也是等同的。结果显示，PET/MR 的 SUV_{max}

（21.3 ± 2.07）与 PET/CT 的 SUV_{max}（23.2 ± 2.8）具有很好的正相关（$r = 0.95，p < 0.000\ 1$），但 ^{18}F-FDG PET/MR 的 ADCmin 与 SUV_{max} 之间没有发现相关性（$r = 0.17，p < 0.09$）。表明 ^{18}F-FDG PET/MR 对于淋巴瘤患者的分期与 PET/CT 具有同等的效能，且辐射安全性得到改善，而 ADC 与 SUV_{max} 的相关性较弱，因此对它们的等同价值、潜在协同作用以及不同的重要性尚缺乏了解。

九、^{18}F-FDG PET/CT 对高危分化型甲状腺癌治疗决策的作用

由于受敏感性和特异性的影响，临床上比较一致的认识是分化型甲状腺癌患者的早期诊断及其疗效评估一般不选择 ^{18}F-FDG PET/CT 显像，根据目前国内外的诊疗指南，^{18}F-FDG PET/CT 显像主要用于甲状腺癌患者根治术加 ^{131}I 治疗后，血清 Tg 水平升高，而 ^{131}I 全身显像无异常摄碘组织者，需要行 PET/CT 显像寻找失分化的甲状腺癌残留或转病灶。

Rosenbaum-Krumme 等研究了 90 例有扩散或转移的高危分化型甲状腺癌患者，探讨 PET/CT 显像对高危 DTC 术后患者治疗决策的影响。全部病例在甲状腺全切术后大约 4 周行内源性 TSH 刺激下第一次放射性碘治疗，治疗后接受了 ^{18}F-FDG PET/CT 显像。本组病例中 ^{18}F-FDG PET/CT 显像 26 例（29%）为阳性，64 例（71%）为阴性。与 ^{131}I 治疗后全身显像结果比较，26 例患者中有 7 例 ^{131}I 显像与 PET 阳性的病灶相同，15 例与 PET 的阳性病灶不同，4 例患者某些 PET 阳性病灶是相同的，而某些不一样。有 8 例患者由于 PET 的结果而改变了 TNM 分期，90 例患者中有 19 例（21%）因 PET 结果而改变了治疗方法，包括仅 ^{18}F-FDG 阳性病灶和 ^{18}F-FDG 和 ^{131}I 显像均阳性而改变治疗方案。本组病例中，年龄并不是预测 ^{18}F-FDG 阳性病灶存在的因子。^{18}F-FDG 阳性和 ^{131}I 显像阳性的病灶与血清 Tg 增高有关，但是，某些低血清 Tg 值的患者肿瘤病灶（亲 ^{131}I 和 / 或 ^{18}F-FDG）也可以被诊断出来。因此，在第一次放射性 ^{131}I 治疗之前血清 Tg 值不能用于预测 ^{18}F-FDG 阳性病灶的存在。提示 ^{18}F-FDG PET/CT 在 DTC 患者初始的分期中也是非常有用的（图 36-3）。

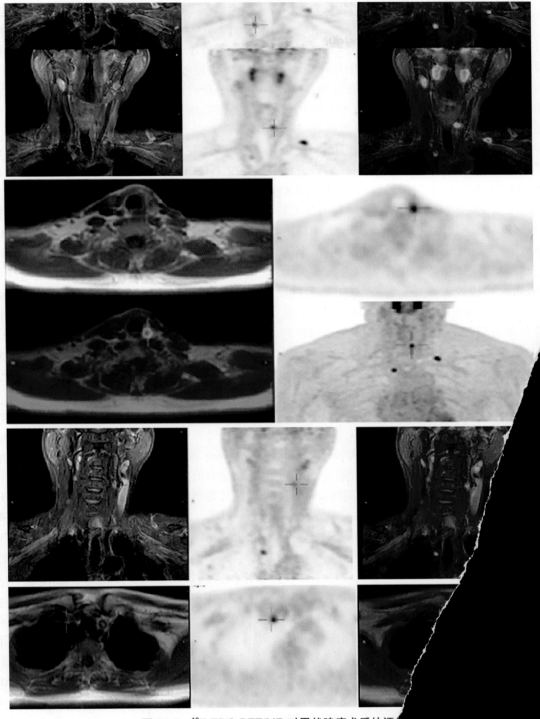

图 36-3　18F-FDG PET/MR 对甲状腺癌术后的评...

男，60 岁，甲状腺癌术后多次 131I 治疗后，抑制性 Tg 持续升高（10.8ng/m...

18F-FDG PET/MR 原甲状腺左侧区域见异常软组织影，代谢增高，提示局...

区、纵隔内 2R 区多发淋巴结代谢稍高，提示转移

第三节　PET/CT 与 PET/MR 对肿瘤分期和决策的比较

目前 ^{18}F-FDG PET/CT 已成为多种肿瘤分期的重要工具，而近几年来，^{18}F-FDG PET/MR 在肿瘤的应用逐渐增多，但是 PET/MR 在肿瘤 TNM 分期中的作用以及与 ^{18}F-FDG PET/CT 的比较文献还较少，PET/MR 的增益价值及性价比还了解不多，也是近年研究的热点问题。Heusch 等比较了 73 例不同组织学证据的恶性肿瘤患者的 ^{18}F-FDG PET/CT 和 PET/MR 显像，并按照 AJCC 肿瘤分期手册第七版进行 TNM 分期。PET/CT 和 PET/MR 对原发肿瘤、淋巴结和远处转移的评价是基于定性和定量分析进行，最后以组织病理学、放射学和临床随访结果作为参考标准。应用 McNemar 检验评价不同影像方法的诊断性能异。结果表明，PET/CT 和 PET/MR 对 27 例患者 T 分期正确性分别为 22 例（82%）和 20 例，67 例患者的 N 分期正确率分别为 55 例和 56 例（84%），42 例患者的 M 分期分别 76%）和 35 例（83%），PET/CT 对淋巴结 的敏感性、特异性、阳性预测值、阴性预 准确性分别为 65%、94%、79%、89% /MR 分别为 63%、94%、80%、87% 和 对远处淋巴结探测的价值是 50%，% 和 76%，PET/MR 为 50%、91%，%，两种显像模式之间的差异没有 0.05）。表明 ^{18}F-FDG PET/CT 和 本肿瘤患者的 TNM 分期具有同

^{18}F-FDG PET/CT 和 PET/MR 分期的诊断性能。50 例接 T 显像和 CT 扫描分期有 经知情同意后同日行 者 PET/MR 的 TNM 标准进行比较，其余 M 是根据活检组织 CT）以及随访来确 中应用 ROC 曲 感性和特异性，NM 分期中读 PET/CT 和 结果表明，

ROC 曲线分析显示 PET/MR 特异性 92.3%，敏感性 97.3%（0.95AUO），而且 PET/MR 对 TNM 分期中不同阅片者之间具有良好的一致性（Cohen's Kappa 值 0.646～1），PET/CT 与 PET/MR 对 TNM 的分期也几乎完美的一致（Cohen's kappa 0.627～0.823），提示肺癌患者 PET/MR 显像对于术前分期似乎是一种非常有用的技术。

在临床上，CT 和 PET 尽管都有一定电离辐射，但都是治疗前临床分期的基本影像技术，近来一些研究证明，在某些疾病 PET/MR 可作为替代 PET/CT 的方法，尽管临床应用有限且存在争议。有人发现，PET/MR 的结果比 PET/CT 对于改变临床处理决策更常见。Catalano 等回顾性分析了 134 例同日接受了 ^{18}F-FDG PET/CT 和 PET/MR 显像的非中枢神经系统原发的恶性肿瘤患者，结果发现，在 134 例患者中有 2 例（1.5%）PET/CT 发现异常而 PET/MR 未发现而改变了临床处理，但是 134 例患者中有 24 例（17.9%）PET/MR 的结果改变了临床处理，而 PET/CT 没有发现，表明 PET/MR 影像发现影响临床处理的比例明显高于 PET/CT 的发现（$p < 0.001$）。在这些患者中，单独的 PET/MR 显像对临床处理的贡献常常大于单独的 PET/CT，PET/MR 影像常常能提供 PET/CT 不能获得的影响癌症患者处理的信息。

Afaq 等比较了 PET/MR 与 PET/CT 在成年人淋巴瘤中的价值。66 例有组织学证据的霍奇金或非霍奇金淋巴瘤患者进行了 PET/MR 和 PET/CT 全身显像。两种显像中，PET/CT 和 PET/MR 确定了 95 个淋巴结和 8 个结外病灶，另外 PET/MR 发现了 3 个淋巴结和 1 个结外病灶，对于阳性病灶的探测，两种显像几乎是完美一致的（k > 0.978），对于疾病的分期两种显像也有非常好的一致性 $k = （0.979～1.000）$。PET/CT 和 PET/MR 的 SUV_{max} 也具有显著的相关性（Spearman rho 相关系数 = 0.842，$p < 0.001$）。在本研究中，所有患者弥散加权影像并没有改变病灶的检出或分期，平均 ADC 与 SUV_{max} 之间呈负相关（Spearman rho 相关系数 = -0.642；$p < 0.001$）。可以认为，在淋巴瘤患者的评价方面 PET/MR 是一种可以替代 PET/CT 的可靠方法，但弥散加权影像没有改变诊断准确性，在病灶位置探测方面具有可比的准确性，而额外的收益是降低了辐射剂量。与 PET/CT 相比，PET/MR 的辐射剂量可以减少 50% 以上，因此 PET/MR 可能会成为淋巴瘤常规显像的重要方法。

小　结

目前多数学者认为，对于某些解剖区域如盆腔或头颈部，MRI的固有对比分辨率优于CT，可以更好地界定组织的解剖变化，包括边界、局部浸润、肿瘤与邻近结构的关系。在PET/MR与PET/CT肺癌的分期方面，近来的研究也表明PET/MR具有潜在的价值，尽管没有发现特定的差异，且缺乏参考标准。尤其是PET/MR具有低辐射，对于儿童患者具有更大优势，可作为首选。

总体而言，^{18}F-FDG PET/CT和PET/MR对于绝大多数高代谢肿瘤的临床分析、治疗决策制订以及疗效与预后判断具有很重要的价值，具有敏感性高、可以定量、观察范围大等优点，能够一次检查即可获得功能与形态多模态信息，行^{18}F-FDG PET/CT或PET/MR后可以不需做其他影像学检查，是肿瘤临床评价最重要的工具。

（张永学）

参 考 文 献

[1] Flechsig P, Mehndiratta A, Haberkorn U, et al. PET/MRI and PET/CT in Lung Lesions and Thoracic Malignancies. Semin Nucl Med, 2015, 45（4）: 268-281.

[2] Tucker R, Coel M, Ko J, et al. Impact of fluorine-18 fluorodeoxyglucose positron emission tomography on patient management: first year's experience in a clinical center. J Clin Oncol, 2001, 19（9）: 2504-2508.

[3] 支修益, 石远凯, 于金明. 中国原发性肺癌诊疗规范（2015年版）. 中华肿瘤杂志, 2015, 37（1）: 67-77.

[4] Abramyuk A, Appold S, Zöphel K, et al. Quantitative modifications of TNM staging, clinical staging and therapeutic intent by FDG-PET/CT in patients with non small cell lung cancer scheduled for radiotherapy--a retrospective study. Lung Cancer, 2012, 78（2）: 148-152.

[5] Tsutani Y, Miyata Y, Nakayama H, et al. Solid tumor size on high-resolution computed tomography and maximum standardized uptake on positron emission tomography for new clinical T descriptors with T1 lung adenocarcinoma. Ann Oncol, 2013, 24（9）: 2376-2381.

[6] Riedl CC, Slobod E, Jochelson M, et al. Spective analysis of 18F-FDG PET/CT for staging asymptomatic breast cancer patients younger than 40 years. J Nucl Med, 2014, 5（10）: 1578-1583.

[7] Heusner TA, Kuemmel S, Umutlu L, et al. Breast cancer staging in a single session: whole-body PET/CT mammography. J Nucl Med, 2008, 49（8）: 1215-1222.

[8] Gilardi L, Fumagalli L, Paganelli G. Preoperative PET/CT in early-stage breast cancer: is the TNM classification enough. Ann Oncol, 2013, 24（3）: 852.

[9] Garami Z, Hascsi Z, Varga J, et al. The value of 18F-FDG PET/CT in early-stage breast cancer compared to traditional diagnostic modalities with an emphasis on changes in disease stage designation and treatment plan. Eur J Surg Oncol, 2012, 38（1）: 31-37.

[10] O JH, Choi WH, Han EJ, et al. Rognostic Value of（18）F-FDG PET/CT for Early Recurrence in Operable Breast Cancer: Comparison with TNM Stage. Nucl Med Mol Imaging, 2013, 47（4）: 263-267.

[11] Kurland BF, Peterson LM, Lee JH, et al. Estrogen receptor binding（FES PET）and glycolytic activity（FDG PET）predict progression-free survival on endocrine therapy in patients with ER+ breast cancer. Clin Cancer Res, 2017, 23（2）: 407-415.

[12] Cuellar SL, Carter BW, Macapinlac HA, et al. Clinical staging of patients with early esophageal adenocarcinoma: does FDG-PET/CT have a role. J Thorac Oncol, 2014, 9（8）: 1202-1206.

[13] 谢彦婷, 郑容, 吴宁, 等. 食管癌IMRT前FDG PET-CT显像对治疗决策的影响. 中华放射肿瘤学杂志, 2014, 23（1）: 31-34.

[14] Lee G, I H, Kim SJ, et al. Clinical implication of PET/MR imaging in preoperative esophageal cancer staging: comparison with PET/CT, endoscopic ultrasonography, and CT. J Nucl Med, 2014, 55（8）: 1242-1247.

[15] Dong X, Xing L, Wu P, et al. Three-dimensional positron emission tomography image texture analysis of esophageal squamous cell carcinoma: relationship between tumor 18F-fluorodeoxyglucose uptake heterogeneity, maximum standardized uptake value, and tumor stage. Nucl Med Commun, 2013, 34（1）: 40-46.

[16] Hess S, Bjerring OS, Pfeiffer P, et al. Personalized Clinical Decision Making in Gastrointestinal Malignancies: The Role of PET. PET Clin, 2016, 11（3）: 273-283.

[17] 张敬勉, 赵新明, 王建方, 等. 18F-FDG PET/CT显像对胃癌治疗后临床再分期及治疗决策的影响. 中国全科医学, 2013, 16（12）: 1360-1365.

[18] Ryul Kim, Chan-Young Ock, Bhumsuk Keam, et al. Predictive and prognostic value of PET/CT imaging post-chemoradiotherapy and clinical decision-making consequences in locally advanced head & neck squamous cell carcinoma: a retrospective study. BMC Cancer, 2016, 16（1）: 116.

[19] Bipat S, Niekel MC, Comans EF, et al. Imaging modal-

ities for the staging of patients with colorectal cancer. Neth J Med, 2012, 70(1): 26-34.

[20] Georgakopoulos A, Pianou N, Kelekis N, et al. Impact of 18F-FDG PET/CT on therapeutic decisions in patients with colorectal cancer and liver metastases. Clin Imaging, 2013, 37(3): 536-541.

[21] Kantorová I, Lipská L, Bêlohlávek O, et al. Routine(18)F-FDG PET preoperative staging of colorectal cancer: comparison with conventional staging and its impact on treatment decision making. J Nucl Med, 2003, 44(11): 1784-1788.

[22] Stecco A, Buemi F, Quagliozzi M, et al. Staging of Primary Abdominal Lymphomas: comparison of whole-body MRI with diffusion-weighted imaging and(18)F-FDG-PET/CT. Gastroenterol Res Pract, 2015, 2015: 104794.

[23] Lee Y, Hwang KH, Hong J, et al. Usefulness of(18)F-FDG PET/CT for the evaluation of bone marrow involvement in patients with high-grade non-hodgkin's lymphoma. Nucl Med Mol Imaging, 2012, 46(4): 269-277.

[24] Soydal C, Koksoy EB, Yasar A, et al. Prognostic importance of bone marrow uptake on baseline 18f-fdg positron emission tomography in diffuse large b cell lymphoma. Cancer Biother Radiopharm, 2016, 31(10): 361-365.

[25] Yeoh KW, Mikhaeel NG. Are we ready for positron emission tomography/computed tomography-based target volume definition in lymphoma radiation therapy? Int J Radiat Oncol Biol Phys, 2013, 85(1): 14-20.

[26] Jiang C, Su M, Kosik RO, et al. The Deauville 5-Point Scale Improves the Prognostic Value of Interim FDG PET/CT in Extranodal Natural Killer/T-Cell Lymphoma. Clin Nucl Med, 2015, 40(10): 767-773.

[27] Kluge R, Chavdarova L, Hoffmann M, et al. Inter-Reader Reliability of Early FDG-PET/CT Response Assessment Using the Deauville Scale after 2 Cycles of Intensive Chemotherapy(OEPA)in Hodgkin's Lymphoma. PLoS One, 2016, 11(3): 0149072.

[28] Okuyucu K, Ozaydın S, Alagoz E, et al. Prognosis estimation under the light of metabolic tumor parameters on initial FDG-PET/CT in patients with primary extranodal lymphoma. Radiol Oncol, 2016, 50(4): 360-369.

[29] Atkinson W, Catana C, Abramson JS, et al. Hybrid FDG-PET/MR compared to FDG-PET/CT in adult lymphoma patients. Abdom Radiol(NY), 2016, 41(7): 1338-1348.

[30] Rosenbaum-Krumme SJ, Görges R, Bockisch A, et al. ^{18}F-FDG PET/CT changes therapy management in high-risk DTC after first radioiodine therapy. Eur J Nucl Med Mol Imaging, 2012, 39(9): 1373-1380.

[31] Heusch P, Nensa F, Schaarschmidt B, et al. Diagnostic accuracy of whole-body PET/MRI and whole-body PET/CT for TNM staging in oncology. Eur J Nucl Med Mol Imaging, 2015, 42(1): 42-48.

[32] Fraioli F, Screaton NJ, Janes SM, et al. Non-small-cell lung cancer resectability: diagnostic value of PET/MR. Eur J Nucl Med Mol Imaging, 2015, 42(1): 49-55.

[33] Catalano OA, Rosen BR, Sahani DV, et al. Clinical impact of PET/MR imaging in patients with cancer undergoing same-day PET/CT: initial experience in 134 patients – a hypothesis-generating exploratory study. Radiology, 2013, 269(3): 857-869.

[34] Afaq A, Fraioli F, Sidhu H, et al. Comparison of PET/MRI with PET/CT in the evaluation of disease status in lymphoma. Clin Nucl Med, 2017, 42(1): 1-7.

第三十七章

PET/CT 与肿瘤放疗计划

放射治疗是利用高能量射线对肿瘤患者体内的病灶进行照射，靠其特有的穿透力和强大的电离生物效应使癌细胞被破坏或抑制，是局部消灭肿瘤病灶的重要手段。放射治疗和外科手术治疗、内科化学药物治疗组成了恶性肿瘤治疗的主要方法。放射治疗的基本目标是提高治疗增益比，即最大限度地将放射剂量集中到病灶（靶区）内，杀死肿瘤细胞，同时借助于现代先进的计算机系统制订精确放射治疗计划，保护肿瘤周围正常组织和器官免受或少受不必要的照射。

目前放射治疗计划设计的依据是由 CT、MRI 等提供的断层序列解剖图像。近年来，在放疗计划中更多地应用反映肿瘤功能状态的图像，以便更精确的靶向定位有活性的肿瘤细胞，从而减少射线对正常组织的损伤。PET/CT 可以通过对不同放射性药物的探测显示肿瘤的功能代谢状态，如 ^{11}C-甲硫氨酸可以反映肿瘤蛋白质代谢、^{18}F-FLT 可以反映肿瘤核酸代谢、^{18}F-FMISO 可以反映肿瘤乏氧状态等，而最为常用的是 ^{18}F-FDG 用于反映葡萄糖代谢的变化。目前已经显示，^{18}F-FDG PET 显像在肿瘤放疗计划中有一定的优势和价值。

第一节　放射治疗计划发展历史

放射治疗已经历了一百多年的历史。自 1895 年伦琴首次发现 X 射线以来，电离辐射很快就应用于人类疾病的治疗中。1899 年用 X 线治愈第一例皮肤癌患者，开创了放射治疗的先河；1922 年 Coutard 和 Hautant 在国际肿瘤大会上报告了放射治疗可以治愈晚期喉癌，且无严重的并发症；1934 年 Coutard 发明了分割照射法（延迟分割照射法，Coutard 照射法），一直沿用至今。从 70 年代末开始，随着计算机技术的广泛应用，放疗技术渐渐由二维定位勾画病灶轮廓并估算放射治疗剂量，发展到根据 CT 和 MRI 提供的扫描信息，

对病灶解剖结构进行三维重建，进而指导理想的放疗剂量。放射治疗的飞速发展一方面取决于放射治疗的特殊疗效，另一方面在于放射源、放射物理技术和放疗设备的飞速发展。

放射治疗从简单的二维常规放射治疗发展到现在的精确放射治疗时代，历经了不同的发展技术时代。常规放射治疗（conventional radiotherapy）指的是根据临床经验对患者进行固定和定位，射线只能做到二维平面照射的方法。常规放疗是最早、最普遍的照射方式。其缺点在于只能在二维方向上进行调整，它的照射野是固定的，而实际上人体肿瘤的形状往往是不规则的，因此这将无法避免地照射一些无需照射的健康组织或器官。

肿瘤的立体形态是不规则的，并与周围的正常组织或器官相互重叠。减少对正常组织照射的有效方法是，高剂量区高度包容肿瘤，低剂量区包容正常组织或器官。评价高剂量区高度包容肿瘤形态的指标称为适形性（conformity）。适形性放射治疗研究始于 20 世纪 60 年代日本放射肿瘤学家高桥教授。他使用一种电机驱动光阑调制放射线束，使得射束的截面形状正好吻合病灶的投影。这种放疗方法称为"适形放疗法（conformation radiotherapy）"。随着计算机技术和肿瘤影像技术的发展，可以对肿瘤及其周围正常组织和结构进行虚拟三维重建及显示，以此来指导射线进行适形，形成了现阶段的三维适形放射治疗技术（three-dimensional conformal radiation therapy，3D-CRT）。与常规放射治疗相比，3D-CRT 极大地避免了对正常组织或器官的照射，减轻了放疗的并发症，这一技术已经在全世界范围内越来越多地用于肿瘤放疗临床实践。但是，三维适形放疗只能调制射线的照射截面形状，不能调节射线束的强度分布，空间上的剂量分布控制能力较差。

20 世纪 90 年代后期，随着计算机技术、放射物理学、放射生物学、影像学和功能影像学的

发展，放射治疗技术迈入了一个全新的阶段 - 精确放射治疗阶段。精确放疗被公认为是 21 世纪肿瘤放疗发展的方向。调强放射治疗（intensity modulated radiation therapy, IMRT）是在达到三维适形的同时，要求辐射野内剂量强度按一定要求进行调节，在肿瘤与正常组织或器官处形成陡峭的剂量坡度，治疗精度明显提高。调强放射治疗在 20 世纪 90 年代中期开始用于临床，充分的数据显示其对肿瘤能够达到高度适形，且正常组织或器官照射剂量显著下降，从而改善了肿瘤的局控率，减轻了放疗并发症。

图像引导放射治疗（image guided radiation therapy, IGRT）是一种四维的放射治疗技术，它在三维放疗技术的基础上加入了时间因数的概念，充分考虑了解剖组织在治疗过程中的运动和分次治疗间的位移误差，如呼吸和蠕动运动、日常摆位误差、靶区收缩等引起放疗剂量分布的变化和对治疗计划的影响等方面的情况。在患者进行治疗前、治疗中利用各种先进的影像设备对肿瘤及正常器官进行实时监控，并根据器官位置的变化调整治疗条件，使照射野紧紧"追踪"靶区，使之能做到真正意义上的精确治疗。

放射治疗的最高目标应是在图像引导、剂量精确控制的基础上，进一步判定靶区肿瘤细胞的分布及靶区内不同区域放疗敏感性的差异，从而对不同生物靶区进行不同剂量的照射，达到最大程度的杀灭肿瘤和最大限度地保护敏感组织的目的。这种基于生物功能基础上的放疗被称为生物适形调强放射治疗（biological intensity modulated radiation therapy, BIMRT），这方面的研究方兴未艾。

第二节　肿瘤放疗计划

世界卫生组织报告 55% 的恶性肿瘤可以治愈，其中手术治愈占 49%，放疗治愈占 40%，化疗治愈占 11%。放疗是恶性肿瘤的主要治疗手段之一，有 70% 以上的肿瘤患者在病程中需要放疗。随着现代计算机技术和医学影像技术的发展，肿瘤的放射治疗已经进入了以三维适形放疗、调强放疗和立体定向放疗为代表的精确放疗新时代。精确放疗计划所需要的最基本设施包括：CT 机、激光定位系统（等中心标记系统）及治疗计划系统。其主要步骤包括：患者体位选择和固定、患

者影像信息的采集、患者影像数据的处理和靶区的勾画、危及器官轮廓的勾画、照射野的设计、立体剂量计算、显示及计划的评价与优化、生物效应的评估、治疗计划文件输出、验证模拟及治疗实施。以下就精确放疗计划完成过程作简单概述。

一、患者体位选择和固定

此阶段的任务是确定患者的体位，使患者重复摆位和治疗（或重定位）时，体位容易重复。因此，与常规 X 线模拟定位一样，CT 模拟应当选择使患者感觉舒适、易坚持、易重复的体位。临床最常选择的体位是仰卧位，头颈部肿瘤双手自然下垂、头颈过伸至下颌骨下沿与床面垂直，胸腹部肿瘤考虑到可采用左右侧野应将双手上举抱肘或握手柄。确定体位后，必须采取必要的体位固定措施。体位固定的方法很多，如乳腺癌治疗时常用乳腺托架固定，头颈部固定常用热塑面罩，体部常用负压成型袋、体架 + 热塑面膜等（图 37-1）。无论采用何种体位固定方法，关键要固定性好、摆位重复好。要减少摆位重复性误差，单靠摆位经验是不够的，必须对摆位的各个环节进行有效的质量控制。

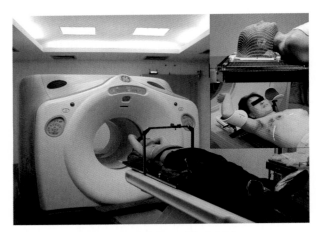

图 37-1　放疗体位选择与固定

二、患者影像信息的采集

本阶段的任务是确定肿瘤的位置、大小、肿瘤侵犯情况，与周围组织、重要器官的位置关系，需要保护的重要器官等。这一阶段可以采用的影像设备包括 CT、MRI、PET/CT 等。

目前临床常用的影像信息采集设备为 CT，其采集过程中，主要要考虑 CT 扫描范围、扫描层厚及是否需要增强扫描。考虑到可能采用非共面照

射，CT 扫描的范围应足够大。同时，根据病变大小、部位不同，一般头颈部肿瘤采用层厚小于或等于 3mm 扫描，体部肿瘤采用小于或等于 5mm 层厚扫描。有时，肿瘤组织与周围软组织边界分界不清，需要进行增强扫描。增强扫描是经静脉给予水溶性碘造影剂使肿瘤 X 线吸收率增加，加大正常组织与肿瘤间灰阶的差别，从而提高肿瘤的显示率。

随 PET/CT 的发展，PET/CT 影像信息也逐渐被采集并直接用于放疗定位和大体肿瘤靶区（gross tumor volume，GTV）的确定。以应用最为广泛的 ^{18}F-FDG PET/CT 为例，PET/CT 定位扫描前准备包括患者禁食 6 小时以上、定位当日禁止做剧烈运动。由于患者需要注射 ^{18}F-FDG，从放射防护的角度考虑，在患者注射 ^{18}F-FDG 药物之前，要求患者先在定位床上进行负压袋塑形，开启激光灯，调整好激光灯的高度和 PET/CT 定位床的高度。告诉患者注意事项，如要求患者平躺，并以患者自我感觉舒适为宜，双手上举并交叉，记录双手放置位置、次序，因为不同的交叉方式引起的皮肤牵拉程度有所不同。将负压袋与患者体形贴合好，通过抽气泵将负压袋内空气抽空固化。患者离开扫描室，到注射室进行 ^{18}F-FDG PET 注射，静卧 40～60 分钟后，告知患者进行排尿，进入扫描室，定位人员告诉患者躺在已塑好的负压袋中，姿势与先前的要完全一致，将弓形尺置于身体较平坦的地方，依照弓形尺激光灯的投影选择四个点，并在患者的体表做好标记，作为患者每次治疗重复摆位的依据，同时将弓形尺的数据记录在放射治疗记录册中，以备治疗摆位时查阅。通过 PET-CT 床的进退和激光灯升降，调整激光灯的位置，使激光灯尽量在患者体表或体侧较平坦的区域，依据激光灯的十字交叉线在患者体表画好十字，作为治疗摆位的依据，将事先准备好的铅丝，按照激光灯的指示将标志点放好，放置时要注意尽量使标记点紧贴患者体表，以免影响治疗计划参数的准确性。其中我院常用的 CT 扫描参数为 140kV，90mA，每环旋转时间 0.8s，螺距为 0.75，重建成 4.25mm/ 层的横断 CT 图像。CT 窗宽、窗位根据具体情况进行调节。CT 扫描结束后立刻进行 PET 发射扫描。PET 扫描条件：层厚 4.25mm，矩阵 128×128，采集时间 4～6min/ 床位，迭代重建子集 28，迭代次数 2，重建层厚 4.25mm。PET/CT 三维融合重建通过 Xeleris 工作站完成。

三、患者影像数据的处理和靶区的勾画

临床医生首先要确定 GTV、临床靶区（clinical target volume，CTV）及计划靶区（planning target volume，PTV）。国际放射单位与测量委员会（international commission on radiation unit and measurements，ICRU）50 号和 62 号报告中非常明确地规定了 GTV、CTV 及 PTV 的概念。GTV 指肿瘤的临床灶，为一般的诊断手段（包括 CT 和 MRI）能够诊断出的可见的具有一定形状和大小的恶性病变的范围，包括转移的淋巴结和其他转移的病变。CTV 指按一定的时间剂量模式给予一定剂量的肿瘤的临床灶（肿瘤区）亚临床灶以及肿瘤可能侵犯的范围。PTV 指在布置照射野时，不仅要考虑到靶区和照射野间的相对空间关系，以及照射中由于呼吸及器官的运动引起临床靶区位置的变化、疗程中肿瘤的缩小等，而且要考虑到每天治疗摆位过程中患者体位重复性的误差对剂量分布的影响。以上这些概念在放射治疗计划中已得到了广泛的认可和应用。GTV 的确定大多数情况下是在横断面 CT 图像上勾画。虽然在治疗计划系统中我们可以任意调节 CT 窗口，但由于组织间密度差异过小，CT 图像上 GTV 显示不清的情况并不少见，所以必须在 CT 定位扫描时设法增加 GTV 与周围正常结构的对比。[18]F-FDG PET/CT 影像已逐渐用于肿瘤靶区的勾画。[18]F-FDG PET/CT 影像不但将对经典肿瘤靶区的确定发挥重要作用，而且由于 ^{18}F-FDG PET/CT 可以显示组织的代谢和增殖状态，还有其他 PET 显像技术的发展，如受体显像、乏氧显像，使活体检测肿瘤的放射敏感性成为可能，从而直接导致了生物靶区（biological target volume，BTV）概念的产生。

四、危及器官轮廓的勾画

靶区勾画完成后，还需要勾画患者外轮廓和危及器官（organ at risk，OAR）。OAR 指可能卷入射野内的重要组织或器官，它们的放射敏感性（耐受剂量）将显著地影响治疗方案的设计或靶区处方剂量的大小，在勾画 OAR 范围时，也应考虑器官本身运动和治疗摆位误差的影响。勾画方式可以是手动交互方式、半自动方式及全自动方式，这些轮廓勾画的精确性直接影响剂量计算和分布的准确性。

五、照射野的设计

本阶段首先要确定病变中心，选择治疗机、射线的种类、能量、源轴距、源皮距，确定射野方向和形状等。这个工作一般由医生或计划设计者根据肿瘤部位和自己的经验设定，若使用有逆向功能的计划系统，可按照治疗计划的要求设定靶区和临近危及器官的最大、最小及平均剂量，计划系统按照要求经过大量的运算，自动选择和优化各项参数。计划师设计治疗计划有两个常用工具：医生方向观和射野方向观。医生方向观相当于医生或计划设计者在检查室和治疗室从任意位置观察射野与患者治疗部位间的相对空间关系以及射野间的相对关系，医生方向观对于非共面射野的设计特别方便。射野方向观相当于医生或计划设计者站在放射源位置，沿射野中心轴方向观察射野与靶区及周围组织器官间的相互关系。射野方向观是医生方向观的一种特殊情况，它不仅帮助设计者选择最好的入射方向，而且可以设置射野挡块或安排多叶光栅叶片的位置。

六、剂量计算、显示及计划的评价与优化

照射野设计完成后，需要进行立体剂量计算。

本阶段是在三维网格矩阵上进行的，一般的三维治疗计划系统可以调节计算网格的大小，计算网格的最小尺寸为一个像素点的尺寸。三维治疗计划系统通常有多种剂量显示和计划评估工具，如剂量体积直方图（dose volume histogram，DVH）（图 37-2）、横断面、冠状面、矢状面和任意斜切面的剂量分布（图 37-3）、体剂量分布、面剂量分布和靶区及各种器官组织的剂量汇总表。其中，剂量体积直方图是某一感兴趣的区域如靶区、重要器官的体积内有多少体积受到多高剂量水平的照射，有积分剂量体积直方图和微分剂量体积直方图两种形式。最佳的治疗计划是靶区 100% 的体积接受剂量规定点的剂量（100%），同时危及器官 100% 的体积接受的剂量为零。采用适形调强技术，可以近似实现靶区内 DVH 的要求，而保持 OAR 的剂量低于允许的剂量水平。DVH 用于多个治疗计划的评估和比较是近年来治疗计划的一项极其重要的发展。主要目的是让医生较客观地评价治疗计划的优化程度，靶区的绝大部分体积接受较高的治疗剂量而正常组织尽可能地少受累及。它亦可用于显示病灶相邻的重要结构的情况。另外还有数字化重建放射显像（digital reconstructed radiograph，DRR）功能。目前三维治

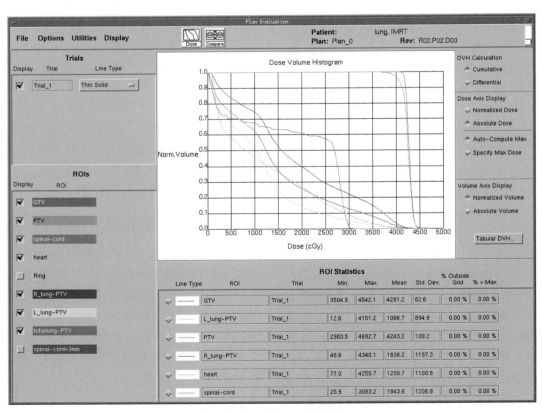

图 37-2　剂量体积直方图

疗计划系统可储存、调用不同计划到同一屏幕进行方案比较择优，可在屏幕上适时模拟显示治疗床、加速器及机架移动情况，使治疗过程直观化。评价治疗计划后，必要时应当进行治疗计划的优化，目前常用的优化手段有：修改射束方向、修改射野形状、修改射野权重、修改射线质及修改射野修饰。

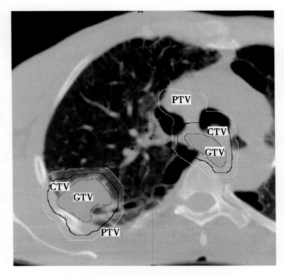

图 37-3 任意斜切面剂量分布图

七、生物效应的评估

由于各正常组织和肿瘤组织的增殖动力学存在很大差异，放疗过程中剂量分割方式会导致正常组织和肿瘤组织产生不同的生物效应，因此，物理剂量分布不能完全反映对病变的控制率和对正常组织引发的并发症，从而制订放疗计划时必须考虑单次量、分次模式、肿瘤细胞倍增时间、正常组织半修复时间、治疗后细胞开始增殖时间、肿瘤的半致死剂量、早反应组织和晚反应组织等多种放射生物学参数。因此，进行生物效应的评估十分必要。但影响肿瘤治疗效果的因素复杂多变，有些因素和规律至今仍处在研究之中。一般用于生物效应评估的模型有两个：正常组织并发症概率（normal tissue complication probability，NTCP）和肿瘤控制概率（tumor control probability，TCP）。NTCP 和 TCP 两个生物学指标是将一串 DVH 值转换成单个百分数，使得评判标准简单明了：TCP 应尽量高，NTCP 应尽量低，从而在不引起并发症的情况下彻底有效地杀灭、控制肿瘤。

八、治疗计划文件输出

治疗计划文件的内容应包括：患者信息、治疗体位说明、射野参数、射野 BEV 数字重建 X 线片、剂量分布图、剂量 - 体积直方图、剂量统计表、计划所用软件及射野资料说明、计划完成时间及计划参与者。

九、计划验证

每个三维适形调强计划患者治疗前需要做验证，验证在人体体模或固体水中进行。验证的主要内容包括治疗计划设野的各项参数。

十、治疗实施

治疗开始前，医师、物理师应指导治疗师充分理解治疗过程，以确保放疗计划的准确执行。治疗开始后应进行多次射野影像检查，以检测摆位误差是否在治疗计划的估计范围之内，有条件的医院可以进行电子射野片验证或锥形束 CT（cone-beam CT，CBCT）扫描和配准，以精确控制摆位误差或动态监测放疗过程中靶区变化情况。

第三节 ^{18}F-FDG PET/CT 指导放疗靶区勾画

国际原子能机构（IAEA）的专家们在回顾了 2006 年以来采用 ^{18}F-FDG PET 显像进行放疗计划的相关研究，认为 ^{18}F-FDG 是迄今为止应用于放疗评估 PET 显像中最有价值的显像剂，并支持常规使用 ^{18}F-FDG PET 为非小细胞肺癌（NSCLC）进行肿瘤体积勾画。报告中同时建议在头颈部肿瘤、淋巴瘤及食管癌的肿瘤体积勾画中配合使用 PET 显像。

国际辐射单位和剂量委员会（ICRU）第 50 号报告中将放射治疗中肿瘤体积划分为：大体肿瘤靶区（gross tumor volume，GTV）、临床靶区（clinical target volume，CTV）和计划靶区（planning target volume，PTV）。GTV 指临床和影像检查证实的实体瘤和恶性赘生物范围，被认为是恶性肿瘤细胞密集度最高的区域。CTV 是指除 GTV 外，还包括亚临床病灶及潜在的肿瘤浸润组织，该区域内恶性肿瘤细胞的密集程度随着与 GTV 距离的增加而减少。不同于 GTV，在 CTV 内不单单只有肿瘤细胞，例如在原发灶附近的高危区域，没有任何影像学证据表明肿瘤组织侵犯，但是根据经验、资料和随访等分析判断，癌细胞仍有存在的可能性。如果肿瘤组织已经通过外科手术切除，没有任何 GTV 存在，那么 CTV 将是辅助放疗的主要对象。PTV 是指包括 CTV 本身，以及照射中器官运动（如呼吸运动）、器官形态变化（如膀胱的充盈程度）、日常摆位、治疗中靶区位置和体积的变化以及资料传输中的误差等不确定因素引起的扩大照射的组织范围（图 37-4）。

一般来说，断层影像如 CT、MRI 用于描记肿瘤靶区，照射野应完整覆盖计划靶区（PTV）并给予均匀剂量。外照射计划中 PTV 内剂量均匀的要求是非常传统和保守的。在前列腺癌的放疗

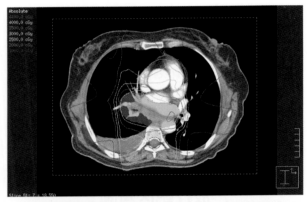

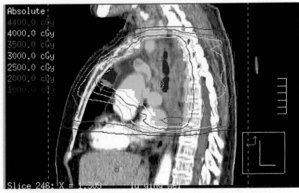

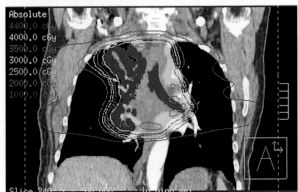

图 37-4　肺癌患者根据 ICRU 第 50 号报告的肿瘤靶区定义

中，由于传统影像学技术的限制，我们不能充分地显示癌组织与正常前列腺组织的差异，而将整个前列腺纳入靶区，这与放射治疗的理论并不一致。更重要的是，大量研究表明，在靶体积内，癌细胞的分布是不均匀的。由于血运和细胞异质性的不同，不同癌细胞核团的放射敏感性存在相当大的差异，而如果给整个靶体积以均匀剂量照射，势必有部分癌细胞因剂量不足而存活下来，成为复发和转移的根源。但若整个靶区剂量过高，会导致周围敏感组织发生严重损伤。另外，靶区内和周围正常组织结构的剂量反应和耐受性不同，即使是同一结构，其亚结构的耐受性也可能不同，势必对放疗方案的制订产生影响。因此，只有通过更先进的影像学和生物学技术的紧密结合，才能更有效地确定。

随着影像技术的迅速发展，功能影像已经逐渐应用于靶区勾画、确定靶区内癌细胞分布以及靶区内不同区域放疗敏感性的差异等，直接导致了生物靶区（biological target volume，BTV）及生物适行调强放射治疗（BIMRT）概念的产生。生物靶区是指由一系列肿瘤生物学因素决定的治疗靶区内放射敏感性不同的区域，这些因素包括：代谢、血供、乏氧、增殖、凋亡及细胞周期调控、癌基因和抑癌基因改变、侵袭及转移特性等。它既包括肿瘤区内的敏感性差异，也应考虑正常组织的敏感性差异，而且均可通过分子影像学技术进行显示。BIMRT 则是指利用先进的 IMRT 技术，给予不同的生物靶区不同剂量的照射，并达到最大程度地杀灭肿瘤和最大限度地保护敏感组织的目的。

在三维适形和调强放疗技术中，精确勾画肿瘤区是优化治疗增益比的关键，要求既不漏掉肿瘤组织，又要最大限度保护正常组织。传统上以 CT 和 MRI 为代表的解剖影像是引导放疗的基础。CT 和 MRI 都有非常好的轴向和径向分辨率，可以用来勾画靶区和危及器官；同时 CT 能提供物理密度信息，用于计划时剂量计算。因此，CT 应用最为广泛，MRI 在放疗计划中是对 CT 的补充，勾画软组织尤其是脑部病变和危及器官时较好。但是当组织或肿瘤的密度、形态变化不明显时，解剖影像的作用受限。事实上，如果仅用解剖影像，可能会有部分肿瘤组织漏照而部分正常组织接受了不必要的照射。

^{18}F-FDG PET/CT 可以为放疗计划添加更多

重要信息，更好的显示肿瘤微环境及区域淋巴结和远处转移的可能性。这些信息可以帮助医生更加精确地勾画放疗靶区和危及器官，从而减少边界肿瘤漏照或正常组织多照。

^{18}F-FDG PET/CT 可以通过三条途径影响放射治疗计划。第一，可能发现 CT 和 MRI 未检测到的病变。第二，可能检测到 CT 和 MRI 检测的病变区域以外的病变。第三，可以在 CT 和 MRI 检测到的病变区域内显示生物学活性增加的亚区域或病灶。研究较多的是 PET 对脑瘤、头颈部肿瘤、非小细胞肺癌放疗计划的影响。据报道，基于 ^{18}F-FDG PET 提供的信息，有 27%～100% 脑瘤患者、10%～100% 头颈部肿瘤患者、27%～83% 非小细胞肺癌患者的放疗靶区（大小和／或形状）发生改变。

必须谨记的是，虽然 PET 能提供独特的肿瘤代谢信息，但是 PET 相对于 CT 和 MRI，其空间分辨率较低。因此，目前 PET 和其他功能影像用于放疗计划时一般是作为 CT 的补充。

PET 用于靶区勾画的过程介绍如下：

1. 确定图像的采集模式　尽管 PET 设备 3D 采集模式的总计数率高、总计数包含的散射计数比 2D 采集模式高出 2 倍以上，但是与 2D 采集模式图像相比，3D 采集模式图像在横断面、矢状面和冠状面图像呈现出明显平滑现象，特别是矢冠状面平滑度会增加 30%～40%。因此当 3D 采集数据进行靶区定位时，靶区体积比 CT、MRI 计算的体积要小 40% 以上，而采用 2D 采集模式进行靶区定位就明显提高了靶体积计算精确度。当采用 PET/CT 进行放射计划治疗生物靶区定位时，必须采用平板床进行扫描，此时常规 PET/CT 扫描床与平板床叠加使用，会导致 3D 模式的散射计数率会超过总计数的 50%，散射计数造成病灶图像边缘平滑、并使病灶和本底比值明显降低。如果采用阈值法计算病灶体积，会出现病灶体积明显低于 CT 和 MRI 图像的分析结果。因此，当采用 PET/CT 进行放射治疗生物靶区定位时必须采用 2D 采集模式。

2. 明确图像的显示模式　PET 图像有单纯 PET 和 PET/CT 融合图像两种显示模式，后者会使 PET 或 CT 图像的分辨率受到一定程度的影响，所以在进行定量分析过程中一般采用单纯 PET 图像和结合 PET/CT 融合图像的方法勾画病灶的边界。采用 PET 图像和 PET/CT 融合图像相结合的方法可以明显提高勾画病灶边界的准确性。

3. 采用 PET 图像计算病灶体积的方法　采用 PET 图像计算病灶体积对于肿瘤放射治疗生物靶区的确定有重要意义，主要过程首先是确定靶组织的边界，然后采用三维 ROI 方法确定靶组织的三维范围，然后计算靶组织体积，其中最重要的是确定靶组织的边界。

目前确定靶组织边界的最佳方法是阈值法和区域增长技术。前者是将超过一定放射性计数的组织作为靶组织的边界，该方法简单、容易实现，所以目前已被临床广泛采用；后者是把一幅图像分成许多小的区域（比如一个像素），在每一个区域中将一定的放射性计数作为靶组织和本底区分的标准进行计算，以确定靶组织的边界，该方法便于采用计算机自动识别靶组织边界。由于相同组织对不同放射性核素的摄取，以及不同大小的组织与采集计数之间并不是一个简单的线性关系，因此必须建立组织体积和放射性计数阈值之间的关系。

阈值法建立在特定正电子放射性药物基础上，不同的正电子放射性药物需要获得特定的阈值。对于阈值法计算靶组织体积最大的影响因素就是散射，而从根本上降低散射的方法就是 2D 采集模式。根据临床应用情况，阈值法分为本底阈值法、最大值阈值法和本底与最大值结合阈值法三种。

（1）本底阈值法：是指将大于或低于本底一倍放射性计数作为靶组织（脏器）边界的方法。这种方法最大的优点是克服靶组织不同功能对靶组织边界的影响。本底阈值法的缺点是重复性差，对于使用特异性（高摄取率）正电子放射性药物往往存在过高估计靶组织体积的情况。

（2）采用靶组织内最大放射性计数的百分数作为本底阈值，获得靶组织的边界：该方法简单，重复性好，但是当靶组织功能高时，同样会出现放大靶组织体积的情况，而且该方法不适用于阴性显像。

（3）本底与最大值结合阈值法：该方法是首先确定靶组织和本底阈值，然后选择不同靶组织和本底比值，用靶组织内最大放射性计数百分数作为靶组织边界识别依据，并计算靶组织的体积。该方法克服了本底阈值法和最大阈值法各自的缺点，对于阳性正电子放射性药物 PET 图像，本底与最大值结合阈值法是最佳的方法。通常用公式 37-1 计算阈值：

$$阈值（\%）=A.exp（-C×病灶体积）$$

（公式 37-1）

其中 A 和 C 分别是在不同靶 / 本底比值时的参数。A 和 C 受到采集方法（2D/3D 采集模式）、图像散射和衰减校正技术和图像重建方法及滤波参数选择的影响。

但是，^{18}F-FDG PET/CT 用于放疗靶区勾画的具体方法尚未有统一标准。由于 PET 比 CT 分辨率低，使得 ^{18}F-FDG PET 的边缘通常大于相应的 CT 边缘，因此认为 PET 可能仅作为辅助显像方法提供 CT 所不能发现的病灶信息，从而把 PET/CT 所提供的信息作为 CT 勾画 GTV 的补充。Scarfone 等提示当 ^{18}F-FDG PET 所示的病灶在 CT 图像之外时，GTV 是 CT 的容积加上相关的 PET 的容积。因此，采用的 GTV 通常总是大于 CT 而小于或等于 CT 与 PET 叠加之和。Vogel 等认为，PET 在多个呼吸和心跳周期中采集，摄取 ^{18}F-FDG PET 的区域代表了肿瘤在体内位移中的程度，所以，以 PET 勾画的 GTV 所加的外扩应当较常规略小。同时，部分容积效应、患者的移动和窗水平的设置，均会影响靶边缘的勾画。于金明等在 PET 用于靶区边缘确定方面通过影像 - 病理精确对照的方法开展了系列探索性研究。研究结果显示，在肺癌可以用肿瘤最大摄取值的 31% 或 SUV3.0 作为阈值勾画大体肿瘤靶区（gross tumor volume，GTV），在食管癌 SUV2.5 确定的肿瘤长度与病理结果最接近。

第四节　功能影像与生物靶区

近年来，以正电子发射断层（PET）、单光子发射断层（SPECT）和磁共振波谱（MRS）分析为代表的功能影像技术有了长足的发展。利用 ^{18}F-FDG PET 显像可以反映组织的葡萄糖代谢情况，已经成为目前最为成熟的功能性影像技术。绝大多数恶性肿瘤具有高葡萄糖代谢的特点，因此 ^{18}F-FDG PET 可用于恶性肿瘤的诊断、鉴别诊断、放疗靶区勾画、疗效预测等。

肿瘤乏氧一直是放射生物学家研究的热点。肿瘤组织由于存在一定的乏氧区域，利用简便、准确的方法确定活体肿瘤的乏氧状态，既能有效地解决乏氧抵抗问题，又能根据肿瘤乏氧状态勾画 BTV，从而进一步提高放疗疗效。^{18}F-FMISO 是第一个用于临床的硝基咪唑类化合物，能较好反映肿瘤乏氧状况。Rasey 等利用 ^{18}F-FMISO 观察了 37 例肿瘤患者，36 例存在乏氧，其中 21 例非小细胞肺癌患者的乏氧比例平均为 47%。Chao 等以 ^{62}Cu-ATSM 进行 PET 乏氧显像，并与 CT 图像融合后勾画靶区，将摄取高于正常组织 2 倍定义为乏氧肿瘤区，以此制订调强放疗计划。结果乏氧肿瘤区剂量达到 80Gy/35 次，GTV 同时接受 70Gy/35 次，临床靶区剂量为 60Gy，获得了较满意的疗效，初步证明了 ^{62}Cu-ATSM 显像指导 BIMRT 的可行性。

^{11}C- 甲硫氨酸（^{11}C-MET）显像是基于肿瘤生长对氨基酸的需求，肿瘤组织摄取能力的增高直接反映其蛋白质合成率的增加，因而该显像剂可用于检测肿瘤蛋白质代谢。研究显示 ^{11}C-MET 在鉴别脑肿瘤的良恶性、判断肿瘤复发、分期、勾画肿瘤浸润范围、早期评价疗效等有一定的临床价值。Gerosu 等将 ^{11}C-MET PET 图像与 CT 图像进行融合指导脑瘤的立体定向放疗，图像自动融合精度达 2.4mm ± 0.5mm，达到了治疗要求。同时 ^{11}C-MET PET 可更清晰地显示术后残存的肿瘤以及对海绵窦等特殊结构的侵犯，有利于更精确地确定放疗靶区。

功能磁共振成像（fMRI）技术的研究也引人注目。核磁波谱成像可以提供很多与生物分子有关的、丰富的生理和生物学信息，包括水、脂质、胆碱、柠檬酸、乳酸、激肽等。fMRI 可显示脑功能，反映氧供和血管生成状态，从而为脑外科和脑部放疗提供重要信息，使脑重要功能区得到最大程度的保护。利用特殊的脉冲回波动态成像技术，可以扫描组织血液灌注、血脑屏障通透性，不但可区分正常组织和肿瘤组织，还可评估肿瘤的类型及分级，预测和评价疗效。美国加州大学研究人员将质子核磁波谱成像应用于前列腺癌放射治疗计划和治疗评估。在肿瘤区胆碱的相对浓度较高，而正常前列腺组织和良性增生区的柠檬酸浓度较高。基于这一区别，他们的一项临床试验利用 IMRT 计划对高胆碱区域给予更高剂量的照射，这同样是基于生物适形调强的治疗模式。

PET/CT 应用于靶区勾画，不仅可以显示组织的功能代谢状态乃至分子水平的变化，而且能够确定靶区内癌细胞分布以及靶区内不同区域放疗敏感性的差异，从而使体外检测肿瘤的放射敏感性成为可能，进一步对靶区的勾画有了新的认识，产生了生物靶区（biological target volume，BTV）的概念。生物靶区是指由一系列肿瘤生物学因素决定的靶区内放射敏感性不同的区域，这些因素包括：氧供应、血管生成、增殖、凋亡及细胞周期调控，癌基因和抑癌基因改变，浸润及转移特性等。它既包括肿瘤区内的敏感性差异，也应考虑正常组织的敏感性差异，而且均可通过分子影像学技术进行显示（图37-5）。

一、代谢显像

肿瘤细胞的代谢变化明显早于其形态学改变，因此检测组织的代谢和增殖状态，不但是早期诊断肿瘤的重要方法，也是制订放射治疗计划、评估疗效的重要手段。通过同位素标记的代谢物前体或特定的代谢产物，体外检测组织细胞的代谢状态，可称为代谢显像。目前研究主要集中在以下几个方面。

（一）葡萄糖代谢

研究表明，[18]F-FDG PET/CT对于肺癌、乳腺癌、淋巴瘤、头颈部等肿瘤的诊断和靶区勾画均有重要意义，有研究表明FDG PET/CT能明显改善放疗计划的制订。

1. 非小细胞肺癌　PET/CT在肺癌的诊断及分期中所起的重要作用已经被证实。IAEA报告中指出，在NSCLC的肿瘤体积勾画中推荐常规使用PET/CT显像。PET能够有效区别肺癌组织与肺不张组织，是其用于肿瘤大体范围划定的最重要优势之一。对于存在肺不张的患者来说，PET显像常常能对放疗区域的界定产生重大的影响。另外，用CT勾画NSCLC靶区常会将转移淋巴结遗漏，而[18]F-FDG PET从代谢水平对淋巴结进行检测，能检出在CT上看来是正常大小的转移淋巴结，使GTV勾画更加准确。山东省肿瘤医院于金明课题组对58例确诊NSCLC患者进行了PET/CT检查，并以CT图像、PET/CT融合图像勾画大体靶区，以相同参数制订3D-CRT计划，评定两个计划的优劣。结果显示PET/CT使21例（36.2%）患者的临床分期发生改变、16例（27.6%）患者的治疗计划发生改变。由PET/CT与由CT制订的放疗计划的GTV体积、受照量≥20Gy的肺占全肺体积的比例（V20）和平均全肺受照剂量（MLD）之间均有非常显著的差异（p均<0.01），前者小于后者；而脊髓受照剂量（Ds）、肿瘤控制概率（TCP）、正常组织并发症概率（NTCP）的差异无显著性（p>0.05）。结果说明应用PET/CT勾画靶区，在伴有肺不张和阻塞性肺炎时可明显减少GTV，可更好地保护周围正常肺组织；PET/CT可在保证Ds、TCP和NTCP符合临床要求的前提下，更精确地确定NSCLC放疗靶区和制订放疗计划。

用CT勾画非小细胞肺癌（non-small cell lung cancer，NSCLC）靶区常会将转移淋巴结遗漏，而利用[18]F-FDG PET/CT能从代谢水平检测到转移淋巴结，勾画大体肿瘤靶区GTV更加准确。李万龙等对以术后病理作为"金标准"进行比较，结果发现[18]F-FDG PET/CT检测肺癌纵隔淋巴结的敏感性为83.3%，特异性为95.7%，准确性为94.7%，阳性预测值为62.5%，阴性预测值为98.6%。尤

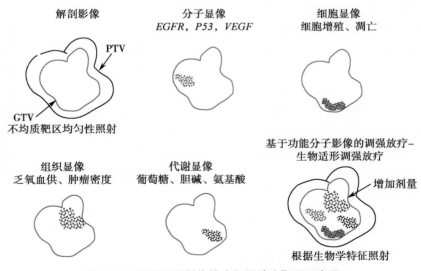

图37-5　利用不同影像模式勾画肿瘤靶区示意图

其对短径为 5～10mm 的纵隔淋巴结是否转移的判断比较准确，因此我们认为 ^{18}F-FDG PET/CT 对 NSCLC 患者治疗方案的制订有较高的临床价值。Erdi 等利用 ^{18}F-FDG PET/CT 制订 NSCLC 三维适形放射治疗计划，在报道的 11 例患者中，7 例的 PTV 增大（5%～46%，平均 19%），主要是因为 PET 发现了更多的转移淋巴结；4 例 PTV 减小（2%～48%，平均 18%），其中 2 例是因为排除了肺不张。临床上对确诊 NSCLC 的患者进行 PET/CT 检查，并以 CT 图像、PET/CT 融合图像勾画大体靶区，从而制订 3D-CRT 计划。研究结果显示 PET/CT 使 36.2% 的患者临床分期发生改变、27.6% 的患者治疗计划发生改变。在进行手术的患者中，术后病理结果与 PET/CT 分期一致者 29 例，假阴性 1 例，假阳性 2 例。分别基于 PET/CT 图像和 CT 图像制订的放疗计划的 V_{GTV}、受照量≥20Gy 的肺占全肺体积的比例（V_{20}）和全肺受照射剂量之间均有非常显著的差异（$p<0.01$），前者小于后者，而脊髓受照射剂量，左肺、右肺、皮肤、脊髓的肿瘤控制概率、正常组织并发症概率无显著的差异（$p>0.05$）。结果说明应用 PET/CT 勾画靶区，在伴有肺不张和阻塞性肺炎时可明显减少 GTV，可更好地保护周围正常肺组织；PET/CT 可在保证脊髓受照射剂量、TCP 和 NTCP 符合临床要求的前提下，更精确地确定 NSCLC 放疗靶区和制订放疗计划。

2. 食管癌 ^{18}F-FDG PET 显像在食管癌放疗定位和靶区勾画中起重要作用。PET/CT 图像融合可更精确地确定食管病变长度，从而能更有效地确定 GTV 大小，并修正依据解剖影像制订的放疗计划。于金明课题组对 32 例食管癌患者进行术前食管镜、食管 X 线钡餐、CT 和 ^{18}F-FDG PET/CT 检查并与手术标本进行比较，结果发现，PET/CT 所示食管癌原发灶与实际病变长度最接近，研究者认为 PET/CT 有助于指导放疗靶区的精确制订。此外，^{18}F-FDG PET 主要用来区分局域淋巴结是否发生转移，从而达到对肿瘤再分期的作用。与 CT 显像相比，^{18}F-FDG PET 对于淋巴结的受累及转移显示了较高的组织学特异性。

袁双虎等以手术大体标本和病理结果为"金标准"，对 ^{18}F-FDG PET/CT 在食管癌原发灶和区域淋巴结中的诊断价值和放疗靶区勾画进行了系统研究。研究结果提示，和食管 X 线钡餐、食管镜、CT 相比，^{18}F-FDG PET/CT 所示食管癌原发灶

与实际病变长度最接近；和 PET 相比，PET/CT 在诊断食管癌区域淋巴结转移的敏感性和准确性更高，PET/CT 在指导放疗靶区的勾画更精准。

3. 头颈癌 头颈部肿瘤所在位置结构复杂，由于 CT 及 MRI 的成像原理的局限性使得 PET 显像在这一区域内有着明显优势，能够更准确地对头颈部肿瘤体积进行定义。有研究表明，^{18}F-FDG PET 显像确定的肿瘤体积大小最接近于病理确认的真正肿瘤体积。另外，当 ^{18}F-FDG 显像确认头颈部肿瘤淋巴结是否为转移时，对于放疗计划制订与更新更有意义。

Paulino 等对 40 例头颈部肿瘤患者分别进行 CT 和 PET 扫描勾画 GTV，制定放疗计划。结果发现 30 例（75%）的 $GTV_{PET} < GTV_{CT}$，7 例（18%）患者 $GTV_{PET} > GTV_{CT}$。GTV_{PET} 和 GTV_{CT} 的平均体积分别为 20.3cm^3 和 37.2cm^3。如果用 PET 图像勾画靶区实施 IMRT，大约只有 25% 的患者 GTV_{PET} 受到的照射剂量小于 95% 处方剂量。Rahn 等报道 34 例头颈部鳞癌患者，其中 22 例原发，12 例复发，均在制定放疗方案前用 ^{18}F-FDG PET 进行计划修订，发现原发患者中有 9 例、复发患者中 7 例 ^{18}F-FDG PET 发现了新的病灶，需要改变治疗策略或修改放疗靶区。对于原发肿瘤较大（T_3、T_4 期）及颈部淋巴结转移较严重（N_2、N_3 期）的患者，治疗计划需要更多修改，作者认为在放疗前进行 ^{18}F-FDG PET 对于头颈肿瘤放疗计划的制订有重要意义。

4. 脑肿瘤 应用 PET 进行脑肿瘤的肿瘤体积勾画是研究热点。在脑组织 ^{18}F-FDG PET 图像中，正常脑组织细胞 ^{18}F-FDG 摄取较高，脑灰质与脑白质在图像分辨率往往不足。研究表明，采用 ^{18}F-FDG 定义脑肿瘤体积一般小于采用 T_1 加权的定义的 MR 显像。因此，虽然 ^{18}F-FDG 显像能有助于鉴别脑肿瘤良恶性，但是其不能广泛应用于脑肿瘤体积的勾画。目前临床研究较多的是 ^{11}C-MET 显像，其在正常脑组织的摄取明显低于 ^{18}F-FDG，对于脑肿瘤组织有较好的靶向性，并且不受血脑屏障的影响，可以清晰地显示肿瘤的浸润范围，更准确地用于脑胶质瘤的靶区勾画，为放疗计划的制订提供帮助。

（二）氨基酸代谢

目前研究较多的是 ^{11}C 标记的甲硫氨酸（MET），它能反映体内氨基酸的转运、代谢及蛋白质的合成，它在正常脑组织中的摄取明显低于 ^{18}F-FDG，

在胶质瘤的靶区勾画中具有优势。Nuutinen 等采用 MET-PET 与磁共振成像（MRI）进行融合制定脑瘤放射治疗计划，发现在 27%（3/11）的病例中 MET-PET 有助于 GTV 的勾画，同时定量 MET PET 还具有一定的预后指导意义。Grosu 等利用 MET-PET 与 CT 进行融合指导脑瘤（9 例脑膜瘤、3 例胶质瘤）立体定向放射治疗，图像自动融合精度达到 2.4mm±0.5mm，达到了治疗要求。同时 MET-PET 可更清晰地显示术后残存的肿瘤以及对海绵窦等特殊结构的侵犯，从而有利于更精确地确定放射治疗靶区。

（三）核酸代谢

放射性核素标记的核酸代谢前体及其类似物在淋巴瘤、头颈部肿瘤、小细胞肺癌、软组织肉瘤、脑瘤中有很高的摄取，并可预测肿瘤的侵犯程度。目前研究较多的显像剂包括 ^{11}C 标记的甲基 -^{11}C- 胸腺嘧啶、2-^{11}C- 胸腺嘧啶、^{18}F- 胸腺嘧啶（FLT）以及 ^{76}Br、^{18}F、^{123}I、^{124}I 等标记的脱氧尿嘧啶，临床前期和临床研究均表明利用这些显像剂进行 PET 或 SPECT 显像可反映肿瘤的增殖状态，但与放射治疗计划制定相结合的报道目前还较少。Buck 等对 30 名 CT 证实具有肺结节的患者行 ^{18}F-FLT PET 显像，SUV 作为半定量分析指标，显像后 2 周内行外科切除术或穿刺活检，取出肿瘤组织，用 Ki-67 特异性单克隆抗体 MB-1 进行免疫组化染色，对肿瘤细胞的增殖活性进行定量评估。分析 ^{18}F-FDG 和 ^{18}F-FLT 与肿瘤细胞增殖活性的相关性。结果显示：22 名恶性肿瘤患者的平均增殖指数为 30.9%；8 名良性肿瘤患者平均增殖指数 < 5%。除 1 例 NSCLC 原位癌和 1 例低增殖指数（10%）的高分化大细胞肺癌患者外，其余 11 例 NSCLC 患者的 FLT SUV 均显著升高。FLT SUV 和增殖活性有显著相关性（$r=0.87$，$p<0.0001$）。结果表明恶性病灶对 FLT 的摄取有较高的特异性，会有助于良恶性的鉴别诊断、增殖情况的评估以及预后的判断。Pio 等对 11 名初诊为乳腺癌的患者分别于化疗前、首次剂量后 2 周、化疗结束后 2 周进行 ^{18}F-FDG PET 和 FLT-PET 显像，结果表明 FLT 能够较 ^{18}F-FDG 更准确地预测化疗后乳腺癌特异性抗原的最终变化以及肿瘤治疗的最终疗效。山东省肿瘤医院的系列研究也证明在食管癌、肺癌及纵隔淋巴结转移的诊断和靶区勾画中，FDG PET/CT 具有较高的敏感性，但特异性不足，会出现一定比例的假阳性；

FLT PET/CT 具有较高的特异性，但敏感性不足，会出现一定比例的假阴性；FDG PET 和 FLT PET 可以相互补充，进一步提高肿瘤诊断和靶区勾画的准确性。

二、乏氧显像

肿瘤乏氧放射抵抗问题也是放射治疗学家所面临的主要难题之一，也一直是放射生物学研究的热点。利用放射性核素如 ^{18}F、^{123}I、^{131}I、^{60}Cu、^{99m}Tc 等标记的乏氧组织显影剂进行 SPECT 或 PET 显影可以对乏氧进行定性和定量检测，是目前乏氧检测研究的热点。乏氧显像具有无创性、定量化、可重复性等特点，可动态地检测肿瘤的乏氧状态，并能根据肿瘤乏氧状态的不同勾画 BTV 而有针对性地采取措施，如：①给予乏氧区大剂量照射，即乏氧生物调强治疗；②通过了解再氧合情况调整治疗分割方式，即乏氧适应性适形调强放疗；③结合乏氧增敏剂，并作为其作用的评价手段。乏氧显像对肿瘤乏氧做定性分析，更重要是对乏氧的范围、乏氧程度做出定量判断。国外有学者曾尝试将 FMISO、^{64}Cu-ATSM PET 显像用于头颈肿瘤生物适形的调强放疗，国内也已展开 FMISO 显像研究，显示出生物靶区的美好前景。乏氧组织显像剂大致可分为两类：

（一）硝基咪唑类乏氧组织显像剂

用 ^3H、^{14}C、^{82}Br、^{18}F、^{123}I、^{125}I 等标记 MISO（misonidazole）及其衍生物，体内外实验均发现其可结合到哺乳动物乏氧细胞。FMISO 为首先应用于临床诊断研究的硝基咪唑类化合物，能较好地反映肿瘤乏氧情况。Rasey 等利用 FMISO 观察了 37 例肿瘤患者，其中 36 例观察到乏氧情况，21 例 NSCLC 乏氧比例平均为 47%。虽然 FMISO 能较好地反映肿瘤乏氧情况，但其存在注射和显像时间间隔长等缺点，因此近年来，人们对 MISO 的衍生物进行了大量研究。MISO 衍生物 -18- 氟红硝基咪唑（FETNIM）的生物分布研究显示，其周围组织代谢率、脱氟率和乏氧组织代谢率均适用于 PET 乏氧显像且优于 FMISO。山东省肿瘤医院与北京师范大学自主合成了 FETNIM，并开展了从细胞、动物模型到临床的系列显像验证和放疗应用研究。

（二）非硝基咪唑类乏氧显像剂

酮肟（AO）类化合物，以 HL91 的研究最引人注目。另一种非硝基咪唑类乏氧显像剂为 Cu 标记的 BTS（二硫半卡巴腙）衍生物，包括 ^{62}Cu-PTSM 和 ^{64}Cu-ATSM 等。李玲等对 32 例 NSCLC 患者在放疗前进行 HL91 SPECT 检查，分析放疗前靶与非靶比值（T/N）与放疗疗效的关系。结果表明 HL91 SPECT 显像可观测到肺癌放疗前乏氧状态与放疗中动态变化，乏氧显像对放疗疗效的预测有一定的意义。Alber 等对舌底部肿瘤进行 ^{18}F-FMISO PET 显像，并利用特定函数及软件针对各生物靶区不同的剂量处方进行计划比较。结果显示，设计的高剂量分布区与 ^{18}F-FMISO 摄取增高区域达到高度一致。Chao 等用 ^{60}Cu-ATSM PET 乏氧显像与 CT 进行图像融合，将 ^{60}Cu-ATSM 摄取高于正常组织两倍者定义为乏氧肿瘤区（hGTV），制定乏氧显像指导的 IMRT 治疗计划。结果，hGTV 剂量达到 80Gy，GTV 剂量 70Gy，而腮腺受量小于 30Gy，满足了治疗要求。上述试验证明了乏氧显像指导 IMRT 的可能性。当然，临床相关的乏氧显像剂滞留与放射治疗治愈率的关系，肿瘤再氧合的动力学及放射治疗期间肿瘤乏氧靶区的动态变化以及克服肿瘤乏氧所需的剂量等问题仍需要深入研究。

三、基因和受体显像

基因显像包括两部分，即基因表达显像和反义显像，前者是指将功能基因（即报告基因）转移至靶细胞而赋予新的功能，再以核素标记来显示其基因表达的显像；后者是指利用核酸碱基互补原理，用放射性核素标记人工合成或生物体合成的特定反义寡核苷酸，与肿瘤的癌基因 mRNA 相结合显示其过度表达的靶组织的显像。利用标记的信号分子或基因表达信号可鉴别肿瘤组织特定的基因异常表达，或肿瘤对特定治疗方式如放射治疗的可能反应。另一方面，在肿瘤治疗研究方面，基因治疗的重要性越来越明显。当基因治疗的载体进入人体，临床研究者需要知道：①体内基因的位置；②转运基因的活性；③靶点活性比例；④活性持续时间。因此如果能显影转运基因的功能将是很理想的。表皮生长因子受体（EGFR）显像是近年来研究的另一个热点。EGFR 在人体的多种实体瘤中过度表达，与肿瘤细胞的生长、分化、血管生成、侵袭转移、放射治疗抗拒以及肿瘤患者不良的预后密切相关。山东省肿瘤医院应用 ^{11}C-PD153035 进行 EGFR PET/CT 分子显像研究，在活体内无创地检测肿瘤细胞 EGFR 的

表达水平。结果发现肿瘤对 ^{11}C-PD153035 摄取与 EGFR 表达水平有显著相关性，且 ^{11}C-PD153035 在肿瘤内的浓度保持相当的稳定性；在细胞、动物模型的基础上，首先应用于临床研究，根据 EGFR 显像范围和强度预测靶向治疗疗效，指导放疗选择。被华盛顿大学 Mankoff 教授评述为："突破性的影像技术和创新，可以改进疾病疗效监测、优化患者选择"。因此 EGFR 显像对肿瘤放射治疗具有积极的指导作用。

综上所述，功能性影像和生物靶区研究已取得了很大进展。放射诊断学、放射治疗学和核医学分别利用了放射性物质的不同特性，成为相对独立的学科。然而近年来随着计算机技术和分子生物学的飞速发展，上述三门科学以生物学为纽带出现了融合的趋势，所谓生物适形调强放射治疗便是这些学科融合的结果。

生物适形调强放射治疗是指利用先进的调强放射治疗技术，给予不同的生物靶区不同剂量的照射并最大限度地保护正常组织。近年来功能影像和生物靶区研究已经取得了较大进展，虽然尚未常规应用于放射治疗计划，却有从根本上改变治疗方式的趋势。目前，断层影像描述的 GTV、CTV、PTV，照射野应完整覆盖 PTV 并给予均匀的照射剂量，然而靶区内癌细胞的分布是不均匀的，放射敏感性存在较大的差异。如果能更精确地勾画出肿瘤浸润区域以及肿瘤内对放射线敏感性差的区域，给予不同剂量的照射（生物调强），并结合呼吸门控和适应性照射技术减少靶区运动对剂量分布的影响，势必能增加肿瘤的剂量而不增加甚至减少正常组织的照射；同时在治疗前显示出正常组织的功能，在制订计划时避免照射最敏感或功能最重要的部分，而宁可牺牲功能较差的部分，势必能降低对整体的损伤，而不用以牺牲肿瘤剂量来保护正常组织，这样均可能获得理想的治疗增益比。

第五节　^{18}F-FDG PET/CT 用于放疗计划的注意事项

将 PET/CT 融合图像应用于常规临床放疗实践，在精确勾画放疗靶区方面有重大临床意义，大量文献已对 PET/CT 指导的放疗计划作出了极好的评价。放疗技术强调摆位的精准度和重复性。在摆位过程中，常需使用头颈部固定面罩、

体膜及其他固定装置。若要 PET/CT 融合图像能更好地指导放疗计划，则需配备与 PET/CT 扫描床相匹配的固定装置，使患者处于舒适的状态，从而减少生理性摄取。

研发新的技术程序用于特定疾病的定位，有利于 PET/CT 显像更好的指导放疗计划。在头颈部肿瘤中，需考虑邻近脑组织、唾液腺及淋巴组织的生理性摄取。面罩和头托等固定装置均需较为容易地固定于 PET/CT 扫描床上。在定位肺和其他胸部恶性肿瘤的过程中，需使用 PET/CT 呼吸门控系统。对于腹腔和盆腔的恶性肿瘤，充分的肠道准备和恰当的移位分析是基本要求。随着对诊断性辐射曝光关注度的增加，对患者（特别是需要提交放疗方案的年轻患者）发病部位进行重复 PET/CT 扫描时，需考虑与放疗计划相适宜的风险。

胸部肿瘤易受呼吸运动的影响出现移位现象，即使是长期从事临床工作的放射治疗医师，也很难在 PET 和 CT 图像上精确勾画计划治疗靶区。呼吸运动引起的 CT 和 PET 图像的伪影，可能降低图像质量和量化评估的准确性。PET 采集一个床位的数据信息需要 2～3 分钟，该过程包含了多个呼吸周期，致使 PET 图像上显示的高代谢区域，被认为是病灶在呼吸和心跳影响下的活动均区。因此，呼吸运动将会导致图像模糊，造成扩大高代谢区范围和低估 SUV 的不良后果。在 CT、PET 和 PET/CT 三维成像系统中，迫切需要一种能够校正呼吸运动影响的方法。通过呼吸门控装置、深吸气后屏气技术（deep inspiration breath-holding technique，DIBH）和 4D CT 成像能校正 CT 图像中呼吸运动伪影。4D CT 能完整地记录被扫描的解剖结构在整个呼吸周期中的信息。尽管 DIBH 显著降低了呼吸系统肿瘤的移位，但需要患者配合，肺活量已减少的患者无法耐受这一过程。4D CT 的主要缺点是需在呼吸周期的不同阶段，进行同一轴向的重复图像采集，从而显著增加患者所受的辐射剂量。精确校正 PET/CT 图像中因呼吸运动产生的伪影，将对放疗计划的制订有重要意义。

小　结

PET/CT 显像在肿瘤放疗计划中的作用日益显著。PET/CT 将生物功能靶区和解剖结构功能靶区有机的结合并直观展示，能更精确地勾画计划治疗靶区。IMRT 的发展使放射治疗剂量分布的物理适形达到了相当理想的程度，而生物功能性影像则开创了一个生物适形的新时代。将 PET 和 IMRT 结合，能减低 IMRT 剂量分布和靶区内组织对辐射束吸收程度差异等因素对放疗方案的影响，有利于放疗中保护周围正常组织。

目前有很多显像剂针对细胞代谢及乏氧成像，研究者们也努力寻求新的高特异性的显像剂。新型 PET 分子探针的研发，对提高对肿瘤内的生物异质性的认识有重要意义，并有助于放疗生物靶区的认识与精确定位。由物理适形和生物适形紧密结合的多维适形调强放射治疗必将成为肿瘤放疗发展的方向。

（杨国仁　袁双虎　兰晓莉）

参 考 文 献

[1] 潘中允. PET 诊断学. 北京：人民卫生出版社，2005.

[2] 于金明，袁双虎. 功能影像技术在放射肿瘤学中的应用. 世界医疗器械，2007，13（11）：9-10.

[3] Scarfone C，Lavely WC，Cmelak AJ，et al. Prospective feasibility trial of radiotherapy target definition for head and neck cancer using 3-dimensional PET and CT imaging. J Nucl Med，2004，45：543-552.

[4] Yu J，Li X，Xing L，et al. Comparison of tumor volumes as determined by pathologic examination and FDG-PET/CT images of non-small-cell lung cancer：a pilot study. Int J Radiat Oncol Biol Phys，2009，75（5）：1468-1474.

[5] Zhong X，Yu J，Zhang B，et al. Using 18F-fluorodeoxyglucose positron emission tomography to estimate the length of gross tumor in patients with squamous cell carcinoma of the esophagus. Int J Radiat Oncol Biol Phys，2009，73（1）：136-141.

[6] 李万龙，于金明，范廷勇，等. 氟脱氧葡萄糖 PET/CT 对非小细胞肺癌纵隔淋巴结转移的诊断价值. 中华放射肿瘤学杂志，2005，14：166-169.

[7] Erdi YE，Rosenzweig K，Erdi AK，et al. Radiotherapy treatment planning for patients with non-small-cell lung cancer using positron emission tomography（PET）. Radiother Oncol，2002，62：51-60.

[8] 巩合义，于金明，付政，等. PET/CT 对非小细胞肺癌临床分期及精确放疗计划的影响. 中华肿瘤杂志，2006，28：54-57.

[9] 袁双虎，于金明，于甬华，等. 18F- 脱氧葡萄糖 PET/CT 检测食管癌病变长度的临床价值. 中华放射肿瘤学杂志，2006，15：389-392.

[10] Yuan S，Yu Y，Chao K.S，et al. Additional value of

PET/CT over PET in assessment of locoregional lymph nodes in thoracic esophageal squamous cell cancer. J Nucl Med, 2006, 47: 1255-1259.

[11] Paulino AC, KoshyM, Howell R, et al. Comparison of CT and 18F-FDG PET defined gross tumor volume in intensity modulated radiotherapy for head and neck cancer. Int J Radiat Oncol Biol Phys, 2005, 63: 308-309.

[12] Rahn AN, Baum RP, Adamietz IA, et al. Value of 18F fluorodeoxyglucose positron emission tomography in radiotherapy planning of head-neck tumors. Strahlenther Onkol, 1998, 174: 358-364.

[13] Nuutinen J, Sonninen P, Lehikoinen P, et al. Radiotherapy treatment planning and long-term follow-up with methionine PET in patients with low-grade astrocytoma. Int J Radiat Oncol Biol Phys, 2000, 8: 43-52.

[14] Grosu AL, Lachner R, Wienenmann N, et al. Validation of a method for automatic image fusion (Brainlab system) of CT data and 11C-methionine PET data for stereotactic radiotherapy using a LINAC: first clinical experience. Int J Radiat Oncol Biol Phys, 2003, 56: 1450.

[15] Buck AK, Schirrmeister H, Hetzel M, et al. 3-deoxy-3-[(18)F] fluorothymidine-positron emission tomography for noninvasive assessment of proliferation in pulmonary nodules. Cancer Res, 2002, 62: 3331-3334.

[16] Pio BS, Park CK, Pietras R, et al. Usefulness of 3'-[F-18] fluoro-3'-deoxythymidine with positron emission tomography in predicting breast cancer response to therapy. Mol Imaging Biol, 2006, 8: 36-42.

[17] Yang W, Zhang Y, Fu Z, et al. Imaging of proliferation with 18F-FLT PET/CT versus 18F-FDG PET/CT in non-small-cell lung cancer. Eur J Nucl Med Mol Imaging, 2010, 37(7): 1291-1299.

[18] Rasey JS, Koh WJ, Evans M, et al. Quantifying regional hypoxia in human tumors with positron emission tomography of [18F] fluoromisonidazole: a pretherapy study of 37 patients. Int J Radiat Oncol Biol Phys, 1996, 36: 417-428.

[19] 李玲, 邢力刚, 于金明, 等. 99Tcm-HL91 SPECT 肺癌乏氧显像与放疗疗效关系的初步研究. 中华放射肿瘤学杂志, 2006, 15: 31-34.

[20] Li L, Hu M, Zhu H, Zhao W, et al. Comparison of 18F-Fluoroerythronitroimidazole and 18F-fluorodeoxyglucose positron emission tomography and prognostic value in locally advanced non-small-cell lung cancer. Clin Lung Cancer, 2010, 11(5): 335-340.

[21] Alber M, Paulsen F, Eschmann SM, et al. On biologically conformal boost dose optimization. Phys Med Biol, 2003, 48: 31.

[22] Chao KS, BoschWR, Mutic S, et al. A novel approach to overcome hypoxic tumor resistance: Cu-ATSM-guided intensity-modulated radiation therapy. Int J Radiat Oncol Biol Phys, 2001, 49: 1171-1182.

[23] Vries EF, Buursma AR, Hospers GA, et al. Scintigraphic Imaging of HSVtk Gene Therapy. Curr Pharm Des, 2002, 8: 1435.

[24] Wang H, Yu J, Yang G, et al. Assessment of 11C-labeled-4-N-(3-bromoanilino)-6, 7- dimethoxyquinazoline as a positron emission tomography agent to monitor epidermal growth factor receptor expression. Cancer Sci, 2007, 98(9): 1413-1416.

[25] Liu N, Li M, Li X, et al. PET-based biodistribution and radiation dosimetry of epidermal growth factor receptor-selective tracer 11C-PD153035 in humans. J Nucl Med, 2009, 50(2): 303-308.

[26] Meng X, Loo BW Jr, Ma L, et al. Molecular imaging with 11C-PD153035 PET/CT predicts survival in non-small cell lung cancer treated with EGFR-TKI: a pilot study. J Nucl Med, 2011, 52(10): 1573-1579.

第三十八章

肿瘤治疗疗效评估

恶性肿瘤是严重威胁人类健康的疾病，早期诊断和早期合理综合治疗是影响恶性肿瘤生存率的重要因素。在常规治疗过程中，早期、准确的评价治疗反应和疗效是提高有效率的基础。临床中任何一种新药或新的治疗方案问世，疗效评价非常关键。肿瘤疗效评估是决定患者治疗方案和新药研究项目是否继续进行的依据。因此早期确定肿瘤对治疗的反应，有利于制订准确的治疗计划，及时对治疗方案进行调整，减轻患者经济负担，避免不必要的化疗和放疗的毒副作用，同时也是正确、客观评估新药作用的必不可少的依据。如何对肿瘤治疗疗效进行准确的监测和评价已经成为影响恶性肿瘤患者生存率的重要因素。本章以实体瘤为主，在介绍肿瘤疗效评估标准创立、沿革的基础上，主要介绍 ^{18}F-FDG PET 显像对实体瘤疗效评估的应用及进展，以及 PET/CT 在肿瘤放疗计划中的应用。

第一节　肿瘤疗效评估标准及进展

一、WHO 实体瘤疗效评价标准（1979 年）

实体瘤疗效评价的提出源于 20 世纪 50 年代，癌症化疗临床试验协作组成立之初。20 世纪 60 年代，即把观察肿瘤的大小变化作为有无疗效的客观指标，并对肿瘤的测量方式做出规定。在此期间很多人对这种评估方法提出质疑。为此，世界卫生组织（WHO）在 20 世纪 70 年代召开了两次国际性会议，对于肿瘤治疗的疗效归纳出统一的标准，修改过的评价标准公布在 1975 年出版的 WHO 手册上，并发表在 Cancer 杂志，这个标准被全球广泛接纳，成为过去多年所遵循的 WHO 实体肿瘤疗效评价标准。

WHO 疗效评估采用二维双径测量，以最长径（A）及其最大垂直径（B）的乘积代表肿瘤面积

（A×B）=AB，如图 38-1 所示。对于不同病灶的疗效评价的定义见表 38-1。

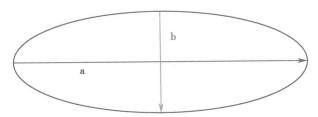

图 38-1　WHO 实体瘤评价标准二维双径测量方法
A. 最长径；B. 最大垂直径

然而，在应用这一标准中仍然产生了很多问题。如，有研究明确指出临床试验疗效的偏差，有 5%～10% 是测量肿瘤大小的误差形成的；不同临床协作组之间对 WHO 标准的应用亦有不同，比如对可测量病灶和可评价病灶变化的测量方法的差异，对最小病变大小和数目的记录与否，疾病进展的定义是指单个病灶还是全部肿瘤（可测量肿瘤病灶的总和）等并不明确。因此，多年来造成了对于单个药物、联合化疗方案及治疗方法的评估中，由于各研究组之间的疗效评价存在差异而难以比较，往往导致不正确的结论。

二、RECIST 1.0 版肿瘤治疗疗效评价（2000 年）

为了解决应用 WHO 标准评估肿瘤疗效的实际问题，20 世纪 90 年代欧洲癌症研究治疗协会（EORTC）联合美国国家癌症研究所（NCI）等历时五年重新评价了 WHO 标准，并确立了新标准的草案。新的标准中采用了 James 等提出的单径测量法代替既往的双径测量法，也就是以最长直径的长度代替面积来代表肿瘤的大小（图 38-2）。经过对 4 000 多名患者的联合研究显示单径测量法简单、评价疗效确切。2000 年发表了这一国际公认的实体肿瘤疗效评价方法，被称为实体瘤治

表 38-1　WHO 实体瘤评价标准表

	可测量病灶	可评价、但不可测量病灶	不可评价病灶	骨转移
完全反应（complete response，CR）	所有可见病灶均消失，持续 4 周以上			X 线及骨骼扫描等检查，原有病变完全消失，至少 4 周
部分反应（partial response，PR）	与基线检查比较，病灶缩小≥50% 以上；单径可测量病灶则取病灶最大直径之和减少 50% 以上，持续 4 周以上	肿瘤总量估计减少 50% 以上，并持续 4 周以上		溶骨性病灶部分缩小、钙化或成骨病变密度减低，至少 4 周
病情稳定（stable disease，SD）	双径可测量病灶各病灶最大两垂直直径乘积之总和增大 <25% 或减少 <50%；单径可测量病灶则取各病灶直径之和增大 <25% 或减少 <50%，持续 4 周以上	至少经过 2 个周期（6 周）治疗后，病灶无明显改变，包括病灶稳定或估计减少 <50% 及增多 <25%	病灶无明显改变持续至少 4 周。包括病灶稳定，估计病变减少 <50% 或增加 <25%	病变无明显变化。由于骨病变往往变化慢，判定至少应在开始治疗的第 8 周后
病情进展（progressive disease，PD）	至少有一个病灶或所有病灶增大≥25% 以上，或出现新的病灶	出现新的病灶，或原有病灶估计增大 >25%		原有病灶扩大和 / 或新病灶出现

疗疗效评价标准（Response Evaluation Criteria in Solid Tumors，RECIST）。这个标准一经公布即受到国际普遍的关注，并已经被国际上多个临床协作组采纳，应用于临床试验中。

在这一标准中对可测量病灶与不可测量病灶、靶病灶与非靶病灶进行定义。可测量病灶是指至少在一个方向（长径）上可以准确测量，应用常规技术（体格检查，传统 CT、X 线片、MRI）病灶直径长度≥20mm 或螺旋 CT≥10mm 的可以精确测量的病灶。不可以测量的病灶是指小病灶（常规检测条件下最大径小于 20mm，或螺旋 CT 检测时最大径小于 10mm）和真正无法测量的病变（如骨骼病变、软脑膜病变、腹水、胸腔 / 心包腔积液、炎性乳癌、皮肤 / 肺淋巴管炎、未被证实或不能被影像学随访的腹部包块、囊性病变）。所有的测量数据使用标尺或卡尺测量并记录，记录结果用公制米制表示。所有的基准测量应该尽可能在接近治疗开始前完成，但不能早于治疗开始前 4 周。

靶病灶与非靶病灶的定义：当存在多个可以测量的病灶时，按照病灶大小及可以重复测量的原则，每个脏器最多选取 5 个病灶，总共不超过 10 个病灶作为靶病灶。靶病灶以外的所有病灶被看作为非靶病灶，包括其他可以测量病灶和不可测量病灶，所有非靶病灶应在基线记录，不需要测量其大小，但是在随访期间应注意其存在和消失。

RECIST 1.0 标准对于靶病灶和非靶病灶的评价标准如表 38-2 所示。靶病灶的评价根据病灶的最大长径的总和来计算。

在 RECIST 1.0 标准中，还提出了总体疗效评价标准（overall response），这一标准综合靶病灶、

表 38-2　RECIST 1.0 标准对于靶病灶和非靶病灶的评价标准

	靶病灶	非靶病灶
完全反应（CR）	所有靶病灶全部消失，并至少持续 4 周以上	非靶病灶消失和治疗后肿瘤标志物恢复正常
部分反应（PR）	所有靶病灶的最大长径总和减少 30% 以上，并至少持续 4 周以上	
病情稳定（SD）	既不能满足 PR，又不能满足 PD 的病变	既不满足 CR，又不满足 PD
病情进展（PD）	观察期间与最小值相比较最大长径的总和增加 20%	出现新的病灶或已经存在的非靶病灶有明显的变化

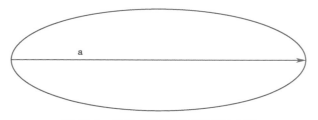

图 38-2　肿瘤病灶最长径测量示意图

非靶病灶和新出现的病灶进行总疗效的评价。另外，这一标准中还提出了治疗疗效评价的替代指标。抗肿瘤药物疗效评价的理想终点指标应该是生存期、无病生存期或无复发生存期。这些指标只有在治疗使肿瘤达到完全缓解或者患者长期无病生存时，才能作为理想的治疗疗效评价指标。然而，临床实际情况是，对于复发或转移性的肿瘤，药物的抗肿瘤治疗效果往往难以使得肿瘤完全缓解。因此，在临床新药治疗疗效的评价中就采用替代指标。这些替代指标主要有客观有效率（objective response rate，ORR）、总缓解期（duration of overall response）、疾病进展时间（time to progression，TTP）、无进展生存时间（progression-free survival，PFS）、生活质量、临床收益率和临床不良反应等。总缓解期是指从第一次出现 CR 或 PR 到第一次诊断 PD 或复发的时间。TTP 是指从治疗开始到肿瘤出现进展的时间。PFS 是指从入组到肿瘤进展或任何原因死亡的时间。

但是，近年来由于肿瘤治疗方法和药物不断改进，尤其是大量的非细胞毒性分子靶向药物进入临床试验，对该标准的质疑开始出现。例如，评价肿瘤负荷是否一定需要 10 个靶病灶，对不以客观缓解率为主要研究终点的临床试验，是否需要确认疗效，以生存为终点的临床试验患者是否一定要有可测量的靶病灶，非细胞毒性靶向治疗药物临床试验如何运用 RECIST，如何应用 ^{18}F-FDG PET 和 MRI 等新的影像学技术，为此，RECIST 需要更新。

三、RECIST 1.1 版肿瘤治疗疗效评价（2009 年）

2009 年，RECIST 修订版首次公布。与 RECIST 1.0 版一样，RECIST 修订版也运用基于肿瘤负荷的解剖成像技术进行疗效评估，故被称作 1.1 版，而不是 2.0 版。RECIST 1.1 版具有循证性，以文献为基础，采用了 EORTC 实体瘤临床试验数据库中 6 500 例患者、18 000 多处靶病灶的检验数据，主要针对靶病灶的数目、疗效确认的必要性及淋巴结的测量等方面作了更新。RECIST 1.1 版采用了新的肿瘤大小的测量方法，使得肿瘤大小的测量误差更小、重复性更好。

RECIST 1.1 修订版较 1.0 版主要更新为以下几个方面：①评价病灶数目从最多 10 个减少到最多 5 个，每个器官病灶从最多 5 个减少到最多

2 个；②对于以客观缓解作为主要终点的试验，确定缓解是必要的，但对随机试验是不必要的；③对疾病进展的定义：包括原发灶增大 20% 以及病灶 5mm 的绝对增大；④有效评价受累淋巴结的指南更新，增加淋巴结测量；⑤影像学检查指南更新，包括影像学在发现新病灶中的应用以及 PET 结果的解读。RECIST 1.1 标准对于靶病灶和非靶病灶的评价标准如表 38-3 所示。靶病灶的评价根据病灶的最大长径的总和来计算。

表 38-3　RECIST 1.1 标准对于靶病灶和非靶病灶的评价标准

	靶病灶	非靶病灶
完全反应（CR）	所有靶病灶全部消失，淋巴结短轴 < 10mm，并至少持续 4 周以上	非靶病灶消失和治疗后肿瘤标志物恢复正常
部分反应（PR）	所有靶病灶的最大长径总和减少 30% 以上，并至少持续 4 周以上	
病情稳定（SD）	既不能满足 PR，又不能满足 PD 的病变	既不满足 CR，又不满足 PD
病情进展（PD）	观察期间与最小值相比较最大长径的总和增加 20%，或至少病灶增加 5mm，或出现新的病灶	出现新的病灶或已经存在的非靶病灶有明显的变化

当 ^{18}F-FDG PET 用于评估疗效时，该指南推荐以下标准：①基线 PET 扫描为阴性，随访中 PET 显像为阳性，因为有新病灶可判定为恶化；②基线测试中没有做 PET 显像，但随访研究中 ^{18}F-FDG PET 阳性时，有以下两种情况：若随访中 PET 阳性的病灶可以被 CT 证实，可判定为恶化；但若 PET 阳性的病灶不可以被 CT 证实，那么需要在随访中下一次 CT 扫描来决定是否是真正的恶化。如果后期 CT 证实，那么 ^{18}F-FDG PET 扫描发现异常的时间就是判定为恶化的时间；③若随访中 ^{18}F-FDG PET 阳性的病灶是 CT 发现的已经存在的病灶且根据解剖学成像没有恶化，那么就不是恶化。

四、几种实体瘤疗效评价标准的比较

表 38-4 是 WHO、RECIST 1.0 和 RECIST 1.1 在实体瘤疗效评价标准在测量方法、是否涉及淋巴结、疗效评价之间的比较。尽管评估方法在循证医学的基础上不断改进、细化，但是现有疗效

表 38-4　RECIST、RECIST1.1 与 WHO 实体瘤疗效评价标准比较

	WHO 标准	RECIST 1.0 标准	RECIST1.1 标准
肿瘤测量方法	二维测量法 肿瘤两个最大垂直径乘积,肿瘤面积来测量	一维测量法 肿瘤最长径的总和,肿瘤以(总)长度来测量	一维测量法 肿瘤最长径的总和,肿瘤以(总)长度来测量
疗效评价			
CR	全部肿瘤消失,并维持 4 周	全部肿瘤消失,并维持 4 周	全部肿瘤消失,淋巴结 <5mm,并维持 4 周
PR	缩小 50% 以上(但未达到 CR),维持 4 周	缩小 30% 以上,维持 4 周	缩小 30% 以上,维持 4 周
SD/NC	NC: 非 PR/PD	SD: 非 PR/PD	SD: 非 PR/PD
PD	病灶增加 25%,或出现新的病灶	观察到的所有小病灶之和≥20%,或出现新的病灶	观察到的所有小病灶之和≥20%,或病灶增加 5mm
淋巴结	—	—	测量
目标病灶	—	每个器官最多 5 个,多于 1 个器官总个数最多 10 个	每个器官最多 2 个,多于 1 个器官总共至多为 5 个
新增加评价指标		TTP/PFS	TTP/PFS

CR = 完全反应;PR = 部分反应;PD = 进展期疾病;SD = 稳定期疾病;NC = 无变化

评估还有很多局限的地方。比如:一些新的肿瘤治疗方法主要是细胞生长抑制剂,疾病长期稳定对于预后有利。这种情况下,肿瘤大小可能并不改变,而患者生存处于疾病稳定期,此时就不能应用传统的以肿瘤形态减小的方法进行疗效评估,而应用肿瘤的生物学特性进行评估更有价值。相似的结果还见于一些肿瘤血管生成抑制剂治疗的肿瘤中,同样应用这样的药物时,肿瘤大小并无明显改变,而患者生存期却明显长于其他普通药物。另外,应用 RECIST,对于基线和随访研究,同一读片者相同的判读十分重要。如果不同读片者对基线和随访图像判读有差异,则疗效判读会有很大差异。

五、现有监控肿瘤疗效反应的其他方法

在临床实践和临床试验中,还有几种方法可以简单有效地用于肿瘤治疗反应的评估。

(一)监控肿瘤血清标志物

应用血浆标记物的改变来衡量肿瘤对治疗的反应,该方法无侵袭性,可以多次重复测量,并且其成本相对较低廉,同时可以多点取材观测单一参数以测量肿瘤的治疗反应。对于包括前列腺癌、卵巢癌和甲状腺癌在内的一些恶性肿瘤患者,在其临床处理和试验中,肿瘤标记物(PSA、CA125 和甲状腺球蛋白)经常被应用于检测肿瘤的治疗反应。但在大量其他的恶性疾病中,仅小部分肿瘤会表达足够检测水平、并可用于评估治疗反应的特异性肿瘤标记物。

(二)肿瘤减小作为评估反应标准

一般来说,经治疗后肿瘤大小有所减小的患者其预后比治疗后肿瘤大小无变化的患者要好。然而,这个假设不一定正确。研究表明,肿瘤体积减小的程度和患者的生存状况之间缺乏紧密联系。而且,应用解剖学成像方法对肿瘤的治疗反应进行评估准确性可能不高,这可能源自于肿瘤尺寸测量时的误差、可测量靶区选择的误差和不同观测者所带来的误差等。解剖学成像方式的局限还表现在其难以鉴别残存的肿瘤组织和治疗后的纤维化和瘢痕组织。放化疗后,肿瘤在 CT 影像无明显变化,但这并不能排除肿瘤的组织学上有反应。

(三)稳定病情作为良好的治疗反应的标准

有文献报道,病情的稳定可能是一个更好的监控治疗反应的参数。病情稳定可能是生长抑制的结果,也可能是由于肿瘤生长缓慢所导致的。因此,即使是在判断诸如非小细胞肺癌等通常情

况下增长迅速的肿瘤患者状况时，即使治疗后病情稳定，在对其病情进行判断时仍须谨慎。

第二节　分子影像对肿瘤治疗疗效评估

鉴于目前对现有方法评估肿瘤对治疗反应局限性的充分认识，临床中更加关注功能影像或分子影像。在众多的监控治疗反应的分子影像成像方法中，例如动态增强 MRI、磁共振波谱和增强超声等，^{18}F-FDG PET 或 PET/CT 扫描技术是临床上最成熟、同时也是最具优势的分子成像技术。

过去 20 年里，有大量的文献报道了 ^{18}F-FDG PET（或 PET/CT）在监控肿瘤治疗反应中的应用。这些研究观察到，相比于 CT 而言，^{18}F-FDG PET 能更准确地区分残存的肿瘤组织和治疗后坏死和纤维化组织。尤其是当 CT 检查肿瘤团块无明显变化时，^{18}F-FDG PET 依然能够将有良好治疗反应的肿瘤鉴别出来。而且，^{18}F-FDG PET 可以更早期地监控治疗反应，使患者在仅接受 1～2 个周期化疗后即可预测最终的结局。应用 PET 在这些方面的优势，使得肿瘤的个体化治疗成为可能。简而言之，应用 ^{18}F-FDG PET 对肿瘤疗效进行评估和监测，极大地影响临床中对患者的决策。实际上，^{18}F-FDG PET 显像已经越来越多用于监测肿瘤治疗效果。在 2008 年美国有关 PET 肿瘤临床应用的研究报告显示，大约有 19% 的 PET 扫描用于肿瘤疗效评估。

一、^{18}F-FDG PET 在肿瘤疗效评估的临床应用

应用 ^{18}F-FDG PET 显像进行肿瘤疗效的评估已经在很多恶性肿瘤中开展，其中包括对术前的新辅助化疗、普通化疗和放疗的评估。在化疗结束时，^{18}F-FDG 在肿瘤组织的摄取应该降至相当于周围正常组织的水平，这提示治疗有效；相反，如果探测到残余组织中有 ^{18}F-FDG 摄取时，则提示残存对治疗无反应且有有活性的肿瘤细胞。另外，在化疗或放疗过程中标准摄取值（standard uptake value，SUV）的变化，可以预测随后肿瘤体积的变化和患者的生存情况。

（一）恶性淋巴瘤

淋巴瘤是起源于淋巴结或结外淋巴组织的恶性肿瘤，根据其形态学特点可分为霍奇金淋巴瘤

（Hodgkin lymphoma，HL）和非霍奇金淋巴瘤（non-Hodgkin lymphoma，NHL）两大类。由于 HL 和侵袭性 NHL 对 ^{18}F-FDG 有较高程度的摄取，因而对这两种类型淋巴瘤在治疗中及治疗后，可以应用 ^{18}F-FDG PET 显像评估疗效，其结果有较高的预后价值，并与患者生存时间相关。最近，^{18}F-FDG PET 显像已经纳入修正后的侵袭性淋巴瘤疗效评估标准，目前正在进行一系列临床试验对这一新的标准进一步评价。但是，对于 ^{18}F-FDG PET 显像作为监测非侵袭性淋巴瘤疗效的直接支持证据较少。

此前对于 HL 和侵袭性 NHL 治疗反应是通过国际工作组（IWC）1999 年发表的淋巴瘤疗效评价标准进行评价的。这一标准主要基于肿瘤的形态学改变，最主要通过 CT 观测瘤体大小的变化。在治疗以后，CT 扫描经常发现残余的组织，但通过传统方法很难判断这些组织是淋巴瘤细胞还是纤维瘢痕组织。许多研究显示在 HL 及侵袭性 NHL 中，不管 CT 扫描是否发现占位，治疗后 ^{18}F-FDG PET 显像结果对非进展生存期（progression free survival，PFS）和总体生存期（overall survival，OS）更有预测意义，甚至在接受化疗 1～3 周期后进行 ^{18}F-FDG PET 显像，就可以通过早期代谢的改变很好的预测最终治疗效果和 PFS。Mikhaeel 等针对 121 例侵袭性 NHL 患者回顾性研究证实，在 2～3 治疗周期后 ^{18}F-FDG PET 显像可以很好地预测 PFS。PET 显像阴性结果的患者中，五年 PFS 达 89%；而 PET 显像微小残余摄取的患者，其五年 PFS 仅为 59%；而 PET 显像为明显阳性的患者，五年 PFS 只有 16%。生存分析显示 ^{18}F-FDG PET 显像结果与 PFS 和 OS 呈强相关。Haioun 等针对 90 例侵袭性 NHL 患者的前瞻性研究提示有类似的结果。在化疗两个疗程后接受 ^{18}F-FDG PET 显像，早期显像阴性结果的患者两年 PFS 达 82%，OS 达 90%；而显像阳性的患者则分别只有 43% 和 60%。一项涉及 260 例晚期 HL 患者的队列研究表明，早期 ^{18}F-FDG PET 显像结果完全可以取代国际预后分数（IPS），因为不管 IPS 如何，^{18}F-FDG PET 显像阳性结果都提示不良预后，而显像为阴性的患者则预示良好的生存。图 38-3 所示为 1 例弥漫大 B 细胞淋巴瘤患者，经过 2 周期化疗后，治疗前高代谢病灶在化疗后全部消失，早期准确评估疗效。

^{18}F-FDG PET 显像结果对缓慢进展或惰性

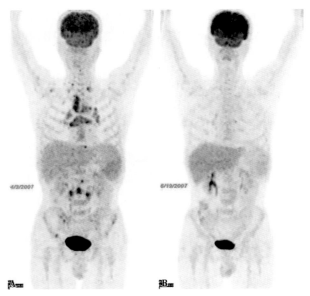

图 38-3 淋巴瘤患者化疗前后 ^{18}F-FDG PET 显像比较
女，29 岁，弥漫大 B 细胞淋巴瘤患者。A. 治疗前基线 ^{18}F-FDG PET 扫描示全身多处高葡萄糖代谢浓聚影；B. 两周期化疗后 PET 显像全身未见明显高代谢病灶，提示治疗有效，继续完成治疗后随访 6 年处于无病生存期，临床治愈

NHL 的评估价值的文献报告有限。在 Bishu 等的回顾性研究中，报告了 31 例晚期滤泡型淋巴瘤，其中有 11 例在 4 个周期化疗后接受 ^{18}F-FDG PET 显像。尽管病例数较少，但是在 11 例中，4 例 ^{18}F-FDG PET 显像有摄取的患者平均 PFS 为 17 个月，而其他 7 例 PET 显像阴性的患者 PFS 为 30 个月。由于惰性 NHL 与 HL 和侵袭性 NHL 有很大的区别，^{18}F-FDG PET 显像结果对疗效的评估和指示作用不能确定。

需要注意的是，一份治疗后阴性的 ^{18}F-FDG PET 显像结果并不能除外微小恶变的存在。治疗 1～4 疗程后 PET 显像阴性代表肿瘤对化疗敏感，已有相当部分肿瘤被消灭，剩余的肿瘤细胞不足以被 PET 探测到。绝对不能误认为肿瘤细胞全部被消灭。此时提示该化疗方案对该患者有效，而不提示缩短疗程或停止化疗。

（二）乳腺癌

^{18}F-FDG PET 显像可以用于评估乳腺癌对治疗的反应，这其中包括存在转移病例的常规治疗、手术前治疗或新辅助化疗。1993 年，Wahl 等人首次报道 ^{18}F-FDG PET 显像用于评估原发性乳腺癌激素联合化疗的疗效。PET 在治疗前、激素＋化疗治疗后第 8 天、一周期后（第 21 天）、二周期后（第 42 天）和三周期后（第 63 天）进行扫描。对治疗后有反应的患者，在第一周期化疗结束时（第 21 天），肿瘤的 ^{18}F-FDG 摄取率相当于基线水平的 68% 左右；而三周期化疗结束时，^{18}F-FDG 摄取率仅相当于基线水平的 52%。而对治疗无反应的患者，^{18}F-FDG 摄取水平无明显变化。这一结果说明，对化疗有反应者，代谢活性可以在早期、治疗后一周内即可发生明显的改变。随后有大量研究证实了这一结果。最近发表的一项荟萃分析，评估了 ^{18}F-FDG PET 或 PET/CT 对进展期乳腺癌患者新辅助化疗疗效判断的准确性。这项分析中纳入 15 项临床研究、共 745 例病例，结果发现 ^{18}F-FDG PET 可以早期区分对治疗有反应者和无反应者，加权敏感性和特异性为 80.5% 和 78.8%。这些结果提示 ^{18}F-FDG PET 可以用于乳腺癌新辅助化疗疗效的早期评估。

一些研究在治疗中期评价了 ^{18}F-FDG 摄取改变与治疗后病理反应的关系，证实对于化疗有反应者 ^{18}F-FDG 摄取仅相当于基线水平的 50%，而无反应者即使到达治疗中期，^{18}F-FDG 摄取仍无明显下降。但是在治疗结束时，即使 ^{18}F-FDG PET 显像的结果为阴性，此时并不是一个可靠的预示完全病理反应的指标。因此，有研究认为，^{18}F-FDG PET 显像在进行乳腺癌疗效评估时，在第一周期的预测结果比后面的时间点更为准确。

除应用 ^{18}F-FDG PET 进行疗效评估外，还有一些显像剂用于乳腺癌疗效的评估，其中包括 ^{18}F-FES PET 显像。在最近一篇比较 ^{18}F-FDG PET 与 ^{18}F-FES PET 的文献中，51 例雌激素受体阳性的绝经后乳腺癌患者在治疗开始时进行 ^{18}F-FDG PET 与 ^{18}F-FES PET 显像，并在应用 30mg 雌二醇治疗后再次显像。在应用雌激素后，有反应者 ^{18}F-FDG PET 显像出现"代谢闪耀"现象，此时 SUV 增加 ≥12%，此时 SUV 变化率（20.9%±24.2%）较无反应者（−4.3%±11.0%）有明显的差异。在同期 FES PET 显像中，有反应者 FES 摄取（SUV 3.5±2.5）明显高于无反应者（SUV 2.1±1.8）。因此，^{18}F-FES PET 显像是一种无创评估乳腺癌肿瘤中雌激素受体状态并预测内分泌治疗后反应的可行而有前景的方法。而对于 FES 摄取低的患者是否可以应用更高级的化疗药物仍需进一步的探索。

（三）非小细胞肺癌

由于肺癌的组织学类型的差别，^{18}F-FDG PET 显像对非小细胞肺癌（NSCLC）和小细胞肺癌（SCLC）疗效之间存在较大差异。因而，这里仅对

NSCLC 疗效早期评估和预后分析加以阐述。

^{18}F-FDG PET 在 NSCLC 的疗效评估中有重要意义，可以反映化疗和放疗过程中肿瘤内葡萄糖代谢的变化。Weber 等人报告了一组进展期 NSCLC 患者，在接受一个疗程化疗后，代谢活性明显下降，其结果与患者最后转归密切相关。应用代谢反应预测最终肿瘤反应的敏感性和特异性分别为 95% 和 76%。大量的研究显示，无论在治疗早期、中期和结束后，还是新辅助化疗，^{18}F-FDG PET 均可以用于 NSCLC 的疗效评估，并以此预测预后。

最近有研究通过组织病理学证据评估 ^{18}F-FDG PET 显像在治疗应答评价中的作用。在一项包括 26 例患者的临床试验中，在化疗完成后 2 周，只有 30% 患者呈现完全病理学应答。^{18}F-FDG PET 显像的阴性预测值只有 55%，而阳性预测值达到 80%。说明 ^{18}F-FDG PET 在治疗后，肿瘤细胞对 ^{18}F-FDG 摄取的变化在评估肿瘤应答的敏感性较高。另一项研究在化疗 2 周后应用 ^{18}F-FDG PET 显像对 29 例患者的 30 个病灶进行评估，结果表明残余病变的葡萄糖代谢率与肿瘤病理学应答存在相关性。研究中完全病理应答达到 47%，对应的 ^{18}F-FDG 摄取明显降低。一项 56 例患者的回顾性研究中，33 例接受新辅助化疗，22 例接受放化疗，SUV_{max} 值减少大于 80% 用于预测完全病理学应答的准确率达 96%。SUV_{max} 值降低对于完全病理学应答的预测作用明显优于 CT 体积改变。

（四）食管癌

对于局部进展的食管癌患者，若其术前接受新辅助化疗及放疗，且放化疗后病灶减小到 T_2 之前的分期，给予其手术治疗能明显延长其远期生存率并且明显增加肿瘤组织被完整切除的成功率，同时减少局部复发的概率。传统的评估治疗效果的方法主要有 CT、胃食管内镜以及内镜下超声。但是新辅助治疗后肿瘤组织局部严重的坏死和纤维化使得上述检查方法在检测病变残留量的时候遇到困难。一份荟萃分析报道，CT 对治疗后疗效判定的敏感性为 54%，内镜下超声为 86%。PET/CT 在这方面的研究较多，有文献报道，肿瘤组织 SUV 值在治疗后下降 35%~60% 以上者，其病理学的检查结果也提示治疗有效。如果治疗后肿瘤的 SUV_{max} 数值持续大于 4，则意味着肿瘤对治疗的反应不佳，这样的患者在行食管癌根治切除手术后预后仍不理想。

关于 PET/CT 用于评估治疗效果的最佳时机，大多研究支持待新辅助治疗结束后进行评估。但是也有一些学者表明，在新辅助治疗的早期进行 PET/CT 扫描可能更有临床意义，因为治疗的过程都可以被监控，从而做到个体化治疗。例如，如果在化疗两周期后即行 PET/CT 扫描，其对新辅助治疗效果以及远期生存预测的敏感性分别高达 93% 和 95%。图 38-4 显示一例食管鳞状细胞癌并纵隔及腹腔内胃小弯旁转移的患者，在 4 疗程化疗后，食管原发病灶及转移病灶 ^{18}F-FDG 摄取消失，治疗有效。

（五）结直肠癌

多中心随机临床试验表明，新辅助放化疗在直肠癌中已成为标准的治疗程序。新辅助放化疗的实施可增加肿瘤根治手术切除率并降低肿瘤局部复发率，从而改善临床预后。Denecke 等比较了 CT、MRI 和 ^{18}F-FDG-PET 在局部进展期直肠癌患者新辅助化疗完成后 2~4 周预测治疗反应的效能，研究显示，^{18}F-FDG-PET 的预测效能明显优于 CT 和 MRI。Guerra 等研究了直肠癌患者新辅助治疗开始后（3 周内）及新辅助治疗完成后（12 周内）肿瘤的 SUV 变化与肿瘤退化分级（tumor regression grade，TRG）之间的关系，结果显示治疗完成后肿瘤对 ^{18}F-FDG 的摄取，即 post-SUV 值的截断值（cutoff）为 4.4 是最好的 TRG 预测因素，其敏感性、特异性、准确性分别达到 77.3%、88.9% 和 80.7%。Hur 等认为 ^{18}F-FDG-PET 在预测肿瘤术前放化疗后的反应是一种潜在有力的无创性成像方法，尤其是预测肿瘤的完全病理反应。但 Martoni 等认为术前放化疗完成后（6~7 周）行 ^{18}F-FDG-PET 对于病理反应的预测仅能提供有限的信息，其 post-SUV（cutoff=5）预测 pCR 的敏感性为 87.5%，但特异性和准确性仅为 34.4% 和 45%。近来一项评估 ^{18}F-FDG PET 在原发性直肠癌术前放化疗疗效的荟萃分析研究中，纳入了来自 14 项临床报告的 678 例患者，结果显示 PET/CT 在预测治疗反应的加权敏感性和特异性分别为 74% 和 70%；而预测完全病理反应的加权敏感性和特异性则仅为 62% 和 63%。研究认为，虽然 ^{18}F-FDG PET 或 PET/CT 在预测肿瘤退化分级中有一定的作用，但是并不能很准确地预测完全病理反应。

（六）头颈部肿瘤

应用 ^{18}F-FDG PET 显像在头颈部肿瘤的疗效

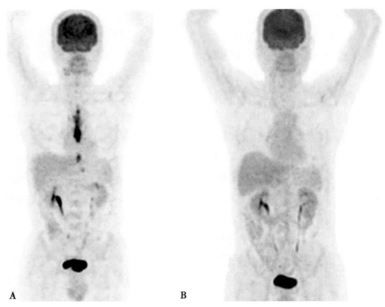

图38-4　食管癌前后 ^{18}F-FDG PET 显像比较

患者 55 岁男性，因 CEA 增高行 PET 检查。A、B. 示为食管中段恶性肿瘤
病变伴纵隔及腹腔淋巴结转移（A）；病变随后经胃镜及病理证实为食管鳞
状细胞癌，经过 4 周期化疗后，所有高代谢病灶消失（B）

评估中有重要意义。研究表明头颈部肿瘤患者治疗过程中 ^{18}F-FDG 摄取的下降与治疗转归密切相关。Reisser 等人在一组头颈部肿瘤患者中发现，在一个周期化疗结束后，^{18}F-FDG 摄取下降明显的患者（大于 10%），早期复发率低。Dalsaso 等人在一组Ⅲ及Ⅳ期头颈部肿瘤患者的前瞻性研究中，在治疗前和化疗后（2 或 3 周期）进行 PET 显像，结果显示有 3 名患者 SUV 平均值下降 82%，这 3 名患者活检证实为完全病理反应；而 16 名 SUV 下降为 32% 的患者，则被证实为有残留病灶存在。对于头颈部肿瘤患者，治疗后 ^{18}F-FDG PET 显像阴性时有较高的阴性预测值（>95%），相比之下，阳性预测值较低。这可能由于头颈部肿瘤放疗后易出现炎性病变。针对头颈部肿瘤容易发生肿瘤缺氧现象，应用乏氧显像可以评估肿瘤放疗中由于缺氧而造成的乏氧抵抗。

（七）其他肿瘤和其他显像剂的应用

应用 ^{18}F-FDG PET 还可以在卵巢癌、宫颈癌、精原细胞瘤、恶性畸胎瘤、软组织肉瘤等很多恶性肿瘤中，早期、准确评估治疗效果，这些均有文献报告。随着 ^{18}F-FDG PET 显像应用的不断普及，其在疗效评估、预后判断上将发挥越来越重要的作用。当然，PET 用于实体瘤疗效评估还需要在循证医学的基础上，统一标准，设计大样本、多中心、前瞻性研究，以获得更为丰富的证据。

除 ^{18}F-FDG PET 显像外，已经发现有一些反映肿瘤增殖、代谢或受体变化的正电子显像剂应用于肿瘤疗效的评估中（如 ^{18}F-FLT、^{18}F-FMISO、^{11}C- 胆碱、^{11}C- 乙酸等），这些显像剂的应用仍需进一步评价。另外，对于原发灶对 ^{18}F-FDG 不摄取或摄取较低的恶性肿瘤，比如肾透明细胞癌、高分化肝细胞癌等，在应用 ^{18}F-FDG 评估治疗疗效时需慎重。

二、^{18}F-FDG PET 显像评估肿瘤疗效存在的问题

虽然，^{18}F-FDG PET 显像已经应用于多种实体肿瘤疗效评估中，但是在不同的临床状况下，^{18}F-FDG PET 预测疗效的准确性也不尽相同，造成差异的原因多种多样。

^{18}F-FDG PET 在评估治疗效果中已有报道的阴性预测值和阳性预测值变化范围较大。一些研究表明 ^{18}F-FDG PET 是一种高度敏感但是并不特异的检查。一些看似矛盾的结果可能是因为使用的术语不一致或者部分含糊不清等原因导致的。所谓的"反应"（response）指的是肿瘤组织无残存，或者至少肿瘤组织有所减少的状态；而用于探测治疗反应的检查的敏感性（sensitivity）则主要用于描述该检查对疾病的消失或者退化程度的检出能力。这个定义和通常情况下所谓的敏感性不

一样。在通常情况下，敏感性则是用于描述显像对疾病的检出能力。相反的，某种检查对某种治疗反应探测的特异性（specificity）是其探测现有疾病的能力。同样，这和通常情况下所说的"特异性"的定义有明显的差别。一些评估 ^{18}F-FDG PET 在监控治疗疗效的文献则使用了传统意义上的"敏感性"和"特异性"的概念。也就是说，部分文献所指的"敏感性"和"特异性"指标探测的是治疗后肿瘤的残存程度，而另一些文献所说的"敏感性"和"特异性"所观测的指标则是针对治疗反应的，即肿瘤消退的程度而言的。因此，前一组报道的"敏感性"其实等价于后一组所报道的"特异性"，反之亦然。出于同样的原因，不同文献所报道的 ^{18}F-FDG PET 阴性预测值和阳性预测值可能是完全相反的含义。

　　肿瘤对治疗反应的"金标准"也有矛盾的地方。由于治疗反应的定义各不相同，有活性的肿瘤细胞的数目变化很大，因而在探测不同类型肿瘤对治疗的反应时，^{18}F-FDG PET 的诊断效能也不尽相同。有时，由于两个研究所采纳的敏感性和特异性的参考标准以及对治疗反应的定义都不相同，其研究结果则可能明显矛盾。例如，Brucher 等研究发现，^{18}F-FDG PET 在探测食管癌新辅助化疗的病理反应的敏感性和特异性分别为 100% 和 55%。但是，Swisher 研究小组在相似的临床资料的情况下，报告敏感性和特异性分别为 26% 和 95%。两者比较时发现，前者报告的是病理反应（histopathologic response），而后者报告的是 PET 探测有活性的肿瘤组织的能力。因而，Swisher 报告的特异性相当于 Brucher 报告的敏感性，反之亦然。实际上，两篇报告都提示 ^{18}F-FDG PET 在探测有活性肿瘤组织中有较高的特异性（100% 和 95%），但是在报告 ^{18}F-FDG PET 探测肿瘤组织的敏感性时则有差异（26% 和 55%）。这一差异与两项研究应用不同的病理反应标准有关。Brucher 研究的病理反应是指肿瘤组织中残存有活性的肿瘤细胞小于 10%；而 Swisher 定义的病理反应是指治疗后没有存活的肿瘤细胞。如果将 Brucher 提供的病例也应用 Swisher 更为严格的病理反应的定义时，计算得出的敏感性为 27%，与 Swisher 的结果十分相近。

　　文献报道，在监测治疗效果时，由于肿瘤类型不同，疾病分期不一样，其治疗效果也各不相同，因而 ^{18}F-FDG PET 的诊断效能也有所差异。

如果治疗高度有效，那么一大部分患者将会获得满意的治疗反应，即有利的治疗反应的预测概率比较高。在这种情况下，^{18}F-FDG PET 对治疗反应的阳性预测值较高，而其阴性预测值则相对来说要低些。相反地，当治疗无效时，^{18}F-FDG PET 的阴性预测值则会相当高，并且依据参考标准，大多数患者将被分类为治疗无反应组。

　　在不同的研究中，^{18}F-FDG PET 对肿瘤疗效早期评估结论差异的另一重要方面是源自图像分析方法的多样性。在对恶性肿瘤的分期中，^{18}F-FDG PET 扫描结果往往采用视觉分析方法，这时非生理摄取的局灶性 ^{18}F-FDG 高摄取被认为是转移性病变的征象。同理，PET 扫描分析也可以在放化疗完成后进行。然而，当 ^{18}F-FDG 摄取轻度增高（摄取程度小于纵隔血池）时，其判断则可能遇到困难。因为在治疗后纤维化的病灶中也可以观察到相同的现象。不同的研究者对"轻度 ^{18}F-FDG 摄取"的判断也不尽相同。一些作者因为要尽可能提高 ^{18}F-FDG PET 对肿瘤组织的敏感性，认为轻度 ^{18}F-FDG 摄取增高是阳性征象；而另一些作者则强调 ^{18}F-FDG PET 的特异性，从而认为这种轻度 ^{18}F-FDG 摄取增高是阴性征象。

　　^{18}F-FDG PET 显像定量分析使临床判断更为客观。而且，对于在治疗中期应用 ^{18}F-FDG PET 扫描的患者而言，在预测其随后肿瘤对治疗反应时，定量分析也常常是必要的。与更复杂的定量分析方式相比，在评估肿瘤反应时，标准摄取值（SUV）应用非常广泛，但是其影响因素众多。需要注意的是，定量分析的基础是 ^{18}F-FDG PET 扫描需应用标准的采集程序。因为随着时间的延长，肿瘤的标准摄取值增高。因而，在进行基线显像和治疗后显像研究时，扫描时间和 ^{18}F-FDG 注射时间间距相等是至关重要的。除此之外，患者准备和干预程序、^{18}F-FDG 给药程序、PET/CT 图像采集、图像质量和信噪比、数据分析程序、SUV 标准化、设备的质控和操作人员的考核等都可能是定量分析结果差异的因素，需要在每一环节上和流程上制定统一、规范的标准。

三、^{18}F-FDG PET 显像评估实体瘤治疗标准

　　与标准的以解剖形态为主的影像相比，^{18}F-FDG PET 显像的优势是细胞代谢的改变要远远早于肿瘤体积的变化。虽然 PET 显像在早期肿瘤治疗应

答评价中的作用得到越来越多的认识,其是否能作为首选的检查方式依然存在争议。

在应用 ^{18}F-FDG PET 评估肿瘤疗效时,欧洲癌症研究治疗协会(EORTC)PET 研究学组推荐测量肿瘤摄取 ^{18}F-FDG 的情况以供临床对治疗反应的评估,这其中标准化摄取值(SUV)是非常重要的定量指标。在衡量这一指标时,尽管临床常用体重校正的 SUV 作为测量指标,但是由于在治疗过程中,患者体重经常有明显下降,因而EORTC 推荐经过体表面积(body surface area)校正的 SUV(简写为 SUV$_{BSA}$)作为定量指标。同时,基线与治疗后 PET 显像之间摄取 ^{18}F-FDG 变化的百分比(ΔSUV%)是评估疗效的重要半定量指标。在此基础上,EORTC 制订了 ^{18}F-FDG PET 用于评价肿瘤治疗应答的指南标准,并于 1999 年发表在欧洲癌症杂志上。尽管该标准提出 ^{18}F-FDG PET 采集和图像处理的质量控制要求,但是缺乏严格的定量化的要求。

(一)从 RECIST 标准到 PERCIST 标准的发展

随着 PET/CT 在临床广泛使用,以及 EORTC 在临床使用经验的积累,2009 年 Wahl RL 在回顾 WHO、RECIST 实体瘤治疗疗效评价标准基础上,结合 ^{18}F-FDG PET 和 PET/CT 在肿瘤治疗效果预测和评价研究的大量数据后,提出实体瘤疗效 PET 评估标准草案,这一指南被称为 PET 实体瘤疗效评价标准(Positron Emission Tomography Response Criteria In Solid Tumors,PERCIST),并发表在美国核医学杂志上。毫无疑问,这一指南需要在进一步的临床实践中不断的应用、修改和改进,以便适应更多不同的肿瘤和不用的治疗方法,因而这一标准被定义为 PERCIST 1.0 版。PERCIST 1.0 标准建立在用 PET 评价肿瘤疗效是在连续的和不同时间点上监测肿瘤对 ^{18}F-FDG 摄取变化基础上。PERCIST 1.0 版颁布时对肿瘤治疗的各种不同状态进行了定义,并与 EORTC 最初的指南进行了对比,具体见表 38-5。

在 PERCIST 1.0 版中应用 SUL 作为定量评价标准。实际上,标准摄取值(SUV)可以通过体重、体表面积或瘦体重(或称去脂体重,lean body mass)(SUL)来进行标准化。通过体表面积或 SUL 进行标准化较通过体重的方法更少地依赖于检查时身体的状态。在一名体重稳定的患者中,治疗时 3 种 SUV 标准化的方法均可以得到有可比性的变化数据。但是,由于度量方法的不同,有效治疗导致的 SUV 绝对变化值与 SUV 绝对值

表 38-5 EORTC 与 PERCIST 1.0 的定义及比较

特征	EORTC	PERCIST 1.0
基线可测量病病灶	1. 治疗前显像定义的肿瘤区域,应画在高摄取 FDG 的部位上,以代表有活力的肿瘤。还应记录整个肿瘤的摄取 2. 应在后续的扫描中勾画相同的 ROI 体积,并且位置尽可能靠近原始肿瘤 3. 摄取测量值包括平均和最大肿瘤 ROI 计数/像素/s,标准化为 MBq/L 4. 应记录 ^{18}F-FDG 摄取范围的改变,包括肿瘤长径的增加等 5. 部分容积效应可以影响 ^{18}F-FDG 摄取的测量。由于 PET 扫描分辨率影响而难以准确测量时,由解剖显像所获得的肿瘤大小需要加以记录	1. 可测量病灶是指单个摄取 ^{18}F-FDG 的病灶。采用 SUL 取代传统的 SUV。记录病灶 SUL 峰值(由肿瘤区域中 1.2cm 直径的 ROI 中获得)。SUL 峰值至少比肝脏(正常肝右叶 3cm 球形 ROI)SUL 平均值 +2 倍标准差高 1.5 倍。如果肝脏是异常的,原发性肿瘤应有大于 2 倍血池 SUL(降主动脉 1cm 直径 ROI,z 轴延伸超过 2cm)平均值的摄取 2. 治疗后评估有最大 SUL 峰值的肿瘤。尽管大多与基线扫描的肿瘤相同,但是不同也可以 3. 摄取测量值包括平均和最大单像素肿瘤 SUL。可以测量并得出 TLG 4. 这些参数可以在 5 个靶病灶上测量,以得出更多的数据供分析参考。5 个病灶最好为代谢最高、体积最大的病灶,每个脏器最多选取 2 个靶病灶。这些病变的肿瘤大小按照 RECIST 1.1 决定
标准化摄取	扫描仪应提供可重复的数据	正常肝脏 SUL 必须在 20% 内(且小于 0.3 SUL 平均单位)进行基线和随访研究。如果肝脏是异常的,血池 SUL 必须在 20% 内(且小于 0.3 SUL 平均单位)作为基线 基线和随访扫描的时间间隔差异必须在 15 分钟内以便被评估。通常注射后 60 分钟扫描,但不少于 50 分钟 相同的扫描仪、注射剂量、采集流程以及图像重建

续表

特征	EORTC	PERCIST 1.0
客观反应	CMR：肿瘤体积内 ^{18}F-FDG 摄取完全消失，与周围正常组织无差别	CMR：可测量的靶病灶 ^{18}F-FDG 摄取完全消失，低于平均肝脏的放射性活性，与周围本底血池水平无差别。所有其他病变消失至本底血池水平。如果按照 RECIST 是进展疾病，必须通过随访证实
	PMR：1 周期化疗后肿瘤 ^{18}F-FDG SUV 至少减少 15%~25%；1 个疗程以上则需减少 >25%；PMR 并不要求肿瘤摄取 FDG 的范围减少	PMR：可测量靶病灶 SUL 峰值降低至少 30%，而且 SUL 绝对值下降至少 0.8 SUL 单位。常测量同一病变，但如果另一个病变以前就存在，并且治疗后是最活跃的，也可以在治疗后测量另一个病变。ROI 通常为与基线扫描测量相同的范围，但不同也可。没有新的病灶出现。对于 PMR 并不要求肿瘤对 ^{18}F-FDG 摄取范围减少
	SMD：肿瘤 ^{18}F-FDG SUV 增加 <25% 或减少 <15%，并且肿瘤摄取 ^{18}F-FDG 范围无明显的变化（最大长轴的 20%）	SMD：不是 CMR，PMR 或 PMD。应记录有代谢的目标病变的 SUL 峰值，最好也按周记录最近的治疗开始的时间
	PMD：在基线扫描确定的肿瘤区域内 ^{18}F-FDG SUV 增加 >25%；肿瘤 ^{18}F-FDG 摄取范围（最大长轴的 20%）明显增加；或出现新的摄取 ^{18}F-FDG 的转移病灶	PMD：^{18}F-FDG SUL 峰值增加 >30%，肿瘤 SUV 峰值比基线扫描增加 >0.8 SUL 单位，且为典型肿瘤，而非炎症或治疗反应。或 ^{18}F-FDG 肿瘤摄取范围明显增加。或出现新的摄取 ^{18}F-FDG 的病变，确认为典型的恶性肿瘤，且与治疗作用或感染无关。PMD 应在 1 个月内随访研究中证实
		PERCIST 1.0 只评估摄取 ^{18}F-^{18}F-FDG 最高靶部位的 SUL 峰值。这可能是这个方法局限，但是与病变及其反应高度相关
		也可以评估多个病灶，建议选择 5 个 ^{18}F-FDG 摄取最高的病变，或者按 RECIST 1.1 观察的 5 个最可测量病变。需要进一步研究到底定义多少病变最适合评估
	不可测量疾病： CR：所有已知病灶都消失，确认≥4 周 PR：估计减少≥50%，确认≥4 周； PD：已存在的病变估计增加≥25% NC：达不到 PR 和 PD 标准	非靶病变： CMR：所有摄取 ^{18}F-FDG 病变都消失 PMD：摄取 ^{18}F-FDG 的非目标病变明确的进展或出现新的 ^{18}F-FDG 摄取的典型肿瘤病变 non-PMD：一个或多个非靶病变持续存在或肿瘤标志物高于正常范围
总体反应		1. 从治疗开始到疾病进展或复发，记录可测量病变最好的反应 2. 可测量或不可测量非靶病变的 non-PMD 将减少目标病变 CR，并导致总体 PMR 3. 非靶病变的 non-PMD 不会减少目标病变 PR
总缓解期		1. 总体 CMR 从第一次达到 CMR 标准的日期，到第一次评价疾病复发的日期 2. 总体反应 从第一次达到 CMR 或 PMR 标准的日期（无论哪种状态先出现），到第一次评价疾病复发的日期 3. SMD 从治疗开始的日期到第一次评价 PMD 的日期

TLG：总病灶糖酵解（total lesion glycolysis）；CMR：完全代谢缓解（complete metabolic response）；PMR：部分代谢缓解（partial metabolic response，PMR）；SMD：代谢无变化（stable metabolic response）；PMD：代谢恶化（progressive metabolic response）；CR：完全反应（complete reaction）；PR：部分反应（partial reaction）；PD：病情进展（progressive disease）；NC：无变化（no change）

的大幅变化将有较大差异。SUL 相对于体表面积标准化方法的优势在于 SUL 数值相对更为接近以体重标准化而得到的 SUV 值。SUL 与体重校准的 SUV 相比，则有在不同患者之间更为恒定的优势。因为在体重指数较高的患者中，禁食状态下白色脂肪常常不浓聚 ^{18}F-FDG，而导致正常器官中有更高的 SUV 值。因而，应用 SUL 校正去除了脂肪等摄取的影响。

同一患者在应用 SUV 进行度量时，需要在基线扫描和治疗后的扫描中遵循相同的准备程序、绝对一致的扫描质量控制条件等。理想状态下，扫描需要在同一仪器中进行、注射 ^{18}F-FDG 剂量以及显像前间隔时间均应保持一致。同时，PET 采集和图像处理的程序也应该标准化。

作为一种新的实体瘤疗效评估标准，将 RECIST 1.1 与 PERCIST 1.0 比较，从基线测量依据、可测量病灶、不可测量病灶和疗效评价均有差异，RECIST 和 PERCIST 标准之间存在极好的互补性。对于不摄取 ^{18}F-FDG 肿瘤病灶或以细胞毒性治疗为主的肿瘤治疗，RECIST 标准是最佳的选择；而对于以靶向治疗药物为主，或希望监测到肿瘤治疗早期的治疗疗效，那么 PERCIST 是较好的选择；将两者联合使用可能在评估中会更为有益。

为了不断满足临床前期研究、临床应用的需求，实体瘤疗效评估标准从 WHO 治疗疗效标准到 RECIST 1.1 标准，再发展到基于分子影像技术基础的 PERCIST 1.0 标准。PERCIST 1.0 是建立在 RECIST 1.1 标准基础之上，采用分子影像技术对肿瘤治疗进行客观评价。PERCIST 标准作为客观评价肿瘤靶向治疗标准，对于推动个性化治疗具有重要的价值。然而，PERCIST 1.0 标准仅适应于对 ^{18}F-FDG 摄取的肿瘤，而且对 PET/CT 采集处理方法具有严格的要求。因而，PERCIST 1.0 标准还有待于进一步的完善。

（二）基于 ^{18}F-FDG PET 肿瘤疗效评估的建议

华中科技大学同济医学院附属协和医院研究团队在国家"863 计划"项目（分子影像对恶性肿瘤疗效的早期评估）的支持下，在大量阅读、分析国内外文献基础上，结合临床实践，大致总结了目前 ^{18}F-FDG PET 显像在评估实体瘤疗效中的要点，期待这些要点能够在全国范围内多中心、前瞻性临床设计的基础上，得以应用和证实，并成为今后国内颁布相关指南可以参考的内容。

1. ^{18}F-FDG PET 显像在很多实体瘤中治疗早期、治疗中期和治疗结束时都可以对疗效评估起重要的作用。

2. ^{18}F-FDG PET 显像对于疗效评估可以应用定性和定量分析的方法，但是方法间必须保持一致以便保证定量分析的准确性。

3. 治疗前的基线 PET 和治疗后 1～3 周期的 PET 在某些肿瘤（如恶性淋巴瘤）可以明确用于评估疗效。在治疗的早期评估可以改变治疗方案，停止无效治疗或将无效治疗改成有效治疗，这些都将对患者的生存有重大意义。

4. 对于理想的 PET 显像时程（这包括化疗几个疗程后进行 PET 显像，以及治疗后何时进行 PET 显像）的掌握是十分重要的：①不同肿瘤可能有不同的时程。大多数研究表明，治疗后早期（1 个疗程后，或者在第二个疗程开始之前）进行 PET 显像以监测疗效是可行的时间窗，这时即可估计肿瘤对治疗的反应；②在肿瘤治疗全部结束后进行 PET 显像将提供肿瘤再分期的信息，同时可以指导治疗，提供是否继续治疗或者手术治疗的决策；③推荐在肿瘤化疗后至少 10 天再进行 PET 显像。这个时间窗可以使化疗药物有完全反应的过程，而且可以错过 ^{18}F-FDG "闪烁"现象。"闪烁"现象常出现在治疗后早期；④对于恶性淋巴瘤的 IWC + PET 标准，在化疗后至少 3 周进行 PET 显像，这样长的等待时间并不适合所有肿瘤；⑤在外照射治疗后，推荐在 8～12 周后行 PET 显像以评估疗效。

5. 具体 PET 显像程序及定量研究建议（包括患者准备程序、^{18}F-FDG 注射程序、PET 图像采集及图像处理、图像重建和图像分辨率、数据分析程序和 SUV 标准化、质量控制）等，简要如下：①患者在显像前禁食 4～6 小时；②血糖水平应低于 200mg/dl；③在注射显像剂后 50～70 分钟进行基线 PET 显像并记录显像时间，而后期评估用 PET 显像应基于基线 PET 显像时间，其显像时间应在上述时间间隔上下 15 分钟之内进行；④所有 PET 显像应在同一 PET 仪器上进行，而且注射剂量活度之间的差异应在 ±20% 范围内；⑤PET 和 CT 图像进行合适的衰减校正，并得出定量数据。

6. 对于同一名患者，应该严格的坚持相同的图像获得与分析方法，包括相同的参考区域、相同摄取时间、相同扫描参数等，来提高不同时间显像扫描 SUV 值的重复性。

7. SUV 值：① SUV 校正应在瘦体重（Lean body mass）（SUL）的基础上并且不需应用葡萄糖校正；②正常对照组织本底计数的选取一般是肝右叶直径 3cm 的范围；③对于肿瘤组织的评估，至多选取 5 个摄取最高的肿瘤组织（最多 2 个器官），一般选取大约体积为 1cm^3（直径约 1.2cm）的小的感兴趣区，以便减少统计学误差。SUV 值采用最大值（SUV_{max}）。

8. 肿瘤部位 SUV 值的变化可以预测疗效。①完全治疗反应（CR）的定义为：所有有代谢活性的肿瘤组织均消失；②部分治疗反应（PR）：治疗前、治疗后代谢最高的部位 SUV 摄取峰值减少 30% 以上；治疗前和治疗后代谢最高的部位可能并不是同一部位；③疾病进展（PD）：治疗后 SUV 值增加 30% 以上，或者出现新的病灶；所有病灶糖代谢增加 75% 以上；④在直径≥1cm 的高 SUV 摄取的肿瘤中，SUV 值减低通常需在 20% 以上；而实际上，在疗效有效的判读中，SUV 值的减低需至少在 30% 以上。

根据上述疗效评估要点，在应用 ^{18}F-FDG PET 显像评估实体瘤疗效过程中，需要注意如下问题：

（1）^{18}F-FDG PET 显像能更多地提供生物学信息，因而将 PET 应用于肿瘤疗效的评估标准中可以提供超越解剖标准的更多信息。但是对于没有较高 ^{18}F-FDG 摄取的肿瘤，或者肿瘤组织太小无法评价其反应时，评价标准就需要既包括解剖学的，也包括功能学的标准。

（2）PET 评估疗效的效能还有待进一步研究。在这个系统研究中，由于难以找到统一、准确的评价标准，仅比较不同研究中心的 PET 结果是非常困难的。

（3）定量分析中 ROI 的选择差异较大：不同研究中 ROI 选择的差异很大，目前有超过 30 种不同的 ROI 方法来评估肿瘤摄取。大一些的感兴趣区能获得更好的准确性，较小一些的 ROI 会降低 SUL。

（4）使用 PET/CT 中的 CT 测量肿瘤或淋巴结是可行的，但是测量中的小错误会对部分体积校正造成较大影响。大多数的关于疗效评估的研究都是针对可测量的较大肿瘤。对于 RECIST 标准来说，可测量的肿瘤需要大于 1.0cm。

（5）SUV 下降多少说明治疗有效这一问题难以解决。不同肿瘤、不同治疗方式之间势必有差异，仍需进一步研究和修订。

（6）"完全代谢反应"中，从理论上讲，有完全反应的患者 SUV 会有 100% 的下降，但是在实际应用中，与完全代谢反应关联的 SUV 减少程度少于 100%。对于小的病灶治疗后评估是否为完全反应时，视觉评估仍是必要的。

（7）本底组织是重要的正常标尺，一般选用肝右叶直径 3cm 的范围作为感兴趣区。如果肝脏不正常（比如被癌组织侵犯），很明显不适合作为本底区域。这种情况下可选择降主动脉血池活性作为参照本底。

（8）选择多少个病变？当评估治疗反应时病变数量是一个主要的问题，现在对于 PET 来说答案还不确定。大部分原始 PET 文献评估单个病变，如原发性肺癌、乳腺癌或食管癌。在这种情况下，$n=1$ 明显是最合适的数量。在解剖影像中存在多个病变，RECIST 推荐评价解剖上最大的 3～5 个病变（通常为 5 个）来评估反应，不管是否有更多的病变。如果除了这 5 个病变以外的肿瘤明确进展，即发生了疾病进展。RECIST 标准检查最多 5 个病变，PERCIST 也不多于 5 个病变。

（9）关于疾病进展：在 CT 上存在异常影像相关的新的高 ^{18}F-FDG 摄取病灶，明显不是由于炎症或感染，可以认为是进展。与 CT 显像无关的新的 ^{18}F-FDG 病灶，可以代表疾病进展，但应该通过随访 PET/CT 证实，或者在其最初出现 1 个月后通过其他方法进一步证实。肺部的进展，特别是患者在治疗中存在潜在炎症或感染时，应该更加小心。

小　结

影像学在实体瘤疗效评价中一直担负着重要的角色，及时、准确地判断疗效是制订治疗决策的重要依据，对肿瘤个体化治疗具有不可替代的意义。肿瘤治疗方案和手段的丰富与发展、影像设备的更新与进步都推动了评价标准的演变与进化。基于解剖形态影像的 WHO 标准及 RECIST 标准在肿瘤评估中起重要的作用。^{18}F-FDG PET 显像通过显示分子水平的生物信息，比解剖形态学变化更为准确地预测组织反应与生存结果。PET 对治疗反应评估的标准化，可以提高不同研究项目之间的可比性，从而推动这一领域的发展。PERCIST 1.0 标准的颁布将作为一个重要的起点，在不同肿瘤中进行验证的同时，不断地改进和完善。面对这样一个充满机遇与挑战的分子影像时代，在循证医学的基础上加强多学科的合作、多中心的协作，对于实体瘤疗效评估的不断完善和进步将是最为有益的实践。

（兰晓莉）

参 考 文 献

[1] Moertel CG, Hanley JA. The effect of measuring error on the results of therapeutic trials in advanced cancer.

Cancer，1976，38：388-394.

[2] Miller AB，Hoogstraten B，Staquet M，et al. Reporting results of cancer treatment. Cancer，1981，47：207-214.

[3] Therasse P，Arbuck SG，Eisenhauer EA，et al. New guidelines to evaluate the response to treatment in solid tumors. European Organization for Research and Treatment of Cancer，National Cancer Institute of the United States，National Cancer Institute of Canada. J Natl Cancer Inst，2000，92：205-216.

[4] Eisenhauer EA，Therasse P，Bogaerts J，et al. New response evaluation criteria in solid tumours：revised RECIST guideline（version 1.1）. Eur J Cancer，2009，45（2）：228-247.

[5] Hillner BE，Siegel BA，Liu D，et al. Impact of positron emission tomography/computed tomography and positron emission tomography（PET）alone on expected management of patients with cancer：initial results from the National Oncologic PET Registry. J Clin Oncol，2008，26：2155-2161.

[6] Bodet-Milin C，Touzeau C，Leux C，et al. Prognostic impact of 18F-fluoro-deoxyglucose positron emission tomography in untreated mantle cell lymphoma：a retrospective study from the GOELAMS group. Eur J Nucl Med Mol Imaging，2010，37：1633-1642.

[7] Wahl RL，Jacene H，Kasamon Y，et al. From RECIST to PERCIST：Evolving Considerations for PET response criteria in solid tumors. J Nucl Med，2009，50（1）：122-150.

[8] Mghanga FP，Lan X，Bakari KH，et al. Fluorine-18 Fluorodeoxyglucose Positron Emission Tomography-Computed Tomography in Monitoring the Response of Breast Cancer to Neoadjuvant Chemotherapy：A Meta-Analysis. Clin Breast Cancer，2013，13（4）：271-279.

[9] Weber WA，Petersen V，Schmidt B，et al. Positron emission tomography in non-small-cell lung cancer：prediction of response to chemotherapy by quantitative assessment of glucose use. J Clin Oncol，2003，21（14）：2651-2657.

[10] Denecke T，Rau B，Hoffmann KT，et al. Comparison of CT，MRI and FDG-PET in response prediction of patients with locally advanced rectal cancer after multimodal preoperative therapy：is there a benefit in using functional imaging. Eur Radiol，2005，15（8）：1658-1666.

[11] Weber WA. Assessing tumor response to therapy. J Nucl Med，2009，50（1）：1-10.

[12] Juweid ME，Stroobants S，Hoekstra OS，et al. Use of positron emission tomography for response assessment of lymphoma：consensus of the Imaging Subcommittee of International Harmonization Project in Lymphoma. J Clin Oncol，2007，25：571-578.

[13] Weber WA. Use of PET for monitoring cancer therapy and for predicting outcome. J Nucl Med，2005，46：983-995.

[14] Young H，Baum R，Cremerius U，et al. Measurement of clinical and subclinical tumour response using ［18F］-fluorodeoxyglucose and positron emission tomography：review and 1999 EORTC recommendations. European Organization for Research and Treatment of Cancer（EORTC）PET Study Group. Eur J Cancer，1999，35（13）：1773-1782.

[15] Storto G，Nicolai E，Salvatore M. ［18F］FDG-PET-CT for early monitoring of tumor response：when and why. Q J Nucl Med Mol Imaging，2009，53（2）：167-180.

[16] 胡逸民. 肿瘤放射物理学. 北京：原子能出版社，1999.

第三十九章

¹⁸F-FDG PET/CT 肿瘤高危人群筛查

第一节　概　　述

恶性肿瘤是危害人类健康的重大疾病之一。根据世界权威肿瘤杂志 *CA Cancer J Clin* 公布的国际癌症研究机构（International Agency for Research on Cancer）肿瘤年报数据显示，全球癌症新发患者数和死亡人数仍在急剧上升，新发癌症病例数从 2002 年的 1 090 万，2008 年的 1 270 万，上升到 2018 年的 1 810 万例；死亡人数从 670 万（2002），760 万（2008），2018 年上升到 960 万例（表 39-1）。其中约一半以上的新发病例和死亡病例来自发展中国家或地区。

国际癌症研究机构显示，无论男女，肺癌是最常见的癌症（占总病例的 11.6%），是癌症死亡的主要原因（占总癌症死亡人数的 18.4%），其次发病率依次为女性乳腺癌（11.6%）、前列腺癌（7.1%）和结直肠癌（6.1%），死亡率依次为结直肠癌（9.2%）、胃癌（8.2%）和肝癌（8.2%）。在男性，肺癌是最常见的癌症，也是导致癌症死亡的主要原因，其次发病率依次是前列腺癌和结直肠癌，死亡率依次为肝癌和胃癌。在女性中，发病率和死亡率最高的是乳腺癌，其次发病率最高的是结直肠癌和肺癌，死亡率反之亦然，宫颈癌的发病率和死亡率均位居第四位。然而，受经济发展程度和相关的社会和生活方式因素的影响，各个国家以及不同国家常见癌症和癌症死亡的主要原因也不相同。值得注意的是，大多数低收入和中等收入国家没有高质量的癌症登记数据，这些数据是规划和实施循证癌症控制计划的基础。

在我国，癌症也是高发地区，据 2018 国家癌症中心公布的年报数据显示（表 39-2），全国每年新发癌症人数已达 380.4 万，相当于每天超过 1 万人被确诊为癌症，每分钟有 7 个人患癌（男性 211.4 万例，女性 169.0 万例）。肿瘤发病率为 278.07/10 万（男性为 301.67/10 万，女性为 253.29/10 万），城市地区发病率为 302.13/10 万，农村地区发病率为 248.94/10 万。肿瘤死亡率为 167.89/10 万，0～74 岁累积死亡率为 12.00%。恶性肿瘤发病率男性高于女性。按发病病例数排位，肺癌位居全国发病首位，每年发病约 78.1 万，其后依次为胃癌、结直肠癌、肝癌和乳腺癌。肺癌位居男性发病的第 1 位（占 24.63%），乳腺癌位居女性发病的第 1 位（占 15.51%）。

美国癌症研究会的统计数据显示，肺癌几乎占癌症死亡原因的 1/3。我国肺癌患病绝对人数列全球第一位，而 5 年生存率仅为 16%。早期肺癌手术切除后的 5 年生存率可高达 90% 以上，而中晚期肺癌 5 年生存率低于 5%。因此，癌症的早发现、早诊断、早治疗对改善患者预后至关重要。2010 年，美国癌症学会公布的数据显示，由于在癌症预防、检测和治疗方面的进步，从 1990 年到 2006 年，美国男性癌症患者死亡率下降 21%，女性患者死亡率下降 12.3%，死亡人数减少 76.7 万。

近年，随着我国经济社会快速发展和居民生活方式的转变，人群重大疾病谱发生了深刻变化，以心脑血管疾病（高血压、冠心病、脑卒中等）、糖尿病、恶性肿瘤、慢性阻塞性肺部疾病（慢性支气管炎、肺气肿等）、精神异常和精神病等为代表的慢性病已进入高增长状态。其中癌症发病率明显增高，死亡率居高不下，已成为最大的健康杀手。有关学者警示，未来 30 年我国慢性病患者数量有可能出现"井喷"。

慢性病具有病程长、病因复杂、健康损害严重等特点。目前我国 80% 的死亡者源于慢性病。慢性病影响劳动能力和生活质量，医疗费用昂贵，在疾病负担中所占的比重高达 69%，远超传染病和其他伤害，给社会和家庭带来沉重的经济负担。目前，常见肿瘤的治疗费用明显超过农村居民人均可支配收入，即使对城镇居民来说，负担也非常重。

表 39-1　2018 年全球 36 种癌症和所有癌症
新发例数和死亡例数

癌症部位	新发病例数（占所有癌 %）	死亡病例数（占所有癌 %）
肺	2 093 876（11.6）	1 761 007（18.4）
乳腺	2 088 849（11.6）	626 679（6.6）
前列腺	1 276 106（7.1）	358 989（3.8）
结肠	1 096 601（6.1）	551 269（5.8）
皮肤非黑色素瘤	1 042 056（5.8）	65 155（0.7）
胃	1 033 701（5.7）	782 685（8.2）
肝	841 080（4.7）	781 631（8.2）
直肠	704 376（3.9）	310 394（3.2）
食管	572 034（3.2）	508 585（5.3）
子宫颈	569 847（3.2）	311 365（3.3）
甲状腺	567 233（3.1）	41 071（0.4）
膀胱	549 393（3.0）	199 922（2.1）
非霍奇金淋巴瘤	509 590（2.8）	248 724（2.6）
胰腺	458 918（2.5）	432 242（4.5）
白血病	437 033（2.4）	309 006（3.2）
肾脏	403 262（2.2）	175 098（1.8）
子宫	382 069（2.1）	89 929（0.9）
唇，口腔	354 864（2.0）	177 384（1.9）
脑，神经系统	296 851（1.6）	241 037（2.5）
卵巢	295 414（1.6）	184 799（1.9）
皮肤黑色素瘤	287 723（1.6）	60 712（0.6）
胆囊	219 420（1.2）	165 087（1.7）
喉	177 422（1.0）	94 771（1.0）
多发性骨髓瘤	159 985（0.9）	106 105（1.1）
鼻咽部	129 079（0.7）	72 987（0.8）
口咽	92 887（0.5）	51 005（0.5）
下咽	80 608（0.4）	34 984（0.4）
霍奇金淋巴瘤	79 990（0.4）	26 167（0.3）
睾丸	71 105（0.4）	9 507（0.1）
唾液腺	52 799（0.3）	22 176（0.2）
肛门	48 541（0.3）	19 129（0.2）
女阴	44 235（0.2）	15 222（0.2）
Kaposi 肉瘤	41 799（0.2）	19 902（0.2）
阴茎	34 475（0.2）	15 138（0.2%）
间皮瘤	30 443（0.2）	25 576（0.3）
阴道	17 600（0.1）	8 062（0.1）
除皮肤外所有部位	17 036 901	9 489 872
所有部位合计	18 078 957	9 555 027

表 39-2　全国分性别癌症发病率前十位

男性 /%		女性 /%	
肺癌	24.63	乳腺癌	16.51
胃癌	13.62	肺癌	15.43
肝癌	12.72	结直肠癌	9.25
结直肠癌	10.13	甲状腺癌	7.50
食管癌	8.77	胃癌	7.25
前列腺癌	3.25	宫颈癌	6.04
膀胱癌	2.87	肝癌	5.68
胰腺癌	2.47	食管癌	4.29
脑癌	2.27	子宫癌	3.79
淋巴瘤	2.24	脑癌	3.15
其他	17.04	其他	21.11

　　进入 21 世纪，我国人口老龄化呈快速发展态势，步入老龄化快速发展阶段，老龄人口 800 万 / 年增，使我国已进入老年型国家、老龄化社会。老年人慢性病患病率是全人口的 3 倍，癌症以实体瘤为主，症状不典型，隐匿癌患病率是常人的 1.6 倍，多发癌患病率是 40 岁以下人群的 2.3 倍，这为我国癌症的防治带来新的挑战。

　　应对和遏制慢性病"井喷"态势的关键之一是积极开展疾病预防，开展全民健康生活方式。癌症预防分为三级，一级预防主要为改变不良的生活方式，合理膳食和体力活动，环境保护和职业防护，控制感染；二级预防主要为癌症的筛检，警惕癌症的早期"危险信号"；三级预防主要为制订和完善癌症的诊断、治疗和随访方案，综合治疗，开展癌症患者的社区康复工作，提高患者生活质量，对晚期患者施行止痛和临终关怀。

　　美国的一项调查显示，87% 的受访者认可常规进行癌症筛查，认为早期发现癌症可挽救生命；68% 的女性认为筛查可以预防或降低患乳腺癌的风险。统计显示，2005 年，70% 的 40 岁以上的美国女性和 58% 的 50 岁以上的美国男性分别接受了乳腺和前列腺肿瘤筛查。以 ^{18}F-FDG PET 作为筛查手段，对肺恶性肿瘤筛查数据显示，^{18}F-FDG PET 显像肺阳性结果的 80% 都是肺癌 I 期。筛查也通过及时发现癌前病变及早期有效治疗而降低癌症的发病率。美国国家癌症协会估测，通过恰当的筛查手段可避免 30%～35% 的癌症患者过早死亡。

　　筛检（screening）是运用快速、简便的试验、检查或其他方法，将健康人群中可能有病或缺陷的个体同那些可能无病者鉴别开来。通过筛查，在健康人群中早期发现可疑患者，实现对疾病的早期分析、早期诊断、早期治疗，改善预后。被筛查的疾病应具有以下特点：对健康带来明显危害、发病率较高、自然病程中长期可无临床症状、进行有效治疗可降低其死亡率等。

对筛查技术有效性的评价包括其检测疾病的敏感性、特异性、阳性预测值、阴性预测值等。评价筛查的有效性通常是看这种筛查是否有效降低疾病死亡率而不是延长生存时间。筛检方法、确诊方法、有效的治疗手段三者缺一不可，否则将导致卫生资源浪费，给筛检试验阳性者带来生理和心理上的伤害等不良后果。

癌症筛查的最终目的是要有效降低肿瘤死亡率。但通过筛查可否有效降低死亡率，不仅取决于早期诊断、有效治疗，还取决于疾病的死亡特性。某些疾病，不论是否早诊早治，其死亡率均很高，对这样的疾病就不宜进行筛查。美国新近一项多中心研究结果显示，目前的早期卵巢癌筛查方法总体上并不能降低患者死亡率，反而容易产生误诊。这项研究是美国犹他大学的科学家进行的，在芝加哥举行的美国临床肿瘤学会年会上公布。研究指出，卵巢癌病情发展较快，但患病早期没有易于辨认的症状，因此发现时往往为时已晚。如果能在早期获得准确诊断，就可及时进行治疗，延长患者生命。对于卵巢癌早期筛查，目前的一种方法是检测血液中肿瘤标志物CA12-5 的含量，另一种是用超声波检查卵巢是否有异常。这项研究对以上方法的筛查效果提出了质疑。研究人员对 7.8 万多名年龄在 55 岁至 74 岁的女性进行调查，在被调查对象中，一半人定期接受常规妇科检查，另一半人接受早期卵巢癌筛查，其内容包括：连续 6 年每年接受一次血液检测，然后连续 4 年每年接受一次超声波检查。研究人员对这两组人员进行了长达 12 年的跟踪调查。结果显示，在进行了卵巢癌早期筛查的女性中，共有 212 人罹患卵巢癌，其中 118 人死亡；没有进行早期筛查的女性中，有 176 人罹患卵巢癌，其中 100 人死亡。从死亡率来看，两组没有显著差别。分析还发现，在进行了卵巢癌早期筛查的女性中，有 3 285 人的测试结果为假阳性，即无病而被误诊为有病。误诊导致 1 080 人接受了包括卵巢切除在内的手术治疗，其中有 15% 因治疗产

生了严重的并发症。研究人员因此认为，用目前的方法，每年接受卵巢癌早期筛查不仅无助于及早发现患者，反而容易因为误诊而导致不必要的治疗措施，对身体造成伤害。要实现卵巢癌的准确早期筛查，需要开发出更好的技术。

肺癌仍然是全球男性发病率最高的恶性肿瘤，我国肺癌患病绝对人数位居全世界第一位。其居高不下的主要原因是吸烟等因素。在禁烟实施较严格的西方国家，肺癌发病有下降的趋势，而在中国等亚洲国家，肺癌患病却有增加的趋势。原本女性肺癌发病率较高的地区是北美、北欧和大洋洲。但值得注意的是，近年来中国女性肺癌发病率呈上升趋势，目前已超过部分欧洲国家。除与女性吸烟人数的增加有关外，炉煤燃烧造成的室内空气污染和烹调油烟污染也是不可忽视的原因。

我国著名呼吸专家钟南山院士在题为"肺癌筛查，谁是第一选择？"文章中指出，尽管近 10 年来，肺癌治疗取得了一定进展，但目前肺癌 5 年生存率仍仅有 16%。如能在肿瘤早期阶段（尤其是 I 期肺癌）进行手术切除，肺癌预后将显著改善。因此，自 20 世纪 60 年代以来，国内外一直在尝试通过筛查来实现肺癌早期诊断，从而降低肺癌病死率。肺癌发病机制极其复杂，目前仍未明确，但吸烟、年龄都与肺癌发病率相关。因此，肺癌筛查的对象，通常以 45 岁以上、吸烟或曾吸烟的男性为主。肺癌确诊依赖于肺组织学或痰脱落细胞学检查。肺癌诊断经历了 20 世纪五六十年代胸部 X 线、痰脱落细胞学检查，20 世纪 70 年代中后期各种纤维支气管镜、胸腔镜、纵隔镜等介入诊断，20 世纪 90 年代低剂量螺旋 X 线 CT 的发展历程。与此相应，肺癌的筛查手段主要包括：X 线胸片辅以痰细胞学；低剂量螺旋 X 线 CT 及追踪；分子生物技术—血、痰生物标记物；呼出气挥发性有机复合物监测等诊断技术。作为肺癌主要诊断手段的支气管镜检查，并不适用于筛查，而荧光纤支镜，尽管对诊断早期中央型肺癌敏感性高，但特异性仅 33%，同样不适于肺癌筛查。因此，目前实际开展肺癌筛查的手段主要是胸部放射学检查。常规 X 线胸片效果令人失望。肺癌筛查的大样本研究，最早始于 1960 年开展的英国伦敦费城肺癌研究计划，55 034 名男性志愿者，被随机分成 2 组，试验组每 6 个月检查一次胸部 X 线，共 3 年；对照组仅参加开始和结束时两次检查。结果发现，尽管试验组肺癌检出率、手术切除率高于

对照组,但 3 年死亡率无显著差异。胸部 X 线检查可以发现更多早期肺癌,提高手术切除率,但不能降低肺癌死亡率。此后开展的另一项肺癌筛查研究,总追踪时间长达 15 年。研究同样未能得出 X 线胸片筛查有利于减少肺癌病死率的证据。基于这一结果,通常认为没有必要将每半年一次 X 线筛查列入肺癌综合控制计划内容。肺癌生物标志物筛查的意义尚在探索中。肺癌标志物癌胚抗原(CEA)、细胞角质片段抗原 21-1、CA19-9、CA125、CA15-3、鳞癌抗原、组织多肽抗原、神经特异性烯醇化酶、肌酸磷酸激酶 -BB 等的基因芯片及蛋白组学研究为肺癌的筛查和早期诊断提供了新方向。与肺癌相关的癌基因、抑癌基因、端粒酶调控失常以及 DNA 甲基化、RNA 过度表达等也是肺癌早期诊断领域的热点。从功能角度看,肺癌属蛋白组性疾病,蛋白质组学研究及数据库建立将有利于筛查出可用于肺癌早期诊断的分子标志物。

近年,随着医学影像设备和技术的发展,临床陆续开展了 X 线 CT 或 MRI 肿瘤健康筛查。就肺部病变而言,X 线 CT 所发现的 I 期肺癌是胸片的 6 倍。X 线 CT 能发现绝大多数直径在 8mm 以上的肺癌结节。其次,X 线 CT 检查无创、快捷。目前的技术条件下,患者屏息数秒即可完成胸部扫描,辐射剂量较低,仅为 3.3mSv。不仅如此,随着技术进步,X 线 CT 检查的辐射剂量有可能进一步降低。目前需要接受 X 线 CT 筛查的研究对象,即肺癌的高危人群,已经能根据年龄及吸烟史加以确定。

2010 年,一项多中心大样本随机临床实验(national lung screening trial,NLST)公布了初步结果:低剂量 X 线 CT 筛查可以较胸片降低 20% 的肺癌相关死亡率。NLST 实验自 2002 年开始,入组 53 000 例 55～74 岁重度吸烟人群。分组进行 3 年的年度 X 线 CT 检查或年度胸片检查,之后再随访 5 年。初步结果发现,X 线 CT 组因肺癌死亡 354 位,胸片组因肺癌死亡 442 位(X 线 CT 降低死亡风险 20%)。这是第一次有明确的随机对照实验数据表明,低剂量 X 线 CT 肺癌筛查可以显著降低肺癌死亡率。降低 20% 的死亡率意味着,全世界每年可以减少以数十万计的肺癌死亡。鉴于此,2011 年 11 月,美国国立综合癌症网络(NCCN)更新指南,推荐使用低剂量螺旋 CT 对肺癌高危者进行筛查。但是 3 年可能并非最佳的筛查时间。如能对患者的筛查时间延长,可能使更多的患者受益,降低更多的肺癌死亡率。20% 仅是一个相对减少的死亡风险,NLST 实验的结果需要进一步的分析,才能将低剂量 CT 筛查的优势完全显示出来。

近年,^{18}F-FDG PET/CT 被更广泛地应用于全身肿瘤健康筛查或健康体检。

第二节　^{18}F-FDG PET/CT 在恶性肿瘤筛查中的应用

1931 年,Warburg 首次报道了肿瘤葡萄糖代谢活跃这一特征。目前,^{18}F-FDG PET/CT 已在临床广泛应用于肿瘤的诊断和鉴别诊断、分期和再分期、疗效评价和预后评估、复发的鉴别、寻找原发灶等。

在日常临床工作中,^{18}F-FDG PET/CT 显像"偶然"发现恶性肿瘤的事例屡见不鲜(图 39-1～图 39-4)。人们不禁想到是否可以应用 ^{18}F-FDG PET/CT 进行健康查体筛查肿瘤。当被问及你是否认为全身 ^{18}F-FDG PET/CT 是早期发现可以得到有效治疗的癌症的有效手段,你是否认为全身 ^{18}F-FDG PET/CT 可以广泛用于健康人群的癌症筛查,你是否愿意用全身 ^{18}F-FDG PET/CT 进行癌症筛查时,所有参加问卷调查的人均给予了肯定的回答。近年来,以 ^{18}F-FDG PET/CT 显像作为恶性肿瘤健康筛查手段多有报道,尤以远东国家和地区诸如日本、韩国和我国的台湾地区,例如在日本,PET 受检者中以肿瘤筛查为目的约占 20%。

与传统的仅对某一种癌症或某一器官和局部进行筛查的方法不同,^{18}F-FDG PET/CT 用于恶性肿瘤健康筛查具有明显的优点。首先,葡萄糖代谢明显活跃是多数肿瘤共有的代谢特征,应用 ^{18}F-FDG 作为显像剂,通过代谢成像,为多种肿瘤的早期发现提供了基础;其次,^{18}F-FDG PET/CT 可进行全身显像,一次检测可涵盖全身多种肿瘤的早期筛查;经过多年的临床应用证明,^{18}F-FDG PET/CT 在肿瘤的诊断和鉴别诊断方面具有较高的准确性;相比于局部、单一肿瘤检测,^{18}F-FDG PET/CT 的检测时间较短。因此,^{18}F-FDG PET/CT 为癌症的筛查开辟了新的领域。国内外筛查结果显示,应用 ^{18}F-FDG PET/CT 显像进行恶性肿瘤筛查发现恶性肿瘤的阳性率为 0.7%～5%,明显高于传统的筛查方法。

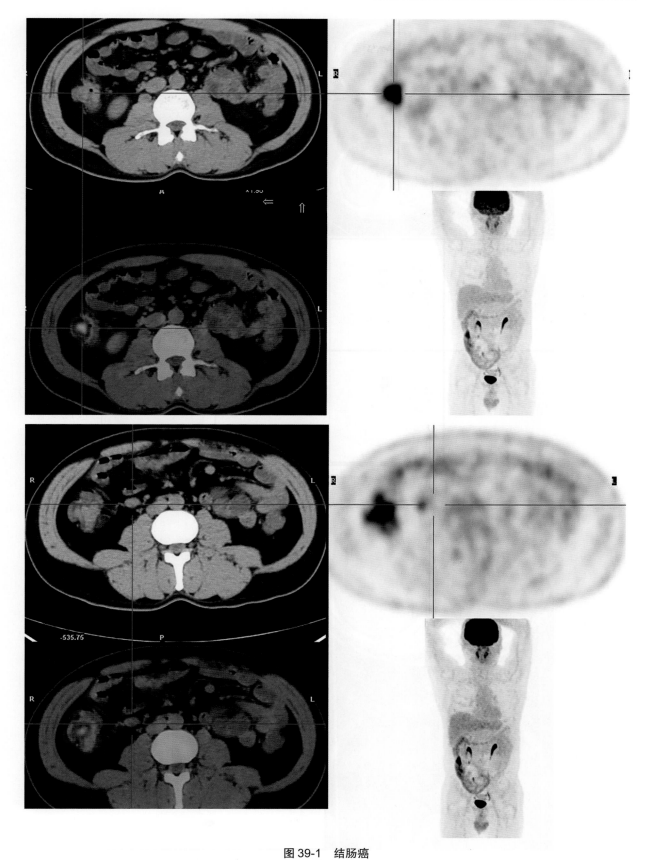

图 39-1　结肠癌

男，48 岁。无不适。¹⁸F-FDG PET/CT 显像发现升结肠高代谢病变；CT 发现病灶旁肿大的淋巴结。手术后病理：升结肠腺癌伴淋巴结转移

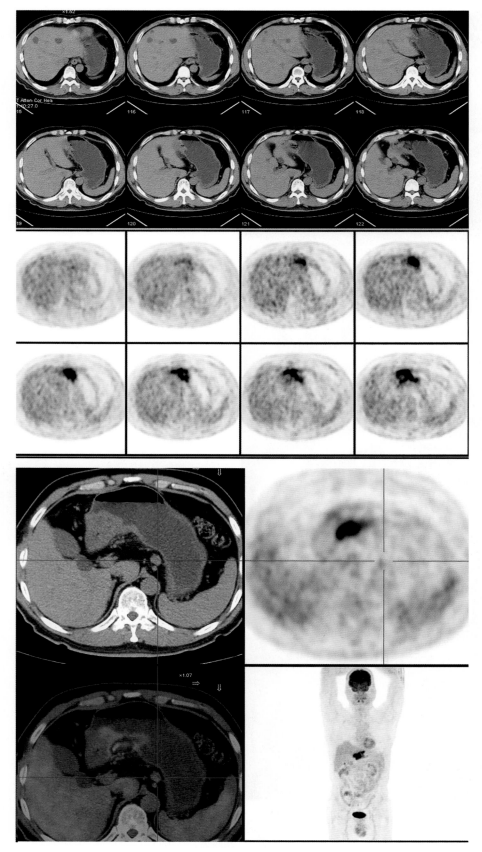

图 39-2　胃腺癌

男，55 岁。时有晨起胸部不适、上腹胀气。既往体健。^{18}F-FDG PET/CT 显像发现胃窦部高代谢病变；CT 发现胃小弯旁肿大的淋巴结。手术后病理：胃腺癌伴淋巴结转移

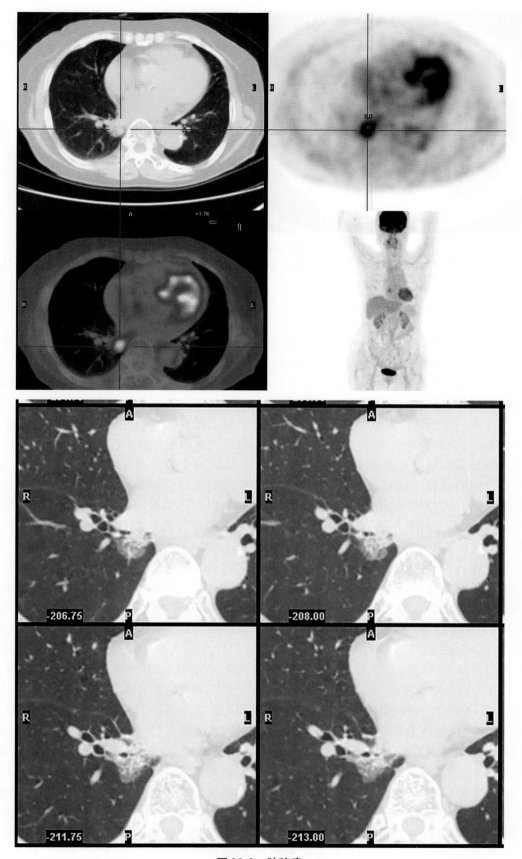

图 39-3 肺腺癌

女，78 岁。高血压。冠心病，心律失常，心绞痛，无呼吸系统症状。¹⁸F-FDG PET/CT 显像发现右肺下叶背段脊柱旁代谢增高病变；CT 示该病变为软组织影伴磨玻璃影，发现肿大的淋巴结。手术后病理：肺腺癌，未见淋巴结转移

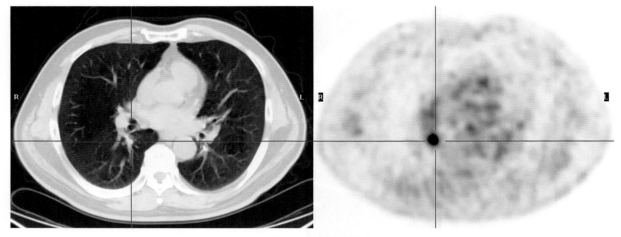

图 39-4　肺腺癌

男，60 岁。无不适。^{18}F-FDG-PET/CT 显像发现右肺下叶近肺门处软组织密度影，代谢增高。手术后病理：肺腺癌，未见淋巴结转移

目前尚无公认的 ^{18}F-FDG PET/CT 恶性肿瘤筛查的定义。日本核医学会制定的定义为：^{18}F-FDG PET/CT 肿瘤筛查是指应用 ^{18}F-FDG PET/CT 进行目的在于探测早期肿瘤的一项方法，它可以与其他检测方法或进一步相关检测相结合。对用于癌症筛查的设备、检查方法等没有具体的限定。

作为筛查技术应具备的基本条件是，在疾病出现症状之前可有效检出疾病；检查不伴有明显的创伤和副作用（并发症少）；在随访过程中干预治疗可降低其死亡率；实施方便，费用合理。世界卫生组织强调，一个理想的筛查项目应确保尽可能少的遗漏病变，尽可能少的避免检出的异常还需进一步明确诊断。在 ^{18}F-FDG PET/CT 被越来越广泛地应用于恶性肿瘤筛查的同时，人们也在关注影响 ^{18}F-FDG PET/CT 恶性肿瘤筛查的因素。

影响 ^{18}F-FDG PET/CT 准确性的主要因素有：部分炎性或良性病变也可以表现为葡萄糖代谢活跃，有时难以与恶性肿瘤区分；对于较小的病变，尤其是 1cm 以下的病变，往往会明显降低 ^{18}F-FDG PET/CT 检测的敏感性；影响敏感性的因素还有生理性摄取、肿瘤细胞密度低的病灶、低代谢肿瘤和酶的异常（如肿瘤细胞己糖激酶活性降低或葡萄糖 -6- 磷酸酶活性增高）等。这些因素使得 ^{18}F-FDG PET/CT 在某些肿瘤检测中的准确性受到明显影响。筛检方法的特异性过低会给试验阳性者带来身心影响和由于需进一步检测而带来更多的经济负担。而敏感性过低又会使其难以达到早期发现恶性肿瘤的目的。^{18}F-FDG PET/CT 筛查结合其他检测方法、在明确的高危人群中进行筛查是克服其不足的方法之一。

开展某一疾病筛查的必要条件之一是该疾病在被筛查的人群中有较高的发病率，即筛查的敏感性与疾病本身的发病率的高低密切相关，如果被筛查疾病的发病率较低，尽管筛查手段很有效，也不宜在人群中进行这种普查。例如，如果筛查手段的敏感性和特异性为 90%，被筛查疾病的发病率为 1%，那么，10 个筛查阳性结果中仅有 1 个是真阳性。如何细化筛查对象是应用 ^{18}F-FDG PET/CT 进行恶性肿瘤健康筛查的另一个值得关注的问题。定义高危人群是进行筛查的一个主要步骤之一。例如，老年人癌症以实体瘤为主，症状不典型，隐匿癌是常人的 1.6 倍，多发癌是 40 岁以下人群的 2.3 倍。有研究显示，进行恶性肿瘤筛查时，当筛查人群年龄大于 50 岁时，癌症的阳性率为 1.3%，小于 50 岁时为仅为 0.9%。因此，年龄是确定肿瘤筛查对象重要的因素之一。与肿瘤患病有密切关系的其他因素有家族肿瘤史、肿瘤危险因素接触史（如射线照射、长期接触或使用致癌物等）。在筛查之前，进行问卷调查会有助于确定筛查对象，提高筛查的效能。NCCN 发布的《2012 年低剂量螺旋 CT 筛查肺癌指南》中，对筛查对象进行了详细的界定。其脑卒中风险评估因素有吸烟史、氡暴露、职业暴露、癌症史、肺癌家族史、慢阻肺或肺纤维化病史、吸烟暴露、缺乏肺癌症状或体征等，并将风险评估因素细化为高危、中危和低危：高危人群是：①年龄为 55～74 岁、吸烟

史≥30 包年、戒烟＜15 年；②年龄≥50 岁、吸烟史≥20 年并有一项其他肺癌危险因素。

¹⁸F-FDG PET/CT 通过代谢和解剖影像的综合检测，明显提高了 ¹⁸F-FDG PET/CT 筛查癌症的敏感性、特异性和阳性预测值。但研究显示，¹⁸F-FDG PET/CT 被用于健康人群肿瘤筛查时，PET 和 CT 辐射剂量分别为 4.4mSv 和 13.5mSv，两者有较明显的差别。其中，¹⁸F-FDG 使用量基本相同，¹⁸F-FDG 的辐射剂量约为 2.1×10^{-2}mSv/MBq。因此，¹⁸F-FDG PET/CT 的辐射剂量主要来自 X 线 CT。通常 10mSv 的辐射剂量理论上可带来 5/10 000 的癌症发生。有研究指出，当进行 ¹⁸F-FDG PET/CT 风险 - 效益评估时，女性 PET 筛查的受益年龄是 30 岁以上人群，但使用 PET/CT 时，受益年龄为 60 岁以上的人群。

截至 2012 年 1 月，我国 PET/CT 在临床使用的数量已经占到 PET 和 PET/CT 总量的 98% 以上。如何有效减少 X 线 CT 的辐射剂量，已引起人们的关注。日本医学会调查了 43 个机构肿瘤健康查体时 PET/CT 的 X 线 CT 的主要工作参数：管电流为 20～220mAs 之间不等，螺距为 0.75～1.75 之间不等，管电压为 120～140kV 之间不等。X 线 CT 带来的辐射剂量平均为 10.1mSv±7.85mSv。NLST 实验证实，如进行低剂量螺旋 CT 肺显像，一次的辐射剂量约为 1.5mSv。

降低 X 线 CT 的辐射剂量是降低 PET/CT 辐射剂量的有效途径，主要方法有：①降低管电流（mA）。管电流与辐射剂量之间呈线性正相关。管电流降低主要影响低对比分辨力，使低对比组织（如脑、肝脏）的图像质量明显下降，而对高对比组织分辨力影响较小，对高对比的器官（如肺和骨）的影响不明显。保持管电压不变，降低管电流，是目前降低辐射剂量的主要方式之一；②增加螺距。其他扫描条件不变时，增加螺距，患者接受辐射剂量降低。但螺距加大的同时会使层面敏感性曲线增宽，使影像在 Z 轴的空间分辨率下降；③降低管电压（kV）。降低管电压使辐射剂量下降，但同时也使 X 线质量降低，其后果是射线穿透力降低、吸收辐射比例增加，导致患者接受辐射量和图像质量之间的平衡关系被破坏，影响影像质量。

目前，随着 PET 或 PET/CT 显像设备的不断发展，¹⁸F-FDG 的使用剂量也在不断降低。同时 PET/MR 的临床使用也为降低筛查检测时使用 X 线 CT 而带来的辐射剂量提供了一个新的有效方法。有学者报道采用全身 MRI 检查方法对 11 766 名健康个体（平均 50.4 岁，56.8% 为男性）进行检查，结果显示，共发现 559 例（4.8%）可疑肺结节。在其中 46 例中发现 49 个原发性肺癌结节，总检出率为 0.4%，51 ～ 70 岁吸烟者中检出率为 1.4%；按 TNM 分期，Ⅰ期为 37 个（75.5%）；检出肿瘤平均直径为 1.98cm（中位数为 1.5cm，范围为 0.5～8.2cm）；最常见的组织类型是腺癌，为 38 个（77.6%）。总检查时间＜10 分钟，扫描时间 5 分钟（图 39-5～图 39-7）。

筛查是一个系统工程，包括筛查对象的确定，结果的判读标准，对发现的异常进行确诊和有效的及时治疗。以结果判读为例，有 X 线 CT 阅片经

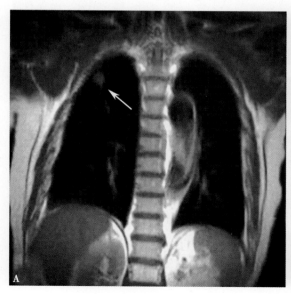
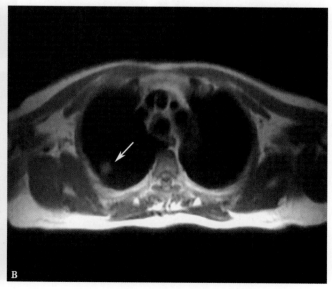

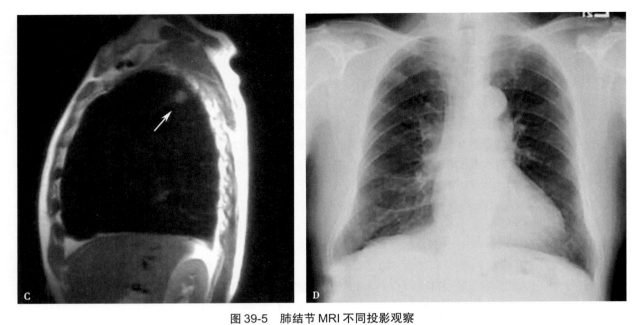

图 39-5　肺结节 MRI 不同投影观察

A～C. MRI 冠状断（A）、横断（B）、矢状断（C）图像清晰显示右肺上叶后段胸膜下 1.2cm 磨玻璃样结节（箭头）；D. X 线片

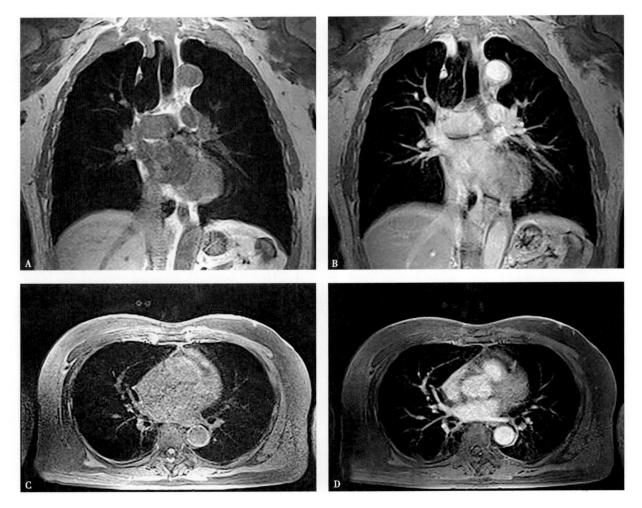

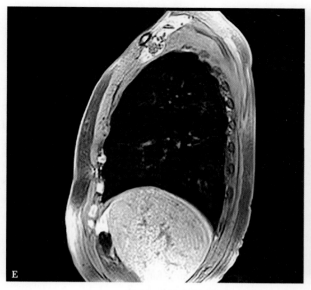
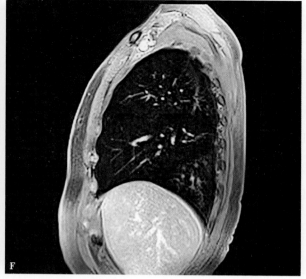

图 39-6　MRI 平扫和增强对肺血管、支气管的显示

A～F. MRI 平扫冠状断（A）、横断（C）、矢状断（E）和增强冠状断（B）、横断（D）、矢状断（F）图像清晰显示肺血管和支气管

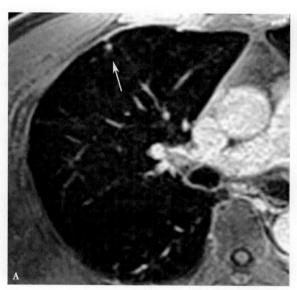
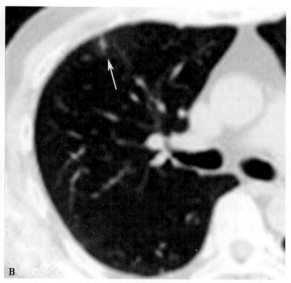

图 39-7　胸膜下结节 MRI 与 CT 影像

A、B. MRI 横断（A）和 CT 横断（B）图像均清晰显示胸膜下 0.3cm 结节

验的医生阅片发现 ¹⁸F-FDG PET/CT 结果异常的比例为 15.5%，明显高于其他背景医生的 2.8%。目前有的国家相关学会和专业组织制定了 ¹⁸F-FDG PET/CT 恶性肿瘤筛查的工作指南，指导和规范相关工作。

在我国，目前 ¹⁸F-FDG PET/CT 全身显像的检查费用仍然较高，仅有个别地区、行业或医疗机构将其部分纳入医保报销范围。结合我国国情和疾病特征，进一步通过前瞻性随机试验证实 ¹⁸F-FDG PET/CT 恶性肿瘤筛查可有效降低肿瘤的死亡率，评估费用 - 效益比很有必要。期待 ¹⁸F-FDG PET/CT 恶性肿瘤筛查工作会为我国恶性肿瘤的防治、改善恶性肿瘤的死亡率做出更大的贡献。

（李亚明）

参 考 文 献

[1] Bray F，Ferlay J，Soerjomataram I，et al. Glaobal cancer statistics 2018: GLOBOCAN estimates of incidence and mortality worldwides for 36 cancers in 185 countries. CA

Cancer J Clin, 2018, 68 (6): 394-424.

[2] Ahmedin J, Freddie B, Melissa M, et al. Global cancer statistics. CA Cancer J Clin, 2011, 61 (2): 69-90.

[3] Ferlay J, Shin HR, Bray F, et al. GLOBOCAN. 2008, Cancer incidence and mortality worldwide: IARC Cancer-Base No. 10. Lyon. France: International Agency for Research on Cancer, 2010.

[4] Schwartz LM, Woloshin S, Fowler FJ, et al. Enthusiasm for cancer screening in the United States. JAMA, 2004, 291 (2): 71-78.

[5] Domenighetti G, D'Avanzo B, Egger M, et al. Women's perception of the benefits of mammography screening: population-based survey in four countries. Int J Epidemiol, 2003, 32 (7): 816-821.

[6] National Cancer Institute. Cancer trends progress report-2005 update, 2006.

[7] Yasuda S, Ide M, Fujii H, et al. Application of positron emission tomography imaging to cancer screening. Br J Cancer, 2000, 83 (10): 1607-1611.

[8] National Cancer Institute. Cancer screening overview (PDQ), 2006.

[9] 李立明. 流行病学. 北京: 人民卫生出版社, 2011.

[10] Buys SS, Partridge E, Black A, et al. Effect of screening on ovarian cancer mortality: the Prostate, Lung, Colorectal and Ovarian (PLCO) Cancer Screening Randomized Controlled Trial. JAMA, 2011, 305 (22): 2295-2303.

[11] Aberle DR, Adams AM, Berq CD, et al. Reduced lung-cancer mortality with low-dose computed tomography screening. N Engl J Med, 2011, 365: 395-409.

[12] Ryogo M, Michio S, Kimiichi U, et al. Performance profile of FDG-PET and PET/CT for cancer screening on the basis of a Japanese Nationwide Survey. Ann Nucl Med, 2007, 21 (3): 481-498.

[13] Michiru I, Yutaka S. Is whole-body FDG-PET valuable for health screening. Eur J Nucl Med Mol Imaging, 2005, 32 (3): 339-341.

[14] Jeong WL, Keon WK, Jin CP, et al. Cancer screening using 18F-FDG PET/CT in Korean asymptomatic volunteers: a preliminary report. Ann Nucl Med, 2009, 23 (7): 685-691.

[15] 张凯秀, 王雪梅, 李云霞. 健康人群 PET/CT 体检显像现状分析. 内蒙古医学院学报, 2009, 12 (31): 588-589.

[16] 黄健, 贺晓恒. 18F-FDG PET-CT 显像在健康体检中的意义. 南方医科大学学报, 2010, 30 (7): 1557-1559.

[17] 郭勇, 田嘉禾, 陈英茂, 等. 18F-FDG PET 显像在中老年人体检中的应用. 中国临床医学影像杂志, 2004, 15 (1): 55-57

[18] Warburg O. The mechanism of tumors. New York: NY: Richard Smith, 1931.

[19] Heiko S and Mithat G. Screening for cancer with PET and PET/CT: potential and limitations. J Nucl Med, 2007, 48: 4-18.

[20] Ghotbi N, Iwanaga M, Ohtsuru A, et al. Cancer screening with whole-body PET/CT for healthy asymptomatic people in Japan: re-evaluation of its test validity and radiation exposure. Asian Pac J Cancer Prev, 2007, 8 (1): 93-97.

[21] Ono K, Ochiai R, Yoshida T, et al. The detection rates and tumor clinical/pathological stages of whole-body FDG-PET cancer screening. Ann Nucl Med, 2007, 21 (1): 65-72.

[22] Chen YK, Ding HJ, Su CT, et al. Application of PET and PET/CT imaging for cancer screening. Anticancer Res, 2004, 24 (9): 4103-4108.

[23] Shen YY, Su CT, Chen GJ, et al. The value of F-18 fluorodeoxyglucose positron emission tomography with the additional help of tumor markers in cancer screening. Neoplasma, 2003, 50 (4): 217-221.

[24] Kojima S, Zhou B, Teramukai S, et al. Cancer screening of healthy volunteers using whole-body F-18 FDG-PET scans: the Nishidai clinic study. Eur J Cancer, 2007, 43 (10): 1842-1848.

[25] Ko DH, Choi JY, Song Y, et al. The usefulness of 18F-FDG PET as a cancer screening test. Nucl Med Mol Imaging, 2008, 42 (5): 444-450.

[26] Henschke CI, McCauley DI, Yankelevitz DF, et al. Early Lung Cancer Action Project: overall design and findings from baseline screening. Lancet, 1999, 354 (2): 99-105.

[27] Liberman L. Breast cancer screening with MRI: what are the data for patients at high risk. N Engl J Med, 2004, 351 (5): 497-500.

[28] Swensen SJ, Jett JR, Hartman TE, et al. Lung cancer screening with CT: Mayo Clinic experience. Radiology, 2003, 226 (6): 756-761.

[29] Mulshine JL. Clinical issues in the management of early lung cancer. Clin Cancer Res, 2005, 11: 4993-4998.

[30] Patz EFJ, Goodman PC, Bepler G. Screening for lung cancer. N Engl J Med, 2000, 343 (8): 1627-1633.

[31] Murano T, Minamimoto R, Senda M, et al. Radiation exposure and risk-benefit analysis in cancer screening using FDG-PET: results of a Japanese nationwide survey. Ann Nucl Med, 2011, 25 (9): 657-666.

[32] Deloar HM, Fujiwara T, Shidehara M, et al. Estimation of absorbed dose for 2-[F-18-] fluoro-2-deoxy-D-glucose using whole-body positron emission tomogra-

phy and magnetic resonance imaging，Eur J Nucl Med，1998，25（7）：565-574.

[33] Ko JSC，Cheng HC，Chang HY et al. Whole-body MR imaging: the future "X ray". AJR，2003，18（9）：860-861.

[34] Wu NY，Cheng HC，Ko JS，et al. Magnetic resonance imaging for lung cancer detection: experience in a population of more than 10，000 healthy individuals. BMC Cancer，2011，11（2）：242-247.

[35] Osman MM，Cohade C，Fishman EK，et al. Clinically significant incidental findings on the unenhanced CT portion of PET/CT studies: frequency in 250 patients. J Nucl Med，2005，46（9）：1352-1355.

[36] Bruzzi JF，Truong MT，Marom EM，et al. Incidental findings on integrated PET/CT that do not accumulate 18F-FDG. AJR，2006，87（8）：1116-1123.

第四十章

分子影像与肿瘤精准医学

第一节　精准医学的背景

一、医学模式的进步

传统的医学模式下，人们常通过症状、体征、实验室和影像学检查来认识疾病，对疾病的分类较为粗糙。目前的生物医学模式仅关注疾病晚期或终末期的状况，重治疗轻预防，忽略了临床前期的病理表现或危险因子，忽略了症状发生的潜在机制，对疾病的描述较宽泛，常包括了同样症状的多种疾病，其识别治疗靶点的方法对多数疾病的复杂特性的描述也过于简单。例如，人们认识肿瘤时常按器官组织来源对肿瘤进行分类，再根据病理形态划分不同类型，而实际对肿瘤治疗中发现，一些同一分类的肿瘤其治疗效果差异较大，缺乏个体化的治疗手段。粗放化的诊断和治疗导致了疗效低下、成本高昂、患者越治越多的问题，继而造成医疗资源的浪费，全民健康得不到有效改善。

为了获得更为可靠的诊治策略，传统被动的医疗模式正逐渐被更加主动的模式所取代，目前一些学者提出了 4P 医学模式，即预测、预防、个体化和参与性（predictive, preventive, personalized and participatory），个体化医学即精准医学（precision medicine）在单一个体所表现出的诊治理念。精准医学是近年来提出的较为热门的一个医学概念，标志着医学模式又向前迈进了一步，尽管当前人们对此有诸多争议，但是它以患者的最大获益和医疗投入的高效配置为宗旨，为每个人提供个体化的疾病预防、筛查、诊断、治疗和康复计划，以最小资源投入获取最大健康保障，从而提高整体人群的健康水平的理念值得倡导。精准医学意在对疾病患者群的分类进一步细致区分，且最终影响疾病的诊断和治疗策略。

2015 年美国提出了"精准医学"的计划，并制定了 2.15 亿美元的预算用于推动这一国家战略。美国国立卫生研究院（NIH）对精准医学的定义为基于了解个体基因、环境及生活方式上的疾病治疗和预防的新兴方法，即根据疾病表型和生物标志物将患者分组，并针对各组不同特征施以个体化的治疗手段。精准医学虽然概念较新，但临床中这一理念的运用却由来已久，如输血和器官移植时需要保证配型符合，感染时需要根据病原微生物使用不同种类抗生素等。现今精准医学的提出则是多种知识进步共同推动的结果，包括高通量和各种组学技术的进步，对疾病的异质性尤其肿瘤异质性的理解，以及健康医疗大数据时代的发展。

二、高通量技术和组学研究

高通量技术和各种组学技术的发展为认识人体和疾病的生物学机制提供了大量材料。高通量技术的快速进步促使现代生物学和医学研究从传统的假设驱动的设计转变为数据驱动的研究。高通量 DNA 测序和质谱技术等现代高通量技术能同时监测数千种分子，远远多于传统研究中的监测数量，因此可生成大量数据，并记录某一生物学系统的实时的分子细节。当最终获得足够的数据量后，这些分子特征和他们形成的生物学网络能与它们取样时的生理状态或临床表现相关联，从而揭示疾病发生发展的关键生物学机制，为实现精准医学奠定基础。

2003 年人类基因组计划正式完成，随后美国又启动了肿瘤基因组图谱计划。大规模肿瘤全基因测序项目（whole genome sequencing, WGS）有望获得肿瘤的基因组改变的完整种类，阐明肿瘤发生发展过程中基因变异的模式和相关影响。同时，对基因变异发生机制的理解会更新对肿瘤发生的认识，从而促进新的肿瘤预防策略的诞生。基因测序技术从 Sanger 发明的末端终止测序方法发展到如今的下一代测序技术（边合成边测序、单分子测序、纳米孔测序），其通量提高，成本降低，测序周期缩短，更有利于及时高效地了解疾病的基因组信息，也是精准医学在基因层面实践的基础。

蛋白是基因活动的执行者，蛋白组学是指特定时间内一个基因组所表达的全部蛋白质。人体的疾病由蛋白质的结构、活性、数量、比例、运动等发生错误而造成。二维凝胶电泳及质谱检测等为蛋白的识别、分类、定量等提供了技术支撑。人类蛋白组计划研究人体内蛋白质的丰度、分布、亚细胞定位、相互作用和细胞功能，目的在于应用各种技术手段，从整体角度分析细胞内动态变化的蛋白质组分、表达水平与修饰状态，了解蛋白质之间的相互作用与联系，揭示蛋白质功能与细胞生命活动规律。

代谢组学又称代谢轮廓分析，指对生物体代谢过程中的各种化合物进行全面定量分析，研究生物体在生理和病理状态下其代谢产物的种类、数量和变化规律。通过分析体液组成，代谢组学可获得疾病过程中特异性的代谢生物标志物，了解病变过程中机体代谢的改变。大规模的信息提取和多元变量处理技术可揭示生物体内部各代谢产物的相互作用和运动规律，有助于疾病更为精准的临床诊疗。

影像组学应用自动化数据特征化算法将感兴趣区的影像数据转化为可发掘的特征空间数据，并进行高通量分析，用于综合评价疾病的各种表型。影像组学通过影像的采集和重建、图像的分割和重组、特征数据的提取和量化、数据库的构建和共享等步骤实现图像的高效利用，其诊断模式由传统的黑白灰阶图像判读转变为对影像纹理特征的分析。影像组学可识别实体瘤在时间和空间上的异质性，可指导疾病治疗方式的选择，随着影像技术和计算机技术的进步，未来的影像组学将推动精准医学发挥更多临床价值。

三、肿瘤异质性

不同肿瘤之间和相同肿瘤内部都有广泛的异质性，其表形多样性会带来诊治策略上的差异。肿瘤细胞可产生不同的基因型，而相同基因型的肿瘤细胞也可以有不同的细胞分化状态，另外，肿瘤细胞也受周围复杂多样的微环境的影响。基因型、细胞分化状态和微环境的异质性是理解肿瘤生物学的关键，也是进行有效的肿瘤治疗的前提。

基因组分析证实肿瘤内部有基因异质性，肿瘤由包含多种亚克隆的细胞组成，这些亚克隆细胞的基因不仅包含多数肿瘤共有的突变，也包含独有的专一突变。而且，目前的研究证实这些异质性是动态变化的，如研究者发现胶质瘤的发展过程中其 EGFR 基因的突变在早期发生，而 PTEN 基因的突变则发生较晚。对肿瘤基因异质性的深入研究有助于我们理解肿瘤对治疗的反应和耐药性，改善应对肿瘤复发和转移的策略。

肿瘤的细胞分化状态也存在异质性，即相同基因型的肿瘤细胞其表型各异，这意味着肿瘤内细胞的增殖、转移、侵袭能力和对治疗的敏感性各不相同。肿瘤中的部分细胞具有生成肿瘤的能力，被称为肿瘤干细胞，这些细胞分化程度较低，具有干细胞特征，且跟周围其他肿瘤细胞的表型状态不同。肿瘤干细胞是肿瘤复发和转移的原因，且这些干细胞常耐受致 DNA 损伤的抗肿瘤药物。肿瘤细胞分化状态的异质性表明，识别和杀灭肿瘤干细胞是肿瘤治疗的一大关键，也是精准医学的研究目标之一。

肿瘤细胞与其微环境密切联系，微环境会决定肿瘤细胞的生物学特性和治疗敏感性。肿瘤微环境由细胞外基质、成纤维细胞、血管和免疫细胞组成，这些成分动态变化，导致了肿瘤微环境的异质性。肿瘤微环境中成纤维细胞可生成大量稠密的细胞外基质，增加细胞间隙液体压力，阻止药物进入肿瘤细胞。免疫细胞控制肿瘤的生物学特性，对其异质性的理解有助于设计肿瘤免疫检查点相关的治疗策略。

对肿瘤异质性的认识是提出精准医学的重要背景。理解肿瘤在基因型、细胞分化和微环境的异质性有助于对肿瘤治疗反应、复发、转移等的深层认知，从而对肿瘤的不同表型区别应对，提供表型特异性的个体化医疗，最终改善治疗策略，提高治疗效果。

四、大数据时代和医学影像信息学

高通量检测技术为分子诊断提供了强大的工具，但所获得的分子诊断信息需要与疾病的临床意义相关联。多个检测平台会产生海量的数据信息，厘清和整合这些平台的信息才能分析和解读其临床意义。随着计算科学的进步和大数据时代的来临，多数的分析和解读过程将由先进的算法和高效的处理程序完成。大数据时代和由此发展而来的深度学习技术是机器代替人工的又一大进步,应用于医学领域将由计算机代替人脑对群体的医学信息进行细致分析,从中寻找各疾患者群之间的细微异同,为精准医学的实践提供依据。

生物医学信息学追求生物医学数据、信息、知识的有效利用,最终为改善人类健康而服务,医学影像信息学是其下属领域。由于分子影像、解剖影像和功能影像的发展,这一领域近年来发展迅速。生物标志物提供有关生理和病理过程中细胞和分子水平的变化信息,医学影像信息与之关联可提供观察从组织器官到细胞分子水平的生物学活动,从而在细胞或亚细胞水平将影像特征与基因变异联系在一起,将解剖学与功能学信息联系在一起。同样,患者的病史、治疗过程以及其他诊断信息与医学影像信息整合将会提供更为精准的诊断意见,并指导治疗方案的优化。

图像采集过程的标准化和其他情境信息的整合对医学影像信息至关重要。医学影像的数据集由大量影像信息组成,也包含图像采集参数和图像分析算法。相关的图像采集的细节信息、个体的临床信息和结局对数据分析有重要影响,这些数据将有助于精准医学在影像信息方面对疾病和人群的分类和研究。

第二节　分子影像与肿瘤精准医学

精准医学将患者的疾病表型与分子特征相关联,对疾病进行精确分类和诊断,为患者提供个体化且有针对性的预防和治疗策略。精准医学的优势在于,根据疾病的易感性或治疗反应将患者分为不同亚型,随后选择有效的预防和治疗措施,避免无效治疗带来的不良反应和资源浪费,且能有效整合高通量分子生物学研究的新发现,促进了基础医学向临床的转化。

肿瘤诊治处于精准医学应用的前线。传统的肿瘤治疗常根据大批量未经筛选患者的共同表型指标制订单一的通用治疗方案,对不同个体而言其安全性和有效性差异巨大。精准医学根据个体的分子特征选择特异的治疗策略,避免了治疗的过量和不足,降低了治疗副作用,保证了治疗效果。肿瘤的精准医学还有助于解释不明原因的耐药现象,深入理解肿瘤基因的异质性,提供治疗反应和肿瘤复发的监测方法,积累多药联合应用的知识信息。

分子影像是精准医学实践的重要工具。分子影像学借助分子探针,运用影像学手段进行活体状态下细胞和分子水平的生物学过程的描述和测量,是分子生物学与医学影像融合发展的产物。传统影像学主要通过形态学改变来认识疾病,这些改变往往处于疾病发展的后期阶段,晚于基因、分子、代谢及功能改变,分子影像能探查疾病过程中细胞和分子水平的异常,早于形态学改变,且反映的是疾病过程的分子生物学信息,在精准医学的实践中有重要作用。

分子影像的探针包括蛋白、核酸、抗原/抗体、受体/配体、小分子物质等,包含了细胞在基因转录翻译、代谢、免疫、信号通路等过程所涉及的关键分子。核酸分子探针可利用反义显像直接定位靶基因序列,了解靶基因的转录情况。抗体探针和配体探针分别根据抗原/抗体、受体/配体特异性结合的原理,进行免疫显像和受体显像,获得目的抗原或目的受体的分布情况和数量。小分子物质作为探针则具有多种功能,如反映细胞糖代谢水平的 ^{18}F-FDG,反映肾脏血供和肾小球滤过率的 ^{99m}Tc-DTPA,反映细胞增殖状态的 ^{18}F-FLT 等。分子影像为精准医学在分子水平探索疾病提供了大量数据。

分子影像的显像模式多样,包括核素、磁共振、光学、超声等模式。核素显像敏感性高,磁共振成像分辨率好,光学和超声显像速度快,可实现实时监测显像。这些特性各异的显像模式为精准医学提供了多样的图像信息,有利于临床专家根据疾病状态和诊疗目的选择合适的显像模式,同时也便于相互比较、相互验证同一疾病状态下的图像特征。

一、分子影像在精准医学中的价值

(一)早期精确诊断与鉴别诊断

肿瘤良恶性的鉴别对患者的后期治疗十分关键,分子影像能反映肿瘤细胞状态和分子特征,是肿瘤良恶性诊断的重要工具。MRI 在鉴别脑肿瘤复发与非特异性的治疗后改变方面能力有限,如在恶性胶质瘤患者中,放疗后放射性坏死、脑梗、术后炎性改变等都有可能出现短暂性血脑屏障失效而使 MRI 出现假阳性。放射性核素标记的氨基酸显像能敏感地监测放化疗等疗效反应,有助于早期诊断肿瘤残留与复发。此外,分子影像还有助于淋巴瘤、前列腺癌等肿瘤的精准穿刺活检,提高了病灶的检出率。

分子影像可定位生物标志物在病灶的分布,有助于确定疾病的治疗靶点,从而筛选靶向治疗的获益人群。新型靶向治疗药物对肿瘤疗效显著,然而仍仅有部分肿瘤患者对其敏感,对靶向治疗的靶点(如 EGFR、HER2、ER 等)进行分子影像研究可识别这部分患者,避免了对患者的无效治疗。

(二)早期疗效与预后评估

疗效评估是选择治疗方案的重要依据,肿瘤疗效评估中传统影像方法以实体瘤体积或血供变化来判断治疗效果,误差较大,且需要较长时间才会产生影像上的改变。分子影像以分子生物学改变来评估疗效,时效性好,且准确性更高。早期疗效评估有利于优化后续治疗策略,节约医疗成本,为患者争取更多治疗机会。如 PET 实体瘤疗效评价标准认为治疗后早期 ^{18}F-FDG 的 PET 显像中病灶标准化摄取值(standard uptake value,SUV)降低预示着治疗有效,也意味着患者将获得更长的生存期。^{18}F-FLT 的 PET 显像可反映细胞增殖状态,也是监测肿瘤对治疗反应的指标。

肿瘤治疗前后用分子影像获得肿瘤活跃度和相关分子状态并对比分析,可准确预测患者的无进展生存期和总生存期等预后指标。为评估淋巴瘤的活力状态,目前临床多推荐淋巴瘤患者在化疗前后均行 ^{18}F-FDG 的 PET 显像,两者对比可评估化疗效果和预测患者生存期。分子影像对全身肿瘤活力的评估可辅助确定抗肿瘤治疗的剂量,避免过量造成的不良反应和剂量不足所致的疗效不佳。

(三)准确分期与优化治疗方案

传统肿瘤分期方法仅关注肿瘤大小、形态、侵及范围和转移等方面,准确性较差,分子影像可评估肿瘤活力和代谢,极大地纠正了传统的肿瘤分期,同时也改变了患者的治疗方案。在侵袭性淋巴瘤的诊断中,^{18}F-FDG 的 PET 显像可根据 SUV 的大小判断是否需要骨髓活检和改变治疗方案。靶向生长抑素受体的分子探针 ^{68}Ga-DOTA-TATE 对神经内分泌肿瘤有优异的显像性能,其 SUV 大小与病理分级和细胞增殖指数(Ki67)相关,显像结果对治疗方案的选择有较大影响。

分子影像在勾画肿瘤放疗靶区方面也有重要价值。CT 等解剖影像勾画放疗靶区时以形态学边界为依据,对肿瘤易复发区域和高活力区域的关注不足。^{18}F-FDG 等分子影像勾画的肿瘤靶体积与病理靶体积最为接近,在肺癌图像上能区分肿瘤组织与肺不张、积液、正常肺组织,避免了放疗范围过大而对正常组织造成损伤。

二、分子影像在精准医学实践中的常用靶点

分子影像在精准医学的实践需要合适的分子靶点,理想的分子靶点是了解疾病生物学过程的关键要素,也是疾病诊断和治疗的关注焦点。钠碘转运体就是精准医学应用于分化型甲状腺癌的一个经典靶点。分化型甲状腺癌表达钠碘转运体,^{131}I 诊断性全身扫描时甲状腺癌组织摄碘,据此可灵敏地发现残留病灶和转移灶;治疗剂量的 ^{131}I 在这些部位累积又可清除这些病灶。分子影像把这种诊断与治疗直接联系在一起的方法称为诊疗一体化,它不仅有助于精确诊断,也为内照射治疗的剂量选择和疗效评估提供了依据。

靶向治疗有别于传统肿瘤治疗策略中的手术和放化疗,为肿瘤患者带来了新的希望。目前已开发出针对不同靶点的众多靶向治疗药物,包括乳腺癌中 HER2 抗体曲妥珠单抗(trastuzumab),针对雌激素受体(ER)表达的内分泌治疗,慢性髓性白血病的 BCR-ABL1 抑制剂伊马替尼(imatinib),非小细胞肺癌的 EGFR 激酶抑制剂吉非替尼(gefitinib)和厄洛替尼(erlotinib),黑色素瘤的 BRAF 抑制剂威罗菲尼(vemurafenib),非小细胞肺癌的 ALK-MET 双重抑制剂克唑替尼(crizotinib)等。这些靶向治疗药物的成功开发和使用依赖于患者筛选时的预测标志物,如转移性结直肠癌的 KRAS 突变,进展性非小细胞肺癌的 EGFR 突变,转移性恶性黑色素瘤的 BRAF 突变等,这些靶点的存在与否关系到靶向治疗的有效程度。分子影像可以通过标记这些靶分子进行显像,用于评价关键靶点的表达水平及状态,对筛选靶向治疗优势人群、指导肿瘤治疗策略和判断预后有显著价值。近年来随着分子影像对疾病分子特征研究的深入,一些新的靶点和分子探针也逐渐从实验室走向临床,为精准医学的实践拓宽了路径。

(一)EGFR

EGFR 通过自分泌途径在肿瘤的凋亡、去分化、侵袭和转移等过程中发挥重要作用,其表达水平也影响肿瘤对放疗的敏感性,与肿瘤的不良预后密切相关。肿瘤的 EGFR 靶向治疗药物包括

单克隆抗体和酪氨酸激酶抑制剂，如西妥昔单抗（cetuximab）、吉非替尼（gefitinib）等，目前已在临床应用中表现出了较好的治疗效果。EGFR 基因突变的非小细胞肺癌对酪氨酸激酶抑制剂较为敏感，这些小分子激酶抑制剂能够进入细胞内干扰 EGFR 的胞内催化区与 ATP 的结合，阻断肿瘤内细胞信号传导，抑制细胞增殖和侵袭，促进凋亡，最终使肿瘤患者获得较好的生存及预后。EGFR 突变阳性的非小细胞肺癌患者中，采用酪氨酸激酶抑制剂治疗的无病进展生存期明显高于传统化疗组。因此，EGFR 的检测对肿瘤患者的个体化治疗有重要价值，也是预测酪氨酸激酶抑制剂疗效的重要指标。

以 EGFR 为靶点的分子影像主要分为可特异性结合 EGFR 的抗体显像和酪氨酸激酶抑制剂显像。抗体显像所用的探针为单克隆抗体或其片段，酪氨酸激酶抑制剂显像的探针多为喹唑啉类衍生物。表皮生长因子（EGF）与 EGFR 结合后会快速内化并降解，且肝脏对其摄取较高，不适于显像。经修饰后带半胱氨酸标签的 EGF 可连接 FBEM 并标记 ^{18}F，可作为 EGFR 的配体显像剂。分子影像无创性检测 EGFR 的突变状态，有望指导个体化的 EGFR 靶向治疗方案，改变患者的治疗策略和疗效监测方法，为进一步提高晚期肿瘤患者的疗效提供帮助。

（二）HER2

HER2 是人表皮生长因子受体家族的一个亚型，在多种肿瘤组织中高表达，与肿瘤的侵袭性相关，其过表达可促进细胞生长增殖，抑制细胞凋亡，诱导新生血管生成，提高肿瘤浸润转移能力。HER2 是肿瘤复发和生存期长短的独立预后因子，15%～25% 的乳腺癌患者和 30% 以上的卵巢癌患者都会出现 HER2 的过表达，HER2 靶向药物曲妥珠单抗可阻断 HER2 的信号通路，明显延长肿瘤患者生存时间。因此准确筛选 HER2 阳性肿瘤并实施靶向治疗的意义重大，以 HER2 为靶点的分子影像有助于筛选对 HER2 靶向治疗敏感的患者群体，避免无效治疗。

靶向 HER2 的分子影像探针主要包括单克隆抗体、各种抗体片段和肽类。单克隆抗体由于分子量大，血液清除速度慢，显像效果往往不甚理想。通过生物工程学制备的抗体片段分子量小（如 Fab 片段、单链抗体、纳米抗体、亲和体等），大大提高了其作为探针时的代谢速度。靶向

HER2 的分子影像不仅能显示 HER2 的表达，也反映探针是否易于接近该靶点，以及探针在细胞的内化情况，是预测肿瘤对靶向药物治疗反应的依据。目前曲妥珠单抗的分子影像已广泛应用于临床，其对原发灶 HER2 阳性的乳腺癌显像发现约 1/3 的患者在多数或全部转移灶没有显影，这也证实了肿瘤的异质性。

Sörensen 等应用 ^{68}Ga 标记与 HER2 结合的亲和分子 ABY-025 行 PET/CT 显像，用于选择 HER2 靶向治疗的患者，并根据病灶的摄取预测和监测治疗反应；对 16 例已知转移性乳腺癌并正在接受治疗的患者进行了显像，其结果与免疫组织化学和原位杂交检测 HER2 表达比较分析。结果表明，注射显像剂后 4 小时其病灶的摄取量可很好地区别 HER2 阳性转移灶（$p < 0.01$），PET 显像的 SUV 与活检 HER2 评分相关性良好（$r = 0.91$，$p < 0.001$），HER2 阳性的病灶其摄取值是 HER2 阴性病变的 5 倍（$p = 0.005$），且无重叠，提示 ^{68}Ga-ABY-025 的 PET 显像能准确地对全身乳腺癌转移灶的 HER2 受体表达进行定量。

（三）性激素受体

乳腺和生殖系统肿瘤的治疗除手术和放化疗外，激素治疗也是有效手段，性激素受体的表达是进行激素治疗的前提，性激素受体显像是筛选激素治疗敏感人群的方法。在乳腺癌的诊断中，大部分患者的雌激素受体（ER）为阳性，提示其对于抗激素治疗敏感，ER 表达阳性的患者中靶向治疗的有效率高达 75%。FES 是雌激素的类似物，^{18}F-FES 的 PET 显像中肿瘤对 FES 摄取程度与 ER 表达密度相关，其对肿瘤探测的敏感性为 84%，特异性为 98%。分子探针 ^{18}F-FMOX 由于其特异性结合率高，代谢稳定性好，对 ER 的显像效果优于 ^{18}F-FES。也有研究采用孕激素类似物 ^{18}F-FENP 进行乳腺癌的显像，由于其亲和性较低，血液中代谢速度过快，其显像效果并不理想。雄激素受体显像剂 ^{18}F-FDHT 对转移性前列腺癌的诊断效果尚可。由于前列腺癌中雄激素受体的表达水平各异，^{18}F-FDHT 可用于治疗前和治疗中定量受体的表达水平，早期预测和监测治疗反应。

（四）生长抑素受体

生长抑素受体在神经内分泌肿瘤、中枢神经系统肿瘤，以及一些乳腺癌和肺癌的组织中都有高表达，在目前发现的 5 种受体亚型中，大部分生长抑素类似物都与 2 型受体有较大亲和力。生

长抑素类似物奥曲肽是较早用于生长抑素受体显像的分子探针，其对嗜铬细胞瘤、胃泌素瘤、神经纤维瘤、分化的脑膜瘤、神经鞘瘤等肿瘤的诊断有较大帮助。人们对奥曲肽进行改进后，开发了受体亲和力更强的 TOC、NOC 和 TATE 结构。作为单光子显像剂的 ^{99m}Tc-HYNIC-TOC，其核素来源于钼锝发生器，制备简单，且该探针对嗜铬细胞瘤等肿瘤的显像效果好于 ^{131}I-MIBG。作为正电子显像剂的 ^{68}Ga-DOTA-TOC 和 ^{68}Ga-DOTA-TATE，其 PET 显像分辨率优于 SPECT，且可对图像定量分析。不同显像剂对嗜铬细胞瘤的检测准确性研究发现，^{68}Ga-DOTA-NOC 的准确性在 90% 以上，明显高于准确性仅 66% 的 ^{131}I-MIBG，这些新型生长抑素受体显像剂也逐渐取代传统显像剂，进入了临床应用阶段。

神经内分泌肿瘤对放疗不敏感，而其化疗效果有限，当手术切除困难或存在全身多发转移时，核素内照射治疗就成为清除病灶的理想选择。以发射 β 射线的核素标记奥曲肽类似物可作为神经内分泌肿瘤的靶向内照射治疗手段，这些放射性药物在生长抑素受体显像阳性的病灶部位聚集，通过射线的交叉火力清除肿瘤细胞。因此，生长抑素受体分子影像可在治疗前明确神经内分泌肿瘤的病灶部位，在治疗后对比评估病灶范围，实现了精准地诊断和疗效评估。

（五）PSMA

前列腺特异性膜抗原（PSMA）在前列腺癌过表达，在低分化、转移性和雄性激素非依赖性前列腺癌中表达更高，因此可作为前列腺癌的诊断和治疗的靶点。早期开发的以 PSMA 为靶点的前列腺癌分子影像探针是核素标记的抗体或抗体片段，目前则出现了具有高亲和性的小分子 PSMA 拮抗剂探针。^{68}Ga-HBED-CC 等小分子探针可内化进入前列腺癌细胞内，在正常组织器官蓄积少，是临床最常应用的前列腺癌 PET 探针。传统显像模式（如全身骨扫描、CT 等）对前列腺癌转移灶的敏感性和特异性不足，靶向 PSMA 的 ^{18}F-DCFBC 显像对淋巴结、骨、脏器转移灶的探测优于传统显像模式。以 PSMA 为靶点的 PET/CT 显像对前列腺癌原发灶和转移灶的检测敏感性在 80% 以上，在血清 PSA 水平较低的患者中其对病灶的探测优势更大。胆碱显像是监测前列腺癌复发的常用方法，但其病灶探测率低于 ^{68}Ga-PSMA 显像，尤其当 PSA 水平低于 0.5ng/ml 时，

^{68}Ga-PSMA 显像的探测率（50%）明显高于胆碱显像（12.5%）。

PSMA 拮抗剂标记治疗核素 ^{177}Lu 可制备靶向内照射药物（如 ^{177}Lu-PSMA-617），用于转移性去势难治性前列腺癌，能有效清除病灶。PSMA 分子影像有助于寻找转移灶，并筛选靶向内照射受益人群，是实施诊疗一体化比较理想的分子靶。在靶向内照射治疗有效的患者中，90% 以上的患者经过首次治疗即可使血清 PSA 降低 50% 以上，PSMA 分子影像可早期发现治疗无效人群，及时更改治疗方案。

三、局限性和展望

分子影像的临床实践需要合适的分子探针和显像设备。核医学成像设备 SPECT、PET 为临床诊治提供了重要价值，与 CT、MRI 的融合成像使分子成像的解剖定位更加精确，超声、光学等分子成像模式也已进入临床应用并处于快速发展阶段，这些显像设备是分子影像的实践平台。分子探针是目前制约分子影像临床实践的主要方面。对疾病病理过程的理解和分子特征的还原有赖于高敏感性特异性的分子探针，确定疾病代表性的分子事件可获得分子影像的特异性靶点，是分子影像诊断和评估疾病的前提。当今基础医学对疾病发生机制的基因突变、分子状态、代谢情况和细胞信号转导等的研究不断深入，但其中适于作为分子影像靶点应用于临床的则寥寥无几。未来高通量技术和各种组学方法将拓宽生物学过程的研究，有望为分子影像靶点的开发提供更多帮助。

目前分子影像中多数仍处于单靶点研究阶段，而高通量技术和各种芯片技术早已把分子生物学带入了分子网络研究时代。分子网络研究显示疾病多个分子的状态和相互之间的关联，为疾病诊断提供了更多有价值的信息。未来分子影像将迈入多靶点联合阶段，通过多个靶点的影像信息反映疾病特征，也将辅助评估多药联合治疗的收益和疗效。随着纳米技术的进步，显像探针已能携带多个显像模式组分进行分子影像研究，从而充分发挥不同显像模式的优势。多模分子影像的发展和影像组学的进步将更有力地推动精准医学在分子影像领域的实践。

理想的分子探针不仅需要对靶点有良好的敏感性特异性，其代谢特性还要满足显像要求。探针在靶部位聚集越多，在其他组织器官蓄积越少

或者清除越快，则显像效果越好。探针分子量大时在血液中清除缓慢，需要代谢较长时间才能获得理想的靶/本底比值，小分子探针不仅代谢迅速，也容易穿透组织进入靶部位。探针的溶解属性影响其在各组织器官的聚集，水溶性探针可通过泌尿系统快速排泄，而脂溶性探针多被肝脾摄取。探针的电荷属性影响探针进入血液后与其他分子的结合，也是探针合成中需要考虑的问题。因此，分子探针的制备需要生物医学、医学影像和化学领域的专家通力合作，也需要获得管理部门批准并可被商品化。目前多学科联合和交叉学科的研究正快速发展，有助于分子探针的开发。

分子影像的实践需要每个步骤良好的质量控制。标准化的探针制备过程保证了探针质量，使之适合人体使用，标准化的图像采集和分析便于在出现问题时能及时发现原因，也使这些图像可用于多中心分析。质量控制对分子影像至关重要，然而目前各单位或地区之间的质量控制标准尚未统一，质量控制的规章制度有待完善。未来随着更多新型分子影像技术进入临床应用，质量控制的观念也将进一步深入人心。

（刘纯宝　陆涤宇）

参 考 文 献

[1] Ghasemi M, Nabipour I, Omrani A, et al. Precision medicine and molecular imaging: new targeted approaches toward cancer therapeutic and diagnosis. Am J Nucl Med Mol Imaging, 2016, 6(6): 310.

[2] Chen R, Snyder M. Promise of personalized omics to precision medicine. Wiley Interdiscip Rev Syst Biol Med, 2013, 5(1): 73-82.

[3] Seoane J, Mattos-Arruda D. The challenge of intratumour heterogeneity in precision medicine. J Intern Med, 2014, 276(1): 41-51.

[4] Hsu W, Markey MK, Wang MD. Biomedical imaging informatics in the era of precision medicine: progress, challenges, and opportunities. BMJ, 2013, 20(6): 1010-1013.

[5] Subramaniam RM. Precision Medicine and PET/Computed Tomography: Challenges and Implementation. PET clinics, 2017, 12(1): 1-5.

[6] Mankoff DA, Farwell MD, Clark AS, et al. Making Molecular Imaging a Clinical Tool for Precision Oncology: A Review. JAMA oncology, 2017, 3(5): 695-701.

[7] Mammatas LH, Verheul HM, Hendrikse NH, et al. Molecular imaging of targeted therapies with positron emission tomography: the visualization of personalized cancer care. Cellular Oncology, 2015, 38(1): 49-64.

[8] Gonzalez De Castro D, Clarke P, Al-Lazikani B, et al. Personalized cancer medicine: molecular diagnostics, predictive biomarkers, and drug resistance. Clinical Pharmacology & Therapeutics, 2013, 93(3): 252-259.

[9] Gebhart G, Flamen P, De Vries EG, et al. Imaging diagnostic and therapeutic targets: human epidermal growth factor receptor 2. J Nucl Med, 2016, 57(1): 81-88.

[10] Buscombe J. Radiolabeled probes targeting G-protein-coupled receptors for personalized medicine. Curr Pharm Des, 2014, 20(14): 2329-2337.

[11] Bouchelouche K, Choyke PL. Prostate-specific membrane antigen positron emission tomography in prostate cancer: a step toward personalized medicine. Curr Opin Oncol, 2016, 28(3): 216-221.

[12] Sörensen J, Velikyan I, Sandberg D, et al. Measuring HER2-Receptor Expression In Metastatic Breast Cancer Using [68Ga]ABY-025 Affibody PET/CT. Theranostics. 2016, 6(2): 262-271.

第四十一章

PET/CT 影像组学分析

第一节 影 像 组 学

随着人类基因组计划的实施,基因组学、蛋白组学等得到迅猛发展。近些年来,关于影像组学(radiomics)的研究受到越来越多的关注。在临床应用上,将影像组学与其他不同的信息,如人口统计学、病理学、毒性、生物标志物、基因组学和蛋白质组学等充分结合分析,有利于针对不同的患者选择最佳的治疗方案。

一、影像组学的概念

影像组学最初于 2012 年由荷兰学者 Lambin P 等提出,指的是高通量提取海量影像信息。影像组学利用数据采集与信息分析技术,从医学影像中获取高通量信息,定量分析肿瘤特征,解析影像纹理特征与病理、基因表达和临床信息之间的关联,可用于疾病的分型、疗效和预后评价等。

二、影像组学分析流程

影像组学的主要处理流程包括影像数据的获取和重建、肿瘤区域的标定及分割、该区域特征(肿瘤密度、纹理、形状等)的提取与量化、影像数据库的建立、分类和评估区域特征的预后价值、分期或基因表达(图 41-1)。

(一)影像数据的获取和重建

影像数据的获取主要是通过医学影像设备包括 CT、MRI、PET 等扫描获得的 DICOM 文件。在临床图像的采集过程中,不同的图像分辨率、矩阵、层厚、患者的床位、重建算法、扫描仪器对影像数据均有影响。因此需要标准的流程对其进行规范,入组的影像数据采取统一的采集标准,减少参数及机型的影响。

(二)肿瘤区域的标定及分割

肿瘤区域的分割分为人工分割、自动化分割及半自动化分割,主要包括图割法、滑降区域生长法、水平集算法、半自动分割算法、基于容量 CT 分割及人工跟踪分割法等。人工跟踪分割法是目前较为统一的"金标准",然而建立大的数据库手动分割需要大量的劳动力,且存在人为误差、重复率低等缺点。因此自动化精准分割是未来的发展趋势及研究开发的热点。

(三)特征的提取与量化

影像特征提取主要包括肿瘤形状和纹理特征。其中纹理分析是目前最为常用的定量分析影

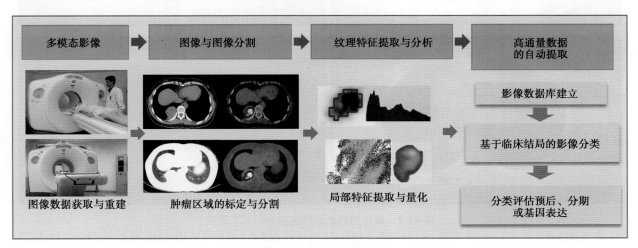

图 41-1 影像组学流程

像特征的方法。不同纹理特征的提取及计算可以对肿瘤内生物特性、微解剖结构及异质性进行细微描述，进一步解决临床诊疗问题，具体应用见下文。

（四）影像数据库的建立

影像组学的目的在于将影像特征与分型及分子表征相联系，因此需要一个影像信息与临床特征或分子表征相结合的数据库。这个数据库不仅需要包含采集时的信息，还需要影像特征的提取与计算，联合分析影像特征、临床特征及分子表征的信息。在大型、多中心患者数据集中建立预测模型，是影像组学发展的基础。

（五）对影像数据分类与分析

影像组学基于数据分析，提取高维图像特征作为新的生物标记物辅助临床决策。其中，主成分分析法是将相关性较强的影像数据合并为主成分，从而筛选出较少个数的重要变量。聚类分析指将物理或抽象对象的集合分组为由类似的对象组成的多个类的分析过程，目标在于在相似的基础上收集数据来分类。交叉验证是在一定的建模数据中，从中取一大部分用来建模，剩下的小部分数据用来检验和评估新建的模型，分析模型误差。对影像数据分类与分析，需要结合生物统计学、流行病学和生物信息学方法，建立与临床相关的可信度较高的图像特征预测模型。

三、影像组学的应用与挑战

（一）基于 CT 的影像组学

WHO 对实体瘤疗效评价标准（Response Evaluation Criteria in Solid Tumors，RECIST）是在肿瘤大小的基础上进行疗效评价的方法，在临床上的应用早已广泛普及。根据肿瘤治疗后解剖结构上的变化，可以将疗效分为完全缓解、部分缓解、稳定和进展。在此基础上，CT 成像被广泛应用于评估肿瘤各个阶段，包括评价预后、筛选、指导治疗、疗效评价等。然而 RECIST 和 WHO 标准是线性测量肿瘤大小，受限于技术变化、肿瘤形态和阅片者的理解。当肿瘤不规则，或者其生长与缩小在三维上不规则时，对于肿瘤大小变化线性测量会评估不准确。且解剖上的粗略测量只是肿瘤负荷和治疗反应的一个方面，部分肿瘤（淋巴瘤、肉瘤等）即使具有较好的治疗效果，但在治疗后短时间内形态结构上仍不会有较大的改变（图 41-2），因此上述评价标准并不能反映肿瘤内的复杂性，即

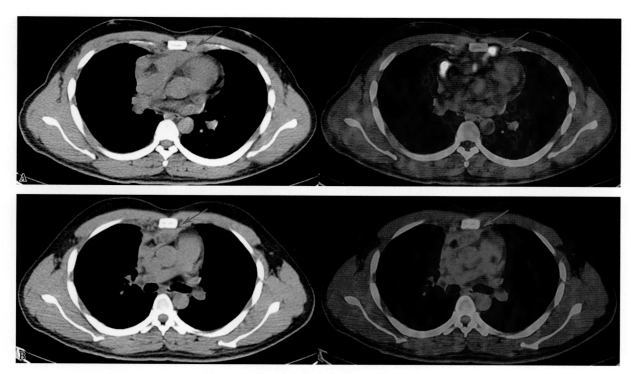

图 41-2　淋巴瘤患者治疗前后 PET/CT 显像

A. 淋巴瘤患者治疗前 PET/CT 显像；B. 化疗两个疗程后，再次行 PET/CT 显像可见 ^{18}F-FDG 摄取明显减低，但是 CT 形态大小未见显著改变

肿瘤解剖结构内的异质性。CT 显像主要用于评价肿瘤的结构特征，只能提供解剖影像，不能描绘肿瘤的功能学及详细的分子特征。因此需要应用更多定量的措施，从而从感兴趣区中提取及分析更多有价值的信息。

应用薄层 CT 扫描分割法可以测量肿瘤体积，具有较高的空间分辨率，克服了线性测量的不足。新的 CT 特征描述包括体积、衰减、形态、结构和纹理，对于某些类型肿瘤治疗反应评价优于 RECIST 标准和 WHO 标准。从多种肿瘤 CT 图像中提取的 CT 纹理特征可反映组织体积及密度的空间变化、显微解剖结构及瘤内异质性，且与患者的预后相关。此外，增强 CT（enhanced CT imaging，ceCT）可以观察肿瘤是否坏死，在肝细胞癌和胃肠间质瘤患者中证实其比传统测量肿瘤大小的变化能更好地反映治疗反应。

（二）基于 MRI 的影像组学

磁共振图像中不同的信号强度与组织本身的特性及复杂相互作用有关，例如弛豫时间、捕获参数等。传统的磁共振成像中较难获得有关组织物理性质的信息，而弥散加权成像及动态增强磁共振（enhanced-magnetic resonance imaging，Dce-MRI）可以评估组织的生理特性，弥补了传统磁共振成像的部分缺陷。弥散加权成像是目前唯一能够检测活体组织内水分子扩散运动的无创方法。弥散加权成像的定量研究主要取决于 K 空间轨迹、磁敏感梯度优势及 b 值。动态增强磁共振能够评估肿瘤灌注，可以提取血管流动性、渗透性和体积分数等信息。动态增强磁共振的定量研究取决于造影剂的剂量、脉冲序列、扫描仪的磁场强度以及分析方法等。这两种技术的可行性和可重复性仍需要依赖于采集参数和条件，因此关于弥散加权成像及动态增强磁共振标准化的操作流程和规则也亟待进一步实施和完善。

（三）基于 PET 的影像组学

^{18}F-FDG PET/CT 独特优势是能在第一个放化疗周期后，在肿瘤大小发生变化之前即可早期探测治疗反应。SUV_{max} 是 ^{18}F-FDG PET 对于肿瘤疗效研究中最常用的指标。其中 SUV_{max} 的变化或者治疗前或治疗后的 SUV_{max} 常用来评估治疗反应或生存期。然而 SUV_{max} 是单点分析，并不能描绘出肿瘤病灶的复杂性（包括实体肿瘤内不同组分 ^{18}F-FDG 摄取的不同和代谢异常的范围），即肿瘤 ^{18}F-FDG 摄取的异质性。而许多肿瘤 ^{18}F-FDG 摄取异质性与重要的生物学、生理参数和预后密切相关。此外，图像噪声及分辨率对 SUV_{max} 的值也有影响，也是限制其应用的原因之一。近年来，新的 PET 特点着重于考虑空间信息，如肿瘤体积、总糖酵解量、摄取代谢强度、肿瘤的形状、纹理特征等，在评估预测肿瘤反应上比 SUV_{max} 及线性测量更具有价值和应用前景。通过量化 PET 特点可捕捉到逃脱人眼识别的亚视觉（subvisual）模型，是反映肿瘤区域微妙变化的一种新策略（图 41-3）。

（四）影像基因组学及生镜成像

近些年来发现肿瘤内基因的异质性与临床副作用关系密切。然而检测肿瘤内基因表达谱需要有创性的穿刺手术，且穿刺只能是某个点的结果，具有很大的空间局限性。影像基因组学（radiogenomics）是指建立基因表达谱数据同影像组学特征间的关联。特点是不需要有创的手术或穿刺活检，就可以了解肿瘤的基因表达谱。Fan M 等人将 4 种乳腺癌的分子表型与磁共振图像特征进行联合分析，发现从动态增强磁共振中提取的图像特征可作为鉴别这 4 种分子亚型间的候选生物标记物。影像基因组学与其他研究一样，必须在大量独立的数据中进行验证，以确保其可重复性，同样需要合适及标准化的流程，包括数据信息的共享，是影像基因组学应用于临床的前提。

在肿瘤纹理分析中的每个体素分配一个特定的颜色，该颜色取决于这些序列信号强度组合（高/低）。特定色彩的体素集群产生反映不同生理学微环境区域，称为 habitats。对感兴趣区的结构进行分割，获得不同的纹理特征，同时应用第三方处理软件分类及合成反映不同的影像特征的新图像，即为生镜成像（habitat imaging）。这种区域分析将有助于加深对肿瘤异质性的理解，可为肿瘤表型、肿瘤及其微环境的关系提供进一步的认识。

由于实体肿瘤具有空间及时间上的异质性，使得侵入性的检查如病理活检受到极大的限制，病理活检仅能够提供定性分析。而非侵入性的医学影像学检查可无创性获取肿瘤内异质性，具有极大的应用价值。在过去的几十年中，随着显像仪器、处理软件及技术的研究，使得医学影像走向定量化的领域。因此，建立自动化、标准化、可重复性分析方法获取多种影像信息是影像定量化的基础。影像组学可从肿瘤生物学评估，并与治

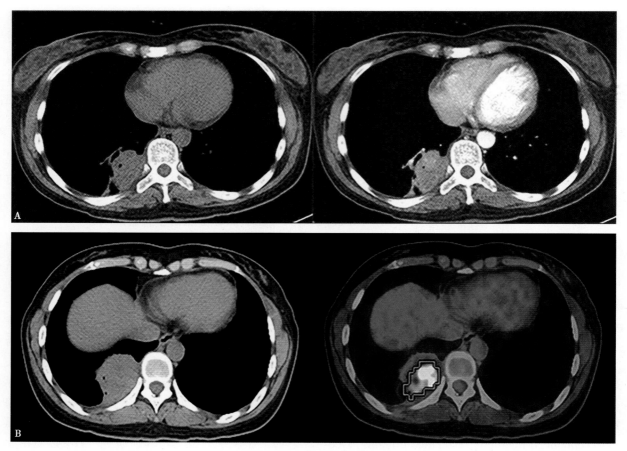

图 41-3　肿瘤内异质性

A. 肺部肿瘤 CT 平扫与增强对比,增强 CT 可见肿瘤内不均匀强化,CT 值有差异,常规 CT 无明显差异;B. 肿瘤内 ^{18}F-FDG 摄取分布亦有明显差异,而常规 CT 无明显差异

疗反应特征结合,更全面地描述治疗反应,对于进一步疾病个体化理解和评价治疗反应具有巨大潜力,为癌症更精准、更好的决策提供依据。

第二节　PET 纹理特征分析

一、纹理分析

纹理分析是一种体素、像素间灰度强度关系或其在图像中位置关系的数学算法,其优点在于可获得病灶肉眼看不到的肿瘤异质性的定量信息。纹理特征参数是基于纹理分析而得到的一系列参数。

纹理特征的分析主要包括统计分析法、模型分析法及变换分析法。模型分析法包括马尔科夫随机场(Markov random field,MRF)、Gibbs 随机场、同步自回归、分形、自相关等。变换分析法主要包括傅立叶变换、小波变化、Gabor 变换、离散

余弦变化等。统计分析法应用最广泛,主要包括一阶统计量(灰度直方图)、二阶统计量、高阶统计量。灰度直方图描述的是感兴趣区的整体范围,常用的一阶纹理特征包括峰度、偏度、平均值、最大值、最小值、标准差等。一阶统计量不能代表两个及多个像素之间的空间信息,因此需要其他的统计量进行补充。二阶统计量主要是指灰度共生矩阵(co-occurrence matrix,CM),描述的是一个像素的强度 i 与另一个像素的强度 j 之间的关系。灰度共生矩阵的参数主要有以下几种:

1. 能量(energy)　是指灰度共生矩阵元素值的平方和,也称角二阶距(angular second moment,ASM)。其反映了图像灰度分布均匀程度和纹理粗细度,与肿瘤的异质性呈反比。

2. 熵(entropy)　反映图像纹理的复杂程度和图像灰度分布的混杂度,其值与肿瘤异质性呈正相关。

3. 对比度（contrast）　指图像纹理的清晰度和局部图像灰度变化的程度，和肿瘤的异质性呈正相关。

4. 相关性（correlation）　是指空间灰度共生矩阵元素在行或列方向上的相似程度，反映了图像中局部图像灰度的相关程度，其值与肿瘤异质性呈负相关。

5. 同质度（homogeneity）　反映图像纹理的均匀性，度量图像纹理的局部变化，与肿瘤异质性呈反比。

高阶统计量主要描述局部纹理特征，反映了区域内强度的变化或同质区域的分布情况，包括灰度区域大小矩阵（gray level size zone matrix）、相邻灰度差异矩阵（neighborhood gray-tone different matrix）及灰度游程矩阵（gray-level run length matrix）等。灰度区域大小矩阵反映的是区域内灰度的变化或者是灰度强度均匀区域的分布。相邻灰度差异矩阵描述相邻图像平面中某一个像素与相邻像素的不同。游程矩阵中的游程指的是在特定方向上具有相同灰度值的连续成串的像素个数。粗纹理中，灰度变化平缓，灰度游程长度较长，而细纹理中的灰度突变及短游程较多（表41-1）。

二、PET 影像纹理分析

随着影像组学及精准医疗的到来，通过信息处理技术分析医学图像，提取不同参数，进行定量、精确、可重复性的分析，成为临床上极具应用前景的新兴辅助方法。传统的 PET 纹理参数主要包括 SUV$_{max}$、肿瘤代谢体积（metabolic tumor volume，MTV）、糖酵解量（total lesion glycolysis，TLG）等。SUV$_{max}$ 是目前临床报告中应用最广泛的描述参数，常用于对病灶良恶性的鉴别、肿瘤的分期、判断预后及评估药物疗效。多数 ^{18}F-FDG PET 定量肿瘤治疗反应都以 SUV$_{max}$ 为指标，治疗前后 SUV$_{max}$ 变化与治疗后病理反应和生存相关。肿瘤代谢体积是一种基于肿瘤代谢

信息的体积参数，即在图像中将 SUV 处于一定范围内的全部体素分割出来，并计算这些体素的体积。肿瘤代谢体积与该体积内所有体素的 SUV 值的均值的乘积即为糖酵解量。然而 SUV 是单点估计，仅代表图像中单个体素的代谢信息，忽略了肿瘤 ^{18}F-FDG 摄取的异质性。因此需要在传统 PET 纹理参数的基础上，进一步对显像数据进行深层次的挖掘，对病灶内的细节信息进行分析。1972 年，Sutton 和 Hall 应用纹理分析的方法区分肺部正常组织与非正常组织，这是纹理分析第一次被应用于处理医学图像。近年来，越来越多的学者致力于 PET 图像纹理的分析研究，部分文献如表41-2所见。

三、PET 图像纹理分析的应用

（一）诊断价值

王长梅等对 170 例肺结节患者 PET 显像图像研究发现，由灰度直方图及灰度共生矩阵得到的偏度、峰度、角二阶距和强度 4 项纹理特征参数与肺结节良恶性有关，纹理特征参数鉴别肺结节良恶性的敏感性较 SUV$_{max}$ 高。因此，结合 PET 纹理分析可以提高对肺结节的诊断能力。Dong X 等对食管癌术前 PET 显像进行分析，其中二阶纹理参数与肿瘤 T 和 N 分期相关，r（熵）>r（能量）>r（SUV$_{max}$）。此外，熵与肿瘤早晚期分级也有关。由此可见 PET 纹理分析对于医学影像中不能鉴别判断的病灶提供了极大的帮助，有效地增强了对疾病良恶性的鉴别诊断能力，有助于对肿瘤进行分期与分级。

（二）评估肿瘤异质性

王勤芬等根据治疗前原发肿瘤和转移到淋巴结肿瘤的 PET 图像计算灰度共生矩阵，原发肿瘤的能量、逆差距和均一性较淋巴结转移肿瘤的纹理特征值小，而对比度、相关性及熵的值较大，说明原发肿瘤的异质性较高。对肿瘤异质性的研究有助于医生制订更精准科学的放疗计划，对肿瘤

表41-1　统计分析法的纹理参数

纹理顺序	矩阵	描述范围	参数
一阶统计量	灰度直方图	整体	峰度、偏度、平均值、最大值、最小值、标准差
二阶统计量	灰度共生矩阵	局部	能量、熵、对比度、相关性、同质度
高阶统计量	灰度区域大小矩阵	区域	小区域强调、低强度区域强调、高强度小区域强调
	相邻灰度差异矩阵	局部	粗糙度、对比度、频度、复杂度
	游程矩阵	区域	短游程强调、低强度游程强调、高强度游程强调

表 41-2 ^{18}F-FDG PET 图像纹理分析的相关文献

研究人员	研究对象	统计方法	研究参数	结果
EI Naqa I 等	头颈部肿瘤($n=9$)及子宫颈癌($n=14$),治疗前 PET 显像	灰度直方图、灰度共生矩阵	能量、熵、对比度、同质度	头颈部肿瘤放疗后转归:AUC(肿瘤代谢体积)>AUC(同质度)>AUC(对比度)>AUC(SUV)>AUC(熵)>AUC(能量)子宫颈癌放疗后转归:AUC(纹理)>AUC(肿瘤代谢体积)>AUC(SUV)
Eary JF 等	肉瘤($n=238$)治疗前 PET 显像	灰度共生矩阵		肿瘤的空间异质性和患者预后相关
Yang F 等	子宫颈癌($n=20$),治疗前、治疗过程中、治疗后 PET 显像	灰度区域大小矩阵、游程矩阵	灰度区域大小矩阵和游程矩阵相关参数	与治疗过程中肿瘤异质性变化相关的因素:高灰度游程强调、短游程高灰度强调、长游程高灰度强调、高灰度区域强调、短区域高灰度强调、长区域高灰度强调、SUV$_{max}$、SUV$_{mean}$
Tixier F 等	食管癌($n=41$)治疗前 PET 显像	灰度共生矩阵、灰度区域大小矩阵、相邻灰度差异矩阵、游程矩阵	能量、相关度、熵、对比度、同质度、差异度、粗糙度、对比度(相邻灰度差异矩阵)、灰度区域大小矩阵及游程矩阵相关参数	AUC 曲线表明纹理分析较传统的 SUV 对预测治疗后反应评估上具有更高的敏感性
Tan S 等	食管癌($n=20$)治疗后 PET 显像	灰度共生矩阵	对比度、相关度	预测病理反应:AUC(对比度)>AUC(相关度)>AUC(SUV)>AUC(MV)
Dong X 等	食管癌($n=40$)手术前 PET 显像	灰度共生矩阵	能量、熵	与肿瘤 T 和 N 分期相关,r(熵)>r(能量)>r(SUV$_{max}$);熵与肿瘤早晚期分级有关
Cook GJR 等	非小细胞肺癌($n=53$),治疗前 PET 显像	相邻灰度差异矩阵	粗糙度、对比度、频度	预测治疗反应:AUC(对比度)>AUC(粗糙度)>AUC(频度)>AUC(SUV)>AUC(MV)
Vaidya M 等	非小细胞肺癌($n=27$),治疗前 PET 显像	灰度共生矩阵	能量、熵、对比度、同质度	纹理参数与局部复发相关
董鑫哲 等	食管癌($n=30$)术前 PET 显像	灰度共生矩阵	对比度、相关性、熵、能量	SUV$_{max}$ 分别与对比度、熵呈正相关,与相关性、能量呈负相关;不同浸润深度和淋巴结转移情况下,熵和能量的组间差异有统计学意义
王长梅 等	肺结节($n=170$)治疗前 PET 显像	灰度直方图、灰度共生矩阵	偏度、峰度、角二阶距和强度	偏度、峰度、角二阶距和强度 4 项纹理特征参数与肺结节良恶性判断有关;纹理特征参数与 SUV$_{max}$ 鉴别肺结节良恶性的敏感性差异有统计学意义
Doumou G 等	转移性结肠癌病灶($n=72$)、非小细胞肺癌病灶($n=24$)、乳腺癌病灶($n=54$)PET 显像	灰度直方图、灰度共生矩阵、灰度区域大小矩阵、相邻灰度差异矩阵、游程矩阵	5 个灰度直方图参数,31 个二阶或高阶参数	灰度直方图参数与不同的肿瘤分割方法无关,17 个二阶或高阶参数与肿瘤分割方法密切相关

靶区采取更合理的剂量,减少辐射对非靶区器官的副作用,达到最优化的治疗效果。

(三)预测疗效及转归

除了有助于诊断和评估肿瘤异质性外,PET纹理分析还可以预测疗效及转归。EI Naqa 等对14 例宫颈癌患者及 9 例头颈部肿瘤患者的图像进行统计分析(采用灰度直方图和灰度共生矩阵),获得较好的预测生存期特异性及敏感性参数。从子宫颈癌患者图像中提取的纹理参数对放疗后转归的预测效能高于各 SUV 参数。在头颈部肿瘤患者中,同质度的预测效能虽低于肿瘤代谢体积,但仍高于 SUV 的评价效能。Tixier 等收集 41名食管癌患者 PET 显像图像,提取多种纹理参数(包括整体、局部及区域),AUC 曲线表明肿瘤的纹理分析能够预测患者不同的治疗后反应(完全代谢反应、部分代谢反应及代谢无变化),是肿瘤放化疗反应中具有价值的预测因子,其敏感性较传统的纹理参数 SUV 大大提高。因此,PET 纹理分析不仅可以判断疗效和转归,还较 SUV 参数对生存期及治疗反应具有更好的预测价值。

(四)评估治疗后反应

20 名子宫颈癌患者治疗前、治疗过程中及治疗后均进行 PET 显像,Yang 等对这些图像中的纹理信息进行提取,可以反映肿瘤治疗前后异质性的变化。Antunes 等研究了 PET/MR 一体机影像组学分析的可行性,并对接受舒尼替尼治疗的转移性肾细胞癌早期治疗反应的性能进行评价。因此纹理参数可以监测治疗前后肿瘤对药物的反应,有助于观测治疗药物是否有效,及时调整治疗策略和方案。

(五)肿瘤基因表型预测

Yoon 等将 CT 和 PET 中提取的影像组学特征与年龄、肿瘤分期、SUV_{max} 等结合起来建模,可区分 ALK/ROSI/RET 融合基因阳性和阴性的肺腺癌。通过建立基因表达谱与影像组学特征间关联的大型数据库,有助于无创性地了解肿瘤组织的基因表达情况及基因异质性,也是影像组学的重要组成之一。

PET 纹理在医学研究中扮演着日益重要的角色,纹理特征的提取对于图像具有一定的诊断价值,可有效地评估治疗后反应、预测疗效及转归,获得肉眼看不见的有用信息,有利于提高影像医生的诊断能力。对患者影像图像进行细节化处理,为实现个体化医疗和人工智能辅助诊断提供重要

的基础,也是实施无创性精准诊断的依据,PET纹理将成为临床上极具应用前景的辅助工具。

(张 晓 张永学)

参 考 文 献

[1] Lambin P, Rios-Velazquez E, Leijenaar R, et al. Radiomics: extracting more information from medical images using advanced feature analysis. Eur J Cancer, 2012, 48(4): 441-446.

[2] 贾田颖, 余雯, 傅小龙. 影像组学在非小细胞肺癌精准治疗中的应用进展. 中华放射医学与防护杂志, 2016, 36(12): 947-950.

[3] Kumar V, Gu Y, Basu S, et al. Radiomics: the process and the challenges. Magn Reson Imaging, 2012, 30(9): 1234-1248.

[4] 胡盼盼, 王佳舟, 胡伟刚, 等. 影像组学在精准放疗中的应用. 中华放射肿瘤学杂志, 2017, 26(1): 103-106.

[5] 张利文, 方梦捷, 臧亚丽, 等. 影像组学的发展与应用. 中华放射学杂志, 2017, 51(1): 75-77.

[6] Lu W, Chen W. Positron emission tomography/computerized tomography for tumor response assessment-a review of clinical practices and radiomics studies. Transl Cancer Res, 2016, 5(4): 364-370.

[7] Bruix J, Sherman M, Llovet JM, et al. Clinical management of hepatocellular carcinoma. Conclusions of the Barcelona-2000 EASL conference. European Association for the Study of the Liver. J of Hepatol, 2001, 35(3): 421-430.

[8] Choi H, Charnsangavej C, de Castro Faria S, et al. CT evaluation of the response of gastrointestinal stromal tumors after imatinib mesylate treatment: a quantitative analysis correlated with FDG PET findings. AJR Am J Roentgenol, 2004, 183(6): 1619-1628.

[9] 康建蕴. 影响磁共振弥散加权成像信号的因素. 大连医科大学学报, 2004, 26(2): 152-154.

[10] 张静, 安宁豫, 程流泉, 等. 动态增强磁共振成像结合扩散加权成像诊断乳腺病变的多参数分析. 中国医学影像学杂志, 2012(10): 745-749.

[11] Chicklore S, Goh V, Siddique M, et al. Quantifying tumour heterogeneity in 18F-FDG PET/CT imaging by texture analysis. Eur J Nucl Med Mol Imaging, 2013, 40(1): 133-140.

[12] O'Connor JP, Rose CJ, Waterton JC, et al. Imaging intra-tumor heterogeneity: role in therapy response, resistance, and clinical outcome. Clin Cancer Res, 2015, 21(2): 249-257.

[13] Sala E, Mema E, Himoto Y, et al. Unravelling tumour

heterogeneity using next-generation imaging: radiomics, radiogenomics, and habitat imaging. Clin Radiol, 2017, 72 (1): 3-10.

[14] 庄天戈. 从放射摄影到放射影像组学——纪念伦琴发现 X- 射线 120 周年. 生物医学工程学进展, 2015, 36 (4): 189-195.

[15] Fan M, Li H, Wang S, et al. Radiomic analysis reveals DCE-MRI features for prediction of molecular subtypes of breast cancer. PloS One, 2017, 12 (2): 0171683.

[16] Gatenby RA, Grove O, Gillies RJ. Quantitative imaging in Cancer evolution and ecology. Radiology. 2013, 269 (1): 8-15.

[17] Hatt M, Tixier F, Visvikis D, et al. Radiomics in PET/CT: more than meets the eye? J Nucl Med, 2017, 58 (3): 365-366.

[18] 刘国才, 余志浩, 朱苏雨, 等. 头颈部肿瘤分子生物纹理分析与生物靶区自适应勾画. 中国医学影像技术, 2013, 29 (1): 115-120.

[19] 于鹏, 田嘉禾. (18)F-FDG PET 图像纹理分析的研究进展. 中国医学影像学杂志, 2014 (9): 711-713.

[20] Haralick RM, Shanmugam K, Dinstein I. Textural Features for Image Classification. Systems Man & Cybernetics IEEE Transactions on, 1973, 3 (6): 610-621.

[21] Rahim MK, Kim SE, So H, et al. Recent Trends in PET Image Interpretations Using Volumetric and Texture-based Quantification Methods in Nuclear Oncology. Nucl Med Mol Imaging, 2014, 48 (1): 1-15.

[22] Orlhac F, Soussan M, Maisonobe JA, et al. Tumor texture analysis in 18F-FDG PET: relationships between texture parameters, histogram indices, standardized uptake values, metabolic volumes, and total lesion glycolysis. J Nucl Med, 2014, 55 (3): 414-422.

[23] Leijenar RT, Carvalho S, Velazquez ER, et al. Stability of FDG-PET Radiomics features: An integrated analysis of test-retest and inter-observer variability. Acta Oncol, 2013, 52 (7): 1391-1397.

[24] Sutton RN, Hall EL. Texture Measures for Automatic Classification of Pulmonary Disease. IEEE Trans Comput, 1972, 21 (7): 667-676.

[25] EI Naqa I, Grigsby P, Apte A, et al. Exploring feature-based approaches in PET images for predicting cancer treatment outcomes. Pattern Recognit, 2009, 42 (6): 1162-1171.

[26] Eary JF, O'sullivan F, O'sullivan J, et al. Spatial heterogeneity in sarcoma 18F-FDG uptake as a predictor of patient outcome. J Nucl Med, 2008, 49 (12): 1973-1979.

[27] Yang F, Thomas MA, Dehdashti F, et al. Temporal analysis of intratumoral metabolic heterogeneity characterized by textural features in cervical cancer. Eur J Nucl Med Mol Imaging, 2013, 40: 716-727.

[28] Tixier F, Le Rest CC, Hatt M, et al. Intratumor heterogeneity characterized by textural features on baseline 18F-FDG PET images predicts response to concomitant radiochemotherapy in esophageal cancer. J Nucl Med, 2011, 52 (3): 369-378.

[29] Tan S, Kligerman S, Chen W, et al. Spatial-temporal [18F] FDG-PET features for predicting pathologic response of esophageal cancer to neoadjuvant chemoradiation therapy. Int J Radiat Oncol Biol Phys, 2013, 85: 1375-1382.

[30] Dong X, Xing L, Wu P, et al. Three-dimensional positron emission tomography image texture analysis of esophageal squamous cell carcinoma: relationship between tumor 18F-fluorodeoxyglucose uptake heterogeneity, maximum standardized uptake value, and tumor stage. Nucl Med Commun, 2013, 34: 40-46.

[31] Cook GJR, Yip C, Siddique M, et al. Are pretreatment 18F-FDG PET tumor textural features in non-small cell lung cancer associated with response and survival after chemoradiotherapy? J Nucl Med, 2013, 54: 19-26.

[32] Vaidya M, Creach KM, Frye J, et al. Combined PET/CT image characteristics for radiotherapy tumor response in lung cancer. Radiother Oncol, 2012, 102 (2): 239-245.

[33] 董鑫哲, 邢力刚, 吴培培, 等. 基于 PET 图像纹理分析食管癌～(18)F-FDG 摄取异质性. 中国医学影像技术, 2013 (6): 1036-1040.

[34] 王长梅, 管一晖, 张文强, 等. PET/CT 显像联合融合图像纹理特征分析在肺癌鉴别诊断中的应用价值探讨. 中国医学计算机成像杂志, 2010, 16 (2): 147-151.

[35] Doumou G, Siddique M, Tsoumpas C, et al. The precision of textural analysis in (18)F-FDG-PET scans of oesophageal cancer. Eur Radiol, 2015, 25 (9): 2805-2812.

[36] Antunes J, Viswanath S, Rusu M, et al. Radiomics Analysis on FLT-PET/MRI for Characterization of Early Treatment Response in Renal Cell Carcinoma: A Proof-of-Concept Study. Transl Oncol, 2016, 9 (2): 155-162.

[37] Yoon HJ, Sohn I, Cho JH, et al. Decoding Tumor Phenotypes for ALK, ROS1, and RET Fusions in Lung Adenocarcinoma Using a Radiomics Approach. Medicine, 2015, 94 (41): 1753.

第四十二章

放射性核素肿瘤诊疗一体化

随着个体化医疗以及精准医疗的实施，核医学的临床地位也在不断提高，核医学学科需要制定新的目标应对日益增长的临床需求，对学科领域重新定位，尤其是需要与相关临床学科紧密合作，将分子影像的发展与放射肿瘤学、肿瘤诊疗一体化以及国际肿瘤疗效判断标准的发展保持一致，在个体化医疗和精准诊疗中发挥核医学的优势作用。近些年来，PET/CT 的广泛应用在肿瘤的早期诊断、临床分期、疗效监测和治疗决策中的作用已经逐步得到了临床的认同，而进一步发展的重要领域将是开发新的分子探针对特定的肿瘤生物标志物进行定量和可视化，以指导肿瘤的精准靶向治疗。如果分子影像能够清楚地提供肿瘤对放射靶向探针的放射吸收剂量信息，则临床上只要将该靶分子标记上发射 β 或 α 粒子的放射性核素即可实施精准靶向治疗，有效控制晚期转移癌的发展，延缓患者的生命甚至治愈肿瘤。因此，肿瘤诊疗一体化是今后发展的重要方向。

众所周知，免疫抑制剂治疗或生物靶向治疗使得部分癌症患者受益，在这种情况下，迫切需要一种能够可靠预测治疗反应的生物标记物，灵敏、特异、无创的评价其治疗的有效性和安全性，找出那些治疗不太可能受益的患者，从而避免这些治疗带给患者的高成本和毒性。而当前广泛使用的基于 CT/MR 解剖 / 功能成像的实体瘤（RECIST）评估肿瘤治疗反应的标准还不足以准确评估肿瘤治疗反应，更不可能找出对治疗不能获益的肿瘤患者，从而影响了客观评估和治疗决策制订。核医学医师应该从过去的闭门研究转变为与肿瘤外科学、内科学和放射肿瘤学的同事一起建立一种共存的合作关系，以实现个性化分子医学控制晚期癌症的目标，提高肿瘤患者的生活质量，延长生存期，是时代赋予核医学医师的历史使命。

诊疗一体化（theranostics）的概念是将疾病的诊断和治疗结合起来考虑，这意味着"我们知道

哪些部位需要治疗（诊断扫描），并确认这些部位是否已经治愈（治疗后扫描）"，证明可达到的肿瘤治疗剂量概念。"Theranostics"术语于 20 世纪 90 年代首次由 John Funkhouser 应用，同时还提出了个体化医疗的概念。近年来，肿瘤诊疗一体化是研究的热点，也引起医学界多个学科的广泛关注。利用各种显像技术与化疗、热疗、光动力治疗、放射性核素治疗、介入治疗等多种肿瘤治疗手段联合，实现肿瘤诊断与治疗同步实施，通过综合治疗手段达到提高恶性肿瘤诊疗效果的目的。目前，肿瘤诊疗一体化研究大致分为两大类，一类是建立在纳米颗粒或脂质体等载体平台基础上的诊疗一体化，应用较多是利用某些多功能的纳米颗粒，如金纳米颗粒等用于肿瘤光热治疗、光动力治疗、化疗、免疫治疗以及 MRI、光声显像、CT 显像、拉曼显像、超声微泡显像。可在纳米、脂质体或微泡等靶向载体上包裹化疗药物、增敏剂、免疫抑制剂等，在提高显像诊断特异性的同时还发挥治疗协同作用，这类诊疗剂因其探针或纳米载体构成比较复杂，目前还不成熟，大多还处于动物实验研究阶段，距人体应用还有较长的路（详见本书第五章）；第二类是基于某些具有诊断和治疗双重作用的放射性核素建立起来的诊疗一体化技术又称为放射性核素诊疗一体化（radiothranostics），如临床常用的 ^{131}I、^{177}Lu、^{64}Cu 等核素，在衰变时不仅发射 γ 射线可用于 SPECT 或 PET/CT 显像，同时还发射 β 射线可实施肿瘤治疗，其核素的物理特性本身具有诊断和治疗的双重作用，如果将该类核素标记在不同的靶向分子上，即可对不同的肿瘤进行特异性的靶向诊疗。由于放射性核素诊疗剂分子结构简单、化学量少、安全性好，是目前最成熟的诊疗一体化技术，许多方法已经应用于临床，具有较好的发展前景（图 42-1），本章重点介绍国际上几种最具有发展前景的诊疗一体化技术。

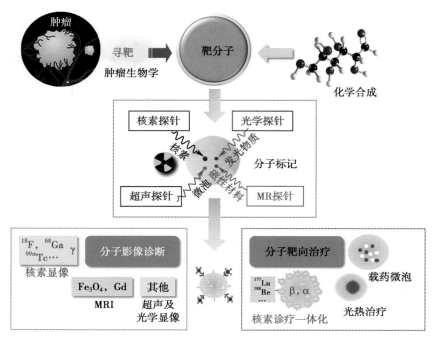

图 42-1　诊疗一体化平台构建示意图

　　基于抗体、受体、基因或纳米载体介导的放射性核素分子探针及靶向治疗药物有可能为某些难治性肿瘤带来新的希望。如 ^{177}Lu 标记的前列腺特异性膜抗原（prostate-specific membrane antigen, PSMA）治疗前列腺癌和 ^{177}Lu-1，4，7，10-四氮杂环十二烷 -N，N′，N″，N‴- 四乙酸（1，4，7，10-tetraazacyclododecane-N，N′，N″，N‴-tetraacetic acid，DOTA）-D- 苯丙氨酸 1- 酪氨酸 3- 苏氨酸 8-奥曲肽（D-Phe1-Tyr3-Thr8-octreotide，TATE）治疗神经内分泌肿瘤已显示出良好的应用前景，并进入临床试验阶段。然而，总体来讲，基于放射性核素的分子靶向诊断和治疗还不太成熟，尽管在理论上应用前景十分广阔，但是其临床转化的速度较缓慢，因此临床前的基础研究显得尤为重要。

　　纳米载体系统由于具有良好的可修饰性和负载活性（或功能）物种能力，是构建多功能诊疗探针的良好平台，其粒径大小、表面电荷、载药特性、生物兼容性及较长的体内循环时间等优点适合于作为治疗用载体，也是近年来研究的热点课题和发展方向之一。

第一节　诊疗一体化的核素选择

　　在核医学领域，诊疗一体化很容易应用和理解，因为使用相同的载体可以很容易地从诊断转向到治疗。由于放射性药物在肿瘤转移病灶具有高特异性和迅速的摄取，有助于最大限度地提高肿瘤的治疗剂量而保留其正常组织，毒副作用远低于非靶向的外照射治疗和化疗。靶向放射性核素治疗（targeted radionuclide therapy，TRT）在核医学的应用具有悠久的历史，事实上，几十年以来应用 ^{131}I 治疗甲亢、分化型甲状腺等都是诊疗一体化很好的成功例子。这个概念最早的应用是放射性碘 -131（RAI），1946 年，基于诊疗一体化概念首次应用 ^{131}I 治疗甲状腺癌患者，此后，分化型甲状腺癌（DTC）的治疗就演变为多模态概念，根据诊疗一体化概念，初期的外科治疗后行 RAI 治疗仍然是大多数 DTC 患者获得治愈的主要手段。

　　正常的甲状腺细胞能代谢碘，根据该原理可利用放射性碘进行甲状腺显像，RAI 治疗 DTC 是基于 DTC 细胞表达甲状腺细胞的钠碘转运体（sodium iodide symporter，NIS）的原理，从而能从循环中捕获 RAI，有助于成功的治疗甲状腺癌残留和转移病灶。NIS 在低分化细胞中通常为阴性，这与葡萄糖转运蛋白受体 1 型的表达成反比。NIS 阳性和阴性两者是 PTC 诊疗一体化途径的关键组成部分，而全身碘闪烁扫描（WBS）或 ^{18}F-FDG PET/CT 可证明 NIS 的存在与否。目前，SPECT/CT 已显著提高了全身碘闪烁扫描的精度和敏感性，无论是亲碘还是非亲碘的病灶都能精确的定位，有助于制订更具个性化的治疗方案。

一、靶向放射性核素治疗的生物学基础

核素治疗是利用射线产生的生物效应对细胞的杀伤作用，然而辐射对癌细胞及生物分子的直接损伤作用很有限，主要通过对水分子的辐射分解产生活性氧（reactive oxygen species，ROS）、自由基等介导间接发挥作用。α粒子、β粒子和俄歇电子相对生物效应（RBE）较大，对生物系统的破坏作用也较强。临床上，用于核素治疗的射线主要包括α、β粒子和俄歇电子，选择何种射线粒子治疗取决于肿瘤大小和异质性、核素分布的不均匀性和药代动力学等，其中α粒子是具有高电离密度的辐射，在生物组织的射程为$50\sim100\mu m$，穿过DNA结构横截面$2\sim3$条轨道即可造成不可逆DNA损伤并致细胞死亡，因此其生物效应最强，治疗肿瘤效果好，适用于中等大小肿瘤和微型转移瘤的治疗。β粒子电离密度较稀疏，需要穿过$10^2\sim10^3$条轨道才能导致细胞不可逆损伤，且β粒子能量高低对治疗效果的影响也较大，在生物组织中的射程超过10mm，可用于相对较小的肿瘤治疗，例如白血病、淋巴瘤和转移瘤治疗最好用低能β粒子（<1MeV），而治疗实体瘤用高能β粒子（>1MeV）。Auger电子也具有高电离密度团簇，但其生物效应仅在载体分子上能够穿透细胞膜并到达细胞核发挥作用（如^{111}In-奥曲肽等）。

近年来随着精确医学和个体化医疗的实施，利用相同的靶分子探针和不同的放射性核素将诊断和治疗相结合是核医学独有的优势。过去十多年里，在各种癌症领域应用放射性核素进行治疗和显像得到迅速增长。放射性核素治疗和成像依赖于放射性标记特异性靶向癌细胞的载体，迄今为止，释放β粒子的放射性核素主导了靶向放射性核素治疗（TRT）领域，主要是因为这些粒子具有较大射程范围（μm-mm径迹长度）补偿了分子靶表达的异质性。另一方面，发射较短射程（nm～μm径迹长度）的α粒子和俄歇电子（AE）的放射性核素因其在衰变处提供了较高的电离密度，从而克服了β发射体伴随的相关毒性，也被临床广泛采用。越来越多的证据表明，除DNA以外的其他敏感部位，如细胞膜和线粒体可能也是TRT的关键靶点，因此有必要改进这些放射性核素亚细胞分布的探测技术，特别是许多发射β射线的放射性核素也会发射AE，故研发能够定位于亚细胞精确目标的TRT制剂具有较大的前景，然

而同时也需要平行开发定量分析技术，以评估在纳米-微米范围内的放射性核素空间分布，深入开展放射性核素亚细胞水平的靶向治疗，以及在纳米尺度的放射性核素定位和定量显像技术，将是核医学今后面临的巨大挑战。

二、诊疗一体化常用的放射性核素

1. 放射性碘 ^{131}I是最早和最成熟的诊疗核素，通过β$^-$衰变发射β射线（99%）和γ射线（1%），用于治疗疾病的β射线最大能量为0.607MeV，用于显像的主要γ射线能量为0.364MeV，物理半衰期为8.02天。^{131}I的优势是应用广泛，易于标记抗体等多种分子，缺点是γ射线能量较高，显像质量不佳，且辐射防护难度大。此外，^{125}I也是治疗常用的核素，衰变时发生低能γ射线，临床上常用于粒子植入治疗，一般不用于显像诊断。而^{123}I是γ显像物理性能较佳的核素，因此也可以采用同一载体标记不同的放射性碘作为一对诊疗一体化良好搭配的核素。

2. ^{68}Ga/^{177}Lu ^{68}Ga和^{177}Lu是近年来广泛应用的核素，也是作为诊疗一体化非常好的搭档。^{68}Ga为^{68}Ge/^{68}Ga发生器生产，其中^{68}Ge的半衰期是270.8天，通过洗脱获得的子体核素^{68}Ga的物理半衰期为67.71分钟，在衰变过程中的正电子衰变占89%，最大能量（Emax）为1.92MeV，剩余的11%为电子俘获，适用于小分子药物以及多肽标记，用于PET/CT显像诊断；而^{177}Lu是目前广受关注的治疗用核素，^{177}Lu的半衰期为6.7天，衰变时发射3种能量的β$^-$粒子[E$_{\beta(max)}$=497keV（78.6%）、384keV（9.1%）和176keV（12.2%）]，同时还发射γ射线[113keV（6.4%）、208keV（11%）]，不仅可用于肿瘤治疗，还可以用于SPECT显像诊断。近年来，临床上常应用^{177}Lu标记的PSMA-617用于前列腺癌的靶向核素治疗，并获得良好效果，而用^{68}Ga-PSMA-617用于前列腺癌PET/CT显像诊断和疗效评估，其显像效果优于SPECT。同样，应用^{177}Lu-DOTATATE能治疗神经内分泌肿瘤，而^{68}Ga-DOTATATE用于神经内分泌肿瘤的PET/CT显像诊断和疗效评估。

3. ^{188}Re/^{186}Re ^{188}Re由^{188}W-^{188}Re发生器生产，也是一种具有希望的治疗核素，其发射的2种β射线的能量分别2.11MeV（79%）和1.97MeV（20%）适合于肿瘤治疗，同时伴随有155keV的γ射线发射可用于SPECT显像，其半衰期为16.9小时，骨髓

的毒性较低。由于铼和锝属于同族元素和类似的化学性质，可以合成许多稳定的络合物，通过直接或间接法可以标记抗体、多肽、寡核苷酸等生物大分子，用于肿瘤的显像和核素靶向治疗。

4. ^{64}Cu ^{64}Cu 是回旋加速器生产的正电子核素，其半衰期为 12.7 小时，衰变过程中不仅发射 β^+ 粒子（能量 0.655MeV，17.8%），还发射 β^- 粒子（能量 0.573MeV，38.4%），利用 β^+ 衰变产生的 0.511MeV 光子可行 PET/CT 显像。^{64}Cu 能够标记氨基酸、多肽、蛋白质、核酸以及纳米材料等，因此，^{64}Cu 不仅可用于 PET/CT 显像，而且发射的 β^- 粒子还可用于治疗，如 ^{64}Cu 标记 DOTATATE 可用于高表达生长抑素受体（SSTR）的肿瘤（如胰腺癌）显像诊断和靶向治疗，是具有前景的诊疗一体化正电子核素。

5. 其他治疗核素 一些纯 β 或 α 粒子核素也是内照射治疗具有应用前景的核素，这类核素虽然不发射 γ 射线不能用于显像诊断，但是作为治疗其物理特性较好，具有电离能力及生物效应强、穿透能力弱，不需要特殊防护的优点。

（1）^{90}Y：是一种发射纯 β 射线的核素，可以通过核反应堆生产和 ^{90}Sr-^{90}Y 发生器生产。^{90}Y 衰变时发射的最大 β 射线能量 2.27MeV，平均 0.937MeV，物理半衰期 64.2 小时，在组织中最大射程 11mm，平均 2.5mm，其射线能量在 8 天内释放达 87%，2 周内 95%，有效放射持续时间为 7 个半衰期（约 8 天），能够有效地杀伤肿瘤细胞，而对正常组织损伤小。因此，^{90}Y 也是一种比较理想的纯 β 射线治疗核素，目前国外应用 ^{90}Y 微球介入治疗肝癌。

（2）^{223}Ra：其半衰期为 11.4 天，衰变时主要发射 α 粒子，α 粒子占 95.3%（能量范围 5～7.5MeV），β^- 粒子为 3.6%（平均能量为 0.445MeV 和 0.492MeV），γ 射线仅 1.1%（能量范围 0.01～1.27MeV），近年

国外也用 ^{223}Ra 核素标记分子做靶向治疗。α 发射体具有高线性能量传递（80keV/μm）优势，导致邻近细胞中双链 DNA 高频断裂从而杀伤肿瘤细胞，而 α 粒子在体内穿透力小于 100μm（<10 个细胞直径），对正常细胞带来的损伤较小，2013 年 FDA 批准二氯化镭-223（商品名 XOFIGO）上市用于前列腺癌骨转移的治疗。

（3）^{225}Ac（锕系元素）也是一种可用于治疗的核素。^{225}Ac 的半衰期为 10 天，由长半衰期的 ^{229}Th（T1/2 为 7430y）衰变而来，价格昂贵。^{225}Ac 在衰变中产生 4 个 α 粒子和 2 个 β 粒子，其生物效应很强，毒性也较大，因此用于肿瘤靶向治疗需要选择体内清除较快的螯合剂（如 DTPA 等）和靶向性强、亲和力高的特性性载体分子进行标记。

α 粒子具有较高的线性能量转移，在组织中的射程很短，在肿瘤靶向治疗中适合于小肿瘤病灶或弥散性肿瘤残留、转移灶。

第二节　放射性核素靶向治疗药物进展

近些年来，国外在放射性核素靶向药物的研发方面取得了许多进展，已有十余种核素靶向药物获得 FDA 批准或进入 Ⅱ、Ⅲ 期临床试验阶段。近几年有三种放射性药物被 FDA 批准进入临床靶向放射性核素治疗（TRT），包括 ^{223}Ra- 二氯化镭（Xofigo）治疗转移性趋势抵抗的前列腺癌（metastasized castration-resistant prostate cancer，mCRPC），^{177}Lu-DOTATATE（LUTATHERA）治疗生长抑素受体阳性的胃肠胰神经内分泌肿瘤和 ^{131}I-iobguane（AZEDRA）治疗转移性嗜铬细胞瘤和副神经节瘤，为部分恶性肿瘤复发、转移患者提供了新的治疗手段。目前进入临床应用和临床试验的核素放射免疫治疗药物见表 42-1。

表 42-1　放射免疫治疗放射性药物

通用名（其他名）	商品名（其他名）	抗体 / 核素	适用疾病	临床状态
替伊莫单抗（^{90}Y-ibritumomab tiuxutan）	Zevalin	CD20/^{90}Y	非霍奇金淋巴瘤	FDA 批准
托西莫单抗注射液（^{131}I-tositumomab）	Bexxar	CD20/^{131}I	非霍奇金淋巴瘤	FDA 批准
^{131}I-Lym1	Oncolym（Eprahuzumab）	HLA-DR10/^{131}I	非霍奇金淋巴瘤，慢淋白	Ⅲ期
Lymphocide		CD22/^{90}Y	非霍奇金淋巴瘤，慢淋白，免疫疾病	Ⅲ期

通用名（其他名）	商品名（其他名）	抗体/核素	适用疾病	临床状态
[131]I-chTNT-1/B	Cotara	DNA/[131]I	胶质瘤，间变性星形细胞瘤	Ⅲ期
Labetuzumab（CEA-Cide）		CEA/[90]Y，[131]I	乳腺、肺、胰腺、胃和结肠癌	Ⅲ期
Pemtumomab	Theragin	PEM/[90]Y	卵巢癌，胃癌	Ⅲ期
[131]I-metuximab	Licartin	（Hab18G/CD147）/[131]I	肝细胞癌	Ⅱ期
[131]I-L19	Radretumab	纤维连接蛋白/[131]I	肝癌，难治性 HL，NSCLC，黑色素瘤，头颈肿瘤	Ⅱ期
[90]Y-clivatuzumab tetraxetan	PAM4	MUC1/[90]Y	胰腺癌	Ⅲ期
[223]Ra dichloride	Xofigo	-/[223]Ra	转移性去势抵抗前列腺癌	FDA 批准
^{177}Lu-DOTA-Tyr[3]-奥曲肽	Lutathera	SST/[177]Lu	转移性胃肠胰神经内分泌肿瘤	Ⅲ期
^{131}I-MIBG		去甲肾上腺素（NE）/[131]I	神经母细胞瘤，嗜铬细胞瘤，副神经节瘤	Ⅲ期

第三节　前列腺癌的放射性配体治疗

前列腺癌（PCa）是全球范围内男性第二常见的癌症，中国男性第六常见癌症。据报道，近十年来中国前列腺癌发病率呈快速上升，年均增长率达 12.07%。前列腺癌早期不易发现，约有 2/3 的患者确诊时已至晚期，给患者的生命带来巨大的威胁，至少有 65%~75% 的前列腺癌患者发生骨骼转移而影响其预后和生活质量。前列腺患者，根治性手术和去势治疗是目前的主要治疗手段，而前列腺癌根治性治疗后，复发与转移病灶的早期诊断对患者的预后至关重要。部分转移性前列腺癌患者经过一段时间治疗后出现去势抵抗，给患者的生存带来威胁。

PSMA 是一种在前列腺癌中高表达的跨膜糖蛋白，利用核素 [68]Ga 标记其小分子抑制剂 PSMA 作为显像剂进行 PET/CT 显像，可以得到反映前列腺癌病灶在体内分布的高质量影像。近年来，国内外对前列腺癌核素显像和治疗的生物标志物研究较多，大多是针对糖和胆碱代谢、多肽受体、雄激素受体、抗体、细胞增殖、细胞膜抗原和细胞膜合成等几类（图 42-2）。

在这些生物标志物中，初步的临床应用表明，PSMA 是最有前景的标志物，可以作为前列腺癌显像诊断和治疗的靶分子。应用 [68]Ga 标记的 PSMA PET/CT 显像对前列腺癌诊断具有较高的敏感性和特异性，即使血清 PSA 水平较低的患者阳性率也很高，为前列腺癌的早期显像诊断和

靶向治疗提供了一个很好的靶点（图 42-3）。此外，早在 2013 年 FDA 就批准了拜耳公司的氯化镭 [[223]Ra] 注射液（商品名 Xofigo）用于转移性去势抵抗的前列腺癌（metastasized castration-resistant prostate cancer，mCRPC）治疗。[177]Lu 标记的 PSMA-617 靶向治疗 mCRPC 也是一种有希望的放射配体治疗（radio-ligand therapy，RLT），有很好的疗效和安全性，可以延长患者的无进展生存期和总生存期，并很快进入Ⅲ期临床试验。该药物在病变部位具有特定的靶向性，临床上先进行诊断性 ^{68}Ga-PSMA PET/CT 显像或 ^{177}Lu-PSMA SPECT/CT 显像，然后应用治疗剂量的 ^{177}Lu-PSMA-617 进行前列腺癌及其转移灶的靶向治疗。通常每个患者平均治疗 3 个周期，每个周期平均剂量 6.0GBq 左右。

近年来国内外许多医院已将 ^{68}Ga-PSMA PET/CT 应用于寻找前列腺癌患者转移和复发病灶，其敏感性和特异性明显优于常规 ^{18}F-FDG PET/CT 显像，尤其是结合 PET/MR 的应用其诊断准确性更高，而 [177]Lu 标记的 PSMA 用于去势抵抗的前列腺癌及其转移灶靶向治疗或诊疗一体化也在国内外开展，并取得了良好的效果（图 42-4）。

大量是资料表明，PSMA 是转移性去势耐药前列腺癌（mCRPC）放射性核素治疗非常好的靶分子，通过 DOTA 连接的配体 PSMA-617 具有亲和力高，在病灶滞留时间长，肾脏摄取低的特点，某些全身广泛转移的晚期前列腺癌患者经过 3~4 个周期的靶向核素治疗后不仅通过 ^{68}Ga-PSMA PET/CT 显像提示病灶消失，而且血清 PSA 水平

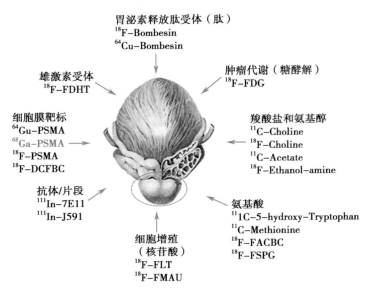

图 42-2 前列腺癌分子靶向诊疗常用的生物标志物

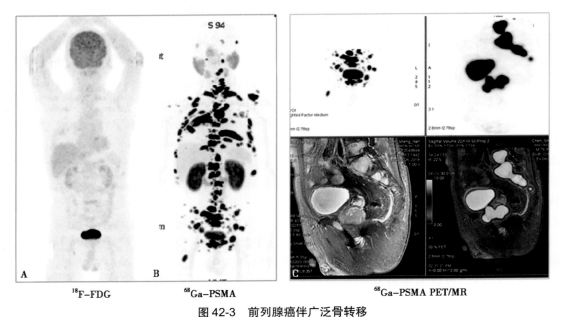

图 42-3 前列腺癌伴广泛骨转移

A. ^{18}F-FDG PET 显像为阴性；B、C. ^{68}Ga-PSMA PET/MR 显像可见全身骨骼广泛转移

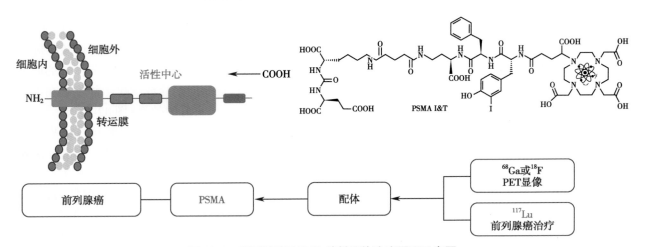

图 42-4 前列腺癌 PSMA 放射配体治疗原理示意图

也迅速降至正常，多数患者第一个周期治疗后 PSA 水平即迅速下降。Kratochwil 等回顾性分析了 30 例 mCRPC 患者 ^{177}Lu-PSMA-617 靶向放射性核素治疗的经验。30 例 PSMA 显像阳性的患者接受了 1~3 个周期的 ^{177}Lu-PSMA-617 治疗。结果显示，30 例患者中有 21 例 PSA 有反应，其中 13 例患者 PSA 下降超过 50%。经过 3 个周期治疗后，11 例患者中有 8 例在 24 周内获得了持续的 PSA 反应(>50%)，且与放射学影像可见的病变数量减少和大小缩小反应相关，而患者的急性血液毒性较轻，肾脏辐射剂量约为 0.75Gy/MBq，红骨髓剂量约为 0.03Gy/GBq，唾液腺约为 1.4Gy/GBq，提示 ^{177}Lu-PSMA-617 是治疗 mCRPC 一种有希望的新选择。

近年来越来越多的应用 PSMA 放射配体疗法治疗 mCRPC 的报道，均显示出良好的应答率和良好的毒性特征。Axel Bräuer 等评估了 ^{177}Lu-PSMA-617 治疗 mCRPC 患者的总生存率(overall survival, OS)和预测预后参数。包括 59 名接受过至少一种新一代抗激素药物治疗和化疗的 mCRPC 患者，共接受了 159 个周期(平均 3 个周期，范围 1~7)的 ^{177}Lu-PSMA-617 治疗(中位剂量 6.11GBq)。该组患者平均随访 24 周(15~36 周)。结果表明，经过 ^{177}Lu-PSMA-617 治疗后 53% 的患者血清前列腺特异性抗原(PSA)下降≥50%，91% 的患者 PSA 有不同程度下降，估计中位 OS 为 32 周。并表明，第一个周期 ^{177}Lu-PSMA-617 治疗后 PSA 下降和初始 ALP 水平<220U/L 是终末期 mCRPC 患者较长 OS 的预测因素，ALP 水平<220U/L 与更长的 PPFS 相关。

由于 ^{177}Lu-PSMA-617 主要通过肾脏代谢，肝脏的分布也比较高，因此对于肝肾及骨髓的毒性也是人们关注的问题。Kesavan 等对 22 例应用 ^{177}Lu-PSMA-617 治疗的连续患者进行了疗效和毒性方面的 1 年以上随访观察。所有患者均为进展期 mCRPC 患者，[177]Lu-PSMA-617 平均治疗剂量为 5.5GBq。结果表明，3 例患者(15%)出现 G1/2 骨髓毒性，4 例患者(20%)出现 G3/4，未发现骨髓发育不良/急性白血病的病例。而且所有毒性都是自限性的，基线细胞减少可预测随后发生的 G3/4 骨髓毒性($p = 0.0035$)。8 例患者(40%)表现为客观的 PSA 反应，中位反应时间为 15 周，未达到中位 PSA 进展的时间。接受 3 个周期治疗的患者与接受一个周期、两个周期或四个周期治疗的患者相比，更容易出现疾病反应($p < 0.0001$)。表明 ^{177}Lu-PSMA 放射免疫治疗进展期 mCRPC 是安全有效的，3 个周期是确定长期疾病反应的潜在最佳疗程。

近来，[64]$CuCl_2$ 也被提出作为前列腺癌治疗的一种有前景的诊疗药物，在临床前的细胞和动物模型以及人体研究也证明这一点。Guerreiro 等在 PCa 细胞系与非肿瘤前列腺细胞系进行比较，将细胞遗传学方法与放射性细胞毒性分析相结合，获得 [64]$CuCl_2$ 照射细胞后的重要信息。研究发现，PCa 细胞对 [64]$CuCl_2$ 的摄取是增加的，这不能归因于先前认为主要是铜细胞转运体 hCtr1 的表达增加导致的。在 PCa 细胞早期 DNA 损伤和基因组不稳定性也较高，而肿瘤细胞系表现出 [64]$CuCl_2$ 致 DNA 损伤的修复不足。这一观察结果证实了 [64]$CuCl_2$ 在 PCa 细胞中比在非肿瘤细胞中更具细胞毒性，这为 [64]$CuCl_2$ 作为 PCa 诊疗一体化药物提供了依据。

第四节 神经内分泌肿瘤核素诊疗一体化

一、神经内分泌肿瘤及分类

神经内分泌肿瘤(neuroendocrine tumors, NETs)是指可发生于机体任何部位、具有内分泌表型、能产生多种激素的一类良、恶性疾病的总称，其确切病因尚不清楚，部分患者可能与遗传因素和基因突变有关。发生部位以胃、肠、胰腺等消化系统多见，约占 2/3。神经内分泌肿瘤的分类方法较多，按照肿瘤发生部位可分为胰腺、胃肠道、肺和胸腺、肾上腺神经内分泌肿瘤，以及原发灶不明和多发性内分泌腺瘤几种类型。根据肿瘤是否分泌活性激素又分为功能性和无功能性两大类，临床上 45%~60% 为无功能性的 NETs。按照肿瘤分化程度和分级可以分为神经内分泌瘤 I 级(类癌);神经内分泌瘤 II 级和神经内分泌癌 III 级，III 级包括大细胞神经内分泌癌、小细胞神经内分泌癌和混合性神经内分泌癌。此外，根据细胞核分裂象计数和 Ki-67 指数也可分为低级别(G_1)、中级别(G_2)和高级别(G_3)三类，高级别为分级较差的恶性神经内分泌肿瘤，图 42-5。

根据 WHO 2010 年对神经内分泌肿瘤的最新命名，将 neuroendocrine neoplasm(NEN)泛指所

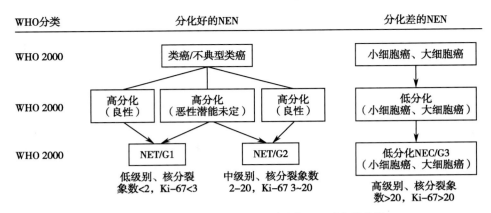

图 42-5　不同时期神经内分泌肿瘤（NETs）分类比较

有源自神经内分泌细胞的肿瘤,将其中高分化神经内分泌肿瘤命名为 neuroendocrine tumor（NET,神经内分泌瘤）,低分化神经内分泌肿瘤命名为 neuroendocrine carcinoma（NEC,神经内分泌癌）。

生长抑素受体（somatostatin receptor,SSTR）为 G 蛋白偶联的跨膜型受体,在多数神经内分泌肿瘤（NETs）中高表达,如垂体瘤、胰腺、胃肠道、类癌、非小细胞肺癌等,因此临床上应用放射性核素标记的生长抑素类似物（octreotide,奥曲肽）可以进行神经内分泌肿瘤显像诊断或靶向治疗。肽受体放射性核素治疗（peptide receptor- radionuclide therapy,PRRT）是目前治疗神经内分泌肿瘤最常用的靶向核素治疗方法,利用配体与受体的特异性结合特性,应用放射性核素标记某些肿瘤分子的配体,引入体内后能选择性的与受体高表达的恶性肿瘤细胞特异性结合,利用放射性核素释放的 α、β、AE 射线杀伤肿瘤细胞,达到内照射靶向治疗目的。肿瘤受体的配体较多,可以是多肽类也可以是相应的抗原或抗体,如采用不同的放射性核素标记生长抑素类似物可与生长抑素受体结合,用于神经内分泌肿瘤的显像诊断和靶向治疗,也可以标记某些激素用于激素受体高表达的肿瘤治疗等。

二、神经内分泌肿瘤放射性核素诊疗一体化

在神经内分泌肿瘤患者,诊疗一体化的概念还包含在治疗之前应用相关的、特异的诊断试验将最有可能从治疗中获益的 NETs 患者筛选出来,因为 NETs 患者生长抑素受体（SSTR）的表达差异较大,由于肿瘤的异质性使得原发灶和转移病灶之间的生物学表型不一样,不同类型的疾病进展也不同,只有当肿瘤有足够的 SSTRs 表达的患者才能从基于 SSTR 的靶向放射性核素治疗中受益。因此,在治疗前证明这种表达尤为重要。

（一）靶向生长抑素受体的治疗

生长抑素受体（SSTR）表达的成像是神经内分泌肿瘤分期和确定患者是否适合肽受体放射性核素治疗（PRRT）的一项成熟技术,近年来较广泛使用的 ^{68}Ga 标记生长抑素类似物（SSAS）PET/CT 显像优于早期的使用的 ^{99m}Tc 或 ^{111}In- 奥曲肽等药物,但放射性核素的快速物理衰变对其应用理论提出了挑战。^{64}Cu 在显像方面具有吸引人的物理特性,也是用于诊疗一体化可供选择的核素。临床上,应用放射性核素标记的生长抑素类似物（如 ^{111}In- 奥曲肽等）显像诊断神经内分泌肿瘤已有近 20 年历史,在欧美国家早已成为常规诊断手段。国内除了少数医院应用 ^{131}I-MIBG（间位碘代苄呱）做嗜铬细胞瘤显像外,还没有其他商品化的放射性药物。近几年,^{99m}Tc- 奥曲肽和 ^{68}Ga-DOTATATE 作为院内制剂已在一些有条件的单位逐步开展,并取得了良好效果,成为神经内分泌肿瘤诊断安全、有效的方法（图 42-6,图 42-7）。但是在神经内分泌肿瘤的核素靶向治疗方面与发达国家还有较大差距。十多年前,国内少数单位曾应用 ^{131}I-MIBG 治疗恶性嗜铬细胞瘤及其转移灶,但是由于没有获得相关药品许可而停止。近年来,^{177}Lu 在神经内分泌肿瘤的治疗方面取得了重要进展,并获得 FDA 批准上市,这对于其他方法疗效不佳的神经内分泌肿瘤患者多了一个有效的选择。

2018 年 1 月 FDA 批准了诺华子公司法国 Advanced Accelerator Applications 公司生产的镥氧奥曲肽［Lutathera（Lutetium Lu-177 DOTATATE）］

用于治疗胃肠胰腺神经内分泌肿瘤（GEP-NETs）。

Lutathera 是一种 ^{177}Lu 标记的生长抑素类似物，属于肽受体放射性核素治疗方法（PRRT），在美国和欧盟，Lutathera 均被授予孤儿药物地位，欧盟已于 2017 年 10 月批准用于治疗不可切除或转移的生长抑素受体阳性胃肠胰腺神经内分泌肿瘤的成年患者。

在一线生长抑素类似物治疗中，疾病进展的晚期肠道神经内分泌肿瘤患者的治疗选择有限，^{177}Lu-DOTATATE 的应用无疑为这些患者带来了新的希望。对于不能手术和转移的 NETs 患者，尤其是Ⅰ级和Ⅱ级患者，通常采用生长抑素类似物（SSAS）治疗，在过去的 20 多年里，肽受体放射性核素治疗（peptide receptor radionuclide therapy，PRRT）得到了迅猛发展，其中 ^{177}Lu-DOTATATE 是当前应用最广泛的 RRRT。在不能手术治疗的胃肠胰腺 NET（GET-NETs）患者，^{177}Lu-DOTATATE 可用于新辅助治疗的患者，可以在治疗之后再手术和手术干预之后再作为辅助治疗。近几年来，在 NETs 患者，PRRT 与化疗或靶向治疗联合应用以及单独的放射性核素治疗均已显示出良好的前景，大多数 NETs 患者表现出部分反应或疾病稳定，少部分患者达到完全反应，仅 30% 的患者疾病进展。总的来说，有证据表明 ^{177}Lu PRRT 治疗后疾病得到控制和生活质量显著改善，但是该疗法的临床试验资料还较少，需要进一步的研究并建立适当的应用指南。

Strosberg 等在一项随机对照试验中评价了 ^{177}Lu-DOTATATE 治疗晚期进展期生长抑素受体阳性肠神经内分泌肿瘤的疗效和安全性。作者将 229 例分化良好和转移性中肠神经内分泌肿瘤（midgut neuroendocrine tumors）患者随机分为两组，^{177}Lu-DOTATATE 组为 116 例患者，每 8 周接受 7.4GBq 的 ^{177}Lu-DOTATATE 治疗（4 次静脉注射，加上最佳支持治疗，包括肌肉注射 30mg 剂量的长效可重复的奥曲肽；对照组则为单用奥曲肽治疗的 113 例患者，肌内注射重复给药，每 4 周给药 60mg。主要终点是无进展生存率，次要终点包括客观反应率、总生存率、安全性和副作用情况。总生存率的最终分析将在未来按照方案的规定进行，对总生存率进行了预先指定的中期分析。结果表明，在数据截止日期的初步分析，

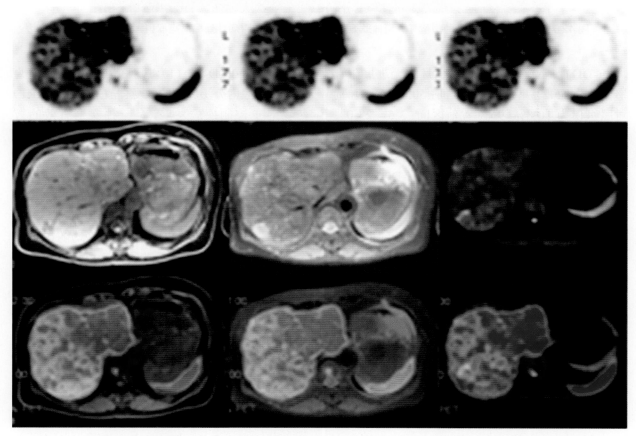

图 42-6 胰腺神经内分泌癌术后患者，^{68}Ga-DOTATATE PET/MR 显像，提示肝脏广泛转移，MRI 显示信号异常

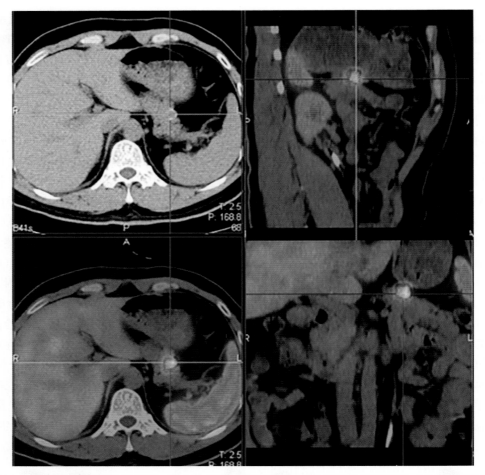

图 42-7　胰腺神经内分泌肿瘤 ^{99m}Tc- 奥曲肽 SPECT/CT 显像，胰腺病灶处呈高摄取，提示 SSTR 高表达

^{177}Lu-DOTATATE 组在第 20 个月的无进展生存率估计为 65.2%（95% 置信区间：50.0～76.8），而对照组仅为 10.8%（95% 置信区间：3.5～23.0）；^{177}Lu-DOTATATE 组的有效率为 18%，对照组为 3%（$p<0.001$），两组间具有显著差异（$p<0.001$）。在计划的总生存期中期分析中，^{177}Lu-DOTATATE 组有 14 例死亡，对照组有 26 例死亡（$p=0.004$）。^{177}Lu-DOTATATE 组的 3 级或 4 级中性粒细胞减少症、血小板减少症和淋巴细胞减少症的发生率分别为 1%、2% 和 9%，与对照组相比，在观察的时间范围内没有明显增加肾毒性的证据。本研究提示，与大剂量长效奥曲肽重复治疗相比，^{177}Lu-DOTATATE 治疗可显著延长晚期中肠神经内分泌肿瘤患者的无进展生存期，明显提高反应率，中期分析证明了总体生存效益的初步证据，但是还需要在最终计划分析中得到进一步确认。在 ^{177}Lu-DOTATATE 组中，临床上明显的骨髓抑制发生率不到 10%，是一种比较安全的方法。

Baum 等的研究也表明，^{177}Lu-DOTATOC[[（177）Lu-DOTA]（0）-D-Phe（1）-Tyr（3）-Octreotide]作为进展期神经内分泌肿瘤的肽受体放射治疗（PRRT）药物对于控制疾病发展，是一种安全有效的方法，骨髓和肾脏毒性均较低。56 例转移性和进展期 NET（胃肠占 50%，胰腺 26.8%，其他原发部位 23.2%）患者接受了 ^{177}Lu-DOTATOC 治疗（平均 2.1 周期，范围 1～4 周期；每个周期间隔 3 个月，中位剂量 7.0GBq），按照 RECIST 1.1 标准评估疗效。结果表明，在所有 NET 患者，平均随访 16.1 个月 ±12.4 个月，中位无进展存活（PFS）和总存活率（OS）分别为 17.4 个月和 34.2 个月，在接受一个周期以上治疗的所有患者中，平均随访时间为 22.4 个月 ±11.0 个月，所有患者、胃肠胰 NET 和其他 NET 患者的 PFS 分别为 32.0 个月、34.5 个月和 11.9 个月，使用 1 个以上周期治疗的患者，其 PFS 和 OS 优于 1 个周期的患者，且无严重不良事件发生。

（二）靶向 EGFR 表达的治疗

西妥昔单抗在 EGFR 高表达的神经内分泌肿

瘤具有很高的靶向特异性和应用前景，而应用不同的放射性核素标记针对 EGFR 表达的单抗治疗也是当前研究的热点。如 ^{188}Re 标记的西妥昔单抗可用于 EGFR 表达阳性肿瘤的显像诊断和治疗。体外细胞实验和动物模型研究表明，^{188}Re- 西妥昔单抗与表达 EGFR 的细胞有较高的特异性结合能力，其细胞毒作用呈剂量依赖性增加，肿瘤模型显像显示 ^{188}Re- 西妥昔单抗在肿瘤区域聚集至少持续 48 小时以上，提示 ^{188}Re- 西妥昔单抗具有高度特异性和靶向性，可能成为治疗表皮生长因子受体阳性肿瘤的有效放射免疫治疗剂。

Striese 等将 β- 丙氨酸（β-Ala-GE11）与螯合剂 p-SCN-Bn-NOTA 结合，应用 ^{64}Cu 进行放射性标记，作为肿瘤 PET 显像潜在探针，在体内和体外研究了其与表达 EGFR 的肿瘤结合稳定性，并与 ^{64}Cu 标记的西妥昔单抗进行了比较。但是实验结果并不理想，在表达 EGFR 的肿瘤细胞株 A431 体外细胞结合实验并没有发现其特异性结合，荷瘤小鼠肿瘤模型小动物 PET 显像提示摄取较低，提示 GE11 结合物不适合于显像研究。

放射性核素铜在肿瘤学中迅速成为潜在的诊断和治疗工具，尤其是靶向神经内分泌、前列腺和乏氧肿瘤的 ^{64}Cu 放射性药物。出乎意料的是，实验结果揭示了简单的 $[^{64}Cu^{2+}]$ 离子引人瞩目的生物学行为。例如，已有证据表明，在生理溶液中给予 $^{64}Cu^{2+}$ 离子能选择性地靶向各种恶性肿瘤。这些显著的生物学特性似乎与铜离子在细胞增殖中的自然作用密切相关。

此外，一些 α 发射体核素靶向治疗研究近年也越来越多，Milenic 等在一项 LS-174T 荷瘤鼠模型的实验中，探讨了 α 发射体核素 ^{212}Pb 标记靶向 EGFR 单抗药物 panitumumab F（ab'）$_2$ 治疗 EGFR 表达肿瘤的可行性。结果表明，^{212}Pb-panitumumab F（ab'）$_2$ 治疗可以明显改善中位生存期。

（三）间位碘代苄胍

间位碘代苄胍（metaiodobenzylguanidine，MIBG）是一种胍啶类似物，国内外很早就应用放射性 ^{123}I 或 ^{131}I 标记 MIBG 用于神经内分泌肿瘤的显像诊断或治疗，如副神经节瘤、嗜铬细胞瘤、甲状腺髓样癌和类癌。

小　　结

放射性核素肿瘤诊疗一体化已成为近年来研究的热点，初步的临床经验表明，在某些肿瘤治疗方面核素靶向治疗取得了令人惊奇的效果，是一类具有很好发展前景的诊疗技术，尤其是 ^{177}Lu-PSMA 治疗前列腺癌效果尤为显著。但是总体而言，放射性核素诊疗一体化技术还不成熟，适用的肿瘤也不多，主要的问题是难以找到靶向性强、特异性好的靶向分子。目前仅在前列腺癌和神经内分泌肿瘤方面效果较好，而对于众多的晚期癌症患者可以选择的方法不多，大多还限于临床前的探索之中，距临床转化应用还相距甚远。还需要核医学专家与肿瘤生物学、分子免疫学、放射化学、纳米医学等相关领域的专家通力合作，开发出更多有效的分子探针和靶向药物。同时，也需要研发更多物理性能优良、价格便宜的放射性核素，实现核素生产的国产化，提供更多的治疗选择，让更多的晚期癌症患者从中受益，改善他们的生活质量，延长其生命，任重而道远。

（张永学）

参 考 文 献

[1] Turner JH. An introduction to the clinical practice of theranostics in oncology. Br J Radiol, 2018, 91（1091）: 440.

[2] Choudhury PS, Gupta M. Differentiated thyroid cancer theranostics: radioiodine and beyond. Br J Radiol, 2018, 91（1091）: 136.

[3] Gudkov SV, Shilyagina NY, Vodeneev VA, et al. Targeted Radionuclide Therapy of Human Tumors. Int J Mol Sci, 2015, 17（1）: 33.

[4] Smith TA, Kirkpatrick DR, Smith S, et al. Radioprotective agents to prevent cellular damage due to ionizing radiation. J Transl Med, 2017, 15（1）: 232.

[5] Bavelaar BM, Lee BQ, Gill MR, et al. Subcellular Targeting of Theranostic Radionuclides. Front Pharmacol, 2018, 9: 996.

[6] 段润卿, 刘兴党. 177Lu 标记放射性药物研究新进展. 中华核医学杂志, 2010, 30（2）: 139-141.

[7] 马磊, 刘宇, 柴之芳. 64Cu 放射性药物化学. 化学进展, 2012, 24（9）: 1720-1727.

[8] Malcolm J, Falzone N, Lee BQ, et al. Targeted Radionuclide Therapy: New Advances for Improvement of Patient Management and Response. Cancers（Basel）, 2019, 11（2）: 268.

[9] Chakraborty S, Chakravarty R, Shetty P, et al. Prospects of medium specific activity（177）Lu in targeted therapy of prostate cancer using（177）Lu-labeled PSMA inhibitor. J Labelled Comp Radiopharm, 2016, 59（9）: 364-371.

[10] Roll，Wolfgang MD，Bräuer，et al. Long-term Survival and Excellent Response to Repeated 177Lu-Prostate-Specific Membrane Antigen 617 Radioligand Therapy in a Patient With Advanced Metastatic Castration-Resistant Prostate Cancer. Clinical Nuclear Medicine，2018，43（10）：755-756.

[11] Kratochwil C，Giesel FL，Stefanova M，et al. PSMA-Targeted Radionuclide Therapy of Metastatic Castration-Resistant Prostate Cancer with 177Lu-Labeled PSMA-617. J Nucl Med，2016，57（8）：1170-1176.

[12] Axel Bräuer，Lena Sophie Grubert，Wolfgang Roll，et al. 177Lu-PSMA-617 radioligand therapy and outcome in patients with metastasized castration-resistant prostate cancer. Eur J Nucl Med Mol Imaging，2017，44（10）：1663-1670.

[13] Kesavan M，Turner JH，Meyrick D，et al. Salvage Radiopeptide Therapy of Advanced Castrate-Resistant Prostate Cancer with Lutetium-177-Labeled Prostate-Specific Membrane Antigen：Efficacy and Safety in Routine Practice. Cancer Biother Radiopharm，2018，33（7）：274-281.

[14] Guerreiro JF，Alves V，Abrunhosa AJ，et al. Radiobiological Characterization of 64CuCl$_2$ as a Simple Tool for Prostate Cancer Theranostics. Molecules，2018，23（11）：2944.

[15] Pencharz D，Gnanasegaran G，Navalkissoor S. Theranostics in neuroendocrine tumours：somatostatin receptor imaging and therapy. Br J Radiol. 2018，91（1091）：108.

[16] Hirmas N，Jadaan R，Al-Ibraheem A. Peptide Receptor Radionuclide Therapy and the Treatment of Gastroentero-pancreatic Neuroendocrine Tumors：Current Findings and Future Perspectives. Nucl Med Mol Imaging，2018，52（3）：190-199.

[17] Strosberg J，El-Haddad G，Wolin E，et al. Phase 3 Trial of 177Lu-Dotatate for Midgut Neuroendocrine Tumors. N Engl J Med，2017，376（2）：125-135.

[18] Baum RP，Kluge AW，Kulkarni H，et al. ［（177）Lu-DOTA］（0）-D-Phe（1）-Tyr（3）-Octreotide（（177）Lu-DOTA-TOC）For Peptide Receptor Radiotherapy in Patients with Advanced Neuroendocrine Tumours：A Phase-II Study. Theranostics，2016，6（4）：501-510.

[19] Kuo WI，Cheng KH，Chang YJ，et al. Radiolabeling，Characteristics and Nano SPECT/CT Imaging of 188Re-cetuximab in NCI-H292 Human Lung Cancer Xenografts. Anticancer Res，2019，39（1）：183-190.

[20] Striese F，Sihver W，Gao F，et al. Exploring pitfalls of 64Cu-labeled EGFR-targeting peptide GE11 as a potential PET tracer. Amino Acids，2018，50（10）：1415-1431.

[21] Boschi A，Martini P，Janevik-Ivanovska E，Duatti A. The emerging role of copper-64 radiopharmaceuticals as cancer theranostics. Drug Discov Today，2018，23（8）：1489-1501.

[22] Milenic DE，Kim YS，Baidoo KE. Exploration of a F（ab'）2 Fragment as the Targeting Agent of α-Radiation Therapy：A Comparison of the Therapeutic Benefit of Intraperitoneal and Intravenous Administered Radioimmunotherapy. Cancer Biother Radiopharm，2018，33（5）：182-193.

[23] Agrawal A，Rangarajan V，Shah S，et al. MIBG（meta-iodobenzylguanidine）theranostics in pediatric and adult malignancies. Br J Radiol，2018，91（1091）：103.

第四十三章

PET 分子影像与肿瘤微环境的可视化

肿瘤微环境（tumor microenvironment）是一个复杂的综合系统，是肿瘤细胞赖以生存的环境，由肿瘤细胞、间质细胞、炎性细胞、细胞外基质、脉管系统及各种细胞因子组成，具有低氧浓度、胞外低 pH、间质高压等生理特征。大量研究认为，肿瘤微环境能促进肿瘤发生、发展、转移，也增加了肿瘤细胞对治疗的抵抗性，而改变肿瘤微环境，打破肿瘤生长的必要条件也将成为临床上治疗肿瘤的一种新策略。

分子影像能无创性的将肿瘤发生发展过程中基因表达、生理、生化、功能、代谢改变可视化，从分子水平了解肿瘤的发生机制。正电子发射断层成像（positron emission tomography，PET）具有极高的敏感性，利用正电子核素标记肿瘤微环境中的不同细胞或分子成分进行 PET/CT 显像，为肿瘤微环境显像创造了条件，为肿瘤早期精准诊断与干预、疗效与预后评估提供了依据。本章从肿瘤血管生成、肿瘤生理微环境、肿瘤炎性微环境、细胞外基质及其相关的酶四个方面作一介绍。

第一节　肿瘤血管生成显像

1971 年 Folkman 等首次提出肿瘤必须依赖新生血管才能生长和转移，由于新生血管可为肿瘤提供生长所必需的氧和营养成分，肿瘤在缺乏血液供应的条件下仅能生长至 1～2mm。肿瘤血管生成是肿瘤生长和转移等生物学行为的关键环节，可为肿瘤治疗提供新线索。随着靶向抗血管生成药物应用于肿瘤治疗，评估血管靶向治疗疗效也被提上日程。在肿瘤血管生成中起到重要作用的整合素 $\alpha_v\beta_3$ 受体、血管内皮生长因子（vascular endothelial growth factor，VEGF）/ 血管内皮生长因子受体（vascular endothelial growth factor receptors，VEGFR）可作为抗肿瘤血管治疗及分子显像的靶点。

一、整合素 $\alpha_v\beta_3$ 受体显像

整合素 $\alpha_v\beta_3$ 受体通过与细胞外基质配体特异性结合，介导肿瘤细胞黏附和移行，在肿瘤新生血管生成、局部浸润、转移等过程中发挥重要作用。整合素 $\alpha_v\beta_3$ 受体在正常细胞及成熟血管内皮细胞低表达或不表达，但在多种肿瘤细胞表面及肿瘤新生血管内皮细胞中高表达，使其成为肿瘤诊断及治疗的重要靶点。放射性核素标记 RGD（Arg-Gly-Asp，精氨酸 - 甘氨酸 - 天冬氨酸）多肽序列可与整合素 $\alpha_v\beta_3$ 受体特异性结合，从而可以显示高表达整合素 $\alpha_v\beta_3$ 受体的肿瘤新生血管或肿瘤细胞。

目前已经应用于临床试验的几种基于 RGD 多肽的 PET 示踪剂包括 ^{18}F-Galacto-RGD、[18]F-Fluciclatide、[18]F-RGD-K5、[18]F-Alfatide、[18]F-FPPRGD2、[18]F-Alfatide II、[68]Ga-NOTA-RGD 和 ^{68}Ga-NOTA-PRGD2 等，其中 ^{18}F-Alfatide II 和 ^{68}Ga-NOTA-PRGD2 具有制备和标记简单，在体内良好的药物代谢动力学等优点。[18]F-Galacto-RGD 是第一个应用于 PET 显像的整合素 $\alpha_v\beta_3$ 受体靶向显像剂，能够特异性识别并结合整合素 $\alpha_v\beta_3$ 受体阳性肿瘤，在肿瘤中摄取高，本底摄取低，且其从血液内清除速度快，并与整合素 $\alpha_v\beta_3$ 受体的表达呈现良好的相关性。

此外，放射性核素 [64]Cu 标记的 RGD 序列的多肽类似物也可用于肿瘤新生血管显像。Jin 等制备了一种新型探针 ^{64}Cu-cyclam-RAFT-c（-RGDfK-）4，研究该探针是否能用于肿瘤新生血管显像及监测抗肿瘤血管药物疗效，在肝癌移植瘤裸鼠模型中，实验组和对照组分别于小鼠腹腔注射抗血管生成药物 TSU-68 与溶剂两周。注射 ^{64}Cu-cyclam-RAFT-c（-RGDfK-）4 1 小时、3 小时后行 PET 显像肿瘤清楚可见；注射后 3 小时，生物分布显示肿瘤 / 血液、肿瘤 / 肌肉比值分别为 31.6±6.3 与

6.7 ± 1.1。实验组肿瘤微血管密度及肿瘤标准化摄取值（SUV）明显低于治疗前，而对照组无明显改变。肿瘤微血管密度与 SUV 值呈线性相关（$r=0.776$）。这表明该探针能够特异性识别并结合整合素 $\alpha_v\beta_3$ 受体，可以用于肿瘤血管显像及评价抗肿瘤血管药物疗效。后来的研究发现，注射琥珀酰明胶和 L- 赖氨酸可抑制肾小管对该探针的再吸收，能够减轻肾毒性，但不会影响该探针的代谢。^{64}Cu-cyclam-RAFT-c(-RGDfK-)$_4$ 应用于肿瘤新生血管显像具有图像质量好、制备过程简单等优势，是一种极具潜力的新型探针。

二、VEGF/VEGFR 显像

VEGF/VEGFR 在肿瘤血管生成过程中起到关键性的作用，VEGFR 在多种恶性肿瘤及肿瘤血管内皮细胞中高表达，而在正常细胞低表达或不表达。VEGF/VEGFR 的高表达与癌症患者预后不良有很强的关联。针对 VEGF/VEGFR 及其复合物的抗体已被用于抗 VEGF 治疗，它们也被开发为分子影像探针。在临床上 VEGF 靶向治疗的时机十分重要，非侵入性影像学检查可以为临床确定何时开始血管靶向治疗。

放射性核素标记的 VEGF$_{121}$ 在 PET 显像中应用较多。使用放射性核素 ^{64}Cu 标记 VEGF$_{121}$ 用于 U87MG 荷瘤小鼠显像，瘤体较小时显像剂摄取较快，而当瘤体较大时，^{64}Cu-DOTA-VEGF$_{121}$ 摄取率明显下降。这表明肿瘤在进展中 VEGFR 表达呈动态改变，该显像剂可为临床确定抗肿瘤血管生成的时机和评价血管靶向药物治疗疗效提供依据。在小动物模型中，U87MG 肿瘤组织对 ^{68}Ga-NOTA-VEGF$_{121}$ 摄取率高，阻断实验也证明 ^{68}Ga-NOTA-VEGF$_{121}$ 与 VEGFR 为特异性结合，且其肾毒性明显低于 ^{64}Cu-DOTA-VEGF$_{121}$。为了提高放射性核素的标记率，使用与 N 端融合的三个赖氨酸残基修饰 VEGF$_{121}$ 形成重组 K3-VEGF$_{121}$，结果显示 ^{61}Cu-NOTA-K3-VEGF$_{121}$ 可被快速且特异性的摄取，与使用 ^{64}Cu 标记所形成的探针相比，其具有更适宜的半衰期及较高的 β^+ 分支比等优势，辐射剂量显著降低。

此外，应用放射性核素标记的 VEGF 单抗也有报道。靶向的 VEGF 单抗 VG76e 用于荷瘤鼠模型 PET 显像，但经 ^{124}I 标记后，抗体 VG76e 的活性下降，这限制了该分子探针的应用。放射性核素 ^{89}Zr、^{86}Y、^{64}Cu 标记的贝伐珠单抗（bevacizu-mab）可以用于肿瘤血管生成显像。Gaykema 等研究表明，^{89}Zr-bevacizumab 可以靶向 VEGF-A 用于原发性乳腺癌显像，在 26 个乳腺癌病灶中，其中 25 个可以被该示踪剂探及，肿瘤病灶的 SUV$_{max}$ 明显高于正常乳腺组织（$p<0.001$）。肿瘤组织标本使用酶联免疫吸附测定法（ELISA）检测 VEGF-A 的水平，显示 VEGF-A 的水平明显高于正常乳腺组织（$p=0.001$）。结果表明，肿瘤细胞对 ^{89}Zr-beva-cizumab 的摄取与肿瘤 VEGF-A 的表达呈正相关（$r=0.49$）。放射性核素标记的抗 VEGF-A 单克隆抗体具有很好的应用价值，为临床选择合适的生物靶向治疗患者对象、监测治疗疗效提供了一种有效的、特异性的手段。

第二节　肿瘤生理微环境显像

肿瘤微环境的生理学特征与周围正常组织不同，肿瘤血管由于结构不足和缺陷而不足以提供肿瘤进展所需的营养，这导致肿瘤微环境具有组织缺氧、高乳酸和胞外低 pH、间质高压等特征，与肿瘤进展密切相关。肿瘤微环境生理特征的分子成像使得早期检测、精确诊断和评估疗效成为可能。

一、乏氧显像

乏氧是组成肿瘤微环境的重要因素，是实体瘤常见的生物学特征。肿瘤乏氧区域的存在增加了肿瘤自身的侵袭性及对治疗的抗拒性。因此，肿瘤乏氧常常提示预后不良。利用放射性核素标记乏氧显像剂进行 PET 显像时，乏氧组织可以摄取乏氧显像剂并使其滞留，以显示肿瘤乏氧部位、程度，还可用于肿瘤放疗生物靶区的勾画。

目前已有多种乏氧显像剂用于 PET 显像，主要包括：^{18}F-fluoromisonidazole（^{18}F-FMISO）、^{18}F-flortani-dazole（^{18}F-HX4）、^{18}F-fluoroazomycin arabinoside（^{18}F-FAZA）、^{18}F-2-nitroimidazol-pentafluoropropyl acetamide（^{18}F-EF5）、^{18}F-2-nitroimidazol-trifluoropropyl acetamide（^{18}F-EF3）、^{64}Cu-diacetyl-bis（N4-methylthiosemicarba-zone）（^{64}Cu-ATSM）等。其中 ^{18}F-FMISO 是目前应用最多的乏氧显像剂。研究表明头颈部肿瘤、肺癌、胶质瘤、宫颈癌等肿瘤组织对 ^{18}F-FMISO 的摄取与乏氧区体积有良好的一致性。但是 ^{18}F-FMISO 在含氧量正常组织及血液中清除速度慢，图像对比度欠佳，在某种程度上限制了其使

用。同属硝基咪唑类显像剂的 ^{18}F-EF3 在药物代谢动力学、生物学分布方面与 ^{18}F-FMISO 相似，与 ^{18}F-FMISO 相比并不具有优势。Wack 等研究比较 ^{18}F-FMISO、[18]F-HX4、[18]F-FAZA 三种硝基咪唑类乏氧显像剂，发现 ^{18}F-HX4 显示出最高的血液清除率和图像对比度，最低的本底信号，其次为 ^{18}F-FAZA、[18]F-FMISO。因此，与 ^{18}F-FAZA、[18]F-FMISO 相比，[18]F-HX4 在 PET 显像中更具有优势。[64]Cu-ATSM 是一种非硝基咪唑类乏氧显像剂，与 ^{18}F-FMISO 相比较，合成过程简单，在肿瘤组织中聚集速度快且在含氧量正常组织中清除较快，成像所需时间短，[64]Cu-ATSM 在高质量显像中更具有优势，是一种具有巨大潜力的乏氧显像剂。

二、pH 微环境显像

肿瘤酸性微环境是指肿瘤细胞外低 pH，而肿瘤细胞内 pH 呈中性至弱碱性，这与正常组织细胞外 pH 大于细胞内 pH 相反。正常组织的细胞外 pH 为 7.3～7.4，而肿瘤细胞外 pH 为 6.2～6.9。由于正常组织与肿瘤组织 pH 存在明显差异，应用 pH 选择性显像剂进行显像，有望达到区分肿瘤组织和正常组织的目的，也为对干预肿瘤酸性环境的治疗策略的监测打下基础。

Vavere 等将 ^{64}Cu-DOTA-pHLIP 作为显像剂研究前列腺肿瘤中的酸性微环境，基本原理为 pHLIP（pH low insertion peptide）可以在体内选择性地靶向酸性组织，插入脂质双层形成稳定的跨膜 α- 螺旋结构。这是首次报道非侵入性 pH 选择性 PET 显像，但是此显像剂的生物动力学欠佳。Weerakkody 等设计了 16 个 WT-pHLIP 的变构体，发现 Var3、Var7 适用于显像，其中 Var7 在肿瘤组织中浓聚速度及血液清除速度快，有望用于 PET 显像。在乳腺癌原位移植瘤小鼠模型中，用放射性核素 [64]Cu 和 [18]F 分别标记 WT、Var3、Var7，使用 NOTA 或 NO2A 作为螯合剂，在所制备的 12 个探针中发现：[64]Cu-NO2A-cysVar3 和 ^{18}F-AlF-NO2A-cysVar3 具有在动物模型肿瘤组织摄取高，滞留时间长，在其他器官中聚集较少的优势。另外在其他肿瘤（黑色素瘤，前列腺癌和脑肿瘤）模型中发现这两种示踪剂对肿瘤靶向的广谱性，表明 ^{64}Cu-NO2A-cysVar3、[18]F-AlF-NO2A-cysVar3 有望应用于临床 PET 显像。Flavell 等设计了一类基于 ^{18}F-FDG 的新型探针行小动物荷瘤鼠 PET 显像研究，其显像原理为：探针在酸性微环境中失去酸不稳定保护基团，随后 ^{18}F-FDG 进入细胞，在肿瘤细胞内聚集。研究过程中发现 4- 苯基苄胺 -[18]F-氟脱氧葡萄糖（4-phenylbenzylamine -^{18}F-FDG）在肿瘤组织中聚集程度明显高于正常组织，该探针有望向临床转化。

第三节　肿瘤炎性微环境显像

炎性微环境是肿瘤微环境的重要组成元件，多由感染、低氧、低 pH 和间质高压等特性所引发。肿瘤炎性微环境中存在着大量的免疫细胞、生长因子及细胞趋化因子等，这些都十分有利于肿瘤的增殖、侵袭、黏附，促使肿瘤的产生和发展。

在肿瘤微环境中，肿瘤相关巨噬细胞（tumor-associated macrophages，TAMs）是肿瘤组织中白细胞的主要成分，利用 PET 对 TAMs 进行显像研究，以了解 TAMs 在肿瘤内的迁移、浸润及其分布情况，且对于抗肿瘤治疗、评估药物的疗效及判断临床预后等方面均有重要意义。在肺腺癌小鼠模型 PET 显像中，Locke 等使用 [64]Cu 标记甘露糖修饰的脂质体作为示踪剂，显像过程中发现其能在 TAMs 中积累，而在肺部其他部分很少聚集。Perez-Medina 等使用放射性核素 [89]Zr 标记重组高密度脂蛋白（reconstituted high-density lipoprotein，rHDL）纳米颗粒，设计了两种示踪剂：[89]Zr-PL-HDL 和 [89]Zr-AI-HDL 行靶向 TAMs 的肿瘤显像。通过 PET 成像技术发现，荷瘤鼠肿瘤清楚可见。其放射性分布与组织学分析一致，流式细胞术也证明该探针可与 TAMs 特异性结合。选择性靶向 TAMs 的 PET 显像具有极高的临床应用价值。

免疫治疗在现代肿瘤生物治疗中越来越受重视，T 细胞过继免疫治疗在癌症治疗方面取得了显著的进展。为了无创的可视化 T 淋巴细胞，可以使用放射性核素标记的探针直接标记离体细胞或通过报告基因的探针行 PET 显像。Dubey 等将 HSV1-sr39TK 报告基因转染至小鼠 T 细胞，对荷瘤鼠进行细胞免疫治疗，利用 ^{18}F-FHBG 作为示踪剂，PET 显示肿瘤区有特异性放射性核素浓聚。另外 ^{18}F-FIAC、[18]F-FEAU 和 [124]I-FIAU 也可用于报告基因的 PET 成像，以监测治疗疗效。

环氧化酶 -2（cyclooxygenase-2，COX-2）是前列腺素 E2（prostaglandin E2，PGE2）的限速酶，PGE2 是一种可引发炎症和癌症的脂质，COX-2

在正常组织中不表达或低表达，而在炎性组织及肿瘤组织中高表达，成为肿瘤治疗和显像的靶点。目前已经开发了许多以放射性核素标记的COX-2抑制剂为分子探针，用于评估COX-2在炎症和肿瘤组织中表达水平的分子显像，但是这些示踪剂在体内选择性结合尚未被证实。

CXC型趋化因子受体4（CXC chemokine receptor type 4，CXCR4）在多种肿瘤组织中高表达，且其表达水平与预后有关。CXCR4与CXC型趋化因子配体12（CXC chemokine receptor ligand 12，CXCL12）相结合后，可激活下游信号通路，从而发挥其促进肿瘤增殖、侵袭及远处转移的作用。目前已有多种放射性核素标记的示踪剂以CXCR4为靶点行PET显像研究。AMD3100是第一个用于临床试验的CXCR4抑制剂，Nimmagadda等在脑胶质瘤移植瘤小鼠模型中，使用放射性核素 ^{64}Cu标记AMD3100行PET显像，发现可以显示CXCR4表达阳性的肿瘤组织，但是肝脏对 ^{64}Cu-AMD3100摄取较多，限制了该探针的使用。AMD3465是一种强效的CXCR4抑制剂，De Silva等研究采用 ^{64}Cu标记AMD3465进行肿瘤显像，并证实其在脑胶质瘤U87细胞中呈高摄取，具有较高的靶向特异性。CPCR4.2是一种能与CXCR4特异性结合的多肽，目前已有临床研究使用放射性核素 ^{68}Ga标记CPCR4.2，其图像对比度低于 ^{64}Cu-AMD3465，但肝脏和肾脏对其摄取较低。选择性靶向CXCR4的分子显像为肿瘤的早期浸润或转移的诊断提供了新依据。

血管细胞黏附分子1（vascular cell adhesion molecule-1，VCAM-1）是一种与炎症调节和细胞免疫应答反应相关的因子。然而，VCAM-1在肿瘤形成、扩散、转移等演变过程中扮演重要作用，是恶性肿瘤治疗的潜在靶点。张晓等使用 ^{99m}Tc-HYNIC-VCAM-1$_{scFv}$和 ^{68}Ga-NOTA-VCAM-1$_{scFv}$两种不同核素标记的分子探针对不同肿瘤肿瘤细胞和模型进行了体外分析和肿瘤模型SPECT和PET/CT显像研究，体外细胞摄取实验结果表明， ^{99m}Tc-HYNIC-VCAM-1$_{scFv}$在VCAM-1高表达的B16F10和HT1080细胞结合能力较强，且与免疫荧光VCAM-1的表达水平一致（图43-1），体内SPECT和PET/CT显像也显示，表达VCAM-1阳性的B16F10肿瘤和HT1080肿瘤摄取显像剂较高，并可被抑制剂所阻断，在肿瘤抑制治疗实验中，通过IKK2抑制剂LY2409881治疗能有效地抑制肿瘤生长及VCAM-1表达，提示 ^{68}Ga-NOTA-VCAM-1$_{scFv}$将是一种VCAM-1阳性肿瘤表达显像及监测治疗效果具有临床应用前景的方法（图43-2～图43-4）。

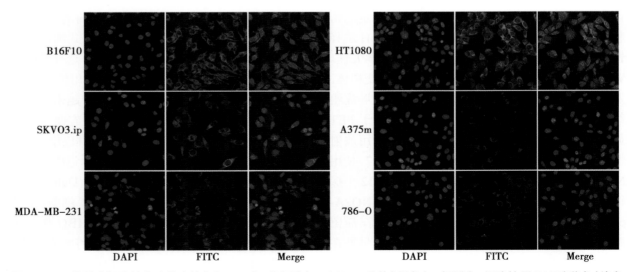

图43-1　6种肿瘤细胞的免疫荧光染色（×600）。将细胞与VCAM-1抗体（绿色）一起孵育，细胞核用DAPI（蓝色）染色

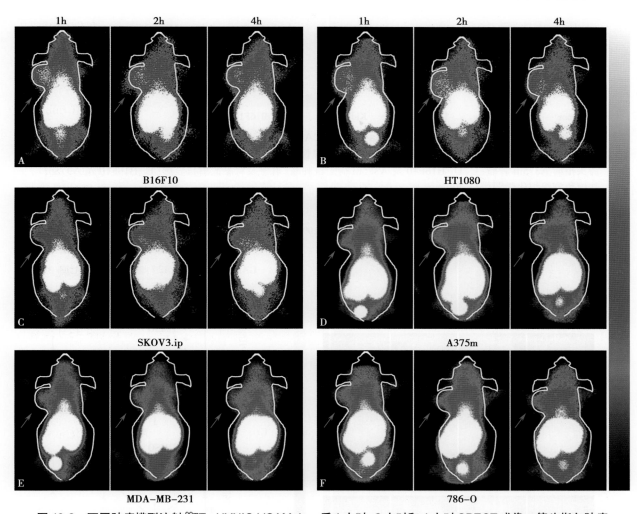

图 43-2　不同肿瘤模型注射 ^{99m}Tc-HYNIC-VCAM-1$_{scFv}$ 后 1 小时、2 小时和 4 小时 SPECT 成像。箭头指向肿瘤

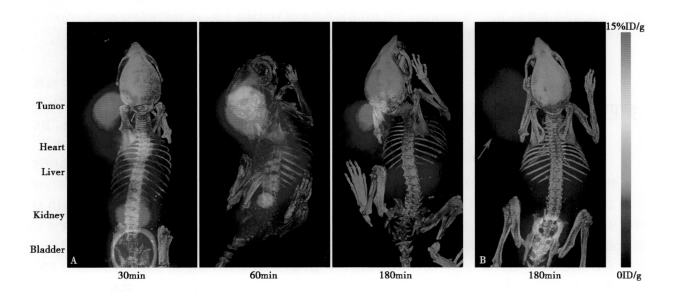

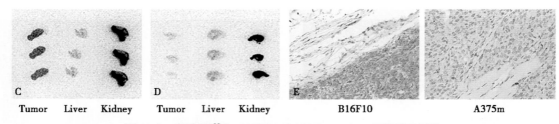

图 43-3 荷瘤鼠 ^{68}Ga-NOTA-VCAM-1$_{scFv}$ micro-PET/CT 图像

A. B16F10 荷瘤鼠注射 30 分钟、60 分钟和 180 分钟后显像；B. A375m 荷瘤小鼠注射 180 分钟后显像。红色箭头指向 A375m 肿瘤；C、D. B16F10 及 A375m 荷瘤鼠肿瘤、肝脏及肾脏放射自显影；E. B16F10 及 A375m 肿瘤免疫组织化学图像（×400）

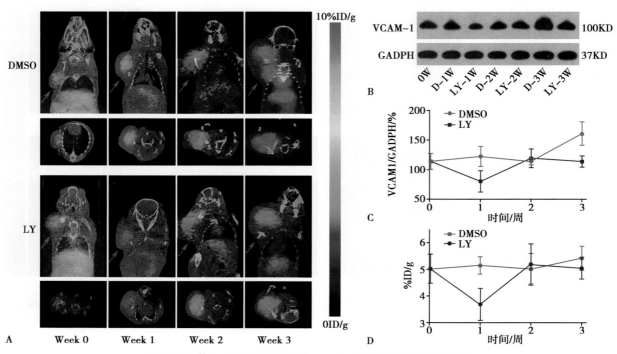

图 43-4 ^{68}Ga-NOTA-VCAM-1$_{scFv}$ micro-PET/CT 监测治疗反应

A. LY2409881 治疗组（100mg/kg，每周两次）和 DMSO 对照组在治疗第 0 周、1 周、2 周和 3 周时 B16F10 肿瘤小鼠的显像图。红色箭头指向肿瘤；B、C. Western blot 分析治疗和对照组肿瘤 VCAM-1 表达；D. 比较 LY2409881 及 DMSO 处理前后两组小鼠的肿瘤生物分布（0 周、1 周、2 周和 3 周，每组 $n=5$），$*p<0.01$

第四节　细胞外基质及蛋白酶显像

一、肿瘤细胞外基质显像

肿瘤细胞外基质（extracellular matrix，ECM）由胶原蛋白、层粘连蛋白、纤连蛋白和连接蛋白等组成，可促进肿瘤的进展。ECM 是治疗肿瘤的新靶点，同时也为监测肿瘤动态进展提供了有效的分子影像靶点。纤连蛋白外结构域 B（EDB-FN）在正常组织中低表达或不表达，而在肿瘤血管周围的细胞外基质中高表达。人类单链抗体 L19 及

其衍生物可以靶向 EDB-FN，目前已用于肿瘤靶向药物输送和分子影像。使用放射性核素 ^{76}Br 标记 L19-SIP，能够显示肿瘤新生血管，但是 ^{76}Br-L19-SIP 可能由于在体内脱溴的原因导致在血液、胃等正常组织中聚集，高本底活性影响整体图像质量。而 Tijink 等制备了一种探针 ^{124}I-L19-SIP 用于荷瘤鼠 PET 显像，结果显示 ^{124}I-L19-SIP 对肿瘤有较高的靶向性，靶 / 非靶比值较高，能够检测到小至 50mm^3 的肿瘤组织，显像质量明显高于 ^{76}Br-L19-SIP。L19-SIP 可以高度靶向 EDB-FN，在肿瘤细胞外基质 PET 分子显像中具有很好的应用前景。

二、蛋白酶显像

肿瘤相关蛋白酶包括基质金属蛋白酶（matrix metalloproteinases，MMPs）和组织蛋白酶。MMPs 是一个具有 20 多种内切蛋白水解酶的家族，在肿瘤微环境中过度表达，具有降解细胞外基质的功能，可作为肿瘤治疗及显像的靶点。

放射性核素标记的 MMPs 抑制剂可以用于 MMPs 显像。Marimastat 是一种广谱 MMPs 抑制剂，Auf 等研究 ^{18}F-marimastat-ArBF$_3$ 用于 67NR 乳腺癌移植瘤小动物 PET 显像，该探针使肿瘤病灶可视化且具有较低本底。TCTP-1 是一种选择性靶向 MMP-9 的抑制剂，Ujula 等在黑色素瘤移植瘤小动物模型中使用 ^{68}Ga-DOTA-TCTP-1 进行显像研究，结果表明肿瘤清晰可见，TCTP-1 对高表达 MMP-9 的黑色素瘤诊断和治疗有价值。目前有多种 MMPs 抑制剂正在研发中，放射性核素标记的 MMPs 抑制剂在 PET 显像中有很好的应用前景。

另外放射性核素标记的 MMPs 多肽也可以用于 MMPs 显像。为了检测 MMPs 的活性，Chuang 等设计了一种 MMPs 多肽探针：PEG-CRSGPLG-VYKK-^{18}F-TMR，该探针结构中含有 MMP2/9 酶切位点。当 MMP2 水解切割时，疏水性部分 ^{18}F-TMR 优先聚集在蛋白酶活性位点，通过 PET 显像检测来自 ^{18}F-TMR 的信号，以显示体内蛋白酶的活性，^{18}F-TMR 聚集在 MMP2 表达阳性的肿瘤中，而在对照组中无聚集。该研究成功地显示了 MMP2 的活性，并可将其应用到其他蛋白酶，以设计个体化治疗并评估预后。Huang 等将 PET 显像与光学显像相结合用于 U87MG 裸鼠模型中以检测 MMPs 的活性，构建了一种新型探针：^{64}Cu-BBQ650-PLGVR-K（Cy5.5）-E-K（DOTA）-OH，该探针含有 MMP-7，-9，-12 和 -13 可特异性切割的多肽序列 PLGVR。在进行小鼠体内显像时肿瘤清晰可视，且具有较高的靶/非靶比值。荧光探针受其空间分辨率所限，在肿瘤区域不能进行定量分析，而可定量的 PET 显像则可弥补这一不足。该方法为更加准确的测定 MMPs 活性提供了新策略。

小　结

肿瘤微环境促进肿瘤的发生、发展，了解肿瘤微环境特征为肿瘤治疗和监测提供新靶点，肿瘤微环境 PET 分子影像使肿瘤早期精准诊断、个体化治疗、疗效评估、预后评估成为可能。目前针对肿瘤微环境的显像剂研究已取得了一些成果，但仍有许多不足，精准医疗计划的提出为分子影像带来了新契机，随着对靶向肿瘤微环境分子探针研究的不断深入，肿瘤微环境 PET 分子影像的应用研究也必将得到进一步发展。

（李红岩　张永学）

参 考 文 献

[1] Yuan Y，Jiang YC，Sun CK，et al. Role of the tumor microenvironment in tumor progression and the clinical applications（Review）. Oncol Rep，2016，35（5）：2499-2515.

[2] Shekhar MP. Drug resistance：challenges to effective therapy. Curr Cancer Drug Targets，2011，11（5）：613-623.

[3] Sun Y. Tumor microenvironment and cancer therapy resistance. Cancer Lett，2016，380（1）：205-215.

[4] Folkman J. Tumor angiogenesis：therapeutic implications. N Engl J Med，1971，285（21）：1182-1186.

[5] Niu G，Chen X. Why integrin as a primary target for imaging and therapy. Theranostics，2011，1：30-47.

[6] Chen H，Niu G，Wu H，et al. Clinical Application of Radiolabeled RGD Peptides for PET Imaging of Integrin alphavbeta3. Theranostics，2016，6（1）：78-92.

[7] Beer A J，Haubner R，Goebel M，et al. Biodistribution and pharmacokinetics of the alphavbeta3-selective tracer 18F-galacto-RGD in cancer patients. J Nucl Med，2005，46（8）：1333-1341.

[8] Haubner R，Maschauer S，Prante O. PET radiopharmaceuticals for imaging integrin expression：tracers in clinical studies and recent developments. Biomed Res Int，2014，2014：871609.

[9] Jin ZH，Furukawa T，Claron M，et al. Positron emission tomography imaging of tumor angiogenesis and monitoring of antiangiogenic efficacy using the novel tetrameric peptide probe 64Cu-cyclam-RAFT-c（-RGDfK-）4. Angiogenesis，2012，15（4）：569-580.

[10] Jin ZH，Furukawa T，Sogawa C，et al. PET imaging and biodistribution analysis of the effects of succinylated gelatin combined with L-lysine on renal uptake and retention of（6）（4）Cu-cyclam-RAFT-c（-RGDfK-）（4）in vivo. Eur J Pharm Biopharm，2014，86（3）：478-486.

[11] Hicklin DJ，Ellis LM. Role of the vascular endothelial growth factor pathway in tumor growth and angiogenesis. J Clin Oncol，2005，23（5）：1011-1027.

[12] Poon RT，Fan ST，Wong J. Clinical implications of circulating angiogenic factors in cancer patients. J Clin

Oncol, 2001, 19(4): 1207-1225.

[13] Cai W, Chen K, Mohamedali K A, et al. PET of vascular endothelial growth factor receptor expression. J Nucl Med, 2006, 47(12): 2048-2056.

[14] Kang CM, Kim SM, Koo HJ, et al. In vivo characterization of 68Ga-NOTA-VEGF 121 for the imaging of VEGF receptor expression in U87MG tumor xenograft models. Eur J Nucl Med Mol Imaging, 2013, 40(2): 198-206.

[15] Zhang Y, Hong H, Niu G, et al. Positron emission tomography imaging of vascular endothelial growth factor receptor expression with (61)Cu-labeled lysine-tagged VEGF121. Mol Pharm, 2012, 9(12): 3586-3594.

[16] Collingridge DR, Carroll VA, Glaser M, et al. The development of [(124)I]iodinated-VG76e: a novel tracer for imaging vascular endothelial growth factor in vivo using positron emission tomography. Cancer Res, 2002, 62(20): 5912-5919.

[17] Gaykema SB, Brouwers AH, Lub-De HM, et al. 89Zr-bevacizumab PET imaging in primary breast cancer. J Nucl Med, 2013, 54(7): 1014-1018.

[18] Dewhirst MW, Cao Y, Moeller B. Cycling hypoxia and free radicals regulate angiogenesis and radiotherapy response. Nat Rev Cancer, 2008, 8(6): 425-437.

[19] Hielscher A, Gerecht S. Hypoxia and free radicals: role in tumor progression and the use of engineering-based platforms to address these relationships. Free Radic Biol Med, 2015, 79: 281-291.

[20] 吕文天, 于金明. PET/CT 显像在构建肿瘤放疗生物靶区中的作用. 中华核医学与分子影像杂志, 2012, 32(2): 158-160.

[21] Sato J, Kitagawa Y, Yamazaki Y, et al. 18F-fluoromisonidazole PET uptake is correlated with hypoxia-inducible factor-1alpha expression in oral squamous cell carcinoma. J Nucl Med, 2013, 54(7): 1060-1065.

[22] Askoxylakis V, Dinkel J, Eichinger M, et al. Multimodal hypoxia imaging and intensity modulated radiation therapy for unresectable non-small-cell lung cancer: the HIL trial. Radiat Oncol, 2012, 7: 157.

[23] Kobayashi H, Hirata K, Yamaguchi S, et al. Usefulness of FMISO-PET for glioma analysis. Neurol Med Chir (Tokyo), 2013, 53(11): 773-778.

[24] Kim BW, Cho H, Chung JY, et al. Prognostic assessment of hypoxia and metabolic markers in cervical cancer using automated digital image analysis of immunohistochemistry. J Transl Med, 2013, 11: 185.

[25] Wijsman R, Kaanders JH, Oyen WJ, et al. Hypoxia and tumor metabolism in radiation oncology: targets visualized by positron emission tomography. Q J Nucl Med Mol Imaging, 2013, 57(3): 244-256.

[26] Dubois L, Landuyt W, Cloetens L, et al. [18F]EF3 is not superior to [18F]FMISO for PET-based hypoxia evaluation as measured in a rat rhabdomyosarcoma tumour model. Eur J Nucl Med Mol Imaging, 2009, 36(2): 209-218.

[27] Wack LJ, Monnich D, van Elmpt W, et al. Comparison of [18F]-FMISO, [18F]-FAZA and [18F]-HX4 for PET imaging of hypoxia--a simulation study. Acta Oncol, 2015, 54(9): 1370-1377.

[28] Bourgeois M, Rajerison H, Guerard F, et al. Contribution of [64Cu]-ATSM PET in molecular imaging of tumour hypoxia compared to classical [18F]-MISO--a selected review. Nucl Med Rev Cent East Eur, 2011, 14(2): 90-95.

[29] Wakabayashi N, Yano Y, Kawano K, et al. A pH-dependent charge reversal peptide for cancer targeting. Eur Biophys J, 2017, 46(2): 121-127.

[30] Vavere AL, Biddlecombe GB, Spees WM, et al. A novel technology for the imaging of acidic prostate tumors by positron emission tomography. Cancer Res, 2009, 69(10): 4510-4516.

[31] Weerakkody D, Moshnikova A, Thakur MS, et al. Family of pH(low) insertion peptides for tumor targeting. Proc Natl Acad Sci U S A, 2013, 110(15): 5834-5839.

[32] Demoin DW, Wyatt LC, Edwards KJ, et al. PET Imaging of Extracellular pH in Tumors with (64)Cu- and (18)F-Labeled pHLIP Peptides: A Structure-Activity Optimization Study. Bioconjug Chem, 2016, 27(9): 2014-2023.

[33] Flavell RR, Truillet C, Regan MK, et al. Caged [(18)F]FDG Glycosylamines for Imaging Acidic Tumor Microenvironments Using Positron Emission Tomography. Bioconjug Chem, 2016, 27(1): 170-178.

[34] Locke LW, Mayo MW, Yoo AD, et al. PET imaging of tumor associated macrophages using mannose coated 64Cu liposomes. Biomaterials, 2012, 33(31): 7785-7793.

[35] Perez-Medina C, Tang J, Abdel-Atti D, et al. PET Imaging of Tumor-Associated Macrophages with 89Zr-Labeled High-Density Lipoprotein Nanoparticles. J Nucl Med, 2015, 56(8): 1272-1277.

[36] Dubey P, Su H, Adonai N, et al. Quantitative imaging of the T cell antitumor response by positron-emission tomography. Proc Natl Acad Sci U S A, 2003, 100(3): 1232-1237.

[37] Liu Z, Li Z. Molecular imaging in tracking tumor-specific cytotoxic T lymphocytes(CTLs). Theranostics, 2014,

4（10）：990-1001.

[38] Laube M，Kniess T，Pietzsch J. Radiolabeled COX-2 inhibitors for non-invasive visualization of COX-2 expression and activity--a critical update. Molecules，2013，18（6）：6311-6355.

[39] Pacelli A，Greenman J，Cawthorne C，et al. Imaging COX-2 expression in cancer using PET/SPECT radioligands：current status and future directions. J Labelled Comp Radiopharm，2014，57（4）：317-322.

[40] Balkwill F. Cancer and the chemokine network. Nat Rev Cancer，2004，4（7）：540-550.

[41] Han TT，Fan L，Li JY，et al. Role of chemokines and their receptors in chronic lymphocytic leukemia：function in microenvironment and targeted therapy. Cancer Biol Ther，2014，15（1）：3-9.

[42] Nimmagadda S，Pullambhatla M，Stone K，et al. Molecular imaging of CXCR4 receptor expression in human cancer xenografts with［64Cu］AMD3100 positron emission tomography. Cancer Res，2010，70（10）：3935-3944.

[43] De Silva RA，Peyre K，Pullambhatla M，et al. Imaging CXCR4 expression in human cancer xenografts：evaluation of monocyclam 64Cu-AMD3465. J Nucl Med，2011，52（6）：986-993.

[44] George G，Pisaneschi F，Nguyen QD，et al. Positron Emission Tomographic Imaging of CXCR4 in Cancer：Challenges and Promises. Mol Imaging，2015，14（1）：1641898729.

[45] Xiao Zhang，Chunbao Liu，Fan，et al. PET Imaging of VCAM-1 Expression and Monitoring Therapy Response in Tumor with a 68Ga-Labeled Single Chain Variable Fragment. Mol. Pharmaceutics，2018，15（2）：609-618.

[46] Lu P，Weaver VM，Werb Z. The extracellular matrix：a dynamic niche in cancer progression. J Cell Biol，2012，196（4）：395-406.

[47] Kumra H，Reinhardt DP. Fibronectin-targeted drug delivery in cancer. Adv Drug Deliv Rev，2016，97：101-110.

[48] Olafsen T，Wu AM. Antibody vectors for imaging. Semin Nucl Med，2010，40（3）：167-181.

[49] Rossin R，Berndorff D，Friebe M，et al. Small-animal PET of tumor angiogenesis using a（76）Br-labeled human recombinant antibody fragment to the ED-B domain of fibronectin. J Nucl Med，2007，48（7）：1172-1179.

[50] Tijink BM，Perk LR，Budde M，et al.（124）I-L19-SIP for immuno-PET imaging of tumour vasculature and guidance of（131）I-L19-SIP radioimmunotherapy. Eur J Nucl Med Mol Imaging，2009，36（8）：1235-1244.

[51] Auf DKU，Bellac CL，Li Y，et al. Novel matrix metalloproteinase inhibitor［18F］marimastat-aryltrifluoroborate as a probe for in vivo positron emission tomography imaging in cancer. Cancer Res，2010，70（19）：7562-7569.

[52] Ujula T，Huttunen M，Luoto P，et al. Matrix metalloproteinase 9 targeting peptides：syntheses，68Ga-labeling，and preliminary evaluation in a rat melanoma xenograft model. Bioconjug Chem，2010，21（9）：1612-1621.

[53] Chuang CH，Chuang KH，Wang HE，et al. In vivo positron emission tomography imaging of protease activity by generation of a hydrophobic product from a noninhibitory protease substrate. Clin Cancer Res，2012，18（1）：238-247.

[54] Huang CW，Li Z，Conti PS. Radioactive smart probe for potential corrected matrix metalloproteinase imaging. Bioconjug Chem，2012，23（11）：2159-2167.

第四十四章

分子影像对前哨淋巴结探测与手术导航

第一节 分子影像在指导手术治疗中的作用

分子影像是从分子和细胞水平对人或其他活的生命系统(living systems)的生物学过程进行实时定性、定量和可视化的影像。采用的方法包括核素显像、MRI/MRS、光学成像、超声成像等方法,其中核医学分子影像是当今最成熟的分子影像技术。分子影像在前哨淋巴结的探测和手术导航中也具有重要价值,从分子水平为临床提供不同的生物学信息,指导临床治疗策略(图44-1)。

一、分子影像探针及要求

(一)探针具备的特征

对于疾病密切相关的靶分子具有高亲和力和靶向特异性;非特异性结合要尽可能低,能够获

得很低的背景噪声,提高信噪比;有足够长的半衰期,同时要求体内清除速度要相对快,以便缩短显像时间并可重复检查;探针无药理作用,无毒副作用。分子探针穿透生物屏障的常见机制包括细胞特异性结合(如配体与受体的结合)转运具有生物膜穿透性的分子探针;用物理方法传递无生物膜穿透性的分子探针;转染剂转运法等。

(二)常用类型

1. 按照探针与靶点结合的原理,分为靶向性分子探针和非靶向性分子探针,目前用于前哨淋巴结探测的探针多为非特异性微胶体等。

2. 根据不同显像技术要求,分为光学探针、核素探针、磁共振探针和超声分子探针。

3. 根据探针亲和组建的成分或特征可分为受体、抗体、抗体片段、多肽、反义寡核苷酸等靶向的分子探针。

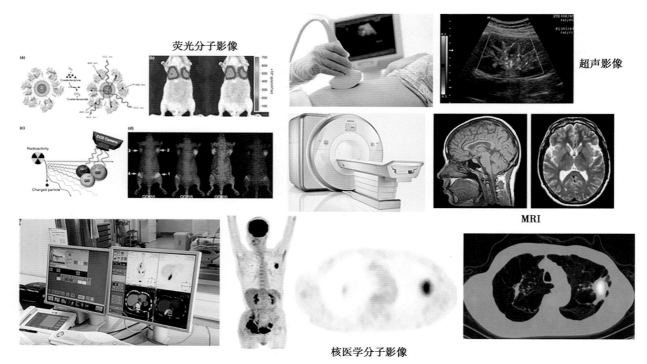

荧光分子影像

超声影像

MRI

核医学分子影像

图44-1 常用分子影像技术

4.根据探针的作用原理不同,分为"房室型"探针、靶向性探针、"智慧型"探针。

5.根据来源不同,分为内源性探针、外源性探针。

(三)分子探针设计要求

1.对其靶分子具有高度特异性和亲和力,如能同时反映其靶生物分子的功能则更好。

2.在细胞内聚集的量与靶分子含量或表达量成比例,当细胞内不含靶生物分子时,细胞内不应该残留分子探针。

3.对细胞表面和细胞内的靶分子结合不存在倾向性差异。

4.探针到达靶分子前不受血管通透性、组织静态压力等影响。

5.机体不会对分子成像探针产生明显免疫反应或其他不良反应。

6.探针在体内相对稳定。

7.探针在血液中不会被血细胞非特异结合。

8.探针有良好的组织分布性。

9.排泄途径对结果分析不造成不利影响。

10.放射性核素分子影像探针可用多种放射性核素标记,适合 SPECT 和 PET 成像。

(四)常用的放射性核素探针

核素分子影像探针种类比较多,最常用有以下几种(图 44-2):

1.代谢显像探针　代谢显像是分子核医学最成熟的技术,已广泛应用于临床诊断。如反映葡萄糖代谢的 ^{18}F-FDG;反映氨基酸代谢的 ^{11}C-MET(甲硫氨酸),通过内皮膜上 L- 转运系统转运,参与蛋白质的合成转化,与 ^{18}F-FDG 相比氨基酸代谢显像的优势在于受炎症干扰较少,但肿瘤特异性较差;反映胆碱代谢的 ^{11}C- 胆碱也是目前常用的分子探针。

2.血管生成显像探针　可对肿瘤血管生成进行靶向研究。整合素在血管生成过程中起关键作用:如 $\alpha_v\beta_3$ 整合素是肿瘤新生血管特征性标志物,在人体内 $\alpha_v\beta_3$ 整合素只分布在少部分正常组织内,在未增生的内皮细胞中无表达,而在肿瘤毛细血管增生活跃的内皮细胞及一部分肿瘤细胞中则可高水平表达。由于 $\alpha_v\beta_3$ 整合素可作为包含精氨酸 - 甘氨酸 - 天冬氨酸(RGD)氨基酸序列的细胞外基质蛋白的黏附受体,因此被放射性或顺磁性物质标记的 RGD 肽链可作为特异性分子探针。

3.受体显像探针　用于恶性肿瘤评价的受体显像探针比较多,如雌激素受体显像探针 ^{18}F-FES 用于乳腺癌、卵巢癌评价,雄激素受体显像探针用于前列腺癌,生长抑素受体显像探针(奥曲肽)用于神经内分泌肿瘤诊断。近年来 ^{68}Ga 标记的单抗进行肿瘤血管表皮生长因子受体(EGFFR)显像用于筛选适合生物靶向治疗的患者,实施肿瘤精准治疗等。

4.放射免疫显像　放射性核素标记单克隆抗体用于肿瘤放射免疫显像诊断和治疗,探测前哨淋巴结等是具有前景的技术。

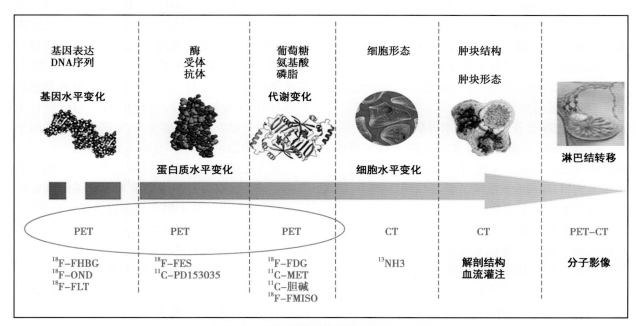

图 44-2　常用的核医学分子影像探针类型

二、分子影像在手术中的作用

每年全球范围内有数百万肿瘤患者行肿瘤外科切除手术,这也是目前治疗肿瘤最有效的方法,可靠精确的手术切除可以挽救无数患者的生命。在肿瘤外科手术中,肿瘤识别、肿瘤切缘边缘的确定和转移淋巴结的鉴别等是影响肿瘤预后的重要因素。核医学分子影像以及光学分子影像在手术导航已得到应用。在临床手术过程中,如何精确、客观地显示肿瘤边界信息是精准医学领域具有挑战性的问题。

(一)核医学分子影像与手术治疗

1. 微小肿瘤病灶的清除　众所周知,恶性肿瘤最彻底的治疗是手术切除,术后辅以放疗或化疗。肿瘤摘除后极易发生术后转移,而没有彻底摘除肿瘤是复发转移的主因。特别是对于肿瘤大面积转移的患者,传统手术切除面积过大无法实施,以及肿瘤淋巴结转移发生后如何彻底清除微小的病灶。应用特异性结合肿瘤的分子探针有助于区分正常组织和病变部位,为精准的肿瘤切除提供科学依据。

2. 肿瘤切缘的确定　肿瘤原发灶切除后标本的边缘与癌组织间的镜下最短距离是评价肿瘤手术的一个重要指标,也是影响肿瘤预后的重要因素。使用核医学分子影像的特异性分子探针标记肿瘤部位后,可以在探测器显示出肿瘤边缘较肿瘤中心有着更强的显像剂浓聚,可以清晰指示肿瘤边界,与周围健康组织区分开来,并通过病理切片染色证实核素浓聚或荧光指示部分的精确性,而在切缘部分检测不到肿瘤分子标记物说明肿瘤也彻底清除。核医学分子影像引导的肿瘤切除可以精准地确定肿瘤切缘,减小对健康组织的侵害,将患者的痛苦降至最低。

(二)光学分子影像在手术导航中的作用

目前,国际上重点关注术中精确定位和准确切除肿瘤及转移灶。X线、CT、MRI和PET等方法在术前准确诊断中发挥了重要作用。但是,其中大部分不适用于术中进行。而基于光学分子成像技术的手术导航系统用于术中检测肿瘤和转移具有优势。目前的导航系统可从两个CCD相机收集图像,用于实时荧光和彩色成像,通过模板匹配算法用于多光谱图像融合。在肿瘤的实验研究中,将显示高度转移的小鼠乳腺癌细胞系4T1-luc用于肿瘤模型建立和基质金属蛋白酶(MMP)

表达的乳腺癌模型。向荷瘤裸鼠尾静脉注射MMP 750FAST(PerkinElmer, Inc.USA)探针,并用生物发光和荧光进行成像以评估探针与肿瘤和转移灶位点的体内结合,并进行苏木素-伊红(H&E)染色以确认肿瘤和转移的存在,结果表明在体内肉眼可观察到肿瘤,且观察到的肝转移病灶均经组织学证实。该法可以帮助外科医生在术中切除时发现原位肿瘤和转移瘤,并将肿瘤边界可视化以进行精确定位。

第二节　前哨淋巴结探测

一、前哨淋巴结探测的意义

临床上许多恶性肿瘤原发病灶很小,不易发现,但早期出现淋巴结转移。前哨淋巴结(sentinel lymph nodes, SLN)的概念最早由Cabanas于1977年提出,他在阴茎淋巴管造影时发现有一个(或几个)最先接受肿瘤区域淋巴引流,并最早发生肿瘤转移的特异淋巴结,将其命名为SLN。20世纪90年代,大量的临床研究发现,乳腺组织具有类似的淋巴引流的解剖学特征。乳腺的淋巴液的引流具有特定的规律性,某区域的淋巴液首先引流到一个或少数特定区域的淋巴结,即SLN。在理论上SLN是暂时阻止癌细胞经淋巴转移的第一道屏障,也是乳腺癌淋巴引流区域发生转移的第一站。如果乳腺癌SLN无癌转移,在原发肿瘤引流区域中的其他淋巴结也不会发生转移。临床研究显示,对无明显腋窝淋巴结肿大的乳腺癌患者,检测乳腺SLN预测腋窝淋巴结有无转移的准确性>95%,SLN有无转移可以准确反映腋窝其他淋巴结有无受侵状况。在临床上对乳腺癌患者进行SLN定位、活检,并根据SLN有无转移来决定是否行腋窝解剖,可使SLN阴性的患者免予盲目腋窝清除术。

通常在癌症手术中确认淋巴结等组织的位置非常困难,而使用分子成像手术导航系统就能解决上述问题,通过最小限度切除对患者进行治疗。

乳腺癌腋窝淋巴结的转移状况,理论上若SLN无转移,则腋窝淋巴结(ALN)转移率几乎为零。多数资料表明应用SLN无转移理论,65%～70%的患者可免除不必要的腋窝清扫和相应的死亡。目前,SLN活检技术主要有三种,一是注射活性蓝染料观察蓝染的淋巴管和淋巴结,二是放射性核素注射后淋巴闪烁显像或探测仪检测，三是将上述两种方法整合应用，目前以放射性核素注射比较实用而且敏感。

二、临床常用的显像剂种类

（一）基本原理

目前探测前哨淋巴结并进行定位有两种方法，这两种方法具有互补性，如果合起来用，其准确率几乎可达到 100%。其一是在肿瘤周围注射放射性胶体药物来标定前哨淋巴结，通过 γ 探测系统来定位前哨淋巴结；其二是用注射蓝色染料来标记前哨淋巴结，手术医生通过肉眼观测前哨淋巴结具有紧固的病理性结节状态，同时又有蓝染特征来定位前哨淋巴结。核素标记法的优点是术前即在腋窝探测到"热点"可较为准确的发现 SLN，该方法的成功率可达 91%～98%，可以在手术前 2 小时至 1 天注射放射性标记药物，该法检测 SLN 的敏感性明显高于蓝染料法。

1. 活性蓝染料显像剂 现临床常用的活性蓝染料显像剂主要为异磺蓝（isosufanblue）和它的异构体专利蓝（patentblue）及与其结构相似的染料美蓝（methylthionium），也有报道使用荧光素（fluorescein）、靛红（indigocarmine）、靛青（indocyanidegreen）等其他染料。

活性蓝染料为水溶性色素，分子量小（异磺蓝、专利蓝分子量 560kD 左右），局部注射后容易随水和大分子通过淋巴管入血，从而显示出注射部位的淋巴引流途径，活性蓝的转运机制可能与蛋白结合有关，因为 50% 的活性蓝可与间质蛋白（多为白蛋白）不稳定结合，而蛋白是通过淋巴系统转运。注射点的活性蓝在 30 分钟可被清除掉 30%，1 小时清除 60%，24 小时可全部清除。活性蓝入血后，组织可呈现蓝青色，很像组织缺氧的表现。约 10% 的活性蓝没有发生结构变化从尿中排出，因而 24 小时后，尿呈蓝色，无明显毒副作用。研究表明，单独应用蓝染法（isosufanblue 或 patentblue）定位前哨淋巴结，检出成功率 88%，假阴性率 14%。

2. 放射性胶体显像剂 核素显像剂的品质、注射核素显像剂的方式和探测 SLN 的方法直接影响检测结果。良好的显像剂能从注射部位通过淋巴管迅速转运到 SLN，并持续聚集。放射性胶体的迁移率与胶体颗粒的大小成反比，太小的颗粒造成示踪剂从淋巴管溢出，太大的颗粒迁移率

差且标记率低。乳腺肿块周围显像剂注射剂量和体积过大会导致弥漫的放射性分布，妨碍肿瘤邻近处 SLN 显像和探测结果。

对于组织内分子量大于 37 000 或直径大于 5nm 的物质，细胞膜通透性很差，只能通过内皮细胞的胞饮或经内皮间隙进入淋巴系统。在肿瘤区域通过间质或者皮下注射符合上述条件的放射性淋巴显像剂，可以观察到肿瘤引流区域的第一站淋巴结，即前哨淋巴结。胶体显像剂在淋巴系统的移行速度要比活性蓝染料慢的多，因而次级淋巴结的干扰也相对较小。

目前临床常用的淋巴系统显像剂包括 ^{99m}Tc-葡聚糖（右旋糖酐，dextran，DX），^{99m}Tc 硫化锑胶体（antimony trisulfide colloid，ASC），^{99m}Tc- 人血清白蛋白（human serum albumin，HSA），^{99m}Tc- 硫胶体（sulfur colloid，SC）等。

（1）葡聚糖是一种多糖的化合物，易溶于淋巴液中，间质注射后仅被淋巴引流，能清晰地显示淋巴管和淋巴结。注射后 2～6 分钟后淋巴结便有摄取，随后摄取量逐渐增多，一般在 20～40 分钟时摄取达峰值，并持续 1 小时左右，淋巴显像时间短（<2 小时），经胸导管入血液循环后，部分为肝脏摄取，部分经肾脏从尿路排出，故延迟 3 小时后显像可见肝、肾和膀胱显影。研究表明，应用 ^{99m}Tc- 葡聚糖对 41 例乳腺癌患者进行前哨淋巴结活检，瘤体内或活检残腔内注射 37MBq，术中 γ 探针探测的成功率为 98%（40/41）。

（2）硫化锑胶体标记相对复杂，需要"三加"（加酸、加热、加碱中和），但是颗粒均匀，体内稳定性好，间质注射后淋巴摄取率高，是很好的淋巴显像剂。放射自显影证明，胶体主要位于淋巴结的边缘窦、髓质窦和淋巴管区域，显像主要与髓质吞噬细胞功能有关。

（3）^{99m}Tc- 白蛋白络合虽然淋巴结摄取率低于硫化锑胶体，但是其标记方法简单，不需加热，可直接标记。

（4）^{99m}Tc 标记单克隆抗体前哨淋巴显像、甘露糖结合受体显像剂、改良的脂质体的淋巴结显像等。抗原抗体结合为特异性结合，应用 ^{99m}Tc 标记抗体进行肿瘤的特异性显像，能较好地定位前哨淋巴结，有很高的检出率和准确率。

目前常用的前哨淋巴结显像剂都是通过性显像剂，不能长时间停留在前哨淋巴结，存在着特异性不强，次级淋巴结显像的问题。临床活检时，

常面对多个淋巴结蓝染或多个热结节,操作者需要一段的学习熟练过程才能具有较高的成功率。另外染料法和放射性定位法结合虽然可以有较高的检出成功率,但是要两次注射,操作不便。

目前显像剂存在两个发展趋势,一是特异性显像剂,利用受体和配体的特异性结合进行前哨淋巴结显像,如单抗显像、甘露糖受体显像;二是发展染料和放射性核素结合为一体的显像剂,如脂质体包含染料和 ^{99m}Tc,一次注射即可体外显像,也可术中应用 γ 探针寻找热点,同时手术者可以直接肉眼观察,操作方便。

(二) SPECT 前哨淋巴结探测

1. 早期宫颈癌前哨淋巴结的探测　早期宫颈癌术前行前哨淋巴结(SLN)显像,患者取膀胱截石位,常规消毒后,扩阴器暴露宫颈,于瘤体旁开约 0.5cm 3 点钟和 9 点钟位置对称注射 ^{99m}Tc-SC各 148MBq。于注射后 20 分钟、40 分钟和 60 分钟行核素淋巴结显像,范围包括盆腔和下腹部,除外注射区域浓聚,首先出现放射性浓聚的部位初步认为 SLN 显影,并与 CT 图像融合进行定位。对术中 SLN 立即进行快速病理冰冻切片检查,术后淋巴结行常规 HE 染色,其中 SLN 加做单层切片角蛋白(CK)免疫组织化学检查。

早期宫颈癌 SLN 探测意义:淋巴结转移是恶性肿瘤的一个重要预后影响因素,研究认为对采取外科治疗的 Ⅰb 和 Ⅱa 期宫颈癌,如果淋巴结有转移,生存率将明显下降。SPECT/CT 融合显像优于单纯核素淋巴结显像,使前哨淋巴结的定位更准确、简便,因此在手术前 SLN 定位有临床应用价值。

2. 对腋窝淋巴结转移阴性的乳腺癌前哨淋巴结探测　乳腺癌发病率逐年上升,严重危害女性健康,外科手术仍是目前最有效的治疗手段。根治性腋窝淋巴结清扫是乳腺癌手术的重要组成部

分,可防止肿瘤进一步扩散,但对尚未发生区域淋巴结转移的患者造成许多不必要的痛苦,直接影响乳腺癌患者术后的生活质量。SLN 活检(SLNB)可以替代腋窝淋巴结清扫(ALND)准确地预测腋窝淋巴结转移状态,避免不必要的区域淋巴结清扫,是目前临床常用的方法之一。核素法定位前哨淋巴结是 SLNB 最常用的方法。放射性核素前哨淋巴结显像可引导 γ 探测、摘取 SLN 进行活检,由确切的病例证据指导术后放疗(图 44-3)。

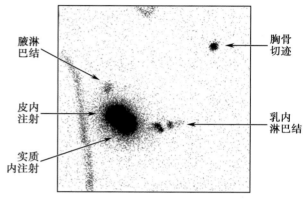

图 44-3　^{99m}Tc-HSA 纳米胶体注射
皮内注射 15 分钟后显像;右乳实质内注射 45~60 分钟后显像;皮内注射能够显示乳房和腋窝之间的单个前哨淋巴结;实质内注射显示朝向内乳淋巴链引流图像

3. 其他部位肿瘤的前哨淋巴结探测　不同部位的肿瘤,其注射的部位也不一样,前哨淋巴结显像可以用于全身各部位肿瘤前哨淋巴结的探测和显像,除乳腺癌外,黑色素瘤、子宫内膜癌(图 44-4)、前列腺癌(图 44-5)等都可以进行。

术前核素淋巴显像对观察乳腺癌淋巴引流情况和引导术中 γ 探测定位乳腺癌 SLN 有很大意义,避免了手术探测的盲目性,特别对同时存在内乳区等其他区域淋巴结引流 SLN 的乳腺癌患者有重要意义,可能改变分期和预后。

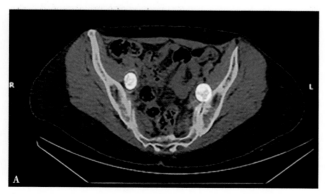

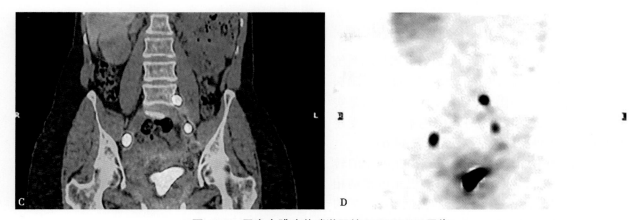

图 44-4 子宫内膜癌前哨淋巴结 SPECT/CT 显像

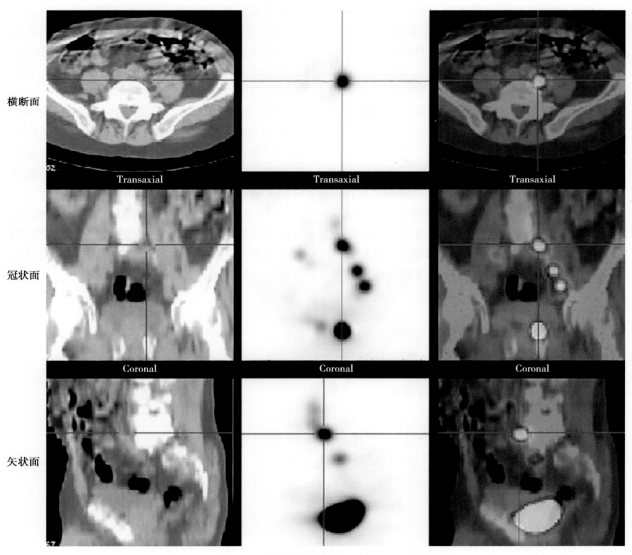

图 44-5 前列腺癌前哨淋巴结 SPECT/CT 显像

三、光学分子影像对前哨淋巴结探测

以光学分子影像技术为基础的手术导航系统（SNS），将光学成像与内镜技术结合，能够精确探测乳腺癌患者的前哨淋巴结，该系统的优点是实时跟踪淋巴液的流动，为外科医生术中寻找受侵犯的淋巴结提供精确的可靠信息（图 44-6）。

癌症治疗的失败经常是由于恶性肿瘤的转移，肿瘤的复发、转移和治疗与淋巴系统密切相关。SLN 检测已经纳入乳腺癌和黑色素瘤分期的标准和实践指南中，乳腺癌前哨淋巴结活检是非常有前景的技术，对于避免不必要的腋窝淋巴结清扫术，提高术后生活质量具有重要作用。

第三节　核医学分子影像与手术导航

基于放射性核素 γ 显像获取肿瘤病灶及转移淋巴结实时影像的肿瘤手术导航系统，具备高分辨率和敏感性，可以实时的获取图像，通过功能成像在开放的手术中和腹腔镜介入手术治疗中提供精确的术中前哨淋巴结定位。影像介导手术导航最早由神经科手术提出，近几年也在其他方面得到了应用。

（一）手术导航工作原理

①医生手持手术器械对患者的手术目标实施操作；②手术器械的空间立体定位及瞄准过程均在跟踪器的实时控制之下，而且跟踪器能够精确地给出术中解剖部位；③通过术前与术中医学图像配准以及术中医学图像与患者、手术器械之间的配准关系，经过相应的坐标转换，控制手术器械达到要求的部位，从而实施相应的手术操作（图 44-7）。

（二）术中导航过程

1. 获取术中数据（图像数据、定位坐标、组织器官的位置）。
2. 术前与术中医学图像之间配准。
3. 配准手术器械与患者的空间位置。
4. 术中医学图像与手术器械之间的配准。
5. 跟踪器实时跟踪手术器械。
6. 医生开始手术。

（三）术中关键技术

1. 医学图像处理

（1）图像分割：将图像中具有特殊含义的不同区域分开来，比如对图像中的病灶和关键组织进行分割。常用的分割方法：①阈值分割法；②边缘检测法；③区域跟踪法；④纹理分析法。

（2）图像配准：指对于一幅图像寻求一种或一系列空间变换，使它与另一幅医学图像上的对应点达到空间上的一致，这种一致是指人体上的同一解剖点在两幅匹配图像上有相同的空间位置。配准方法有：①基于图像外部特征的配准法；②基于图像内部特征的配准法。

（3）图像融合：将不同图像经过空间配准和叠加后，再做必要的交换和处理，使其在空间位置和空间坐标上达到匹配，产生一种新的图像来显示原图像所包含的信息。图像融合包括数据融合与显示融合。

（4）实现过程：①图像的转换；②图像的配准；③图像信息综合。在术中图像的融合是通过空间坐标的变换，医生的临床经验和导航技术的结合使得假体被安放到最合适的位置。

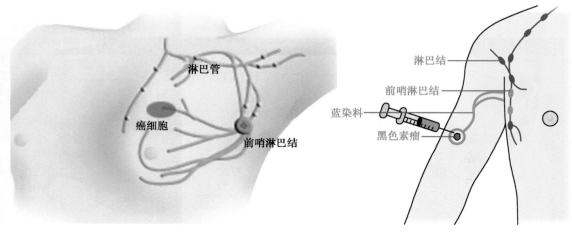

图 44-6　前哨淋巴结光学显像示意图

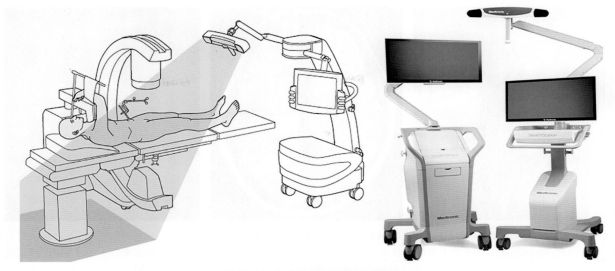

图 44-7　术中导航系统原理示意图

（5）图像三维重建与图像显示。

2. 空间定位技术　通过设备实时测出手术器械的空间位置和姿态，以便在计算机中得到实时显示。

3. 系统配准技术　术前与术中在医学图像之间配准。同时，还需要考虑手术器械与患者的空间位置配准、术中医学图像与手术器械之间的配准、手术器械与患者的空间位置配准和术中医学图像与手术器械之间的配准。

4. 实时导航技术　手术医生可以依靠实时的定位及预设方案的引导开始手术，实施相应的操作。

（四）PET/CT 与手术导航

^{18}F-FDG PET 显像是公认的肿瘤强有力的评估方法，能灵敏的探测到恶性肿瘤葡糖糖代谢增加的特征，有效识别原发和转移肿瘤的不同类型，尤其是结合 CT 影像的定位和形态学信息，已成为具有前景的显像手段而得到广泛应用。在进展期的恶性肿瘤，局部复发与手术的切除边缘距离密切相关，应用 PET/CT 影像评估手术切除边缘，可以减少术后复发。研究表明，进展期恶性肿瘤手术中使用 PET/CT 融合图像介导的 3D 导航系统工具控制手术边缘是非常有用的方法，明显提高了局部控制率，改善患者预后。研究显示，手术切缘阳性患者的局部复发率是切缘阴性患者的两倍，因此切除 5mm 或者更多的邻近组织来降低局部复发率可以提高生存率。

临床上，小儿脑肿瘤显示较强的组织学异质性，准确的切除范围有较高的预后价值。PET 是用于检测有代谢活性组织的一种成像模式，临床

上有多种显像剂可用于脑肿瘤显像，除了常规的 ^{18}F-FDG 外，氨基酸显像的效果更好，包括 ^{18}F- 乙基酪氨酸（^{18}F-fluoro-ethyl-tyrosine，^{18}F-FET）、^{11}C- 甲硫氨酸（^{11}C-MET）等，由于氨基酸显像正常脑皮质摄取较少，而病灶摄取高，对神经系统肿瘤评估较 ^{18}F-FDG 有更高的特异性和敏感性，有利于分辨炎症与水肿的干扰，在巨噬细胞或小胶质细胞等免疫细胞中显示出更少的摄取，适合用于手术导航和活检。在成人肿瘤进展期病灶中，PET 显像也用于鉴别治疗后改变与肿瘤残留。

1. 立体定向和神经导航活检

（1）至少由两名经验丰富的小儿神经外科医生讨论出手术的适应证。

（2）应用立体定位活检系统进行手术。目前市场提供的有 Riechert Mundinger 闭式头环或无框式导航系统。

（3）将 PET 数据传送至该导航系统并与术中磁共振进行融合，PET 显像剂可以根据不同的肿瘤选择。

（4）从 PET 影像最大摄取处与 MRI 信号改变的区域进行连续活检或手术切除。在术前行 PET 显像，将数据与 MRI 数据进行融合，之后使用 iPlan 软件导航手术和活检（图 44-8）。

Misch 等人的一项研究表明，^{18}F-FET PET 显像可在解剖学上对病灶进行精准定位，并根据肿瘤内代谢活跃程度评估其病灶的生物学特性，为确定术后切缘、寻找有活性的病灶，通过分子影像引导手术具有帮助，在小儿神经肿瘤患者处置中具有较好特异性和高敏感性。

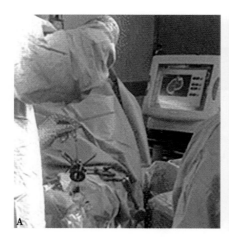
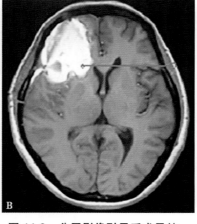
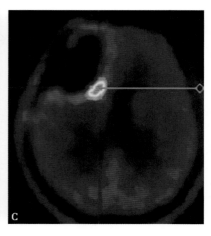

图 44-8　分子影像引导手术导航

A. 术中设置 VarioGuidex 系统的无框架立体导航定位；B. 右侧额叶胶质母细胞瘤（Ⅳ级）患者术后 1 个月 MRI，提示局部明显水肿；C. ^{11}C-甲硫氨酸 PET 显像见局限性代谢增高，提示局部有肿瘤残留。根据定位图像可以指导实施导航手术或活检

2. PET/CT 引导下的定位手术　^{18}F-FDG PET/CT 定位手术步骤：① PET/CT 扫描发现高代谢结节灶；② CT 机器下的定位针准确定位于结节灶旁；③在胸腔镜下按定位针部位进行肺段或肺叶切除；④对切除结节灶切片行病理和基因检查（图 44-9）。

优点：PET/CT 定位引导下手术使外科手术创伤减少，手术时间缩短，手术质量提高。

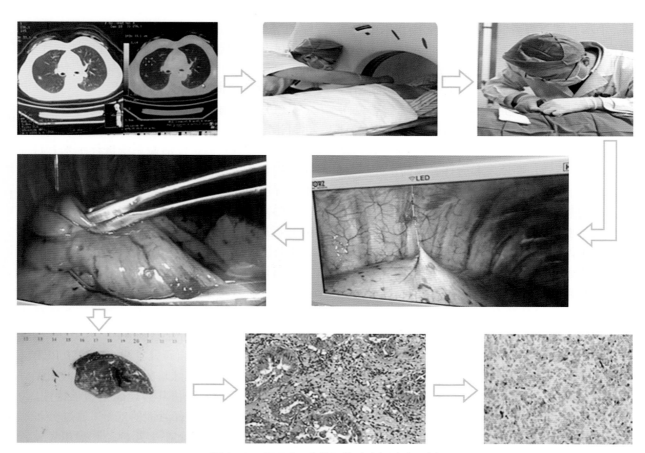

图 44-9　PET/CT 定位下的肺癌切除术示例

第四节　分子影像引导穿刺活检

在精准医学时代，介入核医学诊断将成为核医学越来越重要的组成部分，成为沟通核医学分子影像学和分子病理学的桥梁。最佳的临床实践模式是首先应用多模态分子影像发现常规影像技术无法探测或无法评估的具有关键临床意义的病灶，即临床诊治所需要的"靶"，然后使用介入核医学的技术与方法获得"靶"的病理样本，再通过常规与分子病理学检测结果建立诊断。最后在临床治疗计划结束后再按照实体瘤治疗疗效PET评价标准（PET response criteria in solid tumors，PERCIST）进行疗效评估。在这种具有很强可操作性的模式下，核医学科基本整合囊括了肿瘤性疾病诊断、分期与疗效评估全部环节。可以显著增强核医学技术解决临床上疑难重症诊断问题的能力，也一定程度上真正实现分子影像与分子病理指导治疗，促进精准医学的发展。

临床上已使用多年的核素显像与术中探测结合检测肿瘤前淋巴结技术就是上述理念的良好例证。在多模态核医学分子影像设备的引导下，特别是PET/CT引导下，通过介入核医学技术针对具有关键临床意义的高代谢病灶行靶向活检，为"一站式"完成肿瘤全身分期与诊断的新模式带来了机遇。通过PET/CT引导下经皮生物靶区活检可将需进一步明确病理诊断的异常摄取病灶或同机CT提示异常形态病灶以及其他影像发现，在融合图像引导下经皮穿刺取出病灶样本完成病理定性、肿瘤组织学亚型分类、分子病理检测。

一、PET/CT引导下微创经皮生物靶区活检术的意义

1. 肿瘤原发灶及最高分期转移灶活检　可无创性在分子影像引导下实施微创经皮生物靶区活检，提高活检手术安全性，避免不必要的外科治疗。

2. 肿瘤活性部位活检　在PET/CT影像引导下，针对高代谢病灶进行活检，避开坏死组织，可减少无效活检。

3. 治疗后残余病灶、耐药后进展病灶活检　对PET/CT检查提示肿瘤治疗后残余病灶、靶向药物治疗后耐药患者，在完成全身再分期后，还可明确复发转移灶病理学亚型、有无肿瘤组织学类型转化及肿瘤驱动基因改变。

4. 多重癌活检　对PET/CT检查怀疑多重癌患者，可针对不同病灶活检；经抗肿瘤治疗后PET/CT显像怀疑合并多重癌患者，完成全身分期检查后，可针对新发原发病灶活检，为临床治疗决策，特别是肿瘤靶向治疗提供最直接证据，避免无效治疗、过度治疗，减少并发症，改善患者预后，降低医疗费用。

二、适应证与禁忌证

（一）适应证

PET/CT检查后或常规影像学检查后发现头颈部、体部、骨骼肌肉软组织系统异常病灶，需经皮病理检查进一步明确诊断。

（二）禁忌证

1. 绝对禁忌证　①有严重出血倾向、血小板 $<50\times10^9/L$（正常参考值范围为 $100\sim300\times10^9/L$）和凝血功能严重紊乱者[凝血酶原时间 >18（$12\sim14$）s，凝血酶原活动度 $<40\%$，正常参考值 $75\%\sim100\%$]；②抗凝治疗和/或抗血小板药物应在活检前至少停用 $5\sim7$ 天；③心功能不全或心肌梗死、严重心律失常等患者；④预定取样病灶为可疑血管源性病变（肺隔离症、动静脉畸形、动脉瘤等）。

2. 相对禁忌证　患者不能合作，依从性差。

三、术中操作步骤与方法

1. 心理疏导与体位　术前对患者进行心理疏导，消除紧张情绪；根据病变部位采用不同体位，原则上为穿刺距离最短和患者最舒适的体位。

2. 活检器械选择　内脏器官、小器官推荐使用18G切割活检针技术；体表软组织肿物推荐16G活检针；成骨性肿瘤推荐 $11\sim13$G骨活检针；溶骨性病灶必要时推荐联合应用切割活检针技术与骨活检针技术。

3. 参照PET/CT融合图像，同机CT扫描确定高代谢取样靶区，体表穿刺点标记。

4. 碘酒消毒，铺无菌巾；穿刺点处用 $1\%\sim2\%$ 利多卡因局部浸润麻醉。

5. 靶区穿刺取样　同机薄层CT扫描（层厚1.25mm，管电流 $20\sim120$mA，管电流120kV）引导下最短入路逐步进针，尽量避免重复穿刺胸膜、脏器包膜，严格无菌操作；同机CT扫描明确穿刺针尖抵达预定高代谢取样靶区后，需再次确定取样途径无重要血管、神经等，切割取样；每次取

625

样结束后应同机 CT 扫描（1.25mm，20～120mA，120kV）确定有无大量出血、气胸等并发症；观察样本体积外观。根据样本大体形态、患者个体情况，若样本不理想且未出现严重并发症可再次穿刺。

6. 标本固定与标识　标本取材后用 10% 的甲醛及时固定，固定液的量应为送检标本体积 5 倍以上；容器应足够大，宜于保持标本原形，口宜大，利于标本装入和取出；容器外应贴标签标示清楚：包括患者姓名、性别、标本名称、住院号、病床号等项，并规范填写病理送检申请单。

7. 术后处理　术后 4 小时内应通知主管医师密切观察患者病情，注意生命体征，有无迟发性并发症；操作后 1～2 天保持皮肤穿刺处敷料干燥，防止感染，注意休息保暖，避免重体力工作。

四、不良反应与并发症

1. **气胸**　气胸多发生于术后 1 小时内，偶发术后 72 小时气胸。术后要密切观察患者有无胸痛、胸闷、气促、呼吸困难等症状，发现异常情况要及时 CT 检查，对于肺体积压缩 >30% 的患者，可行抽气术或胸腔闭式引流术。

2. **咯血**　咯血前兆：术后咳嗽、呛咳。应使患者患侧卧位，取头低脚高位，高浓度吸氧，氧气流量 4～6L/min，迅速清除口鼻腔内的血液，防止血液阻塞呼吸道，引起窒息，用手轻拍患者的背部，鼓励咳嗽，以利积血排出。立即建立心电监护、开通静脉通道。大量咯血发生时，应立即启动院内急救系统，做好抢救记录。需严防咯血窒息发生，并积极准备抢救。若患者咯血后突然出现胸闷、呼吸困难、急要坐起、端坐呼吸、烦躁不安或张口瞪目、面色苍白、气憋、唇甲发绀、冷汗淋漓等表现时需警惕发生大咯血窒息，要及时行气管插管。

3. **血肿形成**　术后血肿形成时，应局部压迫止血，心电血氧监护、开通静脉通道。出血量大应启动院内急救系统，通知本科主任、患者主管医师到场参与抢救，并做好抢救记录，送外科紧急手术或栓塞止血。

4. **少见并发症**　空气栓塞、感染、麻醉意外、肿瘤播散等。

（孙　龙）

参 考 文 献

[1] Mankoff，DA. A definition of molecular imaging. J Nucl Med，2007，48（6）：18-21.

[2] Ting AC，Cumarasingam B，Szeto ER. Successful internal mammary visualization with periareolar injections of Tc-99m antimony sulfur colloid in sentinel node breast lymphoscintigraphy. Clin Nucl Med，2006，31（10）：593-597.

[3] Albo D，Wayne JD，Hunt KK，et al. Anaphylactic reactions to isosulfan blue dye during sentinel lymph node biopsy for breast cancer. Am J Surg，2001，182（4）：393-398.

[4] Lyew MA，Gamblin TC，Ayoub M. Systemic anaphylaxis associated with intramammary isosulfan blue injection used for sentinel node detection under general anesthesia. Anesthesiology，2000，93（4）：1145-1146.

[5] Offodile R，Hoh C，Barsky SH，et al. Minimally invasive breast carcinoma staging using lymphatic mapping with radiolabeled dextran. Cancer，1998，82（9）：1704-1708.

[6] 刘峰，王华，施常备. 前哨淋巴结显像剂的应用现状及发展. 现代肿瘤医学，2003，4：314-315.

[7] 赵海敏，周振虎，张长明，等. SPECT/CT 显像在探测早期宫颈癌前哨淋巴结的临床价值. 医学信息（上旬刊），2010，12：4740.

[8] Jeffrey SS，Jones SB，Smith KL. Controversies in sentinel lymph node biopsy for breast cancer. Cancer Biother Radiopharm，2000，12（3）：223-233.

[9] 楼岑，黄中柯，宋向阳. 核素淋巴显像法术中定位乳腺癌前哨淋巴结. 中华肿瘤杂志，2003，25（6）：604-606.

[10] Upponi SS，McIntosh SA，Wishart GC，et al. Sentinel lymph node biopsy in breast cancer--is lymphoscintigraphy really necessary. Eur J Surg Oncol，2002，37（5）：479-480.

[11] Feichtinger M，Pau M，Zemann W，et al. Intraoperative control of resection margins in advanced head and neck cancer using a 3D-navigation system based on PET/CT image fusion. J Craniomaxillofac Surg，2010，38（8）：589-594.

[12] Misch M，Guggemos A，Driever PH，et al.（18）F-FET-PET guided surgical biopsy and resection in children and adolescence with brain tumors. Childs Nerv Syst，2015，31（2）：261-267.

[13] Guo W，Hao B，Luo N，et al. Early re-staging and molecular subtype shift surveillance of locally recurrent or metastatic breast cancer：A new PET/CT integrated precise algorithm. Cancer Lett，2018，418：221-229.

第四十五章

肺　癌

无论是国内还是国外，近年来肺癌仍占据发病率和死亡率的第一位。受吸烟率增高和环境污染的影响，已成为发展中国家越来越严重的健康问题。初步估计，世界上 1/3 的吸烟者生活在中国，因此非小细胞肺癌（non-small cell lung cancer, NSCLC）是最常见的类型。此外，随着工业化程度的提高，大气污染日益严重等因素，肺癌已成为许多国家和地区的头号杀手，其发病率和死亡率有明显上升趋势。根据卫生部 2008 年公布的我国第三次居民死因抽样调查显示，肺癌的发病率已由 20 世纪 70 年代的 5.47/10 万上升到 21 世纪初的 30.84/10 万，我国的肺癌发病率和死亡率占城市恶性肿瘤之首位，年死亡数近百万。据 2018 年国家癌症中心公布的年报数据显示，肺癌仍位居全国发病首位，每年发病约 78.1 万，男性发病率高于女性（占所有男性癌症的 24.63%），且有逐年增高趋势。2007 年美国的肺癌新发病例估计有 21.338 万例（男性 11.776 万，女性 9.862 万），死亡 16.039 万。5 年生存率只有 10%～15%，存活率低的主要原因是难以早期发现。

肺癌的常见症状包括咳嗽、呼吸困难、体重下降和胸痛，由于这些临床症状不具特异性，部分患者早期临床症状不明显，就诊时 30%～40% 的患者已为晚期或有远处转移，失去治愈机会。目前肺癌尚没有十分有效的治疗方法，手术、放疗、化疗和生物治疗等综合治疗是目前肺癌治疗的主要手段，但最有效的治疗方法是早期发现早期手术治疗。

第一节　肺癌的分型

正确的肺癌分型有助于判断肿瘤的恶性程度，制订科学合理的治疗方法。根据肺部恶性肿瘤的起源不同常分为原发性和转移性，转移性肺恶性肿瘤是指其他脏器的肿瘤经血液、淋巴或直接侵袭到肺部组织所致。本节所述肺癌是指原发于肺的恶性肿瘤。肺癌的分型方法较多，也比较繁杂，可根据病理学分型，也可根据肿瘤发生的部位和分化程度等进行分型等。但是，由于小细胞肺癌的生物学行为表现为高度恶性，早期即发生广泛转移，且对化疗和放疗敏感，治疗原则有所不同，故从临床治疗角度考虑，目前临床上倾向于将肺癌分为小细胞肺癌和非小细胞肺癌。

一、肺癌病理学分型

根据肺癌的病理学类型不同，可将肺癌分为非小细胞肺癌（non-small cell lung cancer, NSCLC）和小细胞肺癌（small cell lung cancer, SCLC）两大类。

（一）非小细胞肺癌

为最常见类型，占总数的 80%～85%，主要包括鳞癌、腺癌及大细胞肺癌等。

1. 鳞形细胞癌（简称鳞癌）　在肺癌中约占一半，为最常见的类型，50 岁以上男性多见，其发生与吸烟有关；鳞癌大多起源于较大的支气管，常为中央型肺癌，其生长较缓慢，病程常较长，临床上对放疗和化疗比较敏感，一般通过淋巴转移。

2. 腺癌　约占肺癌的 1/4。分为腺泡状癌、乳头状腺癌、细支气管肺泡细胞癌三种。女性多见，发病年龄较小，与吸烟无密切关系。腺癌大多起源于较小的支气管黏膜上皮，少数起源于大支气管的黏液腺，为周围型肺癌。早期易出现局部浸润和血行远处转移，淋巴转移发生较晚。其中细支气管肺泡癌是腺癌的重要亚型，占肺癌的 2%～5%，为一种异源性肿瘤，起源于细支气管黏膜上皮的 Clara 细胞、肺泡 II 型上皮细胞及化生的黏液细胞，又称为细支气管肺泡细胞癌或细支气管腺癌，其发病率较低，女性多见，分化程度较高，生长较慢，发病部位在肺野周围，癌细胞沿细支气管、肺泡管和肺泡壁生长，不侵犯肺泡间隔，淋巴和血行转移较晚，但易经支气管播散至其他肺叶或侵犯胸膜。细支气管肺泡癌可分为单个结节型、多发结节型和弥漫型，单个结节型中部分病灶生长极缓慢，弥漫型可侵及一侧或双侧肺野，在 X 线片上与肺炎表现类似。腺癌的早期常无明显症状，X 线检查常首先发现，其影像特征为圆形或椭圆形肿块。腺癌对放射治疗敏感性差，病变较局限的结节型肺腺癌手术切除效果较好。

3. 大细胞肺癌 是临床较少见、分化程度较低、恶性程度较高的一种肺癌，与吸烟关系密切，约 1/2 起源于肺部大支气管，肿瘤生长速度较快，以周围型巨大肿块多见，常伴有纵隔淋巴转移，早期容易发生脑转移，治疗效果差，预后不良。临床多以综合治疗为主，单纯手术或放化疗效果均较差。

（二）小细胞肺癌

小细胞肺癌属于未分化癌，恶性程度高，发病率仅次于鳞癌，男性多见，发病年龄较小，一般起源于较大支气管，属中央型肺癌的一种。小细胞肺癌是具有神经内分泌分化特征的癌，常伴内分泌异常或类癌综合征。病理类型包括燕麦细胞型、中间细胞型和复合燕麦细胞型，但它们的生物学行为比较相似。小细胞肺癌的恶性程度高，生长速度快，在早期易发生淋巴和血行远处转移，且扩散范围较广。临床上，小细胞肺癌诊断前的症状期很短，确诊后的生存期亦很短，因此治疗也较难，是各型肺癌中预后最差的一种。

此外，也有根据病理类型分成：鳞癌、小细胞肺癌、腺癌、大细胞肺癌、类癌和细支气管肺泡癌。其中，类癌为分化较好的神经内分泌癌，恶性程度较低，其发病率为 1%~2%。

二、肺癌大体分型

（一）以解剖学部位分型

临床上，将生长在段支气管及其分支以远的肺癌称周围型肺癌，约占 30%，以腺癌比较常见；将生长在主支气管或叶支气管近肺门的肺癌称中央型肺癌，约占 70%，以鳞癌和未分化癌较为常见。

1. 中央型 肿瘤发生在段以上的支气管，亦即发生在叶支气管及段支气管，约占 3/4，以鳞状上皮细胞癌和小细胞未分化癌较多见。

2. 周围型 肿瘤发生在段以下的支气管，约占 1/4，以腺癌较为多见。

3. 弥漫型 肿瘤发生在细支气管或肺泡，弥漫分布于两肺野，以腺癌多见。

（二）以肿瘤肉眼所观形态分型

可分为管内型、管壁浸润型、结节型、块状型、弥漫浸润型。

三、其他分型方法

世界卫生组织根据肺癌的组织学类型分为下列 6 种类型：

1. 鳞形细胞癌。

2. 腺癌 包括腺管状腺癌、乳头状腺癌、细支气管癌、肺泡细胞癌。

3. 腺鳞癌 腺鳞癌（adenosquamous carcinoma, ASC）一种少见的肺癌，由鳞癌和腺癌组成，属于混合性肺癌，男性多见，好发于吸烟者。

4. 未分化癌 ①小细胞癌：包括燕麦细胞型、中间细胞型、复合燕麦细胞型；②大细胞癌：包括巨细胞癌、透明细胞癌。

5. 类癌 肺内分泌肿瘤。

6. 支气管腺癌 包括腺样囊性癌、黏液表皮样癌、腺泡细胞癌。

第二节 肺癌的常规影像与分子影像诊断

肺癌的预后主要取决于肿瘤的分期，0~Ⅳ 期肺癌的五年生存率从 90% 降到 5% 以下。因此，早期诊断、正确分期、科学的治疗决策是目前延长肺癌患者的寿命、改善患者生存质量的重要手段。长期以来，肺癌的诊断主要依靠影像学手段，过去主要是依靠 X 线片，随着低剂量 CT 的应用，逐渐成为早期筛查肺癌的有效手段。此外，PET/CT、纤维支气管镜＋细胞学检查、痰细胞学、CT 引导下经皮肺穿刺、胸腔镜或开胸手术等也是临床广泛应用的肺癌综合诊断方法。过去一直认为，磁共振成像（MRI）在肺部疾病诊断方面不如 CT，应用也比较少，但是近几年来，MRI 在肺癌诊断中的应用也逐步增多，MRI 能更清晰地显示中央型肺癌与周围脏器血管之间的关系，不需造影剂即可借助于流空现象清晰地显示出大血管的解剖，从而判断肿瘤是否侵犯血管或压迫包绕血管，有助于鉴别肺部肿块的良、恶性，同时为手术治疗适应证选择提供重要依据。

在上述诊断方法中，PET/CT 由于具有较高的敏感性、特异性、无创伤、观察范围大以及适用范围广等优势而受到临床广泛的认同。尤其是目前的PET/CT均配置了多排螺旋CT,可以同时进行肺部薄层扫描,对于发现较小肺结节的敏感性进一步提高。PET/CT的应用对于肺癌的早期诊断、分期以及疗效与复发监测均发挥了重要作用。

目前用于肺癌显像的正电子药物较多,但是最常用的显像剂为^{18}F-FDG,其他一些新的显像剂的应用,如^{18}F-FLT等可提高肺癌诊断的特异性和敏感性,帮助对良恶性的鉴别可作为^{18}F-FDG有益的补充方法具有重要的意义和应用前景(表45-1)。

一、孤立性肺结节的评估

孤立性肺结节(solitary pulmonary nodule, SPN)是指放射学表现为孤立的、直径小于或等于3cm的肺部球形致密病灶,SPN不伴有肺门和纵隔淋巴结肿大、肺不张或肺炎。临床上将直径<1cm者称为小结节,直径>3cm的称为肿块(mass)。SPN在临床上十分常见,也是临床上鉴别结节性质十分棘手的难题。引起SPN的原因很多,最常见的为肺部恶性肿瘤以及肺内良性病变如结核瘤、炎性假瘤、炎性肉芽肿、机化性肺炎、真菌感染、细支气管囊肿、动静脉畸形、血管瘤、圆形肺不张等均可表现为肺孤立性结节。早期明确孤立性结节的良、恶性对于临床决策至关重要,也是肺癌患者赢得治疗时机的关键。

SPN良、恶性鉴别诊断的方法较多,不同方法都有优势也有不足,目前还没有一种既灵敏又特异的无创性检查方法,侵入性检查获取病理学依据仍是肺内病变定性诊断的"金标准"。侵入性检查主要有纤支镜活检、CT引导下肺穿刺吸取活检、胸腔镜和开胸切除术等。资料报道,纤支镜活检敏感性约为79%,而CT引导下肺穿刺活检的敏感性和特异性较高,分别可达98%和92%。

但该法为有创性检查,其应用受到一定限制,且有些部位的结节存在组织取材困难的不足。

(一)高分辨CT对SPN的鉴别诊断

薄层CT能清晰显示肺内病灶及周围组织的细微结构,了解结节内血管的形态变化等信息,是目前鉴别肺内孤立结节病变良、恶性的主要影像学依据。

1. CT平扫 一般认为,小于3mm的SPN恶性肿瘤概率非常低,恶性者不到1%,而随着结节的不断增大,其恶性的概率也逐步增高,其中大于2cm的SPN恶性肿瘤概率可达50%。在CT影像上,良性的结节常表现为中央出现钙化,尤其是弥漫性或爆米花样钙化;而恶性结节病灶的典型征象通常是边缘毛糙、毛刺、细支气管充气征、血管聚集征、胸膜凹陷征或胸膜牵拉征等(图45-1)。此外,结节的倍增时间也是鉴别孤立性肺结节良、恶性的参考依据,恶性SPN的体积倍增时间通常为30~400天,如果随访两年以上结节仍无明显增大,则良性结节的概率可达90%。部分肺结节病灶可呈磨玻璃样改变,其良、恶性鉴别比较困

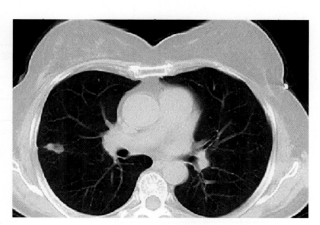

图45-1 右肺腺癌

薄层CT扫描肺窗示右肺孤立性结节,周围有毛刺和胸膜牵拉

表45-1 肺癌PET显像常用放射性药物及特点

正电子药物	主要特点	主要临床用途
^{18}F-FDG	糖代谢	诊断、分期、疗效
^{18}F-Fluorodeoxyuridine,^{18}F-FLT(氟脱氧尿嘧啶核苷)	细胞分裂增殖	结节良恶性鉴别
^{18}F-Fluoromisonidagole,^{18}F-FMISO(氟米索硝唑)	肿瘤乏氧	诊断、疗效评估
^{18}F-Octreotide,^{18}F-Oct(奥曲肽)	受体表达	诊断
^{11}C-Methionine,^{11}C-MET(甲硫氨酸)	蛋白代谢	诊断、鉴别诊断
^{11}C-Choline,^{11}C-Cho(胆碱)	胆碱代谢	诊断,分期

难,表现为磨玻璃样结节的恶性发生率远高于实性结节,常见于单纯的细支气管肺泡癌或腺癌合并细支气管肺泡癌的患者。

2015年4月,中华医学会呼吸病学分会肺癌学组和中国肺癌防治联盟专家组发布了肺部结节诊治中国专家共识,该共识根据我国实际情况,结合和参考近年文献资料、综合证据和美国胸科医师学会肺癌指南等文件制定,并分别讨论了结节直径>8mm、直径≤8mm和不同密度结节(实性结节与非实性结节)的评价和处置方法,为我国肺结节的诊治提供了规范的指导性意见(图45-2,图45-3)。

2. CT增强扫描　临床上,采用CT增强扫描鉴别结节的良、恶性。通常良性结节多表现为不强化,或因中心坏死、周边为血管丰富的纤维肉芽组织而呈环状强化,部分良性结节可表现为不均匀的强化或轻度的均匀性强化。无强化的结节多见于结核球,整个结节为干酪样坏死团块,无血管结构;环状强化多见于结核球或炎性假瘤。恶性肿瘤细胞能产生血管形成因子,诱发肿瘤新生血管形成,生长活跃的恶性肿瘤常有丰富的血供,故强化较明显,恶性结节增强扫描的特征性表现是高密度点条状强化,该特征是由于肿瘤小血管充盈造影剂所致,也可表现为均匀的高度强化和不均匀的中等程度强化,其强化程度一般较高(≥35HU)。由于腺癌易形成丰富、均匀的筛孔状毛细血管网,故呈均匀强化的腺癌其血管分布较均匀,瘤体无明显坏死。良性结节虽然也可均匀强化但因血管较少,其强化程度通常较低。根据增强CT值有助于鉴别其性质,结节中央增强CT值小于15HU者一般为良性,大于25HU的结节多为恶性。增强扫描对于结节判断的正确率可达90%以上,而CT平扫的正确率仅为60%左右。

(二) ^{18}F-FDG PET/CT多模式影像对SPN评估的作用

^{18}F-FDG PET对SPN的鉴别价值已被多数人认可,其敏感性96%,特异性75%~96%不等。85%~90%的SPN可经^{18}F-FDG PET做出正确诊断,30%左右的患者改变了治疗方案,20%~40%的患者避免了不必要的开胸手术。

不同类型的肺癌其阳性率不同,在病理学上

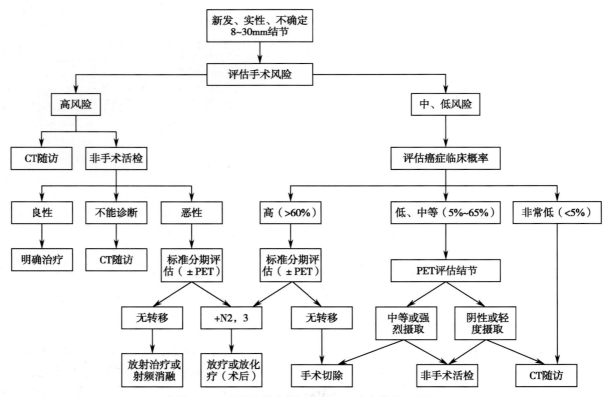

图45-2　实性结节直径8~30mm患者的管理流程

注:流程中手术活检步骤如下:手术并发症风险高的人群中,推荐CT扫描随访(临床恶性肿瘤的概率为低-中等)或非手术活检(临床恶性肿瘤的概率为中-高度)

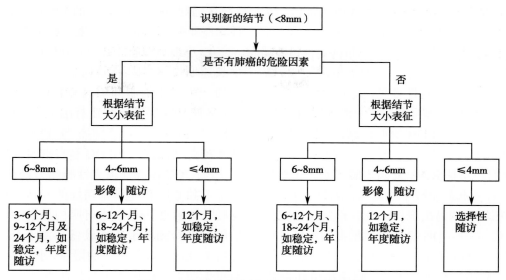

图 45-3　实性结节直径≤8mm 患者管理流程

分化程度不同与 ^{18}F-FDG 的摄取具有密切关系，临床上绝大多数类型的肺癌患者，^{18}F-FDG PET/CT 表现为肿瘤病灶放射性分布异常高浓聚，病灶定量分析其最大 SUV 值多在 2.5 以上，伴有淋巴结转移者，其转移淋巴结呈异常高浓聚，反映病

灶的葡萄糖代谢旺盛（图 45-4）。转移淋巴结可呈单发，也可多个淋巴结融合成团，全身 PET/CT 显像可观察到全身转移的情况。PET/CT 除了显示肿瘤病灶的高代谢活性特征外，其同机 CT 及其融合影像还可帮助对肺癌病灶进行精确定位，并

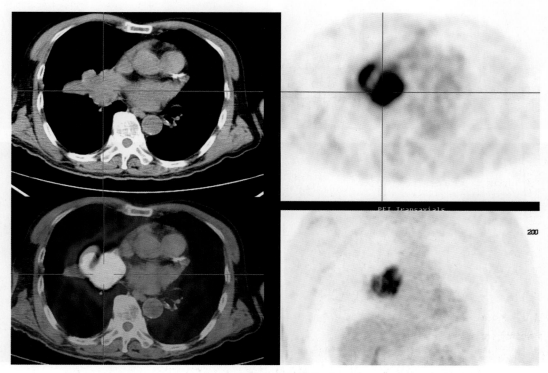

图 45-4　右肺鳞癌

72 岁，男性，咳嗽、咳痰 2 个月余，咯血 1 个月余，无发热、胸痛。CT 示右肺门区占位病变，远端肺不张。PET/CT 见右侧肺门区一 3.8cm×4.6cm 非均质团块影，浅分叶，相应区域放射性分布异常浓聚，SUV_{max} 11.8～14.0；考虑为右肺癌并远端阻塞性改变。活检示鳞状细胞肺癌

根据 CT 影像发现的肺癌典型表现如斑片状、结节状、团块状实性密度影,肿块出现分叶征、毛刺、棘状突起及胸膜牵拉征等征象帮助定性诊断。

1. 鳞癌 是临床上最常见的类型,其发病与吸烟有关,50 岁以上男性多见,大多起源于较大的支气管,常为中央型肺癌,并一般通过淋巴转移。多数鳞癌对 ^{18}F-FDG 摄取较高,结节多比较密实(图 45-4)。

2. 腺癌 女性多见,发病年龄较小,与吸烟无密切关系,多起源于较小的支气管黏膜上皮,为周围型肺癌。早期易出现局部浸润和血行远处转移。肺腺癌对 ^{18}F-FDG 摄取多数增高(图 45-5),也可无增高,尤其是高分化腺癌其摄取常为正常,常导致假阴性(图 45-6,图 45-7),单纯根据 ^{18}F-FDG 的摄取高低不能对结节的良恶性进行定性,必须密切结合临床和 CT 征象进行综合判断。

3. 腺鳞癌 一种少见的由鳞癌和腺癌组成的混合性肺癌,男性多见,好发于吸烟者(图 45-8)。

4. 小细胞肺癌 属于未分化癌,恶性程度高,生长速度快,多起源于较大支气管,属中央型肺癌的一种。小细胞肺癌具有神经内分泌分化的癌,早期易发生淋巴和血行远处转移,且扩散范围较广、预后差。该类肺癌 ^{18}F-FDG PET 显像阳性率较高,肿瘤对 ^{18}F-FDG 呈高摄取(图 45-9)。

PET/CT 在恶性孤立性肺结节评估的准确性优于单独 CT,但是肺部病灶的 SUV 值测定常常受呼吸伪影的干扰,在非呼吸门控 CT 情况下较小的肺结节检测的敏感性较低。由于 PET 受仪器分辨率及部分容积效应的限制,小于 1cm 的小结节可无明显高代谢表现呈假阴性结果;原发性肺类癌和支气管肺泡细胞癌摄取 ^{18}F-FDG 常较低或不摄取,可表现为假阴性结果(图 45-7),尤其在

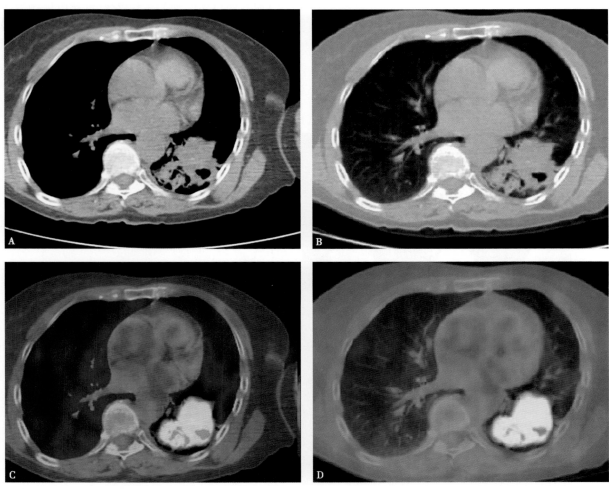

图 45-5 左肺下叶腺癌

68 岁,女性。干咳 2 个月,无发热。CT 示左肺占位。A～D. PET/CT 示左肺下叶背段见一 6.0cm×4.5cm 非均质软组织团块影,边缘浅分叶,内见空洞形成,放射性分布异常浓聚,SUV_{max} 8.6～10.9,左侧胸腔积液。提示为恶性。穿刺活检为肺腺癌。(A、B 为 CT 纵隔窗和肺窗;C、D 为 PET/CT 融合影像)

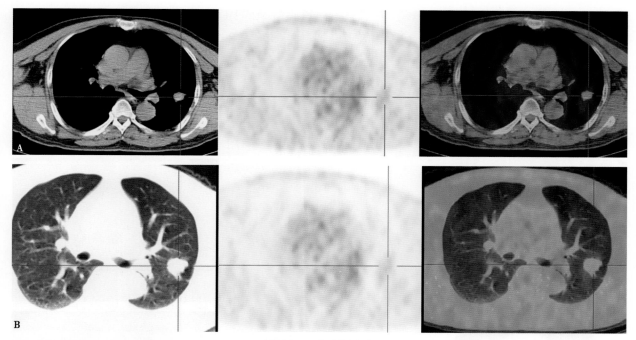

图 45-6　高分化腺癌

男,61 岁,咯血半天入院。咯血为鲜红色,无发热盗汗。有吸烟及结核病史(左肺结核球 10 余年,高血压病史 4 年),已愈。有特殊物质接触史(钢铁厂工人)。胸部 CT:左肺上叶后段见 2.5cm×1.7cm 结节状密度影,呈分叶状,密度尚均匀。肿瘤标志物正常,抗炎治疗 5 天,现无咯血症状。PET/CT:左上肺后段可见一 2.0cm×2.7cm 形态不规则异常软组织结节影,结节内散在高密度钙化影,该结节放射性分布轻度浓聚,SUV_{mean} 1.1,SUV_{max} 1.5;余双肺未见异常实变影及放射性分布异常浓聚影。纵隔内未见明显肿大淋巴结及放射性分布异常浓聚影。术后病理诊断:高分化腺癌(A. 纵隔窗;B. 肺窗)

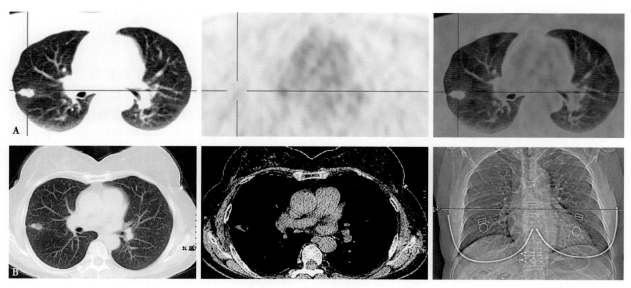

图 45-7　右上肺肺泡细胞癌

女,65 岁,CT 检查发现右肺中叶结节,考虑为肿瘤性病变可能性大,双下背侧胸膜局限性增厚,未诉特别不适,未行治疗。血常规(-),无结核史。PET/CT:右上肺紧邻水平裂见大小约 1.9cm×0.9cm 结节影,其边界欠光滑,可见胸膜牵拉,其放射性分布轻微浓聚,SUV_{max} 1.3;余双肺未见明显异常实变影及放射性分布异常浓聚影。纵隔内未见明显肿大淋巴结及放射性分布异常浓聚影。考虑为高分化恶性肿瘤病变可能。术后病理:高分化腺癌(A 为 PET/CT 显像;B 为薄层 CT)

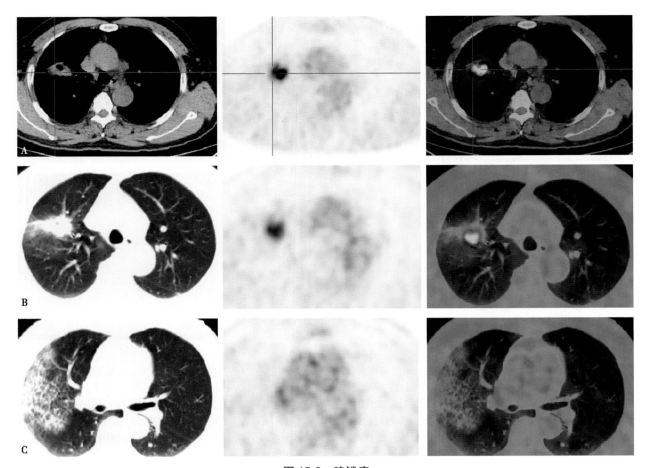

图 45-8　腺鳞癌

男性，63 岁。咳嗽、咳痰，痰中带血半个月余，无发热、盗汗，有吸烟史，否认结核史。A～C. CT 示右上肺空洞病灶待查，经抗炎止血治疗症状改善不明显。PET/CT 示右上肺见一 3.9cm×2.6cm 软组织团块影，边缘毛糙，其内见一 1.1cm×0.6cm 空洞影，空洞内壁尚光滑，团块影放射性分布异常浓聚，SUV_{max} 11.4，邻近右上肺野可见条、结片影，相应部位放射性分布散在轻度浓聚，提示恶性病变，需进一步除外感染性病变（结核）。术后病理诊断为腺鳞癌

薄层 CT 上表现为磨玻璃样结节的肺腺癌几乎都没有 ^{18}F-FDG 摄取。而结核病灶、隐球菌病、组织胞浆菌病和曲霉病等感染性疾病形成的孤立性肺结节也可呈 ^{18}F-FDG 高摄取，导致假阳性结果（图 45-10，图 45-11）。因此，在应用 ^{18}F-FDG PET/CT 鉴别肺孤立性结节时，应密切结合薄层 CT 形态学表现和 PET 的代谢活性变化进行综合分析。

目前普遍认为，^{18}F-FDG PET/CT 是 SPN 鉴别诊断的重要工具。Chang 等分析了 117 例诊断不明的 SPN 患者（男 67 例，女 50 例，平均年龄 61.7 岁 ±13.6 岁），根据病理学或至少 24 个月的临床和放射学随访确诊。结果显示，单独 PET 对结节判断的准确性为 85%，而 PET/CT 的准确性可提高到 89%，但 PET/CT 的敏感性和特异性相似，分别为 88% 和 89%。PET 显像结果的假阳性主要来自炎性肉芽肿，8 例单独 PET 不能确定的患者

中，4 例（50%）通过 PET/CT 解释得到明确诊断，提示 PET 和 CT 的协同作用明显提高了单独 PET 不能确诊的肺结节患者诊断的准确性。

Groheux 等的荟萃分析结果也显示，^{18}F-FDG PET/CT 对恶性 SPN 探测到敏感性和特异性分别可达 95% 和 80%。假阴性结果主要是由于低代谢活性的组织学类型（如细支气管肺泡癌和典型的类癌）或病灶太小（小于 8mm 的结节）。假阳性主要是来自炎性肉芽肿和活动性感染性疾病，结核灶等，PET 功能影像与 CT 形态学资料的结合可提高其准确性，加上 CT 增强扫描的应用则可进一步改善 PET/CT 性能，而准确性的进一步提高还有赖于呼吸门控和新的显像剂的发展。

单独的 PET 影像尽管在特异性上优于 CT，但是其敏感性和特异性并不理想，Kim 等比较了 PET、CT 和 PET/CT 对孤立性肺结节的诊断效能，

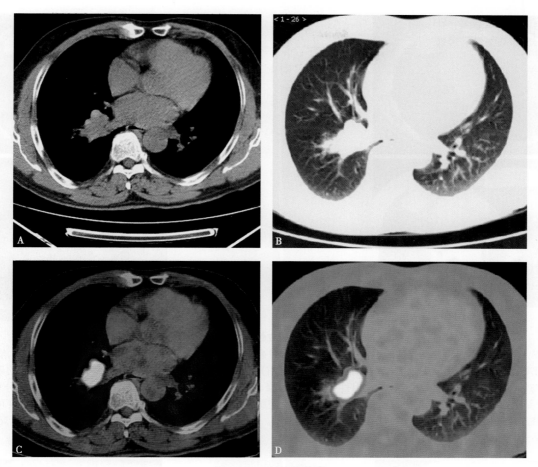

图45-9 小细胞肺癌

60岁，男性。间断咯血5年，加重20余天入院。纤支镜示右肺下叶基底段开口处新生物，活检示小细胞肺癌，肿瘤标志物阴性。A～D. PET/CT示右下肺近肺门区异常软组织密度影，大小为2.cm×2.5cm，放射性分布局限性异常浓聚，SUV$_{max}$ 12.8～21.2；右下肺野多发结片、斑片致密影，部分放射性分布轻度弥散浓聚；左上肺见小结片影，放射性分布轻度浓聚，SUV$_{max}$ 3.3；纵隔内及双肺门淋巴结放射性分布浓聚，SUV$_{max}$ 2.7～4.6。提示右下肺肺癌伴左上肺、纵隔及双肺门淋巴结转移

提示多模式影像明显优于单独的PET和单独的CT显像（表45-2），对于小于10mm的病灶CT的敏感性明显优于PET，而PET的特异性优于CT（表45-3），特别是薄层CT的应用对于SPN诊断的准确性具有重要作用，两者可以起到很好的互补作用，改善SPN定性诊断的准确性。

在中央型肺癌患者的CT上可见到阻塞性肺不张或肺炎改变，典型的表现呈"彗星征"，在阻塞性肺炎区域PET图像呈弥散性放射性异常浓聚，炎症部位的放射性摄取明显低于原发肿瘤病灶（图45-12）。

目前，^{18}F-FDG PET面临的最大问题是特异性不理想。尽管部分良性病变不摄取或者仅有少量甚至弥散性^{18}F-FDG摄取，有助于鉴别病灶的良、恶性，但是仍然有部分肺部良性病变表现为

局灶性放射性异常浓聚，且难以与恶性肿瘤有效鉴别，尤其是某些炎性肉芽肿、结核灶和结节病的放射性浓聚可以很高，从而导致假阳性结果的发生。因此，目前对于孤立性肺结节的诊断主要是应用多种模式显像、不同的分子影像探针并密切结合临床进行综合诊断。通过结合应用某些特异性更好的肿瘤示踪剂（如^{18}F-FLT、放射免疫显像等）可提高鉴别效能，但目前还处于临床试验研究之中。

Kagna等回顾性分析了307例（男70例，年龄46～90岁）接受了^{18}F-FDG PET/CT显像的患者，其中93例未确诊的SPN肺癌高危（年龄>40岁、年最少吸烟10个包装）患者，SPN的评价是依据^{18}F-FDG是否有摄取及其强度和低剂量CT(ldCT)特征，SPN的^{18}F-FDG PET/ldCT肉眼分析和半定

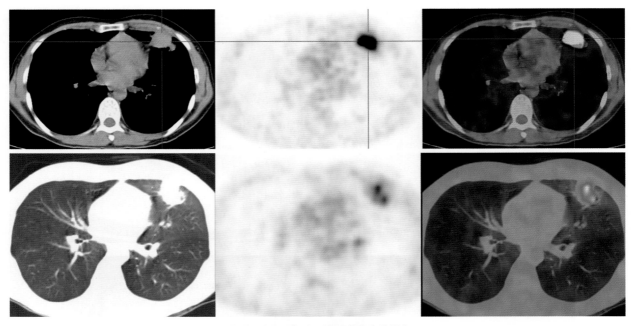

图 45-10 肺孤立性结节（肺结核）

男，42 岁，2 个月前确诊为结核性胸膜炎，抗结核治疗 2 个月余，近期复查 CT 示左肺结块影。纤支镜及肿瘤标志物未检查。PET/CT 显像：左肺舌段见一 5.1cm（前后）×4.3cm（左右）×5.1cm（上下）的团块致密影，周围见长短不等的毛刺，呈宽基底与邻近胸膜粘连，肿块相应区域放射性分布异常浓聚，SUV$_{max}$ 17.3。纵隔内见多枚淋巴结影，其中部分（7、10L组）淋巴结放射性分布异常浓聚，SUV$_{max}$ 5.3～6.2。提示：左肺舌段团块代谢异常增高，考虑为恶性肿瘤性病变可能，建议结合临床除外感染性病变，必要时行 CT 引导下穿刺活检。纵隔内隆嵴下及左肺门淋巴结代谢异常增高，建议随访观察。术后病理为结核，经过治疗后 CT 复查为正常

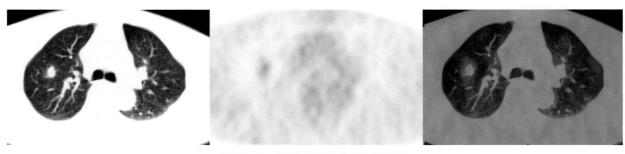

图 45-11 肺孤立性结节（真菌感染）

男，55 岁，胸部隐痛，背部胀痛 20 余天。偶有咳嗽。无发热、咯血、盗汗症状。外院 CT 发现右上肺小结节，考虑为：①肿瘤；②炎性肉芽肿。无吸烟史和结核病史。未做纤支镜及肿瘤标志物。PET/CT：右上肺见大小约 1.4cm×0.9cm 结节影，其放射性分布异常浓聚，SUV$_{mean}$ 3.7～4.2，纵隔内未见明显肿大淋巴结及放射性分布异常浓聚影。右上肺结节影，代谢异常增高，考虑恶性肿瘤病变可能性大。术后病理：真菌感染

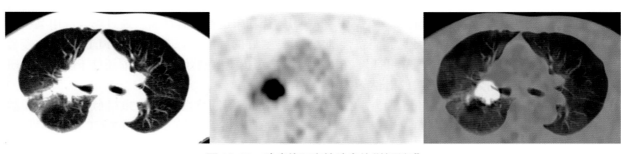

图 45-12 肺癌伴阻塞性肺炎的"彗星征"

男，82 岁，咳嗽，咳痰 1 个月，加重 5 天入院，入院后行纤支镜检查示右肺上叶后支口，前支口隆起处活检，病理诊断为：鳞状细胞癌，行 PET 了解转移情况。PET/CT：右上肺近右肺门区见异常结块影及放射性分布异常浓聚，SUV$_{max}$ 13～15.8；相应远端肺野见条片样致密影，部分放射性分布轻度浓聚，SUV$_{max}$ 2.2～4.9。考虑右上肺癌伴远端阻塞性改变

表 45-2　孤立性肺结节不同影像模式性能的比较($n=42$)

影像模式	TP/%	TN/%	FP/%	FN/%	准确性/%	敏感性/%	特异性/%	PPV/%	NPV(%)
CT	27	4	9	2	74	93	31*	75*	67
PET	20	11	2	9	74*	69*	85*	91*	55
PET/CT	28	11	2	1	93*	97*	85*	93*	92

*$p<0.05$，TP=真阳性，TN=真阴性，FP=假阳性，FN=假阴性，PPV=阳性预测值，NPV=阴性预测值

表 45-3　不同大小的孤立性肺结节 CT 与 PET 的比较($n=33$)

影像	病灶<10mm($n=9$)					病灶>10mm($n=33$)				
	准确性/%	敏感性/%	特异性/%	PPV/%	NPV/%	准确性/%	敏感性/%	特异性/%	PPV/%	NPV/%
CT	56	100	20	50	100	79	92	38	82	60
PET	78	50	100	100	71	73	72	75	90	46

表 45-4　以病灶 SUV_{max} 2.2 为判断标准对 SPN 判断的比较($n=93$)

分析条件	敏感性/%	特异性/%	准确性/%	PPV/%	NPV/%
PET/IdCT 肉眼分析	94	70	80	60	95
PET/IdCT 半定量分析	77	83	81	73	86
单独 IdCT	97	48	66	53	96

量与单独 IdCT 进行比较。结果显示，有 38% 的患者（35 例）确诊为恶性肿瘤，其中 33 例 SPN 有 ^{18}F-FDG 摄取为真阳性（TP），2 例为假阴性（FN）（恶性），41 例为真阴性（TN）和 17 例为假阳性（FP）。当以 SUV_{max} 2.2 为判断的标准时，对 SPN 判断的结果如表 45-4。在 IdCT 定义为 FP 病灶中，60% 的患者 ^{18}F-FDG 为阴性。PET/IdCT 联合分析比单独的 IdCT 明显提高了特异性和准确性，具有统计学意义；半定量分析明显提高了 PPV，但与 IdCT 相比其敏感性和 NPV 较低。该研究提示，单独应用 ^{18}F-FDG PET 或 CT 检查程序都可以改善肺癌高危人群的筛选，而 PET/IdCT 的联合应用可明显提高特异性，降低 IdCT 的假阳性结果和不必要的侵入性的检查。

二、[18]F-FDG PET/CT 常见假阳性和假阴性及其鉴别

尽管 ^{18}F-FDG PET/CT 在肺癌的诊断与鉴别诊断有其突出的优势，但是仍有一部分患者因各种原因而不能提供准确的诊断和疗效评估信息。由于活动性炎性病灶的炎性细胞浸润、肉芽肿形成，结核病灶的巨噬细胞增生等过程均可表现

为 ^{18}F-FDG 摄取增高，因此，[18]F-FDG PET 显像在鉴别肺结节性质方面有一定的局限性。临床上，[18]F-FDG SUV 值的高低与肺结节的病理类型并无直接相关关系，因此 SUV 值在鉴别诊断肺结节良、恶性上意义不大。

（一）常见假阳性原因及其鉴别诊断

凡是引起葡萄糖代谢增高的因素均可引起 ^{18}F-FDG PET 阳性，常见的假阳性因素为结核病灶、炎症、感染、结节病、肉芽肿、寄生虫感染、外伤性疾病、自身免疫性疾病等。这些非恶性肿瘤病灶常伴有较高的 ^{18}F-FDG 摄取（图 45-10，图 45-11），CT 也表现为周边毛刺等恶性征象，因此仅根据 SUV 高低和 CT 征象不能鉴别病灶的性质（图 45-13），是临床上非常棘手的难题。对于假阳性的鉴别除了采用某些新的显像剂外，目前主要是根据以下几个方面的方法帮助鉴别：

1. 密切结合病史和相关实验室检查进行鉴别　在鉴别诊断中详细的询问病史非常重要，包括结核史、手术史、治疗经过、临床症状和体征等；此外，还必须结合相关的辅助检查帮助鉴别，绝大多数高代谢病灶结合 CT 的形态学变化特点可以对病灶做出准确的定性诊断。实验室检查对

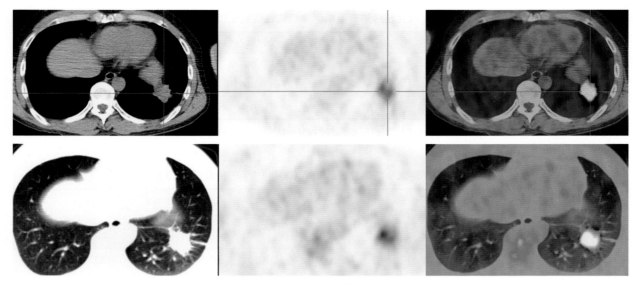

图 45-13　左肺慢性肉芽肿

男，39 岁，咳嗽、咳痰 20 余天，发热 5 天入院。血常规、肿瘤标志物正常，CT 示左下肺肿块影，周边有毛刺，抗感染治疗两周肿块影未见明显变化。PET/CT 见左下肺约 2.4cm×3.0cm 结片影，放射性分布异常浓聚，SUV$_{max}$ 3.9～6.5，考虑恶性肿瘤病变可能。术后病理诊断为慢性肉芽肿

于高代谢结节病灶的鉴别具有重要价值，包括反映炎症状况的血象检查，结核菌素试验（PPD 试验）；在肺结节的鉴别诊断中，肿瘤标志物测定具有重要作用，特别是有针对性的多项肿瘤标志物联合应用可以提高诊断的敏感性和特异性，包括 CEA、鳞状细胞癌抗原（SCC）、神经元特异性烯醇化酶（NSE）和细胞角蛋白 19 片段（CYFRA21-1）等。

2. 有创性检查　目前比较可靠的确诊方法仍依靠病理学诊断，特别是在 CT 引导下行结节穿刺活检或者纤支镜加活检。但是能否通过穿刺或者纤支镜获得组织样品主要取决于病灶的位置和大小，部分较小的结节或不适宜穿刺活检的部位，如某些周围性肺癌等，常难以得到生物组织样品。

3. 新的显像剂的应用　^{11}C-胆碱 PET/CT 显像对于肺结节的鉴别诊断有一定价值，常规的 FDG 显像时 SUV 值随着肿瘤病灶体积增大而增高，但是 ^{11}C-胆碱 PET/CT 显像其 SUV 值比较恒定。

（二）常见假阴性原因及其鉴别诊断

在临床上，部分肺癌患者应用常规的 ^{18}F-FDG PET/CT 显像表现为低摄取甚至无明显摄取，呈假阴性结果。导致假阴性的主要原因有以下几类：

1. 病理学类型　肿瘤细胞对 ^{18}F-FDG 的摄取取决于多种因素，特别是与病理学类型有明显关系，通常一些低度恶性的肺癌、高分化腺癌等对 ^{18}F-FDG 的摄取较低甚至不摄取呈假阴性，如细支气管肺泡癌、类癌、神经内分泌肿瘤等（图 45-6，图 45-7）。如果早期显像 ^{18}F-FDG 摄取无增高，必要时可加做延迟显像帮助鉴别，部分恶性病变在延迟显像时有进一步增高，而良性病变多无进一步增高或减低。

对于 ^{18}F-FDG 显像为阴性的肿瘤，特别是低度恶性肿瘤，包括细支气管肺泡癌患者，采用新的显像剂如 ^{11}C-乙酸盐、^{18}F-FLT、^{111}In-奥曲肽、^{11}C-胆碱等显像对提高诊断阳性率有一定价值，可作为 ^{18}F-FDG 显像的重要补充。

2. 病灶大小和形态　某些直径小于 0.5cm 的肺癌原发病灶常表现为假阴性，较小的肺癌或肺内转移灶可无明显的 ^{18}F-FDG 摄取增高。对于这些假阴性病例，必须密切结合临床和相关影像学检查，特别是薄层 CT 扫描的影像形态学特征有助于鉴别。必要时需要动态 CT 观察随访或活检才能明确诊断。但是，有些肺癌病灶呈弥漫性，在 CT 图像上难以与炎症鉴别，也是造成误诊的原因之一（图 45-14）。部分患者尽管伴有 ^{18}F-FDG 摄取增高，但是在 CT 影像上与炎症特征非常相似，易误诊为感染（图 45-15）。

3. 血糖的影响　血糖水平升高可明显影响病灶对 ^{18}F-FDG 的摄取，甚至导致假阴性。因此，患有糖尿病的患者注射 ^{18}F-FDG 前应先控制血糖水平。

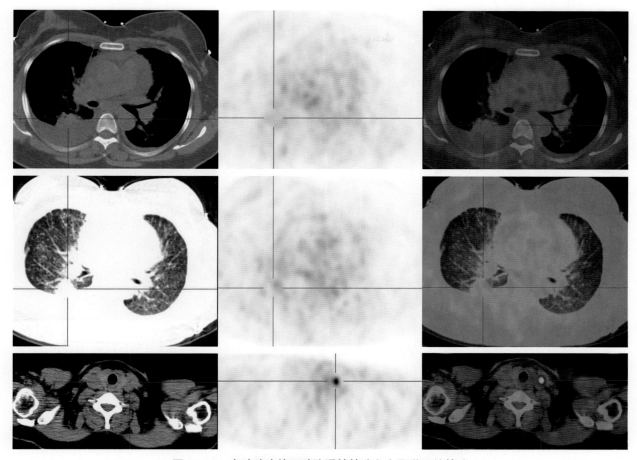

图 45-14　右肺腺癌伴双肺弥漫性转移和左颈淋巴结转移

50 岁，女性。咳嗽、咳痰 2 个月，无发热、盗汗。CT 示右上肺阴影，纤支镜刷片找到癌细胞，活检诊断为肺腺癌。PET/CT 见双肺纹理增多，右肺见一 3.5cm×2.2cm 软组织密度团块影，边界毛糙，其放射性分布稍浓聚，SUV_{max} 2.2，双肺散布小结节影，无放射性浓聚，左颈淋巴结大，代谢增高。双侧胸腔及心包积液，提示为右肺腺癌伴左颈淋巴结和双肺弥漫性转移性

三、^{18}F-FDG PET/CT 延迟显像在肺结节良恶性鉴别中的作用

常规的 ^{18}F-FDG PET/CT 显像对孤立性肺结节诊断的特异性较差，对某些肿瘤类型其敏感性也不高，多年以来，人们一直希望寻找一种能改善 ^{18}F-FDG 显像阳性率和特异性的方法，其中延迟显像是应用最广泛的一种。静脉注射 ^{18}F-FDG 后 45～60 分钟的早期显像和 2～3 小时的延迟显像的双时相显像法一直用于良、恶性病灶的鉴别。结果表明，延迟显像对于鉴别肿瘤的良恶性、改善肿瘤诊断的特异性有一定作用，多数肺部恶性肿瘤病灶延迟显像 ^{18}F-FDG 摄取进一步升高，通常较基础影像的 SUV 值增加 10% 以上，而炎性结节大多无明显进一步增加。然而，临床上也发现，部分炎性或结核病灶延迟显像也有进一步增

高的征象，分析时必须慎重。Lan 等人对 28 个恶性 SPN 进行了双时相显像，24 个病灶早期显像阳性（$SUV_{max} \geqslant 2.5$），其中 23 个病灶延迟显像 SUV_{max} 进一步增加，与良性病灶的对照组有显著差异。

四、新型显像剂在鉴别 SPN 良、恶性中的作用

由于 ^{18}F-FDG PET/CT 显像对肿瘤诊断的最大缺点是特异性差，仅根据 ^{18}F-FDG 的摄取及其 SUV 值难以对病灶进行准确定性。一直以来，人们在不断寻找新的显像药物对病灶进行鉴别诊断或定性，不幸的是至今为止仍未发现理想的显像剂，目前已用于临床试验的药物较多，但都存在不同程度的不足。总的来讲，敏感性高的显像药物其特异性均较差，而特异性高的药物其敏感性多较低，因此，采用多种显像剂或多种显像模式

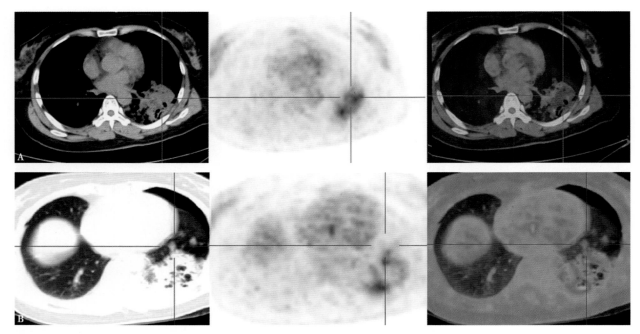

图 45-15　左肺腺癌

46 岁,女。咳嗽、咳痰 2 个月余,痰白色,无发热、盗汗胸痛等。无吸烟和结核病史。CT 示左下肺结块影,肺活检示肺腺癌。PET/CT 见左肺下叶背段及基底段非均质团块,内见多发空泡影,大小约 5.4cm×7.2cm,SUV$_{max}$ 3.5~6.7;左壁层胸膜下及双肺见多发小结节影,大者 1.0cm×1.4cm,无放射性浓聚。结合病史考虑为恶性肿瘤性病变伴左壁层胸膜下及双肺多发转移(A 为纵隔窗;B 为肺窗)

联合应用是克服单一影像不足的发展方向。目前用于肿瘤鉴别诊断的显像剂主要有以下几种:

(一)肿瘤细胞增殖显像

3′- 脱氧 -3′-^{18}F- 氟代胸腺嘧啶核苷(3-deoxy-3-^{18}F-fluorothymidine ^{18}F-FLT)是反映肿瘤细胞增殖的新的 PET 显像剂,即反映肿瘤细胞的核酸代谢水平,^{18}F-FLT 静脉注射后可被细胞摄取,通过胸腺嘧啶酶磷酸化而滞留在细胞内,参与 DNA 合成,目前已用于肺结节的鉴别诊断。初步的研究结果证明,^{18}F-FLT 在肺结节的定性诊断方面具有一定作用,其对肺癌诊断的特异性优于 ^{18}F-FDG(图 45-16)。有作者比较了 ^{18}F-FLT 与 ^{18}F-FDG PET/CT 对 NSCLC 的诊断效能,探讨 FLT 与 FDG 肿瘤摄取之间的关系以及以细胞周期蛋白 D1 标记指数作为细胞增殖的可行性。31 例 NSCLC 患者行 FLT 和 FDG 显像,随后患者接受了手术治疗,其结果与病理学进行比较,并通过细胞周期蛋白 D1 免疫组化分析估计肿瘤细胞增殖。结果

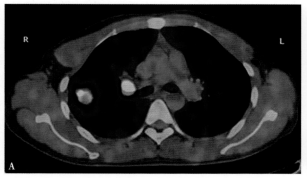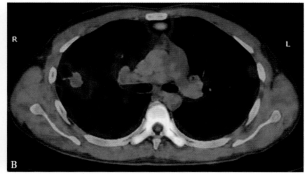

图 45-16　肺结核

34 岁,男性。A、B. 右肺结节 FDG 显像示高代谢(A),而 FLT 显像示阴性(B),术后病理示结核灶(新疆维吾尔自治区人民医院杨小丰提供)

显示,对原发灶诊断,FLT 的敏感性(74%)明显低于 FDG(94%)($p = 0.031$)。FLT 在 N 分期方面,77% 的患者分期正确,6% 的患者分期过高,16% 分期过低;与此相比,^{18}F-FDG 的正确分期、过高和过低分期分别为 77%、16% 和 6%。FLT 对淋巴结侵犯的敏感性、特异性、准确性和阳性预测值分别为 65%、98%、93% 和 89%,而 ^{18}F-FDG 分别为 85%、84%、84% 和 52%($p < 0.01$),提示 FLT 的敏感性低于 FDG,但特异性高于 FDG。^{18}F-FLT 的肿瘤 SUV 值与细胞周期蛋白 D1 标记指数密切相关($r = 0.644$,$p < 0.01$),但 ^{18}F-FDG 的 SUV 值与此没有显著相关($r = 0.293$,$p > 0.05$)。表明 ^{18}F-FLT PET/CT 在 NSCLC 的 N 分期方面多数患者分期过低,只有少数患者分期过高,但对于发现局部淋巴结侵犯比 ^{18}F-FDG 具有更好的特异性、准确性和阳性预测值。肿瘤组织 ^{18}F-FLT 的摄取与肿瘤细胞增殖具有很好的相关性。

通常 ^{18}F-FDG 标准摄取值在鉴别诊断肺结节良、恶性方面意义不大,但 ^{18}F-FLT 的标准摄取值与肺结节的病理类型具有相关性,可作为鉴别诊断肺结节良、恶性的重要依据,因为肿瘤细胞的 ^{18}F-FLT 滞留量与细胞 DNA 合成和细胞增殖相关,通常肿瘤组织的 DNA 合成量较正常组织高,而炎症细胞多为成熟的细胞,其 DNA 合成活性一般不增高,因此为鉴别良恶性提供了基础,可作为常规 ^{18}F-FDG 显像的补充。但是 ^{18}F-FLT 也具有明显的不足,该显像剂合成效率低,难以广泛使用。此外,^{18}F-FLT 在肿瘤组织的摄取较低,骨骼及肝脏的本底较高,影响图像的质量。

(二)乏氧显像

肿瘤乏氧是实体瘤一个非常常见的现象,也是影响放、化疗疗效,导致肿瘤局部复发、远处转移和预后不良的重要因素之一。在多数恶性肿瘤病灶中,由于瘤体增长速度较快,瘤内血液供应相对不足,从而出现局部组织坏死或缺氧,而缺氧的组织对化学药物治疗或放射治疗产生耐受性或抵抗。因此,肿瘤细胞乏氧研究在临床上具有重要作用。测定肿瘤乏氧的方法较多,分为侵入性方法和非侵入性方法两大类,其中侵入性方法是最直接、最准确的测定方法,称为测定肿瘤乏氧的"金标准"。侵入性测定法是将多道的氧电极直接插入到肿瘤组织中获得肿瘤氧分压(PO_2)、肿瘤乏氧比(HP)和肿瘤乏氧体积等,但该法具有一定局限性,如结果判断难以标准化、具有创伤性、

不易推广等。非侵入性方法主要是生物学指标检测和影像学方法,如测定乏氧诱导因子(HIF-1)、碳酸酐酶等间接反映肿瘤组织的乏氧。而影像学方法有磁共振法测定血氧依赖性(blood oxygen level-dependent,BOLD)等反映肿瘤的氧供状态及组织氧化能力等。目前应用较多的是核素显像法。早期的乏氧显像多采用 ^{99m}Tc 标记的非硝基咪唑类化合物显像,如 ^{99m}Tc-HL91,近几年来随着 PET/CT 的广泛应用,^{18}F-FMISO 等在临床上得到初步应用。

根据标记化合物的化学性质,乏氧显像分为硝基咪唑类和非硝基咪唑类乏氧显像剂两大类。

1. 硝基咪唑类显像剂　常用的有 ^{18}F 标记的 ^{18}F- 氟咪索硝唑(^{18}F-fluoromisonidazole,^{18}F-FMISO)。该显像剂能在乏氧组织中有较高的浓聚,其肿瘤组织浓聚的量与组织氧化活动成反比,因此富氧的组织包括炎症病灶摄取 ^{18}F-FMISO 很少。此外,^{18}F 标记的依他硝唑衍生物(^{18}F-fluoroetanidazole,^{18}F-FETA)也用于乏氧显像,体外细胞结合实验表明,在缺氧情况下(< 10ppm),600～1 300ppm 的 O_2 可以抑制 50% 的相对摄取,其结果与 ^{18}F-FMISO 类似,有望成为一种新的乏氧显像剂。

Rasey 等应用 ^{18}F-FMISO 乏氧显像在 21 例非小细胞肺癌、7 例头颈癌、4 例前列腺癌和 5 例其他恶性肿瘤患者治疗前评估了乏氧状态,并测定肿瘤乏氧容积分数(tumor fractional hypoxic volume,FHV)。其中 FHV 代表注射显像剂后 120～160 分钟时组织与血液活度比值大于或等于 1.4 时显影的肿瘤容积像素比。在 37 例肿瘤患者中,有 36 例患者 ^{18}F-FMISO PET 显像观察到 0%～94.7% 的乏氧。在 21 例非小细胞肺癌中,中位 FHV 为 47.6%(1.3%～94.7%),肿瘤大小与 FHV 之间没有相关性。在 7 例头颈部肿瘤患者中,中位 FHV 为 8.8%(0.2%～18.9%),4 例前列腺癌为 18.2%(0～93.9%),5 例不同类型肿瘤为 55.2%(21.4%～85.8%)。结果表明,在 97% 的恶性肿瘤患者存在乏氧,而且在相同部位或相同组织学类型的肿瘤之间乏氧的程度有明显不同,在单个肿瘤内不同的区域之间其乏氧的分布也一致。这些结果与使用 O_2 电极在其他类似的肿瘤测量的结果一致。而肿瘤内和肿瘤间的差异也提示在肿瘤个体测量氧化作用的重要性以及尽可能更多的采集肿瘤容积样品的必要性。

2. 非硝基咪唑类显像剂　该类代表性的显像

剂为单光子发射的显像剂 ^{99m}Tc-HL91。该显像剂可以采用常规的 SPECT 显像，成本低，有利于临床广泛使用，早期的实验研究结果显示出良好的效果，并有可能用于鉴别恶性肿瘤与炎性病灶。古模发等探讨了乏氧组织显像剂 ^{99m}Tc-HL91 显像对肺癌诊断价值及与放射治疗前后肿瘤乏氧程度的变化，41 例已确诊的肺癌患者和 33 例非癌症病例接受了检查。结果显示，所有肺癌患者治疗前病灶摄取显像剂均增高，注射显像剂后 1 小时和 6 小时的 T/N 值分别达 1.20±0.07 和 1.47±0.08，而治疗后 1 小时和 6 小时分别降为 1.09±0.06 和 1.22±0.07（p＝0.000）。在 33 例非癌症的对照组，1 小时和 6 小时双肺对应感兴趣区 T/N 值分别为 0.98±0.06 和 0.98±0.03，两组间差异有显著性（p＝0.000）。提示 ^{99m}Tc-HL91 乏氧显像可用于判断肺癌的乏氧状态，作为评价肺癌乏氧程度和疗效的一种辅助手段，随着放疗的实施 ^{99m}Tc-HL91 在肿瘤病灶的摄取也随之降低。

（三）生长抑素受体显像

人类绝大多数恶性肿瘤均表达生长抑素受体（somatostatin receptors，SSR），尤其是神经内分泌肿瘤及其转移灶均有生长抑素受体的高表达。因此，应用放射性核素标记的人工合成的生长抑素类似物进行显像用于该类肿瘤的早期诊断具有较高的靶向特异性，在国外已广泛应用于临床，国内也有少量应用报道。目前用于生长抑素受体显像的放射性药物主要有 ^{99m}Tc、^{111}In 或 ^{18}F 标记的奥曲肽（octreotide）、^{99m}Tc-depreotide（地普奥肽）、^{111}In-sandostatin、^{99m}Tc-lanreotide 等。奥曲肽为一种人工合成的生长抑素 8 肽，其药理作用具有抑制生长激素、促甲状腺激素、胃肠道及胰腺内分泌激素的功能。放射性核素标记的奥曲肽是目前最常用的生长抑素受体显像（somatostatin receptor scintigraphy，SRS）药物。

1. SRS 对肺癌的诊断 Nocuń 等应用 ^{99m}Tc-EDDA-HYNIC-TOC（^{99m}Tc-ethylene diamine-diacetic acid/hydrazinonicotinyl-Tyr3-octreotide，简称 ^{99m}Tc-TOC）对 26 例大细胞肺神经内分泌癌（LCNEC）进行了 SRS，以探讨 SRS 对 LCNEC 分期中的敏感性。LCNEC 是一种低分化、高级别的恶性肿瘤，在肺部的神经内分泌肿瘤的不同家族中介于非典型类癌和小细胞神经内分泌肺癌之间。26 例有组织学证据的 LCNEC 患者（年龄 61.5 岁±7.9 岁），包括 18 例未行手术治疗和 8 例原发肿瘤切除术

后的患者接受了 ^{99m}Tc-TOC 显像。结果表明，SRS 对原发病灶、膈上转移灶和膈下转移灶探测的敏感性分别可达 100%、83.3% 和 0。13 个肝转移灶仅 5 个被 SRS 发现，其余病灶肉眼观察类似于肝脏生理本底活性；9 个骨骼转移灶仅 1 个被 SRS 发现，其敏感性仅 11.1%，SRS 对转移灶探测和发现所有病灶的整体敏感性分别为 54.8% 和 62.2%。提示 SRS 对原发灶的发现较敏感，而对转移灶的发现还有一定局限性，部分转移灶不摄取显像剂。

Pavlovic 等人应用 ^{99m}Tc-EDDA/HYNIC-TOC 显像对 34 例神经内分泌肿瘤患者肺部病灶进行了胸部和全身 SPECT 显像，以评价该法在临床上的有用性。通过肉眼判断和计算肿瘤/非肿瘤（T/NT）比值进行半定量评估补充，以临床、实验室和组织学发现作为比较的"金标准"。结果显示，34 例患者中 29 例（敏感性 88%）SPECT 和全身闪烁显像两者都观察到显像剂摄取增强，SPECT 的 T/NT 比值明显高于全身显像（2.96±1.07 vs 1.70±0.43），提示该法对肺部神经内分泌肿瘤的诊断具有较高的敏感性。

为了评估 ^{18}F-FDG PET/CT 与 ^{68}Ga-DOTA-TOC PET/CT 联合应用在鉴别胸部增强 CT 扫描所见的支气管肿瘤中的作用，Kumar 等对 7 例胸部 CT 扫描发现的支气管肿块患者进行了前瞻性研究。所有患者都接受了 ^{18}F-FDG PET/CT、^{68}Ga-DOTA-TOC PET/CT 和纤维支气管镜指导下的活检，随后再确定手术切除，最后对功能影像的结果进行分析并评估其与最后的肿瘤组织学的相关性。7 例支气管肿块的组织病理学检查结果显示，3 例为类癌（2 例典型，1 例非典型），1 例炎性肌纤维母细胞瘤，1 例黏液表皮样癌，1 例错构瘤和 1 例滑膜细胞肉瘤。结果表明，典型的类癌有轻度的 ^{18}F-FDG 摄取和较高的 ^{68}Ga-DOTA-TOC 摄取，而非典型的类癌则有中度 ^{18}F-FDG 摄取和高度的 ^{68}Ga-DOTA-TOC 摄取；炎性肌纤维母细胞瘤显示较高的 ^{18}F-FDG 摄取，但无 ^{68}Ga-DOTA-TOC 摄取；黏液表皮样癌仅有轻度的 ^{18}F-FDG 摄取，也无 ^{68}Ga-DOTA-TOC 摄取；错构瘤两种显像都显示为摄取阴性；滑膜细胞肉瘤显示有中度的 ^{18}F-FDG 摄取和轻度的局灶性 ^{68}Ga-DOTA-TOC 摄取。^{18}F-FDG 和 ^{68}Ga-DOTA-TOC 联合应用的初步结果表明，在不同的支气管肿瘤有不同的摄取模型，两种显像剂联合应用无疑可以提高准确性，

而支气管镜将是诊断的"金标准"。

王峰等应用 ^{99m}Tc-奥曲肽生长抑素受体显像对 56 例胸部 CT 检查疑诊为肺癌的患者进行了评估。病理检查证实，56 例患者中，肺癌 46 例，肺良性病变 10 例。^{99m}Tc-奥曲肽显像结果显示，56 例患者中 53 例与病理结果相同（44 例肺癌、9 例肺良性病变），仅 2 例病理为肺腺癌，^{99m}Tc-奥曲肽显像为肺良性病变，1 例病理证实为肺结核球，^{99m}Tc-奥曲肽显像为肺癌。诊断肺癌的敏感性、特异性和准确性分别为 95.7%、90.0% 和 94.6%，阳性预测值为 97.8%，阴性预测值为 81.8%。同时作者也发现，^{99m}Tc-奥曲肽显像对于肺癌淋巴结转移探测的敏感性低于 ^{18}F-FDG 双探头符合线路显像。

邢加强等应用 ^{99m}Tc-depreotide 生长抑素受体显像对 52 例肺部肿瘤（SCLC 8 例，NSCLC 38 例，良性结节 6 例）进行了研究，发现对肺癌诊断的敏感性、特异性和准确性分别达 93.5%（43/46）、5/6 和 92.3%（48/52），假阴性 3 例（2 例鳞癌，1 例腺癌），假阳性 1 例（炎性假瘤），提示该法与 ^{99m}Tc-奥曲肽具有类似的准确性。SCLC 和 NSCLC 组 T/N 比值分别为 1.948 ± 0.282 和 1.280 ± 0.160，两组间有统计学差异，提示 SCLC 的摄取高于 NSCLC 患者。

2. 生长抑素受体报告基因显像监测肺癌基因治疗 肺癌是全世界最常见的癌症相关死亡原因之一，其中 85% 为 NSCLC，基因治疗是一种有希望的方法，但是缺乏在体内定位与定量基因表达的方法，而基于人 SSR 亚型-2（SSTR2）报告基因显像能通过使用针对该亚型的高度亲和力的配体用于体内基因表达的跟踪。NSCLCs 能够表达 SSTR 亚型，因此可以用基于 SSTR2 的报告探针进行干扰。Singh 等探讨了 SSTR2 的报告基因是否可作为通过基因转染进入 NSCLCs 的报告基因。在 NSCLC 细胞系 A549、H460 和 H1299SSTR 亚型的表达通过 RT-PCR 进行了评估。在感染含血凝素-A-SSTR2 或对照插入物的腺病毒之后，应用免疫学技术结合临床广泛使用的 ^{111}In-奥曲肽显像评价其表达情况。在体内实验，在 MRI 后对胸腔内 H460 肿瘤在超声引导下注射 Ad-HA-SSTR2 或对照病毒（$n=6$ 只鼠/组），两天后静脉注射 ^{111}In-奥曲肽，随后进行平面和 SPECT 显像。应用 MRI 和 γ 照相行离体器官/肿瘤标本显像获得体内肿瘤的生物分布。并应用免疫组化对 70 份人肺癌标本检测了 SSTR2 的表达。结果

表明，所有的三种 NSCLC 细胞系均表达不同的 SSTR 亚型，但是没有 SSTR2 表达。在转染 Ad-HA-SSTR2 后，应用靶向 HA 结合域的抗体或靶向受体结合域的 ^{111}In-奥曲肽在所有三种细胞系都有 HA-SSTR2 的表达（$p<0.05$），感染 Ad-HA-SSTR2 的胸腔内肿瘤可通过 γ 照相显像清晰显影，其表达能够通过体内和离体标本的生物分布分析进行定量，提示具有很高的特异性和表达阳性率。结果还证实，与对照病毒组相比，感染 Ad-HA-SSTR2 的肿瘤有较高的摄取（$p<0.05$），基于 SSTR2 的报告基因可以作为通过基因转染进入 NSCLCs 的报告基因。

（四）放射免疫显像

应用放射性核素标记的针对肺癌抗原的单克隆抗体放射免疫显像（radioimmunoimaging，RII）的研究较多，早在 20 世纪八九十年代国内外就有大量的研究报道，但是真正用于临床的比较少。RII 在临床上应用比较困难的原因是多方面的，首先 RII 本身在方法学上还存在某些不足，包括 HAMA 反应、靶/非靶比值不理想以及显像剂制备繁琐难以标准化等原因；另一方面肺癌的组织病理学类型较多，针对一种肺癌的单克隆抗体显像剂不可能对所有的病理学类型都具有好的效果，因此也影响该方法的应用。

肺癌是全世界的主要致死性疾病，治愈的唯一希望是早期诊断和早期治疗，而一切诊断方法都将是围绕这一目标。近几十年来，放射免疫显像、免疫 PET 显像、应用单克隆抗体肺癌体内宏观诊断、放射免疫导向手术以及放射免疫治疗等都有较大发展。目前研究较多的肺癌放射免疫显像的显像剂较多，主要有以下几种：

1. CEA 单抗放射免疫显像 CEA 单抗放射免疫闪烁显像是国内外研究较多的抗体，也是一种针对多种类型肿瘤的广谱显像剂，在肺癌、结肠癌等都有较多的应用，在肿瘤原发灶和转移灶的诊断方面均有重要作用，其中 ^{131}I-Labetuzumab（CEA-Cide）用于肺癌的显像诊断和靶向治疗已进入 Ⅲ 期临床。Buccheri 等比较了 CT 扫描与放射免疫闪烁显像在非小细胞型肺癌患者术前纵隔淋巴结评估的效率。在临床组，131 例有手术可能性的非小细胞肺癌患者接受了 ^{111}In 标记的 FO23C5 F(ab')2 抗体片段闪烁扫描，所有患者都做了胸部平面和 SPECT 显像以及胸部、腹部和脑部 CT 扫描。有 70 例患者最终接受了手术，另外

7 例接受了纵隔镜探查术或纵隔手术探查，10 例接受了颈部探查和开胸探查。所有 87 例患者都获得了纵隔结节的病理学评估，但是最终只有 80 例诊断为肺癌。结果显示，平面免疫闪烁显像、SPECT 免疫闪烁显像和 CT 扫描对于 N2 期病变的诊断准确性分别为 76%、74% 和 71%。三种方法的敏感性和特异性的符合率分别为 45% 和 77%，64% 和 88%，72% 和 74%，这些结果之间并没有显著性差异。提示抗 CEA 单抗免疫闪烁显像对于评估肺癌患者的纵隔淋巴结方面与常规 CT 相比并没有什么优势，CT 扫描仍然是"金标准"。

2. ^{99m}Tc-NR-LU-10 抗体　目前有 2 种抗体显像剂 OncoScint 和 CEA-Scan 都是目前可以商品获得的诊断结肠癌的显像剂，对疾病的分期和寻找隐匿性病灶具有特殊价值，这些显像剂各自都有不同的特征和潜在用途。CEA-Scan 在乳腺癌患者中可以作为 X 线筛查的有用补充工具，且特异性非常高。在肺癌患者中，^{99m}Tc-NR-LU-10 抗体在术前分期方面非常有用。LymphoScan 对于 NHL 患者的分期和探测病灶残留也是非常有用的显像剂。此外，不同的放射性核素标记抗体、人源化抗体以及治疗用的标记化合物已有商品化供应。尽管 PET 显像具有更高的病灶检测敏感性，但是目前还没有可供 PET 显像用的特异性抗体分子显像剂。总之，RII 和 PET 都为癌症早期更灵敏的功能影像诊断提供了令人振奋的机遇。与 PET 相比，单光子抗体显像剂还能作为基于抗体放射免疫治疗的一种候选药物。

3. ^{99m}Tc- 抗内皮生长因子受体抗体　许多人类肿瘤，包括 NSCLC 都有内皮生长因子（EGF）受体高表达，Schillaci 等应用 ^{99m}Tc 标记针对 EGF 受体的单克隆抗体（MINT5）放射免疫显像对 8 例 NSCLC 患者进行了研究，静脉注射 MINT5 740MBq 后，所有患者没有发现有副作用，无毒性和 HAMA 反应，在注射显像剂后 1~2 小时和 4~6 小时的前位和后位全身平面显像，肝、脾和骨髓都可见 MINT5 摄取，在体内比较稳定。8 例肺癌原发灶有 7 例显影，3 例患者的转移灶被探测到。表明 MINT5 是体内 NSCLC 病灶定位和了解生物学特性的一种安全和有希望的放射性药物。

4. 抗胃泌素释放肽单克隆抗体（^{111}In-2A11）　小细胞肺癌（SCLC）细胞表达和分泌铃蟾肽样肽（bombesin-like peptides，BLP），并活化特异性受体刺激细胞生长。鼠源性单克隆抗体 2A11 能与 BLP、胃泌素释放肽高亲和力结合。体外实验和无胸腺裸鼠研究都证明能抑制 SCLC 细胞生长。肺癌患者 Ⅰ 期和 Ⅱ 期临床试验使用了多倍剂量的 ^{111}In 标记的 2A11，未发现毒性反应和 HAMA 反应，注射 ^{111}In-2A11 后 12 例患者中 11 例观察到肿瘤病灶摄取，具有较高的阳性率。

5. ^{99m}Tc 巯诺莫单抗　由 pancarcinoma 鼠源抗体 NR-LU-10 组成的 Fab 片段 ^{99m}Tc 巯诺莫单抗（nofetumomab merpentan，Verluma）作为一种诊断用显像剂已用于肺癌患者的临床分期。Breitz 等应用 pancarcinoma 抗体的反应性来筛选多种放射免疫治疗试验的癌症患者。研究表明，107 例患者确认肿瘤的阳性率可达 92%。在 15 例患者中，通过影像导向找到了以前未知疾病的可疑病灶，提示该显像剂有助于某些进展性疾病患者的评估，对于估计病变范围具有较好的应用前景。

6. 放射免疫导向手术（radioimmunoguided surgery，RIGS）　RIGS 在恶性肿瘤的靶向治疗方面是一种有前景的方法，特别是在某些原发肿瘤、复发性以及结（直）肠腺癌肝脏转移的患者。但是 RIGS 在肺癌的应用较少，因为胸腔的血池放射性本底较高，Grazia 等在 6 例原发的肺部肿瘤的初步研究获得了较好的效果。

（五）血管生成显像

由于恶性肿瘤组织生长过程中多伴有丰富的新生血管形成，为肿瘤提供营养，因此近几年来有关血管生成的显像用于恶性肿瘤诊断和抗血管生成治疗的监测也成为不同显像模式研究的热点领域，国内已试用于临床。马庆杰等人报道了针对整合素受体 $\alpha v \beta_3$ 的显像剂 ^{99m}Tc-3P$_4$-RGD$_2$ 评价了 21 例孤立性肺结节（SPNs）患者的血管生成，所有患者均接受了 ^{99m}Tc-3P$_4$-RGD$_2$ SPECT 和常规的 CT。21 例 SPNs 患者中，15 例（71%）最后诊断为恶性，6 例（29%）为良性结节，平均的结节大小为 2.2cm±0.6cm。结果表明，SPECT 肉眼判断的敏感性和特异性分别为 80% 和 67%，而采用靶 / 非靶比值半定量分析为 100% 和 67%，同期 CT 的敏感性和特异性分别为 100% 和 67%，所有的 CT 不确定 SPNs 在 ^{99m}Tc-3P$_4$-RGD$_2$ SPECT 显像中都得到正确诊断（图 45-17），提示该法对于孤立性肺结节的诊断与鉴别诊断有一定的意义。但是针对肿瘤血管生成的整合素受体显像同样面临特异性不高的问题，部分炎症病灶对显像剂也有较高的摄取（图 45-18）。

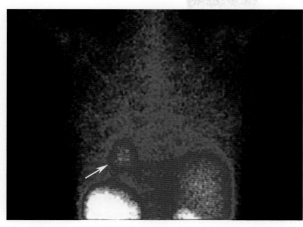

图 45-17　肺癌 ^{99m}Tc-3P$_4$-RGD$_2$ SPECT 显像
一例 CT 发现的 SPN 患者，^{99m}Tc-3P$_4$-RGD$_2$ SPECT 显像示明显放射性摄取，T/N 比值为 2.30，组织病理学证实为腺癌，免疫组化证实肿瘤血管整合素 $\alpha_v\beta_3$ 表达（吉林大学中日联谊医院马庆杰提供）

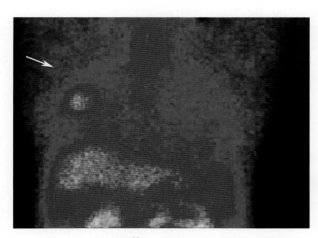

图 45-18　肺结节 ^{99m}Tc-3P$_4$-RGD$_2$ SPECT 显像
一例 SPN 行 ^{99m}Tc-3P$_4$-RGD$_2$ SPECT 显像假阳性患者。SPECT 显像可见较高的显像剂摄取，T/N 比值达 2.71，组织病理学证实为炎性假瘤，免疫组化也证实肿瘤血管 $\alpha_v\beta_3$ 呈阳性表达（吉林大学中日联谊医院马庆杰提供）

近来 Liu 等设计并合成了一种新的同时针对整合素受体 $\alpha v\beta_3$ 和胃泌素释放肽受体（GRPR）的双靶点（RGD-BBN）显像剂 ^{99m}Tc 标记 RGD-BBN 肽用于小细胞肺癌的 SPECT/CT 显像，在生物分布研究、平面 γ 照相和小动物肺癌及炎症模型的 SPECT/CT 都证实这种双靶点的显像剂具有较高的特异性和靶与非靶比值，在鉴别肺癌与炎症病灶方面优于 ^{18}F-FDG。生物分布结果显示，注射 ^{99m}Tc-RGD-BBN 后 1 小时肿瘤摄取为 2.69%ID/g±0.66%ID/g，2 小时下降为 1.99%ID/g±0.61%ID/g，而炎症组织 1 小时和 2 小时的摄取分别为 1.20%ID/g±0.32%ID/g 和 0.56%ID/g±0.17%ID/g。但是，由于正常胰腺组织有较高的 GRPR 表达而表现为高摄取（1 小时为 25.76%ID/g±5.49%ID/g，2 小时为 19.56%ID/g±6.78%ID/g）。小细胞肺癌动物模型 micro-SPECT/CT 显像也显示，^{99m}Tc-RGD-BBN 能特异的发现小细胞肺癌及转移灶，可能是一种具有前景的肺癌显像剂。

Morrison 等研究了不同的放射性标记 RGD 肽的 $\alpha v\beta_3$ 整合素受体显像，用于监测抗肿瘤治疗中血管分布的变化。应用 ^{18}F-AH111585 和 ^{18}F-RGD 肽小动物 PET 显像研究了 Lewis 肺癌（LLC）和非小细胞肺癌（Calu-6）鼠模型。此外，部分动物还接受了低剂量紫杉醇或血管内皮生长因子受体 -2 酪氨酸酶抑制剂 ZD4190 治疗，并评估肿瘤组织的 ^{18}F-AH111585 摄取和血管密度。生物分布结果表明，^{18}F-AH111585 血液和本底器官清除迅速，在 LLC 肿瘤中具有良好的肿瘤蓄积（注射后 2 小时为 1.5%ID/g）。小动物 PET 显像也证实，Calu-6 肿瘤其放射性摄取明显高于本底组织，平均基础摄取为 2.2%ID/g。在 LLC 荷瘤鼠肿瘤模型中，紫杉醇治疗后微血管密度明显减少，其肿瘤对 ^{18}F-AH111585 的摄取也明显减低（$p<0.05$）。在 Calu-6 肿瘤模型接受 ZA4190 治疗之后，与治疗对照组相比肿瘤对 ^{18}F-AH111585 的摄取明显减低（31.8%），而未经治疗的 Calu-6 肿瘤同期的 ^{18}F-AH111585 摄取明显增加（26.9%），$p<0.01$。提示，^{18}F-AH111585 是一种有希望的无创性评估肿瘤血管生成的 ^{18}F 标记 RGD 显像剂，能为抗肿瘤治疗的评估提供重要信息，特别是针对靶向肿瘤血管的治疗评估具有重要意义。

（六）其他非特异性亲肿瘤阳性显像剂

临床上，一些单光子亲肿瘤显像剂也用于肺癌的良恶性鉴别诊断，其中较常用的为 ^{99m}Tc-MIBI、^{201}Tl、^{99m}Tc-tetrofosmin（^{99m}Tc-TF）等。赵新明等对 41 例肺恶性肿瘤患者行 ^{99m}Tc-MIBI 阳性显像，39 例为阳性，原发肿瘤部位异常放射性浓聚，2 例为阴性；20 例良性病变患者中，13 例未见放射性浓聚呈阴性，而 7 例肺结核呈轻度浓聚呈假阳性。提示 ^{99m}Tc-MIBI 诊断肺癌的敏感性为 95.12%、特异性 65%、假阳性为 35%、假阴性 4.88%、阳性预测值 84.78%，阴性预测值 85.25%。史德刚等对 18 例肺癌患者的研究表明，^{99m}Tc-

MIBI 对肺癌诊断的阳性率为 83.3%，阳性摄取比值为 1.99 ± 0.64，其中 13 例做了延迟显像，其摄取比值和储留指数分别为 2.06 ± 0.69 和 $-45\% \sim 33\%$，并发现：肺癌组织 ^{99m}Tc-MIBI 的摄取和储留指数与肺癌术后标本的多药耐药基因（mdr-1）以及多药耐药相关蛋白（PRP）之间无明显关系。黄代娟等应用 ^{99m}Tc-TF 显像及半定量方法研究了 33 例肺部肿瘤患者，并与 CT 和最终的病理结果进行比较，结果表明：肺癌组 T/N 比值明显高于良性病变组，而且断层显像的 T/N 比值明显高于平面显像，肺鳞癌和腺癌组的 T/N 高于小细胞肺癌组。^{99m}Tc-TF 断层显像对肺癌诊断的敏感性明显高于 CT，但是对肺癌淋巴结转移的评价两种方法无显著性差异（表 45-5，表 45-6，图 45-19，图 45-20）。

五、肺结节的人工智能诊断

随着信息技术及人工智能（artificial intelligence，AI）诊断的迅速发展，人工诊断在医学影像判断的应用研究越来越多，已成为近年来研究的热点，也是今后发展的趋势，近年人工智能研发的公司如雨后春笋般进入人们视野，其竞争也越来越激烈，仅用于肺结节判断的人工智能公司就达 20 多家。已有较多的报告表明，AI 在肺结节判断中的准确性已经达到较高水平，甚至超过人工判读，而且具有速度快的优势，医师人工判读 +AI 其准确性高于单独的判读方法。可以预料，在肺结节诊断方面，尽管 AI 不会完全取代人工方法，但是可以作为人工诊断的重要补充，大大减少人工压力，且准确性还可以提高。

表 45-5　^{99m}Tc-TF SPECT 与 CT 诊断肺部良、恶性肿瘤的比较（$n = 33$）

方法	敏感性 /%	特异性 /%	准确性 /%	阳性预测值 /%	阴性预测值 /%
CT	73.9（17/23）	70.0（7/10）	72.7（24/33）	85（17/20）	53.8（7/13）
SPECT	95.7（22/23）*	80（8/10）	90.9（30/33）	91.7（22/24）	88.9（8/9）

与 CT 比较，*$p < 0.05$（$X^2 = 4.21$）

表 45-6　^{99m}Tc-TF SPECT 与 CT 诊断肺癌纵隔淋巴结转移的比较

方法	敏感性 /%	特异性 /%	准确性 /%	阳性预测值 /%	阴性预测值 /%
CT	60.0（9/15）	75.0（6/8）	65.2（15/23）	81.8（9/11）	50.0（6/12）
SPECT	93.3（14/15）*	75.0（6/8）	87.0（20/23）	87.5（14/16）	85.7（6/7）

与 CT 比较，*$p = 0.072$，差异无统计学意义

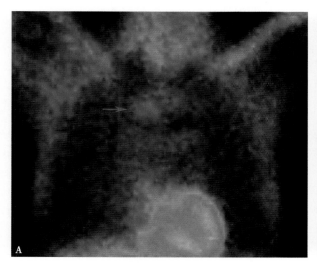
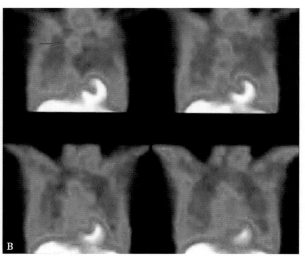

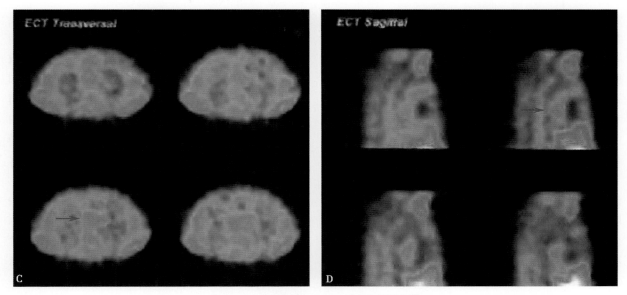

图 45-19　肺癌 ^{99m}Tc-TF 平面及断层显像

A. 平面前位像示右上肺近纵隔处放射性异常浓聚灶；B～D. 分别为冠状面、横断面和矢状面断层，箭头指示病灶）

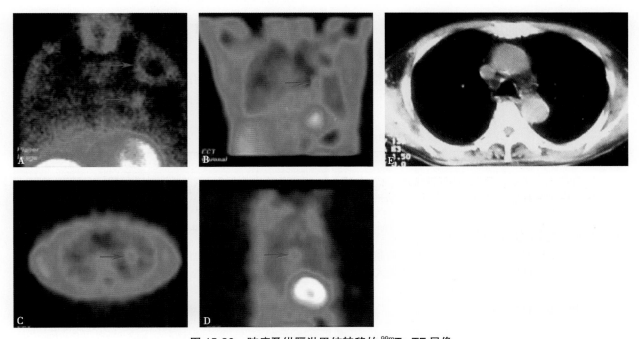

图 45-20　肺癌及纵隔淋巴结转移的 ^{99m}Tc-TF 显像

A～D. 平面像及断层像见左肺上叶及近肺门处见 2 处放射性异常浓聚灶，病理证实为肺癌伴纵隔淋巴结转移；E. CT，纵隔未见明显肿大淋巴结

第三节　PET/CT 在肺癌分期与治疗决策中的应用

肺癌的正确分期关系到临床正确的治疗决策和最佳个体化治疗方案的制订，也是改善患者生存质量及预后的重要因素。当患者确诊为肺癌时，临床医生首先考虑的是肿瘤的分期和肿瘤的组织学类型，以便确定是采用手术治疗、放疗、化疗或是采取综合治疗。一般来讲，Ⅲa 期以前的肺癌患者只要无手术禁忌证都应首选手术，Ⅲb 以后的患者放弃手术，以化疗和放疗为主，Ⅲa 期患者应首先化疗、放疗后再手术。Ⅲa 期 NSCLC 患者在可切除的 N₂ 期应采用手术和放、化疗的综

合治疗，未能切除的 N_2 期及 Ⅲb 期患者，首选放疗及化疗等综合治疗方案，T_4N_0 患者可采用包括手术在内的综合治疗。此外，治疗决策还取决于肺癌的组织学类型，对于非小细胞肺癌趋向手术治疗，而小细胞肺癌不适合手术，应以化疗、放疗和生物治疗为主，必要时才选择手术。根据肺癌的细胞类型不同分期的方法也不同，小细胞癌与非小细胞肺癌的分期体系有很大差别。

NSCLC 的准确分期有助于为患者制订正确的治疗方案和提供预后信息。目前国际上对 NSCLC 所采用的统一分期方法为 1997 年美国癌症联合会（American Joint Committee on Cancer，AJCC）和国际抗癌联盟（Union for International Cancer Control，UICC）联合修订的 TNM 分期系统。患者的生存率与分期具有密切关系，统计资料显示，Ⅰ 期患者的 5 年生存率可达 47%，Ⅱ 期 26%，Ⅲ 期 8.4%，而 Ⅳ 期仅 0.61%。

一、肺癌的临床分期方法

目前用于肺癌分期的方法较多，较常用的方法有 CT、MRI、核素全身骨显像、骨髓活检、纵隔镜和血液中肿瘤标志物测定等。

1. 非小细胞肺癌的分期　NSCLC 一般采用美国癌症联合会系统（AJCC）和 UICC 的 TNM 分期系统描述肿瘤的生长、转移或扩散情况，在 TNM 分期中，综合考虑了原发肿瘤灶、附近淋巴结和远处器官转移的信息，其分期代表特定的 TNM 分组，以数字 0 和罗马数字 Ⅰ～Ⅳ 表示其分组和分期。T 为肿瘤大小及在肺内和临近组织器官的扩散程度，N 为淋巴结扩散情况，M 为远处器官转移情况（表 45-7，表 45-8）。

2. 小细胞肺癌的分期　小细胞肺癌（small cell lung cancer，SCLC）的分期通常采用比较简单的分期法，即分为"局限期"和"广泛期"（也称扩散期）两类。局限期是指癌症仅限于一侧肺且淋巴结仅位于同一侧胸部；而广泛期是指癌症已经扩散到另一侧肺，或者对侧胸部的淋巴结或远处器官，或者出现恶性胸水包绕肺。TNM 分期法也可用在 SCLC，但是研究报道不多。

二、PET/CT 在肺癌临床分期中的作用

在肺癌患者中，尽管侵入性治疗方法的应用越来越多，但是其存活率仍然比较差。肺癌纵隔和远处转移灶直接关系到肿瘤的正确分期，对于

表 45-7　肺癌的 TNM 分期（UICC 2009 年版）

原发肿瘤（T）分期	淋巴结转移（N）分期	远处转移（M）分期
T_x 原发肿瘤大小无法测量；或痰脱落细胞、或支气管冲洗液中找到癌细胞，但影像学检查和支气管镜检查未发现原发肿瘤	N_x 淋巴结转移情况无法判断	M_x 无法评价有无远处转移
T_0 没有原发肿瘤的证据 Tis 原位癌	N_0 无区域淋巴结转移	M_0 无远处转移
T_{1a} 原发肿瘤最大径≤2cm，局限于肺和脏层胸膜内，未累及主支气管；或局限于气管壁的肿瘤，不论大小，不论是否累及主支气管，一律分为 T_{1a}	N_1 同侧支气管或肺门淋巴结转移	M_{1a} 胸膜播散（恶性胸腔积液、心包积液或胸膜结节）
T_{1b} 原发肿瘤最大径>2cm，≤3cm	N_2 同侧纵隔和/或隆嵴下淋巴结转移	M_{1b} 原发肿瘤对侧肺叶出现卫星结节；有远处转移（肺/胸膜外）
T_{2a} 肿瘤有以下任何情况者：最大直径>3cm，≤5cm；累及主支气管，但肿瘤距离隆嵴≥2cm；累及脏层胸膜；产生肺段或肺叶不张或阻塞性肺炎	N_3 对侧纵隔和/或对侧肺门，和/或同侧或对侧前斜角肌或锁骨上区淋巴结转移	
T_{2b} 肿瘤有以下任何情况者：最大直径>5cm，≤7cm		
T_3 任何大小肿瘤有以下情况之一者：原发肿瘤最大径>7cm，累及胸壁或横膈或纵隔胸膜，或支气管（距隆嵴<2cm，但未及隆嵴），或心包；产生全肺不张或阻塞性肺炎；原发肿瘤同一肺叶出现卫星结节		
T_4 任何大小的肿瘤，侵及以下之一者：心脏，大气管，食管，气管，纵隔，隆嵴，或椎体；原发肿瘤同侧不同肺叶出现卫星结节		

表 45-8　非小细胞肺癌综合分期（UICC 2009 版）

综合分期	T 分期	N 分期	M 分期
0 期	Tis（原位癌）	N_0	M_0
I a 期	T_1	N_0	M_0
I b 期	T_2	N_0	M_0
II a 期	T_1	N_1	M_0
II b 期	T_2	N_1	M_0
	T_3	N_0	M_0
III a 期	T_1	N_2	M_0
	T_2	N_2	M_0
	T_3	N_1	M_0
	T_3	N_2	M_0
III b 期	任何 T	N_3	M_0
	T_4	任何 N	M_0
IV 期	任何 T	任何 N	M_1

治疗方案决策具有重要意义。在 NSCLC 患者，如果出现对侧纵隔淋巴结转移（N_3 期）时，则一般不主张手术治疗。传统的分期主要依靠 CT 显像，根据纵隔淋巴结肿大的程度来判定，其敏感性约为 58%～67%，特异性 70%～80%。而且根据淋巴结大小判断有一定局限性，因为小于 1cm 的淋巴结也有可能是转移，同样大于 1cm 的淋巴结也不一定就是转移灶。

随着 ^{18}F-FDG PET/CT 在临床上的应用，为 NSCLC 的正确分期带来希望，根据 CT 显示的淋巴结大小结合 PET 功能显像判断淋巴结代谢活性，可以明显改善对转移灶探测和分期的准确性（图 45-21），其敏感性、特异性可达 83%～92% 和 94%～100%。尤其是对于探测胸外远处淋巴结、软组织和骨骼转移具有其他影像无法比拟的优势。^{18}F-FDG PET/CT 全身显像可使 20%～30% 的肺癌患者临床分期得到了修正，约 20% 以上的肺癌患者其治疗方案因 PET/CT 检查结果而改变。

Rodney 等应用 ^{18}F-FDG PET 显像研究了 153 例连续的新近诊断的 NSCLC 患者，并且比较了根据常规的分期法和结合 PET 发现的分期法制订的治疗计划，使用 Cox 相对危险回归法模型分析生存率。结果显示，PET 结果使得 10% 的患者分期下调，33% 的患者分期上调，且 PET 分期的结果在 89% 的患者最后得到确认。通过 PET 显像有 54 例（35%）患者受到了较大影响，包括 34 例患者的治疗从治愈改变为缓解，6 例患者治疗由缓解改变为治愈，14 例患者的治疗方式发生改变。39 例（25%）过去已选择治疗方案的患者因 PET 发现而改变。Cox 模型提示，PET 前的分期与生存率具有明显的相关性（$p = 0.013$），而 PET 后的分期提供了更有力的预后分层（$p = 0.0001$），结合 PET 发现的分期比根据常规方法的分期提供了更准确的

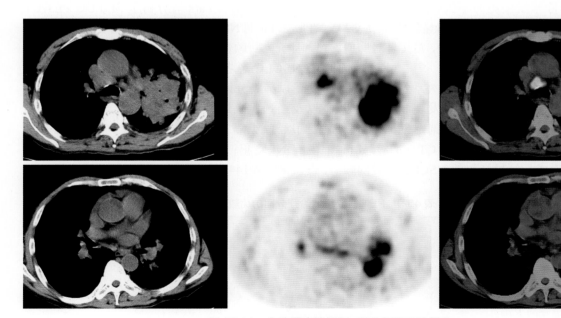

图 45-21　左肺鳞癌伴纵隔、双肺门淋巴结转移

男性，56 岁。反复咳嗽、背疼、胸闷。CT 示左肺门占位，行纤支镜及活检示左上肺鳞状细胞癌。PET/CT 左肺上叶不规则团块，大小约 9.0cm×5.5cm，内伴空洞，周边伴毛刺和胸膜牵拉，SUV_{max} 7.7～15.8。纵隔（3A、2R、4R、7、6 区）可见多发肿大淋巴结影，SUV_{max} 3.3～9.3。提示左肺上叶肺癌伴纵隔、双肺门淋巴结转移

预后分层,而 PET 提供的附加信息使得多数患者的治疗方案得到适当的改变(表 45-9)。

1. ^{18}F-FDG PET/CT 在 NSCLC 分期与再分期中的价值 肺癌发生早期转移以血行播散和淋巴结转移为主,肺癌的纵隔转移和远处转移的准确判断关系到患者治疗方案的制订和预后的判断。

(1) T 分期:对于 NSCLC 患者,手术治疗是治愈的最有效手段,肺癌原发病灶及浸润范围直接影响手术范围,而原发病灶侵犯胸膜、纵隔和大血管均可能导致手术失败。^{18}F-FDG PET/CT 融合图像能更清楚显示病灶大小及周围组织侵犯情况,鉴别肿瘤残余、复发和瘢痕坏死组织,提高肿瘤对胸壁、纵隔、膈肌、支气管和心血管侵犯探测的可靠性,对术前准确判断 T 分期、评估手术切除范围及手术难度有很大帮助。伴有胸壁侵犯的非小细胞肺癌在 T 分期中定义为 T_3,手术治疗可以完全切除原发灶及相邻被侵犯的胸壁;但对于心肺储备功能较差的患者,如果具有胸壁侵犯,一般不适宜行扩大根治手术。

^{18}F-FDG PET/CT 的应用可使部分患者避免不必要的开胸手术,尤其是在原发肿瘤伴阻塞性炎症和肺不张时具有明显优势,这对于精确的放射治疗计划尤为重要。^{18}F-FDG PET/CT 的应用可使 30%~40% 肺癌患者的照射视野得到修正。由于 PET/CT 可以精确的界定不张肺叶中肿瘤体积的大小,排除未受侵犯的不张肺组织,PET/CT 对肺癌 T 分期的准确性(98%)明显优于单独 CT(78%)和单独的 PET 显像(80%),尤其是对胸壁和纵隔侵犯的准确性非常高。

(2) N 分期:肺癌淋巴结转移关系到治疗方案和预后,^{18}F-FDG PET/CT 能早期发现淋巴结代谢增高,对小淋巴结进行精确的解剖定位,在 N 分期方面的准确性(84%)明显优于 CT(64%)。Liu 等人对 39 例有术后活检资料的 NSCLC 患者回顾

性评估了 ^{18}F-FDG PET/CT 在预测纵隔和肺门淋巴结转移的诊断准确性,比较术前 PET/CT 结果与术中组织病理学发现的一致性。结果表明,208 个切除的淋巴结中有 57 个组织学检查证实为转移,57 个淋巴结中有 23 个是纵隔和肺门淋巴结,提示 PET/CT 在 NSCLC 患者术前预测纵隔淋巴结转移的敏感性、特异性、准确性、阳性预测值和阴性预测值分别为 65%、96.8%、92%、78.5% 和 90%。PET/CT 显像在 NSCLC 患者术前诊断纵隔和肺门淋巴结转移是非常准确的方法,可以作为肿瘤诊断、治疗评估和随访的首选方法。

纵隔淋巴结的定性对于 NSCLC 的临床决策至关重要,转移至同侧纵隔和 / 或隆嵴下淋巴结(N_2)的肺癌患者一般均可选择手术治疗;而转移至对侧纵隔、对侧肺门淋巴结,同侧或对侧斜角肌或锁骨上淋巴结(N_3)的患者则提示不宜施行手术治疗。CT、MRI 等形态学影像是评估纵隔淋巴结的主要方法,主要是根据淋巴结的大小来评价其性质,但淋巴结的良恶性与其大小缺乏良好相关性,正常大小的淋巴结亦可发生肿瘤转移,而 30%~40% 的直径超过 1cm 的淋巴结并无转移。因此 CT 探测淋巴结转移的敏感性和特异性均较差,有 30%~40% 的患者可能出现误诊或漏诊。

^{18}F-FDG PET/CT 的应用提高了 NSCLC 淋巴结分期的准确性,Park 等分析了 ^{18}F-FDG PET/CT 在临床 I a 期 NSCLC 患者隐匿性淋巴结转移的危险因子。回顾性分析了 147 例诊断为临床 I a 期的 NSCLC 患者的 PET/CT 显像,所有患者均接受了以肺癌分期为目的的 ^{18}F-FDG PET/CT 检查以及经颈纵隔镜或淋巴结清扫术。78 例患者接受了经颈纵隔镜检查,有 3.8%(3/78)的患者发现有 N_2 侵犯;144 例患者行开胸淋巴结切开探查,2.8%(4/144)的患者淋巴结清扫术后诊断为 N_2

表 45-9　PET 检查前后治疗分期的比较

PET 前分期	PET 后分期*					下调率 /%	上调率 /%
	I	II	III	IV	合计		
I	24	3	13	5	45	0	47
II	1	9	8	2	20	5	50
III	6	4	51	19	80	13	24
IV	2	1	1	4	8	50	0
总计	33	17	73	30	153	10	33

* 数据为患者数

期疾病；总的 N_2 期侵犯为 4.8%（7/147），N_1 期为 9.5%（14/147），而隐匿性淋巴结转移（N_1 或 N_2）占 14.3%（21/147）。通过单变量分析发现，较大体积、$SUV_{max} > 7.3$ 的肿瘤都伴有隐匿性淋巴结转移。而多因素分析表明，原发肿瘤 $SUV_{max} > 7.3$ 是隐匿性淋巴结转移独立的预后因子（odds ratio: 7.574，$p = 0.001$）。提示术前 PET/CT 扫描有助于减少隐匿性淋巴结转移的频率，在临床 Ⅰa 期 NSCLC 患者中，原发肿瘤 PET/CT 有较高的 SUV_{max} 是一个独立的预测因子。

Cerfolio 等报道的 ^{18}F-FDG PET/CT 和 PET 的 N 分期准确性分别为 78% 和 56%（$p = 0.008$）；N_1 期为 90% 和 80%（$p = 0.001$）；N_2 期为 96% 和 93%（$p = 0.01$）；对于 N_2 和 N_1 淋巴结，^{18}F-FDG PET/CT 比单独 PET 有更好的敏感性、特异性和阳性预测值（$p < 0.05$），PET/CT 准确的淋巴结分期能对治疗和预后产生良好效果。

（3）M 分期：NSCLC 早期易发生远处转移，常见的转移器官为肝脏、肾上腺、骨骼和脑（图 45-22）。^{18}F-FDG PET/CT 早期发现远处转移并对转移灶

进行准确定位，及时制订正确的治疗方案。由于 ^{18}F-FDG PET/CT 显像观察的范围大，一般均为全身显像，不仅能精确定位远处的转移灶，还可将形态学异常与代谢功能的改变结合起来判断，探测远处转移的敏感性、特异性和准确性分别可达 94%、97% 和 96%，可使近 20% 肺癌患者改变治疗决策。

华中科技大学同济医学院附属协和医院对 43 例治疗前、早期治疗后及最终治疗后行 PET/CT 显像，且有病理诊断结果（腺癌 20 例、鳞癌 18 例、小细胞肺癌 5 例）的肺癌患者研究表明：与治疗前 TNM 分期相比，43 例患者中早期治疗后 7 例（16.28%）分期上调，13 例分期下调（30.23%）；而与早期治疗后 TNM 分期比较，最终治疗后 12 例（27.91%）患者分期上调，3 例患者分期下调（6.97%），提示 PET/CT 对肺癌治疗后再分期也有重要价值。采用生存曲线和 log-rank 检验结果表明，以最终治疗后的 TNM 分期（图 45-23）作为离界点，0-Ⅳ 期 5 组肺癌患者与生存时间之间具有显著性统计学差异（$R^2 = 13.659$，$p < 0.01$）。

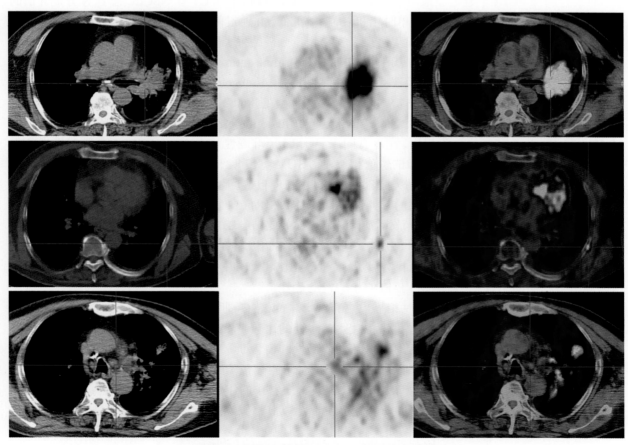

图 45-22　肺癌伴纵隔淋巴结及左侧肋骨转移（Ⅲb）

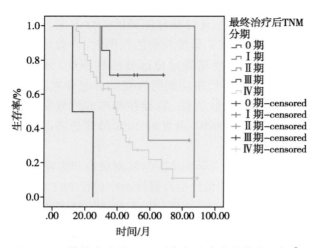

图 45-23　最终治疗后 TNM 分期与生存曲线的关系（$R^2 = 13.659$，$p < 0.01$）

2. 双时相 ^{18}F-FDG PET/CT 在 NSCLC 分期中的价值　为了评价双时相 ^{18}F-FDG PET/CT 在患有多种肺部疾病的 NSCLC 患者纵隔淋巴结分期的有效性，Hu 等人对 53 例有病理证据、同患多种肺病的 NSCLC 患者和 49 例无同患病的患者作为对照，注射 ^{18}F-FDG 后 1 小时行全身 PET/CT，2 小时后行胸部 PET/CT 延迟显像，所有患者均接受了系统的淋巴结切除根治性手术，单时相和双时相显像淋巴结探测的结果与组织学发现进行比较。以患者个体为基础，在同患多肺病的患者中，单时相显像的敏感性、特异性、准确性、阳性预测值和阴性预测值分别为 87.5%、59.5%、67.9%、48.3% 和 91.7%，而双时相显像分别为 93.8%、67.6%、75.5%、55.6% 和 96.2%。与此相比，在没有同患病患者中，双时相显像与单时相显像的价值相似，而在有同患病的患者中，以每个结站为基础（on a per-nodal station basis），双时相显像的特异性、准确性和阳性预测值明显优于单时相显像，两者间具有显著性差异（$p = 0.017$，0.002 和 0.027），但是在没有同患多肺病的患者中没有统计学意义。提示在同患多肺病的患者中，双时相 ^{18}F-FDG PET/CT 显像对纵隔淋巴结的分期比单时相显像更有效，在所有患者中双时相显像对减少纵隔淋巴结转移的假阳性是有用的，但是仅在患有多肺病的患者中能改善其特异性、准确性和阳性预测值。

Kim 等研究双时相 ^{18}F-FDG PET/CT 在 NSCLC 早期（Ⅰ和Ⅱ期）患者的预后价值，对 66 例接受了肿瘤诊断性的双时相显像并行早期手术切除治疗的 NSCLC 患者进行了回顾性研究。生存分析采用使用 Kaplan-Meier 分析，生存曲线按照年龄、性别、纵隔淋巴结侵犯、TNM 分期、SUV_{maxE}、SUV_{maxD} 和 %ΔSUV_{max} 分层以估计总的生存期和无病生存期（DFS）。存活的独立预测因子使用 Cox 比例风险模型（proportional hazard model）确定。结果表明，肿瘤 $SUV_{maxE} \leq 5.75$ 的患者的总生成期和 DFS 好于 $SUV_{maxE} \geq 5.75$ 的患者，肿瘤 $SUV_{maxD} \geq 6.8$ 的 17 例（18.2%）患者和 33 例 $SUV_{maxD} \leq 6.8$ 的患者中有 4 例随访中复发。肿瘤 $SUV_{maxD} \geq 6.8$ 的患者中位无病生存期为 31.7 个月，且明显差于 $SUV_{maxD} \leq 6.8$ 的患者。%ΔSUV_{max} 对总生存期和无病生存期无预测价值，SUV_{maxE} 和 SUV_{maxD} 是总生存期有效的预测指标，SUV_{maxE} 也是 DFS 强有力的预测因子。本研究表明，通过双时相 ^{18}F-FDG PET/CT 测定 %ΔSUV_{max} 对于早期（Ⅰ、Ⅱ期）手术切除的 NSCLC 患者的总生存期和 DFS 可能没有预测价值。

3. 肺癌分期中 PET/CT 与磁共振成像的比较　Ohno 等在一组 250 例患者治疗前的前瞻性研究中比较了短反转时间反转恢复（STIR）、快速自旋回波（SE）、弥散加权磁共振成像（DW-MRI）、^{18}F-FDG PET 和 CT 在 NSCLC 患者 N 分期评估的价值，并通过阈值定量和术后病理进行分析。定量分析结果表明，淋巴结与盐水比值（lymph node-to-saline ratio，LSR）和淋巴结与肌肉比值（lymph node-to-muscle ratio，LMR）的敏感性（82.8%）和准确性（86.8%）明显高于表观弥散系数（apparent diffusion coefficient，ADC）的敏感性（74.2%，$p = 0.01$）、准确性（84.4%，$p = 0.04$），其敏感性也高于 SUV_{max}（74.2%，$p = 0.01$）。定性评估结果显示，STIR 自旋回波显像的敏感性（77.4%）明显高于 DW-MRI（71.0%，$p = 0.03$）和 ^{18}F-FDG PET/CT（69.9%，$p = 0.02$）。提示 NSCLC 患者疾病 N 分期中，STIR 自旋回波 MRI 定量和定性评估比 DW-MRI 和 ^{18}F-FDG PET/CT 具有更高的敏感性和准确性。

4. ^{11}C- 胆碱、^{18}F-FLT 和 ^{18}F-FDG 对肺癌分期的比较　^{11}C- 胆碱、^{18}F-FDG 和 ^{18}F-FLT 都是恶性肿瘤诊断常用的 PET 显像剂，日本学者比较了 ^{11}C- 胆碱和 ^{18}F-FDG 在探测 NSCLC 患者纵隔淋巴结转移中的作用。29 例有病理学证据的 NSCLC 患者均作了两种显像，在 PET 显像后，所有患者接受了肺叶节段切除和纵隔淋巴结清扫手术，PET 显像结果与术后病理进行比较分析。结果表明，

转移灶 ^{11}C-胆碱的 SUV 值与肺原发肿瘤相似，仅 40% 的病灶有差别；而 ^{18}F-FDG 显像则不同，其转移灶的 SUV 远远低于原发灶，仅 19% 是相似的。以病理学结果为标准，^{11}C-胆碱和 ^{18}F-FDG 探测纵隔淋巴结转移的敏感性分别为 100% 和 75%，提示 ^{11}C-胆碱对 NSCLC 患者纵隔淋巴结转移的检测是非常有效的，不仅可用于术前，也可用于术后评估（表 45-10）。

表 45-10　29 例 NSCLC 患者 ^{11}C-胆碱和 ^{18}F-FDG PET 对纵隔淋巴结转移检测的比较

参数	CT	^{11}C-胆碱 PET	^{18}F-FDG PET
敏感性 /%	19	100	75
特异性 /%	99	97	97
准确性 /%	94	97	96

对 1～9 站所有的淋巴结（$n=261$）进行分析，以淋巴结的 SUV>1.0 为阳性

此外，David 等研究了 ^{18}F-FLT 对 NSCLC 患者临床 TNM 分期的作用，并与 FDG 进行比较。对 16 例 Ⅰa-Ⅳ 期的 NSCLC 患者和 1 例高度疑为 NSCLC 的患者进行了评价，其中 8 例 ^{18}F-FLT PET 显像前接受了治疗的患者敏感性为 80%，而没有接受治疗的 9 例患者敏感性为 27%。与临床 TNM 分期进行比较，^{18}F-FLT PET 在 17 例患者中 8 例分期正确，9 例治疗后的患者中 5 例正确，8 例未行治疗的患者 3 例正确。^{18}F-FLT PET 中位 SUV_{max} 为 2.7（范围 0.8～4.5），明显低于 ^{18}F-FDG PET（中位 SUV_{max} 为 8.0，范围 3.7～18.8），^{18}F-FLT PET 的平均 SUV 中位数为 2.7 和范围 1.4～3.3 也明显低于 ^{18}F-FDG PET（平均 SUV 中位数为 6.2，范围 2.8～13.9）。提示 ^{18}F-FLT PET 对于 NSCLC 的分期和再分期用途不大。

5. PET/CT 对肺癌患者肾上腺肿块的定性诊断价值　临床上肺癌常伴有肾上腺转移，而 ^{18}F-FDG PET/CT 显像在鉴别肾上腺肿块是良性还是恶性转移病灶具有重要作用。Lu 等人对 87 例肺癌患者的 110 个肾上腺肿块（大小 0.5～6.4cm，平均 1.9cm）进行了回顾性分析。当肾上腺肿块摄取 ^{18}F-FDG 大于或等于肝脏作为 PET 显像阳性，低于肝脏则解释为阴性，然后分析其与临床随访或活检结果的相关性。共有 77 个肾上腺肿块 PET/CT 为阳性，其中 74 个最终确定为肾上腺恶性转

移病变；其余的 3 个在随访过程中有 2 个接受了经皮穿刺，1 个接受了手术，最终组织病理学检查证明为肾上腺病灶为腺瘤。而 33 个 PET/CT 为阴性的肾上腺肿块中，31 个最终证明是良性，有 2 个病灶在两个月间隔内接受了第 2 次 PET/CT 证明为假阴性，其直径大小分别由初次检查时的 0.5cm 和 0.9cm，在随访研究中 PET/CT 显示直径增加到 1.6cm 和 2.3cm 呈阳性结果，2 个肾上腺肿块均解释为转移。其探测转移病灶的敏感性、特异性和准确性分别为 97%（74/76）、94%（31/34）和 95%（105/110）。阳性预测值为 95%（74/77），阴性预测值 94%（31/33）。在肺癌患者，当 CT 或 MRI 发现有肾上腺肿块的患者，进一步 ^{18}F-FDG PET/CT 显像鉴别良性与转移病灶是一种准确、无创性技术，且可以早期发现和准确定位肾上腺病灶，因此有助于临床制订治疗计划（图 45-24）。

6. ^{18}F-FDG PET/CT 与预后预测　在进展期可切除的 NSCLC 患者中 ^{18}F-FDG PET/CT 能提供预后信息。Kim 等研究了 Ⅲ 和 Ⅳ 晚期 NSCLC 患者化疗后 ^{18}F-FDG PET/CT 的预测价值，对 19 例化疗后接受了 ^{18}F-FDG PET/CT 诊断显像的晚期（Ⅲ 和 Ⅳ 期）NSCLC 患者进行了回顾性评价。治疗前后存活的肉眼响应和 SUV_{max} 变化采用 Kaplan-Meier 和 Cox 比例风险模型（Cox proportional hazard）回归分析进行研究，中位随访时间总计 24.8 个月（范围 9.4～59.8 个月），存活患者平均存活期 41 个月（范围 34.1～59.8 个月），死亡患者平均存活 16.6 个月（范围 9.4～29.4 个月）。在基础的 ^{18}F-FDG PET/CT 显像后 1 年的总存活为 73.3%，2 年存活 47.4%。^{18}F-FDG PET/CT 有反应与没有反应相比两组间具有显著性统计学差异（有反应者的中位存活期 29.4 个月，无反应者仅为 14.2 个月 [Chi(2)=3.91，$p=0.048$]。同时也发现，使用 %ΔSUV_{max} 为评估指标，两组间总生存期也存在显著性差异 [Chi(2)=12.6，$p=0.0004$]。当肿瘤显示 %ΔSUV_{max} 减少大于 17.85% 时，能够预示存活（AUC，0857；标准误 0.0866；95% 置信区间 0.622～0.971；敏感性 75%；特异性 100%；$p=0.0001$）。Cox 比例风险模型分析示 %ΔSUV_{max} 是存活有力的预测因子 [Chi(2)，12.09；$p=0.0005$]。因此，在晚期 NSCLC 患者，^{18}F-FDG PET/CT 显像对化疗反应的定性和定量分析是非常好的预后指标，然而在晚期 NSCLC 患者，最有效的预后预测指标是 %ΔSUV_{max}。

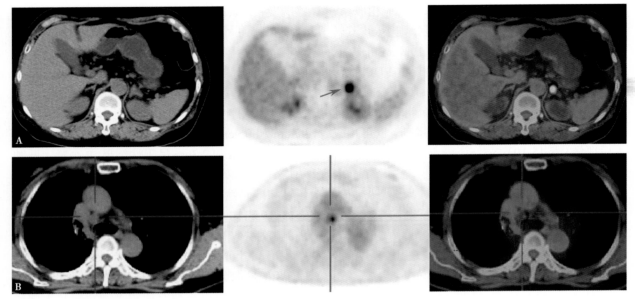

图 45-24　肺癌伴肾上腺转移

67 岁，女性。右肺上叶腺癌切除术后化疗 4 疗程后复查发现，左肾上腺团块。A、B. PET/CT 见左肾上腺明显增粗，放射性异常浓聚，SUV_{max} 11.9（A）；纵隔 4R 区 1.5cm×1.0cm 肿大淋巴结，SUV_{max} 7.9（B）；提示右肺癌术后化疗后左肾上腺和纵隔淋巴结转移

第四节　肺癌治疗疗效评估

肺癌的治疗方案较多，主要有早期肺癌的治愈性手术切除，不能手术切除的患者行放化疗，以及诱导性治疗之后再行手术切除等。肺癌治疗后需要准确的疗效评估，而手术或放疗后的患者，由于局部解剖结构改变和局部治疗后改变，难以通过结构影像学准确性评估。早期确定肿瘤对治疗的反应，有利于制订准确的治疗计划，及时调整治疗方案，减轻患者经济负担，避免不必要的化疗和放疗产生的毒副作用。由于受认识的限制，基于 CT 的结构影像评估仍然是评估肺癌化疗和放疗治疗反应的标准技术，特别是随着术前新辅助化疗的应用显得越来越重要。迄今为止，早期发现并行手术切除是肺癌患者治愈的唯一希望，但是由于多数患者在出现症状前都没有及时诊断出来，导致肺癌的长期存活较罕见，因此人们为了改善 NSCLC 患者的存活期，仍然把焦点放在早期诊断上。

一、肿瘤治疗反应评估标准

长期以来，肿瘤治疗反应监测和疗效评估主要是依靠形态学影像确定病灶大小的变化，治疗反应变化的详细定义也主要是根据实体瘤反应评价标准（Response Evaluation Criteria in Solid Tumors，RECIST）。这些标准又是基于更早的 WHO 反应标准修订而来，此后又相继发表了 RECIST 1.0 和 1.1 版（表 45-11）。RECIST 1.1 的疗效评估也是以肿瘤负荷的解剖学影像为依据，主要针对靶病灶的数目、疗效确认的必要性及淋巴结的测量等方面进行了修订。如判断疗效的可测量病灶数目从最多 10 个、每个器官 5 个，改为最多 5 个、每个器官 2 个。而可测量病灶的 PD（疾病进展）定义为原靶病灶长径总和增加 20% 及绝对值增加 5mm，新的病灶也视为 PD。而且将 18F-FDG PET、MRI 等一些新的影像学技术指标也纳入评价体系（表 45-12）。这两个标准均包含了完全反应、部分反应、疾病稳定和疾病进展的定义。

随着人们对肿瘤生物学及其实践中的认识不断改变，发现传统的评估标准存在明显的不足。根据常规影像 CT 测定肿瘤大小的变化来监测肿瘤治疗反应存在某些局限性，有时肿瘤体积的变化并不完全和治疗后肿瘤病理改变相关。肿瘤组织通常含有不同比例的恶性细胞、间质和炎性细胞，从而影响治疗效果的判断。治疗过程中这些成分的消退可能很慢和不完全，甚至在 NSCLC 治疗后存在的纤维组织也影响判断。

此外，由于肺癌的初始淋巴结分期的不准确性也导致基于 CT 反应测量的不可靠降低，致使

隐匿性病灶被忽略和治疗反应没有估计到。因此,新的 RECIST 1.1 版除了对反应的定义进行了修改外,还增加了对 ^{18}F-FDG PET 结果的解释,特别是新出现的病灶可以通过以下程序进行判断:

1. 治疗前的基线 ^{18}F-FDG PET 检查为阴性,而治疗后随访为阳性者,提示疾病进展。

2. 治疗前未行 ^{18}F-FDG PET 检查,其后的随访中 ^{18}F-FDG PET 为阳性者提示疾病进展。

3. 随访中 ^{18}F-FDG PET 发现的新的阳性病灶与 CT 相符者提示疾病进展。

4. 当 ^{18}F-FDG PET 随访检查发现的新病灶未经 CT 确认时,需再行 CT 检查确认,如果得到确认,其疾病进展的时间从此前 ^{18}F-FDG PET 发现异常算起。

5. ^{18}F-FDG PET 随访与 CT 检查发现的阳性病灶相符,而且解剖成像显示其为非进展,则不能评价为 PD。

表 45-11 WHO 与 RECIST 疗效评价标准比较

疗效	WHO	RECIST
CR	全部病灶消失维持 4 周(两个最大垂直径乘积变化)	全部病灶消失维持 4 周(最长径总和变化)
PR	缩小≥50% 维持 4 周	缩小≥30% 维持 4 周
SD	非 PR/PD	非 PR/PD
PD	增加≥25%	增加≥20%
	病灶增加前非 CR/PR/SD	病灶增加前非 CR/PR/SD

表 45-12 RECIST 1.0 与 RECIST 1.1 主要区别的比较

	RECIST 1.0(2000 年)	RECIST 1.1(2009 年)
评价肿瘤负荷	10 个靶区,每个器官 5 个	5 个靶区,每个器官 2 个
淋巴结	检测长径,正常大小无定义	检测短径,定义正常大小
进展定义	总径增加 20%	增加 20% 且至少绝对值增加 5mm
不可测量病灶	必须有明确病变	扩充定义转化为对疾病总负荷的影响
确认	要求	仅在主要终点为缓解而非 PFS 时需要确认
新发现病灶		新增加对 FDG PET 的评价

二、PET 分子影像对 NSCLC 早期治疗反应监测

临床上,原发肿瘤病灶肺不张的混杂效应、放射性肺炎以及其后的纤维化都可干扰治疗前后原发病灶的确定,这些限制有时需要通过治疗后动态的 CT 观察来克服,治疗后动态观察病灶呈进一步消退时提示治疗有效,而进一步增大则提示疾病进展。但是,某些恶性肿瘤的倍增速度非常慢,因此需要观察几个月甚至几年都看不到增大的证据,而侵袭性很强的肿瘤可能在几周内就有明显增长。这种情况对临床最佳影像随访时间的选择产生了认识上不确定性,从而可能导致残留病灶不能被识别而延误补救性治疗的时机。相反,治疗后病灶缓慢的消退也可能导致不必要的治疗延长,以至于错误地认为早期的治疗反应较差而实施更具侵袭性的治疗方法。

针对基于形态学影像评估治疗反应存在的诸多不足,人们努力寻找一些新的评估治疗反应的方法,而目前研究较多方法就是 ^{18}F-FDG PET/CT 显像,分子影像是基于其生化和生物学性质提供的组织自然的特征,因此提供的信息与解剖学影像具有本质的区别,例如应用葡萄糖类似物 ^{18}F-FDG 反映细胞葡萄糖摄取和聚集的代谢变化影像较标准的结构影像能更及时和更准确地提供治疗反应的评估。^{18}F-FDG 与结构影像技术比较其主要的优势之一是基于细胞的代谢变化比肿瘤大小变化更迅速。尽管 PET 在早期治疗反应评估方面的作用已得到多数学者的认同,但是否作为首选方法仍存有争议。

在大多数肺癌患者中,^{18}F-FDG 的高摄取以及实施成功治疗后摄取减低的证据也为 PET 或 PET/CT 评估治疗反应提供基础。特别是 ^{18}F-FDG PET/CT 的广泛应用能更准确的探测结节和远处转移灶,而且还可进一步通过包括超声引导下的内镜活检等在内的纵隔结节取样来补充。转移灶的灵敏探测可以避免部分患者遭受不必要的开胸手术和有害的局部和全身性治疗,因此,也成为肺癌影像学评估中关注的热点。尽管 ^{18}F-FDG PET/CT 已广泛地应用于肿瘤的临床分期、残留病灶和复发探测,但是由于还缺乏数据支持尚不能完全代替解剖成像技术用于评估疗效。然而,在随访中出现新病灶时,^{18}F-FDG PET/CT 可作为 CT 扫描评价 PD 的重要补充。

PET/CT 显像从代谢和结构改变两个方面监测疗效，比常规影像学具有更大的优势。肿瘤治疗后的代谢变化，比形态学改变能更好地预测肺癌治疗疗效。与传统的 CT 相比，^{18}F-FDG PET/CT 显像根据肿瘤病灶葡萄糖代谢水平变化评估，比 CT 显示的形态学变化更早期、更敏感地反映肿瘤病灶的治疗反应。治疗后肿瘤病灶摄取 ^{18}F-FDG 逐渐减少表示治疗有效（图 45-25，图 45-26），摄取不变或反而升高则提示治疗无效或进一步恶化（图 45-27），其变化在治疗后数日即可表现出来，对临床早期判断疗效反应，及时调整治疗方案有参考价值，也是判断肺癌患者有无完全缓解，预测肿瘤患者生存期的良好指标。

早期预测治疗反应对于避免不必要的、具有毒性的无效治疗，及时调整治疗方案具有重要价值。Lee 等的前瞻性研究评估了 PET/CT 作为早期治疗反应预测工具的作用。对 31 例有病理学证据的 Ⅲb/Ⅳ 期 NSCLC 患者进行了研究，在 1 个周期的化疗后评价代谢反应，并与 WHO 常规放射学评价标准进行比较。结果表明，按照 WHO 标准，31 例患者中有 10 例（32.3%）达到部分反应，7 例病情稳定，14 例疾病有进展；而 PET/CT 评估示 7 例部分代谢反应，13 例病灶代谢稳定，11 例患者有疾病代谢进展。在 7 例为部分代谢反应的患者中，5 例达到部分反应、1 例病情稳定、1 例疾病进展，阳性预测值为 71.4%（5/7）；而 11 例代谢反应为进展者中，9 例疾病进展，另 2 例病情稳定，阴性预测值为 100%。提示早期代谢反应与最佳的完全反应之间存在中度的相关性（Spearman $r=0.62$，$p<0.01$）。但是，早期代谢反应不能直接转换为较好的存活结局。本研究表明，一个周期治疗后单独的 ^{18}F-FDG PET/CT 比标准的放射学检查能够更早期预测疾病的进展，可作为避免无效化疗的一种测量工具。

Weber 等对 57 例 Ⅲ～Ⅳ 期 NSCLC 患者化疗（以铂类药为基础的化疗方案）1 周期后行 ^{18}F-FDG PET 检查，发现早期 PET 代谢反应与最后的治疗效果有很好的相关性，其预测肿瘤原发灶治疗反应的敏感性和特异性分别为 96% 和 84%。

（一）^{18}F-FDG PET 治疗反应监测的方法学与评价

目前普遍认为，^{18}F-FDG PET 和 ^{18}F-FDG PET/CT 是评估治疗反应比较可靠的方法，治疗后肿瘤组织代谢的减低是治疗有效的有力证据。然而，不幸的是目前还没有一个能够适用于不同肿瘤的治疗反应评估标准和合适的评价参数。在 NSCLC 患者中应该何时测定和如何确定治疗反应还是一个有争议的问题。^{18}F-FDG 的摄取能通过定性、半定量和定量方法估计，但是每种方法都有优点和局限性，由于全身 PET/CT 具有高度的诊断准确性，能迅速地提供局部和远处转移灶的信息，因此已成为癌症分期标准之一。

由于 PET/CT 在治疗反应评估的准确性明显高于传统的 CT 或单独的 ^{18}F-FDG PET，故对于术前靶向性的新辅助治疗的患者局部淋巴结的评价具有特殊的价值。^{18}F-FDG PET 和 ^{18}F-FDG PET/CT 两者都适合于进行定性或半定量分析法，但是，定性评估带有一定的主观性，而半定量测定则不受技术和生理因素的影响，是目前常采用的方法。此外，通过多次动态显像进行定量对比分析对于疗效的评估是非常必要的，这就要求显像的范围不仅是预期测量的区域和某个病灶，可能还要结合延迟显像或全身显像了解肿瘤转移等情况。因此，对于治疗疗效的评估难以用一个固定的程序来进行。

多数学者认为，^{18}F-FDG PET 对治疗反应的评估通常需要采用定性或半定量相结合的方法，所谓"代谢反应"一词的术语是当今广泛用于靶病灶 ^{18}F-FDG 摄取变化程度的标志。根据系列的 ^{18}F-FDG PET 扫描结果和标准化的术语对一个患者的治疗进行评估是非常重要的，其评估的方法和术语必须能被临床医师理解，且可用于不同的肿瘤类型和适用于不同的个体。

1. 代谢反应的分类　根据 MacManus 等描述的肉眼分级方式可将代谢反应分为以下 4 类：

（1）完全代谢反应（complete metabolic response，CMR）：其定义是指所记录的原有病灶 ^{18}F-FDG 摄取经过治疗后恢复到等于或低于相应器官正常组织的放射性水平。从本质上讲，CMR 表示残留恶性组织特性的丢失，但是它并不是必然的代表扫描结果的标准化，因为治疗后的改变可能仍然存在，特别是放疗后的患者。

（2）部分代谢反应（partial metabolic response，PMR）：是指根据肉眼观察与相应的图像比较可见肿瘤部位 ^{18}F-FDG 摄取明显减少，但仍残留异常的恶性组织。

（3）稳定的代谢病灶（stable metabolic disease，SMD）：是指治疗前后病灶的代谢没有明显变化。

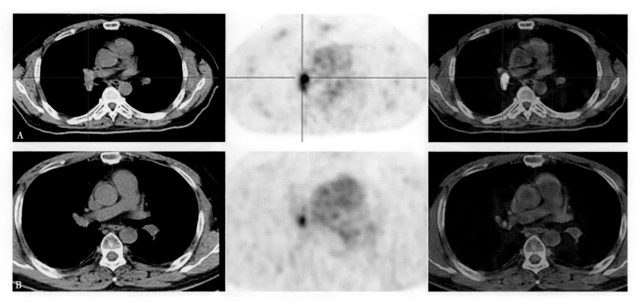

图 45-25　肺癌疗效评估与治疗决策

男性,45 岁,确定为小细胞肺癌。A、B. 化疗前行 ^{18}F-FDG PET/CT(A),CT 示右肺门区结节病灶,PET 影像代谢异常增高,SUV_{max} 6.5;2 疗程化疗后再次行 PET/CT 显像(B)评估疗效,显示局部放射性浓聚明显减低,SUV_{max} 3.5,病灶亦较治疗前明显缩小,提示该治疗方法有效,但是仍有少许残留,患者需要继续化疗

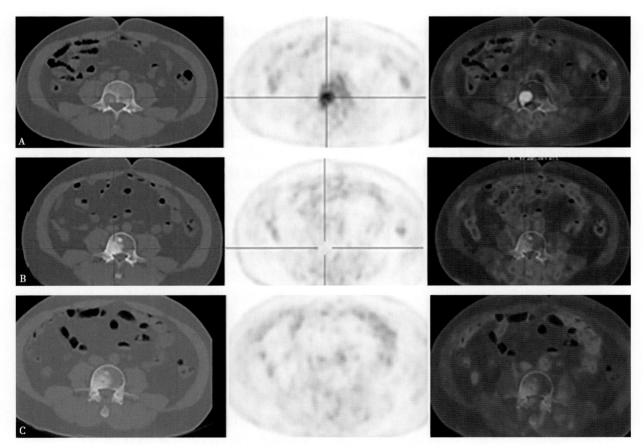

图 45-26　PET/CT 监测肺癌骨转移灶及疗效

男,49 岁,因腰部疼痛,入院后发现右下肺占位,病理诊断为中分化腺癌。A～C. 治疗前第 4 腰椎溶骨性破坏 SUV_{max} 2.9～6.4(A),诊断为右下肺肺癌伴骨转移。化疗 1 周期,局部放疗 4 次,放射性分布明显减低(B)。继续化疗 3 疗程,放疗 29 次,复查提示治疗后病灶受抑制,病情稳定(C)

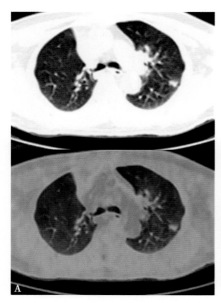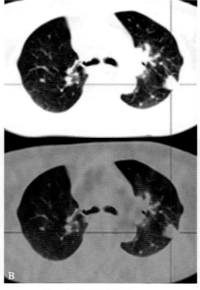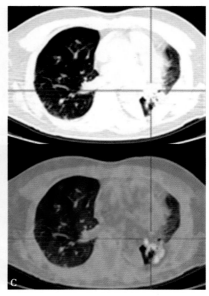

图 45-27　PET/CT 监测肺癌原发灶治疗疗效

患者男，77 岁，因痰中带血 1 个月余，入院后病理诊断为高分化腺癌。A～C. 治疗前 PET/CT 示左肺下叶后基底段近胸壁可见一非均质结节影，大小约 1.2cm×1.2cm，SUV_{max} 3.2，诊断为左肺癌（A）。2004 年行左下肺叶切除术，未行放化疗，复查示左下肺后基底段见 1.9cm×2.6cm 非均质结节影，SUV_{max} 7.2，提示肺癌复发（B）。于 2007 年 5 月行胸腔镜手术，术后局部放疗多次，复查示左下肺基底段多发条状密度影，SUV_{max} 2.7～5.0，提示病情进展（C）

　　（4）进展的代谢病灶（progressive metabolic disease，PMD）：指代谢异常与肿瘤的生长或新发病灶的进展呈一致性的广泛增加。

　　2. 半定量参数评估　为了减少因肉眼观察可能带来的主观误差，以适当的组织作为参照物对图像进行标准化显示是必要的。由于肝脏葡萄糖摄取相对较稳定，因此在禁食状态肝脏的 18F-FDG 摄取可作为参照组织。为了对涉及的参照组织的相对摄取强度的质变进行分类，基于显像剂摄取的 PMR 和 PMD 测定也可根据定性认识方法来确定。当前最广泛使用的肿瘤治疗反应评估的方法是 18F-FDG 摄取半定量参数 SUV 值，SUV 值是感兴趣组织中 18F-FDG 摄取的放射性活动与给予患者总放射性活度和患者体重之比值。

　　病灶的最大 SUV 值（SUV_{max}）是重复性最好的参数，因此成为估计治疗反应的优先指标。然而，SUV_{max} 作为治疗反应评估参数也有不足，它忽略了病灶内分布的变化和代谢异常的范围。因此在肿瘤中央坏死区，即使肿瘤迅速的生长仍可显示为 SUV_{max} 无变化，甚至可能显示一个很薄的有活性的肿瘤边界使其部分容积效应减小。因此，将肿瘤容积和放射性摄取强度两者整合的代谢参数可能会更有价值，这就是当前使用的大体或总的糖酵解容积参数。当这种参数的容积成分

是基于解剖影像时，同样伴随类似 RECIST 测量的局限性。因此，采用半自动法获得代谢容积，尤其适用于对 RECIST 不适应的病灶。代谢容积对有坏死的肿瘤、伴有远端肺膨胀不全的肿瘤或 CT 随访时呈治疗后改变的患者很有帮助。

　　在治疗反应的评估中，保持严格的采集和分析规程是很必要的，包括相同的检查前准备、摄取时间以及扫描参数（最好使用有模型校准和有规则质量保证维护的相同扫描机）等，以提高同一个患者整个观察期间 SUV 值的可重复性。在此基础上，肿瘤治疗前后两次检查结果比较，大于 20% 的相对变化不太可能归因于测量误差或肿瘤代谢的自然变异，而是治疗产生的效果。需要注意是许多因素可以影响 SUV 值测定的准确性，尤其是在 PET/CT 采集时，尽管 PET/CT 与单纯的 PET 扫描机测定 SUV 值没有很大差别，但是 CT 衰减校正的应用可能会因呼吸运动的影响及不合适配准的衰减校正导致肺部病灶测定的 SUV 值明显的变异，特别是低于 6 排的 CT 装置更明显。随着 PET/CT 技术的不断发展，特别是仪器分辨率和重建算法的改进将为不同仪器间和不同中心间结果的比较提出了新的课题。

　　然而，SUV 值减少到什么程度为有代谢反应，以及在多发病灶时这种减少如何计算，目前还没

有一致的认识，但是这种测定在治疗后任何时间点或者在某种特殊治疗之后无论多长时间都是可以获得的。但是，如果 PET 的反应是预期的结果，则将其作为存活评估的替代指标也是可能的，从肿瘤学的角度来看，PET 评估应该在治疗产生的急性代谢效应过后进行，这样主要反映了残留的存活细胞数量。在此情况下，即使是最小反应的病灶也可能决定着患者的治愈、疾病残留或复发等最终的结局。从逻辑上讲，^{18}F-FDG PET 在原发肿瘤的分期上比 CT 有更高的敏感性，而且在再分期时是可以重复的。在疑为 NSCLC 残留或复发的评估方面，^{18}F-FDG 显像的作用是显而易见的，而且在疾病预测分层方面的价值明显高于常规影像。

华中科技大学同济医学院附属协和医院系统观察了 43 例治疗前、早期治疗后及最终治疗后行 PET/CT 显像的肺癌患者。RECIST 评估的不同疗效组（CR、PR、SD 和 PD）早期治疗后原发灶 ΔSUV_{max}（治疗后最大 SUV 减低的绝对值）分别为 9.42 ± 5.37、5.25 ± 4.01、4.25 ± 3.41 和 4.62 ± 4.68（图 45-28），各疗效组的 ΔSUV_{max} 也有统计学意义（$F = 2.916$，$p < 0.05$）；而最终治疗后原发灶 ΔSUV_{max} 分别为 8.27 ± 6.97；2.5 ± 1.55、3 ± 3.8 和 5.68 ± 4.46，各组间差异无统计学意义（$F = 1.616$，$p > 0.05$）。不同疗效组组间（$F = 3.351$，$p < 0.05$）和各疗效组组内（$F = 21.991$，$p < 0.01$）的三次 PET/CT 检查之间的 SUV_{max} 减低率差异均具有明显统计学意义（图 45-29）。通过 K-M 法筛选出采用早期治疗后原发灶 SUV_{max} 减低率 $\geq 70\%$ 或 $< 70\%$ 作为判断预后截断值时，两组患者的生存时间也有显著差异（$R^2 = 4.064$，$p < 0.05$），见图 45-28 和表 45-13，提示 ^{18}F-FDG PET/CT 对肺癌疗效及预后评估具有重要的临床价值，且与最终治疗后 TNM 分期、KPS 评分和 RECIST 标准评估预后具有很好的一致性。不同 PET/CT 扫描时间的 CR、PR、SD 和 PD 的 SUV_{max} 值组间（$F = 3.351$，$p < 0.05$）和组内（$F = 21.991$，$p < 0.01$）差异有显著差异。

3. 多发病灶治疗反应的定量评价　大多数有关 PET 在 NSCLC 治疗反应评估研究都是针对孤立的原发肿瘤或者最高代谢活性的纵隔淋巴结的反应。但是对于全身性多发病灶的总体反应评估，在技术上仍然存在一些问题，目前还没有确认的评估方法。但是最简单而有潜力的方法是对各个靶病灶绝对百分比的变化进行叠加的技

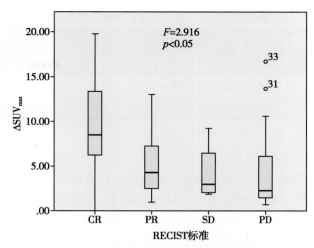

图 45-28　RECIST 标准评价的不同疗效与原发灶早期治疗后 SUV_{max} 减低值的关系

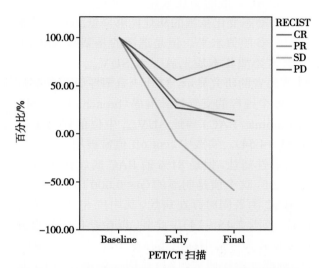

图 45-29　治疗前、早期治疗后和最终治疗后原发灶 SUV_{max} 值减低率与 RECIST 标准评价的关系

术。有证据表明，对数正态分布是描述 SUVs 交叉病灶分布更准确的方法。事实上，在新辅助治疗之前接受了基础评估的原发 NSCLC 病灶初始的 SUV_{max} 测定已证明是呈对数正态分布的，其中位数为 10.0（50% 置信区间：$6.8 \sim 13.6$）。可将不同的靶病灶基础的 SUV_{max} 对数值累加，也可在随访中以各个病灶基础的对数 SUVs 平均值的百分率表示。这种方法可使个别非常高的 SUVs 病灶所造成的影响最大程度地减少。但是该法作为反映评价指标的主要局限性之一是完全灭活的癌细胞其 SUV_{max} 值很难降到零，更常见的是在病灶组织内其活性还将回到本底水平。同样在一个初始 SUV_{max} 活性较低的，但已经达到了完全代谢

表 45-13　43 例肺癌患者以早期治疗后原发灶 SUV_{max} 减低率为 70% 作为离界点对两组患者的生存分析

分组	例数	中位生存时间 / 月	生存率 /%	
			3 年	5 年
SUV_{max} 减低率 <70%	26	47.31 ± 21.46	61.54	23.08
SUV_{max} 减低率 ≥70%	17	34.35 ± 18.46	41.18	5.88

（$R^2 = 4.064$，$p < 0.05$）

和病理学反应的病灶，在达到本底活性水平之前限于最大可能 30%～50% 的减少，而伴有非常高的 SUV_{max} 的病灶其活性可能随着百分比明显减低并停留在显著高于本底的放射性水平而被分类为 PMR，而病理评估仍然存在广泛的肿瘤。在这种病例中试图评估反应的难题可通过仅限于评估高基础 SUV 值的病灶来克服，从而允许 SUV 值有较大动态变化范围的病灶能够降低到相应的本底组织参照值水平。但是遗憾的是某些 NSCLC 组织学类型其本质上就呈低 SUV_{max}，近来一组 53 例患者的研究显示，57 个有病理学证据的病灶中，26 个纯粹的支气管肺泡癌（bronchioloalveolar carcinoma，BAC）病灶 SUV_{max} 中位值仅为 1.48（0.63～4.54）。实践中，cut off 值常被用来鉴别良性与恶性病灶，但是 81% 的 BAC 病灶其 SUV_{max} 低于 2.5，这个值是明显的（$p < 0.0001$）低于腺癌和 BAC 两者同时存在病灶，其中位 SUV_{max} 值为 6.03（范围 2.45～24）。此外，以治疗反应的百分比减低作为评估指标也还存在争议，尽管 EORTC（欧洲癌症治疗研究组织）试图提供指导，但是基本上采纳了早期 WHO 和 RECIST 委员会使用的相同概念，只需考虑测量的可重复性。个别病灶 SUVs 多次测试数据的可靠性以及观察者内和观察者间的 SUV 值测定的变异提示，通常大于 20% 的变化是能够通过方法学因子来预测。同样，一个较大百分比的减低或增加可能反映生物学效果。但是，这样的变化不是必然的具有生物学或预测意义，在这当中也存在一个反应的标准化定义问题。临床医生的管理和监管机构两者都需要做预测结果的测试，包括改善 ^{18}F-FDG PET 性能。SUV 一定程度的减少定义为良好的治疗反应。当然，该反应的定义不同程度上依靠治疗的方式、治疗之后反应评估的时间、在评估前的治疗周期以及使用方法的确认标准等。不考虑使用的方法因素，病灶区 ^{18}F-FDG 摄取减少通常见于有反应的病灶、有较大的下降并出现在早期，

预示患者治疗后可能获得较大的预后利益。可以证明，^{18}F-FDG PET 在分期和治疗反应评估方面比常规的 RECIST 更能预测存活的分层，越来越多的证据表明 ^{18}F-FDG PET 定性和半定量测定比常规的方法具有更多的优势。

（二）NSCLC 患者 ^{18}F-FDG PET 治疗反应评估的理论依据及其与病理学的关系

在治疗反应评估中，从病灶获得的 ^{18}F-FDG 信息取决于存活细胞的数量和每个细胞的显像剂摄取。Nahmias 等研究了 16 例 NSCLC 患者在化疗期间 ^{18}F-FDG PET SUV 值的系列变化，通过观察治疗后 1～3 周之间测定的 SUV_{max} 减少 50% 或以上来预测大于 6 个月的存活期，发现 SUV_{max} 减少不明显的患者都在 6 个月内死亡。

癌症治疗的目的是杀灭所有恶性细胞从而达到治愈，但是当前的治疗实现这个目标是相对无效的，即使是所有的肿瘤组织都已切除达到完全病理学反应的患者，相当数量的患者仍然死于癌症。早期的研究评价了 NSCLC 患者完全病理学反应的预后价值，发现在 21 例新辅助化疗后处于完全反应的患者 5 年生存率仅为 54%。根据组织病理学判断，很少的患者对激进的新辅助疗法有完全病理学反应。Cerfolio 等人在一组 56 例患者的回顾性研究中，分析了 33 例接受了新辅助化疗，23 例接受了放化疗的患者，结果显示，SUV_{max} 的变化与切除标本的无活性肿瘤百分比之间有密切的线性相关（$r^2 = 0.75$，$p < 0.001$）；SUV_{max} 减低大于 80% 能预测完全性病理学反应，其准确性达 96%，通常完全病理学反应仅为 34%。

有学者研究了放化疗完成前后的病理学反应与双时相 PET（1 小时早期扫描和 2 小时的延迟显像）的关系，在有病理学反应的患者治疗后早期和延迟扫描两者的 SUVs 比在无病理学反应的患者明显减低（$p = 0.0005$ 和 $p = 0.0015$）。通常在原发肿瘤灶有极好的病理学反应的患者，其 SUV_{max} 减低百分比明显大于那些残留存活细胞超过 10%

的患者（$p<0.005$），原发肿瘤小于 7.5cm³ 时，治疗后有反应者的 SUV$_{max}$ 明显低于无反应者，而在较大的肿瘤则无此种关系。而在纵隔淋巴结的病理学反应，以残留 SUV$_{max}$ 4.1 为最好的判别有反应和无反应的参考值（$p=0.0005$）。在原发肿瘤和切除结节两者，完全病理学反应率仅为 27%。但有活性的残留肿瘤的 SUV 值明显高于没有组织学活性细胞证据的肿瘤（$p=0.006$）。

Dooms 等人发现，在 ^{18}F-FDG PET 显示有持续较多的纵隔淋巴结侵犯的患者 5 年总的生存率为 0，在这个令人鼓舞的研究系列，^{18}F-FDG PET 能相当可靠的预测良好的病理学反应；在 Memorial Sloan-Kettering 癌症中心的回顾性研究表明，56 例接受了包括化疗、放化疗和单独放疗的新辅助化疗患者，33% 的患者 PET 对结节状态的分期上调。本研究表明，^{18}F-FDG PET 可以提供超越病理的预后信息。

（三）^{18}F-FDG PET 在肺癌预后分层中的作用

NSCLC 有局部进展的患者，特别是纵隔淋巴结侵犯（Ⅲa 期）的患者，通常是手术禁忌证。这类患者推荐的治疗方法是新辅助化疗或放化疗，如果能成功杀灭受侵犯的淋巴结活性，患者还有希望手术治疗，但是目前有局部进展的 NSCLC 患者相对很少有治愈的。诊断性检查对于预测存活期是疗效评估的重要手段，有助于较好的选择补救或姑息性治疗。在持续性纵隔 ^{18}F-FDG 摄取升高的患者，存活期很低，而有阴性纵隔显像结果的患者，复发率也较低。PET 分期下调的患者其累积存活期明显长于那些持续性纵隔淋巴结异常的患者，但在 CT 上呈部分反应者则没有预测价值。

在包括 CT 反应、患者状态、体重减轻和分期等在内的已知预后因子的多因素分析表明，仅代谢反应与存活期有明显相关，有 CMR 的患者其生存期明显比 PMR 的患者长，这些都提示 SUV$_{max}$减低可以进一步对患者分层。达到 CMR 的患者其远处转移复发明显低于只达到了 PMR 的患者。德国的一项 70 例接受了新辅助放化疗患者的研究发现，定性标准测定为 CMR 的患者，或者 SUV$_{max}$ 减低达 80% 的患者，其生存期明显长于有 PMR 的患者（$p=0.0001$），^{18}F-FDG PET 为疾病进展者都伴随恶化的结局（$p=0.0005$），在该研究接受了治愈性切除手术的患者也具有预测价值（$p<0.001$）。在原发肿瘤，以 SUV$_{max}$ 减低 45%～55% 作为 cut off 值，有更明显代谢反应的患者 16

个月的存活率为 83%，而有较小减低的患者其存活率仅为 43%（$p=0.03$）。当 ^{18}F-FDG 用于放疗后反应的评估时，炎性正常组织 ^{18}F-FDG 的摄取是必须考虑的。

在初期的实验中，化疗后 1 周期和 3 周期之间 SUV 值减低大于 50% 的患者预示存活大于 6 个月，而减低小于 50% 者 6 个月内死亡。一组 57 例 Ⅲb 期和 Ⅳ 期 NSCLC 患者在第 1 周期的化疗前后进行了评估，以 SUV 值 20% 减低为有反应的标准时，观察到有代谢反应者较无反应者有明显长的无进展存活（$p=0.0003$）和总存活期（$p=0.005$）。在 Dooms 等人的研究中，对 30 例接受诱导性化疗的患者分析了纵隔淋巴结反应与代谢反应在预测存活方面的相关性，以 SUV$_{max}$ 减低 60% 为阈值结合其结节的主要病理反应，在 SUV$_{max}$ 减低大于 60% 的原发肿瘤患者，其 5 年总生存率明显高于那些 SUV$_{max}$ 减低小于 60% 的患者（62% vs 13%，$p=0.002$）。

在治疗反应评估中，方法的可重复性、反应测定方法的标准化以及反应判断标准都是影响 ^{18}F-FDG PET 作为一种生物标志物的条件。尽管与 CT 相比 ^{18}F-FDG PET 的花费较高，但是因有助于选择适应反应的治疗而具有使用价值，通过提高治愈率和减少无效治疗的使用所带来的并发症，从而使得实际的总体卫生保健费用减少。此外，必须认识到 PET 仅是治疗反应和预后评估中几种有潜力的生物标志物之一，分子生物学技术的改进将是重要的补充工具，例如在探测残留病灶方面近来的研究已经证明，循环癌细胞的检测可能比显像更加灵敏。

（四）^{18}F-FDG PET 与 NSCLC 复发监测

有作者研究了 ^{18}F-FDG PET/CT 在怀疑肺癌复发患者的诊断和临床处置中的价值。42 例因出现新的临床、生化和放射学发现疑为 NSCLC 复发的患者，PET/CT 结果与 PET 和 CT 的资料进行比较，复发的最后诊断是根据手术和活检的组织学或进一步临床和放射学随访确定，并评估 PET/CT 对患者处理的影响。结果显示，27 例 PET/CT 阳性者中有 24 例（89%）证明为复发。15 例 PET/CT 阴性者 14 例（93%）没有复发证据。PET/CT 复发诊断的敏感性、特异性、阳性预测值和阴性预测值分别为 96%、82%、89% 和 93%，而单独的 PET 分别为 96%、53%、75% 和 90%。由于 PET/CT 对 ^{18}F-FDG 摄取增高的部位进行精确的定位测量使得 22 例（52%）患者的 PET 病灶分级发生改变。12 例患者中，因 PET/CT 消除了过去的诊断计划使 5 例患者（29%）的处置发生变化，4 例患者由开始的没有处置计划到可以选择，3 例患者治疗计划的方法产生改变。因此，疑为 NSCLC 复发的患者，PET/CT 能为可疑病灶提供较好的优于单独 PET 和 CT 的解剖学定位信息，PET/CT 对诊断质量的改善已进一步影响到临床处置和患者的治疗计划。

小　结

分子影像在肺癌诊断、鉴别诊断、治疗反应及疗效监测、预后估计等方面具有重要的作用，尤其是 ^{18}F-FDG PET/CT 在肺部恶性肿瘤的价值也得到临床广泛的认同。然而，仅依靠 ^{18}F-FDG PET/CT 显像鉴别肺部结节良、恶性的价值是有限的，而 ^{18}F-FDG PET/CT 突出的临床价值在于肺癌的分期、放化疗后疗效评估、残留与复发的监测，从而为临床提供治疗决策的依据。迄今为止，还没有发现对肺癌诊断既灵敏又特异的分子探针，因而提高分子影像对肺癌诊断敏感性和特异性的有效方法是多种分子影像探针的联合应用，以及多种模式影像的优势互补。

（张永学）

参 考 文 献

[1] 中华医学会呼吸病学分会肺癌学组，中国肺癌防治联盟专家组. 肺部结节诊治中国专家共识. 中华结核和呼吸杂志，2015，38（4）：249-254.

[2] Allen TL, Kendi AT, Mitiek MO, et al. Combined contrast-enhanced computed tomography and 18-fluoro-2-deoxy-D-glucose-positron emission tomography in the diagnosis and staging of non-small cell lung cancer. Semin Thorac Cardiovasc Surg, 2011, 23（1）：43-50.

[3] Chang CY, Tzao C, Lee SC, et al. Incremental value of integrated FDG-PET/CT in evaluating indeterminate solitary pulmonary nodule for malignancy. Mol Imaging Biol, 2010, 12（2）：204-209.

[4] Groheux D, Hindié E, Trédaniel J, et al. PET-CT for evaluation of the solitary pulmonary nodule：an update. Rev Mal Respir. 2009, 26（10）：1041-1055.

[5] Kim SK, Allen-Auerbach M, Goldin J et al. Accuracy of PET/CT in Characterization of Solitary Pulmonary Lesions. Nucl Med, 2007, 48：214-220.

[6] Kagna O, Solomonov A, Keidar Z, et al. The value of FDG-PET/CT in assessing single pulmonary nodules in patients at high risk of lung cancer. Eur J Nucl Med Mol Imaging, 2009, 36（6）：997-1004.

[7] Lan XL, Zhang YX, Wu ZJ, et al. The value of dual time point 18F-FDG PET imaging for the differentiation between malignant and benign lesions. Clinical Radiology, 2008, 63：756-764.

[8] Yang W, Zhang Y, Fu Z, et al. Imaging of proliferation with 18F-FLT PET/CT versus 18F-FDG PET/CT in non-small-cell lung cancer. Eur J Nucl Med Mol Imaging, 2010, 37（7）：1291-1299.

[9] Rasey JS, Hofstrand PD, Chin LK, et al. Characterization of［18F］fluoroetanidazole, a new radiopharmaceutical for detecting tumor hypoxia. J Nucl Med, 1999, 40（6）：1072-1079.

[10] Rasey JS, Koh WJ, Evans ML, et al. Quantifying regional hypoxia in human tumors with positron emission tomography of［18F］fluoromisonidazole：a pretherapy study of 37 patients. Int J Radiat Oncol Biol Phys, 1996, 36（2）：417-428.

[11] 曹卫，张永学. 99mTc-HL91 与 99mTc-MIBI 显像在实体肿瘤和炎症模型中的对比研究. 中华核医学杂志，2001，21（2）：103-105.

[12] 古模发，黎建军，高剑铭，等. 99mTc-HL91 肺癌乏氧显像临床价值研究. 中山大学学报（医学科学版），2007，28（2）：205-213.

[13] Nocuń A, Chrapko B, Gołębiewska R, et al. Evaluation of somatostatin receptors in large cell pulmonary neuroendocrine carcinoma with 99mTc-EDDA/HYNIC-TOC scintigraphy. Nucl Med Commun, 2011, 32（6）：522-529.

[14] Pavlovic S, Artiko V, Sobic-Saranovic D, et al. The utility of 99mTc-EDDA/HYNIC-TOC scintigraphy for assessment of lung lesions in patients with neuroendocrine tumors. Neoplasma, 2010, 57（1）：68-73.

[15] Kumar A, Jindal T, Dutta R, et al. Functional imaging in differentiating bronchial masses：an initial experience with a combination of（18）F-FDG PET-CT scan and（68）Ga DOTA-TOC PET-CT scan. Ann Nucl Med, 2009, 23（8）：745-751.

[16] 王峰，王自正，姚薇萱，等. 99mTc- 生长抑素受体显像对肺癌的诊断价值. 中华结核和呼吸杂志，2005，28（4）：218-220.

[17] 邢加强，杨国仁，张百江，等. 99Tcm-depreotide 生长抑素受体显像在肺癌诊断中的应用. 中华核医学杂志，2009，29（1）：31-33.

[18] Singh SP, Han L, Murali R, et al. SSTR2-based reporters for assessing gene transfer into non-small cell lung

cancer: evaluation using an intrathoracic mouse model. Hum Gene Ther, 2011, 22(1): 55-64.

[19] 杨子义, 么崇正. 抗肺癌单克隆抗体片段的制备及其在放射免疫显像中的应用. 中华核医学杂志, 1991, 11(3): 145-147.

[20] 孙晓春, 周前. 几种抗日肺癌细胞单克隆抗体及其片段放射免疫显像对实验研究. 中华核医学杂志, 1997, 17(1): 46-48.

[21] Egri G, Takáts A. The immunodiagnosis of lung cancer with monoclonal antibodies. Med Sci Monit, 2005, 11(9): 296-300.

[22] Buccheri G, Biggi A, Ferrigno D, et al. Anti-CEA immunoscintigraphy and computed tomographic scanning in the preoperative evaluation of mediastinal lymph nodes in lung cancer. Thorax, 1996, 51(4): 359-363.

[23] Goldenberg DM. Perspectives on oncologic imaging with radiolabeled antibodies. Cancer, 1997, 15, 80(12 Suppl): 2431-2435.

[24] Schillaci O, Danieli R, Picardi V, et al. Immunoscintigraphy with a technetium-99m labelled anti-epithelial growth factor receptor antibody in patients with non-small cell lung cancer. Anticancer Res, 2001, 21(5): 3571-3574.

[25] Chaudhry A, Carrasquillo JA, Avis IL, et al. Phase I and imaging trial of a monoclonal antibody directed against gastrin-releasing peptide in patients with lung cancer. Clin Cancer Res, 1999, 5(11): 3385-3393.

[26] Breitz HB, Tyler A, Bjorn MJ, et al. Clinical experience with Tc-99m nofetumomab merpentan(Verluma)radio-immunoscintigraphy. Clin Nucl Med, 1997, 22(9): 615-620.

[27] Grazia M, Bini A, Stella F, et al. Radioimmunoguided surgery and intraoperative lung cancer staging. Semin Surg Oncol, 1998, 15(4): 215-219.

[28] Ma Q, Ji B, Jia B, et al. Differential diagnosis of solitary pulmonary nodules using 99mTc-3P_4-RGD$_2$ scintigraphy. Eur J Nucl Med Mol Imaging, 2011, 38(12): 2145-2152.

[29] Liu Z, Huang J, Dong C, et al. 99mTc-labeled RGD-BBN peptide for small-animal SPECT/CT of lung carcinoma. Mol Pharm, 2012, 9(5): 1409-1417.

[30] Morrison MS, Ricketts SA, Barnett J, et al. Use of a novel Arg-Gly-Asp radioligand, 18F-AH111585, to determine changes in tumor vascularity after antitumor therapy. J Nucl Med, 2009, 50(1): 116-122.

[31] 赵新明, 李保庆, 王建方, 等. 99mTc-MIBI 显像诊断肺癌的临床研究. 中国医学影像杂志, 2002, 10(1): 66.

[32] 史德刚, 黄钢, 苗积生, 等. 99mTc-甲氧基异丁基异腈在人肺癌组织中的摄取与多药耐药基因表达的相关性研究. 中华医学杂志, 2002, 82(12): 824-827.

[33] 黄代娟, 张永学, 曹国祥, 等. 99mTc-Tetrofosmin SPECT 半定量分析诊断肺部肿瘤. 生物医学工程与临床, 2007, 11(1): 23-26.

[34] 黄代娟, 张永学, 赵峰, 王建军. 99mTc-tetrofosmin SPECT 诊断肺部肿瘤和纵隔淋巴结转移到临床价值. 中国肺癌杂志, 2007, 10(1): 25-28.

[35] Schneider BJ. Cancer Imaging. Non-small cell lung cancer staging: proposed revisions to the TNM system, 2008, 30(8): 181-185.

[36] Shepherd FA, Crowley J, Van Houtte P, et al. The International Association for the Study of Lung Cancer lung cancer staging project: proposals regarding the clinical staging of small cell lung cancer in the forthcoming (seventh) edition of the tumor, node, metastasis classification for lung cancer. J Thorac Oncol, 2007, 2(12): 1067-1077.

[37] Rodney J. Hicks, Victor Kalff, Michael P. et al. 18F-FDG PET Provides High-Impact and Powerful Prognostic Stratification in Staging Newly Diagnosed Non-Small Cell Lung Cancer. J Nucl Med, 2001, 42: 1596-1604.

[38] Lardinois D, Weder W, Hany TF, et al. Staging of non-small-cell lung cancer with integrated positron-emission tomography and computed tomography. N Engl J Med, 2003, 348(25): 2500-2507.

[39] Cerfolio RJ, Ojha B, Byrant AS, et al. The accuracy of intergated PET-CT compared with delicated PET alone for the staging of patients with nonsmall cell lung cancer. Ann Thorac Surg, 2004, 78(3): 1017-1023.

[40] Liu BJ, Dong JC, Xu CQ, et al. Accuracy of 18F-FDG PET/CT for lymph node staging in non-small-cell lung cancers. Chin Med J(Engl), 2009, 122(15): 1749-1754.

[41] Park HK, Jeon K, Koh WJ, et al. Occult nodal metastasis in patients with non-small cell lung cancer at clinical stage IA by PET/CT. Respirology, 2010, 15(8): 1179-1184.

[42] Hu M, Han A, Xing L, et al. Value of dual-time-point FDG PET/CT for mediastinal nodal staging in non-small-cell lung cancer patients with lung comorbidity. Clin Nucl Med, 2011, 36(6): 429-433.

[43] Kim SJ, Kim YK, Kim IJ, et al. Limited prognostic value of dual time point F-18 FDG PET/CT in patients with early stage(stage I & II)non-small cell lung cancer (NSCLC). Radiother Oncol, 2011, 98(1): 105-108.

[44] Ohno Y, Koyama H, Yoshikawa T, et al. N stage disease in patients with non-small cell lung cancer: efficacy of quantitative and qualitative assessment with STIR turbo

spin-echo imaging, diffusion-weighted MR imaging, and fluorodeoxyglucose PET/CT. Radiology, 2011, 261 (2): 605-615.

[45] Toshihiko Hara, Keizo Inagaki, Noboru Kosaka, et al. Sensitive Detection of Mediastinal Lymph Node Metastasis of Lung Cancer with 11C-Choline PET. J Nucl Med, 2000, 41: 1507-1513.

[46] David C.P. Cobben, Philip H. et al. Is 18F-3-Fluoro-3-Deoxy-L-Thymidine Useful for the Staging and Restaging of Non-Small Cell Lung Cancer. J Nucl Med, 2004, 45: 1677-1682.

[47] Lu Y, Xie D, Huang W, Gong H, et al. 18F-FDG PET/CT in the evaluation of adrenal masses in lung cancer patients. Neoplasma, 2010, 57 (2): 129-134.

[48] Kim YS, Lee MK, Kim SJ, et al. Prognostic stratification using F-18 FDG PET/CT in patients with advanced stage (stage III and IV) non-small cell lung cancer. Neoplasma, 2010, 57 (3): 241-246.

[49] Therasse P, Eisenhauer EA, Verweij J. RECIST revisited: a review of validation studies on tumour assessment. Eur J Cancer, 2006, 42: 1031-1039.

[50] Miller AB, Hoogstraten B, Staquet M, et al. Reporting results of cancer treatment. Cancer, 1981, 47: 207-214.

[51] Eisenhauer EA, Therasse P, Bogaerts J, et al. New response evaluation criteria in solid tumours: Revised RECIST guideline (version 1.1). European Journal of Cancer, 2009, 45 (2): 228-247.

[52] Lee DH, Kim SK, Lee HY, et al. Early prediction of response to first-line therapy using integrated 18F-FDG PET/CT for patients with advanced/metastatic non-small cell lung cancer. J Thorac Oncol, 2009, 4 (7): 816-821.

[53] Weber WA, Peterson V, Schmidt B, et al. Positron emission tomography in non-small-cell lung cancer: prediction of response to chemotherapy by quantitative assessment of glucose use. J Clin Oncol, 2003, 21 (14): 2651-2657.

[54] Rodney J. Hicks. Role of 18F-FDG PET in Assessment of Response in Non-Small Cell Lung Cancer. J Nucl Med, 2009, 50: 31-42.

[55] Nahmias C, Hanna WT, Wahl LM, et al. Time course of early response to chemotherapy in non-small cell lung cancer patients with 18F-FDG PET/CT. J Nucl Med, 2007, 48: 744-751.

[56] Pisters KM, Kris MG, Gralla RJ, et al. Pathologic complete response in advanced non-small-cell lung cancer following preoperative chemotherapy: implications for the design of future non-small-cell lung cancer combined modality trials. J Clin Oncol, 1993, 11: 1757-1762.

[57] Cerfolio RJ, Bryant AS, Winokur TS, et al. Repeat FDG-PET after neoadjuvant therapy is a predictor of pathologic response in patients with non-small cell lung cancer. Ann Thorac Surg, 2004, 78: 1903-1909.

[58] Yamamoto Y, Nishiyama Y, Monden T, et al. Correlation of FDG-PET findings with histopathology in the assessment of response to induction chemoradiotherapy in non-small cell lung cancer. Eur J Nucl Med Mol Imaging, 2006, 33: 140-147.

[59] Dooms C, Verbeken E, Stroobants S, et al. Prognostic stratification of stage ⅢAN2 non-small-cell lung cancer after induction chemotherapy: a model based on the combination of morphometric-pathologic response in mediastinal nodes and primary tumor response on serial 18-fluoro-2-deoxy-glucose positron emission tomography. J Clin Oncol, 2008, 26: 1128-1134.

[60] Eschmann SM, Friedel G, Paulsen F, et al. 18F-FDG PET for assessment of therapy response and preoperative re-evaluation after neoadjuvant radio-chemotherapy in stage III non-small cell lung cancer. Eur J Nucl Med Mol Imaging, 2007, 34: 463-471.

[61] Maheswaran S, Sequist LV, Nagrath S, et al. Detection of mutations in EGFR in circulating lung-cancer cells. N Engl J Med, 2008, 359: 366-377.

[62] Zohar Keidar, Nissim Haim, Luda Guralnik, et al. PET/CT Using 18F-FDG in Suspected Lung Cancer Recurrence: Diagnostic Value and Impact on Patient Management. J Nucl Med, 2004, 45: 1640-1646.

第四十六章

纵 隔 肿 瘤

第一节 概 述

一、定义与分区

纵隔（mediastinum）是两侧纵隔胸膜间全部器官、结构和结缔组织的总称。纵隔结构众多，胎生来源复杂，因此纵隔分区有助于纵隔肿瘤的鉴别诊断。以往分区方法主要基于胸部侧位 X 线片，解剖、影像及外科等各学科的分区习惯稍有不同。常用的四区法沿胸骨角至第 4 胸椎下缘连线分为上、下纵隔，下纵隔再以心包为界分为前、中、后纵隔；三区法则以气管、心包为界分为前、中、后纵隔。近年来，国际胸腺恶性肿瘤兴趣小组（ITMIG）开发了一种基于计算机断层扫描（CT）的纵隔分区现代定义（表 46-1）。新分类在三区法的基础上，将中/后纵隔的分界线从心包后缘向

后移至椎体前缘后 1cm 处的连线（图 46-1）。在旧分类中，原本分属中/后纵隔两区的气管、隆嵴、食管和淋巴结等器官组织实际上均起源于内胚层，新分类均归为中纵隔；后纵隔范围则进一步限定于椎旁组织，后纵隔最常见肿瘤之一——神经源性肿瘤即主要起源于与椎间孔相邻的背根神经节/神经。新的纵隔分区系统具有明确的解剖分界标志，符合影像描述习惯，且基本上能反映常见纵隔肿块的组织来源，因此更有助于纵隔病变的定位和定性诊断。

纵隔肿瘤（mediastinal tumor）种类繁多，分为原发性和转移性肿瘤。纵隔原发性肿瘤大多数为良性。转移性纵隔肿瘤指原发于肺、胃、食管和气管等部位的肿瘤经淋巴、血行或其他途径转移或侵犯到胸腔纵隔内。本章主要讨论最常见的纵隔肿瘤，包括胸腺瘤、生殖细胞肿瘤以及神经源

表 46-1 国际胸腺恶性肿瘤兴趣小组（ITMIG）的纵隔分区定义

分区	边界	主要结构	好发病变
前纵隔（prevascular，血管前区）	上界：胸廓入口 下界：膈肌 前界：胸骨 侧缘：壁层纵隔胸膜反折；双侧胸内动静脉的侧缘，上下肺静脉 后界：心包的前方，即上腔静脉和升主动脉的前缘，以及主动脉弓和上下肺静脉的侧缘	胸腺 脂肪 淋巴结 左头臂静脉	胸腺异常（囊肿，增生和恶性肿瘤，如胸腺瘤，胸腺癌和神经内分泌肿瘤）；生殖细胞肿瘤；淋巴瘤、转移性淋巴结肿大；胸内甲状腺肿
中纵隔（visceral，内脏区）	上界：胸廓入口 下界：膈肌 前界：前纵隔的后界 后界：距胸椎前缘 1cm 的纵向连线	非血管：气管，隆嵴，食管，淋巴结，胸导管 心血管：心脏，升主动脉，主动脉弓，降主动脉，心包内肺动脉，上腔静脉	淋巴瘤、转移性淋巴结肿大；气管病变、食管肿瘤、前肠囊肿；心脏，心包（如心包囊肿）和大血管（如主动脉瘤）病变
后纵隔（paravertebral，脊柱旁区）	上界：胸廓入口 下界：膈肌 前界：中纵隔的后界 后外缘：胸椎横突侧缘水平对胸壁后缘的垂线	椎旁软组织	神经源性肿瘤；椎旁感染和创伤

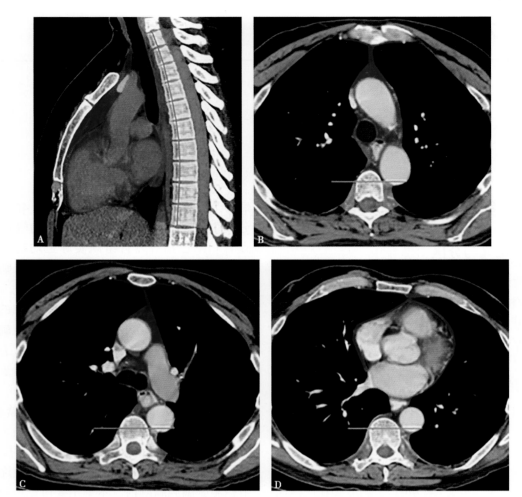

图 46-1　国际胸腺恶性肿瘤兴趣小组（ITMIG）基于 CT 的纵隔分区现代定义

红：前纵隔；绿：中纵隔；黄：后纵隔；蓝线：中 / 后纵隔分界线。

A. 正中矢状面；B. 主 - 肺动脉窗层面；C. 左肺动脉层面；D. 左心房层面

性肿瘤。其他也可发生于纵隔的肿瘤，如食管癌、淋巴瘤、神经内分泌肿瘤、间充质肿瘤等可参见本书相关章节内容。

二、流行病学与病理分期

约半数以上的纵隔肿瘤发生于前纵隔，后纵隔和中纵隔各约占 1/4，但随着肿瘤的增长可以侵入多个纵隔分区。约 2/3 的纵隔肿瘤为良性，而纵隔恶性肿瘤更多见于前纵隔。除了某些生殖细胞肿瘤亚型几乎仅在男性中发生，纵隔肿瘤的整体分布中没有明显的性别趋势。

（一）胸腺上皮性肿瘤

胸腺上皮性肿瘤（thymic epithelial tumors，TETs）起源于胸腺上皮细胞，分为胸腺瘤与胸腺癌两大类。胸腺瘤（thymoma）是前纵隔最常见的肿瘤，但也比较罕见，发病率约为 1.5 例 / 百万，

多见于 40～70 岁的成人，儿童或青少年少见。目前认为所有的胸腺瘤均为潜在恶性，主张将胸腺瘤分为侵袭性和非侵袭性两种。侵袭性胸腺瘤（invasive thymoma）占胸腺瘤的 10%～15%，可发生胸内局部扩散（多局限于单侧胸膜、肺），血行或淋巴转移少见。若组织学发现胸腺上皮细胞异质性改变则诊断为胸腺癌（thymic carcinoma，TC）。原发性胸腺癌极为罕见，具有早期局部侵袭和广泛转移的强烈倾向，并常伴胸腔积液、心包积液。

世界卫生组织（WHO）依据上皮细胞形态、淋巴细胞的比例及免疫组化特征对 TETs 进行分型。一般认为，A 型（含非典型 A 亚型）、AB 型、B1 型为低危胸腺瘤，B2 型、B3 型为高危胸腺瘤，C 型即胸腺癌。以往 TETs 缺乏标准的 TNM 分期，临床上以 Massaoka-Koga 胸腺瘤分期应用最

为广泛（表46-2），其中Ⅰ期为非侵袭性胸腺瘤，Ⅱ期以上为侵袭性胸腺瘤。研究表明，WHO分型和Massaokao-Koga分期与肿瘤侵袭性、复发等密切相关，并可预测胸腺肿瘤患者的预后。近年来，《美国癌症联合委员会（AJCC）癌症分期手册》（第八版）发布了胸腺恶性肿瘤新的TNM分期系统，并已纳入美国国立综合癌症网络（NCCN）胸腺肿瘤2018年指南（表46-3，表46-4）。

表46-4 胸腺肿瘤AJCC分期

Ⅰ期	T_1	N_0	M_0
Ⅱ期	T_2	N_0	M_0
Ⅲa期	T_3	N_0	M_0
Ⅲb期	T_4	N_0	M_0
Ⅳa期	任何T	N_1	M_0
	任何T	$N_0 \sim N_1$	M_{1a}
Ⅳa期	任何T	N_2	$M_0 \sim M_{1a}$
	任何T	任何N	M_{1b}

表46-2 胸腺肿瘤Masaoka-Koga临床分期

分期	诊断标准
Ⅰ期	镜下及肉眼均可见包膜完整
Ⅱ期	（A）镜下包膜浸润（B）肉眼观侵入周围脂肪组织或紧贴但未穿越纵隔胸膜或心包
Ⅲ期	肉眼观侵入邻近器官（例如，心包、大血管、肺）（A）未侵犯大血管（B）侵犯大血管
Ⅳ期	（A）胸膜或心包播散（B）淋巴或血行转移

表46-3 胸腺肿瘤TNM分期（NCCN 2018.V2）

原发肿瘤（T）	
T_X	原发肿瘤无法评估
T_0	无原发肿瘤证据
T_1	肿瘤位于包膜内或侵入纵隔脂肪；可累及纵隔胸膜
T_{1a}	肿瘤未浸润纵隔胸膜
T_{1b}	肿瘤直接浸润纵隔胸膜
T_2	肿瘤直接浸润心包（部分或全层）
T_3	肿瘤直接侵入下列任一结构：肺、头臂静脉、上腔静脉、膈神经、胸壁或心包外肺动脉或静脉
T_4	肿瘤侵入下列任一结构：主动脉（升主动脉、主动脉弓或降主动脉）、动脉弓血管、心包内肺动脉、心肌、气管、食管

区域淋巴结（N）	
N_X	区域淋巴结无法评估
N_0	无区域淋巴结转移
N_1	转移至纵隔前（胸腺旁）淋巴结
N_2	转移至胸内深淋巴结或颈淋巴结

远处转移（M）	
M_0	无胸膜、心包或远处转移
M_1	胸膜、心包或远处转移
M_{1a}	孤立性胸膜或心包结节
M_{1b}	肺实质内结节或远处器官转移

胸腺瘤具有纵隔肿瘤的一般症状，如胸部钝痛、气短及咳嗽。约1/3的患者可合并2种或以上的伴随疾病，且绝大多数为自身免疫相关，如重症肌无力（30%～50%）、单纯红细胞再生障碍性贫血、免疫球蛋白缺乏、系统性红斑狼疮等。胸腺瘤通常表现为胸腺内边界清晰的圆形或卵圆形肿块，可出现坏死、出血、囊变或钙化。CT、MRI能清晰显示胸腺肿瘤的部位、形态及周围脏器（如纵隔内大血管、胸膜、心包）受累范围。

（二）生殖细胞肿瘤

生殖细胞肿瘤（germ cell tumors，GCTs）起源于原始生殖细胞，在早期胚胎移行过程中可残留于人体中线部位（松果体、纵隔、腹膜后、骶尾部等）。纵隔是性腺外生殖细胞肿瘤（exogenous germ cell tumor，EGTs）最好发的部位，约占全部生殖细胞瘤的1%～5%，主要位于前纵隔（75%～85%）。GCT可发生于任何年龄段，成人的原发性纵隔肿瘤约16%为生殖细胞肿瘤，平均发病年龄为23～30岁，儿童的原发性纵隔肿瘤19%～25%为GCT。纵隔的恶性GCT并不常见，但90%的恶性GCT见于男性患者。

根据细胞类型可将GCTs分为畸胎类肿瘤（teratomas），精原细胞瘤（seminomas）和非精原细胞性生殖细胞肿瘤（non-seminomatous germ cell tumor，NSGCT），不同肿瘤成分可混合存在（表46-5）。畸胎类肿瘤绝大部分为良性，良性畸胎瘤也是最常见的纵隔生殖源性肿瘤（占60%～75%）。纵隔原发性精原细胞瘤在20～40岁的男性中最常见，呈低度恶性，生长相对缓慢，占纵隔恶性GCT的25%～50%。原发性非精原细胞瘤较为罕见，仅占所有纵隔肿瘤的1%～3.5%，包括绒毛膜癌（choriocarcinoma，CC），卵黄囊癌（yolk sac tumor，YST），胚胎性癌（embryonal carcinoma，EC）等，恶性程度高，易发生肺等全身部位转移，预后不良。

表 46-5　原发性纵隔生殖细胞肿瘤 Moran 和 Suster 分类（1997）

畸胎瘤
成熟畸胎瘤
未成熟畸胎瘤
含有其他恶性成分的畸胎瘤
Ⅰ型　含有其他生殖细胞成分（如精原细胞瘤、胚胎性癌、卵黄囊瘤等）
Ⅱ型　含有非生殖细胞性上皮成分（鳞癌、腺癌等）
Ⅲ型　含有恶性间充质成分（横纹肌肉瘤、软骨肉瘤等）
Ⅳ型　含有上述任意两种或多种成分
非畸胎瘤类肿瘤
精原细胞瘤
卵黄囊瘤
胚胎性癌
绒毛膜癌
混合非畸胎性肿瘤（上述类型的组合）

　　目前纵隔 GCTs 仍缺乏标准的 TNM 分期。Moran 等将纵隔 GCT 分为三期，Ⅰ期：局限于纵隔，未侵及邻近结构；Ⅱ期：局限于纵隔，侵及邻近结构（胸膜、心包、大血管等）；Ⅲa 期：伴有胸腔内转移（淋巴结、肺等）；Ⅲb 期：伴有胸腔外的转移（表 46-6）。

表 46-6　纵隔生殖细胞肿瘤的临床分期（Moran，1997）

分期	描述
Ⅰ期	局限于纵隔，未侵及邻近结构
Ⅱ期	局限于纵隔，侵及邻近结构（胸膜、心包、大血管等）
Ⅲ期	伴有转移
Ⅲa 期	伴有胸腔内的转移（淋巴结、肺等）
Ⅲb 期	伴有胸腔外的转移

　　诊断纵隔 GCT 须首先排除原发性腺或其他性腺外部位的肿瘤纵隔转移。大多数纵隔 GCT 患者无明显临床症状，体积较大或有邻近器官浸润（如上腔静脉、气管、食管）可引起相关症状，如畸胎类肿瘤可侵犯气管，咳出毛发或豆渣样皮脂物为其特征性表现。血清甲胎蛋白（AFP），β- 人绒毛膜促性腺激素（β-hCG）和乳酸脱氢酶（LDH）等检验指标有助于评估疑似纵隔 GCT 患者。影像学上，畸胎类肿瘤通常表现为圆形或分叶肿块，20%～40% 可见骨化及牙齿影，CT 是畸胎类肿瘤最佳影像学方法，MRI 因显示钙化、骨化不佳而较少用；精原细胞瘤通常为密度均匀的实心肿块，可伴出血、坏死区；非精原细胞 GCT 通常是边缘不规则、密度不均匀的团块，出血和坏死区常见，并可侵犯肺部。

（三）神经源性肿瘤

　　神经源性肿瘤（neurogenic tumors）起源于与椎间孔相邻的背根神经节或神经，90% 位于后纵隔椎旁间隙，占纵隔肿瘤的 15%～30%，是最常见的后纵隔肿瘤。

　　神经源性肿瘤绝大部分为良性，以神经鞘瘤、神经纤维瘤及神经节细胞瘤最为多见，恶性神经源性肿瘤以恶性神经鞘瘤及神经母细胞瘤为主。按细胞来源可分为三类：

　　（1）来源于周围神经：如神经鞘瘤（neurolemmoma）、神经纤维瘤（neurofibroma）、恶性神经鞘瘤（Malignant Peripheral Nerve Sheath Tumor，MPNST）也称神经纤维肉瘤（neurofibrosarcoma）等。神经鞘瘤由施旺氏细胞异常增殖而来，常见于 20～50 岁的成人，无明显性别倾向；神经纤维瘤男性患者多于女性，常见于 20～40 岁；两者均为生长缓慢的良性肿瘤。恶性神经鞘瘤常见于四肢，胸内 MPNST 较少，多见于 40～50 岁，其生长迅速，可侵犯邻近器官或血行转移。部分周围神经鞘瘤可合并神经纤维瘤病（neurofibromatosis，NF）。

　　（2）来源于交感神经节：如神经节细胞瘤（ganglioneuroma）、神经节母细胞瘤（或节细胞神经母细胞瘤，ganglioneuroblastoma）及神经母细胞瘤（neuroblastoma）。神经节细胞瘤是儿童、青少年中最常见的良性纵隔神经源性肿瘤，生长缓慢；神经节母细胞瘤较少见，其恶性程度介于神经节细胞瘤和神经母细胞瘤之间；神经母细胞瘤为高度恶性肿瘤，很少见，95% 发生于 5 岁以下儿童。

　　（3）来源于副神经节：副神经节细胞瘤（paraganglioma）罕见，常见于 40～50 岁，可分为功能性（嗜铬细胞瘤）及非功能性。

　　患者通常无症状，有症状者主要表现为神经压迫表现（详见后述），持续而剧烈的疼痛多为恶性征象。少数患者有特殊的临床表现，如功能性副神经节瘤和神经母细胞瘤可分泌儿茶酚胺引起发作性高血压。

　　发生于纵隔的恶性神经源性肿瘤的分期参照各自肿瘤类型：MPNST 参考软组织肉瘤的 FNCLCC 组织学分级（French Federation Natinale des centres de Lutte Cotre le Cancer，法国癌症中心联合会）及

NCCN 指南 TNM 分期；神经母细胞瘤 INRGSS 分期（International Neuroblastoma Risk Group Staging System，国际神经母细胞瘤危险度研究组分期系统）；神经节母细胞瘤分期与神经母细胞瘤类似。

在成人中，大多数纵隔神经源性肿瘤是良性的，但在儿童中常是恶性的。多数肿块呈边缘清晰光滑的类圆形占位，10% 的神经鞘瘤和神经纤维瘤可通过椎间孔生长延伸到椎管中，呈"哑铃"或"沙漏"形；约 50% 的神经母细胞瘤及 20% 的神经节细胞瘤可伴钙化；神经鞘瘤和神经母细胞瘤可能有大的囊变或出血区。恶性神经源性肿瘤边界不规则，可侵犯胸膜、邻近肋骨或脊柱伴溶骨性骨质破坏，也可发生淋巴结及远处血行转移。X 线可用于初步筛查纵隔神经源性肿瘤，但容易漏诊；CT 对显示肿瘤钙化较为敏感；平扫及增强 MRI 是后纵隔神经源性肿瘤的最佳影像检查方法。

三、临床诊断

高达 70% 的纵隔恶性肿瘤和 40% 的良性肿瘤患者可无症状，在初始诊断时常存在淋巴结或全身转移。纵隔肿瘤的临床表现与肿瘤部位、大小和良恶性有关，发生于前、后纵隔的肿瘤由于邻近器官较少，常常体积很大时才出现症状；恶性肿瘤生长迅速可在短期内出现症状。有症状的患者最常表现为胸痛、咳嗽、呼吸困难和发绀。纵隔肿瘤引起的症状以压迫征象为主，常见有：①气管受压：刺激性咳嗽、喘鸣、呼吸困难等，多见于胸内甲状腺肿、胸腺瘤及淋巴瘤；②上腔静脉压迫综合征：多为恶性病变引起，以淋巴瘤和转移瘤多见；③食管受压：吞咽困难，多出现于转移瘤及后纵隔肿瘤；④神经受压：神经受侵多为恶性病变所致，常提示预后不良。如喉返神经受压，出现声嘶；迷走神经受压，表现为心率减慢、恶心呕吐或慢性便秘；交感神经受压出现 Hornor 综合征；肋间神经受压可有放射性疼痛；膈神经受压出现呃逆、膈肌麻痹等。部分纵隔肿瘤还可伴特殊的胸外表现，如胸腺瘤患者约 1/3 合并重症肌无力，纵隔非精原细胞性生殖细胞肿瘤与罕见的成人发病急性巨核细胞白血病和 Klinefelter 综合征有关，副神经节瘤和神经母细胞瘤可分泌儿茶酚胺引起发作性高血压。

实验室检查：一些特殊的实验室检查对诊断纵隔肿瘤有参考意义。精原细胞瘤约 50% 有 LDH 升高，NSGCT 80%～90% 有 AFP 升高；胸腺瘤伴纯红细胞再障患者有 1/3～1/2 的骨髓检查可见红细胞系统造血障碍，也可伴低丙种球蛋白症。

辅助检查：纵隔肿瘤诊断主要依赖影像学辅助检查。多数纵隔肿瘤可通过胸部 X 片初步诊断；上消化道钡餐有助于评估后纵隔病变与食管的关系。术前应用增强 CT、MRI 和超声检查可以确定病变形态的详细信息，如大小、位置、形态特征和周围大血管、胸膜、心包等受累，其中 MRI 的优势主要在于评估神经源性肿瘤以及无法耐受碘造影剂的患者。^{18}F-FDG PET 及 PET/CT 在纵隔肿瘤中的作用已有初步研究，但尚未作为常规应用，详见第二节。

四、治疗方法

外科手术干预是国际推荐的大多数原发性纵隔肿瘤的治疗选择。纵隔肿瘤除恶性淋巴瘤与已有广泛转移者以外，均应根据患者身体情况尽早手术切除。因为即使是良性肿瘤，长大后可压迫呼吸道、心脏、上腔静脉，产生严重症状。如已出现上腔静脉与气管压迫综合征，通常应先做化疗，待压迫症状缓解后，根据情况继续采用放疗或化疗。

胸腺上皮性肿瘤首选手术治疗，放化疗用于晚期和转移性病变。

良性畸胎瘤应完整手术切除，恶性畸胎瘤术后可行放疗、化疗等综合治疗。精原细胞肿瘤对放化疗敏感，手术作为化疗后残存肿瘤的治疗或复发的补救治疗，联合治疗后 5 年 PFS 和 OS 可达 90% 以上，被认为是可以治愈的肿瘤。非精原细胞性 GCT 预后不良，应遵循预后不良的睾丸癌指南治疗，以化疗联合手术切除残余病灶为主。

神经源性肿瘤应手术切除，恶性神经源性肿瘤术后可行放疗。

第二节　^{18}F-FDG PET/CT 对纵隔肿瘤的价值

一、诊断与鉴别诊断

CT、MRI 和超声检查可以确定病变形态的详细信息，如部位、大小、形态特征和与周围组织的关系。然而，传统形态学成像在鉴别病变良恶性等方面具有一定局限性。^{18}F-FDG PET 及 PET/CT 不常用于纵隔肿块，研究表明 ^{18}F-FDG PET 有助于鉴别胸腺癌，但在评估胸腺瘤侵袭性的价值稍有争议；成熟畸胎瘤的 FDG 摄取无增高，但 ^{18}F-FDG PET 可能对检测精原细胞瘤及部分 NSGCT 患者有用；^{18}F-FDG PET 对于评估神经纤维瘤的恶性转化和检测 MPNST 也具有重要作用。

（一）胸腺上皮性肿瘤

NCCN 指南指出，如果根据临床和放射学特征高度怀疑为可切除的胸腺瘤，应避免手术活检，怀疑为 TC 则应行活检。运用非侵入性方法准确鉴定胸腺肿块的性质可使良性胸腺病变的患者免于不必要的激进诊断和治疗程序。胸部增强 MDCT 可根据肿瘤对周围组织的浸润征象可靠地确定恶性胸腺肿块，但一些恶性病变可能缺乏浸润征象而被漏诊。胸部 MRI 比 CT 能更好地鉴别胸腺恶性肿瘤和胸腺囊肿，从而可能避免不必要的胸腺切除术，而 ^{18}F-FDG PET 的作用尚未有共识。

以往的研究结果表明，胸腺瘤与胸腺癌的 SUV_{max} 具有显著差异。根据 Sung 等人报道，从低危胸腺瘤、高危胸腺瘤到胸腺癌依次观察到了 SUV 值增加的趋势，分别为 4 ± 0.42（$n=8$），5.6 ± 1.90（$n=9$）和 10.5 ± 4.68（$n=16$），其中胸腺癌与高危、低危胸腺瘤具有显著统计学差异（均为 $p<0.001$），但低危和高危胸腺瘤之间没有统计学差异（$p=0.076$）。Kaira 等综述了 13 项 ^{18}F-FDG PET 鉴别胸腺癌与胸腺瘤的研究，PET 的总敏感性为 63.6%～100%，特异性为 91.4%～92%，SUV_{max} 截断值范围为 5.0～6.3。最近 Nakagawa 等人对一组较大样本量的 TETs 患者的研究结果显示（76 例低危胸腺瘤，16 例高危胸腺瘤和 20 例胸腺癌，共 112 例），^{18}F-FDG PET 鉴别胸腺癌与胸腺瘤的敏感性为 80%，特异性为 78.3%，SUV_{max} 最佳截断值为 4.58。图 46-2 为一例胸腺瘤病例，胸腺结节，边界清晰，PET 显像结节无明显 PTT 代谢。其他研究结果亦认为 ^{18}F-FDG PET 可有效鉴别胸腺瘤与胸腺癌，但需注意由于肿瘤的少见性，大部分研究仅基于有限病例，因此所得诊断效能及 SUV 截断值均有较大差异。胸腺癌往往具有较高的 FDG 摄取，但在低 FDG 摄取的情况下，仍不能排除某些分化程度较高或体积较小的胸腺癌和侵袭性胸腺瘤，另一方面也需注意与胸腺增生、炎性病变等假阳性结果相鉴别。

此外，^{18}F-FDG PET 评估胸腺瘤侵袭性的能力有限。一项荟萃分析纳入了 11 项研究，计算各亚组之间的 SUV_{max} 汇总加权平均差（weighted mean difference，WMD）：胸腺癌和低风险胸腺瘤之间的 SUV_{max} 差异最显著（WMD = 4.8，95% 置信区间：3.4～6.1），其次是胸腺癌和高危胸腺瘤

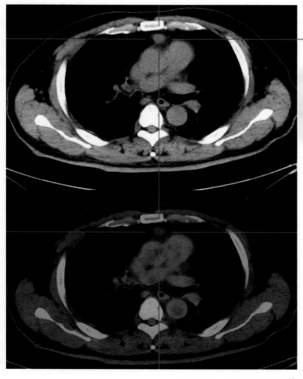
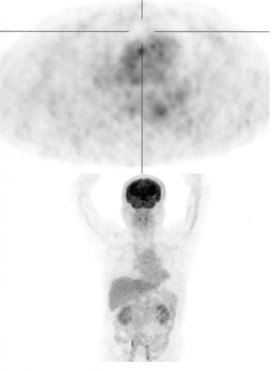

图 46-2　胸腺瘤患者 ^{18}F-FDG PET/CT 显像

（WMD=3.5，95%置信区间：2.7～4.3），高危和低危胸腺瘤之间的 SUV 差异较小（WMD=1.2，95%置信区间：0.4～2.0）。由于高危和低危胸腺瘤间 SUV$_{max}$ 存在较大的重叠范围，故难以确定用于鉴定胸腺瘤亚组的 SUV$_{max}$ 截断值。有学者发现，肿瘤对 ^{18}F-FDG 的摄取模式可能有助于区分胸腺肿瘤亚组：^{18}F-FDG 均匀摄取增高的模式分别见于 75% 的胸腺癌和 22% 的高危胸腺瘤，而低危胸腺瘤的摄取模式通常具有更大的异质性。

一项初步研究比较了 MDCT 与 ^{18}F-FDG PET/CT 区分胸腺良恶性病变的能力，共纳入 20 名患者：8 例为胸腺良性病变（囊肿、增生等），6 例低危胸腺瘤，4 例高危胸腺瘤，2 例为胸腺癌。结果显示，MDCT 的诊断敏感性、特异性、PPV 和 NPV 分别为 83.3%，100%，100% 和 80%；^{18}F-FDG PET/CT 分别为 100%，87.5%，92.3% 和 100%。

作者认为单独的 MDCT 和 ^{18}F-FDG PET/CT 本身都不足以鉴别胸腺良、恶性病变，但两种非侵入性技术的信息可互为补充，特别是对于 FDG 低摄取且在 MDCT 中没有局部浸润征象的病变不建议进一步行侵入性诊断。但该研究重要不足在于例数较少，无法对两者诊断效能进行统计学检验。然而上述临床研究大部分仅基于有限的病例，^{18}F-FDG PET 对胸腺肿瘤的诊断和鉴别诊断价值仍有待进一步研究。

由于 PET 具有较高敏感性，且观察的范围较大，对于确诊为胸腺癌的患者，^{18}F-FDG PET/CT 显像有助于病变范围及远处转移的评估，在治疗后残留与复发的监测具有明显的优势（图 46-3）。

（二）生殖细胞肿瘤

纵隔生殖细胞肿瘤（GCTs）的诊断应首先排除原发性腺或其他性腺外部位的肿瘤纵隔转移，

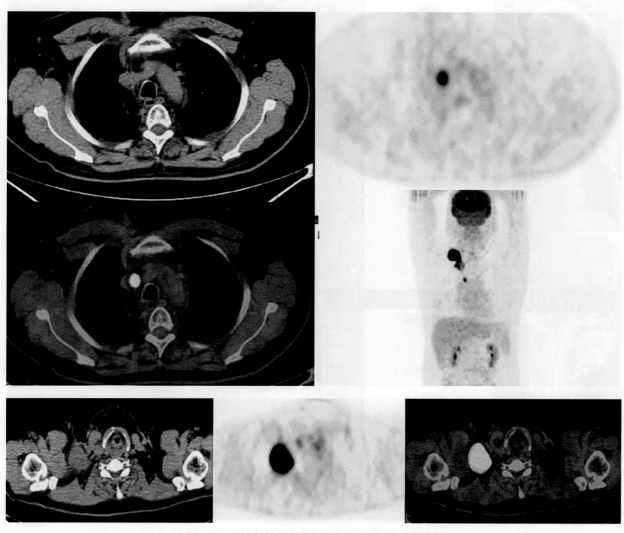

图 46-3　胸腺癌治疗残留并发生右颈淋巴结转移

PET/CT 具有较大的观察范围，因此有利于鉴别纵隔与性腺原发的生殖细胞肿瘤。成熟畸胎瘤的 FDG 摄取无增高，精原细胞瘤的 FDG 摄取通常比非精原细胞瘤活跃，PET/CT 可能对检测精原细胞瘤及部分 NSGCT 患者有用。Nathan 等对 105 例 GCTs 患者的研究结果显示，^{18}F-FDG PET/CT 对诊断生殖细胞肿瘤具有较高的敏感性，尤其是代谢活跃的精原细胞瘤。其检测 GCTs 的总体敏感性和特异性分别为 85.7%（95% 置信区间：77.2%～92.0%）和 72.7%（61.4%～82.3%），其中诊断精原细胞瘤的敏感性和特异性分别为 94.1%（80.3%～99.3%）和 70.0%（53.5%～83.4%），非精原细胞瘤的敏感性和特异性分别为 81.0%（69.1%～89.8%）和 75.2%（55.4%～88.1%）。由于其诊断特异性不是很高，临床上仍需注意良性反应或炎性增生等假阳性的鉴别。

本院接诊一例 20 岁男性患者，5 个月前 CT 发现左前纵隔占位，后行肿块切除术，病理示卵黄囊瘤，术前血清 AFP 升高（＞1 000μg/L），术后化疗 5 疗程，AFP 降至 130μg/L。半年随访发现纵隔肿块增大，行 ^{18}F-FDG PET/CT 显像评估。全身 PET/CT 显像发现右肺内见多发大小不等结节影，较大者约 0.6cm×0.8cm，代谢不高；前上纵隔呈术后改变，相应区域见软组织密度影，边界模糊，其显像剂分布局限性异常浓聚，SUV$_{max}$ 5.7～11.2；纵隔内 4R 区见一约 2.0cm×1.9cm 淋巴结影，显像剂异常浓聚，SUV$_{max}$ 9.7～10.6；上述提示为上前纵隔卵黄囊瘤术后化疗后复发伴纵隔淋巴结及右肺多发转移（图 46-4）。卵黄囊瘤又称内胚窦瘤，是由胚外结构卵黄囊发生的高度恶性生殖

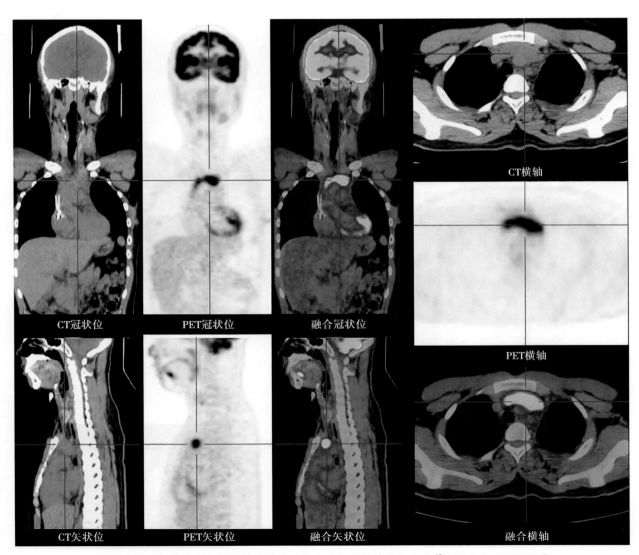

CT冠状位　　PET冠状位　　融合冠状位　　CT横轴

CT矢状位　　PET矢状位　　融合矢状位　　PET横轴

融合横轴

图 46-4　一例前纵隔恶性卵黄囊瘤术后化疗后复发并转移患者的 ^{18}F-FDG PET/CT 显像

细胞肿瘤，该病多发生于青少年，但原发于纵隔的卵黄囊瘤比较少见。该患者 CT 发现前纵隔肿瘤，且伴有血清 AFP 升高，是一例典型的恶性生殖细胞肿瘤。

（三）神经源性肿瘤

纵隔神经源性肿瘤大部分为良性，患者管理难点在于将 MPNST 与良性病变区分开来以确定最佳的治疗方案：良性神经纤维瘤不需要进行广泛或重复的手术以去除；具有非典型组织学特征的神经纤维瘤（如 1 型神经纤维瘤病，NF-1）可能转化为 MPNST，建议行手术切除；MPNST 则需要进行根治性切除。

MPNST 可强烈摄取 FDG，^{18}F-FDG PET 不仅对检测 NF-1 的恶性转化敏感（敏感性 95%～97%，特异性 72%～87%），还有助于鉴别 MPNST 与良性神经纤维瘤。Ferner 等对 23 例疑似 MPNST 患者的研究中发现，恶性病变的 SUV 值显著高于良性肿瘤（SUV = 5.4 vs 1.54，$p = 0.002$），但在 SUV 2.7～3.3 范围内存在重叠，原因之一可能是该研究的 SUV 测量时间未标准化（^{18}F-FDG 注射后 45～206 分钟）。Cardona 等纳入 25 例神经源性肿瘤患者，^{18}F-FDG PET 鉴别 MPNST 与良性神经纤维瘤的敏感性和特异性分别为 100% 和 83%（截断值 SUV = 1.8），即所有 MPNST 通过 ^{18}F-FDG PET 均被正确诊断为恶性病变。Wharby 等人研究了 69 例患者发现，与良性病变不同，MPNST 的 SUV_{max} 随时间显著增加，在 ^{18}F-FDG PET/CT 延迟成像（240 分钟）使用 3.5 的 SUV_{max} 截断值可获得最大诊断效能（敏感性 97%，特异性 87%）。

二、临床分期

由于纵隔肿瘤发病率较低，大部分缺乏国际标准的 TNM 分期。临床常用分期方法通常基于对肿瘤的局部浸润和远处转移情况，术前难以准确获得。仅根据局部的 CT 或 MRI 结果，常导致术前分期被低估。有研究结果显示，^{18}F-FDG PET/CT 对检测纵隔不明原因肿大淋巴结中的恶性病变敏感，敏感性可达 94.2%，优于 CT 长轴/短轴（分别为 60.4%/73.6%，p 值均 <0.05）。相比于传统的形态学影像检查，全身 ^{18}F-FDG PET/CT 显像能更好地评估原发病灶肿瘤活性、局部区域淋巴结转移和全身脏器远处转移的总体情况，在术前分期中具有一定优势，有助于制订个体化治疗方案和避免过度治疗。

（一）胸腺上皮性肿瘤

Massaoka-Koga 分期应用广泛，但其主要依赖手术中评估肿瘤对周围组织的浸润程度，应被视为术后分期方法。Park 等对 61 例 TETs 患者的术前 PET/CT 的研究结果表明，代谢肿瘤体积（metabolic tumor volume，MTV）和总病变糖酵解（total lesion glycolysis，TLG）与 WHO 分型无关，TLG 与 Masaoka 分期相关。而 SUV_{max} 与 WHO 分型（$p<0.001$）和 Masaoka 分期（$p=0.004$）均显著相关，其他研究亦得到类似结果。表明 PET/CT 代谢相关参数可为 TETs 提供有价值的分期信息。目前 ^{18}F-FDG PET/CT 尚未作为 TETs 术前评估的常规检查，仍需大样本量研究数据支持。

（二）生殖细胞肿瘤

目前，早期 GCTs 的临床分期（clinical staging，CS）常是不准确的。CT 可能缺失了约 30% 的 CS I 期无症状患者的小体积转移灶，约有 20% 的 CS I 精原细胞瘤会在监测下复发。此外，约 25% 的 CS II 患者 CT 为假阳性（如淋巴结 >1.0cm），这些患者常会进行不必要的化疗。有研究认为，^{18}F-FDG PET 相比于 CT 在 I 期 NSGCT 患者的初始分期中并没有明显增益；但在治疗后再分期中，^{18}F-FDG PET 的阴性结果可以准确预测精原细胞瘤，以及原发肿瘤不含畸胎瘤成分的 NSGCT 残余肿瘤中的纤维化成分，或可应用于 GCT 监测。Albers 等对 37 例 CS I-II 的 GCT 患者（24 例 NSGCT，13 例 SGCT）的研究结果表明，PET 可以改善 CS II GCT 患者的分期，PET 检测转移灶的能力优于 CT（敏感性 70% vs 40%，特异性 100% vs 78%，总准确性 92% vs 68%）。这些初步结果仍需进一步研究支持。

（三）神经源性肿瘤

恶性神经源性肿瘤发病率较低，PET 相关研究尚不多见。有报道称，对于神经纤维瘤病患者，^{18}F-FDG PET 可通过检测转移或第二原发肿瘤来改善术前肿瘤分期。根据 Chander 等报道，^{18}F-FDG PET 可早于 CT 检测出 MPNST 术后的局部复发及转移病灶，并且在化疗后 FDG 异常摄取病灶消失，表明对化疗有良好反应。^{18}F-FDG PET 在 MPNST 的分期，再分期和治疗后随访中可能具有潜在作用。

三、治疗反应评价

基于病灶形态变化的实体瘤反应评估标准

（Response Evaluation Criteria in Solid Tumors，RECIST）及修订版的 RECIST 1.1 已被广泛应用于评估实体瘤的疗效反应。但其主要局限在于传统形态学成像，不能区分残留病灶与坏死或瘢痕组织，且可测量的形态学改变与治疗开始之间通常存在延迟。随着抗肿瘤血管生成等靶向治疗的新型癌症疗法的使用越来越多，需要一种新的评估方法来有效监测治疗反应。^{18}F-FDG PET 在这种情况下似乎特别有价值，可根据肿瘤治疗前后病灶代谢水平的变化评估早期治疗反应和疗效，治疗后 SUV 下降 30% 以上通常与有益的治疗响应相关。有学者将 PET 纳入治疗反应评估，提出了实体肿瘤 PET 反应标准（PET Response Criteria in Solid Tumors，PERCIST）。据相关文献报道，PERCIST（或 PET）与 RECIST 相比在检测完全缓解（CR）和进展方面更为敏感。

（一）胸腺上皮性肿瘤

大多数侵袭性胸腺瘤对化疗敏感，化疗及放射辅助治疗是 Ⅲ/Ⅳ 期等不能手术切除的胸腺肿瘤患者的最佳治疗方案。

一系列研究结果表明，治疗响应患者（RECIST 评估为 CR + PR）治疗后 SUV 显著低于基线水平，且与非响应患者具有显著的生存预后差别，^{18}F-FDG PET 可用于监测晚期 TETs 患者的早期治疗效果。Thomas 等对 56 名 Masaoka Ⅲ/Ⅳ 期 TETs 患者在基线和治疗 6 周后进行了 ^{18}F-FDG PET 显像。结果显示，早期代谢活性变化与晚期 TET 治疗结果密切相关（$p < 0.000\ 1 \sim 0.000\ 3$），且治疗后代谢活性越低，越有可能获得治疗响应（$p = 0.001\ 2 \sim 0.003\ 7$）。预测病情稳定/进展的最佳代谢反应阈值为治疗后 SUV 下降 >35%（敏感性 97.5%，特异性 100%）。此外，代谢反应者比无反应者有明显更长的无进展生存期（progression-free survival，PFS）（中位数 11.5 vs 4.6 个月，$p = 0.044$），以及总生存期（overall survival，OS）改善的趋势（中位数 31.8 个月 vs 18.4 个月，$p = 0.14$）。

（二）生殖细胞肿瘤

精原细胞肿瘤对放化疗敏感，非精原细胞性肿瘤以化疗联合手术切除残余病灶为主，具有自体干细胞治疗支持的挽救性高剂量化疗（high-dose chemotherapy，HD-CTX）作为难治性或复发性 GCT 患者的补救治疗已被广泛研究。

一项研究评估了复发/转移性 GCT 患者在初始诱导化疗后及 HD-CTX 前早期使用 ^{18}F-FDG PET 预测总体治疗反应的能力，并与已确定的肿瘤反应评估方法（血清肿瘤标志物、CT/MRI 检查）进行比较。在 23 例患者中，通过 ^{18}F-FDG PET、传统影像学（CT 或 MRI）和血清肿瘤标记物分别正确预测了 91%、59% 和 48% 患者大剂量化疗的结果。^{18}F-FDG PET 预测整体治疗失败的敏感性、特异性、PPV、NPV 分别为 100%，78%，88% 和 100%。其中，7 例初始化疗后 PET 为阴性结果的患者没有一例经 HD-CTX 治疗后进展；16 例 PET 阳性的患者中，14 例在 HD-CTX 后 6 个月内复发或残留，2 例患者在治疗后的手术病理仅显示坏死与炎症成分。传统影像学（CT 或 MRI，$n = 22$）的敏感性、特异性、PPV、NPV 分别为 43%，88%，86% 和 47%。治疗期间的 CT/MRI 显示缓解的 8 名患者仍有不良结局，1 例患者经 CT 评估为假阳性，所有这 9 名患者的 PET 结果均能正确预测总体反应。血清肿瘤标志物（$n = 21$）的敏感性、特异性、PPV、NPV 分别为 15%，100%，100% 和 42%。^{18}F-FDG PET 可以帮助预测最有可能对高剂量化疗产生有利反应的患者，阴性 PET 似乎是有利结果的强预测因子（NPV 为 100%）。为了降低 PET 的假阳性结果，有必要与其他方法的结果联合考虑。肿瘤标志物与传统影像学（CT 或 MRI）的阳性预测值相对较高（100% 与 86%），表明化疗期间肿瘤标志物水平持续或增加，及 CT/MRI 显示进展是治疗不利结果强有力的预测因子。而对于 CT/MRI 或血清肿瘤标志物显示疾病稳定或缓解的患者，^{18}F-FDG PET 似乎增加了总体不利结果的补充信息。另有研究亦得到了类似结果，但仍需更大样本量研究以支持结论。

四、探测残留与复发

传统的形态学成像不能可靠地区分肿瘤复发残留与治疗后瘢痕或坏死组织，而基于检测代谢活性的 ^{18}F-FDG PET 则显示其独特的优越性，PET 成像对治疗后存活癌具有高度预测性。

（一）胸腺上皮性肿瘤

据初步研究表明，^{18}F-FDG PET/CT 比常规成像能更准确地区分纵隔复发性肿瘤和治疗后纤维化瘢痕组织。El-Bawab 等对 37 例疑似胸腺瘤复发患者进行了 45 次 ^{18}F-FDG PET/CT 和 51 次 CT 扫描，PET/CT 诊断胸腺瘤纵隔复发和胸膜播散的敏感性、特异性和准确性分别为 82%，95% 和 93%，CT 分别为 71%，85% 和 80%。作者认为，在胸腺瘤切除后的随访期间，^{18}F-FDG PET/CT 在检测复发和定位方面优于单独的 CT 扫描，且两者联合应用可增加诊断准确性。需要注意的是，治疗后炎症反应可导致 PET/CT 假阳性；另一方面，复发性胸腺瘤伴胸膜扩散的病灶通常表现为多个小结节，有时不足以在 PET/CT 上显示 FDG 摄取异常增高灶，这些情况下 CT 能增加 PET/CT 检查的准确性。

（二）生殖细胞肿瘤

高达 80% 的晚期精原细胞瘤患者化疗后仍有残余肿块，其中约有 30% 具有残余活性，需要额外进行治疗。精原细胞瘤化疗后残留肿块的治疗方案目前临床仍有争议，对于 >3cm 的肿块通常建议手术切除，但多达 70% 的患者存在过度治疗。

^{18}F-FDG PET 对预测精原细胞瘤化疗后残留病灶的临床价值在两项前瞻性试验中进行了研究。De Santis 等对 51 名转移性或性腺外纯精原细胞瘤患者在治疗后 4～12 周的 CT 和 PET 结果进行了评估。PET 鉴别残留肿瘤的敏感性，特异性，PPV 和 NPV 分别为 80%，100%，100% 和 96%；CT 分别为 70%，74%，37% 和 92%。表明阳性 PET 对化疗后存活肿瘤有高度预测性，此类患者应被视为包含存活肿瘤而接受手术；阴性 PET 对于排除≥3cm 残留肿瘤的能力优于 CT，该组患者被认为不必须行手术。欧洲泌尿外科协会（EAU）建议在再分期过程中使用 ^{18}F-FDG PET，因其对精原细胞瘤治疗后残留肿块患者具有较高的阴性预测价值，且化疗后 2 个月行检查假阳性结果（如治疗后炎症）较少。

在转移性非精原细胞性生殖细胞癌（NSGCT）患者中，化疗后残留肿块可由活体癌、成熟畸胎瘤或坏死等组成。而成熟畸胎瘤成分对 FDG 无摄取，仍有 PET 阴性患者需要行手术切除。有研究认为 ^{18}F-FDG PET 无法为预测 NSGCT 患者化疗后残留肿块的标准诊断程序（CT 和血清肿瘤标志物）提供明显的额外临床益处。另一项前瞻性研究对 ^{18}F-FDG PET 在 45 例 NSGCT 患者的 85 个残留病灶中的诊断效能进行了评估，并与 CT 和血清肿瘤标志物（serum tumor markers，STM）比较。PET、CT、STM 的敏感性分别为 59%、55% 和 42%，特异性分别为 92%、86% 和 100%。PET 的敏感性和阴性预测值较低（59% 和 62%），阴性结果并不能排除 NSGCT 存活病灶的存在。作者认为，在 STM、CT 阳性的情况下，额外的 ^{18}F-FDG PET 检查无需进行；但 ^{18}F-FDG PET 特异性较高，可有助于检测 STM、CT 阴性的 NSGCT 患者的残留病灶。

近年来，^{18}F-FDG PET/CT 在 GCT 中的作用也已进行了初步评估。最近的一项双中心回顾性研究表明，^{18}F-FDG PET/CT 在 114 名疑似复发性 GCT 患者中具有良好的诊断效能，其敏感性、特异性、准确性分别为 86.8%，90.2% 和 88.4%，$SUV_{max}=8$ 为诊断复发性疾病的最佳截断值（AUC = 0.72，$p = 0.03$）。PET/CT 假阴性（7/114，6%）的原因是病灶体积较小（2 例淋巴结 <5mm，3 例肺结节 <5mm），以及低 FDG 摄取的组织学亚型（2 例 NSGCT 患者）。PET/CT 假阳性（6/114，5%）结果证实为炎症性疾病。Treglia 等人进行的荟萃分析研究显示，^{18}F-FDG PET 和 PET/CT 在检测精原细胞瘤患者化疗后残留病灶中，敏感性为 78%（95% 置信区间：67～87%），特异性为 86%（81～89%），准确性为 84%（80～88%），PPV 为 58%（48～68%），NPV 为 94%（90～96%）。且在评估 >3cm 的残余/复发病灶时的诊断准确性高于 <3cm 的病灶。^{18}F-FDG PET 和 PET/CT 可有助于管理精原细胞瘤化疗后残留病变，可推荐作为该组患者临床决策中的标准方法。

五、预后评估

（一）胸腺上皮性肿瘤

目前 TETs 预后评估主要基于 WHO 分型和 Masaoka 分期。A、AB 型胸腺瘤 10 年 PFS 为 100%，B2、B2 型为 83%，B3 型为 36% 预后较差。Masaoka Ⅰ期和Ⅱ期胸腺瘤完全切除后的预后极好（10 年生存率分别约为 90% 和 70%），全切术后的Ⅲ期至Ⅳ期胸腺瘤患者 5 年生存率也可达 90%；而胸腺癌患者即使接受了全切术，5 年生存率也较低，约为 55%。WHO 分型和 Massaokao-Koga 分期可预测胸腺肿瘤患者的预后，一些研究表明 SUV_{max} 与胸腺上皮性肿瘤的 WHO 分型和 Masaoka 分期显著相关，但结果仍存在争议。^{18}F-FDG PET 及 PET/CT 理论上可用于预测 TETs 的侵袭性及预测患者预后，但仍需进一步探索 ^{18}F-FDG PET 及 PET/CT 是否可应用于 TETs 患者的预后评估。

（二）生殖细胞肿瘤

包括纵隔在内的性腺外生殖细胞肿瘤（extragonadal germ cell tumors，EGTs）的预后比原发性睾丸生殖细胞肿瘤（testicular germ cell tumor, TGCTs）更差，因为它们具有相对的化疗抗性和晚期诊断。纵隔原发性精原细胞瘤预后相对较好，5 年生存率约 90%，纵隔 NSGCT 预后不良，5 年生存率 45%～48%。国际生殖细胞癌协作组（International Germ Cell Cancer Collaborative Group, IGCCCG）基于病灶病理类型、原发肿瘤部位、血清肿瘤标志物水平（AFP、HCG、LDG 等）以及转移情况对 GCTs 患者进行了预后分类（1997 年）。NSGCT 的独立预后不利因素有：原发于纵隔；血清肿瘤标志物（AFP、HCG、LDG）升高；存在非肺部的内脏转移（nonpulmonary visceral metastases, NPVM），如肝脏，骨骼和脑。对于精原细胞，主要的预后不利因素是 NPVM 的存在。

Buchler 等回顾性研究了 ^{18}F-FDG PET 对 36 例男性 EGTs 患者评估预后的作用，所有病例均接受了全身化疗及手术切除残余肿瘤。结果 1 年和 3 年的总生存率分别为 81%（95% 置信区间：68～94%）和 55%（95% 置信区间：38～71%）。接受一线化疗后具有阳性 ^{18}F-FDG PET 结果的患者在诊断后 3 年内均未存活；而阴性 PET 是患者长期存活的有力预测因子，3 年、5 年生存率分别为 100%，89%。相比之下，具有阳性血清肿瘤标志物（STM）患者的 1 年、3 年生存率分别为 69% 和 20%，阴性 STM 患者的 1 年和 3 年生存率分别为 90% 和 67%。此外，^{18}F-FDG PET 对 OS 的阴性预测值优于 STM（89% vs 65%）。在初始 STM 阳性的患者中，4 例治疗后达到 STM 阴性，但经 ^{18}F-FDG PET 重新定义为阳性，所有这些患者随后死于疾病进展。上述结果表明，一线化疗后或全身治疗完成后 ^{18}F-FDG PET 阴性可强烈预测 EGTs 患者的长期生存，可用于指导临床决策，尤其是随访的方式和频率。

最近，Alongi 等对 114 例疑似复发性 GCTs 患者进行的一项回顾性研究结果显示，^{18}F-FDG PET/CT 在评估其预后及治疗管理方面具有重要价值。单变量 Cox 回归分析中，PET 阳性患者的疾病进展和死亡风险分别为阴性患者的 24.3 和 17.3 倍（$p = 0.03$；$p < 0.001$）。多变量分析显示，只有 ^{18}F-FDG PET/CT（PFS-HR $= 21.5$，$p = 0.005$；OS-HR $= 14.0$，$p = 0.04$）和晚期疾病（TNM-III 期）（PFS-HR $= 4.6$，$p = 0.002$；OS-HR $= 5.7$，$p = 0.01$）是 PFS 和 OS 的独立预测因子。在 Cox 逐步回归分析中，^{18}F-FDG PET/CT 在预测 PFS（$p < 0.001$）和 OS（$p = 0.003$）中均显示出超过其他变量的增量预测值。此外，^{18}F-FDG PET/CT 的诊断结果影响了 23%（26/114）患者的治疗方案。

（三）神经源性肿瘤

MPNST 是高度恶性肿瘤，常发生远处转移，5 年、10 年总体生存率分别为 34%～60% 和 22%～45%。肿瘤 ≥5cm，局部复发，伴发神经纤维瘤病和次全切除与患者不良预后相关，FNCLCC 肿瘤分级被认为不是 MPNST 的独立预后因子。有初步研究评估了 ^{18}F-FDG PET 预测 MPNST 患者预后的价值。Brenner 等对 16 例 MPNST 伴 NF-1 患者的研究结果表明，SUV > 3 的患者中位生存期显著短于 SUV < 3 的患者（13 个月 vs 52 个月，$p = 0.007$），SUV = 3 的截断值预测长期生存的敏感性，特异性，准确性，PPV 和 NPV 分别为 75%，100%，94%，100% 和 92%，而 FNCLCC 分级各组间未显示生存时间显著差异（$p = 0.141$）。由于恶性神经源性肿瘤的罕见性，^{18}F-FDG PET 的预后价值需要进一步的研究。

第三节　其他新型 PET 显像剂及新技术在纵隔肿瘤的应用

^{18}F-FDG 作为临床上最常用的正电子放射性示踪剂，其临床应用价值已经被广泛认可。除此以外还有反映其他分子代谢的显像剂，如 ^{11}C- 甲硫氨酸（^{11}C-methionine）、^{11}C- 乙酸盐（^{11}C-acetate）等的作用已被初步研究。

一、^{11}C- 甲硫氨酸

氨基酸类示踪剂 ^{11}C- 甲硫氨酸（^{11}C-methionine，^{11}C-MET）可参与细胞内蛋白合成及转化，肿瘤细胞中的高 MET 摄取反映了氨基酸转运机制或蛋白质合成的增加。^{11}C-MET 在非活性肿瘤细胞和巨噬细胞中相对低摄取，与 ^{18}F-FDG 相比可能与肿瘤增殖活性具有更好的相关性。

（1）TETs：研究表明，胸腺肿瘤中的 ^{11}C-MET 摄取与 ^{18}F-FDG 摄取相关。虽然各类型 TETs 的 ^{11}C-MET 摄取均显著高于胸腺囊肿，但胸腺癌、侵袭性胸腺瘤与非侵袭性胸腺瘤的 ^{11}C-MET 摄取未发现有显著差异。MET 未被认为是用于鉴别诊断胸腺肿瘤的补充方法。

（2）GCTs：由于脑肿瘤组织 ^{11}C-MET 的摄取明显高于正常脑组织，在脑肿瘤中的应用相对于

FDG 有优势。有病例报道 ^{11}C-MET PET 在基底节生殖细胞肿瘤的诊断、活检定位、评估治疗效果以及监测肿瘤复发方面有一定价值。

（3）神经源性肿瘤：Bredella 等的回顾性研究比较了 ^{18}F-FDG FDG 和 ^{11}C-MET PET 在检测 NF1 患者中 MPNSTs 的应用，10/45 例用 ^{18}F-FDG PET 难以鉴别的患者接受了额外的 ^{11}C-MET PET 检查。结果显示，联合应用 ^{11}C-MET 有助于减少假阳性，使诊断特异性从 72% 增加到 91%。

二、[11]C-乙酸盐

[11]C- 乙酸盐（[11]C-acetate，[11]C-AC）是一种标记细胞膜脂质代谢的显像剂。由于肿瘤细胞脂肪酸合成酶过表达，将大部分乙酸盐用于合成细胞膜，因此 ^{11}C-AC 也可以用来标记追踪恶性肿瘤。[11]C-AC 可用于检测无法使用 ^{18}F-FDG PET 检测的生长缓慢的肿瘤，例如前列腺癌和肺分化良好的腺癌。有病例报道显示，[11]C-AC PET 有助于鉴定 ^{18}F-FDG PET 呈假阴性的胸腺瘤（WHO AB 型），显示了该技术在诊断纵隔肿瘤方面的潜在应用。Shibata 等在 40 例胸腺瘤患者中比较了 ^{11}C-AC 和 ^{18}F-FDG 预测胸腺瘤的组织学类型和肿瘤侵袭性的能力。C 型（胸腺癌）的 FDG-SUV 显著高于其他类型（A-B3；$p = 0.001 \sim 0.048$）；有趣的是，A/AB 型胸腺瘤的 AC-SUV 最高（B1-C；$p < 0.001 \sim 0.002$），但在胸腺瘤和胸腺癌之间没有显著差异。具有 FDG-SUV < 6.3 和 AC-SUV≥5.7 的所有 13 例胸腺瘤都是 A/AB 型，具有 FDG-SUV < 6.3 和 AC-SUV < 5.7 的所有 17 例胸腺瘤均为 B 型。[11]C-AC 可能用于预测 TETs 的组织学类型，具有一定的预后和管理意义。目前还没有系统比较两种显像技术的研究，[11]C-AC 在 TETs 中表现与 ^{18}F-FDG 相反的摄取特点，其原因仍有待进一步研究。

其他新型 PET/CT 显像技术，如 ^{68}Ga-DOTA-SSTRs PET/CT（生长抑素受体显像）目前在神经内分泌瘤的诊断方面显示了优于其他技术（包括 ^{18}F-FDG）的准确性。在胸腺神经内分泌肿瘤中存在生长抑素受体的高表达，并且已经报道了用生长抑素类似物治疗的抗肿瘤性效果。[68]Ga-DOTA-NOC 亦有报道可用于副神经节瘤的评估。不过目前还仅限于临床实验，未来还需要更多的实践才能确定是否在纵隔肿瘤中有更多的应用。

（黄升云）

参 考 文 献

[1] Fujimoto, Hara M, Tomiyama N, et al. Proposal for a new mediastinal compartment classification of transverse plane images according to the Japanese Association for Research on the Thymus（JART）General Rules for the Study of Mediastinal Tumors. Oncol Rep, 2014, 31（2）: 565-572.

[2] Carter BW, Tomiyama N, Bhora FY, et al. A Modern Definition of Mediastinal Compartments. Journal of Thoracic Oncology, 2014, 9（2）: 97-101.

[3] Marx A, Chan JK, Coidre JM, et al. The 2015 World Health Organization Classification of Tumors of the Thymus: Continuity and Changes. J Thorac Oncol, 2015, 10（10）: 1383-1395.

[4] Macchiarini P, Ostertag H. Uncommon primary mediastinal tumours. The Lancet Oncology, 2004, 5（2）: 107-118.

[5] Carter BW, Okumura M, Detterbeck FC, et al. Approaching the Patient with an Anterior Mediastinal Mass: A Guide for Radiologists. Journal of Thoracic Oncology, 2014, 9（9）: 110-118.

[6] Strollo DC, Rosado De Christensong ML, Jett JR. Primary mediastinal tumors. Part 1: tumors of the anterior mediastinum. Chest, 1997, 112（2）: 511-522.

[7] Travis W, Brambilla E, Burke A, et al. WHO classification of tumours of the lung, pleura, thymus and heart. Lyon: IARC press, 2015.

[8] Masaoka A, Monden Y, Nakahara K, et al. Follow up study of thymomas with special reference to their clinical stages. Cancer, 1981, 48（11）: 2485-2492.

[9] Koga K, Matsuno Y, Noguchi M, et al. A review of 79 thymomas: modification of staging system and reappraisal of conventional division into invasive and noninvasive thymoma. Pathology international, 1994, 44（5）: 359-367.

[10] Ahmad U, Yao X, Detterbeck F, et al. Thymic carcinoma outcomes and prognosis: results of an international analysis. J Thorac Cardiovasc Surg, 2015, 149（1）: 95-102.

[11] Chen G, Marx A, Wen-Hu C, et al. New WHO histologic classification predicts prognosis of thymic epithelial tumors: a clinicopathologic study of 200 thymoma cases from China. Cancer, 2002, 95（2）: 420-429.

[12] Detterbeck FC, Stratton K, Giroux D, et al. The IASLC/ITMIG Thymic Epithelial Tumors Staging Project: proposal for an evidence-based stage classification system for the

forthcoming（8th）edition of the TNM classification of malignant tumors. J Thorac Oncol, 2014, 9（9）: 65-72.

[13] NCCN Clinical Practice Guidelines in Oncology: Thymomas and Thymic Carcinomas. 2018.

[14] Schmoll HJ. Extragonadal germ cell tumors. Annals of Oncology, 2002, 13（4）: 265-272.

[15] Morran CA, Suster S. Primary germ cell tumors of the mediastinum: I. Analysis of 322 cases with special emphasis on teratomatous lesions and a proposal for histopathologic classification and clinical staging. Cancer, 1997, 80（4）: 681-690.

[16] Duwe BV, Sterman DH, Musani AI. Tumors of the mediastinum. Chest, 2005, 128（4）: 2893-2909.

[17] NCCN Clinical Practice Guidelines in Oncology: Soft Tissue Sarcoma. 2019.

[18] Monclarir T, Brodeur GM, Ambros PF, et al. The International Neuroblastoma Risk Group（INRG）staging system: an INRG task force report. J Clin Oncol, 2009, 27（2）: 298.

[19] Pavlus JD, Carter BW, Tolley MD, et al. Imaging of Thoracic Neurogenic Tumors. AJR, 2016, 207（3）: 552-561.

[20] Hartmann J, Nichols C, Droz JP, et al. Prognostic variables for response and outcome in patients with extragonadal germ-cell tumors. Annals of oncology, 2002, 13（7）: 1017-1028.

[21] Nakagawa K, Takahashi S, Endo M, et al. Can（18）F-FDG PET predict the grade of malignancy in thymic epithelial tumors? An evaluation of only resected tumors. Cancer Manag Res, 2017, 9: 761-768.

[22] Kaera K, Sunaga N, Ishizuka T, et al. The role of［18F］fluorodeoxyglucose positron emission tomography in thymic epithelial tumors. Cancer imaging, 2011, 11（1）: 195.

[23] Sung YM, Lee KS, Kim BT, et al. 18F-FDG PET/CT of thymic epithelial tumors: usefulness for distinguishing and staging tumor subgroups. J Nucl Med, 2006, 47（10）: 1628-1634.

[24] Treglla G, Sadeghi R, Giovanella L, et al. Is（18）F-FDG PET useful in predicting the WHO grade of malignancy in thymic epithelial tumors? A meta-analysis. Lung cancer（Amsterdam, Netherlands）, 2014, 86（1）: 5-13.

[25] Lococo F, Cesario A, Okami J, et al. Role of combined 18F-FDG-PET/CT for predicting the WHO malignancy grade of thymic epithelial tumors: a multicenter analysis. Lung cancer（Amsterdam, Netherlands）, 2013, 82（2）: 245-251.

[26] Terzi A, Bertolaccini L, Rizzardi G, et al. Usefulness of 18-F FDG PET/CT in the pre-treatment evaluation of thymic epithelial neoplasms. Lung cancer（Amsterdam, Netherlands）, 2011, 74（2）: 239-243.

[27] Otsuka H. The utility of FDG-PET in the diagnosis of thymic epithelial tumors. JMI, 2012, 59（3-4）: 225-234.

[28] Sharma P, Singhal A, Kumar A, et al. Evaluation of thymic tumors with 18F-FDG PET-CT_ a pictorial review. Acta Radiol, 2013, 54（1）: 14-21.

[29] Liu Y. Characterization of thymic lesions with F-18 FDG PET-CT: an emphasis on epithelial tumors. Nucl Med Commun, 2011, 32（7）: 554-562.

[30] Travaini LL, Petralia G, Trifiro G, et al.［18F］FDG positron emission tomography/computed tomography and multidetector computed tomography roles in thymic lesion treatment planning. Lung cancer（Amsterdam, Netherlands）, 2008, 61（3）: 362-368.

[31] Jenko N, Traill Z, Protheroe A, et al. Diagnostic accuracy of 18F-FDG PET-CT in germ cell tumours: a ten-year experience of a supra-regional cancer network. Clinical radiology, 2017, 72: 10.

[32] Bredella MA, Torriani M, Hornicek F, et al. Value of PET in the assessment of patients with neurofibromatosis type 1. AJR, 2007, 189（4）: 928-935.

[33] Warbey VS, Ferner RE, Dunn JT, et al.［18F］FDG PET/CT in the diagnosis of malignant peripheral nerve sheath tumours in neurofibromatosis type-1. Eur J Nucl Med Mol Imaging, 2009, 36（5）: 751-757.

[34] Ferner R, Lucas J, O'Doherty M, et al. Evaluation of 18fluorodeoxyglucose positron emission tomography（18FDG PET）in the detection of malignant peripheral nerve sheath tumours arising from within plexiform neurofibromas in neurofibromatosis 1. Journal of Neurology, Neurosurgery & Psychiatry, 2000, 68（3）: 353-357.

[35] Cardona S, Schwarzbach M, Hinz U, et al. Evaluation of F18-deoxyglucose positron emission tomography（FDG-PET）to assess the nature of neurogenic tumours. EJSO, 2003, 29（6）: 536-541.

[36] Yu C, Xia X, Qin C, et al. Is SUVmax Helpful in the Differential Diagnosis of Enlarged Mediastinal Lymph Nodes? A Pilot Study. Contrast Media Mol Imaging, 2018, 2018: 3417190.

[37] Thomas CR, Wright CD, Loehrer PJ. Thymoma: state of the art. Journal of clinical oncology, 1999, 17（7）: 2280-2289.

[38] Park SY, Cho A, Bar MK, et al. Value of 18F-FDG PET/CT for Predicting the World Health Organization Malignant Grade of Thymic Epithelial Tumors: Focused in Volume-Dependent Parameters. Clinical nuclear medicine, 2016, 41（1）: 15-20.

[39] Luzzi L, Campione A, Gorla A, et al. Role of fluorine-flurodeoxyglucose positron emission tomography/computed tomography in preoperative assessment of anterior mediastinal masses. European journal of cardiothoracic surgery, 2009, 36(3): 475-479.

[40] Fernandez EB, Moul JW, Foley JP, et al. Retroperitoneal imaging with third and fourth generation computed axial tomography in clinical stage I nonseminomatous germ cell tumors. Urology, 1994, 44(4): 548-552.

[41] Horwich A, Alsanjari N, Ahern R, et al. Surveillance following orchidectomy for stage I testicular seminoma. British journal of cancer, 1992, 65(5): 775.

[42] Donohue JP, Thornhill JA, Foster RS, et al. The role of retroperitoneal lymphadenectomy in clinical stage B testis cancer: the Indiana University experience(1965 to 1989). The Journal of urology, 1995, 153(1): 85-89.

[43] Albers P, Bender H, Yilmaz H, et al. Positron emission tomography in the clinical staging of patients with stage I and II testicular germ cell tumors. Urology, 1999, 53(4): 808-811.

[44] Spermon JR, De Geus-Oei LF, Kiemeney LA, et al. The role of(18)fluoro-2-deoxyglucose positron emission tomography in initial staging and re-staging after chemotherapy for testicular germ cell tumours. BJU international, 2002, 89(6): 549-556.

[45] Chander S, Westphal SM, Zak IT, et al. Retroperitoneal malignant peripheral nerve sheath tumor: evaluation with serial FDG-PET. Clinical nuclear medicine, 2004, 29(7): 415-418.

[46] Therasse P, Arbuck SG, Eisenhauer EA, et al. New guidelines to evaluate the response to treatment in solid tumors. Journal of the National Cancer Institute, 2000, 92(3): 205-216.

[47] Eisenhauer EA, Therasse P, Bogaerts J, et al. New response evaluation criteria in solid tumours: revised RECIST guideline(version 1.1). European journal of cancer, 2009, 45(2): 228-247.

[48] Wahl RL, Jacene H, Kasamon Y, et al. From RECIST to PERCIST: evolving considerations for PET response criteria in solid tumors. Journal of nuclear medicine, 2009, 50(1): 122.

[49] Ding Q, Cheng X, Yang L, et al. PET/CT evaluation of response to chemotherapy in non-small cell lung cancer: PET response criteria in solid tumors(PERCIST)versus response evaluation criteria in solid tumors(RECIST). Journal of thoracic disease, 2014, 6(6): 677.

[50] Kaira K, Murakami H, Miura S, et al. 18 F-FDG uptake on PET helps predict outcome and response after treatment in unresectable thymic epithelial tumors. Annals of nuclear medicine, 2011, 25(4): 247-253.

[51] Thomas A, Gonzalez EM, Kurdziel K, et al. 18F-fluorodeoxyglucose positron emission tomography in the management of patients with thymic epithelial tumors. Clinical Cancer Research, 2013: 2929-2012.

[52] Bokemeyer C, Kollmannsberger C, OechsleLE K, et al. Early prediction of treatment response to high-dose salvage chemotherapy in patients with relapsed germ cell cancer using [(18)F]FDG PET. British journal of cancer, 2002, 86(4): 506-511.

[53] Pfannenberg A, Oechsle K, Kollmannsberg C, et al. Early prediction of treatment response to high-dose chemotherapy in patients with relapsed germ cell tumors using [18F] FDG-PET, CT or MRI, and tumor marker. RoFo: Fortschritte auf dem Gebiete der Rontgenstrahlen und der Nuklearmedizin, 2004, 176(1): 76-84.

[54] El-bawab HY, Abouzied MM, Raray MA, et al. Clinical use of combined positron emission tomography and computed tomography in thymoma recurrence. Interact Cardiovasc Thorac Surg, 2010, 11(4): 395-399.

[55] Hinz S, Schrader M, Kempkenseffen C, et al. The role of positron emission tomography in the evaluation of residual masses after chemotherapy for advanced stage seminoma. The Journal of urology, 2008, 179(3): 936-940.

[56] Becherer A, De Santis M, Karanikas G, et al. FDG PET is superior to CT in the prediction of viable tumour in post-chemotherapy seminoma residuals. European journal of radiology, 2005, 54(2): 284-288.

[57] De Santis M, Becherer A, Bokemeyer C, et al. 2-18fluorodeoxy-D-glucose positron emission tomography is a reliable predictor for viable tumor in postchemotherapy seminoma: an update of the prospective multicentric SEMPET trial. Journal of Clinical Oncology, 2004, 22(6): 1034-1039.

[58] Albers P, Albrecht W, Algaba F, et al. Guidelines on testicular cancer: 2015 update. European urology, 2015, 68(6): 1054-1068.

[59] Oechsle K, Hartmann M, Brenner W, et al. [18F] Fluorodeoxyglucose positron emission tomography in nonseminomatous germ cell tumors after chemotherapy: the German multicenter positron emission tomography study group. Journal of Clinical Oncology, 2008, 26(36): 5930-5935.

[60] Kollmannsberger C, Oechsle K, Dohmen BM, et al. Prospective comparison of [18F] fluorodeoxyglucose positron emission tomography with conventional assess-

ment by computed tomography scans and serum tumor markers for the evaluation of residual masses in patients with nonseminomatous germ cell carcinoma. Cancer, 2002, 94(9): 2353-2362.

[61] Alongi P, Evangelista L, Caobelli F, et al. Diagnostic and prognostic value of 18F-FDG PET/CT in recurrent germinal tumor carcinoma. European journal of nuclear medicine and molecular imaging, 2018, 45(1): 85-94.

[62] Treglia G, Sadeghi R, Annunziata S, et al. Diagnostic performance of fluorine-18-fluorodeoxyglucose positron emission tomography in the postchemotherapy management of patients with seminoma: systematic review and meta-analysis. BioMed research international, 2014, 2014: 852681.

[63] Okumura M, Ohta M, Tateyama H, et al. The World Health Organization histologic classification system reflects the oncologic behavior of thymoma: a clinical study of 273 patients. Cancer, 2002, 94(3): 624-632.

[64] Buchler T, Dusek P, Brisuda A, et al. Positron emission tomography and clinical predictors of survival in primary extragonadal germ cell tumors. Klinicka onkologie, 2012, 25(3): 178-183.

[65] Carsten Bokemeyer, Craig R. Nichols, Jean-P. Droz, et al. Extragonadal germ cell tumors of the mediastinum and retroperitoneum results from an international analysis. journal of clinical oncology, 2002, 20(7): 10.

[66] Wilkinson PM, Read G. International Germ Cell Consensus Classification: a prognostic factor-based staging system for metastatic germ cell cancers. International Germ Cell Cancer Collaborative Group. J Clin Oncol, 1997, 15(2): 594-603.

[67] Ducatman BS, Scheithauer BW, Piepgras DG, et al. Malignant peripheral nerve sheath tumors. A clinicopathologic study of 120 cases. Cancer, 1986, 57(10): 2006-2021.

[68] Stucky C-CH, Johnson KN, Gray RJ, et al. Malignant peripheral nerve sheath tumors(MPNST): the Mayo Clinic experience. Annals of surgical oncology, 2012, 19(3): 878-885.

[69] Coindre JM, Terrier P, Guillou L, et al. Predictive value of grade for metastasis development in the main histologic types of adult soft tissue sarcomas: a study of 1240 patients from the French Federation of Cancer Centers Sarcoma Group. Cancer, 2001, 91(10): 1914-1926.

[70] Brenner W, Friedrich RE, Gawad KA, et al. Prognostic relevance of FDG PET in patients with neurofibromatosis type-1 and malignant peripheral nerve sheath tumours. Eur J Nucl Med Mol Imaging, 2006, 33(4): 428-432.

[71] Sasaki M, Kuwabara Y, Ichiya Y, et al. Differential diagnosis of thymic tumors using a combination of 11C-methionine PET and FDG PET. J Nucl Med, 1999, 40(10): 1595.

[72] Masayuki Sasake YK, Yuichi Ichiya, Yuko Akashi. Differential diagnosis of thymic tumors using a combination of 11C-methionine PET and FDG PET. J Nucl Med, 1999, 40(10): 7.

[73] Kawai N, Miyake K, Nishiyama Y, et al. Targeting optimal biopsy location in basal ganglia germinoma using 11C-methionine positron emission tomography. Surgical neurology, 2008, 70(4): 408-413.

[74] Lee J, Lee BL, Yoo KH, et al. Atypical basal ganglia germinoma presenting as cerebral hemiatrophy: diagnosis and follow-up with 11 C-methionine positron emission tomography. Child's Nervous System, 2009, 25(1): 29.

[75] Swinnen JV, Van Veldhoven PP, Timmermans L, et al. Fatty acid synthase drives the synthesis of phospholipids partitioning into detergent-resistant membrane microdomains. Biochem Biophys Res Commun, 2003, 302(4): 898-903.

[76] Ohtsuka T, Nomori H, Watanabe K, et al. Positive imaging of thymoma by 11C-acetate positron emission tomography. The Annals of thoracic surgery, 2006, 81(3): 1132-1134.

[77] Shibata H, Nnmori H, Uno K, et al. 18F-fluorodeoxyglucose and 11C-acetate positron emission tomography are useful modalities for diagnosing the histologic type of thymoma. Cancer, 2009, 115(11): 2531-2538.

[78] Ambrosini V, Nanni C, Fanti S. The use of gallium-68 labeled somatostatin receptors in PET/CT imaging. PET clinics, 2014, 9(3): 323-329.

[79] Srirajaskanthan R, Toubanakis C, Dusmet M, et al. A review of thymic tumours. Lung cancer(Amsterdam, Netherlands), 2008, 60(1): 4-13.

[80] Treglia G, Cardillo G, Stefanelli A, et al. Multifocal extra-adrenal paraganglioma evaluated with different PET tracers: comparison between 18F-FDG, 18F-DOPA and 68Ga DOTANOC PET/CT. Clinical nuclear medicine, 2013, 38(12): 458-462.

第四十七章

食 管 癌

第一节 概 述

食管癌是一种世界范围内高发且致死率较高的一种恶性病变。过去的几十年间，其流行病学特征已经发生了一些变化。近年来，新的诊断、分期和治疗手段也使得食管癌患者生存状况得到了进一步的改善。

一、发病率

食管癌在全世界肿瘤发病率中位列第 6，并且有着一定的区域性。在美国，食管癌并不常见，截止于 2003 年，其新发病例为 13 900 例，并且其预期死亡数为 13 000 例。在男性患者中，其致死率排众多原因的第 8 位。而我国则属于食管癌的高发地区，以我国北方地区发病率较高，而在山西及河南等高发地区，食管癌的死亡率居各肿瘤死亡率的第 2 位。世界范围内，食管癌的致死率在众多肿瘤中排位第 6。美国的一项调查结果显示，就终生危险度而言，男性为 0.8，女性则为 0.3。在全人群而言，男性患食管癌的危险度要明显高于女性。另外，食管癌发病率随年龄的增长而增加。我国，男性食管癌患者明显多于女性，并且多发于 40 岁以上，以 50~70 岁占多数。

二、病理学改变

（一）组织学分型

食管癌主要为食管鳞状细胞癌或者腺癌。鳞癌的起源主要均匀地分布于中段和下段的食管的上皮组织，而腺癌则绝大多数（约 3/4）发生于食管下段，尤其是胃食管交界区的腺上皮。相对于上述位置，颈段食管的恶性肿瘤则相对少见的多。在世界范围内，90%~95% 以上的食管癌患者为鳞癌患者，而在美国等发达国家，腺癌的发生率则相对较高。以美国而言，其腺癌的发生率则高达 50%~80%，其包括四个亚型，单纯性腺癌，黏液表皮样癌，腺样囊性癌和鳞腺癌。其他的病理类型，例如黑色素瘤、平滑肌肉瘤、类癌、淋巴瘤、未分化癌和小细胞癌等则较为罕见，但仍有报道。

（二）病理学分型

1. 癌前病变 目前认为，Barrett 食管、食管白斑症、反流性食管炎等可视为癌前病变，其基本的病理学表现为鳞状上皮不典型性增生。这种增生依据其严重程度可分为轻、中和重度，而重度的鳞状上皮不典型性增生基本接近原位癌。

2. 早期食管癌 早期的食管癌病理学分类参考的是 1972 年日本的食管癌分类标准，该标准规定，若癌累及黏膜下层，无论是否伴有淋巴结转移，统称为浅表食管癌。而其中不伴有淋巴结转移者则称之为早期食管癌。依据癌的浸润深度，其又可分为上皮癌、黏膜癌及黏膜下癌。

早期食管癌，包括原位癌在内，大体分型包括：①隐匿型：病变部位食管黏膜未见突起或凹陷，肉眼下见其与周围正常组织无明显区别，镜下表现主要为原位癌；②糜烂型：病变处食管黏膜轻度糜烂，与周围组织分界清晰；③斑块型：病变处黏膜肿胀并突起，边界清晰；④乳头型：病变处黏膜呈乳头状或息肉状突向管腔。

3. 进展期食管癌 中晚期食管癌则指食管癌已累及肌层或达外膜外，有局部或者远处转移。其大体标本分五型：

髓质型：肿瘤同时向腔内外生长，浸润食管壁周径的大部或全部，管壁增厚，腔内呈坡样隆起，表面伴深浅不一的溃疡形成。

蕈伞型：肿瘤似蕈伞或菜花样，呈卵圆形或菜花样突入食管腔内，边界清，表面多有较浅表的溃疡，伴有坏死或炎性渗出物覆盖，管壁周径部分或大部分受累。

溃疡型：肿瘤形成累及肌肉或穿透肌层的深大溃疡，边缘不整，伴不规则隆起，管腔狭窄不显著。

硬化型：肿瘤在食管壁内浸润，累积食管壁全周，管腔狭窄呈环形，累及食管长度3～5cm，管壁僵硬，狭窄的近端食管明显扩张。

腔内型：肿瘤呈息肉状，结节状或者球状，体积大，向腔内生长，表面可有糜烂或溃疡，肿瘤局部的食管管腔随其大小而扩大，通常不伴食管狭窄。本型少见。

（三）临床分期及预后（表47-1）

表47-1　食管癌TNM分期及五年生存率

分期	T	N	M	五年生存率/%
0	Tis	N_0	M_0	>95
I	T_1	N_0	M_0	50～80
IIa	$T_{2～3}$	N_0	M_0	30～40
IIb	$T_{1～2}$	N_1	M_0	10～30
III	T_3	N_1	M_0	10～15
	T_4	任何N	M_0	
IVa	任何T	任何N	M_{1a}	<5
IVb	任何T	任何N	M_{1b}	<1

注：Tis，原位癌；T_1，黏膜下层受累；T_2，肌层受累；T_3，外膜受累；T_4，比邻器官受累

N分期：N_0，区域淋巴结未受累；N_1，区域内淋巴结受累

M分期：M_0，无远处转移；M_{1a}，颈部淋巴结及腹腔淋巴结转移；M_{1b}，其他远处器官转移

（四）病因学

食管癌的病因至今未明。有动物实验的数据表明，凡能导致氧化性损伤的因素，例如吸烟或者胃食管反流等有可能启动致癌过程，究其原因，可能与这些因素可导致食管的炎性反应，进而导致细胞的增生/化生等细胞的变化有关。而我国的一项流行病学调查则指出，亚硝酸盐饮食可能是我国的食管癌的致病风险因素之一。

1. 病因学因素　吸烟。对于鳞癌和腺癌而言，吸烟都是危险因素。与食管黏膜接触的烟草浓缩物成分，尤其是亚硝胺等，都可能导致食管癌的发生。吸烟的剂量和时间均是食管癌的直接危险因素。其他一些常见的危险因素详见表47-2。

另外，乳腺癌，淋巴瘤或者其他的肿瘤的放疗累及纵隔者，其患鳞癌和腺癌的风险均增高。

2. 鳞癌相关危险因素　任何导致食管黏膜层的慢性刺激或炎性反应的因素都可以使食管鳞癌的发病率增加。大量的酒精摄入，尤其是尚伴吸烟史者，其食管鳞癌的发生率大大增高。而全球发达国家范围内，约90%的食管鳞癌由该原因引

表47-2　食管癌风险因素

风险因素	鳞癌	腺癌
吸烟	+++	++
饮酒	+++	−
Barrett食管	−	++++
食管反流症状	−	+++
肥胖	−	++
贫困	++	−
贲门失弛缓	+++	−
腐蚀性损伤	++++	−
非表皮掌跖角化症	++++	−
普卢默-文森综合征	++++	−
头颈部肿瘤病史	++++	−
乳腺癌患者有放疗史	+++	+++
经常服用极热饮品	+	−
有β受体阻滞剂，抗胆碱能药物或者氨茶碱等使用史	−	±

+：危险度<2；++：危险度2～4；+++：危险度4～8；++++：危险度>8

起。同时大量抽烟和过量饮酒还能导致头颈部肿瘤的发病率有相同程度的增长。而临床数据也表明，被怀疑为食管鳞癌的患者中，1%～2%的患者同时罹患头颈部肿瘤。

其他一些食管慢性刺激的因素还有失弛缓和食管憩室等。这些因素将导致食物在食管内停留时间增长，而这些食物残渣则极易滋生各种细菌，进而释放出各种化学刺激性物质。而一些国家的流行病学数据则表明，经常食用滚烫的食物也使得食管癌的发病率增高。碱或者其他腐蚀性液体吞咽史的患者也需要紧密监测其食管鳞癌的发生。

遗传倾向，尽管有文献报道了食管鳞癌的家族群聚现象，但是在众多的因素中，只有非表皮掌跖角化症这种罕见的常染色体显性遗传病（17q25变异）被认可为导致食管鳞癌的家族性综合征。这种综合征以手掌和脚底的表皮过角化和口腔黏膜增厚为特征。罹患这种疾病的患者，在其70周岁时，食管鳞癌的发病风险高达95%。

3. 腺癌相关危险因素

（1）胃食管反流性疾病：食管腺癌恶性程度高，易转移。患有胃食管反流并反复发作者，其食管腺癌危险度较其他人高8倍。食管裂孔疝，食管

溃疡等导致胃食管反流的疾病患者，或者服用抗酸药或者 H_2 受体阻断剂的患者，其食管腺癌发病率有所增高，但是这些因素似乎并非独立危险因素。一些可松弛胃食管括约肌从而增加反流程度的药物，例如抗胆碱能药物和 β 受体阻滞剂等，是10% 的食管腺癌患者共有的危险因素。也有文献指出，幽门螺杆菌感染，尤其是染色提示 CagA 蛋白阳性者，可减少严重胃食管反流的发生率，从而保护患者疾病进展为食管腺癌。目前为止，这仍然只是假设，尚待进一步论证。

（2）肥胖：西方世界肥胖的患者越来越多，这也被认为是食管腺癌发生率增高的原因之一。有假设认为，肥胖可能增加腹内压，从而加重胃管反流的程度。近来有文献表明这个假设并不成立，也有一些文献表明这个假设仅适用于女性患者。

（3）Barrett 食管

1）病理学改变：5%～8% 的胃食管反流的患者会发生 Barrett 食管，但也有一些 Barrett 食管的患者并没有食管反流的病史。Barrett 食管典型的病理学变化是食管下段的鳞状上皮细胞被胃的柱状上皮细胞所取代，即腺上皮化生。化生的组织容易发生变异，最终柱状上皮会发育异常，这种异常以腺体结构异常，细胞核深染，密集为特征。Barrett 食管的患者有很高的风险罹患食管腺癌，其每年的肿瘤转换率约为 0.5%。

2）遗传学研究：由 Barrett 食管进展为食管腺癌的遗传学和分子生物学改变的基础目前尚不明了。对于这些患者的遗传学分析结果显示，其常见的变异为染色体缺失（4q，5q，9p，and 18q）和染色体嵌入（8q，17q，and 20q），较少见的还有基因扩增（7，8 和 17q）。其他一些基因学方面的研究也取得一些成果。总之，基因及其蛋白质表达产物，例如环氧酶 2，Bcl-2，p53，p16，p27，cyclin D1，retinoblastoma 蛋白，表皮生长因子及其受体等，erb-b2，E-cadherin，α-catenin，和 β-catenin 等在 Barrett 食管癌向腺癌进展的过程中起到主导作用。

（五）预防、监测及筛查

戒烟，控制酒精的摄入量是减少食管鳞癌风险的重要方法。有研究表明，戒烟十年后，患者患食管鳞癌的风险有实质性的下降。然而，同期内食管腺癌的患病风险并无明显减低，即使观察戒烟后的三十年，依然如此；改变不健康的饮食习惯，尤其是减少高盐饮食，减少富含亚硝胺或真菌毒素成分的食品的摄入量等，可将食管癌的风险减半。

食管癌的发病率并不高，其早期又缺乏特异性的症状，加之其发病不具备遗传性，这给食管癌的全人群的筛查造成了极大的困难。食管癌的筛查仅在高发区有可行性。对于诊断有 Barrett 食管的患者，应该定期常规进行食管内镜检查以监测食管癌的发生状况。文献报道，食管黏膜低度增生异常，高度增生异常以及食管癌的年发病率分别为 4%，1% 和 0.5%，因而针对这些患者，有专家建议，患有 Barrett 食管但是没有并发食管上皮增生异常的患者每 3～5 年进行一次内镜检查。而倘若有证据表明低度上皮增生异常，那么其食管内镜检查则应该更为频繁。

质子泵抑制剂能改善胃食管反流的症状，从而使得大多数患者的腐蚀性食管炎得以治疗。内镜下对异常的食管上皮采用激光消融术或其他方法的消融术，并同时联合使用质子泵抑制剂，可使得一些 Barrett 食管患者的病变区上皮逆转为正常的鳞状上皮。但是，偶有一些患者，其复位的鳞状上皮的黏膜下依然会发生一些新生物。因此，这种治疗方法是否能减少 Barrett 食管进展为食管癌的风险还有待进一步证明。

临床上，一旦病理学证据证实了食管上皮高度增生异常的存在，那么患者应该及时接受食管切除术。有数据表明，这样的患者的术后病理学检查通常能发现隐匿性的侵袭性肿瘤病灶。而当患者情况较差，预计无法耐受手术时，则应该行内镜下食管黏膜消融术。而倘若不接受任何治疗，3 年内将有一半的患者进展成食管癌。

（六）诊断

1. 临床征象 绝大多数的食管癌患者（74%）因吞咽困难就诊，约 17% 的患者初诊时表现为吞咽疼痛。体重减轻也是常见的食管癌的征象（57%），而全身体重减少 10% 以上则是一个独立的预后不良的征兆。尽管长期胃食管反流性疾病在食管癌的患者中并不罕见，但是临床上只有约 14% 的患者有典型的胃食管反流症状，而绝大多数的胃食管反流疾病的患者并不会进展为食管癌。呼吸困难，声嘶以及胸骨后 / 右上腹 / 背部的疼痛等症状则相对少见，但是这些症状一旦出现，常常预示着患者的肿瘤病灶较大，且无法切除。

体格检查在食管癌的诊断中作用不明确。淋

巴结增大，尤其是左侧锁骨下 Vircow 淋巴结的增大，肝肿大，以及胸腔积液等都是常见的肿瘤转移征象。

2. 脱落细胞学检查　这种检查方法简便安全，准确率高达 90%，是食管癌重要的筛查方法。但对于高血压，严重心脏或呼吸系统病变以及食管静脉曲张的患者需谨慎。

第二节　常规影像学诊断

一、食管钡餐检查

食管吞钡检查往往可以初步诊断食管癌。

（一）早期食管癌的 X 线表现

1. 平坦型　切线位见食管管壁边缘不规则，扩展性稍差，或者钡剂涂布不连续。黏膜粗糙，呈细颗粒样或大颗粒网状则提示癌性糜烂。病灶附近的黏膜粗细不均，扭曲或聚拢，中断。

2. 隆起型　病变呈不规则的扁平隆起，分叶状或呈花边样边缘，表面见颗粒样或结节样充盈缺损，可有溃疡形成。

3. 凹陷型　切线位见食管边缘轻度不规则，正位则可见单个或数个数目不等的浅钡斑，外围可见多个小颗粒样的隆起或黏膜皱襞的集中。

（二）中晚期食管癌的 X 线表现

1. 髓质型　见范围较长的不规则充盈缺损，伴有表面大小不等的龛影，管腔狭窄，病灶上下缘和正常食管的边界欠清，呈移行性。病变处可见软组织致密影。

2. 蕈伞型　腔内偏心性菜花样或蘑菇样充盈缺损，病灶边界清晰，伴有小溃疡形成，此为其特征性改变。其近端食管轻度或中度扩张。

3. 溃疡型　较大的不规则形长龛影，长径与食管癌纵轴一致，龛影位于食管轮廓内，管腔有轻度或中度狭窄。

4. 硬化型　管腔呈环形狭窄，累及范围 3～5cm，边界较光滑，与正常组织分界清楚，钡餐通过受阻，上方食管扩张。

5. 腔内型　累及范围较长，呈大息肉样或菜花样充盈缺损，病灶边界清晰，有浅溃疡，黏膜皱襞中断，破坏，管腔扩张，而狭窄和梗阻不明显是本型特征。

中期食管癌的各型病变均可发展为混合型（图 47-1）。

二、经食管内镜超声

经食管内镜超声采用 5～12MHz 的超声波，可以清晰显示食管壁的 5 个层次（黏膜表层，黏膜深层，黏膜下层，肌层以及浆膜层）。而更高频的超声探测设备甚至可以将其分为九层（如肌层中环形和纵形排列的平滑肌）。彩色超声多普勒经食管内镜超声可用于检测全食管壁（以及胃十二指肠等上消化道）及其周围器官组织内肿瘤组织的浸润情况以及局部的血流信号和血管分布状

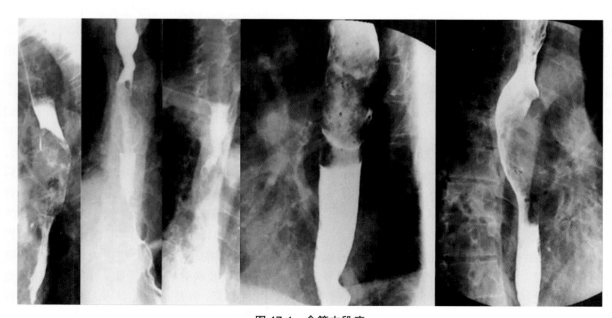

图 47-1　食管中段癌
食管中段见巨大充盈缺损，充盈缺损边缘见不规则龛影，病理证实为食管中段鳞癌

况。这样，超声内镜检查可以提供食管癌在食管壁内的精确的浸润深度等信息，这在探测早期的极微小病灶方面有着重要的价值，而对于在内镜下探及的早期微小病灶，可以直接于内镜下切除。这种方法在探测病变深度和周围器官关系、有无局部淋巴结转移等方面的价值优于其他影像学检查方法。

尽管综合临床症状和食管钡餐造影可以诊断绝大多数食管癌病例，但是食管癌的组织学确认依然必不可少的。对于食管癌这种细针可探及的浅表性肿瘤，往往可在内镜超声引导下细针穿刺活检。活检阳性结果能有确诊的效力，但是考虑到细针取样偏差的可能性，活检阴性并不能排除肿瘤。

内镜检查是一种侵入性操作，患者对其的耐受性也限制了其部分应用，其在探测深度方面的限制使其在探测远处转移病灶时有效性相当有限，此时需要进一步进行 CT、MRI、PET/CT 等的辅助。部分患者由于癌灶累及、食管管腔狭窄，食管镜无法通过狭窄部位，往往无法接受经食管内镜超声检查。

三、CT/MRI 等常规影像

1. CT　食管周围有一层脂肪组织包绕，因而 CT 扫描可以清晰地显示食管壁的厚度和外形，以及食管和纵隔器官的比邻关系。食管壁一般不超过 5mm。食管壁局灶性或环形增厚，明显形成软组织肿块，管腔狭窄变形或闭塞，食管周围脂肪间隙消失，与周围组织分界不清等提示食管病变的存在。

CT 扫描还可提供包括肿瘤向外侵犯的程度，局部和远处淋巴结受累情况等信息，这些信息可辅助临床确定治疗前的分期和制订治疗计划，有利于避免不必要的手术。另外，对于治疗后的患者，CT 扫描可用于对患者进行随访，了解有无转移或复发，并对放、化疗等的效果进行评估。

现有文献对 CT 在诊断食管癌中的作用意见差异很大。客观地说，CT 对食管中段癌的诊断价值较大，对早期食管癌的发现价值有限。由于 CT 仅能见到食管壁增厚，其无法准确地将某些良性病变所致的食管壁增厚同食管癌所致的食管壁增厚区分开来。对于淋巴结转移，其无法鉴别正常大小和小于 10mm 的淋巴结，也无法肯定增大的淋巴结是否由炎症或者转移引起。但其对肝、肺、肾上腺转移等的诊断有较好的价值。

2. MRI　可以探测到淋巴结的肿大和远处病灶的转移，且有很好的组织分辨率，能显示肿瘤大小、范围、淋巴结转移等。其主要价值在于分期，有助于选择治疗方法，但相对于 CT 而言，其优势并不明显。

第三节　PET/CT 显像

一、诊断与鉴别诊断

^{18}F-FDG PET/CT 并不作为诊断和鉴别诊断食管癌的首选方法。食管癌检查最常用的是食管钡餐检查，食管脱落细胞学检查和纤维内镜检查三种，其中内镜检查因可直接观察病变，若结合活体染色还可取少许组织活检以提高检出率，是诊断食管癌最有效，最可靠的方法。另外，EUS 不仅具备内镜特点，还可进行分期，是更有前景的检查方法。但对于以下患者，可以考虑选择 PET/CT 检查：①患者高度怀疑肿瘤，但不适于内镜检查或拒绝内镜检查；②咽食管入口处肿瘤，由于患者吞咽动作，食管内镜迅速通过病灶而容易导致漏检，此时可应用 PET/CT 性辅助检查；③确诊为食管癌患者，PET/CT 显像了解有无远处转移，用以分期。

^{18}F-FDG PET/CT 对原发灶诊断和鉴别诊断意义较少有资料可供借鉴。正常食管可轻度摄取 ^{18}F-FDG，少数患者可于胃食管移行处或者食管下端呈现 ^{18}F-FDG 摄取增高，多由胃食管反流引起。不同组织类型的食管癌组织对 ^{18}F-FDG 的摄取不尽相同。鳞癌的 ^{18}F-FDG 摄取相对较高，少见假阴性，对于早期诊断具有较大价值（图 47-2）；大部分腺癌的 ^{18}F-FDG 摄取量也增高，但部分类型的腺癌，如未分化癌和印戒细胞癌等，可呈现假阴性。

假阳性表现主要为沿着食管下段以及胃食管移行处出现的条样高代谢改变，这是较典型的食管生理性摄取。一般来说，高代谢区食管壁同时伴 CT 扫描图像上示食管壁的改变者应高度考虑食管癌，至少应该进一步检查。

二、分期与再分期

食管组织缺乏浆膜层，肿瘤组织易穿透基层从而累及邻近组织，如胸膜、肺和气管等。另外，

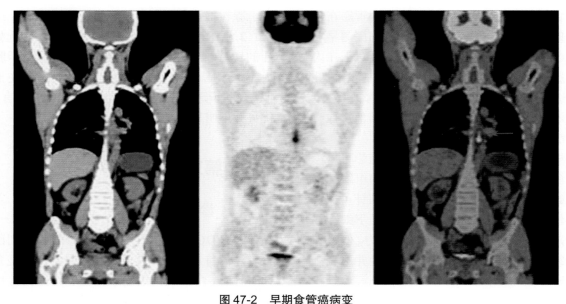

图 47-2　早期食管癌病变

男，49 岁，胸前疼痛数个月，PET/CT 显像示食管中、下段高代谢。术后病理为癌前病变

食管黏膜下淋巴管网汇流极其丰富且复杂，食管的淋巴结转移也较为常见，且淋巴结转移多呈跳跃性，并无一定的规律可循。因此，一旦肿瘤发生进展，其播散相当迅速。有数据表明，黏膜下肿瘤（T_1 期）和累及肌层（T_2）的肿瘤患者，其发生淋巴结转移的概率分别为 14%～21% 和 38%～60%。而超过 50% 的患者在其初诊之时，其肿瘤已经无法切除，或者影像学检查已经发现了转移灶。因此，准确的分期对于食管癌患者治疗方案的确定以及确定患者的预后有着至关重要的作用。

食管癌的 T 分期取决于肿瘤组织在食管壁内的浸润深度，而 CT 或者 PET/CT 等空间分辨率有限，CT 图像上食管周围脂肪间隙是否存在也并不构成局部侵犯的可靠征象，因而 PET/CT 无法准确进行 T 分期。

依据我们自己的研究结果，常见的食管癌的转移部位如图 47-3 所示。

由此可见，淋巴结转移是食管癌最常见的转移途径，也是最常见的复发和复发致死的原因。尽管淋巴结的转移并不是其手术的禁忌证，但是淋巴结转移累及的范围却明显影响分期。例如，当食管癌患者出现腹腔淋巴结转移或者颈部淋巴结转移，其分期立即归结于 IV 期，这对于患者预后的判断至关重要。目前，CT 主要依据淋巴结的大小来判断食管癌淋巴结转移受累的情况，其局限性依然存在。文献报道 CT 在淋巴结转移的敏感性为 47%～100%，特异性为 57%～90%，准确

性为 55%～86%。而 PET/CT 相对于 CT 而言优势较为明显，由于其结合了 CT 的形态学特征和 PET 的代谢特点，判断其肿瘤受累情况总体准确性较高。

食管癌发展到中晚期，可出现远处淋巴结及远处器官，如肝、肺、骨、肾等转移。远处转移病灶的出现意味着该患者不适于手术治疗。介于 18F-FDG PET/CT 单次扫描可以覆盖全身范围，并且同时获得精准的解剖定位信息和灵敏的代谢信息，其相对于传统影像学方法而言有着明显的优势，这种优势主要表现在对未发生形态学改变的受累部位的检测率提高。而这种提高往往导致临床分期结果的上调。而一些临床研究的结果也表明，18F-FDG PET/CT 在术前分期的准确性也高于传统影像学检查。其主要的不足则主要由假阴

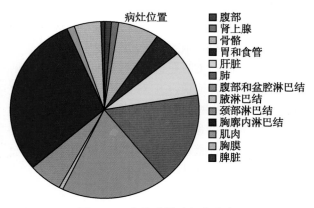

图 47-3　食管癌转移部位分布

性导致，究其原因主要是一些病灶较小，或者部分病理类型，如黏液腺癌等对 ¹⁸F-FDG 摄取较低。而实际临床中，发生远处转移的患者多为 T_2 期以上的患者，故而 PET/CT 对该部分患者的价值还需要进一步讨论。

三、再分期和疗效评估

（一）治疗后再分期与治疗决策

食管癌术后可能出现复发，其症状往往在复发后数月才开始出现，因此术后定期随访尤其重要。传统影像主要依赖于探测新生物团块或者肿大的淋巴结等来探测复发和转移灶，而 PET/CT 则可以在这些情况发生之前探测复发和转移，其敏感性较高。另外，鉴于 PET/CT 扫描覆盖全身信息，这使得其在寻找复发 / 转移病灶的时候有着独特优势（图 47-4）。但是这种基于代谢的诊断在鉴别吻合口炎症反应和肿瘤复发的时候会遇到困难。

Christina T. Muijs 发现，对患者而言，在制订放疗决策的时候，会导致一些密度没有变化但是代谢发生变化的病灶排除在计划之外，这会导致计算的放疗剂量偏小，使得放疗效果得不到保证。上述例子表明，PET/CT 在对于术后患者的再分期及其治疗决策的改变中有着重要的作用。

（二）治疗反应的评估

肿瘤疗效反应是指不同临床特征、不同组织类型的不同患者对其所接受的某种治疗方案的收益程度。在临床上，不同类别的肿瘤之间其相关的生物学特性差别巨大，然而就目前而言，我们对这些肿瘤之间的差异的认识还相当匮乏，尤其是在某种特定的治疗方案需要被应用于临床的时候。因此，监测肿瘤的治疗反应成为临床肿瘤学中一个至关重要的组成部分。

当今，对治疗效果的评估主要用 CT 等解剖形态成像工具来测量肿瘤尺寸。半个世纪以来，其标准一直在不断修订，但是其本质上的各种缺陷却依然存在。直觉上来说，经治疗后肿瘤大小有所减小的患者其预后比治疗后肿瘤大小无变化的患者要好。然而，这个假设不一定全正确。正如图 47-5 所示，假设 A 肿瘤倍增时间为 90 天而 B 肿瘤倍增时间为 200 天，两种肿瘤均在其直径为 3cm 的时候同时被检出，检出后进行了为期 3 个月的治疗，并假设肿瘤 A 直径减小了 1/3，而 B 则没有受到影响，依据现有的治疗反应的标准判断，肿瘤 A 对治疗有反应，而肿瘤 B 则无反应。治疗前两者增长速度未知，因此依据这个标准，医生会认为，A 肿瘤患者预后比 B 好。然而从图示可见，A 肿瘤增长迅速，不到一年的时间后其肿瘤大小就会超过 B。这说明，当其他一些不利的肿瘤特性存在时，不能依据治疗后体积减小的程度来预测患者的预后。近几年来有较多类似的文献报道，这种可能性并非完全仅限于假设。

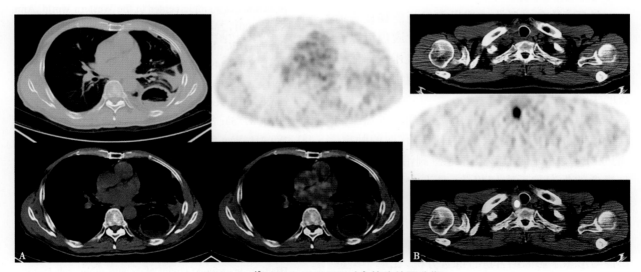

图 47-4　¹⁸F-FDG PET/CT 对食管癌的再分期

A、B. 患者，男，56 岁，食管癌根治术后 5 年，随访见左上肺舌段内密实影，其放射性分布未见异常浓聚，考虑为炎性改变（A）。另外，右侧颈根部气管旁脂肪间隙浑浊，似见软组织团块，其显像剂分布异常浓聚，SUV$_{max}$ 9.8，考虑为转移（B）。患者不久后出现声嘶症状，颈部局部行 PET 引导的放疗后，声嘶好转，随访多年，肺部病变无明显变化，遂肯定上述诊断。依据 ACJJ 2006 TNM 分期，该患者属于 Ⅳa 期患者，但是该患者经局部放疗后随访多年，未诉其他不适

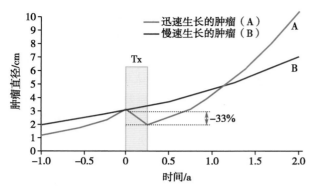

图 47-5　根据肿瘤直径变化评估治疗反应的局限性示意图

肿瘤体积的减小程度仅只是影响患者生存状况的众多参数中的一个，而方法学上在测量肿瘤体积和对治疗反应进行分类时所遇到的难题，则可以解释在临床试验中，肿瘤体积的减小的程度和患者的生存状况之间缺乏紧密联系的原因。而且，应用解剖学成像方法对肿瘤的治疗反应进行评估可能不准确，这可能源自于肿瘤尺寸测量时的误差、可测量的靶区选择时的误差和不同观测者所带来的观测误差等方面的原因。

解剖学成像方式的局限性还表现在其在鉴别残存的肿瘤组织和治疗后纤维化和瘢痕组织等时所遇到的困难。放化疗后，肿瘤在 CT 影像上缺乏反应，并不能整体上排除大体的组织学上的反应。有些研究表明，使用 CT 评估得到的肿瘤对新辅助化疗的治疗反应程度并不构成预后因素，至多是弱预后因素。

最后，没有客观的治疗反应但是能够使病情稳定的药物可明显减缓肿瘤的增长，这也可以充分的改善患者的生存状况。现有的技术在评估靶向性细胞抑制剂治疗反应的局限性也引起人们广泛的关注。

近十多年来，PET/CT 的广泛应用为肿瘤早期疗效评估带来了希望，大多数具有高代谢的肿瘤，通过 PET/CT 评估能够很好地监测治疗反应，且与患者的生存预后密切相关，是迄今为止最为有效和最有前景的一种评估手段。

应用 ^{18}F-FDG PET/CT 显像可以对治疗效果进行客观且定量的评估，同时多模态影像还可将功能影像与形态学影像结合进行综合分析，比单一模态的显像评估更准确。目前常用的 PET/CT 评价参数包括病灶的 SUV_{max} 值、肿瘤代谢体积（MTV）以及综合了肿瘤代谢体积和 SUV 值的参数，总糖代谢量（TLG）等，而且国际上已制订了基于 PET 疗效评估的 PERCIST 标准。其中关于 MTV 的研究较多，较为肯定的结果也更为常见，例如，相比于 SUV 的变化以及 RECIST 和 WHO 评估标准的临床效果评估，治疗前后 MTV 的减低，能很好地预测食管鳞腺癌患者治疗效果。而对于 TLG 而言，其在预后方面的价值较为肯定，但是在治疗反应方面，仅有为数不多的文章报道，其可以作为卵巢癌治疗反应评估的敏感指标，其效果优于其他指标，但是在食管癌中还需要更多的经验积累。

（兰晓莉）

参 考 文 献

[1] Pisani P, Parkin DM, Bray F, et al. Estimates of the world-wide mortality from 25 cancers in 1990. Int J Cancer, 1999, 83（1）: 18-29.

[2] Yang CS. Research on esophageal cancer in China: a review. Cancer Res, 1980, 40（8 Pt 1）: 2633-2644.

[3] Daly JM, Fry WA, Little AG, et al. Esophageal cancer: results of an American College of Surgeons Patient Care Evaluation Study. J Am Coll Surg, 2000, 190（5）: 562-572.

[4] Yang L, Parkin DM, Ferlay J, et al. Estimates of cancer incidence in China for 2000 and projections for 2005. Cancer Epidemiol Biomarkers Prev, 2005, 14（1）: 243-250.

[5] Siewert JR, Stein HJ, Feith M, et al. Histologic tumor type is an independent prognostic parameter in esophageal cancer: lessons from more than 1, 000 consecutive resections at a single center in the Western world. Ann Surg, 2001, 234（3）: 360-367.

[6] Enzinger PC, Mayer RJ. Esophageal Cancer. N Enql J Med, 2003, 349（23）: 2241-2252.

[7] Terry P, Lagergren J, Ye W, et al. Antioxidants and cancers of the esophagus and gastric cardia. Int J Cancer, 2000, 87（5）: 750-754.

[8] Wu AH, Wan P, Bernstein L. A multiethnic population-based study of smoking, alcohol and body size and risk of adenocarcinomas of the stomach and esophagus （United States）. Cancer Causes Control, 2001, 12（8）: 721-732.

[9] Brown LM, Hoover R, Silverman D, et al. Excess incidence of squamous cell esophageal cancer among US Black men: role of social class and other risk factors. Am J Epidemiol, 2001, 153（2）: 114-122.

[10] Ahsan H, Neuqut AI. Radiation therapy for breast cancer and increased risk for esophageal carcinoma. Ann Intern Med, 1998, 128（2）: 114-117.

[11] Erkal HS, Mendenhall WM, Amdur RJ, et al. Synchronous and metachronous squamous cell carcinomas of the head and neck mucosal sites. J Clin Oncol, 2001, 19 (5): 1358-1362.

[12] Avisar E, Luketich JD. Adenocarcinoma in a mid-esophageal diverticulum. Ann Thorac Surg, 2000, 69 (1): 288-289.

[13] Sandler RS, Nyrén O, Ekbom A, et al. The risk of esophageal cancer in patients with achalasia. A population-based study. JAMA, 1995, 274 (17): 1359-1362.

[14] Garidou A, Tzonou A, Lipworth L, et al. Life-style factors and medical conditions in relation to esophageal cancer by histologic type in a low-risk population. Int J Cancer, 1996, 68 (3): 295-299.

[15] Ghavamzadeh A, Moussavi A, Jahani M, et al. Esophageal cancer in Iran. Semin Oncol, 2001, 28 (2): 153-157.

[16] Csíkos M, Horváth OP, Petri A, et al. [Late malignant transformation of chronic corrosive oesophageal strictures]. Magy Seb, 2005, 58 (6): 357-362.

[17] Ellis A, Field JK, Field EA, et al. Tylosis associated with carcinoma of the oesophagus and oral leukoplakia in a large Liverpool family--a review of six generations. Eur J Cancer B Oral Oncol, 1994, 30B (2): 102-112.

[18] Lagergren J, Bergström R, Lindgren A, et al. Symptomatic gastroesophageal reflux as a risk factor for esophageal adenocarcinoma. N Engl J Med, 1999, 340 (11): 825-831.

[19] Farrow DC, Vaughan TL, Sweeney C, et al. Gastroesophageal reflux disease, use of H2 receptor antagonists, and risk of esophageal and gastric cancer. Cancer Causes Control, 2000, 11 (3): 231-238.

[20] Vaughan TL, Farrow DC, Hansten PD, et al. Risk of esophageal and gastric adenocarcinomas in relation to use of calcium channel blockers, asthma drugs, and other medications that promote gastroesophageal reflux. Cancer Epidemiol Biomarkers Prev, 1998, 7 (9): 749-756.

[21] Lagergren J, Bergström R, Adami HO, et al. Association between medications that relax the lower esophageal sphincter and risk for esophageal adenocarcinoma. Ann Intern Med, 2000, 133 (3): 165-175.

[22] Vicari JJ, Peek RM, Falk GW, et al. The seroprevalence of cagA-positive Helicobacter pylori strains in the spectrum of gastroesophageal reflux disease. Gastroenterology, 1998, 115 (1): 50-57.

[23] Warburton-Timms VJ, Charlett A, Valori RM, et al. The significance of cagA (+) Helicobacter pylori in reflux oesophagitis. Gut, 2001, 49 (3): 341-346.

[24] Chow WH, Blaser MJ, Blot WJ, et al. An inverse relation between cagA+ strains of Helicobacter pylori infection and risk of esophageal and gastric cardia adenocarcinoma. Cancer Res, 1998, 58 (4): 588-590.

[25] Boulton-Jones JR, Logan RP. An inverse relation between cagA-positive strains of Helicobacter pylori infection and risk of esophageal and gastric cardia adenocarcinoma. Helicobacter, 1999, 4 (4): 281-283.

[26] Somi MH, Fattahi E, Fouladi RF, et al. An inverse relation between CagA+ strains of Helicobacter pylori infection and risk of erosive GERD. Saudi Med J, 2008, 29 (3): 393-396.

[27] Wu AH, Crabtree JE, Bernstein L, et al. Role of Helicobacter pylori CagA+ strains and risk of adenocarcinoma of the stomach and esophagus. Int J Cancer, 2003, 103 (6): 815-821.

[28] Chow WH, Blot WJ, Vaughan TL, et al. Body mass index and risk of adenocarcinomas of the esophagus and gastric cardia. J Natl Cancer Inst, 1998, 90 (2): 150-155.

[29] Lagergren J, Bergström R, Nyrén O. No relation between body mass and gastro-oesophageal reflux symptoms in a Swedish population based study. Gut, 2000, 47 (1): 26-29.

[30] Nilsson M, Lundegårdh G, Carling L, et al. Body mass and reflux oesophagitis: an oestrogen-dependent association. Scand J Gastroenterol, 2002, 37 (6): 626-630.

[31] Romero Y, Cameron AJ, Schaid DJ, et al. Barrett's esophagus: prevalence in symptomatic relatives. Am J Gastroenterol, 2002, 97 (5): 1127-1132.

[32] Gerson LB, Shetler K, Triadafilopoulos G. Prevalence of Barrett's esophagus in asymptomatic individuals. Gastroenterology, 2002, 123 (2): 461-467.

[33] Shaheen N, Ransohoff DF. Gastroesophageal reflux, Barrett esophagus, and esophageal cancer: clinical applications. JAMA, 2002, 287 (15): 1982-1986.

[34] Walch AK, Zitzelsberger HF, Bruch J, et al. Chromosomal imbalances in Barrett's adenocarcinoma and the metaplasia-dysplasia-carcinoma sequence. Am J Pathol, 2000, 156 (2): 555-566.

[35] Varis A, Puolakkainen P, Savolainen H, et al. DNA copy number profiling in esophageal Barrett adenocarcinoma: comparison with gastric adenocarcinoma and esophageal squamous cell carcinoma. Cancer Genet Cytogenet, 2001, 127 (1): 53-58.

[36] Wijnhoven BP, Tilanus HW, Dinjens WN. Molecular biology of Barrett's adenocarcinoma. Ann Surg, 2001, 233 (3): 322-337.

[37] Altorki NK, Oliveria S, Schrump DS. Epidemiology and molecular biology of Barrett's adenocarcinoma.

Semin Surg Oncol, 1997, 13（4）: 270-280.

[38] Singh SP, Lipman J, Goldman H, et al. Loss or altered subcellular localization of p27 in Barrett's associated adenocarcinoma. Cancer Res, 1998, 58（8）: 1730-1735.

[39] Shirvani VN, Ouatu-Lascar R, Kaur BS, et al. Cyclooxygenase 2 expression in Barrett's esophagus and adenocarcinoma: Ex vivo induction by bile salts and acid exposure. Gastroenterology, 2000, 118（3）: 487-496.

[40] Katada N, Hinder RA, Smyrk TC, et al. Apoptosis is inhibited early in the dysplasia-carcinoma sequence of Barrett esophagus. Arch Surg, 1997, 132（7）: 728-733.

[41] Arber N, Lightdale C, Rotterdam H, et al. Increased expression of the cyclin D1 gene in Barrett's esophagus. Cancer Epidemiol Biomarkers Prev, 1996, 5（6）: 457-459.

[42] Yacoub L, Goldman H, Odze RD. Transforming growth factor-alpha, epidermal growth factor receptor, and MiB-1 expression in Barrett's-associated neoplasia: correlation with prognosis. Mod Pathol, 1997, 10（2）: 105-112.

[43] Polkowski W, van Sandick JW, Offerhaus GJ, et al. Prognostic value of Lauren classification and c-erbB-2 oncogene overexpression in adenocarcinoma of the esophagus and gastroesophageal junction. Ann Surg Oncol, 1999, 6（3）: 290-297.

[44] Krishnadath KK, Tilanus HW, van Blankenstein M, et al. Reduced expression of the cadherin-catenin complex in oesophageal adenocarcinoma correlates with poor prognosis. J Pathol, 1997, 182（3）: 331-338.

[45] Blot WJ, McLaughlin JK. The changing epidemiology of esophageal cancer. Semin Oncol, 1999, 26（5 Suppl 15）: 2-8.

[46] Terry P, Lagergren J, Hansen H, et al. Fruit and vegetable consumption in the prevention of oesophageal and cardia cancers. Eur J Cancer Prev, 2001, 10（4）: 365-369.

[47] Lagergren J, Ye W, Lindgren A, et al. Heredity and risk of cancer of the esophagus and gastric cardia. Cancer Epidemiol Biomarkers Prev, 2000, 9（7）: 757-760.

[48] O'Connor JB, Falk GW, Richter JE. The incidence of adenocarcinoma and dysplasia in Barrett's esophagus: report on the Cleveland Clinic Barrett's Esophagus Registry. Am J Gastroenterol, 1999, 94（8）: 2037-2042.

[49] Sharma P, Sampliner RE, Camargo E. Normalization of esophageal pH with high-dose proton pump inhibitor therapy does not result in regression of Barrett's esophagus. Am J Gastroenterol, 1997, 92（4）: 582-585.

[50] Peters FT, Ganesh S, Kuipers EJ, et al. Endoscopic regression of Barrett's oesophagus during omeprazole treatment: a randomised double blind study. Gut, 1999, 45（4）: 489-494.

[51] Morales TG, Sampliner RE. Barrett's esophagus: update on screening, surveillance, and treatment. Arch Intern Med, 1999, 159（13）: 1411-1416.

[52] Falk GW, Rice TW, Goldblum JR, et al. Jumbo biopsy forceps protocol still misses unsuspected cancer in Barrett's esophagus with high-grade dysplasia. Gastrointest Endosc, 1999, 49（2）: 170-176.

[53] Morris CD, Byrne JP, Armstrong GR, et al. Prevention of the neoplastic progression of Barrett's oesophagus by endoscopic argon beam plasma ablation. Br J Surg, 2001, 88（10）: 1357-1362.

[54] Corti L, Skarlatos J, Boso C, et al. Outcome of patients receiving photodynamic therapy for early esophageal cancer. Int J Radiat Oncol Biol Phys, 2000, 47（2）: 419-424.

[55] Sharma P, Jaffe PE, Bhattacharyya A, et al. Laser and multipolar electrocoagulation ablation of early Barrett's adenocarcinoma: long-term follow-up. Gastrointest Endosc, 1999, 49（4 Pt 1）: 442-446.

[56] Buttar NS, Wang KK, Sebo TJ, et al. Extent of high-grade dysplasia in Barrett's esophagus correlates with risk of adenocarcinoma. Gastroenterology, 2001, 120（7）: 1630-1639.

[57] Fein R, Kelsen DP, Geller N, et al. Adenocarcinoma of the esophagus and gastroesophageal junction. Prognostic factors and results of therapy. Cancer, 1985, 56（10）: 2512-2518.

[58] Bergman JJ. The endoscopic diagnosis and staging of oesophageal adenocarcinoma. Best Pract Res Clin Gastroenterol, 2006, 20（5）: 843-866.

[59] Lightdale CJ, Kulkarni KG. Role of endoscopic ultrasonography in the staging and follow-up of esophageal cancer. J Clin Oncol, 2005, 23（20）: 4483-4489.

[60] Krasna MJ, Jiao X, Mao YS, et al. Thoracoscopy/laparoscopy in the staging of esophageal cancer: Maryland experience. Surg Laparosc Endosc Percutan Tech, 2002, 12（4）: 213-218.

[61] Menzel J, Hoepffner N, Nottberg H, et al. Preoperative staging of esophageal carcinoma: miniprobe sonography versus conventional endoscopic ultrasound in a prospective histopathologically verified study. Endoscopy, 1999, 31（4）: 291-297.

[62] Shumaker DA, de Garmo P, Faigel DO. Potential impact of preoperative EUS on esophageal cancer management and cost. Gastrointest Endosc, 2002, 56（3）: 391-396.

[63] Fok M, Sham JS, Choy D, et al. Postoperative radiotherapy for carcinoma of the esophagus: a prospective, randomized controlled study. Surgery, 1993, 113（2）: 138-147.

[64] Anderson LL, Lad TE. Autopsy findings in squamous-cell carcinoma of the esophagus. Cancer, 1982, 50(8): 1587-1590.

[65] Flamen P, Lerut A, Van Cutsem E, et al. Utility of positron emission tomography for the staging of patients with potentially operable esophageal carcinoma. J Clin Oncol, 2000, 18(18): 3202-3210.

[66] Erasmus JJ, Munden RF. The role of integrated computed tomography positron-emission tomography in esophageal cancer: staging and assessment of therapeutic response. Semin Radiat Oncol, 2007, 17(1): 29-37.

[67] Kato H, Kimura H, Nakajima M, et al. The additional value of integrated PET/CT over PET in initial lymph node staging of esophageal cancer. Oncol Rep, 2008, 20(4): 857-862.

[68] Yuan S, Yu Y, Chao KS, et al. Additional value of PET/CT over PET in assessment of locoregional lymph nodes in thoracic esophageal squamous cell cancer. J Nucl Med, 2006, 47(8): 1255-1259.

[69] Muijs CT, Schreurs LM, Busz DM, et al. Consequences of additional use of PET information for target volume delineation and radiotherapy dose distribution for esophageal cancer. Radiother Oncol, 2009, 93(3): 447-453.

[70] Roedl JB, Colen RR, Holalkere NS, et al. Adenocarcinomas of the esophagus: response to chemoradiotherapy is associated with decrease of metabolic tumor volume as measured on PET-CT. Comparison to histopathologic and clinical response evaluation. Radiother Oncol, 2008, 89(3): 278-286.

第四十八章

胃及十二指肠癌

第一节 概　　述

胃癌（gastric cancer）是起源于胃上皮的恶性肿瘤，是消化系统最常见的恶性肿瘤之一，尽管发病率和死亡率有所下降，但仍然是癌症相关死亡的最常见原因之一。胃癌的发病率随着年龄的增加而显著升高，男性患胃癌的概率为女性的1.5倍。早期胃癌手术后5年生存率可达90%，进展期胃癌即使术后加化疗，5年生存率也仅为3%～13%。

一、发病原因

胃癌的病因至今尚未阐明，但多种因素会影响胃癌的发生。目前所知的主要因素包括幽门螺杆菌感染、亚硝基化合物、高亚硝酸盐的摄入、二羟基化合物、真菌、遗传等。高危人群包括长期食用加盐腌制蔬菜或烟熏肉和鱼、吸烟男性、接受过胃部手术、有癌前疾病（慢性萎缩性胃炎、胃溃疡、胃息肉）、有胃癌家族史、遗传性非息肉性肠癌、家族性腺瘤性息肉等遗传性疾病、恶性贫血（常合并萎缩性胃炎）、肥胖（超过正常体重20～25kg）的男性等。

二、病理分类及分期

胃癌可发生于胃的任何部位，好发于胃窦部，尤其是小弯侧，约占75%，其次是贲门部。根据胃癌的发展过程，分为早期胃癌和进展期胃癌两大类。

早期胃癌是指癌组织浸润仅限于黏膜层及黏膜下层，尚未侵及肌层者。早期胃癌术后五年生存率可达90%以上。纤维胃镜的广泛使用为胃癌的早期诊断提供了有效手段。肉眼形态分为：Ⅰ型（隆起型）、Ⅱ型（表浅型）、Ⅲ型（凹陷型）；镜下以管状腺癌最多见，其次为乳头状腺癌。进展期胃癌（中晚期胃癌）指癌组织浸润深度超过黏膜下层达肌层或胃壁全层，浸润愈深，预后愈差，临床上发现的胃癌绝大多数属进展期胃癌。肉眼形态可分为息肉型、溃疡型、弥漫浸润型；镜下一般分为腺癌、低分化腺癌、黏液癌、未分化癌。

淋巴道转移是胃癌的主要转移途径，首先转移至幽门下及胃小弯旁的局部淋巴结，其后可沿胸导管转移至左锁骨上淋巴结。血行转移多发生在胃癌晚期，常经门静脉转移至肝，亦可转移至肺、脑、骨等器官。胃癌组织浸透胃壁达浆膜层后，直接扩散到邻近器官和组织，如肝、胰腺及大网膜等。此外癌组织浸润至浆膜面时，可脱落至腹腔，种植于腹腔及盆腔，如在卵巢形成转移性黏液癌，称 Krukenburg 瘤。

胃癌的临床分期广泛采用的是美国癌症联合会（AJCC）分期系统进行疾病的分期（表48-1）。

表 48-1　AJCC 第 8 版胃癌分期标准

原发肿瘤（T）	分期
Tx: 原发肿瘤无法评估	0: Tis, N_0, M_0
T_0: 无原发肿瘤的证据	Ⅰ: T_{1-2}, N_0, M_0
Tis: 原位癌：原皮内瘤变，未侵及固有层，高度不典型增生	Ⅱa: T_{1-2}, N_{1-3}, M_0
T_1: 肿瘤局限于黏膜或黏膜下层	Ⅱb: T_{3-4a}, N_0, M_0
T_2: 肿瘤浸润超过黏膜下层，但局限于固有肌层	Ⅲ: T_{3-4a}, N_{1-3}, M_0
T_3: 肿瘤浸润超过固有肌层，但局限于浆膜下组织	Ⅳa: T_{4b}, 任何 N, M_0
T_{4a}: 肿瘤侵犯浆膜（脏腹膜）	Ⅳb: 任何 T, 任何 N, M_1
T_{4b}: 肿瘤侵犯邻近组织结构	
局部淋巴结（N）	
N_0: 无区域淋巴结转移	
N_1: 1～2 枚区域淋巴结转移	
N_2: 3～6 枚区域淋巴结转移	
N_{3a}: 7～15 枚区域淋巴结转移	
N_{3b}: ≥16 枚区域淋巴结转移	
远处转移（M）	
M_0: 无远处转移	
M_1: 有远处转移	

三、临床表现

胃癌的症状没有特异性，以消瘦最多见，其次为胃区疼痛、食欲不振、呕吐等。首发症状可为上腹不适，或饱食后剑突下胀满、烧灼或轻度痉挛性痛，可自行缓解，或食欲减退，稍食即饱。癌发生于贲门者有进食哽噎感，位于幽门部者食后有饱胀痛，偶因癌破溃出血而有呕血或柏油便，或因胃酸低，胃排空快而腹泻，或原有长期消化不良病史，致发生胃癌时虽亦出现某些症状，但已被忽略。少数患者因上腹部肿物或消瘦、乏力、胃穿孔或转移灶而就诊。

四、诊断

胃癌早期几乎不会有症状，初诊时患者多已属晚期。胃癌原发灶的诊断主要依靠 X 线钡餐和胃镜检查，CT 可提示其与周围脏器之间的关系及远处转移情况。

实验室检查：血液检查贫血常见，主要为长期失血所致的缺铁性贫血或由营养缺乏导致的巨幼细胞贫血；血沉增快；大便潜血试验呈持续阳性；血清肿瘤标志物检测灵敏，常用的胃癌标志物有癌胚抗原（CEA）、CA19-9 等，缺点是缺乏特异性，联合检测可增加其敏感性及特异性。

内镜检查是胃癌诊断的重要手段之一，对于定性定位诊断和手术方案的选择具有重要作用，对拟行手术治疗的患者为必需的检查项目。通过内镜还可以对新生物直接取样活检得到肿瘤的病理分型。对一些微小肿瘤，还可以在内镜下直接切除，减少患者手术痛苦，有利于术后恢复。诊断与治疗结合是内镜的独特优点，其缺点是属于有创检查，部分患者不能耐受；对病灶的深度及肿瘤与周围脏器之间的关系无法判断。超声内镜可直接观察病变本身，探测肿瘤浸润深度及周围肿大淋巴结，是一种较可靠的术前分期方法。

影像学检查技术：超声检查简便易行、价格便宜，可作为胃癌患者的常规检查，主要用于发现腹盆腔重要器官及淋巴结有无转移，可用于锁骨上、颈部淋巴结检查；超声引导下淋巴结、肝脏穿刺活检，有助于肿瘤诊断和分期；上消化道造影是胃癌诊断首选的常规检查，气钡双重对比造影有助于观察肿瘤在胃腔内浸润范围、肿块部位及胃腔狭窄程度、有无幽门梗阻；CT 是对胃癌进行诊断、分期及疗效观察的重要手段，有助于观察胃部肿瘤对胃壁的浸润深度、与周围脏器的关系、有无淋巴结和远处转移。对于胃部肿瘤较大者，建议行腹部、盆腔 CT 检查，以了解盆腔有无转移，特别是对于女性患者观察有无卵巢转移。无 CT 造影剂过敏者应行增强 CT 扫描，有助于检出微小转移灶。

病理诊断：主要依据胃镜活检组织学病理诊断，免疫组化检查可鉴别肿瘤的组织学分型或确定肿瘤的神经内分泌状况。

五、治疗

临床上采取综合治疗原则，手术切除是胃癌的主要治疗手段，辅以放射治疗和化学治疗及相关治疗。确诊胃癌后首先要根据患者的身体状况、肿瘤的病理类型、侵犯范围和发展趋势进行可切除性评估。影像学证实或高度怀疑或活检证实 N3 以上淋巴结转移、肿瘤侵犯或包绕大血管、远处转移或腹膜种植、腹水细胞学检查阳性的患者肿瘤不可切除。无法切除的肿瘤可行减状手术和姑息性切除：①若无症状则不进行姑息性胃切除术；②不需要淋巴结清扫；③短路手术有助于缓解梗阻症状；④胃造口术和 / 或放空肠营养管；再行辅助放化疗，治疗的目的是改善生活质量。对于可切除的肿瘤，高级别上皮内瘤变或黏膜内癌患者可行内镜下微创治疗；T_{1a}～T_3：应切除足够的胃，并保证显微镜下切缘阴性（一般距肿瘤边缘≥5cm），近侧部癌应切除食管下端 3～4cm，远侧部癌应切除十二指肠第一段 3～4cm；T_4 肿瘤需将累及组织整块切除；胃切除术需包括区域淋巴结清扫术（D），推荐 D2 手术（第 2 站淋巴结完全清除），切除至少 15 个淋巴结；当脾脏或脾门受累时可考虑行脾切除术；部分患者可考虑放置空肠营养管（术后进行放化疗者尤其推荐）。多数进展期近端胃癌宜施行全胃切除。

第二节　^{18}F-FDG PET/CT对胃癌的价值

一、胃癌 ^{18}F-FDG PET/CT 的典型表现

对于中晚期胃癌，典型表现为胃壁 ^{18}F-FDG 代谢局限增高，CT 示高代谢处胃壁局限或弥漫性不规则增厚，明显者可形成软组织肿块。然而对于早期胃癌，^{18}F-FDG PET 对原发病灶的探测能力有限。

区域淋巴结转移 ^{18}F-FDG PET 显示为结节状高代谢灶,部分可以互相融合,CT 所示淋巴结直径 > 或≤1cm。远处器官或组织内见局限性 ^{18}F-FDG 高代谢病灶,CT 示相应部位组织解剖结构或密度改变,或无异常密度改变但除外生理性摄取者,且依其影像学表现排除原发性病变后,诊断为转移灶。

二、[18]F-FDG PET/CT 对胃癌价值的综合评价

NCCN 指南中推荐如果没有远处转移的证据和临床指征,PET/CT 可能不合适评估早期胃癌;手术前的评估可使用 PET 鉴别肿瘤、转移淋巴结及分期,辅助确定手术方式及淋巴结清扫范围;PET/CT 扫描也可用于预测术前对化疗的反应以及复发性胃癌的评估;在放疗前,如条件允许的话可使用 PET/CT 进行评估,有助于确定剂量和边界;在肾功能不全或对 CT 造影剂过敏的情况下,可按临床要求行 PET/CT 扫描进行治疗后评估;治疗后 5 年内随访可考虑每年行 PET/CT 检查,有助于发现吻合口、残胃复发和淋巴结转移。ESMO 临床实践指南也指出 PET/CT 可以通过检测胃癌的受累淋巴结或转移性病变来提高分期准确性。然而,PET 对黏液性或弥漫性肿瘤可能无法提供有价值信息。

在临床实践中,当怀疑胃癌,患者身体状况不允许或患者本人不愿意接受胃镜检查时,可以考虑行 ^{18}F-FDG PET/CT 检查;对于某些胃恶性肿瘤,如胃恶性淋巴瘤、平滑肌肉瘤,具有黏膜下生长的特点,胃镜活检的准确率不如胃癌高,行 ^{18}F-FDG PET/CT 检查可帮助诊断。

三、[18]F-FDG PET/CT 对胃癌诊断与鉴别诊断的价值

由于胃部生理性摄取的干扰,对于胃部病变良恶性的鉴别通常需通过饮水或口服造影剂使胃充盈、行常规显像及延迟显像,有助于更清楚地显示病变。有研究探讨了 ^{18}F-FDG PET/CT 双时相显像(DTPI)鉴别胃壁局灶性摄取增加病变良恶性的价值,注射 ^{18}F-FDG 后 1 和 2 小时行 PET/CT 扫描(早期和延迟成像),共纳入 74 例患者,早期 SUV_{max} 为 5.0 ± 1.4(范围 $1.9 \sim 11.3$),延迟 SUV_{max} 为 5.9 ± 2.7(范围 $1.0 \sim 16.3$)。52 例延迟显像 SUV_{max} 升高,其中 85%(44/52 例)为恶性;20 例

SUV_{max} 减低,90%(18/20 例)为良性;2 例 SUV_{max} 未改变者为良性病变;恶性与良性病变 SUV_{max} 的变化有显著性差异($t = -5.785$,$p = 0.000$);绘制 S1,S2 的受试者工作特征曲线(ROC)和保留指数(RI)以找出鉴别诊断的最佳截断值,以 S1,S2 和保留指数(RI)高于 4.6%、5.1% 和 13% 为阳性诊断标准,敏感性分别为 65.2%、87.0% 和 87.0%,特异性分别为 64.3%、82.1% 和 89.3%;约登指数分别为 0.332、0.693 和 0.770;AUC 为 0.635(95% 置信区间,$0.507 \sim 0.764$)、0.873(95% 置信区间,$0.786 \sim 0.961$)和 0.923(95% 置信区间,$0.854 \sim 0.992$)。结论认为与传统影像相比较,DTPI 有助于更准确地区分胃疾病的恶性和良性,而且简便易行。另有研究评估了胃扩张 ^{18}F-FDG PET/CT 对胃部病变的诊断作用,所有患者常规 PET/CT 扫描发现胃壁局部摄取增加,然后静脉注射 20mg 莨菪碱丁基溴,饮水约 500ml 扩张胃,$5 \sim 10$ 分钟 PET/CT 显像,2 位医生阅片。对 49 例治疗前分期的胃癌患者,胃扩张后 PET 扫描改善了原发肿瘤的探测率(从 80% 到 90%)。常规 PET 扫描评估肿瘤范围与内镜/手术报告的一致率为 31%(阅片者 1)和 45%(阅片者 2),胃扩张后分别为 73% 和 76%;胃扩张后阅片者之间的一致性也有改善(Kappa = $0.29 \sim 0.69$)。代谢和形态学定量分析显示胃扩张对正常胃壁有重要影响,但对肿瘤除了延迟显像 SUV 略有增加外,没有显著影响。胃扩张后,肿瘤与正常胃 SUV_{max} 比值从 3.8 ± 2.9 增加到 9.2 ± 8.6($p < 0.0001$),便于检测和改善原发肿瘤的评估。在 39 名意外发现胃摄取的患者中,胃扩张后 25 名(64%)准确排除了恶性;其余 14 例患者胃扩张后 ^{18}F-FDG 持续摄取,有 10 例(71%)确诊为恶性肿瘤,4 例假阳性病例中,3 例(21%)确诊为良性病变,1 例随访 3 年没有胃病报道。结论认为胃扩张后 PET 扫描是一种简便的改善胃恶性肿瘤局部分期的方法;在意外发现胃摄取时,胃扩张后 PET 扫描也是排除恶性肿瘤的有效工具,并可避免不必要的内镜检查。

不同学者报道的 FDG PET 诊断原发胃癌的敏感性差异较大,可能与病例的选择有关。FDG PET/CT 对早期胃癌敏感性低,可能的原因是:胃的生理性摄取致本底摄取高,影响早期胃癌的诊断;PET/CT 仪器分辨率有限,仅 $4 \sim 5mm$;部分容积效应的影响,导致早期胃癌摄取低。对某些病理类型,如印戒细胞癌、黏液腺癌,FDG 摄取减

低或无明显摄取，可能与肿瘤细胞表面 Glut1 转运体表达减少有关；此外还有一些假阳性的情况，如生理性摄取和胃炎，需加以鉴别。

在 PET/CT 检查中，经常会有很多意外发现。有一项研究评估了胃癌患者 PET/CT 检查中意外发现的临床意义，421 例胃癌患者接受 PET/CT 检查进行初始分期，根据临床意义将 PET/CT 的意外发现分为正常变异、良性、可能良性、可能恶性、肯定恶性 5 类。结果 35 例患者无意外发现，其余 386 例患者（91.7%）共有 882 个意外发现。在 274 个被归类为可能良性、可能恶性或绝对恶性病变中，130 个需要进一步检查。最后，12 个（9.2%）被证实与第二原发恶性肿瘤或胃癌转移有关。另外还有 129 个需要进一步门诊就诊、10 个需进一步住院评估意外发现。一名患者改变了胃癌的治疗方案。每个患者进一步检查的估计费用是 333 美元（95% 置信区间：248～311 美元）。结论认为 PET/CT 检查意外发现很常见，尽管怀疑意外发现是恶性肿瘤，但大多数是良性的，并且进一步检查需要较高费用。

四、^{18}F-FDG PET/CT 对胃癌术前分期的价值

手术是胃癌的主要治疗方法，术前进行准确分期可判断胃癌的可切除性及术后复发的可能性，对于进展期疾病患者，PET/CT 检查可以发现远处转移（图 48-1），避免不必要的手术。因此，胃癌患者术前使用 PET/CT 评估分期非常重要。

有研究一对一评估了 ^{18}F-FDG 摄取与转移 / 非转移淋巴结（LN）之间的关系，共 21 例胃癌患者，早晨静脉注射 ^{18}F-FDG，当天下午行胃切除术和 LN 清扫，使用井型计数器测量每个 LN 的放射计数，比较每个 LN ^{18}F-FDG 摄取、最短直径和病理结果，总共分析了 906 个淋巴结，其中 115 为转移淋巴结。与非转移淋巴结相比，转移淋巴结 ^{18}F-FDG 摄取显著升高（$p < 0.0001$），且显著增大（$p < 0.0001$）；^{18}F-FDG 摄取受试者工作特征（ROC）曲线，曲线下面积大于 LN 最短径（0.71 和 0.60）；肠型腺癌 ROC 曲线下面积大于弥漫型（0.75 和 0.61）。结论认为，^{18}F-FDG 摄取区分有无淋巴结转移，可能比 LN 直径更有用，特别是在肠型胃癌病例。Wang 等回顾性分析了 50 例接受术前 PET/CT 检查和开腹手术的胃癌患者，结果发现 ^{18}F-FDG 阳性淋巴结数量与组织学阳性 LN 的数量呈中度相关（$r = 0.694$，$p = 0.001$）。

有研究探讨了治疗前 PET/CT 代谢量化值与未分期胃癌（GC）患者临床资料的相关性，纳入 40 例未接受过治疗的胃癌患者行 ^{18}F-FDG PET/CT 检查，结果转移和非转移患者基线 PET 平均 SUV 分别为 6.05 和 4.13（$p = 0.008$），以 SUV 2.5 为阈

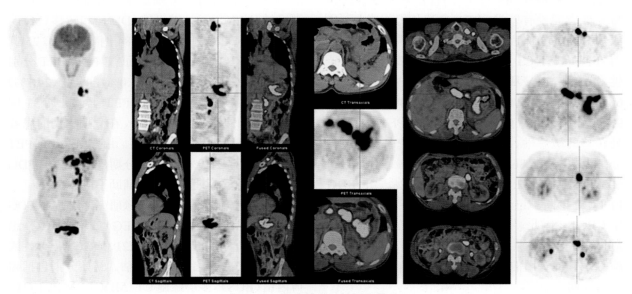

图 48-1　胃癌伴淋巴结及肝转移

患者，男，65 岁，^{18}F-FDG PET 检查示胃底胃壁不均匀局限增厚，代谢异常增高；左颈部Ⅳ区及左锁骨上 / 下区、肝胃间隙及腹膜后区多发肿大淋巴结，代谢异常增高；肝左外叶下缘紧邻胃大弯代谢局限性增高。考虑胃癌伴上述多发淋巴结及肝左外叶转移，胃镜活检确诊为胃癌

值的总病灶糖酵解（TLG 2.5）分别为 802cm^3 和 226cm^3（$p=0.031$），以 30% SUV$_{max}$ 为阈值的 TLG（TLG30）分别为 436cm^3 和 247cm^3（$p=0.018$）；较高的变异系数与肿瘤分化差相关（G3 为 0.47，G1 和 G2 为 0.28；$p=0.03$）。以 SUV 2.5 为阈值的代谢肿瘤体积（MTV 2.5）与患者体重减轻呈正相关（体重减轻 <5%、5%～10% 和 >10% MTV 2.5 分别为 40.4cm^3、123.6cm^3 和 181.8cm^3，$p=0.003$）。认为 PET/CT 可能胃癌患者有价值的诊断工具。

有研究对胃癌患者治疗前 ^{18}F-FDG PET/CT 与增强 CT（CECT）分期价值进行了比较。一项研究纳入 106 例局部进展期胃癌患者，结果 CECT 和 ^{18}F-FDG PET/CT 分别显示原发肿瘤 96 例（90.6%）和 101 例（95.3%）（$p=0.074$）。单纯 CECT 与 CECT 联合 ^{18}F-FDG PET/CT 诊断 N 分期、腹膜扩散、肝转移、远处淋巴结转移、骨转移和其他部位转移的 ROC 曲线下面积分别为 0.787 和 0.858（$p=0.13$）、0.866 和 0.878（$p=0.31$）、0.998 和 1.0（$p=0.36$）、0.744 和 0.865（$p=0.049$）、0.786 和 0.998（$p=0.034$）、0.944 和 0.984（$p=0.34$）和 0.889 和 0.912（$p=0.21$）。原发肿瘤检测和 NM 分期的诊断性能不受组织学亚型的影响。另一项包含 45 例胃癌患者的回顾性研究结果显示 CECT 和 ^{18}F-FDG PET/CT 对胃癌原发病灶的敏感性、特异性、准确性、PPV 和 NPV 分别为 92.11%、57.14%、86.66%、92.11%、57.14% 和 81.58%、85.71%、82.22%、96.88%、46.15%，两种技术在敏感性和特异性方面没有差异；PET 参数与组织类型、分级和胃部病变部位之间无统计学差异；CECT 和 ^{18}F-FDG PET/CT 对淋巴结转移的敏感性、特异性、准确性、PPV 和 NPV 分别为 70.83%、61.90%、66.66%、68% 、65% 和 58.33%、95.24%、75.55%、93.33%、66.67%。CECT 和 ^{18}F-FDG PET/CT 对远处转移的敏感性、特异性、准确性、PPV 和 NPV 分别为 80%、62.86%、66.66%、38.10%、91.67% 和 60%、88.57%、82.22%、60%、88.57%。^{18}F-FDG PET/CT 诊断淋巴结和远处转移的特异性显著高于 CECT。因此，^{18}F-FDG PET/CT 一次完成全身显像，对于胃癌原发病灶、淋巴结和远处转移的检测是一种有用的工具，与 CECT 结合可更好的评估分期。

进展期胃癌转移至卵巢较常见，一项研究回顾性分析了转移性卵巢肿瘤 ^{18}F-FDG PET/CT 的结果，并确定转移性卵巢肿瘤与原发肿瘤的 FDG 摄取之间的相关性。共纳入 32 例患者，20 例双侧卵巢有转移，12 例为单侧；总共 52 个病灶的平均 SUV$_{max}$ 为 4.1±3.1（范围 1.2～13.3），其中 46 个病灶 FDG 摄取不均匀；22 例可测量的原发瘤 SUV$_{max}$ 与卵巢转移瘤 SUV$_{max}$ 呈中度正相关（$r=0.559$，$p=0.007$）；转移性卵巢肿瘤的大小和 SUV$_{max}$ 之间没有显著的相关性（$p=0.128$）；结直肠癌转移性卵巢肿瘤的平均 SUV$_{max}$（5.28±3.10，$n=16$）显著高于胃癌（3.36±2.68，$n=16$）（$p=0.039$）。结论认为转移性卵巢肿瘤 FDG 摄取差异较大，取决于原发肿瘤类型。在绝大多数病例中，FDG 摄取不均匀，当原发肿瘤 FDG 摄取低时，转移性卵巢肿瘤也可能显示 FDG 摄取低，因此需要仔细评估。

由于胃癌患者同步结直肠癌（CRN）风险增加，因此建议胃癌患者术前筛查同步 CRN。有研究探讨了 ^{18}F-FDG PET/CT 对胃癌患者同步进展期 CRN 的诊断准确性，共纳入 256 例接受结肠镜检查和 ^{18}F-FDG PET/CT 术前分期的胃癌患者，有 21 例检测到同步进展 CRN（4.7%），^{18}F-FDG PET/CT 的敏感性、特异性和准确性分别为 76.2%、96.2% 和 94.5%，证明 ^{18}F-FDG PET/CT 对胃癌患者同步进展 CRN 的诊断准确率较高，建议结肠镜进一步评估胃癌患者的阳性 ^{18}F-FDG PET/CT 结果。

一项研究回顾性分析了 2006 年至 2014 年间 166 例经病理证实、且术前行 CT 和 ^{18}F-FDG PET 的胃癌患者，结果 CT 确定原发肿瘤（PT），局部淋巴结（LLN），远处淋巴结（DLN）和转移（M）的例数分别为 120 例（72.3%），84 例（50.6%），25 例（15.1%）和 32 例（19.3%）；而 ^{18}F-FDG PET 分别为 125 例（75.3%），78 例（47.0%），41 例（24.7%）和 27 例（16.3%）。^{18}F-FDG PET 上调分期 31 例（18.7%），下调 17 例（10.2%），在分期上调的患者中，20 例（64.5%）发展为晚期。由于 ^{18}F-FDG PET 改变了 48 例（28.9%）患者的分期，支持将 ^{18}F-FDG PET 作为胃癌分期的有价值辅助手段。

但是也有相反的结果，一项研究评估了 ^{18}F-FDG PET/CT 对食管胃交界处（AEG）或胃癌（GC）患者淋巴结分期的准确性，对 221 例 GC（$n=88$）或 AEG（$n=133$）患者进行了评估。初始分期包括超声内镜（EUS）、多层螺旋 CT（MDCT）和 PET-CT。94 例新辅助治疗后患者进行 PET/CT 再分期。结果：对术前淋巴结转移探测，PET/CT 显示高特异性（91%）和阳性预测值（89%）。相比之下，EUS

更为敏感（73%和50%，$p < 0.01$），但特异性较低（60%，$p < 0.01$）。在肠型/混合型肿瘤患者中，与单独CT相比，PET/CT改善了区域外淋巴结转移（$p = 0.01$）和远处转移（$p = 0.01$）的检测。相比之下，由于敏感性低，PET/CT对新辅助治疗后（32%，$p < 0.01$）和弥漫型癌（24%，$p < 0.01$）评估淋巴结是无效的。提示对食管胃交界处（AEG）或胃癌（GC）患者，PET/CT不能提高N分期的总体准确性，但与EUS和MDCT相比，确实提高了特异性，不推荐常规将PET/CT用于弥漫型癌症患者的初始分期或新辅助治疗后淋巴结分期。分析PET检测局部淋巴结受累特异性较高，但敏感性较低可能原因有：与胃蠕动有关，胃蠕动产生活动性伪影，影响区域小淋巴结转移的检测；与胃的生理性摄取有关；仪器分辨率限制，导致转移淋巴结与原发肿瘤病变难以区别。通过延长采集时间和提高FDG的注射剂量可能可提高区域淋巴结转移检测的敏感性。虽然FDG PET对区域小淋巴结的检测能力有限，但不影响患者治疗方案的选择，因为在手术过程中会常规清扫区域淋巴结。此外，对于腹膜转移灶，FDG PET假阴性也较常见，可能原因包括：对于肉眼可见的较大的腹膜结节，可能是由于其纤维组织成分较多，肿瘤细胞比例较少且散在分布，肿瘤组织摄取FDG较少，不能提供显像需要的足够信息量；腹膜转移一般是多发、小结节、弥漫分布，由于转移灶体积较小，受仪器分辨率限制呈现假阴性。

五、疗效评价

治疗反应的准确评估对于患者管理至关重要。但并非所有类型的胃癌都对^{18}F-FDG具有高亲和力，PET/CT在胃癌疗效评估方面的作用尚未确立，但研究表明，这种成像方式可能会发挥一定的作用。

有研究评估了PET早期代谢改变预测化疗反应的可行性，并探讨其在进展期胃癌患者中的预后价值。前瞻性纳入64例进展期胃癌患者，在基线和治疗开始后14天行^{18}F-FDG PET检查。通过ROC分析确定代谢变化百分比阈值后，分析PET结果与患者最佳临床反应，疾病控制状态和生存率的相关性。以总摄取值降低百分比（ΔSUV）=40%为临界点，预测临床反应有最高敏感性（70%）和特异性（83%），预测疾病控制情况为30%，最高敏感性（58%），特异性（100%）。肝转移FDG摄取减少可以预测临床反应（$p = 0.010$）和疾病控制状态（$p = 0.002$）的阈值分别为35%和15%。肝脏病灶FDG摄取减少越多的患者总生存期较长（$p = 0.004$）。结论认为^{18}F-FDG PET早期代谢改变可能是进展期胃癌的预后和疾病控制指标。肝转移早期FDG摄取的变化可能是一个有用的预后因素，但还需要进一步的探索。

在胃癌患者，人类表皮生长因子2（HER2）过表达被认为更具侵袭性，其表达状态也可预测对抗HER2抗体治疗的反应，且目前在胃癌患者常规检测HER2表达。有研究探讨了HER2表达与^{18}F-FDG摄取的关系，回顾性分析64例经手术切除且术前行^{18}F-FDG PET/CT检查的胃癌患者，结果SUV$_{max}$与HER2的表达无明显相关性。然而，当排除印戒细胞癌时，HER2阴性组的SUV$_{max}$显著高于HER2阳性组（8.619 ± 5.878和3.789 ± 2.613，$p = 0.021$）。多变量分析显示，SUV$_{max}$和肿瘤分化与HER2表达仍然显著相关（p分别为0.048和0.028）。当使用SUV$_{max}$截断值6.2时，预测HER2表达的准确性为64.4%。认为胃癌^{18}F-FDG摄取与HER2表达有关，^{18}F-FDG PET/CT可用于预测胃癌的HER2状态和确定治疗方案。然而另一项研究回顾性分析了HER2+和HER2-的病例，在匹配年龄和性别后，HER2+和HER2-患者的SUV$_{max}$之间没有差异（分别为9.7和8.4，$p = 0.6$）；HER2+和HER2-病例的组织学（肠型分别为81%和57%，$p = 0.11$）、大小（分别为2.6和3.8cm，$p = 0.12$）、分化（低分化分别为47%和68%，$p = 0.06$）、有淋巴结转移（分别为60%和40%，$p = 0.3$）均没有差异。虽然HER2+和HER2-病例的生存率没有差异，但SUV$_{max}$中位数高于6.6和低于6.6的患者生存率存在显著差异（分别为12.2个月和30个月，$p = 0.01$）。结论认为SUV$_{max}$与胃癌的HER2状态无关。独立于HER2过表达，具有高SUV$_{max}$的患者总体存活较差，表明代谢标志比组织学标志能更好地预测肿瘤的生物学侵袭性。

六、^{18}F-FDG PET/CT探测胃癌复发与再分期的价值

胃癌治疗后复发率高，尤其是进展期胃癌。虽然血清肿瘤标志物如CEA、CA19-9升高常提示肿瘤复发，但不能判断复发部位及程度，^{18}F-FDG PET/CT对胃癌治疗后复发的检测具有重要价值，可显示复发的部位和程度，进行再分期（图48-2）。

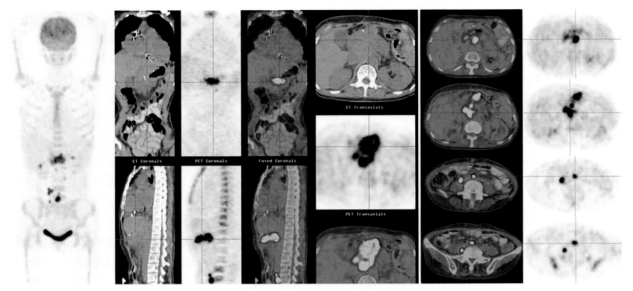

图 48-2　胃癌术后复发、转移

患者，女，50 岁，胃癌术后放化疗后复查，^{18}F-FDG PET 示腹腔内紧邻吻合口区异常软组织影，代谢异常增高；系膜区、胰腺旁、腹膜后、右侧髂血管旁多发淋巴结，代谢异常增高，考虑为恶性肿瘤病变复发、转移

有研究通过系统回顾和荟萃分析探讨了 ^{18}F-FDG PET 检测手术切除后胃癌复发的诊断准确性。纳入了 14 项研究（828 例），以每个患者为基础，^{18}F-FDG PET 或 PET/CT 的合并敏感性、特异性、阳性似然比、阴性似然比和诊断优势比分别为 0.85（95% 置信区间：0.75～0.92）、0.78（95% 置信区间：0.72～0.84）、3.9（95% 置信区间：2.9～5.4）、0.19（95% 置信区间：0.11～0.34）和 21（95% 置信区间：9～47）；以每个病灶为基础，汇总敏感性为 0.75（95% 置信区间：0.61～0.86）；PET/CT SROC 曲线下面积为 0.86。

有很多复发的胃癌患者并没有临床症状，因此定期随访评估病情很重要。Lee 等评估了 ^{18}F-FDG PET/CT 对手术切除后无症状胃癌患者的诊断性能，回顾性分析了 190 例行根治性手术的胃癌患者（早期胃癌 115 例、进展期胃癌 75 例），术后 1 年（91 例）或 2 年（99 例）行 ^{18}F-FDG PET/CT 随访，在 PET/CT 检查前其他随访检查未见复发。结果随访期间 19 例（10.0%）复发；^{18}F-FDG PET/CT 显示 37 例（19.5%）异常，其中 16 例（8.4%）被诊断为癌症复发；在 153 例 PET/CT 未发现异常的患者中，3 例假阴性，其他随访检查确诊为复发；^{18}F-FDG PET/CT 的敏感性、特异性、阳性预测值和阴性预测值分别为 84.2%、87.7%、43.2% 和 98.0%；在 115 例早期胃癌患者中，PET/CT 检出 5 例（4.3%）复发；在 75 例进展期胃癌患者中，PET/CT 检出

14 例（18.7%）复发，其中两例为腹膜复发；另外，在所有患者中，^{18}F-FDG PET/CT 检出 6 例（3.2%）继发性原发癌。结论认为 ^{18}F-FDG PET/CT 对胃癌术后复发有良好的诊断能力，^{18}F-FDG PET/CT 可作为胃癌患者，特别是进展期胃癌患者的一种有用的随访方式。然而，PET/CT 的假阳性结果需要进一步仔细评估。

有学者认为 ^{18}F-FDG PET 在胃癌复发的应用受到低敏感性的限制，研究了原发性肿瘤 ^{18}F-FDG 摄取对胃癌复发检测的价值，368 例进展期胃癌患者行 ^{18}F-FDG PET/CT 检查进行初始分期和根治性手术后的复发监测。在基线 PET/CT 上，如果原发肿瘤局灶性摄取 $SUV_{max} \geqslant 4$ 则为 FDG 阳性。结果基线 PET/CT 显示 368 例患者中有 236 例（64.1%）原发灶为阳性，132 例（35.9%）为阴性；随访 18.9 个月 ± 13.3 个月，72 例（19.6%）复发；在 63 例复发患者的 PET 扫描中，分别有 42 例（66.7%）原发性肿瘤阳性患者和 21 例（33.3%）原发性肿瘤阴性患者；对所有复发者，^{18}F-FDG 阳性患者的 PET 敏感性高于阴性患者（81.0% 和 52.4%；$p = 0.018$）；对非吻合口复发者，^{18}F-FDG 阳性患者的敏感性高于阴性患者（82.1% 比 47.4%；$p = 0.006$）；对于腹膜复发者，^{18}F-FDG 阳性组的敏感性也较高。^{18}F-FDG 阳性和阴性组的 PET 特异性相似（97.1% 和 97.5%）；增加细胞类型和 Lauren 分类到肿瘤 ^{18}F-FDG 亲和力进一步提

高 PET 的敏感性。结果表明 ^{18}F-FDG PET/CT 对原发灶 ^{18}F-FDG 阳性的胃癌患者手术切除后复发探测的敏感性较高，在这组患者可能具有较高的价值。

有研究分析了 ^{18}F-FDG PET/CT 在食管胃交界腺癌疗效评估中的潜在作用，认为 FDG PET/CT 可以为新辅助治疗评估提供有用的信息，因为它在识别无应答者时具有高的阴性预测价值。

七、^{18}F-FDG PET/CT 用于胃癌预后评估

治疗前基线 ^{18}F-FDG PET/CT 对很多肿瘤患者具有很重要的预后价值，对胃癌患者也是如此。一项荟萃分析评估了胃癌患者治疗前标准化摄取值（SUV）的预后价值，包含 672 名患者的 6 项研究的 OS 合并 HR 为 1.72[95% 置信区间 1.28～2.3，$p=0.0004$，$I(2)=0$]，表明高 SUV 患者预后较差；RFS 的合并 HR 为 1.70[95% 置信区间 1.20～2.39，$p=0.003$，$I(2)=0$]；基于截断值确定方法的亚组分析表明，受试者工作特征（ROC）方法可以更好地定义截断值，基于随后的治疗策略的亚组分析显示了 SUV 的显著预后价值。研究结果表明治疗前原发病灶的 SUV 可能是胃癌患者总生存期和无复发生存期的重要预后因素，高 SUV 可能预示着预后不良。

Lee 等评估了 ^{18}F-FDG PET 对进展期胃癌（AGC）患者无远处转移生存、无腹膜复发生存、无瘤生存和总生存率的预测价值，纳入 217 例术前接受 ^{18}F-FDG PET 检查及随后行根治性手术切除的 AGC 患者，5 年无复发生存率、无腹膜复发生存率、无远处转移生存率和总生存率分别为 46.9%、68.5%、76.0% 和 58.1%；肿瘤浸润深度、淋巴结转移、淋巴管浸润和肿瘤与肝摄取比（TLR）是无复发生存和总体生存的独立预后因素（$p<0.05$）；淋巴管浸润和 TLR 是无远处转移生存的独立危险因素（$p<0.05$）；TLR≤2.0 和 >2.0 的患者，5 年无远处转移生存率分别为 95.5% 和 68.8%；对于无腹膜复发生存率，TLR 无统计学意义（$p=0.7$），而 pT 分期、淋巴结转移、Lauren 分级和 Bormann 分型是独立的预后因素（$p<0.05$）。结论认为，摄取 ^{18}F-FDG AGC 是无远处转移生存、无复发生存和总生存期的独立预后因素；在 ^{18}F-FDG 摄取高的患者中，随访期间应考虑远处转移的可能性。但值得注意的是某些病理类型，如印戒细胞癌本身 FDG 摄取较低，不适于应用 ^{18}F-FDG PET 评估预

后，就像下面的研究结果：60 名确诊的术前行放化疗的局限性胃腺癌（LGAC）患者行基线 PET 检查，结果基线 PET 的中位标准化摄取值（iSUV）为 6（范围 0～28），治疗前活检印戒细胞的存在与低 iSUV（≤6；$p=0.0017$）高度相关；具有较高 iSUV（>6）的患者与较低 iSUV（≤6）的患者相比具有较长的 OS（$p=0.0344$）；但 iSUV 不是一个独立的预测指标（$p=0.12$）；然而对于 iSUV>6 的患者，死亡风险降低（风险比 =0.26）。结论认为术前放化疗和手术治疗的 LGAC 患者中，高 iSUV 的患者比低 iSUV 患者的总体生存时间更长，iSUV 可能对术前放化疗 LGAC 患者具有预测价值，与前面的研究结果相反，可能跟病例的选择有关。

一项研究回顾性分析了术前 ^{18}F-FDG PET/CT 测量的转移淋巴结（LNs）的 SUV_{max} 对胃癌的预后价值，纳入 151 例病理学证实为胃癌 LN 受累的患者，术前行 ^{18}F-FDG PET/CT 检查。151 例中有 38 例（25%）复发，34 例（23%）在随访期间死亡（中位随访时间 48 个月，74 个月），27 例（18%）为 ^{18}F-FDG 阳性淋巴结（范围为 2.0～22.6）。在这 27 例患者中，ROC 显示 SUV_{max} 2.8 是预测 RFS 和 OS 的最佳临界值。单因素和多因素分析结果显示，淋巴结 SUV_{max}[危险比（HR）= 2.71，$p<0.0001$]、病理 N 分期（HR = 2.58，$p=0.0058$）和病理 T 分期（HR = 1.77，$p=0.0191$）是 RFS 的独立预后因素。此外，淋巴结 SUV_{max}（HR = 2.80，$p<0.0001$）和 pN 分期（HR = 2.28，$p=0.0222$）是 OS 的独立预后因素。包含常规危险因素（pT/pN 阶段）的预测生存模型给出了 RFS 0.833 和 OS 0.827 的 c 统计量，而淋巴结 SUV_{max} 与 pT/pN 阶段的模型组合给出了针对 RFS 的 c 统计量 0.871（$p=0.0355$），OS 为 0.877（$p=0.0313$），认为术前 ^{18}F-FDG PET/CT 的 SUV_{max} 是影响 RFS 和 OS 的独立预后因素，联合淋巴结 SUV_{max} 与 pT/pN 分期可提高胃癌患者生存预测精确度。

Wang 等探讨了 ^{18}F-FDG PET/CT 代谢阳性淋巴结（MPLN）数目对局部进展期胃癌（LAGC）患者的预测价值，回顾性分析 50 例接受术前 PET/CT 检查和开腹手术的 LAGC（T_2～T_4 期）患者。术后中位总体生存（OS）为 32.57 个月（范围 3.0～94 个月）；单变量分析示 MPLN（≤2 和≥3）、PET/CT LN（阳性和阴性）、LN SUV_{max}（<2.8 和≥2.8）、TNM 分期（Ⅰ、Ⅱ与Ⅲ、Ⅳ）和手术类型（R0 和非 R0）与 OS 显著相关；多变量分析示手术类型（R0

和非 R0）和 MPLN 数量（≤2 和≥3）都是 OS 差的独立因素。研究表明 MPLN 数量可以为 LAGC 预后提供额外的信息，MPLNs≥3 的患者可能预后更差，但还需要进一步的临床试验证实。

有研究探讨了治疗前 PET/CT 代谢量化值与未分期胃癌（GC）患者预后的相关性，纳入 40 例未接受过治疗的胃癌患者行 ^{18}F-FDG PET-CT 检查，在多变量 Cox 分析中，以 30% SUV_{max} 为阈值的 TLG（TLG30）是所有患者总生存期（OS）的预后指标（HR＝1.001，95% 置信区间：1.000 9～1.001 7；p＝0.047）；对无转移的患者，TLG30（HR＝1.009，95% 置信区间：1.003～1.014；p＝0.004）和 SUV 2.5 为阈值的代谢肿瘤体积（MTV2.5）（HR＝1.02，95% 置信区间：1.002～1.036；p＝0.025）是 OS 的预后指标；TLG30 是转移时间（TTM）唯一显著的预后指标（HR＝1.006，95% 置信区间：1.001～1.012；p＝0.02）。结论认为 PET/CT 可能胃癌患者有价值的预后工具，但还需要在标准化的随机临床试验中进一步评估。

另一项研究探讨了骨髓（BM）^{18}F-FDG 摄取与临床因素之间的关系及对胃癌的预后价值，回顾性分析了 309 例接受 FDG PET/CT 分期和根治性手术切除的胃癌患者，原发肿瘤的 FDG 摄取按视觉分为阳性或阴性。结果 309 例患者中有 38 例（12.3%）复发，18 例（5.8%）死亡；进展期胃癌、FDG 摄取阳性、复发患者的 BM SUV，BM/肝脏摄取比（BLR）均高于早期胃癌、FDG 摄取阴性、无复发的患者（p＜0.05）；BM SUV 和 BLR 与血红蛋白水平、中性粒细胞与淋巴细胞比值、血小板与淋巴细胞比值均呈显著正相关（p＜0.05）；多因素分析显示，多发性肿瘤、T 分期、淋巴结转移、肿瘤切缘累及、BLR 与无复发生存期（RFS）显著相关（p＜0.05）；T 分期、淋巴结转移、血红蛋白水平和 BLR 与总生存期（OS）显著相关（p＜0.05）。结论认为 PET/CT 骨髓肝脏摄取比是胃癌手术切除患者 RFS 和 OS 的独立预后因素。

Wang 等探讨了 PET 早期代谢改变在进展期胃癌患者中的预后价值。前瞻性纳入 64 例进展期胃癌患者，在基线和治疗开始后 14 天行 ^{18}F-FDG PET 检查。研究结果认为 FDG PET 早期代谢改变可能是进展期胃癌的预后指标，肝转移早期 FDG 摄取的变化可能是一个有用的预后因素，但还需要进一步的探索。

第三节　其他新型 PET 显像剂及新技术在胃癌的应用

^{18}F-FLT 是一种胸腺嘧啶类似物，通过反映 TK-1 活性间接反映肿瘤细胞的增殖状况，是一种肿瘤特异性显像剂，用于多种肿瘤的显像。有研究探讨了 ^{18}F-FDG PET/CT 与 ^{18}F-FLT PET/CT 对胃癌原发灶和转移淋巴结的诊断价值。结果 17 例中有 14 例（82.4%）通过 FDG 和 FLT PET/CT 显示了原发肿瘤。尽管 FDG 或 FLT 能见度与肿瘤大小（p＝0.16）或组织学类型无显著相关性（p＝1.00），但 3 例阴性病变是早期癌症（T_1）。FDG PET/CT 诊断淋巴结转移的敏感性、特异性和准确性分别为 44.8%（13/29），98.7%（164/166）和 90.8%（177/195），FLT PET/CT 分别为 31.0%（9/29），100%（166/166）和 89.7%（175/195），两者在敏感性（p＝0.13）、特异性（p＝0.48）、准确性（p＝1.00）上没有显著差异。因此对于胃癌原发灶和淋巴结的检测，FLT PET/CT 能与 FDG PET/CT 具有相同的诊断价值。另一项研究评估了 FLT PET/CT 对胃癌术前分期的价值，并与增强 CT（CECT）对比。结果 56 例行 FLT PET/CT 和 CECT 患者，分别发现原发肿瘤 56 例（100%）和 53 例（94.6%）（p＝0.013）。使用 ROC 曲线，FLT PET/CT 评估区域淋巴结转移的敏感性和特异性高于 CECT（p＝0.003 3）。与 CECT 相比，FLT PET/CT 能够鉴别更多的区域外腹部转移灶（n＝56，分别为 19 和 15），但差异无统计学意义（p＞0.41）。结论认为 FLT PET/CT 鉴别胃癌原发肿瘤的能力大于 CECT，评估区域淋巴结转移较好，能比 CECT 鉴别更多的腹部转移灶，但差异无统计学意义。Wang 等了评估 PET 早期代谢改变预测化疗的临床反应的可行性，并探讨其在进展期胃癌患者中的预后价值。前瞻性纳入 64 例进展期胃癌患者，在基线和治疗开始后 14 天行 ^{18}F-FLT PET 检查。结果 FLT-PET 的 ΔSUV 对临床反应（AUC＝0.62；p＝0.134）和疾病控制（AUC＝0.66；p＝0.157）没有预测作用。

PET/MR 是目前最先进的融合影像设备，已有研究初步探讨了 PET/MR 对胃癌的价值。一项研究评价了 ^{18}F-FDG PET/MR 是否可以提高胃癌患者 TNM 分期的诊断性能，并有助于做出可切除性的准确决定。纳入 42 例经组织学确诊的胃癌患者接受术前 MDCT 和 ^{18}F-FDG PET/MR 检查。两名腹部放射科医师独立评估了图像，结果两位医师在 MDCT 和 ^{18}F-FDG PET/MR T 和 N 分期诊断的准确性之间无显著差异。然而，与 MDCT 相比，一位医师 ^{18}F-FDG PET/MR M 分期诊断准确性明显提高（$p = 0.008$），另一位医师边缘改善（$p = 0.063$）。关于胃癌的可切除性，两位医师在 ^{18}F-FDG PET/MR 诊断中的准确率（92.9%）明显高于 MDCT（阅片者 1 为 76.2%，阅片者 2 为 64.3%）（$p < 0.05$）。结论认为与 MDCT 相比，^{18}F-FDG PET/MR 可提高胃癌术前 M 分期和可切除性的诊断准确性。Lee 等探讨了多参数融合 ^{18}F-FDG PET/MR 在预测不能切除的进展期胃癌（AGC）化疗反应的有效性，纳入 11 例不能切除的 AGC 患者在化疗前行多参数 ^{18}F-FDG PET/MR 检查。结果化疗后，6 名患者被分为有反应组，5 名患者被分为无反应组。动态增强 MRI 获得的灌注参数、扩散加权图像的表观扩散系数值和 FDG PET SUV$_{max}$，均达到几乎完美的一致（ICC = 0.452～0.911）。反应组患者胃癌的 K（反式）值（$p = 0.018$）和曲线下面积（iAUCs）（$p = 0.045$）显著高于无反应组，但是两组间 SUV$_{max}$ 值没有显著差异。结论认为 ^{18}F-FDG 融合 PET/MR 多参数显像可用于不可切除的胃癌患者，K（反式）值和 iAUC 值可以作为化疗反应的早期预测指标。

第四节　PET 在其他胃及十二指肠恶性肿瘤的应用

胃肠间质瘤（gastrointestinal stromal tumors, GISTs）是一类起源于胃肠道间叶组织的肿瘤，占胃肠道恶性肿瘤的 1%～3%，多发于中老年患者，男女发病率无明显差异，大部分 GISTs 发生于胃（50%～70%）和小肠（20%～30%）。GISTs 的症状取决于肿瘤的大小和位置，通常无特异性，胃肠道出血是最常见症状，部分患者因肠穿孔就诊，可增加腹腔种植和局部复发的风险。GISTs 患者第一次就诊时有 11%～47% 已有转移，转移主要在肝和腹腔。CT、超声内镜、消化道造影可协助 GISTs 大小、局部浸润、转移、位置等的判断。有研究回顾性分析了 ^{18}F-FDG PET/CT 评价 GIST 恶性潜能的价值，结果 31 例经手术或活检病理证实 GIST 患者中，胃内原发（胃内组）14 例，胃外

原发（胃外组）17 例。31 例患者的 SUV$_{max}$、肿瘤直径、Ki-67 指数和核分裂数分别为 8.21±4.68、7.82cm±5.12cm、10.03%±11.07% 和 12.29 个 /50HPF±10.55 个 /50HPF，SUV$_{max}$ 与 GIST 危险度分级有关（$r = 0.727$，$p < 0.01$），而与肿瘤直径、Ki-67 指数和核分裂数无关（$r = 0.348$，$r = 0.284$，$r = 0.290$；$p = 0.055$，$p = 0.121$，$p = 0.114$）。胃内组患者的 SUV$_{max}$、肿瘤直径、Ki-67 指数和核分裂数分别为 4.36±2.36、6.08cm±4.31cm、3.43%±3.03% 和 5.71 个 /50HPF±2.20 个 /50HPF，SUV$_{max}$ 与肿瘤直径、GIST 危险度分级和 Ki-67 指数均有关（$r = 0.682$，$r = 0.868$，$r = 0.732$；均 $p < 0.01$），而与核分裂数无关（$r = 0.510$，$p = 0.063$）。胃内组和胃外组 GIST 的 SUV$_{max}$ 分别为 4.36±2.36 和 10.68±5.50，差异有统计学意义（$p = 0.001$）。恶性组（中或高危险度分级）和良性组（低或极低危险度分级）GIST 的 SUV$_{max}$ 分别为 8.90±4.89 和 2.22±0.86，差异有统计学意义（$p < 0.01$）。ROC 曲线分析显示，诊断恶性 GIST 的 SUV$_{max}$ 阈值为 3.75，曲线下面积为 0.969，敏感性和特异性分别为 84.6% 和 100%。结论认为 SUV$_{max}$ 与 GIST 危险度分级有关，与胃内原发 GIST 的肿瘤直径、GIST 危险度分级和 Ki-67 指数有关，可作为预测治疗前 GIST 恶性潜能的有效指标。

神经内分泌肿瘤近年来发病有迅速增加的趋势，好发于胃肠道，胃和十二指肠神经内分泌肿瘤占了一定比例，PET 的应用价值详见神经内分泌肿瘤章节。

原发性十二指肠恶性肿瘤非常少见，以中年男性居多；临床症状无特异性，主要表现有腹痛、消瘦、黄疸、呕吐、消化道出血、腹块、贫血等；围乳头区为高发区，可能与胆汁、胰液等代谢产物的细胞毒性有关；病理分型以腺癌为多，平滑肌肉瘤其次；诊断主要依靠内镜及 X 线检查。治疗上首选胰十二指肠切除术。PET 在十二指肠恶性肿瘤的应用报道极少，华中科技大学同济医学院附属协和医院 PET 中心在临床工作中遇到不少十二指肠恶性肿瘤的病例，发现 FDG PET/CT 对十二指肠恶性肿瘤原发病变及转移灶的探测具有一定的价值，典型表现为病变部位代谢异常增高（图 48-3），但尚需较大样本量的研究进一步证实 ^{18}F-FDG PET 对十二指肠癌的具体价值。

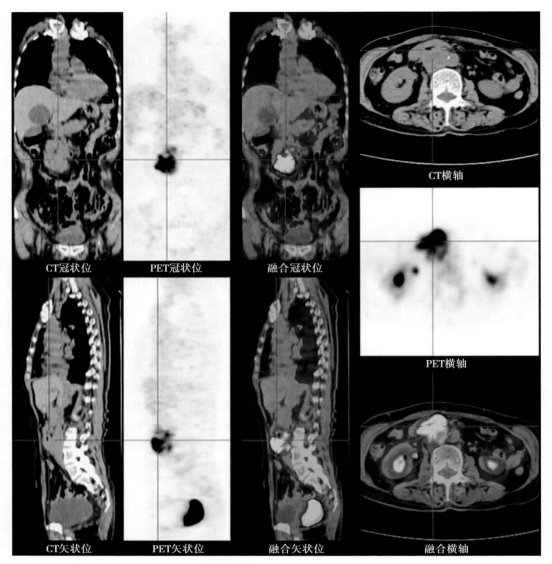

图 48-3　十二指肠低分化癌

患者，女，67 岁，十二指肠低分化癌活检术后，^{18}F-FDG PET 示十二指肠水平部肠壁明显增厚，代谢异常增高；病灶后方稍低密度团块（淋巴结），代谢异常增高。符合十二指肠恶性肿瘤性病变伴周围淋巴结转移

（覃春霞）

参 考 文 献

[1] NCCN Clinical Practice Guidelines in Oncology-Gastric Cancer（Version 5. 2017）. Fort Washington：NCCN，2017. http://www.nccn.org/professionals/physician_gls/f_guidelines.asp.

[2] Smyth EC，Verheij M，Allum W，et al. Gastric cancer：ESMO Clinical Practice Guidelines for diagnosis，treatment and follow-up. Ann Oncol，2016，27（suppl 5）：38-49.

[3] Cui J，Zhao P，Ren Z，et al. Evaluation of Dual Time Point Imaging 18F-FDG PET/CT in Differentiating Malignancy From Benign Gastric Disease. Medicine，2015，94（33）：1356.

[4] Le Roux PY，Duong CP，Cabalag CS，et al. Incremental diagnostic utility of gastric distension FDG PET/CT. Eur J Nucl Med Imaging，2016，43（4）：644-653.

[5] 刘庆伟，刘奇. PET/CT 肿瘤学. 北京：科学出版社，2006.

[6] Tae CH，Lee JH，Choi JY，et al. Impact of incidental findings on integrated 2-[18F]-fluoro-2-deoxy-D-glucose positron emission tomography/computed tomography in patients with gastric cancer. Asia Pac J Clin Oncol，2015，11（1）：34-40.

[7] Okumura Y, Aikou S, Onoyama H, et al. Evaluation of 18F-FDG uptake for detecting lymph node metastasis of gastric cancer: a prospective pilot study for one-to-one comparison of radiation dose and pathological findings. World J Surg Oncol, 2015, 13: 327.

[8] Wang X, Wei Y, Xue Y, et al. Predictive Role of the Number of 18F-FDG-Positive Lymph Nodes Detected by PET/CT for Pre-Treatment Evaluation of Locally Advanced Gastric Cancer. PloS one, 2016, 11(12): 166836.

[9] Grabinska K, Pelak M, Wydmanski J, et al. Prognostic value and clinical correlations of 18-fluorodeoxyglucose metabolism quantifiers in gastric cancer. World J Gastroenterol, 2015, 21(19): 5901-5909.

[10] Kawanaka Y, Kitajima K, Fukushima K, et al. Added value of pretreatment(18)F-FDG PET/CT for staging of advanced gastric cancer: Comparison with contrast-enhanced MDCT. Eur J Radiol, 2016, 85(5): 989-995.

[11] Altini C, Niccoli Asabella A, Di Palo A, et al. 18F-FDG PET/CT role in staging of gastric carcinomas: comparison with conventional contrast enhancement computed tomography. Medicine, 2015, 94(20): 864.

[12] Park HL, Yoo IeR, O JH, et al. F-18 FDG PET/CT findings of metastatic ovarian tumors from gastrointestinal tract origin. J Cancer Res Clin Oncol, 2015, 141(10): 1871-1878.

[13] Choi BW, Kim HW, Won KS, et al. Diagnostic accuracy of 18F-FDG PET/CT for detecting synchronous advanced colorectal neoplasia in patients with gastric cancer. Medicine, 2016, 95(36): 4741.

[14] Serrano OK, Love C, Goldman I, et al. The value of FDG-PET in the staging of gastric adenocarcinoma: A single institution retrospective review. J Surg Oncol, 2016, 113(6): 640-646.

[15] Lehmann K, Eshmuminov D, Bauerfeind P, et al.(18) FDG-PET-CT improves specificity of preoperative lymph-node staging in patients with intestinal but not diffuse-type esophagogastric adenocarcinoma. Eur J Surg Oncol, 2017, 43(1): 196-202.

[16] Malibari N, Hickeson M, Lisbona R. PET/Computed Tomography in the Diagnosis and Staging of Gastric Cancers. PET clin, 2015, 10(3): 311-326.

[17] Wang C, Guo W, Zhou M, et al. The Predictive and Prognostic Value of Early Metabolic Response Assessed by Positron Emission Tomography in Advanced Gastric Cancer Treated with Chemotherapy. Clin Cancer Res, 2016, 22(7): 1603-1610.

[18] Chen R, Zhou X, Liu J, et al. Relationship Between 18F-FDG PET/CT Findings and HER2 Expression in Gastric Cancer. J Nucl Med, 2016, 57(7): 1040-1044.

[19] Celli R, Colunga M, Patel N, et al. Metabolic Signature on 18F-FDG PET/CT, HER2 Status, and Survival in Gastric Adenocarcinomas. J Nucl Med Technol, 2016, 44(4): 234-238.

[20] Li P, Liu Q, Wang C, et al. Fluorine-18-fluorodeoxyglucose positron emission tomography to evaluate recurrent gastric cancer after surgical resection: a systematic review and meta-analysis. Ann Nucl Med, 2016, 30(3): 179-187.

[21] Lee JW, Lee SM, Son MW, et al. Diagnostic performance of FDG PET/CT for surveillance in asymptomatic gastric cancer patients after curative surgical resection. Eur J Nucl Med Mol Imaging, 2016, 43(5): 881-888.

[22] Kim SJ, Cho YS, Moon SH, et al. Primary Tumor(1)(8)F-FDG Avidity Affects the Performance of(1)(8)F-FDG PET/CT for Detecting Gastric Cancer Recurrence. J Nucl Med, 2016, 57(4): 544-550.

[23] Fuster D, Mayoral M, Rubello D, et al. Is there a role for PET/CT with esophagogastric junction adenocarcinoma. Clin Nucl Med, 2015, 40(3): 201-207.

[24] Wu Z, Zhao J, Gao P, et al. Prognostic value of pretreatment standardized uptake value of F-18-fluorodeoxyglucose PET in patients with gastric cancer: a meta-analysis. BMC cancer, 2017, 17(1): 275.

[25] Lee JW, Jo K, Cho A, et al. Relationship Between 18F-FDG Uptake on PET and Recurrence Patterns After Curative Surgical Resection in Patients with Advanced Gastric Cancer. J Nucl Med, 2015, 56(10): 1494-1500.

[26] Charalampakis N, Xiao L, Elimova E, et al. Initial Standardized Uptake Value of Positron Emission Tomography Influences the Prognosis of Patients with Localized Gastric Adenocarcinoma Treated Preoperatively. Oncology, 2015, 89(6): 305-310.

[27] Song BI, Kim HW, Won KS, et al. Preoperative Standardized Uptake Value of Metastatic Lymph Nodes Measured by 18F-FDG PET/CT Improves the Prediction of Prognosis in Gastric Cancer. Medicine, 2015, 94(26): 1037.

[28] Lee JW, Lee MS, Chung IK, et al. Clinical implication of FDG uptake of bone marrow on PET/CT in gastric cancer patients with surgical resection. World J Gastroenterol, 2017, 23(13): 2385-2395.

[29] Nakajo M, Kajiya Y, Tani A, et al. FLT-PET/CT diagnosis of primary and metastatic nodal lesions of gastric cancer: comparison with FDG-PET/CT. Abdom Radiol (NY), 2016, 41(10): 1891-1898.

[30] Staniuk T，Malkowski B，Srutek E，et al. Comparison of FLT-PET/CT and CECT in gastric cancer diagnosis. Abdom Radiol（NY），2016，41（7）：1349-1356.

[31] Lee DH，Kim SH，Joo I，et al. Comparison between 18F-FDG PET/MRI and MDCT for the assessment of preoperative staging and resectability of gastric cancer. Eur J Radiol，2016，85（6）：1085-1091.

[32] Lee DH，Kim SH，Im SA，et al. Multiparametric fully-integrated 18-FDG PET/MRI of advanced gastric cancer for prediction of chemotherapy response：a preliminary study. Eur Radiol，2016，26（8）：2771-2778.

[33] 李生栩，唐明灯，林端瑜，等. 18F-FDG PET-CT 显像评价胃肠间质瘤恶性潜能的价值. 中华肿瘤杂志，2017，39（11）：821-827.

第四十九章

结 直 肠 癌

第一节 概 述

结直肠癌（colorectal carcinoma, CRC）又称大肠癌，包括结肠癌和直肠癌，是消化道常见的恶性肿瘤。在美国，CRC 发病率占所有癌症的第四位，而死亡率为第二位，其发病率与死亡率有逐年下降的趋势。据 2018 年最新数据显示，在全球范围内结肠癌发病率占第四位。在中国，CRC 的发病率及死亡率均呈上升趋势，2018 年的癌症统计报告显示在所有恶性肿瘤中，CRC 占男性肿瘤的第四位，女性肿瘤的第三位，发病也有年轻化趋势，城市地区远高于农村（详见第三十八章）。

一、发病原因

CRC 的发病原因尚未完全阐明。从病因看半数以上来自腺瘤癌变，从形态学上可见到增生、腺瘤及癌变各阶段以及相应的染色体改变。总体来说，导致结直肠发生癌变的因素可归纳为两大类：

1. 环境因素

（1）生活习惯：经常食用"三高一低"（高热量、高脂肪、高蛋白、低纤维素）食品、缺乏适度的体力活动、抽烟饮酒等会大大增加患结肠癌的风险。

（2）肠道细菌：肠道内细菌，特别是厌氧菌对CRC 的发生具有极为重要的作用。

（3）化学致癌物质：亚硝胺是导致肠癌发生最强烈的致癌物质。油煎和烘烤的食品也具有致癌作用，因为在动物实验中显示蛋白质经高温热解后形成的甲基芳香胺可诱发 CRC。

（4）土壤中缺钼和硒：钼是一种抗氧化剂，食物缺钼必将导致体内缺钼，从而使抗氧化作用减弱，这样一方面摄入食物中亚硝酸盐和硝酸盐的含量增加，另一方面阻止致癌物质活化的抗氧化剂又减少；硒对人体来说是一种微量元素，但却是一种强抗氧化剂，它的主要作用在于抑制过氧

化反应。因为过氧化反应使致癌原黏附于细胞脱氧核糖核酸（DNA）上，引起 DNA 的损害。缺硒后，抗体不能抑制过氧化反应，也就无法抵御致癌原带来的危害。这样就为 CRC 的发生提供了条件。

2. 内在因素

（1）遗传因素：在直肠癌患者中，约有 1/4 有肿瘤的家族史，其中半数亦为消化道肿瘤。由于正常细胞的基因发生改变，患癌患者体内由遗传得到一种易感性，加上某种激发因素，使组织细胞生长迅速，就会发展成为癌，包括遗传基因突变，变为具有肿瘤遗传特性的恶性细胞，表现为肿瘤的家族性。

（2）癌前病变的存在

息肉：直肠癌的发病与息肉有密切关系。有人认为，直肠息肉是癌症的前期病变，特别是家族性多发性腺瘤息肉病，发生癌变的可能性极大；乳头状腺瘤性息肉，癌变的机会也较多。

慢性炎症刺激：慢性的炎症刺激，可导致直肠癌的发生。如血吸虫病、阿米巴痢疾、慢性非特异性溃疡性结肠炎、慢性菌痢等，可通过肉芽肿，炎性和假性息肉阶段而发生癌变。溃疡性结肠炎病程超过 10 年的患者，容易演变，且癌变的恶性程度高，易于转移，预后较差；有关资料统计，肠癌的患者中，患结肠炎的发病率比未患结肠炎的高 8～10 倍。

二、病理学分类及分期

CRC 好发部位以直肠最多见，为 56%～70%，乙状结肠占 12%～14%，其次为盲肠和升结肠，其后依次为结肠肝曲、降结肠、横结肠和结肠脾曲。CRC 根据肿瘤的大体形态均可区分为：肿块型、浸润型及溃疡型，其中溃疡型最为多见。结肠癌组织学分类常见为以下三种：①腺癌，占结肠癌的大多数；②黏液癌，预后较腺癌差；③未分化

癌，易侵入小血管和淋巴管，预后最差。直肠癌组织学分类分为以下两种：①腺癌，包括管状腺癌、乳头状腺癌、黏液腺癌、印戒细胞癌及未分化癌；②腺鳞癌，较少见。

CRC 临床病理分期：根据肿瘤局部浸润扩散范围，有无区域淋巴结转移以及有无远处脏器播散三项指标来划分。其重要性在于为判断病情发展阶段决定治疗方案以及为估计预后提供依据。

目前常用的分期方法有 Dukes 分期和国际 TNM 分期（表 49-1），后者是当前国际上对 CRC 分期的首选分期方法。

根据我国对 Dukes 法的补充，分为以下四期：

A 期：癌肿仅限于肠壁内。

B 期：癌肿穿透肠壁侵入浆膜或 / 及浆膜外，但无淋巴结转移。

C 期：

C1 期：有淋巴结转移者，其中淋巴结转移仅限于癌肿附近如结肠壁及结肠旁淋巴结。

C2 期：淋巴结转移至系膜和系膜根部淋巴结。

D 期：已有远处转移或腹腔转移，或广泛侵及邻近脏器无法切除者。

表 49-1　CRC 国际 TNM 分期（2010 年，7 版）

分期	TNM 标志	病变范围
0	$TisN_0M_0$	高级别上皮内瘤变，亦即原位癌或黏膜内癌
I	$T_1N_0M_0$	癌肿浸润黏膜下层，无淋巴转移，无远处转移
	$T_2N_0M_0$	癌肿浸润肌层，无淋巴转移，无远处转移
IIa	$T_3N_0M_0$	癌肿穿透肠壁至最外层，无淋巴转移，无远处转移
IIb	$T_4N_0M_0$	癌肿侵及邻近器官或结构，无淋巴转移，无远处转移
IIIa	$T_1{\sim}T_2N_1M_0$	癌肿浸润黏膜下层或肌层，1～3 个淋巴结转移，无远处转移
IIIa	$T_3{\sim}T_4N_1M_0$	癌肿穿透肠壁或侵及邻近器官结构，1～3 个淋巴结转移，无远处转移
IIIc	任何 TN_2M_0	癌肿任何浸润深度，4 个或 4 个以上淋巴结转移，无远处转移
IV	任何 T 任何 NM_1	癌肿任何浸润深度，不计淋巴结转移，伴远处转移，如肝、肺等

三、临床表现

CRC 早期无症状，或症状不明显，仅感不适、消化不良、大便潜血等。随着病情发展到一定程度，可出现排便习惯改变、大便性状改变（变细、血便、黏液便等）、腹痛或腹部不适、腹部包块、肠梗阻相关症状、贫血及消瘦、乏力、低热等全身症状。肿瘤因转移、浸润可引起受累器官的改变。

CRC 的临床症状与肿瘤的病理类型和部位有关。一般右半结肠癌以全身症状、贫血、腹部肿块为主要表现，右半结肠因肠腔宽大，肿瘤生长至一定体积才会出现腹部症状，这也是肿瘤确诊时分期较晚的主要原因之一；左半结肠肠腔较右半结肠肠腔窄，左半结肠癌更容易引起完全或部分性肠梗阻，导致大便习惯改变，出现便秘、便血、腹泻、腹痛、腹部疼挛、腹胀等，带有新鲜出血的大便表明肿瘤位于左半结肠末端或直肠，确诊常早于右半结肠癌；直肠癌的主要临床症状为便血、排便习惯的改变及梗阻。

CRC 最常见的浸润形式是局部侵犯，肿瘤侵及周围组织或器官，造成相应的症状。肛门失禁、下腹及腰骶部持续疼痛是直肠癌侵及骶神经丛所致。肿瘤种植转移到腹盆腔，形成相应的症状和体征，直肠指检可在膀胱直肠窝或子宫直肠窝内扪及块物，肿瘤在腹盆腔内广泛种植转移，形成腹腔积液。CRC 的远处转移主要有两种方式：淋巴转移和血行转移。肿瘤细胞通过淋巴管转移至淋巴结，也可通过血行转移至肝脏、肺部、骨等部位。

四、常用诊断方法

CRC 的诊断根据病史及症状、体检、大便常规、血常规、肿瘤标志物检查、影像学、内镜检查不难作出临床诊断，准确率亦可达 95% 以上。

体格检查：可扪及腹部包块或直肠指检时发现包块，多质硬伴有压痛，形态不规则。贫血、消瘦、恶病质。伴淋巴转移者压迫静脉回流可引起腹水，下肢水肿，黄疸等。

实验室检查：血常规、生化全项（肝肾功能 + 血清铁）等有助于了解患者有无缺铁性贫血、肝肾功能等基本情况；大便常规 + 便潜血有助于了解有无消化道出血；尿常规观察有无血尿，结合其他检查了解肿瘤是否侵犯泌尿系统；血清肿瘤标志物癌胚抗原（CEA）、CA19-9 的检测等在诊断、治疗前、疗效评估及随访中都很有意义。

消化内镜检查：可检查结肠和直肠肠腔，并在检查过程中进行活检和治疗，能明确病变的部位、大小、形态、局部浸润范围，结合病理学活检可明确肿瘤的性质、组织学类型及恶性程度、判断预后和指导临床治疗，尤其对结肠小息肉，可通过结肠镜摘除并行病理学确诊。

影像学检查：钡剂灌肠特别是气钡双重造影是诊断 CRC 的重要手段，用于病变的检出和定性，但疑有肠梗阻的患者应当谨慎选择；腹部超声检查有助于了解患者有无复发转移，方便快捷；腹部增强 CT 扫描常被用于结肠癌的诊断和分期；由于肠道蠕动会使 MRI 图像质量较差，MRI 并不常用于结肠癌的诊断，但 MRI 和经直肠腔内超声检查可作为直肠癌诊断及分期的常规检查；MRI 还特别适用于直肠癌术前分期、评价肝转移及腹膜和肝被膜下病灶；PET/CT 对于病情复杂、常规检查无法明确诊断的患者可作为有效的辅助检查，特别适用于了解有无远处转移、疗效评估及复发监测等。

五、临床治疗

手术仍然是最主要的治疗方法，其目的是达到治愈和避免局部复发。化疗和放疗治疗对 CRC 患者管理的也起着重要作用。辅助化疗可延长淋巴结转移患者的生存时间，全身和局部化疗（如肝内经肝动脉化疗用于肝转移患者）用于转移性 CRC 患者，放疗用于直肠癌患者，以减少局部复发的风险。

第二节　^{18}F-FDG PET/CT 对结直肠癌的价值

一、诊断与鉴别诊断

CRC 往往因为临床症状隐匿而不易早期发现，虽然增强 CT 和 MRI 是腹部和盆腔最常用的影像学方法，当临床医生没有怀疑到结直肠病变时，常由于肠道准备不足而影响病变观察和早期检出。^{18}F-FDG PET/CT 检查无需特殊肠道准备，由于融合了 CT 定位和 PET 显示代谢的优势，可将恶性肿瘤的高代谢特性显示出来，因此，^{18}F-FDG PET 或 PET/CT 在 CRC 原发灶的探测方面敏感性非常高，CRC 在 ^{18}F-FDG PET 或 PET/CT 上常表现为病灶局限性显像剂摄取异常增高（图 49-1）。一项包含 2283 例 CRC 患者的荟萃分析报告显示，PET/CT 和 CT 对原发灶的探测率分别为 95.35% 和 83.85%。^{18}F-FDG PET/CT 也有一些局限性：由于肠道本身的生理性摄取，较小病变可能被肠道内容物掩盖，致使某些体积较小（小于 1cm）的肿

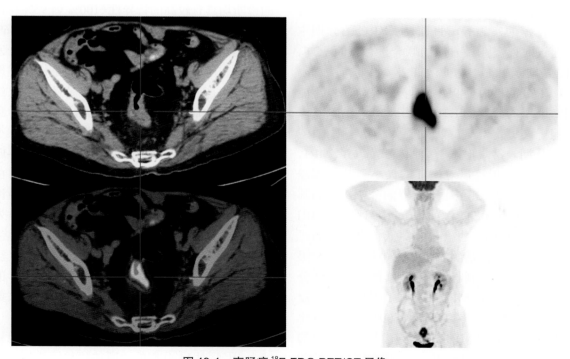

图 49-1　直肠癌 ^{18}F-FDG PET/CT 显像

女，74 岁，黑便 2 个月，活检提示直肠癌。PET/CT 示直肠管壁增厚，代谢异常增高，符合恶性病变征象

瘤和糖代谢较低的肿瘤并不能很好地被 ^{18}F-FDG PET/CT 探测到。某些肠道良性病变如腺瘤、息肉也会有显像剂摄取，如果没有发现远处转移，则难以与癌症鉴别，但目前认为腺瘤和息肉均为癌前病变，早发现早治疗有重大意义。溃疡性结肠炎、克罗恩病等可导致肠道形态改变，^{18}F-FDG 代谢程度增加，此类病变癌变的概率也较高，如有早期癌变，病灶易被掩盖；某些组织学类型，如黏液腺癌的 ^{18}F-FDG 摄取低，可出现假阴性。一项临床研究显示，在 3 210 例无症状并接受 ^{18}F-FDG PET 检查的患者中，发现 20 例早期 CRC 或癌前病变。目前不建议将 ^{18}F-FDG PET 广泛用于 CRC 筛查；对于浸润性无转移的 CRC 患者，NCCN 指南也不推荐术前基线检查时常规行 PET/CT 扫描。

从临床实际考虑，部分患者身体状况不能接受内镜检查，或不愿意接受有创的内镜活检时，如怀疑 CRC，可考虑行 ^{18}F-FDG PET 检查；当 CT 或 MRI 无法明确病灶性质、怀疑但不能确定是否存在转移灶、并且转移与否将影响治疗策略，或患者有静脉造影剂禁忌时，则可用 PET/CT 进一步检查。

二、术前分期

对于原发 CRC 患者来说，准确评价术前分期十分重要，对患者的预后和后续治疗方案的选择起到决定性的作用，比如手术方式的选择及术前术后放化疗的实施等。目前，对 CRC 的分期主要是通过对以下几种方法的联合进行判断：CT、MRI、结直肠镜、EUS、PET/CT 及胸片等。

1. T 分期 由于 PET 空间分辨率有限，不能识别结肠壁的分层，PET/CT 对 T 分期的诊断主要依赖于同机定位 CT，因此不太适用于对 CRC 进行 T 分期。常规形态学成像模式如 CT、MRI、EUS 的联合应用可以对病灶的大小及其局部浸润情况进行评估，甚至由于仪器的分辨率较高其准确性可能优于 PET，例如 Urban 等评价了 MRI 在 61 例原发直肠癌患者中预测低位直肠肿瘤可切除性及保留肛门括约肌可行性中的价值，结果显示 MRI 评价括约肌浸润的敏感性和特异性分别为 100% 和 98%，MRI 评价肿瘤对周围器官浸润的敏感性和特异性为 90% 和 100%。Kim 等比较了 TRUS、CT 和 MRI 在直肠癌术前分期中的价值，研究结果表明 TRUS 和 MRI 在评价病灶的浸润深度及邻近器官浸润方面具有相近的准确

性[81.1（72/89）vs 81%（59/73）]且明显优于 CT [65.2%（45/69）]。但是对于术前进行放化疗的病灶，由于常规形态学成像模式不能将残留肿瘤和纤维坏死灶进行区分，毋庸置疑，此时应用 PET 功能成像模式进行术前分期更为合理。

2. N 分期 对于 N 分期即受侵淋巴结的诊断，主要是评价结直肠旁淋巴结及沿供应结直肠的血管分布的淋巴结。N 分期对治疗计划和预后至关重要，新辅助化疗成为淋巴结转移患者的标准治疗方案。众多研究表明无论是常规形态学影像模式还是功能代谢影像对 N 分期均具有一定的局限性。解剖学影像如 CT、MRI 主要依靠淋巴结的大小判断有无转移，但对于正常大小的转移淋巴结和肿大的反应性淋巴结无法鉴别。Kim 等比较了 TRUS、CT 和 MRI 在直肠癌术前分期中的价值，研究结果表明对于探测淋巴结转移，TRUS、MRI 和 CT 的敏感性、特异性和准确性分别为 53.3%（24/45）、75%（30/40）、63.5%（54/85）vs 78.5%（33/42）、41.9%（13/31）、63%（46/73）vs 56%（14/25）、56.8%（25/44）、56.5%（39/69）。然而 MRI 评价受侵淋巴结的特异性仅为 24%。有研究报道 ^{18}F-FDG PET 检测受侵淋巴结的敏感性仅为 29%，特异性和准确性为 88% 和 75%，但 CT 和超声检查未发现任何受侵淋巴结。Llamas-Elvira 等的研究发现 CT 与 PET 检查对于术前受侵淋巴结的诊断均具有较高的特异性（100% vs 95%），但敏感性（25% vs 21%）和准确性较低（60% vs 56%），而且其探测到的受侵淋巴结的数量明显少于术后病理检查时发现的累及淋巴结数。造成上述现象的原因可能有以下两个方面：一是受侵淋巴结多位于原发肿瘤和泌尿生殖系统附近，从而导致其探测受阻；二是伴有微转移灶的淋巴结其大小可能并未发生改变；因此无论是功能影像（^{18}F-FDG PET）还是常规影像（CT、MRI 等）在检查时由于其各自的局限性都会使得受侵淋巴结的漏诊率增高。但是这种漏诊并不会影响治疗，因为常规外科手术都会清除原发病灶周围的淋巴结（图 49-2）。近年来，随着 PET/MR 的应用，高分辨形态影像与代谢功能影像结合，对于改善 CRC 的分期无疑具有重要意义，但是目前还缺乏大宗数据的证据。

3. M 分期 由于 PET 拥有发现全身转移的能力，因此对 M 分期的诊断的优势较常规影像学更加明显。发现远处转移对患者的治疗和预后会

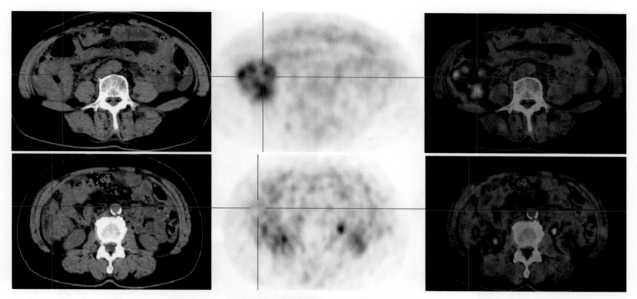

图 49-2 结肠癌伴周围淋巴结转移

女,61 岁,发现腹部包块 3 个月,肠镜检查发现升结肠见菜花样肿块,活检提示腺癌。[18]F-FDG PET/CT 见肠壁明显增高,代谢异常增高,周围肠系膜见多发小淋巴结,代谢轻度增高,提示结肠癌伴周围淋巴结转移

产生重大影响,只有在无远处转移的情况下,N 分期才显得重要,只有在不可切除的淋巴结转移和远处转移被排除时,T 分期才显得重要。Kantorová 等认为对于已被证实存在 CRC 的患者来说,PET/CT 扫描是其最佳的分期方法。在 Llamas-Elvira 等的研究中发现对于 CRC 远处转移的诊断,PET 与 CT 的诊断敏感性和特异性分别是 89%、93% vs 44%、95%,且 ^{18}F-FDG PET 扫描使得 50% 具有不可切除病灶患者的治疗策略得到修正并改变了 11.54% 患者的手术范围。肝脏是 CRC 发生远处转移的主要器官,但即使发生肝转移,只要转移局限于一个肝叶,无其他部位转移,则可考虑切除肝转移灶。一项研究显示,CT、PET 和 MRI 对大的 CRC 肝转移灶探测的敏感性相当,但 MRI 比 CT 和 ^{18}F-FDG PET 更擅长于探测亚厘米级的小转移灶,尤其是与弥散加权成像(DWI)和肝细胞特异性造影剂联合应用时。Coenegrachts 等研究也发现 PET/CT 对肝转移探测的敏感性随肿瘤直径变小而下降:当病灶直径大于 20mm 时,其敏感性为 100%;病灶直径为 10 到 20mm 时,其敏感性为 54%;当病灶直径小于 10mm 时,其敏感性仅为 32%。随着技术的进步,目前 PET/CT 扫描仪都可行诊断剂量 CT 扫描和增强扫描,CE-PET/CT 在肝内病灶定位和定性方面具有不同程度提高,有望成为术前评估肝转移的一站式检查方法。Badiee 等对 39 例 CRC 患者所有 178 个肝内病灶

研究发现 CE-PET/CT 和普通低剂量 PET/CT 诊断所有肝转移病灶的敏感性分别为 83%、67%,而对所有肝脏病灶定性的准确性分别为 73%、57%。但与 MRI 比较,CE-PET/CT 的能力依然不够理想。Cantwell 等对比研究 33 例 110 个病灶后发现,普通低剂量 PET/CT,CE-PET/CT 和 MRI 发现肝内病灶的概率为 73.6%,90.9%,95.4%。在对所发现的病灶定性的敏感性、特异性和准确性方面 MRI 分别为 98%、100%、98%,高于普通低剂量 PET/CT(分别为 67%、60%、66%)和 CE-PET/CT(分别为 85%、100%、86%)。因此,在对 CRC 肝转移情况评价时首选 MRI,如果行 PET/CT 检查,最好行 CE-PET/CT 或 PET/MR,PET/MR 多模态显像综合了两者的优势,对肝脏转移的检测准确性最高(图 49-3)。PET 在术前分期中所起的作用是判断有无肝外转移,避免某些不必要的手术。肺是 CRC 第二个最常见的远处转移部位。由于同机高分辨率薄层 CT 的应用,使得 PET/CT 在诊断肺转移方面特别出色。Huquet 等的研究表明 ^{18}F-FDG PET 对于探测肝外和肺外转移的敏感性均为 100%,而 CT 仅为 20%。Truant 等发现 PET 探测肝外腹部转移的敏感性为 63%,但 CT 仅为 25%。

尽管 ^{18}F-FDG PET 对于探测肿瘤周围受累淋巴结的假阴性率较高,但其对于远处转移的探测价值优于常规形态学影像模式,其在 CRC 患者术

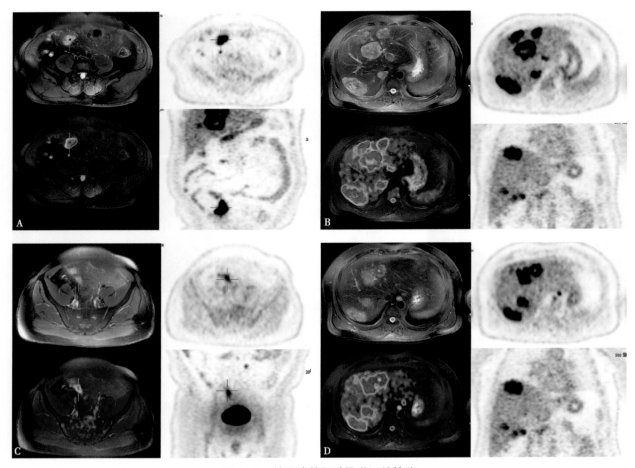

图 49-3　结肠癌伴肝脏及淋巴结转移

男，48 岁，肝区不适，行超声检查发现肝脏多发占位病变，考虑为恶性肿瘤。血清 CEA 明显增高（267ng/ml）。A～D. ^{18}F-FDG PET/MR 见降结肠 - 乙状结肠交界处肠管壁增厚，代谢异常增高，考虑恶性肿瘤病变（A）；此外，肝内见多发大小不等结节，MRI 弥散受限，环形代谢增高，考虑肝脏转移（B、D）；胰头旁、左下腹系膜根部淋巴结代谢增高，考虑淋巴结转移（C）

前的实施对于患者的临床决策具有重要的价值。虽然目前 ^{18}F-FDG PET 检查并未成为原发 CRC 患者的常规分期评价模式，但对于怀疑但不能确定是否存在转移灶的患者，应选择性使用 ^{18}F-FDG PET/CT。

三、治疗反应评价

多中心随机临床试验已表明新辅助放化疗在直肠癌中已被建立为标准的治疗程序。新辅助放化疗的实施可增加肿瘤的根治手术切除率、降低肿瘤的局部复发率，亦可以使患者及早得到个体化的治疗方案，改善临床预后。因此，对治疗反应做出及时准确的评价是当前影像学面临的巨大挑战。由于常规形态学影像模式均是以解剖结构的改变作为基础信息进行评价，其缺点是不能将肿瘤组织与治疗诱发产生的纤维坏死灶进行区分，可能导致过度治疗，且肿瘤的代谢改变早于

形态学改变，因此以细胞内分子代谢变化为基础的功能成像模式如 ^{18}F-FDG PET 更有望成为一种颇具前景的反应评价方法。

Denecke 等比较了 CT、MRI 和 ^{18}F-FDG PET 在局部进展期直肠癌患者新辅助化疗完成后 2～4 周预测治疗反应的效能，研究结果显示 ^{18}F-FDG PET 的预测效能明显优于 CT 和 MRI，其敏感性和特异性分别为 100%、54%、71% vs 60%、80%、67%（PET：Ⅲ = 0.002，CT：Ⅲ = 0.197，MRI：Ⅲ = 0.500）。Guerra 等分别研究了直肠癌患者新辅助治疗开始后（3 周内）及新辅助治疗完成后（12 周内）肿瘤的标准摄取值（standardized uptake value，SUV）变化与肿瘤退化分级（tumor regression grade，TRG）之间的关系，他们认为治疗完成后肿瘤对显像剂的摄取即 post-SUV 值［离断界值（cutoff）= 4.4］是最好的 TRG 预测因素，其敏感性、特异性、准确性、阴性和阳性预测值分别为 77.3%、88.9%、80.7%、

61.5% 和 94.4%。Hur 等认为 ^{18}F-FDG PET 在预测肿瘤术前放化疗后（4 周）的反应是一种潜在有力的无创性成像方法，尤其是预测肿瘤的完全病理反应（pathologic complete response，pCR），肿瘤的 post-SUV（cutoff = 3.35）对 pCR 预测的敏感性、特异性和准确性分别为 84.6%、79.2% 和 81.2%。Huh 等的研究结果表明肿瘤治疗前后的 SUV 下降指数［reduction index，RI =（SUV_{before} − SUV_{after}）/ SUV_{before}，cutoff = 53.0%］是对局部进展性直肠癌新辅助化疗后反应（TRG）最佳的预测因素，其敏感性、特异性、阳性和阴性预测值分别为 75.0%、73.2%、82.8% 和 61.9%。但 Martoni 等认为术前放化疗完成后（6～7 周）行 ^{18}F-FDG PET 扫描对于病理反应的预测仅能提供有限的信息，其 post-SUV（cutoff = 5）预测 pCR 的敏感性为 87.5%，但特异性和准确性仅为 34.4% 和 45%。虽然多数研究均表明 ^{18}F-FDG PET 是预测术前放化疗后治疗反应的潜在有力工具，但对于预测参数（如 RI、post-SUV）的截断值以及治疗后 ^{18}F-FDG PET 最佳的扫描时间亦无一致性结论，仍有待进一步大样本前瞻性临床试验研究。

CRC 肝转移灶经射频消融（Radiofrequency ablation，RFA）治疗后对其反应的早期评价有助于改变患者的治疗决策。由于射频消融治疗对肝脏局部毛细血管的破坏严重，使常规形态学影像模式（CT 或 MRI）不能将残留肿瘤和出血病灶进行准确区分，因此应用常规影像模式评价肝转移灶对射频消融治疗后的反应变得异常困难。由于消融的肿瘤细胞不能再摄取葡萄糖，因此功能代谢影像模式 ^{18}F-FDG PET/CT 可用于早期评价肝转移灶对射频消融治疗的反应。Khandani 等进行了一项包括 8 例患者的小样本试验性研究即应用 ^{18}F-FDG PET 评价原发于不同肿瘤的肝转移灶经 RFA 治疗后 2～41 小时内的反应，结果显示有 2 例真阳性患者、4 例真阴性患者、1 例假阳性患者和 1 例假阴性患者。他们发现 87.5% 的患者（7/8）在早期 PET 扫描时并没有炎症病灶对 ^{18}F-FDG 的摄取，并发现早期 PET 扫描可以预测患者的临床结局（85.7%，6/7）。Travaini 等亦研究了 9 例原发于乳腺癌和 CRC 患者的 12 个肝转移灶经射频消融治疗后 1 个月、3 个月、6 个月、9 个月 ^{18}F-FDG PET/CT 和多排 CT（multidetector CT，MDCT）对其治疗反应的评估价值，结果显示 ^{18}F-FDG PET/CT 可以较 MDCT 更早发现治疗后的复发病灶。

射频消融后组织的解剖结构变化影响了常规形态学影像模式对病灶的探测，因此在其再分期及反应评价方面的应用价值非常有限。而功能代谢影像模式 ^{18}F-FDG PET/CT 不但避免了这一缺陷，且在治疗后早期就能对其进行再分期和反应评价，因此有望列入此类患者的常规临床随访中。

四、探测复发与转移

CRC 术后 30%～50% 的患者会发生复发转移。据报道，部分患者转移灶被切除后其 5 年生存率可达到 30%～40%，CRC 术后复发 25% 局限于原手术区域，可通过再次手术达到治愈；18%～39% 的患者为术后无症状局部复发，一旦出现症状，往往错过最佳治疗时机。因此早期发现复发转移并进行准确评估对其及时恰当的治疗和临床预后至关重要。CRC 术后放疗后瘢痕与复发的鉴别一直是临床难题，常规形态学影像方法难以鉴别，穿刺活检则难以实施，且活检阴性也不能排除复发。^{18}F-FDG PET 通过代谢反应病变的生物学行为，可尽早发现复发和转移灶。Whiterford 的回顾性和前瞻性研究均表明 PET 诊断准确性明显高于增强 CT。Huebner 等的荟萃分析显示 PET 对 366 例 CRC 患者术后局部复发诊断的准确性，整体敏感性为 94.5%，特异性为 97.7%。

CRC 患者术后的血清癌胚抗原（carcinoembryonic antigen，CEA）监测是判断其有无复发的常用方法，但常规影像学检查对于血清 CEA 升高患者的诊断效能较低。对于 CRC 术后血清 CEA 水平不明原因升高且常规影像学检查诊断结果不明确的患者来说，^{18}F-FDG PET 检查可能会使其额外受益。Flanagan 等的研究证实了上述观点，当 CRC 术后患者 CEA 水平高于正常值且常规检查未发现异常时，^{18}F-FDG PET 检查是一种非常有价值的成像方法，且其阳性和阴性预测值分别为 89% 和 100%。上述观点亦在 Zervos 等的研究中被证实。Liu 等研究了 37 例 CRC 术后 CEA 不明原因升高且常规影像学检查不能确诊的患者，结果表明 ^{18}F-FDG PET 探测 CRC 术后复发的敏感性、特异性和准确性均为 89%，且 68% 的患者因 ^{18}F-FDG PET 检查其治疗策略发生改变。该作者亦发现当患者的 CEA 水平高于 5ng/ml 但小于 25ng/ml 时，^{18}F-FDG PET 检查可以对患者进行合理的分类管理，但当 CEA 水平高于 25ng/ml 时，^{18}F-FDG PET 检查的作用主要是证实疾病进展的存在，偶尔可识别潜在可切除的病灶。Sarikaya 等的研究表明对于血清 CEA 水平正常但临床表现或放射学检查可疑 CRC 复发的患者亦有相当的诊断价值。

五、预后评估

准确的肿瘤治疗反应评价有助于指导患者的个体化治疗，并进而改善患者的临床预后。虽然近年诸多研究者表示功能代谢显像 ^{18}F-FDG PET 在 CRC 患者预后中具有重要的价值，但目前尚无一致性观点。

有研究认为 ^{18}F-FDG PET 是预测直肠癌患者预后的良好方法，Xia 等对来自 15 项研究的 867 例 CRC 肝转移患者进行了荟萃分析，发现用于评估治疗代谢反应的 PET/CT 可预测无事件存和总体生存，风险比分别为 0.45（95% 置信区间：0.26～0.78）和 0.36（95% 置信区间：0.18～0.71），还发现治疗前 ^{18}F-FDG PET/CT 高 SUV 值与较差的总体生存相关，风险比 1.24（95% 置信区间：1.06～1.45）。另有研究发现治疗后 PET 显像的半定量指标 SUV2（post-treatment standardized uptake value，SUV2）是最佳的预测预后指标。Nakagawa 等研究了 ^{18}F-FDG PET 对于预测局部进展期直肠癌患者术前放疗后生存期的价值，结果表明无论单因素分析还是多因素分析，SUV2 是预测生存的重要因素，且 SUV2 < 5 和 SUV2 > 5 两组患者的中位生存时间和 5 年总体生存率分别为 5 个月 vs 42 个月和 70%vs44%（$p = 0.042$）。Martoni 等亦发现 SUV2 > 5 组患者的无病生存率（disease-free survival，DFS）明显优于 SUV2 < 5 组患者；相反，肿瘤在治疗后有无完全病理反应与患者的 DFS 却无明显关系。但 Ruby 等认为 ^{18}F-FDG PET 对于直肠癌反应的评价并不能提供预后信息。他们研究了标准摄取值 SUV 值、肿瘤糖酵解（total lesion glycolysis，TLG）、视觉反应评分（visual response score，VRS）等反应参数与预后参数如复发时间（time to recurrence）、疾病特异性生存（disease-specific survival，DSS）等之间的关系，结果表明在单因素分析中，VRS 与肿瘤术后复发时间之间存在相关性趋势（$p = 0.06$），但多因素分析结果表明反应参数与预后参数之间并无相关性。Kalff 等对 ^{18}F-FDG PET 与局部进展性直肠癌患者预后之间的关系进行了研究，他们采用了以下四个定性参数：完全代谢反应（complete metabolic response，CMR）、部分代谢反应（partial metabolic response，PMR）、无代谢反应（stable metabolic disease，SMD）、疾病代谢进展（Progressive metabolic disease，PMD）进行分层评价，并发现 ^{18}F-FDG PET 代谢反应（CMR、PMR、SMD、PMD）与患者的总体生存时间（$p < 0.000\ 1$）和疾病进展时间（$p < 0.000\ 1$）明显相关。Yeung 等亦研究了上述四个定性参数［CMR、PMR、SMD（= NMR）、PMD］与患者预后之间的关系，他们发现不同反应类型组患者（CMR、PMR、NMR）的总体生存率明显不同（$p = 0.04$）；并且与 CMR 患者相比，PMR 患者的死亡风险增加 3.2 倍，NMR 患者的死亡风险增加 10.2 倍。尽管上述众多研究结果并不一致，但 PET 在 CRC 患者的预后方面已经呈现出一定的应用前景，同时其价值仍旧需要大样本前瞻性随机临床试验进行证实。

六、放疗计划

功能代谢显像模式 ^{18}F-FDG PET/CT 扫描对于肿瘤放疗计划尤其是对肿瘤靶区的勾画具有以下潜在影响：勾画更加准确的活性肿瘤靶区、覆盖不可预料的区域转移、避免非恶性但解剖异常组织接受放疗、可使不同活性肿瘤区域接受不同的放射剂量等。

虽然已有研究表明 ^{18}F-FDG PET/CT 扫描在非小细胞肺癌和食管癌的靶区勾画中具有重要的价值，但其在直肠癌中的应用尚处于初步的临床研究阶段。Ciernik 等研究了 ^{18}F-FDG PET/CT 扫描在多种实体肿瘤放射治疗计划中的作用。他们发现，与单独 CT 所作的靶区勾画相比，有 50%（3/6）的直肠癌患者总体肿瘤体积（gross tumour volume，GTV）增加且同时导致计划靶区体积（planning target volume，PTV）增加 20%。但其随后对 11 个直肠癌患者进行研究发现基于 PET 的单个肿瘤 GTV 与基于 CT 的 GTV 明显相关（$R^2 = 0.84$，$p < 0.01$）。

第三节　其他新型 PET 显像剂及新技术的应用

除了反映细胞葡萄糖代谢的显像剂 ^{18}F-FDG 之外，另外还有反映其他分子代谢、细胞凋亡及受体表达等方面的显像剂，而正电子放射性核素除 ^{18}F 外，还有 ^{15}O、^{13}N 和 ^{11}C 等。

^{18}F-FLT 是一种胸腺嘧啶核苷类似物，是一种更具特异性的反映细胞（DNA 合成）增殖的显像剂，并因此而具备早期评价肿瘤治疗反应的潜力。Wieder 等[35] 应用 FLT 预测了局部进展期直肠癌患者术前新辅助治疗后的反应，发现肿瘤对 FLT 的摄取（SUV）在治疗开始后 14 天明显下降，在治疗结束后 3～4 周进一步下降，但其与术后肿瘤的组织病理退化分级并无明显相关性，因此他们认为在肿瘤治疗反应评价方面，FLT 可能并不是一种理想的显像剂。

氨基酸类示踪剂 ^{11}C-methyl-L-methionine（^{11}C-MET）亦被用于监测直肠癌患者治疗反应的研究，结果表明原发直肠癌可用 MET-PET 进行成像，但治疗前后肿瘤对 MET 摄取的变化程度与肿瘤的病理反应并无相关性。

Dietz 等的一个小样本试验研究结果表明，新型乏氧显像剂 ^{60}Cu-diacetyl-bis［N（4）-methylthiosemicarbazone］（^{60}Cu-ATSM）在直肠癌患者术前放化疗后反应及其生存中可能具有一定的预测价值，但这一观点需要被进一步的研究所证实。

^{18}F- 氟尿嘧啶（^{18}F-FU）已被用于 CRC 患者治疗监测，预行动脉内化疗前行 ^{18}F-FU 显像，有助于选择适于治疗的患者。治疗后 ^{18}F-FU 摄取程度和患者生存期有很好的相关性，可预测治疗效果。

另外，还有一些其他种类的显像剂，如与细胞膜磷脂合成有关的亦能反映细胞增殖的显像剂 ^{11}C-choline（^{11}C- 胆碱）与 ^{18}F-choline（^{18}F- 胆碱）、可用于反映肿瘤乏氧的程度的乏氧显像剂 ^{18}F-FMISO 等。这些显像剂虽然目前并没有充分用于 CRC 临床的证据，但在不久的将来亦有可能用于评价 CRC 反应的临床研究中。

有一些研究比较了不同显像剂在 CRC 的应用。Roels 等研究了以下三种显像剂 FDG、3-deoxy-3-fluorothymidine（FLT）、fluoromisonidazole（FMISO）在直肠癌放疗靶区勾画中的作用，他们认为 FDG 和 FLT PET/CT 成像似乎更适合用于直肠癌患者的放疗靶区勾画，但 FMISO 由于其在非乏氧组织中的非特异性摄取及肠壁的弥散摄取似乎在放疗靶区勾画中并不可靠。^{18}F-FDG PET 扫描在 CRC 患者放疗计划中的应用仍旧是试验性的，其在放射治疗中的应用能否改善患者的临床预后依旧是未知的，因此在这方面还需要大量的研究。

近年来，以 PET/CT 结肠成像（PET/CT colonography）为一体的全身分期模式引起了研究者的兴趣，并有研究表明与 PET/CT 相比，PET/CT 结肠成像在 CRC 的分期中具有更高的准确性。Veit 等首次将 PET/CT 结肠成像检查引入到 CRC 患者的分期中，14 个可疑 CRC 患者进行了 PET/CT 结肠成像检查，研究结果显示 PET/CT 结肠成像检查仅漏诊一个病灶，结果亦表明 PET/CT 结肠成像能对局部淋巴结进行准确分期并对 81.8%（9/11）的患者进行了准确分期。随后 Kinner 等的研究结果亦证实 PET/CT 结肠成像对于 CRC 患者的全身分期显示出较高的准确性，对于同时伴有肠管病灶的患者可能会从中受益。Veit-Haibach 和 Nagata 等的研究亦表明了 PET/CT 结肠成像在 CRC 患者分期中的价值。但是目前相关研究数量有限，PET/CT 结肠成像在临床中的应用价值仍有待大样本前瞻性研究进一步证实。

近年来，PET/MR 成像模式已从科学研究逐渐过渡到临床应用中。PET/MR 技术使得同时采集图像成为可能，在临床应用中不仅可使分辨率得到改善并能消除由于患者或器官移动造成的伪影，其在 CRC 的诊断、分期、治疗反应评价等各个方面呈现出巨大的应用前景。

（兰晓莉）

参 考 文 献

[1] Siegel RL, Miller KD, Jemal A. Cancer statistics, 2015. CA Cancer J Clin, 2015, 65(1): 5-29.

[2] Chen W, Zheng R, Baade PD, et al. Cancer statistics in China, 2015. CA Cancer J Clin, 2016, 66(2): 115-132.

[3] Ye Y, Liu T, Lu L, et al. Pre-operative TNM staging of primary colorectal cancer by(18)F-FDG PET-CT or PET: a meta-analysis including 2283 patients. Int J Clin Exp Med, 2015, 8(11): 21773-21785.

[4] Urban M, Rosen HR, Hölbling N, et al. MR imaging for the preoperative planning of sphincter-saving surgery for tumors of the lower third of the rectum: use of intravenous and endorectal contrast materials. Radiology, 2000, 214(2): 503-508.

[5] Kim NK, Kim MJ, Yun SH, et al. Comparative study of transrectal ultrasonography, pelvic computerized tomography, and magnetic resonance imaging in preoperative staging of rectal cancer. Dis Colon Rectum, 1999, 42(6): 770-775.

[6] Kantorová I, Lipská L, Bêlohlávek O, et al. Routine(18) F-FDG PET preoperative staging of colorectal cancer: comparison with conventional staging and its impact on

treatment decision making. J Nucl Med, 2003, 44 (11): 1784-1788.

[7] Llamas-Elvira JM, Rodríguez-Fernández A, Gutiérrez-Sáinz J, et al. Fluorine-18 fluorodeoxyglucose PET in the preoperative staging of colorectal cancer. Eur J Nucl Med Mol Imaging, 2007, 34 (6): 859-867.

[8] Frankel TL, Gian RK, Jarnagin WR. Preoperative imaging for hepatic resection of colorectal cancer metastasis. J Gastrointest Oncol, 2012, 3 (1): 11-18.

[9] Coenegrachts K, De Geeter F, ter Beek L, et al. Comparison of MRI (including SS SE-EPI and SPIO-enhanced MRI) and FDG-PET/CT for the detection of colorectal liver metastases. Eur Radiol, 2009, 19: 370-379.

[10] Huguet EL, Old S, Praseedom RK, et al. 18F-FDG-PET evaluation of patients for resection of colorectal liver metastases. Hepatogastroenterology, 2007, 54 (78): 1667-1671.

[11] Truant S, Huglo D, Hebbar M, et al. Prospective evaluation of the impact of [18F] fluoro-2-deoxy-D-glucose positron emission tomography of resectable colorectal liver metastases. Br J Surg, 2005, 92 (3): 362-369.

[12] Bosset JF, Collette L, Calais G, et al. Chemotherapy with preoperative radiotherapy in rectal cancer. N Engl J Med, 2006, 355 (11): 1114-1123.

[13] Sauer R, Becker H, Hohenberger W, et al. Preoperative versus postoperative chemoradiotherapy for rectal cancer. N Engl J Med, 2004, 351 (17): 1731-1740.

[14] Denecke T, Rau B, Hoffmann KT, et al. Comparison of CT, MRI and FDG-PET in response prediction of patients with locally advanced rectal cancer after multimodal preoperative therapy: is there a benefit in using functional imaging. Eur Radiol, 2005, 15 (8): 1658-1666.

[15] Guerra L, Niespolo R, Di Pisa G, et al. Change in glucose metabolism measured by 18F-FDG PET/CT as a predictor of histopathologic response to neoadjuvant treatment in rectal cancer. Abdom Imaging, 2011, 36 (1): 38-45.

[16] Hur H, Kim NK, Yun M, et al. 18Fluoro-deoxy-glucose positron emission tomography in assessing tumor response to preoperative chemoradiation therapy for locally advanced rectal cancer. J Surg Oncol, 2011, 103 (1): 17-24.

[17] Huh JW, Min JJ, Lee JH, et al. The predictive role of sequential FDG-PET/CT in response of locally advanced rectal cancer to neoadjuvant chemoradiation. Am J Clin Oncol, 2012, 35 (4): 340-344.

[18] Martoni AA, Di Fabio F, Pinto C, et al. Prospective study on the FDG-PET/CT predictive and prognostic values in patients treated with neoadjuvant chemoradia-

tion therapy and radical surgery for locally advanced rectal cancer. Ann Oncol, 2011, 22 (3): 650-656.

[19] Khandani AH, Calvo BF, O'Neil BH, et al. A pilot study of early 18F-FDG PET to evaluate the effectiveness of radiofrequency ablation of liver metastases. AJR Am J Roentgenol, 2007, 189 (5): 1199-1202.

[20] Travaini LL, Trifiro G, Ravasi L, et al. Role of [18F] FDG-PET/CT after radiofrequency ablation of liver metastases: preliminary results. Eur J Nucl Med Mol Imaging, 2008, 35 (7): 1316-1322.

[21] Chen LB, Tong JL, Song HZ, et al. (18)F-DG PET/CT in detection of recurrence and metastasis of colorectal cancer. World J Gastroenterol, 2007, 13 (37): 5025-5029.

[22] Elias D, Sideris L, Pocard M, et al. Results of R0 resection for colorectal liver metastases associated with extrahepatic disease. Ann Surg Oncol, 2004, 11 (3): 274-280.

[23] Flanagan FL, Dehdashti F, Ogunbiyi OA, et al. Utility of FDG-PET for investigating unexplained plasma CEA elevation in patients with colorectal cancer. Ann Surg, 1998, 227 (3): 319-323.

[24] Zervos EE, Badgwell BD, Burak WE Jr, et al. Fluorodeoxyglucose positron emission tomography as an adjunct to carcinoembryonic antigen in the management of patients with presumed recurrent colorectal cancer and nondiagnostic radiologic workup. Surgery, 2001, 130 (4): 636-643.

[25] Liu FY, Chen JS, Changchien CR, et al. Utility of 2-fluoro-2-deoxy-D-glucose positron emission tomography in managing patients of colorectal cancer with unexplained carcinoembryonic antigen elevation at different levels. Dis Colon Rectum, 2005, 48 (10): 1900-1912.

[26] Sarikaya I, Bloomston M, Povoski SP, et al. FDG-PET scan in patients with clinically and/or radiologically suspicious colorectal cancer recurrence but normal CEA. World J Surg Oncol, 2007, 5: 64.

[27] Xia Q, Liu J, Wu C, et al. Prognostic significance of (18)FDG PET/CT in colorectal cancer patients with liver metastases: a meta-analysis. Cancer Imaging, 2015, 15: 19.

[28] Oku S, Nakagawa K, Momose T, et al. FDG-PET after radiotherapy is a good prognostic indicator of rectal cancer. Ann Nucl Med, 2002, 16 (6): 409-416.

[29] Nakagawa K, Yamashita H, Nakamura N, et al. Preoperative radiation response evaluated by 18-fluorodeoxyglucose positron emission tomography predicts survival in locally advanced rectal cancer. Dis Colon Rectum, 2008, 51 (7): 1055-1060.

[30] Ruby JA, Leibold T, Akhurst TJ, et al. FDG-PET

assessment of rectal cancer response to neoadjuvant chemoradiotherapy is not associated with long-term prognosis: a prospective evaluation. Dis Colon Rectum, 2012, 55 (4): 378-386.

[31] Kalff V, Duong C, Drummond EG, et al. Findings on 18F-FDG PET scans after neoadjuvant chemoradiation provides prognostic stratification in patients with locally advanced rectal carcinoma subsequently treated by radical surgery. J Nucl Med, 2006, 47 (1): 14-22.

[32] Yeung JM, Kalff V, Hicks RJ, et al. Metabolic response of rectal cancer assessed by 18-FDG PET following chemoradiotherapy is prognostic for patient outcome. Dis Colon Rectum, 2011, 54 (5): 518-525.

[33] Ciernik IF, Dizendorf E, Baumert BG, et al. Radiation treatment planning with an integrated positron emission and computer tomography (PET/CT): a feasibility study. Int J Radiat Oncol Biol Phys, 2003, 57 (3): 853-863.

[34] Ciernik IF, Huser M, Burger C, et al. Automated functional image-guided radiation treatment planning for rectal cancer. Int J Radiat Oncol Biol Phys, 2005, 62 (3): 893-900.

[35] Wieder HA, Geinitz H, Rosenberg R, et al. PET imaging with [18F]3'-deoxy-3'- fluorothymidine for prediction of response to neoadjuvant treatment in patients with rectal cancer. Eur J Nucl Med Mol Imaging, 2007, 34 (6): 878-883.

[36] Wieder H, Ott K, Zimmermann F, et al. PET imaging with [11C]methyl- L-methionine for therapy monitoring in patients with rectal cancer. Eur J Nucl Med Mol Imaging, 2002, 29 (6): 789-796.

[37] Dietz DW, Dehdashti F, Grigsby PW, et al. Tumor hypoxia detected by positron emission tomography with 60Cu-ATSM as a predictor of response and survival in patients undergoing Neoadjuvant chemoradiotherapy for rectal carcinoma: a pilot study. Dis Colon Rectum, 2008, 51 (11): 1641-1648.

[38] Roels S, Slagmolen P, Nuyts J, et al. Biological image-guided radiotherapy in rectal cancer: is there a role for FMISO or FLT, next to FDG? Acta Oncol, 2009, 47 (7): 1237-1248.

[39] Veit P, Kuhle C, Beyer T, et al. Whole body positron emission tomography/computed tomography (PET/CT) tumour staging with integrated PET/CT colonography: technical feasibility and first experiences in patients with colorectal cancer. Gut, 2006, 55 (1): 68-73.

[40] Kinner S, Antoch G, Bockisch A, et al. Whole-body PET/CT-colonography: a possible new concept for colorectal cancer staging. Abdom Imaging, 2007, 32 (5): 606-612.

[41] Veit-Haibach P, Kuehle CA, Beyer T, et al. Diagnostic accuracy of colorectal cancer staging with whole-body PET/CT colonography. JAMA, 2006, 296 (21): 2590-2600.

[42] Nagata K, Ota Y, Okawa T, et al. PET/CT colonography for the preoperative evaluation of the colon proximal to the obstructive colorectal cancer. Dis Colon Rectum, 2008, 51 (6): 882-890.

[43] Lee DH, Lee JM. Whole-body PET/MRI for colorectal cancer staging: Is it the way forward. J Magn Reson Imaging, 2017, 45 (1): 21-35.

第五十章

肝 癌

原发性肝癌是我国常见的恶性肿瘤之一，根据 2018 年国家癌症中心的最新癌症报告显示，我国肝癌的发病率占所有肿瘤的第四位，占男性肿瘤第三位，女性肿瘤第四位；而肝癌的死亡率在所有肿瘤中排第二位，其死亡率仅次于肺癌，在农村中仅次于胃癌。从全球来看，肝癌也是发病率和死亡率最高的恶性肿瘤之一。原发性肝癌包括肝细胞癌（HCC）和胆管癌两种。其中 HCC 在世界范围内是第五大高发肿瘤，也是导致肝硬化患者死亡的最主要原因，肝硬化患者的任何局部肝病灶都预示着发生 HCC 的可能性。然而，早期诊断可以使 30%～40% 的患者得到有效治疗，从而提高存活率。α- 甲胎蛋白（AFP）是筛查 HCC 最常用的生物学方法，然而诊断功效较低。超声是最常用的影像学检查方法，其对于 HCC 的诊断敏感性可以达到 60%，但是对小病灶的诊断效果不佳，远远低于该数值。增强 CT 的敏感性可以达到 70%，MRI 的敏感性则可达 80%，但依然有高达 30%～50% 的肝内未知病灶（大部分为直径小于 2cm）在手术时方得以发现，从而延误了最佳治疗时间、失去了术前制订完善治疗方案的最佳时机。

随着 PET/CT 在临床上应用的日益广泛，对于肿瘤直径介于 0.7～2cm 间病灶的探测效率得到了明显的提高。除了对肝癌的诊断之外，在肿瘤的分期、再分期、疗效评价等方面也发挥了重要的作用，且其所发挥的效能远高于在诊断方面所发挥的作用。例如，对于射频消融治疗后、[131]I 碘油栓塞治疗后复发的监测以及血清 AFP 水平升高后的原因排查等方面，PET 检查所发挥的价值远优于 CT 或 MRI 检查。然而，[18]F-FDG 作为目前使用最为普遍的显像剂，对于 HCC 的探测效率低于传统显像模式（CT、MRI）的 50%～70%，其原因主要在于分化好的 HCC 糖代谢水平与正常肝细胞相当（图 50-1，图 50-2），导致瘤 / 非瘤比值较低。但 ^{18}F-FDG 对胆管细胞癌、肝胆管癌或者肝转移具有较为理想的探测效率。类脂类显像剂，如 [11]C 标记的乙酸盐、以及胆碱类药物 ^{18}F/[11]C 标记的胆碱类似物 ^{11}C-Choline 和 ^{18}F-Fluorocholine 等，在 HCC 的诊断方面与 ^{18}F-FDG 具有很好的互补性，对于糖代谢较低的低等及中等分化程度的 HCC，类脂类显像可以明显地提高探测的敏感性。基于目前存在的问题和未来 PET/CT HCC 显像的发展趋势，本章节从诊断、疗效评价以及新型 PET 示踪剂方面简介如下。

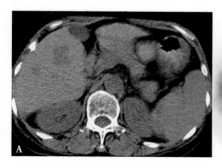
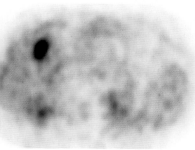
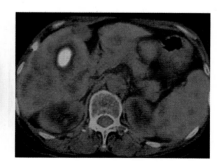

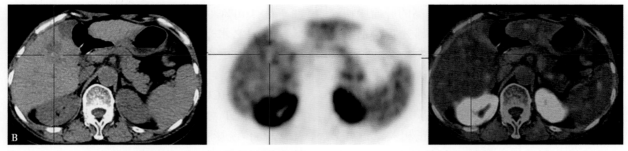

图 50-1 低分化肝细胞癌术后复发 ^{18}F-FDG 和 ^{11}C- 胆碱 PET/CT 显像

女，57 岁，低分化肝细胞癌行肝叶部分切除术后，血清 AFP 持续性升高，怀疑复发。A. 行 ^{18}F-FDG PET/CT 显像示肝右叶低密度影，FDG 代谢异常增高，提示肝癌复发；B. ^{11}C- 胆碱显像未见明显显像剂摄取（华中科技大学同济医学院附属协和医院提供）

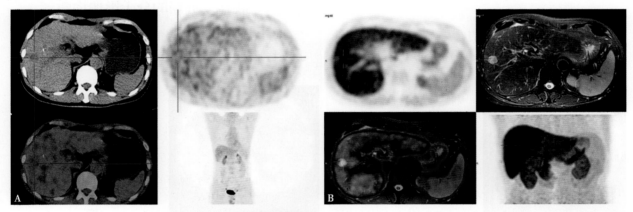

图 50-2 高分化肝细胞癌 ^{18}F-FDG 和 ^{11}C- 胆碱 PET/CT 显像

男，60 岁，发现肝脏占位性病变，血清 AFP 165ng/ml。A. ^{18}F-FDG PET/CT 显像 CT 示肝右叶低密度影，FDG 无明显浓聚；B. ^{11}C- 胆碱 PET/MR 显像提示胆碱代谢异常增高，最后确诊为高分化肝细胞癌（华中科技大学同济医学院附属协和医院提供）

第一节 肝癌的分子影像诊断

一、原发性肝癌

肿瘤生长与有氧糖酵解相关，也就是与瓦尔堡效应（Warburg effect）具有密切关系，被人们广泛接受已经超过 70 年的历史，因此，凭借肿瘤生长对葡萄糖作为能量的需求，^{18}F-FDG PET/CT 被广泛地应用于多种肿瘤的诊断和疗效评价。^{18}F-FDG PET/CT 作为目前最常用的分子核医学检查手段，在肝癌诊治中的作用也越来越受到人们的重视。然而，^{18}F-FDG 在原发性肝癌的摄取存在着很大的可变性。据统计，仅有 50% 的 HCC 显示出强的 ^{18}F-FDG 摄取。Bohm 等报道，在一项 PET、US、CT 及 MRI 的比较研究中，PET 对于肝外病灶的判断能力要高于其余各项检查，但是对于肝

脏本身病变的判断能力虽强于 US 和 CT，但不及 MRI。Khan 等报道 PET 检出病灶阳性率为 55%，阴性率为 45%，而 CT 的阳性率为 90%，阴性率为 10%；Shin 等报道中，PET 的诊断准确率也只能达到 62.5%。

基于此方面的局限性，研究人员对肝癌摄取 ^{18}F-FDG 的机制进行了探讨。尽管目前尚无定论，但多数学者认为 ^{18}F-FDG 在恶性肿瘤的吸收主要依赖于增加的葡萄糖转运蛋白的表达，包括葡萄糖转运蛋白 1（Glut1）以及限速糖酵解酶，也就是己糖激酶 Ⅱ（HKⅡ）。一般认为，Glut1 在胆管癌高表达，但是在肝细胞癌（HCC）很少表达；而 HKⅡ 在 HCC 表达升高，而在胆管癌表达水平尚不明确。Glut1 在胆管癌高表达也解释了 ^{18}F-FDG 对于胆管癌诊断的高敏感性。但是，同时，HKs 在肿瘤细胞的 ^{18}F-FDG 摄取以及糖酵解路径上也发挥重要的作用，HK 共有四个亚型 HKⅠ-Ⅳ，其

中 HKⅡ在快速生长的、恶性程度高的肿瘤中快速增长，包括 HCC。然而，尽管大部分胆管细胞癌并没有高水平的 HKⅡ表达，依然表现出较强的 ¹⁸F-FDG 摄取，根据以前的研究结果认为，葡萄糖 -6- 磷酸化产物对 HKⅡ活性的依赖程度要高于对 HKⅡ蛋白的含量。这就解释了 ¹⁸F-FDG 的摄取并不总是和 HKⅡ的表达水平正相关。这些发现提示了葡萄糖摄取及糖酵解的机制在 HCC 和胆管癌中存在着很大的区别。HCC 生长的确切机制尚未明确。文献报道其生长依赖于谷氨酰胺、脂肪酸代谢是其主要的能量来源。该理论为解释为什么 HCC 较其他肿瘤摄取 ¹⁸F-FDG 低提供了佐证。

　　¹⁸F-FDG PET 显像的结果与 AFP 以及肿瘤大小具有很好的相关性。肿瘤≥5cm 的 HCC，阳性率达 100%，肿瘤≤5cm 的 HCC，阳性率则较低；当 AFP 水平大于 100ng/ml 时，阳性率达到 85.7%，而对于小于 100ng/ml 的水平时，阳性率则仅为 55.6%。同时还发现，¹⁸F-FDG 的敏感性和摄取强度与 HCC 的病理学分级无相关性。总之，¹⁸F-FDG PET 对于 HCC 的检测敏感性为 50%～70%，与传统影像学相比，无明显优势，而对于胆管癌等其他类型的肝脏原发恶性肿瘤却有明显的优势。¹⁸F-FDG PET/MR 的敏感性明显优于 PET/CT，可克服部分 HCC 病灶不摄取 FDG 的不足，提高病灶的检出率（图 50-3）。

二、转移性肝癌的分子影像诊断

　　肝脏是转移性肿瘤的好发部位。PET/CT 对于转移性肝癌有着很高的敏感性，其诊断价值要

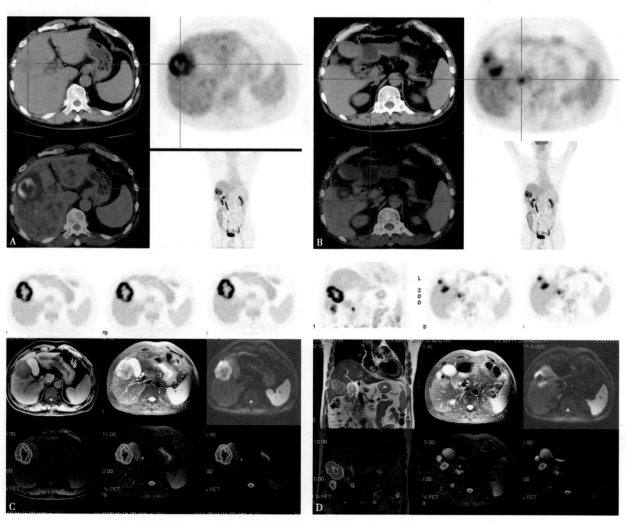

图 50-3　肝癌伴淋巴结转移 ¹⁸F-FDG PET/CT 和 PET/MR 比较
男，65 岁，皮肤及巩膜黄染 10 天。A～D. ¹⁸F-FDG PET/CT（A、B）和 PET/MR 显像（C、D）示肝右叶下段稍低密度团块，代谢异常增高，邻近肝包膜下小片状异常信号，肝门 - 十二指肠降部软组织结块，代谢异常增高，考虑为肝右叶恶性肿瘤伴邻近肝内、肝门 - 十二指肠降部淋巴结转移（华中科技大学同济医学院附属协和医院提供病例）

优于对原发性病灶的识别。CT 等传统的影像学检查手段，以其便捷、无创的特点，在肝转移瘤的诊断方面发挥了重要作用，但对于直径小于 1cm 的病灶易于漏诊。术中超声敏感性最高，但其特异性不高，存在很高的假阳性，且受益人群有限。CT 门脉造影（CT-AP）被认为和术中超声的敏感性相当（约 90%），然而，由于局部肝实质灌注的缺陷导致高的假阳性显像。另外，CT 对于肝脏转移瘤具有特异性低的不足，直径小于 1.5cm、CT 诊断为转移瘤的病灶，大约 50% 被证实为良性病变。并且，对于 HCC 肿瘤的骨转移，由于大部分是溶骨性的转移，CT 发现时，多已为晚期。

相对而言，[18]F-FDG PET/CT 在结肠癌、胰腺癌、肺癌等肿瘤的肝转移方面显示出较高的阳性检出率。Son 等对肝脏占位性病变的研究发现，对于肝转移瘤，其 SUV 值远大于 2，而原发性肝癌，仅 58% 的病灶其 SUV 值大于 2。Wiering 等报道，对于结直肠癌肝转移的患者，PET/CT 对于肝内病灶诊断的敏感性与准确性为 79.9% 和 92.3%，较 CT 的 82.7% 和 84.1% 有显著提高；通过 PET/CT 检查约有 31.6% 的患者改变了最初的诊治方案。Patel 等报道，对于结肠癌肝内转移，PET/CT 的灵敏性及特异性可以达到 91%～100% 和 75%～100%，高于 CT 的 78%～94% 和 25%～98%。Kinkel 等一项对于转移性肝癌无创检查方法比较的荟萃分析结果显示，不同影像学检查的特异性分别为 US 55%、CT 72%、MRI 76%、PET 90%，PET 与其他检查方式间的差异具有统计学意义。该研究结果显示 PET 是检查转移性肝癌的最佳手段。

第二节　肝癌的疗效评价

肿瘤病灶切除和肝移植是治疗 HCC 的最佳方案。但仅有约 15% 的 HCC 患者具有手术治疗的机会，发现过晚是失去手术机会的主因，伴随严重的肝硬化也是导致无法实施手术的原因之一。没有手术机会的患者，只能接受姑息性的治疗，例如肝动脉化疗栓塞术（TACE）、局部放射性微球治疗（SIRT）以及射频消融治疗等。适时对姑息治疗的疗效进行监测，对及时修改治疗方案，提高患者的生存时间将发挥重要的作用。

TACE 被认为是一种对肝癌较为有效的姑息治疗方法，然而，其 6 个月以及 12 个月复发率高

达 22.3% 和 78%。Lee 等的研究结果显示，[18]F-FDG PET 与 CE-CT 对于栓塞早期的 HCC 的诊断敏感性分别为 100% 和 94%，后期约为 93% 和 79%；而特异性分别为 63% 和 100%。但是，对于栓塞治疗的 HCC 患者，发现 ^{18}F-FDG 摄取程度与病理分化程度并无相关性。[18]F-FDG PET 对 HCC 摄取较高者具有较高的敏感性和中等的特异性。该方法可能有助于评估 AFP 水平升高，然而 CE-CT 显示正常的 TACE 治疗的 HCC 患者。

Donckier、Blokhuis 和 Okuma 等人的结果均显示，[18]F-FDG PET 在探测 RFA 治疗后病灶的复发探测，较 CT 具有更高的敏感性。另外，Kuehl 等人的研究结果表明 ^{18}F-FDG PET/CT 对 RFA 后结肠癌肝转移灶的评价具有类似的效果。然而，由于部分容积效应，对于小于 1cm 的病灶容易造成假阴性的结果。

Wong 等人通过 ^{18}F-FDG PET 对接受 [90]Y- 放射性玻璃微球治疗的肝转移患者进行了疗效评价，结果显示，肿瘤代谢变化较 CT 和 MRI 所显示的形态学变化更加明显。CEA 降低水平和 PET 显像结果的一致性要高于其与 CT 或 MRI 显像结果的一致性。Wong 等研究结果显示，[18]F-FDG PET 能有效地监测 [90]Y- 树脂微球以及玻璃微球在未切除的肿瘤肝转移病灶的疗效情况。

第三节　新的显像剂应用

一、[11]C- 乙酸盐和 ^{11}C/[18]F- 胆碱

对于肿瘤细胞来说，除了增加糖酵解活性以外，脂质代谢强度的改变也是肿瘤细胞的一个特性，包括脂肪酸合成酶（FAS）以及胆碱激酶（ChoK）的大量表达，这些酶的异常表达将促使 [11]C- 乙酸盐（acetate）或者 ^{11}C/[18]F- 胆碱（choline）在肿瘤细胞内的大量浓集，从而用来进行肿瘤的 PET 显像。

（一）[11]C- 乙酸盐

[11]C- 乙酸盐是目前认为在 HCC 诊断中最为有效的示踪剂之一。[11]C- 乙酸盐被认为在肿瘤细胞的浓聚与肿瘤组织中脂肪合成的增加有关。Yoshimoto 等报道 [11]C- 乙酸盐在细胞中摄取的量与脂肪合成和磷脂膜形成呈正相关，[11]C- 乙酸盐可参与游离脂肪酸的合成，当肿瘤细胞生长时，其中的脂肪代谢也随之活跃，因此造成了 [11]C- 乙酸盐的浓聚。另外一方面 [11]C- 乙酸盐在细胞组织中可以被转变

为乙酰辅酶 A，而乙酰辅酶 A 是三羧酸循环的始动物质。^{11}C- 乙酸盐可以通过血流分布于全身，经过三羧酸循环，最后会以 CO_2 的形式被排出体外。对于恶性程度较低的肿瘤细胞而言，其主要的营养代谢仍然是以有氧代谢为主，^{11}C- 乙酸盐就可以反映出其有氧代谢的情况。所以说对于分化良好的肝细胞肝癌 ^{11}C- 乙酸盐的效果较好；对于分化较差的肝细胞肝癌则是 ^{18}F-FDG 的效果更好。Ho 等通过对 99 例 HCC 患者的研究表明，^{11}C- 乙酸盐与 ^{18}F-FDG 的联合应用，对于 HCC 转移灶诊断的敏感性可达 98%，特异性为 86%，阴性预测值 90%，准确性达到 96%，均远远高于单一 ^{18}F-FDG 或者 ^{11}C- 乙酸盐显像。

（二）^{11}C- 胆碱

胆碱是正常血液的组成部分，并能穿透细胞膜。胆碱在体内有三种代谢途径：①氧化反应，胆碱在肝和肾内能够转化为三甲胺乙内酯，而后又重新释放入血，三甲胺乙内酯可以参与不同器官的转甲基反应；②乙酰化反应，胆碱被乙酰化为乙酰胆碱，乙酰胆碱是一种重要的神经递质；③磷酸化反应，胆碱被胆碱转运蛋白转运至细胞内，在胆碱激酶的作用下磷酸化生成磷酸胆碱，磷酸胆碱在胆碱磷酸胞苷转移酶的催化下与胞嘧啶三磷酸合成胞嘧啶二磷酸胆碱，然后在经过一系列的反应后最终生成磷酸酯酰胆碱，参与细胞膜合成。在肿瘤细胞内，胆碱唯一的代谢途径就是参与磷脂的合成。目前认为恶性肿瘤细胞的胆碱激酶活性明显增加，而胆碱激酶的作用是催化胆碱磷酸化为磷酸胆碱，所以胆碱激酶的活性增高导致了其对于胆碱的需求量增加。另外一方面，肿瘤细胞的分裂增生极其活跃，细胞膜的合成需要大量的胆碱作为原料合成磷脂酰胆碱。以上两方面形成了恶性肿瘤细胞中胆碱摄取率增高的原因。Yamamoto 等报道，对于 12 例肝细胞癌的患者行 ^{18}F-FDG 和 ^{11}C- 胆碱检查，^{11}C- 胆碱对于中及高分化的肝细胞肝癌的准确率为 75% 和 25%，而 FDG 则为 45% 和 75%，可见 ^{11}C- 胆碱在对于肝细胞肝癌的诊断方面可以起到一定的辅助作用（图 50-2）。由于 ^{11}C 半衰期短，临床应用受限，因而转向 ^{18}F 标记的胆碱，^{18}F- 胆碱在 HCC 中的吸收动力学与 ^{11}C- 胆碱基本一致。Talbot 等研究显示研究结果显示 ^{18}F- 胆碱 PET 和 ^{18}F-FDG PET 诊断 HCC 敏感性分别是 88%、68%，特别是诊断高分化 HCC 敏感性两者分别是 91%、59%，

两者诊断低分化 HCC 敏感性差不多，但 ^{18}F-FDG 诊断 HCC 远处转移敏感性高于 ^{18}F- 胆碱。在一些良性病灶（如 FNH）中，^{18}F- 胆碱摄取值也增高，所以有部分学者认为其不能鉴别肝脏良恶性肿瘤。

二、^{18}F- 脱氧胸苷

^{18}F- 脱氧胸苷（^{18}F-FLT）是胸腺嘧啶核苷的类似物，属于核酸代谢显像剂。由于核酸的合成及代谢可以反应细胞分裂增殖的情况，而不受控制的快速细胞分裂正好是肿瘤细胞的特点。^{18}F-FLT 具有良好的体内稳定性，不仅浓聚程度与细胞增殖率相关性良好，且其较长的半衰期使得临床显像更容易。^{18}F-FLT 能够和胸腺嘧啶一样被动扩散和 Na + 依赖的载体进入细胞内，并被细胞质内的胸腺嘧啶核苷激酶 1 的作用下进入细胞参与 DNA 的合成。因此 FLT 的摄取程度可以反映细胞增殖的能力。Eckel 等的研究发现 ^{18}F-FLT PET 诊断 HCC 敏感性（69%）并不比 ^{18}F-FDG（40%～70%）高，但 FLT 的摄取与细胞增殖核抗原的表达成正相关，其 SUV 值与生存时间也具有相关性，可能成为判断预后的一个因素。

三、乏氧探针

肿瘤乏氧和肿瘤的恶性表型、对放疗以及化疗的效果以及肿瘤的侵袭和转移关系紧密，大部分的肿瘤在生长过程中存在乏氧，了解肿瘤乏氧情况对于疾病的诊断及治疗有很大的帮助。对于肝细胞癌来说，乏氧会促进细胞的增殖、新生血管的生成、肿瘤的转移、抗化疗以及放疗效果、抑制 HCC 的分化和凋亡、影响动脉栓塞的疗效。因此通过乏氧显像监测放化疗将能有助于及时地进行疗效评价、发现肿瘤的发展以及转移趋势。

当前，常用的 PET 乏氧显像剂主要包括硝基咪唑类，如 ^{18}F-FMISO（Fluoromisonidazole），^{18}F-FAZA（Fluoroazomycin-arabinofuranoside），^{124}I-IAZG（Piodoazomycin galactopyranoside）等以及非硝基咪唑类，如 ^{18}F-FDG 和 ^{64}Cu（Ⅱ）-ATSM（diacetyl-bis（N^4-methylthiosemicarbazone），其中，^{18}F-FAZA 以及 ^{124}I-IAZGP 凭借其适宜的肿瘤乏氧特异性以及快速的肝脏清除药代动力学特性，将适合用于 HCC 以及其他肿瘤肝转移的乏氧情况的监测。

综上所述，目前核医学 PET 分子影像在肝癌的显像上虽然取得了一定的进展，但仍然存在着

示踪剂的特异性不高、敏感性较低，存在假阴性等诸多问题，随着更多的新的分子探针在临床的推广使用以及多模态显像的应用，核医学影像将在肝癌显像方面发挥更大的作用。

（程登峰 吴 冰 石洪成）

参 考 文 献

[1] 陈灏珠，林果为. 实用内科学. 13 版. 北京：人民卫生出版社，2009.

[2] Bruix J, Sherman M, Llovet JM, et al. Clinical management of hepatocellular carcinoma: conclusions of the Barcelona-2000 EASL conference. European Association for the Study of the Liver. J Hepatol, 2001, 35 (3): 421-430.

[3] Snowberger N, Chinnakotla S, Lepe RM, et al. Alpha fetoprotein, ultrasound, computerized tomography and magnetic resonance imaging for detection of hepatocellular carcinoma in patients with advanced cirrhosis. Aliment Pharmacol Ther, 2007, 26 (9): 1187-1194.

[4] Mazzaferro V, Regalia E, Doci R, et al. Liver transplantation for the treatment of small hepatocellular carcinomas in patients with cirrhosis. N Engl J Med, 1996, 334 (11): 693-699.

[5] Kim YJ, Yun M, Lee WJ, et al. Usefulness of 18F-FDG PET in intrahepatic cholangiocarcinoma. Eur J Nucl Med Mol Imaging, 2003, 30 (11): 1467-1472.

[6] Lee SW, Kim HJ, Park JH, et al. Clinical usefulness of 18F-FDG PET-CT for patients with gallbladder cancer and cholangiocarcinoma. J Gastroenterol, 2010, 45 (5): 560-566.

[7] Kinkel K, Lu Y, Both M, et al. Detection of hepatic metastases from cancers of the gastrointestinal tract by using non invasive imaging methods (US, CT, MR imaging, PET): a meta-analysis. Radiology, 2002, 224 (3): 748-756.

[8] Kong G, Jackson C, Koh DM, et al. The use of 18F-FDG PET/CT in colorectal liver metastases-comparison with CT and liver MRI. Eur J Nucl Med Mol Imaging, 2008, 35 (7): 1323-1329.

[9] Warburg O. Origin of cancer cells. Oncologia, 1956, 9 (2): 75-83.

[10] Bohm B, Voth M, Geoghegan J, et al. Impact of positron emission tomography on strategy in liver resection for primary and secondary liver tumors. J Cancer Res Clin Oncol, 2004, 130 (5): 266 -272.

[11] Khan MA, Combs CS, Brunt EM, et al. Positron emission tomographyscanning in the evaluation of hepatocellular carcinoma. J Hepato, 2000, 32 (5): 792-797.

[12] Shin JA, Park JW, An M, et al. Diagnostic accuracy of 18F-FDG positron emission tomography for evaluation of hepatocellular carcinoma. Korean J Hepatol, 2006, 12 (4): 546-552.

[13] Peterson MS, Baron RL, Dodd GD, et al. Hepatic parenchymal perfusion defects detected with CTAP: imaging-pathologic correlation. Radiology, 1992, 185 (1): 149-155.

[14] Soyer P, Lacheheb D, Levesque M. False-positive CT portography: correlation with pathologic findings. AJR Am J Roentgenol, 1993, 160 (2): 285-289.

[15] Urban BA, Fishman EK, Kuhlman JE, et al. Detection of focal hepatic lesions with spiral CT: comparison of 4- and 8-mm interscan spacing. AJR Am J Roentgenol, 1993, 160 (4): 783-785.

[16] Son HB, Han CJ, Kim BI, et al. Evaluation of various hepatic lesions with positron emission tomography. Taehan Kan Hakhoe Chi, 2002, 8 (4): 472-480.

[17] Wiering B, Krabbe PF, Jager GJ, et al. The impact of fluor-18-deoxyglucose-positron emission tomography in the management of colorectal liver metastases. Cancer, 2005, 104 (12): 2658-2670.

[18] Patel S, McCall M, Ohinmaa A, et al. Positron emission tomography/computed tomographic scans compared to computed tomographic scans for detecting colorectal liver metastases: a systematic review. Ann Surg, 2001, 253 (4): 666-671.

[19] Kinkel K, Lu Y, Both M, et al. Detection of hepatic metastases from cancers of the gastrointestinal tract by using noninvasive imaging methods (US, CT, MR imaging, PET): a meta-analysis. Radiology, 2002, 224 (3): 748-756.

[20] Llovet J, Fuster J, Bruix J, et al. Barcelona-Clinic Liver Cancer Group. The Barcelona Approach: diagonosis, staging and treatment of hepatocellular carcinoma. Liver Transpl, 2004, 10: 115-120.

[21] Kim HO, Kim JS, Shin YM, et al. Evaluation of Metabolic Characteristics and Viability of Lipiodolized Hepatocellular Carcinomas Using 18F-FDG PET/CT. J Nucl Med, 2010, 51 (12): 1849-1856.

[22] Donckier V, Van Laethem JL, Goldman S, et al. [F-18] fluorodeoxyglucose positron emission tomography as a tool for early recognition of incomplete tumour destruction after radiofrequency ablation for liver metastases. J Surg Oncol, 2003, 84 (4): 215-223.

[23] Blokhuls TJ, Van der Schaaf MC, van den Tol MC, et al. Results of radiofrequency ablation of primary and

secondary liver tumors: long-term follow-up with computer tomography and positron emission tomography-18F-deoxyglucose scanning. Scan J Gastroenterol Suppl, 2004, 241: 93-97.

[24] Okuma T, Okamura T, Matsuako T, et al. Fluorine-18-fluorodeoxyglucose positron emission tomography for assessment of patients of patients with unresectable, recurrent or metastatic lung cancers after CT-guided radiofrequency ablation: preliminary results. Ann Nucl Med, 2006, 20(2): 115-121.

[25] Kuehl H, Rosenbaum-Krumme S, Veit-Heibach P, et al. Impact of whole-body imaging on treatment decision to radio-frequency ablation in patients with malignant liver tumors: comparison of [18F] fluorodeoxyglucose-PET/computed tomography, PET and computed tomography. Nucl Med Commun, 2008, 29(7): 599-606.

[26] Wong CY, Salem R, Raman S, et al. Evaluating 90Y-glass-microsphere treatment response of unresectable colorectal liver metastases by [18F] FDG PET: a comparison with CT or MRI. Eur J Nucl Med Mol Imaging, 2002, 29(6): 815-820.

[27] Dierckx R, Maes A, Peeters M, et al. FDG PET for monitoring response to local and locoregional therapy in HCC and liver metastases. Q J Nucl Med Mol Imaging, 2009, 53(3): 336-342.

[28] Plathow C, Weber WA. Tumor Cell Metabolism Imaging. J Nucl Med, 2008, 49 Suppl 2: 43-63.

[29] Yoshimoto M, Waki A, Obata A, et al. Radiolabeled choline as a proliferation marker: comparison with radiolabeled acetate. Nucl Med Biol, 2004, 31(7): 859-865.

[30] Ho CL, Yu SC, Yeung DW. 11C-acetate PET imaging in hepatocellular carcinoma and other liver masses. J Nucl Med, 2003, 44(2): 213-221.

[31] YamamotoY, Nishiyama Y, Kameyama R, et al. Detection of hepatocellular carcinoma using 11C-choline PET: comparison with 18F-FDG PET. J Nucl Med, 2008, 49(8): 1245-1248.

[32] Talbot JN, Fartoux L, Balogova S, et al. Detection of Hepatocellular Carcinoma with PET/CT: A Prospective Comparison of 18F-Fluorocholine and 18F-FDG in Patients with Cirrhosis or Chronic Liver Disease. J Nucl Med, 2010, 51(11): 1669-1706.

[33] Eckel F, Herrmann K, Schmidt S, et al. Imaging of proliferation in hepatocellular carcinoma with the invivo marker18F-fluorothymidine. J Nucl Med, 2009, 50(9): 1441-1447.

第五十一章

胆道恶性肿瘤

第一节　概　述

胆道癌（biliary tract cancer）包括胆管癌（cholangiocarcinoma，CC）和胆囊癌（gallbladder cancer），病死率高。胆管癌包含所有源于胆管上皮细胞的肿瘤，根据解剖部位不同可分为肝内胆管癌（intrahepatic cholangiocarcinoma，ICC）和肝外胆管癌。肝内胆管癌是肝脏第二常见的原发性恶性肿瘤，且预后非常差，占肝原发肿瘤的 10%～20%；肝外胆管癌包括起源于左、右肝管结合部或结合部附近的肝门胆管癌（hilar cholangiocarcinoma，也称为 Klatski 肿瘤）和起源于胆胰壶腹上部肝外胆管的远端肝外胆管癌，肝门部胆管癌是最常见的肝外胆管癌，约占肝内、外胆管癌的 50% 以上。胆囊癌是指发生于胆囊（包括胆囊底部、体部、颈部及胆囊管）的恶性肿瘤，是最常见且最具有侵袭性的胆道肿瘤，其发病率逐年上升，预后差，好发于中老年，多见于女性。

一、发病原因

胆管癌已确定的危险因素包括：原发性硬化性胆管炎、胆管囊肿、胰胆管汇合畸形、复发性化脓性胆管炎和肝胆管结石、胆肠吻合术后的胆管炎症、肝吸虫；可能的危险因素包括乙型、丙型肝炎病毒感染、HIV 感染、环境或职业毒素暴露、糖尿病等。

胆囊癌的主要流行病学危险因素及病因包括胆囊结石、胆囊慢性炎症、胆囊息肉、胰胆管汇合异常、遗传因素、胆道系统感染、肥胖、糖尿病、年龄、性别等。

二、病理学分类及分期

肝内胆管癌均起源于肝内二级胆管以下的胆管上皮，生长缓慢，为少血供肿瘤，组织学分为管状腺癌、囊腺癌、乳头状腺癌。肝外胆管癌肉眼观可分为硬化型、结节型、乳头型，镜检时，大部分是分化良好的有黏液分泌的腺癌，其他组织学类型少见。肝门胆管癌一般质地较硬，含有较多的纤维组织，组织学上有时很难将胆管炎、胆管结石及放置胆道支架后的组织炎症反应与高分化胆管癌相区别，免疫组织化学染色如细胞角蛋白、CEA 及黏蛋白有助于鉴别诊断。胆囊癌大体形态可分四型：浸润型、乳头型、胶质型、混合型，其中浸润型最多见，占 60%～70%。胆囊癌最常见的组织学类型为腺癌，还包括腺鳞癌、鳞癌、未分化癌、神经内分泌来源肿瘤及间叶来源肿瘤等。

此处以内外科临床医师广泛采用的美国癌症联合会（AJCC）分期系统介绍胆道癌的分期（表 51-1）。

三、临床表现

胆管癌患者早期缺乏典型症状，大部分患者因黄疸而就诊，黄疸是胆管癌最早也最重要的症状，约 90% 以上的患者有不同程度的皮肤、巩膜黄染。黄疸的特点是无痛性进行性加重，少数呈波动性；上段胆管癌黄疸出现较早，中、下段胆管癌因有胆囊的缓冲黄疸可较晚出现。半数左右的患者有右上腹胀痛或不适、体重减轻、食欲不振等症状，这些症状常被视为胆管癌早期预警症状，腹痛类似胆石症、胆囊炎。由于血液中胆红素含量增高，刺激皮肤末梢神经可致皮肤瘙痒，可出现在黄疸出现前或后。其他伴随症状包括恶心、呕吐、脂肪泻、尿色深黄、粪便灰白、心动过速、出血倾向、精神萎靡、乏力等。如合并胆结石及胆道感染，可有发冷、发热等，且有阵发性腹痛及隐痛。晚期有肝转移时可出现肝脏肿大，肝硬化、脾肿大和腹水等门静脉高压表现。肿瘤溃破时可出现胆道出血，可有黑便、大便隐血试验阳性，甚至可出现贫血。当胆囊管阻塞或癌肿转移至肝脏

表 51-1　美国癌症联合会（AJCC）胆道癌分期标准

AJCC 第 8 版肝内胆管癌分期标准	
原发肿瘤（T）	分期
T_X：原发肿瘤不可评估	0：Tis，N_0，M_0
T_0：无原发肿瘤的证据	ⅠA：T_{1a}，N_0，M_0
Tis：原位癌	ⅠB：T_{1b}，N_0，M_0
T_{1a}：单个病灶无血管浸润，≤5cm	Ⅱ：T_2，N_0，M_0
T_{1b}：单个病灶无血管浸润，>5cm	ⅢA：T_3，N_0，M_0
T_2：病灶浸润血管；或多发病灶，伴或不伴血管浸润	ⅢB：T_4，N_0，M_0；任何 T，N_1，M_0
T_3：穿透腹膜，未侵及局部肝外结构	Ⅳ：任何 T，任何 N，M_1
T_4：直接侵及局部肝外结构	
局部淋巴结（N）	
N_0：无区域淋巴结转移	
N_1：有区域淋巴结转移	
远处转移（M）	
M_0：无远处转移	
M_1：有远处转移	
AJCC 第 8 版肝门部胆管癌分期标准	
原发肿瘤（T）	分期
Tis：原位癌 /BilIn-3	0：Tis，N_0，M_0
T_1：局限于胆管，可达肌层或纤维组织	Ⅰ：T_1，N_0，M_0
T_{2a}：超出胆管壁达周围脂肪组织	Ⅱ：T_{2a-b}，N_0，M_0
T_{2b}：浸润邻近的肝脏实质	ⅢA：T_3，N_0，M_0
T_3：侵及门静脉或肝动脉的一侧分支	ⅢB：T_4，N_0，M_0
T_4：侵及门静脉或其双侧属支，或肝总动脉，或双侧的二级胆管；或一侧二级胆管的肿瘤侵及对侧的门静脉或肝动脉	ⅢC：任何 T，N_1，M_0
局部淋巴结（N）	ⅣA：任何 T，N_2，M_0
N_0：无区域淋巴结转移	ⅣB：任何 T，任何 N，M_1
N_1：1～3 枚区域淋巴结转移	
N_2：≥4 枚区域淋巴结转移	
远处转移（M）	
M_0：无远处转移	
M_1：有远处转移	
AJCC 第 8 版远端胆管癌分期标准	
原发肿瘤（T）	分期
Tis：原位癌	0：Tis，N_0，M_0
T_1：侵及胆管壁深度＜5mm	Ⅰ：T_1，N_0，M_0
T_2：侵及胆管壁深度 5～12mm	ⅡA：T_1，N_1，M_0；T_2，N_0，M_0
T_3：侵及胆管壁深度＞12mm	ⅡB：T_2，N_1，M_0；T_3，N_{0-1}，M_0
T_4：侵及腹腔动脉干、肠系膜上动脉和 / 或肝总动脉	ⅢA：T_{1-3}，N_2，M_0
局部淋巴结（N）	ⅢB：T_4，任何 N，M_0
N_0：无区域淋巴结转移	Ⅳ：任何 T，任何 N，M_1
N_1：1～3 枚区域淋巴结转移	
N_2：≥4 枚区域淋巴结转移	
远处转移（M）	
M_0：无远处转移	
M_1：有远处转移	

AJCC第8版胆囊癌分期标准	
原发肿瘤（T）	分期
Tis：原位癌	0：Tis，N_0，M_0
T_{1a}：侵及固有层	I：T_1，N_0，M_0
T_{1b}：侵及肌层	IIA：T_{2a}，N_0，M_0
T_{2a}：腹腔侧肿瘤侵及肌周结缔组织，未超出浆膜	IIB：T_{2b}，N_0，M_0
T_{2b}：肝脏侧肿瘤侵及肌周结缔组织，未进入肝脏	IIIA：T_3，N_0，M_0
T_3：穿透浆膜和／或直接侵入肝脏和／或一个邻近器官或结构	IIIB：T_{1-3}，N_1，M_0
T_4：侵及门静脉或肝动脉主干，或直接侵入两个或更多肝外器官或结构	IVA：T_4，N_{0-1}，M_0
局部淋巴结（N）	IVB：任何T，N_2，M_0；任何T，任何N_1，M_1
N_0：无区域淋巴结转移	
N_1：1～3枚区域淋巴结转移	
N_2：≥4枚区域淋巴结转移	
远处转移（M）	
M_0：无远处转移	
M_1：有远处转移	

或邻近器官时，有时可在上腹部扪及坚硬肿块。如癌肿侵犯十二指肠，可出现幽门梗阻症状。

胆囊癌易侵袭血管，易出现局部或广泛淋巴结转移和远处转移，症状为进行性加重的黄疸，肝脏肿大，一般触不到胆囊。病程较长的患者可有胆汁性肝硬化及门静脉高压的临床表现，以及持续的胸背部疼痛、恶心、呕吐、腹水等症状和体征。

四、常规诊断技术

当患者出现上述临床表现时应提高警惕。肝内胆管癌患者临床表现无特异性，一般不出现胆管阻塞症状，常因影像学检查发现肝脏孤立性包块而偶然被发现。肝外胆管癌早期无明显的临床症状，多数患者以黄疸、疼痛为首发症状或因肝功能异常就诊，继而在影像学检查中发现异常病变，早期诊断困难，就诊时多属进展期。胆囊癌临床表现与胆绞痛或慢性胆石症相似，因而一般被确诊时常常已是晚期。

1. 实验室检查　肝功能检查可了解黄疸程度和肝功能状况；CA19-9、CEA和AFP等肿瘤标志物检查有一定的意义，特别是CA19-9的阳性率较高，但缺乏特异性；胆管相关抗原是近年来从人胆管癌组织中发现的一种新的抗原物质，胆管癌患者有明显升高。

2. 影像学检查　B超检查为首选方法，具有价廉、无创、方便的优点，可显示肝内胆管扩张，肝外胆管和胆囊空虚；扩张胆管远侧的管腔突然截断闭塞，可发现中等或低回声的团块影；可以明确肿瘤的部位及浸润范围，肿瘤与肝动脉和门静脉的关系、以及门静脉有无癌栓；可了解肝内有无转移及肝外淋巴结转移情况；可初步了解左右肝叶有无萎缩。内镜超声检查经十二指肠球部和降部直接扫描胆囊，可精确显示胆囊内乳头状高回声或低回声团块及其浸润囊壁结构和深度，以及肝脏、胆囊受侵犯情况。

CT和磁共振成像（MRI）具有确诊价值，可准确了解邻近脏器受累情况和淋巴结有无转移，确定治疗方案。CT扫描的图像比较清晰，增强扫描可使组织结构更为清楚，能客观地显示肿瘤的部位和大小、与周围组织的关系，显示肝叶的形态改变（增生或萎缩）、肿瘤与尾状叶的关系；能提供准确的梗阻水平及肝内胆管扩张征象；CTA能较清晰显示门静脉系统结构，了解门静脉系统的受侵情况。多排螺旋CT（MSCT）检查胆囊癌的准确率为83%～93.3%，动态增强扫描可显示肿块或胆囊壁的强化，在延迟期达到高峰，可显示胆囊壁侵犯程度、毗邻脏器受累及淋巴结转移情况。高分辨薄层CT扫描可显示引起梗阻的肿瘤部位、肝组织和肝外结构受累的信息。MRI能显示肝门部软组织阴影及肝实质的改变，结合CT能明显提高肝门部胆管癌确诊率，并能在不同方位显示血管受累情况。磁共振胰胆管成像（MRCP）无创伤、安全、操作简便，不用造影剂即可三维显示胰胆管系统，能显示肝门部胆管癌部位、大小及浸润范围，能同时显示梗阻上、下两端胆道情况。MRI 检查胆囊癌的准确率为 84.9%～90.4%，动态增强扫描呈现快进慢出的特性，必要时可联合血管成像及 MRCP 检查，可诊断肿瘤大小、肝脏侵犯程度、是否合并胆管扩张、血管侵犯、腹腔淋巴结转移及远处转移等。

对于黄疸患者，PTC 和 ERCP 胆管造影可确定胆道系统狭窄和扩张的部位，对诊断很有帮助，但它们是创伤性检查，可能产生并发症，且有时不一定能成功，目前应用逐渐减少。

正电子发射计算机断层成像（PET）可作为胆道恶性肿瘤的补充诊断手段，有助于判断局部和全身转移病灶，详见第二节。

五、治疗方法

对于孤立的肝内包块，如果影像学检查符合腺癌，应立刻进行多学科评估判断手术的可能性，评估内容包括是否存在肝脏多发病灶，有无淋巴结转移或远处转移，完全切除是肝内胆管癌患者唯一的治愈性手段。超出肝门部的淋巴结转移和远处转移是手术切除的禁忌证，属于不可手术患者，可采用化疗、局部治疗和支持治疗。肝外胆管癌的根治性治疗手段是完全切除病灶且保证切缘阴性；不能切除的病例可实施减黄[经肝穿刺胆道外引流术（PTCD）、内镜逆行胰胆管造影（ERCP）支架等]或空肠造口术等姑息性术式来延长患者的生存期及改善生活质量。

根治性手术是原发性胆囊癌患者获得治愈可能的唯一方法，手术方式的选择应基于胆囊癌的 TNM 分期；失去根治性手术机会的晚期胆囊癌患者则行姑息性治疗解除胆道及消化道梗阻，如经内镜胆囊塑料支架内引流术、经内镜鼻胆管引流术、经皮经肝穿刺胆道外引流术、胃空肠吻合术等，以延长患者的生存时间和改善生活质量。胆囊癌的非手术治疗目前尚无统一标准的化、放疗方案，推荐对于 T_1N_0 期患者，R0 切除后无需化疗或放疗；对于 ≥T_2 期，R1 切除或淋巴结阳性，建议术后化疗和 / 或放疗；对于无法切除的局部晚期患者或远处转移患者，可酌情选择姑息性化疗和 / 或放疗。

第二节　^{18}F-FDG PET/CT 在胆道癌的应用

一、^{18}F-FDG PET/CT 影像特征

典型的肝内胆管细胞癌多呈结节或肿块型，^{18}F-FDG PET/CT 表现为肝内局部放射性浓聚程度高于周围正常肝组织，CT 示相应部位低密度肿块，伴或不伴肝内胆管扩张、胆管结石、肝包膜萎缩等间接征象，如肿瘤中心乏血供出现坏死，其放射性分布呈现不规则环状浓聚，特别是在肿瘤边缘快速生长带的摄取更强。肝门区胆管癌多呈浸润性生长，常侵犯局部肝实质和肝门区血管等结构，^{18}F-FDG PET 表现为肝门区放射性浓聚程度高于正常肝组织，CT 示肿瘤与周围肝实质呈等密度，肝内胆管显著扩张。肝外胆管癌 ^{18}F-FDG PET 表现为胆管放射性浓聚程度高于周围正常组织，CT 示胆管壁局限性增厚或软组织肿块形成，伴上段胆管或肝内胆管不同程度扩张。胆囊癌 ^{18}F-FDG PET 表现为胆囊区异常的局灶性放射性浓聚，与胆囊床部位一致，放射性浓聚病变边界相对清楚；侵犯邻近结构或脏器时放射性浓聚肿瘤明显超出正常胆囊大小，呈不规则状，可以表现为均匀一致的高代谢病灶，中心也可出现放射性分布不均匀改变，CT 示相应部位胆囊壁不规则或不均匀性增厚，或胆囊内见软组织肿块（图 51-1）。

CT 示门静脉或腔静脉及其分支增宽，^{18}F-FDG PET 显像见局限性高代谢病灶，考虑门静脉或腔静脉癌栓形成。区域淋巴结转移 ^{18}F-FDG PET 显示为结节状高代谢灶，部分可以互相融合，CT 所示淋巴结直径 ＞ 或 ≤1cm。远处器官或组织内见 ^{18}F-FDG PET 局限性高代谢病灶，CT 示相应部位组织解剖结构或密度改变，或无异常密度改变但除外生理性浓聚者，且依其影像学表现排除原发性病变后，诊断为转移灶（图 51-2）。

二、综合评价

尽管最新的 NCCN 指南推荐胆管癌和胆囊癌患者术前行多期对比增强 CT 或 MRI 检查、首选 MRCP 评估胆囊和胆道受累情况，并推荐使用胸部 CT 平扫或增强、腹部和盆腔对比增强 CT 或 MRI 进行随访，指南指出 ^{18}F-FDG PET/CT 评估胆管癌和胆囊癌的作用尚"不确定"，PET/CT 在区

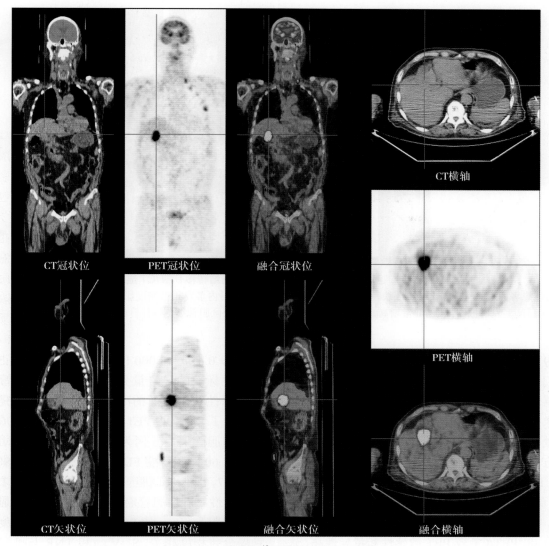

图 51-1　胆囊癌 ¹⁸F-FDG PET/CT 显像

CT冠状位　　PET冠状位　　融合冠状位　　CT横轴

CT矢状位　　PET矢状位　　融合矢状位　　PET横轴　　融合横轴

77 岁男性患者，胆囊颈异常软组织团块，与周围肝实质分界不清，代谢异常增高，SUV$_{max}$ 11.8。最终病理诊断为胆囊癌

域淋巴结转移检测中特异性高但敏感性有限，当 CT/MR 上有可疑的发现时可以考虑 PET/CT。仍有大量研究报道了 ¹⁸F-FDG PET/CT 对胆管癌和胆囊癌的作用。

¹⁸F-FDG PET/CT 显像对胆囊癌或胆管癌的综合诊断效能优于单纯 ¹⁸F-FDG PET 显像或单纯（含增强）CT。一项荟萃分析评估了 ¹⁸F-FDG PET 对胆管癌原发病变、淋巴结转移和远处转移诊断的准确性，汇总 OR 为 9.34（95% 置信区间 4.27～20.42），简易 ROC 曲线下面积为 0.8643（SE＝0.036 2），表明 ¹⁸F-FDG PET 判断原发胆管癌的总体性能良好。基于原发肿瘤部位的亚组分析显示：肝内胆管癌（DOR＝54.44，95% 置信区间 13.44～220.49）、肝内和肝外胆管癌（DOR＝32.96，

95% 置信区间 1.41～768.80）和胆囊癌（DOR＝12.93，95% 置信区间 1.97～84.80）高于肝外胆管癌（DOR＝2.55，95% 置信区间 0.71～9.20）和肝门胆管癌（DOR＝2.75，95% 置信区间 0.17～43.72）。10 项研究中 ¹⁸F-FDG PET 诊断淋巴结转移的汇总 OR 为 11.34（95% 置信区间 4.79～26.80），简易 ROC 曲线下面积（AUC）为 0.858 4（SE＝0.072 9）。该研究认为 ¹⁸F-FDG PET 和 PET/CT 可准确评估胆管癌患者的原发肿瘤，淋巴结转移和远处转移。另一项 Meta 分析评估了 CT、MRI 和 PET/CT 对肝门部胆管癌可切除性的诊断效率，结果显示 CT 的汇总敏感性最高（95%，95% 置信区间：91～97），而 PET/CT 汇总特异性最高（81%，95% 置信区间：69～90）；CT、MRI 和 PET/CT AUC 分别为

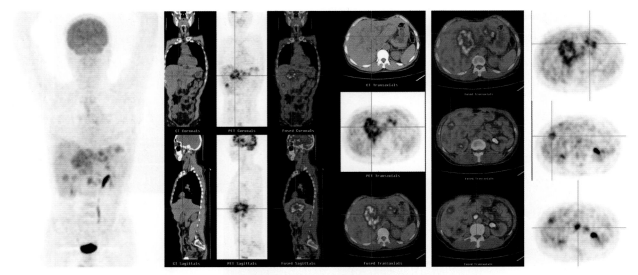

图 51-2 胆管细胞癌伴肝内及腹膜后淋巴结转移 PET/CT 显像

49 岁男性患者，肝门区异常软组织团块，代谢异常增高，SUV_{max} 8.9；肝内多发稍低密度影，代谢异常增高，SUV_{max} 5.5～7.8；腹膜后区多发淋巴结，代谢异常增高，SUV_{max} 5.3～9.3。诊断为肝门区胆管细胞癌伴肝内及腹膜后区多发淋巴结转移

0.9269、0.9194 和 0.9218，认为 CT 是最常用的评估肝门部胆管癌可切除性的成像方式，具有良好的敏感性和特异性；MRI 与 CT 相当，可以作为替代成像技术；PET/CT 是检测肝门部胆管癌淋巴结和远处转移的最佳技术，但在评估局部可切除性问题方面没有明确的作用。还有一项荟萃分析评估了 ^{18}F-FDG PET 和 PET/CT 对胆囊癌的诊断准确性，结果示敏感性 87%（95% 置信区间：82%～92%），特异性 78%（95% 置信区间：68%～86%），AUC 0.88，PET/CT 较 PET 敏感性和特异性高，认为 ^{18}F-FDG PET 和 PET/CT 是评估胆囊癌原发肿瘤的有效方法，但应注意可能的假阴性和假阳性结果，此时 PET/CT 比单独 PET 具有更好的诊断准确性。

三、^{18}F-FDG PET/CT 对胆道癌的诊断与鉴别诊断

^{18}F-FDG PET/CT 可通过放射性浓聚程度判断病变性质，根据 ^{18}F-FDG PET 显像局部放射性异常浓聚范围，结合 CT 解剖形态学相应改变可准确判断肿瘤局部侵犯范围。一项回顾性研究评估了 ^{18}F-FDG PET 在疑似胆管癌患者中的价值，随访结果证实 65 例患者中 47 例为胆管癌，以 $SUV_{max}>3.9$ 的标准定义恶性肿瘤，敏感性、特异性和准确性分别为 94%、83% 和 91%，胆管癌肿瘤平均 SUV_{max} 为 8±2.9，良性病变为 3±1（$p<0.0001$），病变与正常肝组织的比值（TNR）为 3.5±1.8，良性病变

为 1.3±0.4（$p<0.0001$），认为以 $SUV_{max}>3.9$ 作为恶性标准的半定量分析可提高疑似胆管癌患者良恶性鉴别诊断的准确性。另一项研究回顾性分析了 ^{18}F-FDG PET/CT 对 65 例胆管癌（19 例为肝门胆管癌，46 例为肝内胆管癌）的作用，结果显示 60 例胆管癌 FDG 摄取增高，平均 SUV_{max} 8.3±4.7，19 例肝门胆管癌中有 5 例 PET/CT 显像为假阴性。肝内胆管癌的 SUV_{max} 和 TNR 显著高于肝门胆管癌（$p<0.05$），且 FDG 浓聚程度与胆管癌分化程度相关，SUV_{max} 和 TNR 与肿瘤大小相关，而与血清 CA 19-9 水平无相关性。Lee Y. 等回顾性分析了 76 例肝内胆管癌 ^{18}F-FDG PET/CT 的结果，原发肿瘤平均 SUV_{max}、SUV_{peak}、SUV_{mean}、MTV 和 TLG 分别为 8.2±3.1、6.8±2.5、4.0±0.8、192.7cm³±360.5cm³ 和 823.7±1615.4。还有一项前瞻性研究评估了 ^{18}F-FDG PET/CT 对 123 例疑诊胆道癌患者的价值，并与 CT、MRI/MRCP、MRA 比较，结果显示 PET/CT 检出原发肿瘤的敏感性、特异性、阳性预测值（PPV）、阴性预测值（NPV）和准确性分别为 84.0%、79.3%、92.9%、60.5% 和 82.9%，在诊断原发肿瘤方面，PET/CT 与 CT 和 MRI/MRCP 相比差异无统计学意义，在形态学检查、胆管周围浸润和管内生长类型检查方面也无显著差异。但对于早期胆管癌，由于肿瘤体积较小不易被检出，合并胆道感染可能存在假阳性的结果，特别是在阳性显像结果时，需要与硬化性胆管炎相鉴别。

有研究评估了 ^{18}F-FDG PET/CT 无创鉴别肝外胆管狭窄性质的价值，20 例患者进行了 22 次 PET/CT 检查，最终组织学证实的胆管癌 14 例，良性狭窄 8 例。所有胆管癌患者肝门区摄取增加，SUV 6.8±3.3（范围 3.9～15.8），而良性狭窄 SUV 2.9±0.3（范围 2.5～3.3）（$p=0.003$），SUV = 3.6 是检测肝门恶性肿瘤的明确截断值，认为 ^{18}F-FDG PET/CT 对肝外胆管狭窄的肝门部胆管癌无创性检测具有较高的准确性。

胆总管下端的肿瘤特点多表现为肿瘤小而梗阻性肝内外胆管扩张程度重，常规断层影像学手段确定梗阻平面和程度容易，但难以直接显示肿瘤特征，判断病变性质较困难，^{18}F-FDG PET/CT 显像所见的病灶高代谢特征可以在较大程度上明确病变性质。一项研究评价了双时相法 ^{18}F-FDG PET/CT 显像鉴别肝外胆管病变良恶性的价值，常规影像学检查如超声、CT 和 MRI 检查怀疑肝外胆管恶性肿瘤的患者共 39 例，所有患者注射 ^{18}F-FDG 后 1 小时和 2 小时进行双时相 PET/CT 扫描，结果 39 例患者中，胆管癌 34 例，良性病变 5 例。早期显像恶性与良性病变 SUV_{max1} 分别为 5.43±4.66、2.26±0.83（$p=0.003$），延迟显像 SUV_{max2} 分别为 6.02±5.26、2.26±0.76（$p=0.002$），ΔSUV_{max}% 没有显著差异。在 ROC 曲线分析中，以 $SUV_{max1}=2.5$ 为截断值，敏感性、特异性和准确性分别为 97.6%、60.0% 和 92.3%，以 $SUV_{max2}=3.1$ 为截断值，敏感性、特异性和准确性分别为 88.2%、100% 和 89.7%，认为早期和延迟 ^{18}F-FDG PET/CT 显像 SUV_{max} 是鉴别肝外胆管肿瘤良恶性的有用指标，然而延迟显像没有额外的益处。

当临床怀疑胆总管下端恶性肿瘤导致梗阻性肝内外胆管扩张时，^{18}F-FDG PET/CT 显像时要尽可能排除假阳性、假阴性的干扰。可行的做法是：首先做好胃腔和十二指肠腔 CT 阳性造影剂的充盈准备，在 ^{18}F-FDG PET/CT 显像检查前让患者分次口服 1%～1.5% 的泛影葡胺 500～1 000ml，使胰腺周围肠道、胃窦部和十二指肠球部及降部肠腔充盈良好，可使壶腹部微小阳性病灶的定位定性诊断较为肯定。其次，胆总管下端或壶腹部位病变体积通常较小，受 PET 显像部分容积的影响，恶性肿瘤病灶并不呈现异常浓聚的典型表现，而是局灶性轻度浓聚，局部 ^{18}F-FDG PET/CT 延迟显像可能有一定的帮助，当延迟显像阳性所见与 CT 所示胆总管梗阻平面一致并位于胆总管走行区域

时要特别引起注意，这有可能是肿瘤的重要征象。最后，采用不同窗宽、床位 CT 对比度图像，分别进行 ^{18}F-FDG PET/CT 图像融合，从多个方位进行全面观察胆总管下端或壶腹部位病变，注意排除结石性或炎症性病变导致的梗阻，必要时行增强 CT 进一步帮助判断梗阻部位与病变性质。

对于胆囊早期的隆起性病灶，CT 虽然能发现病变，但定性困难，^{18}F-FDG PET/CT 显像是早期较小的胆囊隆起性病变的定位与定性诊断的有效手段。一项研究前瞻性评价了 ^{18}F-FDG PET/CT 对胆囊癌的价值，49 例疑似或确诊胆囊癌的患者行 ^{18}F-FDG PET/CT 检查，最终 34 例为恶性肿瘤，15 例为良性病变，FDG PET/CT 诊断原发病变的准确率为 95.9%，胆囊恶性病变平均 SUV_{max} 为 7.92±6.25，ROC 曲线分析显示恶性肿瘤的 SUV_{max} 截断值为 3.62（S：78.1%；Sp：88.2%），认为 FDG PET/CT 可准确判断可疑胆囊病变的良恶性，除视觉分析外，SUV_{max} 还具有补充作用。值得注意的是也有假阳性的情况，比如胆囊炎 ^{18}F-FDG PET 显像也可以表现为放射性异常浓聚，诊断时需要加以鉴别。有研究认为延迟显像具有鉴别诊断意义，该研究对一组 32 例的胆囊癌患者行 ^{18}F-FDG PET/CT 检查，结果表明注射 ^{18}F-FDG 后 2 小时延迟显像病变较 1 小时常规显像更为清楚，有助于提高诊断的准确性。

四、胆道癌术前分期的价值

对于胆道恶性肿瘤而言，尽管根治性外科手术有可能达到治愈，但患者接受根治性外科手术后的 5 年存活率仍然较低，其主要的原因之一是术前不能够及时、准确发现淋巴结转移和远处转移，从而低估了肿瘤的临床分期。全身 ^{18}F-FDG PET/CT 显像能更好地显示原发病变、局部区域淋巴结转移和全身脏器远处转移的总体情况，能够准确发现一些既往未被发现但确实存在的转移病灶。

肝门部位的胆管癌常侵犯局部肝实质和肝门出血管等结构，^{18}F-FDG PET/CT 显像能够准确显示局部肿瘤侵犯范围（T 分期）与局部淋巴结转移情况（N 分期）。晚期胆囊癌容易侵犯邻近脏器和组织，常规影像学检查有时尚不能精确判断，而 ^{18}F-FDG PET/CT 对于胆囊癌直接侵犯邻近胆囊床的肝实质和部分肝门结构显示良好，若能结合增强 CT 或 CTA 检查所见，更能清楚显示肿瘤

组织对肝门血管的直接侵犯,为手术方案制订提供决策依据。区域淋巴结转移的准确分期是选择治疗方法的基础,CT 和 MRI 仅根据形态学的改变(如淋巴结的大小和形态)来判断淋巴结有无转移,在确定肝门、腹腔和腹膜后淋巴结有无转移方面存在局限性。事实上,手术切除的病理标本证实正常大小的淋巴结也可以有肿瘤的转移;反之一些增大的淋巴结却可能是反应性增生或其他非恶性肿瘤的改变。对区域淋巴结的侵犯,^{18}F-FDG PET/CT 较单独的 ^{18}F-FDG PET 或单独的 CT 更加准确,定量分析有助于评价淋巴结转移性的准确性。但能否发现淋巴结转移还依赖于淋巴结累及的范围和大小,当肝门、腹腔和腹膜后淋巴结较小时,受放射性计数率的影响,^{18}F-FDG PET 显像会低估淋巴结内 ^{18}F-FDG 的摄取程度,^{18}F-FDG PET 结合薄层 CT 有助于对肝门、腹腔和腹膜后淋巴结进行准确分期。对胆囊癌和胆管癌腹膜种植播散或远处转移,^{18}F-FDG PET/CT 显像可以提供精确定位、定性、定期与定量分析,有利于优化临床治疗决策制订。

有研究比较了 PET/CT 和 MRI 诊断区域淋巴结转移的作用,两者的敏感性、特异性和准确性分别为 70.0% 和 50.0%,91.7% 和 83.3%,81.8% 和 68.2%,PET/CT 使 12.3% 的患者分期上升,3.1% 的患者分期下降。Lee Y. 等回顾性分析了 ^{18}F-FDG PET/CT 对 76 例肝内胆管癌的作用,并与传统的 CT 或 MRI 等影像学检查方法比较,结果显示 ^{18}F-FDG PET/CT 检测区域淋巴结转移敏感性高于常规显像方法(74.5% vs 61.8%,$p = 0.013$),6 例患者只有 FDG PET/CT 检出远处转移。Kim 等的研究报道 ^{18}F-FDG PET/CT 诊断胆管癌区域淋巴结转移(75.9% vs 60.9%,$p = 0.004$)和远处转移(88.3% vs 78.7%,$p = 0.004$)准确性显著高 CT;使用 PET/CT 评估病变可切除性,结果显示 94 例胆管癌患者中 15 例(15.9%)与常规影像学检查结果不同,PET/CT 提高了胆管癌患者术前分期的准确性。一项前瞻性研究评估了 ^{18}F-FDG PET/CT 对肝门部胆管癌分期的准确性,纳入 17 例患者,7 例接受了根治性肿瘤切除术,10 例接受了手术探查,PET/CT 检测原发肿瘤的敏感性为 58.8%(T_2 肿瘤 25%,T_3 肿瘤 70%,T_4 肿瘤 66.7%),检测淋巴结转移和远处转移的敏感性 / 特异性分别为 41.7%/80% 和 55.6%/87.5%,发现胆管内 ^{18}F-FDG 阳性与手术不可切除性相关($p = 0.05$),

认为 PET/CT 对肝门部胆管癌淋巴结转移及远处转移具有较高的特异性,对肿瘤手术可切除性的正确判断有一定的价值。另一项研究前瞻性报道 ^{18}F-FDG PET/CT 诊断胆囊癌患者淋巴结受累和转移性病变的准确率分别为 85.7% 和 95.9%,改变了 22.4% 患者的治疗方案,认为 FDG PET/CT 可对胆囊癌进行精确分期。还有一项研究比较了 ^{18}F-FDG PET/CT 和 CECT 对胆管癌患者的诊断性能,回顾性纳入了 18 例患者 28 对检查,治疗前 6 对、治疗后 22 对,总共 142 个恶性病变,在基于病灶的分析中,PET/CT 和 CECT 的敏感性、特异性、PPV、NPV 和准确性分别为 96.5%、55.5%、97.2%、50.0%、94.1% 和 62.2%、66.7%、96.7%、10.0%、62.5%;^{18}F-FDG PET/CT 显示了更多的肝内恶性病变和肝外转移,与 CECT 相比具有更高的敏感性、NPV 和准确性,而特异性和 PPV 相似;6 例治疗前的患者中,^{18}F-FDG PET/CT 结果改变了 3 例患者的治疗方案,结论认为与 CECT 相比,^{18}F-FDG PET/CT 能检测出更多的原发性和转移性病变,并改变治疗计划。

五、胆道癌疗效评价

可根据肿瘤局部治疗前后 ^{18}F-FDG 代谢水平的变化趋势评估治疗反应和疗效,在治疗结束后几星期至几个月内肿瘤摄取 ^{18}F-FDG 明显降低,说明治疗效果显著,患者预后好;反之,肿瘤部位 ^{18}F-FDG 摄取未见降低,甚至较前增高,尽管临床对肿瘤的治疗刚结束,提示治疗失败,局部仍有肿瘤残留。但需注意治疗前后 ^{18}F-FDG PET 显像的条件应基本一致;^{18}F-FDG PET/CT 显像可能漏诊小于 5mm 的病变和显微镜下可见的肿瘤病变,^{18}F-FDG PET/CT 显像阴性结果不能完全排除局部肿瘤残留;不同病理类型、细胞分化程度或恶性程度不同,其治疗后的肿瘤代谢变化规律不同。据有关文献报道,化学药物治疗后 SUV 下降 20%~45% 可作为初步治疗响应的评价指标,一般情况是肿瘤恶性程度越高,治疗后 SUV 变化的幅度较大,分化程度较好的恶性肿瘤则变化较不明显。

多数失去手术机会的胆道恶性肿瘤临床多采用局部放射或肿瘤介入灭活治疗(如经动脉栓塞、射频消融、超声聚焦和内生场热疗)等综合手段,^{18}F-FDG PET 显像能够较好地评价治疗效果。值得注意的是局部介入灭活治疗后,病变周围正常组织会存在不同程度的炎性反应,治疗后 1～2 周内 ^{18}F-FDG PET 显像可表现为病灶周围不规则环形放射性浓聚,对判断局部肿瘤是否残留有干扰,应注意选择评价疗效的时机。有初步文献报道局部介入肿瘤灭活治疗后 24 小时内是评价局部肿瘤有无残留的最佳时机,而治疗 3 周后可以准确评价局部肿瘤有无复发。肿瘤治疗前后 CT 所示的密度变化有一定的提示作用,肿瘤局部明显坏死可见 CT 值明显减低,甚至出现囊性变。肿瘤局部灭活后的重要征象之一是局部血供明显下降,增强 CT 或灌注可判断局部肿瘤治疗前后的血供变化,结合 ^{18}F-FDG PET 显像对判断疗效有重要补充作用,尤其是对肿瘤周边部位 ^{18}F-FDG 显像假阳性的甄别有价值。

六、探测复发与再分期的价值

胆道恶性肿瘤治疗 3～4 个月后,若局部病变 ^{18}F-FDG 的摄取增加,反映局部肿瘤复发。有小样本研究发现 ^{18}F-FDG PET/CT 检查发现淋巴结转移与肝内胆管癌手术切除后 1 年复发率呈正相关($p=0.02$)。

有研究评估了 ^{18}F-FDG PET/CT 预测肝内胆管癌患者根治性切除术后复发的作用,18 例肝内胆管癌患者术前行 CT 和 ^{18}F-FDG PET/CT 检查,23 例可测淋巴结中,CT 显示 4 个为阳性,其余 19 个为阴性或可疑,敏感性和特异性分别为 20.0% 和 86.4%;^{18}F-FDG PET/CT 显示 9 个淋巴结为阳性,14 个为阴性,敏感性和特异性分别为 80.0% 和 92.3%。1 年复发与非复发组比较,^{18}F-FDG PET/CT 探测的淋巴结转移与手术切除后 1 年复发率呈正相关($p=0.02$)。一项研究评价了 ^{18}F-FDG PET/CT 检测胆囊癌复发的价值,对 49 例疑有复发的胆囊癌患者(男 15 例,女 34 例,中位年龄 52.5 岁)行 ^{18}F-FDG PET/CT 检查,共行 62 次 PET/CT 扫描,其中 43 次为阳性(69.4%,41 次真阳性,2 次假阳性),19 次为阴性(30.6%,18 次为真阴性,1 次为假阴性),PET/CT 检测肿瘤复发的敏感性、特异性、PPV、NPV 和准确性分别为 97.6%、90%、95.3%、94.7% 和 95.1%;PET/CT 检查显示 16 例局部复发(37.2%),13 例远处转移(30.2%),14 例同时有局部复发和转移(32.5%),PET/CT 检测复发比常规影像具有更好的特异性。结论认为 ^{18}F-FDG PET/CT 检测胆囊癌复发敏感性高、特异性强,对这些患者常规使用 ^{18}F-FDG PET/CT

可及早发现复发并改变治疗方案。图 51-3 为一例胆管细胞癌伴肝内转移,放疗后原发灶及肝转移灶活性明显残留患者的 ^{18}F-FDG PET/MR 显像结果。

七、预后评估

胆道癌患者术前行 ^{18}F-FDG PET/CT 可评估预后。Lee Y. 等回顾性分析了 ^{18}F-FDG PET/CT 对 76 例肝内胆管癌的作用,结果具有较高 SUV_{max}(≥ 7.3,$HR=4.280$,$p=0.001$)、SUV_{peak}(≥ 6.5,$HR=2.333$,$p=0.020$)、SUV_{mean}(≥ 3.9,$HR=2.799$,$p=0.004$)、葡萄糖校正的 SUV(SUV_{gluc})(≥ 8.1,$HR=2.648$,$p=0.012$)和葡萄糖校正的 TLG(TLG_{gluc})(≥ 431.6,$HR=2.186$,$p=0.030$)的患者存活时间较短;多变量分析显示可手术是延长生存期的独立预后因素($HR=4.113$,$p=0.005$)。一项回顾性队列研究纳入了 66 例接受根治性胆管癌切除术且术前行 ^{18}F-FDG PET/CT 检查的患者,肝内胆管细胞癌占 59.1%,肝门胆管癌占 22.8%,胆囊癌占 13.6%,胆管癌占 4.5%,中位随访时间为 27 个月,3 年无病生存(DFS)和总生存(OS)分别为 27.1% 和 39.2%;多变量分析显示 SUV_{max} 是切除术后 DFS($p=0.007$,$OR=1.16$,95% 置信区间 1.04～1.29)和 OS($p=0.012$,$OR=1.145$,95% 置信区间 1.030～1.273)的独立预测因素;对早期(TNM Ⅰ 或 Ⅱ期)胆管癌患者行根治性手术切除,$SUV_{max}=8$ 是最佳截断值(3 年 DFS 分别为 21.2% 和 63.2%,$p=0.004$,3 年 OS 分别为 29% 和 74%,$p=0.048$)。结论认为肿瘤 SUV_{max} 是可切除疾病患者的预后独立因素;对于 TNM Ⅰ 或 Ⅱ期的胆管癌患者,即使在根治性切除术后,$SUV_{max}>8$ 的患者也无显著的无病生存和总生存率。一项回顾性研究纳入 25 例行根治性手术切除的远段胆管腺癌患者,术前行 ^{18}F-FDG PET/CT 检查,单因素生存分析显示高 TLG、高 MTV 和高 SUV_{max} 是总体生存差的显著预后指标;对于无进展生存期,高 TLG 和大肿瘤体积是不良预后的显著预测因子;多因素生存分析后,只有高 TLG 是总体生存差的独立预后指标($p=0.025$)。

一项研究结果显示 ^{18}F-FDG PET/CT 的 SUV_{max} 可以为胆囊癌患者提供预后信息,$SUV_{max}<6$ 的患者存活时间显著长于 $SUV_{max}\geq 6$ 的患者(中位数为 405 天和 203 天,$p=0.0400$);在 Kaplan-Meier 分析中,SUV_{max}($p=0.0400$)、分期($p=0.0001$)、

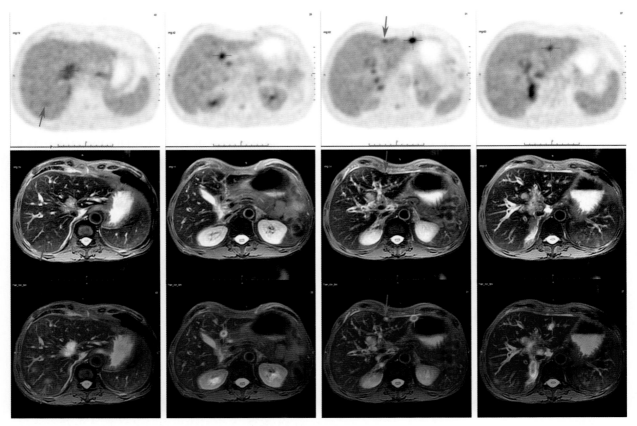

图 51-3　PET/MR 监测胆管癌治疗后残留与转移

64 岁男性患者，中分化胆管细胞癌放疗 18 次后复查，PET/MR 示肝门区不规则异常信号影，代谢异常增高，SUV_{max} 为 6.6；肝内多发异常信号影，代谢异常增高，SUV_{max} 为 3.9～4.7。考虑治疗后恶性肿瘤病变活性残留，伴肝内多发转移

CA19-9（$p = 0.013$）、CEA（$p = 0.006$）、淋巴结转移（$p = 0.0001$）、远处转移（$p = 0.0020$）、治疗类型（$p = 0.0001$）与总生存期显著相关；多因素分析显示治疗前初始分期 PET/CT 较低的 SUV_{max}（$p = 0.0380$）、无淋巴结转移（$p = 0.0260$）、低分期（$p = 0.026$）和根治性治疗（$p = 0.0005$）的患者生存时间较长。另一项研究评价了 ^{18}F-FDG PET/CT 对胆囊癌的预后价值，44 例初次诊断为胆囊癌的患者行 ^{18}F-FDG PET/CT 检查，其中 30 例（68.2%）发生癌症或治疗相关死亡。单因素分析显示 TNM 分期（$p < 0.001$）、治疗方式（$p < 0.001$）、MTV（截断值 135cm^3，$p = 0.001$）和 TLG（截断值 7090，$p = 0.05$）是显著的预后因素；在多因素分析中，TNM 分期［HR = 2.019（Ⅰ vs Ⅱ），21.287（Ⅰ vs Ⅲ）和 24.354（Ⅰ vs Ⅳ）；$p = 0.001$］和 TLG（HR = 2.930；$p < 0.05$）是预测总体生存的独立预后因素。结论认为胆囊癌原发肿瘤的 TLG 是与临床或病理 TNM 分期相关的总体存活的显著独立预后因素。

第三节　其他新型 PET 显像剂及新技术在胆道癌的应用

^{11}C 或 ^{18}F- 胆碱 PET 显像用于检测涉及胆碱代谢改变的恶性肿瘤，常用于高分化肝细胞癌的辅助诊断，但对胆管细胞癌的作用还不明确，有研究比较了 ^{11}C- 胆碱和 ^{18}F-FDG PET/CT 对胆管癌的诊断价值，前瞻性纳入了 10 例胆管癌患者，1 周内进行 ^{11}C- 胆碱和 ^{18}F-FDG PET/CT 显像，结果：所有患者 Ki-67 均为阳性（范围 14.2%～39.9%），在所有原发性肝外或肝内胆管癌病灶中均未观察到 ^{11}C- 胆碱摄取，8 例肿瘤明显摄取 ^{18}F-FDG，2 例原发性肝外胆管癌患者 ^{18}F-FDG 阴性；在所有原发性胆管癌病例中 ^{11}C- 胆碱和 ^{18}F-FDG 的平均 T/B 值分别为 0.4±0.2 和 2.0±1.0（$p < 0.005$）；^{11}C- 胆碱和 ^{18}F-FDG PET/CT 均检测到 8 例患者的转移病灶（2 例无转移）。结果提示原发性胆管癌病变对 ^{11}C- 胆碱亲和力较差，而转移性病灶对 ^{11}C- 胆

碱具有亲和力。另一项研究初步评价了 ^{18}F- 胆碱 PET/CT 对胆管细胞癌的价值，比较了 5 例胆管细胞癌患者和 23 例肝细胞癌患者肿瘤摄取 ^{18}F- 胆碱的情况，结果 5 例胆管细胞癌患者肿瘤均显示 ^{18}F- 胆碱摄取低，胆管细胞癌平均 T/B 显著低于肝细胞癌（0.69 和 1.64，$p < 0.000\,1$），但两组患者肝实质摄取没有显著差异（8.0 和 7.7，$p = 0.74$）。结论认为 ^{18}F- 胆碱在胆管细胞癌的应用价值有限。

一个有趣的病例报告了一例临床怀疑前列腺癌的患者（PSA 8.1mug/L）行 ^{68}Ga-PSMA PET 检查，发现多发溶骨性病变伴放射性分布异常浓聚和肝脏高摄取 ^{68}Ga-PSMA 病灶，前列腺区并未见异常摄取，多参数 MRI 和前列腺活检也未证实前列腺癌，肝脏病灶活检证实为具有腺细胞和肝细胞分化、倾向肝细胞胆管癌免疫组化谱的恶性上皮肿瘤。

PET/MR 是目前最高端的融合影像设备，结合了 MRI 多序列、多参数成像提供的超高软组织分辨率和解剖结构及 PET 提供的功能代谢信息，与 PET/CT 相比可更好地显示肝胆系统病变，适用于胆管癌、胆囊癌的初始分期和随访评估，来自 DWI 的功能信息和肝脏特异性 MRI 成像造影剂的使用对全身和局部治疗后随访肝转移具有独特的优势。有研究使用 ^{18}F-FDG 一体化 PET/MR 评估了肝脏肿瘤的代谢和水扩散性之间的关系，41 例肝肿瘤患者（肝细胞癌 18 例，胆管癌 6 例，转移瘤 10 例，神经内分泌肿瘤 1 例，良性病变 6 例）治疗前行 ^{18}F-FDG PET/MR 显像，结果显示 SUV_{max} 与 ADC 呈负相关（$r = -0.404$，$p = 0.009$），肝细胞癌、胆管癌、转移性肿瘤和良性病变 SUV_{max} 中位数分别为 3.22、6.99、6.30 和 1.82，ADC 中位数分别为 $1.039 \times 10^{-3}\,mm^2/s$、$1.148 \times 10^{-3}\,mm^2/s$、$0.876 \times 10^{-3}\,mm^2/s$ 和 $1.323 \times 10^{-3}\,mm^2/s$，结果表明在肝脏肿瘤中 SUV_{max} 与 ADC 呈负相关，且各组肿瘤具有不同的代谢和水扩散特性，通过 PET/MR 评估肝肿瘤可能有助于了解肿瘤的特征。还有研究评估了肝脏特异性造影剂钆贝葡胺（Gd-BOPTA）对 ^{18}F-FDG PET/MR 肝脏病变检测的附加价值，纳入 41 例患者，结果 PET/MR 能够正确识别 18/18 例恶性病变，MRI 能正确识别 17/18 例恶性病变。在基于病变的分析中，MRI 肝脏特异性造影剂阴性（MRI1）、MRI 肝脏特异性造影剂阳性（MRI2）、PET/MR1、PET/MR2 鉴别恶性和良性病变的准确性分别为 91%/93%、

93%/96%、95%/100% 和 98%/100%，PET/MR2 和 MRI2 的诊断置信度显著高于 PET/MR1 和 MRI1（$p < 0.001$）。结论认为 ^{18}F-FDG PET/MR 肝脏特异性造影剂的应用进一步提高了正确评估肝脏良恶性病变诊断的准确性和可信度。

（覃春霞）

参 考 文 献

[1] 刘连新，李轲宇. 2015 年胆道肿瘤 NCCN 临床实践指南更新与解读. 中国实用外科杂志，2015，35（3）：287-290.

[2] 中华医学会外科学分会胆道外科学组. 胆囊癌诊断和治疗指南（2015 版）. 中华消化外科杂志，2015，14（11）：881-890.

[3] 中国抗癌协会. 肝门部胆管癌规范化诊治专家共识. 中华肝胆外科杂志，2015，21（8）：505-511.

[4] Benson AB 3rd, Abrams TA, Ben-Josef E, et al. NCCN clinical practice guidelines in oncology: hepatobiliary cancers. J Natl Compr Canc Netw, 2009, 7（4）: 350-391.

[5] 汤朝晖，田孝东，魏妙艳，等. 美国癌症联合委员会胆道恶性肿瘤分期系统（第 8 版）更新解读. 中国实用外科杂志，2017，37（03）：248-254.

[6] 中国研究型医院学会消化道肿瘤专业委员会，中国医师协会外科医师分会多学科综合治疗专业委员会. 肝脏及胆道恶性肿瘤多学科综合治疗协作组诊疗模式专家共识. 中国实用外科杂志，2017，37（1）：32-34.

[7] 潘中允，屈婉莹，周诚，等. PET/CT 诊断学. 北京：人民卫生出版社，2008.

[8] Hu JH, Tang JH, Lin CH, et al. Preoperative staging of cholangiocarcinoma and biliary carcinoma using 18F-fluorodeoxyglucose positron emission tomography: a meta-analysis. J Invest Med, 2018, 66（1）: 52-61.

[9] Zhang H, Zhu J, Ke F, et al. Radiological Imaging for Assessing the Respectability of Hilar Cholangiocarcinoma: A Systematic Review and Meta-Analysis. Biomed Res Int, 2015, 2015: 497942.

[10] Annunziata S, Pizzuto DA, Caldarella C, et al. Diagnostic accuracy of fluorine-18-fluorodeoxyglucose positron emission tomography in gallbladder cancer: A meta-analysis. World J Gastroenterol, 2015, 21（40）: 11481-11488.

[11] Alkhawaldeh K, Faltten S, Biersack HJ, et al. The value of F-18 FDG PET in patients with primary sclerosing cholangitis and cholangiocarcinoma using visual and semiquantitative analysis. Clin Nucl Med, 2011, 36（10）: 879-883.

[12] Jiang L, Tan H, Panje CM, et al. Role of 18F-FDG PET/

CT Imaging in Intrahepatic Cholangiocarcinoma. Clin Nucl Med, 2016, 41 (1): 1-7.

[13] Lee Y, Yoo IR, Boo SH, et al. The Role of F-18 FDG PET/CT in Intrahepatic Cholangiocarcinoma. Nucl Med Mol Imaging, 2017, 51 (1): 69-78.

[14] Kim JY, Kim MH, Lee TY, et al. Clinical role of 18F-FDG PET-CT in suspected and potentially operable cholangiocarcinoma: a prospective study compared with conventional imaging. Am J Gastroenterol, 2008, 103 (5): 1145-1151.

[15] Reinhardt MJ, Strunk H, Gerhardt T, et al. Detection of Klatskin's tumor in extrahepatic bile duct strictures using delayed 18F-FDG PET/CT: preliminary results for 22 patient studies. J Nucl Med, 2005, 46 (7): 1158-1163.

[16] Choi EK, Yoo IeR, Kim SH, et al. The clinical value of dual-time point 18F-FDG PET/CT for differentiating extrahepatic cholangiocarcinoma from benign disease. Clin Nucl Med, 2013, 38 (3): 106-111.

[17] Ramos-Font C, Gomez-Rio M, Rodriguez-Fernandez A, et al. Ability of FDG-PET/CT in the detection of gallbladder cancer. J Surg Oncol, 2014, 109 (3): 218-224.

[18] Nishiyama Y, Yamamoto Y, Fukunaga K, et al. Dual-time-point 18F-FDG PET for the evaluation of gallbladder carcinoma. J Nucl Med, 2006, 47 (4): 633-638.

[19] Li J, Kuehl H, Grabellus F, et al. Preoperative assessment of hilar cholangiocarcinoma by dual-modality PET/CT. J Surg Oncol, 2008, 98 (6): 438-443.

[20] Elias Y, Mariano AT Jr, Lu Y. Detection of Primary Malignancy and Metastases with FDG PET/CT in Patients with Cholangiocarcinomas: Lesion-based Comparison with Contrast Enhanced CT. World J Nucl Med, 2016, 15 (3): 161-166.

[21] Park TG, Yu YD, Park BJ, et al. Implication of lymph node metastasis detected on 18F-FDG PET/CT for surgical planning in patients with peripheral intrahepatic cholangiocarcinoma. Clin Nucl Med, 2014, 39 (1): 1-7.

[22] Kumar R, Sharma P, Kumari A, et al. Role of 18F-FDG PET/CT in detecting recurrent gallbladder carcinoma. Clin Nucl Med, 2012, 37 (5): 431-435.

[23] Ma KW, Cheung TT, She WH, et al. Diagnostic and Prognostic Role of 18-FDG PET/CT in the Management of Resectable Biliary Tract Cancer. World J Surg, 2018, 42 (3): 823-834.

[24] Lee EJ, Chang SH, Lee TY, et al. Prognostic Value of FDG-PET/CT Total Lesion Glycolysis for Patients with Resectable Distal Bile Duct Adenocarcinoma. Anticancer Res, 2015, 35 (12): 6985-6991.

[25] Hwang JP, Lim I, Na, II, et al. Prognostic Value of SUVmax Measured by Fluorine-18 Fluorodeoxyglucose Positron Emission Tomography with Computed Tomography in Patients with Gallbladder Cancer. Nucl Med Mol Imaging, 2014, 48 (2): 114-120.

[26] Yoo J, Choi JY, Lee KT, et al. Prognostic Significance of Volume-based Metabolic Parameters by (18) F-FDG PET/CT in Gallbladder Carcinoma. Nucl Med Mol Imaging, 2012, 46 (3): 201-206.

[27] Chotipanich C, Promteangtrong C, Kunawudhi A, et al. (11) C-Choline and FDG PET/CT Imaging of Primary Cholangiocarcinoma: A Comparative Analysis. Asia Ocean J Nucl Med Biol, 2015, 3 (1): 18-25.

[28] Kwee SA, Okimoto GS, Chan OT, et al. Metabolic characteristics distinguishing intrahepatic cholangiocarcinoma: a negative pilot study of (18) F-fluorocholine PET/CT clarified by transcriptomic analysis. Am J Nucl Med Mol Imaging, 2016, 6 (1): 73-83.

[29] Alipour R, Gupta S, Trethewey S. 68Ga-PSMA Uptake in Combined Hepatocellular Cholangiocarcinoma With Skeletal Metastases. Clin Nucl Med, 2017, 42 (10): 452-453.

[30] Paspulati RM, Gupta A. PET/MR Imaging in Cancers of the Gastrointestinal Tract. PET Clin, 2016, 11 (4): 403-423.

[31] Kong E, Chun KA, Cho IH. Quantitative assessment of simultaneous F-18 FDG PET/MRI in patients with various types of hepatic tumors: Correlation between glucose metabolism and apparent diffusion coefficient. PLoS One, 2017, 12 (7): 180184.

[32] Kirchner J, Sawicki LM, Deuschl C, et al. 18F-FDG PET/MR imaging in patients with suspected liver lesions: Value of liver-specific contrast agent Gadobenate dimeglumine. PLoS One, 2017, 12 (7): 180349.

第五十二章

胰 腺 癌

胰腺癌是严重威胁人类健康的恶性肿瘤疾病，其恶性程度高、发病凶险、进展迅速、预后差，素有"癌症之王"之称。由于胰腺位于腹膜后，位置隐匿，早期症状缺乏特异性，常易与其他消化系统疾病混淆，目前针对早期胰腺癌的诊断方法仍不理想，手术依然是唯一的治愈手段，但成功与否主要取决于疾病诊断分期而非组织学类型。据报道，大约 60% 的胰腺癌患者在确诊时已发生远处转移，25% 为局部晚期患者，不能行根治切除术，中位生存期仅有 6～9 个月。2017 年统计数据显示，美国每年估计超过 5.3 万例胰腺癌新发病例，死亡率在癌症相关死因中居第 4 位，在胃肠道恶性肿瘤中居第 2 位（仅次于结直肠癌）；2015 年中国的胰腺癌估计新发病例数达 9 万例，在男性肿瘤中占第 8 位。流行病学调查显示，胰腺癌以 40～75 岁最多见，中国胰腺癌的发病率在 40 岁以后显著升高，在 80 岁左右达高峰，65 岁及以上的胰腺癌患者约占 61.2%。

尽管当前医疗水平迅速发展，但是胰腺癌的预后在过去 40 年里没有明显改善，死亡率接近发病率。近十余年来，胰腺癌发病率和在男性患者中的死亡率呈持续增高的趋势，预计疾病负担仍会随着时间的推移而增加。胰腺癌极差的预后与其复杂且高度异质性的生物学特点有关。

胰腺癌早期症状隐匿且缺乏特异性，主要表现为腹背疼痛、黄疸、体重减轻、消化不良等，难以与胰腺良性病变及其他消化系统疾病相鉴别。胰腺癌为乏血供肿瘤，85%～90% 起源于胰导管上皮细胞（即胰腺导管腺癌 pancreatic ductal adeno-carcinoma，PDAC），最常见于胰头部位（占 60%～70%）。手术是胰腺癌唯一可能获得根治的希望，可切除患者术后的 5 年生存率为 2.8%～31.4%，而不可切除患者 5 年生存率仅 0.6%～3.8%。因此，对胰腺癌患者进行合理完善的评估及危险分层，进而为患者选择最佳的治疗策略，是改善胰腺癌患者预后的重要前提和基础。

第一节 PET/CT 在胰腺癌诊断的应用

在胰腺癌的诊断和随访中，常用的影像学技术有超声内镜检查（endoscopic ultrasonography，EUS）、增强 CT（contrast-enhanced computed tomography，CECT）、增强 MRI（contrast-enhanced magnetic resonance imaging，CEMRI）等。虽然，近些年来这类传统影像学诊断技术迅猛发展，但其在胰腺癌和慢性胰腺炎的鉴别诊断、评估局部切除和远期转移方面仍存在着很多不足。^{18}F-FDG PET/CT 在恶性肿瘤的诊断、分期、疗效及预后评价起到重要作用，多数胰腺癌患者肿瘤病灶 ^{18}F-FDG 摄取明显增加，延迟显像进一步增加，结合解剖影像具有较高的诊断准确性（图 52-1）。对一些临床

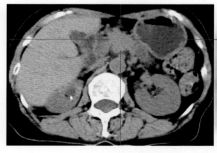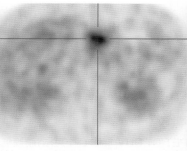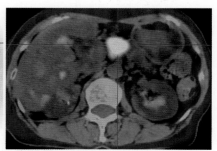

图 52-1　胰头癌患者 ^{18}F-FDG PET/CT 显像，可见胰头病灶显像剂摄取增高

怀疑胰腺癌,而 CT、MRI 上没有特征性改变的患者,PET/CT 具有重要的鉴别诊断价值。在《胰腺癌诊治指南(2014)》中提出,PET/CT 虽然不可替代胰腺 CT 或 MRI 的地位,但是作为补充,其在排除及检测远处转移方面具有优势;对于原发病灶较大、疑有区域淋巴结转移及 CA19-9 显著升高的患者,推荐应用 PET/CT 检查。《胰腺癌综合诊治中国专家共识(2014 年版)》同样提出,PET/CT 在发现胰腺外转移方面具有明显优势。

一、^{18}F-FDG PET/CT 对胰腺癌的诊断及与 CT、MRI 比较

PET/CT 在胰腺癌诊断中的应用已有较多文献报道,Wang 等对 30 篇论文共 1 582 例病例的荟萃分析表明,PET/CT 在诊断胰腺癌的汇总敏感性、特异性分别为 90%[95% 置信区间:0.79～0.98]和 85%(95% 置信区间:0.38～0.98),结果表明,PET/CT 在诊断胰腺癌方面具有很好的诊断价值。对于 PET/CT、增强 CT(CECT)、增强 MRI(CEMRI)在胰腺癌诊断效能,目前有较多报道(见表 52-1)。据国内外诸多文献报道,PET/CT 显像在胰腺癌的鉴别诊断中较 CECT 和 CEMRI 具有更高的敏感性、特异性,尤以特异性为著;而应用 PET/CECT 或联合诊断,以及结合血清 CA19-9 等肿瘤标志物测定优于单独 PET/CT 或 CECT 的诊断效能。在胰腺癌的鉴别诊断中,特异性与敏感性相比更为重要,因而 PET/CT 显像对于可疑胰腺癌患者明确诊断具有重要价值。

华中科技大学同济医学院附属协和医院黄升云等回顾性分析了 2011 年至 2016 年间接受 PET/CT 显像的疑诊胰腺病变患者,并与同期血清 CA19-9、

CECT、CEMRI 结果进行比较。以手术病理和 / 或长期临床随访(>6 个月)为诊断标准,探讨 PET/CT 及其不同方法联合应用的诊断效能。本研究共纳入 467 例胰腺病变患者,男性 293 例(占 62.7%)、女性 174 例(占 37.3%),年龄范围 16～95 岁,平均年龄 57.79 岁 ±12.68 岁。其中 358 例患者有一个月内同期血清 CA19-9 结果,191 例和 84 例患者分别在两周内行同期 CECT 或 CEMRI 检查,47 例接受了同期 CECT 和 CEMRI 检查。经手术病理和 / 或长期随访证实 219 例为良性病变,248 例为恶性病变。恶性组患者的 SUV$_{max}$ 和 CA19-9 均显著高于良性组($p < 0.001$)(图 52-2)。应用受试者工作特征曲线(receiver operating characteristic curves,ROC 曲线)进一步评价 SUV$_{max}$ 和血清 CA19-9 鉴别胰腺良恶性病变的诊断效能。当 ROC 曲线下面积(area under curve,AUC)> 0.9 表示诊断价值较高,$0.9 \geq$ AUC > 0.7 诊断价值中等,$0.7 \geq$ AUC > 0.5 则诊断价值较低。根据本研究数据所得 SUV$_{max}$ 和血清 CA19-9 的 AUC 分别为 0.917 和 0.831(图 52-3),显示 SUV$_{max}$ 诊断价值高于血清 CA19-9。当 SUV$_{max}$ 截断值取 3.75 时获得最佳诊断效能,此时对应的敏感性为 92.7%,特异性为 82.2%。本研究结果表明,当血清 CA19-9 截断值取 105.35 时获得最佳诊断效能,对应的敏感性为 72.1%,特异性 85.1%。

四种诊断方法的准确性从高到低依次为:PET/CT > CEMRI > CECT > CA19-9,PET/CT 与后三者相比均具有显著统计学差异($p < 0.001$)。PET/CT 显像的敏感性、特异性、准确性、阳性预测值和阴性预测值分别为 92.3%、96.3%,94.2%、96.6% 和 91.7%。PET/CT 诊断的假阳性为 3.7%

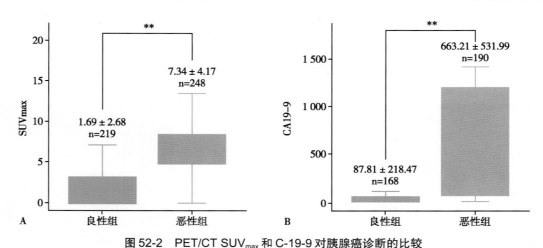

图 52-2　PET/CT SUV$_{max}$ 和 C-19-9 对胰腺癌诊断的比较
A. 胰腺病变良恶性组间 SUV$_{max}$ 比较;B. 胰腺病变良恶性组间血清 CA19-9 比较

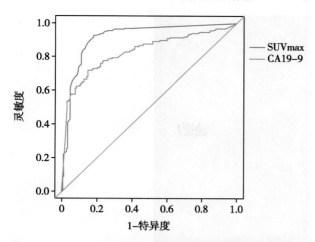

图 52-3　SUV_{max}、血清 CA19-9 诊断胰腺良恶性病变 ROC 曲线

（8/219 例），其中慢性胰腺炎 2 例，自身免疫性胰腺炎 2 例，慢性淋巴浆细胞性胰腺炎 1 例，胰腺结核 2 例，胰腺癌良性肿块 1 例（经多学科会诊和长期随访确认）。PET/CT 假阴性为 7.7%（19/248 例），经病理或手术证实 13 例，长期随访证实 6 例。CECT 的敏感性、特异性和准确性分别为 82.7%、77.8% 和 80.6%，假阳性为 22.2%（18/81 例），假阴性为 17.3%（19/110 例）。CEMRI 的敏感性、特异性和准确性分别为 91.2%、78.0% 和 83.3%，假阳性为 22.0%（11/50 例），假阴性 8.8%（3/34 例）。CECT、CEMRI 或两者与 PET/CT 联合诊断效能与 PET/CT 独立诊断相比差异无统计学意义（$p > 0.05$）。虽然 CA19-9 独立诊断的敏感性、特异性和准确性欠佳（分别为 80.0%、67.9% 和 74.3%），但 PET/CT 和 CA19-9 的并联应用显著提高了诊断敏感性（97.4% 比 92.3%）。PET/CT 与 CEMRI 相比，敏感性无统计学差异（$p > 0.05$），特异性和准确性均显著高于 CEMRI（$p < 0.001$）。PET/CT 与 CEMRI 并联诊断的敏感性略有提高（94.1%），但与两者独立诊断相比均无统计学差异（$p > 0.05$）。两者串联诊断的特异性为 93.8%，显著优于 CEMRI 独立诊断（$p < 0.05$），但低于 PET/CT 独立诊断（$p > 0.05$）。PET/CT、CECT 与 CEMRI 及三者联合诊断效能的敏感性高达 100%，即所有恶性病例都经两种以上影像学方法正确判定为阳性，说明该方案有望大大减少胰腺恶性病变的漏诊，但敏感性与三者分别独立诊断均无统计学差异（$p > 0.05$）。此外，联合诊断的特异性（96.4%）、准确性（97.8%）高于任一种影像检查独立诊断，且与 CRCT 和 CEMRI 相比具有统

计学差异（$p < 0.05$）（图 52-4）。

从上述结果可以看出，CA19-9、CECT 和 CEMRI 在胰腺病变鉴别诊断中各有优势与不足，而 PET/CT 具有与 CEMRI 相当的高敏感性，但特异性和准确性均优于 CA19-9、CECT 和 CEMRI。CECT 和 CEMRI 或两者与 PET/CT 联合应用的诊断效能无明显提高；而 CA19-9 作为一种更廉价、便捷的临床检查，与 PET/CT 并联诊断可显著提高敏感性（表 52-1～表 52-4）。因此，^{18}F-FDG PET/CT 作为目前最先进的影像学手段，其综合诊断效能在四种检查方法中表现最佳，对胰腺病变具有重要鉴别诊断价值。同时，与 CA19-9 联合应用可以在一定程度上提高诊断效能。

二、小胰腺癌的检测

Egawa S 等对 822 例 TS1 期（病灶直径 ≤2cm）的小胰腺癌患者进行了 CECT 显像，发现其敏感性仅有 19.1%（157/822）。对于病灶直径 ≤2cm、等密度或形态改变不明显的小胰腺癌病灶，由于 CECT 或 CEMRI 增强或强化后病灶与正常胰腺组织差别不大易出现漏诊，而这类没有淋巴结转移、局限性的早期小胰腺癌若能及时行根治性切除术，术后 5 年存活率可达 40%～50%。因此，有学者认为 EUS、CECT、CEMRI 这类传统影像诊断技术只是胰腺癌术前诊断和分期的次优选择，限制了胰腺癌诊疗工作更好地开展。而此时可以应用 PET/CT 显像弥补不足。正常胰腺在禁食状态下呈低葡萄糖代谢，而胰腺癌几乎都有葡萄糖摄取，而且摄取程度较高，即使病灶较小，PET/CT 通常也能表现出病灶高代谢；另外，由于炎症在静脉注射 FDG 后 1 小时会出现高峰值，而恶性肿瘤在 2～3 小时内仍会随时间的增加而不断摄取 FDG，因此双时相 PET/CT 显像还可以利用 SUV_{max} 值随时间的变化关系进一步提高良恶性病变的诊断效能。

Kawada N 回顾分析 56 例病灶小于 2.5cm（45 例 <2.0cm）的胰腺实性占位病变患者，发现恶性肿瘤（44 例）与良性病变（12 例）在早期显像 SUV_{max}、延迟显像 SUV_{max} 增加的比例均具有明显统计学差异（4.1 ± 2.6 vs 1.9 ± 0.5，$p < 0.001$；89% vs 17%，$p < 0.0001$），双时相 PET/CT 诊断效能高于早期 PET/CT 显像（敏感性 93% vs 79%，准确性 91% vs 80%，特异性均为 83%）。Okano K 等分析了 31 例侵袭性胰腺导管腺癌，发现

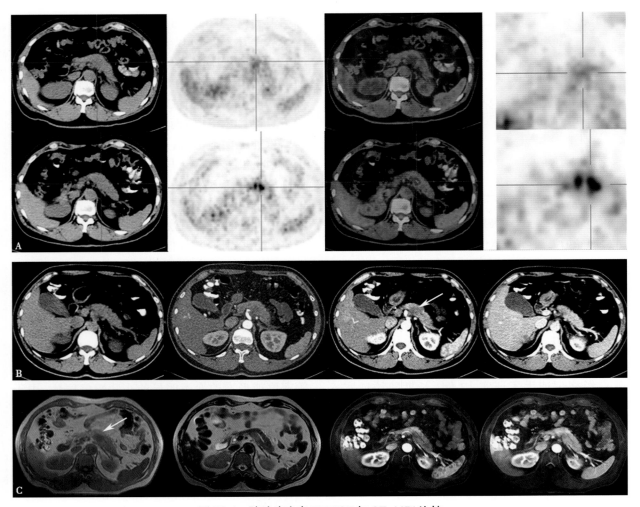

图 52-4 胰腺癌患者 PET/CT 与 CT、MRI 比较

男,50 岁,因"上腹阵发性绞痛,伴后背放射痛 20 余天"入院。实验室检查:血清 CA19-9 110.5U/ml ↑;影像学检查:
A. PET/CT 示胰体部见一大小约 2.1cm×2.3cm 结片状稍低密度影,与腹腔干关系密切,早期显像(上)SUV$_{max}$ 4.3~5.8,
延迟显像(下)SUV$_{max}$ 7.2~9.4,考虑为胰体恶性肿瘤性病变;B. CECT 示胰腺体部至腹腔干左侧可见低密度肿块影,截面
大小约 2.8cm×2.7cm,增强扫描病灶轻度强化(箭头),病灶包绕脾动脉,脾动脉受压变窄,考虑为胰腺癌可能;C. CEMRI
示胰腺体部见一类圆形肿块(箭头),呈等 T$_1$ 稍高 T$_2$ 信号;增强扫描动脉期,病灶呈低信号,静脉期病灶边缘稍强化;邻
近病灶周围血管欠规则,邻近胰腺萎缩,提示胰腺癌可能,部分累及腹腔干动脉分支。术后病理:胰体尾中分化导管腺癌

CECT、CEMRI 显像的敏感性随病灶大小的增加而增高,但 PET/CT 显像并不会受其影响,且在小胰腺癌组(病灶 <2cm)较前两者具有统计学价值($p < 0.032$),进而提出 PET/CT 能较 CECT 和 CEMRI 显像更准确、更早期的鉴别小胰腺癌与良性病灶。PET/CT 对于腹膜和网膜等处的微小转移灶敏感性亦高于 CECT。

尽管 ^{18}F-FDG PET/CT 显像在胰腺癌的鉴别诊断中有较好的临床价值,在一定程度上弥补了 CT 只能通过解剖形态、大小等判断是否转移的不足,但是其敏感性仍不理想(61%~82.8%),转移灶检出率因部位而异。这种情况可能是由于以下原因导致的:直径 <1cm 的微转移灶由于低代谢

状态和部分容积效应难以检出,比如腹膜广泛种植播散转移常在 PET/CT 检查中呈假阴性;肝脏摄取本底高,影响肝转移灶观察;肺转移灶可能受呼吸运动影响,且小转移灶代谢不高;胰腺毗邻解剖结构复杂,血管丰富,影响观察等。

此外,临床常规应用的 ^{18}F-FDG 并非特异性的亲肿瘤显像剂,仍会出现少部分假阳性、假阴性情况。由于淋巴细胞、单核细胞等炎症细胞在行使其吞噬功能时,其能量代谢也以无氧葡萄糖酵解模式为主,这与大部分肿瘤细胞即使在有氧情况下亦行无氧酵解获取生物能量的机制相冲突,致使感染、肉芽肿等炎性病变、增生性病变以及某些良性肿瘤等非恶性病理改变在 ^{18}F-FDG

表52-1　PET/CT 与 CECT、CEMRI 及 PET/CECT 在胰腺癌诊断价值的比较

文献来源	文献类型	样本量	PET/CT			CECT			CEMRI			PET/CECT		
			敏感性	特异性	准确性	敏感性	特异性	准确性	敏感性	特异性	准确性	敏感性	特异性	准确性
Wang Z	A	159	90% (0.79~0.98)	85% (0.38~0.98)										
Wu LM	A	804	84% (0.78~0.90)	81% (0.69~0.94)								91% (0.86~0.96)	88% (0.73~1.00)	
Zhang J	B	70	92.0% (46/50)	65.0% (13/20)	84.2% (59/70)	82.0%* (41/50)	65.0% (13/20)	77.1%* (54/70)				96.0%* (48/50)	90.0% (18/20)	94.3%* (66/70)
王志国	B	92	92.7% (76/82)	60.0% (6/10)	89.1% (82/92)				86.6% (71/82)	40.0% (4/10)	81.5% (75/92)			
Ergul N	B	52	100% (33/33)	89%* (17/19)	96.2% (50/52)	92% (24/26)	50% (7/14)	77.5% (31/40)	89% (16/18)	75% (12/16)	82.3% (28/34)			
Kauhanen SP	B	38	85% (17/20)	94%* (17/18)	89% (34/38)	85% (17/20)	67%* (12/18)	76% (29/38)	85% (17/20)	72%* (13/18)	79% (30/38)			
Rijkers AP	A	526	90% (0.87~0.93)	76% (0.66~0.84)	86% (0.82~0.89)									
Kauhanen S	C	31	100% (6/6)	92%* (23/25)	94%* (29/31)	83% (5/6)	76%* (19/25)	77%* (24/31)	83% (5/6)	88% (22/25)	87% (27/31)			
潘树波	B	47	95.1%* (39/41)	66.7% (4/6)	91.5% (43/47)	80.4%* (33/41)	33.3% (2/6)	74.4% (35/47)						

①：*：p<0.05；②A：荟萃分析，B：回顾性研究，C：前瞻性研究。下排：括号内为95%置信区间或数例比值

表 52-2 PET/CT、血清 CA19-9 及联合诊断效能表

	敏感性	特异性	准确性	PPV	NPV
① PET/CT（$n=467$）	92.3%	96.3%	94.2%	96.6%	91.7%
② 同期 CA19-9（$n=358$）	80.0%	67.9%	74.3%	73.8%	75.0%
③ PET/CT//CA19-9	97.4%	63.7%	81.6%	75.2%	95.5%
④ PET/CT＋CA19-9	73.7%	99.4%	85.8%	99.3%	77.0%

// 表示并联试验，阳性结果为两者任一项为阳性；阴性结果为两者均为阴性，下同
＋表示串联试验，阳性结果为两者均为阳性；阴性结果为两者任一项为阴性，下同

表 52-3 PET/CT、同期 CECT 及联合诊断效能表

	敏感性	特异性	准确性	PPV	NPV
① PET/CT（$n=467$）	91.9%	96.3%	94.0%	96.6%	91.3%
② 同期 CECT（$n=191$）	83.6%	77.8%	81.2%	83.6%	77.8%
③ PET/CT//CECT	94.5%	76.5%	86.9%	84.6%	91.2%
④ PET/CT＋CECT	78.2%	97.5%	86.4%	97.7%	76.7%

表 52-4 PET/CT、同期 CEMRI 及联合诊断效能表

	敏感性	特异性	准确性	PPV	NPV
① PET/CT（$n=467$）	91.9%	96.3%	94.0%	96.6%	91.3%
② 同期 CEMRI（$n=82$）	91.2%	75.0%	81.7%	72.1%	92.3%
③ PET/CT//CEMRI	94.1%	75.0%	82.9%	72.7%	94.7%
④ PET/CT＋CEMRI	85.3%	93.8%	90.2%	90.6%	86.5%

PET/CT 显像中出现假阳性。假阳性主要见于慢性胰腺炎的急性过程，也见于脂肪坏死、炎性肉芽肿、活动性结核、胰腺假瘤、胰腺神经内分泌肿瘤、黏液囊腺瘤、浆液囊腺瘤、腹膜后纤维变性及胰腺导管内管状腺瘤等良性病变。由于胰腺癌患者常出现葡萄糖耐受不良、高血糖，而血清葡萄糖浓度的升高可以通过竞争性抑制降低 ^{18}F-FDG 在肿瘤部位的摄取，从而导致 ^{18}F-FDG PET/CT 显像假阴性。假阴性主要见于胰腺癌合并糖尿病高糖代谢水平、黏液腺癌，偶见于高分化胰腺癌、浆液囊腺癌等。

第二节 胰腺癌危险度分层与临床决策

治疗前对胰腺癌患者进行合理完善的评估及危险分层，进而为患者选择最佳的治疗策略，是改善胰腺癌患者预后的重要前提和基础。根据 2017 年美国国立综合癌症网络（National Comprehensive Cancer Network，NCCN）胰腺癌临床实践指南（以下简称指南），评估胰腺癌的可切除性主要涉及两个方面：局部主要血管结构浸润情况（如腹腔干、肝总动脉、肠系膜上动静脉和门静脉等），以及远处转移。大多数医疗中心的例行 PET/CT 并不包含增强 CT 扫描，从而限制了其对血管浸润情况的评估能力。但 PET/CT 作为一种多模态影像方法，一次检查可进行全身显像的形态与功能评估，在检测远处转移方面具有显著优势。Kysucan 等对 153 例确诊的胰腺癌患者研究显示，PET/CT 检测远处转移灶的敏感性为 82.8%，特异性 97.8%，阳性预测值和阴性预测值分别为 96.9% 和 87.0%；PET/CT 在常规方法（CT，EUS，EUS-FNA）为阴性结果的患者中发现了 12 例有远处转移，改变了 15 例（15.6%）可能切除患者的治疗策略，减少了错误指示的手术次数并选择更适宜的治疗策略，使这些患者可以从中受益。有学者认为，PET/CT 可作为胰腺癌切除术前的重要检查，因其显著改善了患者的选择并具有成本效益，平均可为每位患者减少 1 270 美元的费用。

Kim R 针对 285 例早期胰腺癌研究发现，PET/CT 正确调整了 10.9%（95% 置信区间：0.08～0.15，31 例）基于 CECT 与 EUS 的治疗方案，其中 19 例（61%）患者发现远处转移，此外 PET/CT 对边界可切除性胰腺癌治疗方案的调整明显优于不可切除性胰腺癌（17% vs 7%，$p = 0.019$）。另有研究显示，在 33 例胰腺癌患者中，PET/CT 显像正确调整 30.30%（10 例）基于 CECT、CEMRI、EUS 显像的临床治疗方案，包括 1 例脾脏假阳性转移灶，以及 9 例假阴性转移灶。鉴于 PET/CT 与 CECT、CEMRI 相比可以提供最准确的功能解剖学及全身情况信息、EUS 显像可以提供病理组织学结果，提出以 PET/CT 显像结合 EUS 检查作为胰腺癌诊断与治疗决策的一线影像学方案。Kauhanen SP 等研究发现，在 38 例可疑胰腺癌患者中，PET/CT 显像正确调整了 29%（11/38）基于 CECT 显像、26%（10/38）基于 CEMRI 显像的临床治疗方案；假若参照 PET/CT 显像结果，尚可规避 6 例患者（3 例良性、3 例肝脏转移）的手术风险。Topkan E 应用 PET/CT 显像评估 44 例局部进展期（Ⅲ 期，$T_4N_{0-1}M_0$）胰腺癌患者的同期放化疗后的疗效发现，PET/CT 显像重新调整了 27.27%（12 例）以 CECT 显像为基础的临床分期，包括 5 例腹膜转移、4 例肝脏转移和 3 例多脏器转移，并更改了临床治疗意向：从可治愈性治疗到姑息治疗。

Choi M 回顾分析 18 例局部进展期胰腺癌患者术前新辅助放化疗前、后 PET/CT 显像发现，PET/CT 显像 2 例有反应者（治疗 1 周期后 SUV_{max}：治疗前 $SUV_{max} > 0.5$），经术中证实均可行根治切除术；而仅有 6%（1/16）的 PET/CT 无反应者，经手术证实可行根治切除术；PET/CT 有反应者的中位生存期（23.3 个月）与无反应者的中位生存期（11.3 个月）之间具有统计学差异；应用 CECT 和 CEMRI 所示 9 例可行手术切除的患者，最终术中证实仅有 3 例可行根治性切除术。该研究虽有样本量较小的局限，但作者认为 PET/CT 显像有助于监测局部进展期胰腺癌患者的临床结果、新辅助治疗后是否可行根治切除术，并预测患者的生存期。Javery O 回顾性分析 49 例患者共计 79 对传统诊断显像（conventional diagnostic imaging, CDI）（55 例 CECT、2 例 CT、8 例 CEMRI、14 例 PET/CT 中的 CT 显像）与 PET 显像（8 例 PET、71 例 PET/CT 显像）在胰腺癌治疗决策中的作用发现，PET 成功调整了基于 CDI 中 3.8%（1/26）的

治疗前分期、5.4%（2/37）的治疗后再分期、50%（7/14）化疗或靶向治疗反应的监测，虽未对活检治疗计划有明显改变（0，0/2），但一共调整了 12.7%（10/79）的 CDI 治疗决策。进而提出 PET 显像与 CDI 相比，不仅适用于治疗前分期、治疗后的再分期，而且更适用于化疗或靶向治疗期间疗效的监测。

归纳上述研究，PET/CT 显像较 CECT、CEMRI 不仅可为临床提供更加准确且丰富的术前、术后、放化疗后的分期与再分期信息，还能间接提示临床医生是否有必要行剖腹探查或根治术，从而规避不必要的手术风险。

第三节　胰腺癌分期

PET/CT 一般为全身显像，在胰腺癌的 TNM 分期方面具有优势，尤其是 M 分期优于其他显像，能够早期准确发现远处转移（图 52-5）。Kauhanen SP 的研究发现，在 38 例可疑胰腺癌患者中共计 12/17 例胰腺癌患者具有详细的术后临床 TNM 分期：PET/CT、CECT、CEMRI 在 T 分期上（$n = 12$）的正确率为 25%、50%、41.67%，在 N 分期上的正确率为 37.5%（3/8）、37.5%（3/8）和 33.33%（2/6），在 M 分期上（$n = 14$）的正确率为 92.9%、71.4%、71.4%；在 M 分期中共有 7 例患者为肝脏转移，PET/CT、CECT 和 CEMRI 诊断的敏感性分别为 88%、42.9% 和 42.9%，其中有 1 例患者的肝脏转移灶直径仅有 1cm，三种影像学检查均出现假阴性。

在血管侵袭方面，国内外研究均显示 PET/CT 显像在诊断周围血管受侵方面的价值明显低于 CECT。其原因主要在于常规 PET/CT 检查中的 CT 扫描多为平扫，一般无静脉造影剂，不能清晰显示病灶与周围血管、脏器的关系及病灶本身的血供特点，使其在术前局部分期及可切除性方面的作用受限。而应用 PET/CECT 融合技术可以很好的改善这一缺陷，进而有学者提出“PET/CECT 一站式检查”和“PET/CT 与 CECT 联合显像检查”，以进一步提高 PET/CT 术前胰腺癌局部分期诊断的准确性。

在胰周淋巴结转移方面，研究发现 PET/CT 在诊断胰周淋巴结上较 CECT、CEMRI 具有更高的敏感性。CECT、CEMRI 诊断淋巴结转移的主要依据为淋巴结短轴直径 >10mm，然而胰腺癌淋巴结转移可早于形态学改变。国外文献报道在直

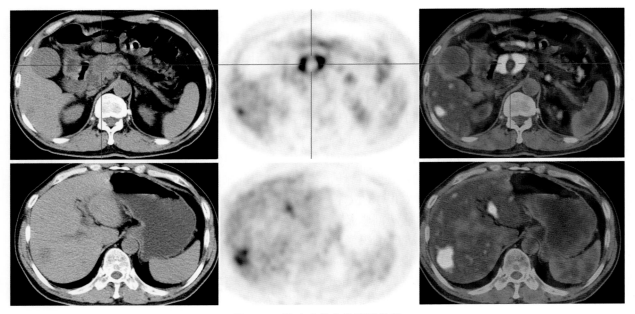

图 52-5　胰头癌伴多发肝脏转移

径 <10mm 的淋巴结中，多达 21% 是恶性；而在直径 >10mm 的淋巴结中，高达 40% 的淋巴结经证实为良性。Ford EC 的研究亦表明有 30%～40% 的淋巴结并不符合 CT 诊断依据。即单纯依据淋巴结的大小判断是否出现淋巴结转移很容易出现漏诊、误诊，而 PET/CT 作为功能显像，可以根据淋巴结摄取 18F-FDG 的高低进行定性诊断，从而提高对胰周淋巴结诊断的敏感性、准确性。

在远处转移或肝脏转移方面，研究显示 PET/CT 显像在敏感性、特异性、准确性上均高于 CECT、CEMRI，虽然无统计学差异，但已然表明 PET/CT 在诊断远处转移或肝转移方面较 CECT、CEMRI 具有更高的效能。但是，Kim MJ 纳入 44 例无法手术切除的胰腺癌却发现，PET/CT 显像的敏感性略低于 CECT 显像（72.7% vs 75%，$p > 0.05$）；在 74 例可行手术治疗的胰腺癌中，PET/CT 显像出现 8 例远处转移假阴性，而其中有 5 例源于肝脏转移假阴性。因而提出，虽然 PET/CT 在直径 ≥1cm 肝转移病灶中的阳性检出率超过 88%，但是其在直径 <1cm 的肝脏转移灶的阳性检出率仅有 50%。究其根源，其一是部分容积效应致使低估了小病灶的代谢活性，其次在肝脏生理性高摄取 18F-FDG 的情况下，小肝脏转移病灶极易被忽视。2015 年 NCCN 指南已明确肯定了 PET/CT 在胰腺腺癌术前分期诊断、远处转移中的价值以及 CEMRI 显像在肝脏转移方面诊断价值。中国《胰腺癌诊治指南（2014）》亦有相似阐述。因此，

PET/CT 显像虽在分期诊断、远处转移方面具有更高的诊断效能，但其在胰腺癌肝转移上的诊断价值有待商榷。

第四节　治疗反应监测与疗效评估

PET/CT 在形态学变化之前检测代谢活性改变的能力已通过体内研究证实，目前已被应用于定义治疗后不同代谢反应类型［如完全代谢反应（complete metabolic response，CMR）等］，监测淋巴瘤等肿瘤疾病在放化疗中的代谢变化以及疗效评估等。指南推荐全身化疗可用于所有分期的胰腺癌患者，对无法切除的病变建议行放疗以预防或延缓可能导致疼痛和 / 或梗阻的局部进展。Chang 等认为，对于接受立体定向体部放射治疗（stereotactic body radiotherapy，SBRT）的局部晚期胰腺癌患者，PET/CT 可能是比常规 CT 扫描更有效的评估肿瘤反应的方法。Kittaka 等的研究结果表明，PET/CT 是预测胰腺癌患者接受术前放化疗（chemoradiation therapy，CRT）后的病理反应的有用工具，CRT 前高 SUV（≥4.7）以及治疗后 SUV 下降比例高（即回归指数，regression index≥0.46）的患者，可以预期有更好的病理学反应。迅速增殖的癌细胞比休眠状态的癌细胞对葡萄糖的需求和摄取大大增高，这表明具有高 SUV 的肿瘤具有更强的侵袭行为；尽管这可能导致不良的预后，但当方案选择合适时，具有高 SUV 的肿瘤对

化学或放射疗法可能更敏感。根据 Pinker 等的报道，基于 PET 相关代谢参数定义的实体瘤 PET 反应标准（PET response criteria in solid tumors，PERCIST）与患者预后具有良好的相关性，并可能成为研究新抗癌疗法有效性的更好的预测指标。

第五节　胰腺癌放疗靶区勾画

目前，三维适形放疗是胰腺癌放射治疗的首选方法，其关键在于靶区的勾画，而肿瘤靶区（GTV）勾画多以 CT 图像为基础。由于 CT 主要反映组织密度、解剖结构等形态学改变，其对肿瘤与正常组织的关系及确定肿瘤的浸润范围仍有一定的局限性，加之 CT 诊断淋巴结转移方面亦存在较大的缺陷。因此，依据 CT 图像制订个体化放疗计划并不够精确，且极易增加放疗并发症，严重影响肿瘤控制率和患者生存率，从而无法满足临床需求。

Yamazaki H 将两例因不能手术切除的胰腺癌患者拟行放化疗的 CECT 图像，传送到 8 个治疗计划系统里，并分别由不同勾画者在不同设备上进行勾画 GTV 和 PTV（计划靶区）。结果显示 GTV 最大与最小的比值为 9:3，PTV 最大与最小体积比值为 5:2.8，充分显示出不同勾画者以 CECT 图像为基础的三维适形放疗在勾画靶区方面存在很大的差异性。而应用 PET/CT 融合图像，既可以保证正常组织受量符合临床要求，又可以较精确地确定胰腺癌放射治疗靶区，利于制订合理的三维适行放疗计划。Topkan E 研究报道了 14 例晚期胰腺癌患者采用 CECT 图像与 PET/CT 融合图像勾画靶区，GTV PET/CT 大于 GTV CECT，GTV 平均体积增加 29.7%，其差异具有统计学意义。与之相仿，Dalah E 研究发现 CEMRI、PET/CT 在测量 GTV 上有明显统计学差异：在 19 例胰腺癌患者中以 CEMRI、SUV 2.5、40% SUV_{max}、50% SUV_{max} 为基础勾画 GTV 的平均大小分别为 $4.73cm^3$、$22.04cm^3$、$19.10cm^3$ 和 $9.80cm^3$，进一步研究发现以 50% SUV_{max} 值为基础勾画的 GTV 与病理标本间的差异最小，CEMRI 所勾画的 GTV 可信度最差。因此，与 CECT、CEMRI 图像相比，PET/CT 融合图像不仅能减少勾画者之间对同一肿瘤认识的差异性，而且在勾画原发肿瘤和转移性淋巴结方面具有更高的敏感性和准确性，并且能提供更丰富和准确的图像信息。

第六节　复发监测与预后评估

一、复发监测

在根治性切除术后 2 年内，多达 80% 的胰腺癌患者发生复发，因为在大多数情况下，初始切除时患者可能存在隐匿性的局部和 / 或远处的微转移。血清 CA19-9 水平升高已被报道是复发性胰腺癌的一个敏感指标，但不能提供关于具体复发部位的信息。针对 FDG-PET 的众多研究结果表明，FDG-PET 能够在术后患者随访期间早期检测出复发，即使在形态大小正常的结构中也可以识别肿瘤转移。Sperti 等对 72 例接受根治术的胰腺癌患者的研究结果表明，63 名（87.5%）肿瘤复发者中，CT 检出率为 55.6%（35/63），而 FDG-PET 检出率为 96.8%（61/63），并影响了 32 例（44.4%）患者的最终治疗策略。Yamamoto 等对 128 例接受胰腺癌切除术患者的研究结果显示，术前 FDG-PET 所示病灶的 $SUV_{max} \geq 6.0$ 是胰腺癌切除术后早期复发的显著预测因子。双模态 PET/CT 显像相比于单独的 PET 检查进一步改善了病灶的定位以及浸润范围的评估，对胰腺癌患者的复发检测具有更重要的意义。

Kitajimaz K 等观察了 45 例胰腺癌术后患者（14 例单纯术后、28 例术后化疗后、3 例术后放化疗后），PET/CECT、PET/CT 和 CECT 检测术后复发（24 例复发、21 例无进展）的敏感性分别为 91.7%、83.3% 和 66.7%，特异性分别为 95.2%、90.5% 和 85.7%，准确性分别为 93.3%、86.7% 和 75.6%，结果表明 PET/CT 与 PET/CECT 的敏感性明显高于 CECT（$p = 0.045$，$p = 0.014$），其准确性亦然（$p = 0.025$，$p = 0.0094$），但是这三种显像模式在特异性上并无统计学差异，表明 PET/CECT 显像可以提高单项检查的诊断效能。PET/CT 在胰腺癌术后复发监测方面优于 CECT，因为 CECT、CEMRI 在胰腺癌化疗或放化疗后的评估上存在较大局限性，无法从纤维组织或放化疗后的局部改变中区分是否有残留、坏死的恶性组织，而病灶组织细胞功能代谢的变化能弥补此不足。

二、预后预测价值

评估胰腺癌的预后指标不仅包括胰腺癌的分期和分级、肿瘤的大小和位置、CA19-9 水平、切口边缘情况（R0 期还是 R1 期）、神经血管侵袭情况、新辅助化疗评价预后，还可以通过 SUV_{max} 值。国外学者提出，SUV 值可以作为胰腺癌患者独立的预后因素，其在可切除性与不可切除性方面具有统计学差异（$p=0.024$）。Wang Z 纳入 198 名患者的研究发现，高 SUV 值组与低 SUV 值组在总体生存期方面极具统计学差异（$HR=2.39$，95% 置信区间：$1.57\sim3.63$）。Topkan E 对 32 例局部进展期（Ⅲ 期，$T_4N_{0\text{-}1}M_0$）不可切除的胰腺癌患者行同期放化疗术后发现，术后低 SUV_{max} 组较高 SUV_{max} 组具有明显高的中位总生存期、无进展生存期、局部无进展生存期，其差异极具有统计学差异，提示 SUV_{max} 可作为同期放化疗后胰腺癌患者独立的预后因素。虽然，SUV_{max} 值在判断手术可切除性及评估胰腺癌预后分析中起到重要作用，但其与临床 TNM 分期、分级、周围血管神经受累、肿瘤大小、组织学类型、淋巴结及肝脏转移上并无统计学关系。

（一）最大标准摄取值

最大标准摄取值（SUV_{max}）是反映病灶代谢活度的半定量指标，也是目前 PET/CT 图像分析最常用的参数。SUV_{max} 可以一定程度上反映肿瘤的代谢性负荷。已有众多的国内外研究肯定了 SUV_{max} 与各个发展阶段的胰腺癌患者总生存时间（overall survival，OS）和无进展生存期（progression-free survival，PFS）的相关性，可作为患者危险度分组依据之一，以选择使患者获得最佳受益的治疗方式。但 SUV_{max} 预测胰腺癌患者生存预后的作用仍有争议，另有一些研究得出了相反的结论。产生矛盾结果的原因可能是由于 SUV_{max} 作为半定量参数的固有不足，其计算依赖于断面感兴趣靶区的勾画，受人为因素、检查条件等影响较大。应用 FDG 双时相中病灶的保留指数（retention index，RI）可以矫正血糖水平和体重等影响 SUV_{max} 测量值的因素，但 RI 与预后的关系仍未明了。动态 PET/CT 由于受实际条件的限制，仅限于研究阶段的应用，其预后价值证据不足。

华中科技大学同济医学院附属协和医院回顾性分析 248 例接受 ^{18}F-FDG PET/CT 显像的胰腺癌患者的预后情况，总体中位生存期为 7.9 个月（$0.2\sim76.1$ 个月），中位随访时间为 25.7 个月（$6.1\sim76.1$ 个月）。半年、1 年、3 年和 5 年的生存率分别为 58.7%，39.9%，24.8% 和 18.8%（图 52-6）。单因素生存分析结果显示，胰腺癌总体生存期的改善与非老年患者（<70 岁，$p=0.006\,6$），肿瘤部位（胰头 / 颈，$p=0.024$），分化程度较高（中 / 高分化，$p<0.001$），早期患者（Ⅰ/Ⅱ 期，$p=0.001$），治疗前 $SUV_{max}<8.5$（$p=0.023$）以及治疗方式（根治术后加或不加辅助治疗，$p=0.01$）密切相关。多因素生存分析结果表明，年龄（$HR=1.32$，95% 置信区间 $=[1.11\sim1.58]$，$p=0.001\,89$）、临床分期（$HR=1.99$，95% 置信区间 $=[1.18\sim3.35]$，$p<0.001$）、SUV_{max}（$HR=1.63$，95% 置信区间 $=[1.08\sim2.46]$，$p=0.034\,9$）、肝转移（$p=0.015\,6$）及治疗方式（$p=0.017\,4$）是胰腺癌患者总生存期的独立预后因素。且年龄、临床分期及治疗前 SUV_{max} 相较于其他指标的组合，能最好地解释胰腺癌患者的生存结局。此外，SUV_{max} 与病灶分化程度相关（$p=0.03$），而血清 CA19-9 与 SUV_{max}、病理分级均无显著相关性。其研究结果支持 ^{18}F-FDG PET/CT 对胰腺癌患者预后预测的价值，SUV_{max} 较其他传统临床病理指标可能为更好的预测指标。

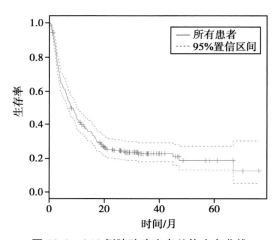

图 52-6　248 例胰腺癌患者总体生存曲线

（二）体积相关参数

由于胰腺癌的高度异质性，且肿瘤组织中可能包含大量纤维化、坏死出血等无活性的组织，单纯的肿瘤解剖学大小不足以反映真实的肿瘤负荷。由于 SUV_{max} 并未包括肿瘤体积相关信息，越来越多的学者引入了肿瘤代谢体积（metabolic tumor volume，MTV）及总病灶糖酵解量（total lesion glycolysis，TLG）等 PET/CT 体积相关参数，探究其预测胰腺癌患者预后的价值。

MTV、TLG 可由软件基于设定的 SUV 阈值勾画感兴趣容积（volume of interest，VOI）自动计算而得，包含了肿瘤整体的代谢性负荷信息。

Zhu 等综述了 16 篇研究共 1 146 例早期胰腺癌患者（Ⅰ/Ⅱ期），结果表明 SUV$_{max}$、MTV 及 TLG 在胰腺癌预后中有相似的价值，三者与 OS 均有相关性，而只有 MTV、TLG 与 PFS 显著相关。Xu 等纳入 122 例接受根治性切除术的胰腺导管腺癌患者，结果显示术前 MTV、TLG 与基线血清 CA19-9 水平显示出较强的一致性，相比于肿瘤大小及 SUV$_{max}$ 可更好地预测 OS 和 RFS，且 MTV 和 TLG 的预后价值高于血清 CA19-9。

（三）组学分析

目前大部分 ^{18}F-FDG PET/CT 的应用和研究都是基于 SUV 相关的半定量参数，研究者们也在积极探索其他可以量化肿瘤异质性的参数，从而提供关于肿瘤行为的额外信息。以往的研究中，图像纹理分析在其他影像检查如 EUS，CT 和 MRI 中的作用已得到许多应用和评估，然而迄今为止，使用图像纹理分析对 ^{18}F-FDG PET/CT 的肿瘤异质性研究仍然比较缺乏。Cui 等使用定量方法研究接受 SBRT 的局部晚期胰腺癌患者的影像学预后因素，提取治疗前 ^{18}F-FDG PET/CT 的定量成像特征（包括统计学，形态和纹理特征）进行分析并构建了最佳预测模型，结果显示新模型比 SUV$_{max}$ 等传统图像指标有更高的预后价值。目前大多数已发表的研究表明，从 PET/CT 等医学图像中提取更高级的图像纹理特征提供了丰富的补充和附加信息，尽管证据水平可能不足，但依然可以观察到积极的趋势。由于研究的异质性和缺乏可进行比较的标准，还有许多挑战需要解决。对较大队列进行统计分析，并应用机器学习方法，未来有希望能推进图像肿瘤异质性的研究。

总之，在胰腺癌的临床诊治中，从胰腺癌及小胰腺癌术前鉴别诊断、淋巴结转移、远处转移和术后复发、放疗靶区的勾画、临床治疗决策与疗效评估等多方面，PET/CT 显示出较 CECT、CEMRI 具有更好的诊断或指导价值。但在血管浸润、肝脏转移方面不如 CECT 和 CEMRI，^{18}F-FDG 为非特异性显像剂有一定假阳性和假阴性。因此，多模态影像可以实现优势互补。

PET/MR 与 PET/CT 相比具有更高的鉴别诊断效能、更低辐射照射、更高软组织分辨率、更多影像学参数、更好的图像映射和融合质量等。如果结合 ^{68}Ga-DOTA-TATE 等多种显像探针的应用有可能提高其诊断效能。

^{18}F-FDG PET/CT 在评估肿瘤代谢活性方面的独特优势，使其在胰腺癌患者的治疗前评估，疗效评估，监测复发转移和生存预测等方面均具有重要的价值。大多数情况下，关于远处转移的额外信息足以改变临床治疗策略并具有良好的成本效益比。PET/CT 在检测治疗前后代谢反应，以评估并选择不同治疗方式方面具有优势；同时，也可作为随访监测复发的有价值的工具。虽然 SUV$_{max}$ 与预后之间的相关性仍存在争议，其他新的参数和分析方法也是预后评估具有重要应用前景的手段。

（黄升云 兰晓莉 张永学）

参 考 文 献

[1] 王理伟，陈栋晖，李琦，等. 胰腺癌综合诊治中国专家共识（2014 年版）. 临床肿瘤学杂志，2014，19（04）：358-370.

[2] Siegel RL，Miller KD，Jemal A. Cancer Statistics，2017. CA Cancer J Clin，2017，67（1）：7-30.

[3] Chen W，Zheng R，Baade PD，et al. Cancer statistics in China，2015. CA Cancer J Clin，2016，66（2）：115-132.

[4] Lin QJ，Yang F，Jin C，et al. Current status and progress of pancreatic cancer in China. World J Gastroenterol，2015，21（26）：7988-8003.

[5] Quaresma M，Coleman MP，Rachet B. 40-year trends in an index of survival for all cancers combined and survival adjusted for age and sex for each cancer in England and Wales，1971-2011：a population-based study. The Lancet，2015，385（9974）：1206-1218.

[6] Chang JC，Kundranda M. Novel Diagnostic and Predictive Biomarkers in Pancreatic Adenocarcinoma. Int J Mol Sci，2017，18（3）：667.

[7] Ryan DP，Hong TS，Bardeesy N. Pancreatic adenocarcinoma. N Engl J Med，2014，371（11）：1039-1049.

[8] 王吉耀. 内科学. 2 版. 北京：人民卫生出版社，2010.

[9] Bilimoria KY，Bentrem DJ，Ko CY，et al. Validation of the 6th edition AJCC pancreatic cancer staging system. Cancer，2007，110（4）：738-744.

[10] Wu LM，Hu JN，Hua J，et al. Diagnostic value of diffusion-weighted magnetic resonance imaging compared with fluorodeoxyglucose positron emission tomography/computed tomography for pancreatic malignancy：a meta-analysis using a hierarchical regression model. J Gastroenterol Hepatol，2012，27（6）：1027-1035.

[11] 杨尹默，刘子文，赵玉沛，等. 胰腺癌诊治指南（2014）. 临床肝胆病杂志，2014，30（12）：1240-1245.

[12] Wang Z，Chen JQ，Liu JL，et al. FDG-PET in diagno-

sis, staging and prognosis of pancreatic carcinoma: a meta-analysis. World J Gastroenterol, 2013, 19(29): 4808-4817.

[13] Zhang J, Zuo CJ, Jia NY, et al. Cross-modality PET/CT and contrast-enhanced CT imaging for pancreatic cancer. World J Gastroenterol, 2015, 21(10): 2988-2996.

[14] 王治国, 石庆学, 郭佳, 等. CA19-9、增强 MRI 和 PET/CT 在胰腺癌诊断及分期中的价值. 标记免疫分析与临床, 2014, 21(05): 507-510, 519.

[15] Ergul N, Gundogan C, Tozlu M, et al. Role of(18)F-fluorodeoxyglucose positron emission tomography/computed tomography in diagnosis and management of pancreatic cancer: comparison with multidetector row computed tomography, magnetic resonance imaging and endoscopic ultrasonography. Rev Esp Med NuclImagenMol, 2014, 33(3): 159-164.

[16] Kauhanen SP, Komar G, Seppanen MP, et al. A prospective diagnostic accuracy study of 18F-fluorodeoxyglucose positron emission tomography/computed tomography, multidetector row computed tomography, and magnetic resonance imaging in primary diagnosis and staging of pancreatic cancer. Ann Surg, 2009, 250(6): 957-963.

[17] Rijkers AP, Valkema R, Duivenvoorden HJ, et al. Usefulness of F-18-fluorodeoxyglucose positron emission tomography to confirm suspected pancreatic cancer: A meta-analysis. Eur J Surg Oncol, 2014, 40(7): 794-804.

[18] Kauhanen S, Rinta-Kiikka I, Kemppainen J, et al. Accuracy of 18F-FDG PET/CT, Multidetector CT, and MR Imaging in the Diagnosis of Pancreatic Cysts: A Prospective Single-Center Study. J Nucl Med, 2015, 56(8): 1163-1168.

[19] 潘树波, 赵红川, 谢坤, 等. 增强 CT 和 PET/CT 对胰腺癌诊断及分期中的价值. 肝胆外科杂志, 2013, 21(06): 453-456.

[20] 黄升云, 张永学, 兰晓莉. 18F-FDG PET/CT 在胰腺病变中的诊断及预后价值. 华中科技大学博士学位论文, 2018.

[21] Egawa S, Takeda K, Fukuyama S, et al. Clinicopathological aspects of small pancreatic cancer. Pancreas, 2004, 28(3): 235-240.

[22] 李金玲, 肖喜刚. CT 增强扫描和 PET-CT 对胰腺癌诊断的对比研究. 医学综述, 2013, 19(20): 3784-3786.

[23] Heinrich S, Goerres GW, Schafer M, et al. Positron emission tomography/computed tomography influences on the management of resectable pancreatic cancer and its cost-effectiveness. Ann Surg, 2005, 242(2): 235-243.

[24] Lan XL, Zhang YX, Wu ZJ, et al. The value of dual time point 18F-FDG PET imaging for the differentiation between malignant and benign lesions. Clin Radiol, 2008, 63(7): 756-764.

[25] Kawada N, Uehara H, Hosoki T, et al. Usefulness of dual-phase 18F-FDG PET/CT for diagnosing small pancreatic tumors. Pancreas, 2015, 44(4): 655-659.

[26] Okano K, Kakinoki K, Akamoto S, et al. 18F-fluorodeoxyglucose positron emission tomography in the diagnosis of small pancreatic cancer. World J Gastroenterol, 2011, 17(2): 231-235.

[27] NCCN Clinical Practice Guidelines in Oncology-Pancreatic Adenocarcinoma(version 3.2017). Fort Washington: NCCN, 2017. http://www.nccn.org/professionals/physician_gls/f_guidelines.asp.

[28] Kysucan J, Klos D, Vomackova K, et al. 18F-FDG PET/CT impact on staging of pancreatic cancer. Int J Med Health Sci, 2016, 10(12).

[29] Heinrich S, Goerres GW, Schäfer M, et al. Positron Emission Tomography/Computed Tomography Influences on the Management of Resectable Pancreatic Cancer and Its Cost-Effectiveness. Ann Surg, 2005, 242(2): 235-243.

[30] Kim R, Prithviraj G, Kothari N, et al. PET/CT Fusion Scan Prevents Futile Laparotomy in Early Stage Pancreatic Cancer. Clin Nucl Med, 2015, 40(11): 501-505.

[31] Topkan E, Parlak C, Kotek A, et al. Predictive value of metabolic 18FDG-PET response on outcomes in patients with locally advanced pancreatic carcinoma treated with definitive concurrent chemoradiotherapy. BMC Gastroenterol, 2011, 11: 123.

[32] Choi M, Heilbrun LK, Venkatramanamoorthy R, et al. Using 18F-fluorodeoxyglucose positron emission tomography to monitor clinical outcomes in patients treated with neoadjuvant chemo-radiotherapy for locally advanced pancreatic cancer. Am J Clin Oncol, 2010, 33(3): 257-261.

[33] Javery O, Shyn P, Mortele K. FDG PET or PET/CT in patients with pancreatic cancer: when does it add to diagnostic CT or MRI? Clinical Imaging, 2013, 37(2): 295-301.

[34] Strobel K, Heinrich S, Bhure U, et al. Contrast-enhanced 18F-FDG PET/CT: 1-stop-shop imaging for assessing the resectability of pancreatic cancer. J Nucl Med, 2008, 49(9): 1408-1413.

[35] Kitajima K, Murakami K, Yamasaki E, et al. Performance of integrated FDG-PET/contrast-enhanced CT in the diagnosis of recurrent pancreatic cancer: comparison with integrated FDG-PET/non-contrast-enhanced CT and enhanced CT. Mol Imaging Biol, 2010, 12(4): 452-459.

[36] Unno M，Okumoto T，Katayose Y，et al. Preoperative assessment of hilarcholangiocarcinoma by multidetector row computed tomography. J Hepatobiliary Pancreat Surg，2007，14（5）：434-440.

[37] Ford EC，Herman J，Yorke E，et al. 18F-FDG PET/CT for image-guided and intensity-modulated radiotherapy. J Nucl Med，2009，50（10）：1655-1665.

[38] Kim MJ，Lee KH，Lee KT，et al. The value of positron emission tomography/computed tomography for evaluating metastatic disease in patients with pancreatic cancer. Pancreas，2012，41（6）：897-903.

[39] Fendrich V，Schneider R，Maitra A，et al. Detection of precursor lesions of pancreatic adenocarcinoma in PET-CT in a genetically engineered mouse model of pancreatic cancer. Neoplasia，2011，13（2）：180-186.

[40] Pinker K，Riedl C，Weber WA. Evaluating tumor response with FDG PET：updates on PERCIST，comparison with EORTC criteria and clues to future developments. Eur J Nucl Med Mol Imaging，2017，44（Suppl 1）：55-66.

[41] Chang ST，Goodman KA，Yang GP，et al. Stereotactic body radiotherapy for unresectable pancreatic cancer. Front Radiat Ther Oncol，2007，40：386-394.

[42] Kittaka H，Takahashi H，Ohigashi H，et al. Role of（18）F-fluorodeoxyglucose PET/CT in predicting the pathologic response to preoperative chemoradiation therapy in patients with resectable T3 pancreatic cancer. World J Surg，2013，37（1）：169-178.

[43] 王铃燕，蔡晶，刘海涛. PET-CT 在胰腺癌三维适形放射治疗靶区勾画中的应用. 第二军医大学学报，2014，35（07）：791-795.

[44] Yamazaki H，Nishiyama K，Tanaka E，et al. Dummy run for a phase II multi-institute trial of chemoradiotherapy for unresectable pancreatic cancer：inter-observer variance in contour delineation. Anticancer Res，2007，27（4C）：2965-2971.

[45] Topkan E，Yavuz AA，Aydin M，et al. Comparison of CT and PET-CT based planning of radiation therapy in locally advanced pancreatic carcinoma. J Exp Clin Cancer Res，2008，27：41.

[46] Dalah E，Moraru I，Paulson E，et al. Variability of target and normal structure delineation using multimodality imaging for radiation therapy of pancreatic cancer. Int J Radiat Oncol Biol Phys，2014，89（3）：633-640.

[47] von Schulthess GK，Steinert HC，Hany TF. Integrated PET/CT：Current Applications and Future Directions. Radiology，2006，238（2）：405-422.

[48] Sperti C，Pasquali C，Bissoli S，et al. Tumor Relapse after Pancreatic Cancer Resection is Detected Earlier by 18-FDG PET than by CT. J Gastrointest Surg，2009，14（1）：131-140.

[49] Yamamoto T，Sugiura T，Mizuno T，et al. Preoperative FDG-PET predicts early recurrence and a poor prognosis after resection of pancreatic adenocarcinoma. Ann Surg Oncol，2015，22（2）：677-684.

[50] Choi HJ，Kang CM，Lee WJ，et al. Prognostic value of 18F-fluorodeoxyglucose positron emission tomography in patients with resectable pancreatic cancer. Yonsei Med J，2013，54（6）：1377-1383.

[51] Wakabayashi H，Nishiyama Y，Otani T，et al. Role of 18F-fluorodeoxyglucose positron emission tomography imaging in surgery for pancreatic cancer. World J Gastroenterol，2008，14（1）：64-69.

[52] Pimiento JM，Davis-Yadley AH，Kim RD，et al. Metabolic Activity by 18F-FDG-PET/CT Is Prognostic for Stage I and II Pancreatic Cancer. Clin Nucl Med，2016，41（3）：177-181.

[53] Schellenberg D，Quon A，Minn AY，et al. 18Fluorodeoxyglucose PET Is Prognostic of Progression-Free and Overall Survival in Locally Advanced Pancreas Cancer Treated With Stereotactic Radiotherapy. Int J Radiat Oncol Biol Phys，2010，77（5）：1420-1425.

[54] Wang SL，Cao S，Sun YN，et al. Standardized uptake value on positron emission tomography/computed tomography predicts prognosis in patients with locally advanced pancreatic cancer. Abdom imaging，2015，40（8）：3117-3121.

[55] Xu HX，Chen T，Wang WQ，et al. Metabolic tumour burden assessed by ^{18}F-FDG PET/CT associated with serum CA19-9 predicts pancreatic cancer outcome after resection. Eur J Nucl Med Mol Imaging，2014，41（6）：1093-1102.

[56] Zhu D，Wang L，Zhang H，et al. Prognostic value of 18F-FDG-PET/CT parameters in patients with pancreatic carcinoma：A systematic review and meta-analysis. Medicine，2017，96（33）：7813.

[57] Das A，Nguyen CC，Li F，et al. Digital image analysis of EUS images accurately differentiates pancreatic cancer from chronic pancreatitis and normal tissue. Gastrointest Endosc，2008，67（6）：861-867.

[58] Cui Y，Song J，Pollom E，et al. Quantitative Analysis of（18）F-Fluorodeoxyglucose Positron Emission Tomography Identifies Novel Prognostic Imaging Biomarkers in Locally Advanced Pancreatic Cancer Patients Treated With Stereotactic Body Radiation Therapy. Int J Radiat Oncol Biol Phys，2016，96（1）：102-109.

第五十三章

乳　腺　癌

乳腺癌是女性最常见的恶性肿瘤之一，2016年北美有超过 246 600 的女性首次发现乳腺癌，中国乳腺癌的发病率已跃居女性恶性肿瘤首位。虽然大部分乳腺癌患者预后较好，但仍有部分患者发生转移，其 5 年生存率仅为 24%。近十几年来，核素功能成像显著提高了对乳腺癌各项生物学过程的认识，特别是 PET 显像的出现，为从分子及细胞水平，及时、无创、准确诊断乳腺癌和评估乳腺癌疗效提供可能。乳腺癌显像的分子探针不断发展和丰富，能针对代谢、受体和细胞增殖等方面进行特异性显像，在基础和临床前开展了大量的工作，取得了丰富的成果，部分已经应用于临床。

第一节　概　　述

一、乳腺癌的病因及临床病理分类

乳腺癌与许多恶性肿瘤一样，病因尚不明确。通过基础与临床研究，流行病学调查分析，许多因素能影响乳腺癌的发生与发展，研究较为广泛而深入的有内分泌、遗传和病毒等致病因素。乳腺癌的分类较多，其中以病理分类及分子分类应用较为广泛。在我国，乳腺癌的病理分型主要有以下几种：

1. 非浸润性癌　包括导管内癌（癌细胞未突破导管壁基底膜）、小叶原位癌（癌细胞未突破末梢乳管或腺泡基底膜）及乳头湿疹样乳腺癌（未伴发浸润性癌）。此型属早期，临床预后较好。

2. 早期浸润性癌　包括早期浸润性导管癌（癌细胞突破管壁基底膜，开始向间质浸润）和早期浸润性小叶癌（癌细胞突破末梢乳管或腺泡基底膜，开始向间质浸润，但仍局限于小叶内）。此型仍属早期，预后较好。

3. 浸润性特殊癌　包括乳头状癌、髓样癌（伴大量淋巴细胞浸润）、小管癌（高分化腺癌）、腺样囊性癌、黏液腺癌、大汗腺样癌和鳞状细胞癌等。此型分化一般较高，临床预后尚好。

4. 浸润性非特殊癌　包括浸润性小叶癌、浸润性导管癌、硬癌、髓样癌（无大量淋巴细胞浸润）、单纯癌和腺癌等。此型一般分化低，临床预后较上述类型差且是乳腺癌中最常见类型，约占 80%，其预后需结合疾病分期等因素综合判定。

二、乳腺癌分子分型

随着分子生物学的快速发展与生物检测技术的不断涌现，乳腺癌分子标志及分子分型愈来愈受到人们的广泛重视。乳腺癌并非单一分子疾病，乳腺癌分子标志已广泛应用于乳腺癌的诊断及预后，乳腺癌的分子分型是乳腺癌进行个体化治疗的重要依据，对于乳腺癌的治疗有着至关重要的作用，如何通过分子影像对乳腺癌病灶进行实时监测并分子分型是当今研究的热点问题。

目前临床应用最广泛的乳腺癌分子标志物主要是雌激素受体（ER）、孕激素受体（PR）、人表皮生长因子受体 2（HER-2）及 Ki-67 等。肿瘤分子分型的概念是由美国国立癌症研究所（NCI）于 1999 年提出的，通过综合的分子分析技术使肿瘤的分类基础由形态学转向以分子特征为基础的新的肿瘤分类系统。美国斯坦福大学的 Perou 等人在 2000 年首次提出乳腺癌的分子分型内容，包括：管腔型（luminal subtype）、基底细胞样型（basal-like subtype）、人表皮生长因子受体 2（human epidermal growth factor receptor-2，HER-2）过表达型（HER-2 over-expression subtype）和正常乳腺样型（normal breast-like subtype）。2003 年 Sorlie 等人又将管腔型分为 A 型、B 型和 C 型。2008 年又将 HER-2 过度表达型又细分为 pure-HER-2 型（基底细胞分子标志均阴性）和 basal-

HER-2 型（基底细胞分子标志均阳性）。2011 年《早期乳腺癌初始治疗国际专家共识》将 Ki-67 等引入新的分子分型中，从而将乳腺癌分为 luminal A 型、luminal B 型、HER-2 过表达型以及基底样型，目前已在临床上得到认可并广泛应用。

1．Luminal A 型乳腺癌的分子病理学特征为 ER 阳性和 / 或 PR 阳性，HER-2 阴性，Ki-67 < 14%。luminal A 发病率占乳腺癌的 40%～50%，也有学者认为其比例可达 65%～70%，是乳腺癌最为常见的类型，并且预后较其他亚型最好。

2．Luminal B 型即免疫组织化检测结果为 ER 阳性或 PR 阳性，HER-2 阳性（有些学者认为 luminal B 还可以分为 HER-2 阴性和 HER-2 阳性）。发病率约占乳腺癌的 8%，虽然 luminal B 预后不是最差的，但其早期复发风险却远大于其他三种亚型。

3．HER-2 过表达型分子病理学特征为 ER、PR 阴性，HER-2 阳性，Ki-67 多为高表达。HER-2 阳性患者在亚型中有着最差的 5 年无病生存和总生存率。

4．基底细胞样型乳腺癌（basal-like subtype，BLBC），该型表现为 ER（-），PR（-），HER-2（-），起源于乳腺导管上皮外层肌上皮细胞，持续表达存在于正常乳腺中的肌上皮细胞或是基底细胞基因，这类亚型完全不表达 luminal/ER 基因族。BLBC 占乳腺癌的 8%～20%，平均发病年龄 49.9 岁。BLBC 临床呈高度侵袭性，较多发生局部或远处转移，较少发生淋巴结转移，预后最差。

三、乳腺癌的临床表现

随着乳腺癌普查、早期诊断水平的不断提高和妇女乳腺保健意识的不断增加，临床早期乳腺癌占新发乳腺癌的比例越来越大。要做到乳腺癌的早期发现与早期诊断，必须系统的了解和掌握乳腺癌的临床表现，特别是早期乳腺癌的临床表现，如乳腺局部性增厚、乳头溢液、乳头糜烂、乳头轻度回缩、局部皮肤轻度凹陷、乳晕轻度水肿及绝经后乳腺疼痛等。

随着乳腺癌病变进展，临床症状会更加复杂而多样。常见的有同侧腋窝或内乳区淋巴结肿大、质硬，甚至融合成团、固定等。当乳腺癌细胞通过血液转移至远处组织或器官时，可出现相应的症状和体征。

第二节 影像学诊断及疗效评估

一、超声影像学

早在 50 年前超声便开始应用于乳腺检查。超声具有无创、简便等优势，被认为是乳腺癌筛查的首选。其主要优点有：无放射性，对于 30 岁以下妇女，特别是妊娠、哺乳期妇女乳腺检查更为适合，对于乳腺癌的普查和随访也很方便；鉴别肿物的性质，超声检查不仅可以准确地鉴别乳腺囊性或实性病变，对于实性病变的良恶性也能做出较为精确的诊断；随着彩色多普勒超声的迅速发展，乳腺癌的超声鉴别肿块良恶性的能力又有进一步提高；超声可以显示乳腺内部各层的解剖结构，清楚的显示皮肤、皮下脂肪、腺体、腺体后脂肪组织、胸大肌及肋骨等；超声可以提示腋窝及锁骨上有无肿大的淋巴结。同时，超声诊断乳腺癌也有一定的不足：对于直径小于 1cm 的肿物，超声容易遗漏并难以定性；虽然对肿块内部的钙化灶显示率较高，但是对于腺体层内的点状钙化显示率较低；超声检查诊断准确性很大程度上取决于所用的设备及检查医生的个人经验。

有文献报道，高频超声通过监测肿瘤的大小及血流情况能较准确的评估新辅助化疗的效果。52 例乳腺癌患者（58 个病灶）新辅助化疗前后应用高频超声评估原发肿瘤缓解的总有效率为 79.31%（46/58），与病理结果 79.31%（46/58）相符；超声诊断淋巴结完全缓解率为 26.67%（8/30），与病理显示淋巴结完全缓解率为 20%（6/30）相差较小。彩色多普勒超声通过测量病灶内最大血流速（V_{max}）、阻力指数（RI 值）等指标，也能客观、可靠的评价乳腺癌新辅助化疗效果。

二、乳腺钼靶

乳腺钼靶主要用于乳腺疾病的普查和乳腺癌的早期发现和早期诊断，其主要优势有：操作简单，检查费用相对低廉，诊断结果较准确；能发现直径小于 1cm 的肿物，清晰的显示早期病变；对于乳腺内微小钙化灶检出能力较强，特别是腺体层的点状小钙化灶。但是乳腺钼靶在某些方面尚存在局限性：即使在最佳的摄影及诊断条件下，仍有 5%～15% 乳腺癌患者因各种原因而呈假阴性；在乳腺癌的诊断中还有较高的假阳性率存在，乳腺良恶性疾病不易鉴别等问题。尽管如此，乳腺钼靶仍然是至今诊断乳腺疾病最为基础的影像学检查方法。

三、CT乳腺成像

CT不是评价乳腺疾病的首选方法，但是胸部或腹部CT扫描时常会包括全部或部分乳腺，异常的乳腺也可以在此时有所表现。乳腺癌CT检查的优势是：CT动态增强扫描既可以显示肿瘤的形态学特征，又可以反映肿瘤的血流动力学特点，有助于良恶性病变的鉴别；精确判断肿瘤与体表的相互关系，可以同时评价乳腺肿瘤原发病变与周围结构，为影像医师的术前准确诊断及临床医师治疗方案的制订与手术方式的选择提供了全面、精确、直观的图像信息；病变位于致密型乳腺内或邻近胸壁处时，CT可以准确地显示病变的位置与范围；扫描乳腺的同时即可显示纵隔及腋窝淋巴结，进而判断其是否有转移。乳腺CT检查的不足有：CT检查有时不能很好显示病变内的钙化，特别是乳腺癌伴有的针尖样钙化或簇状钙化；CT对于良恶性病变的鉴别诊断较乳腺X线成像也无更多优势；同时CT检查的照射剂量相对较大、不宜作为乳腺疾病的首选检查。

四、MRI乳腺成像

MRI乳腺成像软组织分辨力高，对于良恶性病变有较高的诊断价值，其主要优势有：①检出乳腺癌的敏感性高，特别是致密型乳腺和假体置入后乳腺；②安全无辐射；③双侧乳腺同时成像；④对于多中心、多灶性病变的检出、对于胸壁侵犯的观察以及对胸骨旁、纵隔、腋窝淋巴结转移的显示要优于其他检查方法，对于乳腺癌的准确分期及临床治疗方案的制订提供可靠的依据；⑤动态对比增强磁共振成像（DCE-MRI）对于早期乳腺癌有着较高的诊断价值；⑥能够可靠鉴别乳腺囊性及实性肿物；⑦随着磁共振质子波谱（^{1}H-MRS）分析、扩散加权成像（DWI）和首过灌注成像（PWI）为主要方式的功能磁共振成像（fMRI）的不断发展，磁共振应用于乳腺癌显像的范围也进一步拓展。乳腺MRI成像具有极大潜力，是目前诊断工作中的主要释疑手段，但现在尚不能取代乳腺X线成像与超声成像组合作为乳腺癌首选检查的方法。乳腺MRI检查的局限性在于：对于微小钙化不敏感，特别是当钙化数量较少，仅3～5枚时，

而这种微小钙化常是诊断乳腺癌的可靠依据；乳腺MRI检查相对比较复杂，检查时间较长，价格较高；MRI成像在良恶性病变表现上存在一定的重叠，假阳性率较高，常常给诊断带来困惑和后续问题，即使在高危人群中检出可疑病变，活检良性率仍高达3%～15%。

以^{1}H-MRS、DWI及PWI为主的fMRI对于早期监测乳腺癌新辅助化疗疗效也有着较高的价值。与此同时，动态对比增强磁共振成像对于乳腺癌新辅助化疗后浸润癌残余的诊断较高敏感，有助于评价乳腺癌的化疗后反应。

五、单光子发射断层显像

^{99m}锝-甲氧基异丁基异腈乳腺SPECT显像（^{99m}Tc-sestamibi，^{99m}Tc-MIBI scintimammography，SSM）也可以用来诊断乳腺病变。研究表明^{99m}Tc-MIBI乳腺显像诊断乳腺癌有着较高的临床价值：能够较好的鉴别出乳腺的良恶性病变；较乳腺X线成像与超声检查诊断乳腺癌敏感性及特异性更高；^{99m}Tc-MIBI乳腺显像能够在术前早期准确显示乳腺癌腋窝淋巴结是否转移。其局限性有：虽然^{99m}Tc-MIBI乳腺显像最小可检出5mm的肿物，但对于乳腺内直径小于1cm的肿物显示仍存在一定比例的假阴性结果，但是随着近年新的半导体乳腺专用核素显像仪器的问世，将可明显提高影像的病灶检测的敏感性和分辨率。对于细胞数较少、供血不丰富或缺乏炎性反应的乳腺癌患者SSM的诊断准确率也会有所下降。

张雪梅等人通过使用乳腺^{99m}Tc-MIBI显像测定阳性区域与正常区域放射性计数的比值，经进一步分析可预测乳腺癌新辅助化疗的反应，有助于指导个体化化疗方案。^{99m}Tc-MIBI显像也可用来监测局部进展期乳腺癌（LABC）患者的术前新辅助化疗疗效。35例患者新辅助化疗前后行^{99m}Tc-MIBI显像，采用目测法及半定量法，以病灶/本底（T/N）放射性比值降低>35%为有效。术后对乳腺癌标本行病理学及其他生化检查，将肿瘤细胞病理形态学改变Ⅱ、Ⅲ级定为显效，Ⅰ级为弱效。结果显示显像目测法评价新辅助化疗疗效的敏感性、特异性和准确性分别为75%、91%和80%，半定量法评价疗效的敏感性、特异性和准确性分别为84%、80%和83%。

此外，^{99m}Tc-MIBI SPECT/CT显像不仅能用于乳腺癌的早期诊断，也可预测乳腺癌对化疗的

反应。多药耐药（multidrug resistance，MDR）是肿瘤化疗失败的主要原因，而 MDR 产生的机制与某些蛋白分子的表达密切相关，尤其是 P-糖蛋白（P-gp）和多药耐药相关蛋白（MRP）在多药耐药中起着关键作用，这些蛋白的高表达可将化疗的药物从细胞内泵出到细胞外，从而导致乳腺癌细胞对化疗不敏感或治疗失败；MIBI 同为 P-gp 外流泵作用的底物，早期相摄取可用于肿瘤诊断和良恶性鉴别，而延迟相的摄取反映外流泵的作用，其摄取量与 P-gp 表达水平呈负相关。肿瘤 MIBI 摄取高，提示外流少，对化疗敏感，而摄取低提示外流多，细胞内化疗药物浓度低，表现为耐药。

六、PET/CT 成像

在过去的几十年中，PET/CT 功能成像的应用提高了乳腺癌生物学过程的认识，为从分子及细胞水平，及时、无创、准确诊断乳腺癌和评估乳腺癌治疗疗效提供可能。近年来，乳腺癌的 PET 显像剂也有较大发展，其中针对代谢、受体、细胞增殖等方面的正电子显像剂已经趋于成熟，部分方法在临床上得到广泛应用（图 53-1）。

（一）葡萄糖代谢显像

^{18}F-FDG 是目前最成熟的 PET 显像剂，主要显示细胞的葡萄糖代谢活性。绝大多数乳腺癌患者，原发肿瘤病灶及转移灶葡萄糖代谢异常增高，能够早期诊断和临床分期（图 53-2）。^{18}F-FDG PET 显像已被广泛应用于乳腺癌新辅助化疗方案制订、评价治疗疗效和预后预测，有助于改善患者的生存。一项纳入 15 篇论文、745 例病例的荟萃分析显示，^{18}F-FDG PET 能够在新辅助化疗中早期评估疗效，其敏感性和特异性达 80.5% 和 78.8%（95% 置信区间分别为 75.9%～84.5%、74.1%～83.0%）；在新辅助化疗进行 1 疗程、2 疗程后，^{18}F-FDG PET 对疗效预测的汇总敏感性分别为 78.2%（95% 置信区间，73.8%～82.5%）及 82.4%（95% 置信区间，77.4%～86.1%），假阳性分别为 11.2% 及 19.3%。大量资料说明，^{18}F-FDG

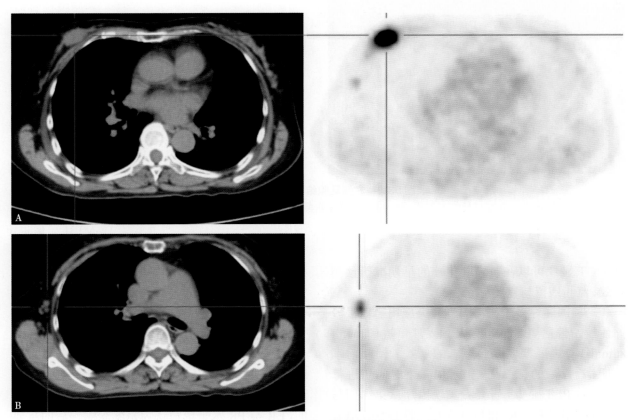

图 53-1　患者女，54 岁，发现右乳包块 1 个月
A. ^{18}F-FDG PET/CT 显像在右侧乳腺内可见 1.6cm×1.1cm 实性结节影伴代谢异常增高，SUV$_{max}$ 10.7；B. 右侧腋窝多发淋巴结，大者 2.8cm×2.3cm，代谢异常浓聚影，SUV$_{max}$ 6.0～14.9；穿刺证实右乳浸润性导管癌，结合免疫组化，符合基底细胞亚型

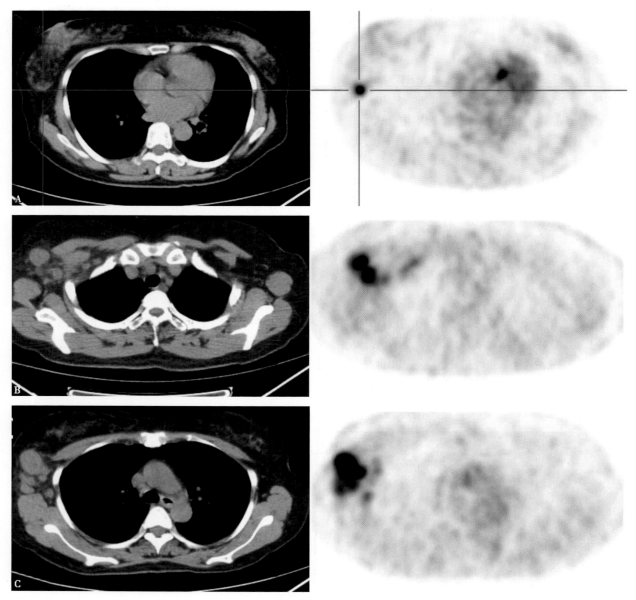

图 53-2　右侧乳腺结节 PET/CT 显像

A～C. 在 CT 影像右侧乳腺见异常密度影，代谢异常增高，右侧腋窝多发淋巴结肿大，代谢异常增高，提示乳腺癌伴右侧腋窝淋巴结转移

PET/CT 显像可以在新辅助化疗的早期准确预测疗效、监测残留与复发（图 53-3）。

　　一项国际性多中心前瞻性研究应用影像手段评估拉帕替尼（Lapatinib）及曲妥珠单抗（Trastuzumab）对进展期乳腺癌患者的疗效。治疗前基线期、治疗后的第二周、第六周三个时间点进行 ^{18}F-FDG PET 显像，研究者发现治疗后第二周与第六周两次 ^{18}F-FDG 摄取存在相关性（$r^2 = 0.81$），即治疗后第二周有效患者在治疗第六周通常也显示为有效，说明 ^{18}F-FDG PET 显像可以在靶向治疗的早期预测疗效，而不用等待至治疗中期或治疗结束。因此，^{18}F-FDG PET 显像被纳入今后研究的一项不可或缺的生物学检测手段，对新辅助化疗及内分泌治疗方案的临床决策提供参考。

（二）雌激素和孕激素受体显像

　　约 2/3 的乳腺癌生长依赖于雌激素或孕激素或两者兼有。雌激素和孕激素的刺激作用是通过雌激素受体（ER）和孕激素受体（PR）调节介导的，ER 与 PR 水平也被认为是乳腺癌预后的重要因素，较受体阴性肿瘤而言，ER＋或 PR＋通常表明较低的侵袭性和更好的预后。

　　有研究显示，乳腺癌转移 ER、PR 及 HER-2 表

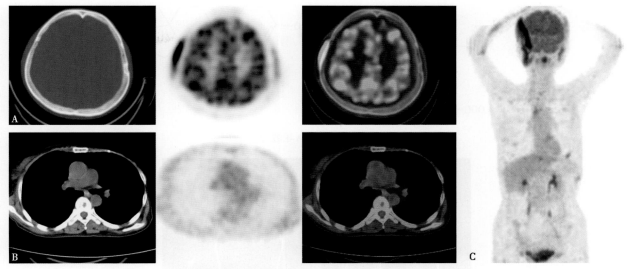

图 53-3　患者女，56 岁，左侧乳腺癌术后化疗后

A. ^{18}F-FDG PET/CT 提示左侧顶骨见骨质改变及显像剂分布异常浓聚，SUV$_{max}$ 4.2；B. 左侧乳腺及左腋窝区呈术后改变，未见异常代谢；C. 全身显像示双侧肱骨头、双侧锁骨、双侧肩胛骨、多发颈、胸、腰、骶椎体或附件、双侧多发肋骨、胸骨、双侧髋骨及双侧股骨上段多发骨质破坏，部分代谢分布轻度浓聚影，SUV$_{max}$ 2.0～4.2 提示转移

达变化可达 20%。对于转移性或复发性乳腺癌，ER、PR 及 HER-2 状态可能发生改变。因此对受体的变化进行准确、无创的评估，可帮助临床医师选择合适的治疗方法，能更可靠的预测肿瘤对于治疗的响应情况。

1. ER 显像已经被广泛研究，多种 ER 高亲和力、高特异性结合的放射性探针相继被开发出来，其中 16α-^{18}F-17β-雌二醇（16α-^{18}F-17β-estradiol，^{18}F-FES）被认为是最佳的显像剂，已被用于多中心的临床试验中。^{18}F-FES 通过受体配体结合可以显示肿瘤雌激素受体表达水平，不仅可以显示乳腺癌原发及转移病灶（淋巴结、肺、骨及软组织转移灶），还可以显示正常子宫、良性及恶性子宫肌瘤。使用 ^{18}F-FES PET 显像，显像剂在组织内的摄取程度与取新鲜组织进行免疫组化检测而得到的 ER 表达水平有良好的相关性。此外，应用单光子核素标记的雌激素 ^{99m}Tc-DTPA-EDL 在临床前的研究中也获得较好的效果（图 53-4）。

研究显示，体内 ER 表达水平会随着治疗发生变化，ER 高表达与无表达之间可能发生转换，^{18}F-FES 可以通过测量肿瘤 ER 表达的标准化摄取值（standardized uptake value，SUV）来预测肿瘤是否对选择性雌激素受体调变剂或芳香化酶抑制剂等一线内分泌治疗药物有效。对治疗有效的患者肿瘤显像呈阳性，SUV 摄取通常会较高；而 ^{18}F-FES 显像阴性患者则为 ER 低表达或无表达，

强烈提示内分泌治疗不适用，也因此使患者避免接受不必要治疗而带来的不良反应。

^{18}F-FES PET 显像目前存在的主要问题是，如何精准的划定 SUV 阈值以区分特异性及与非特异性摄取，进而提高 ^{18}F-FES 预测疗效，使其进一步开展多中心的治疗评估研究。另外，^{18}F-FES 主要经肝脏代谢并主要由胆道系统经肠道排泄，因此在肝、胆囊及肠道组织器官的摄取与 ER 水平并不相关。

大约有 2/3 的乳腺癌患者 ER 表达为阳性，而这些患者中半数以上 PR 也为阳性。孕激素受体由雌激素相关基因调控表达，因此其表达被认为对显示功能性雌激素受体旁路有指向性的作用。同时，PR 的状态可能比 ER 的状态与内分泌治疗有着更好的相关性。研究显示，ER+/PR+ 的肿瘤更可能从内分泌治疗获益，而 ER+/PR- 肿瘤内分泌治疗很可能无效。

2. 目前多种分子探针对孕激素受体状态进行显像，其中 ^{18}F 标记的孕酮衍生物（^{18}F-FFNP）为最有前景的孕激素受体显像剂，能够特异性与孕激素受体结合并具有较高的亲和力。^{18}F-FFNP 人体显像中，FFNP 显示出其药物安全性及放射性剂量安全性，肿瘤与正常乳腺组织 ^{18}F-FFNP 的摄取比显示，孕激素阳性的肿瘤显著高于阴性肿瘤（2.6±0.9 vs 1.5±0.3，$p=0.001$）。另一项临床前研究显示，使用雌激素治疗 SSM3 乳腺癌荷瘤小

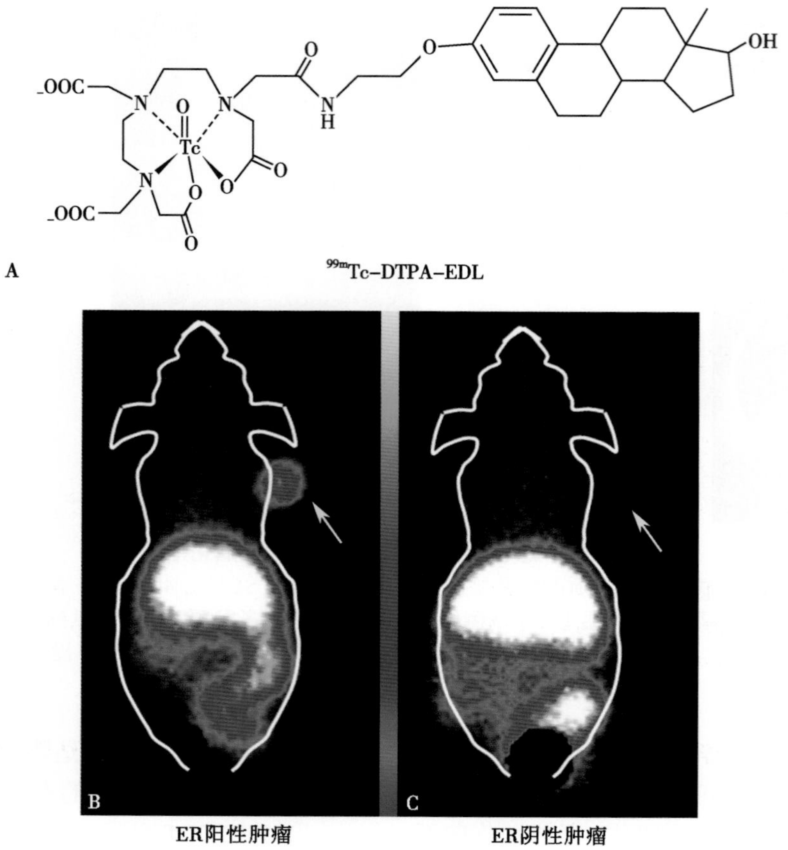

A　　　　　　　　　^{99m}Tc–DTPA–EDL

B　ER阳性肿瘤　　　　　**C**　ER阴性肿瘤

图 53-4　^{99m}Tc-DTPA-EDL 裸鼠显像

A. ^{99m}Tc-DTPA-EDL 化学结构式；B. ^{99m}Tc-DTPA-EDL 在乳腺癌雌激素受体阳性荷瘤鼠显像；C. 为雌激素受体阴性荷瘤鼠 SPECT 显像结果。黄色箭头为肿瘤部位

鼠后显像发现 ^{18}F-FFNP 摄取增高，主要原因在于该药物协同刺激了雌激素相关基因孕激素基因（*PGR*）表达。类似的研究亦显示出在使用他莫昔芬（tamoxifen）治疗进展期乳腺癌患者，PR 水平早期即可协同性增加。而在服用抗雌激素药物氟维司群（fulvestrant）后，^{18}F-FFNP 摄取会显著减低。因此，未来的研究将着重针对乳腺癌抗雌激素治疗后患者，特别是一些雌激素水平减低的患者，应用 ^{18}F-FFNP PET 显像评估其治疗效果，与雌激素受体显像剂 FES 显像相结合，进一步提高 ^{18}F-FFNP 孕激素显像的临床应用价值。

（三）HER-2 表达显像

HER-2 是酪氨激酶受体之一，在细胞生长及分化中扮演者重要作用，由 HER-2/neu 基因编码。15%～20% 的原发性乳腺癌患者 HER2 受体过表达，预后较差。研究证明，HER-2 高表达的患者与 HER-2 低表达患者对于肿瘤治疗的响应完全不同。由于 HER-2 表达变异性高达 13%～30%，如何在 HER-2 靶向治疗期间监测 HER-2 表达水平，对治疗方案制订及疗效评估有重要意义。

目前，一些正电子显像剂如 ^{64}Cu-Trastuzumab、^{64}Cu-DOTA-ZHER2: 477、^{68}Ga 曲妥单抗（ab'）片段、^{68}Ga-ABY-002、^{89}Zr-Trastuzumab 等已经用于无创性检测、评估乳腺癌 HER-2 表达。由于肝肾摄取 ^{68}Ga-ABY-002 较高，使其用于乳腺癌监测肿瘤腹部转移作用十分有限。正电子药物 ^{89}Zr 标记曲妥单抗在临床前研究中显示出较高的图像质量，能获得良好的空间分辨率及敏感性。^{89}Zr 有着较长的半衰期（78.4 小时），一次注射可以获得 7 日后显像结果。一项 14 例 HER-2 阳性乳腺癌患者 ^{89}Zr- 曲妥单抗 PET 显像结果显示，注射药物 5 天后显像仍能发现隐匿性转移病灶。这是首次将 ^{89}Zr-trastuzumab 用于人体，PET 显像结果清楚的显示出 HER-2 阳性肿瘤，以及肝脏、肺、骨，甚至颅内转移灶。这一结果显示出良好的临床应用前景，^{89}Zr-trastuzumab 为 HER-2 靶向治疗患者提供了无创、实时的筛选方式，为临床治疗决策制订提供重要依据。

（四）细胞增殖显像

细胞增殖的增加是肿瘤表达的标志，也是肿瘤行为学中关键性的特征之一。研究表明，乳腺癌早期化疗或内分泌治疗后细胞增殖状态的改变与预后有关，对细胞增殖状态的评估对了解乳腺癌患者疗效及预后至关重要。目前研究最多的是针对 DNA 合成时胸腺嘧啶代谢通路显像。细胞增殖最有前景的同位素标记药物是 ^{18}F- 胸腺嘧啶（3′-deoxy-3′-fluorothymidine，^{18}F-FLT）。FLT 由胸腺激酶 -1 磷酸化而成，由于 ^{18}F-FLT 在其 3′ 端进行氟化，无法进一步参与 DNA 合成而在增殖的细胞中聚集。

临床研究显示，尽管肿瘤对于 FLT 的摄取通常低于 ^{18}F-FDG，FLT 更能提供早期治疗响应的信息。FLT 的一个重要优点是其不在炎症反应中浓聚，而炎症正是与肿瘤治疗过程密切相关造成 FDG 显像假阳性结果的重要原因。目前几项试验性研究已经开始使用 FLT 评估乳腺癌治疗后的早期反应。美国加州大学的一项研究证明，在乳腺癌使用胞毒性化疗药物治疗一个疗程以后 FLT 即可以预示出肿瘤增殖的改变。研究选取了 14 例早期或进展期乳腺癌患者，使用 FLT 显像在治疗开始前、第一疗程结束后 2 周及全部化疗结束（或首次 PET 显像后一年）显像，结果显示在第一疗程结束后 FLT 摄取改变即与乳腺癌肿瘤标志物 CA27.29 存在相关性（$r=0.79$，$p=0.001$）；且 FLT 摄取与末期 CT 测量肿瘤尺寸改变亦显示较高的相关性（$r=0.74$，$p=0.01$）。另一项研究显示，对治疗有反应者与无反应者在治疗后 6～12 天 FLT 摄取值就有显著性差异。但需要注意的是，FLT 在骨髓、肝脏及其他高增殖组织内具有生理性浓聚，这可能对临床判断带来一定困难。

（五）乏氧显像

缺氧在实体瘤中十分常见，部分出现于不受控制的细胞增殖及新生血管中。研究表明，缺氧及其生物学标记物（乏氧诱导因子 hypoxia-induced factor，HIF）与肿瘤细胞增殖、肿瘤转移、复发及治疗耐药性有着密切的相关性。低氧会引起雌激素受体阳性的患者对于抗雌激素药物及雌二醇调节作用明显减低。研究显示，在使用乳腺癌新辅助化疗药来曲唑（Letrozole）以及与环磷酰胺联合治疗时 HIF-1a 水平增加会提高治疗拮抗的反应。上述数据均表明，乏氧可能与部分乳腺癌内分泌治疗无效有关。

目前临床应用最为广泛的乏氧显像剂是 ^{18}F 标 fluoromisonidazole（1-[2-nitro-1-imidazolyl]-2-hydroxy-3-fluoropropane，^{18}F-FMISO）PET 显像。最新的一项研究分析了雌激素受体阳性的乳腺癌患者，使用 ^{18}F-FMISO PET/CT 进行基线及内分泌治疗后显像以预测治疗效果。研究对 16 例 ER 阳性乳腺癌 33 个病灶进行分析，采用 4 小时肿瘤 / 本底（TBR 4h）大于等于 1.2 作为临界值，显示对肿瘤转移与肿瘤部分缓解的预测值分别高达 88% 与 100%。

许多研究证明，^{18}F-FMISO 可在体评估肿瘤乏氧，但是临床广泛使用的 T/B≥1.2 界定肿瘤乏氧显像时对比度有限，制约了其临床肿瘤学中的应用。另外，组织器官 pO$_2$ 要低于 2～3mmHg（2 600～4 000ppm）才会引起实质性的滞留，细胞代谢至少 2 小时以后才能获得图像，往往还要进一步延长时间才能使 ^{18}F-FMISO 从正常组织清除。新型 ^{18}F 标记硝基咪唑类放射性药物也在研究中，例如有着较好血清代谢的 ^{18}F- 硝基咪唑阿糖胞苷（^{18}F-fluoroazomycin arabinoside，^{18}F-FAZA）在不久的将来也可能应用于乳腺癌疗效评估。

（六）氨基酸转运显像

细胞恶变增加了其对营养的摄取、蛋白质的合成及细胞分裂，这些过程都会增加氨基酸的需求，从而导致氨基酸转运的增加。目前临床最常用的 PET 氨基酸转运显像剂是 L- 甲基 -^{11}C- 甲硫氨酸（L-methyl-^{11}C-methionine，^{11}C-MET）。

研究显示，^{11}C-MET 摄取与乳腺癌分级有着相关性，相关研究使用 ^{11}C-MET PET 评估进展期乳腺癌患者，证明 ^{11}C-MET 可以在 1 个或多个疗程后对治疗进行评估。13 例（26 个转移灶）进展期乳腺癌患者（肺 / 胸膜、淋巴结、软组织或骨转移）综合化疗第一个周期之前和之后或者短期内分泌治疗前后进行 MET PET 显像，通过测量转移灶 SUV 值改变对疗效进行评估。治疗有效的病灶在化疗后 SUV 值显著下降（30%～54%；$p<0.05$），而治疗无响应的病灶 SUV 轻度下降（11%～13%）、维持不变（±8%）或摄取增高（13%～23%）（$p=$NS）。

然而，^{11}C-MET 可以在正常胰腺、肝脏及骨髓中摄取，这对其进一步用于乳腺癌疗效评估造成一定的限制。^{11}C 的半衰期较短也进一步限制了 ^{11}C-MET PET 在肿瘤显像中的应用，因此 ^{18}F 标记氨基酸的开发与评估也在研发之中。一些临床及临床前研究使用了 ^{18}F 标记色氨酸衍生物 [5-

（2-^{18}F-fluoroethoxy）-L-tryptophan，^{18}F-L-FEHTP]及其他氨基酸转运物^{18}F-FPhPA[2-amino-5-（4-^{18}F-fluorophenyl）pent-4-ynoic acid]用于头颈部肿瘤成像，甚至用于乳腺癌模型显像，取得了较大进展。

用于乳腺癌疗效评估的正电子 PET 显像剂可以针对不同的分子靶点，为从分子水平对乳腺癌治疗疗效评估提供了条件，为临床精准的诊断、治疗方案的选择、辅助药物的研发提供了依据。影像学检查在乳腺癌诊断及疗效评估中具有重要作用。随着分子影像的不断深入，靶向探针构建这一领域的大力研发与应用，不仅为乳腺癌，也将为其他严重威胁人类健康的恶性肿瘤的诊断与治疗决策，带来更多、更有用的信息，提供更为广阔的临床应用空间和前景。

第三节　乳腺癌精准诊疗进展

在医疗行业全面步入精准时代的今天，乳腺癌精准治疗也成为其中重要的一部分。乳腺癌目前主要是基于分类治疗的精准治疗，对于不同分子分型的乳腺癌常使用不同的治疗路径。

一、早期乳腺癌的局部外科治疗

随着乳腺癌保乳手术的广泛开展，它与传统的乳腺癌改良根治术后的生存状况无明显差异。美国肿瘤外科协会 2014 年提出，保乳手术的阴性切缘应该遵循"no ink on tumor"的原则，在手术边缘没有发现肿瘤组织的情况下，扩大手术范围并不能降低局部的复发率。按照现行指南规定，切离的肿瘤组织上无任何墨水痕迹，就构成了足够的手术切缘。但在实际操作中，接近肿瘤（<1mm）的切缘仍有多点可能会出现染色。且该原则不适用于导管原位癌和大量导管内成分的乳腺癌。

二、HER2 阳性乳腺癌的治疗

有 20%～30% 侵袭性乳腺癌的 HER2 过表达。曲妥珠单抗（Trastuzumab）在早期 HER2 乳腺癌中是一种有效的治疗方法，Trastuzumab 显著增加了 HER-2 阳性转移性乳腺癌的生存率，并且在 2005 年使用这种药物后，避免了许多患者的复发，挽救了许多患者的生命。拉帕替尼是 HER-2 抑制剂，它在 20%～25% 的乳腺癌患者中高表达。Lapatinib 对 HER-2 阳性乳腺癌患者的治疗效果

较好，然而超过 1/3 的患者会产生耐药性，影响了其使用范围。

约 50% 的晚期 HER-2 阳性乳腺癌对曲妥珠单抗耐药，耐药的机制是磷酸酶和张力蛋白同源物的下游信号传导异常所致。一些新型靶向药物，如拉帕替尼、帕妥珠单抗、T-DM1、来那替尼等，都已经取得了新的进展，部分药物已经被 FDA 批准上市，这些药物也许会给 HER-2 阳性乳腺癌患者的治疗带来新策略。

三、三阴性乳腺癌的治疗

三阴性乳腺癌（triple-negative breast cancer，TNBC）与其他乳腺癌亚型相比，TNBC 是一种异质性疾病，占乳腺癌的 10%～20%，具有较高的复发风险和更高的死亡率。这种异质性使 TNBC 的治疗非常困难或者效果欠佳。事实上，与 ER＋或 HER2＋的乳腺癌不同，TNBC 对内分泌治疗和抗 HER2 治疗无效，目前细胞毒化疗是主要的治疗措施。

研究显示，TNBC 与 BRCA 基因突变有关，其 BRCA1/2 的突变率明显高于其他乳腺癌。聚二磷酸腺苷聚合酶（PARP）是一种参与碱基剔除修复的关键酶，在 BRCA1/2 突变的细胞中，同源修复如无 PARP 酶参与，将导致细胞周期阻滞及凋亡。研究显示，在 BRCA1/2 突变的转移性乳腺癌中，单药 PARP 抑制剂奥拉帕尼（Olaparib）的缓解率为 12.9%～41.0%，而 Olaparib 联合顺铂对于晚期乳腺癌患者的有效率高达 71%，均高于顺铂和 Olaparib 单药的有效率。目前 Olaparib 在乳腺癌Ⅲ期临床试验还在继续进行中。

与此同时，50% 以上的 TNBC 可出现表皮生长因子受体（epidermal growth factor receptor，EGFR）的过度表达。EGFR 的信号传导通路与肿瘤的增殖、侵袭和转移密切相关。研究结果显示，对Ⅳ期 TNBC 患者应用西妥昔单抗联合卡铂治疗的效果优于西妥昔单抗。EGFR 信号通路的分析表明，大多数 TNBC 参与 EGFR 信号通路的激活，而西妥昔单抗阻断 EGFR 通路的表达仅占少数，提示 EGFR 通路激活可能有其他替代机制。

与此同时，诊断 TNBC 中不同信号通路的靶向药物也在不断研究深入中，如 PIK3CA 信号通路、VEGF 信号通路、AR 受体通路等。由于基因组不稳定性和肿瘤突变负荷导致 TNBC 有较强的抗原性，因此免疫治疗也被认为是 TNBC 一个重

要的治疗手段。目前全球正在进行的免疫检查点抑制剂的研究将逐渐解决有关最佳的免疫治疗适宜人群、预测疗效的生物标志物的筛选，以及最佳的用药顺序等问题，相信将为 TNBC 患者带来更加获益的精准免疫治疗。

（夏晓天）

参 考 文 献

[1] Siegel RL, Miller KD, Jemal A. Cancer Statistics, 2017. CA Cancer J Clin, 2017, 67(1): 7-30.

[2] Chen W, Zheng R, Zhang S, et al. Report of cancer incidence and mortality in China, 2010. Ann Transl Med, 2014, 2(7): 61.

[3] Miller KD, Siegel RL, Lin CC, et al. Cancer treatment and survivorship statistics, 2016. CA Cancer J Clin, 2016, 66(4): 271-289.

[4] 胡军利，向明，王文伟，等. 高频超声检查在乳腺癌新辅助化疗疗效评估中的监测价值. 中国医学影像技术, 2007, 23(9): 1333-1336.

[5] 赵红梅，张恒伟，王雁，等. 应用彩色多普勒超声评价乳腺癌新辅助化疗前后的疗效. 中国肿瘤临床与康复, 2006, 13(2): 155-156.

[6] 陈雁威. 彩色多普勒超声对乳腺癌新辅助化疗疗效的评价. 实用肿瘤学杂志, 2007, 21(6): 507-508, 512.

[7] Harish MG, Konda SD, MacMahon H, et al. Breast lesions incidentally detected with CT: what the general radiologist needs to know. Radiographics, 2007, 27 Suppl 1: 37-51.

[8] 夏良，廖翠微，王玉锦，等. X 线摄影和螺旋 CT 诊断乳腺良恶性肿瘤的评价. 放射学实践, 2003, 18(6): 420-421.

[9] Pediconi F, Catalano C, Roselli A, et al. Contrast-enhanced MR mammography for evaluation of the contralateral breast in patients with diagnosed unilateral breast cancer or high-risk lesions. Radiology, 2007, 243(3): 670-680.

[10] 尹波，耿道颖，刘莉，等. 功能磁共振成像在乳腺癌诊断中的应用. 国际医学放射学杂志, 2009, 32(1): 28-32.

[11] 汪晓红，彭卫军，沈坤炜，等. fMRI 监测乳腺癌新辅助化疗疗效的应用. 放射学实践, 2007, 22(11): 1135-1138.

[12] 张晓鹏，李洁，孙应实，等. 动态增强磁共振成像对乳腺癌新辅助化疗后病理反应性的术前评价. 中国医学科学院学报, 2008, 30(1): 98-103.

[13] 陈璟，吴华，胡健，等. 99mTc-MIBI 乳腺显像鉴别乳腺肿块良、恶性及探测腋窝淋巴结转移. 放射学实践, 2003, 18(1): 59-61.

[14] Khalkhali I, Villanueva-Meyer J, Edell SL, et al. Diagnostic accuracy of 99mTc-sestamibi breast imaging: multicenter trial results. J Nucl Med, 2000, 41(12): 1973-1979.

[15] Massardo T, Alonso O, Kabasakal L, et al. Diagnostic value of 99mTc-methylene diphosphonate and 99mTc-pentavalent DMSA compared with 99mTc-sestamibi for palpable breast lesions. J Nucl Med, 2002, 43(7): 882-888.

[16] Lumachi F, Ferretti G, Povolato M, et al. Axillary lymph node metastases detection with 99mTc-sestamibi scinti-mammography in patients with breast cancer undergoing curative surgery. Anticancer Res, 2007, 27(4C): 2949-2952.

[17] 张雪梅，刘志军，杨秀蓉，等. 99mTc-MIBI 显像可预测乳腺癌新辅助化疗的反应性. 生物医学工程与临床, 2006, 10(5): 290-292.

[18] 关晏星，雷秋模，翟伟，等. 99mTc-MIBI 显像评价乳腺癌新辅助化疗疗效. 中华核医学杂志, 2006, 26(1): 36-38.

[19] Clark AS, McDonald E, Lynch MC, et al. Using nuclear medicine imaging in clinical practice: update on PET to guide treatment of patients with metastatic breast cancer. Oncology, 2014, 28(5): 424-430.

[20] Mghanga FP, Lan X, Bakari KH, et al. Fluorine-18 fluor-odeoxyglucose positron emission tomography-computed tomography in monitoring the response of breast cancer to neoadjuvant chemotherapy: a meta-analysis. Clin Breast Cancer, 2013, 13(4): 271-279.

[21] Gebhart G, Gámez C, Holmes E, et al. 18F-FDG PET/CT for early prediction of response to neoadjuvant lapatinib, trastuzumab, and their combination in HER2-positive breast cancer: results from Neo-ALTTO. J Nucl Med, 2013, 54(11): 1862-1868.

[22] Amir E, Miller N, Geddie W, et al. Prospective study evaluating the impact of tissue confirmation of metastatic disease in patients with breast cancer. J Clin Oncol, 2012, 30(6): 587-592.

[23] Linden HM, Dehdashti F. Novel methods and tracers for breast cancer imaging. Semin Nucl Med, 2013, 43(4): 324-329.

[24] Kurland BF, Peterson LM, Lee JH, et al. Between-patient and within-patient(site-to-site)variability in estrogen receptor binding, measured in vivo by 18F-fluoroestra-diol PET. J Nucl Med, 2011, 52(10): 1541-1549.

[25] van Kruchten M, Glaudemans AW, de Vries EF, et al. PET Imaging of Estrogen Receptors as a Diagnostic Tool for Breast Cancer Patients Presenting with a Clini-

cal Dilemma. J Nucl Med, 2012, 53 (2): 182-190.

[26] Peterson LM, Mankoff DA, Lawton T, et al. Quantitative imaging of estrogen receptor expression in breast cancer with PET and 18F-fluoroestradiol. J Nucl Med, 2008, 49 (3): 367-374.

[27] Fan P, McDaniel RE, Kim HR, et al. Modulating therapeutic effects of the c-Src inhibitor via oestrogen receptor and human epidermal growth factor receptor 2 in breast cancer cell lines. Eur J Cancer, 2012, 48 (18): 3488-3498.

[28] Natrajan R, Weigelt B, Mackay A, et al. An integrative genomic and transcriptomic analysis reveals molecular pathways and networks regulated by copy number aberrations in basal-like, HER2 and luminal cancers. Breast Cancer Res Treat, 2010, 121 (3): 575-589.

[29] Dehdashti F, Laforest R, Gao F, et al. Assessment of progesterone receptors in breast carcinoma by PET with 21-18F-fluoro-16alpha, 17alpha-[(R)-(1'-alpha-furyl-methylidene)dioxy]-19-norpregn- 4-ene-3, 20-dione. J Nucl Med, 2012, 53 (3): 363-370.

[30] Fowler AM, Chan SR, Sharp TL, et al. Small-animal PET of steroid hormone receptors predicts tumor response to endocrine therapy using a preclinical model of breast cancer. J Nucl Med, 2012, 53 (7): 1119-1126.

[31] Lee HJ, Seo AN, Kim EJ, et al. HER2 heterogeneity affects trastuzumab responses and survival in patients with HER2-positive metastatic breast cancer. Am J Clin Pathol, 2014, 142 (6): 755-766.

[32] Ejlertsen B, Jensen MB, Nielsen KV, et al. HER2, TOP2A, and TIMP-1 and responsiveness to adjuvant anthracycline-containing chemotherapy in high-risk breast cancer patients. J Clin Oncol, 2010, 28 (6): 984-990.

[33] Potts SJ, Krueger JS, Landis ND, et al. Evaluating tumor heterogeneity in immunohistochemistry- stained breast cancer tissue. Lab Invest, 2012, 92 (9): 1342-1357.

[34] Niikura N, Liu J, Hayashi N, et al. Loss of Human Epidermal Growth Factor Receptor 2 (HER2) Expression in Metastatic Sites of HER2-Overexpressing Primary Breast Tumors. J Clin Oncol, 2012, 30 (6): 593-599.

[35] Capala J, Bouchelouche K. Molecular imaging of HER2-positive breast cancer: a step toward an individualized 'image and treat' strategy. Curr Opin Oncol, 2010, 22 (6): 559-566.

[36] Baum RP, Prasad V, Müller D, et al. Molecular Imaging of HER2-Expressing Malignant Tumors in Breast Cancer Patients Using Synthetic In-111- or Ga-68-Labeled Affibody Molecules. J Nucl Med, 2010, 51 (6): 892-897.

[37] Dijkers EC, Kosterink JG, Rademaker AP, et al. Development and Characterization of Clinical-Grade Zr-89-Trastuzumab for HER2/neu ImmunoPET Imaging. J Nucl Med, 2009, 50 (6): 974-981.

[38] Dijkers EC, Oude Munnink TH, Kosterink JG, et al. Biodistribution of 89Zr-trastuzumab and PET imaging of HER2-positive lesions in patients with metastatic breast cancer. Clin Pharmacol Ther, 2010, 87 (5): 586-592.

[39] Ellis MJ, Suman VJ, Hoog J, et al. Randomized phase II neoadjuvant comparison between letrozole, anastrozole, and exemestane for postmenopausal women with estrogen receptor-rich stage 2 to 3 breast cancer: clinical and biomarker outcomes and predictive value of the baseline PAM50-based intrinsic subtype--ACOSOG Z1031. J Clin Oncol, 2011, 29 (17): 2342-2349.

[40] Kenny LM, Al-Nahhas A, Aboagye EO. Novel PET biomarkers for breast cancer imaging. Nucl Med Commun, 2011, 32 (5): 333-335.

[41] Pio BS, Park CK, Pietras R, et al. Usefulness of 3'-[F-18]fluoro-3'-deoxythymidine with positron emission tomography in predicting breast cancer response to therapy. Mol Imaging Biol, 2006, 8 (1): 36-42.

[42] Kenny L, Coombes RC, Vigushin DM, et al. Imaging early changes in proliferation at 1 week post chemotherapy: a pilot study in breast cancer patients with 3'-deoxy-3'-[F-18]fluorothymidine positron emission tomography. Eur J Nucl Med Mol Imaging, 2007, 34 (9): 1339-1347.

[43] Karakashev SV, Reginato MJ. Hypoxia/HIF1alpha induces lapatinib resistance in ERBB2-positive breast cancer cells via regulation of DUSP2. Oncotarget, 2015, 6 (4): 1967-1980.

[44] Cheng J, Lei L, Xu J, et al. 18F-fluoromisonidazole PET/CT: a potential tool for predicting primary endocrine therapy resistance in breast cancer. J Nucl Med, 2013, 54 (3): 333-340.

[45] Generali D, Buffa FM, Berruti A, et al. Phosphorylated ER alpha, HIF-1 alpha, and MAPK Signaling As Predictors of Primary Endocrine Treatment Response and Resistance in Patients With Breast Cancer. J Clin Oncol, 2009, 27 (2): 227-234.

[46] Fleming IN, Manavaki R, Blower PJ, et al. Imaging tumour hypoxia with positron emission tomography. Br J Cancer, 2015, 112 (2): 238-250.

[47] Mach RH, Dehdashti F, Wheeler KT. PET Radiotracers for Imaging the Proliferative Status of Solid Tumors. PET Clin, 2009, 4 (1): 1-15.

[48] Halmos GB, Bruine de Bruin L, Langendijk JA, et al. Head and neck tumor hypoxia imaging by 18F-fluoroa-

zomycin-arabinoside（18F-FAZA）-PET：a review. Clin Nucl Med，2014，39（1）：44-48.

[49] Lindholm P，Lapela M，Någren K，et al. Preliminary study of carbon-11 methionine PET in the evaluation of early response to therapy in advanced breast cancer. Nucl Med Commun，2009，30（1）：30-36.

[50] Harris SM，Davis JC，Snyder SE，et al. Evaluation of the biodistribution of 11C-methionine in children and young adults. J Nucl Med，2013，54（11）：1902-1908.

[51] Krämer SD，Mu L，Müller A，et al. 5-（2-F-18-Fluoroethoxy）-L-Tryptophan as a Substrate of System L Transport for Tumor Imaging by PET. J Nucl Med，2012，53（3）：434-442.

[52] Bettaieb A，Paul C，Plenchette S，et al. Precision medi-cine in breast cancer：reality or utopia? J Transl Med，2017，15（1）：139.

[53] Martin M，López-Tarruella S. Emerging therapeutic options for HER2-Positive breast cancer. Am Soc Clin Oncol Educ Book，2016，35：64-70.

[54] Le Du F，Eckhardt BL，Lim B，et al. Is the future of personalized therapy in triple-negative breast cancer based on molecular subtype. Oncotarget，2015，6（15）：12890-12908.

[55] Dziadkowiec KN，Gąsiorowska E，Nowak-Markwitz E，et al. PARP inhibitors：review of mechanisms of action and BRCA1/2 mutation targeting. Prz Menopauzalny，2016，15（4）：215-219.

第五十四章

肾 脏 肿 瘤

肾肿瘤分为良性肿瘤和恶性肿瘤，其中恶性肿瘤占绝大多数。常见恶性肾肿瘤有肾细胞癌（renal cell carcinoma，RCC）、尿路上皮癌、肾母细胞瘤和肾转移癌等。成人肾肿瘤中，绝大部分为肾细胞癌，肾盂癌相对少见，小儿恶性肿瘤中，最常见的是肾母细胞瘤。良性肾肿瘤包括肾血管平滑肌脂肪瘤（angiomyolipoma of kidney）、肾纤维瘤、肾脂肪瘤等。

第一节 概 述

一、病因及流行病学

肾细胞癌亦称肾癌，是起源于肾实质泌尿小管上皮系统的恶性肿瘤，为最常见的肾实质恶性肿瘤，占成人恶性肿瘤的 2%～3%，占成人肾脏恶性肿瘤的 80%～90%。世界范围内各国或各地区的发病率各不相同，总体上发达国家发病率高于发展中国家，城市地区高于农村地区。肾癌发病年龄可见于各年龄段，高发年龄 50～70 岁，男女患者比例约为 2:1。随着人口老龄化问题以及医学影像学的发展，肾癌的发病率有所提高，临床无症状早期发现肾癌日渐增多。

肾癌的发病原因未明，吸烟可能是肾癌发生的危险因素。某些化学物质，如二甲胺、铅、镉等可使动物发生肾癌，能否使人发生肾癌尚未证实。肾癌亦有家族发病倾向，已发现有视网膜血管瘤家族性肾癌染色体异常，尤其是第 3/11 号染色体异常家族性肾癌。

二、肾癌临床及病理分类

绝大多数肾癌发生于一侧肾脏，常为单个肿瘤，10%～20% 为多发，双侧先后或同时发病者仅占散发性肾癌的 2%～4%。1997 年 WHO 根据肿瘤细胞起源以及基因改变等特点制定的肾实质上皮性肿瘤分类标准，肾癌可分为透明细胞癌（60%～85%）、乳头状肾细胞癌，又称嗜色细胞癌（7%～14%）、嫌色细胞癌（4%～10%）、集合管癌（1%～2%）和未分类肾细胞癌等。其中透明细胞癌为最常见的肾细胞癌类型，肿瘤从肾小管上皮细胞发生，外有假包膜，肉眼观可有不同的改变。肿瘤可破坏全部肾，并可侵犯邻近脂肪、肌肉组织、血管、淋巴管等。肿瘤穿透假包膜后可经血液和淋巴转移。肾癌容易向静脉内扩散形成癌栓，延伸进入肾静脉、下腔静脉甚至右心房。远处转移常见部位为肺、脑、骨、肝等。淋巴转移最先到肾蒂淋巴结。

《2016 年泌尿和男性生殖系统肿瘤 WHO 新分类》（第四版）较旧版分类出现许多重要变化。肾肿瘤分类删除了 2004 版中的造血和淋巴组织肿瘤，将生殖细胞肿瘤降级并归类至杂类肿瘤中，由旧版的九大类变为新版的八大类。其中肾细胞肿瘤由旧版的 12 个亚类增加至新版的 16 个亚类，删除了肾母细胞瘤相关性癌，增加了 5 种新的亚类。肾母细胞瘤更名为主要发生于儿童的肾母细胞和囊性肿瘤，由旧版的 2 个亚类增加至新版的 4 个亚类，将旧版中肾母细胞瘤名下的囊性部分分化的肾母细胞瘤列为并列的亚类，增加了儿童囊性肾瘤这一亚类。主要发生于成人的间叶肿瘤由旧版的 14 个亚类增加至新版的 16 个亚类，删除了恶性纤维组织细胞瘤、血管外皮细胞瘤，增加了尤因肉瘤、上皮样血管平滑肌脂肪瘤、血管母细胞瘤，滑膜肉瘤由旧版的混合性间质和上皮性肿瘤类别中归类为新版的主要发生于成人的间叶肿瘤类别中。神经内分泌肿瘤由旧版的 5 个亚类精简为 4 个亚类，类癌更名为分化良好的神经内分泌肿瘤，将神经内分泌癌亚类分为大细胞和小细胞神经内分泌癌两个亚类，删除了原始神经外胚层肿瘤、神经母细胞瘤（表 54-1）。

2016 版 WHO 肾脏肿瘤新分类中，开始使

表 54-1　2016版与2004版肾肿瘤分类对比

2016版分类	2004版分类
肾细胞肿瘤	肾细胞肿瘤
遗传性平滑肌瘤病和肾细胞癌相关性肾细胞癌	——
琥珀酸脱氢酶缺陷性肾细胞癌	——
管状囊性肾细胞癌	——
获得性囊性疾病相关性肾细胞癌	——
透明细胞乳头状肾细胞癌	——
低度恶性潜能的多房囊性肾肿瘤	多房性透明细胞肾细胞癌
集合管癌	Bellini 集合管癌
MiT 家族异位性肾细胞癌	Xpll 基因异位性肾癌
——	肾母细胞瘤相关性癌
主要发生于儿童的肾母细胞及囊性肿瘤	肾母细胞肿瘤
肾母细胞瘤	肾母细胞瘤
囊性部分分化的肾母细胞瘤	囊性部分分化的肾母细胞瘤
儿童囊性肾瘤	——
主要发生于成人的间叶肿瘤	主要发生于成人的间叶肿瘤
平滑肌肉瘤	平滑肌肉瘤（包括肾静脉）
血管平滑肌脂肪瘤	血管平滑肌脂肪瘤
上皮样血管平滑肌脂肪瘤	上皮样血管平滑肌脂肪瘤
血管母细胞瘤	——
滑膜肉瘤	——
尤因肉瘤	——
——	血管外皮细胞瘤
——	恶性纤维组织细胞瘤
混合性上皮和间质性肿瘤	混合性间质和上皮性肿瘤
	滑膜肉瘤
神经内分泌肿瘤	神经内分泌肿瘤
分化良好的神经内分泌肿瘤	类癌
大细胞神经内分泌癌	神经内分泌癌
小细胞神经内分泌癌	
——	原始神经外胚层肿瘤
——	神经母细胞瘤
杂类肿瘤	造血和淋巴组织肿瘤
肾造血细胞肿瘤	淋巴瘤
	白血病
	浆细胞瘤
生殖细胞瘤	生殖细胞瘤
——	畸胎瘤
——	绒毛膜瘤

用新的分级标准，称为 WHO/ISUP（International Society of Urological Pathology）分级系统。新的分级系统使用核仁明显程度这一参数将肾细胞癌分为 1～3 级，4 级为瘤细胞显示明显多形性的核、瘤巨细胞、肉瘤样或横纹肌样分化。该分级系统已经证实为透明细胞肾细胞癌和乳头状肾细胞癌很好的预后指标，但嫌色细胞癌不适用于该系统。

肉瘤样及横纹肌样形态是另一个不良预后指标，并经常和可识别的癌性成分混合存在，诊断肉瘤样形态无需最低面积比例限制，只要存在肉瘤样分化就需要在报告中指出，并描述所占比例同时报告可识别的癌组织类型。肿瘤性坏死与肾细胞癌的预后不佳有关，需要评估包括肉眼和显微镜下可见的肿瘤性坏死。推荐在透明细胞肾细胞癌的常规报告中指出是否存在肿瘤性坏死及坏死成分的比例。

肾细胞癌是具有高度血管化间质的肿瘤，因此脉管内肿瘤浸润相对比较常见。但现有的证据还不足以证实肾细胞癌微血管浸润是肾细胞癌的预后因子，不应整入肾细胞癌现有的 TNM 分期之中。肾细胞癌的组织形态学表型具有明显的预后意义。透明细胞肾细胞癌的预后要差于乳头状肾细胞癌和肾嫌色细胞癌。而乳头状肾细胞癌又分为Ⅰ型和Ⅱ型，Ⅰ型预后好于Ⅱ型。集合管癌为高度恶性肿瘤，而透明细胞乳头状癌具有极好的预后（表 54-2）。

三、临床表现

近年来，肾癌患者常由于健康查体发现的无症状肾癌，占肾癌患者总数的 50%～60% 以上。无痛性肉眼血尿和镜下血尿最为常见，表明肿瘤已穿入肾盏肾盂。腰痛也是常见症状，多为钝痛或隐痛，疼痛常因肿块增大、膨胀肾包膜引起；血块通过输尿管时亦可引起绞痛。有 25%～33% 肾癌患者就诊时发现肿大的肾。经典的肾癌诊断三联征为血尿、腹痛及腹部包块，但是现在已知这种症状仅发生在 10%～15% 的病例中，通常表明肾癌处于晚期阶段。另有 10%～40% 的患者由于肿瘤分泌相关激素或由于肿瘤引起身体激素分泌紊乱而出现副癌综合征，表现为高血压、贫血、体重减轻、恶病质、发热、红细胞增多症、肝功能异常、高钙血症、高血糖、血沉增快、神经肌肉病变、淀粉样变性、溢乳症、凝血机制异常等改变，症状

表54-2　乳头状肾细胞癌的组织学分型

项目	Ⅰ型乳头状肾细胞癌	Ⅱ型乳头状细胞癌	嗜酸细胞乳头状癌
组织学形态	细胞小、胞质少、单层排列	细胞核级别较高、嗜酸性胞质、假复层排列	低级别细胞核、嗜酸性胞质、单层排列
免疫组织化学	常见 CK7 阳性、E-cadherin 阴性	常见 E-cadherin 阳性，一部分 CK7 阳性	不确定
预后	较Ⅱ型好	较Ⅰ型差	不确定

表现多变。20%～30% 的患者可由于晚期肿瘤转移所致的骨痛、骨折、咳嗽、咯血等症状就诊。

第二节　常规影像学检查

诊断肾癌首先是考虑体征和症状，以及相关病史来评估危险因素，并根据患者的症状，以及生化学检查（包括血液和/或尿液）进行筛查，以提供电解质、肾功能、肝功能以及血清学改变定量分析，结合腹部触诊肿块或肾脏增大进行诊断，除了影像学诊断外，必要时需结合肾脏穿刺行组织学检查确诊。

常用影像学检查项目包括：胸部 X 线片（正、侧位）、腹部超声、腹部 CT、腹部 MRI 检查。PET 或 PET/CT 检查一般很少用于诊断肾癌，多是用于晚期肾癌患者以便能发现远处转移病灶或用于对进行化疗、分子靶向治疗或放疗患者的疗效评定。部分 RCC 患者需要对健侧肾功能进行评估，除静脉尿路造影检查外，^{99m}Tc-DTPA（^{99m}Tc-diethylene triamine pentaacetic acid）肾动态显像已被常规应用于临床，具有简便、无创等优点，可重复性好，能准确地反映患者的肾功能。除此之外，RCC 患者如符合以下条件都应建议进行 ^{99m}Tc-MDP（^{99m}Tc-labelled methylene diphosphonate）全身骨显像检查：①有相应骨转移临床症状；②碱性磷酸酶异常升高；③临床分期≥Ⅲ期。对胸部 X 线片上显示肺部有可疑结节或临床分期≥Ⅲ期的肾癌患者应进行胸部 CT 扫描检查。对有头痛或相应神经系统症状的肾癌患者还应该进行头部 MRI、CT 扫描检查。

一、腹部 CT

正常肾脏 CT 平扫显示肾实质密度均匀一致，CT 值为 30～50HU，肾皮质和髓质分辨不清，肾盂、肾盏密度近似水，注射造影剂后肾皮质密度明显升高。目前 CT 是诊断肾癌最主要的影像学技术，对肾癌原发灶的诊断正确性较高。CT 图像主要表现为：①大多数肾癌为肾实质内类圆形软组织肿块，如为浸润性生长，肿块与肾实质分界不清，有假包膜的病灶，则边界较为清楚；②平扫时肿块呈均匀或不均匀的等密度、稍高或稍低密度，可有囊性变，10% 有钙化，但肿块内钙化不提示肿瘤恶性程度的高低，对于直径小于 3cm 的小肾癌，局限于肾实质内，密度多均匀，平扫易漏诊；③增强扫描是肾癌强化程度差别较大，多数透明细胞癌增强扫描动脉期可见明显强化，其密度甚至可以超过增强的肾皮质，但是病灶内部强化不均，静脉期或者延迟期肿瘤密度降低，常低于肾实质，肿瘤假包膜早期强化常不明显，但是易出现延时强化现象，所以腹部 CT 增强显像对于肾癌诊断至关重要，不仅有利于病变本身的显示，还有利于肾包膜、肾周间隙、肾旁间隙、血管及淋巴结的显示，便于分期；④Ⅲ期、Ⅳ期患者动态 CT 检查可显示肾静脉或者下腔静脉内癌栓，表现为静脉腔内填充低密度充盈缺损，动脉期可一定程度强化，瘤栓局部多伴血管管径增大；⑤肾癌可呈浸润性生长，向内压迫和侵犯肾盂肾盏，可致肾积水，向外生长局部可见隆起，可突破肾包膜，侵入肾周脂肪和肾筋膜，表现为肾周脂肪层模糊、消失，肾筋膜增厚以及包膜外壁结节或肾周间隙内肿块。

二、磁共振成像

磁共振成像（MRI）使用强磁体显示身体中软组织的图像，特别适用于对 CT 造影剂过敏患者，可以使用腹部 MRI 代替增强 CT 诊断肾癌。磁共振增强能获得更佳的图像质量以及更多的信息。透析患者或肾功能不全的患者慎用。磁共振脑成像不是常规用于肾癌患者，除非体征或症状表明脑转移可能。

三、超声影像

超声显像与超声造影越来越多的应用于肾癌的诊断中。与 CT 和 MRI 相比，超声具有花费较低、无造影剂肾脏毒性反应、无电离辐射等优点。按照病灶增强程度，造影强化模式分为高、等、低和无增强 4 种类型，按照造影剂进入病灶并强化的时间分为快进、慢进，按照造影剂廓清时间分为快出、慢出，按照病灶增强模式分为均匀增强、不均匀增强。小液性区和假包膜可作为诊断肾脏恶性肿瘤的较特异性的征象。

第三节　^{18}F-FDG PET 对肾癌的诊断价值

目前，已有多种放射性核素标记的显像剂用于肾癌的分期和分型的临床及临床前研究。

（一）^{18}F-FDG 显像

与大多数肿瘤 ^{18}F-FDG PET 显像不同，肾癌原发灶仅有半数左右呈显像剂浓聚影，较大的肿瘤病灶常有中央坏死或出血，可呈周边 ^{18}F-FDG 高而中央低的不均匀分布；而部分肾癌与正常肾实质摄取 ^{18}F-FDG 浓度无明显差异而难以显影。其主要原因是：①肾癌中以透明细胞癌最常见，而透明细胞癌多为 I～II 级，其细胞的 GLUT-1 表达较低，线粒体内的己糖激酶活性也较低，细胞质内的 ^{18}F-FDG-6-PO$_4$ 分解酶却过高，导致葡萄糖摄入和滞留都很少；②正常肾盂、肾盏浓聚影干扰对病灶的判断，为了减少这种干扰，可进行呋塞米（速尿）促排试验，即在常规显像后 30～60 分钟，口服呋塞米 40mg 或静脉注射呋塞米 50mg，给药前后多饮水、多排尿，再过 30 分钟后憋尿情况下再次进行双肾和 / 或盆腔局部显像，分析比较两次显像结果，不仅有助于肾内放射性增高的病变显示，对探测腹内，特别是盆腔内转移灶也很有用，

但是对原本不摄取或少摄取 ^{18}F-FDG 的病变无意义。与肾癌原发灶相比较，肾癌远处转移灶摄取 ^{18}F-FDG 常较原发灶高，同时 ^{18}F-FDG PET/CT 为全身扫描，阳性病灶不易漏诊（图 54-1，图 54-2）。

Liu 等综合分析了多个临床数据，总结出 ^{18}F-FDG PET 对肾脏病变的敏感性和特异性分别为 62% 和 88%；对于肾脏外病变的检测，基于扫描的 ^{18}F-FDG PET 的敏感性和特异性分别为 79% 和 90%，基于病变的敏感性和特异性分别为 84% 和 91%。采用混合的 ^{18}F-FDG PET/CT 检测肾外病变，其敏感性和特异性分别提高到 91% 和 88%，一致性较好。虽然 ^{18}F-FDG PET/CT 能够可靠地识别肾细胞癌的肾外部位，但不确定的病灶仍然很常见，尤其是当病灶较小且肿瘤级别较低时。Alongi 等选择了 104 名手术后确诊为肾癌的患者进行随访，研究结果表明，无论是在敏感性还是特异性方面（74% 和 80%），^{18}F-FDG PET/CT 在检测 RCC 复发方面具有良好表现，最重要的是，^{18}F-FDG PET/CT 是预测复发性 RCC 患者生存和进展风险的有价值的显像工具，可作为无进展生存期（progression-free survival, PFS）的独立阴性预测因子。

虽然 ^{18}F-FDG PET/CT 在肾癌的诊断和分期方面与 CT 对比没有明显的优势，但 Takahashi 等提出，高于正常肾脏组织的 ^{18}F-FDG 摄取提示肾癌类型为高分化透明细胞癌或乳头状肾癌亚型，而低级别肾细胞癌和嫌色细胞癌则没有这种表现，因此 ^{18}F-FDG PET 可能在预测肾肿瘤的病理分型中起作用。Nakajima 等对 107 例肾脏肿瘤患者进行了 ^{18}F-FDG PET/CT 显像，其中包括 90 例（84%）透明细胞癌、12 例（11%）乳头状肾细胞癌以及 5 例（5%）嫌色细胞癌。^{18}F-FDG 阳性患

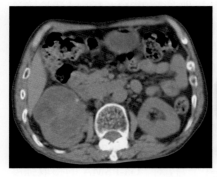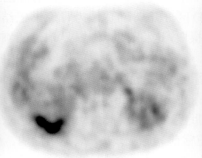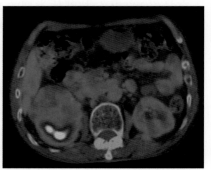

图 54-1　右肾癌 ^{18}F-FDG PET/CT 显像

患者，男，73 岁。^{18}F-FDG PET/CT 示：右肾见 6.7cm×6.0cm 非均质团块影，其内见点状钙化及更低密度影，相应区域代谢异常增高，SUV$_{max}$ 2.4，右侧肾静脉增粗，内见软组织密度影，与下腔静脉分界欠清；左肾实质及双输尿管显像剂分布未见异常

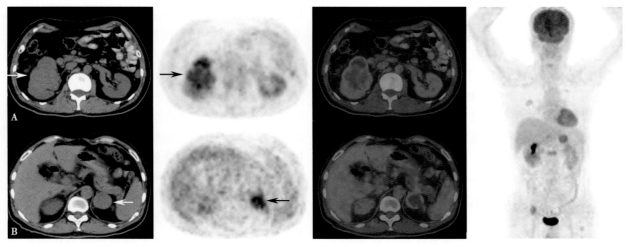

图 54-2　右肾癌伴全身多发转移 ^{18}F-FDG PET/CT 显像

患者，男，52 岁。^{18}F-FDG PET/CT 示：A. 右肾中下段肾实质内见不规则非均质软组织团块，约 6.7cm×5.2cm，代谢异常增高，SUV_{max} 6.5，邻近肾周筋膜外腹膜见多发小淋巴结，显像剂分布未见异常浓聚，左肾实质及双输尿管显像剂分布未见异常；B. 左侧肾上腺见大小 3.4cm×3.8cm 团块，代谢异常增高，SUV_{max} 8.0，右侧肾上腺及胰腺区未见显像剂异常浓聚影；全身多发骨骼骨质破坏伴代谢增高

者的平均 Fuhrman 分级高于 ^{18}F-FDG 阴性患者，并且组织病理学证实透明细胞癌患者 SUV_{max} 与其 Fuhrman 分级高度相关。在早期动态显像中，^{18}F-FDG 的积累在不同的分期、分级、静脉和淋巴浸润方面无明显差异；但在全身显像期，高分期、高分级、存在静脉和淋巴侵袭患者的所有相关部位的 SUV_{max} 和肿瘤 / 本底比（tumour-to-normal tissue ratio，TNR）均显著升高（$p<0.001$）。

黏液性管状梭形细胞癌（mucinous tubular and spindle cell carcinoma，MTSCC）是 2004 年新增加入 WHO 分类的肾细胞癌的一种罕见变异，占 RCC 的不到 1%，大多数 MTSCC 患者没有明显的临床表现。与其他 RCC 变异相比，MTSCC 预后良好，切除后很少见复发和转移。常规影像学并不容易将 MTSCC 与其他类型的 RCC（如乳头状肾细胞癌，嫌色细胞癌和集合管癌）区分开来，但 MTSCC 表现出对 ^{18}F-FDG 极高的摄取，这将有助于对提高 MTSCC 的诊断。

（二）靶向前列腺特异性膜抗原的 PET 显像

前列腺特异性膜抗原（prostate specific membrane antigen，PSMA）即谷氨酸羧肽酶 2，是一种由基因编码的 Ⅱ 型跨膜糖蛋白。正常前列腺上皮细胞中广泛表达 PSMA，并且包括 RCC 在内的许多其他恶性肿瘤的新生血管内皮细胞也表达 PSMA。Spatz 等的研究证实有 82.5% 的透明细胞癌和 71.4% 的嫌色细胞癌标本表达了可检测水平

的 PSMA 蛋白，有 13.6% 的乳头状细胞癌样本表达 PSMA，从而证明 PSMA 有可能作为 RCC 诊断和治疗靶点。

^{18}F-DCFPyL 是 PSMA 的小分子抑制剂，Rowe 等发现，^{18}F-DCFPyL 对转移性肾细胞癌的检测敏感性高达 94.7%。随后研究者用 ^{18}F-FDG PET/CT 和 ^{18}F-DCFPyL PET/CT 对已确诊为转移性透明细胞癌的患者进行显像，病变对 ^{18}F-FDG 与 ^{18}F-DCFPyL 的摄取具有一致性，但 ^{18}F-DCFPyL 能鉴定出更多的病变，并且病变部位表现出更高的放射性示踪剂摄取。

Glu-NH-CO-NH-Lys-（Ahx）-[^{68}Ga（HBED-CC）]（^{68}Ga-PSMA）是一种可以靶向 PSMA 的新型示踪剂，Einspieler 报道了一例复发性前列腺癌患者发生转移的淋巴结摄取 ^{68}Ga-PSMA 后，经活检确诊为肾癌淋巴结转移的病例。此外，Demirci 的研究显示透明细胞癌患者骨转移灶对 ^{68}Ga-PSMA 的摄取比 ^{18}F-FDG 更明显。Siva 等比较了放疗后肿瘤对 ^{18}F-FDG 和 ^{68}Ga-PSMA 摄取的变化，从诊断的角度看，透明细胞癌对 ^{68}Ga-PSMA 的摄取比 ^{18}F-FDG 更敏感，但乳头状癌对 ^{68}Ga-PSMA 的摄取是阴性的。肿瘤对 ^{18}F-FDG 摄取的改变通常发生在治疗后 3～4 个月，对 ^{68}Ga-PSMA 的摄取强度在治疗后 6～12 个月呈持续性下降，两种方式都比 CT 或 MRI 中的形态学表现更早地出现变化。

由于生产 ^{68}Ga-PSMA 无需回旋加速器，并且

与 CT、MRI 和 ^{18}F-FDG PET 等相比，靶向 PSMA 的 PET 成像对 RCC 的转移检测具有更高的敏感性，这可能可以成为诊断肾透明细胞癌的一种替代方法。但由于正常肾实质高放射性示踪剂摄取，靶向 PSMA 的 PET 示踪剂对于局灶性 RCC 的诊断意义有限。

（三）乙酸盐代谢显像

Shreve 等报告了 ^{11}C- 乙酸盐（^{11}C-acetate）在肾癌中的应用，他们对 3 例 RCC 患者进行了扫描，结果显示肿瘤中的 ^{11}C-acetate 摄取均高于正常肾实质。在 Oyama 等的研究中，20 个 RCC 中有 13 个透明细胞癌和 1 个乳头状细胞癌均对 ^{11}C- 乙酸盐表现出高摄取，并且 ^{11}C-acetate 阳性肿瘤体积大于 ^{11}C-acetate 阴性肿瘤，提示肿瘤对 ^{11}C-acetate 的摄取可能与肿瘤大小有关。Nobuyuki 等的研究也证实 ^{11}C- 乙酸盐 RCC 中摄取显著增加，特别是当瘤体大于 1.5cm 时，^{11}C-acetate 显示出比 ^{18}F-FDG 更高的敏感性，并且可用于鉴别复杂肾囊肿与 RCC。然而，Kotzerke 等的研究显示 18 例 RCC 中仅 2 例嗜酸细胞瘤组织有较高的 ^{11}C-acetate 摄取，透明细胞癌对 ^{11}C-acetate 的摄取与正常肾实质相同或更少，这可能是由于注射 ^{11}C- 乙酸盐仅 5～30 分钟内就进行静态图像重建，显像延迟不足导致肿瘤与背景的比例相对较低。

超声检查、CT 和 MRI 难以区分非典型的肾血管平滑肌脂肪瘤与其他类型肾细胞癌，Ho 等的研究显示 ^{18}F-FDG 和 ^{11}C-acetate 联用可能在区分血管平滑肌脂肪瘤和肾癌中提供帮助。所有血管平滑肌脂肪瘤病灶的 ^{11}C-acetate 摄取均明显升高，而 ^{18}F-FDG 代谢呈阴性。通过 ROC 曲线分析，鉴别血管平滑肌脂肪瘤与肾细胞癌的最佳 ^{11}C-acetate SUV_{max} 值为 3.71，其敏感性为 93.75%（15/16），特异性为 98%（49/50），准确率为 96.97%（64/66）。研究结果提示，如果肾脏病变摄取 ^{11}C-acetate 的 SUV_{max} 为 3.71 或更高，且 ^{18}F-FDG 摄取阴性，则更有可能为血管平滑肌脂肪瘤；如果摄取 ^{11}C-acetate 的 SUV_{max} 为 1.30～3.70，或者 ^{18}F-FDG 的 SUV_{max} 大于 1.30，则需要考虑肾癌。

（四）靶向羧酸酐酶（CAIX）的核素显像

CAIX 是一种参与细胞 pH 调节的跨膜蛋白，在肿瘤低氧条件下的细胞增殖调控中发挥作用。透明细胞癌中肿瘤抑制蛋白 von Hippel Lindau（VHL）的缺失或无功能会导致缺氧诱导因子和 CAIX 的高表达。G250（girentuximab）是一种抗 CAIX 的

单克隆抗体，应用 ^{111}In、^{99m}Tc、^{124}I 和 ^{89}Zr- 标记的 G250 以及同时标记放射性核素和荧光的双模态 G250 已被开发并用于缺氧肿瘤成像。Divgi 等比较了 195 名肾癌患者术前进行的 ^{124}I-G250 PET/CT 显像和增强 CT（CECT）结果，显示 ^{124}I-G250 PET/CT 对透明细胞癌具有 86.2% 的敏感性和 85.9% 的特异性，其中 ≤2cm 肿瘤敏感性较低，>2cm 肿瘤敏感性较高，1cm 以下病灶均可见，其准确性可与活检准确性相媲美。此外，嫌色细胞癌和大多数乳头状细胞癌对 ^{124}I-G250 的摄取是阴性的，因此 ^{124}I-G250 PET/CT 扫描可能对此类患者进行风险分层管理。透明细胞癌预后不良，因此对该亚型的识别有助于临床决策，^{124}I-G250 PET/CT 能准确、无创地鉴别透明细胞癌，从而避免活组织检查或不必要的手术。

由于肾脏排泄逐渐减少，单克隆抗体 G250 作为显像剂使得 RCC 的摄取更容易被识别，但显像剂在肿瘤中消退所需的长循环时间、抗体产生相关的高成本以及脱碘的问题降低了其临床适用性。作为一种替代方案，针对 CAIX 的低分子量（low molecular weight，LMW）显像剂可能具有更大的临床适用性。这类药物将具有更快的药代动力学，并且可以较短时间范围内成像。CAIX 活性配体位点的小分子放射性示踪剂 ^{18}F-VM4-037 血浆半衰期约为 18 分钟，远低于已进入Ⅲ期测试的 CAIX 单克隆抗体，由于半衰期短和清除迅速，使患者辐射暴露减少。Turkbey 等使用 ^{18}F-VM4-037 对 11 名透明细胞癌患者进行 CAIX 显像，RCC 表现出对 ^{18}F-VM4-037 的摄取，但由于正常肾脏中的高活性水平，尽管 SUV>2，肿瘤组织内的摄取并不显著。与原位肾肿瘤相比，转移性肿瘤部位更明显。Yang 等报道了一种针对 CAIX 的双基序 LMW SPECT 放射性寡聚体 ^{111}In-XYIMSR-01 的合成及应用。与其他报道的配体相比，^{111}In-XYIMSR-01 显著提高了体内靶向性放射性示踪剂的摄取和药代动力学特性，肿瘤与血液、肌肉和肾脏的比值分别为 178.1±145.4、68.4±29.0 和 1.7±1.2，具有对转移性和局限性透明细胞癌成像的潜力。

Muselaers 等采用双重标记抗 CAIX 抗体制剂 ^{111}In-DTPA-G250-IRDye800CW 对透明细胞肾细胞癌模型小鼠进行双模态成像和图像引导手术。SPECT 和荧光图像均显示双重标记的 G250 在表达 CAIX 的病变中存在高度和特异性的积累，两

种成像方式之间具有非常好的一致性，在图像引导手术后，没有通过光学成像或宏观检测到残留的肿瘤，表明使用该示踪剂可以在术前和术中检测出表达CA IX的病变。CA IX不仅可以作为一种成像靶点，同时也可以作为治疗靶点。Stillebroer等对转移性透明细胞癌患者使用^{177}Lu-cG250进行了1期放射免疫治疗研究，结果显示23例患者中有17例（74%）在治疗后3个月内病情稳定，1例患者显示持续9个月的部分缓解。

（五）^{11}C-胆碱代谢显像

胆碱通过胆碱特异性转运蛋白被细胞摄取，增殖的肿瘤细胞对胆碱的摄取加速。Nakanishi等对28名肾癌患者使用^{11}C-胆碱PET/CT检查对肾细胞癌的分期及复发情况进行评估，并将其与^{18}F-FDG PET/CT检查结果进行比较。结果显示在26名透明细胞癌患者中，^{11}C-胆碱PET/CT对患者的敏感性、准确性、ROC曲线下面积（AUC）均显著高于^{18}F-FDG PET/CT，对肾癌分期及复发检查中肺、淋巴结转移的检测率也高于^{18}F-FDG PET/CT。但肾脏和肝脏对胆碱的生理摄取可能会影响对肾脏和肝脏病变的准确评估，因此有必要使用增强CT对这些器官进行评估。Xia等也报道了一例PET/CT检查未见明显^{18}F-FDG摄取的肾脏嫌色细胞癌病例，患者进一步进行^{11}C-胆碱PET/CT检查，病变部位显示出稍高的显像剂摄取，SUV_{max}为9.6（图54-3）。因此，当^{18}F-FDG PET/CT未显示预期结果时，^{11}C-胆碱PET/CT可以作为原发性肾癌的辅助诊断工具。

获得性肾囊肿（acquired cystic disease of the kidney，ACDK）是指终末期肾病患者一个或两个肾脏中存在三个以上囊肿，或这些囊肿占据的肾实质面积大于25%。ACDK患者面临的一个主要临床问题是肾细胞癌发生率增加，而早期干预可延长受影响个体的无癌生存期，因此，精准的影像学检查对于早期发现肾细胞癌非常重要。Kitajima等使用^{11}C-胆碱和^{18}F-FDG PET/CT对6名男性ACDK患者进行肾癌评估，并与CT增强扫描结果相比较，结果表明^{11}C-胆碱PET/CT对ACDK患者的肾癌检测更为敏感。但由于^{11}C半衰期较短，导致其广泛临床应用受到限制。

（六）肾癌转移病灶检测

在新诊断的肾癌中高达1/3的患者有远处转移，有无转移对患者的治疗和预后具有很大差别。30%接受肾切除术的患者在随访时发生转移性疾病，这可能是由于手术时存在的隐匿性转移所致。因此，优化的术前检测和转移定位对于手术指导非常重要，可以帮助避免转移性疾病患者进行不必要的手术，或者在排除转移时允许手术切除孤立性病变。

^{18}F-FDG PET/CT显像对于肾脏肿瘤远处转移的诊断敏感性较高，有助于肿瘤分期和判断肿瘤预后，对患者的生存期预测提供有价值的信息，原发性RCC的高SUV_{max}值可能意味着肾外转移可能性的增加，而肾脏原发肿瘤^{18}F-FDG不高的患者其转移灶也可呈高代谢。此外，肾癌被认为是最常见的携带肿瘤血栓的潜在恶性肿瘤，由于

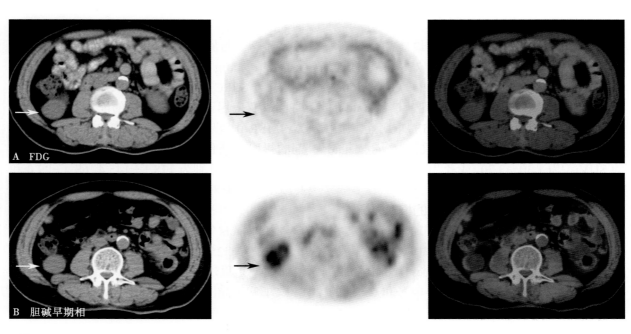

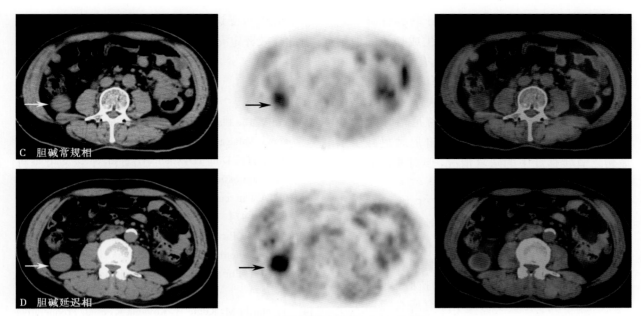

图 54-3　右肾嫌色细胞癌 PET/CT 显像

患者，男，64 岁，发现右肾占位 3 天。A. ^{18}F-FDG PET/CT 示右肾下极实性结节，CT 值 40HU，葡萄糖代谢显像未见异常增高；B. ^{11}C-胆碱 PET/CT 显像在早期显像；C. ^{11}C-胆碱 PET/CT 显像在常规显像；D. ^{11}C-胆碱 PET/CT 显像在延迟显像，右肾 ^{11}C-胆碱摄取逐步上升，考虑肾恶性肿瘤性病变。术后病理该患者为右肾嫌色细胞癌

治疗策略的不同，将正常静脉血栓与肿瘤血栓区分开来在临床上很重要，^{18}F-FDG 摄取有助于区分肾癌患者的良性或肿瘤性血栓。此外，^{18}F-FDG 在检测肾癌患者骨转移方面的敏感性和准确性高于 ^{99m}Tc-MDP 骨扫描，因为许多转移性病变是溶骨性的，在骨扫描中容易遗漏，而 ^{18}F-FDG 摄取取决于代谢而不是成骨细胞活动。

^{18}F-氟化钠（^{18}F-NaF）是一种能被骨骼快速和高效摄取的显像剂，由于过去受到伽马相机成像条件的限制，^{18}F-NaF 最终被 ^{99m}Tc-MDP 取代。随着 PET 技术的改进，^{18}F-NaF 已重新用于骨骼显像。Gerety 等的研究显示，^{18}F-NaF PET/CT 较 ^{99m}Tc-MDP SPECT 或 CT 能发现更多的肾癌骨转移病灶。与单独使用 CT 相比，该技术检测肾癌骨转移的敏感性是 CT 的两倍以上。总体而言，CT 和骨显像仅发现 ^{18}F-NaF PET/CT 显示的 65% 的转移灶。

第四节　肾脏肿瘤治疗疗效评估

RCC 的辅助治疗包括免疫治疗以及靶向治疗，主要分为血管内皮生长因子（vascular endothelial growth factor，VEGF）信号传导抑制剂，哺乳动物雷帕霉素靶蛋白（mammalian target of rapamycin，

mTOR）抑制剂，以及免疫系统调节药物，如 PD-1（programmed death-1）和 PD-1 配体抑制剂（PD-L1）。此类 RCC 患者需要使用有效的方法来准确评估疾病并监测药物疗效。

舒尼替尼苹果酸是一种受体酪氨酸激酶抑制剂（TKI），通过抑制转移性肾癌血管内皮细胞的 VEGF 受体和血小板衍生生长因子受体从而发挥其关键作用。在监测晚期 RCC 患者 TKIs 治疗疗效中，^{18}F-FDG 摄取的变化是评估 TKI 生物反应的有效指标，Kakizoe 等临床研究显示，TKI 治疗一个月后不同肾癌转移器官病灶之间 ^{18}F-FDG 积聚的下降率没有显著差异，即 TKI 治疗不受肾癌转移所在器官的影响，表明无论转移部位如何，TKI 均可用于治疗，并且 ^{18}F-FDG PET/CT 是监测所有转移病变中治疗反应的有效监测方法。

肾透明细胞癌发生的关键步骤之一是由于 VHL 蛋白功能丧失，导致缺氧诱导因子过表达。由于肿瘤细胞代谢高，并且新形成的脉管系统不利于氧扩散，最终导致肿瘤缺氧，使肿瘤细胞抗辐射以及具有化学抗性。因此，可以用 ^{18}F-氟硝基咪唑（^{18}F-fluoromisonidazole，^{18}F-FMISO）PET/CT 在体内对乏氧病灶进行评估。^{18}F-FMISO 通过细胞膜扩散，当组织氧分压小于 10mmHg 时，活细胞中 ^{18}F-FMISO 被硝化还原酶还原并在细胞

内积聚，对缺氧具有特异性。由于转移性肾细胞癌是一种高度血管肿瘤，抗血管生成疗法的使用在转移性肾细胞癌（mRCC）中具有一定意义，但需要合适的方法将药物治疗的有效与进展区分开。Hugonnet 等用 ^{18}F-FMISO 来评估 mRCC 中的肿瘤缺氧情况以及其在舒尼替尼治疗后的变化。结果表明，治疗一个月后，舒尼替尼减少了最初乏氧转移灶中的缺氧情况，但对非乏氧病灶无效。

3′- 脱氧 -3′-^{18}F- 氟胸腺嘧啶（^{18}F-FLT）能在快速增殖的肿瘤中聚集，可以较好地区别炎症与肿瘤。Liu 等使用 ^{18}F-FLT PET/CT 对舒尼替尼治疗的患者进行评估，研究表明舒尼替尼在大多数实体肿瘤中同时具有抗血管生成和抗肿瘤活性，因为 ^{18}F-FLT PET/CT 显示几乎所有患有晚期实体恶性肿瘤的患者在舒尼替尼治疗 4 周后肿瘤增殖减少。

mTOR 通路是肾癌治疗的一个可行靶点，mTORC1 在多达 60%～85% 的透明细胞癌中被激活，并在细胞生长和代谢调控中发挥着不可或缺的作用。^{11}C-4DST（4′-[Methyl-^{11}C]-thiothymidine）由于参与 DNA 合成而不能被胸苷激酶 1（enzyme thymidine kinase 1，TK1）降解，可以作为体内细胞增殖标记物进行显像。Minamimoto 等比较了肾癌患者的 ^{18}F-FDG 摄取与 ^{11}C-4DST 摄取，并将肿瘤组织对 ^{18}F-FDG 和 ^{11}C-4DST 的摄取与其各自手术病理的生物学信息如 Ki-67 指数、Fuhrman 等级和磷酸化 mTOR（p-mTOR）等级进行相关分析。结果显示，肾癌中 ^{11}C-4DST 与 ^{18}F-FDG 的摄取没有太大相关性，说明两者为肾癌提供了独立的生物学信息；并且 ^{11}C-4DST 摄取与 Ki-67 指数、p-mTOR 等级等反映肿瘤增殖指标的相关性比 ^{18}F-FDG 更显著，提示 ^{11}C-4DST 具有评估肾癌 mTOR 抑制剂疗效的潜力，因此 ^{11}C-4DST 可能成为研究肾癌中 mTOR 磷酸化和监测 mTOR 抑制剂治疗的生物标志物。

核医学检查不常用于肾癌的临床初诊，但由于肾癌的分型与预后相关，并且有远处转移的患者预后极差，因此明确肾癌分型以及有无远处转移对于肾癌的治疗手段选择和对预后评估有着重要意义。对于通过形态学显像鉴别复发和术后放化疗改变存在困难时，PET/CT 显像具有明显优势。因此，PET/CT 在肾癌的分期和分型中也具有一定应用价值，并且对晚期肾癌患者检测远处转移病灶或对于进行化疗、分子靶向治疗或放疗患者的疗效评定有重要意义和应用前景。

（夏晓天）

参 考 文 献

[1] Liu Y. The Place of FDG PET/CT in Renal Cell Carcinoma: Value and Limitations. Front Oncol, 2016, 6: 201.

[2] Wang HY, Ding HJ, Chen JH, et al. Meta-analysis of the diagnostic performance of [18F] FDG-PET and PET/CT in renal cell carcinoma. Cancer Imaging, 2012, 12: 464-474.

[3] Alongi P, Picchio M, Zattoni F, et al. Recurrent renal cell carcinoma: clinical and prognostic value of FDG PET/CT. Eur J Nucl Med Mol Imaging, 2016, 43(3): 464-473.

[4] Takahashi M, Kume H, Koyama K, et al. Preoperative Evaluation of Renal Cell Carcinoma by Using 18F-FDG PET/CT. Clinl Nucl Med, 2015, 40(12): 936-940.

[5] Nakajima R, Abe K, Kondo T, et al. Clinical role of early dynamic FDG-PET/CT for the evaluation of renal cell carcinoma. Eur Radiol, 2016, 26(6): 1852-1862.

[6] Lopez-Beltran A, Scarpelli M, Montironi R, et al. 2004 WHO Classification of the Renal Tumors of the Adults. Eur Urol, 2006, 49(5): 798-805.

[7] Kenney PA, Vikram R, Prasad SR, et al. Mucinous tubular and spindle cell carcinoma (MTSCC) of the kidney: a detailed study of radiological, pathological and clinical outcome. BJU Int, 2015, 116(1): 85-92.

[8] Du J, Zhang L, Liang C. Huge mucinous tubular and spindle cell carcinoma of kidney: A rare case report and literature review. Medicine, 2018, 97(43): 12933.

[9] Ozturk H. (18)F-fluorodeoxyglucose-positron-emission tomography/computed tomography staging of mucinous tubular and spindle cell carcinoma of the kidney. Indian J Nucl Med, 2015, 30(1): 68.

[10] Furuya S, Manabe O, Nanbu T, et al. Renal Mucinous Tubular and Spindle Cell Carcinoma Shows a High Uptake on 18F-FDG PET/CT. Intern Med, 2018, 57(8): 1131-1134.

[11] Spatz S, Tolkach Y, Jung K, et al. Comprehensive Evaluation of Prostate Specific Membrane Antigen Expression in the Vasculature of Renal Tumors: Implications for Imaging Studies and Prognostic Role. J Urol, 2018, 199(2): 370-377.

[12] Rowe SP, Gorin MA, Hammers HJ, et al. Imaging of metastatic clear cell renal cell carcinoma with PSMA-targeted 18F-DCFPyL PET/CT. Ann Nucl Med, 2015,

29（10）：877-882.

[13] Rowe SP，Gorin MA，Hammers HJ，et al. Detection of 18F-FDG PET/CT Occult Lesions With 18F-DCFPyL PET/CT in a Patient With Metastatic Renal Cell Carcinoma. Clin Nucl Med，2016，41（1）：83-85.

[14] Einspieler I，Tauber R，Maurer T，et al. 68Ga Prostate-Specific Membrane Antigen Uptake in Renal Cell Cancer Lymph Node Metastases. Clin Nucl Med，2016，41（5）：261-262.

[15] Demirci E，Ocak M，Kabasakal L，et al. 68Ga-PSMA PET/CT imaging of metastatic clear cell renal cell carcinoma. Eur J Nucl Med Mol Imaging，2014，41（7）：1461-1462.

[16] Siva S，Callahan J，Pryor D，et al. Utility of 68Ga prostate specific membrane antigen – positron emission tomography in diagnosis and response assessment of recurrent renal cell carcinoma. J Med Imaging Radiat Oncol，2017，61（3）：372-378.

[17] Lino M，Sawicki，Christian Buchbender，et al. Diagnostic potential of PET/CT using a 68Ga-labelled prostate-specific membrane antigen ligand in whole-body staging of renal cell carcinoma：initial experience. Eur J Nucl Med Mol Imaging，2017，44（1）：102-107.

[18] Shreve P，Chiao PC，Humes HD，et al. Carbon-11-acetate PET imaging in renal disease. J Nucl Med，1995，36（9）：1595-1601.

[19] Oyama N，Okazawa H，Kusukawa N，et al. 11C-Acetate PET imaging for renal cell carcinoma. Eur J Nucl Med Mol Imaging，2009，36（3）：422-427.

[20] Oyama N，Ito H，Takahara N，et al. Diagnosis of Complex Renal Cystic Masses and Solid Renal Lesions Using PET Imaging. Clin Nucl Med，2014，39：208-214.

[21] Kotzerke J，Linné C，Meinhardt M，et al.［1-11C］Acetate uptake is not increased in renal cell carcinoma. Eur J Nucl Med Mol Imaging，2007，34（6）：884-888.

[22] Ho CL，Chen S，Ho KM，et al. Dual-tracer PET/CT in renal angiomyolipoma and subtypes of renal cell carcinoma. Clin Nucl Med，2012，37（11）：1075-1082.

[23] Khandani AH，Rathmell WK，Wallen EM，et al. PET/CT with（124）I-cG250：great potential and some open questions. AJR Am J Roentgenol，2014，203（2）：261-262.

[24] Cheal SM，Punzalan B，Doran MG，et al. Pairwise comparison of 89Zr- and 124I-labeled cG250 based on positron emission tomography imaging and nonlinear immunokinetic modeling：in vivo carbonic anhydrase IX receptor binding and internalization in mouse xenografts of clear-cell renal cell carcinoma. Eur J Nucl Med Mol Imaging，2014，41（5）：985-994.

[25] Supuran CT. Carbonic Anhydrase Inhibition and the Management of Hypoxic Tumors. Metabolites，2017，7（3）：48.

[26] Divgi CR，Uzzo RG，Gatsonis C，et al. Positron Emission Tomography/Computed Tomography Identification of Clear Cell Renal Cell Carcinoma：Results From the REDECT Trial. J Clin Oncol，2013，31（2）：187-194.

[27] Turkbey B，Lindenberg ML，Adler S，et al. PET/CT imaging of renal cell carcinoma with 18F-VM4-037：a phase II pilot study. Abdom Radiol，2016，41（1）：109-118.

[28] Yang X，Minn I，Rowe SP，et al. Imaging of carbonic anhydrase IX with an 111In-labeled dual-motif inhibitor. Oncotarget，2015，6（32）：33733-33742.

[29] Muselaers CH，Rijpkema M，Bos DL，et al. Radionuclide and fluorescence imaging of clear cell renal cell carcinoma using dual-labeled anti-Carbonic Anhydrase IX antibody G250. J Urol，2015，194（2）：532-538.

[30] Stillebroer AB，Boerman OC，Desar IM，et al. Phase 1 Radioimmunotherapy Study with Lutetium 177-labeled Anti-Carbonic Anhydrase IX Monoclonal Antibody Girentuximab in Patients with Advanced Renal Cell Carcinoma. Eur Urol，2013，64（3）：478-485.

[31] Nakanishi Y，Kitajima K，Yamada Y，et al. Diagnostic performance of 11C-choline PET/CT and FDG PET/CT for staging and restaging of renal cell cancer. Ann Nucl Med，2018，10（32）：658-668.

[32] Xia X，Hu F，Qin C，et al. Intense Choline Activity in Renal Cell Carcinoma Without Obvious 18F-FDG Uptake. Clin Nucl Med，2019，44（1）：38-39.

[33] Ishikawa I. Uremic Acquired Renal Cystic Disease. Nephron，1991，58（3）：257-267.

[34] Kitajima K，Yamamoto S，Kawanaka Y，et al. Imaging of renal cell carcinoma in patients with acquired cystic disease of the kidney：comparison 11C-choline and FDG PET/CT with dynamic contrast-enhanced CT. Jpn J Radiol，2019，37（2）：165-177.

[35] Ferda J，Ferdova E，Hora M，et al. 18F-FDG-PET/CT in potentially advanced renal cell carcinoma：a role in treatment decisions and prognosis estimation. Anticancer Res，2013，33（6）：2665-2672.

[36] Woodward E，Jagdev S，Mcparland L，et al. Skeletal complications and survival in renal cancer patients with bone metastases. Bone，2011，48（1）：160-166.

[37] Lee EY，Khong PL. The value of 18F-FDG PET/contrast-enhanced CT in detection of tumor thrombus. Clin Nucl Med，2013，38（2）：60-65.

[38] Sharma P，Kumar R，Jeph S，et al. 18F-FDG PET-CT in the diagnosis of tumor thrombus：can it be differentiated

from benign thrombus. Nucl Med Commun, 2011, 32（9）: 782-788.

[39] Win AZ, Aparici CM. Clinical Effectiveness of 18F-Fluoro-deoxyglucose Positron Emission Tomography/Computed Tomography in Management of Renal Cell Carcinoma: A Single Institution Experience. World J Nucl Med, 2015, 14（1）: 36-40.

[40] Bastawrous S, Bhargava P, Behnia F, et al. Newer PET application with an old tracer: role of 18F-NaF skeletal PET/CT in oncologic practice. Radiographics, 2014, 34（5）: 1295-1316.

[41] Gerety EL, Lawrence EM, Wason J, et al. Prospective study evaluating the relative sensitivity of 18F-NaF PET/CT for detecting skeletal metastases from renal cell carcinoma in comparison to multidetector CT and 99mTc-MDP bone scintigraphy, using an adaptive trial design. Ann Oncol, 2015, 26（10）: 2113-2118.

[42] Pal SK, Haas NB. Adjuvant Therapy for Renal Cell Carcinoma: Past, Present, and Future. Oncologist, 2014, 19（8）: 851-859.

[43] Kakizoe M, Yao M, Tateishi U, et al. The early response of renal cell carcinoma to tyrosine kinase inhibitors evaluated by FDG PET/CT was not influenced by metastatic organ. BMC Cancer, 2014, 14: 390.

[44] Kim W, Kaelin WG Jr. The von Hippel-Lindau tumor suppressor protein: new insights into oxygen sensing and cancer William Kim and William G Kaelin Jr. Curr Opin Genet Dev, 2003, 13（1）: 55-60.

[45] Fournier L, Bellucci A, Vano Y, et al. Imaging Response of Antiangiogenic and Immune-Oncology Drugs in Metastatic Renal Cell Carcinoma（mRCC）: Current Status and Future Challenges. Kidney Cancer, 2017, 1（2）: 107-114.

[46] Hugonnet F, Fournier L, Medioni J, et al. Metastatic Renal Cell Carcinoma: Relationship Between Initial Metastasis Hypoxia, Change After 1 Month's Sunitinib, and Therapeutic Response: An 18F-Fluoromisonidazole PET/CT Study. J Nucl Med, 2011, 52（7）: 1048-1055.

[47] Suurmeijer A, Cobben D, Jager PL, et al. [18F]FLT-PET in oncology: current status and opportunities. Eur J Nucl Med Mol Imaging, 2004, 31（12）: 1659-1672.

[48] Liu G, Jeraj R, Vanderhoek M, et al. Pharmacodynamic Study Using FLT PET/CT in Patients with Renal Cell Cancer and Other Solid Malignancies Treated with Sunitinib Malate. Clin Cancer Res, 2011, 17（24）: 7634-7644.

[49] Pantuck AJ, Seligson DB, Klatte T, et al. Prognostic relevance of the mTOR pathway in renal cell carcinoma. Cancer, 2007, 109（11）: 2257-2267.

[50] Minamimoto R, Nakaigawa N, Nagashima Y, et al. Comparison of 11C-4DST and 18F-FDG PET/CT imaging for advanced renal cell carcinoma: preliminary study. Abdom Radiol, 2016, 41（3）: 521-530.

第五十五章

前列腺癌和膀胱癌

前列腺癌和膀胱癌是男性泌尿生殖系常见的恶性肿瘤，前列腺癌在欧美国家男性中是仅次于肺癌的第二位致死的常见恶性肿瘤，在我国前列腺癌的发病率虽远低于西方国家，但呈显著增长趋势。当原发和复发的前列腺癌尚局限于腺体时，根治性前列腺切除术可取得较理想的疗效，但当肿瘤的生长已超过腺体特别是出现远处转移时，目前常用的方法如化疗、免疫疗法或激素疗法等往往难以取得理想的效果，因此，早期的局部肿瘤的治疗是降低前列腺癌致死率的最好方法。同样，膀胱癌的及早诊断和治疗也非常必要，这就对提高早期诊断的水平提出了更高要求，随着分子影像学的发展，^{18}F-FDG PET/CT 代谢显像、放射免疫显像（RII）、受体显像及基因显像等在前列腺癌和膀胱癌诊断中的应用已显示出令人鼓舞的前景。

第一节　PET/CT 代谢显像

^{18}F-FDG PET/CT 作为一种代谢性显像工具，具有传统显像方法无法比拟的优势而在肿瘤学中的应用得到飞速发展，^{18}F-FDG PET/CT 在肿瘤的分期、判断肿瘤的进展、评价治疗反应及监测可疑病变等具有重要价值，但 PET 在泌尿系统肿瘤特别是前列腺癌和膀胱癌应用的研究比其他肿瘤要少得多，其中一个重要因素是由于显像剂通过肾脏和尿道排泄，使区分病变与正常的显像剂排泄存在困难。尽管如此，研究者仍对 ^{18}F-FDG PET/CT 在前列腺癌及膀胱癌中的应用进行了不懈的探索，并取得了一些进展。

一、前列腺癌

1. 前列腺癌的诊断和分期　^{18}F-FDG 是目前最常用的 PET 显像剂，它在许多肿瘤诊断中的应用价值已得到充分肯定。但 ^{18}F-FDG PET 显像

对前列腺癌的诊断的研究有不同的结论，一般认为，^{18}F-FDG PET/CT 显像用于局部前列腺癌的显像诊断并不理想，主要原因是许多前列腺癌的葡萄糖代谢率相对较低，因此 FDG 聚集的浓度不高，而且，^{18}F-FDG 在输尿管和膀胱的聚集可能影响对邻近的结构，如前列腺和盆腔淋巴结等的评价。Effert 等发现在 81% 的原发的未经治疗的前列腺癌呈低 ^{18}F-FDG 摄取，而且 ^{18}F-FDG 的摄取与肿瘤的分级或分期无明显关联。作者还注意到前列腺癌与良性前列腺增生之间 ^{18}F-FDG 的摄取有明显重叠，因此认为 ^{18}F-FDG PET/CT 显像不能鉴别前列腺癌和良性前列腺增生。Hofer 等也认为 ^{18}F-FDG PET/CT 不能鉴别前列腺癌与良性前列腺增生以及前列腺切除术后的局部复发与术后瘢痕。相反 Oyama 等的研究认为虽然 ^{18}F-FDG PET/CT 用临床探测前列腺癌不够灵敏，但前列腺癌的 ^{18}F-FDG PET/CT 的摄取随肿瘤 Gleason 分级级别的升高而增加。

2. 前列腺癌转移病灶的探测　虽然前列腺癌呈低 ^{18}F-FDG 摄取，但当出现转移时，局部淋巴结和远处转移灶的 ^{18}F-FDG 摄取明显升高，这可能是当肿瘤出现转移时其增殖的活性增加的结果，有助于前列腺癌的分期和制订治疗策略（图 55-1）。

Heicapell 等对 17 例新诊断为前列腺癌的患者进行术前盆腔淋巴结 ^{18}F-FDG PET/CT 显像，并与术后组织病理学结果对比，发现在 6 例出现转移的患者中，PET 能准确诊断出其中的 4 例有淋巴结转移，没有假阳性，两例假阴性是由于病灶太小（<5mm）而难以辨别，因此，PET 在前列腺癌的淋巴结转移探测中有重要价值。随着 PET/MR 的应用，MRI 在盆腔淋巴结转移灶的检出敏感性明显提高。

^{18}F-FDG PET/CT 也成功地用于探测前列腺癌的远处转移，前列腺癌主要的转移部位是骨，^{99m}Tc-MDP 全身骨显像是诊断前列腺癌骨转移

771

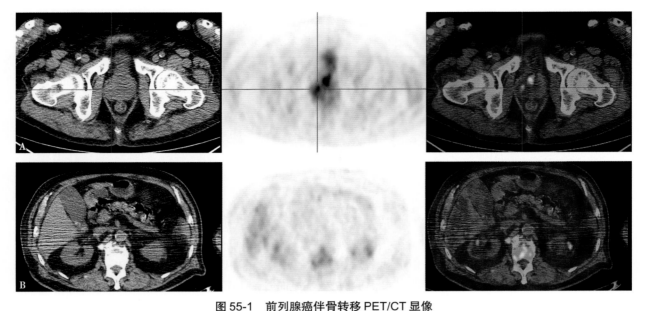

图 55-1　前列腺癌伴骨转移 PET/CT 显像

A. 右侧前列腺饱满，^{18}F-FDG 摄取不均匀增高；B. 腰椎等多发椎体骨质破坏，代谢异常增高，提示前列腺癌伴骨转移

的首选方法，^{18}F-FDG PET/CT 探测前列腺癌的骨转移灶比原发灶优越，这可能与一些转移灶比原发灶的代谢升高有关，因此，^{18}F-FDG PET/CT 探测前列腺癌骨转移的阳性率高，但敏感性仍比 ^{99m}Tc-MDP 全身骨显像差，同时研究发现 PET 对探测前列腺癌骨转移的溶骨性病变比全身骨显像优越，并可同时了解淋巴结转移情况，^{99m}Tc-MDP 骨显像不能评价淋巴结转移。

3. 复发性疾病的鉴别　^{18}F-FDG PET/CT 对鉴别肿瘤在术后及化疗、放疗后的复发与残留病灶有较高价值。^{18}F-FDG PET/CT 对鉴别前列腺癌的复发与残留也有一定价值，特别是当前列腺特异性抗原（PSA）水平升高时更有意义，但 Hofer 等的研究认为，^{18}F-FDG PET/CT 不能很好地鉴别前列腺切除术后的局部复发与术后损伤。

4. 监测治疗反应　^{18}F-FDG PET/CT 通过评价治疗后或治疗中 ^{18}F-FDG 摄取的减少来判断各种肿瘤治疗是否有效。PET 在前列腺癌中也具有相同价值。Oyama 等研究了雄激素缺乏对前列腺癌糖代谢的影响，10 例患者中有 8 例在原发灶和所有骨转移灶中有 ^{18}F-FDG 的聚集，提示肿瘤恶性程度高，当所有患者开始激素治疗后，^{18}F-FDG 的聚集减低，PSA 水平和前列腺的体积也减小，作者认为如果前列腺癌原发或转移病灶使 ^{18}F-FDG 高摄取，治疗后的摄取降低有助于监测治疗反应。

5. 新的 PET 显像剂的研究　^{18}F-FDG 虽然已用于前列腺癌的研究，但它并没有表现出在其他肿瘤的应用中所显示的优越性。为了克服 FDG 的缺陷，积极寻找其他有效的 PET 示踪剂非常必要。有学者尝试用 ^{11}C- 甲硫氨酸作为前列腺癌 PET 显像剂，而且初步的研究结果是令人鼓舞的。Nunez 等用 ^{11}C- 甲硫氨酸和 ^{18}F-FDG 对 12 名新近伴进行性转移和 PSA 升高的前列腺癌患者进行转移灶的探测，发现对淋巴结和骨转移病灶，^{18}F-FDG 的敏感性分别为 48% 和 34%，而 ^{11}C- 甲硫氨酸的敏感性均为 70%，可见 ^{11}C- 甲硫氨酸优于 ^{18}F-FDG，但用传统影像学方法发现的 26% 的原发病灶，这两种示踪剂均没有明显聚集，推测可能是因为早期许多病变处于代谢不活跃期，当前列腺癌出现转移时，有一个时间依赖性的代谢升高级联关系，开始是 ^{11}C- 甲硫氨酸的摄取增加，随着疾病进一步发展，^{18}F-FDG 的摄取也升高。

近年来，一种通常用于心脏研究的新的放射性药物 ^{11}C- 乙酸盐被用于前列腺癌的 PET 显像研究，并证实优于 ^{18}F-FDG。Oyama 等用 ^{11}C- 乙酸盐和 ^{18}F-FDG 两种示踪剂对经组织学证实的 22 例原发性前列腺癌患者进行研究，22 例患者均用 ^{11}C- 乙酸盐进行前列腺癌 PET 显像，其中有 18 例也应用 ^{18}F-FDG 显像，结果发现在所有的原发灶 ^{11}C- 乙酸盐的聚集均阳性，而 18 例应用 ^{18}F-FDG 者中有 15 例呈 ^{18}F-FDG 阳性聚集；而且 ^{11}C- 乙酸盐对探测淋巴结转移比 ^{18}F-FDG 敏感，^{11}C-乙酸盐探测到有 5 例患者有盆腔内淋巴结摄取增加，而 ^{18}F-FDG 只在其中的 2 例有阳性发现；在全身骨显像发现的出现骨转移的 7 例患者中，在骨转移的位置，6 例有 ^{11}C-乙酸盐的阳性发现，而 ^{18}F-FDG 只有 4 例阳性。

还有学者尝试用 ^{11}C-胆碱作为前列腺癌 PET 示踪剂，^{11}C-胆碱是一种不通过尿道排泄的新的放射性示踪剂，它通过主动转运机制被肿瘤细胞摄取，通过磷酸化滞留在肿瘤细胞内。研究表明，^{11}C-胆碱用于评价前列腺癌以及淋巴结和骨转移等优于 ^{18}F-FDG。

总之，目前 PET 在前列腺癌的显像诊断中的应用价值因受到多种因素的制约而有局限，相信随着新的示踪剂的不断研究和发现，随着分子影像学的不断发展，PET 在前列腺癌中的应用价值将会逐步得到提高。

二、膀胱癌

^{18}F-FDG PET/CT 在膀胱癌中应用的研究较少，主要原因是 ^{18}F-FDG 通过膀胱排泄，使肿瘤难以分辨。因此，PET 对膀胱癌原发灶的诊断应用有限，但 PET 对膀胱癌的局部淋巴结和远处转移灶的探测具有一定价值。KaSuda 等用 ^{18}F-FDG PET/CT 对经组织学证实为膀胱癌并经过手术和/或放疗治疗后复发或残留的 12 例患者进行 PET 显像，发现 PET 能探测 100% 的远处转移癌和 66.7% 的局部盆腔淋巴结转移灶。Bachor 等发现 ^{18}F-FDG PET/CT 对膀胱癌局部淋巴结转移探测的敏感性为 67%，特异性为 86%，准确性为 80%，因此，用于淋巴结分期优于 CT 和 MRI。

为了提高 PET 用于膀胱癌显像的敏感性，有学者尝试用其他示踪剂进行 PET 显像，不经尿道排泄的放射性显像剂将是理想的选择，目前已有 ^{11}C-甲硫氨酸和 ^{11}C-胆碱用于膀胱癌的 PET/CT 显像，而且初步的结果表明两者均优于 ^{18}F-FDG，但敏感性仍有待进一步提高。

第二节　放射免疫显像

放射免疫显像（RII）的分子基础是特异性的抗原抗体免疫结合反应，可使核素标记的抗体在肿瘤部位与肿瘤抗原结合产生特异性的浓聚，从而达到肿瘤显像诊断的目的。RII 在探测肿瘤部位、形态、大小及是否存在转移等方面具有重要价值。RII 在前列腺癌和膀胱癌的应用也取得了一些进展。

一、前列腺癌

早期用于前列腺癌 RII 的抗体有抗前列腺酸性磷酸酶抗体和抗 PSA 抗体等。抗前列腺酸性磷酸酶抗体由于易与血液循环中的酶结合，故 RII 结果并不理想。抗 PSA 抗体也存在类似问题，因而对 PSA 水平高的患者，靶向前列腺的放射标记的抗体效果不佳。而且这些抗体为鼠源性，易于产生人抗鼠抗体，因而限制了其应用。

抗前列腺特异性膜抗原（PSMA）的单克隆抗体被发现后，前列腺癌的 RII 研究取得了较大进展，此抗体命名为 7E11C5，它的亚克隆为 7E11-C5.3（CYT-351）。PSMA 是一种细胞膜内糖蛋白，在前列腺分泌上皮细胞、前列腺癌尤其是激素难治性前列腺癌及其转移灶中高度表达。免疫细胞化学法证实 PSMA 在前列腺癌细胞呈强染色，正常前列腺上皮和良性前列腺增生仅轻度染色，而在人类其他器官和肿瘤没有染色，因而特异性较高，可作为 RII 和放射免疫治疗（RIT）重要的靶分子。近年来，^{68}Ga-PSMA 的应用取得了令人瞩目的进展，尤其是在德国等欧洲国家得到广泛应用，近几年来，国内许多单位也开展使用。^{68}Ga-PSMA 对于前列腺癌及其转移灶、复发灶探针的敏感性和特异性均显著高于常规的 ^{18}F-FDG PET/CT 显像，尤其是应用 ^{68}Ga-PSMA PET/MR 显像，其敏感性明显提高，对于较小的淋巴结探测具有优势（图 55-2），部分患者 ^{18}F-FDG 显像为阴性的患者，^{68}Ga-PSMA 呈阳性（图 55-3）。Afshar-Oromieh 等回顾性分析了 1 007 例前列腺癌患者的 ^{68}Ga-PSMA-11 PET/CT 显像结果，79.5% 的前列腺癌复发患者 PET 显像至少发现一个病灶，其阳性率与 PSA 和 GSC 分级具有相关性，随着 PSA 和 GSC 分级增高，阳性率也增高，当血清 PSA 大于 3.1ng/ml 时，其阳性率均在 91% 以上，但是在血清 PSA≤0.2ng/ml 的患者中，其阳性率还有 46% 以上。Lars 等也发现，血清 PSA＜2ng/ml 的前列腺癌复发患者，^{68}Ga-PSMA-11 PET 显像仍然可呈阳性。部分 ^{18}F-FDG 显像阴性的前列腺癌患者，^{68}Ga-PSMA 显像也为阳性，但是两种显像剂各有所长，对于 PSMA 表达阴性的前列腺癌患者，则 FDG 常常阳性，而 PSMA 显像可呈阴性，两种显像剂显示的病灶分布也可以不一样,两者可以起到互补作用。更令人欣喜的是利用 ^{177}Lu 标记的 PSAM 对于前列腺癌转移灶的诊断和治疗也收到非常好效果,^{177}Lu-PSMA 不仅可以用于核素治疗,还可进行显像。^{177}Lu 的物理半衰期 6.7 天,衰变时发射 3 种能量的 β 射线(497keV、384keV 和 176keV)和

两种能量的 γ 射线(113keV 和 208keV),其 γ 射线可以进行 SPECT 显像。

Chengazi 等用 ^{99m}Tc 标记的 CYT-351 研究了其在前列腺癌探测中的作用,在对 13 例已确诊前列腺癌患者的进行 RII 时,其阳性率为 92%(12/13);在因良性病变而行尿道切除术时证实为前列腺癌

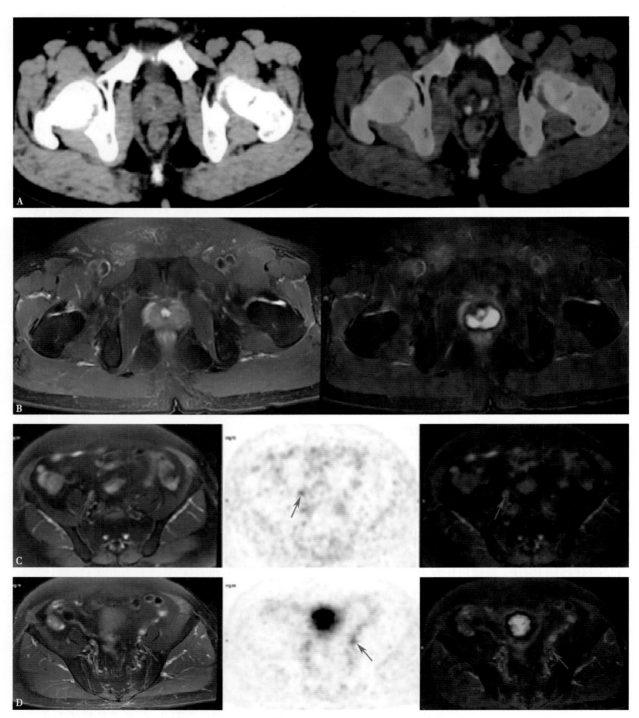

图 55-2　前列腺癌 ^{68}Ga-PSMA PET/CT 和 PET/MR 显像

A、B. ^{68}Ga-PSMA PET/CT 和 PET/MR 显像可见前列腺显像剂不均匀异常浓聚,提示前列腺癌;C、D. PET/MR 显像可见盆腔多发小淋巴结有显像剂异常摄取,提示转移(病例图片由华中科技大学同济医学院附属协和医院提供)

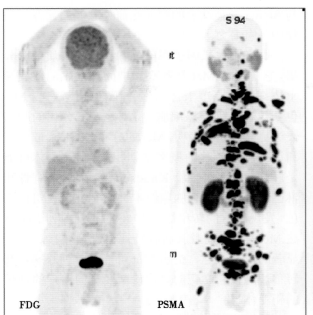
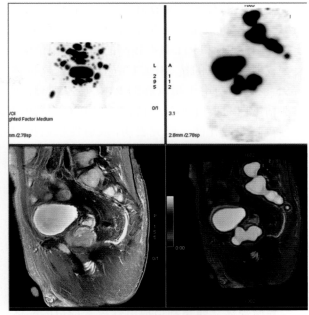

图 55-3　前列腺癌伴广泛骨转移患者 ^{18}F-FDG 和 ^{68}Ga-PSMA PET/MR 显像比较

一例前列腺癌伴广泛骨转移患者，^{18}F-FDG PET/MR 显像为阴性，而 ^{68}Ga-PSMA 显像提示全身广泛转移（病例图片由华中科技大学同济医学院附属协和医院提供）

的 7 例患者中，阳性率为 86%（6/7）；在经根治性前列腺切除术后局部复发的 6 例患者中，阳性率为 100%（6/6）；在已知的 8 例伴转移的患者中，其中 4 例进展期患者均可探测到转移灶。而处于非进展期的患者探测不到转移灶；总的准确率达到 92%。因而 CYT-351 对前列腺癌原发灶、转移灶以及术后复发等的诊断具有重要价值。

将单克隆抗体 CYT-351 与螯合剂 GYK-DTPA 结合后，能使放射性核素及其他配体与之位点特异性的结合，形成的新的单克隆抗体为 CYT-356。国外 CYT-356 已商品化，商品名为 Capromab Peadetide Cprosta Scint。^{111}In 标记的 Capromab Pendetide 显像剂已通过 FDA 的批准。研究表明，^{111}In 标记的 Capromab Pendetide RII 在探测原发和转移性前列腺癌，前列腺癌切除术后的残留或复发等具有重要价值，这对于前列腺癌的准确分期及最佳治疗方案的选择非常关键。

J591 是靶向 PSMA 的细胞外区域的第一个单克隆抗体，也是第一个抗 PSMA 的人源化的单克隆抗体。Bander 等用 ^{111}In-J591 对出现转移的前列腺癌患者进行 RII 研究，并与 CT、MRI 及全身骨显像的结果进行比较，在 53 例前列腺癌患者中有 46 例用传统的扫描方法发现有转移性病变，其中的 43 例应用 ^{111}In-J591 进行探测，结果发现

有 42 例（98%）能准确探测到骨和淋巴结的转移性病变。^{111}In-J591 对探测骨和淋巴结转移病变的准确率分别为 94% 和 72%，可见 ^{111}In-J591 能准确地靶向探测前列腺癌的骨和淋巴结的转移性病变，从而在前列腺癌转移的显像诊断和靶向治疗中极具应用前景。

二、膀胱癌

用于膀胱癌的 RII 常用的是抗膀胱癌单克隆抗体 BDI-1，在一系列体内、外的 RII 研究中，BDI-1 已表现出较为理想的临床应用前景。而且由于膀胱的解剖特点，将 BDI-1 用 ^{99m}Tc 或 ^{131}I 标记后，采用膀胱内灌注 RII 诊断膀胱癌，已被证实是一种简便、安全、可靠的方法。但 BDI-1 是细胞工程鼠源性抗体，具有易于产生人抗鼠抗体等缺点，从而限制了其临床应用。为克服 BDI-1 的不足，BDI-1 的人源化非常必要。有研究报道应用基因工程技术构建和表达了抗膀胱癌人鼠嵌合抗体 ch-BDI，体外实验发现 ^{99m}Tc-ch-BDI 的免疫活性分数和亲和常数与亲本鼠单抗相似，体内分布研究表现 ^{99m}Tc-BDI-1 在荷裸鼠体内 28 小时才开始向肿瘤部位浓聚，而且其他脏器的信号还很强；而 ^{99m}Tc-ch-BDI 注射后 6 小时即开始向肿瘤部位浓聚，到 22 小时时则主要分布于肿瘤部位，其

他脏器几乎没有明显的放射活性信号分布,因此 ch-BDI 的定位效果优于亲本鼠单抗。Ch-BDI 用于膀胱癌的 RII 和 RIT 具有较高的临床应用价值。

放射性标记的抗 MUC1 粘蛋白单克隆抗体 C595 也被成功用于膀胱癌的 RII。C595 抗体可识别粘蛋白的蛋白核心,对膀胱癌 MUC1 粘蛋白具有较高的特异性。研究表明,放射性核素标记的 C595 与 MUC1 粘蛋白有高免疫反应活性、高稳定性和特异性。Simms 等发现体外实验中平均肿瘤与正常膀胱上皮 ^{99m}Tc-C959 的摄取比率是 5.7:1,体内实验这一比率达到 20.4:1。因此,C595 适用于膀胱癌的 RII。

第三节　放射受体显像

肿瘤受体显像是利用放射性核素标记的配体与相关肿瘤的特异性受体相结合而使肿瘤显像的一种方法,是一种无创的、能在活体内、从受体分子水平上研究肿瘤生物学的方法。肿瘤受体显像在恶性肿瘤的诊断、分期、治疗方案选择及预后评价等方面具有良好的应用前景。

一、前列腺癌的受体显像

前列腺癌细胞表达多种受体,目前用于前列腺癌受体显像研究的有雄激素受体,Sigma 受体、Met 受体、骨泌素释放肽受体等。

前列腺是雄激素依赖性器官,前列腺癌细胞多含有雄激素受体,研究表明:前列腺癌细胞雄激素受体与放射性配体具有高亲和力和高特异性的结合,可显示前列腺癌的原发灶和转移灶,常用的标记核素有 ^{123}I、^{27}Br、^{18}F、^{11}C,标记的配体有睾酮、DHT(双氢睾酮)、甲基睾酮及其衍生物马勃诺龙(Mib)等。雄激素受体显像在前列腺癌的诊断、分期、预后及激素治疗疗效评估等具有一定价值。

Sigma 受体表达在人的许多肿瘤细胞,如乳腺、神经和黑色素瘤等,在人的雄激素依赖性前列腺癌细胞株 LNCap 和非雄激素依赖性的前列腺癌细胞株 DU-145 也有高密度的 Sigma 受体分布。John 等用 ^{3}H 标记的苯甲酰胺进行药理学结合试验发现其与 Sigma 受体有高的亲和力。用 ^{125}I 标记的苯甲酰胺进行荷人 DU-145 细胞株的前列腺癌裸鼠的肿瘤显像研究,发现显像剂很快从血池中清除,而在肿瘤有高的摄取和潴留,提示

与 Sigma 受体结合的配体在前列腺癌的显像和治疗中具有潜力。

肝细胞生长因子在前列腺和骨的基质细胞分泌,它的受体 Met 在基底和中间体增生的前列腺上皮细胞有高度表达而在分泌性细胞缺乏,Met 也表达在前列腺癌细胞,特别是在低分化的肿瘤表达更高。研究表明,Met 的分布与 Gleason 分级和前列腺癌转移的概率密切相关,Met 受体可能是肿瘤复发的指标。Knudsen 等对 86 个有骨和淋巴结转移的前列腺癌标本进行 Met 免疫组化染色,发现所有的转移灶和 51% 的原发前列腺癌表达 Met 受体,而且骨转移灶比淋巴结转移灶有更显著的 Met 表达。提示 Met 可能是前列腺癌及其转移灶的核医学靶向显像诊断及靶向治疗的理想的靶受体。

近年来,前列腺癌的胃泌素释放肽受体(gastrin-releasing peptide receptor,GRPr)显像引起关注,GRPr 主要表达在胰腺或胃肠道,在许多肿瘤包括乳腺癌、前列腺癌、胃癌、结肠癌、胰腺癌和小细胞肺癌等也有 GRPr 的表达。铃蟾肽(bombesin,BBN)是一种含 14 个氨基酸的肽,是胃泌素释放肽(GRP)的类似物,已证实 BBN 与 GRPr 有很高的亲和力和特异性,因此,放射标记的 BBN 对前列腺癌的靶向诊断和治疗有重要意义。

La Bella 等用 ^{99m}Tc 标记的 BBN 对 PC-3 前列腺癌细胞的 GRPr 进行饱和分析,发现 ^{99m}Tc-BBN 与 GRPr 有高的亲和力,并与 PC-3 细胞放射结合后引起快的温度和时间依赖性的特异性内化。37℃ 时,在 15 分钟内有超过 70% 的 ^{99m}Tc-BBN 被内化,并保持结合达 2 小时以上;当 ^{99m}Tc-BBN 用于荷 PC-3 前列腺癌裸鼠的生物分布研究时,发现在肿瘤部位和胰腺均有 ^{99m}Tc-BBN 的摄取,尽管肿瘤部位摄取比胰腺低,在注射后 30 分钟和 1.5 小时,肿瘤/血液的比值分别为 2.0 和 2.7,肿瘤/肌肉的比值分别为 8.9 和 8.0,提示 ^{99m}Tc-BBN 用于前列腺癌的受体显像诊断具有应用前景。

Scopinaro 等还用 ^{99m}Tc-BBN 对探测前列腺癌及淋巴结转移进行了研究,10 例患者进行了 ^{99m}Tc-BBN 显像及活检,活检证实其中 2 例是良性腺瘤,其余 8 例均为前列腺癌,在 8 例前列腺癌患者中,^{99m}Tc-BBN SPECT 扫描均为阳性,其中有 3 例探测到有淋巴结转移且经手术证实,因此 ^{99m}Tc-BBN 可能在前列腺癌的诊断和分期中发挥重要作用。还有报道用发射正电子的 ^{64}Cu 标记的铃蟾肽类似

物 ^{64}Cu-DOTA-AOC-BBN（7-14）进行前列腺癌的 PET 显像研究，也观察到较高的亲和力和阳性肿瘤的定位显像，提示 ^{64}Cu-DOTA-AOC-BBN（7-14）能用于 PET 探测前列腺癌等 GRpr 阳性的肿瘤。

二、膀胱癌受体显像

膀胱癌的受体显像的研究较少，可能与膀胱癌缺乏特异性受体等因素有关，有作者用 ^{125}I 标记的血管活性肠肽（VIP）受体成功地进行了膀胱癌的受体显像研究，但 VIP 受体表达在乳腺癌、卵巢癌、前列腺转移癌、膀胱癌、结肠癌等多种肿瘤，故缺乏特异性。

第四节　基 因 显 像

基因显像是利用放射性核素标记的探针，在 DNA、mRNA 或蛋白质水平上，体内无创伤地显示基因及其表达产物的功能动力学改变，而进行临床诊断或疗效评价。常用的基因显像方法有：①基因诱导受体显像：即用基因工程方法人工诱导产生新受体进行受体显像；②转导基因表达显像，即标记探针使转导到靶组织中的基因表达产物显像；③反义 DNA 或 RNA 对靶基因的直接显像。

基因显像最初是伴随着基因治疗而产生的，是基因治疗的先导性工作，也是基因治疗过程中进行基因监测的不可替代的手段。进行基因显像需要有合适的报告基因及核素标记的与报告基因相匹配的标记探针，目前主要有两类报告基因技术用于体内基因显像，一种是以单纯疱疹病毒胸腺嘧啶核苷激酶基因（HSV_1-tk）作为报告基因，以嘌呤、嘧啶核苷类似物作为标记物；另一类是以跨膜受体的基因为报告基因，如多巴胺 2 型受体及生长抑素 II 型受体，以同类配体作为标记物。基因显像虽然处于起步阶段，初步的研究表明，基因显像对肿瘤的诊断和基因治疗具有广阔的应用前景。

Yang 等以 HSV_1-tk 的突变基因 HSV_1-Sr39tk 为报告基因，以 ^{18}F 标记的羟甲基丁基鸟嘌呤（^{18}F-FHBG）为探针，用小动物 PET 成功地对荷人前列腺癌裸鼠进行了肿瘤基因显像研究，他们发现肿瘤的 ^{18}F-FHBG 的摄取与肿瘤体积和血清 PSA 水平相关，PET 可探测到小至 3mm 的肿瘤，提示 HSV_1-Sr39tk PET 报告基因和 ^{18}F-FHBG 报告探针系统用于前列腺癌或其他肿瘤及其转移癌的

探测极具应用前景。

甲状腺对碘的摄取是其合成甲状腺素的第一个限速过程，已证实这个过程是由甲状腺滤泡细胞基底细胞膜上的钠 / 碘同向转运体（sodium/iodile symporter，NIS）介导完成的，NIS 及其基因的确认是自 1915 年发现甲状腺滤泡细胞具有摄碘功能以来甲状腺研究的又一次突破性进展。NIS 主要在甲状腺、唾液腺、胃黏膜、乳腺等组织表达，随着 Nis 基因被成功克隆和鉴定，有学者尝试将 Nis 基因转染其他肿瘤细胞使其具有摄碘功能，可明显和特异性地增加肿瘤内的放射性聚集，从而为肿瘤的治疗提供了新的思路，同时，由于 NIS 也具有转运 ^{99m}TcO$_4^-$ 功能，这也使其成为表达 Nis 基因的肿瘤核素显像诊断以及肿瘤基因治疗的报告基因显像监测的新方法。

目前，Nis 基因已被成功地经病毒或质粒介导转染到许多肿瘤的动物模型，如荷人黑色素瘤、胶质瘤、乳腺癌、前列腺癌裸鼠，并已成功用于体内肿瘤显像。Barton 等以腺病毒为载体将 HSV_1-Sr39tk 和 hNIS 融合基因转染荷人前列腺癌裸鼠肿瘤细胞后，静脉注射 ^{99m}TcO$_4^-$ 后，发现前列腺的 ^{99m}Tc 摄取很易被探测到，而且由于 ^{99m}Tc 在体内的清除快和半衰期短，可以每天得到体内 ^{99m}Tc 摄取的资料，这样就可以监测报告基因在前列腺和体内分布的血流动力学信息，这对于基因治疗过程的监测非常重要，因此应用 Nis 基因表达技术，对前列腺癌及其他肿瘤的体内基因显像及基因治疗监测是非常有价值的手段。

目前缺乏膀胱癌基因显像研究的资料，随着基因工程技术和分子影像学的快速发展，这部分内容将会得到充实。

总之，前列腺癌和膀胱癌特殊的解剖和生理特点决定了它们在 PET 代谢显像、放射免疫显像、受体显像、基因显像诊断等具有自己的特点。尽管目前的研究取得一些进展，但距临床实际应用尚有待时日。结合前列腺癌和膀胱癌的特点，积极寻找更加有效的示踪剂和探索新的分子显像方法将是今后研究的重点。

（韦卫中　吴　华）

参 考 文 献

[1] Effert PJ, Bares R, Handt S, et al. Metabolic imaging of untreated prostate cancer by positron emission tomography with 18-fluorine-labelled deoxyglucose. J urol,

1996，155（3）：994-998.

[2] Hofer C，Laubenbacher C，Block T，et al. Fluorine-18-fluorodeoxyglucose positron emission tomography is useless for the detection of local recurrence after radical prostatectomy. Eur urol，1999，36（1）：31-35.

[3] Oyama N，Akino H，Suzuki Y，et al. The increased accumulation of（18F）fluorodeoxyglucose in untreated prostate cancer. Jpn J clin oncol，1999，29（12）：623-629.

[4] Heicappell R，Muller-Mattheis V，Reinhardt M，et al. Staging of peloic lymph nodes in neoplasms of the bladder and prostate by positron emission tomography with 2-18F-2-deoxy-D-Glucose. Eur urol，1999，36（6）：582-587.

[5] Sanz G，Robles JE，gimenez M，et al. Positron emission tomography with 18 fluorine labeled deoxyglucose：utility in cocalized and acluance prostate cancer. BJU Int，1999，84（9）：1028-1031.

[6] Oyama N，Akino H，Suzuki Y，et al. FDG PET for evaluating the change of glucose metabolism in prostate cancer after androgen ablation. Nucl Med commun，2001，22（9）：963-969.

[7] Nunez R，Macapinlac HA，Yeung HW，et al. combined 18F-FDG and 11C-methjonine PET scans in patients with newly progressive metastatic prostate cancer. J Nucl Med，2002，43（1）：46-55.

[8] Oyama N，Hironobu A，Kanamaru. H，et al. 11C-acetate PET imaging of prostate cancer. J Nucl Med，2002，43（2）：181-186.

[9] De Jong IJ，Pruim J，Elsinga PH，et al. visualization of prostate cancer with 11C-choline positron emission tomography. Eur urol，2002，42（1）：18-23.

[10] Kosuda S，Kison PV，Greenough R，et al. Preliminary assessment if Fluotine-18 fluorodeoxygluase positron emission tomography in patients with bladder cancer. Eur J Nucl Med，1997，24（6）：615-620.

[11] Bachor R，Kotzerke J，Reske SN，et al. Lymph node staging of bladder neck carcinoma with positron emission tomography. Urologe A，1999，38（1）：46-50.

[12] Ahlstrom H，Malmstrom PU，Letocha H，et al. Positron emission tomography in the diagnsis and staging of urinaly bladder cancer. Acta Radiol，1996，37（2）：180-185.

[13] De Jong IJ，Pruim J，Elsinga PH，et al. Visualisation of bladder cancer using 11C-choline PET：first clinical experience. Eur J Nucl Med Mol Imaging，2002，29（10）：1283-1288.

[14] Neal CE，Suenson LC，Fanning J，et al. Monoclonal antibodies in orarian and prostate cancer. Sem Nucl Med，

1993，23（2）：114-126.

[15] Afshar-Oromieh A，Holland-Letz T，Giesel FL，et al. Diagnostic performance of 68Ga-PSMA-11（HBED-CC）PET/CT in patients with recurrent prostate cancer：evaluation in 1007 patients. Eur J Nucl Med Mol Imaging，2017，44（8）：1258-1268.

[16] Petersen LJ，Nielsen JB，Dettmann K，et al. 68Ga-PSMA PET/CT for the detection of bone metastasis in recurrent prostate cancer and a PSA level <2 ng/ml：Two case reports and a literature review. Mol Clin Oncol，2017，7（1）：67-72.

[17] Emmett L，Willowson K，Violet J，et al. Lutetium 177 PSMA radionuclide therapy for men with prostate cancer：a review of the current literature and discussion of practical aspects of therapy. J Med Radiat Sci，2017，64（1）：52-60.

[18] Chengazi Vu，Feneley MR，Ellison D，et al. Imaging prostate cancer with technetium-99m-7E11-c5.3（CYT-351）. J Nucl Med，1997，38（5）：675-682.

[19] Kahn D，Williams RD，Manyak MJ，et al. 111In-Capromab pendetide in the evaluation of patients with residual or recurrent prostate cancer after radical prostatectomy. J urol，1998，159（6）：2041-2047.

[20] Freeman LM，Krynyckyi BR，Li Y，et al. The role of 111In capromab pendetide immunescintigraphy in the management of prostate cancer. Q J Nucl Med，2002，46（2）：131-137.

[21] Bander NH，Trabulsi EJ，Kostaoglu L，et al. Targeting metastatic prostate cancer with radio cabeled monoclonal antibody J591 to the extracellular domain of prostate specific membrane antigen. J urol，2003，170（5）：1717-1721.

[22] Zhang CL，Yu Lz，Gu FL，et al. Targeted diagnosis of Bladder and ureteral carcinoma using radio cabelled BDI-1. Urol Res，1998，26（5）：343-348.

[23] Wang R，Zhang CL，Yu Lz，et al. Clinical application of radioimmunoimaging with 99mTc-BDI-1 in the diagnosis of bladder cancer. Chin Med J，2000，113（5）：396-399.

[24] Yin B，Zhang YL，Qian LY，et al. Expression of human-mouse chimeric antibody ch-BDI and its affinity to human bladder cancer in vitro and in vivo. Zhonghua Wai Ke Za Zhi，2003，83（4）：333-337.

[25] Murray A，Simms MS，Scholfield. DP，et al. Production and characterization of 188Re-C595 antibody for radioimmunotherapy of transitional cell bladder cancer. J Nucl Med，2001，42（5）：726-732.

[26] Simms NS，Perkins AC，Price MR，et al. 9mTc-C595 radioimmunoscintigraphy：a potential staging tool for

bladder cancer. BJU Int, 2001, 89(7): 686-691.

[27] Simms MS, Murray A, Denton G, et al. production and characterization of a C595 antibody-99mTc conjugate for immunoscintigraphy of bladder cancer. Urol Res, 2001, 29(1): 13-19.

[28] Garg PK, Labaroe DC, Hoyte RM, et al. [7alpha-18F]-fluoro- 17alpha- methyl- 5alpha- dihydrotestosterone: a ligand forandrogen receptor-mediated imaging of prostate cancer. Nucl Med Biol, 2001, 28(1): 85-90.

[29] John CS, Vilner BJ, Geyer BC, et al. Targeting sigma receptor-binding benzamides as in vivo diagnostic and therapeutic agents for human prostate tumors. Cancer Res, 1999, 59(18): 4578-4583.

[30] Knudsen BS, Gmyrek GA, Inra J, et al. High expression of the met receptor in prostate cancer metastasis to bone. Urology, 2002, 60(6): 1113-1117.

[31] La Bella R, Garcia-Garayoa E, Bahler, et al. A 99mTc-postlabeled high affinity bombesin analogue as a potential tumor imaging agent. Bioconjug chem, 2002, 13(3): 599-604.

[32] Scopinaro F, De Vincentis G, Varvarigou AD, et al. 99mTc-boinbesin detects plostate cancer and invasionof pelvic Nmph nodes. Eur J Med Mol Imaging, 2003, 30(10): 1378-1382.

[33] Rogers BE, Bigott HM, Mcartny DW, et al. Micro PET imaging of a gastrm-releasing peptide receptor-positive tumor in a mouse model of human prostate cancer using a 64Cu-labeled bambesin analogue. Bioconjug Chem, 2003, 14(4): 756-763.

[34] Reubi JC. In vitro identification of Vasoactive intestinal peptide receptors in human tumors: implication for tumor imaging. J Nucl Med, 1995, 36(10): 1846-1853.

[35] Yang H, Berger F, Tran C, et al. MicroPET imaging of prostate in 1NCAP-SR39TK-GFP mouse Xenografts. Prostate, 2003, 55(1): 39-47.

[36] Barton KN, Tyson D, Stricker H, et al. GeNIS: gene expression of Sodium iodide Stmporter for noninvasive imaging of gene therapy vectors and quantification of gene expression in vivo. Mol ther, 2003, 8(3): 508-518.

第五十六章

嗜铬细胞瘤

嗜铬细胞瘤(pheochromocytoma)是临床较常见的神经内分泌肿瘤之一，也是引起高血压的病因之一，有时在临床上诊断比较困难，尽管CT、MRI和超声显像对于发现肾上腺结节比较灵敏，但是对于判断其功能和定性诊断存在不足，而核医学分子影像尤其是受体显像是判断肾上腺髓质功能的唯一的特异性影像诊断手段。

第一节　概　　述

嗜铬细胞瘤又称褐色细胞瘤，临床少见，近年国外报道嗜铬细胞瘤在高血压人群的患病率约为1.9%；可发生在任何年龄，以20~50岁多见，女性稍高于男性。临床症状以发作性高血压伴心悸、多汗、头痛为主要特征，75%~80%发源于肾上腺的嗜铬细胞，在肾上腺外者主要分布于腹主动脉旁、腔静脉旁、腰椎旁、肾门等部位的交感神经组织中，由于临床表现复杂多样而易于误诊。大部分嗜铬细胞瘤为良性，手术切除可以根治。目前诊断嗜铬细胞瘤方法很多，包括定性和定位诊断。根据临床表现和生化检查，嗜铬细胞瘤定性诊断较容易，但临床定位难。生化指标尿VMA(3-甲基-4羟-杏仁酸)检测对嗜铬细胞瘤的诊断有一定的价值，但阳性检出率不高，且无法定位诊断。因此，准确诊断以及术前病灶的定位对治疗至关重要。定位诊断主要考虑影像学检查，如B超、CT、MRI、^{131}I-MIBG间碘苄胍(MIBG)显像、^{18}F-FDG PET显像、生长抑素类似物核素显像等。目前临床上对嗜铬细胞瘤的定位首选腹部B超和CT。

多数嗜铬细胞瘤为良性，但是大约10%的嗜铬细胞瘤为恶性，通常在早期即可转移至肝、骨、肺、淋巴结等处，具有许多与良性嗜铬细胞瘤相同的临床表现，如持续性或发作性高血压、头痛、出汗、心悸等。嗜铬细胞瘤能持续或间断地释放

儿茶酚胺作用于肾上腺素能受体，引起持续性或阵发性高血压。恶性嗜铬细胞瘤主要根据其临床表现、定性和定位检查做出诊断，公认的诊断标准是在非嗜铬细胞瘤的区域出现恶性转移灶。

第二节　常规解剖影像及特点

超声显像对嗜铬细胞瘤的定位诊断是首选之一，简易无创、费用低，对嗜铬细胞瘤的筛查有很大的实用价值，适合典型的肾上腺内的嗜铬细胞瘤的诊断。然而对于不典型、腹部胀气、异位的嗜铬细胞瘤及恶性转移灶易漏诊。CT具有较高的分辨力，诊断肾上腺内肿瘤的敏感性较好，对肾上腺肿块检出率可达80%~90%，可清楚显示病灶邻近的解剖结构，是诊断肾上腺髓质病变常用有效的方法，但特异性不佳。即使CT显影正常，也难以排除功能异常而形态学尚未发生改变的早期或微小病灶。另外，由于受扫描范围的限制，当存在异位病灶或转移灶时易漏诊。

第三节　分子与功能影像的应用

当CT诊断不明确或者需要明确原发病灶或其他部位转移灶时，可以采用核素功能显像进行诊断，^{123}I/^{131}I-MIBG(^{131}I-meta-iodobenzylguanidine，间位碘代苄胍)由于特异性强而被广泛应用。随着以SPECT/CT和PET/CT为代表的核医学多模态影像技术的发展，尤其是SPECT/CT的发展，使异位嗜铬细胞瘤及转移灶的阳性率显著提高。与B超和CT相比，其优点是可以全身扫描，以利发现异位病灶或转移灶。SPECT/CT及PET/CT由于结合了功能显像与解剖显像，具有更高的敏感性和特异性。因此有助于疾病的定位和定性诊断，尤其对于诊断异位或恶性嗜铬细胞瘤具有较高的临床价值。由于MIBG显像的敏感性高、

特异性强，可作为嗜铬细胞瘤诊断的首选方法。[131]I-MIBG 显像也存在其他不足之处，如肿瘤直径小于 1cm、大的肿瘤内有广泛的坏死或出血等易导致假阴性结果。

一、[123]I/^{131}I-MIBG SPECT 或 SPECT/CT 显像

[123]I/^{131}I-MIBG SPECT 或 SPECT/CT 显像原理：肾上腺髓质是体内合成和分泌肾上腺素（E）及去甲肾上腺素（NE）的主要场所，分泌后的去甲肾上腺素可以通过再摄取方式进入肾上腺髓质细胞的囊泡中储存。[123]I 或 [131]I 标记的间碘苄胍（MIBG），是 NE 的类似物，静脉注射进入体内后可通过去 NE 类似的途径被肾上腺能受体结合并显影，具有安全、无创、特异性高的优势，并可定量、定性恶性病变及其转移灶。体外通过 SPECT、SPECT/CT 即可进行肾上腺髓质显像，可观察肾上腺形态、评价肾上腺功能状态，对肾上腺髓质病变进行定性和定位，同时还可以用于诊断神经内分泌肿瘤。[123]I/^{131}I-MIBG 显像能够灵敏、准确地显示嗜铬细胞瘤，敏感性为 85% 以上，特异性大于 95%。核素全身显像还可用于查找异位嗜铬细胞瘤和转移灶，是 CT 和超声等影像学检查所不具备的优势。

适应证：①嗜铬细胞瘤术前定性、定位诊断；②不明原因高血压的鉴别诊断；③探测嗜铬细胞瘤术后残留、复发或转移病灶；④恶性嗜铬细胞瘤转移灶的定位及治疗后疗效评价；⑤神经母细胞瘤、副神经节细胞瘤、其他神经内分泌肿瘤及转移灶的诊断；⑥恶性嗜铬细胞瘤及其转移灶 ^{131}I-MIBG 靶向治疗患者的筛选。此外，使用大剂量的 ^{131}I-MIBG 还可以用于恶性嗜铬细胞瘤及其转移灶的治疗。

1. 嗜铬细胞瘤诊断　正常肾上腺髓质不显影或稀疏显示，当肾上腺髓质有病变，如肾上腺增生、肾上腺内或异位嗜铬细胞瘤可于早期见到较多放射性浓聚，同时可显示恶性转移灶。嗜铬细胞瘤组织常于显像剂注射后 24 小时明显浓聚，绝大多数为单侧发病，仅有少数患者发生在双侧或肾上腺以外的部位，如腹主动脉旁、肾、肝脏、卵巢、膀胱等位置（图 56-1，图 56-2）。

2. 恶性嗜铬细胞瘤诊断　恶性嗜铬细胞瘤可伴有软组织、骨等转移。恶性嗜铬细胞瘤手术前后利用 ^{131}I-MIBG 进行显像，有利于观察原发灶的大小和位置，评价术后有无残留、复发及远处转移，较 CT、B 超、MRI 等检查的敏感性更高（图 56-3，图 56-4）。

3. 肾上腺髓质增生诊断　[131]I-MIBG 显像还

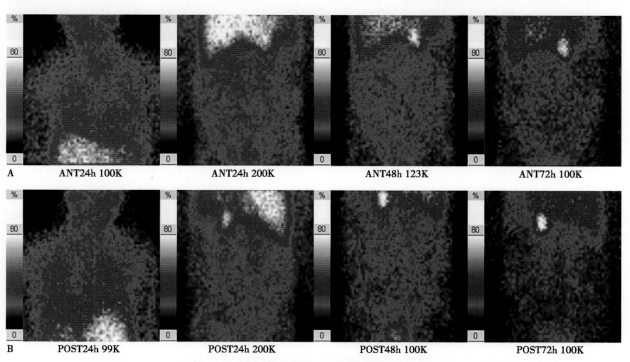

图 56-1　嗜铬细胞瘤患者前位及后位平面显像

女，26 岁，发作性头痛、心慌、胸痛伴大汗、血压升高 10 余天。A、B. 注射 ^{131}I-MIBG 111MBq 后 24、48、72 前位显像（A）及后位平面显像（B）：24 小时可见左侧肾上腺区显像剂明显摄取，至 72 小时进一步增浓

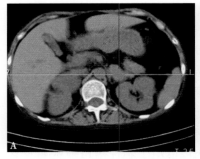
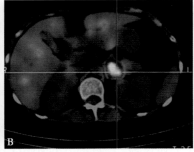
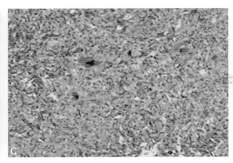

图 56-2 图 56-1 同一患者 48 小时后 ¹³¹I-MIBG SPECT/CT 显像及术后病理结果

A. CT 提示左侧肾上腺包块；B. 融合显像提示左侧肾上腺包块明显摄取 MIBG，考虑嗜铬细胞瘤可能性大；C. 术后病理示（左）肾上腺嗜铬细胞瘤

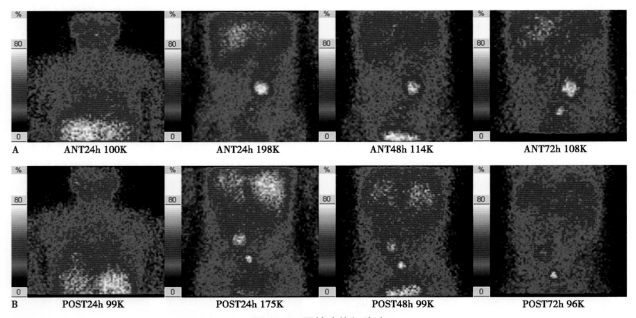

图 56-3 恶性嗜铬细胞瘤

女，26 岁，"头晕、血压增高 10 天"，¹³¹I-MIBG 平面显像。A. 24 小时、48 小时、72 小时前位平面显像；B. 后位像：各显像时段内左下腹部及下腹部正中分别可见明显异常的显像剂浓聚灶

可用于肾上腺髓质增生的诊断，肾上腺髓质增生患者肾上腺髓质显影比嗜铬细胞瘤出现晚，一般注射显像剂后 48 小时出现双侧或单侧肾上腺髓质显影清晰，72 小时显影进一步增强，则提示肾上腺髓质功能增强（图 56-5，图 56-6）。

二、生长抑素受体显像

受体显像成为目前研究的热点（详见本书第五十七章神经内分泌肿瘤）。研究表明嗜铬细胞瘤高度表达生长抑素受体（somatostatin receptor, SSTR），奥曲肽（octreotid）是内源性生长抑素（SST）的类似物，性质相似，但不易降解，且易被放射性核素标记。因此将放射性核素标记的奥曲肽引

入体内后，与肿瘤表面的受体特异性结合使肿瘤显像，称为生长抑素受体显像。应用 ⁹⁹ᵐTc 标记的 SST 类似物 ⁹⁹ᵐTc-HYNIC-TOC 显像可用于诊断嗜铬细胞瘤（图 56-7），但对于肾上腺内的肿瘤敏感性不如 ¹³¹I-MIBG，但其对于转移灶的诊断较 ¹³¹I-MIBG 显像敏感性更高，可有效诊断和鉴别复发灶，探查远处转移灶，指导分期，可作为与 ¹³¹I-MIBG 显像互补的功能影像技术。

三、¹⁸F-FDG PET/CT 显像

应用于肾上腺髓质病变显像的正电子药物有 ¹⁸F-FDG、¹¹C- 羟基麻黄碱（HED）、¹¹C- 肾上腺素、⁶⁸Ga 标记某些生长抑素类似物（如 ⁶⁸Ga-DOTATATE

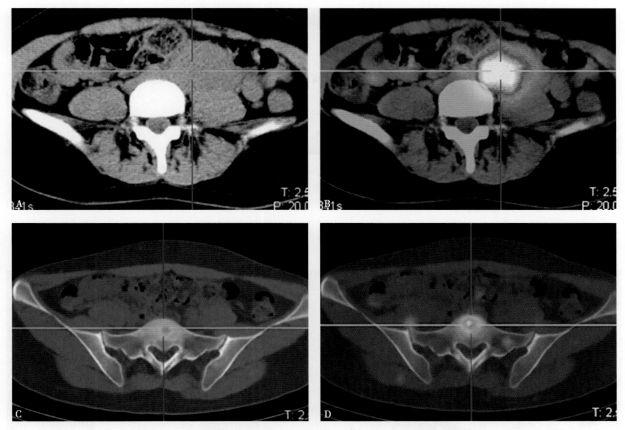

图 56-4　图 56-3 同一患者 48 小时后行 ^{131}I-MIBG SPECT/CT 显像

A、B. 左腹膜后区团块影；C、D. 骶骨骨质破坏，局部可见显像剂明显浓聚，考虑为恶性嗜铬细胞瘤合并骨转移可能性大；双侧肾上腺区未见明显异常显像剂浓聚

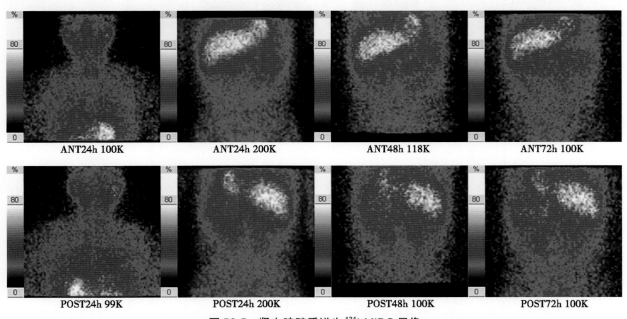

图 56-5　肾上腺髓质增生 ^{131}I-MIBG 显像

男，48 岁，注射显像剂后 24 小时、48 小时、72 小时前、后位平面显像，24 小时双侧肾上腺区未见明显显像剂异常浓聚；48 小时和 72 小时平面显像，左侧肾上腺区显像剂分布稍显浓聚，右侧肾上腺未见明显显影

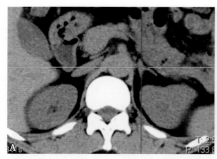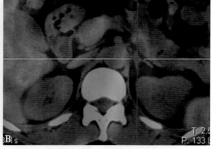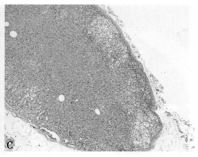

图 56-6　图 56-5 同一患者 48 小时行 ^{131}I-MIBG SPECT/CT 显像

A. 示左侧肾上腺体部略增粗；B. 融合显像示局部可见显像剂轻度浓聚，考虑左侧肾上腺髓质增生可能，右侧肾上腺大小、形态正常，局部未见明显异常显像剂浓聚；C. 术后病理提示（左侧肾上腺）符合肾上腺增生（镜下见皮质，髓质均稍增生）

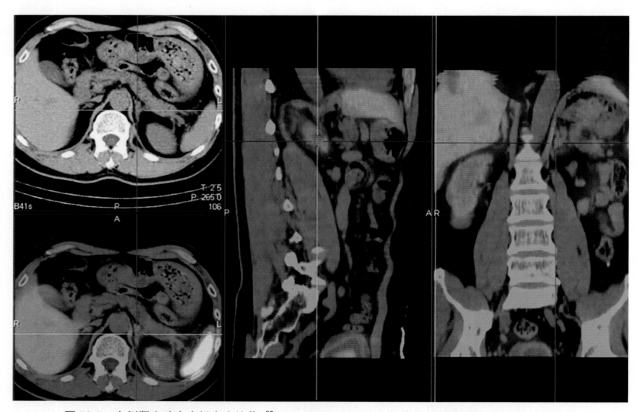

图 56-7　左侧肾上腺内支低密度结节，^{99m}Tc-HYNIC-TOC 生长抑素受体显像阳性，考虑嗜铬细胞瘤

等），为嗜铬细胞瘤的诊断和监测开拓了新的应用前景。其中 ^{18}F-FDG 应用最广。关于 ^{18}F-FDG PET/CT 在嗜铬细胞瘤中的应用价值，在恶性嗜铬细胞瘤的显像效果甚至优于 ^{131}I-MIBG SPECT/CT，表现为不摄取 MIBG 的恶性病灶摄取 FDG。这种差异是由肿瘤细胞的分化能力决定的，摄取 MIBG 提示肿瘤分化能力较好，反之摄取 FDG 则提示肿瘤恶性程度高、分化能力差。以上两种显像剂摄取能力的差异对于患者的治疗至关重要：

分化能力差的肿瘤可能对化疗反应较好，而分化较好的肿瘤则可能对 ^{131}I-MIBG 治疗反应更好。另外由于 PET 显像较 SPECT 空间分辨率高，因此可为恶性嗜铬细胞瘤患者的早期诊断和治疗提供了更有效的检测方法（图 56-8）。

近年来，随着 ^{68}Ga 的广泛应用，^{68}Ga-DOTATATE 在临床上的应用逐渐增多，由于 PET/CT 的影像分辨率高，其影像质量比较好，对于嗜铬细胞瘤的诊断具有重要价值。

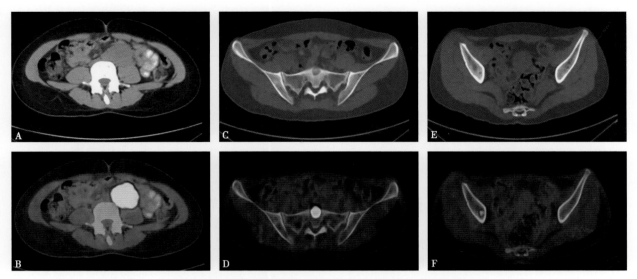

图 56-8　恶性嗜铬瘤合并骨转移 ^{18}F-FDG PET/CT 显像

女，26 岁，"头晕、血压增高 10 天"，^{131}I-MIBG SPECT/CT 诊断左腹膜后区团块影，骶骨骨质破坏，考虑恶性嗜铬瘤合并骨转移，患者之后行 ^{18}F-FDG PET/CT 显像。A、B. 示左腹膜后区团块影，代谢异常增高；C、D. 示骶骨骨质破坏，代谢异常增高；E、F. 示右侧髋骨骨质破坏。^{18}F-FDG PET/CT 显像发现多发颈、腰、骶椎体、双侧髋关节骨转移，显示 ^{18}F-FDG PET/CT 显像病灶数目明显多于 ^{131}I-MIBG SPECT/CT 显像

第四节　研 究 进 展

对于嗜铬细胞瘤显像剂的研究越来越广泛，随着分子核医学的发展，正电子显像剂成为目前研究的热点。据报道胺前体 ^{18}F-DOPA PET 以及 ^{18}F-Fluorodopamine PET 显像也能用于嗜铬细胞瘤及转移灶的诊断。在上述几种显像剂的比较研究中，对于诊断良性嗜铬细胞瘤的敏感性分别如下：^{18}F-DOPA PET 为 81%，^{18}F-FDG PET/CT 为 88%，^{18}F-Fluorodopamine PET/CT 为 76%，^{123}I-MIBG 为 77%。在转移性嗜铬细胞瘤中，^{18}F-DOPA PET 为 45%，^{18}F-FDG PET/CT 为 74%，^{18}F-Fluorodopamine PET/CT 为 76%，^{123}I-MIBG 为 57%。另外，应用发射正电子的核素 ^{68}Ga 标记某些 SST 类似物，能够作为生长抑素受体 PET 显像的示踪剂。目前应用较广泛的是 ^{68}Ga-DOTATATE。^{68}Ga-DOTATATE PET/CT 显像能有效诊断神经内分泌肿瘤，研究表明 ^{68}Ga-DOTATATE PET/CT 显像在探查嗜铬细胞瘤病灶方面明显优于 ^{99m}Tc-HYNIC-TOC 显像、^{131}I-MIBG 显像、^{18}F-FDG PET/CT 显像和 CT，特别是对于其转移灶的探测方面具有优势。

（张雅婧）

参 考 文 献

[1] 潘中允. 实用核医学. 北京：人民卫生出版社，2014.

[2] 张永学，黄钢. 核医学. 2 版. 北京：人民卫生出版社，2012.

[3] 匡安仁，李林. 核医学. 2 版. 北京：人民卫生出版社，2017.

[4] 刘定益，陈其智，郑崇达，等. 影像学检查对 101 例嗜铬细胞瘤定位诊断的评价. 上海医学，1996，19（3）：161-163.

[5] 张迎强，陈黎波，李方，等. 131I-MIBG 显像诊断嗜铬细胞瘤. 中国医学影像技术，2009，25（7）：1283-1285.

[6] Sundin A. Adrenal molecular imaging. Front Horm Res，2016，45：70-79.

[7] Shabbir E，Christina F. MIBG and FDG PET findings in a patient with malignant pheochromocytoma: a significant discrepancy. Clin Nucl Med，2005，30（8）：579-581.

[8] Hongli J，Fang L，Ling W. et al. Comparison of the 68Ga-DOTATATA PET/CT，FDG PET/CT，and MIBG SPECT/CT in the evaluation of suspected primary pheochromocytomas and paragangliomas. Clin Nucl Med，2017，42（7）：525-529.

第五十七章

神经内分泌肿瘤

第一节 概 述

分子影像立足于细胞及分子水平对生物学过程进行体内描述与测量，与常规影像诊断相比，能探测发病基础的分子异常，而非单纯因这些分子改变所引起的终末效应进行显像，因此更利于神经内分泌肿瘤的诊断。

众所周知，神经内分泌肿瘤（neuroendocrine tumors，NET）是胺前体摄取脱羧瘤（APUDoma）的后继者。胺前体摄取脱羧瘤是一组起源于神经嵴细胞的肿瘤，因其代谢习性——胺前体摄取脱羧作用而得名。神经嵴远端胚胎细胞的迁移及分化（黑色素母细胞、副神经节、嗜铬体、脊神经节、交感神经侧链神经节、胃肠胰消化道细胞等）是该类肿瘤日后遍及全身无处不在的原因所在。

同时，胺前体摄取脱羧瘤的定义已被外延并为神经内分泌肿瘤（NET）这一新定义所取代。NET 代表着一大组起源于多潜能干细胞或分化好的神经内分泌细胞的肿瘤。此外，NET 具有特征性组织学模式，即分泌多肽和具有特异性蛋白。银染色法对评估这些肿瘤特别有效，这些肿瘤也因其中存在一些致密大颗粒（可能作用为储存已产生的多肽）而可被辨别。用于 NET 鉴定的胞质标记物有神经元特异性烯醇酶（NSE）（尽管 NSE 为非特异性标记物，在其他很多肿瘤也有升高，例如淋巴瘤和肾细胞癌）、突触素（synaptophysin）（据

说是肿瘤细胞的激素周期性分泌赖以形成的原因）和目前首选标记物——嗜铬粒蛋白 A。后者属于粒家族，是一种在颗粒基质中发现的水溶酸性糖蛋白，与激素在颗粒内部的包装及分泌有关。

如前述，NET 可以发生于全身各个部位，但也存在好发部位，即肺和胃肠胰消化道；当然其他一些部位如皮肤、肾上腺、甲状腺和生殖道也可发生，甚至还有一些更为罕见的部位。NET 定义包含一大类肿瘤，如胃肠胰神经内分泌肿瘤（GEP）、神经母细胞瘤、多发性内分泌腺瘤（MEN）、黑色素瘤、嗜铬细胞瘤、甲状腺髓样癌和小细胞肺癌（SCLC）等。

神经内分泌肿瘤的类型非常多，不同时期国际上对其分类也不同，一般分为分化好的神经内分泌肿瘤和分化差的神经内分泌肿瘤两大类（表 57-1）。

肿瘤学对神经内分泌肿瘤的兴趣日趋浓厚。普遍认为神经内分泌瘤的发病率是很低的，尽管在新近的一项对 5 468 例病例的分析中，肺类癌及胃类癌的比例有所增加而阑尾类癌则有所降低。然而由于类癌无疼痛表现而常常难以被诊断，所以实际发病率可能更高。

一、典型临床症状

一方面，神经内分泌肿瘤生长缓慢；另一方面，它们却有很强的转移倾向，常常转移至肝脏与骨骼。鉴于治疗目的，评估肿瘤的确切范围是

表 57-1 不同时期 WHO 神经内分泌肿瘤分类与分级

WHO 分类	分化好的 NET			分化差的 NET
1980 版		类癌 / 不典型类癌		小细胞癌、大细胞癌
2000 版	高分化 NET（良性）	高分化 NET（恶性潜能未定）	高分化 NET（恶性）	低分化神经内分泌癌（小细胞癌、大细胞癌）
2010 版	神经内分泌肿瘤 /G1（低级别，核分裂象数 <2，Ki-67 <3）	神经内分泌肿瘤 /G2（中级别，核分裂象数 2～20，Ki-67 = 3～20）		神经内分泌癌 /G3（小细胞癌、大细胞癌）（高级别，核分裂象数 >20，Ki-67 >20）

必需的。典型的临床症状常常是进行临床调查的动因。它们往往由肿瘤产生的激素所引起并随着肿瘤类型的变化而表现各异。最常见的症状，主要由 5- 羟色胺及缓激肽（bradykinin）所致，为腹泻、皮肤潮红、皮疹、体重减轻、心内膜纤维化、多汗、食欲减退和哮喘。

二、诊断方法

神经内分泌肿瘤的特征为表达各种不同的肽和生物胺，这些肿瘤往往趋于缓慢生长，且普遍认为其定位较为困难，至少在早期是这样的。除显像方法外，诊断方法还包括血、尿及生化检查。

在本章节中，我们主要讨论的将是显像方法，尤其是放射性核素（分子）显像方法。

除了标准的血液检查外，生化检查还包括前面已提及的标记物 NSE 与嗜铬粒蛋白 A 的检测，尤其是后者与肿瘤严重程度相关。此外，为了评估肿瘤各自的活动度，常常还需要测定诸如生长抑素、突触素、胃泌素、5- 羟色胺、甲胎蛋白或速激肽类的神经肽等。此外，另外一些评估儿茶酚胺或 5- 羟吲哚乙酸（5-HIAA）分泌的检查也应采用。甲氧肾上腺素、儿茶酚胺及其代谢产物可在血、尿中检测出来。目前，大多数实验室用带电化学检测器的高压液相色谱法（HPLC）或气相色谱法及质谱测量法测定儿茶酚胺。

三、显像方法

显像的方法有许多，一是以解剖形态学为主的显像方法，如超声显像（sonography）、计算机断层扫描（CT）、磁共振成像（MRI）和血管造影；二是以功能显像为主的核医学功能显像，如放射性碘标记的间碘苄胍（MIBG）显像、^{99m}Tc 或 ^{111}In 标记的生长抑素受体显像（SRS）、^{68}Ga 标记的 DOTA 多肽（DOTA-TOC，DOTA-NOC，DOTA-TATE）以及 ^{18}F-FDG、^{18}F-DOPA 等 PET/CT 显像。

（一）常规形态学显像

常规形态学显像主要包括超声显像、CT 及MRI。

形态学影像可为生长抑素受体显像（SRS）等功能影像提供解剖定位信息，能够显示病灶的数目与大小以及指导活检。尽管大多数研究表明形态学影像在发现转移的敏感性较 SRS 低，但却可证实一些未被 SRS 发现的转移灶。在这些常规影像方法中，MRI 被认为对肝脏及骨骼转移敏感性

最高，而且也是在治疗反应监测方面有效的显像方法。

与正常肝脏相比，在 T_1 加权 MRI 中肝转移最常见为低信号影或等信号影，而在 T_2 加权 MRI 中其则常为高信号影。它们极少在 T_1 加权序列中显示为高信号或在 T_2 加权序列中表现为低信号。一些血供丰富的转移灶能显示很强的类似于血管瘤的 T_2 高信号影。动态钆螯合物增强序列有助于鉴别此类病灶。胰腺内分泌肿瘤（endocrine tumours of the pancreas，ETP）转移的 MRI 增强呈典型的早期一过性，外周结节不显影。同样的增强图像在 CT 中也可观察到。由于肝脏与病灶的相对对比度通常在动脉相期间更高，所以动脉相增强图像应与未增强的普通图像及门脉相图像相结合。钙化常常被归因于肿瘤的自发钙化作用或是先前的栓塞治疗。囊性变甚或病灶内空腔（坏死的象征）也可见于栓塞治疗后。

在肝脏病变的超声显像，显示其为类似于血管瘤的高回声灶，故 ETP 转移需要与假性血管瘤性肝脏结节相鉴别。有时也可见到低回声或由低回声光环包绕的等回声转移。

在常规 X 线成像中，骨转移常表现为骨质硬化型或骨质溶解硬化混合型，约有 10% 表现为单纯的骨质溶解。治疗后的愈合可导致进一步骨质硬化的形成，这将可能被误诊为疾病进展。相对 SRS 而言，MRI 具有更高的敏感性，但其应用却通常被其相对较窄的适用范围所限制。在 T_1 加权像和钆增强影像中，病灶显示为低信号；其虽常由成骨细胞组成，在 T_2 加权像中却通常产生不均一信号或高信号影。骨转移多位于中轴骨，硬膜外累及也并不少见。

胸腔转移表现为肺结节及纵隔淋巴结肿大，其极易被 CT 发现。孤立性肺转移结节与联合 MEN1 中胰腺肿瘤的原发性支气管类癌可能是难以辨别的。

腹膜的癌扩散已被认为与非胃泌素瘤的 ETP 相关，至于其他原发肿瘤播散至腹膜，CT 能够发现腹膜结节、腹水或大网膜内的软组织肿块。

ETP 转移的发现对于预后及治疗效果有重要意义。SRS 具有高敏感性，并正成为一线的筛查方法，加上 CT 提供的解剖学信息，具有较佳的空间分辨率。MRI 被认为是对肝脏及骨骼转移最灵敏的方法并被推荐用于治疗反应的精确监测，还有助于辨别易使人误解的高回声假性血管瘤样肝

转移,而 CT 较适于胸腔累及的发现。

CT 和 MRI 等传统影像虽然可以提供精确的解剖学信息,但是与功能分子影像(^{18}F-FDG PET 和 SRS)不同,其对这种神经内分泌疾病的功能性的诊断及预后价值是有限的。

(二)放射性核素显像

1. 间碘苄胍(MIBG) 自 1981 年临床首次引入 MIBG 以来,^{123}I 或 ^{131}I 标记的 MIBG 广泛用于嗜铬细胞瘤及副神经节瘤的定位诊断,是灵敏而特异的放射性药物。MIBG 是一种去甲肾上腺素的功能结构类似物,能利用胺前体摄取机制进入胞质中的小囊泡或神经分泌颗粒,使得核素标记的 MIBG 被用于嗜铬细胞肿瘤的显像。由于其优于解剖影像的特点,可对嗜铬细胞瘤和副神经节瘤进行无创、安全的诊断和定位,单次给予显像剂后便能对全身进行评估,其假阳性率低,而 ^{123}I 标记的 MIBG 显像假阴性率低。另外对术后解剖结构改变的患者同样具有较高敏感性及特异性。静脉注射 MIBG 后全身分布,其正常生物分布于一些交感神经支配较为丰富的组织器官,包括腮腺、泪腺、心脏及脾脏。放射性标记的 MIBG 四肢分布可见肌肉轻度弥漫性摄取而长骨则无摄取。排泄器官如肾脏、膀胱、肝脏和肠道也可显影。第一个 24 小时内有 55%~60% 放射性标记的 MIBG 从肾脏排泄出。正常肾上腺在 ^{123}I-MIBG 显像时可以显影,但在 ^{131}I-MIBG 显像中却罕见显影。任何上面未提及的部位如果出现 MIBG 浓聚灶均应高度被怀疑为亲 MIBG 的异常组织。

(1)适应证:①嗜铬细胞瘤(phaeochromocytoma)和副神经节瘤;②神经母细胞瘤;③甲状腺髓样癌;④胃肠胰消化道及肺的神经内分泌肿瘤。

(2)显像方法

1)^{123}I-MIBG:^{123}I 具有更佳的物理特性及更优的光子能量,其显像质量较 ^{131}I-MIBG 要高,故而为可选用的放射性药物。由于较短的物理半衰期及更合适的物理性能,^{123}I-MIBG 可采用更为利于显像的活度剂量,其剂量大约可达到 ^{131}I-MIBG 诊断用剂量的 20 倍。^{123}I-MIBG 显像可以更好的对小病灶定位及更清晰显示其轮廓,也适合进行 SPECT 显像。给予 185~370MBq ^{123}I-MIBG 24 小时后显像。静注给药应缓慢,以避免潜在的副反应如高血压危象或心动过速。若在肾脏和 / 或肠道内见可疑的非特异性显像剂浓聚,那么在给药后 72 小时进行延迟显像是必要的。尽管 ^{123}I-MIBG 是可选的

放射性药物,然其使用却因费用高而受到限制。因此,^{123}I-MIBG 并未在所有的国家得以商业供应。虽然 ^{131}I-MIBG 的物理特性并非最佳,但其商业供给的成效却还是令人较为满意的。

用低能准直器进行前位及后位全身采集(10cm/min)有助于更精确地定位。胸腔及腹部必须进行平面投影(前位及后位,矩阵 256×256)。每次需要采集 300~800k 计数。腹部和 / 或其他部位可疑区可加做局部 SPECT,提高对小病灶的辨别能力以及与其他解剖影像的融合。

此外,目前还有应用放射性 ^{124}I 标记的 MIBG 行 PET 显像,其分辨率优于常规的 SPECT 显像。

2)^{131}I-MIBG:分别于静注 ^{131}I-MIBG 18.5~74.0MBq 后第 1、2 和 3 天进行显像。用高能准直器 γ 相机程序对骨盆、腹部、胸部和颅骨的前位和后位进行平面投影(矩阵 256×256)。每帧平面采集 50~100K 计数。在某些情况下,局部侧位像和局部断层影像对解释器官重叠是重要的。如果 ^{131}I-MIBG 不能单独对病灶进行解剖学定位,那么同时进行骨扫描、肾图、心脏或肝脏扫描对此会有所帮助。由于 ^{131}I 的长半衰期,^{131}I-MIBG 静注后 5~7 天仍可进行显像评估,有时这也是有所益处的。

由于放射性核素标记 MIBG 含有碘,为了避免甲状腺摄取游离碘,需要进行甲状腺封闭。自给予 ^{131}I-MIBG 前两天开始,每天服用饱和碘化钾 100~200mg,连服 1 周。如果 ^{123}I-MIBG 被用于肾上腺髓质显像,那么也可进行甲状腺封闭,于 MIBG 注射前一天开始,每天服用 100~200mg 饱和碘化钾,连服两天。

为了更好地评估腹部,推荐于显像前服用缓泻剂(如比沙可啶 10mg)1 天,2 天更佳;国内常采用番泻叶 10g 浸茶,于注射 ^{131}I-MIBG 当晚临睡前饮用,以清除肠道内的放射性。

众所周知,有很多药物阻碍 MIBG 的摄取。因而那些妨碍 MIBG 摄取的药物必须停用以防止它们的干预作用。这类药物包括三环类抗抑郁剂(阿米替林,丙咪嗪)、拟交感神经药(苯福林、苯丙醇胺、伪麻黄素(pseudoephrine)、麻黄素和可卡因)、抗高血压 / 心血管药物(拉贝洛尔、利血平和钙通道阻断剂)。其他还包括理论上可以干预 MIBG 摄取但是临床上或实验中却还未得以证实的药物。

2. 血管活性肠肽受体显像(VIPRS) 血管活

性肠肽（vasoactive intestinal peptide，VIP）用于人体的 VIP 受体显像首次开展于维也纳大学核医学科。VIP 是一种由 28 个氨基酸组成的肽，于 20 多年前从猪的肠道中被首次分离。VIP 受体有两个亚型。VIP I 型受体（VPAC1）广泛见于各种组织，包括肝脏、乳腺、肾脏、前列腺、输尿管、膀胱、胰导管、胃肠黏膜、肺、甲状腺、脂肪和淋巴样组织。VIP II 型受体（VPAC2）主要见于血管和平滑肌，而 VPAC1 受体出现于肾上腺髓质。VIP/ 垂体腺苷酸环化酶激活多肽（pituitary adenylate cyclase-activating polypeptide，PACAP）受体表达于大多数常见的人类肿瘤，包括乳腺、前列腺、胰腺、肺、结肠、胃、肝和膀胱癌，也见于淋巴瘤和脑脊膜瘤，就像它们的起源组织一样，主要表达 VPAC1 受体。虽然平滑肌瘤主要表达 VPAC2 受体，但神经胶质瘤、垂体腺瘤、神经母细胞瘤、副神经节瘤、嗜铬细胞瘤和子宫内膜癌却优先表达 VPAC1 受体。VIP/PACAP 受体在正常人体的广泛分布揭示了这些肽在人体生理及病理生理学中重要的地位。此外，受体在肿瘤的表达是临床 VIP/PACAP 应用的分子基础，例如肿瘤的体内显像及放疗和 VIP/PACAP 类似物治疗抑制肿瘤生长。

绝大多数的神经内分泌肿瘤均表达 VPAC1，但是在大量的正常组织和器官也有 VIP 受体的高表达。

在肠道腺癌的显像中，VIP 显像有时优于奥曲肽显像。VIP 显像的另一优点可能是它可用于已行肿瘤奥曲肽治疗的患者。此外在一些肝转移患者，放射标记的 VIP 显像较生长抑素受体显像更为清晰。值得注意的是，VIP 可显著地从泌尿道清除，这将增加其在肠道肿瘤定位上的价值。由于弥漫生理性肺摄取，VIP 受体显像对肺区肿瘤的价值不太大。

主要适应证：胃肠胰消化道的神经内分泌肿瘤。

显像方法：根据碘基修饰法，合成的 VIP 可被 ^{123}I 标记。已标记的 VIP 通过制备型高压液相色谱仪的纯化可获得较高的比活度（层析柱：反相 C18 柱，5μm，4×250mm；洗脱液：74%［vol/vol］的三乙胺甲酸盐溶液（0.25mol/l，pH 3.0）和 26%［vol/vol］的乙腈，1ml/min。柱中洗脱液应用活度仪和紫外线（280nm）探测器检测。用未标记 VIP 校准后，反应体系可以收集到不含未标记 VIP、反应试剂及碘无机物的放碘标记的纯 VIP。减压时洗脱物自动蒸发浓缩，然后将其溶于含 0.1%［重量 / 容

积］Tween80 的磷酸盐缓冲液中。当用分析型高压液相色谱仪分析时，标记产物所含未结合碘应低于所有制备物的 3%，且标记产物能至少稳定存在 24 小时。

用低能通用准直器的大视野 γ 相机进行平面采集和 SPECT 采集。在注射放射标记的 VIP 时，视野包括腹部及部分胸部，除非另有规定。采用标准的记录及显影方法，连续采集 30 分钟，1 帧 /min（矩阵，128×128）。分别于给药后 30 分钟、2～4 小时和 18～24 小时，采集三个区域（包括头颈、胸部和腹部）的前位、后位和侧位像（矩阵，128×128；150～300K 计数；采集时间，10～20 分钟）。为了解全身药代动力学，可进行双探头 γ 相机前位及后位动态显像（矩阵，256×1 024，20cm/min）。对正常志愿者进行的药代动力学研究表明，24 小时内约 70% 给药量通过肾脏清除，另有 20% 通过肝脏排泄。正常图像可见肺弥漫性轻微摄取，肝脏、胆囊、脾脏及肾脏也可见摄取。膀胱内可见放射性尿液排泄。

3. 生长抑素受体显像（somatostatin receptor scintigraphy，SRS）

（1）生长抑素：生长抑素（somatostatin，SST）是在下丘脑中作为生长激素释放抑制剂而被发现的一种天然存在的由 14 个氨基酸组成的环状神经肽。生长抑素是多个器官系统的抑制肽，其可以抑制多种生理功能，如神经传导、生长激素和促甲状腺素的分泌、胃酸的产生、胃肠运动、胰酶的分泌和胰岛素及胰高糖素的分泌。生长抑素是通过与各种靶细胞上生长抑素受体相互作用来产生效应的。生长抑素受体可见于神经内分泌器官和一些非神经内分泌细胞。此外，来源于以上组织的肿瘤也含有生长抑素受体。几乎所有神经内分泌肿瘤都高密度表达生长抑素受体。某些非神经内分泌肿瘤，包括脑脊膜瘤、分化好的脑肿瘤、恶性淋巴瘤、肾细胞癌、乳腺癌和肺癌也已证明有生长抑素受体的存在。生长抑素能与 5 种表达于各种靶组织的不同 SST 受体（SSTR1，2A，2B，3，4 和 5）结合。5 种人 SSTR（hSSTR）亚型均与 SST-14 和 SST-28 具有高亲和性并都属于鸟苷酸结合蛋白偶联受体超家族。与正常组织相比，肿瘤细胞表达的 SST 及其类似物的受体数量明显要高得多。这一观察结果为各种作为核医学显像剂及疗法的放射标记的 SST 肽类似物的发展提供了基础。

20 世纪 80 年代早期,生长抑素类似物被发现比生长抑素本身更耐酶降解。该分子可被各种各样的方法所修饰,而仍保持原分子的最大生物活性。通过引入右旋氨基酸及向生物活性核心缩短分子获得了含 8 个氨基酸的生长抑素类似物,例如奥曲肽(SMS201-995),兰乐肽(BIM23014)和 RC-160(伐普肽, vapreotide)。

生长抑素受体(somatostatin receptor, SSR)已在大量人原发性肿瘤及细胞系中得以阐述。随着各种不同的放射碘标记生长抑素类似物的应用,从药理学上区别生长抑素受体成为可能。起初,有两类生长抑素受体得以描述:一类是被定义为对生物学上稳定的配体呈现相对高亲和力,如奥曲肽,另一类是对后者没有亲和力。最近,五型不同的人生长抑素受体(SST)被克隆并且剪接体(splice variants)也被报道。根据发现的年代排序,它们被命名为 SST1~5,并且均是位于不同染色体上的单基因的产物。这便可对它们的表达进行组织特异性调控,而且也表明不同器官中生长抑素受体具有不同的功能。结构上,生长抑素受体属于以 7 个跨膜区为特征的 G 蛋白偶联受体家族。受体的胞外部分负责与配体结合,而胞内部分则将信号转导入胞内。除了 *SST2* 基因外,其他四个基因是不含内含子的。*SST2* 包括两种由同一基因产生的亚型:SST2a,未剪接型;SST2b,更短的由 23 个氨基酸组成的剪接体。当前对于 SST2b 的功能还不是很清楚。所有的亚型都能高亲和地与生长抑素及 SST-28(生长抑素位于 C 端的由 28 个氨基酸组成的多肽),然而大多数生长抑素类似物对五型人生长抑素受体的亲和力有很大的差异。在对以编码病毒生长抑素受体亚型的互补 DNA 转染的细胞进行的药理学研究中证明 SST2a,SST3 和 SST5 与先前命名的 1 类受体相对应,而 SST1 和 SST4 则对应为 2 类受体。近来,能结合一系列生长抑素类似物的 SST1~5 的亲和力(IC_{50})已被报导。因此,以放射活性生长抑素类似物为显像剂进行的生长抑素受体显像(SRI)是以奥曲肽结合生长抑素受体(SST2、3 和 5)而显影为基础的。

许多研究证实,在神经内分泌肿瘤 SST2 表达占优势,这也表明在许多肠和肺的神经内分泌肿瘤 SST1 是继 SST2 以后第二最丰富的生长抑素受体亚型。

Patel 主张在大多数情况下生长抑素受体亚型

是共同启动的,而不是各行其事。虽然如此,也有证据表明 SST 是有选择性的起作用,例如通过 SST1、2、4 和 5 使细胞生长停滞及 SST3 独特的细胞毒作用。Patel 小组还报道各生长抑素受体亚型有不同的内化(internalisation)率,SST3 内化率最高而 SST1 甚至不能内化(大体上就内化而言)。由于小而降解迅速的(放射)配体不能(或几乎不能)内化,使其放射性标记物的滞留时间较短;这可能将妨碍其在核医学中的应用。然而,大多数这些模型是体外模型,仍须在体内得以证明(图 57-1)。

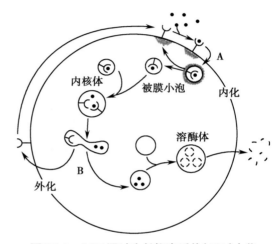

图 57-1　SST 通过生长抑素受体(SR)内化

由于 SST-14 和 SST-28 在血中不稳定,故而各种各样的 SST 类似物被研制用于显像及治疗。由于天然生长抑素生物半衰期短(小于 3 分钟),限制了其应用,而合成一种既能维持有用药效又避免某些缺点的生长抑素类似物屡被尝试,其中奥曲肽的研制为首个商用类似物,能结合于肿瘤上的生长抑素受体以抑制来自内分泌肿瘤的激素过度分泌。奥曲肽可不被酶所降解,半衰期约 2 小时,并不产生给药后激素过度分泌反弹的现象。为了对肿瘤中高密度的生长抑素受体显影,可结合生长抑素受体的奥曲肽又被尝试进行放射性标记。1987 年,Dijkzigt Rotterdam 大学医院的研究者介绍了 [123]I 标记的第三位氨基酸为酪氨酸的奥曲肽(^{123}I-Tyr-3 octreotide)。应用该显像剂,神经内分泌肿瘤可以基于生长抑素受体识别而被体内显影。然而,该显像剂也有缺点,包括有限的可用性、[123]I 的高昂费用及较短的半衰期、化学标记难度大以及该显像剂主要通过肝脏清除而致的腹部高放射性本底。

为了克服 ^{123}I-Tyr-3-octreotide 的不足,第二种放射标记的奥曲肽类似物被研制,它通过在奥曲肽分子的基础上结合可以螯合 [111]In 放射标记的二乙三胺五醋酸(DTPA)而成。类似的药物如已知的 OctreoScan 主要通过肾脏排泄,90% 注射剂量于 24 小时内被排泄到尿液中。极佳的肾脏排泄使腹部肿瘤部位得以低本底高清晰的显影。尽管肝胆仍有少量排泄,但 OctreoScan 的腹部本底问题较 ^{123}I-Tyr-3-octreotide 小得多。由于相对更长的有效半衰期,在 24~48 小时后本底被肾脏清除至最小时,可使产生生长抑素受体的肿瘤显影,OctreoScan 获得了极大的成功。

[111]In- 喷曲肽(Octreoscan®, Mallinckrodt Inc, the Netherlands)可能是首个商用的放射标记的生长抑素类似物,其在对分化好的神经内分泌肿瘤如类癌或胰岛细胞瘤的显像方面较有价值。在维也纳大学核医学科,SST 类似物已被用于 NET 的诊断及治疗。由维也纳大学研制的新型放射性药物 ^{111}In/^{90}Y-DOTA- 兰乐肽(^{111}In/^{90}Y-DOTA-LAN)及 Novartis 研制的 ^{111}In/[90]Y- DOTA-DPhe1-Tyr3- 奥曲肽(^{111}In/^{90}Y-DOTA-TOCT;NOVARTIS)均已为人生长抑素受体阳性肿瘤的诊治提供了具有前景的信息。

当前,在欧洲以放射性核素标记的生长抑素类似物生长抑素受体显像已成为诊断胃肠胰道神经内分泌肿瘤所必需的手段,在国内部分医院也常规开展,特别是 ^{99m}Tc-HYNIC- 奥曲肽显像的应用,影像质量进一步提高,使用更加方便,大量数据已经表明该方法具有高敏感性和特异性。

近年来,随着 PET/CT 的广泛应用,应用正电子核素 [68]Ga 标记的 DOTATATE 可以实现 PET/CT 或 PET/MR 显像诊断,而应用单光子核素 [177]Lu 标记的 DOTATATE 还可对神经内分泌肿瘤进行诊疗一体化,取得非常好的治疗效果。应用 ^{177}Lu-DOTATATE 治疗神经内分泌肿瘤的效果优于长效奥曲肽治疗,明显改善了患者的无进展存活和总存活期,并获得 FDA 批准进入临床。

DOTA 类似物能够被 [111]In、[90]Y 及 [177]Lu 稳定地标记,[90]Y 是 β 粒子辐射源,最大电子能为 2.3MeV,在组织中辐射范围平均仅有几毫米。[177]Lu 是 β 粒子辐射源,最大电子能为 0.5MeV,在组织中辐射范围平均约为 1mm。[177]Lu 也是 γ 射线源(113 和 208keV,丰度分别为 6% 和 11%),故而也能进行 SPECT/CT 显像,以对肿瘤进行定量、定位和分期,

同时利用其 β 射线达到治疗目的。[90]Y 和 [177]Lu 之间物理常数的比较提示,[90]Y 标记的类似物是更适合于巨大肿瘤的生长抑素类似物的放射治疗。

发展前景:当前,能够与 5 型生长抑素受体全部结合且代谢稳定的生长抑素类似物研究较多,如生长抑素受体亚型选择性类似物,可对肿瘤进行更具选择性的治疗,包括那些表达不能结合奥曲肽的生长抑素受体(SST1 和 SST4)的肿瘤。

随着分子生物学新的进展,用生长抑素受体基因转染生长抑素受体表达阴性的肿瘤业已成为可能。已有几个研究小组提出了用 SST2 基因转染的方法治疗癌症。通过诱导胰腺肿瘤细胞表面的生长抑素受体,可以获得抗肿瘤效应及旁观效应。其可能的机制有如下几个方面:第一,自分泌负反馈环机制:转染的胰腺肿瘤细胞重新开始产生生长抑素,后者以自分泌的形式与已诱导的生长抑素受体结合,从而对肿瘤细胞的生长产生一种抑制效应。第二,生长抑素结合 SST2 后上调 p27 机制:p27 是一种肿瘤抑制基因,其可致细胞周期停滞于 G0~G1 期,随后引起细胞凋亡。用生长抑素受体基因转染肿瘤细胞有益的另一个原因是其使得生长抑素类似物能够对肿瘤进行放射治疗。在生长抑素受体阴性表达的肿瘤表面诱导产生的生长抑素受体使得放射性核素治疗及其他形式以该受体为标靶的治疗成为可能。此外,以生长抑素受体基因转染生长抑素受体阳性表达的肿瘤能够增加已表达的生长抑素受体在肿瘤细胞表面分布的均匀性与密度,继而增加生长抑素类似物放射治疗的疗效。

主要适应证:①胃肠胰(GEP)道和肺的神经内分泌肿瘤;②小细胞肺癌;③嗜铬细胞瘤和副神经瘤;④甲状腺髓样癌等。

显像方法:[111]In-OctreoScan 的平均给药剂量为 6.0mCi(222MBq)。患者应在注射放射性药物前和给药后 1 天摄入足够量的水分以增加肾脏的放射性药物排泄,减少辐射剂量。于 4 小时和 24 小时分别采集全身前位及后位像。虽然仅有约 2% 药量通过肝胆排泄,但是某些情况下,进行腹部显像前也应考虑用温和的缓泻剂进行标准肠道准备。如有必要及从正常肠道放射活性中鉴别出肿瘤遇到困难时,也可以在 48 小时时再次显像。[111]In-Octreo-Scan 的正常生物分布包括肝脏、脾脏、肾脏和膀胱。

虽然 OctreoScan 可与遍及全身的生长抑素受

体结合，但在含高密度生长抑素受体的肿瘤中能够更明显浓聚，并在多种肿瘤的应用中证实该显像剂的浓聚。OctreoScan 在发现类癌方面具有较高的敏感性，已报导敏感性达 80%～100%。同样 OctreoScan 也可很好地检测出嗜铬细胞瘤和神经母细胞瘤，其敏感性分别约为 87% 及 89%。在所给放射药物剂量及扫描方法不同的检查程序中，有报道胃泌素瘤的检出敏感性为 60%～90%，其他已用 OctreoScan 显像的肿瘤有胰岛素瘤、垂体瘤、副神经节瘤和甲状腺髓样癌。

在同时接受治疗剂量奥曲肽（善得定）治疗的患者，OctreoScan 显像的敏感性明显降低，提示与生长抑素受体的结合受到抑制。因此，在接受 OctreoScan 显像前，应考虑暂时停止奥曲肽治疗。如果暂停奥曲肽不太可能，即使患者仍在继续治疗，还是可以尝试进行显像。已经发现奥曲肽用于胰岛素瘤患者时可引起严重的低血糖症。由于 OctreoScan 是奥曲肽的类似物，在对疑为胰岛素瘤的患者进行显像评估时，给予 OctreoScan 前及给药期间，应静脉内给予葡萄糖。

（2）^{111}In-DOTA-LAN 制备及标记：DOTA-LAN 以兰乐肽（D-βNal-Cys-Tyr-D-Trp-Lys-Val-Cys-Thr-NH$_2$）和 DOTA 作为原材料，通过一个 3 步反应体系合成及标记。简而言之，产物（[DOTA-(D)-Nal^1]-LAN）在合成后被 C$_{18}$ 反相层析柱和用水 / 乙腈 /0.1% 三氟乙酸作溶媒体系的高效液相色谱（HPLC）柱（Waters Corp，Milford，MA）纯化。然后用水 / 乙腈 /1% 醋酸作溶媒体系的 HPLC 进行第二次纯化产生一种纯乙酸盐化合物（纯度，97%[RP$_{18}$-HPLC]；质谱测量，发现有 1 504MNa$^+$ 被快速原子所轰击）。用 ^{111}InCl$_3$（无附加载体，＞1 850MBq/ml，溶于 0.05mol/L 的 HCl）对 DOTA-LAN 进行放射性标记。调节 pH 至 4.0，用以 4mmol/L 的依地酸盐为展开剂的快速薄层层析法对放射性标记结合物进行质控。结合放射性的肽停留在原点，而先前非复合的放射性金属则作为一种 EDTA 复合物向展开剂前端移动。在用无菌 Millex GV 0.2mm 滤膜（Millipore，Milford，MA）进行过滤灭菌前，放射标记的肽被规范化地溶于 0.075mol/L NaCl、0.05mol/L NH$_4$OAc、0.2mol/L 抗坏血酸（ascorbic acid）和 0.1% 人血清白蛋白。^{111}In-DOTA-LAN 的比活度大约可达 20MBq/nmol。

（3）γ 相机显像及数据分析：用带中能准直器的 γ 相机或 SPECT 进行平面和 SPECT 采集。以"弹丸法"静注 ^{111}In-DOTA-LAN 于体内（150MBq；7nmol DOTA-LAN/ 人）。两个能峰（173keV 和 247keV）的窗宽都设为 20%。给药后分别于 30 分钟、3～6 小时、24 小时及 48 小时连续全身采集前位及后位图像（矩阵 256×1 024；15min/ 帧）。通常在全身扫描后 3～6 小时和 / 或 24 小时进行 SPECT（矩阵 128×128）和平面采集（矩阵 256×256；计数 500K 计数）。SPECT 显像环形采集 360°，每 6° 采一帧，每帧 40～50 秒。采用滤波反投影及三维低通后滤波（3-dimensional low-pass postfiltering），将所有扫描重建成三个 7mm 层厚的投影。γ 相机数据被储存于磁盘中，然后用 γ 相机采集图像时所用的专业计算机软件中的标准方法对其进行处理。

4. 正电子发射断层显像（PET）

（1）生长抑素：在过去的几十年里，虽然 ^{111}In 标记的生长抑素类似物显像剂作为神经内分泌肿瘤显像诊断的"金标准"，但是近年来 ^{68}Ga 标记生长抑素类似物 PET/CT 显像已经显示出明显的优势，在临床上的应用也越来越多，完全改变了神经内分泌肿瘤的诊断路径。Reubi JC 等人首次的研究报道了许多核医学感兴趣的放射性核素金属螯合肽连接标记的生长抑素亚型（表 57-2）。他们发现放射性配体分子小的结构改变，引入金属离子的标记方法。主要研究结果包括五倍的改善 ^{68}Ga 标记 SST2 与 DOTA-[Tyr3]- 奥曲肽结合的亲和力，这表明 Ga 标记显像剂的亲和力是 OctreoScan 的 9 倍。

许多研究证明，^{68}Ga-DOTA- 奥曲肽 PET 或 PET/CT 显像具有非常高的肿瘤与非肿瘤比值，肾脏摄取低，对于病灶的检查率明显高于 ^{111}In- 奥曲肽显像。^{68}Ga-DOTA- 奥曲肽 PET/CT 生长抑素受体显像在以下几个方面明显优于 ^{111}In- 奥曲肽显像：① ^{68}Ga-DOTA- 肽的合成相对简便、经济，而且还可在没有加速器的中心开展；② PET/CT 显像比 ^{111}In 标记的 SRS 耗时少（仅 2 小时，而不需要 4 小时加 24 小时采集）；③ PET/CT 显像可对感兴趣区进行半定量分析，已有表明其 SUV$_{max}$ 可作为预后的因子。此外，其他的优点之一是 PET 显像具有更高的空间分辨率，对于＜10mm 的小病灶分辨率远远优于常规的 γ 相机，对于 ^{68}Ga-DOTA-NOC PET/CT 显像提示有全身转移的患者，可以使用 ^{177}Lu-DOTA-TATE 实施靶向内照射治疗（图 57-2，图 57-3）。

^{68}Ga-DOTA 多肽结构是由一个活性部分直接与 SST（TOC、NOC、TATE）、螯合剂（DOTA）和 β 发射体核素（^{68}Ga）结合。不同的显像剂（DOTA-TOC，DOTA-NOC，DOTA-TATE）与 SST 亚型的亲和力也不同，但是都能与 SST2 和 SST5 结合，仅 DOTA-NOC 还显示与 SST3 有很好的亲和力。然而，目前还不清楚这些受体的亲和力的差异在临床上有什么影响，因此没有迹象表明应该优先使用哪一种而不使用另一种化合物。

（2）^{18}F-FDG PET/CT 显像：近年来，以 ^{18}F-FDG 为显像剂的正电子发射断层显像在肿瘤评价中的应用急剧增加，目前已广泛用于许多的肿瘤诊断、分期、再分期和治疗反应的监测。^{18}F-FDG 的摄取主要与肿瘤的活力有关，但在多种肿瘤类型中，随着 ^{18}F-FDG 的摄取增加，肿瘤显示出更强的侵袭性及具有更差的预后。

表 57-2　人 SST1～SST5 受体系列生长抑素类似物的亲和力（IC_{50}）

多肽	hSST1	hSST2	hSST3	hSST4	hSST5
SS-28	5.2±0.3	2.7±0.3	7.7±0.9	5.6±0.4	4.0±0.3
Octreotide	>10 000	2.0±0.7	187±55	>1 000	22±6
DTPA-octreotide	>10 000	12±2	376±84	>1 000	299±50
DOTA-TOC	>10 000	14±2.6	880±324	>1 000	393±84
Y-DOTA-TOC	>10 000	11±1.7	389±135	>10 000	114±29
DOTA-LAN	>10 000	26±3.4	771±229	>10 000	73±12
Y-DOTA-LAN	>10 000	23±5	290±105	>10 000	16±3.4
DOTA-VAP	>10 000	29±7	419±104	743±190	80±19
DOTA-VAP	>10 000	12±2	102±25	778±225	20±2.3
DOTA-OC	>10 000	14±3	27±9	>1 000	103±39
Y-DOTA-OC	>10 000	20±2	27±8	>10 000	57±22
Ga-DOTA-TOC	>10 000	2.5±0.5	613±140	>1 000	73±21
Ga-DOTA-OC	>10 000	7.3±1.9	120±45	>1 000	60±14
In-DTPA-[Tyr3]-octreotate	>10 000	1.3±0.2	>10 000	433±16	>1 000
DOTA-[Tyr3]-octreotate	>10 000	1.5±0.4	>1 000	453±176	547±160
Y-DOTA-[Tyr3]-octreotate	>10 000	1.6±0.4	>1 000	523±239	187±50
Ga-DOTA-[Tyr3]-octreotate	>10 000	0.2±0.04	>1 000	300±140	377±18

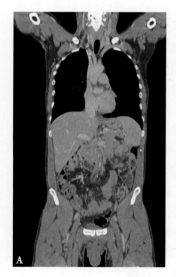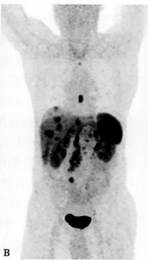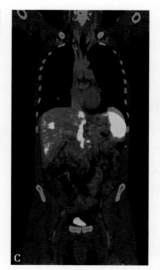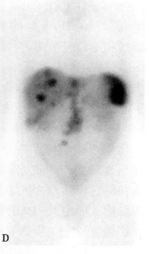

图 57-2　十二指肠神经内分泌肿瘤伴转移患者 PET/CT 显像及诊疗一体化

62 岁男性。A. CT；B. ^{68}Ga-DOTA-NOC PET 显像；C. PET/CT 融合图像，显示十二指肠、肝脏、骨、淋巴结等显像剂摄取增高；D. ^{177}Lu-DOTA-TATE 7 500MBq 治疗后全身显像

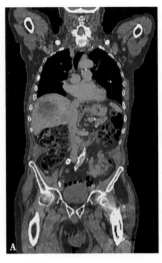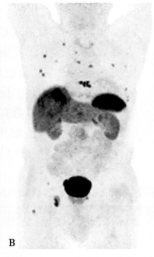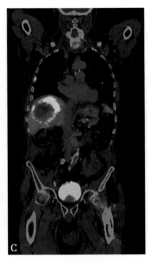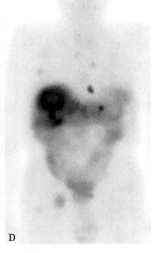

图 57-3　肺神经内分泌肿瘤（G1）伴广泛转移患者 PET/CT 显像及诊疗一体化

88 岁男性。A. CT；B. ^{68}Ga-DOTA-NOC PET 显像，双肺、肝脏、骨、淋巴结多发侵犯和转移；C. PET/CT 融合图像；D. ^{177}Lu-DOTA-TATE 7 500MBq 治疗后全身显像

以不同的放射性核素标记的化合物作为显像剂的 PET 显像促进了肿瘤生物化学研究，当肿瘤摄取显像剂的量超过周围正常组织则可实现肿瘤的定位诊断，^{18}F-FDG 用于肿瘤显像，其反映的是肿瘤组织中的糖代谢增强。在一些病例中，NET 为高度和中度分化，由于肿瘤缓慢的生长和多半正常的糖代谢，^{18}F-FDG PET 显像可能为阴性，尤其是低度恶性的淋巴瘤和分化型甲状腺癌，随着恶性度和未分化度增加，其摄取和储存放射性碘的能力丧失，而与此同时糖酵解及 ^{18}F-FDG 摄取却增加。在某些病例中，^{18}F-FDG PET 效果不理想便可用这种假说来解释。

^{18}F-FDG PET/CT 显像主要适应证包括黑色素瘤、胃肠胰道及肺的 NET、小细胞肺癌、嗜铬细胞瘤和副神经节瘤、甲状腺髓样癌等。

（3）3,4- 二羟基 -6-[（18）F] 氟 - 苯丙氨酸 -PET（^{18}F-DOPA-PET）：通过比较组织学与免疫组化学结果，发现表达 5- 羟色胺的肿瘤尤能摄取 ^{18}F-DOPA。因为 DOPA 在胰腺肿瘤中被脱羧，摄取机制归因于已知很久的神经内分泌肿瘤能够摄取氨基酸，并通过脱羧作用把它们转变为生物胺，然后把生物胺储存于囊泡中的事实。据此产生了只有产胺的肿瘤才能用 ^{18}F-DOPA PET 显像的假说。然而，该假说有待进一步研究证实。

^{18}F-FDG 被广泛用于各种肿瘤的显像。然而，有时候该显像剂也并不能被神经内分泌肿瘤明显摄取，这些肿瘤的一个普遍特征是氨基酸的摄取

及代谢，其便是胺前体摄取脱羧作用或 APUD（指遍布全身的神经内分泌系统）的来由。该摄取氨基酸并通过脱羧作用把它们转变为生物胺后储存于囊泡中的特性，已被用于以 ^{11}C-DOPA 为显像剂的胰腺神经内分泌肿瘤的 PET 显像。此外，也有报道成功应用 ^{18}F-DOPA PET 对 NET 进行分期。

^{18}F-DOPA PET 显像潜在的局限性为在十二指肠和胰腺有很强的生理性摄取，这可能掩盖位于这些部位的肿瘤；另外，肠道的非特异性浓聚也可能导致假阳性结果。

虽然 ^{18}F-FDG PET 及 ^{18}F-DOPA PET 已被用于神经内分泌肿瘤（如类癌瘤）的全身显像，但显像剂的摄取却有相当大的可变性，这种可变性可用胃肠神经内分泌肿瘤的异质性来解释，这些肿瘤在生物、组织及临床特征方面呈现出极大差异，该差异可以从典型高分化的类癌瘤至低分化的神经内分泌癌（小细胞癌）。由于这种异质性，存在各式各样以不同的标准进行的分类。这些标准包含嗜银性、组织学生长模式、原发肿瘤部位、肿瘤直径、转移和激素生成。在当前的一些研究中，仅依照生物行为（良性或恶性）、分化程度和 5- 羟色胺表达来进行肿瘤分类。

总之，PET 是一种颇有价值的诊断神经内分泌肿瘤的工具。它能检测出其他方法无法发现的微小病变，这对术前评估有很大价值。此外，它还被用于疗效的监测。

显像方法：显像剂：3,4- 二羟基 -6-[（18）F]

氟 - 苯丙氨酸（^{18}F-DOPA）或 ^{11}C-5- 羟色氨酸（^{11}C-5-HTP）；采用 PET 或 PET/CT、PET/MR 扫描仪进行显像，显像剂剂量：300MBq（^{18}F-L-FDOPA）；显像时间为注药后 30 分钟开始，患者在 ^{18}F-DOPA PET 显像前至少禁食 2 小时。

主要适应证：①胃肠胰通道和肺的 NET；②小细胞肺癌；③NET 脑转移；④嗜铬细胞瘤和副经节瘤；⑤甲状腺髓样癌。

（4）^{68}Ga-DOTA 肽与 ^{18}F-DOPA 或 ^{18}F-FDG 对 NET 诊断的比较：Ambrosini 等的研究表明，^{68}Ga-DOTA-NOC 对神经内分泌肿瘤具有较高的阳性率。同样，^{68}Ga-DOTA-TATE 阳性率也很高，一组 25 例 NET 患者 55 个病灶中有 54 个为阳性，与此相比 ^{18}F-DOPA 只发现 29 个病灶（两者的敏感性分别为 96% vs 56%）。

虽然 ^{18}F-FDG 在 NET 细胞的代谢率较慢，其应用价值受限，但 ^{18}F-FDG 在 NET 病灶检测方面也可发挥作用，因为在同一患者的不同病灶以及相同肿瘤的不同区域内，患者之间的 NET 的分化程度变异较大。在病灶中检测到的 FDG 摄取与临床预后是相关的，因为它反映的是低分化的肿瘤细胞，提示预后不良，临床上需要采用包括化疗在内的不同方法治疗。很少有研究比较非胃肠胰腺神经内分泌肿瘤（肺 NET 和甲状腺髓样癌）DOTA 肽（DOTA-TOC 和 DOTA-TATE）与 FDG 的不同摄取模型。从临床的角度来看，可以认为，在低分化 NET（低 SST 表达）患者或 SST 低表达形式（如甲状腺髓样癌）为特征的 NET 患者 ^{18}F-FDG 优于 ^{68}Ga-DOTA 肽显像。

5. 其他核医学显像方法

（1）全身骨显像：在 NET 的骨转移病灶检测上仍是有用的。^{99m}Tc- 五价 - 二巯基丁二酸（^{99m}Tc-DMSA-V）被报导可用于甲状腺髓样癌。

（2）^{99m}Tc- 甲氧异丁异腈（^{99m}Tc-MIBI）或 ^{99m}Tc-tetrofosmin 显像：在肿瘤细胞中的浓聚机制：^{99m}Tc-MIBI 或 ^{99m}Tc-tetrofosmin 的胞内靶位是线粒体内基质，它们的生物学行为类似于 Na^+，通过细胞膜上的 Na^+/H^+ 反向转运体系和可能的 Na^+/Ca^{2+} 交换通道摄取。线粒体膜电位是 MIBI 浓聚于胞内的驱动力。MIBI 的效果明显强于 tetrofosmin。该过程相对被动弥散而言更有可能为一种继发主动转运机制。应用 MIBI 和 tetrofosmin 进行黑色素瘤和小细胞肺癌显像已见报道。由于相对较低的敏感性，极少被用作临床常规显像。

（3）放射免疫显像：关于用单克隆抗体进行 NET 显像仍存争议，且已被报道的结果也为数不多。尽管用抗 -CEA（癌胚抗原）抗体或其他单克隆抗体对 MTC 等肿瘤进行显像已有报道，但放射免疫显像却仍远远未被作为 NET 患者常规处理的方式之一而得到认可。首先，因其较低的敏感性；其次，由于其可诱导人抗鼠抗体（HAMA）形成。

（4）胆囊收缩素（CCK）-B/ 胃泌素受体：近来，Behr 等报导了胆囊收缩素 -B（CCK-B）/ 胃泌素的放射性标记衍生物在 MTC 及小细胞肺癌（也可能包括其他一些神经内分泌肿瘤）显像中的价值。这些原始数据提示 CCK-B 受体配体可能是一类新型有用的可用于诊断各种类型肿瘤（表达 CCK-B 受体）的受体结合肽。胆囊收缩素 -2 受体（CCK2R）是另一种肽受体，在甲状腺髓样癌（MTC）、小细胞肺癌（SCLC）、胃肠道间质瘤（GIST）以及胰岛素瘤等恶性肿瘤常常有高表达。

（5）铃蟾肽 / 胃泌素释放肽受体显像：胃泌素（BN）是一种由 14 个氨基酸组成的与胃泌素释放肽（GRP）受体有高亲和力的神经肽。GRP 受体可被一些 NET 表达，如 MTC。然而，对 NET 行 BN/GRP 受体显像的经验还有限，还需要进一步实践作出明确结论。

（6）胰高血糖素样肽 -1（glucagon-like peptide-1，GLP-1）受体显像：在所有的良性胰岛素瘤 GLP-1 受体为高表达，但是在胃泌素瘤也有高表达。在良性胰岛素瘤的定位诊断方面，GLP-1 受体显像可能优于生长抑素受体亚型 2（SST2）显像。

第二节　胃肠胰神经内分泌肿瘤

胃肠胰神经内分泌肿瘤比较少见，发病率为（2～3）/10 万，该肿瘤的生物学表现极其多样化，且其有时出现特有的临床症状，如脸红、腹泻、低血糖症和胃溃疡。

一、类癌

类癌（carcinoid）是一类罕见的肿瘤，具有最低的恶性度，发病率为（1.2～2.4）/10 万。该类肿瘤细胞（也被称作肠嗜铬细胞或 Kulschitsky 细胞）遍布全身，多见于胃肠道（90%）、支气管上皮、泌尿生殖道、甲状腺和胸腺。极具特色处是其基于其嗜银性的组织学，或通过以直接抗其特异性细胞产物的抗体进行的免疫细胞化学分析可证实出其存在。然而，组织学和细胞学都不能区分出类癌的良恶性。出现远处转移被视为恶性的唯一标准。

据其解剖起源部位，Williams 和 Sandler 将这些肿瘤细分为以下亚群：前肠、中肠和后肠。

1. 前肠类癌 这类包括位于呼吸道、胃、胰腺和胸腺的肿瘤。它们为嗜银性阳性而亲银性阴性。此外，它们包含 5- 羟色胺及小颗粒（大约 180nm）并且可能产生及分泌激素，例如促肾上腺皮质素（ACTH）和 5- 羟色氨酸（5-HTP），其好发转移部位为骨骼。

2. 中肠类癌 指位于小肠、右半结肠和阑尾的类癌。相对于前肠类癌和中肠类癌为亲银性阳性，包含较大的细胞质颗粒（230nm），也产生 5- 羟色胺，取代分泌 ACTH 和 / 或 5-HTP，它们释放速激肽和转移至肝脏引起典型的类癌综合征。

3. 后肠类癌 指位于横结肠和降结肠、乙状结肠和直肠的类癌。它们很少转移至骨骼，也很少分泌 5-HTP 或 ACTH，为亲银性阴性而嗜银性阳性。

这类神经内分泌肿瘤的恶性度变化相当大。类癌最多见于阑尾，发生于该部位的病例常呈良性且只有在行阑尾切除术时才能被附带地诊断出来。当转移出现于肝脏（导致类癌综合征，包括一系列症状，如气喘、多汗、腹鸣（borborygmi）、头痛、腹泻、皮疹、脸红、体重减轻、心内膜纤维化和纳差）、淋巴结或骨骼时，便可确定为恶性。如前述，大多数类癌好发于胃肠胰消化道。

近年来，新的分类法包括类癌的组织学特征。在该修正体系下，典型的类癌被归类为分化好的神经内分泌肿瘤，而"非典型的（atypical）"或"未分化的（anaplastic）"类癌被描述为具有更强核异型性、更高有丝分裂活性或坏死区域特点的肿瘤。后者已被定义为分化差的神经内分泌癌。

该病的分期需要进行 CT/MRI。虽然形态学显像方法在发现肿瘤的总数方面敏感性最高，但其却一再被证实在原发肿瘤的定位和淋巴结分期上效果不佳。其原因可能在于原发肿瘤通常很小并且多位于空腔脏器的管壁上。众所周知，形态学淋巴结分期的缺点为缺乏可靠的标准，因其仅能根据大小来进行评价。由于一些不确定性因素，淋巴结大小的界定又稍有不同，有些人用淋巴结的长轴，而另一些人却用短轴。

由于上述缺点，一些功能显像方法，如 MIBG

显像和生长抑素受体显像被得以开展。据报导，MIBG 显像的敏感性有 44%～84%（累积敏感性 70%）；而生长抑素受体显像的敏感性有 71%～100%（累积敏感性，86%）。在类癌的应用中，生长抑素受体显像似乎是既能发现原发部位又能探测转移灶的方法（图 57-4）。在常规临床实践中，^{18}F-FDG 代谢或 ^{18}F-DOPA PET 显像可能对少数用生长抑素受体显像鉴别肿瘤失败的患者有用（图 57-5，图 57-6）。然而，^{18}F-FDG PET 和 ^{18}F-DOPA PET 是很有前途的显像方法，并且是形态学显像方法有用的补充，因为它们可改善胃肠类癌的原发肿瘤定位与淋巴结分期。

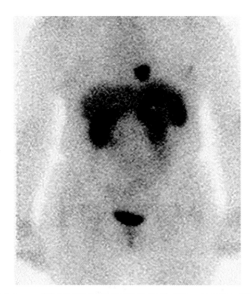

图 57-4 一例 54 岁心脏类癌患者的 ^{111}In-DOTA- 奥曲肽显像（注射显像剂后 6 小时全身显像）

二、胰岛细胞瘤

胰岛细胞瘤是胰腺的内分泌肿瘤，起源于 Langerhans 岛（胰岛）的细胞。它们被细分为临床静止型（有功能的）和最低程度功能型（更常被描述为无功能的或无分泌的）肿瘤。功能性肿瘤可分泌大量的激素入血，引起一种特征性综合征；而无分泌的病变至少可产生一种激素，纵使其量极少以致不能产生与特定激素相关的临床症状，于是症候学将受空间占位效应所限制。

在人的胰腺中共计有 100 万个胰岛。胰岛主要由四种细胞构成，B 细胞数目最多，占胰岛细胞总量的 50%～70%，其可产生胰岛素；A 细胞占胰岛细胞总量的 5%～20%，其分泌胰高血糖素；PP 细胞分泌胰多肽，占胰岛细胞总量的 10%～35%；

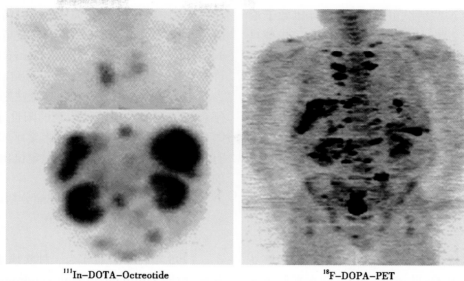

图 57-5　一例 57 岁男性类癌(回肠)患者,奥曲肽显示纵隔、肝脏、腹部和骨盆的病变,
^{18}F-DOPA 比 ^{111}In-DOTA- 奥曲肽显示更多的病变

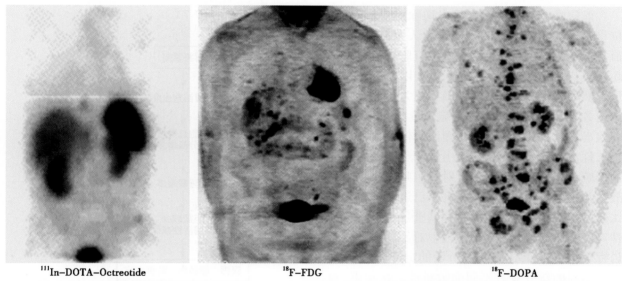

图 57-6　一例 60 岁男性类癌应用 ^{86}Y-DOTA-OCT 治疗后的患者显像,可见奥曲肽显像仅显示胸骨和盆腔的病灶,而 ^{18}F-DOPA 显示广泛的病灶

D 细胞产生生长抑素,约占胰岛细胞总量的 5%。更多细胞还包括 G 细胞(产生胃泌素)、D1 细胞(分泌血管活性肠肽)和肠嗜铬细胞。

各种胰岛细胞瘤均已据其各自主要产生的激素被命名,即胰岛素瘤、胃泌素瘤、血管活性肠肽瘤、胰高血糖素瘤、胰多肽瘤、生长抑素瘤和生长激素释放因子瘤。

(一)胰岛素瘤

胰岛素瘤是一种罕见的疾病,其发病率每年仅约为 4/100 万人。它们起源于胰腺的 β 型胰岛细胞,占所有胰腺内分泌肿瘤的 90% 多。女性患病率为男性的两倍,且多发生于 50～60 岁年龄段。该肿瘤常呈散发性,仅有 4% 为家族性,后者常呈多发性及合并多发性内分泌腺瘤 1 型(MEN1)等。大多数胰岛素瘤均匀地分布于胰腺内,异位罕见。

胰岛素瘤大多为有功能的良性肿瘤(>90%),产生大量引起主要临床症状的胰岛素,这些主要症状为高胰岛素血症性低血糖。由于这种病理性的激素水平,导致患者产生神经性低血糖症状,例如意识模糊、人格改变、虚弱、头晕、意识丧失、健忘和惊厥。这些情况可能不太突出，以致于诊断常要延误至 2 年（中位数）后。患者也可出现自主症状，如多汗、颤抖、心悸和气短。据观察，进食后症状可减轻，而在清晨发作更为频繁，并且锻炼、禁食和饮酒后症状可加重。由于高胰岛素血症及碳水化合物渴求，相对其他 NET，患者可出现体重增加。

诊断要点是基于 Whipple 三联征的生化检查：①禁食诱导出低血糖发作；②发作时，血糖水平低于 2.mmol/L（45mg/dl）；③给予葡萄糖后症状迅速减轻。

另外，为了证实高胰岛素血症性低血糖，C-肽分析对于排除人为性低血糖血症有帮助。胰岛素瘤患者具有高 C-肽浓度，而 C-肽水平低下或缺如则意味着给了外源性胰岛素。此外，应当确定没有服用抗糖尿病药物，因为这也可导致餐后 4 小时的低血糖。

该病唯一治疗方法为手术切除，因此术前定位诊断尤为重要。Hashimoto 等认为，广泛的术前定位是不必要的，因为手术探查联合应用术中超声可以判定出他们研究中 90% 以上的胰岛素瘤。然而，大多数外科医生确实更为喜欢在术前申请各种显像方式以明确肿瘤部位。80%～90%的胰岛素瘤体积小于 2cm，因而降低了各种显像方法探测的敏感性。此外，由于肠气覆盖及肥胖的影响，胰腺的显像对于放射线医师仍是一个挑战。为了找到最好的显像方法，已进行了许多对比研究。Kuzin 等设计的研究调查了 120 例器质性高胰岛素血症患者，在研究中对不同显像方法进行了比较，还涉及了原发肿瘤的定位（表 57-3）。

不同的研究具有不同的敏感性。在超声、血管造影和动脉刺激静脉采样法的研究中，Lo 等描述了类似的结果（分别为 33%、52%、90%）。在 Lo 等的研究中，用 CT 进行肿瘤定位的精确性为 44%，高于 Kuzin 等的结果。Chatziioannou 等对许多有关该问题的研究进行了总结，发现不同的诊断工具间存在巨大差异。处理法则偏爱于用非侵袭方法至少发现两处清晰的阳性定位。然而，即使没有找到病灶，也不能否定手术探查，因为有经验的外科医生可以在术中定位出 75%～95% 的胰岛素瘤。

临床上，SRS 已被用于肿瘤分期。^{123}I-VIP 已显示出对胰岛素瘤显像的价值。

（二）胃泌素瘤

1995 年胃泌素瘤作为一种疾病实体——卓-艾综合征（Zollinger-Ellison syndrome）被首次得以公认，该病主要特点为胃酸分泌过多和因此而产生的并发症，例如分泌性腹泻、脂肪泻、低钾血症、消化性溃疡和食管炎，还可能导致患者严重的营养不良（图 57-7）。

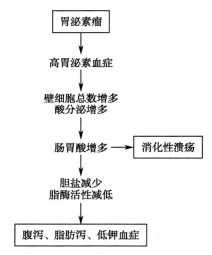

图 57-7　胰岛肿瘤伴发综合征（Z-E 综合征）的发病机制

表 57-3　不同诊断方法对胰岛素瘤诊断和定位的敏感性

诊断方法	定位 /%			大小 /%			总计
	胰头	胰体	胰尾	<1cm	1～2cm	>2cm	
超声显像（n=78）	16.7	50.0	23.0	10.0	21.4	53.8	29.5
CT（n=38）	30.7	24.0	19.0	20.2	18.7	40.0	24.2
血管造影（n=118）	52.3	73.0	60.2	36.0	70.4	83.6	55.9
ASVS（n=17）	100.0	60.0	100.0	NS	NS	NS	90.0
术中触诊（n=117）	93.7	84.3	84.6	82.0	85.7	93.3	90.0
术中超声（n=37）	100	100	100	100	100	100	100

ASVS＝动脉刺激静脉采样

胃泌素瘤约占所有胰岛细胞瘤的 18%，可出现于占总数 0.1% 的消化性溃疡患者和 2% 的复发性溃疡病患者。25% 的胃泌素瘤看似 MEN1，男性发病率为女性的 3 倍，诊断时的平均年龄主要介于 50～60 岁之间。尽管大多数胃泌素瘤呈恶性，但它们往往进展缓慢。最初的研究发现，通过超声内镜观察到大多数肿瘤（80% 以上）发生于"胃泌素瘤三角"的解剖区域，该三角的边界点包括上方的胆囊管与胆总管的汇合点、下方的十二指肠降部与横部的接合点以及中间的胰头与胰颈的接合点。

最常见的胰腺外部位为十二指肠，其次为胃、骨骼、心脏、卵巢、肝脏以及淋巴结。一个常见的疑问是在胰周及十二指肠周围淋巴组织中发现的胃泌素瘤究竟是代表转移性病变还是原发性肿瘤。Herrmann 等设计了一个基于尸检的研究，为了确定产生胃泌素的细胞是本身就存于胃泌素瘤三角的淋巴结之中还是转移所致，他们检查了 20 例尸检病例，因为其中存在神经内分泌细胞，通过用针对泛神经内分泌物质（突触素）和特异性神经肽（胃泌素）的抗体进行免疫组化技术来确定。他们研究的结论予以在胚胎发育过程中腹胰芽背旋期间胃泌素瘤前体细胞可被驱散进而融入淋巴组织中的理论得到很好的支持。

虽然普遍认为胃泌素瘤含有及分泌高生物活性浓度的完全处理分子形式的胃泌素，但是近来研究表明，前胃泌素的翻译后处理改变也可能是该疾病的特征之一。通过免疫组化分析，Dockray 和 Walsh 在卓 - 艾综合征患者的血清中发现了不同寻常的胃泌素成分。用直接抗 G17 氨基端的区域特异性抗血清发现了一种高循环浓度的 G17 氨基端的十三肽片段。在胃泌素瘤细胞中，这种胃泌素处理的长度的变化可能与肿瘤的去分化程度相关，因此可作为肿瘤转移的指征。

为了明确此类肿瘤的本质，国外研究者进行了一项 212 例卓 - 艾综合征患者为期 18 年的随访调查，该组患者中有 31% 的死亡。然而，死亡原因与肿瘤相关者仅占所有已故人数的一半。有趣的是，与卓 - 艾综合征无关的死亡的主要原因是酒精相关性疾病及其他原发性恶性疾病。

高胃泌素血症为该病诊断的基础，其产生原因很多，例如胃萎缩、恶性贫血、慢性萎缩性胃炎和胃癌。至于鉴别方法，已经开展了选择广泛的激发试验，最可靠的是胰泌素试验，该试验分别测定了弹丸法静注胰泌素（2U/kg）前 10 分钟及 1 分钟和静注后 2 分钟、5 分钟、10 分钟、20 分钟及 30 分钟时血清中的胃泌素浓度。卓艾综合征患者的血浆胃泌素和酸分泌可急剧增加，而正常对照的分泌则未受明显影响。其他的激发试验还包括钙输注试验和标准餐试验。

胃泌素瘤的定位诊断方法，目前已有几种显像方法得到临床应用，如超声内镜、[18]F-DOPA PET 显像和生长抑素受体显像（图 57-8）。该病的治疗应采用全切术，通过控制胃酸高分泌（主要通

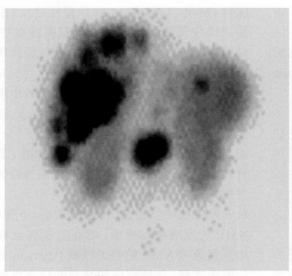
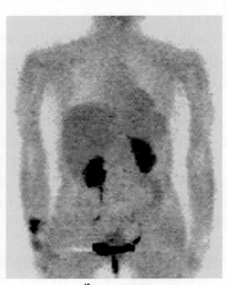

^{111}In–DOTA–Octreotide　　[18]F-DOPA PET

图 57-8　一例 47 岁胃泌素瘤女性患者的 SRS(^{111}In-DOTA-OCT)和 PET 显像，该患者 DOPA PET 显像为假阴性，而 SRS 显像可见肝脏和腹部病灶并通过 CT 证实

过应用组胺受体拮抗剂，尤其是奥美拉唑、兰索拉唑和泮托拉唑）可使症状得以减轻。

（三）生长抑素瘤

产生生长抑素的细胞遍布于正常人体组织，例如胰腺、胃肠道和中枢神经系统。由于发病率只有 1/4 000 万，产生生长抑素的肿瘤总计不到所有胃肠内分泌肿瘤的 1%。它们的临床行为及组织病理学是不一致的，均赖于其原发部位是胰腺、十二指肠还是空肠。

约 70% 的生长抑素瘤见于胰腺。生长抑素可以广谱地抑制内分泌（包括胰岛素、胰高血糖素、生长激素、胰泌素、胃泌素、胆囊收缩素、碳酸氢盐及葡萄糖依赖性胰岛素释放肽）和外分泌过程，以及胆囊和胃的肌肉运动功能。被胰腺肿瘤细胞分泌过多的生长抑素加强了自身生理作用，继而引起生长抑素瘤综合征，包括高血糖（由于胰岛素释放抑制）、胆石症（由于胆囊运动减退及胆囊收缩素 - 肠促胰酶肽分泌极低）和食物消化不良（导致脂肪泻和胰腺外分泌不足）。胰腺生长抑素瘤被认为较肠生长抑素瘤更具恶性，因其具有更高的转移倾向。转移的预后因素是肿瘤大小（临界大小约为 2cm），由于十二指肠肿瘤较胰腺肿瘤更易于发现，故而后者通常大于 2cm。

十二指肠生长抑素瘤可较早被发现，为此其也更易于在较小时被手术切除，被认为是具有更为良性的本质。较胰腺生长抑素瘤而言，十二指肠生长抑素瘤很少出现生长抑素瘤综合征，其在临床上有代表性的临床表现包括胆道梗阻、腹痛、黄疸、呕吐、体重减轻、十二指肠溃疡和贫血。该肿瘤的好发部位为 Vater 壶腹，其次为壶腹周围区域。十二指肠肿瘤也是很独特的类型，因为它们常常并发Ⅰ型神经纤维瘤病（Von Recklinghausen disease）。

（四）生长激素释放因子瘤（GRFoma）

1982 年，该肿瘤被得以首次描述且报道的病例很少。生长激素释放因子的分泌刺激正常垂体过度释放生长激素，继而引起肢端肥大症。生长激素释放因子瘤的发病率少于由异位来源的生长激素引起的肢端肥大症患者总数的 2%。

（五）血管活性肠肽瘤

血管活性肠肽瘤总计不足胃肠神经内分泌肿瘤的 2%。尽管胰岛细胞，尤其是 D1 细胞，仅分泌极少量的 VIP，胰腺仍是绝大多数成人血管活性肠肽瘤的起源。就儿童来说，血管活性肠肽瘤常见于胰外，如交感神经链，并且以神经节细胞瘤、神经母细胞瘤和神经纤维瘤形式出现。

这些肿瘤与部位无关，常常显示出极具戏剧性的临床表现，最突出的特点是大量水样分泌性腹泻、低钾血症及胃酸过少，可归纳之为 WDHH 或是 Verner Morrison 综合征。其他症状还包括酸中毒、高钙血症、低镁血症、糖耐受、脸红和体重减轻。

大多数血管活性肠肽瘤出现于胰腺内，75% 位于胰腺体尾部而剩下的 25% 位于胰头。如前述，主要临床表现是大量等渗性腹泻，其可致使持续禁食。日大便量少于 700ml 者可排除血管活性肠肽瘤的诊断，因此该病也被称作胰性霍乱。80% 患该肿瘤的患者每天排泄 3L 以上的大便。

（六）胰高血糖素瘤

主要产生胰高血糖素的胰腺 α 细胞瘤仅占所有十二指肠胰腺区神经内分泌肿瘤的 1%。其年发病率约为 1/2 000 万人；女性较男性多见。至于恶性度，已用免疫细胞化学法鉴定了两种不同类型的胰高血糖素瘤：一种合并胰高血糖素瘤综合征，在固相显微模式下表现为单个大的病灶，具有低或无胰高血糖素免疫反应活性及高恶性发病率；另一种不合并胰高血糖素瘤综合征，在回旋显微生长模式（gyriform microscopic growth pattern）下表现为多发性小肿瘤，具有强胰高血糖素免疫反应活性并且常为良性。该病可因腹痛或者包块症状而被患者发觉。

胰高血糖素瘤综合征由体重减轻、非酮症糖尿病、唇炎、口腔炎、正常性慢性贫血（由胰高血糖素诱导骨髓抑制所致）、低氨基酸血症、睑炎、结膜炎、血栓栓塞发病率增加以及最具代表性的坏死溶解移行性红斑（NME）组成。据 Beattie 等报道，平均 57% 的胰高血糖素瘤患者出现此综合征。实验室所见包括高血糖、贫血、低氨基酸血症及升高的血清胰高血糖素水平。

胰高血糖素瘤的关键症状是 NME，其以带匐行性进行性边缘的不规则环形皮疹为特征。在这些病灶中央可出现水疱，随后其可溃烂及结痂。最常发生的部位为会阴、四肢末端、下腹和面部。NME 的发病机制不明，增高的胰高血糖素水平可直接导致 NME 的假说已被 Peterson 等的体外研究所支持，该研究证明增高的胰高血糖素水平可产生大量的表皮花生四烯酸，其是皮肤炎性改变的关键物质。其他支持这一假说的因素为在因手术切除肿瘤或生长抑素类似物治疗致使血清胰高血糖素水平正常后皮疹可以减轻。另一方面，Mullans 等报道在非胰高血糖素瘤相关的 NME 患者中，仅有 52% 出现血清胰高血糖素水平升高。NME 的进展经讨论也被归于胰高血糖素的间接效应（刺激糖原合成、糖合成、生酮作用以及因此而诱导的全身分解代谢状态）。

胰高血糖素瘤显像可用常规方法获得：超声（超声内镜更佳）、CT、^{18}F-DOPA PET 与 SRSS，后者被予以特别的关注，因为众所周知，胰高血糖素瘤可高密度表达生长抑素受体。然而，大量针对 CT、PET（使用不同显像剂）和 SRSS 进行的对比研究表明，大体上就所有胃肠胰神经内分泌肿瘤而言，总体敏感性总计都约达 93%，因而当同 CT 或 PET（以 ^{18}F-DOPA 或 5-羟色氨酸为显像剂）比较时，SRSS 并不能令人十分满意。

与其他肿瘤一样，原发灶的手术切除是治疗的首选。不幸的是，胰高血糖素瘤具有较高的恶性潜能，以至于 60% 的患者在诊断时便出现肝脏、淋巴结、肾上腺或脊椎转移，而丧失了手术根除的可能。由于胰高血糖素瘤可高密度表达生长抑素受体，应用生长抑素类似物治疗可使症状得以减轻。化学疗法（链脲霉素更佳）也曾经被报道可使症状得以减轻。

第三节　神经母细胞瘤

嗜铬性肿瘤可发生于单或双侧肾上腺（嗜铬细胞瘤）或自颅底至盆底的所有肾上腺外部位（副神经节瘤）。它们可以是散发性病变也可合并甲状腺髓样癌、多发性内分泌腺瘤综合征 2A 型与 2B 型、von Recklinghausen 神经纤维瘤病、Hippel-Lindau 病以及 Sturg-Weber 综合征。大多数成人肾上腺髓质肿瘤生物学行为呈良性，且主要位于单侧肾上腺。由于合适的治疗策略高度依赖对多灶性或转移性疾病可靠的排除，故而术前定位所有病灶是必需的。近年来外科微创理念的引入，故而对该病进行正确临床分期最为重要。正确的病灶定位所要求的详细解剖资料可通过放射学显像方法获得，如 CT 和 MRI 均是诊断单侧疾病的首选工具。对计划或指导手术而言，这些显像方法无疑是必需的；但就以单一方法定位或排除所有肾上腺外或多灶性疾病来说，它们也许并不可靠。近来的研究已认同在肾上腺疾病行

形态学显像前进行核医学显像的价值，这些核医学方法（MIBG、SRS 和 PET 等）中，^{123}I-MIBG 或 ^{131}I-MIBG 显像是发现原发及转移灶的首选方法。

神经母细胞瘤、神经节神经母细胞瘤及神经节细胞瘤是源于原始神经嵴细胞不同成熟期的交感神经系统的肿瘤。这三种肿瘤统称为神经母细胞性肿瘤。它们可以出现于任何交感神经组织，如颈部、后纵隔、肾上腺、腹膜后及盆腔。

前体细胞可以保持为未分化的神经母细胞形式，也可以是成熟的神经节及施万细胞（Schwann）。据 Lonergan 等的观点，主要由神经母细胞组成的肿瘤被归为神经母细胞瘤（NB），而完全由成熟神经节细胞和其他成熟组织构成的肿瘤被称作神经节细胞瘤（GN）。由成熟及未成熟组织共同构成的肿瘤则是神经节神经母细胞瘤（GNB）。未成熟组织所占比例预示着肿瘤的恶性度。

神经节细胞源性肿瘤包括神经节细胞瘤（良性）、神经母细胞瘤（恶性）及神经节神经母细胞瘤（介于良恶性之间）。肾上腺是这些肿瘤最常累及的原发部位。神经母细胞瘤和神经节神经母细胞瘤常见于婴幼儿，而神经节神经母细胞瘤常发生于青壮年。

一、神经节细胞瘤

神经节细胞瘤是罕见的起源于交感神经中枢的良性神经源性肿瘤。该肿瘤由成熟的施万（Schwann）细胞、神经节细胞及神经纤维构成。神经节细胞瘤可发生于椎旁交感神经丛的任何部位，偶见于肾上腺髓质。腹膜后（32%～52%）及纵隔后（39%～43%）是神经节细胞瘤最常见的两处部位，其次是颈区（8%～9%）。在一组 46 例腹部神经节细胞瘤患者中，有 27 例肿瘤位于肾上腺外腹膜后（59%），19 例位于肾上腺（41%）。所有年龄段的人均可患病，但主要以儿童及青年为主（42%～60%）。预后极佳，手术切除后极少复发。

神经节细胞瘤通常是无症状的，即使其体积很大。要不然，腹痛或触及腹部包块便是其最常见的临床特征了。激素活性型已见报道，儿茶酚胺、血管活性肠肽或雄性激素的分泌可以解释如高血压、腹泻及男性化等症状。

在 CT 或 MRI 中，腹膜后或肾上腺神经节细胞瘤可显示为边界清晰的卵圆形、新月形或分叶形包块。有趣的是，这些肿瘤往往部分或完全地包绕大血管，但很少或不累及管腔。在普通 CT

显像中，该肿瘤显示为均质性，且其衰减低于肌肉，约 20% 的病例可见钙化，该钙化呈不连续性斑点状而非神经母细胞瘤中的无定形粗糙状。不同程度的（从轻度到中度甚至重度）的神经节细胞瘤 CT 对比增强显像已有报道。Ichikawa 等报道了一个有趣的神经节细胞瘤对比增强模式，其由延迟的不均一的摄取构成。这些增强特点可用肿瘤中出现大量的黏液样基质来解释，而该基质可使造影剂在胞外延迟性进行性浓聚。

在 MRI 中，神经节细胞瘤在 T_1 加权像上为均匀的相对低信号。有趣的是，其 T_2 加权像的信号密度有赖于细胞成分中黏液样基质的比例及肿瘤中胶原纤维的含量。在 T_2 加权 MRI 中，中至高信号的肿瘤由大量细胞性及纤维性成分以及少量黏液样基质构成。那些在 T_2 加权像中呈明显高信号的肿瘤则由大量黏液样基质以及相对较少的细胞性及纤维性成分构成。神经节细胞瘤的 MRI 特征之一为在 T_2 加权像中呈曲带状低信号，正因为如此，肿瘤外观呈螺纹状。这些低信号条带代表了肿瘤内纵横交错的施万细胞（彼此间杂乱交错）及胶原纤维束。像在对比增强 CT 中一样，在对比增强动态 MRI 中，神经节细胞瘤也通常为逐渐增强而非早期增强。

二、神经节神经母细胞瘤和神经母细胞瘤

神经节神经母细胞瘤是一种过渡性的交感神经细胞源性肿瘤，其包含了恶性神经母细胞瘤及良性神经节细胞瘤的成分。从组织学上分析，它们是包含原始神经母细胞及成熟神经节细胞的恶性肿瘤。最常见的肿瘤发生部位为腹部，随后为纵隔、颈部及下肢。神经节神经母细胞瘤最常发生于 2～4 岁的儿童而 10 岁后则极为罕见。据 Yamanaka 等发现，在英国医学文献中，仅已报道 33 例成人腹膜后神经节神经母细胞瘤。神经节神经母细胞瘤的男女发生率相当。其预后及对治疗的反应较神经母细胞瘤好得多。

肉眼观，神经节神经母细胞瘤可见部分的或完整的包膜及常内含颗粒状钙化灶。其外观因神经节细胞的量、其分化程度及其与不成熟组分的关系的不同而不同。因此，神经节神经母细胞瘤已报道的 CT 所见也是不一样的，从主要为实性的包块到带一些细丝状实性组织但以囊性为主的包块均可。

神经母细胞瘤是由原始神经母细胞组成恶性肿瘤，可发生于交感神经丛或肾上腺髓质范围中的任何部位。从组织学上分析，神经母细胞瘤由可显示为神经胶质性分化或神经节性分化的小黑神经上皮细胞构成，且包含少胞质核黑染的原始圆细胞巢。它们最常发生于 10 岁以前，男孩较女孩多见。将近 80% 的肿瘤见于 5 岁以下的儿童，35% 的肿瘤见于 2 岁以下儿童。2/3 的神经母细胞瘤位于腹部，且将近 2/3 的腹部病变发生于肾上腺。其余腹部或盆腔肿瘤几乎总是发生于椎旁交感链或骶前区，偶见腹部肿瘤发生于腹腔干或齐克坎德尔器官（Zuckerkandl organ）。被报道的成人型腹部神经母细胞瘤极其罕见。神经母细胞瘤往往转移至骨骼、骨髓、肝脏、淋巴结及皮肤，至少 70% 的患者在诊断时即为播散性疾病。

神经母细胞瘤较神经节细胞瘤更具侵袭性，其大多数呈不规则分叶状且无包膜。有时候，它们侵袭邻近器官或包裹邻近血管。由于肿瘤坏死或出血，神经母细胞瘤往往呈非均质性。在 CT 影像上，近 85% 的病例可见肿瘤钙化；而在常规放射影像上，55% 以上的病例可见之。神经母细胞瘤的钙化在外观上通常呈毛糙杂乱斑驳状，正好与神经节细胞瘤中所见的非连续性斑点状钙化相反。CT 和 MRI 在确定神经母细胞瘤的形态特征及正确评定肿瘤范围方面颇有价值，它们也有助于确定迁移至腹膜后淋巴结及肝脏、中央血管周围及椎管内的肿瘤。

三、副神经节系统的肿瘤（嗜铬细胞瘤和副神经节瘤）

副神经节是广泛分布的特殊神经嵴细胞的集合，这些细胞毗邻于遍布全身的交感神经节和交感神经丛。副神经节系统包括肾上腺髓质、化学感受器（如颈动脉体与主动脉体）、迷走神经体及一小群胸内、腹内及腹膜后神经中枢相关的细胞。来源于肾上腺髓质嗜铬细胞的肿瘤被称为嗜铬细胞瘤，而那些发生于其他部位副神经节的肿瘤被称作副神经节瘤。

虽然它们确切流行病学仍不可知，但嗜铬细胞瘤被认为是 0.1%～0.5% 新近诊断为高血压的患者患病的原因，其男女间发病率相当且较常发生于 30～40 岁年龄段。

（一）主要类型

1. 嗜铬细胞瘤　被称为"10% 肿瘤"，因为其

约有 10% 病例为双侧，10% 为肾上腺外（腹膜后、纵隔或膀胱的副神经节瘤），10% 发生于儿童以及 10% 为恶性。当它们发生于儿童时，常常有高家族性流行倾向。嗜铬细胞瘤可合并 MENⅡa 型及Ⅱb 或Ⅲ型综合征、von Hippel-Lindau 综合征以及神经纤维瘤病 1 型（NF-1，von Recklinghausen 病或外周神经纤维瘤病）。MENⅡa 型综合征由嗜铬细胞瘤、甲状腺髓样癌及甲状旁腺增生组成，而 MENⅡb 或Ⅲ型综合征由嗜铬细胞瘤、甲状腺髓样癌、神经节细胞瘤病及多发性黏膜神经瘤组成。合并 MEN 综合征的嗜铬细胞瘤常常为双侧性并且几乎总在肾上腺内，它们往往也呈良性。

嗜铬细胞瘤的临床表现起因于众所周知的儿茶酚胺释放引起的生理效应。在突发性高血压危象期间，可见典型的头痛、心悸及多汗三联征。90% 以上患者 24 小时尿液收集样品中的肾上腺素代谢产物或尿香草基杏仁酸水平是升高的。

如果实验室检查结果提示嗜铬细胞瘤，那么应首先做肾上腺 CT。如果未发现病灶，那么接着对齐克坎德尔器官（包含沿腹主动脉下段从肠系膜下动脉起点到主动脉分叉再到髂血管范围内所有含嗜铬细胞组织）做一遍 CT。若仍没有病变证据，则再对副神经节瘤另一常见部位——膀胱行 CT 检查。在 CT 影像，除合并 MEN 综合征的患者外（他们的肿瘤往往较小），嗜铬细胞瘤与副神经节瘤常大于或等于 3cm，并可见坏死或出血区，甚至还可内见液平。在 MEN 综合征中，肾上腺可以增粗及呈结节状，而不出现大包块（肾上腺髓质增生）。该肿瘤血供丰富，静脉内给予造影剂后可被显著增强。静脉内给予低渗非离子性造影剂的 CT 是安全可行的。近来研究已表明使用该造影剂时血清儿茶酚胺水平不升高。

如果 CT 不能发现或确定病变但实验室检查结果却仍为阳性，那么建议用 MIBG 核素显像或 ^{68}Ga-DOTA-NOC PET/CT 来鉴别隐性病变，如果为恶性嗜铬细胞瘤伴有多发转移，则 ^{177}Lu-DOTA-TATE 内照射治疗具有较好的效果（图 57-9）。核素显像研究是一种更为实用的全身检查方法，且在副神经节瘤的定位中较有价值。MRI 也可用于帮助副神经节瘤定位，然而仅约 80% T_2 加权 MRI 研究可显示典型的不均一的高信号图像（"灯泡"），因为内出血的出现可减少信号强度。罕见的嗜铬细胞瘤或副神经节瘤自发性破裂可导致致命的腹膜后出血，其表现为急腹症。

2. 神经节细胞瘤　正如其定义一般，该肿瘤完全由神经节细胞及施万细胞构成；其中未见任何不成熟的征象，如神经母细胞、有丝分裂像或中间细胞。其被认为主要呈良性，但转移行为也还是有见报道。

神经节细胞瘤可起自于成熟的神经母细胞瘤

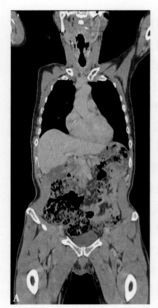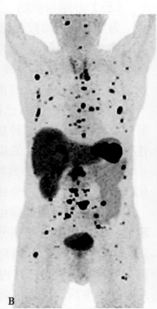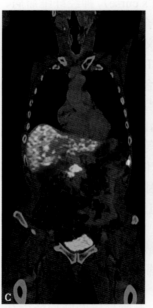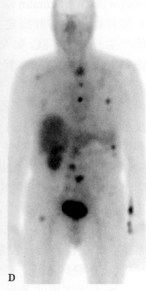

图 57-9　左侧嗜铬细胞瘤（左肾切除术后）骨和淋巴结转移患者

66 岁，男性患者。A. CT；B. MIP ^{68}Ga-DOTA-NOC；C. 融合影像，显示全身广泛转移病灶；D. ^{177}Lu-DOTA-TATE 7 500Mbq 治疗后行全身显像

和神经节神经母细胞瘤（自发地或化疗后）或偶发。散发性患者主要为稍年长的儿童，诊断时的中位年龄约为 7 岁。该肿瘤的临床经过可从无症状及放射学显像时无意发现，经由局部肿块效应，再至出现咳嗽、腹痛及呼吸困难。在一些患者，血清 VMA 或 HVA 水平可升高，并可能引起脸红及其他儿茶酚胺过多症状。

神经节细胞瘤呈现为相对均质性的肿块。然而，其表现类似于神经节神经母细胞瘤及神经母细胞瘤，以致不能相互鉴别。允许对治疗及预后进行评估的确切诊断只有在手术全切后才能获得。

3. 神经母细胞瘤（NB）和神经节神经母细胞瘤（GNB）　由于癌症报告、分期及生存统计的原因，NB 和 GNB 被归为同一类。两者均具恶性潜能，尽管在细胞分化程度上，神经母细胞瘤为更具恶性的神经母细胞性肿瘤。

神经母细胞瘤是儿科最常见的颅外实性肿瘤，总计约占儿童所有癌症的 10%，另外还占儿科年龄组中癌症所致死亡的 15% 以上。仅在美国每年便有近 500 例新发神经母细胞瘤病例，其中男性稍多（男女比值为 1.2∶1）。如前述，NB 和 GNB 可发生于交感神经链的任何部位。据 Grosfeld 等报道，其分布为肾上腺髓质占 50%，脊旁神经中枢占 24%，后纵隔占 20%，颈部及盆腔分别占 3%。

神经母细胞瘤是一种神经嵴病，其他相关疾病包括希尔施普龙病（Hirschsprung's disease）、Ondine 呼吸困难（Ondine's curse）、神经纤维瘤病、Beckwith-Weidemann 综合征和胎儿酒精综合征。正如神经内分泌肿瘤定义的那样，神经母细胞瘤能产生及分泌多肽，如 VIP、儿茶酚胺及其代谢产物（VMA 及 HVA）、5- 羟色胺及罕见乙酰胆碱。

该病病因学不明。当然，一些致病因素被讨论，如出生前暴露于苯乙内酰脲、苯巴比妥、酒精及各种激素。在 Yeazel 等的研究中，患神经母细胞瘤的风险增加与出生体重增加间有统计学意义。其他被提出的危险因素包括妊娠期间母亲行阴道感染治疗、父亲的电磁场职业暴露与遗传体质。在未过筛的人群中，神经母细胞瘤的诊断中位年龄为 22 个月；在家族性易感儿童中（表现为常染色体显性遗传），发病中位年龄为 9 个月。

（二）临床表现

肿瘤表现形式各异，主要与原发肿瘤的定位及代谢性活性物质的产量有关。在 45%～55% 的患者中，出现质硬固定的腹部包块可认为是原发肿瘤，其可导致体重减轻、易激惹、疼痛及腹胀。其他出现的症状包括萎靡、易兴奋、气短（多见于肝脏明显肿大的幼婴）、外周神经缺欠、霍纳综合征（由于星状神经节受累导致上睑下垂、瞳孔收缩及同侧面部无汗症状）。2% 的患者也可有小脑脑病的症状，如斜视眼阵挛 - 肌阵挛发作、眼震和共济失调，这与原发胸部肿瘤有关。由于包块的影响，下腹部及盆腔的原发肿瘤（据说源于齐克坎德尔器官）也可导致肠道或膀胱功能失调。肾血管压迫可造成高血压，其是由肿瘤产生的儿茶酚胺及其代谢物引起的。脊柱旁肿瘤可见于脊柱任何部位，最终甚至可浸润至椎间孔（哑铃状肿瘤）引起硬膜外压迫，出现急性局部麻痹或马尾综合征。

在诊断时，40%～80% 的患者将已成播散性疾病，最常见的形式为累及区域性淋巴结（后果更佳）；血行播散包括骨髓、骨皮质、肝脏及皮肤。转移波及肺或脑不典型，仅见于复发或疾病终末期。眶周转移可引起浣熊或熊猫眼，其特征为突眼或眼眶瘀斑，酷似面部外伤。转移也可引起明显的呈蓝色的皮下结节，其被称作蓝莓松饼综合征。

大多数患儿（66%）出现哈钦森综合征（Hutchinson syndrome）；由于骨转移，其表现为跛行及易激惹。

肝转移常见，既可呈结节状也可为弥散状。婴儿巨大肝转移被称作胡椒综合征。

（三）分期与预后

为了预后、治疗策略制订及临床结局比较分析的需要，需进行正确的分期。众多研究机构正在竭力为这些种类各异的肿瘤制定一个分期体系，以便能做出合适的治疗选择。迄今为止，唯一被普遍接受的体系已被国际分期体系（INSS）制定，其也顾及了各种放射学所见、手术可切除性以及淋巴结与骨髓的累及情况（表 57-4）。

神经母细胞瘤独具特色，因为它们可从未分化状态自发退行为完全良性的细胞表型。

确定神经母细胞瘤结局的关键因素为患儿出现症状时的年龄及疾病分期。据 Hiorns 和 Owens 认为，按照年龄划分的总体生存率显示小于 1 岁的婴儿（包括那些在宫内即已诊断者）预后较佳，5 年生存率约为 75%；而生存率随年龄增大而降低，3 岁以上儿童的 5 年生存率为 14%。总体生存率则保持相对稳定，约为 36%。肿瘤 1、2 和 4S 期的儿童 3 年无病生存率为 75%～90%（表 57-5）。

目前用于神经内分泌肿瘤显像的方法较多，多种显像剂已经用于临床，比较常用的有 ^{123}I-MIBG、[111]In- 奥曲肽、[18]F-FDG 和 ^{18}F-DOPA 等，对于恶性嗜铬细胞瘤以及神经母细胞瘤的诊断具有较高的敏感性和特异性（图 57-10～图 57-13），并有助于疾病的分期、复发与疗效监测。

表 57-4　国际神经母细胞瘤分期系统（International Neuroblastoma Staging System，INSS）

分期	定义
1	单侧肿瘤完全切除，有或没有显微镜下的残留病灶；显微镜下肿瘤同侧淋巴结阴性（原发肿瘤附近切除的淋巴结可能为阳性）
2A	单侧肿瘤次全切除，同侧以及对侧淋巴结明确无肿瘤转移
2B	单侧肿瘤全切或次全切除，肿瘤同侧淋巴结有转移，而对侧淋巴结为阴性
3	未能切除的跨中线侵袭肿瘤，伴有或不伴有局部淋巴结转移；或者单侧肿瘤伴有对侧淋巴结转移；或者是跨中线生长的肿瘤并伴有双侧淋巴结转移
4	肿瘤播散到远处淋巴结、骨、骨髓、肝脏皮肤和 / 或其他器官（除 4S 期所定义以外的器官）
4S	肿瘤局限于原发器官（如 1、2A 或 2B 期）；肿瘤扩散局限于肝脏、皮肤和 / 或骨髓（限于 1 岁以下的患儿）

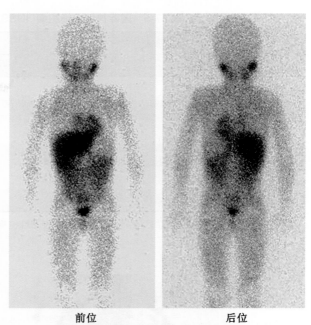

图 57-11　与图 57-10 同一神经母细胞瘤患儿治疗后 MIBG 显像（Stadium Ⅱ，注射后 24 小时全身显像）

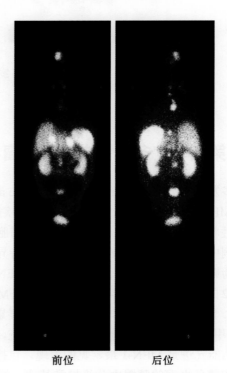

图 57-12　一例 65 岁副神经节瘤患者 ^{111}In-DOTA- 奥曲肽显像（注射显像剂后 4 小时全身显像）

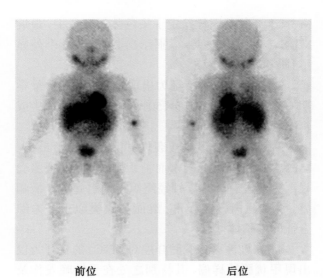

图 57-10　[123]I-MIBG 后 24 小时全身显像（Stadium Ⅱ）

表 57-5　国际神经母细胞瘤（INSS）分期和年龄组的 5 年无事件存活期

分期	确诊时年龄 <1 岁		确诊时年龄 1 岁或以上		p 值 *
	例数 /%	%EFS（95%CI）	例数 /%	%EFS（95%CI）	
1	29（8.7）	90（71～97）	33（3.5）	100	0.19
2	76（22.9）	93（85～97）	76（8.1）	76（67～86）	0.02
3	70（21.1）	91（82～96）	143（15.3）	52（44～60）	<0.001
4	84（25.3）	59（48～69）	682（73.0）	16（13～19）	<0.001
4S	73（22）	77（66～85）	—	—	—
合计	332（100.0）	80（76～85）	934（100.0）	29（27～32）	<0.001

EFS＝无事件生存；CI＝置信区间；*p 值为 log-rank 显著性检验

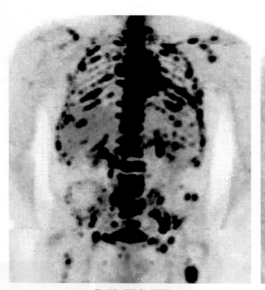
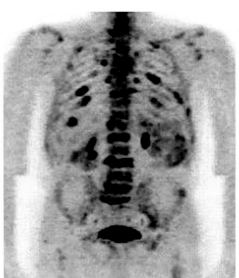

F–18–FDG–PET　　　　　　　　　　　　　F–18–DOPA–PET

图 57-13　一例 65 岁男性恶性副神经节瘤患者的 PET 显像

第四节　多发性内分泌腺瘤

多发性内分泌腺瘤（multiple endocrine adeno-mas，MEN）综合征包括一组少见的增生性疾病，其选择性将由内分泌腺体、分散的内分泌细胞和某些病例中的神经元及其支持成分组成的特异性系列作为靶器官。MEN 综合征主要包括 MEN-1 和 MEN-2 的三种亚型（MEN-2A、MEN-2B 及 FMTC）。

1. MEN-1 的特征为增生或肿瘤的进展累及腺垂体、甲状旁腺和十二指肠胰腺内分泌系统。甲状旁腺功能亢进是 MEN-1 最常见的表现。包括胃泌素瘤和胰岛素瘤的胰腺内分泌异常其次。约 15% 的 MEN-1 综合征患者可发生垂体瘤。1988 年，

MEN-1 相关基因被绘定于染色体 11q13 上，最近 MEN-1 基因已被克隆，揭示出其包含 10 个外显子且长度在 9kb 以上。

2. MEN-2A 的特征为出现 MTC（最相关最早期的表现）、嗜铬细胞瘤（50%）和甲状旁腺增生或良性肿瘤（10%）。

3. MEN-2B 最具侵袭性并且发作年龄最小。MEN-2B 可因发育异常而被识别，但甲状旁腺受累罕见或没有。外周神经组织疾病引起神经瘤和唇、舌及肌肉骨骼异常，继而导致类似于马方综合征的瘦长体型。

4. 家族性甲状腺髓样癌（FMTC）的特征为仅出现甲状腺髓样癌，其特别之处在于较晚发作及低死亡率。

所有类型的 MEN-2 综合征均为高外显率的常染色体显性遗传。在大多数家系中可见 RET 原癌基因。该原癌基因位于染色体 10q11.2 上，且编码序列由位于该染色体近 55kb 区的 21 个外显子组成。

就 MEN 综合征显像而言，CT 及 MRI 扮演着重要角色。核素显像如 MIBG、SRS、DMSA 和 PET（^{18}F-FDG）则可作为备选使用。

第五节　甲状腺髓样癌

甲状腺髓样癌（MTC）是一种来源于可合成降钙素的甲状腺滤泡旁细胞（C 细胞）的肿瘤。MTC 占所有甲状腺恶性疾病的 5%～10%。约 80% 的病例为散发性，其余 20% 为家族性（MEN-2 综合征）。据认为，MTC 可释放降钙素及其他各种生物活性产物。其中胃泌素释放肽（GRP）近来被认为是约 30% 患者腹泻的病因。在恶性细胞表面，可见各种激素及调节肽受体。例如，胆囊收缩素 -B（CCK-B）受体和胰高血糖素样肽 -1（GLP-1）、胰高血糖素、VIP 及 SST 的受体。

临床上，这些肿瘤几乎总是以颈部包块形式出现，且常在诊断时就出现颈部淋巴结转移。所有术前诊断为 MTC 的患者都应做 MEN-2 筛查，以排除甲状旁腺功能亢进和嗜铬细胞瘤。排除伴嗜铬细胞瘤的 MEN-2 诊断极为重要，因为对一个带有未发现嗜铬细胞瘤的患者手术可导致生命危险。

MRI 及 CT 为进行形态学诊断的首选方法。降钙素为肿瘤标志物。至于核医学显像，已有很多显像剂被用于 MTC 显像，但其敏感性都不高。^{201}Tl、^{99m}Tc-MIBI、^{111}In- 喷曲肽、^{99m}Tc-DMSA 和放射性标记的 CEA 抗体之间的对比研究证明，^{99m}Tc-DMSA 具有更高的敏感性（表 57-5）。临床上应用 MIBG 行 MTC 显像的价值较为有限，因为其敏感性较低（约 35%）。应用 ^{18}F-FDG PET（和 ^{18}F-DOPA）和最近提到的 CCK-B/ 胃泌素受体显像及铃蟾肽 / 胃泌素释放肽受体显像进行 MTC 显像的资料还较为有限。当前，还不可能得到一种理想的显像剂，以对 MTC 患者进行随访。基于肿瘤标志物（降钙素）测定的诊断方法应集中在 CT 和 MRI 等放射学显像方法上。放射性核素显像扮演着一个辅助角色，视每个患者的病史而定（表 57-6）。

表 57-6　不同方法的甲状腺髓样癌显像比较

显像方法	敏感性 /%	特异性 /%
^{18}F-FDG PET	78	79
SRS	25	92
DMSA	33	78
MIBI	25	100
CT	50	20
MRI	82	67

第六节　恶性黑色素瘤

恶性黑色素瘤是一种罕见的高度恶性的肿瘤。皮肤黑色素瘤的发病率在全世界范围内迅速上升。临床诊断基于四个标准，概括为 ABCD 法则：A 指非对称性；B 指边界；C 指颜色；D 指直径。对于治疗及预后来说，正确的分期是重要的。Ⅰ 期为临床未见转移；Ⅱ 期为出现转移但原发灶小于 3cm；Ⅲ 期和 Ⅳ 期分别为出现局部和远处转移。

非侵袭性显像方法被用于恶性黑色素瘤患者的分期。

带 20MHz 探头的高科技超声设备的引入使得超声在皮肤病学上的特殊应用成为可能。在超声中，皮肤恶性肿瘤显示为低回声病灶，通常在组织学类型上无特异性。Kaufmann 和 Crone-Munze-brock 报道，在发现恶性黑色素瘤患者的腹部转移方面，超声的敏感性为 53%，特异性为 98%。

黑色素是在 MRI 的 T_1 加权像中显示为高信号的主要决定因素。在术后，MRI 能用于发现及确定局部肿瘤复发范围。由于其极小的表面体积比，所以实际上不可能用 CT 对皮肤及皮下组织进行显像。因为 CT 常常不能发现在临床上呈隐性的较小的黑色素瘤转移灶，故而 CT 在评价隐性转移中的重要性仍是有限的。

^{67}Ga 被用于黑色素瘤，可能主要通过与铁蛋白及乳铁蛋白结合的原理。据报道，其敏感性为 80%，特异性约为 90%。然而，生理性肝脏及结肠放射活性和炎症部位浓聚可以降低 ^{67}Ga 在发现黑色素瘤病灶中的特异性。在黑色素瘤中，^{67}Ga 唯一的作用可能在于对治疗后瘢痕及肿瘤的残留灶作出评价。

用各种黑色素瘤相关表面抗原的单克隆抗体进行的免疫荧光显像已被研究了很多年。可是临床试验结果却令人失望，且并未致使该显像方法常规应用于黑色素瘤患者。

^{123}I-碘苯丙胺（^{123}I-IMP）显像已知可用于发现恶性黑色素瘤。然而，发现肺及肝转移却较为困难，因为这些器官具有高代谢活性。

据一些文章描述，^{99m}Tc-MIBI 和 ^{201}Tl 已被使用。最初的结果提示在黑色素瘤淋巴结转移的早期发现中 ^{99m}Tc-MIBI 可能有用。用 ^{99m}Tc 标记的胶体显像剂进行前哨淋巴结探查已成为黑色素瘤患者评价一个重要方面，并且已成为外科医生选用的分期方法。

黑色素瘤的葡萄糖代谢活性较任一其他癌症为高，因而，即使小转移灶也易被 PET 发现（图57-14）。Schwimmer 等以已发表的文章中，就 PET 在黑色素瘤患者处理中的作用做了一个荟萃分析。该分析得出 ^{18}F-FDG PET 发现复发性疾病的总体敏感性为 92%（95% 置信区间：83%～96%），总体特异性为 90%（95% 置信区间：83%～96%）。由于其高度的诊断正确性及其为全身显像方法，PET 能可靠地鉴别出那些可从手术切除转移灶中获益的患者。一致地，Eigtved 等报道了 38 例患者，其中 34% 的患者采用传统方法出现分期过低（under-staged），这可能造成不必要手术。同样，一个回顾性研究提示，PET 可使 8% 的患者避免不必要的手术。Wong 等调查了 PET 在分期及处理来源于咨询医师观点的 51 例黑色素瘤患者中的作用，^{18}F-FDG PET 改变了所有黑色素瘤患者中 29% 的患者临床分期及处理措施。

在我们的实践中，^{18}F-FDG PET 可在手术介入之前用于再分期患者及监测在疾病进展中的治疗效果，这些患者常有模棱两可的解剖学异常的特点。

近来，兰晓莉等合成了一种用于黑色素瘤诊断的新的 PET 显像剂，^{18}F-5-FPN（^{18}F-5-fluoro-N-（2-（Diethylamino）ethyl）picolinamide），动物实验研究结果表明，该化合物对于探测黑色素瘤原发灶及淋巴结、肺转移病灶具有较高的敏感性，尤其是对于 <1cm 的微小转移病灶早期检测敏感性明显优于 ^{18}F-FDG，^{18}F-5-FPN 在转移淋巴结与肌肉的放射性摄取比值高达 21.23±6.02，而 ^{18}F-FDG 仅为 4.50±2.11，是一种具有良好应用前景的显像剂（图57-15），详见本书第六十五章。

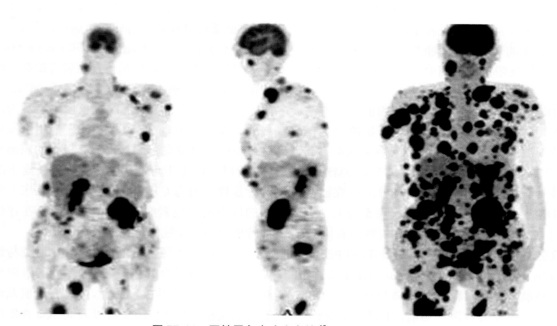

图 57-14　恶性黑色素瘤患者的 ^{18}F-FDG PET 显像

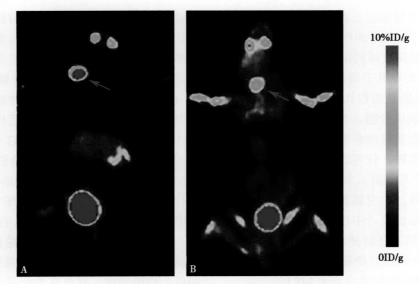

图57-15　黑色素瘤(B16F10)鼠模型PET显像
A. 箭头所示为颈部转移淋巴结^{18}F-5-FPN显像；B. ^{18}F-FDG显像

第七节　默克尔细胞癌

默克尔细胞癌(Merkel cell carcinoma，MCC)在1972年被Toker作为皮肤小梁性癌首次报道。从此，其先后作为皮肤APUD瘤、皮肤神经内分泌癌、Merkel细胞瘤、皮肤原发性小细胞癌、皮肤原发性未分化癌、皮肤去分化癌和黑色细胞癌为人所知。MCC最普遍接受的起源为默克尔细胞。这种清亮卵圆形的细胞位于表皮基底层内或邻近表皮基底层，默克尔细胞集中在人体的肢体末梢区域。MCC的超微结构及免疫组化与默克尔细胞类似支持了MCC是默克尔细胞起源一说。然而，有与此假说相悖的证据：MCC和默克尔细胞部位不同(分别为真皮和表皮)，MCC不能表达血管活性肠肽及默克尔细胞特异性内啡肽。中间立场所持观点为MCC起源与一种不成熟的全能干细胞有关，该干细胞在恶性变期间可获得神经内分泌特性。该相同前体干细胞观点可解释MCC与皮肤鳞癌共存现象。

MCC的典型表现为在人体日光暴露区域可见2～4cm的质硬无压痛的圆顶形红色、紫罗兰色或紫色结节。其上皮肤光滑发亮，有时可出现溃疡、痤疮和毛细血管扩张特征。MCC主要累及头部和颈部(>50%的病例)；40%的病例累及四肢；累及躯干的病例少于10%。也有文献记载，在小部分病例中MCC可累及非日光暴露区。其生长迅速可作为恶性的唯一指征，而引起医学关注。由于MCC病程早期无症状，可能要延迟到发现局部淋巴结肿大和远处转移才能作出诊断。有意义的鉴别诊断包括基底细胞癌、黑色素瘤和鳞癌，而MCC却常常被忽视。直到进行组织取样和病理学评估后，MCC才可被正确鉴别。

由于MCC少见以及因此造成的对该肿瘤的认识不足，显像所见仅在一些病例中有报道。MCC还没有被普遍接受的分期及显像规则。暂定分类方法本质上依赖于临床表现：1期，累及皮肤；2期，侵袭局部淋巴结；3期，全身转移。即使MCC的诊断只靠病理学，显像对于分期、指导手术、治疗对策及随访都是有益的。

由于MCC行为似恶性黑色素瘤，具顺序性进行性淋巴结转移模式，故而可用淋巴显像定位前哨淋巴结(可能为微转移的隐匿处)。如在黑色素瘤一样，出现前哨淋巴结则有力说明了存在区域性MCC病。

约1/3的患者可以远处转移作为首发症状，这些病变可被偶然发现于因其他原因而做的常规放射性检查或显像评估当中。通常，发现淋巴结肿大及骨骼、内脏或实质性器官被侵袭的相关症状可促使进行全面的具有代表性的显像。对于MCC及由其他小细胞癌所模仿的多灶性侵袭来说，转移不具特异性。

放射学影像常见胸腔及骨骼受累：纵隔淋巴结肿大、肺结节或包块及侵袭相关胸壁。软组织的超声显像评估可显示起于真皮延至皮下脂肪中的低回声实性结节，其后声学传播程度不定。造影剂增强 CT 可见高衰减的淋巴结肿大及软组织结节。淋巴结肿大常见于颈部（尤其是腮腺区）、腋窝、纵隔、腹膜后及腹股沟。软组织转移可累及胸壁或腹壁的肌肉骨骼。在 CT 中，邻近 MCC 原发部位的皮肤脂肪纤维断裂提示出现淋巴性侵袭所致的充血及水肿。任何腹部实性器官都可作为转移的对象（尤其是肝），转移被显示为血供丰富环形增强的病灶。中空脏器例如胃和膀胱可被血源性累及或局部波及。中枢神经系统的侵袭少见但不能予以忽视。任何神经性症状例如复视、听力受损、共济失调及副肿瘤性表现均应予以考虑。对于这种病例，最好的检查为 MRI。

局部区域复发及远处转移可用基于 MCC 神经内分泌特点的生长抑素受体显像来评估。[111]In 标记的生长抑素类似物 - 奥曲肽，已被成功用于其他显像方法不易察觉的隐性神经内分泌瘤及转移的发现。SRS 可在给予 5～6mCi（185～222MBq）奥曲肽后 4 小时及 24 小时分别以平面及 SPECT 模式进行采集，其有助于全面评价 MCC 治疗前后的情况。与 CT 及 MRI 相比，SRS 功能显像和 PET（见后）更少受炎症、水肿和手术及照射部位的肉芽组织影响。然而，由于在一些器官如肝脏、肾脏及脾脏中奥曲肽可被生理性摄取，故 SRS 在评估转移中的作用可能是有限的。

^{18}F-FDG PET 在 MCC 的评价及监测中也占据重要地位。FDG 可竞争葡萄糖被己糖激酶磷酸化的作用，且可作为一种关于胞内糖酵解的可靠参数。FDG 进入细胞后不能通过大多数糖代谢途径，且转出正常的细胞有赖于催化剂葡萄糖 -6- 磷酸。因而，在侵袭性肿瘤如神经内分泌瘤及 MCC 中，由于己糖激酶活性增强及去磷酸化作用降低，滞留于胞内的 FDG 可对正常及恶性组织做出鉴别。近来，一例在我们科（Department of Nuclear Medicin，，Medical University of Vienna）进行的 ^{18}F-DOPA 与 ^{18}F-FDG PET 显像的比较研究中显示，[18]F-FDG 较 ^{18}F-DOPA 有更高的敏感性。

总之，由于 58%～79% 的总体生存率，MCC 是高度恶性的皮肤肿瘤，要求及时诊断、充分分期以及积极治疗。甚至在治疗后，MCC 也必须被密切观察，由于其高复发率：12 个月内局部复发为 30%～40%；2 年内区域性复发为 50%；全身性转移为 36%～49%。在显像方法中，核医学方法在评价 MCC 及帮助各期治疗方法的选择中表现出极大的价值：前哨淋巴显像可用于 1 期及 2 期的鉴别；SRS 及 PET 可用于对治疗前后转移及复发进行的从头到脚全面的监测，不同的显像剂和显像方法显示的病灶数不尽相同（图 57-16，图 57-17）。功能显像可用于对代表性的超声、CT 或 MRI 评价感兴趣解剖区作出补充判断。迄今，有关全面认识显像在 MCC 处理中的地位的临床信息仍是不够充分的。

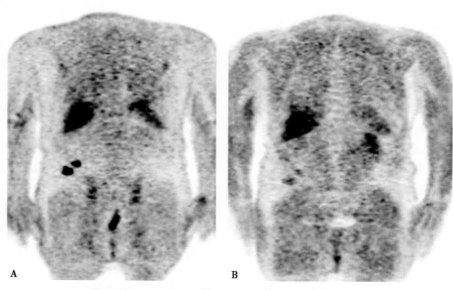

图 57-16　MCC 患者 ^{18}F-FDG 和 ^{18}F-DOPA PET 显像
A、B. 一例 46 岁 MCC 患者的 ^{18}F-FDG-PET（A）和 ^{18}F-DOPA-PET（B）显像

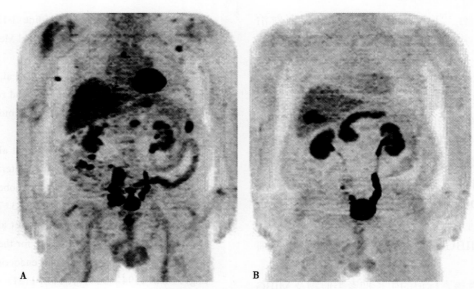

图 57-17 MCC 患者 PET 显像
A、B. 一例 63 岁的 MCC 患者的 ^{18}FDG-PET（A）和 ^{18}F-DOPA-PET（B）显像

第八节 小细胞肺癌

在中国，肺癌无论男女均是癌症死亡的首要原因之一。小细胞肺癌（small cell lung cancer，SCLC）约占肺癌的 20%。其临床上具侵袭性而且生存率很低，平均 2 年生存率小于 10%。SCLC 分期影响生存率及治疗决定。较局限的病变可以行放疗，而远处广泛转移的病变则只能行化疗，化疗常常比较敏感，因此是当前主要的治疗形式，总体而言，近 80% 的患者对化疗或化放疗有较好的治疗反应。在大多数病变较局限的患者和基本上所有广泛转移疾病的患者中，可于数月内出现复发。SCLC 的总体中位生存时间令人失望，维持在 10～14 个月。总的说来，病变局限的患者生存时间较广泛转移的患者更长，通过联合治疗将近 20% 的局限病变患者可被治愈。已经显示早期诊断、分期、诊断年龄及执行情况具有预后价值并可指导治疗。因而用正确的方法进行初次分期及在初次治疗后进行随访是必要的。

胸部放射学显像、CT、MRI、胸腔镜、骨扫描及骨髓活检被常规用于分期。CT 诊断基于病变的大小，发现纵隔转移的准确性可能介于 50%～82% 之间。手术及放疗后，评价肿瘤坏死、复发或残余灶较为困难。在非小细胞肺癌中，^{18}F-FDG PET 已在鉴别良、恶性病变，评估实性结节及纵隔疾病分期方面显示出了高度的准确性，其在随

访中的成本效益比也很高，且对治疗的患者有预后价值。就 SCLC 显像而言，以前曾用过 ^{99m}Tc-tetrofosmin、^{201}Tl- 氯化铊及 ^{111}In- 奥曲肽显像，然而，这些方法都不是很成功。SCLC 糖代谢活性增加提示可用 ^{18}F-FDG PET 来显像，且近来研究表明 ^{18}F-FDG PET 在 SCLC 患者分期中具有重要地位，其在发现疾病上有高敏感性，基于病理上的相关性其敏感性为 90%～100%。然而，特异性却仅约 60%，且具 31%～89% 的宽大置信区间。可由新近的治疗、炎症及良性病变导致假阳性。此外，^{18}F-FDG PET 显像具预后价值，且显像结果与 SCLC 治疗的患者生存期有明显的相关。近些年，随着 ^{68}Ga-DOTATATE PET/CT 或 PET/MR 的应用对于神经内分泌肿瘤的诊断与分期显示出良好的应用前景，可以作为 ^{18}F-FDG 显像的重要补充。

小 结

多项研究均表明，与传统影像和 SRS 相比，^{68}Ga-DOTATATE 显像对于 NET 病灶的检测具有较高的准确性。各种研究清晰地阐明肿瘤对 ^{123}I-MIBG、^{111}In-［D-Phe^1］-DTPA- 奥曲肽及 ^{18}F-FDG 的亲和力各异。没有哪种显像方法可单独鉴别出神经内分泌瘤的所有转移部位。最可能的结果可通过联合功能显像如 PET/CT 或 SRS 及形态学显像如 CT 和 / 或 MRI 来获得，因这些方法可互为补充而使结果趋于完美。此外，对于 ^{68}Ga-DOTA 显像为

阳性的患者，行 ^{177}Lu-DOTATATE 靶向内照射治疗效果较好，并已获得 FDA 批准，是一种非常有前景的诊疗一体化药物。

　　总之，核素显像在神经内分泌肿瘤的应用特点可以归纳为以下几点：

　　1. 放射性药物的选择依赖于成本 - 效益分析、放射性核素的实用性、患者准备、辐射剂量测定、方法学方面及仪器设备。

　　2. 生长抑素受体显像已被广泛用于 NET 的诊断。^{68}Ga-DOTA 肽可作为 PET 或 PET/CT 检查的首选。

　　3. ^{123}I-MIBG 可作为神经母细胞瘤及嗜铬细胞瘤的首选。

　　4. 放射性核素标记的生长抑素类似物及 MIBG 也可用于 NET 的靶向治疗，实现诊疗一体化。

（李树人）

参 考 文 献

[1] Bombardieri E, Maccauro M, De Deckere E, et al. Nuclear medicine imaging of neuroendocrine tumours. Ann Oncol, 2001, Suppl 2: 51-61.

[2] Öberg K. State of the art and future prospects in the management of neuroendocrine tumors. Q J Nucl Med, 2000, 44(1): 3-12.

[3] Capli ME, Buscombe JR, Hilson AJ. Carcinoid tumour. Lancet, 1998, 352(9130): 799-805.

[4] Seregni E, Ferrari L, Stivanello M, et al. Laboratory tests for neuroendocrine tumours. Q J Nucl Med, 2000, 44(1): 22-41.

[5] Debray MP, Geoffroy O, Laissy JP, et al. Imaging appearances of metastases from neuroendocrine tumours of the pancreas. Br J Radiol, 2001, 74(887): 1065-1070.

[6] Shapiro B, Fig LM, Gross MD, et al. Neuroendocrine tumors. Nucl Onco, 1998: 3-31.

[7] Berglund AS, Hulthen UL, Manhem P, et al. Metaiodobenzylguanidine(MIBG)scintigraphy and computed tomography(CT)in clinical practice. Primary and secondary evaluation for localization of phaechromocytomas. J Inter Med, 2001, 249(3): 247-251.

[8] Castellani MR, Chiti A, Seregni E, et al. Role of ^{131}I-metaiodobenzylguanidine(MIBG)in the treatment of neuroendocrine tumours. Experience of the National Cancer Institute of Milan. Q J Nucl Med, 2000, 44(1): 77-87.

[9] Nakajo M, Shapiro B, Copp J, et al. The normal and abnormal distribution of the adrenomedullary imaging agent m-(I131)Iodobenzylguanidine(I-131-MIBG)in man: evaluation by scintigraphy. J Nucl Med, 1983, 24: 672-682.

[10] Shapiro B, Sisson JC, Shulkin BL, et al. The current status of meta-iodobenzylguanidine and related agents for the diagnosis of neuroendocrine tumors. Q J Nucl Med, 1995, 39(4Suppl 1): 3-8.

[11] Solanki KK, Bomanji J, Moyes SJ, et al. A pharmacological guide to medicines which interfere with the biodistribution of radiolabelled meta-iodobezylguanidine(MIBG). Nucl Med Commun, 1992, 13(7): 513-521.

[12] Virgolini I, Raderer M, Kurtaran A, et al. Vasoactive intestinal peptide-receptor imaging for the localization of intestinal adenocarcinomas and endocrine tumors. N Engl J Med, 1994, 331(17): 1116-1121.

[13] Reubi JC, Waser B. Concomitant expression of several peptide receptors in neuroendocrine tumours: molecular basis for in vivo multireceptor tumour targeting. Eur J Nucl Med Mol Imaging, 2003, 30: 781-793.

[14] Virgolini I, Kurtaran A, Raderer M, et al. Vasoactive intestinal peptide receptor scintigraphy. J Nucl Med, 1995, 36: 1732-1739.

[15] Patel, Y. C. Somatostatin and its receptor family. Front Neuroendocrinol, 1999, 20: 157-198.

[16] Reubi JC, Schar JC, Waser B, et al. Affinity profiles for human somatostatin receptor subtypes SST1-SST5 of somatostatin radiotracers selected for scintigraphic and radiotherapeutic use. Eur J Nucl Med, 2000, 27: 273-282.

[17] Krenning EP, de Jong M, Kooij PP, et al. Radiolabelled somatostatin analogue(s)for peptide receptor scintigraphy and radionuclide therapy. Ann Oncol, 1999, 10(Suppl 2): 23-29.

[18] Krenning EP, Bakker WH, Breeman WA, et al. Localisation of endocrine-related tumours with radioiodinated analogue of somatostatin. Lancet, 1989, 1(8632): 242-244.

[19] Smith-Jones PM, Bischof C, Leimer M, et al. DOTA-lanreotide: a novel somatostatin analog for tumor diagnosis and therapy. Endocrinology, 1999, 140(11): 5136-5148.

[20] Lapa C, Hänscheid H, Wild V, et al. Somatostatin receptor expression in small cell lung cancer as a prognostic marker and a target for peptide receptor radionuclide therapy. Oncotarget, 2016, 7(15): 20033-20040.

[21] Strosberg J, El-Haddad G, Wolin E, et al. Phase 3 Trial of 177Lu-Dotatate for Midgut Neuroendocrine Tumors. N Engl J Med, 2017, 376(2): 125-135.

[22] Hofmann M, Maecke H, Börner R, et al. Biokinetics and imaging with the somatostatin receptor PET radioli-

gand（68）Ga-DOTATOC: preliminary data. Eur J Nucl Med, 2001, 28（12）: 1751-1757.

[23] Ambrosini V, Campana D, Tomassetti P, et al. ^{68}Ga-labelled peptides for diagnosis of gastroenteropancreatic NET. Eur J Nucl Med Mol Imaging, 2012, 39 Suppl 1: 52-60.

[24] Eriksson B, Bergstrom M, Orlefors H, et al. Use of PET in neuroendocrine tumors. In vivo applications and in vitro studies. Q J Nucl Med, 2000, 44: 68-76.

[25] Zhao DS, Valdivia AY, Li, et al. 18F-fluorodeoxyglucose positron emission tomography in small-cell lung cancer. Semin Nucl Med, 2002, 32: 272-275.

[26] Adams S, Baum R, Rink T, et al. Limited value of fluorine-18 fluorodeoxyglucose positron emission tomography for the imaging of neuroendocrine tumors. Eur J Nucl Med, 1998, 25: 79-83.

[27] Scanga DR, Martin WH, Delbeke D. Value of FDG PET imaging in the management of patients with thyroid, neuroendocrine, and neural crest tumors. Clin Nucl Med, 2004, 29: 86-90.

[28] Sundin A, Eriksson B, Bergstrom M, et al. PET in the diagnosis of neuroendocrine tumors. Ann N Y Acad Sci, 2004, 1014: 246-257.

[29] Hoegerle S, Nitzsche E, Altehoefer C, et al. Pheochromocytomas: detection with 18F DOPA whole body PET—initial results. Radiology, 2002, 222: 507-512.

[30] Jacob T, Grahek D, Younsi N, et al. Positron emission tomography with [（18）F] FDOPA and [（18）F] FDG in the imaging of small cell lung carcinoma: preliminary results. Eur J Nucl Med Mol Imaging, 2003, 30: 1266-1269.

[31] Ambrosini V, Tomassetti P, Castellucci P, et al. Comparison between [68Ga]DOTA-NOC and [18F]DOPA PET for the detection of gastro-entero-pancreatic and lung neuro-endocrine tumours. Eur J Nucl Med Mol Imaging, 2008, 35（8）: 1431-1438.

[32] Haug A, Auernhammer CJ, Wängler B, et al. Intraindividual comparison of [68Ga]DOTA-TATE and [18F]DOPA PET in patients with well-differentiated metastatic neuroendocrine tumours. Eur J Nucl Med Mol Imaging, 2009, 36（5）: 765-770.

[33] Delaloye AB, Delaloye B. Radiolabelled monoclonal antibodies in tumour imaging and therapy: out of fashion. Eur J Nucl Med, 1995, 22（6）: 571-580.

[34] Behr TM, Behe MP. Cholecystokinin-B/Gastrin receptor-targeting peptides for staging and therapy of medullary thyroid cancer and other cholecystokinin-B receptor-expressing malignancies. Semin Nucl Med, 2002, 32（2）: 97-109.

[35] Behr TM, Gotthardt M, Barth A, et al. Imaging tumors with peptide-based radioligands. Q J Nucl Med, 2001, 45（2）: 189-200.

[36] Breeman WA, De Jong M, Bernard BF, et al. Pre-clinical evaluation of [（111）In-DTPA-Pro（1）, Tyr（4）] bombesin, a new radioligand for bombesin-receptor scintigraphy. Int J Cancer, 1999, 83: 657-663.

[37] Wild D, Macke H, Christ E, et al. Glucagon-like peptide 1-receptor scans to localize occult insulinomas. N Engl J Med, 2008, 359: 766-768.

[38] Williams ED, Sandler M. The classification of carcinoid tumours. Lancet, 1963, 1: 238-239.

[39] Chatziioannou A, Kehagias D, Mourikis D, et al. Imaging and localization of pancreatic insulinomas. Clin Imaging, 2001, 25: 275-283.

[40] Hashimoto LA, Walsh RM. Preoperative localization of insulinomas is not necessary. J Am Coll Surg, 1999, 189（4）: 368-373.

[41] Kuzin NM, Egorov AV, Kondrashin SA, et al. Preoperative and intraoperative topographic diagnosis of insulinomas. World J Surg, 1998, 22（6）: 593-597.

[42] Herrmann ME, Ciesla MC, Chejfec G, et al. Primary nodal gastrinomas. Arch Pathol Lab Med, 2000, 124（6）: 832-835.

[43] Dockray GJ, Walsh JH. Amino terminal gastrin fragment in serum of Zollinger-Ellison syndrome patients. Gastroenterology, 1975, 68（2）: 222-230.

[44] Tanaka S, Yamasaki S, Matsushita H, et al. Duodenal somatostatinoma: a case report and review of 31 cases with special reference to the relationship between tumor size and metastasis. Pathol Int, 2000, 50（2）: 146-152.

[45] Sofka CM, Semelka RC, Marcos HB, et al. MR imaging of metastatic pancreatic VIPoma. Magn Reson Imaging, 1997, 15（10）: 1205-1208.

[46] Murphy BG, Shivaprasad HL. Ganglioneuroma of the brachial plexus in two cockatiels（Nymphicus hollandicus）. Vet Pathol, 2008, 45（5）: 690-692.

[47] Masel SL, Brennan BA, Turner JH, et al. Pancreatic vasoactive intestinal polypeptide-oma as a cause of secretory diarrhoea. J Gastroenterol Hepatol, 2000, 15（4）: 457-460.

[48] Abe H, Kubota K, Noie T, et al. A rare combination consisting of primary hyperaldosteronism and glucagonoma. Am J Gastroenterol, 1999, 94（5）: 1397-1401.

[49] Beattie PE, Fleming CJ, Evans AT, et al. Glucagonoma syndrome presenting as psoriasis. QJM, 2002, 95（12）: 834-835.

[50] Peterson LL, Shaw JC, Acott KM, et al. Glucagonoma

syndrome: in vitro evidence that glucagon increases epidermal arachidonic acid. J Am Acad Dermatol, 1984, 11(3): 468-473.

[51] Mullans EA, Cohen PR. Iatrogenic necrolytic migratory erythema: a case report and review of nonglucagonoma-associated necrolytic migratory erythema. J Am Acad Dermatol, 1998, 38(5 Pt 2): 866-873.

[52] Lonergan GJ, Schwab CM, Suarez ES, et al. Neuroblastoma, ganglioneuroblastoma, and ganglioneuroma: radiologic-pathologic correlation. Radiographics, 2002, 22(4): 911-934.

[53] Yamanaka M, Saitoh F, Saitoh H, et al. Primary retroperitoneal ganglioneuroblastoma in an adult. Int J Urol, 2001, 8(3): 130-132.

[54] Haase GM, Perez C, Atkinson JB. Current aspects of biology, risk assessment, and treatment of neuroblastoma. Semin Surg Oncol, 1999, 16(2): 91-104.

[55] Grosfeld JL, Rescorla FJ, West KW, et al. Neuroblastoma in the first year of life: clinical and biologic factors influencing outcome. Semin Pediatr Surg, 1993, 2(1): 37-46.

[56] Hiorns MP, Owens CM. Radiology of neuroblastoma in children. Eur Radiol, 2001, 11(10): 2071-2081.

[57] Diehl M, Risse JH, Brandt-Mainz K, et al. Fluorine-18 fluorodeoxyglucose positron emission tomography in medullary thyroid cancer: results of a multicentre study. Eur J Nucl Med, 2001, 28(11): 1671-1676.

[58] Kaufmann PM, Crone-Münzebrock W. Tumor follow-up using sonography and computed tomography in the abdominal region of patients with malignant melanoma. Aktuelle Radiol, 1992, 2(2): 81-85.

[59] Schwimmer J, Essner R, Patel A, et al. A review of the literature for whole-body FDG PET in the management of patients with melanoma. Q J Nucl Med, 2000, 44(2): 153-167.

[60] Eigtved A, Andersson AP, Dahlstrøm K, et al. Use of fluorine-18 fluorodeoxyglucose positron emission tomography in the detection of silent metastases from malignant melanoma. Eur J Nucl Med, 2000, 27(1): 70-75.

[61] Wong C, Silverman DH, Seltzer M, et al. The impact of 2-deoxy-2[18F] fluoro-D-glucose whole body positron emission tomography for managing patients with melanoma: the referring physician's perspective. Mol Imaging Biol, 2002, 4(2): 185-190.

[62] Wang Y, Li M, Zhang Y, et al. Detection of melanoma metastases with PET—Comparison of 18F-5-FPN with 18F-FDG. Nucl Med Biol, 2017, 50: 33-38.

[63] Toker C. Trabecular carcinoma of the skin. Arch Dermatol, 1972, 105: 107-110.

[64] Kwekkeboom DJ, Hoff AM, Lamberts SW, et al. Somatostatin analogue scintigraphy: a simple and sensitive method for the in vivo visualization of Merkel cell tumors and their metastases. Arch Dermatol, 1992, 128: 818-821.

[65] Nguyen BD, McCullough AE. Imaging of Merkel cell carcinoma. Radiographics, 2002, 22(2): 367-376.

第五十八章

颅 脑 肿 瘤

脑肿瘤分为起源于颅内各组织的原发性肿瘤和由身体各处转移至脑内的转移性肿瘤两大类。其发病率较高，我国流行学调查为（3.8～9）/10 万年，居全身恶性肿瘤第 11 位，但在儿童组，是仅次于白血病的第二种严重疾病；在死亡率方面，脑肿瘤 12 岁以下儿童占全身肿瘤 12%，居第 1 位，在成人则居第 10 位，可见脑肿瘤对人类健康的危害。脑肿瘤的病因可能和遗传、颅脑损伤、放射性照射、化学因素、病毒等有关。常见的脑肿瘤有胶质瘤（40%），脑膜瘤、垂体瘤及听神经瘤（占 40%），以及其他肿瘤（20%）。脑肿瘤在脑内发病部位以大脑半球最多，其次为蝶鞍区，下面依次为小脑、桥小脑角、脑室和脑干。脑肿瘤的具体表现形式取决于肿瘤的性质、大小、生长速度和部位。早期诊断、良恶性判定、预测对治疗的反应、预后评估是治疗脑肿瘤的关键因素。

目前脑部 CT 和 MRI 及其相应的增强显像是用于诊断脑部肿瘤的主要常规方法，近年来迅速发展的 PET/CT 在脑肿瘤的良恶性鉴别、术前病理分级、病程分期、鉴别肿瘤复发或坏死、探测残留肿瘤、立体定向穿刺、放疗计划的制订、判断肿瘤对治疗的反应、患者预后的判断等方面发挥了重要作用。PET 以各种放射性示踪剂作为显像的基础，最常用的显像剂为经典的 ^{18}F-FDG，为临床提供了 CT、MRI 尚难以获得的各种关于肿瘤能量代谢的生物学信息，尤其在肿瘤复发与残留肿瘤的鉴别等方面显得尤其重要。近年来肿瘤生物靶区（BTV）概念的提出，预示着 PET 的应用将会更为广泛，它通过在肿瘤组织的血流灌注、代谢、增殖活性、乏氧、肿瘤相关受体、血管生成及凋亡等方面的显示为放射治疗的进一步优化提供了重要技术平台。但从技术上看，仅 ^{18}F-FDG 显然是不够的，由于大脑皮质对于葡萄糖的相对高摄取，使得 ^{18}F-FDG 对于脑肿瘤的显像特异性及对低度恶性脑肿瘤显像的敏感性受到较大限制，因此 PET 尚需要其他的显像剂如氨基酸类、胆碱类、乙酸类及神经受体类、乏氧类以及嘧啶类显像剂从多种不同代谢途径反映肿瘤的异质性，提供更好的诊断特异性及对肿瘤形态精确描绘，为 PET 在脑肿瘤方面的应用提供更好的技术平台。

第一节　脑肿瘤 PET 显像常用显像剂

一、^{18}F-FDG

^{18}F-FDG（2-Fluorine-18-Fluoro-2-deoxy-D-glucose, 2- 氟 -18- 氟 -2- 脱氧 -D- 葡萄糖）是葡萄糖的类似物，是临床最常用的显像剂，占 98% 以上。静脉注射 ^{18}F-FDG 后，在葡萄糖转运蛋白的帮助下通过细胞膜进入细胞，细胞内的 ^{18}F-FDG 在己糖激酶（hexokinase）作用下磷酸化，生成 6-PO$_4$-^{18}F-FDG，由于 6-PO$_4$-^{18}F-FDG 与葡萄糖的结构不同（2- 位碳原子上的羟基被 ^{18}F 取代），不能进一步代谢，而且 6-PO$_4$-^{18}F-FDG 不能通过细胞膜而滞留在细胞内达几小时。在葡萄糖代谢平衡状态下，6-PO$_4$-^{18}F-FDG 滞留量大体上与组织细胞葡萄糖消耗量一致，因此，^{18}F-FDG 能反映体内葡萄糖利用状况。

绝大多数脑部恶性肿瘤细胞具有高代谢特点，因为恶性肿瘤细胞的分裂增殖比正常细胞快，能量消耗相应增加，葡萄糖为组织细胞能量的主要来源之一，恶性肿瘤细胞的异常增殖需要葡萄糖的过度利用，其途径是增加葡萄糖膜转运能力和糖代谢通路中的主要调控酶活性。恶性肿瘤细胞糖酵解的增加与糖酵解酶的活性增加有关，与之有关的酶有己糖磷酸激酶、6- 磷酸果糖激酶、丙酮酸脱氢酶等。目前，已明确在恶性肿瘤细胞中的葡萄糖转运信使核糖核酸（mRNA）表达增高，导致葡萄糖转运蛋白增加。因此，脑肿瘤细胞内可积聚大量 ^{18}F-FDG，经 PET 显像可显示肿瘤的部位、形态、大小、数量及肿瘤内的放射性分布(图 58-1)。

二、氨基酸代谢显像

氨基酸是人体必需的营养物质,在体内主要代谢途径为合成蛋白质;转化为具有重要生物活性的酶、激素等;氨基酸转运、脱氨、脱羧,变成二氧化碳、尿素等,而被其他组织利用或排出体外。

其中蛋白质合成是主要代谢途径,疾病或生理、生化改变可出现蛋白质合成的异常,标记氨基酸可显示其异常变化。

目前,用于人体 PET 显像的标记氨基酸有 L-甲基 -^{11}C- 甲硫氨酸(^{11}C-methionine,^{11}C-MET)、L-1-^{11}C- 亮氨酸、L-^{11}C- 酪氨酸、L-^{11}C- 苯丙氨酸、L-1-^{11}C- 甲硫氨酸、L-2-^{18}F- 酪氨酸、O-(2-^{18}F- 氟代乙基)-L- 酪氨酸(FET)、L-6-^{18}F- 氟代多巴

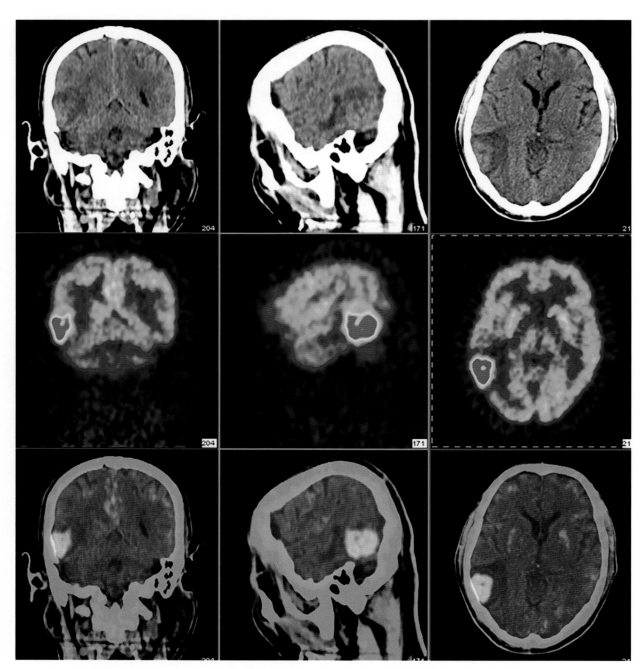

图 58-1 脑胶质肉瘤 ^{18}F-FDG PET/CT 显像

男,56 岁,头疼、头晕 1 个月余。^{18}F-FDG PET/CT 显像提示:右侧颞枕处局灶性 FDG 代谢异常增高灶,考虑为颅内原发性恶性病变。术后病理:胶质肉瘤

（18F-FDOPA）、L-4-18F- 苯丙氨酸、11C- 氨基异丙氨酸及 13N- 谷氨酸等。11C 和 18F 标记氨基酸显像，脑部恶性肿瘤组织与正常组织的放射性比值高，图像清晰，有助于肿瘤组织与炎症或其他糖代谢旺盛病灶的鉴别。与 18F-FDG 联合应用可弥补 18F-FDG 的不足，提高脑肿瘤的鉴别能力，同时还可用于鉴别肿瘤的复发与放疗后改变（图 58-2）。

三、核苷酸类显像剂

11C- 胸腺嘧啶（11C-TdR）和 5-18F- 氟尿嘧啶（5-18F-FU）是较常用的核酸类代谢显像剂，能参与核酸的合成，可反映细胞分裂繁殖速度。11C-TdR 主要用于肿瘤显像，研究结果表明 11C-TdR 血中清除速度很快，给药后 20 分钟脑肿瘤即能得到清晰图像，5-18F-FU 可用于评价化疗疗效。此外，5-18F- 脱氧尿核苷和 11C- 胸腺嘧啶脱氧核苷也可用于脑肿瘤显像。

四、胆碱显像

胆碱是一种对动植物非常重要的季铵盐碱，在哺乳动物体内有三种主要代谢途径。第一种代谢途径为胆碱磷酸化途径，即所有细胞都利用胆碱作为其合成生物膜分子的重要成分磷脂，如磷脂酰胆碱（卵磷脂）等的前体。首先，胆碱激酶（胆碱激酶广泛分布于哺乳动物肝、脑和肺等组织中）利用三磷酸腺苷（ATP）提供的磷酸基催化胆碱发生磷酸化反应，生成磷酸胆碱；其次，磷酸胆碱在胞嘧啶三磷酸（CTP）和磷酸胆碱胞苷转移酶存在下转化为胞嘧二磷酸（CDP）- 胆碱；最后，CDP- 胆碱在甘油二酯和脂肪酰甘油转移酶作用下转化为卵磷脂。卵磷脂是生物膜的重要组分之一，参与细胞识别和信息传递。第二种代谢途径为胆碱氧化途径。胆碱在胆碱脱氢酶作用下转化为甜菜碱醛，后者在甜菜碱醛脱氢酶作用下转化为甜菜碱。甜菜碱是一种有机渗透剂，可维持细胞容量动态平衡。第三种代谢途径为胆碱乙酰化途径。在胆碱乙酰化转移酶催化下，胆碱与乙酰辅酶 A 作用生成乙酰胆碱。尽管只有少量胆碱发生乙酰化，但这种代谢途径也非常重要，因为乙酰胆碱是一种胆碱能神经递质，可以特异地作用于各类胆碱受体。三种代谢途径以胆碱磷酸化途径与肿瘤关系最密切。

致癌作用具有加剧细胞增殖的特性，细胞恶性转化会激活胆碱激酶，导致磷酸胆碱含量增加，

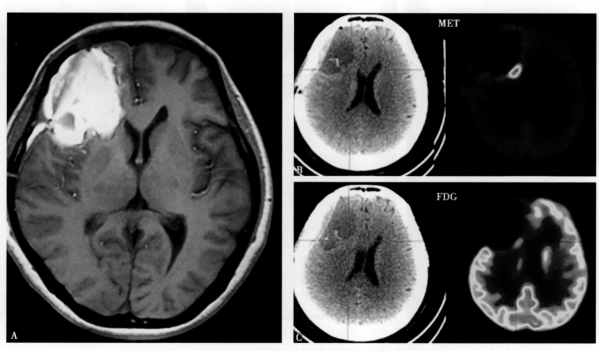

图 58-2　胶质母细胞瘤术后葡萄糖代谢与氨基酸代谢显像
女，56 岁，右侧额叶胶质母细胞瘤（Ⅳ级）术后 1 个月。A. MRI 提示术后改变；B. 11C- 甲硫氨酸 PET/CT 显像可见局灶性异常浓聚，提示术后肿瘤残留；C. 18F-FDG 显像示葡萄糖代谢增高，但与右基底节区分界不清，难以判断是否有残留（图片由华中科技大学同济医学院附属协和医院提供）

快速增殖的肿瘤细胞含有大量磷脂特别是卵磷脂；膜结构成分如脂蛋白及磷脂（磷脂酰胆碱）等也可调节细胞信号转导过程，从而影响细胞增殖和分化。大量研究结果表明，大多数恶性肿瘤细胞磷酸胆碱含量高，而相应正常细胞磷酸胆碱含量相当低，甚至无法探测到。可见，恶性肿瘤的发生与胆碱磷酸化途径密切相关。如果用正电子核素（如 ^{11}C 和 ^{18}F 等）标记胆碱（如 ^{11}C-Choline）或其类似物为显像剂，引入人体内后，脑肿瘤组织可高度摄取而正常组织摄取低甚至不摄取，则可以诊断肿瘤病变。因此，胆碱代谢 PET 显像可用于肿瘤 PET 显像诊断与研究（图 58-3）。

甲基 -^{11}C- 胆碱是较常用的胆碱代谢显像剂，

胆碱代谢显像剂的优点是脑肿瘤 / 非肿瘤放射性比值高，肿瘤显像清晰，静脉注射 5 分钟时即可显影清晰，因此比 ^{18}F-FDG PET 显像具有明显优势。

五、脂肪酸代谢显像剂

^{11}C- 乙酸盐是 PET 显像常用的脂肪酸代谢显像剂。肿瘤摄取 ^{11}C- 乙酸盐的机制目前尚不清楚，目前认为 ^{11}C- 乙酸盐主要参与三羧酸循环，反映细胞内有氧代谢，而良性病变与低度恶性的肿瘤细胞以有氧代谢为主，恶性程度高的肿瘤细胞以乏氧酵解（葡萄糖代谢）为主，因此，乙酸可用于脑良恶性肿瘤的鉴别诊断（图 58-4）。

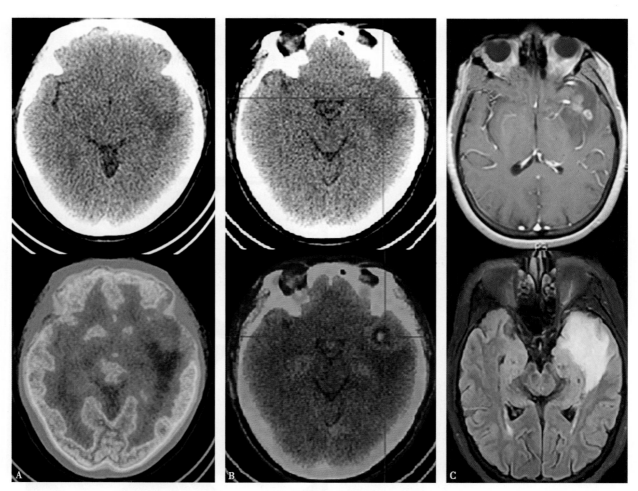

图 58-3 左额叶神经胶质瘤 PET/CT 显像

A. ^{18}F-FDG 显像为阴性；B. ^{11}C- 胆碱显像，见显像剂浓聚；C. MRI 提示占位信号（病例图片由华中科技大学同济医学院附属协和医院提供）

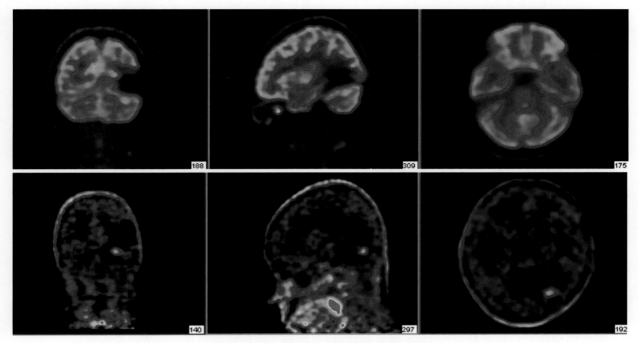

图 58-4　男，58 岁，左颞枕少突胶质瘤术后

术后 1 年头颅 MRI 示：左侧颞枕部胶质瘤术后改变，左侧小脑半球异常信号影，性质待定。^{18}F-FDG PET/CT 显像提示左侧小脑似见 FDG 代谢稍增高，与周围分界不清。^{11}C- 乙酸 PET/CT 显像提示左侧小脑可见一局灶性乙酸代谢异常增高灶。术后病理：胶质瘤Ⅲ级

第二节　常用脑代谢显像剂的特点

一、葡萄糖代谢显像

1. 由于 ^{18}F-FDG PET 显像原理是恶性肿瘤组织中肿瘤细胞代谢增强、细胞增殖加快从而使葡萄糖转运蛋白 mRNA 增加和葡萄糖转运蛋白水平相应提高，葡萄糖的类似物 ^{18}F-FDG 可以在恶性肿瘤组织处异常浓聚，所以 ^{18}F-FDG PET/CT 显像能无创、定量、动态地从细胞分子水平观察肿瘤组织特有的生物学特性，因此，在脑肿瘤病变的定性上有较高的特异性和准确性。葡萄糖代谢显像在脑肿瘤的诊断和临床处理等方面有着特别重要的价值，尤其是在肿瘤的良恶性判别、术前病理分级、病程分期、鉴别肿瘤复发或坏死、探测残留肿瘤等方面提供了传统 CT、MRI 尚难以给予的信息。

肿瘤的良恶性鉴别和术前病理分级：恶性肿瘤的基础在于其增殖较快，蛋白合成和葡萄糖的利用率明显高于其他正常组织细胞，而且恶性程度高的肿瘤细胞在这方面的行为比生长较慢

的恶性程度低的肿瘤明显得多，由此可见，通过探查肿瘤组织的葡萄糖代谢情况和蛋白合成率可以了解肿瘤的生物学行为，为病理分级和病程分期提供有价值的信息。按病理分级，脑胶质瘤 FDG 的代谢率：Ⅰ～Ⅱ级平均 FDG 代谢率为 3.8mg/（100g·min）±1.6mg/（100g·min），而Ⅱ～Ⅲ级为 6.6mg/（100g·min）±3.3mg/（100g·min），其中Ⅲ级胶质瘤代谢 5.7mg/（100g·min）±2.7mg/（100g·min），Ⅳ期胶质瘤则为 7.3mg/（100g·min）±3.6mg/（100g·min）。可见随着恶性程度增加，肿瘤组织葡萄糖代谢率也在增加，在临床应用时，^{18}F-FDG PET 尚可提供肿瘤是否进一步恶性变或升级的信息。值得注意的是，在低级别的胶质瘤中，其葡萄糖代谢率若低于正常灰质区域，用 ^{11}C- 胆碱进行显像，有助于区分肿瘤组织与灰质。^{11}C- 胆碱与 ^{18}F-FDG 联合显像在肿瘤分级或良恶性判别具有良好的应用价值，对转移性脑肿瘤来说，^{18}F-FDG PET 也有很好的应用价值。

2. 预后判断　一般说来，肿瘤摄取 ^{18}F-FDG 多，恶性程度高，预后就差，反之患者的预后就好。Di Chiro 等发现，肿瘤局部 ^{18}F-FDG 摄取大于周围正常组织 1.4 倍，患者的平均生存期 5 个月，而低

于 1.4 倍平均生存时间大于 19 个月。另有报道，将病理分级较高的患者分为两组，高代谢组 1 年存活率 29%，而低代谢或正常代谢组 1 年存活率达 78%。因此，PET 显像对预后的评估更有价值。

3. 肿瘤复发与放疗、化疗后组织坏死的鉴别及残留肿瘤的病灶定位：脑肿瘤的治疗除了手术外常用放射治疗和 / 或化疗，治疗后常有后续的反应，临床上可分为急性期（数小时～数周）、亚急性早期（数周～4 个月）、亚急性晚期（4 个月～数年）和慢性，而肿瘤复发和放疗、化疗后坏死的鉴别是很重要的，需要有明确的诊断作为治疗的依据，PET 显像就显得更为重要。肿瘤复发表现为 FDG 高代谢率，而放疗、化疗后坏死脑组织则显示低代谢或无代谢状态。其敏感性和特异性根据各研究的报告并不一致，详见表 58-1。

早期的研究中认为，^{18}F-FDG PET 为诊断的"金标准"，但级别较低的肿瘤如 1～2 级的胶质瘤呈低代谢，与其他病变难以区分。随着研究的深入，在 ^{18}F-FDG 不摄取或低摄取的病灶发现 ^{11}C 标记的氨基酸在这方面有较好的临床估测价值，尤其在较低级别的肿瘤。一些高度恶性的脑肿瘤，呈浸润性生长，手术往往不能完全清除，应用 PET 可以发现术后残余肿瘤组织表现为手术缺损区周围的异常高代谢区，而手术本身不引起异常高代谢，此等现象 CT 与 MRI 也难发现，从而为脑肿瘤术后残留复发提供证据。^{18}F-FUDR 研究核酸代谢，通常 FUDR 在脑肿瘤显像中具有很高的对比度（因其他正常脑组织摄取低）。

二、甲硫氨酸 PET 显像

氨基酸是人体必需的营养物质，在体内主要代谢途径为合成蛋白质，转化为具有重要生物活性的酶、激素等；氨基酸转运、脱氨、脱羧，变成二氧化碳、尿素等，而被其他组织利用或排出体外。

其中蛋白质合成是主要代谢途径。疾病或生理、生化改变可出现蛋白质合成的异常，标记氨基酸可显示其异常变化。肿瘤细胞增殖的基础是氨基酸代谢，肿瘤细胞氨基酸需求量的增加，促使氨基酸转运加快，肿瘤组织摄取氨基酸与恶性程度相关并明显高于正常组织。如 ^{11}C-MET（^{11}C 标记的甲硫氨酸）进入体内后，在体内转运，可能参与体内蛋白质的合成，或转化为 S- 腺苷甲硫氨酸作为甲基的供体，它能够在活体反映氨基酸的转运、代谢和蛋白质的合成，在鉴别脑肿瘤的良恶性、肿瘤复发、勾画肿瘤的浸润范围边界、早期评价治疗效果有其独特的临床价值。^{11}C 和 ^{18}F 标记氨基酸显像，肿瘤组织与正常组织的放射性比值高，图像清晰，有助于肿瘤组织与炎症或其他糖代谢旺盛病灶的鉴别。与 ^{18}F-FDG 联合应用可弥补 ^{18}F-FDG 的不足，提高肿瘤的鉴别能力，同时还可用于鉴别肿瘤的复发与放疗后改变。

1. 原发性脑肿瘤的诊断　与 ^{18}F-FDG 相比，^{11}C-MET 具有两个优势：①肿瘤的间变坏死区对 ^{11}C-MET 的摄取较 ^{18}F-FDG 的摄取明显下降；②^{11}C-MET 的脑本底较低。正常脑皮质对 ^{18}F-FDG 摄取较高，而对 ^{11}C-MET 的摄取较低，因此 ^{11}C-MET 对肿瘤边缘界限、肿瘤的间变坏死区、近脑皮质区的低度恶性肿瘤的检出效果较好（图 58-5）。

2. 颅底脑膜瘤和神经瘤的 ^{11}C-MET PET 的显像显示，所有脑膜瘤呈 ^{11}C-MET 高摄取且分布均一，与小脑周围正常组织区别明显，边界显示清晰，而神经瘤 MET 呈低摄取且分布不均，特别有囊性结构或坏死时低摄取更加明显。

3. 对脑肿瘤复发的诊断　^{11}C-MET PET 在复发性脑肿瘤或肿瘤残余组织表现为高 ^{11}C-MET 聚集灶，而肿瘤放射性坏死组织 ^{11}C-MET 摄取与正常脑皮质相似，且不受炎症反应的影响。

4. 脑肿瘤预后的评价　脑肿瘤的预后与肿瘤

表 58-1　PET 在脑肿瘤复发与放射性坏死的价值

作者	病例数	病理	敏感性	特异性	阳性预测值	阴性预测值
Di Chiro	95	胶质瘤 + 转移瘤	100	100		
Valk	38	胶质瘤	81	88	79	89
Janus	20	胶质瘤	83	63	77	71
Davis	35	胶质瘤 + 淋巴瘤	83	无		
Kahn	19	胶质瘤 + 其他	81	40		
Kim	33	胶质瘤 + 转移瘤	80	90	92	85
Ricci	31	胶质瘤	86	56	80	46

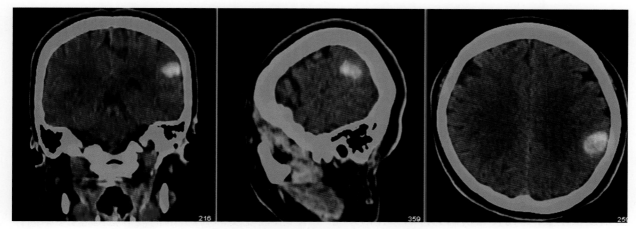

图 58-5　胶质瘤 ^{11}C-MET PET/CT 显像

男，38 岁，头疼 3 个月余。^{11}C-MET PET/CT 显像提示左侧额顶 MET 代谢异常增高灶。手术病理：胶质瘤Ⅲ级

的恶性程度及其增殖潜能有一定的关系。有研究指出，肿瘤 / 脑皮质摄取值比值（T/MCU）对患者预后有一定参考价值，T/MCU < 2.1 时，则人均生存时间超过 5 年，当 T/MCU ≥2.1 时，则生存时间在 8 个月左右。

5. 局限性　^{11}C 的物理半衰期较短，为 20.4 分钟，使没有配备回旋加速器的 PET 中心对其使用受限，而且 ^{11}C-MET 在鉴别肿瘤良恶性、病理分级方面并不优于 ^{18}F-FDG，也有一定的假阴性和假阳性。当然还有研究中的其他类显像剂如核酸显像剂：^{18}F-FUDR 可以研究脑瘤核酸代谢，通常 FUDR 在脑肿瘤研究中具有很高的对比度（因其他正常脑组织摄取低），可以反映肿瘤细胞的核酸合成情况。

三、胆碱 PET 显像

甲基 -^{11}C- 胆碱是较常用的胆碱代谢显像剂，主要用于脑瘤、前列腺癌、膀胱癌、肺癌、食管癌、结肠癌等显像。体内、体外 ^{31}P 磁共振波谱（MRS）分析实验表明：在肿瘤细胞中，磷脂酰胆碱的含量增高，与肿瘤细胞比较，正常组织的胆碱代谢水平较低，甚至很难探测到，而磷脂酰胆碱的前体是胆碱，肿瘤组织的胆碱的需求量较正常细胞增加，肿瘤组织细胞复制、增生活跃，细胞膜的生物合成加速，胆碱的需求量增加以提供合成细胞膜所需的磷脂酰胆碱，因此胆碱的摄取量多少在一定的程度上代表了肿瘤的增长速率。脑肿瘤胆碱 PET 显像的体内实验分析表明：脑肿瘤胆碱标记化合物（choline-containing compound，CCC）的含量高于正常脑组织；高度恶性胶质瘤的 CCC 含量要高于低度恶性胶质瘤的含量；慢性放射性坏死的 CCC 含量要低于间变性肿瘤含量；放疗临床证实有效者，随访肿瘤组织 CCC 含量降低。

第三节　PET/CT 显像在脑肿瘤的临床应用

一、垂体瘤

De Souza 等报告应用 ^{18}F-FDG PET 对 20 例经手术病理证实的垂体瘤患者进行检查，发现 PET 对垂体瘤的显示较 CT 好，与 MRI 相接近，而 PET 与 CT 或 MRI 结合可以提高 15%～20% 的阳性率。而应用 ^{11}C-MET 进行 PET 显像时，有作者对 400 余例垂体腺瘤患者进行检查，发现用 ^{11}C-MET PET 显像时，垂体瘤表现为较高程度的 ^{11}C-MET 摄取，应用 ^{11}C-MET PET 显像在区分肿瘤存活组织与纤维化、囊肿及坏死提供有价值的诊断资料。应用 ^{11}C-MET 还可以鉴别垂体腺瘤是否为分泌型肿瘤，无分泌功能的腺瘤 T/N 仅约为 2.5，分泌活跃的腺瘤的 T/N 值可以明显增高，分泌旺盛的垂体泌乳素瘤的 T/N 值可以高达 9 以上。^{11}C-MET PET 显像尚可以应用于观察溴隐亭治疗疗效，由于在应用溴隐亭治疗的几周至几个月内，有时由于肿瘤细胞受损肿胀，MRI 和 CT 可能会显示瘤体增大，在一定程度上将影响进一步治疗方案的实施，而 ^{11}C-MET PET 显像显示肿瘤内的代谢减低而排除肿瘤生长的可能性，支持药物继续治疗。PET 可定量测定受体的分布，常用于垂体瘤的受体显像剂为 ^{11}C-N-methylspiperone

(^{11}C-NMSP)和 ^{11}C 标记的生长抑素类似物,相应的受体是多巴胺 D2 受体和生长抑素受体。临床上应用激素对垂体瘤进行治疗,完整的受体系统是取得良好疗效的前提,例如,应用溴隐亭对泌乳素瘤进行治疗时,垂体瘤内存在足量的多巴胺 D2 受体是治疗的重要前提,了解垂体瘤的受体分布成为临床工作者关心的问题,应用 ^{11}C 标记的多巴胺受体拮抗剂 Raclopride 和 NMSP 进行 PET 显像可以显示垂体瘤内多巴胺 D$_2$ 受体的分布情况。某些垂体瘤患者可以应用生长抑素类似物进行治疗,事先了解垂体瘤内生长抑素受体的分布情况,对治疗方案的选择和疗效的评估有重要的意义。

二、PET 显像对脑肿瘤术后复发及预后评估

脑肿瘤临床复发主要指术后结构改变与复发鉴别及胶质瘤从低级别(低度恶性)向高级别(高度恶性)间变。关于肿瘤术后改变和复发的鉴别中,一组 45 例 ^{18}F-FDG PET 显像与 MRI 的比较研究,^{18}F-FDG PET 显像的敏感性、特异性分别为 100% 与 92.9%,MRI 分别为 93.5% 及 50%。研究指出,^{18}F-FDG PET 显像的敏感性较高可能在于已做 MRI,已有 MRI 发现作为基础有关,MRI敏感性高,可作为筛选检查,疑有复发可能再做 ^{18}F-FDG PET 显像。以协助区分复发亦或手术治疗引起的结构改变,以避免失去治疗机会或过度治疗。ULLA Chon 报告前后两组综合共 81 例脑瘤 ^{18}F-DOPA 显像结果,敏感性、特异性分别为 98% 及 86%,阳性预测值及阴性预测值均为 95%。

近年来,在脑肿瘤术后复发与残留的监测方面,甲硫氨酸显像的应用越来越多,其敏感性和特异性远远优于常规的 ^{18}F-FDG 显像,尤其是 PET/MR 的应用,不仅可以获得肿瘤代谢信息,磁共振灌注和波谱分析对于明确病灶性质价值也很大,可以实现优势互补。

一组报告 28 例低级别胶质瘤,19 例呈代谢减低者到随访 27 个月仍成活,9 例代谢增高者 6 例随访时间内死亡,提示 ^{18}F-FDG PET 显像对预后有价值。^{18}F-FDG PET 显像对高级别胶质瘤较好,但对无间变的低级别胶质瘤敏感性较低;而 ^{11}C-MET 能对低级别胶质瘤敏感性高,可以起互补作用,但对近中线的少突胶质细胞瘤、转移性病灶、脊索瘤及囊性神经节瘤则呈假阴性。

三、PET/CT 在脑肿瘤放射治疗定位中的应用

放疗是脑胶质瘤重要的局部治疗手段,在少数情况下是唯一的治疗手段。既往应用解剖学图像来确定脑胶质瘤放疗几何靶区不是一件容易事情。其原因包括:①脑胶质瘤特别是高度恶性者,肿瘤往往呈浸润性生长,传统的影像学手段很难确定肿瘤浸润深度和范围;②手术造成的术后改变使得传统解剖学影像手段所常用的解剖标志发生了变化,增加了临床医生判断残余肿瘤浸润范围的难度;③放疗后肿瘤复发与放疗造成的正常脑组织放射性坏死损伤难以鉴别等。

近年来,随着三维立体适形/调强(3D-CRT/IMRT)放疗技术建立和临床应用,可以在大大提高肿瘤靶区物理剂量的同时显著降低肿瘤周围正常组织的物理剂量,因而从理论上推测,这些新技术的临床应用有望提高生长在对放射线耐受剂量低的脑组织内的脑胶质瘤放疗疗效。三维立体适形/调强放疗(3D-CRT/IMRT)是通过改变靶区内剂量场的分布,实现照射野的形状与靶区的实际形状在三维空间上相一致,高剂量区的分布和靶区的形状在三维空间上相一致,从而实现准确地将剂量分布到计划区域,在保证肿瘤照射剂量的同时尽量减少了正常组织的所受剂量,目前已经广泛地应用到全身各种肿瘤尤其是脑部肿瘤的放射治疗中。然而放疗精确性提高后,对需要照射的肿瘤靶区确定的精确性也需要随之提高,这样才能使肿瘤放疗在精确性提高的基础上,准确性也会随之显著提高。为了保证肿瘤部位照射量的同时减少副作用,准确的计划靶区(PTV)的确定显得尤为重要。PTV 是基于肿瘤总(GTV)的基础上制订的,因此肿瘤放疗计划制订的关键还是在于对 GTV 的准确制订,其中非创伤性的显像技术起着关键的核心作用。多种不同的显像技术通过各自不同的显像原理提供了肿瘤的不同信息,其各自互为补充:MRI 能够精确显示软组织的解剖结构;计划 CT 对于骨性结构的描画及照射计量的准确计算非常重要;以 PET 为代表的功能性显像技术则提供了肿瘤的浸润范围及生物学特性等额外信息。

目前对于放射治疗中使用的标准的定义 GTV 的影像学方法为 CT。众所周知,CT 在脑部肿瘤的显像方面有着较大的局限性:①脑胶质瘤特

别是高度恶性者，肿瘤呈浸润性生长非常明显；②手术所造成的术后改变增加了临床医生判断肿瘤外侵范围的难度；③放疗后肿瘤复发还是组织损伤难以鉴别等。随着对肿瘤生物学特性的理解不断加深以及现代医学影像技术的不断发展，对于 GTV 的定义目前的观点认为其应是一个基于多种影像信息的综合概念，理想的肿瘤放疗靶区应为肿瘤生物靶区（BTV），即将现在最新的功能性显像技术与传统的解剖显像图像相融合，以反映肿瘤组织的血流灌注、代谢、增殖活性、乏氧、肿瘤特异性受体、血管生成及凋亡等方面一系列肿瘤生物学信息，从而区别治疗靶区内放射敏感性不同的区域。

PET 显像是以解剖形态方式显示活体组织器官内生物化学物质的浓度及其随时间的变化，其显像基础是符合探测（coincidence detection）原理，正电子穿过人体组织时，在很短的距离内（1mm 左右）与体内物质的电子发生湮灭辐射（annihilation radiation），产生一对运动方向互成 180°、能量为 511keV 的 γ 光子对。这些光子对被围绕人体的探测器采集，经过符合处理获得正电子发射点的位置和时间。以这些位置和时间信息为依据，可重建三维的 PET 图像。由于 PET 显像仪的不断发展，特别是 ^{18}F-FDG 在全身葡萄糖代谢显像中的成功运用，极大地影响了肿瘤的诊断、分期和治疗方式。

PET 作为目前最先进的功能性影像学手段在肿瘤生物学靶区制订方面有着自身独特的优势。早在 1987 年 Schad 等就尝试将包括 PET 在内的各种影像学方法综合运用到脑肿瘤的立体定向放疗中，但由于当时技术条件的限制而未取得理想效果。随着 PET 显像技术的不断改进以及临床应用经验的不断丰富，在对肿瘤患者治疗计划的制订方面，PET 显像早已被证明能够起到重要作用。已有报道，[18]F-FDG PET 显像在非小细胞肺癌、头颈部肿瘤以及妇科肿瘤中的应用能够优化放疗计划的初步报道。但是在脑肿瘤的显像中，[18]F-FDG PET 由于过高的大脑正常皮质本底摄取影响，而无法有效显示低级别的胶质瘤，其在脑肿瘤三维适形放疗中应用的效果亦无法令人满意。以 ^{11}C-choline 为代表的正电子显像剂相对于传统的 ^{18}F-FDG PET 显像体现出了更大的优势，已有多项研究表明 ^{11}C-choline 在脑肿瘤显像的应用上不仅敏感性高，特异性好，而且能够取得高对

比度的肿瘤影像，因而在对脑肿瘤外形边缘的描绘上具有 ^{18}F-FDG 显像所无法比拟的优势。显然 ^{11}C-choline 在脑肿瘤放疗计划的制订上有着良好的理论应用前景。此外，由于正常脑组织氨基酸代谢较低，靶与非靶比值较高，应用甲硫氨酸代谢显像指导放疗计划的制订也具有很好的前景。脑肿瘤生物靶区制订方面，有研究者选择 8 例胶质瘤患者进行增强 MRI、[18]F-FDG PET、[11]C-choline 图像采集输入放疗计划系统进行生物靶区勾画及计算 PTV，最后与手术病理对比，发现 MRI 与肿瘤实体部分大小无显著差异，[18]F-FDG 与肿瘤实体分别相差（cm³ 计算）：2.1、-13.5、-49.9、-32.4、-36.1、-115.2、-4.9 及 -1.5；而 ^{11}C-choline 相差分别为 29.5、45.2、60.9、7.2、85.4、124.2、5.3 及 3.9。作者认为，[11]C-choline PET 对生物靶区勾画是可行的，结果优于 ^{18}F-FDG PET，相对于 MRI，[11]C-choline 更可能包括肿瘤亚临床浸润范围。Nuutinen 等采用 [11]C- 甲硫氨酸（MET）PET 与 MRI 进行融合制订放射治疗计划，发现在 27%（3/11）的病例中 MET PET 有助于 GTV 的勾画，同时定量 MET PET 还具有一定的预后指导意义。Grosu 等利用 ^{123}I-2-α2 甲基酪氨酸（[123]I-2-alpha 2 methyl tyrosine, IMT）SPECT 与 MRI 图像进行融合，制订脑胶质瘤 3DCRT 计划，结果显示平均 GTVIMT、GTVT2 和 GTVT1Gd 分别为 43cm³、82cm³ 和 16cm³，虽然 IMT SPECT 对 PTV 影响较小（5%），但对补量区（boost volume）有明显的影响（37%）。上述研究为功能性影像在脑肿瘤放射治疗计划中的应用开拓了新的领域。

四、PET/CT 在脑肿瘤放疗后坏死及复发鉴别中的应用

鉴别放射性脑损伤和肿瘤复发是当前脑肿瘤研究方面的难题之一，因为两者的临床特征和神经影像学的表现都有相似之处。尽管有众多的非侵袭性影像技术被用作鉴别诊断手段，然而没有证据证明其中的某一项研究在诊断敏感性和特异性方面肯定优于其他一项。因此临床在选择何种影像技术要由其实用性、肿瘤的部位和大小及临床判断来决定。当然，精确的鉴别诊断最终依赖于切除标本的组织学检查。而最终的鉴别结果直接影响治疗方案的取舍，对于神经科医生来讲，脑肿瘤复发和放射性脑损伤的鉴别诊断非常重要，在最终确诊之前制订治疗计划一定要慎重，

以免给患者造成不应有的严重后果。

一般说来，MRI 对于脑肿瘤患者可提供很好的解剖图像，但仍有其局限性。MRI 较难准确区别肿瘤残留与手术后早期手术本身造成的影响，因为手术区肉芽组织增生、血脑屏障破坏以及肿瘤残留组织在 MRI 上经常表现为不同程度的强化影。更为重要的是恶性肿瘤放射治疗后放射性脑损伤与肿瘤术后、放射治疗后的肿瘤残留皆可表现为逐渐增大的强化灶、水肿和占位效应以及局部坏死、囊变等，这给 MRI 在鉴别诊断上带来一定的困难。病理学研究表明，复发的肿瘤组织常常与放射性坏死组织混杂存在，在 MRI 上鉴别这种混杂状态非常困难，因此仅靠 MRI 对鉴别放射性坏死与复发是不够的，有研究亦表明 MRI 在鉴别脑肿瘤放射性坏死及复发的敏感性相对较低，为 87.2%。

^{18}F-FDG PET/CT 显像在肿瘤病变的定性上有较高的特异性和准确性。另外，^{18}F-FDG PET 显像还可用于脑部肿瘤恶性程度的判断，Buchpiguel 等的研究证实，根据局部病变有无明显 ^{18}F-FDG 摄取可以将放射治疗后的脑坏死与肿瘤残留区别开来。高度恶性肿瘤的无氧酵解高于低度恶性肿瘤，^{18}F-FDG PET 显像可以探测肿瘤细胞生理生化过程，定量测定脑肿瘤的葡萄糖代谢率。Meyer 用绝对定量法测定了 23 例脑胶质瘤的葡萄糖代谢率，对其进行分级，结果显示低度恶性胶质瘤的葡萄糖代谢率为 $4.0mg/(100g\cdot min)\pm 1.8mg/(100g\cdot min)$，高度恶性胶质瘤为 $7.4mg/(100g\cdot min)\pm 3.5mg/(100g\cdot min)$。

但实际应用中 ^{18}F-FDG PET 鉴别脑肿瘤放疗后坏死及复发时，仍有一定的假阴性和假阴性存在，有研究表明单独应用 ^{18}F-FDG PET/CT 显像鉴别脑肿瘤放疗后坏死及复发的敏感性为 76.9%，研究认为假阴性主要与下列因素有关：① FDG 在脑内有较高的本底，而脑部肿瘤放疗后代谢减低，对 ^{18}F-FDG 的浓聚显著下降；②与脑肿瘤的分化程度有关，有研究表明 ^{18}F-FDG 的摄取与肿瘤的分化程度有关，分化程度低的肿瘤 ^{18}F-FDG 摄取增高，分化程度好的脑肿瘤 ^{18}F-FDG 的摄取与脑白质相似，因此高分化的脑部恶性肿瘤易出现假阴性；③照射后时间；④放射治疗的方法。

假阳性主要与放射性坏死本身可能会产生一定的代谢（坏死组织周围炎性细胞摄取葡萄糖）有关，由于 ^{18}F-FDG 会有相应的非特异摄取进而产生假阳性。因此，要提高脑部肿瘤放疗后坏死及复发的准确率，还需要敏感性更高的非 ^{18}F-FDG 显像剂。众所周知，正常脑组织胆碱和甲硫氨酸摄取量很低，而脑肿瘤的一个重要特征是细胞膜的合成明显增加，因此对于作为细胞膜合成主要成分的胆碱脑肿瘤的摄取率要较周围正常脑组织及坏死的脑组织高得多（瘤与脑的放射性摄取比约为 11.0）。因此，^{11}C-choline PET 显像可提高脑肿瘤坏死及复发的诊断准确率，有研究表明 ^{11}C-choline PET/CT 显像诊断敏感性为 92.3%，显著高于 MRI 及 ^{18}F-FDG PET/CT 显像（图 58-6）。^{11}C-MET 在鉴别术后、放疗后残留与复发价值更大，特别是应用 ^{11}C-MET PET/MR 显像，PET 显像结果结合 MRI 灌注和波谱分析综合判断，能够精确确定其病灶性质。

五、脑部 PET/MR 应用潜能

进入 21 世纪，许多新的仪器、新的学科、新的思维就向我们迎面扑来，传统核医学已突破了原先自身的框架而与其他学科相结合，而其他学科也已渗透到核医学领域。最突出的新学科是分子影像学（molecular imaging），分子影像学是医学影像技术与分子生物学相结合的产物，涉及物理、化学、核医学、影像学、计算机等多门学科。它在分子生物学与临床医学之间架起了相互连接的桥梁，被认为是未来最具有发展潜力的医学科学前沿领域之一。从临床角度看，分子影像学的内涵是借助现代影像学技术，从分子水平研究和观察疾病的发生、发展中病理生理变化和代谢功能改变，使得传统的医学诊断方式发生了革命性变化，而代表分子影像学最前沿的仪器就是 PET/MR。随着 PET/MR 的出现，融合二字的含义也将更加广泛，不仅是两幅图像、两种（或多种）机器、设备的融合，而是多功能、多学科、多种人才的融合。这些对传统核医学既是机遇，又是挑战。

PET/MR 脑显像在神经科学研究中具有重要意义，也是 PET 最早研究的领域。2008 年，德国 Tübingen 大学 Pichler 等人利用 PET/MR 系统得到第一幅人脑的 PET 和 MRI 的融合图像，同年 Schlemmer 等人也利用其得到了 ^{18}F-FDG 标记的人脑的融合显像图。早期的研究说明，高分辨率多参数 MRI 系统证明了该融合图像对于脑部结构和功能的显像并没有明显的损失，反而使结构的形态特征和生物学信息更加容易结合，各种代

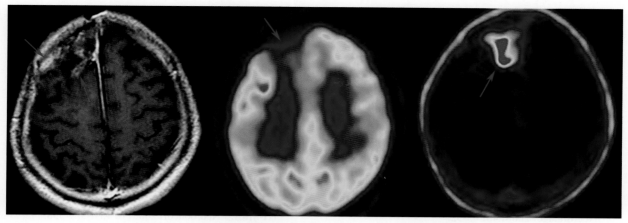

图 58-6 胶质瘤术后复发患者 ^{18}F-FDG 与 ^{11}C-choline PET 显像

男,48 岁,胶质瘤术后放疗 1 年余。MRI 增强提示右额叶多发小片状强化灶,考虑放疗后胶质增生改变。^{18}F-FDG PET 显像提示右侧额叶 ^{18}F-FDG 代谢减低,考虑治疗后改变。^{11}C-choline PET 显像提示右侧额叶片状局灶性放射性摄取异常增高灶,考虑复发。术后病理:胶质瘤复发

谢和功能参数的同步采集可能会给大脑组织和疾病及其变化带来新的显像方式,PET/MR 在分子和细胞成像方面又开辟了新的领域,对血管生成、基因治疗、细胞的移植和功能方面都有了很好的进展。

自从第一台商业模式的 PET 运用临床至今,PET 已经发展到多模式成像,拥有高分辨率和各种 3D 模式的生理功能和信息显像。PET 最大的优势是敏感性和检测生物化学和分子示踪剂的特异性高。因此,PET/MR 一体机图像融合系统对于神经系统的应用具有明显优势。PET 对脑部功能的显像主要是通过脑部葡萄糖代谢显像来得到的,早期的 PET 分辨率低,敏感性低,衰减和散射校正不足,只能显示到脑部的皮质部分,现在,随着技术的发展,空间分辨率和敏感性不断提高,但是其空间分辨率相对于 CT 和 MRI 来讲仍然是低的,所以就出现了 PET/CT 和 PET/MR,从而弥补了 PET 分辨率低的不足。

PET 和 MRI 的数据的同步采集,有助于检测胶质瘤的分级和对肿瘤周围关键神经活动区域的辨别。胶质瘤是脑内最常见的原发肿瘤,起源于神经上皮,由异常增生的胶质细胞组成,正常的神经元数量减少或缺失。因此胶质瘤的 MRS 通常表现为 NAA 峰及 Cr 峰降低,Cho 峰升高,故 Cho/Cr 和 Cho/NAA 值升高,NAA/Cr、NAA/Cho 值降低。研究发现,高级别胶质瘤 NAA 降低较低级别胶质瘤明显,在肿瘤的中心部位常明显降低甚至缺乏。高、低级别胶质瘤的 ^{1}H-MRS 表现不同,在临床工作中,可借助 ^{1}H-MRS 表现对胶质瘤进行分级诊断。PET 对脑胶质瘤的诊断主要是应用 ^{18}F-FDG 在脑内的代谢状况,代谢活跃的区域,显像就明显,代谢减低的区域,显像就相对减弱,坏死的地方,基本不显影。

MRI 在 MS 的诊断及病情判断中具有独特的领先地位,能显示 CT 无法显示的直径 <0.2cm 的病灶,对脑干、脊髓部位的亚临床损害及微小病灶、后颅窝病灶更显优势,并通过病灶特点及增强扫描作出定性诊断及辨别病程与病期,是 MS 最直观的辅助检查手段,且定位准确能清晰显示病灶数目、分布、大小、形态及信号特征。而液体衰减翻转恢复(FLAIR)序列对诊断 MS 优于 T_1 FLAIR、T_2WI,其发现 MS 病灶明显多于后者,且重复性好,能较好地显示近皮层处和脑室旁等传统 T_2 易漏诊病灶,尤其对小病灶显示情况明显优于 T_1 FLAIR、T_2WI。

(管一晖)

参 考 文 献

[1] 许绍芬. 神经生物学. 上海:复旦大学出版社,1999.

[2] Heiss WD, Herholz K. Brain Receptor Imaging. J Nucl Med, 2006, 47(2): 302-312.

[3] Ametamey SM, Honer M, Schubiger PA. Molecular Imaging with PET. Chem Rev, 2008, 108(5): 1501-1516.

[4] Lautamaki R, Tipre D, Bengel FM. Cardiac sympathetic neuronal imaging using PET. Eur J Nucl Med Mol Imaging, 2007, 34: 74-85.

[5] Hoyer D, Clarke DE, Forzard JR, et al. International onion of pharmacology classification of receptors for 5-hydroxy tryptamine (serotoin). Pharmacol Rev, 1994, 46: 157-203.

[6] Kumar JSD, Mann JJ. PET tracers for 5-HT1A receptors and uses thereof. Drug Discov Today, 2007, 12: 748-756.

[7] Fujita M, Imaizumi M, Zoghbi SS, et al. Kinetic analysis in healthy humans of a novel positron emission tomography radioligand to image the peripheral benzodiazepine receptor, a potential biomarker for inflammation. NeuroImage, 2008, 40: 43-52.

[8] Pasternak GW. Multiple opiate receptors: deja vu all over again. Neuropharmacology, 2004, 47 Suppl 1: 312-323.

[9] Brownstein MJ. A brief history of opiates, opioid peptides, and opioid receptors. Proc Natl Acad Sci U S A, 1993, 90: 5391-5393.

[10] Frost JJ. PET imaging of the opioid receptor: the early years. Nucl Med Biol, 2001, 28: 509-513.

[11] Talbot PS, Narendran R, Butelman ER, et al. [^{11}C] GR103545, a radiotracer for imaging kappa-opioid receptors in vivo with PET: Synthesis and evaluation in baboons. J Nucl Med, 2005, 46: 484-494.

[12] Poisnel G, Oueslati F, Dhilly M, et al. [^{11}C]-MeJDTic: a novel radioligand for κ-opioid receptor positron emission tomography imaging. Nucl Med Biol, 2008, 35: 561-569.

[13] Madar I, Lever JR, Kinter CM, et al. Imaging of δ-opioid receptors in Human Brain by Nl'-([^{11}C] methyl) naltrindole and PET. Synapse, 1996, 24: 19-28.

[14] Tyacke RJ, Robinson ESJ, Schnabel R, et al. Nl'-fluoroethyl-naltrindole (BU97001) and Nl'-fluoroethyl-(14-formylamino)-naltrindole (BU97018) potential δ-opioid receptor PET ligands. Nucl Med Biol, 2002, 29: 121-125.

[15] Leonard M. Letter from the Editors. Semin Nucl Med, 2008, 38 (2): 223-224.

[16] Daniel H.S. Guest Editorial Evaluating Pathology in the Brain With Nuclear Medicine. Semin Nucl Med, 2008, 38 (2): 225-226.

[17] Chen W, Silvreman DH. Advances in Evaluation of Primary Brain Tumors. Semin Nucl Med, 2008, 38 (2): 240-250.

[18] Been LB, Suurmeijer AJ, Cobben DC, et al. 18F-FLT-PET in oncology: current status and opportunities. Eur J Nucl Med Mol Imaging, 2004, 31 (12): 1659-1672.

[19] Buck AK, Halter G, Schirrmeister H, et al. Imaging proliferation in lung tumors with PET: 18F-FLT versus 18F-FDG. J Nucl Med, 2003, 44 (9): 1426-1431.

[20] Kim S, Chung JK, Im SH, et al. ^{11}C-methionine PET as a prognostic marker in patients with glioma: comparison with ^{18}F-FDG PET. Eur J Nucl Med Mol Imaging, 2005, 32 (1): 52-59.

[21] Van Laere K, Ceyssens S, Van Calenbergh F, et al. Direct comparison of ^{18}F-FDG and ^{11}C-methionine PET in suspected recurrence of glioma: sensitivity, interobserver variability and prognostic value. Eur J Nucl Med Mol Imaging, 2005, 32 (1): 39-51.

[22] Utriainen M, Komu M, Vuorinen V, et al. Evaluation of brain tumor metabolism with [11C] choline PET and 1H-MRS. J Neurooncol, 2003, 62 (3): 329-338.

[23] Spence AM, Mankoff DA, Muzi M. Positron emission tomography imaging of brain tumors. Neuroimaging Clin N Am, 2003, 13 (4): 717-739.

[24] Hara T, Kondo T, Kosaka N, et al. Use of 18F-choline and 11C-choline as contrast agents in positron emission tomography imaging-guided stereotactic biopsy sampling of gliomas. J Neurosurg, 2003, 99 (3): 474-479.

[25] Grosu AL, Piert M, Weber WA, et al. Positron emission tomography for radiation treatment planning. Strahlenther Onkol, 2005, 181 (8): 483-499.

[26] Tatsuro Tsuchidaa, Hiroaki Takeuchib, Hidehiko Okazawac, et al. Grading of brain glioma with 1-11C-acetate PET: comparison with 18F-FDG PET. Nucl Med Biol, 2008, 35 (2): 171-176.

[27] Baldwin RT, Preston-Martin S. Epidemiology of brain tumors in childhood—a review. Toxicol Appl Pharmacol, 2004, 199 (2): 118-131.

[28] Carre Anne Grapham, Timoffy FC. Tumour Treatment: chemotherapy and other new developments. Seminars in Oncology Nursing, 2004, 20 (4): 260-272.

[29] Tian M, Zhang H, Oriuchi N, et al. Comparison of 11C-choline PET and FDG PET for the differential diagnosis of malignant tumors. Eur J Nucl Med Mol Imaging, 2004, 31 (8): 1064-1072.

[30] Tan H, Chen L, Guan Y, et al. Comparison of MRI, F-18 FDG, and 11C-Choline PET/CT for Their Potentials in Differentiating Brain Tumor Recurrence From Brain Tumor Necrosis Following Radiotherapy. Clin Nucl Med, 2011, 36: 978-981.

[31] Ciernik IF, Dizendorf E, Baumert BG, et al. Radiation treatment planning with an integrated positron emission and computer tomography (PET/CT): a feasibility study. Int J Radiat Oncol Biol Phys, 2003, 57 (3): 853-863.

[32] Calvar JA, Meli FJ, Romero C, et al. Characterization of brain tumors by MRS, DWI and Ki-67 labeling index. J

Neurooncol，2005，72（3）：273-280.

[33] Kwee SA，Coel MN，Lim J，et al. Combined use of F-18 fluorocholine positron emission tomography and magnetic resonance spectroscopy for brain tumor evaluation. J Neuroimaging，2004，14（3）：285-289.

[34] Ohtani T，Kurihara H，Ishiuchi S，et al. Brain tumour imaging with carbon-11 choline：comparison with FDG PET and gadolinium-enhanced MR imaging. Eur J Nucl Med Mol Imaging，2001，28（11）：1664-1670.

[35] Glatstein E，Lichter AS，Fraass BA，et al. The imaging revolution and radiation oncology：Use of CT，ultrasound，and NMR for localization，treatment planning and treatment delivery. Int J Radiat Oncol Biol Phys，1985，11：299-314.

[36] Nestle U，Hellwig D，Schmidt S，et al. 2-Deoxy-2-［18F］ Fluoro-D-Glucose Positron Emission Tomography in Target Volume Definition for Radiotherapy of Patients with Non-Small-Cell Lung Cancer. Mol Imaging Biol，2002，4（3）：257263.

[37] Katherine M，Curtisn BC，Yee CU，et al. The impact of 18 FDG-PET on target and critical organs in CT-Based treatment planning of patients with poorly defined Non-small cell lung carcinoma：A Prospective study. Int J Radiat Oncol Biol Phys，2002，52（2）：339350.

[38] Heiss WD. The potential of PET/MRI for brain imaging. Eur J Nucl Med Mol Imaging，2009，36（Suppl 1）：105-112.

[39] Zaidi H，Mawlawi O，Orton CG. Point/counterpoint. Simultaneous PET/MRI will replace PET/CT as the molecular multimodality imaging platform of choice. Med Phys，2007，34（5）：1525-1528.

[40] Seemann MD，Meisetsehlaeger G，Gaa J，et al. Assessment of the extent of metastases of gastrointestinal carcinoid tumors using whole-body PET，CT，MR，PET/CT and PET/MRI. Eur J Med Res，2006，ll（2）：58-65.

[41] Ruf J，Lopez Hanninen E，Bohmig M，et al. Impact of FDG-PET/MRI image fusion on the detection of pancreatic cancer. Panereatology，2006，6（6）：512-519.

第五十九章

甲 状 腺 癌

第一节　概　　述

甲状腺癌是最常见的内分泌肿瘤,占全身恶性肿瘤的 1%～2%。近年来发病率逐年上升,尤以女性增加较明显。甲状腺癌恶性程度较低、生长缓慢,大多预后较好。按病理类型可分为乳头状癌、滤泡癌、未分化癌、髓样癌。甲状腺乳头状癌最为常见,而乳头状癌和滤泡癌由于分化程度较高,又被称为分化型甲状腺癌(differentiated thyroid cancer, DTC),占甲状腺癌的 90% 左右。常用的治疗手段包括外科手术、术后选择性 ^{131}I 治疗及 TSH 抑制治疗等。

第二节　常规影像诊断

一、甲状腺癌超声显像诊断

颈部超声检查是诊断甲状腺癌首选的影像学方法。超声检测甲状腺癌的方法有二维超声、超声造影和超声弹性成像三种,其中二维超声以其方便直观、无创性和无放射性等优点被广泛用于甲状腺癌的诊断和鉴别诊断。二维超声通过观察形态结构及血供情况以鉴别病灶的良、恶性,恶性病灶的主要特点有形状不规则、边界不清晰、边缘不光整、实质低回声、微钙化、后方回声衰减、无完整包膜、无完整声晕、纵横比 >1 等。有研究报道,当临床上甲状腺病灶符合 3 个及以上超声特征时就需高度怀疑恶性。其中,微钙化对诊断甲状腺癌的特异性较高,可达 86%～95%。此外,纵横比 >1 对甲状腺癌也具有很高的特异性,达 81.5%～2.5%。

甲状腺结节的声像图复杂多样,在诊断中易受主观因素影响。甲状腺影像报告与数据系统(thyroid imaging-reporting and data system, TI-RADS)的提出对甲状腺结节的超声诊断产生了规范的

指导性意见。TI-RADS 将实性结节、边界不清、内部低回声、纵横比 >1 及微钙化作为甲状腺结节 5 个恶性特征,Kwak 等通过这些指标的组合对病灶进行分级,级别越高恶性风险越高。该标准分为 1～5 类:1 类:阴性(恶性率 0);2 类:确认良性病变(恶性率 0);3 类:无可疑超声表现(恶性率 1.7%);4 类:4a(1 个可疑超声表现,恶性率 3.3%)、4b(2 个可疑超声表现,恶性率 9.2%)、4c(3 个或 4 个可疑超声表现,恶性率 44.4%～72.4%);5 类(5 个可疑超声表现,恶性率 87.5%)。

颈部超声检查除了用于甲状腺结节的检测及初步评价,还可用于随访监测是否有淋巴结的转移并评价淋巴结的大小、形态和结构特点。淋巴结转移的超声征象包括体积增大、形态变圆、淋巴门结构消失、内见高回声团块、囊性变、钙化及有异常血管分布。但没有任何一个单一的征象足以确诊淋巴结转移。另外淋巴结的位置也有助于诊断,淋巴结转移更易发生在颈部Ⅲ区、Ⅳ区及Ⅵ区,而发生在Ⅰ区及Ⅱ区较少。但对于起源于上极的乳头状甲状腺癌,Ⅱ区及Ⅲ区更易发生转移。

二、甲状腺癌 CT 和 MRI 的主要表现

CT 和 MRI 对于甲状腺癌也具有较高的诊断价值。甲状腺癌 CT 具体表现为:低密度结节伴细沙粒样钙化、增强扫描动脉期的"晕圈"征、瘤周"残圈"征、瘤周"半岛状"瘤结节、颈部淋巴结明显强化或出现囊性变伴强化。甲状腺癌 MRI 表现为:结节边缘模糊不清、信号显示不均匀、周围组织发生浸润并向颈部淋巴结转移。

CT 和 MRI 的优势在于显示病变与周围解剖结构的关系,可用于术前结节评估和可疑 DTC 复发、转移灶的辅助诊断。2015 版 ATA(美国甲状腺病协会)指南强烈推荐高度怀疑为侵袭性甲状腺癌、甲状腺癌有远处转移或进展时可采用增强 CT 及 MRI 进行术前评估,可充当甲状腺 B 超

的互补手段。当怀疑有肺转移、骨转移时，当怀疑有纵隔、锁骨下、咽后壁和咽旁区淋巴结转移超出常规颈部 B 超检测范围时；当怀疑原发灶有喉、气管、食管、肌肉或血管受累时，增强 CT 及 MRI 能更清晰地显示原发灶、转移灶与邻近组织的解剖学关系，从而决定外科手术范围。另外 ATA 指南还推荐将胸部 CT 作为随访 DTC 术后肺转移患者疗效评价的主要方法。

第三节　分子功能影像的应用

DTC 术后及 ^{131}I 治疗后 ^{131}I 全身显像（^{131}I-WBS）是 DTC 随访中常用的医学功能影像学检查手段，可探测肿瘤是否复发或转移，有助于患者治疗方案的选择和治疗剂量的确定。然而约有 15% 的 DTC 患者在 ^{131}I 治疗过程中逐渐失分化导致摄碘能力下降甚至消失而表现为血清甲状腺球蛋白（Tg）阳性、^{131}I-WBS 阴性，属于放射性碘难治性甲状腺癌（RAIR DTC）。^{18}F-FDG PET/CT 在此类患者的随访及辅助寻找复发或转移灶中亦有重要意义。以下将对 ^{131}I-WBS、^{124}I-PET/CT、^{18}F-FDG PET/CT、^{18}F-FDG PET/MR 显像在 DTC 中的临床应用以及国内外最新的进展进行阐述。

一、^{131}I- 全身显像

钠碘同向转运体（NIS）的表达及功能是病灶摄碘的生理基础，95%～98% 的 DTC 病灶保留了对 ^{131}I 的摄取。^{131}I- 全身显像（^{131}I-WBS）因临床应用不同而分为诊断性全身扫描（diagnostic whole body scan，Dx-WBS）和治疗性全身扫描（post-treatment whole body scan，Rx-WBS）。Dx-WBS 通常使用 ^{131}I（1～3mCi）作为显像剂，多用于 ^{131}I 治疗前评估。Rx-WBS 是治疗剂量 ^{131}I（100～250mCi）后 3～7 天进行显像，可对病灶进一步定位并明确其摄碘功能，对于制订治疗方案和评价治疗效果具有重要的价值。^{131}I-WBS 具有操作简便、敏感性高、特异性强等优点，得到了临床广泛的应用（图 59-1，图 59-2）。

Dx-WBS 是 ^{131}I 治疗前的评估手段之一。研究表明通过 Dx-WBS 改变了 25%～53% DTC 患者的诊疗决策，但对于寻找颈部转移淋巴结的意义有限。且 Dx-WBS 可能造成"顿抑效应"而干扰后续 ^{131}I 治疗，影响治疗效果。Rx-WBS 因为 ^{131}I 剂量高对转移灶诊断的阳性率和敏感性高于

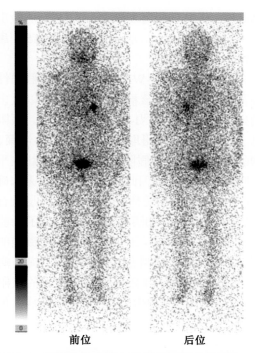

图 59-1　甲状腺乳头状癌 ^{131}I 治疗后 1 年行 Dx-WBS
女性，46 岁，术后病理为甲状腺乳头状癌伴淋巴结转移，第 1 次 ^{131}I 治疗后 1 年行 Dx-WBS 疗效评估：刺激性 Tg（sTg）＝0.2ng/ml，Dx WBS 显示颈前区及全身未见明显显像剂残留，提示患者反应完全、预后良好

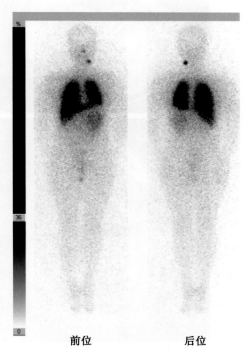

图 59-2　DTC 术后第 6 次 ^{131}I 治疗剂量显像
女性，28 岁，DTC 术后 5 次 ^{131}I 治疗，第 6 次治疗剂量 200mCi，sTg＝491.7，TgAb＝571.9。Dx WBS 左侧颈部见一显像剂异常浓聚灶，双肺弥漫性显像剂浓聚影，提示转移

Dx-WBS。研究表明可发现 Dx-WBS 无法检出的 10%～26% 的转移灶,亦可调整 10%～15% 患者的后续治疗方案。

有文献报道,^{131}I-WBS 为平面显像假阳性率和假阴性率较高,且该检查方法往往难以做出准确的定位诊断,这是 ^{131}I-WBS 的局限性。假阳性常见于 ^{131}I 的生理性摄取、病理性放射性浓聚、分泌物的潴留及污染。假阴性主要见于病灶在平面显像时的重叠干扰。因此对于 ^{131}I-WBS 无法确诊时,可在此基础上加采 ^{131}I-SPECT/CT 断层融合显像。^{131}I-SPECT/CT 断层融合显像结合了功能显像及解剖显像的优势,不仅能提供病灶摄碘的情况,还能显示病灶的解剖定位,有利于提高病灶间的分辨,也有利于排除包括污染在内的假阳性结果。特别对于 ^{131}I-WBS 存在可疑阳性病灶但难以定性及确定解剖部位者,其优势十分明显。有文献报道 ^{131}I-WBS 联合颈部或胸部 SPECT/CT 诊断的敏感性能达到 78%,特异性能达到 100%。上例患者(图 59-2)为明确左颈部摄碘病灶的定位情况,加采 ^{131}I-SPECT/CT 颈部断层融合显像(图 59-3)。全身显像有助于发现全身转移情况(图 59-4),对于全身显像发现的单个异常浓聚 ^{131}I 的病灶不能准确定位时需进一步做局部 SPECT/CT 多模态融合显像明确部位,还可观察骨质破坏情况,有助于病灶定性诊断(图 59-5)。

二、^{124}I PET/CT 显像

^{124}I 和 ^{131}I 为同位素,其生物学行为及显像原理与 ^{131}I 相同。由于 ^{124}I 费用昂贵而限制了使用,^{124}I PET/CT 临床普及远不及 ^{131}I 全身扫描。据报

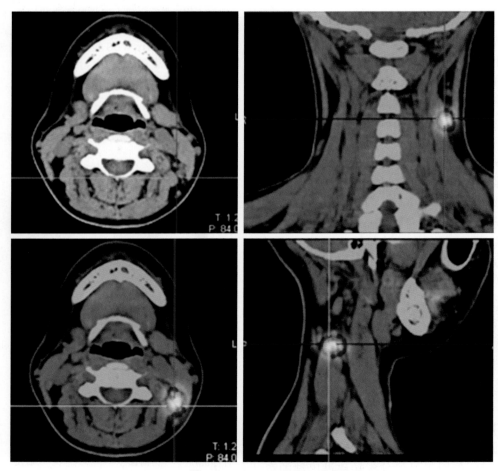

图 59-3　^{131}I-SPECT/CT 颈部断层融合显像
左侧颈部 V 区肿大淋巴结伴钙化,具有明显摄碘功能;考虑转移性病变

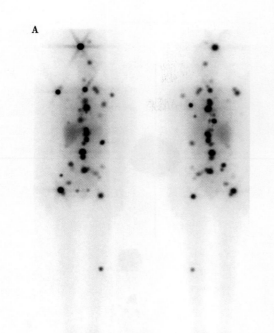

前位　　　　　　后位

图 59-4　甲状腺乳头状癌全身转移 ¹³¹I-WBS
患者，女，35 岁，sTg：>500ng/ml。第 1 次大剂量 ¹³¹I 治疗后行 ¹³¹I-WBS（前位和后位）示全身多处显像剂异常浓聚灶

道，由于 PET/CT 显像的分辨率高，采用 ¹²⁴I PET/CT 探测病灶的敏感性较诊断剂量的 ¹³¹I 全身扫描高。另外，¹²⁴I PET/CT 还可用于放射剂量学研究、便于决定 ¹³¹I 的治疗剂量，实现个体化治疗。由于患者数据有限，有关结论仍然需要进一步验证。

三、¹⁸F-FDG PET/CT 显像

当 DTC 复发或转移灶发生失分化时引起摄碘能力下降时，约有 15% 的患者会出现 Tg 阳性而 ¹³¹I-WBS 阴性。DTC 病灶的失分化程度越高，疾病的侵袭性越高，这时病灶的摄碘能力下降，但是对葡萄糖的代谢能力增加，因此 ¹³¹I-WBS 对病灶的显示能力差，¹³¹I 治疗的疗效差。此时可应用反映病灶糖代谢的 ¹⁸F-FDG PET/CT 寻找和定位病灶（图 59-6）。

病变组织对 ¹⁸F-FDG 的亲和力与其摄 ¹³¹I 或 ¹²⁴I 的能力存在反转现象（flip-flop 现象）：甲状腺癌转移灶对 ¹⁸F-FDG 的摄取越高，患者的预后愈差。此类病灶多为碘难治性类型（RAIR DTC）。荟萃分析结果显示：¹⁸F-FDG PET/CT 诊断摄碘差

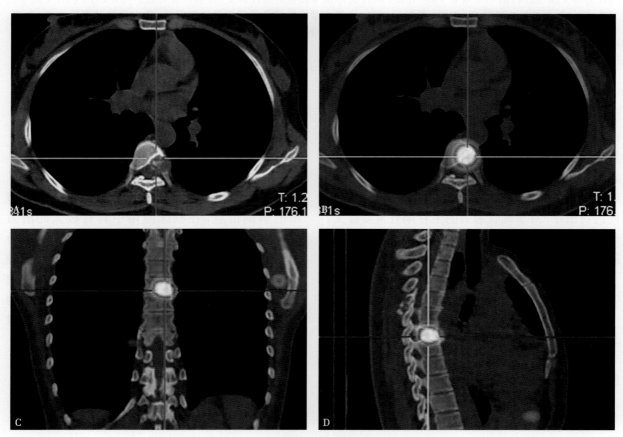

图 59-5　¹³¹I-SPECT/CT 颈部断层融合显像
第 5 胸椎及左侧附件可见骨质破坏，伴明显摄碘功能，提示甲状腺癌骨转移

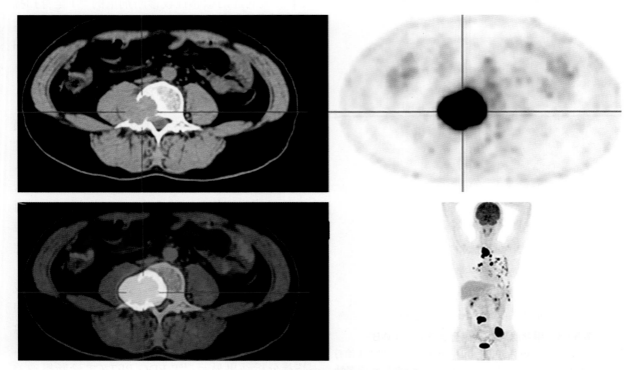

图 59-6　甲状腺癌骨转移 PET/CT 显像

男，59 岁，因"腰痛、活动受限 6 个月"住院；MRI 提示第 4 腰椎肿瘤性病变，肿瘤转移可能。^{18}F-FDG PET/CT 提示：右叶甲状腺恶性肿瘤性病变，双肺、骨转移，图例为第 4 腰椎椎体骨质破坏及软组织影，考虑恶性肿瘤性病变，血清 Tg＞500ng/ml。腰椎活检穿刺，病理结果提示：（第 4 腰椎）转移性乳头状癌，结合镜下形态及病史，符合甲状腺来源

或不吸碘的碘难治性 DTC 的敏感性高达 83%，特异性达 84%。对于 Tg 阳性、^{131}I-WBS 阴性的患者，行 ^{18}F-FDG PET/CT 有助于及早探测到摄碘差或不吸碘的病灶，从而尽早对患者行放化疗或靶向药物治疗，对于延长患者的生存期有重要意义。

^{18}F-FDG PET 或者 PET/CT 显像在甲状腺癌的临床应用指征：

1. DTC 术后 ^{131}I 治疗后血清 Tg 水平增高（＞10ng/ml）而 ^{131}I 全身显像阴性时，协助寻找病灶。

2. 对病灶不摄碘者，预测及评估病情，对再分期和个体化治疗起着重要的辅助作用。

3. 针对侵袭性或转移性 DTC 患者，评估和监测病情。

四、^{18}F-FDG PET/MR 显像

PET/MR 作为先进的影像学设备，其结合了 PET 独特的代谢功能信息和 MRI 高软组织分辨率的解剖信息，在临床应用中具有极大的潜力（图 59-7）。随着 PET/MR 成像技术的进展，能为肿瘤的疗效评估及复发监测提供更为敏感、精确的分子、功能信息。文献报道，利用 PET/MR 检出了 DTC 的颈部肌肉转移，而患者颈部超声、胸部 CT 与 ^{131}I-WBS 均未见转移，最后经穿刺活检证实为甲状腺癌肌肉转移。

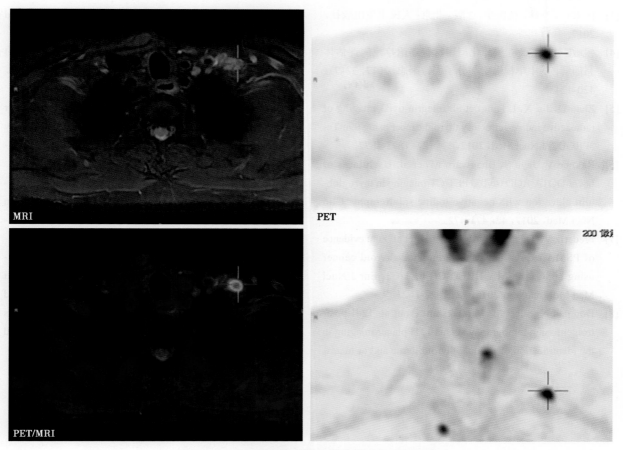

图 59-7　甲状腺癌术后淋巴结转移 PET/MR 显像

男,60 岁,3 次甲状腺癌术后,6 次 ^{131}I 治疗后,近期发现 Tg 逐渐升高。颈部彩超提示:左侧中央区、右侧Ⅳ区淋巴结转移可能,左侧Ⅲ区淋巴结追踪观察;Tg 10.68ng/ml。为进一步明确转移灶行 ^{18}F-FDG PET/MR:提示左侧颈部Ⅲ区、左侧锁骨上区、纵隔内 2R 区多发淋巴结,代谢稍高,考虑淋巴结转移

第四节　甲状腺癌分子影像进展

对于 RAIR DTC 转移灶和复发灶的影像诊断一直是临床上的难点,由于 ^{18}F-FDG 属于非特异的肿瘤显像剂且花费昂贵,限制了其在临床上的广泛使用。在临床上亟需一种特异性、花费较低的显像剂用于早期诊断 RAIR DTC。整合素 $\alpha_v\beta_3$ 是目前研究的热点之一,它在恶性肿瘤和肿瘤新生血管中高表达,并在肿瘤生长、转移及侵袭过程中发挥关键作用,为 RAIR DTC 的早期诊断提供了新靶点。RGD 肽是整合素 $\alpha_v\beta_3$ 能够特异识别的配体结构,采用 ^{18}F、^{99m}Tc 标记的 RGD 肽显像已经在多种肿瘤细胞、动物模型以及临床患者中得到验证。其中显像剂 ^{99m}Tc-3PRGD2 和 ^{68}Ga-DOTA-RGD 应用于 RAIR DTC 的临床实验中,能特异性地显示甲状腺癌转移灶。

还有一例首次尝试用前列腺特异性膜抗原(PMSA)为靶点进行 RAIR DTC 显像的报道。PSMA 作为前列腺癌核素显像及治疗的靶点是目前研究的热点。它还在其他肿瘤新生血管上皮细胞中高表达,如肾癌、结肠癌、神经内分泌肿瘤、黑色素瘤以及乳腺癌,但在甲状腺癌中尚未研究。^{68}Ga PMSA-HBED-CC PET/CT 显像已被应用于前列腺癌的分期以及靶向 PSMA 核素治疗的监测中,有研究团队将其应用于 RAIR DTC 显像中并获得了成功,还为以 PSMA 为靶点的 RAIR DTC 靶向治疗提供了一定的研究证据。

（张雅婧　高再荣）

参 考 文 献

[1] 潘中允. 实用核医学. 北京:人民卫生出版社,2014.
[2] 张永学,黄钢. 核医学. 2 版. 北京:人民卫生出版社,2012.

[3] 匡安仁，李林. 核医学. 2 版. 北京：人民卫生出版社，2017.

[4] 候敏，林岩松. 有关分化型甲状腺癌治疗反应评估体系的解读. 中华核医学与分子影像杂志，2017，37（7）：420-424.

[5] Zhao D，Jin X，L Fang，et al. Integrin αvβ3 imaging of radioactive iodine-refractory thyroid cancer using 99mTc-3PRGD2. J Nucl Med，2012，53（12）：1873-1877.

[6] Rakhee V，Jaya S，Bhagwarn M，et al. Usefulness of 68Ga-DOTA-RGD（αvβ3）PET/CT imaging in thyroglobulin elevation with negative iodine scintigraphy. Clin Nucl Med，2017，42：471-472.

[7] Frederik V，Thomas K，Alexander H，et al. First evidence of PSMA expression in differentiated thyroid cancer using［68Ga］PSMA-HBED-CC PET/CT. Eur J Nucl Med Mol Imaging，2015，42：1622-1623.

[8] Douglas N，Shari M，Varalakshmi B，et al. 124I positron emission tomography versus 131I planar imaging in the identification of residual thyroid tissue and/or metastasis in patients who have well-differentiated thyroid cancer. Thyroid，2010，20（8）：879-883.

[9] 陈立波，罗全勇，余永利，等. 分化型甲状腺癌患者的131I-SPECT/CT 断层融合显像. 中国医学影像技术，2014，20（7）：1111-1113.

[10] Ceriani L，Treglia G，Paone G，et al. Unusual muscular metastases from papillary thyroid carcinoma detected by fluorine-18-fluorodeoxyglucose pet/mr. J Clin Endocrinol Metab，2013，98（6）：2208-2209.

[11] Jin K，Kyung H，Jung Y，et al. Thyroid imaging reporting and data system for US features of nodules: a step in establishing better stratify cation of cancer risk. Radiology，2011，260（3）：892-899.

[12] Haugen R，Alexander K，Doherty M，et al. 2015 American thyroid association management guidelines for adult patients with thyroid nodules and differentiated thyroid cancer: the American thyroid association guidelines task force on thyroid nodules and differentiated thyroid cancer. Thyroid，2016，26（1）：1-133.

第六十章

鼻 咽 癌

第一节 概 述

一、鼻咽癌流行病学

鼻咽癌是我国常见的恶性肿瘤,尤其是在广东、广西、福建及湖南等地发病率高,曾被称为"广东癌(Canton cancer)"。目前,鼻咽癌在世界大多数国家及地区尚居少见或罕见的恶性肿瘤,发病率在(0~1)/10万。在东南亚和东北非洲与地中海沿岸国家地区的发病率较高。鼻咽癌在中国华南地区,特别是华南地区讲广州话方言的居民中发病率高,居世界之首,发病率占人口的(30~50)/10万。中国香港地区及新加坡等地的发病率也非常高。广东人移居外地或海外后,其本人及后裔的发病率仍然高于所在地区的其他人。相反,北方地区的发病率较低,通常低于5/10万。移民美国的华南地区人、马来西亚人及格陵兰岛的因纽特人的鼻咽癌发病率居中等水平。高加索人、日本人及印度人的鼻咽癌发病率则很低。

鼻咽癌在中国发病率最高的地区是广东,其次是广西、福建、湖南、江西、浙江。其中广东四会市为目前发病率最高地区。男性发病率较女性发病率高,男女发病率之比约2.5:1,全国鼻咽癌死亡率中,男性明显高于女性。

在鼻咽癌高发国家或地区,鼻咽癌在恶性肿瘤的构成比则较高,占全部头颅恶性肿瘤的78.29%。鼻咽癌起病缓慢、随年龄增加而增长,60岁组逐渐达到高峰期,然后呈下降趋势。鼻咽癌在我国则在30岁后出现增长趋势,40~49岁后接近高峰,然后缓慢向高峰区过渡,60岁之后呈下降趋势。与国外年龄组比较,其来势凶猛,高峰区提前,比国外早一个年龄组出现。

鼻咽癌的治疗主要包括放射治疗、手术治疗和化学药物治疗,此外还有免疫治疗和中西医治疗。放疗是使用高能X线或其他放射性射线来杀死癌细胞使肿瘤萎缩和消失的治疗方法。因为鼻咽的位置特殊,其周围又有许多重要的器官和组织,所以手术治疗不是鼻咽癌的理想治疗方法。大多数鼻咽癌对高能放射治疗非常敏感,加上放射疗法可以保留治疗范围内的结构而且不容易损伤周围组织,因此放疗是治疗鼻咽癌的最重要的治疗方法。外部放疗是最常用的放疗方法。它可单独被用来治疗早期鼻咽癌(第 I 期或没有头颈部淋巴转移的第 II 期鼻咽癌),或综合化疗用来治疗局部晚期(第 II 至 IV B 期)鼻咽癌。根治性放疗的总剂量为 70Gy 左右,其放疗总疗程需 30 余次,每周接受 5 次放疗,每次时间约数分钟,整个疗程一般历时 6~7 周。鼻咽癌的放射治疗可分为根治性治疗和姑息性治疗。

鼻咽紧邻很多重要的部位,因此外科手术并不是治疗鼻咽癌的首选,但如果鼻咽癌患者不能实施放疗时,则只能选择手术。鼻咽癌 95% 以上是低分化或未分化鳞状细胞癌,恶性程度高、生长快,容易出现淋巴结或血道转移。大约 75% 的鼻咽癌患者确诊时亦处于 III、IV 期的晚期,往往发生邻近组织的侵犯或远处转移,预后较差。放射治疗是一种局部治疗方法,不能治疗和预防远处转移,因而应联合化疗或其他药物治疗,可能使肿瘤缩小或消灭微小转移病灶,提高治疗效果。

二、鼻咽癌病因、病理及分期

(一)发病的相关因素

1. 烟尘与吸烟 烟尘中的 3,4- 苯并芘是致癌物质,福建鼻咽癌高发地区家庭烟尘中的 3,4- 苯并芘等致癌物质显著高于低发地区。吸烟与鼻咽癌关系尚无定论,但有资料显示吸烟量越多,吸烟时间愈长,开始吸烟年龄越小患鼻咽癌机会越大。

2. 含有亚硝胺类饮食 腌菜内含 N- 亚硝酸

基二甲胺、N-亚硝基比咯烷等挥发性亚硝胺，动物实验已表明亚硝胺类致癌物是大鼠鼻咽癌的诱发物。广东地区检测腌菜中亚硝胺含量大大超过允许量。咸鱼内也含有大量 N-亚硝胺，特别是未煮熟的咸鱼内含量较多，并且引起大鼠的咽腔癌。据资料显示，在发病率较高的中国南方地区，80%鼻咽癌病例的发病都与早、幼年时期吃咸鱼有关。

3. 地区环境与微量元素　以往文献报告，头发及血中硒（Se）与癌死亡率呈负相关，近几年国内对鼻咽癌患者与正常人头发、血进行对比发现，鼻咽癌患者头发、血 Se 含量较正常人低，并且在主食大米及饮用水中的含量也较低。同时还发现鼻咽癌患者头发、血及环境中的大米、水中铬（Cr）、镍（Ni）的含量较正常含量高。资料显示环境中微量元素低 Se 和高 Cr、Ni 与鼻咽癌关系密切，可能是鼻咽癌的诱发原因之一。

4. 遗传因素　鼻咽癌的家族聚集较其他恶性肿瘤明显。可能与家庭生活饮食习惯有关，也可能与遗传方面的缺陷有关。同胞兄弟姐妹中有 2 例以上鼻咽癌患者，大多存在与 HLA 密切相关的鼻咽癌易感基因。

5. EB 病毒　EB 病毒系 γ 疱疹病毒，是一种 DNA 病毒。EB 病毒是一种致癌病毒，在鼻咽癌患者血清中，抗 EB 病毒的相关抗原（EA、VCA、MA 及 ENA）的抗体升高以及在鼻咽癌细胞中可以找到 EBV-DNA 的标记，其中 IgA/VCA 抗体的敏感性较高，而 IgA/EA 抗体对鼻咽癌具有较高的特异性。

（二）鼻咽癌病理学

鼻咽癌是鼻咽部上皮组织发生的恶性肿瘤，包括鼻咽黏膜上皮以及浆液腺或黏液腺上皮细胞来源。鼻咽癌最多见于鼻咽顶部，其次为两侧壁和咽隐窝，发生于前壁者少见。咽隐窝处被覆上皮下陷形成分支状的凹陷，容易潴留癌物质，可能是鼻咽癌好发的原因。鼻咽镜下观，病变早期可表现为局部黏膜粗糙或细颗粒状，或轻度糜烂；有的黏膜表面无异常，仅表现为隐窝处饱满。肿瘤逐渐发展可在临床上分为单个隆起的结节型（约占 41.4%）；肿瘤突起呈乳突状的菜花型（约占 17.5%）；黏膜隆起的黏膜下型（约 15.1%）；浸润型（约占 12.7%）；肿瘤浸润性生长，同时表面坏死的溃疡型（约占 2%）；分型不明者（约 11.3%）。由于大多数肿瘤起源于隐窝处，早期仅显示该部稍饱满，所以临床上有 50%～80% 患者最初为颈淋巴结转移，而原发灶不明显，然而在该处进行活检有 70% 患者可能获得确诊。

根据 WHO 鼻咽癌病理分型：①角化性鳞状细胞癌（keratinizing squamous cell carcinoma，KSC）或者鳞状细胞癌（squamous cell carcinoma，SCC），根据间桥和角化又分为分化好、中等分化和分化差鳞状细胞癌；②非角化性癌（non-keratinizing carcinoma，NKC）；③未分化型癌（undifferentiated carcinoma，UC）。

鼻咽癌的局部生长方式是以浸润性蔓延生长为主。以鼻咽腔为中心，将鼻咽癌侵犯的途径分为向对侧、向前、向前上、向上、向后上、向后、向外侧、向侧后方及向下 9 个方面：①鼻咽癌向对侧侵犯。主要表现形式：其一为对侧咽旁间隙淋巴结增大，以咽后间隙的 Rowvjere 淋巴结增大较多见，其二为对侧咽隐窝肿块或咽旁间隙肿块；其浸润的方式亦可能有两种可能性：一种是黏膜下浸润，另一种则通过黏膜下的淋巴网蔓延；在这两种形式中，同侧的咽旁间隙或淋巴结可以或者没有受到浸润；鼻咽癌向对侧浸润约占鼻咽癌的 19.2%～27.0%；②鼻咽癌向前侵犯。有两种路径：其一为向前方正中侵犯后鼻孔、鼻中隔后部和鼻中隔，肿块侵犯鼻腔和鼻甲后，再向外侧侵犯上颌窦；其二为鼻咽侧壁肿块向前侵犯蝶骨翼状突，然后再向前侵犯上颌窦、上牙槽骨，向内侧侵犯鼻甲、鼻腔及鼻中隔；③鼻咽向前上方侵犯。位于顶壁和前壁的肿块，向前上方侵犯筛骨的筛板、后组筛窦、前组筛窦，再继续向上侵犯眶板、球后，进一步发展可侵犯前颅窝；也可向后发展侵犯中颅窝及海绵窦；鼻咽癌侵犯眼眶及球后以后，可引起视神经受损（约 4%）；④鼻咽癌向上方侵犯。直接侵及蝶骨体和蝶窦，然后又分两个途径向上侵犯：其一为直接向上侵犯鞍底、蝶窦，再向外侵犯海绵窦；其二为经破裂孔向上侵犯海绵窦；海绵窦受侵后，还可继续向前侵犯视交叉、视神经和眶尖和球后，也可向后破坏颞骨岩尖，向后颅窝侵犯；⑤鼻咽癌向后上侵犯。直接侵犯枕骨斜坡，继而在脑桥前池形成肿块；侵犯枕骨斜坡后，又可继续向前上方侵犯蝶骨体和蝶窦，还可向下侵犯枕骨大孔和颈椎椎体；⑥鼻咽癌向外侧方侵犯。鼻咽癌的好发部位咽隐窝，该部位的肿瘤向外直接侵犯茎突前间隙；⑦鼻咽癌向后外方侵犯。主要侵犯茎突后间隙，即主动脉鞘区；该间隙受累，可累及后组脑神经，其中舌咽神经

（11%）、迷走神经（4%）、副神经（1.5%）、舌下神经（13.5%）；⑧鼻咽癌向后方侵犯咽后间隙，继而侵犯椎前间隙→枕骨斜坡、枕骨大孔→第1、2颈椎椎体→椎管；⑨鼻咽癌向下侵犯可直接侵犯软腭、硬腭、悬雍垂，再继续向下侵犯口咽部的腭扁桃体、颌下腺及下颌骨。

（三）鼻咽癌分期

中国鼻咽癌2008分期方案见表60-1。

第二节　临床诊断与治疗

一、鼻咽癌临床症状

鼻咽癌好发于鼻咽部的顶后壁和双侧咽隐窝处，由于其位置隐蔽，检查不易，很容易引起漏诊和误诊。鼻咽癌的早期临床表现比较复杂，无明显的特异性。临床上常见到患者在有明显的颈部淋巴结肿大时才来就诊，以致耽误病情，错失早期诊断和早期治疗的时机。

1. 出血　鼻咽癌患者早期即有易出血倾向，并可能是早期唯一症状。

2. 鼻部症状　当早期肿瘤较小时，可以不出现鼻部症状。鼻部症状最常见为鼻塞，可为单侧或双侧。一般初起较轻，随病情发展呈持续性进行性加重，此乃肿瘤不断增大而堵塞一侧或双侧后鼻孔所致。当肿瘤完全堵塞双侧后鼻孔时，患者嗅觉消失、张口呼吸、说话出现闭塞性鼻音，这种情况临床上较少见，可出现于晚期鼻咽癌患者。

3. 耳部症状　肿瘤原发于鼻咽侧壁，尤其是咽鼓管圆枕或咽隐窝等处时，早期即可出现耳部症状。除肿瘤瘤体本身压迫或堵塞咽鼓管咽口外，肿瘤直接侵犯破坏咽鼓管周围组织，或直接向咽鼓管内浸润，或引起咽鼓管周围组织的炎症水肿等，均可引起耳部症状。初为一侧低调性耳鸣、患侧耳内阻塞感或闷胀感，并可出现自声增强。当咽鼓管堵塞逐渐加重时则出现听力下降及分泌性中耳炎症状。

4. 头痛　头痛为鼻咽癌常见症状，早期即可出现，甚至可能为唯一症状。一般位于单侧颞、顶或枕部。

5. 眼部症状　鼻咽癌直接侵犯眼眶，或压迫第Ⅱ、Ⅲ、Ⅳ、Ⅴ、Ⅵ对脑神经时可出现眼部症状。最常见表现为视力障碍、突眼、复视或斜视，也可出现眼睑下垂或眼球固定，严重者可出现失明。

6. 颅神经症状　鼻咽癌经破裂孔向颅内蔓延。常最先累及第Ⅴ、Ⅵ对脑神经，继而累及第Ⅳ、Ⅲ、Ⅱ对脑神经，除出现头痛外，还可出现同侧面部麻木、复视、视物模糊、睑下垂等症状。鼻咽侧壁的肿瘤向咽旁隙茎突后区扩展，可压迫和侵犯后组脑神经，出现第Ⅸ、Ⅹ、Ⅺ、Ⅻ对脑神经受损症状，表现为软腭麻痹、吞咽困难、声音嘶哑、伸舌偏斜等。另外，肿大的颈淋巴结肿块也可压迫穿出颅底的后组脑神经而出现相应症状。

7. 远处转移症状　鼻咽癌可发生全身其他器官和组织的转移。最常见的转移部位是骨、肺、肝，且多为多器官同时转移。如发生骨关节转移，则出现局部疼痛和压痛、部位恒定，后期则出现局部畸形或病理性骨折。如发生肺、纵隔转移，则出现咳嗽、血丝痰、胸痛等症状。X线照片、CT、MRI、核素扫描等常能显示转移灶。肝转移症状为肝区疼痛、肝肿大等。鼻咽癌患者如出现肝转移，则病情发展快，生存期短。

表60-1　中国鼻咽癌2008分期方案

T分期	N分期	临床分期
T_1：局限于鼻咽	N_0：影像学及体检无淋巴结转移证据	Ⅰ期：$T_1N_0M_0$
T_2：侵犯鼻腔、口咽、咽旁间隙	N_{1a}：咽后淋巴结转移	Ⅱ期：T_1N_{1a}～$_{1b}M_0$，T_2N_0～$_{1b}M_0$
T_3：侵犯颅底、翼内肌	N_{1b}：单侧Ⅰb、Ⅱ、Ⅲ、Ⅴa区淋巴结转移且直径≤3cm	Ⅲ期：T_1～$_2N_2M_0$，T_3N_0～$_2M_0$
T_4：侵犯脑神经、鼻窦、翼外肌及以外的咀嚼肌间隙、颅内（海绵窦、脑膜等）	N_2：双侧Ⅰb、Ⅱ、Ⅲ、Ⅴa区淋巴结转移，或直径>3cm，或淋巴结包膜外侵犯	Ⅳa期：T_1～$_3N_3M_0$，T_4N_0～$_3M_0$
M分期	N_3：Ⅳ、Ⅴb区淋巴结转移	Ⅳb期：任何T、N和M_1
M_0：无远处转移		
M_1：有远处转移（包括颈部以下的淋巴结转移）		

二、鼻咽癌的临床体征

1. 颈部淋巴结肿大　鼻咽癌淋巴结转移，最常见于颈深淋巴结上群，即位于乳突尖下方或胸锁乳突肌上段前缘处。开始为一侧性，继而发展为双侧。肿大的淋巴结无痛，质地较硬，活动度差，并且迅速增大及固定。随病情发展，颈侧中下段的淋巴结也相继发生肿大，且互相融合成巨大肿块。

2. 脑神经受损体征　由于鼻咽癌的直接侵犯或颈淋巴结肿块的压迫，十二对脑神经均可出现损坏而引起相应体征。通常最易侵犯Ⅴ、Ⅵ对脑神经，继而累及第Ⅲ、Ⅳ、Ⅸ、Ⅹ、Ⅺ、Ⅻ对脑神经。

3. 其他体征　Horner综合征（压迫颈交感神经节）；海绵窦综合征（岩蝶综合征）；垂体-蝶骨综合征（鼻咽癌向上侵犯蝶骨体、蝶窦及垂体窝）；眼眶综合征（鼻咽癌直接侵犯眶内）。

三、常规诊断方法

（一）非影像诊断

①鼻咽镜窥检：普查或初诊患者，应先行鼻咽镜检查，常用方法有前鼻孔镜、间接鼻咽镜、电鼻咽镜、纤维鼻咽镜等；②鼻咽活检：检查中如发现鼻咽部黏膜改变疑为鼻咽癌者，均应行鼻咽部活检，以明确诊断；③脱落细胞学检查：根据肿瘤早期即有表面肿瘤细胞脱落现象的原理，采用一定的取材方法进行鼻咽涂片细胞学检查；④针刺抽吸细胞学检查：有明确肿物出现时，均可考虑此方法，原理为利用注射器及针头内的负压，一次进入肿瘤实质内抽吸肿瘤细胞组织；⑤EB病毒血清学检查：鼻咽癌患者血清中EB病毒抗体水平明显高于正常人群或者其他肿瘤患者，如VCA-IgA、EA-IgA、EBNA、EB-DNA酶抗体。

（二）常规影像学诊断

包括X线成像、CT、MRI及放射性核素显像等。

1. CT影像　主要包括鼻咽部软组织密度改变、鼻咽腔形态异常、黏膜下和深层软组织改变以及肿瘤对邻近组织结构侵犯等方面（图60-1）。

（1）鼻咽部软组织密度改变：无论何种组织类型及累及黏膜、黏膜下或深部肌肉的鼻咽癌，引起鼻咽部黏膜增厚或形成软组织肿块，它们的密度与肌肉的密度相似。

（2）鼻咽腔形态的异常：几乎所有的鼻咽癌都

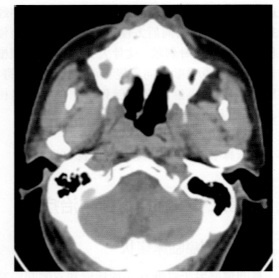

图60-1　鼻咽癌CT改变，右侧鼻咽部软组织密度影，黏膜饱满

有鼻咽腔形态的异常，仅有少数肿瘤表现为鼻咽腔形态正常。鼻咽癌不引起鼻咽腔形态变形者，病变常见于顶壁，局限于咽后间隙内呈浸润性生长，这占总数不到2%。

（3）咽隐窝变浅或消失，局部软组织隆起。咽隐窝是鼻咽癌的好发部位，可一侧或两侧发病，占发病总数的94%～97%。通常鼻咽癌最早期的CT征象就是咽隐窝轮廓的改变，包括变浅或变钝、消失或闭塞，以及两侧咽隐窝的不对称和局部软组织隆起。

（4）咽鼓管圆枕部肿胀：咽鼓管圆枕部在鼻咽部比较突出，它从两侧壁突向鼻咽腔，基本上两侧是对称的。当肿瘤侵及圆枕部时，可表现为该圆枕部肿大，密度增高，两侧不对称。

（5）咽鼓管咽口闭塞：正常情况下咽鼓管咽口内含气体，可见到咽鼓管开口。其受累表现为一侧咽鼓管咽口闭塞，有时局部可见软组织肿块，引起气道两侧不对称。

（6）鼻咽腔软组织肿块：肿瘤呈外生性生长方式生长时，可向鼻咽腔内生长，形成鼻咽腔软组织肿块。

（7）鼻咽癌侵犯引起鼻咽腔壁增厚及深部肌肉改变。

（8）茎突前间隙模糊、密度增高及软组织密度影。

（9）鼻咽癌对邻近组织侵犯：颅底侵犯（颅底骨质改变常见于蝶骨、枕骨斜坡、颞骨岩尖和破裂孔及卵圆孔；颅内侵犯（沿脑池、脑沟等蛛网膜下腔组成的组织间隙内生长，挤压周围脑组织使之移位）；翼腭窝和颞下窝侵犯；鼻窦改变；颈部淋巴结转移（最常见颈上深组淋巴结）；其他（如口咽、扁桃体、眶内、枕部软组织及腮腺等）。

2. MRI 信号特征 鼻咽癌鳞状上皮细胞癌的信号与邻近正常的黏膜或肌肉比较，其信号是不同的。由于鳞状上皮细胞癌组织内细胞结构比较致密，胞质与胞核比例少（胞质少），肿瘤内常有角化珠等，所以 MRI 显示 T_1 加权成像上病灶往往与鼻咽部黏膜信号接近，T_2 加权成像上虽然呈高信号，但往往较邻近正常黏膜信号稍低（图 60-2）。MRI 扩散加权成像（diffusion-weighted imaging, DWI）、多层螺旋体层成像（mutislice spiral computed tomography, MSCT）及 MRI 灌注成像和增强减影MRI 等新技术可从不同方面或水平了解恶性肿瘤的特性，较常规或传统技术可能更有利于恶性肿瘤的定性诊断，这些新技术会或将会应用于鼻咽癌的影像诊断。

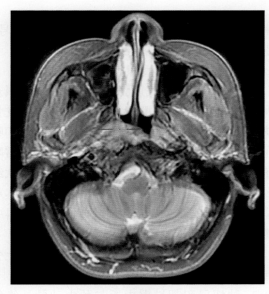

图 60-2　右侧鼻咽癌 MRI

第三节　^{18}F-FDG PET/CT（MR）多模态显像

一、^{18}F-FDG PET/CT 的诊断价值

^{18}F-FDG 转运到细胞内后经磷酸化作用后滞留在细胞内，^{18}F-FDG 利用率越高，说明细胞代谢越强。在组织学上，鼻咽癌病灶多为不同程度分化的鳞癌，其 ^{18}F-FDG 代谢均较高，可以用于早期诊断，评价放疗、化疗疗效，以及早期发现复发肿瘤等。PET/CT 和 PET/MR 融合影像将 CT 和 MRI 的解剖结构信息与 PET 功能代谢信息结合在一起，准确地显示肿瘤与周围正常组织的关系，对于鼻咽癌的早期诊断和分期具有较高的准确性（图 60-3）。PET 显像不依赖解剖标志，而是依据肿瘤组织中癌细胞代谢增强、细胞增殖加快而使葡萄糖转运蛋白 mRNA 增加和葡萄糖转运蛋白水平相应提高，^{18}F-FDG 可在高代谢部位、恶性肿瘤等处浓聚的特点进行判断。由于 PET 能无创、定量、动态地从细胞分子水平观察肿瘤组织特有的生物学特性，其在鼻咽癌的临床诊断、分期及预后评估等方面均具有重要价值。

华中科技大学同济医学院附属协和医院回顾性分析了 89 例综合治疗后的鼻咽癌患者的 ^{18}F-FDG PET/CT 显像，评价其对鼻咽癌患者综合治疗后随访的诊断效能及其预后，并与组织病理学诊断和 / 或长期临床随访资料进行比较。结果表明，89 例患者平均生存时间为 69.22 个月 ± 4.46 个月，5 年OS 为 73.00%。^{18}F-FDG PET/CT 评估鼻咽癌的敏感性、特异性、准确率、PPV 及 NPV 分别为 100%（59/59）、90.20%（46/51）、95.45%（105/110）、92.19%（59/64）和 100%（46/46）；而传统影像学分别为75.86%（44/58）、78.85%（41/52）、77.27%（85/110）、80.00%（44/55）和 72.73%（40/55），^{18}F-FDG PET/CT敏感性和准确率高于传统影像学（p 均 < 0.01）。而且鼻咽部 FDG 摄取与预后密切相关，以 SUV_{max} = 2.5 时 ^{18}F-FDG PET/CT 诊断效能最佳，SUV_{max} < 2.5患者 5 年 OS 为 81.90%，高于 SUV_{max} ≥ 2.5 者为62.00%（p = 0.036）。^{18}F-FDG PET/CT 阴性患者5 年 OS 为 100%，阳性者为 59.90%（p = 0.006）。COX 比例风险回归模型分析显示，根据 SUV_{max}和病灶数目（p = 0.005）可预测 OS，病灶数目是影响 DFS（p = 0.008）的主要因素。该研究表明，^{18}F-FDG PET/CT 预测鼻咽癌患者综合治疗后复发和 / 或转移具有较高敏感性和准确率；鼻咽部 SUV_{max} = 2.5 可能是 ^{18}F-FDG PET/CT 诊断的最佳界值点；^{18}F-FDG PET/CT 定性诊断为阳性以及鼻咽部 SUV_{max} ≥ 2.5 患者的远期生存预后不佳。根据鼻咽部 SUV_{max} 和病灶数目可以预测 OS，病灶数目同时是影响 DFS 的主要因素。

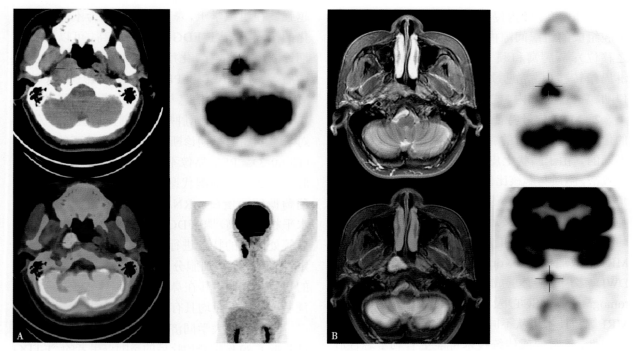

图60-3　鼻咽癌患者 ^{18}F-FDG PET/CT 和 PET/MR 显像

A、B. 鼻咽癌患者 ^{18}F-FDG PET/CT（A）和 PET/MR 显像（B），两种多模态显像 CT 和 MRI 均可见右侧鼻咽部形态饱满，呈异常软组织影，葡萄糖代谢异常增高

二、不同影像的比较与应用

（一）肿瘤局限于一侧鼻咽部（T₁）

鼻咽部自内向外由黏膜、肌肉和筋膜层组成，正常时鼻咽部两侧结构基本对称，鼻咽腔表面黏膜在增强 CT 或 MRI 的 T_2WI 上呈较薄、密度均匀、厚度变化平缓和界面清楚的线样强化层或高信号层。鼻咽侧壁咽隐窝为该病好发部位，该部位较隐蔽，早期病灶如位于黏膜下临床难以发现，CT 或 MRI 扫描可以观察到鼻咽的表层和周围结构，对鼻咽肿物的早期诊断有利，表现为鼻咽表面局限性隆起或黏膜下软组织肿物，当黏膜层有侵及时表现为黏膜线模糊、毛糙、局部增厚、中断或消失，可帮助临床医生确定活检的位置和方向，提高鼻咽癌的早期诊断率。当患侧病变堵塞咽鼓管咽口则表现为同侧分泌性中耳炎征象。但局部的炎症、分泌物和淋巴组织使得 CT 在评估鼻咽部的对称性变得很困难，MRI 在这一方面具有优势，其 T_2WI 可以区分上述病灶的极高信号和周围肌肉的相对低信号。由于 MRI 对软组织有较高的分辨率，可清楚显示鼻咽壁黏膜、肌肉和筋膜三层结构，尤其在诊断较小肿瘤、区分肿瘤与周围软组织方面均优于 CT，肿瘤表现为 T_1WI 与肌肉相似呈等信号、T_2WI 相对肌肉呈轻度高信号，增强后 T_1WI 为明显高信号。

（二）肿瘤向咽周间隙蔓延（T₂b）

鼻咽癌突破咽颅底筋膜后向深层浸润可累及咽周间隙，包括咽后鼻咽缝间隙（位于颈椎和枕骨前并列的头长肌或颈长肌之间、咽后壁后方）和咽旁间隙（茎突前和茎突后间隙）。这些间隙正常时含有较多脂肪组织，CT 上为低密度，与周围软组织结构形成密度上的明显对比，双侧形态基本对称。在 MRI 诊断仪尚未普及以前的影像资料中判断咽周间隙受累的 CT 标准为：

1. 咽周间隙在 2 个以上 CT 横断面图像上变形或扭曲（层厚 3mm）。

2. 肿瘤侵犯超过翼内板与颈内动脉外缘的连线。

（三）颅底骨质改变（T₃）和脑神经、颅内侵犯（T₄）

鼻咽腔紧邻颅底，早期就有侵蚀颅底骨质向颅内侵犯的倾向。CT 显示肿瘤侵犯颅底骨质，其主要表现如下：

1. 骨质硬化增白，为肿瘤侵犯颅底骨质的早期表现。

2. 骨质吸收破坏，表现为骨皮质虫蚀样破坏，以后出现骨皮质和骨松质破坏缺损，正常骨组织被肿瘤取代。

（四）混合型

为常见的类型。CT 还可以通过颅底骨质改变，监测头颈部肿瘤对治疗的反应情况。但 MRI 可以早期诊断骨髓腔受累而局部骨小梁尚未破坏的情况，表现为骨髓腔内正常高信号的脂肪组织被肿瘤组织代替，此时 CT 难以检出。鼻咽癌颅内侵犯主要表现为颅内脑膜增厚和海绵窦增宽或肿块（或颞叶下部肿块），后者在 CT 上可伴有破裂孔和 / 或卵圆孔破坏或吸收扩大、蝶骨体和蝶窦外侧壁的骨质破坏，但脑膜增厚 CT 难以查见，尤其在颅底骨质无异常改变或颅底自然孔道如破裂孔和卵圆孔等未见吸收扩大情况下，MRI 有明显优势，可以显示肿瘤沿颅底自然孔道内神经、血管表面侵入颅内，首先侵犯脑膜，表现为脑膜增厚并为造影剂强化，当颅内形成肿块时，绝大多数病例增强后于冠状位或矢状位可见肿瘤穿过颅底与颅内肿块相连的强化影，与鼻咽、颅内肿瘤构成 MRI 图像上的哑铃状肿块，这是明确诊断的可靠依据。

（五）肿瘤侵犯邻近结构

1. 鼻腔或口咽受侵（T_2a） 影像表现为鼻咽软组织肿块前达后鼻孔（少数可至鼻腔），下达口咽，增强后肿块强化，能够更清楚显示肿瘤的侵犯范围，而 MRI 能够较准确区分咽部肿瘤和增生的淋巴组织，淋巴组织位于表面，T_2WI 高信号，肿瘤往往向深部浸润，T_2WI 显示中等信号。

2. 鼻窦（T_3）或眼眶（T_4）受侵 恶性肿瘤常通过破坏骨壁侵入鼻窦，常为上颌窦和蝶窦，眼眶的受累常发生于眶尖部，鼻咽旁肿瘤可通过眶下裂、翼腭窝到达眶上裂侵犯至眶尖部或海绵窦。CT 上表现为受侵部位软组织肿块并能被造影剂所强化，相应窦壁或眶壁骨质有破坏。CT 的诊断优势是能够显示骨结构的详细情况，而 MRI 不能区分致密骨和窦腔内含气间隙，轻微的骨质侵蚀在 MRI 上容易造成漏诊。

（六）淋巴结转移

鼻咽是淋巴组织比较丰富的部位，淋巴引流丰富，故鼻咽癌发生淋巴转移的概率较高。颈淋巴结转移的诊断标准：①淋巴结增大（下颌下淋巴结最大径为≥1.5cm，咽后为≥0.4cm，其余≥1.0cm）；②淋巴结被膜外扩展（被膜强化且边缘模糊）；③淋巴结形状常为圆形；④邻近多个淋巴结融合

（≥3 个、每个直径＞0.8～1.5cm）；⑤淋巴结中央坏死（为淋巴结转移最准确的 CT 标准）即中央低密度伴有周围强化。淋巴结转移基本遵循由上到下、由近到远发展的规律，很少发生跳跃式转移，咽后淋巴结为第一站。颈部淋巴结转移以颈深上淋巴结最多，CT 与 MRI 检出率相当，咽后、茎后间隙淋巴结转移检出率 MRI 优于 CT。

（七）鼻咽癌少见部位的侵犯

1. 腮腺 腮腺富含淋巴且包围在淋巴管和淋巴结组成的网络之中。表现为腮腺内或腮腺周围淋巴结肿大而边缘模糊（结外侵犯），腮腺深叶受累和腮腺弥漫性增大可伴有条索状影，可能系腮腺内淋巴浸润。

2. 鼻泪管 影像上表现为眼眶内眦部肿块或眶隔前软组织增生、泪囊窝和鼻泪管骨质破坏以及邻近结构受累。

3. 中耳 鼻咽部肿瘤可通过咽鼓管侵犯至中耳，但早期的中耳侵犯与阻塞性中耳炎常需借助于 MRI，尤其是 T_2WI 和增强 T_1WI 可予以鉴别。

（八）放疗引起局部组织的改变与鼻咽癌复发的鉴别

在鼻咽癌的放疗中肿瘤病灶逐渐缩小，出现液化性坏死，MRI 表现为原发病灶区斑片状 T_1WI 低信号和 T_2WI 高信号。放疗后引起的局部组织炎性水肿、肉芽、纤维瘢痕以及肉瘤，为放疗后不同阶段的病理改变，需与残留癌灶或复发性鼻咽癌相鉴别。放疗后引起的局部组织炎性水肿、肉芽、纤维瘢痕表现为 MRI 增强扫描时病灶无强化；肉瘤常发生于鼻咽癌放疗后 10 年以上，在系列的影像随访片中可发现短期内原照射野肿瘤组织范围迅速扩大伴有明显的骨质破坏，且肿瘤内部信号不均。复发性鼻咽癌部位和范围的确定以 Gd-DTPA 增强 MRI 为优，一方面 MRI 软组织分辨率高，癌灶有中度至明显的对比增强，另一方面 MRI 可进行多方向扫描和重建成像，对于显示鼻咽及其周围复发性鼻咽癌的范围非常重要。

^{18}F-FDG PET/CT 和 PET/MR 作为目前最先进的检查方法已广泛应用于临床，且后者可以提供较清晰的肿瘤功能性影像，较其他影像方法有其独特优势（图 60-4），在鼻咽癌诊疗过程中除可以鉴别放疗后瘢痕组织与复发性鼻咽癌外，还有以下几方面的应用，如疗效的判断、检出肿瘤的远处转移灶、区别鼻咽癌放疗后脑坏死与脑内复发肿瘤等，但是在某些病例单独使用 FDG 显像

常难以鉴别复发与治疗后改变,给临床上制订治疗决策带来困难,故选用多种分子影像探针显像进行鉴别是必要的,常用的有 ¹¹C- 胆碱和 ¹¹C- 甲硫氨酸等(图 60-5),尤其是结合 PET/CT/MR 的多模态影像,还有助于确定 GTV 和 CTV(临床照射靶点容积),帮助制订调强适形放疗(intensity modulated radiation therapy,IMRT)方案和三维适形放疗方案。

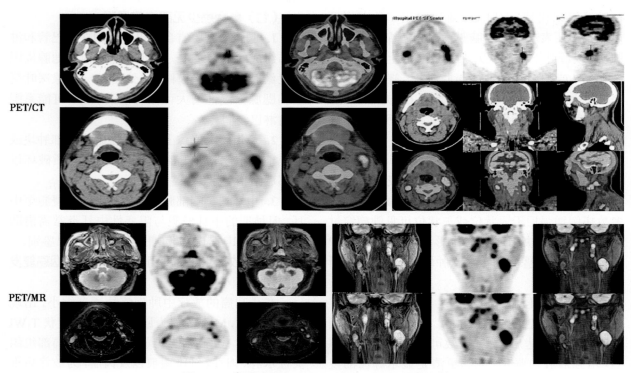

图 60-4　鼻咽癌患者 PET/CT 与 PET/MR 显像比较

男 52 岁,鼻涕带血 1 年,左颈淋巴结穿刺示鼻咽低分化鳞癌转移。¹⁸F-FDG PET/CT 见双侧鼻咽部软组织增厚,左后壁明显,向前达左、后鼻孔区,咽隐窝消失,代谢异常增高;双侧咽旁间隙、双颈多发淋巴结,代谢异常增高,符合鼻咽癌伴淋巴结转移。PET/MR 显像双侧鼻咽部软组织增厚,双侧咽旁间隙、双颈多发淋巴结,代谢异常增高,MRI 显示的淋巴结肿大和高代谢较 PET/CT 更清晰

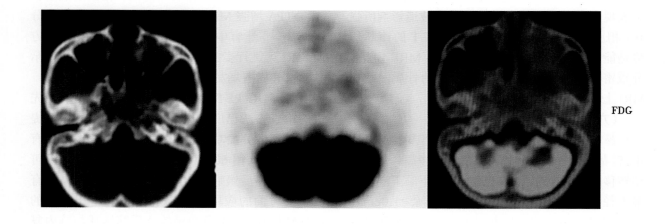

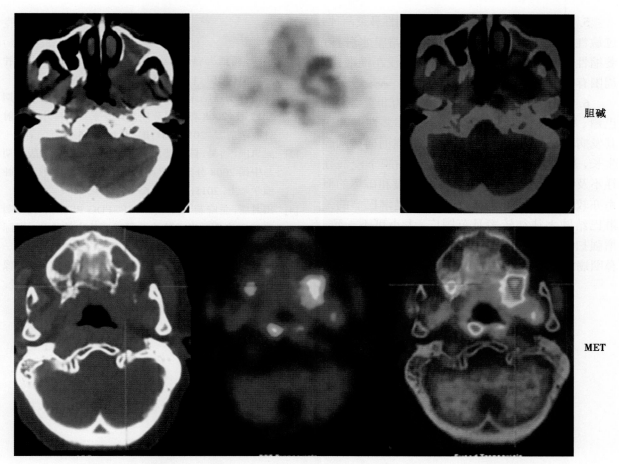

胆碱

MET

图 60-5 鼻咽癌复发患者 ^{18}F-FDG、^{11}C- 胆碱和 ^{11}C- 甲硫氨酸（MET）PET/CT 显像比较

女，45 岁，右侧鼻咽癌放化疗后 9 年，2 个月前出现鼻出血，伴双侧听力下降，分别行 ^{18}F-FDG、^{11}C- 胆碱和 ^{11}C- 甲硫氨酸（MET）PET/CT 显像见鼻咽饱满，顶蝶窦区软组织团块，侵及枕骨斜坡、双岩尖、左蝶骨外侧板、左翼外肌、双蝶窦、下颌骨支、左上颌窦及筛窦等。由于该患者形态学改变明显，但葡萄糖代谢和胆碱代谢显像均呈轻度增高，难以鉴别复发与治疗后改变，故进一步行 ^{11}C-MET 显像，则可见局部甲硫氨酸代谢异常增高，提示鼻咽癌复发

第四节 鼻咽癌与其他恶性 肿瘤的鉴别诊断

鼻咽癌在临床上症状表现为颈淋巴结肿大、回缩性血涕或鼻出血、鼻塞、面麻、耳鸣、听力减退、耳内闭塞、舌肌萎缩和伸舌偏斜等与下列疾病在诊断时症状有相似之处，容易发生混淆，造成不必要的伤害，需要仔细鉴别诊断。

1. 鼻咽部淋巴肉瘤 淋巴肉瘤多发于青年人，原发肿瘤体积较大，经常出现较重鼻塞和耳部症状。该病可以使淋巴结转移至全身多处，也可有受累脑神经的损伤，但不如鼻咽癌多见，最后需要病理确诊。

2. 增生性病变 鼻咽顶壁、顶后壁或顶侧壁见单个或多个结节隆起，如小丘状大小为 0.5～1cm

结节，表面黏膜呈淡红色光滑，是在鼻咽黏膜或腺样体的基础上发生，亦可由黏膜上皮鳞状化生后角化上皮潴留而形成。表皮样囊肿的改变部分是黏膜腺体分泌旺盛形成潴留性囊肿，当结节表面的黏膜出现粗糙、糜烂、溃疡或渗血需考虑癌变的可能。应予活检以明确诊断。

3. 鼻咽部结核患者 多有肺结核病史，除鼻阻涕血外还有低热、盗汗、消瘦等症。检查见鼻部溃疡水肿颜色较淡，分泌物涂片可找到抗酸杆菌可伴有颈淋巴结核，淋巴结肿大呈马铃状粘连无压痛。颈淋巴结穿刺可找到结核核菌，CT 试验强阳性、X 线胸片常提示肺部活动性结核灶。

4. 鼻咽黏膜炎症 表现为黏膜粗糙，尤其是重度炎症时鼻咽黏膜滤泡增殖表面凹凸，甚至可呈桑椹样表面附有脓性分泌物，常需与黏膜浸润性癌相鉴别。

5. 鼻炎　分为过敏性鼻炎和萎缩性鼻炎两种。过敏性鼻炎表现为鼻咽黏膜苍白光滑呈水肿样；萎缩性鼻炎表现为鼻咽顶前黏膜有浅在性溃疡，周围有脓性分泌。

6. 淋巴瘤　鼻咽部的淋巴瘤常为非霍奇金淋巴瘤、尽管其较为少见，但在鼻咽部恶性肿瘤中其发病中仍占第二位。肿瘤多沿黏膜面向鼻咽腔生长，形成鼻咽腔软组织肿块，其黏膜下浸润往往不及鼻咽癌明显。颅底骨破坏程度和破坏的概率亦较鼻咽癌为低，较为有特征的是淋巴瘤的颈淋巴结肿大往往较多且范围广，大小可不一致，增强扫描呈均匀强化和中央液化坏死较少见，与鼻咽癌淋巴结转移的中央液化坏死不同。

（兰晓莉）

参 考 文 献

[1] 梁锌，杨剑，高婷，等. 中国鼻咽癌流行概况. 中国肿瘤，2016，25(11)：828-830.

[2] 中国鼻咽癌临床分期工作委员会. 中国鼻咽癌分期2017版（2008鼻咽癌分期修订专家共识）. 中华放射肿瘤学杂志. 2017，26(10)：1119-1125.

[3] 梁忠国，雷昊，陈泽芸，等. 鼻咽癌UICC第七版分期与中国2008分期比较及分期更新建议. 中华放射肿瘤学杂志，2015，24(6)：653-657.

[4] 田月丽，兰晓莉，张永学. 18F-FDG PET/CT在鼻咽癌综合治疗后患者随访及预后评估中的价值. 国际放射医学核医学杂志，2013，37(6)：359-363.

[5] 田月丽，兰晓莉，吴志坚，等. 18F-FDG PET/CT显像在鼻咽癌综合治疗后随访中的诊断及预后评估效能. 中国医学影像技术，2013，29(3)：349-353.

第六十一章

口腔癌

第一节 概　述

口腔癌（oral cancer）是指发生在口腔的恶性肿瘤的总称，约 80% 为鳞状上皮细胞癌，在临床包括牙龈癌、舌癌、软硬腭癌、颌骨癌、口底癌、口咽癌、涎腺癌、唇癌、上颌窦癌以及发生于颜面部皮肤黏膜的癌症等。口腔癌是较常见的头颈部恶性肿瘤之一，具有进展快、浸润广、预后差的特点，因此早期诊断尤为重要。

口腔癌的发病率约占全身恶性肿瘤发病率的 5%，我国大陆地区口腔癌的发病率为（5～6）人 /10 万，有一定地域差异，我国的台湾地区发病率较高。据 2011 年我国台湾地区卫生部门的数据显示，2008 年口腔癌在我国台湾地区虽然只占所有癌症发生率的 6%～7%，但近年来的发生率和死亡率以超过 5% 的幅度逐年不断攀升，此现象在中

年男性（30～59 岁）尤其严重，为此年龄层男性癌症发生率第一位。我国台湾地区口腔癌发病率与欧美国家相比存在差异，但与印度同样有嚼食槟榔习惯的地区相比具有相似之处，同样有较多的颊癌病患；第Ⅲ、Ⅳ期（晚期）的患者，我国台湾地区约 55%，较印度少，但较欧美国家多（图 61-1）；我国台湾地区与欧美国家多数患者以接受手术为主，因中国台湾林口长庚纪念医院实施根除性手术，较美国 AJCC 2010 所公布资料有较好的存活率；且相较于欧美国家颊癌治疗预后不佳，中国台湾林口长庚纪念医院颊癌与舌癌的治疗有同样的治疗（存活）效果。本章就中国台湾林口长庚纪念医院头颈癌团队的经验作一介绍。

我国台湾地区口腔癌的特色除了与嚼食槟榔强相关外，并且以男性为主（男女比例约 12:1）。口腔癌的患者多是中下收入阶层，并且是家庭的

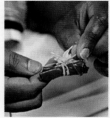

印度

我国台湾地区

青仔加红灰

双子星加红灰

包叶子加白灰

类别	印度	我国台湾地区	西方国家
占所有恶性肿瘤的发病率/%	30%~35%	5%~6%	3%
最常见的治疗部位	颊部/牙龈 舌	舌/颊部 牙龈	舌 口底
潜在的危险因素	槟榔（籽） 烟草（咀嚼）	槟榔（果） 烟草（吸烟） 酒精	烟草（吸烟） 酒精
进展期	70%	55%	40%
原发肿瘤的治疗	放射治疗 外科手术	根治性手术 （CG）	外科手术
近边缘（≤4mm）		20% （CG）	40%
5年总存活率		65% （CG）	50%

图 61-1　口腔癌的区域性特色比较

经济重心，因此，如果家里面支撑经济的男性患病，几乎会拖垮整个家庭，并且造成不可想象的社会问题。根据我们的临床研究报告指出，口腔癌患者如果发生局部复发及颈部复发病灶，尽管其预后不好，但是或多或少仍有机会做救援性治疗，但是万一产生远隔转移病灶，绝大多数病患无法执行有效的救援治疗，早期探测复发及远隔转移是进一步提高治愈率的最好方法，因此，如何能够事前确认口腔癌患者属于高危险群（在患者血液或是肿瘤检体侦测与复发及转移相关的危险因子），并且给予个体化医疗和追踪计划相当重要。

第二节　口腔癌常规诊断和治疗进展

1996 年中国台湾林口长庚纪念医院头颈癌团队成立，头颈癌外科与整形外科、口腔外科、放射肿瘤科、肿瘤内科、放射诊断科、核医学科、病理科等，成为多学科团队（multidisciplinary），为头颈癌患者提供临床服务。在常规诊断和治疗过程中，我们体会到照护头颈癌患者必须要以"全人"的角度出发，而不仅是"疾病"本身来考虑。因此，我们不仅需要多学科团队合作的治疗，在生活质量及社会支持方面，更需要护理团队、个案管理师、营养师的介入为头颈癌患者提供最大的支持，后者甚至会影响患者的预后与存活。在头颈癌团队的运作中，我们认为每一位患者的临床数据必须经过团队会议的确认才具有临床价值。临床数据、影像数据与相关检体翻译研究数据也需经过生物信息分析整理才能提出对患者治疗有用的假说，并通过中国台湾林口长庚纪念医院体系内或多国多中心的验证来回馈至临床应用。在此同时，我们也应用整合型计划验证我们的假说，给予患者在临床上的实际帮助（图 61-2）。

根据 2010 年公布数据显示（统计 2008 年），中国台湾林口长庚纪念医院治疗近 9 000 例癌症患者，其中头颈癌患者占 14%（1 265/8 997），头颈癌患者中又以口腔癌患者占大部分（727 名）。

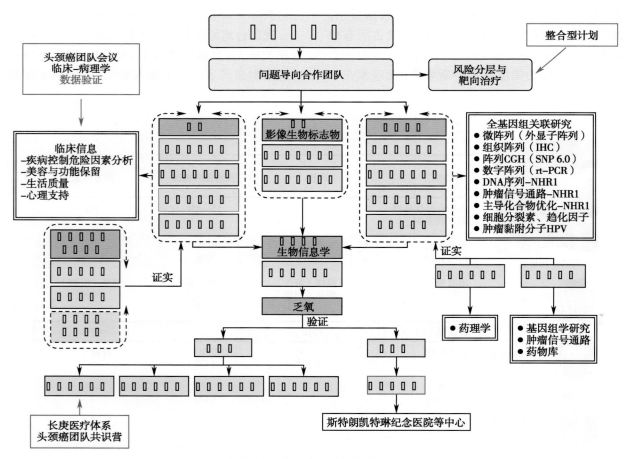

图 61-2　头颈癌团队的临床架构

综合统计 2007—2008 年我国台湾地区口腔癌治疗人数，中国台湾林口长庚纪念医院共 1 386 名，占我国台湾地区约 1/6（16%），整个长庚医疗体系治疗口腔癌人数超过 1/4（27%）。在此同时我们注意到美国 NCCN 头颈癌的治疗指南（根据 EORTC 与 RTOG 的头颈癌临床试验，并没有单独分析口腔癌资料），事实上是不完全适合我国台湾嚼食槟榔区域的患者，两者之间虽有共同的危险因子，但本土亦有不同的危险因子，这些因子对患者来说是更为重要的。因此我们比较 NCCN 与中国台湾林口长庚纪念医院的口腔癌术后放（化）疗，我们发现我国台湾地区的口腔癌患者如采用 NCCN 标准，有 57.3% 的患者需接受术后放（化）疗，而根据中国台湾林口长庚纪念医院的标准，仅 53.8% 的患者需接受术后放（化）疗，我们认为本院头颈癌团队所建立的放（化）疗标准较适合我国台湾地区的口腔癌患者，并可减少不必要的医疗支出与放（化）疗副作用。

本团队研究成果不仅改变了美国国家综合癌症网络（National Comprehensive Cancer Network，NCCN）治疗头颈癌的准则，同时也改变了美国 CMS 在头颈癌的给付标准。但是，根据我们在临床上的长期观察，有一些早期口腔癌患者在经过根除性手术治疗后，理论上应该是有很好预后，但却产生了复发；反之，有一些晚期口腔癌患者在经过根除性手术或甚至支持性治疗后，理论上应该会产生不好的预后，而实际上有些患者的预后却是出奇的好，少数患者甚至永远不会产生复发，这些影响患者预后的关键因素究竟在哪里？如何经由知识整合的力量，在治愈性治疗前找到特定患者族群，予以个人化的治疗规划，使得这些患者能以最有效的经济支出获得治疗所带来最大效益（提高存活率和 / 或提升生活质量和 / 或达到最大经济效益），则是本团队多年来努力的目标和方向。然而，要回答这么一个问题，我们就必须以这些口腔癌患者发病以后的临床表现和所接受的治疗规划为一个基准点，回过头来探究这些患者发病时，患者的原发肿瘤所暗示的各种信息，可是，我们凭借目前现行的各种临床指引无法正确去解读它。因此，本团队目前是以"多中心"为基础，利用"系统生物"和"生物信息"工具整合"临床数据""分子影像"和"基础研究"的观察结果，将上述三项做一个整合，将所得到的信息在"多中心"做更进一步确认。

第三节　PET/CT 在口腔癌的角色

尽管 PET/CT 在癌症的临床应用被认定是协助临床分期 / 再分期、预后和追踪治疗效果，我们的研究结果显示 PET/CT 在头颈癌，尤其是口腔癌的临床分期没有帮助，最主要的原因是口腔癌预后的关键在于是否有早期局部（颈部）淋巴转移被检测到，进而改变治疗方式。然而，早期口腔癌发生局部（颈部）淋巴转移，其转移的癌细胞大小往往小于 5mm，这种大小足以让病理判读，但是无法被 PET 侦测到，同时，又无法达到 CT 诊断的标准（10mm），因此，无法改变治疗方式。此外，PET/CT 在口腔癌的临床分期确实优于 CT/MRI，关键是 PET/CT 在口腔癌临床分期的优势并没有在后来存活率上表现出来。

我们的研究结果显示，PET/CT 在口腔癌的角色是在治疗决策的扮演和治疗后早期复发的监测上。我们一系列的研究发现，口腔癌原发肿瘤葡萄糖 PET 显像其标准摄取值（SUVtumor 19.3）及颈部淋巴结葡萄糖代谢显像标准摄取值（SUVtumor 5.7）两者与患者的预后相关。除了扮演治疗决策和治疗后早期复发监测的角色外，PET/CT 在口腔癌病患放疗的治疗计划（剂量与照射野）也很重要。图 61-3 是一例口腔癌患者在治疗前、中、后以及复发后的四次 PET/CT 显像结果。

根据我们过去的治疗经验显示，患者的预后因素不是只有传统的第 I、II、III、IV 期，还应包括 PET/CT 在内的许多危险因子都在考虑当中（图 61-4）。

同时，即便是同一个危险因子（如原发肿瘤的 SUV_{max}）在同一位口腔癌患者的不同情境下产生（原发肿瘤、复发病灶、手术反应、同步放化疗后骨坏死、术后局部炎性改变），当我们在考虑这一危险因子在该口腔癌患者影响程度的大小时，实际上是会产生很大的落差，因为该危险因子的重要程度还要取决于这位口腔癌患者当时状况而定（治疗方式、PET/CT 执行时间点、是否有局部炎症反应等）。将不同的危险因子在特定状况做一整合，我们可以把患者区分成更多不同的预后子族群，且在较差预后的子族群（例如 5 年存活率在 15% 以下），应考虑要改变传统的根除性手术，采用其他的非手术方式来治疗且同时可以兼顾患者的生活质量。

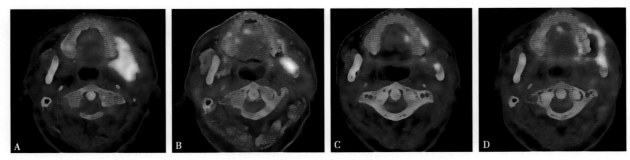

图 61-3　口腔癌治疗前后 PET 显像比较

A～D. 一例口腔癌患者（pT$_{4a}$N$_{2b}$M$_0$），治疗前患者接受第一次 PET/CT（A），并且依照患者当时状况，团队会议建议患者接受 CCRT 治疗，并建议在治疗期中再接受第二次 PET/CT，以便评估 CCRT 治疗效果；患者于是在 RT 治疗期中再接受第二次 PET/CT，并且发现大部分肿瘤都消除了，只剩下一小部分未消除（B），团队会议于是建议患者在治疗结束 3 个月后再接受第三次 PET/CT，来看第二次 PET/CT 所发现的小部分病灶是否完全消除；第三次 PET/CT 结果显示极小区域仍然有葡萄糖过多摄取现象（C），团队会议对该病灶不放心，决定在 3 个月后（患者在治疗结束 6 个月后）再接受第四次 PET/CT；第四次 PET/CT 结果发现原先不放心的区域果然有葡萄糖过多摄取现象，同时，这个区域变得更大，葡萄糖摄取比第三次 PET/CT 还高得多（D）。基于患者属于复发高危险群（pT$_{4a}$N$_{2b}$M$_0$，Stage Ⅳ），第四次 PET/CT 检查时并无局部发炎现象，但是有疼痛感，而且局部触诊有摸到硬块感觉，临床怀疑局部复发，经切片证实复发

槟榔嚼食区口腔鳞状细胞癌5年控制和生存危险因素（2011.10）

危险因素	局部控制	颈部控制	LR控制	DM	DFS	DSS	OS	第2原发灶	可抢救
流行病学									
男		★						★	
女		★★							
年龄>40岁			★				★★	★	
年龄≤40岁				★★					
嗜酒				★	★	★★	★		
嚼食槟榔	★★							★	
非口腔鳞状细胞癌								★★	
FDG-PET									
肿瘤SUVmax	★★		★★	★★	★★	★	★		
淋巴结SUVmax		★★		★★	★★	★★	★★	★★	
视觉评分		★★		★★	★★	★★	★★		
治疗									
颈淋巴结清扫	★	★				★	★		
单独S	★★	★★	★★			★★			
S+RT/CCRT	★			★	★	★★	★★		
延迟RT，>42天						★	★		
病理学									
ECS	★	★	★	★	★	★★	★★		
pN2	★★	★★	★	★★	★★	★★	★★		
pT4	★	★★		★		★	★		
皮肤受侵						★			
骨髓受侵						★			
边缘≤4mm，7mm	★★		★★			★★	★★		
分化差	★★	★★	★★	★		★★	★★		
周围神经侵犯	★★	★	★★			★★	★★		
血管侵犯	★	★				★★	★		
淋巴侵犯	★★		★★	★		★★	★★	★★	
肿瘤深度	★★	★★	★★	★★		★★	★★		★
pT3-4	★★	★★	★★	★	★	★★	★★		
p-Stage Ⅲ-Ⅳ	★★	★★	★★			★★	★★		
pN+	★★					★★	★★		
pN2c		★				★			
淋巴结转移数目		★★	★★			★★	★★		
Ⅳ/Ⅴ水平转移		★★		★★	★★	★★	★★		
结局									
局部复发				★		★	★		
颈部复发				★★		★★	★★		★
远距离转移						★★	★★		★
复发≤10个月						★★	★★		
非抢救性S/RT						★★	★★		★

★单项变数　★多项变数

图 61-4　槟榔嚼食区域口腔癌的危险因素

小　结

在口腔癌诊断治疗的过程当中，PET/CT 只是其中的一部分，我们希望在口腔癌临床路径及医疗花费效益比的基础上，结合临床数据、影像数据（包括 PET/CT）和转移研究数据，在未来 3～5 年能够达到"从治疗出发，以预后为目标"，为口腔癌患者提供个人化医疗，并且以提高存活率与生活质量为最高宗旨。

（廖俊达　阎紫宸）

参 考 文 献

[1] Liao CT, Wang HM, Huang SF, et al. PET and PET/CT of the neck lymph nodes improves risk prediction in patients with squamous cell carcinoma of the oral cavity. J Nucl Med, 2011, 52（2）: 180-187.

[2] Yen TC, Chang JT, Ng SH, et al. Staging of untreated squamous cell carcinoma of buccal mucosa with 18F-FDG PET: comparison with head and neck CT/MRI and histopathology. J Nucl Med, 2005, 46（5）: 775-781.

[3] Ng SH, Yen TC, Liao CT, et al. 18F-FDG PET and CT/MRI in oral cavity squamous cell carcinoma: a prospective study of 124 patients with histologic correlation. J Nucl Med, 2005, 46（7）: 1136-1143.

[4] Ng SH, Yen TC, Chang JT, et al. Prospective study of ［18F］fluorodeoxyglucose positron emission tomography and computed tomography and magnetic resonance imaging in oral cavity squamous cell carcinoma with palpably negative neck. J Clin Oncol, 2006, 24（27）: 4371-4376.

[5] Liao CT, Chang JT, Wang HM, et al. Pretreatment primary tumor SUVmax measured by FDG-PET and pathologic tumor depth predict for poor outcomes in patients with oral cavity squamous cell carcinoma and pathologically positive lymph nodes. Int J Radiat Oncol Biol Phys, 2009, 73（3）: 764-771.

[6] Liao CT, Chang JT, Wang HM, et al. Preoperative ［18F］fluorodeoxyglucose positron emission tomography standardized uptake value of neck lymph nodes predicts neck cancer control and survival rates in patients with oral cavity squamous cell carcinoma and pathologically positive lymph nodes. Int J Radiat Oncol Biol Phys, 2009, 74（4）: 1054-1061.

[7] Liao CT, Wang HM, Chang JT, et al. Influence of pathological nodal status and maximal standardized uptake value of the primary tumor and regional lymph nodes on treatment plans in patients with advanced oral cavity squamous cell carcinoma. Int J Radiat Oncol Biol Phys, 2010, 77（2）: 421-429.

[8] Liao CT, Chang JT, Wang HM, et al. Preoperative ［18F］-fluorodeoxyglucose positron emission tomography standardized uptake value of neck lymph nodes may aid in selecting patients with oral cavity squamous cell carcinoma for salvage therapy after relapse. Eur J Nucl Med Mol Imaging, 2009, 36（11）: 1783-1793.

第六十二章

头颈部其他肿瘤

临床上，头颈部肿瘤包括的范围较广，除了脑肿瘤、鼻咽癌、口腔癌（如舌癌、牙龈癌、颊癌等）、甲状腺癌（见第五十八章、五十九章、六十章、六十一章）以外，还包含喉部、唾液腺、眼部等部位肿瘤。头颈部也是全身其他部位原发肿瘤发生转移的常见部位，其肿瘤病理类型之多，居全身肿瘤之首，但约90%以上的头颈部肿瘤为鳞状细胞癌。头颈部肿瘤又分为原发性和转移性肿瘤，本章主要介绍原发于头颈部的恶性肿瘤。

颈部肿瘤大多比较表浅，有利于细针穿刺细胞学检查，对于肿瘤良、恶性的判断具有决定性作用。但是由于取材部位选择的原因，也常常不能获得病灶的准确信息，而近些年来随着PET/CT的广泛应用，根据高代谢病灶引导穿刺活检则可显著提高活检的准确性。

腮腺造影可显示肿瘤压迫所致的导管系统排列紊乱、扭曲、移位、中断以及腺泡不规则的充盈缺损等，间接地反映了病变的存在，但对鉴别肿瘤的性质帮助不大。

超声显像可作为腮腺肿块的常规检查方法，可以判断肿瘤大小、内部回声、血流及其与周围的关系，有助于判断良、恶性。良性病变通常边界清楚、回声均匀、后壁回声增强，较大的混合瘤可以见分叶状结节状；而恶性肿瘤多表现边界不清、内部回声呈高度不均质的实性暗区，后壁反射减弱或消失，超声显像诊断符合率约80%。

CT及MRI可确定肿瘤位置、大小、边界及与周围组织的关系，判断肿瘤有无浸润和淋巴结情况等，是肿瘤术前必备的检查，恶性肿瘤形态不规则、境界欠清晰，密度常不均匀。

PET/CT分子影像在头颈部肿瘤的应用越来越广泛，主要有三个方面的作用：一是不明原发癌的颈部肿瘤寻找原发灶，患者大多以颈部发现包块，活检或切除术后病理提示为转移癌就诊，需要PET/CT全身显像寻找原发肿瘤；二是已通过活检或病检确定为恶性病变，PET/CT用于判断肿瘤的侵犯范围和远处转移情况，用于肿瘤分期和制订治疗方案；三是已经确诊为头颈部恶性肿瘤，治疗前后PET/CT显像用于评价肿瘤治疗疗效、监测肿瘤残留与复发。此外，PET/CT也可用于指导精准放疗。

第一节　喉　癌

一、临床特点及常规诊断

发生于喉部的原发恶性肿瘤称为喉癌（laryngeal cancer），以鳞状细胞癌最为常见。临床上以声嘶、呼吸困难、咳嗽、吞咽困难、颈部淋巴结转移等为主要症状。喉癌的发病与吸烟、饮酒有一定关系。早期诊断、及时治疗是提高喉癌生存率的关键。

根据原发肿瘤发生的部位不同，喉癌又分为以下几类：①发生于会厌舌面根部的声门上型喉癌；②发生于声带的声门型喉癌；③发生于声带平面以下，环状软骨下缘以上的声门下型喉癌；④发生于喉室，跨越声门上区及声门区的跨声门型喉癌。不同部位的喉癌临床表现的症状以及出现症状的时间也不一样。

1. 喉癌的专科诊断包括以下几类　①颈部查体：对喉部形态及颈淋巴结望诊和触诊，观察有否喉体增大、颈淋巴结肿大等；②喉镜检查：分为间接喉镜检查、直接喉镜检查、纤维喉镜检查以及动态频闪喉镜检查，并可在喉镜下对可疑新生物取材进行细胞学检查确诊。

2. 影像学检查　通过常规的X线片、CT及磁共振检查，能够确定喉部的肿瘤病灶、大小与周围组织侵犯和淋巴结转移情况。超声显像可观察到周围淋巴结及周围组织情况，是临床最常用的诊断方法。

3. 活检 活体组织病理学检查是喉癌确诊的主要依据,可以在喉镜引导下采集组织标本。

二、PET/CT 在喉癌诊断、分期及预测

临床上,大多数喉癌为鳞癌,其葡萄糖代谢增高,检测的阳性率也较高,对于早期诊断和疗效评估价值较大(图 62-1)。

(一)分期与治疗决策

1. 诊断与分期 由于 PET/CT 对于喉癌具有较高的敏感性,因此是喉癌诊断与分期的有效手段,不仅有利于原发肿瘤侵犯范围的检测,也可以对周围和远处淋巴结转移进行评估。喉癌是由喉组织产生的侵袭性肿瘤,尽管任何骨都可以受到影响,但很少报道环状软骨的受累,也少有报道应用 ^{18}F- 氟化钠 PET/CT 和 3D PET/CT 评估环状软骨受侵的报告。Xia 等人报道一名 54 岁右颈部包块、2 个月内肿块迅速增大,随后伴有声嘶、吞咽和呼吸困难的男性患者,^{18}F-FDG PET/CT 显像在位于声门上喉部显示一个 4.2cm×3.8cm×3.6cm 的软组织肿块,放射性异常浓聚(SUV$_{max}$: 23.6),右下颌下区淋巴结肿大,代谢增强,SUV$_{max}$ 为 18.4。然而,^{18}F-FDG 在邻近骨骼区域也有较高摄

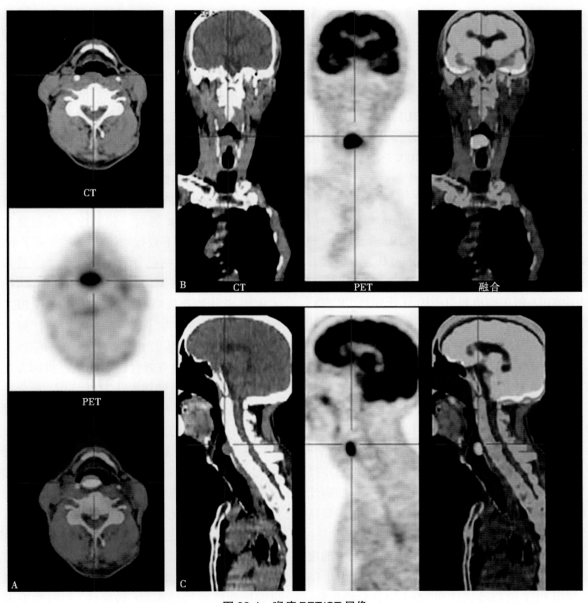

图 62-1 喉癌 PET/CT 显像

男性,66 岁,因吞咽困难,食物下行不畅 2 个月余入院。PET/CT 可见喉部软组织团块,代谢异常增高提示恶性;喉镜示喉咽肿块,取活检结果为鳞状细胞癌。A. 横断面;B. 冠状面;C. 矢状面

取,不除外骨骼受侵。应用 Na^{18}F PET/CT 和 3D PET/CT 显示环状软骨右侧的摄取增加(SUV$_{max}$:13.2),组织病理学检查证实了喉鳞状细胞癌。患者接受气管切开并接受抗感染治疗后呼吸困难明显缓解。该患者结果表明,包括 ^{18}F-FDG PET/CT、^{18}F-氟化钠 PET/CT 和 3D PET/CT 均可显示环状软骨侵犯的影像特征,准确了解侵袭范围,准确对喉癌进行分期,为临床上选择最佳手术方案提供依据。

2. ^{18}F-FDG PET 和 ^{18}F-FLT PET 对喉癌复发检测的比较　Cobben 等人探讨 ^{18}F-FLT(^{18}F-3′-脱氧-L-胸苷)PET 显像在探测喉癌的可行性,并与 ^{18}F-FDG 进行比较。对 11 例确诊或高度怀疑为复发性喉癌患者和 10 例经病理证实的原发性喉癌患者接受了 ^{18}F-FLT 和 ^{18}F-FDG PET 显像。根据国际抗癌联盟 TNM 分期系统,所有患者均通过内镜和 CT 进行分期。所有患者在影像学检查后进行喉部活检。^{18}F-FDG PET 和 ^{18}F-FLT PET 上所见的病变与组织病理学结果进行比较,计算 ^{18}F-FDG PET 和 ^{18}F-FLT PET 的平均 SUV(SUV$_{mean}$)、最大 SUV(SUV$_{max}$)和肿瘤与非肿瘤(T/NT)比值。利用 Wilcoxon 非参数检验用于 ^{18}F-FDG PET 和 ^{18}F-FLT PET 摄取的比较,Spearman 相关系数用于 ^{18}F-FDG PET 和 ^{18}F-FLT PET SUV$_{mean}$、SUV$_{max}$ 和 T/NT 比值相互关系研究,$p<0.05$ 被认为具有显著意义。结果表明,^{18}F-FDG 和 ^{18}F-FLT PET 对 17 例患者中的 15 例正确检测出喉癌,1 个病灶 ^{18}F-FDG PET 判断为阳性最后确定为正常组织,2 个病灶 ^{18}F-FLT PET 判定为阳性最后结果 1 个证实为炎症,而另一个为正常组织。阳性患者的 ^{18}F-FDG SUV$_{max}$ 为 3.3(范围 1.9~8.5),^{18}F-FLT 为 1.6(范围 1.0~5.7)($P<0.001$);^{18}F-FDG 的 SUV$_{mean}$ 为 2.7(范围 1.5~6.5),^{18}F-FLT 为 1.2(范围 0.8~3.8)($P<0.001$);^{18}F-FDG 的 TNT 为 1.9(范围 1.3~4.7),^{18}F-FLT 为 1.5(范围 1.1~3.5)($P<0.05$),提示 ^{18}F-FLT PET 与 ^{18}F-FDG PET 检测喉癌的病灶数目是相等的,而病灶对 ^{18}F-FDG 的摄取明显高于 ^{18}F-FLT。

3. ^{18}F-FDG PET/MR 在喉癌诊疗决策中的应用　近年来 PET/MR 一体机已经开始应用于临床,利用 PET 的高敏感性和 MRI 的高分辨优势,对于喉咽部软组织病变的判断优于 PET/CT 影像。Cavaliere 等人在 16 例有病理证据的喉癌患者通过比较 ^{18}F-FDG PET/MR 显像的 PET 代谢与 MRI 的形态-功能参数之间的关系,评估了 PET/MR 对患者临床分期和治疗计划的影响。16 例患者均接受了全身 PET/CT 和头颈部 PET/MR,然后对两组数据分别进行双盲法评价:通过 ROIs 获得代谢参数(SUV 和 MTV)、弥散(DAC)和灌注(K$_{trans}$, V$_e$, k$_{ep}$ 和 iAUC)图,最后将 PET/MR 评估的肿瘤局部范围与内镜检查结果进行比较。结果显示,在 PET/MR 显像对病变的解剖定位与局部病变侵犯范围的发现方面,不同阅片者之间具有很好的一致性(Cohen's kappa 0.9);PET/CT 测量的 SUV 值与 PET/MR 测得的 SUV 也具有高度相关性(VOI 测量 $p=0.96$),其代谢参数与 MRI 的弥散和灌注参数之间也有显著相关,其中 6 例经内镜确诊的患者的 PET/MR 结果对临床具有影响,9 例患者对制订治疗计划有帮助,1 例患者对内镜初步分期做了修正。结果提示,PET/MR 是喉癌初始分期有用的手段,可以同时获得代谢和功能数据并调整治疗策略。

(二)疑似喉癌复发患者 ^{18}F-FDG PET 作为一线诊断方法的有效性研究

为了评估 ^{18}F-FDG PET 作为一线诊断检查的有效性,de Bree R 等对一组放疗后疑似复发的喉癌患者,在全麻下直接喉镜活检之前做了 PET/CT 显像。将 150 例已行放化疗至少 2 个月后疑似复发的 T$_{2~4}$ 期喉癌患者随机分为直接喉镜检查(CWU:常规检查策略)或仅接受 ^{18}F-FDG PET 随访,如果 PET 结果为"阳性"或"模棱两可"时才做直接喉镜(PWU:基于 PET 的检查策略)两组,然后比较两种策略的有效性。主要终点指标为直接喉镜检查和 6 个月随访时无复发证据,安全性终点指标包括复发性病变的可切除性和挽救性喉切除术后手术切缘的完整性。研究的结果显示,对所有随机患者进行意向治疗分析(CWU 组 74 例,PWU 组 76 例),两组病例的肿瘤复发是相似的,在 6 个月内 45 名患者(30%;CWU 为 21 例,PWU 为 24 例)。在 CWU 组中 53 例患者(72%,95% 置信区间:60~81)进行了不必要的直接喉镜检查,与此相比,在 PWU 组为 22 例(29%,95% 置信区间:19~40)($p<0.0001$)。CWU 组和 PWU 组之间的抢救性喉切除率(可切除性)和阳性手术切缘的百分比是相似的(分别为 81%、63%,$p=0.17$ 和分别为 29%、7%,$p=0.20$)。局部不可切除性

和阳性切缘组合发病率 CWU 组为 24%，PWU 组为 8%，两组之间疾病特异性生存方面没有差异（$p = 0.32$）。结果表明，在放疗后疑似喉癌复发的患者中，PET 作为第一线诊断手段可使 50% 以上的患者避免有创的直接喉镜检查而不会影响治疗质量。

（三）预后预测价值

1. 原发灶和淋巴结转移灶代谢水平与预后的关系　为了探讨 ^{18}F-FDG PET 对喉癌患者的预后价值，Suenaga 等对 51 例喉癌患者进行了研究，其中 30 例接受了放疗有或没有化疗，21 例接受了根治性手术有或无辅助放化疗。使用最大标准摄取值（SUV_{max}）测量原发病灶和颈部淋巴结的 FDG 摄取，中位随访时间为 48.6 个月（8～82.1 个月），并进行生存分析。结果表明，单因素分析显示淋巴结 SUV_{max}、N 分期和肿瘤 TNM 分期与复发存在显著相关，而原发肿瘤 SUV_{max}、年龄、治疗策略和 T 分期则无相关性。多变量分析显示，仅淋巴结 SUV_{max} 是无进展生存（$p = 0.029$，危险比 0.54，95% 置信区间 0.38～0.87）的显著不利因素。ROC 曲线分析和对数秩检验（log-rank test）显示，具有高 SUV_{max}（≥4）的淋巴结患者比具有低 SUV_{max}（<4）患者的无进展存活率显著减低（$p < 0.0001$），提示喉癌患者治疗前淋巴结 SUV_{max} 能较好预测肿瘤复发。

2. 肿瘤代谢体积与预后的关系　为了评估放疗（RT）或同步放化疗（CCRT）治疗的患者治疗前代谢肿瘤体积（MTV）的预测和预后价值，Yabuki K 等回顾分析了 118 例接受 RT 或 CCRT 治疗的新诊断的喉癌患者，治疗前均做了 PET 显像，并根据 SUV 值的轮廓边缘获取 MTV 值，分析临床因素和 MTV 与生存的关系。结果显示，有病灶残留的患者其 MTV 显著高于初次治疗后完全缓解（CR）的患者。单因素分析显示，MTV 高的患者无病生存率（DFS）显著降低（$p < 0.001$）；DFS 与亚型（Subsite）（$p = 0.010$）、T 分期（$p < 0.001$）、淋巴结转移（$p < 0.001$）和临床分期（$p < 0.001$）也存在显著相关性。在多因素分析中，MTV 和临床分期都是 DFS 的独立预后因素（分别 $p = 0.001$ 和 $p = 0.034$）。在高 MTV 患者，其 3 年的 DFS 显著低于 MTV 较低的患者（$p < 0.001$）。该研究表明，原发肿瘤的 MTV 是 RT 或 CCRT 治疗的喉癌患者 DFS 的重要预后因素，MTV 可能是喉癌患者治疗计划和随访的重要指标。

第二节　口腔其他肿瘤

一、主要类型

1. 口底癌　口底癌（carcinoma of the floor of mouth）是原发于口底黏膜的癌，不同于来自舌下腺的癌，在我国是比较少见的恶性肿瘤，约占口腔及唇癌的第六位。多为中度分化的鳞状细胞癌，早期常发生于舌系带的一侧或中线两侧，生长于口底前部者其恶性程度较后部为低，早期鳞癌常为溃疡型，以后向周围邻近及深层组织浸润蔓延，早期可发生双颈淋巴结转移。

2. 腭癌　硬腭癌多为鳞癌，外生型居多，常起自一侧并迅速向牙龈侧及对侧蔓延，波及软腭、腭侧牙龈、牙槽突、颊侧牙龈，触之易出血，有时呈溃疡型。由于腭黏膜与腭骨紧贴，故易早期侵犯骨质，侵犯腭骨后继而穿通鼻腔，在鼻腔底出现肿块，或穿破上颌骨底部进入上颌窦，成为继发性上颌窦癌。腭癌晚期的淋巴结转移主要侵及颌下淋巴结及颈深上淋巴结。

3. 牙龈癌　多起源于牙间乳头及龈缘区，以溃疡型多见，也可呈外生型，早期易侵犯牙槽突骨膜及骨质，引起牙松动甚至牙脱落。牙龈癌无论起自颊（唇）或腭（舌）侧，均可通过牙间向对侧蔓延；肿瘤向外侧侵及唇颊沟；向内侧向口底及腭部侵袭；向上可破坏上颌窦底，穿破骨质，进入上颌窦，成为继发性上颌窦癌；向下可波及下颌骨。牙龈癌侵犯骨质后，在 X 线片可见骨质破坏。牙龈癌易发生颌下淋巴结转移，进一步侵袭颈深上淋巴结。

4. 舌癌　是口腔颌面部常见的恶性肿瘤，男性多于女性，多数为鳞状细胞癌，早期可表现为溃疡、外生与浸润三种类型。浸润型舌癌表面可无突起或溃疡，最易延误病情，晚期可直接超越中线或侵犯口底、下颌骨舌侧骨膜、骨板或骨质，其淋巴结转移概率较高。舌根部癌有时亦可为淋巴上皮癌及未分化癌。

5. 颊黏膜癌　颊黏膜癌（carcinoma of the buccal mucosa）是原发于颊黏膜的恶性肿瘤，早期一般无明显症状，当癌肿侵袭肌肉等深部组织或合并感染时，出现明显疼痛，伴有不同程度的张口受限，直至牙关紧闭。牙周组织受累后，可出现牙痛或牙松动，常伴有颌下淋巴结转移，累及颈深上淋巴结。

6. 唇癌　唇癌（carcinoma of the lip）是发生于唇红缘黏膜的癌肿，按国际抗癌联盟（Union for International Cancer Control，UICC）的分类，唇内侧黏膜应属颊黏膜癌，唇部皮肤来源者划入皮肤癌。因此，唇癌仅限于可见唇红黏膜原发的癌，已从口腔癌中独立出来。唇癌多发生在唇的一侧，常见于中外 1/3 部分，病损可呈增殖、疣状等外生型，亦可为溃疡型。病损表面常有血痂及炎性渗出甚或继发感染。根据淋巴流向可出现颏下、颌下、颈深上淋巴结转移，上唇癌患者需注意腮腺淋巴结。

7. 上颌窦恶性肿瘤　临床上比较常见，约占鼻部恶性肿瘤的 40.3%，其中 80% 为鳞癌，也有腺癌、黏液上皮癌、圆柱细胞癌、淋巴上皮癌、乳头状癌、软骨或骨肉瘤等。

8. 唾液腺肿瘤　唾液腺又称涎腺，由腮腺、颌下腺、舌下腺三对大涎腺以及位于口咽部、鼻腔和上颌窦黏膜下层的小涎腺组成，主要功能是分泌唾液。涎腺肿瘤占整个头颈肿瘤的 3%～4%，其中腮腺肿瘤占涎腺肿瘤的 80%，而腮腺肿瘤 85% 为良性，通常分为良性肿瘤、类瘤状态和恶性肿瘤三类。临床上，细针穿刺抽吸细胞学检查（FNAB）简单易行，是最常用的确诊方法。

唾液腺良性肿瘤包括多形性腺瘤、腺淋巴瘤、嗜酸性细胞腺瘤、肌上皮瘤等。恶性肿瘤较少，占涎腺肿瘤的 1%～3%，常见的为黏液表皮样癌、腺样囊性癌、多形性腺瘤恶变、腺泡细胞癌、肌上皮癌和鳞状细胞癌，其中黏液表皮样癌是较常见的腮腺恶性肿瘤，来自腮腺导管上皮；腺样囊性癌又称圆柱瘤型腺瘤、圆柱瘤，是涎腺恶性肿瘤中较常见的类型。普遍认为，恶性混合瘤是由良性混合瘤恶变而来，而腺癌又称非特异性腺癌，指组织学上具有某种程度的腺性分化，但又不能划归到某种组织病理类型的恶性肿瘤。恶性肿瘤发生部位以腮腺最多，几乎为腮腺所独有。临床上腺泡细胞癌类似混合瘤，病程较长，常为无痛性肿块，偶尔有疼痛和面神经受累症状。肿瘤形态多为圆形、实性，可有结节，活动，质地中等或偏硬，少数呈囊性结节，与皮肤无粘连。唾液腺癌晚期可转移，以颈淋巴结转移最常见。

二、PET/CT（MR）和 SPECT 显像的作用

鳞状细胞癌（SCC）是口腔最常见的恶性肿瘤，^{18}F-FDG PET/CT 和 PET/MR 显像的敏感性较高，大多表现为葡萄糖代谢旺盛，有助于确定肿瘤侵犯的范围和远处转移，缺点是特异性欠佳，难以与口腔的炎性病变进行鉴别，腮腺良性混合瘤、扁桃体和牙龈炎症也可呈高代谢表现。

不同的影像信息有助于肿瘤的准确分期、评估肿瘤可切除性和实施综合治疗。对于口腔的肿瘤，临床上需要考虑下颌的侵蚀、后部软组织范围和神经分布的影响、治疗及牙龈、颊和牙周后三角（RMT）癌症的预后。多平面重建的多排螺旋 CT（MDCT）和骨与软组织的算法可提供骨侵蚀最好的特异性信息。在硬腭鳞状细胞癌周围神经分布的探测方面，对比增强 MRI 是最佳的成像方法。在舌和口底 SCC，肌肉浸润、跨中线延伸、后下蔓延程度和接近舌骨是影响治疗选择的问题，对比增强 MRI 具有极好的软组织分辨率，是原发肿瘤分期首选成像方法，肿瘤厚度≤4mm 的口腔舌鳞癌选择性颈清扫术是可以避免的。在淋巴结分期（N 分期）方面，所有成像方法具有可比性，但缺乏手术分期。前哨淋巴结活检对 N 分期具有潜在的作用，PET/CT 对临床颈部阴性的患者没有评价作用，但在晚期口腔鳞状细胞癌治疗前评估有价值，可准确提供远处转移以及临床颈部阳性患者的淋巴结转移范围。弥散加权 MRI、动态对比增强 MRI 和 CT 灌注对进展期口腔 SCC 患者放化疗前后评估治疗反应有潜在作用。

恶性混合癌或称为多形性腺瘤癌（carcinoma ex pleomorphic adenoma）是一种罕见的头颈部恶性肿瘤，特别是在小唾液腺。大多数病例发生在大唾液腺，最常见于腮腺，其次是颌下腺。肿瘤的恶性成分各不相同，可以是涎腺导管癌、腺样囊性癌、黏液表皮样癌、鳞状细胞癌或腺癌。原发性涎腺导管癌也是一种罕见的头颈部恶性肿瘤，与恶性混合瘤相似，在大唾液腺较常见，其中腮腺占 88%，颌下腺占 10%。迄今为止，在已发表的文献中仅有 25 例已知的小唾液腺原发性涎腺导管癌病例，其中大部分出现在腭中。小唾液腺的涎腺导管癌和多形性腺瘤似乎较罕见。

唾液腺癌也是一种在组织学模式上不同组且与其他肿瘤重叠的肿瘤，因此其诊断更为复杂。最早由 Masson 和 Berger 在 1924 年描述黏液表皮样癌（mucoepidermoid carcinoma，MEC），是公认的唾液腺肿瘤，占所有唾液腺肿瘤的 5%～10%。MEC 常常涉及主要的唾液腺，但很少累及到颌

骨。MEC 的生物学行为通常更具侵袭性，且在发现时具有较高的淋巴结转移率，从而显著降低了存活率。因此，利用先进的 PET/CT 等成像模式早期准确诊断和分期可以改善患者的存活率。

（一）肿瘤诊断、分期与复发监测

在几种常用的影像检查中，超声显像用于评估浅表病变、淋巴结并指导针吸活检（NAB），NAB 用于确认转移性淋巴结。但有人认为，受敏感性（79%）和特异性（69%）限制，超声显像不足以作为评估颈部淋巴结的一站式方法。动态对比增强磁共振（DCE-MRI）也是临床上用于评估头颈部肿瘤的常用方法，在给予造影剂后动态 MRI 能够在手术前评估肿瘤灌注和淋巴外扩散，其敏感性（96%）和特异性（100%）均较高。一些研究表明，DCE-MRI 可以评估肿瘤的微血管和灌注，有助于预测肿瘤的结局，但是近来对此也有某些质疑。尽管如此，DCE-MRI 在口腔癌诊断中仍是一种有价值的工具，特别是不使用造影剂也可评估肿瘤的灌注情况。

^{18}F-FDG PET 通过评估肿瘤的代谢活性，并与 CT 或 MRI 同机融合，可以用于肿瘤的诊断、分期、治疗计划和复发监测等。^{18}F-FDG PET/CT 检测转移淋巴结的敏感性和特异性均较高，可以预测复发风险。此外，应用不同的显像剂，如 ^{18}F-FDG、^{18}F-FLT、^{11}C-胆碱、L-3-^{18}F-氟-α-甲基酪氨酸（L-3-^{18}F-fluoro-alfa-methylothyrosine，^{18}F-FAMT）和 L-1-[^{11}C]-酪氨酸（L-1-[^{11}C]-thyrosine，C-TYR）等进行 PET/CT、PET/MR 多功能分子探针和多模态显像，可以明显提高肿瘤探测的敏感性和特异性，用于评价肿瘤的不同生物学行为，相当于体内分子活检（in vivo molecular biopsy），避免了单一分子探针存在的不足，用于评估局部浸润和远处转移的情况，供临床决策和制订治疗计划时参考。^{18}F-FAMT PET/CT 显像一般不用于评估骨浸润和肿瘤边界，可以用于确定癌细胞的初始增殖活性，但是多种分子探针的应用也会给患者带来一定的经济负担，除非 PET 中心能够免费提供额外的检查。与 MRI 相比，PET/MR 在评估软组织浸润方面具有更高的敏感性，而 ^{18}F-FAMT 可用于评估骨髓受累。此外，在不明原发肿瘤的转移癌（CUP）患者，PET/CT 显像有助于寻找原发灶，也常规用于探测已知原发肿瘤的远处转移。

有人比较了 ^{18}F-FDG PET/CT 与 CT、MRI 或两者用于评估头颈部复发性鳞状细胞癌的有效性，评价 SUV 值鉴别复发性肿瘤与炎性病变和正常结构的价值。43 例头颈部癌患者在最后一个疗程放疗（平均 11 个月）后至少 4 个月行 ^{18}F-FDG PET 显像。在视觉确定的代谢异常增高区测量 SUV，并与正常黏膜、舌根和硬腭的值进行比较，以确定是否存在用于诊断恶性病变复发的最佳截断值，复发的最终诊断是根据活检或至少 6 个月的临床随访结果。22 例患者中有 20 例 ^{18}F-FDG PET 正确检测出复发，其中有 45 个离散病灶位于上呼吸道、消化道区域，有 2 例假阴性和 3 例假阳性结果。^{18}F-FDG PET 的准确性为 88%（38/43 例），而 CT 和 MRI 或两者的准确性仅为 66%（25/38 例）。尽管复发病灶与正常结构之间的 SUV 有显著差异（$p = 0.003\,6$），但最佳截断值难以确定。表明 ^{18}F-FDG PET 显像视觉分析诊断头颈部复发性鳞状细胞癌的诊断准确率明显高于 CT 或 MRI，但单一 SUV 定量值并不能显著提高诊断效能。

^{18}F-FDG PET/CT 对于评估口腔癌的亚临床复发可能是重要的，但 ^{18}F-FDG PET/MR 在检测转移淋巴结方面并不优于 MRI 和 ^{18}F-FDG PET/CT。在这方面，^{18}F-FDG PET/CT 比 CT 或 MRI 更有效，PET/CT 是检测疾病复发和远处转移的有效方法。在手术瘢痕与肿瘤复发的鉴别诊断方面，^{18}F-FDG PET 或 PET/CT 优于 CT 和 MRI。通常 PET 显像推荐用于 Ⅳ 期肿瘤的评估，一般不主张作为早期肿瘤诊断，^{18}F-FDG PET 全身显像可改善肿瘤 TNM 分期。Sudhakar 等报道一例罕见的侵及口腔的 MEC 患儿，^{18}F-FDG PET/CT 显像在患儿右侧硬腭处及 Ⅱ 区淋巴结显示异常放射性浓聚，SUV_{max} 分别为 16.6 和 4.8，组织学确诊为黏液表皮样癌，提示 PET/CT 对于唾液腺肿瘤的诊断与分期具有重要价值。

^{18}F-FDG PET/CT 在头颈部恶性肿瘤的残留与复发监测方面其敏感性优于形态学检查，尤其是结合 ^{11}C-甲硫氨酸显像，特异性和敏感性均较高，能够更好区别术后、放疗后水肿、炎症与肿瘤残留或复发。图 62-2 为一例左上颌窦恶性肌成纤维细胞性肉瘤术后、放疗后复发患者的 PET/CT 显像，能够清晰地显示肿瘤侵犯的范围。而图 62-3 为一例双侧口底、舌鳞癌术后 + 放疗 30 次后 3 年余、左颈上部近口底鳞癌术后 2 年、左腮腺中-低级别唾液腺癌术后 5 个月的患者，近 2 周发现口腔包块就诊，行 PET/CT 显像提示肿瘤复

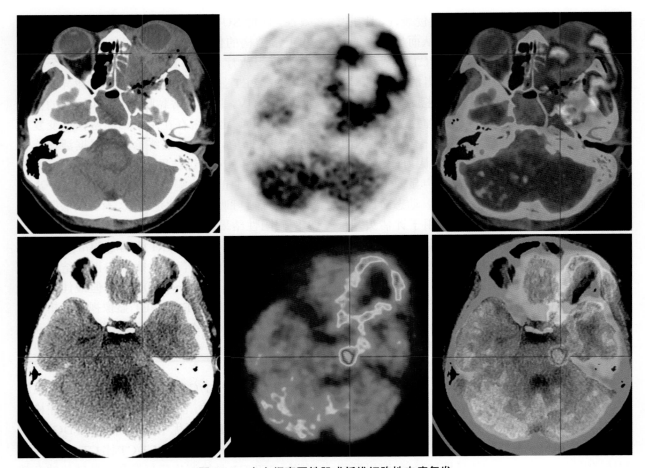

图 62-2　左上颌窦恶性肌成纤维细胞性肉瘤复发

女性,24 岁,左侧持续性头痛 1 个月,3 年前曾做左上颌窦肿瘤切除术,术后病理为低度恶性肌成纤维细胞性肉瘤,术后行 31 次放疗,于 2 年前结束。^{18}F-FDG PET/CT 左上颌窦、筛窦、蝶窦及左腭弓呈术后改变,术区软组织明显增厚,侵及左颞极、左眼内外肌、左眼球后、翼外肌、颞下窝及颊面部肌肉,致左眼球突出,相应部位代谢不均匀异常增高,考虑为恶性肿瘤性病变复发

发。舌根恶性肿瘤多为鳞癌,葡萄糖代谢均较高,对于原发灶和淋巴结转移灶的探测比较敏感,且可用于疗效和复发监测(图 62-4)。临床上,扁桃体癌也是比较少见的肿瘤,有时难以与炎症鉴别,在 PET/CT 显像时,如果出现单侧扁桃体肿大,代谢异常增高,应高度怀疑恶性病变(图 62-5)。

(二)头颈部肿瘤前哨淋巴结探测

在口腔相关恶性肿瘤的早期阶段,前哨淋巴结活检(SLNB)具有重要意义,如果前哨淋巴结为阴性(基于显微镜观察),则可排除淋巴结转移。检查前哨淋巴结最常用的技术包括:①术前淋巴结 γ 闪烁照相;② SPECT/CT 淋巴显像;③注射活性蓝染料观察前哨淋巴结。在肿瘤周围皮下注射放射性核素标记微胶体、单克隆抗体等显像剂后于不同时间应用 SPECT 动态显像可以显示

前哨淋巴结的浓聚情况,判断肿瘤是否侵犯到淋巴结,为手术切除淋巴结提供依据,也可以在术前注射显像剂,术中通过手持式 γ 探测器探测前哨淋巴结,用于术中导航。国外有作者采用手控式 SPECT(freehand SPECT, fhSPECT)能更准确的指导活检或精准的实施手术导航,它基于术中使用 3 探头 γ 相机的三维成像技术,其中两个探头放在患者的上方,第三个探头由外科医生控制围绕患者身边自由移动拍摄,利用 γ 照相机的位置注册系统支持。手控式 SPECT 可以确定前哨淋巴结位置、与皮肤的距离和与周围结构的关系,还可评估淋巴流入前哨淋巴结并可视化,以便医生可以通过选择性地去除转移淋巴结来改变切除范围,其敏感性可达 94%,为手术提供有价值的信息。

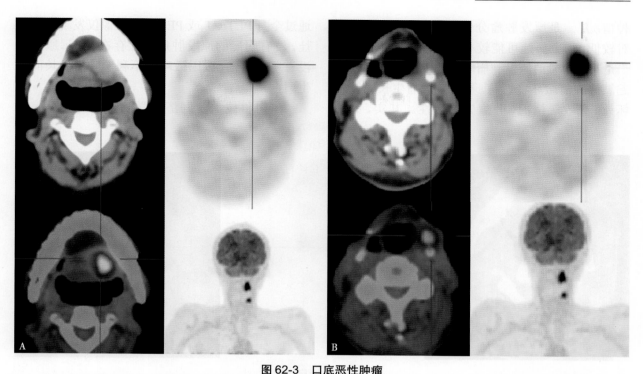

图 62-3　口底恶性肿瘤

A. 左侧口底软组织结节,代谢异常增高;B. 紧邻甲状软骨左份上缘软组织结节,代谢异常增高,提示恶性肿瘤性病变复发

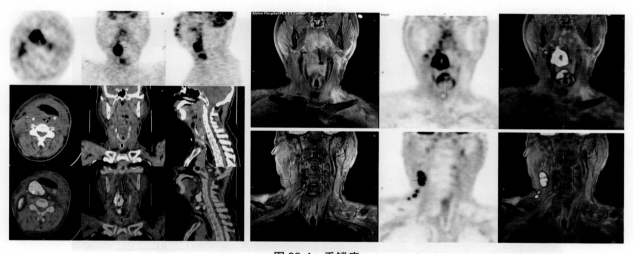

图 62-4　舌鳞癌

男性,48 岁,确诊舌根部鳞癌 3 个月,行化疗 4 次 + 同步放疗,PET/CT 和 PET/MR 显像见口咽右侧及喉咽右侧软组织团块,代谢增高,喉咽及喉咽腔变窄,右侧颈部及锁骨上区多发肿大淋巴结,代谢异常增高,提示病灶治疗后残留或复发并淋巴结转移

(三)未知原发癌的头颈部肿瘤

临床上,未知原发癌的转移性肿瘤(cancer of unknown primary,CUP)非常多见,往往是患者就诊的首发症状,而探测原发肿瘤的位置是一项具有挑战性的工作,过去常规的检查方法是根据肿瘤类型有针对性进行局部超声、CT 和 MRI 检查,患者往往经历漫长过程仍难以确诊,成为临床上比较棘手的难题。^{18}F-FDG PET/CT 的应用大大提高了 CUP 的确诊率,可以使得大约一半以上的患者找到原发肿瘤病灶而得以及时治疗(图 62-6)。这种情况原发肿瘤病灶通常都比较隐蔽,或者病灶比较小,形态上不太典型,难以被常规的检查发现。但仍有部分患者通过 ^{18}F-FDG PET/CT 显像无法找到原发肿瘤。究其原因,推测可能有两

种情况：一是原发肿瘤分化较好，葡萄糖代谢相对较低，加上病灶可能较小，PET/CT 难以发现；二是某些部位的原发肿瘤病灶较小，受局部缺血、乏氧等肿瘤微环境影响，不适宜肿瘤生长而发生坏死、吸收等情况，肿瘤失去活性。其实，如果

通过全身 PET/CT 或 PET/MR 显像仅发现转移病灶，没有明确的原发肿瘤病灶存在，提示原发灶没有明显活性，或因微环境不利于肿瘤生长而发生凋亡。

华中科技大学同济医学院附属协和医院回

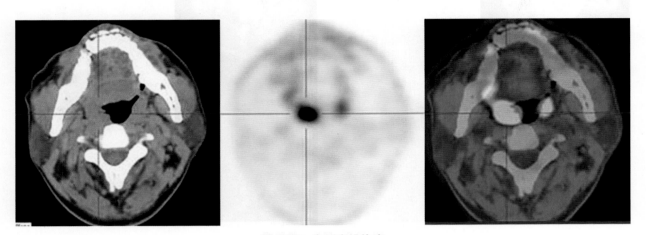

图 62-5　右侧扁桃体癌
PET/CT 示右侧扁桃体明显肿大，代谢异常增高，病理学结果为鳞状细胞癌

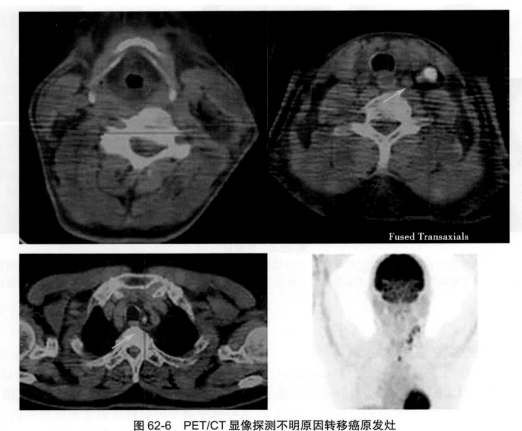

图 62-6　PET/CT 显像探测不明原因转移癌原发灶
一例男性患者发现左颈部包块，活检为转移性鳞癌，常规检查均未发现原发肿瘤，行 ^{18}F-FDG PET/CT 显像发现食管上段局部代谢异常增高，食管壁局限性轻度增厚，考虑为原发灶，术后证实为食管癌

顾性分析了 2010 年 3 月至 2015 年 6 月 137 例病理学诊断为颈部 CUP 患者（男 95 例，女 42 例，年龄 24～84 岁，平均 55.77 岁 ±11.71 岁）的 PET/CT 显像结果，将其与病理学和 / 或临床长期随访（≥6 个月）结果进行比较，计算 PET/CT 寻找颈部 CUP 原发灶的敏感性、特异性、准确性、阳性预测值及阴性预测值，并应用 Kaplan-Meier 分析法对患者年龄、性别、是否有远隔转移灶，颈部淋巴结累及区域，颈部淋巴结单、双侧累及，组织学类型，PET/CT 是否找到原发灶等因素进行生存分析。结果显示，共有 96 例患者找到原发灶，其中 87 例经 PET/CT 显像发现，PET/CT 诊断原发灶的敏感性、特异性、准确性、阳性预测值及阴性预测值分别为 90.6%（87/96）、80.5%（33/41）、87.6%（120/137）、91.6%（87/95）和 78.6%（33/42）。分析发现，有远隔转移灶、累及颈部下组淋巴结为影响患者预后的因素（p 均 <0.01）；颈部 SUV_{max} 可能对患者预后有一定影响，ROC 曲线显示 $SUV_{max} > 6.5$ 的患者死亡风险高于其余患者（p < 0.01）。该研究结果证明 ^{18}F-FDG PET/CT 显像对于探寻颈部 CUP 原发灶有十分重要的诊断价值，即使在原发灶不明确时也能够根据有无远隔转移灶及颈部淋巴结累及范围对患者进行预后评估。

Ruhlmann 等总结了 20 例未知原发癌的头颈部肿瘤患者（男 15 例，女 5 例，年龄 53 岁 ±13 岁），评估和比较 ^{18}F-FDG PET/MR 与 ^{18}F-FDG PET/CT 在 CUP 患者的诊断潜能，并由两名读片医生对两种图像进行判读，包括原发癌和转移灶的检测、病变的显著性（4 分有序量表）和诊断可信度（3 分

有序量表）。PET 分析包括来自 PET/CT 和 PET/MR 数据集的感兴趣体积（VOI）、所有 PET 阳性病灶的 SUV_{max}。结果显示，在 20 例患者中，14 例患者存在 49 个恶性病灶，其中 PET/CT 和 PET/MR 两者在 20 例患者中能正确识别 11 例原发性癌症。PET/CT 显像共发现 38 个转移灶，PET/MR 发现了 37 个转移灶（其中一个肺转移灶 <5mm 漏掉）。PET/CT 和 PET/MR 均显示出相当高的病灶显著性（各 2.6±0.6），其中 PET/MR 对宫颈病变的评估更为优越，PET/CT 评估肺部病变更优越。在 PET/CT 和 PET/MR 中诊断可信度评分也相当高（各 2.7±0.5）。所有 PET 阳性病灶的 SUV_{max} 平均值（PET/MR 7.9±4.2、PET/CT 7.2±3.5）也比较一致，两种不同多模态成像系统的 SUV（Pearson 相关系数 r=0.927）之间有很强的正相关，这两种多模态显像对 CUP 患者的原发性癌症和转移灶探测均具有相当高的准确性和可信度，由于电离辐射的剂量显著降低，在 CUP 患者，PET/MR 可以替代 PET/CT。

Salem S 等报道一例 75 岁女性患者，有单侧颈部Ⅱ区和Ⅲ区淋巴结肿大，临床检查和 CT 均未发现除颈部淋巴结转移以外的异常病变，活检显示转移性鳞状细胞癌（SCC）。行 ^{18}F-FDG PET/CT 显像探测到原发肿瘤的部位，在悬雍垂发现一小的高代谢病变，经活检证实为 SCC，提示为转移灶的起源。在未知原发的头颈部肿瘤患者，^{18}F-FDG PET/CT 显像对于确定小的隐匿性原发灶具有积极的影响，该中心接诊的患者中曾多次发现一个患者存在双癌甚至三种癌的情况（图 62-7）。

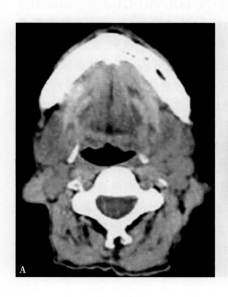
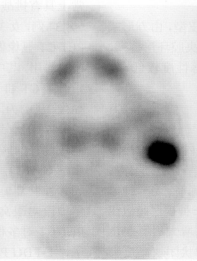
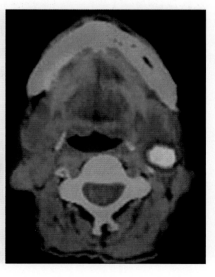

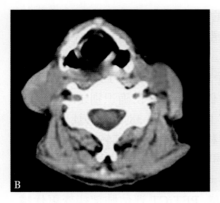
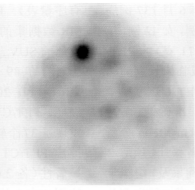
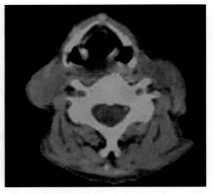

图 62-7　探测不明原因转移癌原发灶

A．一名男性患者因左颈部包块行活检提示为转移性腺癌，行 ^{18}F-FDG PET/CT 显像示左颈部淋巴结肿大，代谢异常增高，提示淋巴结转移灶；B．会厌部亦见一局限性代谢异常增高病灶，黏膜稍增厚，考虑为原发肿瘤。行手术切除会厌部病灶，病理则为鳞癌，但左颈淋巴结为腺癌，提示该患者为双癌，左颈淋巴结转移腺癌病灶不是来自会厌肿瘤，其另一原发灶仍不明

第三节　眼部肿瘤

临床上分为内眼肿瘤和外眼肿瘤。其中内眼肿瘤表现为瞳孔内有黄色白色反光（俗称猫眼），视力消失、眼压升高、前房出血等改变；外眼肿瘤早期表现为局部硬结，晚期可侵犯全部眼睑、眼眶及副鼻窦，形成严重局部组织缺损。

一、病理学类型

根据肿瘤分化程度，分为未分化型和分化型两类。

1. 未分化型肿瘤　瘤细胞为圆形、椭圆形、多边形或不规则形。胞核大，染色深，核内有 1～2 个以上核样结构体，胞质少，有丰富的细胞器。此型肿瘤分化程度低，恶性度较高，但对放射线治疗敏感。

2. 分化型肿瘤　又称神经上皮型，由方形或低柱状瘤细胞构成，瘤细胞围绕中央腔环形排列，称菊花型。此型分化程度较高，恶性度较低，但对放射线不敏感。

二、肿瘤发生部位

根据发生部位不同又分为眼内肿瘤和眼睑肿瘤。

1. 眼内肿瘤　①视网膜母细胞瘤：是一种家族遗传病，多在 5 岁左右发病，是一种视网膜组织的恶性眼内肿瘤，单眼较多，肿瘤增大后有眼压升高，眼球膨胀充血，眼球呈烂肉状团块高度突出，表面易出血，可经淋巴转移到颅内、肝、肺等；②脉络膜黑色素瘤：为高度恶性肿瘤，中年以上多见，85% 左右发生于脉络膜，其次为睫状体及虹膜，大多位于眼球后极部或颞侧。

2. 眼睑肿瘤　眼睑良性肿瘤包括黑痣、血管瘤、皮样囊肿；恶性肿瘤包括基底细胞癌、鳞状上皮癌、睑板腺癌几种类型。此外，眼部恶性肿瘤还见于黑色素瘤、恶性淋巴瘤等。

三、PET/CT 的应用

（一）与常规形态影像的比较

眼眶和眼部肿瘤是比较罕见的肿瘤，可以是良性也可以是恶性，既有原发性也有转移性肿瘤，在 PET 中心常见的有眼部视网膜母细胞瘤、淋巴瘤、黑色素瘤、鳞状细胞癌、转移癌等。形态学检查如 CT、MRI 和 ^{18}F-FDG PET/CT 在评价眼眶的异常上具有挑战性。Altini 等对 67 例眼部肿瘤患者（男 34 例，女 33 例，平均年龄 59.91 岁）的 ^{18}F-FDG PET/CT 显像做了回顾性分析，评估其在眼眶异常中的作用，其中 47 例患者在 PET/CT 显像前 20 天内做了 CT 和 MRI 形态学检查。^{18}F-FDG PET/CT 显像 19 例为阳性，其结果与 CT（27/47）和 MRI（20/47）的一致性较差，敏感性不如形态学检查。一致性差的病例包括 19/47 的原发性非霍奇金淋巴瘤（NHL），6/47 的原发性黑色素瘤和 9/47 为转移性肿瘤。本分析结果证明，CT 和 MRI 形态学检查对眼窝局部的评价具有优势，而 ^{18}F-FDG PET/CT 对多种恶性肿瘤较敏感，适合于全身性评估，^{18}F-FDG PET/CT 与形态学检查之间的一致性低表明两者具有互补作用。

多数原发于眼部的结外淋巴瘤 ^{18}F-FDG PET/CT 显像时代谢异常增高（图 62-8），治疗前后 PET/CT 显像对于病变的分期和疗效、复发监测具有重要价值，但也有少数患者无明显高代谢表现。

由于头颈部肿瘤患者 ^{18}F-FDG PET/CT 显像敏感性高、但特异性低的问题，采用多模态和多种显像剂或分子探针互补，对于提高诊断阳性率、判断肿瘤的性质具有帮助，包括甲硫氨酸、胆碱、FLT 等显像剂的应用（图 62-9）。

^{18}F-FDG 和 ^{68}Ga-DOTATATE PET/CT 也用在某些眼部肿瘤的诊断和评价，但是报道的病例都不多。视网膜血管母细胞瘤是高度血管良性肿瘤，偶尔在 von Hippel-Lindau（VHL）综合征（家族性常染色体显性遗传性肿瘤综合征）中遇到。Papadakis 等报道一例 VHL 患有视网膜血管母细胞瘤的病例，应用 ^{18}F-FDG 和 ^{68}Ga-DOTATATE 进行 PET/CT 显像结果。在该病例，肿瘤病灶显示 ^{18}F-FDG 摄取减低，但 ^{68}Ga-DOTATATE 浓聚明显增高，表明细胞表面有生长抑素受体的高表达。本研究提示 ^{68}Ga-DOTA 偶联肽行生长抑素受体显像在 VHL 的探测、随访、无症状基因携带者筛查以及诊断散发性视网膜血管母细胞瘤方面具有临床意义，而在 MRI 可能与其他视网膜肿瘤具有相似的特征。

（二）治疗反应评估

为了评估国际视网膜母细胞瘤分期系统（IRSS）Ⅲ期视网膜母细胞瘤患者 ^{18}F-FDG PET/CT 在分期、新辅助化疗反应评估和最终结局预测中的作用，Radhakrishnan 等对 25 例 IRSS Ⅲ期连续的患者在经过伦理委员会批准后进行了前瞻性研究，患者中位年龄为 3 岁，所有患者均接受新辅助化疗，然后进行眼球摘除、放疗和辅助化疗。基线 ^{18}F-FDG PET/CT（PET/CT-1）和 3 个周期新辅助化疗后（PET/CT-2）分别进行。所有 25 例患者接受了 PET/CT-1，25 例患者中的 21 例接受了 PET/CT-2 显像。将 PET/CT-1 与常规分期进行比较，并且根据欧洲癌症研究与治疗组织的标准评估 PET/CT-2 反应，使用 Kaplan-Meier 生存分析计算无事件生存期（EFS）和总生存期（OS），并且使用对数秩检验比较各组之间的差异。结果表明，在 25 例患者中除 5 个患有双眼视网膜母细胞瘤（1 只眼有进展且另 1 只眼患有眼内疾病）未见摄取外，所有患者原发眼外肿瘤 ^{18}F-FDG 摄取都增加。临床上颈部淋巴结受累为阴性的 22 例 IRSS ⅢA 期患者中有 5 例 PET/CT-1 显像颈部淋巴结有摄取，而 3 例经病理证实的颈部淋巴结受累的 IRSS ⅢB 期患者中有 2 例在受累淋巴结未显示出任何摄取。采用常规分期或 PET/CT 分期，IRSS ⅢA 期和ⅢB 期患者的 EFS 和 OS 无显著性差异（$p=0.05$）；然而，PET/CT 显示为 IRSS ⅢB 期患者的 OS 有改善的趋势（$p=0.065$），常规分期与 PET/CT 分期无显著差异（$p=0.256$）。在有视神经摄取的 8 例患者，EFS（$p=0.0001$）和 OS（$p=0.0009$）低于 17 例 PET/CT-1 无视神经摄取的患者。在 PET/CT-2 中，17 例呈完全反应或部分反应的患者

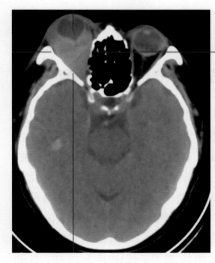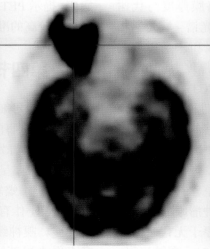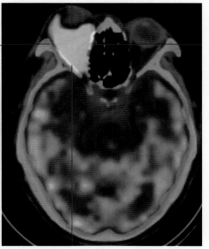

图 62-8　眼眶内淋巴瘤

60 岁，男性患者，右眼肿胀 1 个月，经活检确诊为结外 NK/T 细胞淋巴瘤，^{18}F-FDG PET/CT 显像见右眼眶内异常软组织密度团块，代谢异常增高，提示淋巴瘤浸润

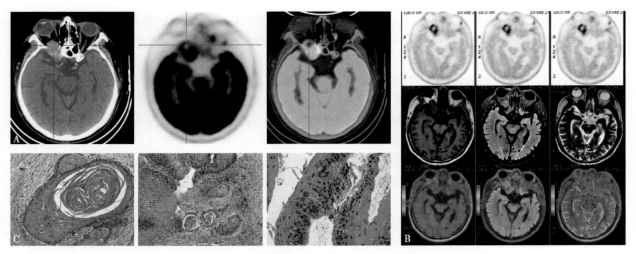

图 62-9　眼眶及眼底高分化角化型鳞状细胞癌

A. 一例 77 岁男性患者因视力模糊伴头痛就诊,行 ^{18}F-FDG PET/CT 在右额部皮下 - 眼眶内上侧 - 右眼眶球后软组织密度结节,与右眼上直肌分界不清,累及邻近额骨及额窦窦壁、眶尖内容物,代谢异常增高;B. 为了进一步明确性质,几天后行 ^{11}C- 甲硫氨酸 PET/MR 显像,在上述部位 MRI 异常信号,甲硫氨酸摄取异常增高,考虑为肿瘤性病变;C. 术后病理证实为右眼眶及眼底高分化角化型鳞状细胞癌

其 EFS(p=0.042)和 OS(p=0.026)优于 4 例疾病进展的患者。根据欧洲癌症研究与治疗组织的标准,基线 PET/CT 有视神经摄取和新辅助化疗后的反应是 IRSS Ⅲ 期视网膜母细胞瘤患者 EFS 和 OS 强有力的预测因子。

　　眼部肿瘤患者 ^{18}F-FDG PET/CT 显像葡萄糖摄取程度与肿瘤大小和恶性程度密切相关。Lee 等回顾性分析了 16 例单侧脉络膜黑色素瘤在接受近距离放疗(^{106}Ru)和辅助经瞳孔热疗前行 ^{18}F-FDG PET/CT 显像的患者,以探讨脉络膜黑色素瘤患者眼底黄斑中心凹下脉络膜厚度与代谢活动的关系。使用深度增强成像光谱 - 域光学相干断层扫描(EDI-OCT)在肿瘤眼和未受影响的健侧眼测量黄斑中心凹下脉络膜厚度(subfoveal choroidal thickness)。并根据 PET/CT 结果将肿瘤侧眼分成有代谢活性和无代谢活性两组,并比较两组之间的脉络膜厚度,比较治疗前后脉络膜厚度的变化。结果显示,治疗前,肿瘤眼的脉络膜厚度平均为 293.31μm±46.80μm,健侧眼的脉络膜厚度为 242.44μm±65.37μm,差异有统计学意义(p=0.003)。具有代谢活性的肿瘤眼其脉络膜厚度(348.00μm±17.32μm)显著厚于无代谢的肿瘤(280.69μm±42.04μm,p=0.019)。在肿瘤眼,治疗后 6 个月平均脉络膜厚度从治疗前显著降低至 253.56μm±61.27μm(p=0.018)。表明患脉络

膜黑色素瘤眼比未受影响的眼有较厚的脉络膜,而代谢活跃的肿瘤脉络膜厚度增加更显著,治疗后 6 个月肿瘤眼脉络膜厚度呈显著减低。

　　^{18}F-FDG PET/CT 在眼部肿瘤治疗后随访中具有重要价值。Tafti 等报道一例 74 岁男性患者,右眼突出、复视、眼眶不适 3～4 个月,活检结果示泪腺移行细胞癌。眼眶摘除 6 个月后 CT 扫描随访显示鼻旁软组织增厚,不能区分术后改变与癌症复发,^{18}F-FDG PET/CT 显像未显示任何异常代谢活性增高,此后每年随访扫描亦未见活动性病变,提示 PET/CT 在头颈部肿瘤的分期、再分期中具有较高的准确性。

第四节　嗅神经母细胞瘤

　　嗅神经母细胞瘤起源于嗅神经的神经外胚层,约占鼻腔肿瘤的 3%,可见于任何年龄,男性多见。该肿瘤好发于鼻腔顶部、上壁及侧壁,病程进展较缓慢,呈局部侵袭性生长,肿瘤可侵及筛窦、上颌窦、蝶窦和额窦,也可向眼眶、鼻咽部和颅内侵犯,伴有淋巴结转移或骨、肺等部位的远处转移。嗅神经母细胞瘤 ^{18}F-FDG PET/CT 显像多表现为局部软组织增厚,代谢异常增高,有助于早期诊断和分期(图 62-10)。

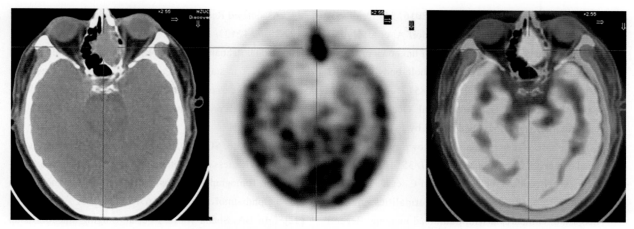

图 62-10　嗅神经母细胞瘤 ^{18}F-FDG PET/CT 显像

一例 55 岁男性患者，涕中带血 3 个月，经鼻镜检查见新生物，取活检诊断为嗅神经母细胞瘤。^{18}F-FDG PET/CT 显像在左侧鼻腔见一软组织密度影，FDG 代谢异常增高，病灶累及邻近周围组织，CT 可见骨质破坏

（张永学）

参 考 文 献

[1] Xia Y，Qi C，Zhang S，et al. Elevated18F-NaF uptake in cricoid cartilage in a patient with laryngeal carcinoma：A case report and literature review. Medicine（Baltimore），2017，96（49）：9090.

[2] Cobben DC，van der Laan BF，Maas B，et al. 18F-FLT PET for visualization of laryngeal cancer：comparison-with18F-FDG PET. J Nucl Med，2004，45（2）：226-231.

[3] Cavaliere C，Romeo V，Aiello，et al. Multiparametric evaluation by simultaneous PET-MRI examination in patients with histologically proven laryngeal cancer. Eur J Radiol，2017，88：47-55.

[4] de Bree R，van der Putten L，van Tinteren H，et al. Effectiveness of an（18）F-FDG-PET based strategy to optimize the diagnostic trajectory of suspected recurrent laryngeal carcinoma after radiotherapy：The RELAPS multicenter randomized trial. Radiother Oncol，2016，118（2）：251-256.

[5] Kitajima K，Suenaga Y，Kanda T，et al. Prognostic value of FDG PET imaging in patients with laryngeal cancer. PLoS One，2014，9（5）：96999.

[6] Yabuki K，Shiono O，Komatsu M，et al. Predictive and prognostic value of metabolic tumor volume（MTV）in patients with laryngeal rcinoma treated by radiotherapy（RT）/ concurrent chemoradiotherapy（CCRT）. PLos One，2015，10（2）：0117924.

[7] Arya S，Rane P，Deshmukh A. Oral cavity squamous cell arcinoma：role of pretreatment imaging and its influence on management. Clin Radiol，2014，69（9）：916-930.

[8] Bourell LG，Chan KC，Hirsch DL. Salivary duct arcinomax pleomorphic adenoma of the alate：a case report. J Oral Maxillofac Surg，2015，73（2）：371-377.

[9] Chaukar D，Dandekar M，Kane S，et al. Relative value of ultrasound，computed tomography and positron emission tomography imaging in the clinically node-negative neck in oral cancer. Asia Pac J Clin Oncol，2016，12（2）：332-338.

[10] Paulina Pałasz，Łkasz Adamski，Magdalena Górska-Chrząstek，et al. Contemporary Diagnostic Imaging of Oral Squamous Cell Carcinoma – A Review of Literature. Pol J Radiol，2017，82：193-202.

[11] Li P，Zhuang H，Mozley PD，et al. Evaluation of recurrent squamous cell carcinoma of the head and neck with FDG positron emission tomography. Clin Nucl Med，2001，26（2）：131-135.

[12] Sudhakar S，Velugubantla RG，Erva S，et al. Management of Mucoepidermoid Carcinoma of the alate Utilizing（18）F-FDG PET/CT. J Clin Imaging Sci，2014，4（Suppl 2）：5.

[13] Bluemel C，Matthies P，Herrmann K，et al. 3D scintigraphic imaging and navigation in radioguided surgery：freehand SPECT technology and its clinical applications. Expert Rev Med Devices，2016，13（4）：339-351.

[14] Heuveling DA，van Weert S，Karagozoglu KH，et al. Evaluation of the use of freehand SPECT for sentinel node biopsy in early stage oral carcinoma. Oral Oncol，2015，51（3）：287-290.

[15] 刘红红，兰晓莉，Anand Guangadin，等. 18F-FDG PET/CT 对原发灶不明颈部淋巴结转移癌的诊断及预后价

值. 中华核医学与分子影像杂志，2016，36（1）：48-53.

[16] Ruhlmann V，Ruhlmann M，Bellendorf A. et al. Hybrid imaging for detection of carcinoma of unknown primary：A preliminary comparison trial of whole-body PET/MRI versus PET/CT. Eur J Radiol，2016，85（11）：1941-1947.

[17] Salem S，Patel NH，Barwick T，et al. Occult squamous cell carcinoma of the uvula detected by F-18 FDG PET/CT in a case of carcinoma of unknown primary in the head and neck. Clin Nucl Med，2010，35（10）：800-801.

[18] Altini C，Niccoli Asabella A，Ferrari C，et al. 18F-FDG PET/CT in ocular and orbital abnormalities not only neopastic：comparison with traditional imaging. Recenti Prog Med，2015，106（8）：393-401.

[19] Papadakis GZ，Millo C，Jassel IS，et al. 18F-FDG and 68Ga-DOTATATE PET/CT in von Hippel-Lindau Disease-Associated Retinal Hemangioblastoma. Clin Nucl Med，2017，42（3）：189-190.

[20] Radhakrishnan V，Kumar R，Malhotra A，et al. Role of PET/CT in staging and evaluation of treatment response after 3 cycles of chemotherapy in locally advanced retinoblastoma: a prospective study. J Nucl Med，2012，53（2）：191-198.

[21] Lee JH，Lee SC，Cho A，et al. Association Between Choroidal Thickness and Metabolic Activity on Positron Emission Tomography in Eyes With Choroidal Melanoma. Am J Ophthalmol，2015，160（6）：1111-1115.

[22] Tafti BA，Shaba W，Li Y，et al. Staging and follow-up of lacrimal gland carcinomas by 18F-FDGPET/CT imaging. Clin Nucl Med，2012，37（10）：249-252.

第六十三章

骨与软组织肿瘤

第一节　概　　述

骨肿瘤（bone tumor）是发生于骨骼或其附属组织的肿瘤，有良、恶性之分。良性骨肿瘤易根治，预后良好；还有一类病损称瘤样病变，肿瘤样病变的组织不具有肿瘤细胞形态的特点，但其生态和行为都具有肿瘤的破坏性，一般较局限，易根治。恶性骨肿瘤发展迅速，预后不佳，死亡率高。恶性骨肿瘤又分为原发性和转移性，后者来源于从体内其他组织或器官的恶性肿瘤经血液循环、淋巴系统转移至骨骼，为继发性恶性骨肿瘤。

软组织肿瘤（soft tissue tumor）可发生于各种软组织，如来源于间叶组织的纤维组织、脂肪组织、平滑肌组织、横纹肌组织、滑膜组织、血管和淋巴管组织等。周围神经系统肿瘤虽然不是来源于间叶组织，但常与软组织混合生长，也被归于软组织肿瘤。

一、流行病学

骨肿瘤在人群中发病率约为 0.01%，良性占50%，恶性占40%，肿瘤样病变占10% 左右。原发性骨肿瘤更是极为罕见的肿瘤，占所有肿瘤不到 0.2%。良性骨肿瘤以骨巨细胞瘤、骨软骨瘤、软骨瘤较为多见。骨巨细胞瘤有良性及恶性两种类型，而良性最为常见。由于骨组织来源于中胚层组织，恶性骨肿瘤均以"肉瘤"命名，骨肉瘤（35%）、软骨肉瘤（30%）、尤因肉瘤（16%）是最常见的三种原发恶性骨肿瘤。骨肿瘤多发生于男性，男女之比约为 1.5∶1。从发病的年龄上看，有两个高峰阶段，第一个高峰是在 10～20 岁，第二个高峰是壮年以后，后者主要是转移性骨肿瘤。1/2 的原发性恶性骨肿瘤患者发生在 10～20 岁，尤其是骨肉瘤患者，2/3 发生在这个年龄组内，说明恶性骨肿瘤多发于青少年，危害较大。

软组织恶性肿瘤，又称组织肉瘤，发病率为

（1.28～1.72）/10 万，占成人全部恶性肿瘤的 0.73%～0.81%。在儿童期，软组织肉瘤占 <15 岁的儿童全部恶性肿瘤的 6.5%，发病次于白血病、脑肿瘤和淋巴瘤，居第四位。软组织肉瘤可发生于任何年龄人群，男性略多于女性。在软组织肉瘤中最常见的是纤维肉瘤、滑膜肉瘤、横纹肌肉瘤、脂肪肉瘤、平滑肌肉瘤和间皮肉瘤等。

二、致病与危险因素

骨肿瘤与其他肿瘤相同，其发病因素很复杂，一般来说是内因条件先存在，外因通过内因而发生。内因有基因学说、内分泌学说等；外因有化学物质和内外照射慢性刺激学说、病毒感染学说等。多发性骨软骨瘤和纤维样增殖症均与家族有关；尤因肉瘤的发病机制与 EWS 和 ETS 之间的基因重排有关；骨肉瘤与视网膜母细胞 *RB1* 基因突变有关，DNA 解螺旋酶突变时其发病率也随之升高，也是最常见的由放射诱导产生的肉瘤。骨肿瘤多发生于 10～30 岁之间，说明骨骼发育生长旺盛，与肿瘤的发生有关。因此，可以认为在骨生长和成熟过程中，机体对上述因素的刺激较敏感，以致容易发展为肿瘤或瘤样病变。骨的良性肿瘤可以恶性变：如软骨瘤、骨软骨瘤、成骨细胞瘤等均可恶变为肉瘤，瘤样病变中纤维异常增殖症等亦可以恶变为肉瘤。有些骨肿瘤患者常回忆起有外伤史，如扭伤、碰伤等，实际上，这类外伤不引起骨质变化，在骨折部位发生的骨肉瘤极为罕见，很可能是肿瘤发展到一定程度时，外伤促使症状明显才引起注意。

大部分软组织肿瘤的病因还不清楚。只发现有少数肿瘤（大部分是恶性软组织肉瘤）的发生与遗传、环境因素、放射线、病毒感染和免疫缺陷有关。如具有视网膜母细胞瘤基因（*RB1*）胚系突变的患者发生辐射后肉瘤的概率明显提高；人疱疹病毒在 Kaposi 肉瘤的发生中有很关键的作用，EB

病毒与免疫缺陷患者的平滑肌肿瘤相关；多发性脂肪瘤、神经纤维瘤病等良性软组织肿瘤有家族或遗传基础；遗传性双侧发生的视网膜母细胞瘤在 RB1 基因位点上有胚系突变，这个突变也与肉瘤发生有关；个别病例报道软组织肉瘤发生于瘢痕组织、骨折部位和外科手术植入部位。绝大部分软组织肉瘤的发生没有明显的原因，一些恶性间叶肿瘤发生于家族性肿瘤综合征。

三、骨与软组织肿瘤的主要类型

国际癌症研究机构（International Agency for Research on Cancer，IARC）于 2013 年出版了由 24 个国家 159 位专家共同编纂的第 4 版《WHO 骨与软组织肿瘤分类》，新版体现了骨与软组织原发性肿瘤和瘤样病损在临床、病理、分子生物学和预后等多方面的研究新进展，分类更为细化，内容更加详实，所列病种不论发病率高低，一律按定义、ICD-10 编码、别名、流行病学、病因学、病变部位、临床与影像学特点、肉眼观、组织病理学、遗传学及预后因素等方面加以描述。

经过类别增删和命名更改，第 4 版《WHO 骨与软组织肿瘤分类》将骨肿瘤分为十三大类，包括软骨源性肿瘤、骨源性肿瘤、纤维源性肿瘤、纤维组织细胞性肿瘤、造血系统肿瘤、富于巨细胞的破骨细胞肿瘤、脊索组织肿瘤、血管性肿瘤、肌源性肿瘤、脂肪源性肿瘤、未明确肿瘤性质的肿瘤、其他肿瘤和肿瘤综合征；将软组织肿瘤分为十二大类，包括脂肪组织肿瘤、成纤维细胞／肌成纤维细胞肿瘤、纤维组织细胞性肿瘤、平滑肌肿瘤、周细胞（血管周细胞）肿瘤、骨骼肌肿瘤、脉管肿瘤、软骨‐骨性肿瘤、胃肠道间质瘤、周围神经肿瘤、不确定分化的肿瘤和未分化／不能分类的肉瘤。

新版《WHO 骨与软组织肿瘤分类》中最显著的特点是依据国际肿瘤性疾病分类，在旧版原有"良性"与"恶性"的基础上，引入了"中间性"，根据肿瘤生物学行为将骨与软组织肿瘤分为良性、中间型（局部侵袭型）、中间型（偶有转移型）和恶性。良性指切除后局部复发能力有限，即使复发也不是破坏性生长，能通过完整局部切除或刮除得以治愈。中间型（局部侵袭型）指切除后局部常复发，并呈浸润性、破坏性生长的一类肿瘤，通常要求局部切除，切除边缘包括部分周边正常组织，有时要求局部辅助治疗。中间型（偶有转移）指除了具有局部侵袭能力外，偶尔会发生转移，转移

的危险性＜2%，但基于组织学形态难以预测的一组肿瘤。恶性指除了具有局部破坏性生长和复发能力外，还具有明显远处转移的能力的一组肿瘤。

四、骨与软组织肿瘤的临床表现

骨肿瘤早期往往无明显的症状，即使有轻微的症状也容易被忽略。随着疾病的发展，可以出现一系列的症状和体征，其中尤以局部的症状和体征更为突出。具体的临床表现因疾病的性质、部位以及发病的阶段不同而有较大的差异，常见有：

（1）疼痛：骨肿瘤早期即可出现疼痛，一般在开始时较轻，并往往呈间歇性，随着病情的进展，疼痛可逐渐加重，且由间歇性发展为持续性，多数患者在夜间疼痛加剧以致影响睡眠。

（2）肿胀或肿块：一般在疼痛发生了一定的时间后才会出现，位于骨膜下或表浅的肿瘤出现较早些，可触及骨膨胀变形。如肿瘤穿破到骨外，可产生大小不等，固定的软组织肿块，表面光滑或者凹凸不平，并常于短期内形成较大的肿块。

（3）功能障碍：骨肿瘤后期，因疼痛肿胀而患部功能受到障碍，病情发展迅速则功能障碍症状更为明显，可伴有相应部位肌肉萎缩。

（4）压迫症状：向颅腔和鼻腔内生长的肿瘤，可压迫脑组织和鼻腔，因而出现颅脑受压和呼吸不畅的症状；盆腔肿瘤可压迫直肠与膀胱，产生排便及排尿困难；脊椎肿瘤可压迫脊髓而产生瘫痪。

（5）畸形：因肿瘤影响肢体骨骼的发育及坚固性而合并畸形，以下肢为明显，如髋内翻，膝外翻及膝内翻。

（6）病理性骨折：肿瘤部位只要有轻微外力就易引起骨折，骨折部位肿胀疼痛剧烈，脊椎病理性骨折常合并截瘫。

（7）全身症状：骨肿瘤在早期时一般无明显的全身症状，后期由于肿瘤的消耗、毒素的刺激和痛苦的折磨，因而可出现一系列全身症状，如失眠烦躁，食欲不振，精神萎靡，面色苍白，进行性消瘦、贫血、恶病质等。

骨或关节的疼痛（包括脊椎的疼痛），骨性肿块，以及肢体功能障碍被认为是骨肿瘤尤其是恶性骨肿瘤的三大主要征兆。另外值得注意的还有皮肤和局部血管的征象，恶性肿瘤往往有丰富的血管，皮肤色泽可有明显变化，皮肤可发热，浅静脉怒张。良性骨肿瘤，一般发展较缓慢，没有明显的早期症状，疼痛和肿胀不甚明显，只有在近关节处

生长到一定程度时，方可引起轻度肢体运动受限或畸形，所以无症状的良性骨肿瘤可以不作处理。

软组织肿瘤可发生于肢体任何部位，50%～60%发生于肢体，20%～25%位于腹膜后或腹腔，15%～20%位于躯干的胸腹壁或背部，5%位于头颈部。软组织肿瘤一般在几周或几个月的时间后才觉察到无痛性进行性增大的肿块，局部压迫和功能障碍较常见，发热、体重下降及一般的不适等全身性症状则少见。恶性软组织肿瘤通常生长迅速、体积巨大，浸润和破坏周围正常组织。肿瘤本身可有坏死、出血及继发感染，并且经常有广泛的血行播散转移至肺、骨、皮下、脑、肝脏等脏器。患者往往死于恶病质、严重出血及广泛转移。

2010年AJCC分期是基于组织学分级（G）、肿瘤大小（T）、累及区域（N）和/或远处转移（M）。Enneking外科分期系统是骨与软组织肉瘤分期的另一种方法，由骨与软组织肿瘤协会制定。这个系统根据病理分级（G）、局部浸润（T）和是否存在区域性或远处转移（M）对骨与软组织病变进行分期，可作为AJCC分期系统的补充。

五、骨与软组织肿瘤的诊断策略

多数骨与软组织肿瘤的诊断较为复杂，有时存在一定的困难，一般来说，骨与软组织肿瘤的诊断必须强调临床，影像表现及病理三结合，综合分析，才能作出正确诊断。

患者的发病年龄、性别、肿瘤的发生部位、大小、质地、活动度、生长速度和区域淋巴结等对初步判断其良、恶性有很大的帮助。在选择影像学检查前，要充分考虑各种检查方法的优缺点，根据检查部位和诊治要求选择合适的检查方法。X线成像对骨肿瘤诊断价值较高，除了可以显示发病部位外，还可以显示骨破坏分型及病灶边缘、了解基质形成、判断骨膜反应及骨皮质受累情况。但是对于软组织肿瘤的定性和定位诊断敏感性和特异性都不高，只有在肿瘤内有较多钙化、骨化或以成熟的脂肪组织为主的病变中，才有特异性表现。超声检查的优势在于鉴别浅表组织的性质、检查区域淋巴结、腹盆腔及腹膜后检查、引导下穿刺等。CT具有理想的定位效果和较好的诊断能力，增强扫描可以明确显示肿块的大小、边界及其与周边各相邻组织的关系。MRI检查较CT有更好的软组织分辨率，又具备多平面扫描、多序列检查的特点，可以从不同的角度和方向准确显示病变的部位及其与周围结构的关系。核医学检查中骨显像是广泛用于骨肿瘤判断及其他恶性肿瘤骨转移评估的有效手段。PET或PET/CT是另一种核医学成像技术，已用于骨和软组织肉瘤治疗前的鉴别诊断、影像分期及再分期、疗效评估等，还可借助特殊的显像剂反映肿瘤组织内的乏氧状态等。

开放性活检和经皮活检（针芯活检或细针穿刺）是用于诊断骨与软组织肿瘤的两种方法。由于标本量大，开放性活检是最准确的方法，可用于行免疫组化及细胞学。但是开放性活检需要全麻或者局麻以及手术室，而针芯活检只需局部麻醉。当取得合适的标本时，针芯活检可作为诊断骨与软组织肿瘤的有效方法，其准确率在88%～96%。

第二节　原发性骨与软组织肿瘤的常规影像学诊断

一、X线摄影

X线检查费用低廉、简便易行，具有显像范围大、多角度观察的特点，对骨骼组织显像的敏感性与空间分辨率较高，它能比较整体的观察肿瘤所在部位、大小、骨结构的破坏和边缘反应、瘤骨和骨膜反应的形式、基质钙化和骨化的形态，这些都是诊断骨肿瘤的基本征象。一些骨肿瘤根据X线片的特征性表现就可以作出正确诊断。良性骨肿瘤X线共有特点是均有完整清晰的肿瘤轮廓，骨壳一般完整，无骨膜反应，部分骨囊肿病理骨折后，骨膜反应增多，但呈整齐、光滑状，无"Codman"三角。大部分良性骨肿瘤周边清晰光滑，与周围组织界限清楚，无浸润改变。在恶性骨肿瘤中，以骨肉瘤、尤因肉瘤、纤维肉瘤为主，X线表现有溶骨型、成骨型和混合型3种。溶骨型表现为髓腔内不规则溶骨性骨质破坏、境界模糊、骨皮质呈"虫噬状"缺损，并见少量的不规则肿瘤骨，放射针状或层状骨膜增生并破坏出现"Codman"三角，局部软组织肿块；成骨型表现以瘤骨形成为主，病变区增生硬化呈"象牙状"，髓腔闭塞；混合型髓腔不规则骨质破坏同时有硬化的肿瘤骨，骨皮质虫噬样破坏，骨膜增生呈"葱皮样"或放射状，软组织肿块内见斑块状肿瘤骨，可出现各种形态的骨膜反应。大部分恶性骨肿瘤侵入四周软组织内，形成肿瘤性软组织肿块，与四周组织界限不清。随着影像技术的发展，在数字 X 线摄影（DR）技术应用之后，对比度和分辨率增强，对骨骼细微结构的显示更清晰，对软组织的分辨率提高，诊断的准确性亦明显高于传统 X 线显像。

X 线片迄今为止仍然是骨肿瘤诊断的基础，初筛骨肿瘤的第一地位仍不可动摇。由于 X 线片将人体的立体结构压缩成平面，多组织结构重叠在一起而成像，其定位价值远大于定性价值，因此其对发生在骨盆、脊柱等部位的肿瘤不能很好地显示，加之其对骨肿瘤软组织侵犯的边界及破坏程度也不能进行完整、准确的诊断，当 X 线片检查发现或可疑有肿瘤病变时建议进行 CT 或 MRI 检查进一步明确病变的性质和进行肿瘤分期。

二、超声

超声检查较之其他影像学检查，有便捷和无辐射的优势。二维超声对于软组织的成像较 X 线敏感，但不及 MRI 显像。彩色多普勒超声能清晰反映肿瘤组织的声像图特征、血流动力学及周围软组织浸润情况，可为临床骨与软组织肿瘤的诊断及鉴别诊断提供可靠依据。

三、CT

CT 具有很高的密度分辨率。其优势：对结构复杂、重叠较多的颅底、脊柱、骨盆和胸壁等部位，CT 可清楚显示肿瘤的起源、范围、边界和内部结构，避开结构的相互重叠，清楚显示复杂部位的病变；CT 可以明确肿瘤在髓腔和软组织内的浸润范围及与周围血管的关系；CT 可发现 X 线成像阴性或可疑的微小病变，对骨肿瘤的早期发现和定性具有重要意义；CT 可清楚显示骨内外肿瘤组织的密度、边界和血供情况，有利于骨肿瘤的定性；CT 可作为准确穿刺活检的导向工具。总之，CT 在显示肿瘤范围和其内部结构方面明显优于 X 线成像，在显示骨皮质的破坏或病理性骨折及肿瘤基质的钙化和／或骨化具有优势，对骨肿瘤的诊断及鉴别诊断有价值。

原发性骨肿瘤的 CT 表现为：①骨质破坏，良性骨肿瘤和肿瘤样病变多为程度不同的膨胀性骨质破坏区，骨皮质连续，形态较规则，呈类圆形或椭圆形。恶性骨肿瘤骨皮质破损表现为骨皮质变薄中断、消失或不规则的残留骨片；②骨膜反应，良性骨肿瘤及肿瘤样病变一般无骨膜反应，恶性者多见有骨膜增生，形态多样；③软组织肿块，原

发恶性肿瘤出现软组织肿块，表现为密度增高、边界清楚或不清楚的肿块或弥漫性肿胀，其内可见瘤骨及钙化。

传统的 CT 受空间分辨率和扫描层面的限制，难以对肿瘤进行整体性全面观察，特别对骨骺软骨、关节软骨和关节面的显示不及 X 线片，随着医学影像技术的发展，CT 可获得重建图像，其中 4D 重建能立体显示肿瘤的范围、解剖关系及骨改变，能清晰显示细微结构，还可从任意方向显示任意范围的病变图像，是最有价值的一种重建。但 CT 对于骨肿瘤侵犯髓腔范围、邻近的软组织及神经血管的受累方面仍不及 MRI。

CT 除了在诊断原发性骨与软组织肿瘤中具有价值外，还在肿瘤的诊疗决策中具有不可忽视的价值。CT 引导下介入性放射学分为 CT 引导下穿刺活检和介入性治疗。CT 引导下穿刺活检具有以下优势：①在解剖结构复杂、重叠较多的部位（如颅底、骨盆、脊柱）行横断面扫描，可避免结构的互相重叠，有利于穿刺时避开重要的血管、神经及脏器；②可选择最佳的穿刺层面及靶点，设计穿刺路径、深度及穿刺角度，提高穿刺准确率；③穿刺出血少、损伤小，没有严重的并发症，是较为安全的穿刺技术；④费用相对较低，大多数患者能够接受；⑤在 CT 引导下实施粒子植入治疗，部分骨与软组织肿瘤手术不能切除或切除不完整的病灶可以植入放射性粒子，以杀灭或控制病灶发展。CT 介入性治疗在骨肿瘤中的应用不多，常见的有单房骨囊肿和骨样骨瘤的介入治疗、骨转移瘤的病骨注入骨水泥等。

四、MRI

MRI 自 1983 年应用于诊断骨骼肌系统疾病以来，已广泛应用于骨骼、软组织等疾病的诊断。作为一种无创的影像学检查，MRI 具有多序列、多参数、多方位成像的功能，软组织分辨率高，在原发骨与软组织肿瘤的诊断中得到越来越多的应用，在诊断原发性骨与软组织肿瘤中与病理符合率达到 72.0%。有研究表明 MRI 在骨肿瘤的诊断准确性较 ^{99m}Tc-MDP SPECT/CT 高。此外，MRI 对骨与软组织肿瘤边界的显示较为准确，对确定肿瘤的范围、以及神经和血管浸润范围具有重要意义，更重要的是 MRI 对骨髓的显像敏感，能根据骨髓信号改变发现早期的肿瘤病变，因此 MRI 能较早发现髓腔内的病变和骨内外转移灶，为临

床骨肿瘤的早期诊断、手术治疗方案的选择及预后判定提供有价值的依据。

（一）骨肿瘤 MRI 常用序列

MR 骨肿瘤成像的主要序列包括自旋回波（SE）T_1WI 和 T_2WI 序列、梯度回波（GE）序列、反转回波（IR）和脂肪抑制（STIR）T_2 序列。T_1WI 主要提示病变在髓腔内范围和肿瘤骨的解剖结构，T_2WI 主要显示与邻近的神经、肌肉、血管的关系，矢状和冠状位则更加有利于判断病变对骨髓和周围软组织的侵犯范围。MRI 常规采用 SE 序列的多角度成像，提高对骨肉瘤的诊断的准确性。而梯度回波序列 GE 可以不同角度显示骨肉瘤特征性的骨化和钙化信号和观察肿瘤对周围组织的浸润，为临床手术范围的确定提供帮助。

（二）良性软组织肿瘤 MRI 特点

良性软组织肿瘤通常位置表浅，体积较小，直径少超过 8cm。大多数软组织良性肿瘤 T_1 加权像上为等或稍高信号，T_2 加权像上为高信号。而脂肪瘤 T_1 加权像上为高信号，囊肿为低信号，血管瘤为流空信号。良性肿瘤信号大多数为均匀或仅表现为细小不规则的异常信号。边界常表现为一致的、厚薄均匀而清楚。

（三）恶性软组织肿瘤 MRI 特点

一般肿瘤较大，可超过 8cm，常位于深部，边界具有不一致性，表现为肿瘤和周围组织融合或部分融合及不完整的低信号的边缘。另一方面，由于瘤周组织所受的压力大，引起纤维组织的反应性增生而形成纤维包膜，<3mm 的纤维包膜 T_2 加权像上呈低信号。恶性肿瘤常出现多层面大片形态不规则，分布不均匀的异常信号，为瘤组织的坏死、钙化、出血和黏液变性。肿瘤内出现分隔征，这种低信号分隔为多个瘤结节间被破坏后残留的纤维包膜和瘤内增生的纤维组织。

（四）MR 功能成像（fMRI）

fMRI 在原发性骨与软组织肿瘤中具有一定价值。磁共振灌注成像（MR perfusion- weighted imaging，MR-PWI）在骨肌系统主要用于肿瘤的良、恶性鉴别；磁共振扩散加权成像（MR diffusion-weighted imaging，MR-DWI）可确定肿瘤的实际浸润范围，并为估计化疗后肿瘤坏死体积提供依据；磁共振波谱（MRS）是一种无创伤性研究活体器官、组织代谢、生化改变及化合物定量分析的方法，目前用于骨及软组织肿瘤研究的主要有 ^1H 和 ^{31}P，其中 ^{31}P 波谱可以帮助诊断骨原发恶性肿瘤并进行化疗疗效判断。在以上几种磁共振功能成像中，MR-PWI 在判断恶性骨肿瘤的敏感性、特异性及准确性均高于后两者。

五、SPECT/CT

自 20 世纪 70 年代 ^{99m}Tc 标记的亚甲基二磷酸盐（MDP）作为显像剂用于骨显像至今，已在临床广泛用于如肿瘤骨转移瘤、骨肿瘤、骨关节感染性病变、代谢性骨病、骨骼损失等骨骼类疾病的诊断。

^{99m}Tc-MDP 骨显像是以 ^{99m}Tc 标记的亚甲基二磷酸盐为显像剂，利用其可被骨内的无机成分吸附而在骨内沉积的特性，进行平面或单光子发射型计算机断层摄影的显像技术。^{99m}Tc-MDP 是一种亲骨性非特异性亲肿瘤显像剂，其在骨骼内的沉积量主要受以下因素的影响：第一为局部骨骼的血流量，第二是骨骼内无机盐的代谢和成骨活跃的程度。当骨骼局部血流量增多、代谢旺盛、新骨的不断生成时，比正常骨组织浓聚更多的 MDP 显像剂，反之则表现为放射性缺损。所以在骨骼发生局部的炎症、骨折、肿瘤等导致局部血流或骨盐代谢及成骨生成过程的异常时，^{99m}Tc-MDP 骨显像影像上表现为放射性浓聚。

^{99m}Tc-MDP 的特性使骨显像能反映早期骨骼的生理性变化，对骨骼肿瘤病变的诊断具有高敏感性（图 63-1）。特别在骨肿瘤诊断中，可在仅有 5%～10% 的代谢改变时就可以检出，但 ^{99m}Tc-MDP 骨显像对原发性骨肿瘤诊断的特异性较差。因此 ^{99m}Tc-MDP 骨显像的主要作用是了解全身骨骼有无转移、评价临床治疗效果及治疗后的随诊观察方面。

随着核医学影像设备的飞速发展，及 SPECT/CT 机的产生，既发挥了 ^{99m}Tc-MDP SPECT 骨显像对骨骼性病变的高敏感性优势，又利用了 CT 形态图像分辨率高、定位准确的优势，^{99m}Tc-MDP SPECT/CT 骨断层融合显像对于原发性骨肿瘤可以起到定性和定位的评价作用。

六、^{18}F-FDG PET/CT

^{18}F-FDG PET 显像中，骨与软组织恶性肿瘤大多表现为异常的高代谢，不仅可用于骨与软组织肿瘤的诊断、分期及再分期，也可用于肿瘤分级、引导活检、检测肿瘤复发、疗效判断及治疗相关病理学反应、生存率判断，有助于制订合理的治疗方案（图 63-2）。部分骨骼孤立性病灶 PET

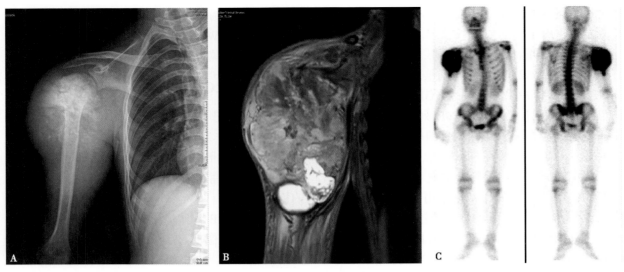

图 63-1　骨肉瘤不同影像比较

A. 右侧肱骨骨肉瘤 X 线摄影；B. MRI；C. ^{99m}Tc-MDP 全身骨显像

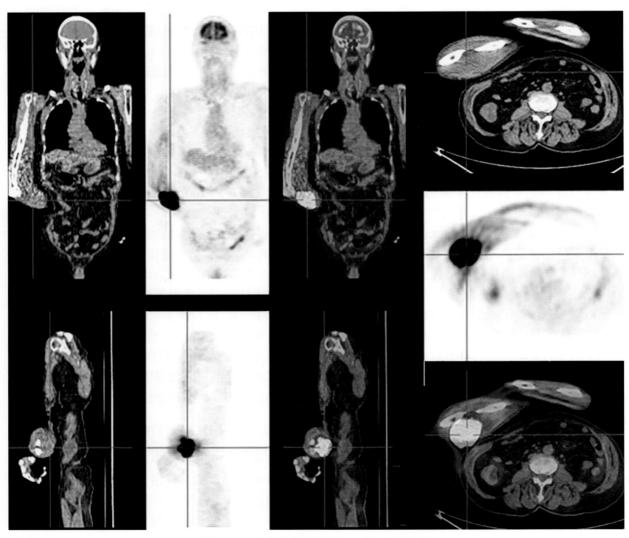

图 63-2　上皮样肉瘤 ^{18}F-FDG PET/CT 显像

右侧前臂肿块行 ^{18}F-FDG PET/CT 显像提示软组织肿块代谢异常增高，考虑为恶性病变，穿刺活检确诊为上皮样肉瘤

不能定性时，密切结合同机 CT 征象有助于诊断。应用 ^{18}F-FDG PET/CT 对横纹肌肉瘤进行临床分期和再分期，结果显示该方法的准确性优于常规影像学检查；对复发病灶的敏感性也很高，远优于其他常规影像学检查。骨肉瘤好发于长骨干骺端，由于负重常常引起病理性骨折，^{18}F-FDG PET/CT 可见局部骨质破坏、软组织肿物形成和糖代谢异常增高（图 63-3）。

临床研究发现，^{18}F-FDG PET 显像评价原发性骨与软组织肿瘤，有助于准确分期，尤其是对于远处转移的探测具有明显优势，从而优化治疗方案，

帮助判断预后（图 63-4）。^{18}F-FDG PET/CT 在骨与软组织肿瘤分期和化疗疗效评价中的价值优于对骨与软组织诊断的应用，且比形态学显像能够更早期评价疗效。^{18}F-FDG 摄取程度反映了细胞葡萄糖代谢水平，可通过观察化疗前后显像范围大小及浓聚程度变化直观判断肿瘤化疗效果。肿瘤 / 本底比值（TBR）和 SUV$_{max}$ 是对 ^{18}F-FDG 摄取程度进行定量分析的两个重要参数，均有助于评价肿瘤化疗效果。TBR 反映肿瘤组织相对于正常组织代谢活性程度，是衡量肿瘤葡萄糖代谢活性及评估化疗效果的有效指标。SUV$_{max}$ 降低

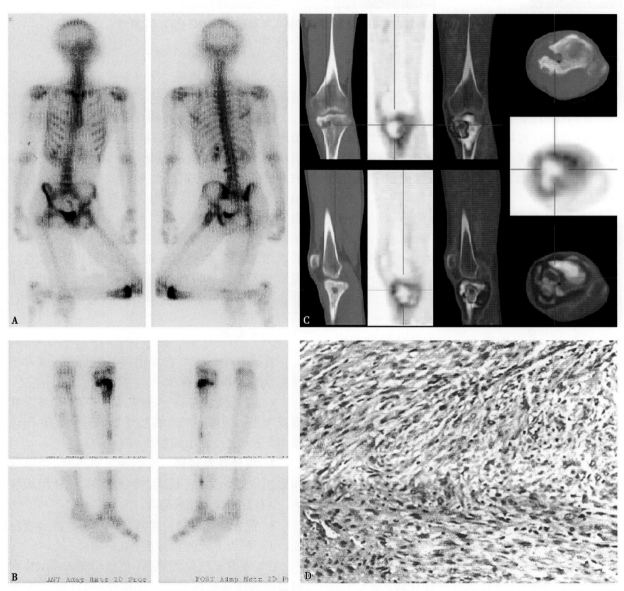

图 63-3　骨肉瘤 SPECT 与 PET/CT 显像

A～D. 左腓骨下段骨折就诊，MDP 骨显像示左股骨、胫骨及关节等骨质代谢异常活跃，性质待定（A、B）；PET/CT 所见左胫骨上段骨密度异常，邻近软组织肿胀，左胫骨上段及周围软组织代谢异常增高，符合骨肉瘤改变；左侧胫骨上段骨质部分缺损，呈术后改变（C）；活检为骨肉瘤伴左腓骨骨折（D）

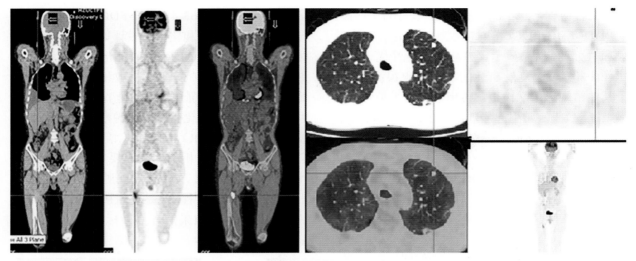

图 63-4 右大腿血管内皮肉瘤术后复发并伴双肺转移 ^{18}F-FDG PET/CT 显像

程度可很好地预测肿瘤化疗后的复发和患者生存率,也是判断骨和软组织肿瘤患者预后的有效指标。骨肉瘤对 ^{18}F-FDG 的摄取高于尤因肉瘤及其他软组织肿瘤,可用于评价儿童骨肉瘤治疗疗效。^{18}F-FDG PET/CT 在预测骨肉瘤细胞存活方面具有很大价值,为临床制订化疗方案提供了有价值的信息。

^{18}F-FDG 摄取程度和变化也用于软组织肿瘤化疗疗效判断。Benz 等报道对新辅助化疗后接受手术的 50 例高级别、可切除软组织肉瘤患者,分别在化疗前、化疗 1 个疗程后和化疗全部结束后作 ^{18}F-FDG PET 检查并测量 SUV_{max},早期随访发现 ^{18}F-FDG 摄取减少≥35% 可敏感地预测肿瘤化疗反应,与以肿瘤大小作为评估标准相比,^{18}F-FDG PET 评估新辅助化疗后肿瘤组织反应的准确性更高。

第三节 影像学检查在肿瘤骨转移中的应用

一、X 线摄影

骨转移瘤在 X 线上可呈溶骨型、成骨型及混合型。影像表现如下:

1. 溶骨性骨转移 表现为骨质破坏,呈虫蚀或鼠咬状,边缘不规则,无骨质硬化边;易发生病理性骨折,一般很少出现骨膜反应(图 63-5)。

2. 成骨性骨转移 表现为斑点状和块状硬化(图 63-6)。

3. 混合性骨转移 同时兼有成骨和溶骨改变特征。

X 线片图像重叠结构较多,检测骨转移瘤的敏感性较低,其诊断主要取决于病变脱钙或钙质沉积导致的骨质密度变化,约 50% 以上的骨质破坏后,才能出现阳性结果。此外,骨转移瘤易出现在老年患者,这类患者常伴发骨质疏松,也会导致诊断特异性下降。但是 X 线检查经济、简单,在重叠较少的四肢骨可以更直观地看到病灶的范围、形态,对于其他部位的骨转移灶,也可以灵活变换投影体位获得最佳诊断图像,因此 X 线片在临床上仍可发挥重要作用,应合理选择应用。

二、CT

骨转移瘤的 CT 表现也可呈溶骨型、成骨型及混合型。影像表现如下:

1. 溶骨性骨转移 表现为骨质破坏,呈虫蚀或鼠咬状,边缘模糊,髓腔增宽,无骨质硬化现象,部分可出现软组织肿块(图 63-7)。

2. 成骨性骨转移 常表现为斑点状、结节状和棉团状硬化影,可长期、持续存在,无软组织肿块,少有骨膜反应(图 63-8)。

3. 混合性骨转移 兼有成骨和溶骨性改变特征,可一种为主或两种并重(图 63-9)。

CT 成像解剖定位清楚,密度分辨率高,特别对显示骨皮质破坏有明显优越性,可以显示 X 线难以发现的微小骨质改变,并且可以观察转移灶的范围、血供情况以及与邻近软组织的结构关系,诊断骨转移瘤的敏感性较 X 线成像明显提高。

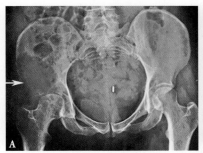
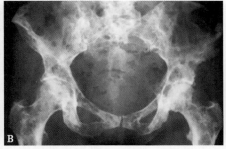
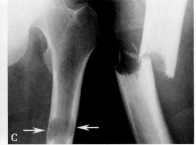

图 63-5　转移性骨肿瘤 X 影像特征
A. 表现为溶骨性破坏（箭头）；B、C. 蚕食状和病理性骨折（箭头）

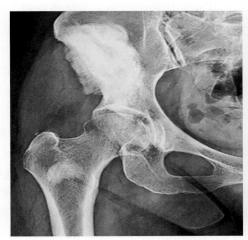
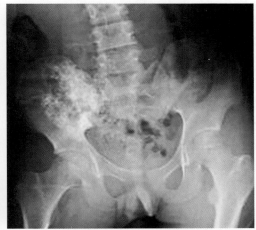

图 63-6　成骨性转移病变

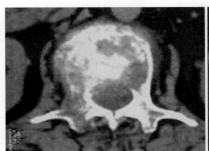
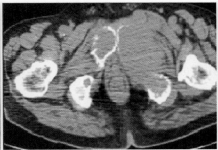
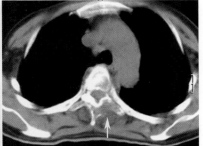

图 63-7　溶骨性破坏 CT 影像

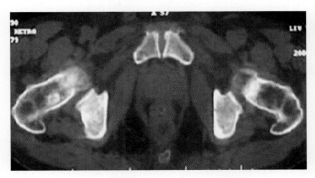

图 63-8　右侧股骨 CT 呈成骨性改变

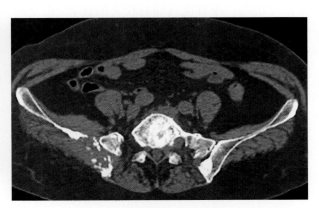

图 63-9　右侧髂骨呈溶骨性破坏，骶椎体呈成骨性破坏

骨转移瘤在 CT 引导下的穿刺活检,定位更加精确,可提高穿刺活检准确性。对于脊椎转移瘤的患者进一步行脊髓造影,能提供脊髓受压部位及受压范围等信息。但是 CT 对一些良性骨骼疾病如骨结核、骨囊肿、骨纤维化不良等仍难以定性,对于早期尚无明显骨质密度变化的转移灶诊断亦有困难,局部检查也无法反映全身骨骼的病变情况。有文献报道多层螺旋 CT 可以作为筛选骨转移瘤的方法,但是全身 CT 扫描增加患者辐射伤害。低剂量螺旋 CT 是目前研究的热点,研究表明,与常规剂量多层螺旋扫描相比,低剂量螺旋 CT 扫描对病变的定性与定量诊断差异无统计学意义,但是辐射剂量有大幅度下降。

三、MRI

肿瘤骨转移在 MRI 成像中的表现如下:

1. 溶骨性骨转移 其特征为长 T_1、长 T_2 信号,以脂肪抑制 T_2WI 和 STIR 序列显示清晰;病灶信号强度多较均匀,形态、大小及范围不一,边界不清;病灶周围常有一薄层水肿带,开始多位于髓腔内,之后侵及骨皮质,可显示肿块。

2. 成骨性骨转移 由于病灶骨质成分增多,在 SE 序列 T_1WI、T_2WI 及 STIR 序列上均表现明显的低信号,以 SE 序列 T_1WI 显示更清楚;MRI 显示此型改变不如 CT 及 X 线成像清楚。

Daldrup Link 等报道,MRI 在儿童及青年人骨转移中有很高的敏感性,分析研究了 39 例儿童及青少年恶性肿瘤患者的全身磁共振成像、WBS 及 ^{18}F-FDG PET 显像,确诊其中 26 例患者的 51 处骨转移灶,发现 MRI 检测骨转移灶的敏感性为 82%,高于 WBS(71%),稍低于 ^{18}F-FDG PET 显像(90%)。此外,MRI 成像能准确显示骨转移瘤侵犯部位、范围及周围软组织受累情况,有助于临床治疗决策。没有电离辐射伤害的优势,也使其具有更高的临床接受程度。但是由于呼吸运动的影响,可能会漏过易弯曲骨骼处的病灶,比如肋骨等。MRI 在探测脊柱病灶方面也优于 WBS,但在肋骨病灶方面次于 WBS。

有研究表明,MRI 等断层手段能比 ^{99m}Tc-MDP SPECT 骨显像更早的发现脊柱等部位的骨转移,但利用 CT 和 MRI 等这些方法进行全身骨骼评价从扫描、成像方式等问题上目前仍不实际,限制了其临床应用。随着 MRI 全景矩阵成像技术(total imaging matrix,TIM)的应用,无需患者重新摆位或更换线圈,数据一次采集完成,联合采取快速 STIR 序列和 SE T_1WI,更容易发现骨髓内异常信号,提高了诊断的阳性及阴性预测值。新开展的全身 MRI 探测骨转移瘤较 PET/CT 有更高的敏感性,但其应用价值尚需大量临床病例证实。全身 MRI 对于骨转移瘤的诊断有重要意义,MR 动态增强成像和扩散加权成像能对骨转移瘤病变进行更准确的诊断。

四、SPECT/CT

传统的影像学以显示脏器或组织的解剖形态为长,SPECT 主要观察脏器或组织功能、血流、代谢,而解剖结构分辨率较差。但随着 SPECT/CT 的问世,完美地覆盖了这一缺陷。SPECT/CT 一次成像能显示全身的骨骼,反映骨形态、代谢和血流改变,敏感性高。

肿瘤骨转移在 SPECT/CT 骨显像中的常见异常表现如下:

1. 放射性摄取增高 局部骨质病变时,如肿瘤、炎症、损伤修复等,由于血流增加和代谢活跃,从而该部位磷(膦)酸盐显像剂摄取增加而形成异常放射性"热区"(图 63-10,图 63-11)。

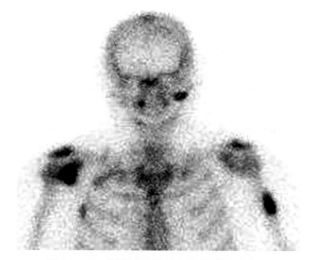

图 63-10 成骨性骨转移骨质代谢异常活跃

2. 放射性摄取减低 如果局部骨质病变以破骨过程为主(溶骨性病变)或在血供障碍的早期,则磷(膦)酸盐显像剂的局部摄取少而形成局部放射性缺损区(冷区),图 63-12。

3. 放射性摄取增高 + 减低 骨显像常见的另一异常征象为病灶中心区呈放射性冷区,在冷区周围环绕放射性增高影,形成所谓"炸面圈"征(doughnut sign),(图 63-13)。

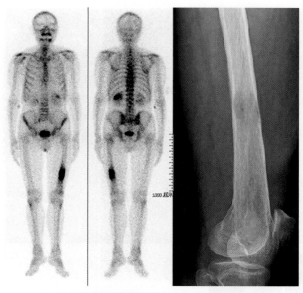

图 63-11　肺癌伴左股骨转移骨显像和 X 线改变

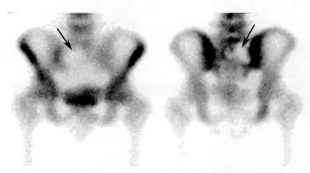

图 63-12　多发性骨髓瘤溶骨性病灶骨质代谢减低（箭头）

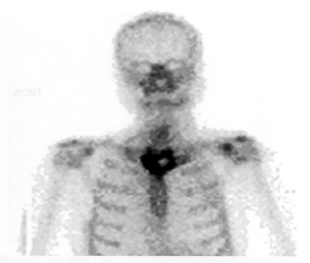

图 63-13　胸骨转移性病灶，中央坏死呈代谢减低，周边呈骨质代谢异常活跃

在临床应用中，骨显像可较 X 线检查提早 3～6 个月发现骨转移灶，因此全身骨显像被作为恶性肿瘤患者诊断骨转移灶时首选的筛选检查，同时 99mTc-MDP 骨显像也是临床骨移植术后植骨是否存活的动态监测方法，因此对于肿瘤分期和治疗决策有重要意义。另外，早期、动态连续地进行骨显像追踪监测，对于患者得到及时正确的诊断与治疗及疗效随访也十分重要。需要注意的是，放射性浓聚不是肿瘤特异性表现，许多良性病变，如骨折、炎症、退行病变等，都可表现为异常浓聚。如果对于异常征象部位不能明确判断，则进行进一步的局部检查。

五、18F-FDG PET/CT

核医学检查在诊断骨转移方面非常有价值。虽然骨显像对诊断骨转移仍是最有价值、且最经济的检查方法，但是，由于其空间分辨率有限，且特异性不高，对于部分不典型或微小溶骨性转移灶，仍需要通过其他影像技术诊断。18F-FDG PET/CT 显像在早期发现全身骨转移方面具有较高敏感性，而 PET 代谢影像与 CT 结构影像可优势互补（图 63-14）。此外，PET 优于骨显像，还在于它的断层采集，空间分辨率显著高于骨显像。Ozulker 等研究认为，18F-FDG PET/CT 对肿瘤骨转移检测较骨扫描敏感，在不明原发灶肿瘤和脏器转移检测方面也具有优势。在一项研究中，比较了 145 例多种肿瘤患者已经证实的骨病灶，18F-FDG PET 显像比骨显像具有更高的敏感性。随后，在进行乳腺癌骨转移的研究中，也证实 18F-FDG PET 显像比骨显像具有更高的敏感性。

18F-FDG PET/CT 显像中，双时相显像在许多病灶的性质判断方面具有一定的价值。18F-FDG PET 显像有助于区分原发性恶性肉瘤与良性病变，但很难区分残留与良性病变。Dancheva 等发现 18F-FDG PET/CT 双时相显像（dual time point imaging，DTPI）提高了鉴别高级别肉瘤中局部复发性病变的敏感性和准确性，但在低级别肉瘤中的作用有限。前者 120 分钟的 18F-FDG PET/CT 诊断敏感性，特异性和准确性分别为 100%、80% 和 89%。相比之下，后者仅 6%。但因为样本量过低，还需要进一步的研究来证实这些结果。

综上所述，不同的影像学技术在骨转移性肿瘤的诊断方面各有特色（表 63-1），没有一种技术是十全十美的，需要患者的具体情况进行选择和互补，因此利用 SPECT/CT、PET/CT（MR）多模态成像在诊断准确性方面无疑会得到进一步提高。

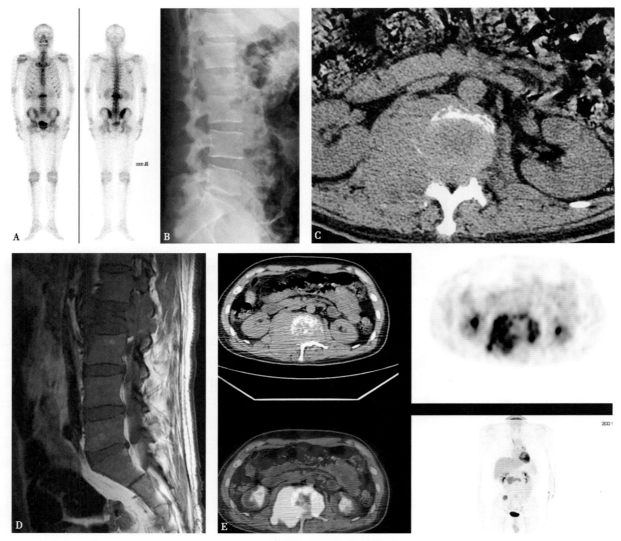

图 63-14　肺癌骨骼转移不同影像比较

A. 肺癌伴第 2 腰椎转移 MDP 骨显像见骨质代谢异常活跃；B. X 线片示椎体骨质破坏伴压缩性骨折；C. CT 呈溶骨性与成骨性破坏伴软组织形成；D. MRI 为异常信号；E. FDG PET/CT 显像见局部高代谢

表 63-1　单一影像模式在骨转移瘤中的意义

显像方法	解剖细节	显像范围	病灶特征	敏感性 /%	特异性 /%
X 线片	好	局部或全身	溶骨、硬化或混合性	44～50	无具体数据
CT	好	局部	溶骨、硬化或混合性、骨髓高密度灶	71～100	无具体数据
MRI	好	局部或全身	T_1/T_2 低或高信号	82～100	73～100
SPECT	差	全身	热区	62～100	78～100
PET	差	全身	热区	62～00	96～100

（孙　逊）

第四节　新型分子探针及成像技术的应用

上述常规放射性核素骨显像能定位各种骨与软组织肿瘤病灶，但其中多数显像剂属于非特异性探针，部分肿瘤分化良好、生长缓慢，糖代谢水平低，应用常规骨显像检测敏感性较低，不利于早期诊断。近年来，新型分子探针及成像技术的研发取得了一系列进展，包括放射性核素生长抑素受体显像探针、新生血管分子探针、^{18}F-NaF PET/CT 显像以及一体化 PET/MR 的应用等，进一步拓展了多参数、多模态分子影像在骨与软组织肿瘤中的应用范围，为疾病的精确诊断与个性化治疗提供新的手段。

一、生长抑素受体显像

生长抑素受体显像以放射性核素标记的生长抑素类似物为分子影像探针，其进入体内后与肿瘤组织高表达的生长抑素受体特异性结合，使放射性核素浓聚在肿瘤组织。骨与软组织肿瘤中，神经内分泌肿瘤骨转移瘤、低磷性骨软化症相关肿瘤、Merkel 细胞癌等高表达生长抑素受体，应用生长抑素受体显像可对肿瘤进行检测和诊断。自 1982 年瑞士 Bauner 合成了含 8 个氨基酸的生长抑素类似物奥曲肽（octreotide）以来，越来越多的放射性核素用于不同生长抑素类药物的标记，如 ^{111}In、^{99m}Tc、^{68}Ga、^{90}Y、^{188}Re 及 ^{64}Cu 等。

1. 神经内分泌肿瘤骨转移　神经内分泌肿瘤好发于肺、肝、胰、胃肠等，其骨转移发生率最高可达 40%。2012 年，欧洲神经内分泌肿瘤学会（European neuroendocrine tumor society，ENETS）共识指南推荐使用 ^{68}Ga-SSA 联合 PET/CT，如 ^{68}Ga-DOTA TOC，作为一种早期监测神经内分泌肿瘤骨转移的方法。

2. 低磷性骨软化症　低磷性骨软化症（tumor-induced osteomalacia，TIO）是一种少见的由释放过量成纤维细胞生长因子 -23（FGF-23）的肿瘤引起的副瘤综合征，主要表现为肾性磷酸盐丢失、骨质疏松。致病肿瘤通常为体积较小、生长缓慢的良性间叶组织肿瘤。TIO 的唯一治愈方法是手术切除致病肿瘤，但由于肿瘤隐匿，常规的影像学定位诊断困难。致病肿瘤可表达生长抑素受体，因此生长抑素受体成像成为 TIO 肿瘤诊断、定位的重要手段。

早前研究发现 ^{111}In- 喷曲肽显像有利于诊断隐匿性 TIO 致病肿瘤，并指导手术治疗，敏感性为 71.4%。183 例疑似 TIO 患者的 ^{99m}Tc-HYNIC-TOC 全身显像研究显示，其诊断致 TIO 的隐匿性肿瘤敏感性达 86.3%、特异性达 99.1%、准确率达 93.4%。且 ^{99m}Tc-HYNIC-TOC 成像评估术后复发性 TIO 相关肿瘤与评估原发性肿瘤的效果一致，敏感性达 86.7%。研究表明，^{68}Ga-DOTA-TATE PET/CT 可检出 ^{99m}Tc-HYNIC-TOC SPECT 阴性的 TIO 相关肿瘤，表现为生长抑素受体高表达、局灶性溶骨、骨质疏松和软组织等 / 低密度结节。

3. Merkel 细胞癌　Merkel 细胞癌（Merkel cell carcinoma，MCC）是一种罕见的皮肤肿瘤，易发生骨转移且预后不良。MCC 高表达生长抑素受体（somatostatin receptor，SSTR），SSTR PET 成像显示出对 MCC 骨转移的高敏感性，可达 100%，与 CT 联合显像对临床分期和患者管理具有显著优势。

二、整合素受体显像

整合素 $\alpha_v\beta_3$ 受体是一种高表达于新生血管内皮表面及肿瘤细胞的跨膜异质二聚体，以此为靶点的分子探针可探测恶性肿瘤的原发灶及转移灶。目前，整合素受体显像可用于诊断恶性肿瘤的骨转移、指导治疗及疗效评估。常见的靶向整合素 $\alpha_v\beta_3$ 受体的分子探针有：^{99m}Tc-3P-RGD2、^{99m}Tc-maraciclatide。Fu 等报道一例外周原始神经外胚层肿瘤（peripheral primitive neuroectodermal tumor，pPNETs）患者经 ^{99m}Tc-3P-RGD2 靶向整合素 $\alpha_v\beta_3$ 的三相动态成像显示，左髋关节附近低密度肿块和邻近骨组织高血流灌注和放射性显像剂浓聚，经病理证实为 pPNET 骨转移，首选化疗栓塞和抗血管生成治疗。这也表明 ^{177}Lu 标记的 RGD 具有靶向治疗 pPNET 多处转移的巨大潜力。此外，研究表明，前列腺癌骨转移患者治疗 12 周时，^{99m}Tc-maraciclatide SPECT/CT 和平面显像示骨转移肿瘤与肌肉放射性核素浓聚比值（T/M）在病情进展和病情未进展患者之间有差异，表明 ^{99m}Tc-maraciclatide SPECT/CT 显像可用于前列腺癌骨转移患者早期疗效评估。

三、^{18}F-NaF PET/CT 骨显像

对于恶性肿瘤骨转移的诊断，国际前沿理论认为尚无明确敏感特异独立的方法，还需要多种

检查综合运用。随着核医学快速发展，核医学检查设备 PET/CT 的出现使得 ^{18}F-NaF 评价骨转移瘤的价值被重新认识，虽然临床 PET/CT 显像 90% 以上的显像剂为 ^{18}F-FDG，但是在骨病变的评价中 ^{18}F-NaF 可能是更重要的显像剂，尤其是对于一些 FDG 摄取较低的肿瘤，^{18}F-NaF 仍可呈高摄取。^{18}F-NaF PET 与 ^{99m}Tc-MDP SPECT 显像原理相同，^{18}F-NaF 中 ^{18}F 与 OH- 化学性质相似，因此可与骨骼中羟基磷灰石晶体中的 OH- 进行离子交换而具有很强的亲骨性，但是 PET 图像分辨率及敏感性较高，可清晰显示溶骨和成骨性的骨转移。^{18}F-NaF 在骨的摄取比 ^{99m}Tc- 磷酸盐高 2 倍，血液清除快，因此具有更佳的骨 / 本底放射性比值。目前，^{18}NaF-PET 的临床应用仅限于检测骨转移。研究表明，与 ^{18}F-FDG PET/CT、^{99m}Tc-MDP SPECT 相比，^{18}F-NaF PET/CT 是评估骨转移性疾病的最佳的成像模式（表 63-2）。

最近的研究表明，联合 ^{18}NaF 和 ^{18}F-FDG PET/CT 对软组织和骨质疾病的分期有潜在价值。除此之外，^{18}F-NaF 可以定位骨外钙化病变，Usmani S 等报告了一例原发右侧腓骨骨肉瘤的患者经 ^{18}F-NaF PET-CT 检测到右侧腹部和左侧椎旁肌处的 2 个软组织病灶放射性核素浓聚，且对应于 CT 中肌肉的局灶性钙化，病理证实为极为少见的肌肉转移性骨肉瘤。^{18}F-NaF 作为骨与软组织中的钙代谢活动的标志，对许多良性肌肉骨骼疾病的诊断有关键作用，可用于良恶性病变的鉴别诊断。

有研究报道，^{18}F-NaF PET/CT 在骨癌及转移性骨癌、骨质疏松、骨髓纤维化、Paget 等骨代谢性疾病的诊断、治疗反应的监测方面都有潜在的应用价值，诊断骨转移的敏感性高于 SPECT 骨显像，尤其在对于诊断乳腺癌骨转移溶骨性病灶优于 SPECT 骨显像，而成骨性病灶的诊断效果则相反。利用 ^{18}F-NaF PET/CT 进行骨骼显像在很多方面优于 ^{18}F-FDG PET 和 SPECT 骨显像，可以优势互补。

四、PET/MR 多模态影像的应用

有研究利用 ^{18}F-FDG PET/CT、MRI 对骶前区软组织复发性直肠癌进行成像，结果显示 ^{18}F-FDG PET/CT 阳性预测值仅 58%，而 MRI 有利于补充诊断信息。对于少见的软组织中动脉瘤性骨囊肿（soft tissue aneurysmal bone cyst，STABC），常规影像检查很难鉴别 STABC 和骨化性肌炎。PET/CT 和 MRI 可以分别显示 STABC 的两个特点：薄骨壳和周围水肿，以此与骨化性肌炎相鉴别。对于骨与软组织肿瘤的探测，PET/MR 一体机可结合功能、解剖信息成像，利用 PET 影像的高灵敏和特异性与 MRI 对软组织的高分辨率实现优势互补，但目前临床应用较为有限。Schuler 等发现 PET/MR 对肉瘤诊断、早期分期有重要意义，可为临床医生提供有效信息并帮助对治疗计划和监测进行更详细的评估，但仅限于单个病例。此外，与 PET/CT 相比，PET/MR 可以更准确地指导组织取样，且显著降低辐射剂量，可预防辐射诱发的继发性恶性肿瘤，在儿科人群中尤其重要。

骨与软组织恶性肿瘤是临床常见肿瘤，在临床诊断中，常规形态学影像结合活检可以获得明

表 63-2 ^{99m}Tc MDP 骨扫描、^{18}F-NaF PET/CT 和 ^{18}F FDG PET/CT 检测骨转移和 ^{18}F-FDG PET/CT 检测骨外疾病的效果

	骨			软组织
	骨显像	NaF PET/CT	FDG PET/CT	FDG PET/CT
敏感性	87.5	95.8	66.7	92.9
95% 置信区间	75.7～93.0	85.2～99.2	54.7～70.1	83.1～97.2
特异性	92.9	92.9	96.4	91.7
95% 置信区间	82.7～97.6	83.8～95.7	86.2～99.4	80.3～96.7
阳性预测值	91.3	92.0	94.1	92.9
95% 置信区间	79.0～97.1	81.8～95.2	77.3～98.9	83.1～97.2
阴性预测值	89.7	96.3	77.1	91.7
95% 置信区间	79.9～94.2	86.9～99.3	69.0～79.5	80.3～96.7
准确率	90.4	94.2	82.7	92.3
95% 置信区间	79.5～95.5	84.4～97.3	71.7～85.8	81.8～97.0

确的诊断，而 ^{99m}Tc-MDP 全身骨显像或局部骨断层显像对于明确肿瘤侵犯的范围可以提供经济、灵敏的评价手段，而 PET/CT 和 PET/MR 的应用，包括一些新的分子探针的应用对于某些疑难病例的评估具有重要价值，尤其是对于术后残留、复发的监测以及全身转移灶的探针具有明显的优势。

（宋杨美惠）

参 考 文 献

[1] 张景峰，王跃. WHO 骨肿瘤分类第四版：解读与比较. 中华骨科杂志，2015，35（9）：975-979.

[2] 姜兆侯，司建荣，张雅丽. 骨肿瘤的比较影像学思考. 临床放射学杂志，2002，21（2）：89-92.

[3] 孟俊非，肖利华，陈应明. 骨骼肌肉系统放射学——骨样骨瘤的影像学诊断. 中华放射学杂志，2003，37（7）：615-619.

[4] Sailer J，Scharitzer M，Peloschek P，et al. Quantification of axial alignment of the lower extremity on conventional and digital total leg radiographs. Eur Radiol，2005，15（1）：170-173.

[5] 李杰生. 骨肉瘤的平片和 CT 诊断. 实用医学影像杂志，2005，6（1）：18-21.

[6] 刘艳艳，翟玉霞，杨忠现，等. 彩色多普勒超声在良恶性骨肿瘤中的诊断及鉴别价值研究. 现代医用影像学，2018，27（2）：617-619.

[7] 张凤翔，刘智君，张浩亮，等. 骨肿瘤与肿瘤样病变的 CT 诊断价值. 内蒙古医学杂志，2006，38（10）：892-895.

[8] 陈亚玲，刘玉珂，郭树农. CT 引导下经皮穿刺活检诊断骨肿瘤及肿瘤样病变. 中国医学影像学杂志，2008，16（4）：289-291.

[9] 潘颂华，张峰. 转移性骨肿瘤影像学诊断和治疗进展. 上海医学影像，2008，17（2）：174.

[10] 唐浩，邹丹凤，赵静，等. 髋周骨肿瘤及肿瘤样病变影像学诊断. 临床放射学杂志，2011，30（7）：1026-1029.

[11] 何伟，王喆，刘大亮，等. 骨骼肌肉放射学——SPECT/CT 断层融合显像与 MRI 对原发性骨肿瘤的诊断效能对比分析. 实用放射学杂志，2013，29（6）：961-965.

[12] Bajpai J，Gamnagatti S，Kumar R，et al. Role of MRI in osteosarcoma for evaluation and prediction of chemotherapy response：correlation with histological necrosis. Pediatric Radiology，2011，41（4）：441-450.

[13] Axmann C，Bohndorf K，Gellissen J，et al. A comparison between GE and SE sequences in MRI after the i.v. application of superparamagnetic iron particles in the assessment of experimentally induced soft-tissue osteosarcomas. Rofo，1997，166（2）：146-152.

[14] 黄兆民，张中伟. 软组织肿瘤的 MRI 诊断. 中国骨肿瘤骨病，2002，1（1）：20-22.

[15] 王绍武. 骨肿瘤与骨肿瘤样病变的 MR 功能成像. 中华医学会、中华医学会放射学分会. 中华医学会第十三届全国放射学大会论文汇编（上册）. 中华医学会、中华医学会放射学分会：中华医学会，2006：3.

[16] Muller B，Guth-Tongelides B，Cruth-Tongelides B，et al. Imaging of malignant tumors with 99Tcm-MIBI SPECT. J Nucl Med，1987，28（4）：562-565.

[17] Baqer MM，Loutfi I. Optimal imaging positions for 3-phase bone scanning of patients with bony pathology of the feet. J Nucl Med Technol，2010，38：69-75.

[18] Tondeur M，Ham H. 360 degrees or 180 degrees for bone RBI of the spine？Nucl Med Commun，1994，15：279-282.

[19] Wuppnhorst N，Maier C，Frettloh J，et al. Sensitivity and specificity of 3-phase bone scintigraphy in the diagnosis of complex regional pain syndrome of the upper extremity. Clin J Pain，2010，26：182-189.

[20] Fogelman I，Citrin DL，McKillop JH，et al. A clinical comparison of Tc-99m MDP in the detection of bone metastases：concise communication. J Nucl Med，1979，20（2）：98-101.

[21] Blake GM，Park Holohan SJ，Cook GJ，et al. Quantitative studies of bone with the use of 18F-fluoride and 99Tcm-methylene diphosphonate. Semin Nucl Med，2001，31：28-49.

[22] Schramm N，Schlemmer M，Rist C，et al. Combined functional and morphological imaging of saroomas：significance for diagnostics and therapy monitoring. Radiologe，2010，50（4）：339-348.

[23] Tatesishi U，Hosono A，Makimoto A，et al. Comparative study of FDG PET/CT and conventional imaging in the staging of rhabdomyosarcoma. Ann Nucl Med，2009，23（2）：155-161.

[24] Palomar-Munoz A，Garcia-Vicente AM，Talavera-Rubio MP，et al. Diagnostic and therapeutic impact of 18F-FDG-PET/CT in patients with suspected breast cancer recurrence. Rev Esp Med Nucl，2010，29（3）：100-108.

[25] Lakkaraju A，Patel CN，Bradley KM，et al. PET/CT in primary musculoskeletal tumours：a step forward. Eur Radiol，2010，20（12）：2959-2972.

[26] Walter F，Federman N，Apichairuk W，et al. 18F-fluorodeoxyglucose uptake of bone and soft tissue sarcomas in pediatric patients. Pediatr Hematol Oncol，2011，28（7）：579-587.

[27] Costelloe CM，Macapinlac HA，Madewell JE，et al. 18F-FDG-PET/CT as an indicator of progression-free and overall survival in osteosarcoma. J Nucl Med，2009，

50（3）：340-347.

[28] Benz MR，Czernin J，Allen-Auerbach MS，et al. FDG-PET/CT imaging predicts histopathologic treatment responses after the initial cycle of neoadjuvant chemotherapy in high-grade soft-tissue sarcomas. Clin Cancer Res，2009，15（8）：2856-2863.

[29] Edelstyn GA，Gillespie PJ，Grebbell FS. The radiological demonstration of osseous metastases. Experimental observations. Clin Radiol，1967，18（2）：158-162.

[30] Diederich S，Wormanns D，Semik M，et al. Screening for early lung cancer with low-dose spiral CT：prevalence in 817 asymptomatic smokers. Radiology，2002，222（3）：773-781.

[31] Daldrup-Link HE，Franzius C，Link TM，et al. Whole-body MR imaging for detection of bone metastases in children and young adults：comparison with skeletal scintigraphy and FDG PET. Am J Roentgenol，2001，177（1）：229-236.

[32] Schmidt GP，Reiser MF，Baur-Melnyk A. Whole-body MRI for the staging and follow-up of patients with metastasis. Eur J Radiol，2009，70（3）：393-400.

[33] Shreve PD，Grossman HB，Gross MD，et al. Metastatic prostate cancer：initial findings of pet with2-deoxy-2-18F-fluoro-D-glucose. Radiology，1996，199（23）：751-756.

[34] Ghanem N，Uhl M，Brink I，et al. Diagnostic value of MRI in comparison to scintigraphy，PET，MS-CT and PET /CT for the detection of metastases of bone. Eur J Radiol，2005，55（1）：41-55.

[35] 鲁珊珊，王德杭，李永军，等. 全身 MRI 与核素骨扫描对骨转移瘤诊断价值的对照研究. 中华放射学杂志，2011，45（5）：459-462.

[36] Ozulker T，Kucukoz-Uzun A，Ozulker F，et al. Comparison of 18F-FDG-PET/CT with 99mTc-MDP bone scintigraphy for the detection of bone metastases in cancer patients. Nucl Med Commun，2010，31（6）：597-603.

[37] Nakai T，Okuyama C，Kubota T，et al. 18F-FDG-PET in a case of multiple bone metastases of gastric cancer. Ann Nucl Med，2005，19：51-54.

[38] Miwa S，Mochizuki T，Yamamoto N，et al. Efficacy and Limitations of F-18-fluoro-2- deoxy-D-glucose Positron Emission Tomography to Differentiate Between Malignant and Benign Bone and Soft Tissue Tumors. Anticancer Res，2018，38（7）：4065-4072.

[39] Dancheva Z，Bochev P，Chaushev B，et al. Dual-time point 18FDG-PET/CT imaging may be useful in assessing local recurrent disease in high grade bone and soft tissue sarcoma. Nucl Med Rev Cent East Eur，2016，19（1）：22-27.

[40] Bochtler T，Löffler H，Krämer A. Diagnosis and management of metastatic neoplasms with unknown primary. Semin Diagn Pathol，2018，35（3）：199-206.

[41] Pavel M，Baudin E，Couvelard A，et al. ENETS Consensus Guidelines for the Management of Patients with Liver and Other Distant Metastases from Neuroendocrine Neoplasms of Foregut，Midgut，Hindgut，and Unknown Primary. Neuroendocrinology，2012，95（2）：157-176.

[42] SM Jan de Beur，EA Streeten，AC Civelek，et al. Localisation of mesenchymal tumours by somatostatin receptor imaging. Lancet，2002，359（9308）：761-763.

[43] Jing H，Li F，Zhuang H，et al. Effective detection of the tumors causing osteomalacia using［Tc-99m］-HYNIC-octreotide（99mTc-HYNIC-TOC）whole body scan. Eur J Radiol，2013，82（11）：2028-2034.

[44] Shi X，Jing H，Li F，et al. 99mTc-HYNIC-TOC in the Evaluation of Recurrent Tumor-Induced Osteomalacia. Clin Nucl Med，2019，44（3）：209-213.

[45] Song W，Suurmeijer AJH，Bollen SM，et al. Soft tissue aneurysmal bone cyst：six new cases with imaging details，molecular pathology and review of the literature. Skeletal Radiol，2019，48（7）：1059-1067.

[46] Buder K，Lapa C，Kreissl MC，et al. Somatostatin receptor expression in Merkel cell carcinoma as target for molecular imaging. BMC Cancer，2014，14：268.

[47] Fu J，Song J，Zhao Y，et al. Triple-phase 99mTc-3P-RGD2 imaging of peripheral primitive neuroectodermal tumor in the hip muscle group with bone metastasis. Mol Clin Oncol，2017，6（2）：197-200.

[48] Cook GJR，Azad GK，Taylor BP，et al. Imaging αvβ3 integrin expression in skeletal metastases with 99mTc-maraciclatide single-photon emission computed tomography：detection and therapy response assessment. Eur J Nucl Med Mol Imaging，2018，45（6）：898-903.

[49] Iagaru A，Mittra E，Dick DW，et al. Prospective Evaluation of 99mTc MDP Scintigraphy，18F NaF PET/CT，and18F FDG PET/CT for Detection of Skeletal Metastases. Mol Imaging Biol，2012，14（2）：252-259.

[50] Mick CG，James T，Hill JD，et al. Molecular imaging in oncology：（18）F-sodium fluoride PET imaging of osseous metastatic disease. AJR Am J Roentgenol，2014，203（2）：263-271.

[51] Usmani S，Marafi F，Rasheed R，et al. Unsuspected Metastases to Muscles in Osteosarcoma Detected on 18F-Sodium Fluoride PET-CT. Clin Nucl Med，2018，43（9）：343-345.

[52] Raynor W，Houshmand S，Gholami，et al. SEvolving

Role of Molecular Imaging with（18）F-Sodium Fluoride PET as a Biomarker for Calcium Metabolism. Curr Osteoporos Rep, 2016, 14（4）: 115-125.

[53] 薛铮，陈亚堃，钱钧强. 放疗联合唑来膦酸治疗恶性肿瘤骨转移的随机对照研究. 西北药学杂志, 2012, 27（2）: 162-163.

[54] Pennings JP, de Haas RJ, Murshid KJA, et al. FDG-avid presacral soft tissue mass in previously treated rectal cancer: Diagnostic outcome and additional value of MRI, including diffusion-weighted imaging. Eur J Surg Oncol, 2019, 45（4）: 606-612.

[55] Song W, Suurmeijer AJH, Bollen SM, et al. Soft tissue aneurysmal bone cyst: six new cases with imaging details, molecular pathology, and review of the literature. Skeletal Radiol, 2019, 48（7）: 1059-1067.

[56] Schuler MK, Richter S, Beuthien-Baumann B, et al. PET/MRI Imaging in High-Risk Sarcoma: First Findings and Solving Clinical Problems. Case Rep Oncol Med, 2013, 13（1）: 793927.

[57] Partovi S, Chalian M, Fergus N, et al. Magnetic Resonance/Positron Emission Tomography（MR/PET）Oncologic Applications: Bone and Soft Tissue Sarcoma. Seminars in Roentgenology, 2014, 49（4）: 345-352.

第六十四章

多发性骨髓瘤

多发性骨髓瘤（multiple myeloma，MM）是一种以骨髓中单克隆浆细胞大量增生为特征的恶性疾病，是浆细胞肿瘤中最常见的一种亚型。常见的浆细胞恶性肿瘤亚型：MM、局灶性浆细胞瘤和淋巴浆细胞淋巴瘤。MM 发病率约占全身所有恶性肿瘤的 1%、造血系统肿瘤的 10%，仅次于淋巴瘤，故而成为血液系统第二大常见恶性肿瘤，在我国每年新增病例 15 000 余例，多发于中、老年人，中位发病年龄约为 65 岁，男女发病比例约为 3∶2。

MM 起病隐袭，恶性增殖的单克隆浆细胞常分泌免疫球蛋白，导致血清单一免疫球蛋白或其片段的水平增高。血中同种免疫球蛋白常称为 M 蛋白。约 60% MM 患者的 M 成分是 IgG，20%～25% 为 IgA，而 IgM、IgD 或 IgE 极少见，余下 15%～20% 病例的浆细胞仅产生 κ 或 λ 轻链，由于分子量小，极易从尿中排出，称为本周（Bence-Jones）蛋白。有本周蛋白尿而血清无 M 成分者，称轻链病。然而，高达 80% 的患者恶性浆细胞同时合成完整的免疫球蛋白分子和过量的轻链，因此本周蛋白尿和血清 M 成分常同时存在。

大量增生的克隆性浆细胞直接浸润组织和器官及其分泌的 M 蛋白直接导致临床上出现各种不具明显特征性的表现，其中以贫血（anemia）、骨骼疼痛、高钙血症（hypercalcemia）和肾功能不全（renal insufficiency）为多见。影像学常由于检查部位或手段的局限而造成误诊。目前本病尚难以治愈，中位生存期仅 3～4 年。因此，此类患者的早期诊断、定期监测、规范化治疗，对改善患者的生活质量、延长生存期具有重要意义。

第一节 概 述

一、病因

病因尚未明确，目前认为 MM 的发生和进展是一个多步骤过程，其间发生了一系列细胞遗传学或基因改变。

MM 细胞起源于生发中心后，经历过抗原选择的记忆 B 细胞或浆细胞，在骨髓瘤发生早期已存在遗传学改变，包括 IgH 基因易位、多种染色体三体相关的超二倍。现在认为，14 号染色体易位和 13 号染色体缺失是未定性单克隆丙种球蛋白病（monoclonal gammopathy of undetermined significance，MGUS）发生的原发事件，如果在此基础上出现新的基因异常，如启动子区域甲基化能够灭活 $p16^{INK4a}$、$p15^{INK4b}$ 以及其他基因，K 或 N-Ras 的特有的激活突变，myc 活化造成了肿瘤细胞对骨髓基质细胞依赖性降低和 / 或更具有增殖性，是 MGUS 进展为 MM 的重要因素，即"二次打击（two-hit）"学说。二次打击是一个随机事件而不是累积的损害，意味着 MGUS 发展到 MM 具有随机性。

二、病理

MM 是最常见的恶性浆细胞肿瘤。本病起于红骨髓，肿瘤细胞在骨髓呈单克隆增生，弥漫性浸润在髓腔内，也可为局限性分布。肉眼观呈多个灰红色的小结节，病灶周围可见正常骨髓组织，病灶可相互融合成团块状，或破坏并穿透骨皮质形成软组织肿块。镜下瘤细胞甚似浆细胞，体积较小、大小基本一致、呈圆形或卵圆形，胞质多嗜碱性，亦可为多染性。核偏位、球形，核染色质常浓集，排列如车辐状。此外可见少数核大深染、胞质稀少，并可出现双核或分化不好的巨核瘤细胞。细胞质内可见由免疫球蛋白组成的包涵体。骨髓间质中的巨噬细胞和成纤维细胞产生成纤维细胞生长因子和白介素 6，可促进肿瘤性浆细胞的增生。随着疾病进展，肿瘤性浆细胞可浸润肝、脾、肾、肺和淋巴结，甚至出现白血病征。在扩散过程中，肾脏最多受累，出现急性或慢性肾衰竭，称为骨髓瘤肾。

三、临床表现

MM 大多起病隐匿，骨髓瘤前期，又称"冒烟性骨髓阶段"，患者无症状可达数年，随着疾病进展，骨髓内有大量骨髓瘤细胞异常增殖，侵犯骨质和骨髓，产生溶骨性病变，血清中出现 M 蛋白，尿中出现本周蛋白，最后导致贫血和肾功能损害。MM 一般同时累及多个骨骼，且每一骨骼可见多个病灶的发生。临床上 MM 的好发部位为椎骨、肋骨、颅骨和骨盆骨等有红骨髓的扁骨，长骨也可受累，晚期骨髓瘤可产生全身广泛转移，如硬脑膜、垂体、甲状腺、皮肤和纵隔的转移等。当瘤细胞仅侵及骨外组织，而无骨受累时称为骨外浆细胞瘤。

1. 骨质破坏（bone lesions）　MM 引起的骨病包括骨质疏松、穿凿样溶骨性改变和病理性骨折。除瘤细胞直接侵蚀骨质引起骨质破坏外，骨髓瘤细胞分泌一些破骨活性因子促进破骨细胞的骨吸收，抑制成骨细胞，减少骨形成。骨痛是最常见的早期症状，见于 80% 的首诊病例。2/3 的患者可发生病理性骨折。

2. 高钙血症　约见于 15% 患者，主要由于广泛的溶骨性改变和肾功能不全所致。少数患者由于骨髓瘤细胞产生甲状旁腺激素相关蛋白而诱发。

3. 肾功能不全、贫血、出血倾向、发热与感染　循环中的大量游离轻链超过近曲小管的重吸收能力，并沉积在肾小管导致肾小管堵塞，发生急性或慢性肾衰竭。肾脏损害还与轻链和/或其降解片段引起淀粉样变性以及高钙血症、高尿酸血症、高黏滞综合征和瘤细胞浸润等多种因素有关。贫血多为轻中度，见于 3/4 患者，由瘤细胞浸润骨髓、肿瘤细胞因子抑制造血、肾功能损害导致内源性促红细胞生成素减少以及红细胞寿命缩短等因素造成。M 蛋白吸附于血小板表面、包裹凝血因子以及沉积于血管壁等因素常导致局部出血，早期以鼻出血、牙龈出血和皮肤紫癜多见，晚期由于骨髓功能衰竭，血小板数量明显减少，亦可发生严重出血。正常免疫球蛋白严重减少、晚期粒细胞缺乏致机体免疫力低下，患者往往反复感染、发热，以呼吸道和泌尿系感染最多见。

4. 髓外浸润、淀粉样变性　瘤细胞可以从骨髓迁移至髓外任何地方生长，累及软组织形成局部肿块称之为髓外浆细胞瘤。累及外周血造成外周血浆细胞计数 > 2.0 × 10⁹/L 时称为浆细胞白血病（plasma cell leukemia，PCL），为本病终末期表

现，预后极差。游离轻链沉积于器官或组织致淀粉样变性，常累及皮肤、舌、心脏等部位，表现为皮肤黏膜出血、舌和腮腺肥大、心肌肥厚、腹泻、关节疼痛以及周围神经病变等，较常见于 IgD 型及 λ 轻链型骨髓瘤。

5. 高黏滞综合征、多发性周围神经病变　血清中 M 蛋白增多，尤其是 IgA 易聚合成多聚体，可使血液黏滞性过高，引起血流缓慢、组织缺血缺氧，常见临床症状包括视力模糊、充血性心力衰竭、头痛、眩晕、复视、嗜睡、昏迷等。M 蛋白作用于神经鞘膜，常引起淀粉样变，临床上表现为非对称性运动和感觉神经病变，肌肉无力、肢体麻木和痛觉迟钝等。当脊髓受压和骨髓瘤细胞浸润时，MM 还可引起神经根损害甚至截瘫。

四、诊断和鉴别诊断

1. 诊断标准　典型 MM 的诊断取决于骨髓和组织活检是否发现骨髓单克隆浆细胞、血或尿中是否存在 M 蛋白以及有无终末器官损伤，如高钙血症、肾功能不全、贫血和骨质损害等三方面的依据。MM 还包括冒烟型 MM、不分泌型 MM 和 PCL 三个变异型。（表 64-1）。

表 64-1　MM 及其变异型的诊断标准

类型	诊断标准
MM	必须符合下列三个条件： 1. 骨髓克隆性浆细胞≥10% 或经活检证实存在浆细胞瘤 2. 血清和/或尿液中存在 M 蛋白：IgG > 35g/L，IgA > 20g/L，IgM > 15g/L，IgD > 2g/L，IgE > 2g/L，尿轻链 > 1g/24h 3. 存在任何骨髓瘤相关的终末器官损伤（CRAB）*
冒烟型 MM	必须符合下列两个条件： 1. 血清 M 蛋白（IgG > 35g/L，IgA > 20g/L）和/或骨髓克隆浆细胞≥10% 2. 无骨髓瘤相关的终末器官损伤*
不分泌型 MM	必须符合下列三个条件： 1. 血、尿免疫固定电泳 M 蛋白阴性 2. 骨髓克隆性浆细胞≥10% 或出现浆细胞瘤 3. 存在任何骨髓瘤相关的终末器官损伤*
PCL	必须符合下列两个条件： 1. 符合 MM 的诊断条件 2. 外周血克隆性浆细胞占有核细胞 20% 或以上，或绝对计数≥2×10⁹/L

* 血钙 > 正常上限 0.25mmol/L 或 > 2.75mmol/L，肌酐 > 173μmol/L，血红蛋白低于正常下限 20g/L 或 < 100g/L，骨质病变：溶骨性破坏、严重骨质疏松或病理性骨折；其他：高黏滞血症、淀粉样变或反复细菌感染（12 个月中发作 > 2 次）

2.临床分期　Durie-Salmon 分期系统（表 64-2）是 MM 标准的临床分期系统。它根据贫血的严重程度、高钙血症、血和 / 或尿 M 蛋白水平以及骨骼损害的程度将 MM 分为三期。然后根据血清肌酐浓度将各期再分为 A 和 B 组。其缺陷是对骨骼损害严重程度的判断存在主观性。近年来提出的国际分期系统（international staging system，ISS）（表 64-3）根据血清 β_2-MG 和白蛋白水平进行分期，比 Durie-Salmon 更为客观简单，并且能提示预后。

表 64-2　Durie-Salmon 分期系统和肿瘤负荷

分期	分期标准	瘤细胞数（× $10^{12}/m^2$）
Ⅰ期	符合所有下列 4 项	< 0.6
	1. 血红蛋白 > 100g/L	
	2. 血清钙正常	
	3. X 线检查无异常发现	
	4. 低 M 蛋白量：IgG < 50g/L、IgA < 30g/L、本 - 周蛋白 < 4g/24h 尿	
Ⅱ期	既不符合Ⅰ期又不符合Ⅲ期	0.6～1.2
Ⅲ期	符合下列任何一项或以上：	> 1.2
	1. 血红蛋白 < 85g/L	
	2. 血清钙 > 2.75mmol/L	
	3. X 线检查示溶骨性病灶 > 3 个	
	4. 高 M 蛋白量：IgG > 70g/L、IgA > 50g/L、本 - 周蛋白 > 12g/24h 尿	
A 组：血肌酐浓度 < 173μmol/L；B 组：血肌酐浓度 ≥173μmol/L		

表 64-3　国际分期系统和中位生存期

分期	分期标准	中位生存期 / 月
Ⅰ	血清 β_2-MG < 3.5mmol/L 和血清白蛋白 > 35g/L	62
Ⅱ	血清 β_2-MG < 3.5mmol/L 和血清白蛋白 < 35g/L；或血清 β_2-MG ≥ 3.5mmol/L，但 < 5.5mg/L	44
Ⅲ	血清 β_2-MG > 5.5 mg/L	29

第二节　常规影像诊断

正常骨髓组织细胞代谢较活跃，对 ^{18}F-FDG 摄取略高于周围正常组织，骨髓内放射性分布基本均匀。MM 细胞与其他恶性肿瘤细胞一样具有葡萄糖过度利用的特点，尤其是糖酵解作用明显增强，表现为 ^{18}F-FDG 高摄取，PET 显示高代谢病灶，有利于 MM 病灶的检出；CT 对 MM 的诊断是基于病灶部位的骨质密度改变，图像解剖结构清楚、定位准确。PET/CT 实现了功能代谢图像与解剖结构图像的同机融合，两种影像优势互补，相互印证，提高了对 MM 的诊断价值。同时 ^{18}F-FDG PET/CT 常规显像即为全身扫描，有利于评估肿瘤累及范围。

一、CT 显像

MM 在 CT 上的主要表现：①可见弥漫性骨质疏松，先出现在脊柱，尤其是上胸椎及腰椎，表现为脊柱广泛性骨密度降低，骨皮质变薄，骨小梁稀疏、纤细、或有虫蚀状破坏，但 X 线不易显示；②多发性骨质破坏，表现为病变区骨小梁消失，骨皮质破坏或变菲薄，破坏的边界锐利或模糊，常见于颅骨、肋骨和脊柱。颅骨的破坏常呈穿凿样，是本病特征性表现；③另有少数表现为骨质硬化，称为硬化型骨髓瘤。硬化也可见于放化疗后或淀粉变性时的新骨形成；④病理性骨折，常发生于肋骨和脊柱。

二、常规 X 线

MM 患者在常规 X 线的表现有以下几个方面：

1. 可见弥漫性骨质疏松，先出现在脊柱，尤其是上胸椎及腰椎，表现为脊柱广泛性骨密度降低，骨皮质变薄，骨小梁稀疏、纤细、或有虫蚀状破坏，但 X 线不易显示。

2. 多发性骨质破坏，表现为病变区骨小梁消失，骨皮质破坏或变菲薄，破坏的边界锐利或模糊，常见于颅骨、肋骨和脊柱。颅骨的破坏常呈穿凿样，是本病特征性表现。

3. 有少数患者表现为骨质硬化，称为硬化型骨髓瘤。硬化也可见于放化疗后或淀粉变性时的新骨形成。

4. 病理性骨折，常发生于肋骨和脊柱。

三、MRI

在 T_1WI 上骨破坏或骨髓浸润表现为边界清晰的低信号区，而在 T_2WI 上由于与骨髓脂肪信号缺乏对比，病变常显示不清，在抑脂 T_2WI 序列上病灶为明显高信号，表现为弥漫性不均匀点状高信号呈"椒盐状"，此征象为 MM 常见和典型的表现。增强扫描可见弥漫性、不均匀性及灶性强化，强化表现与增强前骨髓浸润形态相对应。病理压缩性骨折增强亦有异常强化。

第三节 核医学功能影像诊断

一、^{18}F-FDG PET/CT

1. ^{18}F-FDG 代谢显像呈多样性表现，可以表现为多发高代谢灶，也可以轻度摄取或无明显摄取 ^{18}F-FDG，一般来说同一个患者骨髓瘤病灶的代谢程度基本一致：① PET 表现为 ^{18}F-FDG 摄取明显高于周围正常骨质的病灶，CT 表现有较明显的骨质破坏或软组织肿块，PET 与 CT 显示的病灶大小基本一致（图 64-1）；② PET 表现为 ^{18}F-FDG 摄取不均性轻度增高的病灶，CT 于相应部位可见地图状溶骨性破坏，PET 与 CT 显示的病灶大小不完全一致；③一些早期病灶，CT 尚未出现明显骨质破坏，PET 显像可见 ^{18}F-FDG 摄取增高；也有一些病灶，特别是小病灶，CT 可见骨密度改变，而 PET 显像未见 ^{18}F-FDG 高摄取，出现这种现象的原因可能是病灶太小，由于容积效应等因素影响，病灶的 ^{18}F-FDG 摄取程度被低估，也有一些肿瘤细胞本身对 ^{18}F-FDG 摄取就不高，

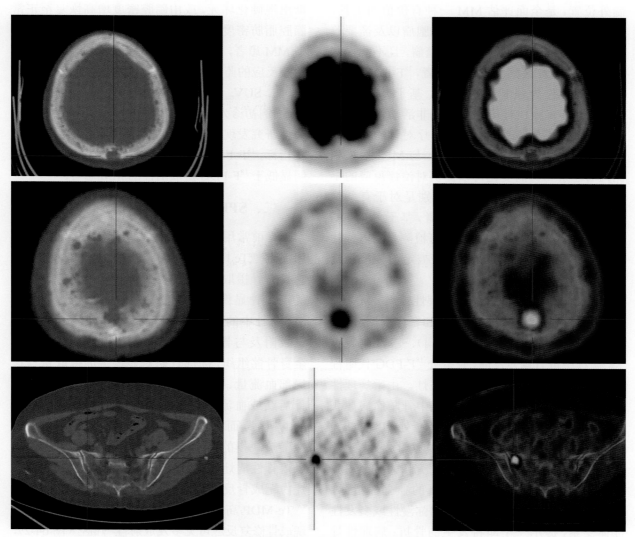

图 64-1　多发性骨髓瘤 ^{18}F-FDG PET/CT 显像

颅骨、骶骨等部位 CT 呈边缘整齐的低密度溶骨性破坏改变，^{18}F-FDG 代谢明显增高（华中科技大学同济医学院附属协和医院提供）

这是由肿瘤细胞本身的生物学特性决定的。可选用其他显像剂,如 ^{11}C-胆碱等,可能对 MM 的诊断有帮助。

2. ^{18}F-FDG PET/CT 在多发性骨髓瘤和其他浆细胞疾病诊断和治疗决策中的作用　国际骨髓瘤工作组已将 PET/CT 作为 MM 和浆细胞疾病临床诊断和治疗决策的重要依据,并制定了专家共识于 2017 年 Cavo M 等发表在 *Lancet Oncol* 杂志上。国际骨髓瘤工作组共识旨在为多发性骨髓瘤和其他浆细胞疾病患者提供应用 ^{18}F-FDG PET/CT 显像的最佳建议。共识认为, ^{18}F-FDG PET/CT 对新诊断、复发或难治性多发性骨髓瘤患者的骨损伤具有较高的敏感性和特异性,在提供重要预后信息的同时,还可检测增生性克隆性浆细胞的髓外位置,是全面评估 MM 一种有价值的工具。临床上,对于怀疑为孤立性浆细胞瘤以及需要鉴别阴性复燃与活动性多发性骨髓瘤,且不能行全身 MRI 或全身 X 线为阴性的患者, ^{18}F-FDG PET/CT 的应用作为强制性的推荐。基于 ^{18}F-FDG-PET/CT 具有鉴别有代谢活性与非活动性疾病的能力,故该技术是评价和监测治疗对骨髓瘤细胞代谢影响的首选功能成像模式。与 MRI 扫描相比,FDG 亲和力的变化可以提供对治疗反应的早期评估,并且可以预测预后,特别是对于有条件接受自体干细胞移植治疗的患者,基于 ^{18}F-FDG PET/CT 对骨髓观察的敏感性,可检测骨髓内外的最小残留病灶,有助于识别那些被定义为检测最小残留病灶阴性的患者。

3. ^{18}F-FDG PET/CT 检测病理性骨折　MM 患者常常合并病理性骨折,以肋骨和脊柱多见,表现为局部皮质中断(或椎体压缩变扁)、变薄,髓腔扩大,病程中可有修复反应,骨折处 ^{18}F-FDG 代谢程度往往略高于周边其他骨髓瘤病灶。由于病理性骨折的修复需时较长,治疗过程中骨髓瘤病灶获得缓解或代谢恢复正常时,病理骨折处 ^{18}F-FDG 代谢可持续轻度增高,此时应避免与病灶复发、疗效欠佳等相混淆。Mulligan M 等研究认为 $SUV_{max} > 3.2$ 可作为判断新旧病理性骨折的独立性指标, $SUV_{max} > 3.5$ 联合 MRI 上表现的弥漫性或多发性椎体受累,提示一个即将发生的骨折;病理性骨折处 ^{18}F-FDG 代谢变化与肿瘤组织的治疗反应可不同步,肿瘤组织 ^{18}F-FDG 代谢减低或恢复正常时,骨折处 ^{18}F-FDG 代谢仍可能表现为轻度增高。

4. 化疗效果的监测　Ronald C 等认为病灶的增大表明疾病进展,而数量与预后呈负相关。在化疗后初期,全身绝大多数骨髓组织表现为 ^{18}F-FDG 高摄取,左右对称分布,而骨髓组织密度变化不明显,因此 MM 患者复查 ^{18}F-FDG PET/CT 的时间应在化疗结束 4 周以上。促骨髓细胞增殖性药物可引起全身骨髓代谢明显增高,干扰对 MM 的诊断,大多数患者在使用促骨髓细胞增殖性药物 7～10 天后可消除对骨髓代谢的影响,可进行 ^{18}F-FDG PET/CT 检查。如果在治疗期间怀疑疾病进展或复发, ^{18}F-FDG PET/CT 检查结果可以为活组织病理检查活检部位及进一步确定治疗方案提供参考。病灶 ^{18}F-FDG 代谢程度减低或逐渐恢复正常,但 CT 所见骨病灶可前后未见变化,或逐渐出现硬化坏死,或由髓腔密度增高恢复至正常髓腔脂肪密度,往往提示化疗有效。对于非分泌型 MM 患者, ^{18}F-FDG PET/CT 成像对疾病状态和治疗反应的监测也是非常有用的。

5. SUV_{max} 与生存期的相关性　Haznedar R 等对 55 例初诊为 MM 患者的 SUV_{max} 与生存期的相关性研究发现: SUV_{max} 可做为预测总生存期的独立指标, ^{18}F-FDG 摄取阳性的 MM 患者的生存期明显低于 ^{18}F-FDG 摄取阴性的 MM 患者。

二、SPECT 显像

目前常用的为全身骨成像,骨成像常用的显像剂为 ^{99m}Tc 标记的亚甲基二磷酸盐(^{99m}Tc-MDP),它具有骨摄取高且迅速、血液和软组织清除快的优点。骨显像剂静脉注射后随血流到达全身骨骼,与骨中的羟基磷灰石晶体通过离子交换、化学吸附及与骨组织中有机成分相结合而分布于全身骨骼组织,局部骨骼对显像剂的摄取量与该局部血流量、代谢活跃程度等有关。因此,在成骨活跃或血流量丰富的部位可出现放射性浓聚的"热区",而在溶骨性改变的部位则表现为放射性稀疏缺损的"冷区"。而绝大多数 MM 患者均以溶骨性病灶为主,骨髓瘤细胞不产生基质及病灶内无成骨反应,故全身骨显像中 MM 病灶多无 ^{99m}Tc-MDP 高摄取,而表现为阴性。化疗后由于出现成骨修复反应可见多发放射性"热区"(图 64-2),若化疗后残留病灶较原有浓聚灶增多、病变范围增大或"冷""热"灶并存,常提示残留灶活动,预后不佳。

第四节　几种影像技术的比较

MM 患者临床表现不明显且不具有特征性，大多数患者由于骨痛行其他影像学检查发现某处骨质破坏而怀疑恶性肿瘤骨转移，为寻找原发灶而做 ^{18}F-FDG PET/CT 检查。[18]F-FDG PET/CT 检查未检到原发病灶，且发现体内许多骨质发生膨胀性或穿凿样骨质破坏，同时轻度或明显摄取 ^{18}F-FDG，可初步考虑为 MM，再结合临床实验室等相关检查而确诊。所以，[18]F-FDG PET/CT 对于临床上不明性质的多发骨质破坏者的诊断意义较大，可以协助临床确定是骨转移瘤还是骨髓瘤，也为临床骨穿术指引最佳穿刺部位。由于 MM 在髓内的侵犯往往表现为局部侵犯，常规位置的骨髓穿刺病理阳性率往往不高，对于 ^{18}F-FDG PET/CT 表现为高代谢的病灶进行穿刺可使病理阳性率得到一定程度的提高。另外，由于 PET/CT 实现了 PET 功能代谢影像与 CT 解剖影像的有机融合，优势互补、相互印证，既能检出尚无骨质密度改变的髓内侵犯，又能结合同机 CT 对病灶准确定位，因此对于已确诊为 MM 的患者，[18]F-FDG PET/CT 能对 MM 全身侵犯的范围有较全面的判断；通过对病灶内示踪剂的摄取的定量分析、观察其数值的变化从而判断 MM 患者放化疗后病情的转归。[11]C- 胆碱 PET/CT 在 ^{18}F-FDG PET/CT 随访阴性而出现明显临床症状却得不到明确诊断的患者可能有补充诊断的价值。

全身骨显像已经成为检测骨骼病变的标准成像方法，但由于大部分 MM 病灶往往无成骨反应，故全身骨显像常表现为阴性，但是部分患者病灶也可以见到骨质代谢活跃；另外，由于骨质破坏在化疗后依然存在，故骨显像无法监测疗效。因此，全身骨显像只能监测复发性骨髓瘤的进展性骨骼损害。

传统 X 线摄影仍是 MM 首选和基本的检查方法。不同角度摄影可以发现大多数骨与关节的病变，包括骨硬化、骨质破坏、骨膜反应、肿瘤新生骨、钙化等。X 线片还可以观察骨骼周围软组织内是否有钙化、邻近骨骼变形、硬化、破坏等改变。X 线片局限性在于密度分辨力低，不易检测出早期骨质破坏。

与 X 线摄影相比，CT 敏感性较高。CT 的主要优点是密度分辨率高，能清晰显示横断面的骨及软组织肿瘤的范围、部位及与周围组织的关系，检出细微病理性骨折、骨质破坏等改变，同时可对病灶内成分进行分析判断，如钙化、脂肪及出血等。对于 MM 侵犯到周围组织形成软组织肿块，CT 增强扫描可以区分肿瘤组织与正常组织的关系但不作为常规检查。

MRI 的主要优点是软组织分辨率高，通过信号差异显示病变组织与正常组织的界限与关系，清晰地显示骨、软组织肿瘤的范围、内部结构及与邻近关节、血管、神经的关系。由于可以清晰显示脂肪的组织特性，故对于早期髓内改变明显优于 CT，可多平面成像、不受骨皮质等高密度产生的伪影影像。增强 MRI 检查可作为骨髓瘤治疗后随访和疗效观察的一种手段。治愈的病灶信号与正常骨髓的信号逐步趋于抑制，增强检查病灶无强化。图 64-2 为一例 MM 患者的 MRI、PET/CT 和 SPECT 骨显像影像。

小　结

对于临床上高度怀疑有骨病的患者，如果常规 X 线检查不能确定或为阴性，可进一步行 CT 平扫或 MRI 检查，如果仍然不能确诊或确诊后评价骨骼受累范围及疗效则 ^{18}F-FDG PET/CT 是最好的选择。[99m]Tc 骨扫描主要检测成骨细胞活性，一般不主张用于检测 MM 的骨病，但放化疗后出现的放射性分布"热区"往往反映局部骨质的修复，而"冷""热"灶并存或数量增多常提示不良预后。[18]F-FDG PET/CT 对于 MM 疑似患者的骨髓穿刺部位的选择有一定的帮助，使 MM 病理阳性检出率提高；对于 MM 初诊患者的分期能有较全面的判断；在放化疗后的疗效监测方面，由于 ^{18}F-FDG PET/CT 显像敏感性较高，在骨质密度没有发生明显改变前就可探测到病灶，通过病灶检出数量的变化及代谢程度的定量检测就可明确 MM 患者病情的转归情况，从而为临床下一步的治疗决策提供参考。

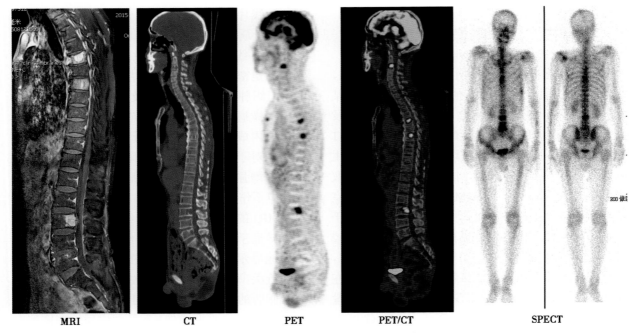

MRI　　　　CT　　　　PET　　　　PET/CT　　　　SPECT

图64-2　多发性骨髓瘤不同影像的比较

男性，52岁，右膝关节疼痛4个月，血清铁蛋白316ng/ml，外院MRI示腰椎肿瘤，左侧第6肋陈旧性骨折，行第3腰椎穿刺提示浆细胞瘤，未治疗行PET/CT显像，了解病变范围。MRI显像提示第5～9胸椎、第3、4腰椎、第1骶椎、部分附件及胸骨见斑片状长T_1长T_2信号，增强扫描明显强化，考虑为肿瘤多发骨转移可能；[18]F-FDG PET/CT显像CT见C_3、第5、7～9胸椎、第3腰椎及右附件、右锁骨、左肩胛骨、胸骨、右后第9肋、左侧第7肋内大小不等低密度影，部分病灶边缘伴硬化带，第3腰椎病灶伴软组织肿块向椎管内突入，左侧股骨骨髓腔内软组织充填，相应区域FDG代谢异常增高，上述考虑为恶性肿瘤性病变（多发性骨髓瘤）；[99m]Tc-MDP全身骨显像在第5～8胸椎、第3～5腰椎骨质代谢异常活跃灶亦可见骨质代谢异常活跃（华中科技大学同济医学院附属协和医院提供）

（张冬萍）

参 考 文 献

[1] 王德炳. 血液免疫学. 北京：北京大学医学出版社，2009.

[2] 李玉林. 病理学. 6版. 北京：人民卫生出版社，2005.

[3] 李明华. 脊柱脊髓影像学. 上海：上海科学技术出版社，2004.

[4] 李天然，陈自谦，郑春雨. 临床PET/CT诊断学. 北京：人民军医出版社，2008.

[5] 于丽娟. PET/CT诊断学. 北京：人民卫生出版社，2009.

[6] 黄钢. 影像核医学. 2版. 北京：人民卫生出版社，2010.

[7] Cavo M，Terpos E，Nanni C，et al. Role of 18F-FDG PET/CT in the diagnosis and management of multiple myeloma and other plasma cell disorders：a consensus statement by the International Myeloma Working Group. Lancet Oncol，2017，18（4）：206-217.

[8] Mulligan M，Chirindel A，Karchevsky M. Characterizing and predicting pathologic spine fractures in myeloma patients with FDG PET/CT and MR imaging. Cancer Invest，2011，29（5）：370-376.

[9] Haznedar R，Akı SZ，Akdemir OU，et al. Value of 18F-fluorodeoxyglucose uptake in positron emission tomography/computed tomography in predicting survival in multiple myeloma. Eur J Nucl Med Mol Imaging，2011，38（6）：1046-1053.

[10] Walker RC，Brown TL，Jones-Jackson LB，et al. Imaging of multiple myeloma and related plasma cell dyscrasias. J Nucl Med. 2012，53（7）：1091-1101.

[11] 龚洪翰. 影像对比临床应用. 北京：人民卫生出版社，2009.

第六十五章

淋 巴 瘤

第一节 概 述

淋巴瘤是起源于淋巴结或结外淋巴组织的恶性肿瘤，其发生大多与免疫应答过程中淋巴细胞增殖分化产生的某种免疫细胞恶变有关，是全球增长最迅速的恶性肿瘤之一，每年以 4%～5% 的速度增长。总体来说，淋巴瘤有类型、地理、性别、年龄等多方面的差异，欧美、日本等国家发病率明显高于中国，男性发病率高于女性。《中国肿瘤登记年报》公布的数据显示 2003 年至 2013 年，恶性淋巴瘤的发病率约为 5/10 万。据《2018 年中国肿瘤登记年报》统计，淋巴瘤的发病率占所有癌症的 2.24%。本病可发生于任何年龄，但发病年龄高峰在 31～40 岁，其中非霍奇金淋巴瘤高峰略往前移。

一、病因与发病机制

淋巴瘤的病因及发病机制并不完全清楚。一般认为，淋巴瘤多是在病毒因素、遗传因素、免疫因素、职业与化学因素和物理因素共同作用的结果。近几年，病毒学说颇受关注，包括 EB 病毒、人类肿瘤相关性逆转录病毒、人类嗜 B 淋巴细胞病毒、幽门螺旋杆菌感染等，其中研究最成熟的是 EB 病毒，与 Burkitt 淋巴瘤的发病呈高度相关性，与霍奇金淋巴瘤的关系亦很密切；人类肿瘤相关性逆转录病毒与 T 细胞淋巴瘤相关性高；在胃黏膜相关性淋巴瘤患者中，幽门螺旋杆菌抗原的存在和其发病有密切的关系。人类的免疫功能低下与淋巴瘤的发病也有一定的相关性，遗传性或获得性免疫功能缺陷者淋巴瘤易感性增加，器官移植后免疫抑制者淋巴瘤患病率也明显增加。

二、淋巴瘤分型

淋巴瘤的病理分型非常复杂，按照"世界卫生组织淋巴系统肿瘤病理分类标准"，目前已知淋巴瘤有近 70 种病理类型，大体可分为霍奇金淋巴瘤（Hodgkin's lymphoma，HL，占 10% 左右）和非霍奇金淋巴瘤（non-Hodgkin lymphoma，NHL，占 90% 左右）两大类。

HL 是淋巴系统中一种独特的恶性疾病，男性多于女性，在包括中国在内的东亚地区，发病年龄多在 30～40 岁之间，主要侵犯淋巴结，表现为淋巴结无痛进行性肿大，以颈部和纵隔淋巴结最常见，逐渐扩散到其他淋巴结区，晚期可累及肝、脾、骨髓。HL 分为结节性淋巴细胞为主型（NLPHL，约占 5%）和经典型 HL（约占 95%）两大类，后者又分为结节硬化型（NSHL）、混合细胞型（MCHL）、淋巴细胞消减型（LDHL）和富于淋巴细胞型（LRCHL）四种类型。Reed-sternberg（R-S）细胞为 HL 的病理组织学特点。

NHL 是一组具有异质性的淋巴细胞增殖性疾病，起源于 B 淋巴细胞、T 淋巴细胞或 NK 细胞。病变在全身较为广泛，40%～50% 累及胸部，10% 初诊的 NHL 患者仅发现纵隔病变。NHL 结外受侵更常见，约 1/3 患者首诊时发现结外器官受侵，而以无痛性体表淋巴结肿大为首发症状者较少见，NHL 易早期发生远处扩散，发展迅速，且常呈跳跃性无序播散。各种类型之间病理组织形态学及细胞形态不尽相同，WHO 新分类将每一种淋巴瘤类型确定为独立疾病。与 HL 起源不同的是 NHL 是细胞单克隆的结果，所以受浸润淋巴结在电镜下组织内成分单一，以一种细胞类型为主，因此可以根据肿瘤细胞的不同类型来判断其来源，也是分类的最重要的基础。NHL 分为侵袭性和惰性两大类，前者较常见为弥漫大 B 细胞淋巴瘤（diffuse large B-cell lymphoma，DLBCL）、套细胞淋巴瘤（mantle cell lymphoma，MCL）、伯基特淋巴瘤（Burkitt lymphoma，BL）、外周 T 细胞淋巴瘤（peripheral T-cell lymphoma，PTCL）、淋巴母细胞淋巴瘤（lymphoblastic lymphoma，LBL）；后者较常见的为滤泡性淋巴瘤（follicular lymphoma，FL）、边缘区淋巴瘤（marginal zone lymphoma，MZL）、小淋巴细胞淋巴瘤（small lymphocytic lymphoma，SLL）、淋巴浆细胞淋巴瘤（lymphoplasmacytoid lymphoma，LPL）等。

三、临床表现及分期

恶性淋巴瘤是一大类具有相当异质性的肿瘤，虽然好发于淋巴结，但是由于淋巴系统的分布特点，使其属于全身性疾病，几乎可以侵犯到全身任何组织和器官。因此，恶性淋巴瘤的临床表现既具有一定的共同特点，同时按照不同的病理类型、受侵部位和范围又存在着很大的差异。

（一）淋巴结肿大

常见的症状是浅表淋巴结无痛性、进行性肿大，90% HL 患者、50%～70% NHL 患者以浅表淋巴结肿大为首发症状，随着病情进展多个肿大的淋巴结互相融合形成肿块，早期无粘连，可活动，晚期粘连成块状不易活动。淋巴结肿大以颈部、腋窝和腹股沟等部位多见，单侧或双侧颈部淋巴结是最常见的受侵部位。60%～70% HL 发生于颈部淋巴结，腋窝和腹股沟区淋巴结分别占10%～15%；深部淋巴结如纵隔、腹膜后和腹腔内肠系膜区淋巴结均可因受累而肿大。纵隔病变是 NHL 最常见的临床表现之一，早期可无症状，随着肿块增大，可出现多种压迫症状。脾脏受累的患者常伴有腹主动脉旁淋巴结受累，腹膜后淋巴结是淋巴瘤治疗后常见的复发部位之一。按淋巴结肿大程度和部位不同，将引起各种压迫症状：如侵犯纵隔淋巴结，可出现肺浸润、肺不张及胸腔积液；压迫气管，可引起呼吸困难；压迫血管，可引起上腔静脉综合征；压迫喉返神经，可引起声音嘶哑等；腹腔淋巴结受累，可出现腹泻、腹痛、腹水及黄疸等症状。

（二）全身症状

发热是淋巴瘤患者常见症状之一，呈不规则性、间歇性或周期性，伴或不伴乏力、盗汗、消瘦、皮肤瘙痒等。随着病情发展，逐渐出现贫血，严重者可出现皮肤紫癜和溶血等严重表现。

（三）其他脏器受损

双侧鼻咽部、扁桃体受侵犯时有吞咽困难、鼻塞、鼻出血及颌下淋巴结肿大等症状。鼻咽部韦氏环受累常见于 NHL，80% 患者合并颈部淋巴结肿大。肝脾肿大，以脾脏肿大为主，常见于 HL

患者，可有脾大、脾功能亢进；肝脏受累常见于一些晚期患者，除了出现肝大、肝功能异常、阻塞性黄疸症状，也可有发热、贫血、体重减轻、食欲不振等相关临床症状出现。胃肠道，尤其是胃和小肠，是腹腔内淋巴瘤的好发部位，早期可无任何症状，随病程进展可引起消化不良、腹部胀痛、腹泻、便秘等不适，并可有呕血、黑便等症状；由于长期吸收不良，可致消瘦、贫血，病程进展可于腹部扪及包块或阻塞肠管；常累及胃肠道的 NHL 有胃黏膜相关淋巴组织（MALT）淋巴瘤和一些侵袭性淋巴瘤（如 ITCL、BL、MCL 和 DLBCL 等）。皮肤浸润在 T 细胞淋巴瘤常见，临床表现为皮内结节、浸润性斑块、肿块、溃疡、剥脱性红皮病、真菌病等，需要皮肤活检证实。

目前国内外对淋巴瘤的分期采用最多的是Ann Arbor 分期，将全身淋巴结分为若干个淋巴结区，根据不同区域淋巴结受累情况分为 4 期，更适用于 HL 和原发淋巴结的 NHL，而对于某些原发淋巴结外的 NHL，如慢性淋巴细胞白血病、皮肤T 细胞淋巴瘤、原发胃、中枢神经系统的淋巴瘤则不适用，通常有其专属的分期系统。Ann Arbor 分期对过去分期做了两点修改：如果病变由邻近淋巴结播散至邻近器官，因常属直接蔓延，故一般不诊断为Ⅳ期，而是定为"E"；其次，脾侵犯改定为"S"。另外，临床分期还按有无全身症状分为 A、B两类，有全身症状：如发热（体温≥38℃）、盗汗、体重减轻（半年＞10%）则为 B 类，否则为 A 类。

Ⅰ期：单个淋巴结区受累（Ⅰ）或单个淋巴外器官或部位局部受累（ⅠE）。

Ⅱ期：累及横膈同侧两个或两个以上淋巴结区（Ⅱ）或局部累及单个相关淋巴外器官或部位及其区域淋巴结，伴或不伴横膈同侧其他淋巴结区受累（ⅡE）。受累淋巴结区数可通过下标来表示。

Ⅲ期：横膈两侧都有淋巴结区受累（Ⅲ）；同时伴相关淋巴外器官或部位局部受累（ⅢE）或伴有脾脏受累（ⅢS），或两者均受累（ⅢS＋E）。

Ⅳ期：扩散性（多部位）一处或多处淋巴外器官受累，伴或不伴相关淋巴结受累或孤立淋巴外器官受累伴远处淋巴结受累（非淋巴区）。

四、辅助检查

（一）实验室检查

包括血常规、肝肾功能、乳酸脱氢酶、β2 微球蛋白、血沉、乙肝、丙肝病毒检测以及骨髓穿刺细

胞学和 / 或活检。有中枢神经系统受侵者应行腰穿，予以脑脊液生化、常规和细胞学等检查。对NK/T细胞淋巴瘤患者，应行外周血 EB 病毒 DNA滴度检测。

（二）影像学检查

影像学检查在淋巴瘤的诊断和治疗过程中起着非常重要的作用，随着影像技术的不断发展，对淋巴瘤的诊断与准确分期更加准确可靠。

1. 超声显像 一般不用于淋巴瘤的分期，对于浅表淋巴结和浅表器官（如睾丸、乳腺）病变的诊断和治疗后随诊具有优势，可常规使用；对腹部、盆腔淋巴结可选择性使用；对腹盆腔实质性器官的评估，可作为 CT 和 MRI 的补充；可用于引导穿刺活检、胸腹水抽液和引流。

2. CT 和 MRI CT 是目前淋巴瘤分期、再分期、疗效评价和随诊的最常用的影像学方法，应尽可能采用增强 CT。对中枢神经系统、骨髓和肌肉的病变应首选 MRI；对肝、脾、肾、子宫等实质器官可选择或首选 MRI。

3. PET/CT 除惰性淋巴瘤外，推荐有条件者行 PET/CT 检查进行肿瘤分期与再分期、疗效监测、检测肿瘤残存与复发，尤其是 PET/CT 对疗效和预后预测优于其他方法。

（三）病理学检查

组织病理学是确诊淋巴瘤的主要手段，组织样本应首选切除病变或部分病变组织；如病变位于浅表淋巴结，应尽量选择颈部、锁骨上和腋窝淋巴结。粗针穿刺仅用于无法有效、安全获得切除或切取部分病变组织的患者。在仅有结外病灶的患者，只能选择可疑病灶进行活检或在 B 超或CT 引导下细针穿刺活检，常见部位包括皮肤、鼻咽部、扁桃体、脾、肝等。初次诊断时最好切除或切取病变组织；对于复发患者，可通过粗针或细针穿刺获取病变组织来诊断。淋巴瘤的病理诊断需综合应用形态学、免疫组织化学、遗传学及分子生物学等技术，尚无一种技术可以单独定义为"金标准"。

（四）剖腹探查

对于发热待查患者，临床高度怀疑淋巴瘤，影像检查发现膈下肿大淋巴结，有肝脾肿大，又无浅表淋巴结或病灶可供活检的情况下，有时需要剖腹探查。该检查方法不是分期的常规检查，只有它提供的信息对治疗方法的选择有重大意义时才考虑使用。

第二节 ^{18}F-FDG PET/CT 在淋巴瘤的应用

一、图像解释及判读

大多数淋巴瘤，尤其是 HL 和侵袭性 NHL，^{18}F-FDG 摄取很高，典型的表现为淋巴结或结外部位代谢局限异常增高，病灶显示清晰。与其他类型肿瘤相比，^{18}F-FDG PET/CT 对淋巴瘤有更重要的临床应用价值，已被广泛应用于淋巴瘤的诊断及鉴别诊断、分期及再分期、疗效评价及监测（包括化疗、放疗及生物免疫治疗）、预后评价及治疗后随访等。

淋巴瘤的分期和治疗反应评估随着预后指标、分子分型和更精确显像方法的引进而不断进展。对 ^{18}F-FDG PET 图像的分析，主要有视觉法和定量 SUV 法，目前推荐分期时使用视觉评估，图像使用固定的色阶显示，评估治疗反应及疗效时可采用视觉评估、5 分量表评分法及 SUV 定量法，目前以 5 分量表评分法最常用，SUV 定量法要求多次 PET 扫描条件尽可能保持一致。

最早在 1999 年，国际工作组（International Working Group，IWG）发表了依据 CT 测量淋巴结大小、骨髓穿刺或活检确定骨髓受侵的淋巴瘤缓解标准指南（表 65-1）。2007 年，国际协调项目（International Harmonization Project，IHP）对这些指南进行了修订（表 65-2），在淋巴瘤缓解的定义中纳入了 ^{18}F-FDG PET、IHC 和流式细胞术，将淋巴瘤缓解程度分为完全缓解、部分缓解、疾病稳定、复发或进展，取消了不确定的完全缓解（CRu）的概念。然而，修订的缓解标准迄今只用于 DLBCL 及 HL，在其他组织学类型的应用尚需进行验证，其缓解标准目前还应使用原版 IWG 指南。值得注意的是，IWG 缓解标准可能不适用《NCCN 指南》中的某些肿瘤亚型。

IHP 标准指出单凭肉眼评估足以判定 PET 结果为阳性或阴性。对于任何部位最大横径≥2cm的残留病变，其 ^{18}F-FDG 摄取超过纵隔血池活性（mediastinum blood pool，MBP）为阳性，对于较小的残留病变或正常大小的淋巴结摄取超过周围本底为阳性；≥1.5cm 的肺结节，且摄取高于 MBP 可考虑淋巴瘤浸润；≥1.5cm 的肝脾结节，且摄取高于正常肝脾组织应考虑淋巴瘤；骨（骨髓）局灶性

表 65-1　IWG NHL 疗效评估标准

疗效	体格检查	淋巴结	淋巴结肿块	骨髓
CR	正常	正常	正常	正常
CRu（CR/unconfirmed）	正常	正常	正常	不确定
	正常	正常	缩小 > 75%	正常或不确定
PR	正常	正常	正常	阳性
	正常	缩小≥50%	缩小≥50%	无关
	肝 / 脾缩小	缩小≥50%	缩小≥50%	无关
relapse/PD	肝 / 脾增大；新病变	新病变或增大	新病变或增大	再发

CR：完全反应；CRu：完全反应 / 不能确定；PR：部分反应；relapse/PD：复发 / 病情进展

表 65-2　IHP 淋巴瘤疗效评估标准

疗效	定义	结节性肿块	肝脾	骨髓
CR	所有的病灶证据均消失	a）治疗前 FDG 高亲和性或 PET 阳性：PET 阴性的任何大小淋巴结 b）FDG 亲和性不定或 PET 阴性，CT 显示病缩至正常大小	不能触及，结节消失	重复活检结果阴性；如果形态学不能确诊，需要免疫组化结果阴性
PR	可测量病灶缩小，没有新病灶	6 个最大病灶 SPD 缩小≥50%；其他结节大小未增加 a）治疗前 FDG 高亲和性或 PET 阳性：原受累部位有 1 个或多个 PET 阳性病灶 b）FDG 亲和性不定或 PET 阴性：CT 显示病灶缩小	结节 SPD（或单个结节最大横径）缩小≥50%；肝脾没有增大	如果治疗前阳性，则不作为疗效判断标准；细胞类型应该明确
SD	未达 CR/PR 或 PD	a）治疗前 FDG 高亲和性或 PET 阳性：治疗后原病灶仍为 PET 阳性；CT 或 PET 显示没有新病灶 b）FDG 亲和性不定或 PET 阴性：CT 显示原病灶大小没有改变		
疾病复发或 PD	任何新增加的病灶或原病灶直径增大≥50%	出现任何径线 > 1.5cm 的新病灶；多个病灶 SPD 增大≥50% 或治疗前短径 > 1cm 的单病灶的最大径增大≥50% 治疗前 FDG 高亲和性或 PET 阳性病灶在治疗后 PET 阳性	任何病灶 SPD 增大 > 50%	新发或复发

CR，完全缓解；FDG，[^{18}F] 脱氧葡萄糖；PET，正电子发射断层成像；CT，计算机断层摄影术；PR，部分缓解；SPD，最大垂直径乘积之和；SD，疾病稳定；PD，疾病进展

摄取增高应考虑淋巴瘤，而弥漫性 ^{18}F-FDG 摄取增高则多为治疗后骨髓反应性增生；如无其他代谢活性病灶，出现新的、有活性的肺结节则判断为炎症。在疗效早期评估时，由于治疗未完成，评估病变治疗反应程度比评估图像是阳性还是阴性更为重要。

为了更好地表示淋巴瘤病灶对 ^{18}F-FDG 摄取的不同水平，以便更好地评估疗效，2009 年在法国 Deauville 第一届 PET 淋巴瘤国际工作会议上，提出了五分量表（5-point-scale，5-PS）评分法，适合于评价治疗中期和治疗结束后病灶的不同反应程度。随后，5-PS 经过大量实践证实并被推荐作为标准的报告工具，即 Deauville 标准（表 65-3）。2014 年在《临床肿瘤学杂志》（*Journal of Clinical Oncology*）上发表了恶性淋巴瘤成像工作小组国际会议的共识，推荐使用 5-PS 报告淋巴瘤患者 PET/CT 图像，并认为这一评分方法简便、重复性好。一系列研究证实，在 HL、DLBCL 和 FL 中应用 5-PS 法，不同观察者之间具有很好的一致性。共识推荐 1 分和 2 分表示完全代谢反应（complete metabolic response，CMR）。在接受标准治疗的患者，3 分也可能代表 CMR；但是需谨慎判断 3 分病变，以免出现治疗不足。对于 4 分和 5 分的评估，起初因无足够的定量分析数据而并未准确定义。在共识中，根据新近研究报告，将 4 分和 5 分中适度浓聚与显著浓聚定义如下：适度浓聚是指病灶的最大标准摄取值（SUV_{max}）> 正常肝脏的 SUV_{max}；显著浓聚是指病灶的 SUV_{max} > 正常肝脏 SUV_{max} 的 2～3 倍。与治疗前的基线扫描相比，病变摄取 ^{18}F-FDG 减少，即使评分为 4 分和 5 分仍可能代表部分代谢反应；但在治疗结束时，则代表病灶仍有活性残留。如果治疗后病灶 ^{18}F-FDG 摄取增加并评分为 5 分、或病灶经治疗后摄取没有减少评分为 5 分、以及新发的符合淋巴瘤诊断的 ^{18}F-FDG 高代谢病灶，均代表治疗失败和 / 或病情进展。

表 65-3　Deauville 5-PS 评分标准

评分	PET/CT 扫描结果评判标准
1	病灶代谢的摄取值不超过本底显像（-）
2	病灶代谢的摄取值≤纵隔血池影（-）
3	纵隔血池影＜病灶代谢的摄取值≤肝血池影（-/+）
4	任何病灶部位的摄取值相对肝血池影有适度浓聚（+）
5	任何病灶部位的摄取值相对肝血池影有显著浓聚（+）
X	新部位有摄取，但与淋巴瘤无关

除了上述评价方法，一些研究探索了定量评价方法，测量治疗前后病灶 SUV_{max} 的变化（ΔSUV_{max}）来衡量对治疗反应的程度。有些报道显示 ΔSUV_{max} 可以预测治疗反应，但报告阈值范围为 66%～91%。尽管定量分析可以更客观的评估，但必须保持多次扫描的方案和匹配条件的一致性，进行仪器的校准和质控，并需要结合临床信息以排除混杂变量。也有研究对 5-PS 定性分析和 ΔSUV_{max} 半定量分析方法进行了比较，两者之间的差异无统计学意义。另一个推荐的方法是测量肿瘤 $1cm^3$ 最热区域的 SUV 峰值，可能对噪声和分辨率没那么敏感，重复性更好。对于半定量分析的价值，还需要进一步的前瞻性研究结果来证实。

二、淋巴瘤诊断与鉴别诊断

淋巴瘤的确诊依赖于病理学，需要经验丰富的病理学家依据其形态学、免疫组织化学和流式细胞检测结果进行精确分型，切取或切除活检可为这些检查提供足够的组织，应作为首选。但对不明原因长期发热而临床不能确诊的患者，^{18}F-FDG PET/CT 可作为筛检方法，初步明确体内是否有病变，无病变时有助于排除淋巴瘤，有异常病变时可准确定位易取的阳性病灶，提高活检的准确率，对最终确诊淋巴瘤有很大的参考价值。由于淋巴瘤是一大类异质性疾病，不同病理类型的淋巴瘤 ^{18}F-FDG 摄取情况有较大差异。大多数恶性淋巴瘤，如 HL、DLBCL、Burkitt 淋巴瘤、MCL 有中到高度 ^{18}F-FDG 摄取，敏感性 85%～100%，（图 65-1）。然而一些惰性淋巴瘤，如 MZL、慢性淋巴细胞白血病 / 小淋巴细胞性淋巴瘤（chronic lymphocytic leukemia/small lymphocytic lymphoma，CLL/SLL）、淋巴浆细胞淋巴瘤（lymphoplasmacytic lymphoma，LPL）对 ^{18}F-FDG 的亲和力有限或有较大变异，临床应用 ^{18}F-FDG PET 的作用尚未明确。最近的研究报道延迟显像可探测到更多的 MALT 病灶。大多数 T 细胞来源的淋巴瘤是摄取 ^{18}F-FDG 的，肠病型 T 细胞淋巴瘤和皮肤原发间变大细胞淋巴瘤除外。临床上，常见不同组织学类型淋巴瘤的 ^{18}F-FDG 摄取特点见表 65-4。

表 65-4　常见不同组织学类型淋巴瘤的 ^{18}F-FDG 摄取特点

组织学类型	患者例数	摄取百分比 /%
HL	489	97～100
DLBCL	446	97～100
MCL	83	100
Burkitt 淋巴瘤	24	100
FL	622	91～100
血管免疫母细胞性淋巴瘤	31	78～100
小淋巴细胞淋巴瘤	49	47～83
MZL，MALT	227	54～81
MZL，结内型	14	100
MZL，脾型	13	53～67
MZL，未特指	12	67
NK/T 细胞淋巴瘤	80	83～100
周围 T 细胞淋巴瘤	93	86～98
肠病型 T 细胞淋巴瘤	20	67～100
间变性大 T 细胞淋巴瘤	37	94～100
皮肤原发性间变大 T 细胞淋巴瘤	14	40～60
皮肤 B 细胞淋巴瘤	2	0

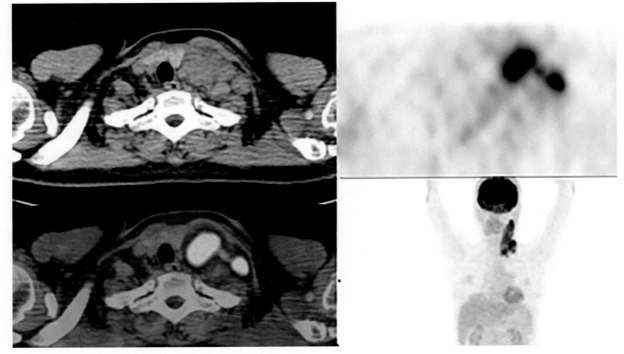

图 65-1　左颈 NHL ^{18}F-FDG PET/CT 显像

左侧颈部包块，PET/CT 显像提示淋巴结肿大，代谢异常增高，活检诊断为 NHL

由于 ^{18}F-FDG 不是特异性肿瘤显像剂，一些良性疾病可能摄取 ^{18}F-FDG 导致 PET 结果为假阳性，特异性降低。对原发于淋巴结的病变，需要与淋巴结反应性增生、炎症或感染（如淋巴结结核）、嗜酸性淋巴肉芽肿、结节病、Castleman 病等相鉴别；治疗后胸腺增生、骨髓反应也可导致假阳性，在这种情况下要仔细分析病变特点，结合患者临床表现及相关检查结果，综合分析得出合理的诊断；以发热为主要表现的淋巴瘤，需与结核病、败血症、结缔组织病、坏死性淋巴结炎等鉴别。在 Waldeyer 环或一些结外部位较高 ^{18}F-FDG 摄取可能是生理性摄取。此外，对于小于 1cm 的病灶 PET/CT 显示也不可靠。

三、不同部位淋巴瘤 ^{18}F-FDG PET/CT 表现

中枢神经系统淋巴瘤分为原发性和继发性，主要是 DLBCL，原发性一般局限于脑组织，很少累及软脑膜，继发性为淋巴瘤侵犯中枢神经系统，通常发生于疾病进展和复发期，颅内各部位均可见。正常大脑 PET 显像时双侧大脑皮质呈高代谢，白质及脑干呈低代谢。颅内淋巴瘤病灶根据其恶性程度、淋巴瘤类型、部位不同而影像表现各异。位于双侧大脑皮质区的淋巴瘤病灶可出现 ^{18}F-FDG 高代谢、等代谢甚至代谢缺损；而位于代谢水平较低处（如半卵圆中心、胼胝体等）病灶常呈高代谢。由于脑本身对 ^{18}F-FDG 具有较高的生理性摄取，^{18}F-FDG PET 对某些类型的脑淋巴瘤，尤其是脑膜浸润的检测有些困难，此外类固醇激素治疗可能会干扰 ^{18}F-FDG 摄取产生假阴性结果。因此怀疑中枢神经系统侵犯时优先选用磁共振成像（MRI）。

头颈部淋巴组织较丰富，是淋巴瘤常见浸润部位。HL 以淋巴结侵犯为主，NHL 可单纯浸润淋巴结，也可仅侵犯结外淋巴组织（韦氏淋巴环）及结外非淋巴组织（鼻、鼻窦、咽喉、甲状腺等），或者两者同时受累（图 65-2）。上述部位受淋巴瘤浸润时，PET 显像均为高代谢病灶；由于咽部、喉部的生理性摄取、头颈部肌肉和棕色脂肪组织显影的影响，会给诊断带来一定的干扰。鼻咽癌和 NK/T 淋巴瘤的鉴别最终需要活检明确。颈部淋巴结转移癌可以通过 PET/CT 全身显像发现原发肿瘤，对鉴别诊断有很大的帮助。颈部淋巴结结核需结合临床结核中毒症状仔细鉴别。

纵隔淋巴结受侵犯时淋巴结肿大，HL 和 NHL 的影像表现大致相同：受累淋巴结于 PET 显像时

表现为多发淋巴结 ^{18}F-FDG 代谢增高（图 65-3）。肿大淋巴结可以分散存在，可融合成团块样，境界多清晰，HL 多累及相邻淋巴结，NHL 可出现肿大淋巴结周边大血管受累。

原发性肺部淋巴瘤较罕见，肺部以继发性淋巴瘤浸润多见，主要侵犯肺间质和支气管黏膜下组织。PET/CT 显像时可表现为 ^{18}F-FDG 代谢增高的单发或多发团块、自肺门向外的放射状影或网状结节影或整个肺段、肺叶均呈实变高代谢状态。对于肺局部或弥散性放射性摄取，需结合临床、CT 特点与肺癌、结核、肺炎进行仔细鉴别。

腹腔内实质器官最常受累的是脾脏，肝脏次之。淋巴瘤患者脾脏、肝脏可出现反应性增大，并非淋巴瘤浸润所致，CT 扫描仅通过形态学改变诊断脾脏、肝脏淋巴瘤受到了明显的限制。对于脾脏受累的患者已属于Ⅲ期，肝脏受累的患者被

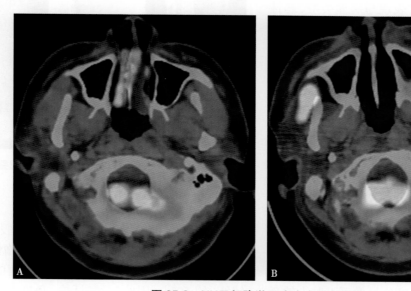

图 65-2　NK/T 细胞淋巴瘤治疗反应监测

男，31 岁，无明显诱因出现鼻塞症状，PET/CT 示右侧鼻腔黏膜增厚，代谢异常增高，活检示 NK/T 细胞淋巴瘤。A. 治疗前；B. 化疗结束后 PET/CT 复查，呈完全代谢反应

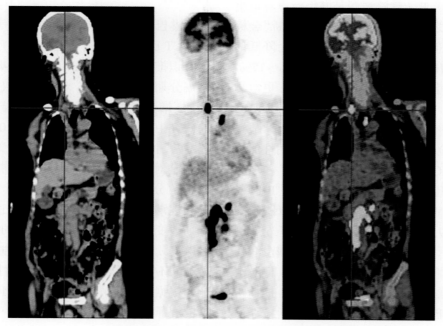

图 65-3　NHL 患者 PET/CT 显像示右侧颈部、纵隔和腹膜后淋巴结浸润

划为临床IV期，明确临床分期对治疗方案的制订有很重要的意义。在 PET/CT 广泛应用之前，临床常采用有创检查方法——活检进一步明确是否受累，PET/CT 显像的应用可避免不必要的有创性诊断方法。当脾脏、肝脏受淋巴瘤累及时，PET 显像示肝脾明显肿大，伴局灶性或弥漫性代谢增高。

胃肠道是结外 NHL 最常见的原发部位，其中又以胃最常见，其次为小肠，回盲部淋巴丰富，亦是常见受累的部位。在胃淋巴瘤中以 DLBCL 和 MALT 淋巴瘤居多。PET 表现与病理类型、恶性程度等相关。胃 DLBCL 可出现沿胃壁高摄取，邻近脂肪间隙可清晰；MALT 则可表现为低摄取或无摄取。胃淋巴瘤的诊断常因胃壁炎症及生理性摄取的影响，易造成漏诊或误诊，需要结合胃镜活检进一步明确诊断。肠道淋巴瘤病灶可呈沿肠道走行的条形或局部团块样 ^{18}F-FDG 高代谢病灶，相应的肠管在 CT 图像上肠壁多呈环形增厚。无肠外淋巴结浸润时，周围脂肪间隙较清晰。胃肠道 PET 显像与肠道炎症难以鉴别时，通过延迟显像观察肠道形态、位置以及代谢水平的改变有助于进一步鉴别良恶性。

腹部和盆腔的淋巴结受浸润：淋巴瘤多首发于浅表淋巴结，但腹腔、腹膜后及盆腔淋巴结在整个疾病过程中常受累。PET 显像可见肿大的高代谢淋巴结大多分布在腹主动脉或髂血管周围，可见单发结节亦可融合成团块包绕周围大血管。

骨和骨髓淋巴瘤：骨原发淋巴瘤较少，淋巴瘤骨髓浸润较多见。骨髓浸润是淋巴瘤患者最重要的预后因素之一。骨髓穿刺活检是诊断"金标准"，但属于有创检查，标本取材误差也会降低诊断敏感性。与 HL（<10%）或 DLBCL（11%～17%）比较，骨髓浸润在惰性 NHL 亚型和 MCL 更常见（20%～30%）。在 HL 和侵袭性 NHL 中，^{18}F-FDG PET 显像骨髓代谢局限异常增高多提示骨髓浸润，不需要活检（图 65-4）；^{18}F-FDG PET 阴性的早期 HL 和 DLBCL 患者很少有骨髓浸润。一项包含 955 例 HL 患者的荟萃分析数据显示 ^{18}F-FDG PET/CT 探测骨髓浸润的敏感性和特异性分别为 96.9% 和 99.7%，该研究小组还分析了 654 例 DLBCL 患者，^{18}F-FDG PET/CT 探测骨髓浸润的敏感性和特异性分别为 88.7% 和 99.8%。但对于小病灶以及低级别淋巴瘤骨髓浸润，PET 扫描阴性不能排除淋巴瘤侵犯，仍需进行骨髓活检。治疗后的患者，弥漫性骨或骨髓代谢增高通常代表

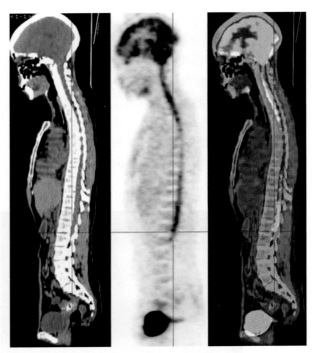

图 65-4 HD 患者 PET/CT 显像提示病变侵犯整个脊髓和延髓池

治疗之后的反应性增生，因此为了减少假阳性，应在治疗后 4～6 周行 PET/CT 检查。在惰性 NHL，^{18}F-FDG PET/CT 鉴别弥漫性骨髓浸润的敏感性较低，约 50%。因此，骨髓活检、免疫组织化学和流式细胞术仍是惰性 NHL 和 MCL 的"金标准"。

四、^{18}F-FDG PET/CT 对淋巴瘤分期和再分期

淋巴瘤的精确分期是制订治疗方案的基础。PET/CT 已经广泛用于淋巴瘤的治疗前评估，目前的共识推荐 PET/CT 作为摄取 ^{18}F-FDG 的淋巴瘤常规分期的"金标准"，对于不摄取 ^{18}F-FDG 的淋巴瘤，增强 CT 仍是最主要的检查方法。在大量的研究中，通过综合分析得出有 10%～30% 的淋巴瘤患者通过 PET/CT 检查后改变了临床分期，尤其是对 HL 或 DLBCL 的分期指导意义更大，大多数分期上调。综合分析大量文献得出对于侵袭性淋巴瘤（DLBCL、FL 或 HL），PET 显像时分期改变的患者中有 5%～15% 的治疗方案也随之改变。部分报道指出在一些惰性淋巴瘤（SLL、MZL、MALT 等）PET 检查的灵敏性比 CT 扫描稍低。根据新的缓解标准，治疗前 PET 在对疗效评估的解释中有着极其重要的作用。目前 NCCN 指南推荐对于 HL、DLBCL，将治疗前初始／基线

PET 显像作为必需检查，对于某些 FL、MZL 和 MCL 患者，初始 / 基线 PET 显像可作为有用的检查，但不推荐对慢性淋巴细胞白血病 / 小淋巴细胞性淋巴瘤行初始 / 基线 PET 显像，当怀疑转化为高侵袭性淋巴瘤时，可考虑行 ^{18}F-FDG PET 检查。

治疗后再分期通常指在治疗完全结束后对患者进一步评估其复发可能。大量相关研究得出阳性预测值（PPV）一般低于阴性预测值（NPV），同样是侵袭性淋巴瘤，DLBCL 的 PPV 值（范围70%～80%）一般高于 HL（60%～70%），这可能与HL 患者多采用放射治疗使假阳性现象更多有一定关系。HL 患者化疗结束后有 2/3 出现残留肿块、NHL 患者有 1/3 出现残留肿块，这些患者 PET 显像均有将近 2/3 为阴性、1/3 为阳性，阴性组治疗结束后进展或复发率 HL 患者 <10%、NHL 患者 <15%～20%；阳性组患者进展或复发率则大大增加 60%～70%。通过 IHP 标准对治疗后残留肿块进行评价比单纯 CT 更准确，对预后风险的评估更准确。

五、淋巴瘤治疗反应、疗效评估及预后估计

随着对恶性淋巴瘤认识的增加和药物研发的进展，部分淋巴瘤可达到完全缓解状态，但在临床诊疗过程中仍面临一些问题，如难治性淋巴瘤治疗强度不够，导致疾病复发；过度治疗引起近期及远期并发症，如出现骨髓抑制、第二肿瘤等。因此，早期而准确的评估治疗反应及疗效，有利于制订准确的治疗计划，及时调整治疗方案，不仅可以提高治疗的有效率、患者的缓解率和生存率，还可以减轻患者经济负担，避免不必要的化疗和放疗的不良反应。

不同时期进行 PET 显像意义不同。治疗前基线 PET 扫描，一方面可对淋巴瘤分期，另一方面为治疗后随访提供参照。治疗开始后，可进行治疗间期 PET 显像（interim PET，iPET）和治疗结束后显像，前者用于预测疗效，后者用于疗效评估和寻找残余活性病灶。

ESMO 临床实践指南推荐应用 iPET，一般在化疗 1～4 疗程后进行，^{18}F-FDG 摄取减少或消失是治疗有效的早期标志，化疗 24 小时后 PET 显像即可捕捉到肿瘤代谢变化，可以很好地预测最终的治疗效果。iPET 结果可及时评价治疗效果、

修正治疗方案，早期中断无效的治疗以避免药物毒性和副作用，或将无效治疗改成有效治疗，这些都将对患者的生存有重大意义。大量研究数据表明，早期 PET 结果与预后关系更密切，早期PET/CT 阳性与复发率呈正相关、与无病生存率呈负相关，PET 结果阴性预后更好。2014 年恶性淋巴瘤成像工作小组国际会议的共识指出，iPET是 HL 和侵袭性 NHL 强有力的预后指标，胜过国际预后评分和国际预后指数；但需要强调的是，目前还没有足够的证据表明根据 iPET 信息调整治疗方案能够提高疗效，除非有明确的疾病进展的证据，这一命题仍在世界范围内的临床试验中加以评估。另外，虽然一些研究证实在 DLBCL中，iPET 起重要作用，但是最新的系列研究显示，iPET 在免疫化疗中的预测价值低于治疗后 PET显像。

需要注意的是，经过化疗或者联合放疗后达到完全代谢反应（CMR）的患者，代表淋巴瘤对化疗敏感，已有相当部分肿瘤被消灭，但并非彻底根除了所有肿瘤细胞，这种完全缓解只是一种临床意义上的初步治疗成功，实际上此时体内可能还残留几十万、上百万的肿瘤细胞，只是用普通的 CT、B 超、甚至 PET/CT 和血液学检查难以检测到而已。因此，治疗 1～4 程后 PET 阴性，提示该化疗方案对该患者有效，要继续治疗下去，而不是缩短疗程或停止化疗。

治疗结束后，超过 60% 的 HL 患者和 40% 的侵袭性 NHL 患者仍有包含坏死和 / 或纤维化组织和残余肿瘤细胞的残留肿块，^{18}F-FDG PET 可通过代谢识别淋巴瘤残留病变。在 HL、DLBCL和高瘤负荷 FL 中，全部疗程结束后的 PET 显像，对于病变缓解的评估比 CT 更为准确。一项荟萃分析显示 ^{18}F-FDG PET/CT 探测 HL 患者残留病变的敏感性和特异性分别为 84% 和 90%，NHL为 72% 和 100%。此时 PET 显示有代谢活跃的残留组织存在时，如考虑补救治疗，可能需要活检。治疗后 ^{18}F-FDG PET/CT 阴性不能排除小的残余病变存在，需要在随访时进行重复扫描。对于无^{18}F-FDG 摄取的残留肿块，需在 PET/CT 报告中记录相应病变的位置和大小。

由于治疗相关的炎症可能引起非特异性的^{18}F-FDG 摄取，因此应在患者前次化疗结束后尽可能长时间进行 iPET 扫描以对中期治疗进行评估。IHP 推荐早期疗效评价的检查时间为化疗 2～3 个

周期后,即将行下个周期化疗之前 1~2 天。在全部疗程结束后,进行 PET 扫描评估时,推荐在化疗结束后至少 3 周、最好 6~8 周进行,GCSF 治疗后 2 周,放疗后 3 个月进行 PET/CT 扫描。

六、不同类型淋巴瘤的疗效评估

¹⁸F-FDG PET 显像的预后价值很大一部分在于其对进展期肿瘤的高预测价值,对惰性 NHL 的作用价值有待进一步探讨。PET/CT 对 DLBCL 和 HL 的应用价值得到公认,可靠性好,敏感性 > 90%(图 65-5);对 FL 和 MCL,PET 的应用价值仍有争议;对于边缘区淋巴瘤(MZL、SLL 和 MALT),PET 较传统 CT 无明显优势,不推荐 PET 用于疗效评估或预测预后;对于外周 T 细胞淋巴瘤(PTCL)、NK/T 淋巴瘤和间变大细胞淋巴瘤(ALCL),由于缺乏大样本的数据或数据相互矛盾,暂不推荐使用 PET。一些文献报告在淋巴瘤患者诊断后长达 15 年内,惰性淋巴瘤转化为侵袭性淋巴瘤的概率约为每年 3%。尽管已认识到并且加强了治疗,预后仍然很差,大多数患者在 1 年内死亡。由于侵袭性淋巴瘤和惰性淋巴瘤对 ¹⁸F-FDG 具有不同的摄取能力,¹⁸F-FDG PET/CT 可以显示疑似转化的部位,指导组织学活检。

七、淋巴瘤复发诊断

在长期随访中,PET/CT 达到 CMR 的淋巴瘤患者中有 16%~25% 疾病会复发。对于达到完全反应的患者 PET 随访中出现阳性病灶则为复发。80% 以上的患者复发发生于新的部位,更体现了 ¹⁸F-FDG PET/CT 全身评估的重要性(图 65-6)。

总之,¹⁸F-FDG PET/CT 通过对恶性淋巴瘤的准确分期、治疗间期疗效的准确判定、治疗后残留活性病变的寻找、以及淋巴瘤转化的提示,在一定程度上改变了淋巴瘤的治疗,已成为大多数恶性淋巴瘤治疗后疗效评价的标准,必将在淋巴瘤疗效评估与治疗决策中发挥越来越重要的作用。

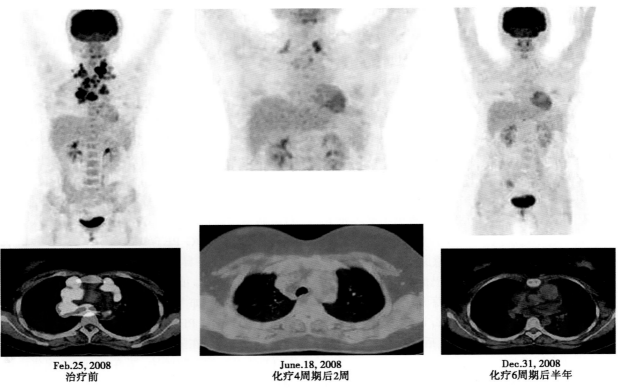

| Feb.25, 2008 | June.18, 2008 | Dec.31, 2008 |
| 治疗前 | 化疗4周期后2周 | 化疗6周期后半年 |

图 65-5 HD 患者治疗前后 PET/CT 显像疗效监测

女性,26 岁,确诊为 HD 的患者,化疗前和化疗中 PET/CT 显像;治疗前影像示双侧颈部、肺门及纵隔淋巴结肿大并融合,代谢异常增高;化疗 4 周期 PET 复查示病灶代谢活性明显受抑制,仅双侧颈部淋巴结少许活性残留;化疗 6 周期后半年复查,病灶代谢活性消失,呈完全代谢反应。

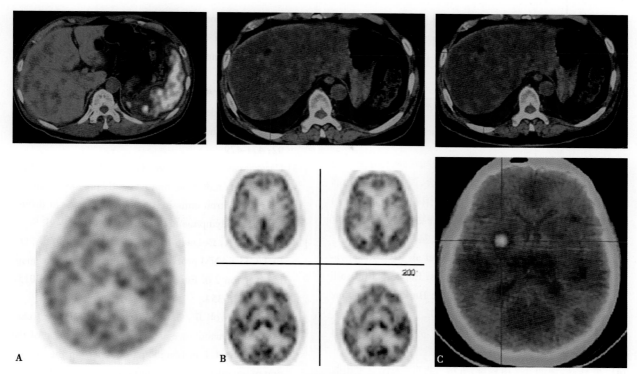

图 65-6 淋巴瘤复发监测

A. 发热 1 个月，最高 40℃，抗炎治疗 20 余日，症状无改善，PET/CT 提示脾脏增大，葡萄糖代谢明显增高，行脾穿刺活检确诊为 NHL；B. 行脾脏切除，化疗 6 疗程后复查 PET/CT 未见异常；C. 化疗 8 疗程后，再次发热，PET 显像提示脑高代谢病灶，提示淋巴瘤在脑皮质复发

第三节 其他新型 PET 显像剂的应用

^{18}F- 脱氧 -3'-L- 氟胸苷（F-18 fluorothymidine，^{18}F-FLT）是一种放射性核素 ^{18}F 标记的脱氧胸腺嘧啶类似物，参与 DNA 旁路代谢，在细胞质内胸腺嘧啶核苷激酶 1（thymidine kinase-1，TK-1）的作用下发生磷酸化而不能进一步参与 DNA 合成，滞留在细胞内从而利于 PET 显像。FLT 的摄取水平与增殖标志物 Ki-67 具有良好的相关性，可反映肿瘤的增殖活性，在炎症部位不会显影，因此较 ^{18}F-FDG 可能具有更好的特异性，对淋巴瘤的诊断具有独特的优势，但其缺点是骨骼和肝脏具有生理性摄取，对骨骼和肝脏的病变易漏诊。2001 年 Buck 等第一次将 FLT 应用于淋巴瘤患者，^{18}F-FLT PET/CT 假阳性率较低，更适合检测 ^{18}F-FDG 生理性高摄取器官的恶性淋巴瘤、早期检测惰性淋巴瘤向侵袭性淋巴瘤转化以及鉴别惰性和侵袭性淋巴瘤。Wang 等证明了 ^{18}F-FLT PET/CT 对 DLBCL 的诊断和分期优于 CT。^{18}F-FLT PET 的优势还在于治疗过程中早期监测治疗反应的程度。

在多种实体瘤和血液系统恶性肿瘤观察到趋化因子受体 CXCR4 激活，影响肿瘤的发生、癌细胞增殖和转移，尤其是淋巴瘤高表达 CXCR4 受体。已研发了靶向 CXCR4 的治疗用单克隆抗体用于复发性急性髓系白血病、DLBCL、CLL、FL。最近，研发了一种新型 PET 示踪剂，^{68}Ga-CXCR4（pentixafor）靶向人类 CXCR4 受体，已初步用于人类，所有 4 例患者包括 CD30 阳性的侵袭性 T 细胞淋巴瘤，复发的 DLBCL，疑似转化为 DLBCL 的慢性淋巴细胞白血病和广泛的骨髓受累的多发性骨髓瘤，病变部位均表现高摄取，肌肉、肺和肝脏非特异性摄取较低，病灶与背景对比好；由于 CXCR4 对造血细胞的归巢起关键作用，导致骨髓对 CXCR4 摄取较高。对一个患者的图像进行体素分析显示病灶内和病灶间 ^{18}F-FDG 和 ^{68}Ga-CXCR4 的摄取具有明显的异质性，提示即使病灶对两种示踪剂都摄取，两者提供的生物信息也是可以互补的。

此外，新型一体化 PET/MR 融合系统结合了 PET 和 MRI 的优势，MRI 提供高的空间分辨率和软组织对比，^{18}F-FDG PET 提供的代谢信息具有高敏感性，在诊断和治疗反应评估方面具有潜力，特别是可提高对中枢神经系统淋巴瘤诊断和分期的准确性，明确诊断骨髓侵犯和淋巴结外组织淋巴瘤，还可以降低辐射剂量，尤其适用于治疗反应评估和儿童患者。

（兰晓莉　覃春霞）

参 考 文 献

[1] 中国癌症基金会、中国抗癌协会肿瘤临床化疗专业委员会、中国医师协会肿瘤医师分会. 中国恶性淋巴瘤诊疗规范（2015 年版）. 第九届中国肿瘤内科大会、第四届中国肿瘤医师大会、中国抗癌协会肿瘤临床化疗专业委员会 2015 年学术年会论文集, 2015: 13.

[2] Mannucci S, Luzzi A, Carugi A, et al. EBV Reactivation and Chromosomal Polysomies: Euphorbia tirucalli as a Possible Cofactor in Endemic Burkitt Lymphoma. Adv Hematol, 2012, 2012: 149780.

[3] 朱梅刚. 恶性淋巴瘤病理诊断学. 广州: 广东科技出版社, 2003.

[4] 叶任高, 陆再英. 内科学. 6 版. 北京: 人民卫生出版社, 2004.

[5] Cheson BD, Fisher RI, Barrington SF, et al. Recommendations for initial evaluation, staging, and response assessment of Hodgkin and non-Hodgkin lymphoma: the Lugano classification. J Clin Oncol, 2014, 32: 3059-3068.

[6] Barrington SF, Mikhaeel NG, Kostakoglu L, et al. Role of imaging in the staging and response assessment of lymphoma: consensus of the International Conference on Malignant Lymphomas Imaging Working Group. J Clin Oncol, 2014, 32: 3048-3058.

[7] Cheson BD, Horning SJ, Coiffier B, et al. Report of an international workshop to standardize response criteria for non-Hodgkin's lymphomas. NCI Sponsored International Working Group. J Clin Oncol, 1999, 17: 1244.

[8] Juweid ME, Stroobants S, Hoekstra OS, et al. Use of positron emission tomography for response assessment of lymphoma: consensus of the Imaging Subcommittee of International Harmonization Project in Lymphoma. J Clin Oncol, 2007, 25: 571-578.

[9] Cheson BD, Pfistner B, Juweid ME, et al. Revised response criteria for malignant lymphoma. J Clin Oncol, 2007, 25: 579-586.

[10] Nols N, Mounier N, Bouazza S, et al. Quantitative and qualitative analysis of metabolic response at interim positron emission tomography scan combined with International Prognostic Index is highly predictive of outcome in diffuse large B-cell lymphoma. Leuk Lymphoma, 2014, 55: 773-780.

[11] Fuertes S, Setoain X, Lopez-Guillermo A, et al. Interim FDG PET/CT as a prognostic factor in diffuse large B-cell lymphoma. Eur J Nucl Med Mol Imaging, 2013, 40: 496-504.

[12] Yang DH, Ahn JS, Byun BH, et al. Interim PET/CT-based prognostic model for the treatment of diffuse large B cell lymphoma in the post-rituximab era. Ann Hematol, 2013, 92: 471-479.

[13] Casasnovas RO, Meignan M, Berriolo-Riedinger A, et al. SUVmax reduction improves early prognosis value of interim positron emission tomography scans in diffuse large B-cell lymphoma. Blood, 2011, 118: 37-43.

[14] Boellaard R, Delgado-Bolton R, Oyen WJ, et al. FDG PET/CT: EANM procedure guidelines for tumour imaging: version 2.0. Eur J Nucl Med Mol Imaging, 2015, 42 (2): 328-354.

[15] Pilkington Woll JP, Garcia Vicente AM. Talavera Rubio MP, et al. Quantitative and qualitative evaluation of the interim PET/CT in lymphoma treatment in the prediction of complete metabolic response. Rev Esp Med Nucl Imagen Mol, 2013, 32: 70-76.

[16] Wahl RL, Jacene H, Kasamon Y, et al. From RECIST to PERCIST: Evolving Considerations for PET response criteria in solid tumors. J Nucl Med, 2009, 50 Suppl 1: 122-150.

[17] Al-Tourah AJ, Gill KK, Chhanabhai M, et al. Population-based analysis of incidence and outcome of transformed non-Hodgkin'slymphoma. J Clin Oncol, 2008, 26 (32): 5165-5169.

[18] Weiler-Sagie M, Bushelev O, Epelbaum R, et al. (18) F-FDG avidity in lymphoma readdressed: a study of 766 patients. J Nucl Med, 2010, 51: 25-30.

[19] Mayerhoefer ME, Giraudo C, Senn D, et al. Does Delayed-Time-Point Imaging Improve 18F-FDG-PET in Patients With MALT Lymphoma? Observations in a Series of 13 Patients. Clin Nucl Med. 2016, 41: 101-105.

[20] Palmedo H, Urbach H, Bender H, et al. FDG-PET in immunocompetent patients with primary central nervous system lymphoma: correlation with MRI and clinical follow-up. Eur J Nucl Med Mol Imaging, 2006, 33: 164-168.

[21] Ferreri AJ, Abrey LE, Blay JY, et al. Summary statement on primary central nervous system lymphomas from the Eighth International Conference on Malignant Lymphoma, Lugano, Switzerland, June 12 to 15, 2002. J Clin Oncol, 2003, 21: 2407-2414.

[22] Hollender A, Kvaloy S, Nome O, et al. Central nervous system involvement following diagnosis of non-Hodg-

kin's lymphoma: a risk model. Ann Oncol, 2002, 13: 1099-1107.

[23] 潘中允，屈婉莹，周诚. PET/CT 诊断学. 北京：人民卫生出版社，2009.

[24] Tan LH. Lymphomas involving Waldeyer's ring: placement, paradigms, peculiarities, pitfalls, patterns and postulates. Ann Acad Med Singapore, 2004, 33: 15-26.

[25] King AD, Lei KI, Richards PS, et al. Non-Hodgkin's lymphoma of the nasopharynx: CT and MR imaging. Clin Radiol, 2003, 58: 621-625.

[26] Ansari S, Dubaybo H, Levi E, et al. Development of Bullous Disease during Treatment of Pulmonary Marginal Zone B-Cell Lymphoma. Case Rep Pulmonol, 2012, 2012: 146081.

[27] Salvagno L, Soraru M, Busetto M, et al. Gastric non-Hodgkin's lymphoma: analysis of 252 patients from a multicenter study. Tumori, 1999, 85: 113-121.

[28] Kumar R, Xiu Y, Potenta S, et al. 18F-FDG PET for evaluation of the treatment response in patients with gastrointestinal tract lymphomas. J Nucl Med, 2004, 45: 1796-1803.

[29] Tateishi U, Terauchi T, Inoue T, et al. Nodal status of malignant lymphoma in pelvic and retroperitoneal lymphatic pathways: PET/CT. Abdominal Imaging, 2009, 35: 232-240.

[30] Adams HJ, Kwee TC, de Keizer B, et al. FDG PET/CT for the detection of bone marrow involvement in diffuse large B-cell lymphoma: systematic review and meta-analysis. Eur J Nucl Med Mol Imaging, 2014, 41: 565-574.

[31] Khan AB, Barrington SF, Mikhaeel NG, et al. PET-CT staging of DLBCL accurately identifies and provides new insight into the clinical significance of bone marrow involvement. Blood, 2013, 122: 61-67.

[32] Kostakoglu L, Cheson BD. State-of-the-Art Research on "Lymphomas: Role of Molecular Imaging for Staging, Prognostic Evaluation, and Treatment Response". Front Oncol, 2013, 3: 212.

[33] Adams HJ, Kwee TC, de Keizer B, et al. Systematic review and meta-analysis on the diagnostic performance of FDG-PET/CT in detecting bone marrow involvement in newly diagnosed Hodgkin lymphoma: is bone marrow biopsy still necessary. Ann Oncol, 2014, 25: 921-927.

[34] Valls L, Badve C, Avril S, et al. FDG-PET imaging in hematological malignancies. Blood Rev, 2016, 30: 317-331.

[35] Cheson BD: Role of functional imaging in the management of lymphoma. J Clin Oncol, 2011, 29: 1844-1854.

[36] Eichenauer DA, Engert A, Andre M, et al. Hodgkin's lymphoma: ESMO Clinical Practice Guidelines for diagnosis, treatment and follow-up. Ann Oncol, 2014, 25 Suppl 3: 70-75.

[37] Weber WA, Wieder H: Monitoring chemotherapy and radiotherapy of solid tumors. Eur J Nucl Med Mol Imaging, 2006, 33 Suppl 1: 27-37.

[38] Kasamon YL, Jones RJ, Wahl RL. Integrating PET and PET/CT into the risk-adapted therapy of lymphoma. J Nucl Med, 2007, 48 Suppl 1: 19-27.

[39] Zijlstra JM, Lindauer-van der Werf G, Hoekstra OS, et al. 18F-fluoro-deoxyglucose positron emission tomography for post-treatment evaluation of malignant lymphoma: a systematic review. Haematologica, 2006, 91: 522-529.

[40] Al-Tourah AJ, Gill KK, Chhanabhai M, et al. Population-based analysis of incidence and outcome of transformed non-Hodgkin's lymphoma. J Clin Oncol, 2008, 26: 5165-5169.

[41] Naumann R, Vaic A, Beuthien-Baumann B, et al. Prognostic value of positron emission tomography in the evaluation of post-treatment residual mass in patients with Hodgkin's disease and non-Hodgkin's lymphoma. Br J Haematol, 2001, 115: 793-800.

[42] Spaepen K, Stroobants S, Dupont P, et al. Prognostic value of positron emission tomography (PET) with fluorine-18 fluorodeoxyglucose ([18F]FDG) after first-line chemotherapy in non-Hodgkin's lymphoma: is [18F] FDG-PET a valid alternative to conventional diagnostic methods. J Clin Oncol, 2001, 19: 414-419.

[43] Herrmann K, Buck AK, Schuster T, et al. A pilot study to evaluate 3'-deoxy-3'-18F-fluorothymidine pet for initial and early response imaging in mantle cell lymphoma. J Nucl Med, 2011, 52: 1898-1902.

[44] Wang RM, Zhu HY, Li F, et al. Value of（18）F-FLT positron emission tomography/computed tomography in diagnosis and staging of diffuse large B-cell lymphoma. Zhongguo Shi Yan Xue Ye Xue Za Zhi, 2012, 20: 603-607.

[45] Hummel S, Van Aken H, Zarbock A. Inhibitors of CXC chemokine receptor type 4: putative therapeutic approaches in inflammatory diseases. Curr Opin Hematol, 2014, 21: 29-36.

[46] Demmer O, Gourni E, Schumacher U, et al. PET imaging of CXCR4 receptors in cancer by a new optimized ligand. Chem Med Chem, 2011, 6: 1789-1791.

[47] Gourni E, Demmer O, Schottelius M, et al. PET of CXCR4 expression by a（68）Ga-labeled highly specific targeted contrast agent. J Nucl Med, 2011, 52: 1803-1810.

第六十六章

黑 色 素 瘤

第一节 概 述

一、流行病学

黑色素瘤（melanoma）是来源于黑色素细胞的一类恶性肿瘤，常见于皮肤，亦见于黏膜、眼脉络膜等色素膜部位，是欧美地区最为常见恶性肿瘤之一，也是发病率增长最快的恶性肿瘤之一，年增长率为 3%～5%。据 WHO 的 GLOBOCAN2012 数据库统计，2012 年全球黑色素瘤新发病例 232 000 例，死亡例数为 55 000 例。发达地区黑色素瘤男性和女性发病率分别为 10.2/10 万和 9.3/10 万，死亡率分别为 2.0/10 万和 1.2/10 万；欠发达地区的男女发病率分别为 0.8/10 万和 0.7 例 /10 万，死亡率分别为 0.4/10 万和 0.3/10 万。2015 年全球皮肤黑色素瘤新增患者数达到 250 178 例，其中男性130 800 例，女性 119 378 例；2015 年全球皮肤黑色素瘤死亡人数 60 098 例，其中男性 34 143 例，女性 25 955 例。

据中国肿瘤登记年报估计，2011 年我国皮肤黑色素瘤全国合计新发病例数为 6 505 例，发病率为 0.48/10 万，其中男性发病 3 478 例，女性发病 3 027 例；城市发病率为 0.58/10 万，农村发病率为 0.38/10 万。2011 年，全国黑色素瘤死亡病例为 2 660 例，死亡率为 0.20/10 万；其中男性死亡 1 410 例，女性死亡 1 250 例；城市死亡率为 0.23/10 万，农村死亡率为 0.16/10 万。城市人口发病率和死亡率均高于农村。按年龄分段，20～85 岁的患者发病率随着年龄的增长基本呈上升趋势。到了 2014 年，我国皮肤黑色素瘤的新增病例数则上升为 8 000 例（男性为 4 300 例，女性为 3 700 例），死亡病例数为 3 300 例（男性为 1 800 例，女性为 1 500 例）。我国黑色素瘤发病率虽然较欧美低，但由于侵袭性强、易早期转移，其死亡率占全部皮肤肿瘤的 65%，转移性黑色素瘤的平均生存期仅有 6～9 个月，因此早期诊断、准确分期和合理治疗显得尤为重要。

二、致病及危险因素

（一）紫外线照射

黑色素瘤最主要的危险因素就是紫外线照射。紫外线中的 UVA 和 UVB 两个波段均有可能对人体造成伤害，诱导黑色素瘤的发生，但具体的机制并不明确，其中可能的机制包括 DNA 损伤，炎症，免疫抑制。Elwood JM 等针对皮肤黑色素瘤危险因素的相关文献进行总结，发现间歇性日光照射和晒伤史与黑色素瘤的发病呈正关联（OR = 1.71），而高度持续性日光照射与黑色素瘤发病呈负关联（OR = 0.86），提示急性日光照射所致皮肤晒伤对于黑色素瘤发病的作用比慢性累积性日光照射更为重要。有研究显示紫外线照射在四肢黑色素细胞或痣细胞（nevocytes）的癌变具有短期效应，与黑色素瘤从薄到厚的进展并不相关。多项报道指出儿童和青少年时期接受慢性累积性日光照射对于黑色素瘤发病的影响较成人为重。室内 UV 照射在发达国家越来越流行，尤其是在北欧和美国，30 岁以前接受室内照射的人群发生黑色素瘤的风险比未接受室内照射的人群高出 75%。

（二）表观因素

荟萃分析结果显示，浅肤色的人（尤其是具有红色或金黄色等浅色头发、蓝色或绿色等浅色眼睛以及经常容易晒伤的人）、具有多发黑素细胞痣的人、具有黑素细胞发育异常痣和不典型痣综合征的人、有家庭成员患过黑色素瘤的人都是黑色素瘤的高危人群。具有恶性雀斑样痣（lentigo maligna，LM）和发育不良痣（dysplastic naevi）的人群亦是黑色素瘤的高危人群。头颈部的 LM 是光照后的色素沉着，多见于老年人，其中有 30%～50% 病变形态会长大而发展为雀斑恶性黑色素瘤（lentigo maligna melanoma，LMM），因此有人认为 LM 是一种原位恶性黑色素瘤。如果不及时治疗，LM 发展为侵袭性黑色素瘤的恶变率为从 5%～50% 不等。另一个最重要的黑色素瘤危险因素是临床上的非典型痣或发育不良痣。在黑色素瘤的多发家庭中，恶性黑色素瘤 80% 以上发生于病理组织学观察到的发育不良痣，巨型先天性黑色素细胞痣有 6% 的机会发展为黑色素瘤。

（三）家族遗传性黑色素瘤

大约有 10% 的黑色素瘤患者有家族性黑色素瘤病史；一级亲属患有黑色素瘤者，其本人的黑色素瘤发病率较常人高出 1 倍。这种黑色素瘤发病风险的增高可能与家族亲属间具有相同的浅肤色、日照习惯等有关，但另一个重要因素就是遗传性的基因改变。CDKN2A 和 CDK4 基因是目前已经明确的两个黑色素瘤易感基因，其突变可能导致黑色素瘤发病风险的增加。

（四）其他因素

1. 年龄和性别　在欧美人群中，男性和女性的发病率在中年左右几乎呈平行升高趋势，但是随着年龄的增加，男女性发病率的差异逐渐增大，到老年时，男性的发病率已经显著高于女性。造成这种差异的原因尚不明确，可能也与紫外线暴露有关。但在包括我国在内的亚洲国家，这种差异似乎并不明显。

2. 社会经济状态　具有更高社会经济地位如职业、受教育程度、收入以及居住环境等背景更好的人，其黑色素瘤发病率往往更高。但是在发达国家这种差异似乎更小。

3. 种族　相比于南美洲、非洲、中东、亚洲人种，欧洲人种黑色素瘤的发病率要高得多。研究表明，即使这些带有种族差异背景的人群生活在同一个城市，这种发病率差异仍然存在。这表明，上述发病率差异是遗传特点所决定而不是环境差异。

4. 分子流行病学　与白种人不同的是，黄色和黑色人种黑色素瘤患者的原发病灶多位于足跟、掌趾、甲下等极少暴露于紫外线照射的地方，这也提示后者的黑色素瘤发病可能与紫外线照射的关系不大。基因突变可能在其中起到重要作用。

目前发现可能在黑色素瘤中起作用的一个特定的基因改变是 BRAF 基因的突变。V600E 位点的突变在黑色素瘤 BRAF 基因突变中所占的比例大于 90%。BRAF 基因大多突变是体细胞的突变，推测是环境因素诱发导致的。在非慢性阳光损伤型（non-CSD）皮肤黑色素瘤中常见 BRAF 基因突变（大约 70%），而在慢性阳光损伤（Chronic sun-induced damage，CSD）型皮肤黑色素瘤中 BRAF 基因突变频率较低（仅约 15%）。其他的基因突变包括 NRAS、c-KIT、AKT 及最近的 GANQ 等都已经在黑色素瘤患者体内发现。

5. 手术或其他破坏性治疗　手术或破坏性治疗也可诱发黑色素瘤，其组织病理学包括沿着表皮的基底层和附件结构的非典型黑色素瘤细胞的增殖。

三、黑色素瘤的主要类型及临床表现

（一）皮肤黑色素瘤

皮肤黑色素瘤是最常见的类型。欧美白种人中皮肤黑色素瘤（Cutaneous Melanoma）约占所有黑色素瘤的 90%，常见于躯干、头颈部皮肤等日光暴露部位。在亚洲人和有色人种中，原发于皮肤的黑色素瘤占 50%～70%，最常见的原发部位为肢端，即足底、足趾、手指末端及甲下等部位。皮肤黑色素瘤的临床表现包括：皮肤色素痣的形态或颜色改变、皮肤表面出现隆起物、色素痣瘙痒、局部出现破溃出血、指（趾）甲开裂等。色素痣恶变的早期表现可以总结为"ABCDE"：

A. 非对称（asymmetry）　色素斑的一半与另一半看起来不对称。

B. 边缘不规则（border irregularity）　边缘不整或有切迹、锯齿等，不像正常色素痣那样具有光滑的圆形或椭圆形轮廓。

C. 颜色改变（color variation）　正常色素痣通常为单色，而黑色素瘤主要表现为污浊的黑色，也可有褐、棕、棕黑、蓝、粉、黑甚至白色等多种不同颜色。

D. 直径（diameter）　色素斑直径 >5～6mm 或色素斑明显长大时要注意，黑色素瘤通常比普通痣大，要留心直径 >5mm 的色素斑。对直径 >1cm 的色素痣最好做活检评估。

E. 隆起（elevation）　一些早期的黑色素瘤，整个瘤体会有轻微的隆起。

皮肤黑色素瘤进一步发展可出现卫星灶、溃疡、反复不愈、区域淋巴结转移和移行转移，晚期易出现肺、肝、骨、脑等远处转移。

（二）眼部黑色素瘤

眼部为黑色素瘤的另一好发部位，以脉络膜

多见，占 78.5%～85%，其次为睫状体，占 9%～10%，虹膜占 6%～9.5%。葡萄膜黑色素瘤（uveal melanoma，UM）是成人中最常见的原发性眼内肿瘤，发病率占所有眼病的 0.02%～0.06%，好发于 40～60 岁，白种人发病率高于黄种人和黑人。葡萄膜黑色素瘤既可向内也可向外发展。向外发展则早期引起眼外蔓延，临床上可有眼球突出、疼痛或炎症，而眼底的改变不大。向内发展则在视网膜下引起球形隆起，发展快、病程短、早期视力障碍和广泛的视网膜脱离，是临床上较常见的一种。还有一种比较少见的类型是沿脉络膜平面发展，形成弥漫性、扁平性增殖，而不形成局限性隆起。此型发展缓慢，病程长易被漏诊。UM 主要经血行转移，高达 50% 的原发性葡萄膜黑色素瘤患者最终会发展远处转移，其中肝脏转移占 90%。

（三）黏膜黑色素瘤

除了眼部，在亚洲及有色人种中，黏膜黑色素瘤（mucosal melanoma）约占所有黑色素瘤的 20%，主要发生在头颈部（鼻腔、鼻窦和鼻咽等部位）、消化道（口腔、食管、直肠、肛管等部位）和泌尿生殖道（阴道、宫颈、尿道等部位）。头颈部黏膜黑色素瘤可表现为鼻塞、流涕、鼻出血等，发生于颅底的黑色素瘤，常有筛板、眶内容物及硬膜等受侵犯，无论原发肿瘤大或小，均可发生远处转移，最常见转移部位为肺和脑。

原发性食管恶性黑色素瘤（primary malignant melanoma of the esophagus，PMME）较少见，一般位于中下胸段食管，一个典型表现是小叶或多极性、边界较光整的色素肿瘤，被覆正常黏膜。胃肠道黑色素瘤最常见的发病部位为直肠肛管（anorectal malignant melanoma，AMM），来源于胃、小肠等其他部位者极为罕见。AMM 一般起病比较隐匿，发病年龄多在 50 岁以上，临床上可表现为便血、肛周疼痛或瘙痒、肛门肿物、里急后重、大便习惯改变等。AMM 恶性程度很高，容易出现复发和远处转移，最常见的转移部位为肝，其次为肺、脑、骨等。如发生转移则可能出现乏力、消瘦、贫血、腹股沟或盆腔包块，甚至肠梗阻。

原发泌尿生殖道黑色素瘤常见于 60～70 岁绝经后妇女，主要发生于女性患者的外阴、阴道、宫颈和子宫，发生于尿道膀胱等部位的黑色素瘤相对少见。外阴黑色素瘤最为常见，临床表现为外阴部结节、出血、瘙痒、局部色素沉着，可伴有溃疡、疼痛等。生殖道黑色素瘤的局部复发和远处转移率较高。

除了上述类型黑色素瘤，还有 1%～4% 的黑色素瘤不能明确原发灶部位（melanoma unknown primary，MUP）。其原因尚待探索，部分学者认为机体免疫反应对原发病灶的抑制作用可导致原发灶的消失，也有学者认为与手术切除的异位痣中部分细胞恶变有关。

四、临床分期

目前皮肤黑色素瘤分期按照美国癌症联合委员会（American Joint Committee on Cancer，AJCC）第 7 版分期（表 66-1～表 66-5）。影响黑色素瘤分期最主要的五大因素是：①原发肿瘤的厚度；②原发肿瘤有无溃疡；③是否存在局部或卫星转

表 66-1　第 7 版皮肤黑色素瘤 TNM 分期体系 T 分期（2009 第七版）

T 分期	厚度	
T_X	原发灶无法评价	
T_0	无肿瘤证据	
Tis 原位癌	原位癌	
T_1	≤1.0mm	
T_2	1.01～2.0mm	
T_3	2.01～4.0mm	
T_4	>4mm	
T 分期的细化（依据：a 无溃疡，b 有溃疡，有丝分裂率数目）		
T_1a	有丝分裂率 0/mm	无溃疡
T_1b	有丝分裂率≥1/mm	有溃疡
T_2a, T_3a, T_4a		无溃疡
T_2b, T_3b, T_4b		有溃疡

表 66-2　皮肤黑色素瘤 TNM 分期体系 N 分期（2009 第七版）

N 分期	转移淋巴结数目	细化
N_1	1	a 病理诊断 s b 临床诊断 t
N_2	2～3	a 病理诊断 s b 临床诊断 t
N_3	≥4 个或者移行转移灶、卫星灶、转移结节等	c 移行转移灶 / 无转移结节的卫星灶

注：s 指前哨淋巴结或淋巴结清扫后，由病理医师确定的转移；t 指临床查体发现的转移淋巴结（经治疗性手术切除后病理证实转移）或者表现为结外侵犯性生长的转移淋巴结

移；④是否存在远处转移；⑤血清 LDH 水平。简单地说，第Ⅰ和Ⅱ期的肿瘤没有淋巴结或播散转移，只看 T 分级；第Ⅲ期，有区域性淋巴结转移；Ⅳ期有远处转移。

表 66-3　皮肤黑色素瘤 TNM 分期体系 M 分期（2009 第七版）

M 分期	部位	LDH 情况
M_1a	远处皮肤、皮下或结节状转移	正常
M_1b	肺转移	正常
M_1c	其他内脏转移	正常
	任何远处转移	升高

表 66-4　皮肤黑色素瘤分期（2009 第七版）

临床分期	T	N	M
0 期	Tis	N_0	M_0
Ⅰ A 期	T_1a	N_0	M_0
Ⅰ B 期	T_1b	N_0	M_0
	T_2a	N_0	M_0
Ⅱ A 期	T_2b	N_0	M_0
	T_3a	N_0	M_0
Ⅱ B 期	T_3b	N_0	M_0
	T_4a	N_0	M_0
Ⅱ C 期	T_4b	N_0	M_0
Ⅲ 期	任何 T	$\geq N_1$	M_0
Ⅳ 期	任何 T	任何 N	M_1

注：临床分期包括原发灶微分期和临床 / 影像学所确认的转移灶。常规来说，应在原发灶切除和分期检查完成后确定分期

表 66-5　黑色素瘤病理分期

病理分期	T	N	M
0～ⅡC 期	与"临床分期"相同		
Ⅲ A 期	$T_{(1\sim4)}a$	N_1a, N_2a	M_0
Ⅲ B 期	$T_{(1\sim4)}b$	N_1a, N_2a	M_0
	$T_{(1\sim4)}a$	N_1b, N_2b, N_2c	M_0
Ⅲ C 期	$T_{(1\sim4)}b$	N_1b, N_2b, N_2c	M_0
	任何 T	N_3	M_0
Ⅳ 期	任何 T	任何 N	M_1

注：病理分期包括原发灶微分期，部分或全部区域淋巴结切除的病理情况

对于局限病变，病灶厚度、有无溃疡和有丝分裂率（mitotic rate，MR）是判断预后的重要特征。其中原发灶厚度又可根据侵袭深度（Clark 分级）分

为 5 级（表 66-6），也可以根据垂直厚度（Breslow 分级）分为 5 级（表 66-7），两者均与预后相关，分级越高预后越差。新分期系统将有丝分裂速度增加作为一个 T_1b 期原发性黑色素瘤标准，原发肿瘤有丝分裂速度，定义为 mitoses/mm² 作为分期分析的一个协变量，以 $\geq 1/mm^2$ 为异常。一般来说核分裂速度越多，其生存越差。来自 AJCC 黑色素瘤临时数据库的 10 233 例黑色素瘤（Ⅰ和Ⅱ期）经多因素分析结果显示，有丝分裂速度是仅次于肿瘤厚度，第二个最重要的生存预测指标，特别在 T_1 期患者中。皮肤溃疡是缺失完整真皮层覆盖的原发肿瘤组织学的一种表现，多项研究表明，溃疡的存在表示病灶更具侵袭性及转移性，预后较差。

表 66-6　皮肤黑色素瘤 Clark 分级

分级	侵袭深度
Ⅰ级	瘤细胞限于基底膜以上的表皮内
Ⅱ级	瘤细胞突破基底膜侵犯到真皮乳头层
Ⅲ级	瘤细胞充满真皮乳头层，并进一步向下侵犯，但未到真皮网状层
Ⅳ级	瘤细胞已侵犯到真皮网状层
Ⅴ级	瘤细胞已穿过真皮网状层，侵犯到皮下脂肪层

表 66-7　皮肤黑色素瘤 Breslow 分级

分级	病灶垂直厚度
1 级	<0.75mm
2 级	0.76～1.5mm
3 级	1.51～3.0mm
4 级	3.01～4.5mm
5 级	>4.5mm

葡萄膜黑色素瘤整个病程大体上可分成眼内期、继发性青光眼期、眼外蔓延及全身转移期 4 个阶段，但四期演变不一定循序渐进，可未经青光眼期而眼外蔓延或全身转移。据统计，早期葡萄膜黑色素瘤有全身转移者占 33%，青光眼期为 44%，眼外蔓延期剧增为 91%。头颈部黏膜黑色素瘤易发生局部侵犯和远处转移，故该肿瘤分期和传统的肿瘤分期不同，没有 T_1、T_2，更强调了该肿瘤的高度恶性。消化道与生殖道黏膜黑色素瘤目前较为常用的分期方法为：Ⅰ期，局限性疾病（local）；Ⅱ期，区域性疾病（regional），有区域淋巴结转移；Ⅲ期，扩散性疾病（disseminated）。

五、诊疗策略与预后

皮肤恶性黑色素瘤的临床诊断可通过观察其形态的变化（即 ABCDE 规则）。皮肤镜可用于非典型（不规则）色素分布（APN）判断，可以较准确发现黑色素瘤的早期色素变化。免疫组织化学检查对无色素及少色素性恶性黑色素瘤的诊断有重要意义，包括 HMB-45，Melan-A 或 MART 1，其中黑色素瘤相关抗原（HMB-45）S-100 阳性可明确诊断。黑色素瘤的荧光原位杂交（Fluorescence in-situ hybridization，FISH）包含有四个探针，包括 3 个特定标识基因（RREB1，MYB 及 CCND1），在黑色素细胞病变的诊断中是一个敏感和特异的分子工具。参考黑色素瘤 N 分期参考标准，当没有区域淋巴结转移时，可通过前哨淋巴结活检术，或者术中淋巴结活检取得临床证据。如果临床上怀疑转移性淋巴结肿大，亦可超声引导下的细针抽吸（FNA）或术中活检病理证实。有远处转移的患者，血清乳酸脱氢酶（LDH）水平与预后不良相关，因此，被纳入 TNM 分期系统，但由于它的非特异性，不被用于评估肿瘤的治疗反应。

皮肤黑色素瘤早期治疗以手术扩大切除为主，前哨淋巴结活检（sentinel lymph node biopsy，SLNB）阳性或临床诊断为区域淋巴结转移者应行区域淋巴结清扫，辅助治疗推荐 1 年高剂量干扰素治疗。晚期或不能手术切除的患者，化疗、免疫治疗及生物靶向等全身治疗近年来也取得突破性的进展。生存分析发现，分期及原发灶厚度与生存明显相关，Ⅰ期、Ⅱ期、Ⅲ期、Ⅳ期的 5 年生存率分别为 94%、44%、38%、4.6%，中位生存期分别为 5.0、4.25、2.83 和 1.42 年，原发灶厚度≤1mm 与 >4mm 的 5 年生存率分别为 92% 和 43%。对于Ⅲ期黑色素瘤患者，局部淋巴结转移将使 5 年生存率降低至 62%，而且近 60% 的局部淋巴结转移患者将发展为远处转移。统计发现，40% 左右的Ⅲ-Ⅳ期黑色素瘤患者伴有脑转移，而尸检发现伴有脑转移的黑色素瘤患者更是高达 55%～75%。伴有远处皮肤、淋巴结、肺部及其他内脏转移的Ⅳ期患者，预后将更差，5 年总体生存率仅有 15%。故强调早期诊断，美国健康与卫生研究委员会（NHMRC）更是提出"早期诊断即为挽救生命"。

葡萄膜黑色素瘤的诊断，除详细询问病史和临床症状外，荧光素眼底血管造影也有助于确诊，但在这一检查过程中会出现一些不良反应，个别病例还会造成严重后果，甚至危及生命。不同于皮肤黑色素瘤，葡萄膜黑色素瘤主要经血行转移，肝脏为最常见转移部位。COMS（眼黑色素瘤协作研究）的大样本数据显示，确诊为转移的 UM 患者，中位生存期仅为 3.6 个月，5 年累计生存率为 1%。眼黑色素瘤治疗主要是采用手术切除的方法，小、中型 UM 可采用光凝治疗、经瞳孔温热治疗、巩膜表面敷贴器放射治疗等，转移者需采用辅助化疗或免疫靶向治疗。

头颈部黏膜黑色素瘤常有筛板、眶内容物及硬膜等受侵犯，无论原发肿瘤大或小，均可发生远处转移，故预后较差，5 年和 10 年生存率分别为 20% 和 28%，发生远处转移时，中位生存时间仅为 7.1 个月。早期头颈部黏膜黑色素瘤首选手术治疗，术后可考虑进行辅助化疗。对于晚期患者强调多学科协作的综合治疗。对于无法手术的ⅣB 和ⅣC 期患者，可选用的全身治疗手段包括 CTLA-4 单抗、PD-1 单抗、个体化靶向治疗、抗血管靶向药物和化疗等。

胃肠道黑色素瘤一般起病比较隐匿且恶性程度很高，发现时常已出现远处转移，最常见的转移部位为肝，其次为肺、脑、骨等。其预后与肿瘤分期相关，5 年生存率不足 20%，中位生存时间 8～19 个月。对于Ⅰ期和Ⅱ期胃肠道黑色素瘤，可以采取手术治疗和辅助化疗，Ⅲ期肿瘤超出外科切除的范围，需采用全身治疗。

生殖道黑色素瘤常规进行前哨淋巴结活检。外阴黑色素瘤的手术治疗参考外阴癌治疗。辅助化疗和全身治疗参照头颈部黏膜黑色素瘤部分。生殖道黑色素瘤预后较差，局部复发和远处转移率较高，5 年生存率为 27%～60%，主要的预后因素包括肿瘤厚度、溃疡、切缘是否阴性等。

黑色素瘤诊疗策略的确定需要综合临床体征、病理组织学特点和影像学结果。中国黑色素瘤诊治指南（2105 版）指出，影像学检查应根据当地实际情况和患者经济情况决定，必查项目包括区域淋巴结（颈部、腋窝、腹股沟、腘窝等）超声，胸部 X 线或 CT，腹盆部超声、CT 或 MRI，全身骨扫描及头颅检查（CT 或 MRI）。经济情况好的患者可行全身 PET/CT 检查，特别是原发灶不明的患者。PET 是一种更容易发现亚临床转移灶的检查方法，对于Ⅲ期患者，PET/CT 扫描更有用，可以帮助鉴别 CT 无法明确诊断的病变，以及常规 CT 扫描无法显示的部位（比如四肢）。除了常规的影像学检查方法外，近年来多种新型分子探针也开始逐渐在黑色素瘤的诊断、分期及疗效监测中发挥作用。本章将主要围绕黑色素瘤的分子影像学检查及相关研究进展做介绍。

第二节　常规影像学检查在黑色素瘤中的应用

一、X 线摄影在黑色素瘤中的应用

胸部 X 线摄影费用低廉、简便易行，临床应用十分广泛。但是，X 线摄影为平面显像，易受重叠结构和周围组织干扰，许多小病灶容易忽略。此外，由于难以观察细微结构改变，假阳性率也会增高。Terhune 等研究了 876 例接受胸部 X 线检查的无症状黑色素瘤患者，15% 存在可疑阳性结果，但经过随访观察及病理活检，其中仅 1 例患者确定为转移性黑色素瘤。胸部 X 线在黑色素瘤的假阳性率和假阴性率均不理想，因此，除了少数出现胸部症状或黑色素瘤中晚期患者外，对于多数患者并不推荐。

二、超声显像在黑色素瘤中的应用

（一）超声对黑色素瘤原发病灶的探测

超声检查较之其他影像学检查，有便捷和无辐射的优势。对于黑色素瘤原发病灶，超声并不是常规检查，主要用于术前测量病灶的浸润范围和厚度。皮肤黑色素瘤超声表现为真皮层增厚、皮肤或皮下边缘光滑或分叶状低回声软组织肿块，肿块后方常伴有回声增强，肿块内可探及较丰富的血流信号。使用高频探头（20MHz），对皮肤黑色素瘤原发灶的诊断敏感性达 81%，特异性达 100%，但是对于厚度 <0.8mm 的黑色素瘤超声仍容易漏诊。随着 3D 高分辨率超声和增强超声等新技术的发展，其在探测病灶周围直径 2cm 内的卫星灶（satellite）、了解原发灶与区域淋巴结（regional lymph node）间的移行转移（in-transit metastasis）、评估治疗效果等方面也具有重要作用。对于眼内黑色素瘤，超声是评价眼球病变的首选影像学方法。通常眼部黑色素瘤的回声较均匀，在肿瘤较大时可出现出血、坏死或囊变导致的回声不均，常伴有继发性视网膜脱离。

（二）超声对黑色素瘤淋巴结转移的探测

在区域淋巴结转移的评估方面，超声要优于临床体格检查和其他影像学检查。受累淋巴结的典型超声表现为不规则或分叶状低回声结节，脂肪结构消失。高频超声不仅能够较为可靠地观察淋巴结的结构和血流分布，还可用于指导穿刺活检，超声造影及弹性成像可进一步评价淋巴结的灌注、微循环状况及组织软硬度，为浅表淋巴结病变性质的鉴别提供更为丰富的诊断信息。Machet 等通过对 373 例 I～Ⅱ级黑色素瘤患者的 5 年定期超声检查发现，临床体检和超声检查发现淋巴结转移的敏感性分别为 71% 和 92%，特异性分别为 99.6% 和 97.8%。Ying 等分析了 1990—2009 年间 74 项涉及 10 528 例黑色素瘤病例的研究，对比了超声、CT 和 PET/CT 等不同影像检查手段对黑色素瘤分期及预后评估的价值，发现超声在初诊分期时，对淋巴结转移探测的敏感性和特异性分别达 60% 和 97%，而上述指标在随访再分期时更是高达 96% 和 99%。欧洲肿瘤协会（European Society for Medical Oncology）在临床实践指南中明确推荐超声进行原发灶厚度检测和区域淋巴结的探测及随访。

但是，超声对于 SLN 转移的探测效率却不理想，对比活检结果，超声对转移性 SLN 的敏感性仅有 24%，单靠超声阳性 SLN 的探测敏感性仅有 8%。分析原因，可能与转移性 SLN 的直径大小有关，当转移病灶直径大于 4.5mm 时，其敏感性才有明显提高；而对于腹部和盆腔，尤其对于腹膜后淋巴结转移灶的筛查，由于肠气和脂肪（高回声）干扰，超声诊断价值有限。近年来，周围灌注（peripheral perfusion，PP）和气球形（balloon-shape，BS）淋巴结等超声特征被引入，使转移性 SLN 的探测准确率得到了明显的提高，据报道，两种征象联合可探测到 75%～90% 的 SLN 转移灶。

三、CT 在黑色素瘤中的应用

CT 断层成像在空间分辨率上有着无法比拟的优势，能够敏感检测微小结节、钙化结节，并区分孤立还是多发结节，增强 CT 可以通过观察病灶的血供特点判断病变性质。因此，在大部分指南中，CT 是探测黑色素瘤转移病灶的常规影像检查手段。增强 CT 对肺部和肝脏转移灶的探测敏感性很高，对于Ⅳ期黑色素瘤患者，胸部 CT 发现肺转移敏感性为 76%，特异性为 87%，阳性预测值为 86%，阴性预测值 7%。但是，CT 所带来的辐射危害，也给其应用带来了影响。近 20 年来，随着 PET/CT 的不断普及和低剂量 CT 技术的不断进

步，两者的融合不但明显提高了黑色素瘤诊断的敏感性和特异性，更是明显降低了检查辐射剂量，目前一次全身 PET + 低剂量 CT 扫描的辐射剂量仅为 9mSv，远低于常规诊断 CT 的 14～19mSv。

四、MRI 在黑色素瘤中的应用

MRI 具有组织分辨力高、多方位扫描与重建、多参数分析等优势，其在黑色素瘤原发灶及转移灶中均有较好的应用价值。由于黑色素瘤富含黑色素颗粒，其颗粒内的稳定自由基和不成对电子能够缩短弛豫时间，故典型的黑色素瘤常常表现为 T_1 高信号、T_2 低信号。此外，由于大部分病灶血供丰富、且细胞致密，因而在增强扫描中表现为明显强化，在弥散加权成像中表现为弥散受限。

但并非所有黑色素瘤都表现为典型的短 T_1 高信号，短 T_2 低信号，其 MRI 表现取决于多种因素，而主要因素之一是肿瘤内含黑色素的多少。只有当黑色素瘤中黑色素细胞超过一定含量（> 10%）时，才会出现黑色素瘤的典型 MRI 表现；有 24%～47% 的黑色素瘤因黑色素含量较少，在 MRI 中并没有典型的 T_1 高信号、T_2 低信号表现。

依据黑色素瘤的不同 MRI 影像表现将其分为 4 种类型：

1. 黑色素型　该黑色素瘤因含有丰富的黑色素颗粒，MRI 表现较典型，即短 T_1 高信号，短 T_2 低信号。质子密度加权图像皮层等高信号。

2. 无黑色素型　因该类黑色素瘤不含黑色素颗粒或含量较低，MRI 表现为长 T_1 低信号，长 T_2 高信号。质子密度加权图像皮层等高信号。

3. 混合型　黑色素型和非黑色素型两者的混合。

4. 出血型　表现为血肿不同时期的信号特征，该黑色素瘤 MRI 增强扫描表现为不均匀环状或弥漫性强化。

（一）MRI 对黑色素瘤原发病灶的探测

在原发灶的探测中，MRI 更多应用于非皮肤黑色素瘤，其典型表现为 T_1 高信号、T_2 低信号、明显强化、弥散受限，对诊断、鉴别诊断及 T 分期带来很大帮助。在病理学方面，葡萄膜黑色素瘤常为圆形、分叶状或蘑菇形，也可为扁平状、新月状或弥漫性分布累及 25% 以上脉络膜，视网膜剥脱也经常出现。MRI 除了了解病灶形态、累及范围以外，还有助于鉴别黑色素瘤与出血或炎性分泌所致的视网膜下积液。但是，由于脉络膜黑色素细胞瘤也含有黑色素，在 MRI 中很难与黑色素瘤鉴别。在鼻腔、消化道、泌尿生殖系统的黑色素瘤中，MRI 可通过不同的序列清楚显示黑色素瘤病灶与周围组织的境界关系。脑膜黑色素瘤还需要与正常脑膜黑色素沉积区分，两者在 MRI 上有着不同的表现，前者为均匀分布的，后者则为沿延髓点状分布的 T_1 高信号和 T_2 低信号。

（二）MRI 对黑色素瘤转移灶的探测

在转移灶的探测中，MRI 比 CT 能更敏感检测到脑、肝脏和骨骼转移。对 III～IV 期黑色素瘤患者同时进行全身 MRI 和全身 CT 扫描，MRI 能发现更多的病变，24% 的患者因此改变治疗计划，11% 的患者经 MRI 证实伴有无症状的脑转移。脑内转移病灶治疗后，对于瘢痕与病灶残留 / 复发的鉴别也是一大难点，由于 MRI 可以通过弥散加权、波谱分析及灌注成像等技术提供多种信息，目前 MRI 仍是主要检查手段。因此，无论是 NCCN 还是 UK NICE 指南，都推荐 MRI 为黑色素瘤颅内转移灶探测和随访的最佳手段。此外，对于肝脏和骨转移病灶，MRI 的探测敏感性也明显高于 CT，且无辐射，适用于肾功能不全无法进行 CT 增强扫描的患者。全身 MRI 的准确性较 PET/CT 稍低（78.8% 比 86.7%），但对骨和肝转移具有更高的检测敏感性，两者结合可以对高风险的 III、IV 期黑色素瘤进行有效的全身监测。

但是，需要注意的是，血肿中由于含铁血黄素的沉积，MRI 中也会出现 T_1 高信号、T_2 低信号的表现，可能会掩盖黑色素瘤病灶。此外，MRI 成像较复杂，图像采集时间长，容易受呼吸或心脏运动伪影的干扰，如何优化成像策略，实现黑色素瘤全身 MRI 快速成像也一个值得探讨的问题。

五、SPECT/CT 在黑色素瘤中的应用

在黑色素瘤中，常规 SPECT/CT 主要应用于 SLN 的探测和骨转移的筛查，尤以前者的应用最为有特点。SLN 是肿瘤原发病灶淋巴转移的第一站淋巴结，其转移与否同肿瘤分期、治疗决策和预后密切相关。在 SLN 这一概念出现前，黑色素瘤的 N 分期依赖于淋巴结清扫。研究发现，淋巴结转移的风险与原发灶 Breslow 病理分级密切相关，肿瘤厚度 <0.75mm 的患者中，SLN 的阳性率仅为 2.7%，厚度在 0.75～1.0mm 的患者中，SLN 的阳性率仅为 6.2%，如果对这部分患者直接采取淋巴结清扫，将增加患者淋巴水肿、血肿、伤口感

染、神经损伤、疼痛、功能障碍等术后并发症的出现概率。但是 SLNB 也发现，近 20% 的患者存在隐匿性的淋巴结转移，有 5%～30% 的Ⅰ期和Ⅱ期患者通过 SLNB 提高了临床分期，改变了治疗策略，使生存获益。因此，有效的确定 SLN，了解其受累状况，采取合理的处理方案，将使患者在获益最大的同时减少不必要的副作用，这一观点在皮肤黑色素瘤的 TNM 分期诊断中已被广为接受。

淋巴引流可通过核素淋巴显像和生物染料的方式显示，后者对 SLN 的检出率达 82%。目前，术前 SLN 的探测主要采用核素淋巴显像，常用的显像剂为 ^{99m}Tc 标记硫胶体，检出率可达 98%～99%。联合应用生物染料与放射性核素方法可以提高 SLNB 的检出率和准确率，多中心选择性淋巴结切除试验 - Ⅰ（MSLT-Ⅰ）结果表明，该方法 SLN 的检出率达 95.3%，而且在 SLN 阴性的患者

中，随访 6 年的淋巴结转移率只有 6.3%，是目前 SLNB 的"金标准"，被很多肿瘤治疗机构推荐用于恶性黑色素瘤的诊断和治疗。近年来，荧光 - 核素杂交显像方法也逐渐应用于临床，进一步提高了前哨淋巴结的探测敏感性。SPECT/CT 图像融合和 3D 导航技术联合，则为前哨淋巴结的精确定位提供了更准确的影像信息。

第三节 ^{18}F-FDG PET 显像在黑色素瘤中的应用

黑色素瘤及其转移灶同其他常见的恶性肿瘤一样，代谢水平明显高于正常组织，因此 ^{18}F-FDG PET 显像通过显示不同组织的葡萄糖代谢差异，可以帮助识别黑色素瘤及其转移灶，辅助临床分期、再分期、治疗决策及疗效评估（图 66-1）。

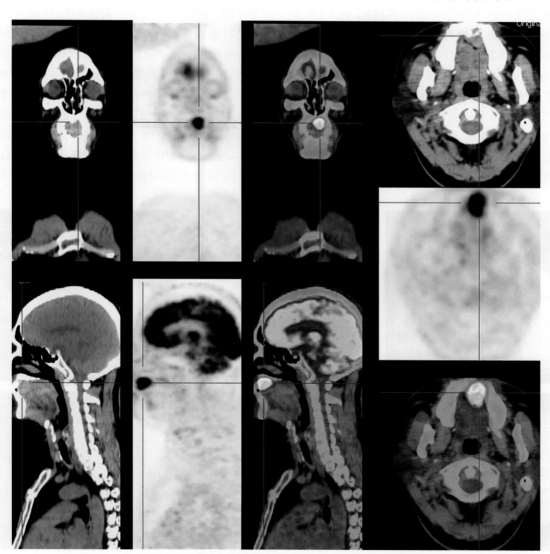

图 66-1 上腭黑色素瘤，局部病灶葡萄糖代谢异常增高

一、^{18}F-FDG PET/CT 在黑色素瘤诊断分期中的应用

由于Ⅰ期和Ⅱ期中，大部分皮肤原发病灶的厚度都<4.0mm，出现卫星转移灶和局部淋巴结转移的概率很低或转移灶很小，^{18}F-FDG PET/CT 对原发灶和转移灶的探测效率并不高。Xing 等通过荟萃研究对比了超声、CT、^{18}F-FDG PET 和 ^{18}F-FDG PET/CT 几种影像学检查，对于Ⅰ期和Ⅱ期的黑色素瘤，^{18}F-FDG PET/CT 对于结节状转移灶的探测敏感性仅有 11%，明显低于超声的 60%。Ⅰ期或Ⅱ期黑色素瘤患者中，^{18}F-FDG PET/CT 对阳性 SLN 的特异性也仅有 14%。因此，对于Ⅰ期和Ⅱ期患者，各大指南更强调 SLNB 的价值。

黑色素瘤转移灶的 ^{18}F-FDG 摄取要明显高于正常组织，因此可以敏感探测到转移病灶。在Ⅲ或Ⅳ期皮肤黑色素瘤患者中，^{18}F-FDG PET/CT 显像对转移的诊断敏感性、特异性和准确性分别为 91%、92% 和 92%，阳性预测值和阴性预测值分别达 84% 和 96%。一项涵盖了 2 150 例Ⅲ期和Ⅳ期黑色素瘤患者的荟萃分析中，^{18}F-FDG PET/CT 对软组织、淋巴结及内脏转移灶的探测敏感性和特异性也可达 86% 和 87%。黑色素瘤最常见的部位是足部，^{18}F-FDG PET/CT 对远处淋巴结转移检测的敏感性较高（图 66-2）。

^{18}F-FDG PET/CT 对于远处转移灶的探测效率要明显优于其他单模态影像学手段，尤其是腹腔等部位的转移，常规影像难以发现（图 66-3）。在 Strobel K 等的研究中，124 例黑色素瘤患者，^{18}F-FDG PET/CT 发现 53 例存在转移，尽管其中 7 例远处转移的 FDG 摄取并不高（5 例 SUV<1.5，2 例 SUV<2.5），但结合 CT 形态学改变，仍可获得很高的诊断效能，敏感性、特异性和准确性分别达 98%，94% 和 96%。黑色素瘤骨转移好发于髓腔，当病灶较小且呈溶骨性破坏时，^{18}F-FDG PET/CT 的探测效率也要高于 CT 和骨扫描。

但是，^{18}F-FDG PET 对转移灶的探测效率与病灶大小有一定的相关性。当病灶直径大于 10mm 时，FDG PET 探测率可达 100%；当病灶直径介于 5mm 和 8mm 时，探测率为 83%；而病灶直径小于 5mm 时，仅有 23% 的病灶可被探测。此外，由于 ^{18}F-FDG 的特异性不高，对于淋巴结的炎症和转移灶的鉴别也存在一定的假阳性。对于可触及的肿大淋巴结，^{18}F-FDG PET/CT 有助于判断病变性质，其诊断敏感性和特异性分别达 87% 和 98%。

对于不同脏器的转移，^{18}F-FDG PET/CT 的探测效率也有差异。肝脏是黑色素瘤最常见的脏器转移部位，有 10%~20% 的Ⅳ期患者可出现肝转移，也是致死的主要原因。由于 ^{18}F-FDG 在正常肝组织中本底较高，对于较小的肝转移灶，增

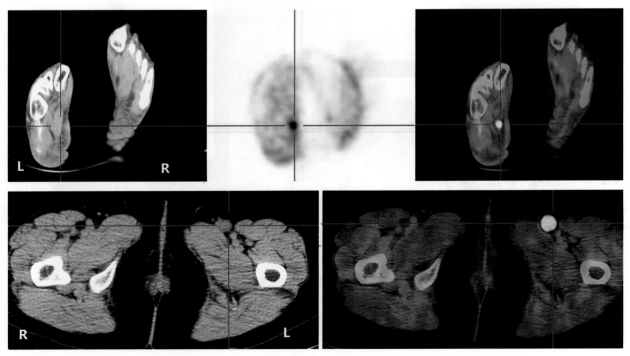

图 66-2　左侧（L）足底黑色素瘤伴同侧腹股沟淋巴结转移，原发灶及转移灶代谢明显增高

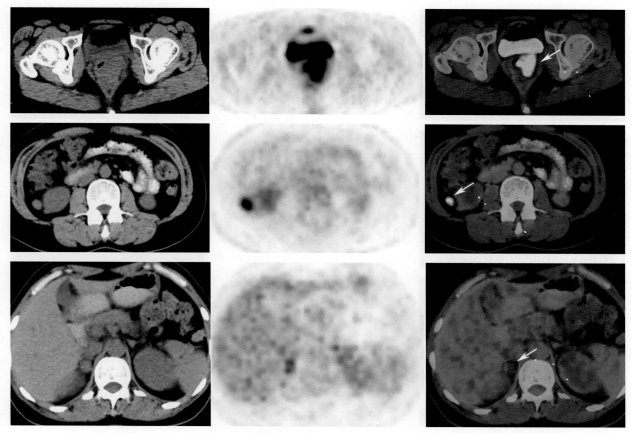

图 66-3 阴道黑色素瘤伴腹腔及肾上腺转移

强 CT 和 MRI 要优于 ^{18}F-FDG PET/CT。^{18}F-FDG 在正常脑组织中的摄取水平要明显高于其他组织，这也对颅内肿瘤转移灶的探测效率带来了干扰。研究发现，当以增强 MRI 为标准时，^{18}F-FDG PET、CT 和 PET/CT 对颅内肿瘤转移灶的探测敏感性仅有 13%、20% 和 20%。因此，MRI 仍是黑色素瘤颅内转移灶的最佳检测手段。出现肺转移的黑色素瘤患者，1 年生存率仅有 53%，常规 PET/CT 易受到结节大小和呼吸运动的干扰，诊断准确率不足 70%，严格的 CT 配准将明显提高肺部转移灶的诊断准确性（图 66-4）。

二、^{18}F-FDG PET/CT 在黑色素瘤治疗决策中的应用

多项研究证实，在 Ⅲ 期黑色素瘤患者中，10%～19% 的患者因 ^{18}F-FDG PET/CT 检查结果改变了治疗策略。一项针对 106 位黑色素瘤患者的回顾性研究表明，^{18}F-FDG PET/CT 在 ⅢC 期和 Ⅳ 期患者中的敏感性和特异性分别为 100% 和 83.3%，其中有 4 位患者因新发现的转移灶而改变了治疗

方案。Gulec 等对 49 位确诊并怀疑远处转移的黑色素瘤患者进行 ^{18}F-FDG PET 检查，12 位患者取消了手术计划，6 位患者采取了额外的手术治疗，6 位患者采取了全身化疗或放疗。一项关于复发黑色素瘤的成本效益研究中，27% 的患者经 PET 检查明确了具有远处转移灶或者排除了转移性病变，由此取消了根治性的手术，使每位患者节约了 2 175 美元。Niebling 等的回顾性研究发现，经过 ^{18}F-FDG PET/CT 检查调整治疗方案的 Ⅲ 期患者，不管是否发现远处转移，患者的 5 年生存率都得到了明显改善，无远处转移者可达 46.7%（既往报道为 26%～43%），有转移而提高至 Ⅳ 期的患者则为 16.9%（既往报道为 4.9%～11%）。

三、^{18}F-FDG PET/CT 在黑色素瘤疗效和预后评估中的作用

黑色素瘤早期治疗以手术扩大切除＋区域淋巴结清扫为主，辅助治疗推荐 1 年高剂量干扰素治疗。晚期或不能手术切除的患者，则以化疗、免疫治疗及生物靶向等全身治疗为主。由于传统化

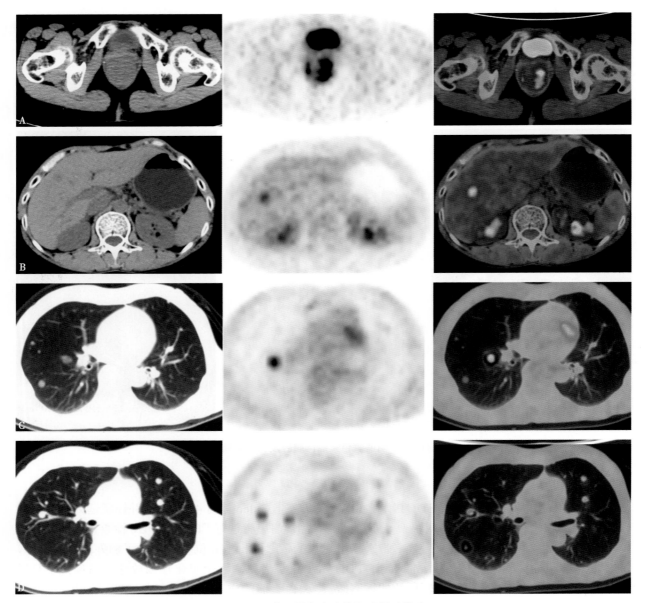

图 66-4　直肠黑色素瘤伴肝脏及肺转移

A. ^{18}F-FDG PET/CT 显像见直肠壁增厚,代谢异常增高;B. 肝右叶见稍低密度影,代谢异常增高;C. 双肺见多发散在的实性结节;D. 淡薄结节,提示肝脏及肺转移

疗对恶性黑色素瘤的治疗效果并不理想,^{18}F-FDG PET/CT 评价其疗效的研究也较少。Strobel 等比较了 S-100B(一种公认的黑色素瘤标志物)和 ^{18}F-FDG PET/CT 在转移性黑色素瘤疗效评估中的价值,41 例患者中,37% 的患者在治疗前后 S-100B 的水平并无明显差异,但是对比治疗前后的 ^{18}F-FDG PET/CT 显像,100% 患者的最大标准摄取值(SUV$_{max}$)和总体糖酵解率均有变化,表明 ^{18}F-FDG PET/CT 对治疗反应的评估优于 S-100B。

　　针对免疫检查点的肿瘤免疫治疗,是近年来的研究热点。其原理是免疫细胞会产生抑制自身的蛋白小分子,肿瘤细胞利用这种机制,抑制免疫细胞,从人体免疫系统中逃脱存活下来。免疫检查点抑制剂类药物,可解除这种抑制作用,让免疫细胞重新激活工作,消灭癌细胞。抗细胞毒性 T 淋巴细胞相关抗原 4(CTLA4)的单克隆抗体——易普利姆玛(ipilimumab)是目前应用较为广泛的免疫治疗药物,有较多病例成功应用 ^{18}F-FDG PET/CT 显像评价了黑色素瘤的免疫治疗效果。近年来,针对程序性死亡受体 1(PD-1)的免疫治疗也取得较好的效果。更有尝试将两种免疫治疗药物联合使用,2015 年 4 月,百时美施贵宝（BMS）公布了 Yervoy（CTLA4 单抗）和 Opdivo（PD-1 单抗）联用于黑色素瘤的临床数据。与 Yervoy 单药疗法相比，Opdivo＋Yervoy 组合疗法取得了非常高的客观缓解率（61% vs 11%），完全缓解率 22%，疾病恶化或死亡风险降低 60%。但是由于存在与免疫系统激活相关的副作用，有近 70% 的患者会出现肠炎、皮肤炎、关节炎、甲状腺炎等副反应，易造成 ^{18}F-FDG PET/CT 显像的假阳性，还有不少病例利用 ^{18}F-FDG PET/CT 显像揭示了免疫闪耀现象（immunological flare）的发生。因此，有专家推荐在免疫治疗结束 1～2 个月后再行 ^{18}F-FDG PET/CT 显像。

生物靶向治疗是近年来受到广泛关注的黑色素瘤治疗新方法。BRAFV600 的突变可通过上调葡萄糖转运和糖酵解率，促进肿瘤细胞的增殖，针对这一靶点的治疗药物有威罗菲尼（vemurafenib）和达拉菲尼（dabrafenib）等，在改变肿瘤能量代谢模式的同时，也可以利用 ^{18}F-FDG PET/CT 显像对其实现疗效评估的可视化。McArthur 等在靶向药物维罗菲尼的 I 期临床研究中，利用 ^{18}F-FDG PET/CT 显像对 27 例 IV 期黑色素瘤患者进行了疗效评估，治疗第 15 天，所有的病例都出现了部分或完全的代谢反应。在达拉菲尼的 I 期临床研究中，Carlino 等还研究了 FDG 摄取水平变化的一致性，虽然所有的 26 例患者均对靶向治疗出现了代谢反应，但 26% 患者的代谢反应是均一的，74% 患者的代谢反应并不一致，也反映了黑色素瘤病灶的异质性。BRAFV600 的突变还可导致 BRAF 通路中 MEK1 和 MEK2 的组成性激活，MEK 蛋白是细胞外信号相关激酶（ERK）通路上游调节剂，亦可促进肿瘤细胞增殖。近年来，MEK 的可逆性抑制剂，考比替尼（cobimetinib），也被广泛应用于黑色素瘤的生物靶向治疗，研究发现其联合维罗菲尼可发挥更好的疗效。REPOSIT 研究组的一项多中心研究，招募 90 名无法手术治疗的 IIIc 期或转移性黑色素瘤患者，进行考比替尼＋维罗菲尼联合治疗，^{18}F-FDG PET/CT 显像在治疗后 2 周内即可发现病灶糖代谢水平的明显降低。

在预后评估方面，^{18}F-FDG PET/CT 显像也有较高的价值。Strobel 等的一项追踪研究发现，25 例 IV 期黑色素瘤患者中，^{18}F-FDG PET/CT 显像提示对治疗有反应的患者，无进展生存期（progress free survival, PFS）可达 9 个月，而无反应者的 PFS 仅 3 个月。Beasley 等对 97 名行隔离肢体热灌注化疗（isolated limb infusion, ILI）的 IIIB 和 IIIC 期患者的追踪发现，^{18}F-FDG PET/CT 显像提示完全代谢反应者的 3 年 PFS 可达 62.2%，而部分代谢反应者的 3 年 PFS 仅 29.45%。Schmitt 等对 24 名采取 BRAF 抑制剂联合 MEK 抑制剂治疗的黑色素瘤患者进行长达 250 天的随访，发现 ^{18}F-FDG PET/CT 显像中 SUV$_{max}$ 的变化与 PFS 有显著相关性（HR＝1.34，95% 置信区间：1.06～1.71，p＝0.01）。

四、^{18}F-FDG PET/CT 在黑色素瘤随访中的作用

2011 年的 NCCN 指南中提出，对于 IIB-IV 期的黑色素瘤患者，常规胸片、CT、MRI 或 ^{18}F-FDG PET/CT 被推荐用于每 6～12 个月一次的随访复查，持续至 5 年。荟萃分析发现，对于无症状进展的黑色素瘤患者，^{18}F-FDG PET/CT 是一种可靠的检查方法。Peric 等评估了 ^{18}F-FDG PET/CT 在 115 名进展期黑色素瘤患者中的价值，发现对于 S-100B 水平升高但无临床症状的患者，^{18}F-FDG PET/CT 的敏感性为 100%，特异性也可达 90.0%，这一结果与有症状患者（敏感性 98.5%，特异性 90.9%）并无显著差异。

总之，^{18}F-FDG PET/CT 显像在恶性黑色素瘤诊疗决策中具有重要的价值，可以清晰了解全身情况，进行精确分期和再分期；可以辅助治疗方案的确定，进行疗效和预后评估。但是，^{18}F-FDG PET/CT 显像同时也存在特异性不高、难以鉴别炎症与肿瘤、肝脏及颅内转移灶不敏感等缺点。

第四节　其他分子显像方法在黑色素瘤中的应用

除了上述常规影像学检查，还有很多分子影像技术被引入黑色素瘤的研究中，为黑色素瘤的精准诊疗提供了更多有效的方法。

一、以黑色素为靶点的黑色素瘤分子显像方法

黑色素瘤是由基因突变的恶性黑色素细胞发展而来。黑色素（Melanin pigment）是黑色素小体合成及储存。黑色素的生物合成途径受三个基因相关金属酶的控制：酪氨酸酶（tyrosinase），酪氨酸酶相关蛋白 1 及酪氨酸酶相关蛋白 2（tyrosinase-related protein）。真黑色素（Eumelanin）和褐

黑素（pheomelanin）两种主要类型的黑色素。真黑色素是主要的原发肿瘤中发现的黑色素，褐黑素往往与疾病的进展有关。黑色素是一种高分子生物聚合物，含有带羧基功能基团和酚式羟基的吲哚基团，有机胺类、金属和多环芳烃类似物可通过氢键结合、疏水基团或离子间的协同或反协同与黑色素的功能基团相结合。由于这些特性，黑色素本身就是一个非常有吸引力的靶点用于诊断和治疗。苯甲酰胺（benzamide，BZA）的衍生物就与黑色素瘤具有亲和力，也因此研发出多种基于 BZA 的靶向黑色素的放射性药物用于黑色素瘤的诊疗。

Pham 等设计的 ^{123}I-MEL037 是一种放射性标记的 BZA 类似物，分别用荷 B16F10 黑色素瘤（含黑色素）C57BL/6J 小鼠和荷 A375m 黑色素瘤（不含黑色素）BALB/c 裸鼠作为肿瘤模型，进行生物学分布及 SPECT 显像。结果发现，^{123}I-MEL037 在含黑色素的 B16F10 肿瘤中具有选择性摄取，且摄取量与黑色素量相关，而不含黑色素的 A375m 黑色素瘤中无摄取，说明其具有较好的针对黑色素的特异性。在 MEL037 基础上进一步改变分子结构，得到的 ^{123}I-53 具有更高的特异性，在黑色素瘤模型显像中，肿瘤 / 本底的比值可达 31.9。最近，一项前瞻性的多中心Ⅲ期临床研究证实，^{123}I 标记的 BZA2 可与黑色素瘤细胞的黑色素成分结合，对黑色素瘤转移病灶探测的特异性显著优于 ^{18}F-FDG。在此基础上，有研究对 BZA 类似物 ICF01012 进行 ^{131}I 标记，更为黑色素瘤的内照射治疗提供了可能。

由于 SPECT 的图像分辨率较差，BZA 相关的正电子显像剂也被逐渐开发。Ren G 等研发了 ^{18}F 标记的 BZA 类似物 ^{18}F-FBZA。体外细胞结合实验显示 ^{18}F-FBZA 有较高细胞结合率；生物学分布实验中，2 小时 ^{18}F-FBZA 在 B16F10 黑色素瘤组织的百分摄取率可达 5.94%ID/g±1.83%ID/g，而在无黑色素的 A375m 黑色素瘤组织仅为 0.75%ID/g±0.09%ID/g，与 U87MG 肿瘤对照组（0.56%ID/g±0.13%ID/g）无明显差异；小动物 PET 显像，除了清楚显示移植部位 B16F10 肿瘤外，还可探查到肺内转移病灶。

^{18}FN-[2-（二乙基氨基）乙基]-6- 氟 - 吡啶 -3- 甲酰胺（^{18}F-ICF01006），与黑色素分子也具有高特异性结合，可用于黑色素瘤的早期诊断，在 C57BL/6J 小鼠皮下接种 B16BL6 黑色素瘤后的第

3 天就可以清晰的显示肿瘤细胞。随着接种时间的进一步延长，^{18}F-ICF01006 PET 显像可清楚地显示出肿瘤病灶的逐渐增大，并示踪肺内转移灶。

最近，Lan 等合成了苯甲酰按类似物 5- 溴 -N-[2-（二乙胺基）乙基] 吡啶甲酰胺，通过一步法成功标记并获得正电子探针 ^{18}F-5- 氟 -N-[2-（二乙胺基）乙基] 吡啶甲酰胺（^{18}F-FPN），并通过体内外实验证实其对产黑色素的黑色素瘤的特异性靶向能力。^{18}F-FPN 在 B16F10 荷瘤鼠肿瘤部位的百分摄取率高达 18.20%ID/g±3.21%ID/g，PET 显像中 T/B 为 19.17±10.03；而在 A357m 荷瘤鼠肿瘤部位的百分摄取率仅为 1.05%ID/g±0.18%ID/g，PET 显像中肿瘤部位未见放射性浓聚。在进一步的研究中，^{18}F-FPN 还显示出对黑色素瘤转移灶敏感的探测能力（图 66-5）。

Wu 等还对苯甲酰按的苯酚基团进行短链聚乙二醇（polyethylene glycol，PEG）修饰，得到 ^{18}F-FPBZA，不但有良好的肿瘤 / 本底比值，还可以区分肿瘤与炎症组织。为了降低 ^{18}F 标记正电子药物带来的辐射，Garg 等还尝试了开发 ^{11}C 标记的亲黑色素正电子药物 ^{11}C-MBZA，在黑色素瘤细胞 B16/F1 中有特异性高摄取。此外，鉴于 ^{68}Ga 的易获得性及良好的理化性质，Trencsényi 等还尝试对普鲁卡因胺（procainamide，PCA）进行 ^{68}Ga 的标记，获得了两种亲黑色素正电子药物 ^{68}Ga-HBED-CC-PCA 和 ^{68}Ga-NODAGA-PCA，后者在黑色素瘤中具有更高的特异性摄取。

二、以 MC1R 为靶点的黑色素瘤分子显像方法

除了黑色素这一靶点外，研究发现，黑色素瘤及 80% 以上的转移灶可过度表达黑色素皮质激素受体 -1（melanocortin type 1 receptor，MC1R），α- 黑素细胞刺激激素（α-melanocyte stimulating hormone，α-MSH）作为 MC1R 的激动剂，与之有着高亲和力，还能促进黑色素细胞的增殖。因此，放射性核素标记的 α-MSH 类似物可用于黑色素瘤的诊断，比如 NAPamide。

Froidevaux S 等将双功能螯合剂 DOTA 连接到 α-MSH 类似物 NAPamide C 末端的赖氨酸上，对其进行 ^{111}In、^{67}Ga 的标记，通过体内外实验研究不同探针与 B16F10 黑色素瘤细胞的结合特性。结果显示，在 B16F10 移植瘤小鼠模型体内，^{111}In-DOTA-NAPamide 和 ^{67}Ga-DOTA-NAPamide 都具

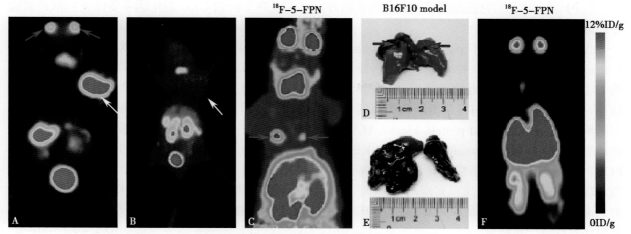

图 66-5 ¹⁸F-FPN 黑色素瘤荷瘤动物模型显像

A. B16F10 荷瘤鼠肿瘤部位可见明显放射性浓聚（白箭头），头部 2 个放射性浓聚灶（红箭头）为双眼显影；B. A357m 荷瘤鼠肿瘤部位（白箭头）未见放射性浓聚（阴性对照）；C、F. ¹⁸F-FPN 可以探测到 B16F10 荷瘤鼠肺内微小转移灶；D、E. 为 A357m 荷瘤鼠肿瘤阴性对照模型和 B16F10 荷瘤鼠黑色素肿瘤模型组织标本

有较高的肿瘤摄取值和较低的肾脏摄取值，肿瘤与肾脏的比值在 4～48 小时内分别为 4.6（¹¹¹In）和 7.5（⁶⁷Ga）。另外，通过同时注射 15mg 的左旋赖氨酸（L-lysine），4 小时肾脏对 ⁶⁷Ga-DOTA-NAPamide 的摄取会降低到 64%；皮肤原位黑色素瘤以及肺和肝脏转移瘤均可在 ⁶⁷Ga-DOTA-NAPamide 放射自显影中清晰看到。

近年来新开发的正电子核素 ⁴⁴Sc（⁴⁴ 钪），可由 ⁴⁴Ti/⁴⁴Sc 发生器获得，物理半衰期为 3.97 小时，β+ 衰变比例达 94.27%，更适合于正电子探针的标记与显像。Nagy 等以 DOTA 为螯合剂，对 α-MSH 类似物 NAPamide 进行了 ⁶⁸Ga 和 ⁴⁴Sc 标记，并对比了两种正电子显像剂在荷瘤动物模型的 PET/MR 显像，结果发现，在 60 分钟内，⁶⁸Ga-DOTA-NAPamide 和 ⁴⁴Sc-DOTA-NAPamide 的肿瘤 / 肌肉 SUV$_{max}$ 比值分别可达 12.4±1.09 和 12.38±1.28，且无显著差异，但是 4 小时后的显像中，⁴⁴Sc-DOTA-NAPamide 组的肿瘤 / 肌肉 SUV$_{max}$ 比值进一步升高至 21.72±0.95，而 ⁶⁸Ga-DOTA-NAPamide 则降低至 10.12±0.98，两者之间存在显著差异。

三、黑色素瘤的放射免疫显像

尽管黑色素瘤的免疫治疗已取得较理想的结果，但是对于黑色素瘤的放射免疫显像的研究并不多。Thompson 等在放射免疫显像的基础上用 ¹⁸⁸Re 对黑色素结合抗体 6D2 进行标记，以期在对黑色素瘤进行放射免疫显像的同时达到内照射治疗的效果，并取得了较为理想的结果。除了黑色素瘤特异性抗原，一些非特异性肿瘤抗原，如 GD2，也被用于黑色素瘤的放射免疫显像。此外，应用 ⁶⁴Cu 标记 GD2 单克隆抗体也用于 M21 黑色素瘤动物模型显像。但是，由于放射免疫显像受抗体特异性、免疫原性等多种因素的影响，相关的研究较少。

四、黑色素瘤其他靶点的分子显像

由于 24%～47% 的黑色素瘤中黑色素含量并不高，单纯以黑色素为靶点的示踪方法会遗漏掉这部分黑色素瘤。因此，还有许多肿瘤相关的分子靶点也被应用于黑色素瘤的分子显像。

（一）针对整合素的黑色素瘤分子显像

整合素作为一种跨膜受体连接着细胞外基质与细胞骨架，其家族成员之一 α$_v$β$_3$ 高表达于多种肿瘤组织，与肿瘤血管新生有密切关系，故可以作为肿瘤诊疗的分子靶点，一方面对其特异性结合分子——RGD 小肽标记进行肿瘤显像，另一方面可以对以其为靶点的生物靶向治疗效果进行监测。目前，针对这一靶点已开发出多种放射性探针，如 ¹¹¹In-DOTA-RGD、¹⁸F-galacto-RGD、⁶⁸Ga-DOTA-RGD、⁶⁸Ga-FSC（succ-RGD）₃、⁶⁸Ga-TRAP（RGD）₃ 等，均在黑色素瘤的探测中获得了理想的结果。其中 ⁶⁸Ga-TRAP（RGD）₃ 采用了新型的双功能螯合剂 TRAP，其标记方法更为简单、产率更高，同时由于其化学结构的亲水性，与其他探针比较体内血液和肾脏清除速度亦更快，肿瘤 / 本底比值更高。

（二）针对代谢型谷氨酸受体 1 的黑色素瘤分子显像

代谢型谷氨酸受体 1（metabotropic glutamine 1 receptor，mGlu1R）是一种表达于中枢神经系统的 G 蛋白偶联受体，最近的研究发现，在黑色素瘤中，mGlu1 途径可参与持续激活丝裂原活化蛋白激酶（mitogen-activated protein kinase，MAPK）和磷脂酰肌醇 3- 激酶（phosphatidylinositol3-Kinase，PI3K）途径。因此，Xie 等尝试标记 mGlu1R 配体 ^{18}F-FITM，并成功显示了黑色素瘤，但是由于其体内清除速度较慢且脑组织本底偏高，其临床应用前景还有待进一步研究。

（三）针对极迟抗原 -4 的黑色素瘤分子显像

近年来，极迟抗原 -4（very late antigen-4，VLA-4）被发现表达于黑色素瘤等多种恶性肿瘤中，其高亲和性配体 LLP2A 被认为有望改造为另一种新型黑色素瘤分子探针。Anderson 等利用不同的螯合剂对其进行了 [64]Cu 标记，并于 [68]Ga 标记物进行比较，由于本底清除较快，[64]Cu-CB-TE1A1P-PEG4-LLP2A 在黑色素瘤组织中的显示更为清晰。

最近，Gai 等利用另一种新型螯合剂 p-SCN-PhPr-NE3TA 对 LLP2A 进行 [64]Cu 标记，其产物 ^{64}Cu-NE3TA-PEG4-LLP2A 在黑色素瘤模型中肿瘤 / 肌肉比值在 4 小时打到最高。[177]Lu 标记的 DOTA-PEG4-LLP2A 不但在黑色素瘤原发灶及转移灶中有高摄取，更有望用于黑色素瘤的内照射治疗。

（四）针对免疫检查点的黑色素瘤分子显像

在前文中我们曾经提到，针对免疫检查点的免疫治疗在黑色素瘤中的应用，主要是利用特异性单克隆抗体对细胞免疫反应中的免疫检测点的抑制，从而激活细胞毒性 T 细胞对肿瘤细胞的杀伤作用。基于这一原理，Nedrow 等制备了一种 PD-L1 靶向的显像剂，[111]In-DTPA-anti-PD-L1-BC，其在黑色素瘤肿瘤组织的摄取在注射后 24 小时达到高峰，肿瘤 / 肌肉比值可达 4.6，有望用于黑色素瘤的靶向治疗监测。

（五）针对铜转运体 1 的黑色素瘤分子显像

铜转运体 1（copper transporter 1，CTR1）是一种由 190 个氨基酸残基组成的 28kD 跨膜蛋白，其被证实高表达于黑色素瘤细胞，故有望利用 [64]CuCl$_2$ 进行黑色素瘤显像。有研究认为 CTR1 对 +1 价铜离子的转运能力要强于 +2 价铜离子，但是两者的 PET 显像结果并无显著差异，CTR1 作为分子靶点用于黑色素瘤显像还有待进一步研究。

（六）针对 CXC 趋化因子受体 4 的黑色素瘤分子显像

CXC 趋化因子受体 4（C-X-C chemokine receptor type 4，CXCR4）是一种 7 次跨膜的 G 蛋白偶联受体，在多种实体瘤都有过表达，其既可以作为肿瘤治疗靶点，也有望作为肿瘤显像的靶点。Vag 等在一项临床研究中招募了 21 例实体瘤患者，其中包括 2 例黑色素瘤，以 ^{68}Ga-pentixafor 为 CXCR4 特异性探针进行 PET 显像，虽然其可以显示包括黑色素瘤在内的实体瘤，但是敏感性要低于 ^{18}F-FDG PET/CT。

五、黑色素瘤的光声成像

除了临床常用的影像学检查，多种光声成像及纳米技术也被逐渐应用于黑色素瘤的分子显像中。

量子点（quantum dots，QDs）技术是较早应用于黑色素瘤的纳米成像技术。通过对量子点纳米半导体材料施加一定的电场或光压，它们便会发出特定频率的光，而发出的光的频率会随着这种半导体的尺寸的改变而变化，因而通过调节这种纳米半导体的尺寸就可以控制其发出的光的颜色。量子点具有激发光谱宽且连续分布，而发射光谱窄而对称，颜色可调，光化学稳定性高，荧光寿命长等优越的荧光特性，是一种理想的荧光探针。1998 年，Alivisatos 和 Nie 两个研究小组分别在 Science 上发表有关量子点作为生物探针的论文，首次将量子点作为生物荧光标记，并且应用于活细胞体系成像。Zheng 等将 CdSe/ZnS QDs 表面修饰 PEG 并连接 CD146 单抗，与高表达 CD146 的黑色素瘤细胞孵育后，在流式细胞和共聚焦显微镜下清楚地显示出荧光亮度强且稳定的肿瘤细胞。Kim 等则将连接有特异性抗体的 QDs 与黑色素瘤细胞及黑色素细胞共孵育，黑色素瘤细胞仍可以被清楚的区分开。

除了量子点，金纳米颗粒及单壁碳纳米管等纳米材料技术也被应用于黑色素瘤的诊疗研究中。金纳米颗粒可以吸收近红外光（near-infrared，NIR），后者波长介于 750nm 至 2 400nm 间，可有效穿透生物组织用于光声成像（photoacoustic imaging，PAI），更是很有潜力的光热治疗剂（photothermal therapy，PTT）。纳米颗粒可以借助高渗透长滞留效应（enhanced permeability and retention effect，EPR）聚集于肿瘤部位，更可以与单抗等特异性靶向引导分子连接，提高其肿瘤部位特异聚集能力。Tchounwou 等以单壁碳纳米管为骨架连接修饰有 GD2 单抗的金纳米颗粒，在黑色素瘤细胞中成功进行了光声成像及光热治疗。

六、黑色素瘤的 PET/MR 多模态成像

近年来，随着 PET/MR 走入临床，结合不同正电子探针的广泛应用，多模态成像给黑色素瘤的诊断也带来更多的手段。

PET/MR 可以综合 PET 代谢显像敏感性高和 MR 成像结构清晰、多参数的优点，精准判断病灶的性质，在黑色素瘤的诊断、分期和疗效评估中发挥 1 加 1 大于 2 的作用。除了 ^{18}F-FDG，^{11}C- 胆碱及 ^{18}F-FLT 等反映肿瘤细胞脂质代谢和增殖活

性的正电子显像剂，也被应用于黑色素瘤的诊断，对于脑部等 FDG 本底摄取较高部位的转移灶探测更具优势。Lan 等在对一例鼻腔黑色素瘤患者的 ^{18}F-FDG PET/CT 显像时发现，受脑组织本底较高的影响，颅底病灶对 ^{18}F-FDG 的摄取并不明显，但进一步的 ^{11}C- 胆碱 PET/MR 中病灶对显像剂的摄取却显著高于周围正常组织，MRI 增强中病灶处明显强化也进一步支持黑色素瘤侵犯的诊断（图 66-6）。最近，Nguyen 等在一项临床研究中，利用 ^{18}F-FLT PET/MR 显像监测黑色素瘤脑转移治疗疗效，两例患者的生物靶向治疗前后间隔 3～4 周，^{18}F-FLT PET/MR 显像可清楚的显示出病灶代谢水平和形态的变化，指导治疗方案的调整。

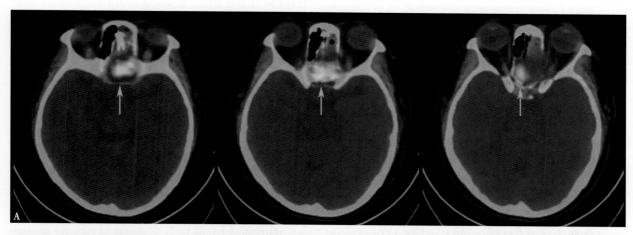
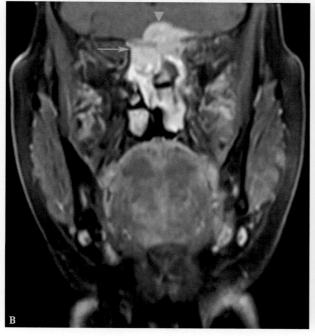
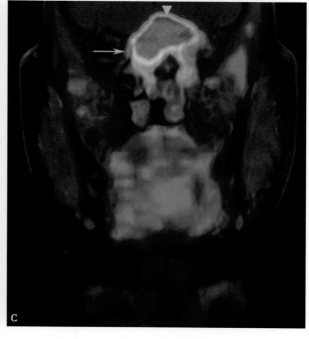

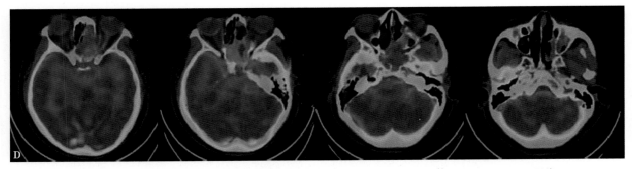

图 66-6　一例 53 岁女性左侧鼻腔黑色素瘤患者 ^{18}F-FDG PET/CT 和 ^{11}C- 胆碱 PET/MR 显像

A. 颅底横断位 ^{11}C- 胆碱 PET/CT 显像，可见颅底病灶 ^{11}C- 胆碱摄取明显增高；B. 头颈部冠状位 MRI 增强 T_1 成像，可见颅底病灶明显强化，累及筛窦、蝶窦及枕骨；C. ^{11}C- 胆碱 PET/MR 融合图像；D. 颅底横断位 ^{18}F-FDG PET/CT 显像，可见颅底病灶 ^{18}F-FDG 摄取不明显

（孙　逊）

参 考 文 献

[1] Ferlay J，Soerjomataram I，Dikshit R，et al. Cancer incidence and mortality worldwide: sources，methods and majorpatterns in GLOBOCAN 2012. Int J Cancer，2015，136（5）：359-386.

[2] 郝捷，陈万青. 2014 中国肿瘤登记年报. 北京：清华大学出版社，2015.

[3] Elwood JM，Jopson J. Melanoma and sun exposure: an overview of published studies. Int J Cancer，1997，73：198-203.

[4] Cohen LM. Lentigo maligna and lentigo maligna melanoma. J Am Acad ermatol，1995，33（6）：923-936，937-940.

[5] Lanssens S，Ongenae K. Dermatologic lesions and risk for cancer. Acta Clin Belg，2011，66（3）：177-185.

[6] Dzwierzynski WW. Managing malignant melanoma. Plast Reeonstr Surg，2013，132（3）：446-460.

[7] Longo C，Pellacani G. Melanomas. Dermatol Clin，2016，34（4）：411-419.

[8] Mayer JE，Swetter SM，Fu T，et al. Screening，early detection，education，and trends for melanoma: Current status（2007-2013）and future directions. J Am Acad Dermatol，2014，71：599.1-12.

[9] Balch CM，Gershenwald JE，Soong SJ，et al. Final version of 2009 AJCC melanoma staging and classification. J Clin Oncol，2009，27：6199-6206.

[10] AJCC cancer staging manual. New York，NY: Springer Sciencet Business Media，2016.

[11] Rashid AB，Grossniklaus HE. Clinical，pathologic，and imaging features and biological markers of uveal melanoma. Methods Mol Biol，2014，1102：397-425.

[12] Tacastacas JD，Bray J，Cohen YK，et al. Update on primary mucosal melanoma. J Am Acad Dermatol，2014，71（2）：366-375.

[13] CSCO 黑色素瘤专家委员会. 中国黑色素瘤诊治指南（2015 版）. 北京：人民卫生出版社，2015.

[14] Terhune MH，Swanson N，Johnson TM. Use of chest radiography in the initial evaluation of patients with localized melanoma. Arch Dermatol，1998，134（5）：569-572.

[15] Machet L，Belot V，Naouri M et al. Preoperative measurement of thickness of cutaneous melanoma using high-resolution 20 MHz ultrasound imaging: a monocenter prospective study and systematic review of the literature. Ultrasound Med Biol，2009，35：1411-1420.

[16] Machet L，Nemeth-Normand F，Giraudeau B，et al. Is ultrasound lymph node examination superior to clinical examination in melanoma follow-up? A monocenter cohort study of 373 patients. Br J Dermatol，2005，152（1）：66-70.

[17] Xing Y，Bronstein Y，Ross MI et al. Contemporary diagnostic imaging modalities for the staging and surveillance of melanoma patients: a meta-analysis. J. Natl Cancer Inst. 2011，103：129-142.

[18] Dummer R，Hauschild A，Guggenheim M，et al. Melanoma: ESMO clinical practice guidelines for diagnosis，treatment and follow-up. Ann Oncol，2010，21（Suppl 5）：194-197.

[19] Voit C，van Akkooi AC，Schafer-Hesterberg G et al. Ultrasound morphology criteria predict metastatic disease of the sentinel nodes in patients with melanoma. J Clin Oncol，2010，28（5）：847-852.

[20] Melanoma，version 2. 2011. In: NCCN clinical practice guidelines in oncology. Fort Washington，PA: National

Comprehensive Cancer Network，2011.

[21] Xing Y，Bronstein Y，Ross MI，et al. Contemporary diagnostic imaging modalities for the staging and surveillance of melanoma patients：a meta-analysis. J Natl Cancer Inst，2011，103：129-142.

[22] Krug B，Crott R，Lonneux M，et al. Role of PET in the initial staging of cutaneous malignant melanoma：systematic review. Radiology，2008，249：836-844.

[23] Strobel K，Dummer R，Husarik DB，et al. High-risk melanoma：accuracy of FDG PET/CT with added CT morphologic information for detection of metastases. Radiology，2007，244（2）：566-574.

[24] Bier G，Hoffmann V，Kloth C，et al. CT imaging of bone and bone marrow infiltration in malignant melanoma Challenges and limitations for clinical staging in comparison to ^{18}FDG-PET/CT. Eur J Radiol，2016，85：732-738.

[25] Aukema TS，Valde's Olmos RA，Wouters WM，et al. Utility of preoperative ^{18}F-FDG PET/CT and brain MRI in melanoma patients with palpable lymph node metastases. Ann Surg Oncol，2010，17（10）：2773-2778.

[26] Iagaru A，Quon A，Johnson D，et al. 2-Deoxy-2-[F-18] fluoro-D-glucose positron emission tomography/computed tomography in the management of melanoma. Mol Imaging Biol，2007，9（1）：50-57.

[27] Gulec SA，Faries MB，Lee CC，et al. The role of fluorine-18 deoxyglucose positron emission tomography in the management of patients with metastatic melanoma：impact on surgical decision making. Clin Nucl Med，2003，28（12）：961-965.

[28] Buck AK，Herrmann K，Stargardt T，et al. Economic evaluation of PET and PET/CT in oncology：evidence and methodologic approaches. J Nucl Med Technol，2010，38（1）：6-17.

[29] Niebling MG，Bastiaannet E，Hoekstra OS，et al. Outcome of clinical stage III melanoma patients with FDG-PET and whole-body CT added to the diagnostic workup. Ann Surg Oncol，2013，20：3098-3105.

[30] Strobel K，Skalsky J，Steinert HC，et al. S-100B and FDG-PET/CT in therapy response assessment of melanoma patients. Dermatology，2007，215：192-201.

[31] Koo PJ，Klingensmith WC，Lewis KD，et al. Anti-CTLA4 antibody therapy related complications on FDG PET/CT. Clin Nucl Med，2014，39：93-96.

[32] Wong ANM，McArthur GA，Hofman MS，et al. The Advantages and Challenges of Using FDG PET/CT for Response Assessment in Melanoma in the Era of Targeted Agents and Immunotherapy. Eur J Nucl Med Mol Imaging，2017，44（Suppl 1）：67-77.

[33] Perng P，Marcus C，Subramaniam RM. ^{18}F-FDG PET/CT and Melanoma：Staging，Immune Modulation and Mutation-Targeted Therapy Assessment，and Prognosis. AJR，2015，205：259-270.

[34] McArthur GA，Puzanov I，Amaravadi R，et al. Marked，homogeneous，and early [^{18}F] fluorodeoxyglucose-positron emission tomography responses to vemurafenib in BRAF-mutant advanced melanoma. J Clin Oncol，2012，30：1628-1634.

[35] Carlino MS，Saunders CA，Haydu LE，et al. (18)F-labelled fluorodeoxyglucose-positron emission tomography（FDG-PET）heterogeneity of response is prognostic in dabrafenib treated BRAF mutant metastatic melanoma. Eur J Cancer，2013，49：395-402.

[36] van der Hiel B，Haanen JBAG，Stokkel MPM，et al. REPOSIT study group. Vemurafenib plus cobimetinib in unresectable stage IIIc or stage IV melanoma：response monitoring and resistance prediction with positron emission tomography and tumor characteristics（REPOSIT）：study protocol of a phase II，open-label，multicenter study. BMC Cancer，2017，17（1）：649.

[37] Strobel K，Dummer R，Steinert HC，et al. Chemotherapy response assessment in stage IV melanoma patients-comparison of 18F-FDG-PET/CT，CT，brain MRI，and tumor marker S-100B. Eur J Nucl Med Mol Imaging，2008，35：1786-1795.

[38] Beasley GM，Parsons C，Broadwater G，et al. A multicenter prospective evaluation of the clinical utility of F-18 FDG-PET/CT in patients with AJCC stage IIIB or IIIC extremity melanoma. Ann Surg，2012，256：350-356.

[39] Schmitt RJ，Kreidler SM，Glueck DH，et al. Correlation between early 18F-FDG PET/CT response to BRAF and MEK inhibition and survival in patients with BRAF-mutant metastatic melanoma. Nucl Med Commun，2016，37（2）：122-128.

[40] Peric B，Zagar I，Novakovic S，et al. Role of serum S100B and PET-CT in follow-up of patients with cutaneous melanoma. BMC Cancer，2011，11：328.

[41] Pham TQ，Berghofer P，Liu X，et al. Preparation and biologic evaluation of a novel radioiodinated benzyl-piperazine，123I-MEL037，for malignant melanoma. J Nucl Med，2007，48（8）：1348-1356.

[42] Cachin F，Miot-Noirault E，Gillet B，et al. (123)I-BZA2 as a melanin-targeted radiotracer for the identification of melanoma metastases：results and perspectives of a multicenter phase III clinical trial. J Nucl Med，2014，55：15-22.

[43] Ren G，Miao Z，Liu H，et al. Melanin-targeted preclini-

cal PET imaging of melanoma metastasis. J Nucl Med, 2009, 50（10）: 1692-1699.

[44] Rbah-Vidal L, Vidal A, Besse S, et al. Early detection and longitudinal monitoring of experimental primary and disseminated melanoma using ［(18)F］ICF01006, a highly promising melanoma PET tracer. Eur J Nucl Med Mol Imaging, 2012, 39（9）: 1449-1461.

[45] 冯洪燕, 兰晓莉, 夏晓天, 等. 恶性黑色瘤新型正电子显像剂 18F-5-FPN 的制备及临床研究. 中华核医学与分子影像杂志, 2016, 36（2）: 116-121.

[46] Feng H, Xia X, Li C, et al. Imaging malignant melanoma with（18）F-5-FPN. Eur J Nucl Med Mol Imaging, 2016, 43: 113-122.

[47] Wu SY, Huang SP, Lo YC, et al. Synthesis and preclinical characterization of ［18F］FPBZA: a novel PET probe for melanoma. Biomed Res Int, 2014, 2014: 912498.

[48] Garg PK, Nazih R, Wu Y, et al. 4-11C-Methoxy N-（2-Diethylaminoethyl）Benzamide: A Novel Probe to Selectively Target Melanoma. J Nucl Med, 2017, 58: 827-832.

[49] Trencsenyi G, Denes N, Nagy G, et al. Comparative preclinical evaluation of 68Ga-NODAGA and 68Ga-HBED-CC conjugated procainamide inmelanoma imaging. J Pharm Biomed Anal. 2017, 139: 54-64.

[50] Froidevaux S, Calame-Christe M, Schuhmacher J, et al. A gallium-labeled DOTA-alpha- melanocyte- stimulating hormone analog for PET imaging of melanoma metastases. J Nucl Med, 2004, 45（1）: 116-123.

[51] Gábor Nagy, Noémi Dénes, Adrienn Kis, et al. Preclinical evaluation of melanocortin-1 receptor（MC1-R）specific 68Ga and44Sc-labeled DOTA-NAPamide in melanoma imaging. Eur J Pharm Sci. 2017, 106: 336-344.

[52] Thompson S, Ballard B, Jiang Z, et al. 166Ho and 90Y labeled 6D2 monoclonal antibody for targeted radiotherapy of melanoma: comparison with 188Re radiolabel. Nucl Med Biol, 2014, 41: 276-281.

[53] W Wei, EB Ehlerding, X Lan, et al. PET and SPECT imaging of melanoma: the state of the art. Eur J Nucl Med Mol Imaging, 2018, 45: 132-150.

[54] Fujinaga M, Xie L, Yamasaki T, et al. Synthesis and evaluation of 4-halogeno-N-［4-［6-（isopropylamino）pyrimidin-4-yl］-1, 3-thiazol-2-yl］-N-［11C］methylbenzamide for imaging of metabotropic glutamate 1 receptor

inmelanoma. J Med Chem, 2015, 58: 1513-1523.

[55] Beaino W, Anderson CJ. PET imaging of very late antigen-4 in melanoma: comparison of 68Ga- and 64Cu-labeled NODAGA and CB-TE1A1P-LLP2A conjugates. J Nucl Med, 2014, 55: 1856-1863.

[56] Gai Y, Sun L, Hui W, et al. New Bifunctional Chelator p-SCN-PhPr-NE3TA for Copper-64: Synthesis, Peptidomimetic Conjugation, Radiolabeling, and Evaluation for PET Imaging. Inorg Chem, 2016, 55: 6892-6901.

[57] Nedrow JR, Josefsson A, Park S, et al. Imaging of programmed death ligand-1（PD-L1）: impact of protein concentration on distribution of anti-PD-L1 SPECT agent in an immunocompetent melanoma murine model. J Nucl Med, 2017, 58（10）: 1560-1566.

[58] Jiang L, Tu Y, Hu X, et al. Pilot Study of 64Cu（I）for PET Imaging of Melanoma. Sci Rep, 2017, 7: 2574.

[59] Vag T, Gerngross C, Herhaus P, et al. First Experience with Chemokine Receptor CXCR4-Targeted PET Imaging of Patients with Solid Cancers. J Nucl Med, 2016, 57: 741-746.

[60] Zheng H, Chen G, DeLouise LA, et al. Detection of the cancer marker CD146 expression in melanoma cells with semiconductor quantum dot label. J Biomed Nanotechnol, 2010, 6（4）: 303-311.

[61] Kim MJ, Lee JY, Nehrbass U, et al. Detection of melanoma using antibody-conjugated quantum dots in a coculture model for high-throughput screening system. Analyst, 2012, 137（6）: 1440-1445.

[62] Tchounwou C, Sinha SS, Viraka Nellore BP, et al. Hybrid Theranostic Platform for Second Near-IR Window Light Triggered Selective Two-Photon Imaging and Photothermal Killing of Targeted Melanoma Cells. ACS Appl Mater Interfaces, 2015, 7（37）: 20649-20656.

[63] Qin C, Hu F, Arnous MMR, et al. Detection of Non-FDG-Avid Residual Sinonasal Malignant Melanoma in the Skull Base With 11C-Choline PET and Contrast-Enhanced MRI. Clin Nucl Med, 2017, 42（11）: 885-886.

[64] Nguyen NC, Yee MK, Tuchayi AM, et al. Targeted Therapy and Immunotherapy Response Assessment with F-18 Fluorothymidine Positron-Emission Tomography/Magnetic Resonance Imaging in Melanoma Brain Metastasis: A Pilot Study. Front Oncol, 2018, 8: 18.

第六十七章

卵 巢 癌

第一节 概 述

卵巢癌是女性生殖系统常见肿瘤,发病率次于宫颈癌,死亡率居妇科恶性肿瘤首位。卵巢癌分为原发性肿瘤和继发性肿瘤两类,绝大多数是原发性肿瘤。卵巢癌组织病理学类型繁多,主要为上皮源性卵巢癌,约占卵巢癌的90%,包括4种主要的亚型:浆液性囊腺癌、黏液性囊腺癌、子宫内膜样腺癌、透明细胞癌;其他少见的类型包括:卵巢低度恶性潜能肿瘤(边界性上皮卵巢肿瘤)、类固醇细胞肿瘤、生殖细胞肿瘤、性索-间质肿瘤、卵巢恶性米勒管混合瘤。

卵巢癌发病机制未明,卵巢癌的危险因素包括:电离辐射、石棉、滑石粉、未产、未孕、>35岁初次生产、激素治疗和盆腔炎症。初次生产≤25岁、口服避孕药和母乳喂养能将卵巢癌的发病风险减低30%~60%。BRCA1和BRCA2基因型突变、林奇综合征家族史均与卵巢癌发生有关。

一、主要症状

卵巢癌患者症状缺乏特异性,如腹胀、腹痛、下腹部不适、尿频、尿急等,容易被忽视,特别是卵巢癌早期患者,可以无症状。如果上述新发并症状频繁出现,则应提高警惕。

二、常规诊断

目前临床用于卵巢癌的检查项目包括实验室检查、常规影像检查及分子影像检查。实验室检查项目包括CA125、HE4、AFP、抑制素等,血清CA125是目前最常用的生化标志物,HE4在浆液性、上皮性及透明细胞卵巢癌中高表达,在未分化及黏液性卵巢癌中几乎不表达。HE4在早期的卵巢癌中的敏感性和特异性均高于CA125,可用于卵巢癌的早期诊断及辅助监测治疗效果。将CA125和HE4结合,有助于提高卵巢癌诊断的敏

感性和特异性。常规影像检查包括超声、CT和MRI;分子影像检查主要为PET/CT和PET/MR。CA125简便,敏感性较高,但在结核、子宫内膜异位症和炎症时会出现假阳性。超声简便,安全,是卵巢癌初步诊断的首选检查方式,但容易因患者体型、腹水和腹壁厚薄等因素的影响而出现漏诊。CT和MRI能准确判定肿瘤的大小、形态及其与周围组织的关系,但是难以评估直径<10mm的病灶,特别是淋巴结转移灶,在卵巢癌的临床应用中有一定的局限性。PET/CT不但能够对卵巢癌患者的全身病灶进行精确的解剖定位,而且能够在分子水平提供代谢变化的独特信息,对卵巢癌的诊断、分期、再分期、指导治疗、监测疗效和预测预后有重要作用。PET/MR将PET和MRI相结合,获得人体解剖结构、功能和代谢的全方位信息,是一项敏感性高、准确性好的无创性检查,在功能代谢与分子影像上实现了一体化,与PET/CT相比,能够使软组织显像更为清晰,更好地提升了图像质量,同时大幅度的减低了辐射剂量。

三、卵巢癌分期

我国卵巢癌分期2018年版仍然是采用2014年修订的FIGO卵巢癌分期系统及对应的TNM标准(表67-1)。

四、临床治疗

1. 细胞减灭术 对于分期早、低级别侵袭性肿瘤等低危卵巢肿瘤和I期卵巢癌,如若患者有生育需求,可行单侧输卵管、卵巢切除术。对于II、III、IV期卵巢癌,细胞减灭术是标准治疗和首选治疗。通过细胞减灭术能对卵巢癌患者进行全面的肿瘤分期,并尽量去除所有的病灶,对可耐受的患者也可扩大手术范围。

2. 新辅助治疗 新辅助治疗是指通过化疗、放疗或其他治疗,降低患者手术前的肿瘤负荷。对

表 67-1 2014 年卵巢癌 FIGO 分期及对应的 TNM

FIGO 分期	定义	TNM
I	肿瘤局限于卵巢	T_1
I A	肿瘤局限于一侧卵巢（包膜完整），卵巢表面无肿瘤，腹水或腹腔灌洗未找到癌细胞	T_1a
I B	肿瘤局限于双侧卵巢（包膜完整），卵巢表面无肿瘤，腹水或腹腔灌洗未找到癌细胞	T_1b
I C	肿瘤局限于单侧或双侧卵巢，并伴有以下任何一项： C1：手术导致肿瘤破裂 C2：手术前肿瘤包膜已经破裂或卵巢表面有肿瘤 C3：腹水或腹腔灌洗发现癌细胞	T_1c
II	肿瘤累及一侧或双侧卵巢并有盆腔扩散（在骨盆入口平面以下）	T_2
II A	肿瘤蔓延至卵巢	T_2a
II B	肿瘤蔓延至其他盆腔内组织	T_2b
III	肿瘤累及单侧或双侧卵巢、伴有盆腔外腹膜转移或腹膜后淋巴结转移	T_3
III A1	仅有腹膜后淋巴结转移	T_1, T_2, T_3aN_1
III A1（i）	转移灶最大直径≤10mm	
III A1（ii）	转移灶最大直径>10mm	
III A2	显微镜下盆腔外腹膜转移，伴或不伴腹膜后淋巴结转移	T_3a/T_3aN_1
III B	肉眼可见盆腔外腹膜转移，病灶最大直径≤2cm，伴或不伴腹膜后淋巴结转移	T_3b/T_3bN_1
III C	肉眼可见盆腔外腹膜转移，病灶最大直径>2cm，伴或不伴腹膜后淋巴结转移（注1）	T_3c/T_3cN_1
IV	腹腔外的远处转移	任何 T，任何 N，M_1
IV A	胸腔积液中发现癌细胞	
IV B	腹腔外脏器实质转移（包括腹股沟淋巴结、腹腔外淋巴结转移）（注2）	

注：1. 包括肿瘤蔓延至肝、脾包膜，但未累及脏器实质；2. 脏器实质转移属于IVB期

于病灶范围大且难以手术的III、IV期卵巢癌，可以先明确患者的病理类型，然后进行新辅助治疗。

3. 化疗 上皮源性卵巢癌患者细胞减灭术后接受化疗，称为辅助化疗。包括静脉治疗和腹腔灌注。静脉化疗是细胞减灭术后预防卵巢癌腹腔种植转移的常用方法，但是局部有效药物浓度低、疗效欠佳。腹腔热灌注化疗是一种新型的化疗方法，即在热疗的同时给予化疗药物灌注，将热疗和灌注化疗的优势相结合，能更为有效的杀灭卵巢癌细胞、预防术后腹腔种植转移。

4. 放疗 对于复发的卵巢癌患者，局部姑息性放疗有一定的治疗效果。

五、临床随访

在初始手术和化疗后，随访以监测卵巢癌的进程。常用的监测项目包括 CA125、超声、CT、MRI 和 PET/CT。卵巢癌患者经手术及化疗后可达到临床缓解，但是几乎 20%~30% 的早期卵巢癌患者和 50%~70% 的晚期卵巢癌患者会出现复发。卵巢癌晚期患者的生存率较低，卵巢癌III期患者的 5 年生存率为 20%~40%，IV期患者的 5 年生存率仅为 10%。

第二节 PET/CT 在卵巢癌中的应用

PET 常用的显像剂是 ^{18}F-FDG，^{18}F-FDG PET/CT 在评估卵巢癌方面有显著的优势，不仅能精确定位原发灶及转移灶，而且能提供有效的代谢信息，在诊断、分期、治疗、预后、复发和再分期中有重要作用，有助于优化治疗方案、减少治疗费用、提高生活质量、延长生存时间。

一、诊断价值

卵巢恶性肿瘤的特征是葡萄糖代谢显著增高，病变部位的 ^{18}F-FDG 摄取也相应的增加。融合了功能和解剖图像的 ^{18}F-FDG PET/CT 在本底和肿瘤之间的高强度对比，能够准确地反映病灶的解剖和代谢双重信息，更有助于提高卵巢肿瘤诊断

的准确性（图 67-1）。Nam 等以 133 例疑似卵巢癌的患者为研究对象，以术后病理结果为评判标准，比较了 ^{18}F-FDG PET/CT、超声、CT 和 MRI 对病灶的检出情况。该研究结果表明 ^{18}F-FDG PET/CT 显像诊断卵巢癌的敏感性、特异性和准确性均优于超声、CT 和 MRI 检查。Castellucci 等的研究显示：^{18}F-FDG PET/CT 诊断卵巢癌的敏感性、特异性和准确性分别为 87%、100% 和 92%，显著优于超声（敏感性、特异性和准确性分别为 90%、61% 和 80%）。^{18}F-FDG PET/CT 鉴别卵巢恶性肿瘤 / 交界性肿瘤与良性肿瘤准确性是 92%，超声、CT 和 MRI 的准确性分别为 83%、75% 和 75%。Kitajima 等的研究也表明，^{18}F-FDG PET/CT 显像能够较好的鉴别卵巢肿瘤的良恶性。该研究中良性肿瘤和恶性肿瘤的 SUV_{max} 值有显著的差异，Ⅰ、Ⅱ、Ⅲ、Ⅳ期卵巢癌原发灶的 SUV_{max} 也有显著的差异。以 SUV_{max} 2.75 作为截断点鉴别诊断卵巢恶性肿瘤和交界性 / 良性肿瘤，敏感性、特异性和准确性分别为 86.3%、73.7% 和 82.0%。Tanizaki 等的研究显示，以 SUV_{max} 2.9 为截断点，^{18}F-FDG PET/CT 诊断卵巢癌的敏感性和特异性分别为 80.6% 和 94.6%，阳性预测值为 91.5%，阴性预测值为 87.1%。虽然恶性肿瘤的 SUV_{max} 值高于良性 / 交界线肿瘤，但是并没有明确的截断

点，能够完全区分卵巢良性和恶性肿瘤。^{18}F-FDG PET/CT 诊断卵巢癌有如此高的准确性和特异性，一方面是因为通过 SUV_{max} 这一半定量指标显示病灶摄取 ^{18}F-FDG 的程度，判断卵巢肿瘤的良恶性；另一方面是因为依据 ^{18}F-FDG PET/CT 扫描图像能鉴别腹腔及盆腔淋巴结与卵巢之间有无关联，进而评估卵巢肿瘤的良恶性。虽然 ^{18}F-FDG PET/CT 在诊断卵巢癌中有很好的临床应用价值，但是卵巢癌原发灶的 SUV_{max} 值与病理类型之间是否存在相关性仍旧存在争议。Karantanis 等的研究表明，浆液性癌和子宫内膜样癌的 SUV_{max} 值无显著差异，^{18}F-FDG PET/CT 不能用于诊断卵巢癌的组织病理学类型。

二、临床分期

卵巢癌的准确分期有助于指导制订个体化治疗方案，对减少复发、改善预后和提高生存质量均有重要作用。^{18}F-FDG PET/CT 能准确地探测到肿瘤的原发灶、腹盆腔淋巴结转移及远处转移，在卵巢癌分期方面与手术分期有较高的一致性，是诊断卵巢癌腹腔外转移的首选影像检查（图 67-2）。Nam 等的研究表明：以手术分期为参照标准，^{18}F-FDG PET/CT 对卵巢癌分期的符合率高达 78%。Castellucci 等研究也显示卵巢癌 ^{18}F-FDG

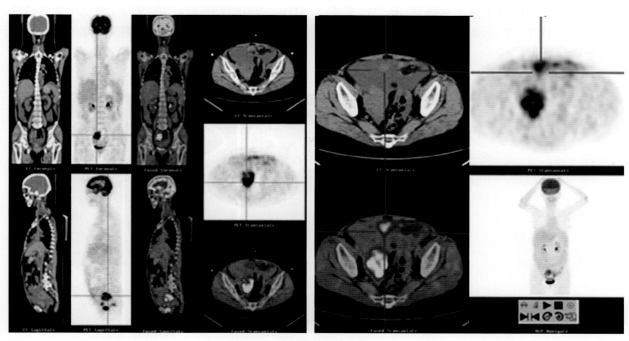

图 67-1　右侧卵巢高级别浆液癌

患者，女，58 岁，PET/CT 发现盆腔右侧软组织团块（卵巢），代谢异常增高，考虑为恶性肿瘤性病变伴大网膜转移。行剖腹探查术 + 双侧附件 + 大网膜 + 阑尾切除术。术后病理：右侧卵巢高级别浆液癌累及输卵管浆膜面及网膜转移

PET/CT 分期与病理分期的一致性高达 69%，显著优于 CT，因为 CT 容易漏诊肝脏、纵隔、胸膜和左锁骨上淋巴结转移。而且，治疗前行 ^{18}F-FDG PET/CT，原发灶 SUV$_{max}$ 值大小与 FIGO 分期密切相关。^{18}F-FDG PET/CT 在卵巢癌分期中的应用，显著优于 CT 和 MRI，一方面是因为 CT 和 MRI 存在一定的局限性：虽然 CT 和 MRI 能确定卵巢癌原发灶的大小、形态及其与周围组织结构的关系，也能探测到淋巴结转移，但是无法分辨直径 <10mm 的淋巴结是否为转移灶；另一方面是因为 ^{18}F-FDG 存在着巨大的优势：^{18}F-FDG PET/CT 基于恶性肿瘤细胞对 FDG 的高摄取，能探测到直径为 5～9mm 的微小淋巴结转移；更重要的是 ^{18}F-FDG PET/CT 不仅能提供肝脏、腹膜的转移信息，还提供腹盆腔以外的转移信息，如锁骨上淋巴结、纵隔淋巴结、胸膜和骨转移。^{18}F-FDG PET/CT 能准确诊断腹膜后、纵隔及锁骨上淋巴结转移，其敏感性、特异性和准确性分别为 83.3%、98.2% 和 95.6%。卵巢癌淋巴结转移的荟萃分析表明：^{18}F-FDG PET/CT 显像诊断淋巴结转移的敏感性和特异性分别为 73.2% 和 96.7%，CT 诊断的敏感性和特异性分别为 42.6% 和 95.0%，MRI 诊断的敏感性和特异性分别为 54.7% 和 88.3%。Nam 等人对 95 例卵巢癌患者行术前 ^{18}F-FDG PET/CT 检查，15 例卵巢癌患者发现腹腔外淋巴结转移，10 例卵巢癌患者有锁骨上淋巴结转移，研究结果表明 ^{18}F-FDG PET/CT 是诊断卵巢癌腹腔外转移的首选影像检查。

三、疗效监测

虽然大多数卵巢癌在初次化疗时有效，但是仍旧存在治疗效果差甚至无效的患者。因此，有必要对卵巢癌患者的治疗效果进行监测和早期评估，便于及时发现化疗无效的患者，调整治疗方案，预防不利影响，降低治疗成本。目前评估治疗效果最广泛的标准是实体瘤疗效评价标准（Response Evaluation Criteria in Solid Tumors, RECIST）：即通过比较治疗前后的肿瘤大小来评估卵巢癌及其他恶性肿瘤的治疗效果。但肿瘤大小的变化通常要在治疗后 2～3 个月才能被 CT 和 MRI 探测到。对于许多肿瘤患者，治疗后的葡萄糖代谢变化通常优先于形态学变化，因此，与 CT 和 MRI 相比，^{18}F-FDG PET/CT 能更早发现化疗有效和无效的卵巢癌患者（图 67-3）。Nishiyama 等以卵巢癌术后接受化疗的患者为研究对象，以病理结果为参考标准，评估患者化疗前后 SUV$_{max}$ 的变化与化疗效果之间的关系，结果表明化疗有效的患者 SUV$_{max}$ 将会降低，且其降低程度明显大于化疗无效的患者，说明化疗后 SUV$_{max}$ 降低及其降低程度能预测卵巢癌的化疗效果。Avril 等以卵巢癌术后接受化疗的患者为研究对象，评估患者第一和第三周期化疗后与化疗前 SUV$_{max}$ 的变化与生存时间之间的关系，结果表明化疗第一周期后 SUV$_{max}$ 较治疗前减少 20% 以上，能更准确的预测患者的结局，有望于早期预测完整的化疗效果。Vallius 等以 26 例晚期卵巢癌患者为研究对象，诊

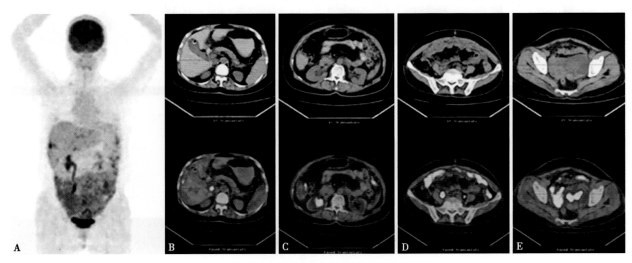

图 67-2　卵巢恶性肿瘤伴腹腔转移

患者，女，47 岁。A～E. PET/CT 示盆腔左侧（卵巢）病变，代谢异常增高，肝门区淋巴结、肝包膜、网膜、腹膜和肠系膜增厚，代谢异常增高，考虑为卵巢恶性肿瘤伴腹腔转移。临床行盆腔左侧病变活检，病理证实为（左侧）卵巢高级别浆液癌

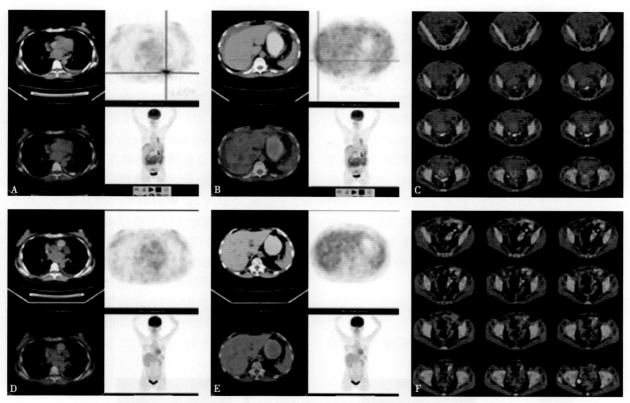

图 67-3　卵巢癌治疗前后疗效评估

患者，女，49 岁。A～C. PET/CT 诊断为子宫后方（附件）病变，代谢增高，左侧胸膜、右侧膈腹膜、大网膜增厚，代谢增高，提示卵巢癌伴多发转移；D～F. 行子宫 + 双侧附件 + 大网膜 + 阑尾切除术，术后病理为双侧卵巢低分化腺癌伴转移，化疗 4 周期 PET/CT 复查，病灶活性受到抑制，提示治疗有效

断后行首次 ^{18}F-FDG PET/CT 显像，新辅助化疗后，细胞减灭术前行第二次 ^{18}F-FDG PET/CT 显像。通过腹腔镜和细胞减灭术获得新辅助化疗前后的网膜样本。将新辅助化疗前后网膜的组织病理学变化，与两次 ^{18}F-FDG PET/CT 中 SUV$_{max}$ 值下降的幅度相比较，将新辅助化疗前后 SUV$_{max}$ 减低 57% 作为截断点，研究 SUV$_{max}$ 降低情况与组织病理学变化之间的关系。^{18}F-FDG PET/CT 探测到无组织病理学变化病灶的敏感性为 89%，特异性为 88%。研究结果表明，^{18}F-FDG PET/CT 有助于鉴别新辅助化疗无效的卵巢癌患者，能早期预测新辅助化疗治疗的效果。

四、复发和再分期

　　卵巢癌经手术及化疗后能达到临床治愈的标准，但是容易复发，卵巢癌Ⅲ期患者 2 年复发率是 75%～80%，Ⅳ期患者 2 年复发率达 90%～95%。早期诊断肿瘤复发有助于选择更好的治疗方案，提高生活质量、延长生存时间。^{18}F-FDG PET/CT 不仅能早期诊断卵巢癌复发的常见部位，如腹盆腔淋巴结，还能准确诊断肝脏、脾脏、肺、胸膜、骨骼及锁骨上淋巴结等远处转移，是诊断复发和再次治疗后随访的最佳检查方法。^{18}F-FDG PET/CT 诊断卵巢癌复发的敏感性为 88.2%～98.3%，特异性 71.4%～100%，准确性 71.4%～97%。Gu 等荟萃分析比较 ^{18}F-FDG PET/CT、CT 和 MRI 诊断卵巢癌复发的准确性。^{18}F-FDG PET/CT 敏感性和特异性分别为 91% 和 88%，CT 的敏感性和特异性分别为 79% 和 84%，MRI 的敏感性和特异性分别为 75% 和 85%。结果表明，^{18}F-FDG PET/CT 显像诊断卵巢癌复发的敏感性和特异性高于 CT 和 MRI，该研究进一步表明当患者 CA125 水平升高、而其他影像学检查为阴性或不确定时，^{18}F-FDG PET/CT 显像具有重要作用。

　　^{18}F-FDG PET/CT 显像不仅能早期有效的诊断卵巢癌复发，而且能显示复发病灶的大小、局部浸润程度及远处转移情况，在卵巢癌的再分期中也有重要作用（图 67-4）。Iagaru 等的研究表明，^{18}F-FDG PET/CT 在卵巢癌的再分期方面其敏感性和特异性分别为 88% 和 88%，明显高于

常规检查。当以长期临床随访为诊断的参考标准时，^{18}F-FDG PET/CT 对卵巢癌患者再分期的准确性非常高，其敏感性、特异性和准确性分别为 73%～100%、71%～100% 和 83%～100%。以病理结果为参考标准，^{18}F-FDG PET/CT 对卵巢癌患者再分期的敏感性、特异性和准确性分别为 53%～83%、40%～86% 和 72%～77%。虽然与二次剖腹探查后的病理结果相比，^{18}F-FDG PET/CT 显像评估卵巢癌再分期的准确性较低，但是二次剖腹探查有侵入性损伤，对确定腹腔及盆腔外的转移灶帮助不大，不但价格昂贵，而且影响后期的生存质量。应用 ^{18}F-FDG PET/CT 非侵入性的检查方式评估卵巢癌复发患者的再分期，将会是一个更好的选择。

五、预测预后

卵巢癌预后的准确预测有助于实现个体化治

疗，对延迟生存时间、提高生存质量有重要价值。Liao 等回顾性分析 47 例上皮源性卵巢癌术后行 ^{18}F-FDG PET/CT 全身显像的病例，获得单个病灶的 SUV_{max}、SUV_{mean}、肿瘤代谢体积（metabolic tumor volume，MTV）、糖酵解总量（total lesion glycolysis，TLG），病灶 MTV 和 TLG 总和分别为全身肿瘤代谢体积（whole body metabolic tumor volume，WBMTV）和全身病灶糖酵解总量（whole body total lesion glycolysis，WBTLG）。对年龄、患者病灶中的最大 SUV_{max}、WBMTV、WBTLG、FIGO 分期和肿瘤细胞的分化程度进行多因素分析，发现 WBTLG 与患者预后之间的关联有统计学意义，是上皮源性卵巢癌术后患者预后的预测因素（HR 1.043，95% 置信区间 1.01～1.078，$p=0.011$）。将 WBTLG 值分为三组，对其进行生存分析（Kaplan-Meier 法），结果表明：生存时间随着 WBLTG 的增加而明显缩短（$\chi^2=65.472$，$p<0.001$），提示

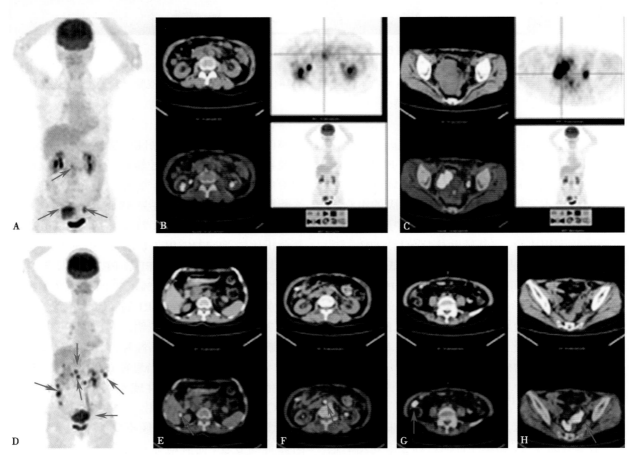

图 67-4　卵巢癌治疗后复发监测

患者，女，55 岁。A～C. PET/CT 示盆腔内肿块代谢增高，腹膜后淋巴结肿大代谢增高，考虑为卵巢癌伴淋巴结转移；D～H. 行腹腔镜下全子宫＋双侧附件＋大网膜切除术＋盆腔减瘤术。术后病理：双侧卵巢高级别浆液性癌伴腹腔淋巴结转移。化疗 6 疗程后复查 PET/CT，显示相当于阴道残端上方异常软组织影代谢异常增高，肝肾间隙、腹膜后、系膜区及盆腔内多发淋巴结代谢异常增高，考虑为卵巢癌复发 / 转移

^{18}F-FDG PET/CT 的 WBTLG 可以作为卵巢癌术后患者的独立预后预测因素。Caobelli 等对 10 个中心的 168 例经过前期治疗（手术或放化疗）的卵巢癌患者行 ^{18}F-FDG PET/CT 检查，测量局部复发、淋巴结转移和远处转移的病灶范围、SUV_{max} 和 SUV_{mean}，根据 ^{18}F-FDG PET/CT 获得的病灶参数对患者进行再分期，随访 3～4 年后，根据卵巢癌患者的无病生存期（progression-free survival，PFS）和总生存期（overall survival，OS）绘制生存曲线（Kaplan-Meier curves），通过 Cox 回归分析，评估 ^{18}F-FDG PET/CT 中每个参数对卵巢癌复发的预测价值，并与 FIGO 分期进行比较，结果发现 ^{18}F-FDG PET/CT 对卵巢癌患者进行分期，能更好地预测预后，分析 168 例卵巢癌患者的数据，FIGO Ⅰ～Ⅱ期但 PET 阴性的卵巢癌患者，生存期明显长于 FIGO 分期相同但 PET 阳性的患者（$p = 0.01$）。这就意味着，对 FIGO 相同的卵巢癌患者，^{18}F-FDG PET/CT 显示的代谢参数对预后有更好的预测价值，能够准确预测疾病的进展和死亡结局，从而有助于临床及早制订合适的治疗方案。

六、^{18}F-FDG 的局限性

PET 目前常用的显像剂是 ^{18}F-FDG，容易受到女性生理周期的影响，在评估非恶性状态方面有一定的局限性。绝经前妇女，卵巢在排卵期和黄体期早期均会有生理性摄取 ^{18}F-FDG，输卵管在月经中期也会生理性摄取 ^{18}F-FDG。上述生理性摄取会降低 PET 对卵巢癌诊断的准确性。肠道对 ^{18}F-FDG 的生理性摄取有时也会干扰卵巢癌的诊断。而 PET/CT 中的 CT 能对 ^{18}F-FDG 高摄取区精确定位，并提供相应的结构特征，有助于减低生理性摄取造成的影响。在月经期前一周或月经期后数天行 ^{18}F-FDG PET/CT，也能减少生理性摄取对卵巢癌诊断的干扰，因此，^{18}F-FDG PET/CT 用于卵巢癌诊断具有一定假阳性。虽然大多数良性肿瘤对 ^{18}F-FDG 摄取不高，但是仍然有部分良性肿瘤会导致 ^{18}F-FDG 高摄取，如畸胎瘤、纤维瘤、黄体囊肿、皮样囊肿和浆液性囊腺瘤等。

^{18}F-FDG PET/CT 诊断卵巢肿瘤也有一定假阴性。一方面 PET/CT 难以检测出直径 ≤5mm 的肿瘤，特别是在高本底的腹腔和盆腔，难以探测到微小肿瘤病灶，从而影响卵巢癌患者的初步分期和再分期，临床上必要时需要加采延迟显像以帮助提高诊断的敏感性和特异性。虽然卵巢恶性肿瘤常能较高的摄取 ^{18}F-FDG，但是由于 PET 空间分辨率低及部分容积效应，某些存在微小实体结构或者细胞密度较低的恶性肿瘤，其 ^{18}F-FDG 摄取微弱，也会造成假阴性结果。另一方面 ^{18}F-FDG PET/CT 难以区分交界性肿瘤，虽然交界性肿瘤为低度恶性，但是交界性肿瘤常常无 ^{18}F-FDG 摄取或摄取很低，因为其主要由浆液性和黏液性细胞组成。

七、其他显像剂的应用

^{18}F-FDG 作为常规显像剂应用于 PET/CT 有一定的局限性，目前一些新的显像剂如放射性核素比较的核苷酸（FLT）、甲硫氨酸（MET）、雌激素受体（ER）等已用于临床，主要用于评估卵巢癌的治疗效果，有助于实现个体化治疗，减少复发，延长生存时间。

大约 70% 的卵巢癌中有雌激素受体 α（ERα）高表达，可为卵巢癌的靶向治疗提供新的思路。16α-^{18}F-氟-17β-雌二醇（16α-[^{18}F]-17β-estradiol，^{18}F-FES）是雌二醇衍生物，由雌二醇的环戊烷多氢菲结构 D 环被位 16 位的氢被 ^{18}F 代替而形成，具有与雌二醇相当的生物活性，能够与雌激素受体特异性结合。以 ^{18}F-FES 为显像剂的 PET/CT 显像，能够无创、清晰的显示卵巢癌细胞内雌激素受体的分布及生物活性等信息，用于筛查适合内分泌治疗的卵巢癌患者。Kruchten 等对 15 例卵巢癌患者在细胞减灭术前行 ^{18}F-FES PET/CT 检查，^{18}F-FES PET/CT 探测到的病灶数目与细胞减灭术后 ERα 免疫组织化学结果一致。当截断点为 SUV_{max} 1.8 时，^{18}F-FES PET/CT 诊断 ERα 阳性与阴性的敏感性为 79%，特异性为 100%。研究结果表明：^{18}F-FES PET/CT 能无创、可靠的评估上皮源性卵巢癌中 ERα 的表达信息，对预测卵巢癌内分泌治疗效果和预后、筛选适合内分泌治疗的患者具有独特的价值。

^{11}C-甲硫氨酸（^{11}C-methionine，^{11}C-MET）是氨基酸类显像剂，能反映肿瘤氨基酸的转运、代谢和蛋白质合成。^{11}C-MET PET 能在肿瘤的诊断、分期、放疗靶区勾画和疗效评估中发挥重要作用。早在 1995 年就有研究者对 4 例卵巢良性病变、2 例卵巢交界性肿瘤和 7 例卵巢癌患者进行 ^{11}C-MET PET 显像，良性和交界性肿瘤均无 ^{11}C-MET 摄取，恶性肿瘤对 ^{11}C-MET 摄取显著增高，表明 ^{11}C-MET PET 可用于卵巢癌的诊断。

第三节　PET/增强 CT 在卵巢癌的应用

目前使用的 ^{18}F-FDG PET/CT 的空间分辨率为 4～6mm，探查微小病变较困难。为了克服常规 PET/CT 的局限性，静脉注射 CT 碘造影剂及核素显像剂的 PET/contrast-enhanced CT（PET/ceCT）联合应用逐渐得到临床的肯定。同常规的非增强 CT 相比，增强对比和高辐射剂量的 CT 与 PET 联合，能更准确的区分病灶对 ^{18}F-FDG 的病理性摄取，以及血管、肠道及输尿管的生理性摄取。同单纯的增强 CT 相比，^{18}F-FDG PET/ceCT 显像不仅提高了对卵巢癌诊断和分期的准确性，而且有助于卵巢癌患者选择更合适的治疗方案。Kitajima 等以 132 例疑似卵巢癌复发的患者为研究对象，以病理结果和长期临床随访为参考标准，比较 ^{18}F-FDG PET/ceCT、^{18}F-FDG PET/CT 和 ceCT 的诊断准确性。研究结果显示 ^{18}F-FDG PET/ceCT 评估卵巢癌复发的敏感性、特异性和准确性均高于 ^{18}F-FDG PET/CT 和 ceCT。更重要的是，^{18}F-FDG PET/ceCT 显像能改善卵巢癌患者的治疗方案及临床决策。Tawalol 等对怀疑卵巢癌复发的 111 例患者行 ^{18}F-FDG PET/CT（低剂量的 CT）检查，然后立即行增强 CT 检查。以病理结果和长期临床随访为参考标准，比较 ^{18}F-FDG PET/ceCT、ceCT 诊断卵巢癌复发的准确性。^{18}F-FDG PET/ceCT 的敏感性、特异性、阴性预测值、阳性预测值和准确性分别为 96%、92%、90%、97% 和 95%；而单独的 ceCT 敏感性、特异性、阴性预测值、阳性预测值和准确性分别为 84%、59%、59%、84% 和 76%，与单纯的 ceCT 相比，^{18}F-FDG PET/ce-CT 诊断卵巢癌复发有更好的临床应用价值。

第四节　PET/MR 在卵巢癌中的应用

PET/MR 将 PET 和 MRI 相结合，提高了空间分辨率，改善了软组织对比度，获得了解剖、功能和代谢的全方位信息，是一项敏感性高、准确性好的无创性检查，实现高分辨率功能影像与分子影像一体化。与 PET/CT 相比，PET/MR 不但能降低辐射剂量，而且能够使盆腔结构显示得更为清晰，精确的探测卵巢癌原发灶 / 复发灶与周围软组织的关系，在卵巢癌的 T 分期和复发中有更好

的应用价值。

Queiroz 等对 26 例怀疑或者确诊妇科恶性肿瘤的患者（12 例卵巢癌，7 例宫颈癌，1 例外阴道癌，4 例子宫内膜癌）进行前瞻性研究。所有的患者通过 PET/CT 进行初步分期和再分期，然后行腹腔及盆腔 MRI 检查，通过分析 PET/CT/MRI 三模态数据来评估患者的病情。PET/CT 用于评估腹腔外转移；PET/CT 和 PET/MR 联合用于腹腔及盆腔病灶的评估。评估肿瘤原发灶的累及范围包括：子宫旁组织、阴道、子宫肌层、膀胱、直肠、腹壁和血管。比较 PET/CT 和 PET/MR 在探测病灶和勾画靶区之间的差异。PET/CT 和 PET/MR 均准确地诊断了 24 个原发灶 / 转移灶，11 个局部淋巴结转移和 14 个腹腔转移。全身 PET/CT 准确诊断了 5 例患者的远处转移，改变了一个患者的治疗方案。在诊断的 24 个原发灶 / 转移灶中，PET/MR 对其中 14 个病灶的诊断效能高于 PET/CT，对其中 10 个病灶的诊断效能与 PET/CT 相仿，该研究结果改变了 3 例患者的治疗方案。在卵巢癌患者中，PET/MR 对其中 5 例患者的诊断效能高于 PET/CT，对其中 6 例患者的诊断效能与 PET/CT 相仿；PET/MR 对 12 例患者靶区勾画的准确性高于 PET/CT，改变了 3 例患者的治疗方案；PET/MR 在肿瘤的再分期中，对 2 例患者的评估优于 PET/CT。研究结果表明，PET/MR 在诊断肿瘤原发灶 / 复发及勾画靶区方面，优于 PET/CT；在诊断淋巴结转移和腹部转移方面，PET/MR 和 PET/CT 无显著差异。

Kitajima 等对 30 例怀疑妇科恶性肿瘤盆腔复发的患者（宫颈癌 15 例，卵巢癌 9 例，子宫内膜癌 6 例），均进行盆腔 MRI（T_1WI、T_2WI 和增强）、低剂量 CT、PET 和 CT 增强检查，应用专用软件将 PET 和 MRI 的数据融合。以长期的临床随访和病理结果为判断复发的标准，诊断盆腔局部复发、盆腔淋巴结转移、盆腔骨转移和腹膜转移的阳性率分别是 53.3%（16 例）、26.7%（8 例）、10.0%（3 例）和 16.7%（5 例）。融合 PET/MR 诊断盆腔局部复发的敏感性、特异性和准确性分别是 87.5%、100% 和 93.3%；增强 MRI 诊断盆腔局部复发的敏感性、特异性和准确性分别是 87.5%、100% 和 93.3%；PET/ceCT 诊断盆腔局部复发的敏感性、特异性和准确性分别是 62.5%、100% 和 80.0%；PET/ldCT 诊断盆腔局部复发的敏感性、特异性和准确性分别是 50.0%、100% 和 73.3%；融合 PET/MR 诊断盆

腔局部复发的敏感性和准确性均高于 PET/ldCT（$p=0.041$）。融合 PET/MR 诊断盆腔淋巴结转移的敏感性、特异性和准确性分别是 87.5%、100% 和 96.7%；增强 MRI 诊断盆腔淋巴结转移的敏感性、特异性和准确性分别是 62.5%、100% 和 90.0%；PET/ceCT 诊断盆腔淋巴结转移的敏感性、特异性和准确性分别是 87.5%、100%、96.7%；PET/ldCT 诊断盆腔淋巴结转移的敏感性、特异性和准确性分别是 87.5%、95.5% 和 93.3%。融合 PET/MR 诊断盆腔骨转移的敏感性、特异性和准确性分别是 100%、100% 和 100%；增强 MRI 诊断盆腔骨转移的敏感性、特异性和准确性分别是 66.7%、100% 和 96.7%；PET/ceCT 诊断盆腔骨转移的敏感性、特异性和准确性分别是 66.7%、100% 和 96.7%；PET/ldCT 诊断盆腔骨转移的敏感性、特异性和准确性分别是 66.7%、100% 和 96.7%。融合 PET/MR 诊断腹膜转移的敏感性、特异性和准确性的分别是 80.0%、100% 和 96.7%；增强 MRI 诊断腹膜转移的敏感性、特异性和准确性分别是 60.0%、100% 和 93.3%；PET/ceCT 诊断腹膜转移的敏感性、特异性和准确性分别是 80.0%、100% 和 96.7%；PET/ldCT 诊断腹膜转移的敏感性、特异性和准确性分别是 60.0%、96.0% 和 96.7%。在诊断盆腔淋巴结转移、盆腔骨转移和腹膜转移方面，融合 PER/MRI 较其他方法无显著性优势。本研究结果表明：融合 PET/MR 将 MRI 和 PET 的优势融为一体，在诊断妇科恶性肿瘤盆腔复发中有显著价值。由于 MRI 没有辐射，并且有较好的软组织对比，使得全身 PET/MR 在肿瘤的应用中有更广阔的空间。

Beiderwellen 等对 19 例临床诊断复发的盆腔恶性肿瘤患者（11 例卵巢癌，8 例宫颈癌），行全身 PET/CT 检查，随后行全身 PET/MR 检查。扫描序列包括：①冠位 T_1W 3-D VIBE；②轴位抑脂 T_2W HASTE；③轴位 EPI；④冠位 T_2W TIRM；⑤盆腔轴位 T_1W 3-D VIBE；⑥盆腔矢位 T_2W TSE；⑦盆腔轴位 T_1W 3-D VIBE 增强；⑧轴位，抑脂全身 T_1W 3-D VIBE。以长期的临床随访和病理结果为判断复发的标准，19 例患者中，有 16 例患者出现复发。PET/CT 和 PET/MR 发现了 78 个病灶，其中 58 个为恶性病灶，20 个位良性病灶。在这 58 个病灶中，57 个病灶在 PET/CT 和 PET/MR 上均出现了高代谢的情况（PET/CT 显像的 SUV_{max} 为 8.2±4.1，PET/MR 的 SUV_{max} 为 9.2±5.3）。在诊断肺部良性病变方面，PET/CT 优于 PET/MR（$p<0.05$）。

在诊断恶性病灶方面，PET/MR 优于 PET/CT（$p<0.01$）。PET/MR 在诊断肝脏转移、局部复发和淋巴结转移方面，能提供更多的有价值的信息。PET/CT 在诊断肺转移和腹膜转移方面，能提供更多的诊断信息。本研究表明，PET/CT 和 PET/MR 在盆腔恶性肿瘤复发的诊断中，均有较好的临床应用价值，PET/MR 在鉴别良性和恶性肿瘤中，能够提供更多的有价值信息。与 PET/CT 比较，PET/MR 辐射量小，并且能更准勾画靶区，将会成为临床广泛应用的多模态影像。

第五节 新型分子探针在卵巢癌中的应用进展

化疗在卵巢癌治疗中占据着重要的地位。目前采用顺铂联合环磷酰胺、顺铂联合阿霉素联合环磷酰胺和顺铂联合紫杉醇等以顺铂为基础的联合治疗作为卵巢癌的一线化疗方案，虽然 75%～80% 的卵巢癌患者对一线化疗方案敏感，但是受到细胞固有的或获得的耐药性影响，仍有 20%～30% 的患者表现为原发耐药或化疗抵抗，而且部分患者在接受一线化疗后出现继发性化疗抵抗，导致化疗抵抗的问题越发突出，已经成为卵巢癌治疗的瓶颈。分子影像及靶向治疗是当今医学最具生命力的研究领域。随着生物技术的迅速发展，新的分子影像探针也取得了显著的成绩，在分子影像中显示出良好的应用前景。放射性核素标记的一些新的分子探针，已经用于研究卵巢癌化学治疗的早期疗效，为卵巢癌新型治疗策略提供依据。

（一）^{18}氟 - 胸腺嘧啶脱氧核苷

^{18}氟 - 胸腺嘧啶脱氧核苷（3′-deoxy-3′-^{18}F-fluorothymidine，^{18}F-FLT）是胸腺嘧啶的类似物，胸腺嘧啶核苷激酶 1 能使其发生磷酸化形成磷酸盐，在肿瘤细胞内堆积，能够反映肿瘤细胞的增殖状态。^{18}F-FLT PET 能无创的预测和评估卵巢癌的治疗效果。对异种移植的卵巢癌小鼠模型，分别予以卡铂、紫杉醇、贝利司他、APO866 治疗，在治疗前和治疗后不同的时间点，对小鼠模型进行 ^{18}F-FLT 和 ^{18}F-FDG 小动物 PET 显像。研究结果表明：^{18}F-FLT PET 可显示早期、短暂的治疗反应，^{18}F-FDG PET 可显示较晚但持久的治疗反应。与肿瘤基线相比，肿瘤容积 ^{18}F-FLT SUV_{max}、^{18}F-FDG SUV_{max} 在治疗后的第 7 天有显著的差

异。^{18}F-FLT SUV$_{max}$ 变化出现在肿瘤容积变化之前。^{18}F-FLT PET 还能用于评估卡铂抵抗的卵巢癌小鼠模型的治疗反应。此外，^{18}F-FLT PET 还能通过哺乳动物雷帕霉素（mTOR）抑制剂，早期监测卡铂抵抗的卵巢癌小鼠模型的治疗反应。

（二）乏氧显像

PET 肿瘤乏氧显像可用于评估实体瘤的乏氧状态，对肿瘤的治疗指导、疗效评估和预测预后有重要的临床应用价值。1-α-D-［5- 脱氧 -5′- 氟阿拉伯呋喃糖基］-2- 硝基咪唑备 1-α-D-［5′- 脱氧 -5′- 氟阿拉伯呋喃糖基］-2- 硝基咪唑（^{18}F-fluoroazomycin-arabinofuranoside，^{18}F-FAZA）是乏氧显像剂，^{18}F-FAZA PET 显像能够无创性显示实体瘤的乏氧状态，对指导化疗、监测疗效和预测预后有重要的应用价值。P-gp 是一种能够介导肿瘤细胞多药耐药的蛋白，与卵巢癌的发生和发展有关。为了监测 P-gp 抑制剂对卵巢癌的治疗效果，分别将 ^{18}F-FDG、^{18}F-FLT、^{18}F-FAZA 和 ^{11}C-MET 作为探针，对 P-gp 阳性和阴性的卵巢癌小鼠模型进行小动物 PET 显像。结果表明，^{18}F-FDG、^{18}F-FLT、^{18}F-FAZA 和 ^{11}C-MET 均可作为小动物 PET 显像的良好的显像剂，用于评估 P-gp 阳性和阴性的卵巢癌治疗效果。

（三）表皮生长因子受体显像

表皮生长因子受体 HER2 在卵巢癌组织中高度表达，并且 HER2 和卵巢癌的发生、发展及不良预后相关。以 ^{18}F 标记的抗 HER2 亲和体 Z$_{HER2: 2395}$ 探针 ^{18}F-NOTA-Z$_{HER2: 2395}$ 作为分子探针对卵巢癌小鼠模型进行小动物 PET 显像，结果表明 ^{18}F-NOTA-Z$_{HER2: 2395}$ 作为分子探针能够显示卵巢癌细胞中 HER2 的表达情况，未来可用于筛选适合 HER2 靶向治疗的卵巢癌患者。热休克蛋白 90（HSP90）可以与表皮生长因子受体 HER2 结合，稳定 HER2 的结构，对肿瘤的发生发展起重要作用，已经成为肿瘤治疗的新靶点。17-DMAG（17-dimethylaminoethylamino-′17-demethoxy geldanamycin）是一种水溶性的格尔德霉素半合成衍生物，它能够靶向抑制肿瘤源性的 HSP90，抑制细胞增殖，诱导细胞凋亡，从而抑制肿瘤生长。针对表皮生长因子受体 HER2 的靶向治疗药物曲妥珠单抗（Trastuzumab），能与表达 HER2 的肿瘤细胞靶向结合，通过多种途径联合发挥抗肿瘤作用。Niu 等应用 17-DMAG 对卵巢癌荷瘤小鼠进行治疗，以 ^{64}Cu-DOTA-trastuzumab 为显像剂，通过小动物 PET 监测 17-DMAG 对卵巢癌的治疗效果。结果表明，^{64}Cu-DOTA-trastuzumab 作为分子探针，能够早期监测抗 HSP90 药物的治疗效果，可能用于监测 17-DMAG 对 HER2 阳性的卵巢癌的治疗效果。

（四）血管内皮生长因子抗体显像

贝伐珠单抗是针对血管内皮生长因子 A（vascular endothelial growth factor，VEGF-A）的单克隆抗体，能结合并中和 VEGF 活性，阻断其活化，产生抗肿瘤作用。依维莫司是 mTOR 抑制剂，能减少肿瘤细胞产生 VEGF-A。Van der Bilt 等应用依维莫司对卵巢癌荷瘤小鼠进行治疗，以 ^{89}Zr-bevacizumab 为显像剂，通过小动物 PET 监测依维莫司对卵巢癌的治疗效果。结果表明 ^{89}Zr-bevacizumab 作为分子探针，能够通过监测肿瘤 VEGF-A 水平，间接反应 mTOR 抑制剂对卵巢癌的治疗效果。

小　结

PET/CT 已经广泛用于卵巢癌的诊断、分期、指导治疗、评估疗效、再分期和预测预后。虽然 PET/CT 在评估肿瘤原发灶方面有一定的局限性，但是能够准确评估淋巴结转移和远处转移，在卵巢癌的诊断、分期和再分期中有重要的临床应用价值。PET/CT 有助于优化治疗方案和预测预后，而且能够在治疗早期做出准确的疗效评估，有助于及时调整治疗方案、延长生存时间、提高生活质量。其他的显像剂，如 FLT、MET 等一些具有应用前景的显像剂也逐步开始应用于临床诊断和评估。PET/MR 同时获得 PET 和 MRI 不同的多功能、多参数信息，不仅能够提高空间分辨率、改善软组织对比度，而且通过弥散和灌注显像、功能 MRI 和磁共振波谱分析等技术，可以提供更多的有效信息，有助于提高诊断的准确性。更重要的是 PET/MR 显著减少了辐射剂量，尤其适用于长期连续随访和特殊人群（如儿童）。

此外，PET 图像中新的参数研究、PET 新的探针研发和新技术的应用，为 PET/CT 显像进一步发展提供了更广阔的空间，为卵巢癌个体化的治疗方案和更好的临床管理提供了新的希望。

（廖姗姗）

参 考 文 献

[1] Morgan RJ Jr, Armstrong DK, Alvarez RD, et al. Ovarian Cancer, Version 1. 2016, NCCN Clinical Practice

Guidelines in Oncology. J Natl Compr Canc Netw, 2016, 14（9）: 1134-1163.

[2] 卢淮武, 谢玲玲, 林仲秋. 2016 NCCN 卵巢癌临床实践指南（第1版）解读. 中国实用妇科与产科杂志, 2016, 32（8）: 761-768.

[3] Nam EJ, Yun MJ, Oh YT, et al. Diagnosis and staging of primary ovarian cancer: correlation between PET/CT, Doppler US, and CT or MRI. Gynecol Oncol, 2010, 116: 389-394.

[4] Khiewvan B, Torigian DA, Emamzadehfard S, et al. An update on the role of PET/CT and PET/MRI in ovarian cancer. Eur J Nucl Med Mol Imaging, 2017, 44（6）: 1079-1091.

[5] Zukotynski KA, Kim CK. Molecular Imaging and Precision Medicine in Uterine and Ovarian Cancers. PET Clin, 2017, 12（4）: 393-405.

[6] Mutch DG, Prat J. 2014 FIGO staging for ovarian, fallopian tube and peritoneal cancer. Gynecol Oncol, 2014, 133（3）: 401-404.

[7] 林仲秋, 谢玲玲, 李晶. FIGO 2013 卵巢癌、输卵管癌、腹膜癌新分期解读. 中国实用妇科与产科杂志, 2013, 29（12）: 921-923.

[8] Castellucci P, Perrone AM, Picchio M, et al. Diagnostic accuracy of ^{18}F-FDG PET/CT in characterizing ovarian lesions and staging ovarian cancer: correlation with transvaginal ultrasonography, computed tomography, and histology. Nucl Med Commun, 2007, 28: 589-595.

[9] Kazuhiro Kitajima, Kayo Suzukia, Michio Sendab. FDG-PET/CT for diagnosis of primary ovarian cancer. Nucl Med Commun, 2011, 32（7）: 549-553.

[10] Tanizaki Y, Kobayashi A, Shiro M, et al. Diagnostic value of preoperative SUVmax on FDG-PET/CT for the detection of ovarian cancer. Int J Gynecol Cancer, 2014, 24: 454-460.

[11] Karantanis D, Allen-Auerbach M, Czernin J. Relationship among glycolytic phenotype, grade, and histological subtype in ovarian carcinoma. Clin Nucl Med, 2012, 37: 49-53.

[12] Chen YW, Lin CY, Hou PN, et al. Whole-body FDG PET/CT in diagnosis of internal mammary nodal metastasis of ovarian carcinosarcoma. Clin Nucl Med, 2011, 36: 460-461.

[13] Yuan Y, Gu ZX, Tao XF, et al. Computer tomography, magnetic resonance imaging, and positron emission tomography or positron emission tomography/computer tomography for detection of metastatic lymph nodes in patients with ovarian cancer: A meta-analysis. Eur J Radiol, 2012, 81（5）: 1002-1006.

[14] Nishiyama Y, Yamamoto Y, Kaneishi K, et al. Monitoring the neoadjuvant therapy response in gynecological cancer patients using FDG PET. Eur J Nucl Med Mol Imaging, 2008, 35: 287-295.

[15] Avril N, Sassen S, Schmalfeldt B, et al. Prediction of response to neoadjuvant chemotherapy by sequential F-18-fluorodeoxyglucose positron emission tomography in patients with advanced-stage ovarian cancer. J Clin Oncol, 2005, 23: 7445-7453.

[16] Vallius T, Peter A, Auranen A. 18F-FDG-PET/CT can identify histopathological non-responders to platinum-based neoadjuvant chemotherapy in advanced epithelial ovarian cancer. Gynecol Oncol, 2016, 140（1）: 29-35.

[17] Gu P, Pan LL, Wu SQ, et al. CA125, PET alone, PET-CT, CT and MRI in diagnosing recurrent ovarian carcinoma: a systematic review and meta-analysis. Eur J Radiol, 2009, 71: 164-174.

[18] Iagaru AH, Mittra ES, McDougall IR, et al. 18F-FDG PET/CT evaluation of patients with ovarian carcinoma. Nucl Med Commun, 2008, 29: 1046-1051.

[19] Liao S, Lan X, Cao G, et al. Prognostic predictive value of total lesion glycolysis from 18F-FDG PET/CT in post-surgical patients with epithelial ovarian cancer. Clin Nucl Med, 2013, 38（9）: 715-720.

[20] Caobelli F, Alongi P, Evangelista L, et al. Predictive value of（18）F-FDG PET/CT in restaging patients affected by ovariancarcinoma: a multicentre study. Eur J Nucl Med Mol Imaging, 2016, 43（3）: 404-413.

[21] van Kruchten M, de Vries EF, Arts HJ, et al. Assessment of estrogen receptor expression in epithelial ovarian cancer patients using 16α-18F-fluoro-17β-estradiol PET/CT. J Nucl Med, 2015, 56（1）: 50-55.

[22] Kitajima K, Murakami K, Yamasaki E, et al. Performance of integrated FDG-PET contrastenhanced CT in the diagnosis of recurrent ovarian cancer: comparison with integrated FDG-PET/non-contrast-enhanced CT and enhanced CT. Eur J Nucl Med Mol Imaging, 2008, 35: 1439-1448.

[23] Tawakol A, Abdelhafez YG, Osama A, et al. Diagnostic performance of 18F- FDG PET/contrast-enhanced CT versus contrast-enhanced CT alone for post-treatment detection of ovarian malignancy. Nucl Med Commum, 2016, 37（5）: 453-460.

[24] Queiroz MA, Kubik-Huch RA, Hauser N, et al. PET/MRI and PET/CT in advanced gynaecological tumours: initial experience and comparison. Eur Radiol, 2015, 25（8）: 2222-2230.

[25] Kitajima K, Suenaga Y, Ueno Y, et al. Value of fusion of

PET and MRI in the detection of intra-pelvic recurrence of gynecological tumor: comparison with 18F-FDG contrast-enhanced PET/CT and pelvic MRI. Ann Nucl Med, 2014, 28（1）: 25-32.

[26] Beiderwellen K, Grueneisen J, Ruhlmann V, et al. ［（18）F］FDG PET/MRI vs. PET/CT for whole-body staging in patients with recurrent malignancies of the female pelvis: initial results. Eur J Nucl Med Mol Imaging, 2015, 42（1）: 56-65.

[27] Jensen MM, Erichsen KD, Johnbeck CB, et al. ［18F］FDG and ［18F］FLT positron emission to- mography imaging following treatment with belinostat in human ovary cancer xenografts in mice. BMC Cancer, 2013, 13: 168.

[28] Trencsényi G, Márián T, Lajtos I, et al. 18FDG, ［18F］FLT, ［18F］FAZA, and 11C-methionine are suitable tracers for the diagnosis and in vivo follow-up of the efficacy of chemotherapy by miniPET in both multid-rug resistant and sensitive human gynecologic tumor xenografts. Biomed Res Int, 2014, 2014: 787365.

[29] Heskamp S, Laverman P, Rosik D, et al. Imaging of human epidermal growth factor recep- tor type 2 expression with 18F-labeled affibody molecule ZHER2: 2395 in a mouse model for ovarian cancer. J Nucl Med, 2012, 53: 146-153.

[30] Niu G, Li Z, Cao Q, et al. Monitoring therapeutic response of human ovarian cancer to 17-DMAG by noninvasive PET imaging with（64）Cu-DOTA-trastuzumab. Eur J Nucl Med Mol Imaging, 2009, 36（9）: 1510-1519.

[31] Avan der Bilt AR, Terwisscha van Scheltinga AG, et al. Measurement of tumor VEGF-A levels with 89Zr-bevacizumab PET as an early biomarker for the antiangiogenic effect of everolimustreatment in an ovarian cancer xenograft model. Clin Cancer Res, 2012, 18（22）: 6306-6314.

第六十八章

宫颈癌与子宫内膜癌

第一节 宫 颈 癌

宫颈癌（cervical cancer）是妇科常见的恶性肿瘤，是起源于子宫颈鳞状上皮或腺上皮细胞的恶性肿瘤，专指子宫颈浸润癌，包括微小浸润癌。原位宫颈癌高发年龄为 30～35 岁，浸润癌为 45～55 岁，近年来其发病有年轻化趋势。在发展中国家女性宫颈癌发病率远高于发达国家，在发达国家中宫颈癌未排入前 10 位，但在发展中国家排名第 2 位，死亡率在发达国家中排名第 9 位，而发展中国家排名第 3 位。据国内统计资料表明，全国宫颈癌发病率已由 1989 至 1990 年的 3.06/10 万上升到 2007 至 2008 年的 11.87/10 万，2018 年我国宫颈癌发病率达 15.30/10 万，位居女性恶性肿瘤的第六位，从高到低依次为中、西、东部地区，西部地区死亡率略高于中部地区，东部地区最低，这与欠发达地区女性宫颈癌筛查普及度较低、HPV 感染率较高有关，无论是城市还是农村都呈上升趋势，目前在我国位居女性恶性肿瘤的第二位。尽管近几十年来随着宫颈癌的普查，宫颈细胞学筛查的广泛应用，对宫颈癌的早期诊断和治疗起到了重要作用，但是我国子宫颈癌的发病率和死亡率逐年升高，其重要原因可能是危险因素暴露累积的结果。宫颈癌的病因比较明确，且有多种可供选择的筛查技术，早期治疗预后好，是通过筛查获得防治效果最好的恶性肿瘤。目前已知与病毒感染，特别是高危型人类乳头瘤病毒（human papillomavirus，HPV）持续感染，沙眼衣原体、单纯疱疹病毒Ⅱ型、滴虫等病原体感染有协同作用，不安全性行为及分娩次数、卫生条件差等因素密切相关。目前宫颈癌疫苗在我国内地正式获批上市，可能为我国宫颈癌防控提供了更多选择。

一、宫颈癌的类型及转移

（一）病理类型

按照病理学类型，宫颈癌主要分为鳞癌、腺癌和腺鳞癌三种。

1. 鳞状细胞癌 是最常见的一种，占宫颈癌的 70%～80%，按照组织学又分为Ⅲ级：Ⅰ级为高分化鳞癌，Ⅱ级为中分化鳞癌（非角化性大细胞型），Ⅲ级为低分化鳞癌（小细胞型），多为未分化小细胞。

2. 腺癌 占宫颈癌的 15%～20%，其主要组织学类型有①黏液腺癌：最常见，来源于宫颈管柱状黏液细胞，可分为高、中、低分化腺癌；②恶性腺瘤：又称微偏腺癌，属于高分化宫颈管黏膜腺癌，常有淋巴结转移。

3. 腺鳞癌 是比较少见的一种类型，占宫颈癌的 3%～5%，是由储备细胞同时向腺细胞和鳞状细胞分化发展形成，癌组织中含有腺癌和鳞癌两种细胞成分。

4. 其他类型 有透明细胞癌、神经内分泌癌、小细胞癌等很少见的特殊类型。

子宫颈上皮瘤变（cervical intraepithelial neoplasia）是宫颈癌的癌前病变，以往称子宫颈上皮不典型增生。根据不典型细胞在上皮内所占的范围和病变程度分为三级，反映子宫颈癌发生发展中的连续病理过程。此病变具有不同的转归，可以自然消失。亦可发展为子宫颈癌，一般需要 5～10 年。

（二）宫颈癌转移途径

主要通过直接浸润和淋巴转移，血行转移比较少见。

1. 直接浸润转移 临床上常见。癌组织局部浸润，向邻近器官及组织扩散。常向下累及阴道壁，极少向上由宫颈管累及子宫腔；癌灶向两侧扩散可累及宫颈旁、阴道旁直至骨盆壁。癌灶压迫或侵及输尿管时，可引起输尿管阻塞及肾积水。晚期可向前、后浸润蔓延累及膀胱或直肠，形成膀胱阴道瘘或直肠阴道瘘等。

2. 淋巴结转移　癌灶局部浸润后侵入淋巴管形成瘤栓，并随淋巴液引流到局部淋巴结，并在淋巴管内扩散。淋巴转移一级组包括宫旁、宫颈旁、闭孔髂内、髂外、髂总和骶前淋巴结；二级组包括腹股沟深、浅淋巴结，腹主动脉旁淋巴结。

3. 血行转移　比较少见。晚期患者可以发生肺转移，肝脏或骨骼转移等。

二、宫颈癌的常规诊断与分期

对于绝经期的妇女出现阴道出血、围绝经期异常阴道出血或分泌物的患者，应该高度警惕子宫内膜癌和宫颈癌。目前宫颈癌的诊断一般不难，依靠常规的宫颈检查、宫颈刮片细胞学检查、阴道镜检查结合刮片行细胞学检查，以及宫颈和颈管取新生物活组织病理检查等，必要时做子宫颈锥切等。通过这些常规检查手段基本上可以获得明确诊断。对于 30 岁以上女性高危人群需进行 HPV-DNA 检测，作为子宫颈癌筛查的方法。

（一）常规影像学检查

宫颈癌的早期诊断主要依靠常规的妇科检查，结合宫颈组织取材细胞或组织学检查确诊，一般不依赖影像学检查。影像学检查多用于评价宫颈癌的周围侵犯、远处转移及肿瘤的分期、复发和疗效监测等。

1. 超声显像　常规的 B 超检查对于显示宫颈局部肿块的大小、形态及其盆腔的侵犯情况有重要意义。同时可以观察双侧附件以及局部复发或远处淋巴结转移情况，对宫颈癌的分期提供重要信息。彩色多普勒超声成像还可以观察肿瘤病灶的血流分布，是临床上最常用的影像学检查。

2. MRI　由于 MRI 具有较高的软组织分辨率优势，能够准确发现病灶，了解肿瘤大小、局部分期、治疗方案制订、转移与复发监测以及疗效和预后判断等。宫颈癌患者 MRI 表现为宫颈管扩大、外缘不规则，不对称等，对于观察肿瘤侵犯的范围、转移与分期明显优于 CT 影像。陈对梅等总结了 45 例术前行 MRI 检查，术后病理证实的宫颈癌患者，结果表明，MRI 对宫颈旁淋巴结侵犯判断的敏感性为 80%，特异性为 91.4%，准确性为 88.9%，而临床分期对宫颈旁淋巴结侵犯的

敏感性、特异性和准确性分别为 50.0%、82.9% 和 75.6%；MRI 对盆腔淋巴结转移的判断敏感性、特异性和准确性分别为 55.6%、94.4% 和 86.7%，提示 MRI 对判断宫颈癌宫颈旁淋巴结侵犯的价值优于临床分期。

夏建东等回顾性分析了 56 例宫颈癌患者的 MRI 分期的价值，在 T_2WI 中，宫颈癌肿瘤组织多表现为不均匀中等信号，与正常组织的低信号及宫旁结构的高信号具有良好的对比度，有利于判断肿瘤大小及侵犯的范围，T_2WI 对分期价值较大。结果表明，56 例患者大部分（52/56）都有宫旁和宫体的侵犯征象，晚期则侵犯盆腔壁肌肉、直肠前壁或膀胱后壁，较早期即可出现盆腔内淋巴结转移，仅少数（4/56）患者向阴道侵犯。MRI 对宫颈癌的诊断和分期的准确性可达 80% 以上。

3. CT　受 CT 影像软组织分辨率的限制，难以区分宫颈的精细结构，对宫颈原发灶诊断的准确性不如 MRI，约有一半的 ⅠB 期宫颈癌病灶表现为等密度，不能与周围正常软组织区分而影响其肿瘤判断，故 CT 对于早期甚至中期的宫颈癌诊断的价值有限。宫颈癌病灶的增强 CT 扫描可以了解病灶的血流情况，通常表现为不均匀强化。CT 对于晚期宫颈癌的评价具有优势，有利于肿瘤分期，对ⅢB-ⅣB 期宫颈癌的准确性较高，对淋巴结转移的判断价值与 MRI 接近，在 CT 影像上宫颈癌宫旁侵犯的典型表现为宫颈边缘毛糙、不规则，宫旁脂肪间隙消失、宫旁增厚呈条索影，晚期时子宫周围被肿瘤包绕。阴道受侵时可见阴道壁不规则性增厚等。

（二）宫颈癌的分级与分期

1. 组织病理学分级　G1（高分化）、G2（中分化）、G3（低分化）、Gx（无法评估）。

2. 宫颈癌分期　根据妇科检查、全身检查、阴道镜、活组织检查、颈管诊刮术（ECC）、子宫颈锥切、宫腔镜检查、直肠镜检查、静脉肾盂造影以及肺部和骨骼 X 线检查结果进行分期。根据宫颈癌侵犯和转移的范围不同以及依据的条件不同，通常有多种分期法，包括临床分期法、TNM 分期法、手术病理分期法等。2009 年国际妇产科联盟（International Federation of Gynecology and Obstetrics，FIGO）修订和发布了新的分期标准。修订的分期标准将宫颈癌分为四期：Ⅰ期是指肿瘤严格局限于子宫颈（扩展至宫体将被忽略）；Ⅱ期是指肿瘤侵犯已超越了子宫颈，但未达骨盆壁或未达

阴道下 1/3；Ⅲ期肿瘤延伸到骨盆壁和 / 或累及到阴道下 1/3 和 / 或引起肾盂积水或无功能肾；Ⅳ期肿瘤扩散超过真骨盆（活检证据）或侵犯到膀胱或直肠黏膜。每一分期又分为 A、B 亚类。FIGO 临床分期标准不依据断层影像检查，所采用的方法主要涉及妇科检查、阴道镜、宫腔镜、宫颈刮宫术、膀胱镜、直肠镜、静脉尿路造影和骨骼与胸部 X 线检查。

三、^{18}F-FDG PET/CT 在宫颈癌的应用

^{18}F-FDG PET/CT 集代谢功能与解剖形态影像于一体，在宫颈癌的诊断与分期、复发与转移监测、疗效与预后判断等方面具有明显的优势。特别是对于淋巴结侵犯及远处转移灶的探测明显优于单独的形态学检查。

临床上，宫颈癌的早期诊断一般不推荐 CT、MRI 和 PET/CT 显像。但是宫颈癌的预后与临床分期、肿瘤病灶大小、间质浸润深度、宫旁组织浸润、淋巴结及远处转移等因素密切相关，虽然国际妇产科联盟对宫颈癌的分期系统并没有推荐断层影像检查，但在宫颈癌患者的处理上仍然赞同使用 MRI 和 PET/CT。临床上，宫颈癌的早期诊断一般不推荐 CT、MRI 和 PET/CT 显像。MRI 可为原发肿瘤提供最好的可视化和软组织病变范围信息，能够准确观察肿瘤的大小和边界，而 PET/CT 能准确估计淋巴结的侵犯和远处转移。MRI 和 PET/CT 两者还可用于治疗后随访的复发监测，因此 CT、MRI 和 PET/CT 可以弥补 FIGO 分期对预后评估中的不足。因此，^{18}F-FDG PET/CT 已成为临床上判断宫颈癌的淋巴结转移，尤其是远处转移的最后方法，其敏感性明显高于 MRI 和单独的 CT，对宫颈癌的临床分期、疗效与复发监测和预后评估具有重要价值。

（一）^{18}F-FDG PET/CT 对宫颈癌的诊断、分期和复发监测

宫颈癌病灶较小时，其 ^{18}F-FDG 摄取也较低，加上 CT 影像常表现为等密度信号，^{18}F-FDG PET/CT 显像容易造成漏诊和难以定性诊断，但是中晚期患者，PET/CT 诊断的敏感性和准确性较高（图 68-1）。

郭慧敏等回顾性分析了 72 例宫颈癌患者的 ^{18}F-FDG PET/CT 显像结果，在 43 例初诊疑似宫颈癌的患者中，最后确诊 37 例为恶性肿瘤，其中 ^{18}F-FDG PET/CT 检出原发性宫颈癌患者 31 例，

^{18}F-FDG PET/CT 诊断宫颈癌的敏感性、特异性和准确性分别为 83.8%，50.0% 和 79.1%；而 31 例确诊为宫颈癌的患者，淋巴结转移率为 38.7%；随访监测组 29 例患者中，11 例患者有肿瘤复发、残留和转移，^{18}F-FDG PET/CT 显像在随访监测中的敏感性、特异性和准确性分别达 100%、77.8% 和 86.2%，阳性预测值和阴性预测值分别达 73.3%（11/15）和 100%（14/14），其中 5 例（45.5%，5/11）患者检出短径 <1cm 的小淋巴结转移灶，7 例患者（63.6%，7/11）检出有远处转移。提示 ^{18}F-FDG PET/CT 对于宫颈癌的初诊及随访监测都具有较高的敏感性和特异性，有助于准确的临床分期和复发与转移监测（图 68-2）。

周文兰等应用 ^{18}F-FDG PET/CT 对 88 例宫颈癌患者进行了分析，其中初诊者 30 例（宫颈良性病变 11 例，宫颈癌 19 例），宫颈癌治疗后 58 例。结果显示 30 例初诊者中，PET/CT 诊断宫颈癌的敏感性、特异性和准确性分别为 89.5%，90.9% 和 90.0%。58 例治疗后患者中，11 例存在肿瘤复发或残留，PET/CT 诊断肿瘤复发、残留的敏感性、特异性和准确性分别为 90.9%、100.0% 和 98.3%。41 例有肿瘤转移的患者，PET/CT 诊断转移灶的敏感性、特异性和准确性分别为 92.7%，88.9% 和 90.9%；在有肿瘤转移的患者中，39.0% 为盆腔淋巴结转移，27.3% 为腹膜后淋巴结转移。18 例输尿管梗阻患者中，16 例 PET/CT 发现为肿瘤侵犯压迫所致。提示 PET/CT 显像在宫颈癌的诊断及其复发、转移灶探测中有良好的应用价值，尤其是对远处转移灶和小淋巴结转移灶的检测，可使临床分期更准确。

临床上，MRI 和 ^{18}F-FDG PET/CT 在妇科肿瘤患者起着重要的互补作用，因为在治疗过程中常常需要联合手术、放疗和化疗等，而影像学对于疾病的分类和决定预后有重要作用。Dong 等研究了 ^{18}F-FDG PET/CT 在宫颈癌患者术前诊断与分期中的可靠性，63 例术前接受了 ^{18}F-FDG PET/CT 显像的 I A-ⅡA 期宫颈癌患者，其结果与术后病理进行比较，以评价 PET/CT 显像结果对预测手术标本中宫颈、阴道、子宫体病变和淋巴结侵犯的敏感性、特异性、阳性预测值、阴性预测值、似然比值（LRs）。结果表明，PET/CT 对于预测手术标本的宫颈侵犯的敏感性、特异性、阳性预测值和阴性预测值分别为 88.2%，75%，93.8% 和 60%。PET/CT 探测阳性手术标本的敏感性、特异性、

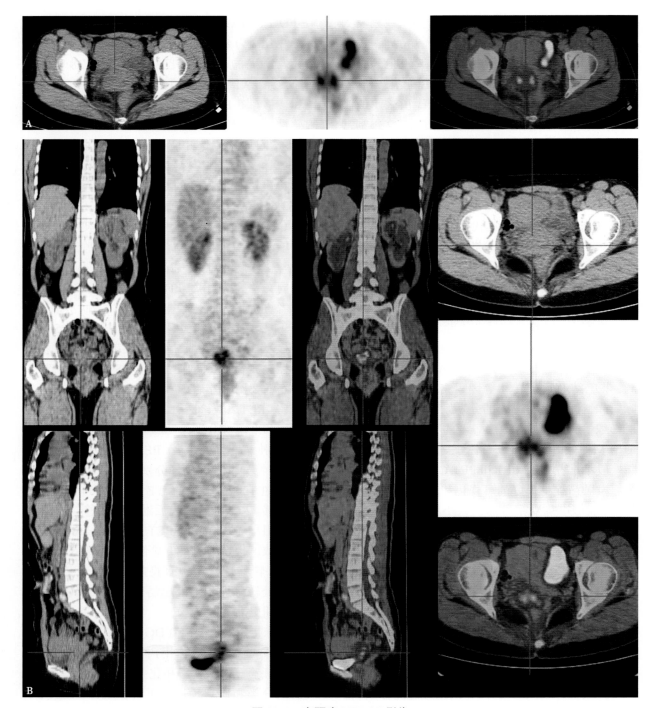

图 68-1　宫颈癌 PET/CT 影像

40 岁妇女，阴道出血 2 个月，月经紊乱就诊，活检确诊宫颈癌，未治疗。在 CT 影像示子宫颈明显增大，与子宫右后壁分界不清，累及阴道后穹隆，^{18}F-FDG 摄取异常增高，符合宫颈癌改变。A. 横断面图像；B. 冠状面、矢状面和横断面三维图像

阳性预测值、阴性预测值分别为 100%，70.97%，5.3% 和 100%。^{18}F-FDG PET/CT 探测子宫体侵犯的敏感性、特异性、阳性预测值、阴性预测值分别为 75%，83.1%，23.1% 和 98%。探测淋巴结侵犯的敏感性、特异性、阳性预测值、阴性预测值分别为 87.5%，78.4%，38.9% 和 97.6%。表明 ^{18}F-FDG

PET/CT 对于宫颈侵犯具有较高敏感性，对子宫体和淋巴结侵犯具有较高的阴性预测值。

（二）^{18}F-FDG PET/CT 对宫颈癌治疗决策的影响

^{18}F-FDG PET/CT 的结果对局部进展的宫颈癌（LACC）患者初始处理、分期以及预后的估计

均有重要价值。Fleming 等回顾性分析了 ^{18}F-FDG PET/CT 对 LACC 患者分期中的作用，并比较了 MRI 与 PET/CT 的结果以及对放疗计划的影响。63 例 LACC 初始分期中接受了 ^{18}F-FDG PET/CT 检查的患者中，有 20 例（32%）患者的治疗方案产生明显改变，5 例（8%）有较小改变，38 例（60%）患者没有改变。对治疗方案有明显影响的 20 例患者中，12 例有广泛的局部淋巴结侵犯，5 例有隐匿性转移病灶，2 例有两者存在，1 例 MRI 为阴性的患者有不明确的淋巴结。PET 的阳性发现对于预测有无复发存活具有统计学意义（$p < 0.05$）。可以

认为，^{18}F-FDG PET/CT 分期对大约 1/3 的 LACC 患者的初期治疗方案产生了较大影响，包括改变了治疗的意向（目的）和 / 或放疗计划，而且 PET 发现淋巴结转移也提示预后较差。

但是对于宫颈癌患者术前是否需要做 PET/CT 显像也有分歧，Gemer 等为了研究术前 PET/CT 显像在宫颈癌患者早期分期能否减少术后转移性淋巴结的比例，纳入 10 家以色列医院妇科肿瘤病房的 599 例接受了根治性子宫切除和盆腔淋巴结切除的早期宫颈癌患者，根据患者术前是否接受了 PET/CT 检查分成 2 组，在有淋巴结侵犯的患

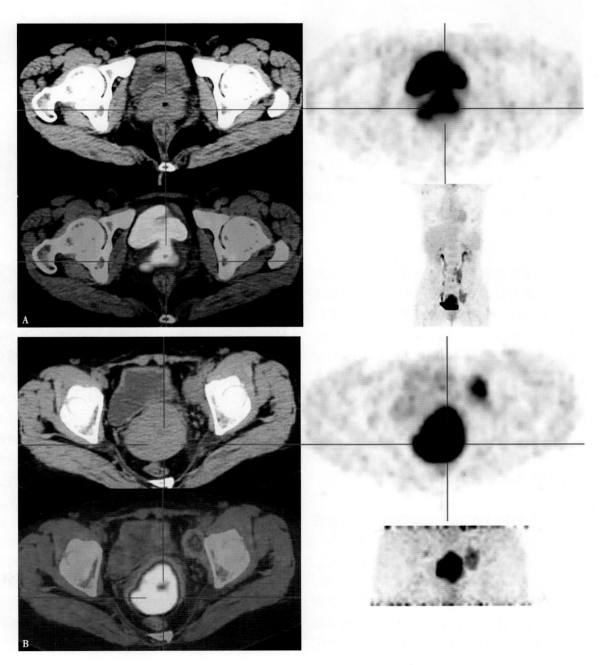

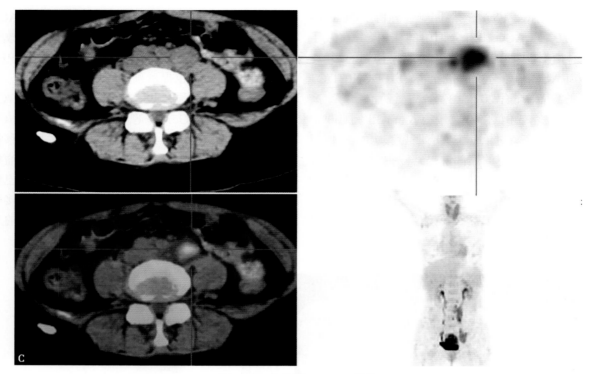

图 68-2　宫颈癌 PET/CT 影像

患者 50 岁，阴道流血 3 个月，未诉其他不适，超声显像示宫颈回声强弱不均匀，宫颈内可见丰富血流信号，阴道镜活检病理示宫颈鳞状细胞癌。血清 CEA、AFP、CA125 和 CA19-9 均为正常。A. ^{18}F-FDG PET/CT 显像可见子宫颈形态明显增大，截面大小约 6.5cm×5.8cm，病变侵及子宫体，伴代谢异常增高，早期显像 SUV_{max} 9.3～18.2；B. 延迟显像放射性分布进一步浓聚，SUV_{max} 17.2～24.4；C. 腹膜后及盆腔内髂内外多发肿大淋巴结代谢异常增高，符合宫颈癌伴腹膜后及盆腔内多发淋巴结转移

者初步的结果是相称的，两组患者都与临床认识和组织变量进行比较。结果表明，599 例接受手术的患者中，180（36%）例患者术前做了 PET/CT，在临床认识上和组织学危险因素方面 PET/CT 组与对照组没有明显差异，对照组和 PET/CT 组受累淋巴结患者的比例（20.8% vs 19%，$p=0.73$）以及接受辅助放疗 / 放化疗的比例（58.3% vs 55.1%，$p=0.55$）也是类似的。提示在早期宫颈癌患者，术前 PET/CT 显像并不能减少术后发现转移性淋巴结侵犯的比例和多种治疗模式的应用，而基于 PET/CT 对临床决策影响的前瞻性临床试验是十分必要的。

（三）^{18}F-FDG PET/CT 对宫颈癌疗效与预后评估

为了评价宫颈癌患者盆腔淋巴结的 SUV_{max} 值对预后、治疗反应、疾病控制和生存期的影响，Onal 等对 93 例 PET/CT 发现有盆腔和主动脉旁转移并接受了放化疗的患者进行了研究，观察盆腔淋巴结 SUV_{max} 值对预后因素和治疗效果的影响。结果显示，盆腔淋巴结大小与 SUV_{max} 有显著的相关性（$r=0.859$，$p<0.001$），有盆腔和主动脉旁淋巴结转移的患者，其原发灶的 SUV_{max} 明显高于单纯盆腔淋巴结转移的患者（23.4±9.2 vs 18.5±7.3，$p=0.01$）。同样，有盆腔和主动脉旁淋巴结转移的患者，其 SUV_{max} 值也高于单独有盆腔淋巴结转移的患者（11.4±4.6 vs 7.4±3.8，$p=0.001$）。当盆腔淋巴结 SUV_{max}≥7.5 时，原发肿瘤的 SUV_{max} 值也较高、盆腔淋巴结较大、主动脉旁转移的概率较高，而且治疗后达到完全反应的概率也较低。而 SUV_{max} 值≤7.5 的患者其总的生存期（OS）和无病生存（DFS）率明显高于 SUV_{max} 值≥7.5 的患者。多元分析表明，在所有患者，盆腔淋巴结转移灶的 SUV_{max} 值和治疗后的代谢反应都是 OS 和 DFS 的重要预后因素，而单独的盆腔淋巴结转移没有发现是重要的预后因素。结论提示，有盆腔淋巴结 FDG 高摄取的患者其疾病复发风险也较高，生存期短，这些识别有助于临床治疗效果和预后的评价。

然而,Cho 等对 81 例原发肿瘤行根治性子宫切除治疗(RH,n=45)或肿瘤复发行放化疗(CCRT,n=36)的宫颈癌患者应用 PET/CT 评估预后表明,术前单独的 SUV_max 值并不是独立的预后因素。88 例患者按照 FIGO 分期为 IB1 至ⅣB 期,治疗前均接受了 PET/CT 显像,探讨原发宫颈肿瘤病灶的 SUV_max 值与预后的关系。在初次治疗后中位随访时间为 31.4 个月(范围 6~89 个月)。多元分析表明,原发肿瘤体积较大(>4cm)、侵入间质深(≥1cm)以及病理学证实有盆腔淋巴结侵犯(阳性)的患者常伴有治疗后复发。但治疗前 SUV_max 并不是疾病复发有价值的独立预测因子。提示原发

肿瘤伴随其他危险因子的 ^{18}F-FDG 异常摄取才是治疗后的预后因素,而治疗前 SUV_max 值增高并不能预测宫颈癌患者的复发。图 68-3 为一例宫颈癌经过放化疗等综合治疗后复发转移的患者。

(四)宫颈癌复发患者 ^{18}F-FDG PET/CT 与血清鳞状细胞抗原水平的关系

为了评估 ^{18}F-FDG PET/CT 的临床价值以及评价疑为宫颈鳞状细胞癌复发的患者血清鳞状细胞癌抗原(squamous cell carcinoma antigen,SCCAg)和 ^{18}F-FDG PET/CT 的互补作用,Hu 等对 112 例疑为宫颈癌复发的患者进行了研究。结果表明,^{18}F-FDG PET/CT 对于探测肿瘤复发或恶性

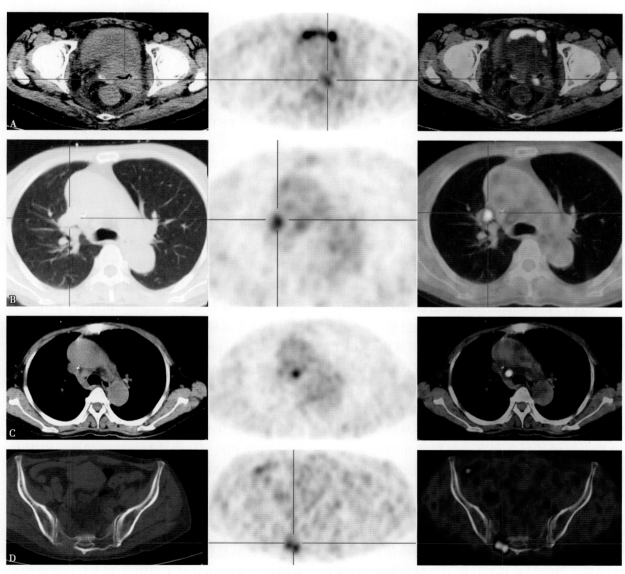

图 68-3 宫颈癌治疗后转移与残留监测

子宫形态稍增大,相当于宫颈区增厚伴代谢弥散异常增高,提示治疗后局部病灶活性仍有残留(A)、伴有右肺门(B)、纵隔(C)、淋巴结和骶骨转移(D)

的敏感性、特异性、准确性、阴性预测值（PPV）、阴性预测值（NPV）分别为100%（86/86）、80.8%（21/26）、95.5%（107/112）、94.5%（86/91）和100%（21/21）。本组患者中，64例有血清SCCAg升高的患者中 ^{18}F-FDG PET/CT显像62例阳性，而48例血清SCCAg阴性的患者仅有24例 ^{18}F-FDG PET/CT为阳性。血清SCCAg探测肿瘤复发和恶性的PPV、NPV、敏感性和准确性分别为96.9%（62/64）、50%（24/48）、72.1%（62/86）和76.8%（86/112）。在SCCAg阴性组，^{18}F-FDG PET/CT有5例假阳性，而 ^{18}F-FDG PET/CT联合SCCAg升高对探测肿瘤复发和恶性的PPV为100%（62/62），血清SCCAg与结合 ^{18}F-FDG PET/CT阴性判断其NPV也是100%（19/19）。本研究表明，血清SCCAg水平和 ^{18}F-FDG PET/CT显像对疑为宫颈鳞癌复发的患者是非常好的互补方法，血清SCCAg升高而 ^{18}F-FDG PET/CT阳性可以预测复发，尤其是阳性的PET/CT结果具有重要作用。本组病例PET/CT显像没有发现假阴性结果，但是有5例假阳性。其潜在的意义是这些假阳性PET/CT结果都有血清SCCAg阴性。这些血清SCCAg阴性的患者PET/CT出现假阳性可能会影响诊断。研究还发现，本组全部62例有PET/CT阳性和血清SCCAg升高的患者都证实有肿瘤复发或恶性肿瘤，因此，与单独有PET/CT阳性相比，伴有血清SCCAg升高的PET/CT显像阳性对于疑有宫颈鳞状细胞癌复发的患者具有更高的PPV。

（五）局部进展的宫颈癌患者放化疗（CRT）前PET/CT淋巴结分期的成本效益分析

为了评估局部进展的宫颈癌患者放化疗（CRT）前PET/CT淋巴结分期的成本效益，Lee等根据PET/CT显像主动脉旁淋巴结有无转移决定治疗的范围，并参照有关公开出版物的方法估计生存率与并发症发生率，医疗价格数据从韩国健康保险报告和评估服务获得。使用增加的成本效益比（incremental cost-effectiveness ratio，ICER）比较其治疗决策。敏感性分析包括执行PET/CT的评估、术后并发症发生率与不同放疗野的存活率，比较两种不同的决策的成本效益。第一种决策是所有患者的盆腔都行CRT，第二种决策是当发现主动脉旁淋巴结转移时按照淋巴结分期扩大CRT野加盆腔CRT。结果显示，与第一种决策相比，第二种决策的每校准质量生命年（quality-adjusted life year，QALY）的ICER为19 505\$，按照确定性敏感性分析，该模型对单独接受了盆腔CRT的患者其生存期降低是相对敏感的。通过概率敏感性分析证明，以60 000\$/QALY为阈值时，成本效益的概率为91%。提示在决定CRT之前，当PET/CT显像显示为无主动脉旁淋巴结转移证据时，淋巴结分期是有效的花费，预期的试验结果可转化为指导性意见。

但也有研究表明，尽管治疗前PET/CT对主动脉旁淋巴结探测的确可以缩小放化疗的治疗范围，但是并没有因此获得生存的利益。Lin等一项前瞻性随机研究探讨了MRI有盆腔淋巴结肿大的宫颈癌患者 ^{18}F-FDG PET/CT的作用。入选患者都是新诊断的有盆腔淋巴结肿大而没有主动脉旁淋巴结（PALN）肿大的宫颈癌患者，治疗前被随机分成接受 ^{18}F-FDG PET/CT组（PET组）和未接受PET检查组（对照组），除了盆腔外发现有FDG浓聚的患者外，其他所有患者整个盆腔都作为标准的放疗照射野。符合条件的患者共129例，治疗前PET发现盆腔外转移7例。PET组和对照组患者其总的生存率、无病生存期和盆腔外转移之间无显著差异。

（六）其他应用与技术改进

1. 评价骨髓毒性作用　在宫颈癌放化疗患者，使用 ^{18}F-FDG PET/CT显像SUV定量评价骨髓对辐射的反应与辐射剂量和这些血液学毒性之间的关系。Elicin等报道17例诊断为宫颈癌患者接受了标准CRT剂量治疗，所有患者在治疗前后都接受了 ^{18}F-FDG PET/CT显像，在治疗前、治疗中和治疗后3个月以及随访结束都测定血象。盆骨作为总的骨髓（total bone marrow，BMTOT），然后骨髓活性（active bone marrow，BMACT）则根据大于总骨髓平均SUV进行勾画。最后计算接受了10Gy、20Gy、30Gy和40Gy照射的每个区域的容积（V），产生代谢容积图和体素SUV图。治疗前后SUV相对变化通过5Gy放疗剂量后SUV体素计算。在BMTOT和BMACT治疗前后平均相对SUV分别减低27%和38%，治疗后BMACT容积明显减低（分别从651.5cm降到231.6cm，$p < 0.001$），接受30Gy照射的局部容积与BMACT SUV的减低具有显著的相关性。在治疗后3个月和随访结束时，BMACT SUV的减少与白细胞的减少也有显著性相关。不同的剂量参数的BMTOT和BMACT与长期血液学结果也有相关性。这一

结果表明，BMTOT 调强放疗对于减轻长期血液学毒性有潜在作用。

2. 利尿剂介导的 ^{18}F-FDG PET/CT 显像　^{18}F-FDG PET/CT 对子宫颈癌的评价方面，肿瘤部位 FDG 的活性与尿液非特异性放射性之间有一定重叠现象，d'Amico 等采用常规饮水前应用利尿剂以提高影像对比度，减少宫颈癌与膀胱之间的重叠影响。166 例初发或复发宫颈癌患者，其中 133 例应用利尿剂（扫描前 30 分钟静脉缓慢注射 10mg 呋塞米）后行 PET/CT 显像，33 例没有使用利尿剂。计算膀胱与肿瘤最大和平均 SUV 值（SUV_{max} 和 SUV_{mean}）以及肿瘤与尿液活性之间的重叠。结果表明，接受了利尿剂的 133 例患者中有 8 例（6%）观察到尿液与肿瘤放射性活度之间有重叠，而 33 例没有使用利尿剂的患者有 3 例（9%）观察到重叠。使用利尿剂处理的患者膀胱 SUV_{max} 和 SUV_{mean}（$SUV_{max}=6.3$，$SUV_{mean}=4.6$）明显低于未使用利尿剂者（$SUV_{max}=8.8$，$p\leqslant0.006$；$SUV_{mean}=6.5$，$p\leqslant0.002$）。两组患者之间肿瘤 SUV_{max} 和 SUV_{mean} 是类似的。表明 ^{18}F-FDG PET/CT 显像前使用利尿剂可能改善宫颈癌的活性与范围的评估。

第二节　子宫内膜癌

子宫内膜癌（endometrial cancer）又称为子宫体癌，是发生于子宫内膜的上皮性恶性肿瘤，好发于围绝经期和绝经后的女性，也是最常见的女性生殖系统恶性肿瘤之一，其致死率仅次于卵巢癌和宫颈癌。子宫内膜癌最常见的病理类型是子宫内膜样癌，包含纤毛型、分泌型及乳头型子宫内膜腺癌，还包括具有鳞状上皮分化的子宫内膜癌，此类型占子宫内膜癌的 75%～80%；非子宫内膜样癌的类型还有子宫乳头状浆液性癌（uterine papillary serous carcinoma，UPSC）约占整个子宫内膜癌的 10%，该类型预后较差，临床上易复发；此外，比较少见类型还有子宫内膜透明细胞癌，占子宫内膜癌的 2%～5%，也是预后较差的子宫内膜癌之一；子宫内膜鳞状上皮癌较罕见，约占子宫内膜癌的 1%。子宫内膜癌的病因迄今仍不明确，根据其发表机制和生物学行为特点，可分为雌激素依赖型（Ⅰ型）和非雌激素依赖型（Ⅱ型）。子宫内膜样癌常有孕激素高表达，对化疗和激素治疗敏感，预后相对较好；而非子宫内膜样癌类型如子宫乳头状浆液性癌和透明细胞癌等类型，缺乏孕激素受体表达，对激素治疗不敏感，预后较差。

子宫内膜癌早期可无症状，仅在普查和常规妇科检查时偶然发现。一旦出现症状，大多表现为少量至中等量的阴道不规则出血、阴道排液或脓性分泌物伴有异味、疼痛、腹部包块等。长期出血患者可继发贫血，合并宫腔积脓者可有发热；晚期患者可触及腹部包块，下肢水肿或出现恶病质状态。晚期患者可于锁骨上、腹股沟等处触及肿大或融合的淋巴结等转移灶征象。

一、常规诊断方法

1. 妇科检查　早期患者常无明显异常，宫颈常无特殊改变，如果癌灶脱落，有时可见癌组织从宫颈口脱出。子宫大小可正常或略增大，晚期宫旁转移时子宫可固定不动，有卵巢转移或合并分泌雌激素的卵巢肿瘤时卵巢可触及增大。

2. 分段诊刮　是确诊子宫内膜癌最常用、最有价值的方法。通过诊刮结合组织病理学检查不仅可以明确病变性质，而且还可了解肿瘤是否累及宫颈管，鉴别子宫内膜癌与子宫颈腺癌，为临床治疗决策提供依据。此外，对围绝经期阴道大量出血患者，分段诊刮还可以起到止血的作用。

3. 超声显像　子宫超声检查可以了解子宫内膜癌的子宫大小、病变位置、子宫内膜厚度及浸润程度、肿瘤是否穿透子宫浆膜、肿瘤侵犯和累及范围等。超声检查对子宫内膜癌诊断的符合率可达 80% 以上。由于子宫内膜癌患者腹壁脂肪较多，常影响其检测，故经阴道超声显像比经腹部超声更准确。常规超声显像具有经济、方便、无创伤的优势，是子宫内膜癌诊断的常规初筛方法。

4. 磁共振成像（MRI）　具有解剖分辨率高的优势，可较清晰地显示子宫内膜癌的病灶大小、范围，子宫肌层浸润程度及盆腔与腹主动脉旁淋巴结转移情况等，准确性较高，有助于肿瘤分期，是子宫内膜癌诊断与分期比较常用的影像学手段。

5. CT 检查　其软组织分辨率低于 MRI，其敏感性和准确性也不如 MRI，甚至不比超声显像好。但是 CT 扫描也可观察肿瘤大小、范围，肿瘤是否侵及周围结缔组织、盆腔、腹主动脉旁淋巴结以及盆壁、腹膜转移等。

二、子宫内膜癌的临床分期

根据 2009 年修订的国际妇产科联盟 FIGO 分期标准，将子宫内膜癌分为四期：

Ⅰ期：肿瘤局限于子宫体；Ⅱ期：肿瘤侵犯宫颈间质，但无宫体外蔓延；Ⅲ期：局部和 / 或区域淋巴结扩散；Ⅳ期：肿瘤侵犯膀胱黏膜或直肠黏膜，和 / 或远处转移。各期又根据肿瘤侵犯的程度分为 A、B 和 C 亚期。晚期患者可以发生血行转移。

子宫内膜癌的盆腹腔转移与临床分期、子宫肌层浸润深度、病理分级密切相关。临床上分为手术病例分期和临床分期，尤其是手术病理分期较临床分期更加准确，临床分期尤其是Ⅱ期的误差率较高。手术病理分期能客观判断预后，并指导治疗。

三、18F-FDG PET/CT 在子宫内膜癌中的应用

1. 子宫内膜癌的诊断、分期与临床决策 18F-FDG PET/CT 在子宫内膜癌的诊断与分期均具有一定价值，临床上多表现为葡萄糖代谢异常增高（图 68-4）。18F-FDG PET/CT 在子宫内膜癌的分期已经在临床上广泛应用，尽管不同作者报道的结果存在一定差异，但是 18F-FDG PET/CT 在子宫内膜癌的分期、疗效和复发监测中的作用是不可忽

视的。一般来讲，其分期方面的价值大于诊断价值，在诊断方面的特异性优于敏感性，阴性预测值高于阳性预测值。

（1）淋巴结分期的价值：Nogami 等研究了 70 例宫颈癌和 53 例子宫内膜癌患者，在淋巴结切除之前均行 18F-FDG PET/CT 显像，以最后病理学诊断为"金标准"评价 18F-FDG PET/CT 显像对宫颈癌和子宫内膜癌伴淋巴结转移患者的诊断性能。结果可见，在宫颈癌患者，以病理为基础评价时，18F-FDG PET/CT 的敏感性、特异性、阳性预测值和阴性预测值分别为 33.3%、92.7%、55.6% 和 83.6%；而以淋巴结区域进行评价时，结果分别为 30.6%、98.9%、55.0% 和 97.0%。在子宫内膜癌患者，以患者为基础评价时，其结果分别为 50.0%、93.9%、40.0% 和 95.8%；而以淋巴结区域评价时，分别为 45.0%、99.4%、64.3% 和 98.5%，几种情况都表明特异性和阴性预测值较高。提示 18F-FDG PET/CT 在宫颈癌和子宫内膜癌患者，探测淋巴结转移的效能还不是很确定，其诊断效能受淋巴结区域、转移淋巴结大小、宫颈癌组织学类型和淋巴结转移概率的限制，其显像适应证和结果的解读需要根据患者个体情况和术前获得信息的预期概率来考虑。

Kakhki 等通过文献资料荟萃分析研究了 18F-FDG PET/CT 显像在子宫内膜癌分期中的准确性。作

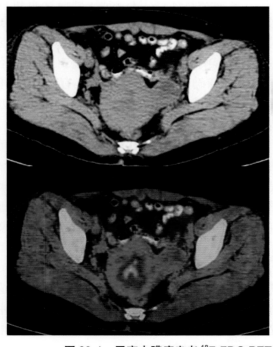
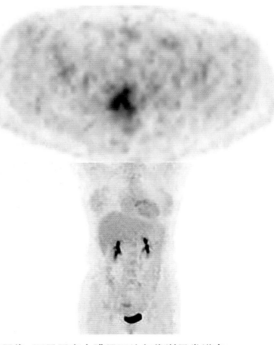

图 68-4 子宫内膜癌患者 18F-FDG PET/CT 显像，可见子宫内膜呈不均匀代谢异常增高

者对 16 份研究报告（共计 807 例患者）进行了荟萃分析。发现，18F-FDG PET/CT 对原发病灶诊断的敏感性和特异性分别为 81.8%（77.9%～85.3%）和 89.8%（79.2%～96.2%）；对淋巴结分期分别为 72.3%（63.8%～79.8%）和 92.9%（90.6%～94.8%）；对远处淋巴结转移的探测为 95.7%（85.5%～99.5%）和 95.4%（92.7%～97.3%）。得出结论，由于 18F-FDG PET/CT 显像在子宫内膜癌患者原发肿瘤诊断和淋巴结分期的敏感性较低，其应用价值有限，但是高特异性优势能确保高的阳性预测值。18F-FDG PET/CT 显像在探测子宫内膜癌患者远距离淋巴结转移的诊断效果是比较好的。

（2）指导淋巴结清扫手术：淋巴结转移常常是高危子宫内膜癌患者最重要的预后因素，在子宫内膜癌患者，是否需要进行常规的淋巴结切除还存在争议，18F-FDG PET/CT 探测淋巴结转移的准确性也有不同的看法。Gholkar 等研究了 18F-FDG PET/CT 在高危子宫内膜癌患者探测盆腔和主动脉旁淋巴结转移的准确性。20 例患者接受了 18F-FDG PET/CT 显像，随后行子宫切除术、双侧输卵管切除术和盆腔淋巴结清扫术，部分做了主动脉旁淋巴结切除术。最后将术后组织病理学发现与 18F-FDG PET/CT 结果进行比较发现，在探测盆腔淋巴结转移方面，以患者为基础，18F-FDG PET/CT 的敏感性、特异性、PPV、NPV 和准确性分别为 100%、61.11%、22.22%、100% 和 65%；而以淋巴结为基础分析，结果分别为 100%、80%、20%、100% 和 80.95%。探测主动脉旁淋巴结分别为 100%、66.67%、20%、100% 和 69.23%。表明 18F-FDG PET/CT 探测子宫内膜癌淋巴结转移有很高的敏感性和阴性预测值，但准确性中等，假阳性率较高。因此，如果不考虑选择淋巴结切除术的患者，较高的 NPV 具有重要的指导意义。

（3）PET/CT 与 CT/MRI 的比较：Boonya-ussadorn 等比较了 18F-FDG PET/CT 与 CT/MRI 的敏感性，以及子宫内膜癌患者 18F-FDG PET/CT 的发现和 SUVmax 与肿瘤临床病理学特征之间的相关性。回顾性分析 33 例术前接受了 18F-FDG PET/CT、腹部 CT 或 MRI 的子宫内膜癌患者。FDG 摄取分成局灶性和弥散性，测量子宫内膜腔原发肿瘤的 SUVmax，分析与肿瘤最大体积、绝经情况、组织学分级、子宫肌层侵犯的深度和淋巴结转移的关系。评估 18F-FDG PET/CT 在原发肿瘤和淋巴结转移的诊断性能及其与 CT/MRI 的关系。结果显示，18F-FDG PET/CT 对原发肿瘤探测的敏感性略高于 CT 或 MRI（93.9% vs 87.9%，$p=0.625$），但是没有统计学意义。原发肿瘤总体平均 SUVmax 为 8.24 ± 5.38，局灶性 FDG 摄取比弥散性更常见（分别占 71.0% 和 29.0%），但弥散性摄取的 SUVmax（12.10 ± 7.47）明显高于局灶性摄取（6.66 ± 3.33），两者有显著差异（$p=0.008$）。原发肿瘤的 SUVmax 与肿瘤大小（$p=0.001$）之间有密切关系，但是与绝经状态、组织学分级、子宫肌层的侵犯深度以及淋巴结转移之间没有相关性（p 值分别为 0.522、0.622、0.694 和 0.601）。提示在淋巴结探测方面，18F-FDG PET/CT 的敏感性略高于 CT/MRI，但没有统计学意义（两者基于患者的敏感性为 80% vs 40%，$p=0.500$；基于淋巴结的敏感性为 64.7% vs 47.1%，$p=0.453$）。18F-FDG PET/CT 对原发肿瘤诊断和淋巴结探测的敏感性略高于 CT/MRI，局灶性摄取较常见，但弥散性病灶的 SUVmax 明显高于局灶性摄取。原发肿瘤的 SUVmax 与肿瘤大小密切相关，但与绝经状态、组织学分级、子宫肌层侵犯深度和淋巴结转移之间没有关系。

（4）术前 PET/CT SUVmax 值与 FIGO 分期的关系：为了确定术前 PET/CT SUVmax 值与 FIGO 分期、子宫肌层侵犯、分级和危险度分层之间的关系。Walentowicz-Sadłecka 等研究了 390 例子宫内膜癌（FIGO 分期为 Ⅰ 和 Ⅱ）妇女（年龄平均 65.1 岁 ±9.5 岁，范围 37～87 岁）术前接受了 18F-FDG PET/CT 显像的患者，并比较了原发肿瘤的 SUVmax 与组织学预后因素（FIGO 分期、分级、子宫肌层侵犯和危险组）的关系。结果表明，在研究组平均 SUVmax 为 13.95 ± 5.49，高 FIGO 分期（$p=0.0009$）、子宫肌层侵犯较深（$p=0.0005$）、高级别（$p=0.0331$）和高危肿瘤（$p=0.0007$）患者其 SUVmax 也明显增高，预后较差的患者其 SUVmax 值也明显增高。子宫内膜癌患者术前原发肿瘤的 SUVmax 测定可以提供附加的危险因子，较高的 SUVmax 值预示患者的预后也较差。在子宫内膜癌患者，SUVmax 值可能有助于无创性诊断和制订合适的治疗决策。然而，在现实中还没有足够证据能够替代手术分期。

（5）PET/CT 与 PET/MR 的比较：PET/MR 是当今广泛关注的多模式分子影像，与 PET/CT 相比，MRI 可以提供高分辨率的解剖和生理影像信息，对于软组织的分辨率优于 CT。Kitajima 等回顾性分析了盆腔 MRI 与 18F-FDG PET 影像融合对子宫内膜癌患者评估病变范围与淋巴结分期的诊断价值,30例有活检证据的子宫内膜癌患者接受了术前对比增强PET/CT(PET/ceCT)和盆腔动态增强MRI行初始分期,为了评估原发肿瘤的范围(T分期)和局部淋巴结转移(N分期),由两位有经验的医师回顾性评价了PET/ceCT、对比增强MRI和PET与MRI影像融合(PET/MR融合)的诊断信息。以组织病理学与随访影像结果作为"金标准"。结果证实,PET/MR融合影像和MRI探测原发肿瘤的阳性率为96.7%,而PET/ceCT为93.3%,PET/MR融合影像的准确性80.0%,MRI比PET/ceCT提供了更准确的信息,而PET/ceCT的准确性为60.0%($p = 0.041$)。以患者为基础分析,PET/MR和PET/ceCT融合影像探测盆腔淋巴结转移的敏感性、特异性和准确性分别为100%、96.3%和96.7%;而MRI分别为66.7%、100%和96.7%,这三种参数没有统计学意义($p = 1$)。说明PET/MR融合可以实现PET和MRI各自的优势互补,是评估子宫内膜癌患者原发肿瘤和淋巴分期有价值的技术。

2. ^{18}F-FDG PET/CT肿瘤代谢参数与危险度分层　子宫内膜癌患者,肿瘤代谢活性是一个重要的预后因子,近年来已有大量有关子宫内膜癌患者FDG SUV值和代谢肿瘤体积(MTV)与肿瘤预后关系的临床应用研究报道。Chung等评价和比较了术前PET/CT MTV与MRI的预后价值。回顾性总结了76例接受PET/CT显像、有组织病理学资料的患者,术后中位随访期27个月(3~96个月),结果显示MTV与FIGO分期和SUV$_{max}$具有相关性。多因素分析表明,年龄和FIGO分期是复发的独立预测因子,在62例子宫内膜样的子宫内膜癌患者,年龄(风险比HR=1.098,$p = 0.007$,95%置信区间=1.026~1.175)和MTV指数≥876.4(HR=5.795,$p = 0.032$,95%置信区间=1.160~28.958)是复发独立的预测因子,高MTV与低MTV组患者之间的无进展生成(PFS)具有显著的统计学意义(对数秩和检验$p = 0.002$)。表明在子宫内膜癌患者,术前原发肿瘤的MTV是PFS的一个独立预后因子,且与复发有密切关系。MTV是预测子宫内膜癌患者结局一个有希望的工具。

为了评价^{18}F-FDG PET/CT代谢参数在高危和低危子宫内膜癌患者术前决策的有效性,Kitajima等对56例患者术前进行^{18}F-FDG PET/CT显像,并将SUV$_{max}$、肿瘤代谢体积(MTV)和原发肿瘤的总病灶糖酵解(TLG)与术后标本的临床病理

学特征进行比较,低危病变是指FIGO分期为I期者。结果表明:MTV和TLG与子宫内膜癌的危险度分层有密切关系,MTV和TLG增高与较高组织级别($p = 0.0026$和$p = 0.034$)、肿瘤体积较大($p = 0.002$和$p = 0.0017$)、淋巴血管间隙受累(LVSI;$p = 0.012$和$p = 0.0051$)、子宫基层侵犯($p = 0.027$和$p = 0.031$)、宫颈间质侵犯($p = 0.023$和$p = 0.014$)、卵巢转移($p = 0.00022$和$p = 0.00034$)、淋巴结转移($p < 0.0001$和$p < 0.0001$)和FIGO分期较高($p = 0.0011$和$p = 0.00048$)均具有显著性相关。而SUV$_{max}$增高与肿瘤体积较大($p = 0.0025$)、LVSI($p = 0.00023$)和子宫基层侵犯($p < 0.0001$)也有显著性意义。高危与低危癌肿区别的ROC曲线下面积(AUCs),SUV$_{max}$、MTV和TLG分别为0.625、0.828和0.797。MTV和TLG两者的AUCs明显大于SUV$_{max}$($p = 0.0049$和$p = 0.021$),TLG最佳截断值(cut-off value)为70.2,ROC分析对危险度分层的敏感性为72.0%,特异性为74.2%。表明原发子宫内膜癌的MTV和TLG与临床病理学特征具有很好的相关性,在判断高危与低危肿瘤病灶方面比SUV$_{max}$更有用。

Shim等也研究了子宫内膜癌患者^{18}F-FDG PET/CT测定的肿瘤代谢体积(MTV)和病灶总糖酵解(TLG)的预后价值。有临床病理学资料的84例接受了^{18}F-FDG PET/CT显像的子宫内膜癌患者,FIGO分期为I期58例,II期11例,III期13例和IV期2例,中位DFS为48(1~85)个月。单因素分析表明,DFS与FIGO分期、组织学、腹膜细胞学、子宫肌层侵犯、淋巴结转移、血清CA125水平、MTV和TLG之间有密切关系。应用多因素分析表明,MTV[$p = 0.010$;风险比(HR)=1.010,95%置信区间:1.002~1.018]和TLG($p = 0.024$;HR=1.001;95%置信区间:1.000~1.002)与DFS(无病生存)有密切关系。使用MTV截断值17.15ml为识别复发的ROC曲线下面积为0.679(95%置信区间:0.505~0.836);而以TLG截断值为56.43g时ROC曲线下面积是0.661(95%置信区间:0.501~0.827)。Kaplan-Meier生存曲线分析证明使用MTV和TLG截断值(采用对数秩和检验MTV $p < 0.022$和TLG $p < 0.047$)组别之间的DFS具有显著性差异。提示术前MTV和TLG是预测子宫内膜癌复发的独立预后因子。

3. ^{18}F-FDG摄取SUV值与预后的关系　原发肿瘤病灶对FDG摄取的高低与恶性的组织学

类型和恶性程度有一定关系,但是转移淋巴结的 SUV 值能否作为子宫内膜癌患者的预后指标。Chung 等回顾性分析了术前接受了 ^{18}F-FDG PET/CT 检查并有组织学证据的子宫内膜癌患者,以探讨 PET/CT 参数和其他临床病理学因素的预后价值。70 例入选患者术后中位随访时间为 29 个月(范围 6~95 个月)。ROC 分析确定的淋巴结 SUV(SUVLN)截断值为 15,SUVLN 与 FIGO 分期($p < 0.001$)、淋巴结转移($p < 0.001$)、血管淋巴间隙侵犯($p < 0.001$)、肿瘤 SUV($p < 0.001$)、转移淋巴结大小($p = 0.004$)、原发肿瘤大小($p = 0.012$)、肿瘤分级($p = 0.015$)和肿瘤侵犯的深度($p = 0.035$)均具有显著的相关性。回归分析结果表明,复发与 SUVLN($p = 0.002$)之间有统计学意义,而且 SUVLN > 15 和 SUVLN ≤ 15 的患者之间复发也有显著差异。提示子宫内膜癌患者术前盆腔淋巴结 FDG 摄取与复发具有高度的相关性,可以作为预后的指标。

Antonsen 等评估了子宫内膜癌患者术前病灶部位 SUV_{max} 与子宫肌层侵犯(MI)、宫颈累及(CI)、FIGO 分期、危险分层和淋巴结转移(LNM)之间的关系。268 例术前行 ^{18}F-FDG PET/CT 显像的子宫内膜癌或不典型子宫内膜增生妇女,原发肿瘤 SUV_{max} 与组织学预后因子进行了比较。结果也证实,在 FIGO 分期高($p < 0.0001$)、子宫肌层深部侵犯($p = 0.002$)、累及宫颈($p = 0.04$)、淋巴结转移($p = 0.04$)和高危肿瘤($p = 0.003$)患者,其 SUV_{max} 也明显增高。线性回归分析发现,SUV_{max} 与 MI($p = 0.001$,95% 置信区间:2.863~11.098)、CI($p = 0.001$,95% 置信区间:2.896~11.499)、危险分层($p = 0.004$,95% 置信区间:0.077~0.397)、LNM($p = 0.04$,95% 置信区间:0.011~0.482)和 FIGO 分期($p < 0.0001$,95% 置信区间:0.158~0.473)之间均有相关性。提示在子宫内膜癌患者术前原发肿瘤的 PET/CT 扫描和 SUV_{max} 测定能提供有关 MI、CI、LNM 和高危疾病的附加临床和预后信息,为患者个体化治疗提供重要依据。但是,SUV_{max} 在子宫内膜癌患者的分期敏感性和特异性不够高和可靠,还不能代替手术分期。

Walentowicz-Sadlecka 等的研究也表明,子宫内膜癌患者术前 ^{18}F-FDG PET/CT SUV_{max} 是反映肿瘤侵袭性的重要指标,可用于预测预后,SUV_{max} 增高有助于无创性诊断和制订治疗决策。作者研究了 101 例子宫内膜癌患者,年龄 40~82 岁(平

均 62 岁)、FIGO Ⅰ-Ⅳ 期,在根治性手术前两周内接受了 ^{18}F-FDG PET/CT 检查。比较 SUV_{max} 与手术标本的临床病理学特征,分析 SUV_{max} 与总生存期之间的关系。结果显示,术前平均 SUV_{max} 为 14.34(范围 3.90~22.80),而且 FIGO Ⅰ 期患者的 SUV_{max} 明显低于分期高者($p = 0.0012$)、Ⅰ 期患者的 SUV_{max} 明显低于 Ⅱ 期和 Ⅲ 期($p = 0.018$)、子宫肌层深部侵犯($p = 0.0016$)和高危组患者($p = 0.0004$)。ROC 生存曲线分析表明,SUV_{max} 预测高危复发的截断值为 17.7,提示子宫内膜癌患者 SUV_{max} 大于 17.7 者其总生存期较低。

Ghooshkhanei 等对子宫内膜癌患者的荟萃分析表明,^{18}F-FDG PET/CT 显像半定量指标(SUV_{max} 和 SUV_{mean})与预后有关。纳入研究的 10 篇研究报告(771 例患者)结果显示,有危险因素如 Ⅲ 期患者、血管淋巴间隙侵犯(LVI)、宫颈受累(CI)、累及子宫肌层(MI)≥ 50% 的患者,其合并平均 SUV_{max} 值明显高于没有危险因素的患者,提示在子宫内膜癌患者,尽管与低危组相比高危组的平均 SUV_{max} 较高,但是 ^{18}F-FDG PET/CT SUV_{max} 在患者危险度分级方面的有用性似乎有限。子宫内膜癌术前 SUV_{max} 似乎是复发和死亡的一个独立预后标志物,但该结果还需要进一步足够长的随访时间和大量多中心研究来证实。

4. 肿瘤 ^{18}F-FDG 摄取与生物标志物表达的关系 ^{18}F-FDG PET/CT 在子宫内膜癌患者的临床诊断、分期、治疗监测、预后预测和复发的探测已得到广泛应用,为了确定子宫内膜癌患者 ^{18}F-FDG 摄取与某些生物标志物之间的关系,Jo MS 等对 29 例子宫内膜癌患者(55 岁 ± 8.93 岁)进行研究,所有患者接受了子宫切除术和双侧输卵管切除术,部分患者做了主动脉旁淋巴结切除术。应用免疫组化分析葡萄糖转运蛋白 -1(GLUT-1)、己糖激酶 -Ⅱ(HK-Ⅱ)、乏氧诱导因子 1α(hypoxia-inducible factor1α,HIF-1α)、血管内皮生长因子(VEGF)和碳脱水酶 Ⅸ(carbonic anhydrase Ⅸ,CA-Ⅸ)的表达。结果表明:子宫内膜癌患者 FDG 摄取与 GLUT-1($r = 0.375$,$p = 0.0452$)和 HK-Ⅱ($r = 0.537$,$p = 0.0027$)之间有正相关,但是 FDG 摄取与 HIF-1α($r = 0.153$,$p = 0.4283$)、VEGF($r = 0.101$,$p = 0.6032$)和 CA-Ⅸ($r = 0.240$,$p = 0.2105$)之间没有明显相关关系,说明生物标志物表达水平与 FDG 的摄取之间反映了肿瘤不同的生物学过程和行为。

5. 子宫内膜癌转移与复发预测 为了评价

^{18}F-FDG PET/CT 在子宫内膜癌患者高危临床 I 期术前 N 分期中的作用，Crivellaro 等评估了子宫内膜癌肿瘤摄取代谢特征与淋巴结转移（LN）和复发预测因子之间的相关性。76 例高危有深度的子宫肌层侵犯 G2，浆液性/透明细胞癌 G3 的子宫内膜癌患者接受了术前 PET/CT 显像，随后行子宫全切术、双侧输卵管切除术和淋巴结切除术。分析 PET/CT 影像与组织学发现的关系，计算子宫内膜病灶的 SUV_{max} 和 SUV_{mean}、MTV、TLG，以及与淋巴结转移和复发之间的关系。PET/CT 结果示 12/76 的患者淋巴结为阳性，11/12 真阳性，1/12 假阳性；与此相比，64/76 的患者为阴性，61/64 为真阴性，3/64 为假阴性。以患者为基础分析，PET/CT 探测淋巴结转移的敏感性、特异性、准确性、阳性和阴性预测值分别为 78.6%、98.4%、94.7%、91.7% 和 95.3%，淋巴结转移与原发肿瘤 SUV_{max}（$p=0.038$）、MTV（$p=0.007$）和 TLG（$p=0.003$）之间有密切关系，而代谢参数与复发（中位随访时间 25.4 个月）之间没有相关性。提示在高危临床 I 期子宫内膜癌患者，PET/CT 对淋巴结的评价具有中度的敏感性和较高的特异性与准确性，原发肿瘤的 SUV_{max}、MTV 和 TLG 与淋巴结转移有明显相关，而这些参数不是复发的预测指标。

小　结

在妇科肿瘤治疗后的患者，^{18}F-FDG PET/CT 显像监测治疗后残留与复发是比较敏感的指标，也可用于子宫内膜癌和卵巢癌患者早期治疗反应的评估，不仅可以为临床医师制订治疗方案提供决策依据，也为评价恶性肿瘤不同的治疗方法、治疗时间及其对生成率的影响提供了依据。随着 ^{18}F-FDG PET/CT 在妇科肿瘤疾病的应用不断增长，循证医学证据的不断丰富，将为功能分子影像在子宫-宫颈癌、子宫内膜癌等疾病的应用与监测提供越来越多的临床有效性的证据，使这种多模式分子影像的适应证选择及临床应用更加规范化。

（张永学）

参 考 文 献

[1] 胡尚英，郑荣寿，赵方辉，等. 1989 至 2008 年中国女性子宫颈癌发病和死亡趋势分析. 中国医学科学院学报，2014，36（2）：119-125.

[2] 陈对梅，王峻，牛金亮，等. MRI 评估宫颈癌宫旁侵犯和淋巴结转移的价值. 中国医学影像技术，2009，25（增刊）：138-140.

[3] 夏建东，江新青，彭国晖，等. 宫颈癌的 MRI 表现及分期判断. 临床放射学杂志，2001，20（12）：928-931.

[4] 余小多，陈雁，周纯武. 子宫颈癌影像学诊断. 中华全科医师杂志，2013，12（12）：951-953.

[5] Pecorelli S. Revised FIGO staging for carcinoma of the vulva, cervix, and endometrium. Int J Gynaecol Obstet，2009，105（2）：103-104.

[6] Kusmirek J，Robbins J，Allen H，et al. PET/CT and MRI in the imaging assessment of cervical cancer. Abdom Imaging，2015，40（7）：2486-2511.

[7] 郭慧敏，赵晋华，宋建华，等.（18）F-FDG PET/CT 在宫颈癌初诊及随访监测中的价值. 肿瘤，2011，31（3）：250-254.

[8] 周文兰，吴湖炳，王全师，等. ^{18}F-FDG PET/CT 在宫颈癌诊断中的应用. 中华核医学杂志. 2008，28（3）：178-181.

[9] Lee SI，Catalano OA，Dehdashti F. Evaluation of gynecologic cancer with MR imaging, 18F-FDG PET/CT, and PET/MR imaging. J Nucl Med，2015，56（3）：436-443.

[10] Dong Y，Wang X，Wang Y，et al. Validity of 18F-fluorodeoxyglucose positron emission tomography/computed tomography for pretreatment evaluation of patients with cervical carcinoma: a retrospective pathology-matched study. Int J Gynecol Cancer，2014，24（9）：1642-1647.

[11] Fleming S，Cooper RA，Swift SE，et al. Clinical impact of FDG PET-CT on the management of patients with locally advanced cervical carcinoma. Clin Radiol，2014，69（12）：1235-1243.

[12] Gemer O，Eitan R，Gdalevich M，et al. Integration of PET/CT into the preoperative evaluation of patients with early cervical cancer does not decrease the proportion of patients with positive lymph nodes found after surgery. Int J Gynecol Cancer，2014，24（8）：1461-1465.

[13] Onal C，Guler OC，Reyhan M，et al. Prognostic value of（18）F-fluorodeoxyglucose uptake in pelvic lymph nodes in patients with cervical cancer treated with definitive chemoradiotherapy. Gynecol Oncol，2015，137（1）：40-46.

[14] Cho SH，Lim JY，Kim SN，et al. The prognostic significance of pretreatment ［18F］FDG PET/CT imaging in patients with uterine cervical cancer: preliminary results. Eur J Gynaecol Oncol，2015，36（1）：30-35.

[15] Hu YY，Fan W，Zhang X，et al. Complementary Roles of Squamous Cell Carcinoma Antigen and（18）F-FDG PET/CT in Suspected Recurrence of Cervical Squamous Cell Cancer. J Cancer，2015，6（3）：287-291.

[16] Lee JY, Kim Y, Lee TJ, et al. Cost-effectiveness of para-aortic lymphadenectomy before chemoradiotherapy in locally advanced cervical cancer. J Gynecol Oncol, 2015, 26(3): 171-178.

[17] Lin SY, Tsai CS, Chang YC, et al. The Role of Pretreatment FDG-PET in Treating Cervical Cancer Patients With Enlarged Pelvic Lymph Node(s)Shown on MRI: A Phase 3 Randomized Trial With Long-Term Follow-Up. Int J Radiat Oncol Biol Phys, 2015, 92(3): 577-585.

[18] Elicin O, Callaway S, Prior JO, et al. [(18)F]FDG-PET standard uptake value as a metabolic predictor of bone marrow response to radiation: impact on acute and late hematological toxicity in cervical cancer patients treated with chemoradiation therapy. Int J Radiat Oncol Biol Phys, 2014, 90(5): 1099-1107.

[19] d'Amico A, Gorczewska I, Gorczewski K, et al. Effect of furosemide administration before F-18 fluorode-oxyglucose positron emission tomography/comput-ed tomography on urine radioactivity and detection of uter-ine cervical cancer. Nucl Med Rev Cent East Eur, 2014, 17(2): 83-86.

[20] Nogami Y, Banno K, Irie H, et al. The efficacy of preop-erative positron emission tomography-computed tomog-raphy(PET-CT)for detection of lymph node metastasis in cervical and endometrial cancer: clinical and patho-logical factors influencing it. Jpn J Clin Oncol, 2015, 45(1): 26-34.

[21] Kakhki VR, Shahriari S, Treglia G, et al. Diagnostic performance of fluorine 18 fluorodeoxyglucose positron emission tomography imaging for detection of primary lesion and staging of endometrial cancer patients: systematic review and meta-analysis of the literature. Int J Gynecol Cancer, 2013, 23(9): 1536-1543.

[22] Gholkar NS, Saha SC, Prasad G, et al. The Accuracy of Integrated [(18)F] Fluorodeoxyglucose-Positron Emis-sion Tomography/Computed Tomography in Detection of Pelvic and Para-aortic Nodal Metastasis in Patients with High Risk Endometrial Cancer. World J Nucl Med, 2014, 13(3): 170-177.

[23] Boonya-ussadorn T, Choi WH, Hyun J, et al. 18F-FDG PET/CT findings in endometrial cancer patients: the corre-lation between SUVmax and clinicopathologic features. J Med Assoc Thai, 2014, 97 Suppl 2: S115-S122.

[24] Walentowicz-Sadłecka M, Sadłecki P, Małecki B, et al. SUVmax measured by 18F FDG PET/CT in the primary tumor in relation to clinical and pathological features of endometrial cancer. Ginekol Pol, 2013, 84(9): 748-753.

[25] Kitajima K, Suenaga Y, Ueno Y, et al. Value of fusion of PET and MRI for staging of endometrial cancer: comparison with 18F-FDG contrast-enhanced PET/CT and dynamic contrast-enhanced pelvic MRI. Eur J Radiol, 2013, 82(10): 1672-1676.

[26] Chung HH, Lee I, Kim HS, Kim JW, et al. Prognostic value of preoperative metabolic tumor volume measured by 18F-FDG PET/CT and MRI in patients with endome-trial cancer. Gynecol Oncol, 2013, 130(3): 446-451.

[27] Kitajima K, Suenaga Y, Ueno Y, et al. Sugimura K. Preoperative risk stratification using metabolic param-eters of 18F-FDG PET/CT in patients with endometrial cancer. Eur J Nucl Med Mol Imaging, 2015, 42(8): 1268-1275.

[28] Shim SH, Kim DY, Lee DY, et al. Metabolic tumour volume and total lesion glycolysis, measured using preoperative 18F-FDG PET/CT, predict the recurrence of endometrial cancer. BJOG, 2014, 121(9): 1097-1106.

[29] Chung HH, Cheon GJ, Kim HS, et al. Preoperative PET/CT standardized FDG uptake values of pelvic lymph nodes as a significant prognostic factor in patients with endometrial cancer. Eur J Nucl Med Mol Imaging, 2014, 41(9): 1793-1799.

[30] Antonsen SL, Loft A, Fisker R, et al. SUVmax of 18FDG PET/CT as a predictor of high-risk endometrial cancer patients. Gynecol Oncol, 2013, 129(2): 298-303.

[31] Walentowicz-Sadlecka M, Malkowski B, Walentowicz P, et al. The preoperative maximum standardized uptake value measured by 18F-FDG PET/CT as an independ-ent prognostic factor of overall survival in endometrial cancer patients. Biomed Res Int, 2014, 2014: 234813.

[32] Ghooshkhanei H, Treglia G, Sabouri G, et al. Risk strati-fication and prognosis determination using(18)F-FDG PET imaging in endometrial cancer patients: a system-atic review and meta-analysis. Gynecol Oncol, 2014, 132(3): 669-676.

[33] Jo MS, Choi OH, Suh DS, et al. Correlation between expression of biological markers and [F]fluorodeoxy-glucose uptake in endometrial cancer. Oncol Res Treat, 2014, 37(1-2): 30-34.

[34] Crivellaro C, Signorelli M, Guerra L, et al. Tailoring systematic lymphadenectomy in high-risk clinical early stage endometrial cancer: the role of 18F-FDG PET/CT. Gynecol Oncol, 2013, 130(2): 306-311.

[35] Amit A, Person O, Keidar Z. FDG PET/CT in monitor-ing response to treatment in gynecological malignancies. Curr Opin Obstet Gynecol, 2013, 25(1): 17-22.

第六十九章

不明原因颈部淋巴结转移癌

原发灶不明转移癌（carcinoma of unknown primary site，CUP）是以淋巴结或非淋巴结部位为临床首发症状，经组织病理学证实为恶性转移瘤（不包括淋巴瘤）。在确诊 CUP 之前无肿瘤史，虽经临床、实验室、常规影像学、内镜及 PET 或 PET/CT 全身扫描等一系列检查仍未确定原发灶者。CUP 是全球十大常见恶性肿瘤之一，占恶性肿瘤的 3%～5%，男性发病率稍高，以早期转移、非常规部位转移及预后差为特点，患者初次被诊断时往往处于晚期或已经广泛转移，其中位生存期为 6～12 个月，是第四大常见癌症相关死亡原因。

明确 CUP 患者的原发肿瘤部位、病理类型及转移范围有利于临床医生制订有针对性的治疗方案，同时对患者的肿瘤分期、疗效评估及预后有重要意义。但对于大多数 CUP 患者来说，原发肿瘤病灶及性质难以明确。有研究表明尸检前仅有不到 30% CUP 患者的原发肿瘤病灶能够得以明确，而且其转移方式及侵犯范围往往不同于一般肿瘤，所以其诊断及治疗至今仍是临床一大挑战。

第一节　不明原因转移癌概述

一、CUP 概念的变迁与进展

随着医学的发展与进步，CUP 的定义在过去数十年中经历了一系列的变化。20 世纪 70 年代早期，一些学者认为只有尸检未发现原发灶者才能被诊断为 CUP。90 年代中期，CUP 被定义为组织活检术找到转移灶，而经过完整的病史采集、体格检查、实验室检查、X 线片等检查未找到原发灶者。2003 年定义为，组织学确诊转移癌，但经过详尽的病史采集、完整的体格检查（包括骨盆和直肠检查）、血液检查、尿液及粪便潜血试验、组织病理学、胸片、腹部及盆腔 CT 和 / 或 MRI、女性患者的乳腺钼靶 X 线检查等仍未找到原发灶

者。欧洲医学肿瘤学会 2011 年指南指出所有被临床怀疑为 CUP 的患者需经完善的体格检查、全面的实验室检查、常规影像学检查及全身显像检查（CT、PET 等），女性患者需行乳腺、子宫及双侧附件检查，男性患者需行前列腺检查；尚有一些患者需选择性的行各种内镜检查，包括食管镜、纤支镜、消化内镜及膀胱镜等，仍未发现原发肿瘤病灶的为 CUP。CUP 定义的发展也反映了医学诊断技术的发展和进步。

临床泛指的 CUP 即以淋巴结或非淋巴结部位肿块为临床首发表现，经组织病理学证实为恶性转移瘤（不包括淋巴瘤），在确诊 CUP 之前，患者无肿瘤病史，虽经临床、实验室、影像学及内镜检查等仍未确定原发肿瘤病灶者。

二、病理学及分子生物学机制

在最新的临床实践指南中根据组织病理学结果将 CUP 分为高 / 中度分化腺癌、鳞状细胞癌（简称鳞癌）、神经内分泌癌、低分化癌（包括低分化腺癌）及未分化癌。免疫组织化学技术（简称免疫组化）对确定组织起源、筛选化疗敏感及有潜在治愈性的肿瘤方面有着不可替代的作用。例如前列腺特异性抗原（prostate specific antigen，PSA）升高的 CUP 男性患者应高度怀疑前列腺癌；伴有腋窝淋巴结转移的 CUP 女性患者根据雌激素及孕激素受体情况可以确定是否为激素敏感性肿瘤；细胞角蛋白 $CK20^+$、$CDX2^+$、$CK7^-$（结肠癌），$CK7^+$、$WT-1^+$、$PAX8^+$、$CK20^-$（卵巢癌）与 RCC^+、$PAX8^+$（肾癌）特异性也比较高。

三、分类

德国组织病理学家 Moll 根据最终是否找到原发肿瘤病灶，建议把 CUP 分为两个亚群：CUP 初级阶段（an initial CUP）及真正的 CUP。CUP 初级阶段指以转移灶为首发表现，经一系列检查后

未发现原发灶,但在患者有生之年最终找到了原发肿瘤病灶;这其中免疫组化可能起重要的作用。真正的 CUP(true CUP)指在患者有生之年原发肿瘤病灶一直未找到,病因和发病机制不明确。

兼顾患者预后及治疗的合理化,根据临床病理结果分类是 CUP 领域中的重要进展之一。根据预后不同可以将 CUP 分为两大组:①10%～15% 属于预后较好者,包括原发灶未知低分化及高分化神经内分泌癌、女性腹膜浆液性乳头状腺癌、女性孤立的腋窝淋巴结转移性腺癌、颈部(不包括锁骨上区)淋巴结转移性鳞癌、结直肠免疫组化为($CK20^+$、$CDX2^+$、$CK7^-$)的 CUP 患者、转移病灶局限的 CUP 患者或伴成骨转移及免疫组化和 / 或血清 PSA 升高的男性患者,该类患者治疗效果及生存期与原发肿瘤病灶明确者相仿;②其余 75%～85% 属于预后较差者,治疗效果及生存期总体不理想。

四、治疗

大多数 CUP 患者缺乏有效的治疗措施,欧洲医学肿瘤学会建议根据与预后相关的不同病理结果制订个性化的治疗方案。

对预后较好的 CUP 患者治疗措施应类似于伴发转移的原发灶已知肿瘤。有回顾性研究表明预后较好 CUP 患者的临床表现、生物学特性、治疗的敏感性及效果与伴发转移的原发灶已知肿瘤相同。对预后较差组 CUP 患者即使采取一系列联合化疗措施,其生存期仍不能明显改善,对患者有利的低毒性化疗药物应合理应用于此类患者。靶向药物是否应该用于 CUP 患者尚未可知。初步的回顾性数据分析指出,对免疫组化和 / 或分子探针诊断为结直肠癌的 CUP 患者进行靶向治疗,其敏感性及生存率与晚期结直肠癌患者相似。但是相关研究样本量较小,尚需前瞻性研究来验证这一初步结论。

第二节　颈部淋巴结

颈部淋巴结引流非常丰富,全身约有 800 枚淋巴结,其中约有 300 枚位于颈部。正常的淋巴结直径多为 0.2～0.5cm,质软、光滑、不易触及。颈部淋巴结不仅接受头颈部器官的淋巴引流,也接受胸、腹、盆腔和四肢的淋巴引流。颈部淋巴结比较表浅、易于发现,临床上很多患者因为无意间发现颈部肿块就医,经过穿刺活检后,部分被诊断为原发灶不明颈部淋巴结转移癌(cervical nodal metastatic carcinoma of unknown primary,CCUP),在 CUP 中占有很重要的地位。

一、颈部淋巴结分区及引流关系

颈部淋巴结按照淋巴结相邻的组织器官及血管命名,分为十组:枕淋巴结、乳突淋巴结、腮腺淋巴结、腮腺深淋巴结、面淋巴结、下颌下淋巴结、颏下淋巴结、颈前淋巴结、颈外侧淋巴结和咽后淋巴结。1999 年,Som 等人在回顾分析大量文献、总结颈部淋巴结分布规律的基础上,将患者头部固定于中立体位,进行平行于耳眦线层厚 3mm 的 CT 扫描,根据所得图像提出一种新的颈部淋巴结分区方法,这一分区方法将以往外科学分区采用影像学标志加以界定。表 69-1 显示影像分区方法及临床意义。

转移淋巴结发生部位和原发肿瘤的引流区域相关(表 69-1)。口腔癌淋巴结转移主要发生于Ⅰ、Ⅱ、Ⅲ区;口咽癌、下咽癌、喉癌主要发生在Ⅱ、Ⅲ区;鼻咽癌转移淋巴结多为双侧发生,除常见于Ⅱ、Ⅲ、Ⅳ区外,咽后淋巴结、颈后三角区也是好发部位,这与其他部位原发肿瘤有差异;甲状腺癌转移淋巴结多为单侧发生,常见于Ⅲ、Ⅳ区,尤其可发生于气管食管沟、上纵隔淋巴结转移,而头颈部其他原发肿瘤很少转移至此。

除中线位置的肿瘤或具有双侧淋巴结引流如软腭、舌根和咽壁等部位肿瘤外,双侧淋巴结转移发生较为少见。颈部淋巴结转移发生与原发肿瘤大小有一定关系,肿瘤越大、T 分期越晚,发生淋巴结转移的可能性越高,但是转移淋巴结的分布与 T 分期无关。

二、颈部肿大淋巴结原因

颈部淋巴结肿大主要见于转移性癌、淋巴瘤、淋巴结反应性增生和淋巴结核等,其中以淋巴结反应性增生最多见,其次为转移性癌。其中约 85% 颈部淋巴结转移来自头颈部,15% 来自躯干部和四肢。因此,以颈部淋巴结转移为首发症状的恶性肿瘤原发灶复杂、易误诊。对淋巴结转移癌的原发灶的及时判断和正确处理是肿瘤治疗中的重点内容。

表 69-1　颈部淋巴结影像分区方法及临床意义

区组	部位	临床意义
Ⅰ区	包括颏下及下颌下区的淋巴结群（位于舌骨体、下颌舌骨肌、下颌下腺后缘之前）	
ⅠA	颏下淋巴结	口底、舌前、下颌骨前牙槽突和下唇肿瘤发生隐匿性淋巴结转移的高危区域
ⅠB	颌下淋巴结	口腔、前鼻腔、面中部软组织和下颌下腺肿瘤易发生转移的高危区域
Ⅱ区	颈内静脉淋巴结上区（位于颅底至舌骨体下缘之间、下颌下腺后缘之后、胸锁乳突肌后缘之前）	
ⅡA	颈内静脉淋巴结	头颈部肿瘤主要淋巴引流集中区域，为第一站前哨淋巴结，是鼻腔、口腔、咽、喉和涎腺肿瘤发生转移的高危区域
ⅡB	位置后上，被胸锁乳突肌覆盖	常是口咽、鼻咽癌转移部位，外科颈清扫术后复发也常在此处
Ⅲ区	颈内静脉淋巴结中区（位于舌骨体下缘至环状软骨下缘之间、胸锁乳突肌后缘之前）	口腔、鼻咽、口咽、下咽和喉部肿瘤发生转移的高危区域
Ⅳ区	颈内淋巴结下区（位于环状软骨下缘到锁骨之间、胸锁乳突肌后缘与前斜角肌后外侧缘之间连线前方、颈总动脉的外侧）	下咽、喉、颈段食管肿瘤发生转移的高危区域
Ⅴ区	颈后三角淋巴结（前界为胸锁乳突肌后缘，后界为斜方肌前缘，下界为锁骨）	鼻咽、口咽、声门下喉、梨状隐窝、颈段食管、甲状腺肿瘤发生转移的高危区域
Ⅵ区	内脏周围淋巴结或称颈前淋巴结（位于舌骨体下缘至胸骨上端水平、两侧颈动脉之间）	甲状腺、声门、声门下喉、梨状隐窝、颈段食管肿瘤发生转移的高危区域
Ⅶ区	上纵隔淋巴结（位于胸骨上端至无名静脉水平、左右颈总动脉之间）	咽喉癌、食管癌及甲状腺癌发生转移的高危区域
咽后淋巴结	颅底至颅底下 2cm 范围内、颈总动脉外侧的淋巴结	鼻咽、咽部、软腭肿瘤可以转移至此区域
锁骨上淋巴结	位于锁骨水平或锁骨以下，颈总动脉外侧	胃癌、食管癌、肺癌发生转移的高危区域

第三节　原发灶不明颈部淋巴结转移癌

一、CCUP 概述

原发灶不明颈部淋巴结转移癌（CCUP）发病率男性高于女性，转移癌中除甲状腺癌的发病率女性高于男性，其余肿瘤均男性多见。转移性鳞癌与腺癌指标，男性为 1.00∶1.06，女性为 1.0∶1.5，差异具有统计学意义。在年龄分布上，男女患者年龄分布均较为广泛，41～60 岁为高发。左侧颈部淋巴结转移癌的发生率高于右侧。在分区方面，Ⅰ～Ⅴ区颈部淋巴结转移癌所在区域与原发器官淋巴引流区域基本相符；而Ⅵ区原发部位除可来源于肺部、乳腺、甲状腺、上消化道外，还可来自腹腔、盆腔等远隔肿瘤，且左侧多于右侧。

从组织学类型来说，CCUP 可以是鳞癌、腺癌、未分化癌、髓样癌、黑色素瘤等。

二、CCUP 特点与原发肿瘤病灶

从组织学类型与原发肿瘤相关性来说，低分化鳞癌常见于鼻咽和肺部；中分化鳞癌常见食管和肺部；高分化鳞癌常见于食管、口腔和喉部；腺癌常见于肺部和胃；乳头状癌常见于甲状腺，少数来源于肺、胃和子宫内膜；小细胞未分化癌常为肺部来源。

从部位与原发肿瘤相关来说，上中颈部鳞癌多来自鼻咽、口腔、梨状隐窝和喉部；下颈部及锁骨上鳞癌常来源于肺部及食管；上颈部腺癌多来源于涎腺；中颈部腺癌来源于甲状腺较多；而下颈部和锁骨上腺癌多来源于肺、胃、胰腺、乳腺等。

总体而言，颈部中上组淋巴结往往以转移性鳞状细胞癌（简称鳞癌）或未分化癌多见，原发灶多来源于头颈部，而口咽、舌根及扁桃体是头颈部原发灶比较常见的隐匿部位,增加对以上部位的诊断性活检可以提高病灶的检出率。有研究表明经口腔可视化的微创手术联合 PET/CT、内镜及活检术可以提高头颈部原发灶的诊断率。颈部下组淋巴结大部分为转移性腺癌,原发灶大多来源于肺、乳腺、胃肠道及其他脏器等。

三、CCUP 原发灶不明的原因

CCUP 原发肿瘤不明的原因可能与以下有关:①原发肿瘤非常微小,部位隐匿,小至尸检也难以发现;②原发灶生长缓慢,长期处于静止隐蔽状态不易查出,颈部转移癌却较大且出现较早;③由于免疫抑制关系,使微小或小而弥散的原发灶消退,而转移癌却继续生长;④原发灶被许多体积较大的转移灶包裹,从而易被临床检查忽略;⑤原发灶本身血管生成功能不全而发生明显肿瘤细胞凋亡;⑥在转移癌的治疗过程中,对于转移癌的大面积放疗或化疗,使敏感的原发灶受抑制或消失,或原发灶微小又靠近转移灶,当转移灶手术时,被一并切除。

第四节　常规影像学在原因不明淋巴结转移癌中的价值

应用常规影像学对 CUP 的检查是临床必备的项目,但是特异性针对 CCUP(原发灶不明的颈部淋巴结转移癌)的报道目前较少。下面简要介绍常规影像学在 CUP 中的价值。

一、X 线片

X 线片所得信息有限,局限性大,但胸部平片仍是临床常规检查,并且是 CUP 患者初步筛查的检查方式之一。乳腺钼靶 X 线检查对乳腺恶性肿瘤的诊断具有较高的检出率及准确率。陈万峰在其研究中指出,钼靶 X 线对乳腺肿瘤的检出率为 95.92%,对乳腺恶性肿瘤诊断的准确率为 91.67%。因此,有腋窝淋巴结转移的 CUP 患者被推荐做此项检查。高度怀疑为乳腺癌的患者如果乳腺钼靶 X 线和/或超声检查均阴性,可以进一步做 MRI 显像。钡灌肠 X 线检查的临床应用价值有限,至今并未得到广泛应用。

二、超声显像

Ashraf 等在其研究中表明在头颈部鳞癌患者中,超声检查诊断颈部转移淋巴结的敏感性与特异性分别为 92% 与 97%。高晓晗在研究中指出超声检查对腹部淋巴结转移癌诊断的准确性为 100%,对患者疾病的诊断及治疗有重要临床意义。但是超声波不能穿透骨及含气体的器官(肺、胃肠道等),致其在以上部位的应用受到限制。

三、CT

CT 显像被广泛用于 CUP 患者原发灶的寻找及分期,对位于肺、胰腺、结肠或肾脏等部位的原发灶具有较高的敏感性,并且十分有利于肺、肝脏、淋巴结及骨等转移灶的探测。Moller 等在研究中指出 CT 显像探测颈部以外 CUP 原发灶诊断的敏感性、特异性及准确率分别为 65.2%、60.9% 及 63.0%,与 ^{18}F-FDG PET/CT 相比没有明显优势。但也有研究表明 CT 检查对原发灶不明颈部淋巴结转移性鳞癌患者原发肿瘤病灶的探测率仅为 22%。不同研究之间结果差异较大,可能与样本的选取及各种偏倚有关。CT 显像的缺点在于该检查方式仅局限于有解剖学异常或增强对比异常的病变,对于较小的或无强化的病变很难发现,而 CUP 患者的原发灶可能会很小,更易漏诊。

CT 引导下穿刺活检术是 CT 的另一重要应用,是取得肿瘤细胞学和组织学诊断的重要方法,高分辨率 CT 可以得到受检部位的优质图像,不仅可以对病灶进行准确定位,其形状、大小、内部结构及与周围组织结构的毗邻关系更是清晰可见,进而可以准确确定穿刺点的位置及进针方向和深度,是一种安全、有效的活检措施。

四、MRI

磁共振成像因空间分辨率高、软组织对比度强,较其他影像学检查,可以提高恶性肿瘤及其转移灶的检出率,尤其适用于脑部、乳腺、肝脏、骨髓及骨骼肌肉系统内原发灶及转移灶的探测。MR 弥散加权成像(DWI)越来越多地应用于肿瘤诊断及转移灶的探寻。顾太富等在报告中指出全身 DWI 显像对 CUP 原发灶的检出率为 67.6%,敏感性为 92.0%,可作为筛查该类患者原发灶的方法。Antoch 等在研究中指出全身 MRI 对转移淋巴结的检出率为 79%,明显低于 PET/CT 的 93%,所以在肿瘤患者的 N 分期上的应用价值低于 PET/CT。

第五节　^{18}F-FDG PET/CT 在 CCUP 的价值

^{18}F-FDG PET/CT 全身显像能同时提供病变部位的详细解剖信息及代谢信息,为肿瘤的诊断、分期及治疗监测提供更具临床价值的信息。寻找 CUP 原发灶是 ^{18}F-FDG PET/CT 全身显像应用的最佳适应证之一,CUP 原发灶部位无规律可循,可以位于身体的任何部位,所以在寻找原发灶时全身显像具有很大优势,尤其是原发肿瘤与发现的转移灶距离较远,常规影像难以发现(图 69-1)。有研究表明在 PET/CT 应用之前 CCUP 占头颈部肿瘤的 2%~9%,而现在下降至 1%~2%,而且 PET/CT 显像能同时发现是否有其他部位转移及范围,对患者肿瘤的分期、再分期及治疗有重要影响。

一、用于 CUP 原发肿瘤病灶的探测

近年来尽管常规影像学技术取得很大进步,但在尸检前仅能探测到 10%~35% CUP 患者的原发肿瘤病灶,^{18}F-FDG PET/CT 全身显像在一定程度上提高了该病的诊断率。

Kwee 等在一项有关 PET/CT 探测全身各部位 CUP 原发灶的荟萃分析中,共纳入 11 篇研究论文 433 名患者,^{18}F-FDG PET/CT 总体的探测效率为 37%,总体诊断的敏感性与特异性均为 84%(95% 置信区间分别为 78%~88%,78%~89%)。研究还发现,在 PET/CT 检查前是否有完整的诊断计划、转移灶的部位、是否给予 CT 增强造影剂、评估 PET/CT 图像的方法均不影响诊断效能。

Wang 等在其一项纳入 142 例 CUP 患者进行 PET/CT 显像的回顾性分析中,结果发现 ^{18}F-FDG

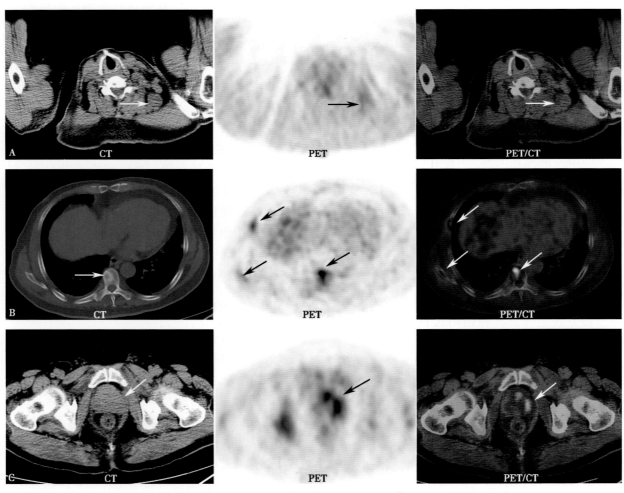

图 69-1　原发灶不明颈部淋巴结转移癌(CCUP)患者 ^{18}F-FDG PET/CT 显像

男,62 岁,左颈淋巴结肿大待查。A. 左颈部肿大淋巴结(箭头)SUV$_{max}$ 为 3.5;B. 部分骨质呈成骨性改变、部分骨质未见明显异常(箭头),SUV$_{max}$ 为 10.9;C. 前列腺左外侧叶凸向包膜外生长(箭头),SUV$_{max}$ 为 8.0。^{18}F-FDG PET/CT 显像诊断为前列腺癌并全身多部位转移,后期经细针穿刺细胞学检查证实为前列腺癌

PET/CT 成功探测了 67 例（47.2%）患者的原发肿瘤病灶，包括 38 例来源于肺部、8 例来源于鼻咽部以及 13 例来源于消化系统。而 ^{18}F-FDG PET/CT 显像阴性的患者中（66 例），有 3 例通过随访发现肿瘤病灶。PET/CT 探寻 CUP 原发灶诊断的准确率、敏感性及特异性分别为 93.7%、95.7% 及 91.7%。兰晓莉等通过回顾分析 137 例病理学诊断为 CCUP 的患者 ^{18}F-FDG PET/CT 显像的诊断价值，在 97 例最终确诊原发肿瘤病灶的患者中，87 例经 PET/CT 发现；而 95 例 PET/CT 显像阳性的患者中，有 8 例为假阳性；在 42 例 PET/CT 显像阴性的患者中，有 9 例后期确认原发灶。头颈部与肺部是 PET/CT 假阳性和假阴性最常见的部位。Zhu 和 Wang 对有关 PET/CT 探测颈部 CUP 原发

灶的应用价值的 7 篇文献（246 位患者）进行了荟萃分析，结果显示 PET/CT 对原发灶的平均探测率为 44%（28%～79%），汇总的敏感性与特异性分别为 97% 与 68%。整体而言，^{18}F-FDG PET/CT 全身显像诊断 CUP 原发肿瘤病灶的敏感性较高，但特异性一般，PET/CT 全身显像在 CUP 中的应用价值仍需大样本及前瞻性研究印证。

虽然 ^{18}F-FDG PET/CT 显像对 CUP 患者原发灶的探测率有所提高，但仍有半数左右患者不能探及原发肿瘤，图 69-2 为一例 CUP 患者，^{18}F-FDG PET/CT 可见左侧鼻咽部软组织增厚，代谢增高，左颈淋巴结肿大伴代谢增高，但是多次鼻咽镜组织学检查为阴性。临床上经常发现多发性颈部淋巴结肿大伴高代谢，但是无明确原发灶，其原因

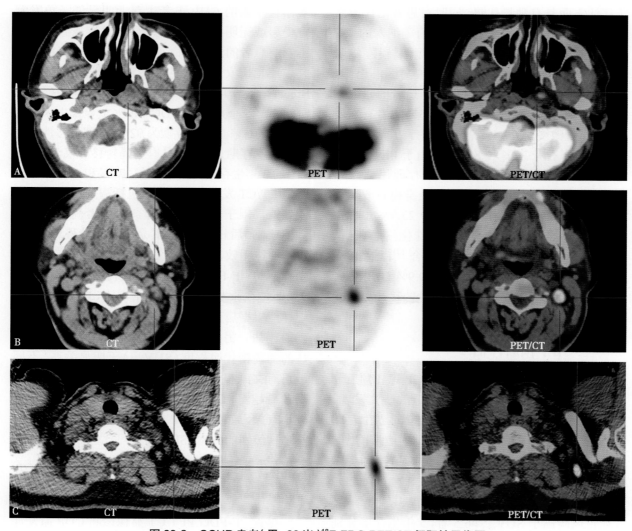

图 69-2　CCUP 患者（男，63 岁）^{18}F-FDG PET/CT 假阳性显像图
A. 左鼻咽部软组织增厚（十字交叉处），SUV$_{max}$ 为 3.2；B、C. 左颈部肿大淋巴结（十字交叉处）SUV$_{max}$ 为 5.6；^{18}F-FDG PET/CT 显像诊断为左鼻咽癌并左颈部淋巴结转移，后期反复鼻咽镜活组织检查结果均为阴性（炎性病变），临床最终诊断为 CCUP

可能是由于以下几方面因素造成：①原发灶的体积过小，而且对FDG摄取不明显，不足以被PET/CT显像发现；或是受显像仪器空间分辨率限制及部分容积效应的影响；②原发肿瘤病灶不能充分诱导血管生成及存活，导致肿瘤细胞大量凋亡及基因高度不稳定，在此期间一些细胞可能会逃逸至其他内脏器官或淋巴结内，并利用局部血管及营养供应或通过克隆得以生存；③原发肿瘤病灶的自然退化或消亡；④可能与基因突变有关，或者是CUP本身就是有基因特异性的病变，肿瘤形成时就有转移潜能，且控制原发灶及转移灶的机制是独立的，但是此类基因至今仍未得以证实。

二、用于CUP转移灶的探测及治疗决策

^{18}F-FDG PET/CT全身检查在探寻CUP患者转移灶方面具有独特优势，同时对患者治疗方案的确定有十分重要的影响。兰晓莉等纳入的137例CCUP患者中，有55例患者有远隔转移，纵隔淋巴结是最常见的部位，其次为腋窝区淋巴结。Elboga等在一篇纳入112位CUP患者的研究中指出PET/CT全身检查探寻到28.5%患者有新发转移灶，并改变了29.4%患者的治疗方案（19.6%患者调整了化疗方案，9.8%患者由于PET/CT全身检查改变了分期而取消手术治疗改用化疗）。Wang等在研究中指出，PET/CT全身检查改变了33.8% CUP患者的治疗方案，其中23.9%患者在行PET/CT全身检查后进行了特殊化治疗（包括单纯化疗、手术联合化疗、手术联合^{131}I治疗、激素治疗及姑息性手术治疗），另外9.9% CUP患者由于PET/CT全身检查发现了新发转移灶而改变了分期，从而改变了治疗方案。

三、用于预后评估

关于^{18}F-FDG PET/CT用于CUP患者预后分析的研究报告较少。兰晓莉在最近的研究发现，对于CCUP患者，发现远隔淋巴结转移者生存率明显低于无转移患者；而累及颈部中上组淋巴结患者生存明显高于累及下组淋巴结患者，两者中位生存期分别为63与18个月；在127例CCUP患者中，以SUV_{max} 6.5作为分界值，$SUV_{max} > 6.5$者死亡风险高于$SUV_{max} \leq 6.5$者，5年生存率分别为49.4%与74.0%，差异具有统计学意义（Kaplan-Meier分析法，$p < 0.01$）；而本组病例中年龄、性别、组织学类型、颈部淋巴结部位（左侧、右侧或

双侧）、PET/CT是否找到原发肿瘤病灶等因素，均对预后无明显影响。远隔转移往往意味着多器官、多部位受累，病变累及范围广泛，患者处于肿瘤晚期，预后较差。颈部中上组淋巴结往往以转移性鳞癌或未分化癌多见，而下组淋巴结大部分为转移性腺癌，而鳞癌及未分化癌的预后好于腺癌。另外，累及颈部中上组淋巴结患者的原发灶大多来源于头颈部，而下组淋巴结受累者原发灶更多来源于肺、胃肠道及其他实质性器官，恶性程度更高，患者预后较差。

Fencl等在一篇包括190位CUP患者（82例经组织病理学确诊，108例临床怀疑CUP）的研究中表明，PET/CT阳性患者（包括原发灶与转移灶、局部病变与多发病灶者）生存时间明显低于阴性患者。Tamam等与Yapar等在文献中共同指出多器官受累的CUP患者生存期明显低于单发器官受累或无明显病变的患者，原发灶找到与否并不影响患者的预期寿命。另外，Tamam等在其研究中还指出女性患者的预后明显优于男性患者。Breuer等在一项纳入70例CUP病例的研究，随访时间3~45个月。^{18}F-FDG PET/CT显像中未见明显病变的患者1年生存期为92%，局部见恶性病变的患者生存期为78%，具有远隔转移者仅为34%；3组的3年生存期分别为73%、71%和23%。这说明，PET/CT发现局部病变，包括病变完全切除者或病变局限于一个部位者，此类患者尚有可能进行治疗，预后相对较好；其余为广泛转移患者，其治疗往往无效，预后较差。研究还表明CUP患者生存期与^{18}F-FDG PET/CT是否找到原发病灶无关，即使在原发灶不明确的情况下，PET/CT检查同样能根据病变侵犯范围对患者预后进行比较准确的评估。另外，研究中还指出患者生存期与病灶的葡萄糖代谢程度（SUV_{max}）无明显关系，不同于已有文献报道的大多数恶性肿瘤SUV_{max}值越高预后越差，这可能与研究中各种偏倚及样本量较小有关，或者是CUP本身包含多种组织学类型及多种级别的肿瘤，SUV_{max}无可比性。

四、^{18}F-FDG PET/CT诊断CUP原发灶的局限性

尽管^{18}F-FDG PET/CT显像诊断CUP原发灶的敏感性与特异性优于常规影像学，但仍存在假阳性与假阴性现象。已有文献报道PET/CT探寻CUP患者原发灶的假阳性率为16%~39%，引

起假阳性可能的原因是：①¹⁸F-FDG 为肿瘤非特异性显像剂，炎性病变、某些良性肿瘤等令糖酵解增加的病变都可以摄取 FDG，例如结核、真菌感染及炎性肉芽肿性病变等；②头颈部结构复杂，Waldeyer's 环、扁桃体、淋巴结的反应性增生可引起 FDG 摄取增高；③唾液腺及咀嚼肌的运动等也可引起 ¹⁸F-FDG 的摄取；④活检术后所引起的局部组织反应性摄取 ¹⁸F-FDG。

不同研究中假阴性率有所差别。Tamam 等在研究中指出 ¹⁸F-FDG PET/CT 探查 CUP 原发灶的假阴性率为 23.5%，而 Moller 等的研究中假阴性率为 15%，常见发生部位为乳腺、肺及生殖系统等。发生假阴性可能的原因是：①部分肿瘤分化程度较高，对 FDG 的摄取较低或接近正常组织，例如低级别的乳腺小管癌或小叶原位癌；②原发灶隐藏于所在或邻近部位的高本底中，例如头颈部、胃肠道及泌尿系统；③部分肿瘤由于无明显血管生成，导致肿瘤细胞凋亡和转化，或原发肿瘤自然退化；④ PET/CT 仪器的空间分辨率有限或是原发灶体积过小（尤其是头颈部、腹部及盆腔等解剖结构复杂的部位）。

Fletcher 等在研究中指出 ¹⁸F-FDG PET/CT 有益于 CUP 患者的诊治并提出如下观点：①¹⁸F-FDG PET/CT 诊断原发灶阳性，尚需进一步行组织活检术以排除假阳性；②被高度怀疑为头颈部 CUP 的患者如果 ¹⁸F-FDG PET/CT 显像结果为阴性，仍需做进一步检查以排除假阴性。

展　　望

¹⁸F-FDG PET 可以探测到形态学尚未发生异常变化的病变，MRI 具有良好的软组织对比度，两者的完美结合成功地为无创检查打开另一新的视角，是核医学的另一重大突破。其优势在于：①PET/MR 系统可以实现同时采集，减少两者的融合误差；②与 CT 相比，MRI 具有更好的软组织对比度，尤其适用于颅内、头颈部、乳腺、肝脏及其他软组织内原发肿瘤与转移瘤的探测，从而为肿瘤患者提供更加准确的分期；③ MRI 可实现多参数及多功能成像，例如动态增强成像及 DWI 成像，弥补了 PET 不善于探测输尿管及膀胱病变的不足；④ PET/MR 辐射剂量低，尤其适用于小儿相关疾病或是希望累积辐射剂量尽量达到最低水平的患者；⑤全身 PET/MR 显像属于"一站式"影像学诊断，减少了患者的焦虑及总体检查时间。

目前尚未有关 PET/MR 显像用于 CUP 患者诊断的研究，该检查是否能够提高 CUP 患者原发灶的探测率需要大样本研究。

正电子显像剂是 PET 发展的基础，尤其是体内正电子显像剂的研发及应用直接影响 PET 的发展。一些新的正电子显像剂可以弥补一些肿瘤不摄取或低摄取 FDG 造成假阴性的缺点。如 ¹¹C-胆碱、¹¹C-乙酸显像在肝脏、前列腺肿瘤的探测效率明显高于 FDG；¹¹C-甲硫氨酸显像，由于其在脑部本底较低，对于清晰显示脑部病变好于 FDG；⁶⁸Ga-DOTA-TATE，作为一种生长抑素受体显像剂，在 FDG 摄取较低的神经内分泌肿瘤中具有更好的诊断价值。

原发灶不明转移癌（CUP）在临床上并不少见，其诊断及治疗至今仍是一大挑战。过去的几十年对该类患者的研究已取得某些进展，尤其是 PET/CT 在临床的广泛应用，大大提高了 CUP 患者原发灶的探寻率，并能更好的发现其他转移部位及侵犯范围，对肿瘤的分期、再分期、治疗决策及预后评估起重要作用。相信在不久的将来，随着显像技术、新型放射性药物及 PET/CT、PET/MR 的发展，CUP 患者能够得到更好的诊断及治疗。

（兰晓莉　刘红红）

参 考 文 献

[1] Pavlidis N, Fizazi K. Carcinoma of unknown primary（CUP）. Crit Rev Oncol Hematol, 2009, 69（3）: 271-278.

[2] Breuer N, Behrendt FF, Heinzel A, et al. Prognostic Relevance of ¹⁸F-FDG PET/CT in Carcinoma of Unknown Primary. Clin Nucl Med, 2014, 39: 131-135.

[3] Abbruzzese JL, Abbruzzese MC, Lenzi R, et al. Analysis of a diagnostic strategy for patients with suspected tumors of unknown origin. J Clin Oncol, 1995, 13（8）: 2094-2103.

[4] Pavlidis N. Cancer of unknown primary: biological and clinical characteristics. Ann Oncol, 2003, 14 Suppl 3: 11-18.

[5] Fizazi K, Greco FA, Pavlidis N, et al. Cancers of unknown primary site: ESMO Clinical Practice Guidelines for diagnosis, treatment and follow-up. Ann Oncol, 2015, 26: v133-v138.

[6] Stella GM, Senetta R, Cassenti A, et al. Cancers of unknown primary origin: current perspectives and future therapeutic strategies. J Transl Med, 2012, 10: 12.

[7] Moll R. The initial CUP situation and CUP syndrome:

pathological diagnostics. Pathologe, 2009, 30 (2): 161-167.

[8] Varadhachary GR, Raber MN, Matamorous A, et al. Carcinoma of unknown primary with colon-cancer profile: changing paradigm and emerging definitions. Lancet Oncol, 2008, 9: 596-599.

[9] 刘红红, 兰晓莉. 18F-FDG PET/CT 及常规影像学检查在探测原发灶不明转移癌中的临床应用. 中华核医学与分子影像杂志, 2017, 37 (8): 502-505.

[10] 陈万峰. 超声和钼靶在乳腺恶性肿瘤诊断的应用价值比较. 现代诊断与治疗, 2015, 2: 3700-3701.

[11] Ashraf M, Biswas J, J ha J, et al. Clinical utility and prospective comparison of ultrasonography and computed tomography imaging in staging of neck metastases in head and neck squamous cell cancer in an Indian setup. Int J Clin Oncol, 2011, 16 (6): 686-693.

[12] 高晓晗. 超声检查腹部淋巴结的诊断价值. 中国医药科学, 2014, 11: 111-113.

[13] Moller AK, Loft A, Berthelsen AK, et al. A prospective comparison of ^{18}F-FDG PET/CT and CT as diagnostic tools to identify the primary tumor site inpatients with extracervical carcinoma of unknown primary site. Oncologist, 2012, 17 (9): 1146-1154.

[14] Kazmierczak PM, Nikolaou K, Rominger A, et al. Radiological diagnostics in CUP syndrome. Radiologe, 2014, 54 (2): 117-123.

[15] Boellaard R, Doherty MJ, Weber WA, et al. FDG PET/CT: EANM procedure guidelines for tumour imaging: version 2.0. Eur J Nucl Med Mol Imaging, 2015, 42: 328-354.

[16] 石海兵, 周卫丽. CT 引导下穿刺活检技术及其临床应用. 罕少疾病杂志, 2012, 19 (2): 35-36.

[17] 顾太富, 肖新兰, 尹建华, 等. 应用 MR 全身扩散加权成像寻找转移瘤原发灶的初步研究. 中华放射学杂志, 2008, 42 (12): 1279-1282.

[18] Antoch G, Vogt FM, Freudenberg LS, et al. Whole-body dual-modality PET/CT and wholebody MRI for tumor staging in oncology. JAMA, 2003, 290: 3199-3206.

[19] Johansen J, Petersen H, Godballe C, et al. FDG-PET/CT for the detection of the unknown primary head and neck tumor. Q J Nucl Med Mol Imaging, 2011, 55: 500-508.

[20] 宋建华, 赵晋华, 邢岩, 等. ^{18}F-FDG PET/CT 对原发不明颈部淋巴结转移癌患者原发灶检出的价值. 中华核医学与分子影像杂志, 2013, 33 (6): 417-420.

[21] Tamam MO, Mulazimoglu M, Guveli TK, et al. Prediction of survival and evaluation of diagnostic accuracy whole body ^{18}F-fluoro-2-deoxyglucose positron emission tomography/computed tomography in the detection carcinoma of unknown primary origin. Eur Rev Med Pharmacol Sci, 2012, 16: 2120-2130.

[22] Yapar Z, Kibar M, Yapar AF, et al. The value of ^{18}F-fluorodeoxyglucose positron emission tomography/computed tomography in carcinoma of an unknown primary: diagnosis and follow-up. Nucl Med Commun, 2010, 31: 59-66.

[23] Chorost MI, Lee MC, Yeoh CB, et al. Unknown primary. J Surg Oncol, 2004, 87: 191-203.

[24] Kwee TC, Kwee RM. Combined FDG-PET/CT for the detection of unknown primary tumors: systematic review and meta-analysis. Eur Radiol, 2009, 19 (3): 731-744.

[25] Wang G, Wu Y, Zhang W, et al. Clinical value of whole-body ^{18}F fluorodeoxy-glucose positron emission tomography/computed tomography in patients with carcinoma of unknown primary. J Med Imaging Radiat Oncol, 2013, 57 (1): 65-71.

[26] 刘红红, 兰晓莉, Anand Gungadin, 等. 18F-FDG PET/CT 对原发灶不明颈部淋巴结转移癌的诊断及预后价值. 中华核医学与分子影像杂志, 2016, 36 (1): 48-53.

[27] Zhu L, Wang N. ^{18}F-fluorodeoxyglucose positron emission tomography-computed tomography as a diagnostic tool in patients with cervical nodal metastases of unknown primary site: A meta-analysis. Surg Oncol, 2013, 22 (3): 190-194.

[28] Deron PB, Bonte KM, Vermeersch HF, et al. Lymph node metastasis of squamous cell carcinoma from an unknown primary in the upper and middle neck: Impact of ^{18}F-fluorodeoxyglucose positron emission tomography/computed tomography. Cancer Biother Radiopharm, 2011, 26 (3): 331-334.

[29] Elboga U, Kervancioğlu S, Sahin E, et al. Utility of ^{18}F fluorodeoxyglucose positron emission tomography/computed in carcinoma of unknown primary. Int J Clin Exp Pathol, 2014, 7: 8941-8946.

[30] Fencl P, Belohlavek O, Skopalova M, et al. Prognostic and diagnostic accuracy of ^{18}F FDG-PET/CT in 190 patients with carcinoma of unknown primary. Eur J Nucl Med Mol Imaging, 2007, 34: 1783-1792.

[31] Tamam MO, Mulazimoglu M, Guveli TK, et al. Prediction of survival and evaluation of diagnostic accuracy whole body ^{18}F-fluoro-2-deoxyglucose positron emission tomography/computed tomography in the detection carcinoma of unknown primary origin. Eur Rev Med Pharmacol Sci, 2012, 16: 2120-2130.

[32] Johansen J, Petersen H, Godballe C, et al. FDG-PET/CT for the detection of the unknown primary head and neck tumor. Q J Nucl Med Mol Imaging, 2011, 55: 500-508.

[33] Moller AK，Loft A，Berthelsen AK，at al. ^{18}F-FDG PET/CT as a diagnostic tool in patients with extracervical carcinoma of unknown primary site: a literature review. Oncologist，2011，16（4）: 445-451.

[34] Fletcher JW，Djulbegovic B，Soares HP，et al. Recommendations on the use of ^{18}F-FDG PET in oncology. J Nucl Med，2008，49（3）: 480-508.

^{18}F-FDG PET/CT 在不明原因腹水鉴别诊断中的应用

正常人腹腔内可有 75～100ml 的少量液体，对腹腔内脏器可以起润滑的作用。临床上的腹水是指液体在腹膜腔的异常积聚。病理状态下，由于血浆胶体渗透压降低、液体静水压增高、淋巴回流受阻、激素和体液因子代谢异常、血管通透性增加等机制相互影响，导致液体从血管与淋巴管内渗入或漏入腹腔中而形成腹水。根据以前的报道，约有 75% 的腹水是继发于肝硬化，10%～12% 是由癌症引起，8%～10% 是由腹膜结核、肾脏病和胰腺疾病所致。生化检查和细胞学分析已用于确定腹水的原因，细胞学分析是鉴别良性和恶性腹水的参考标准，其特异性为 100%，但敏感性仅约 30%。血液、组织或液体的肿瘤标志物测定也广泛用于临床诊断，但是没有一种肿瘤标志物对恶性肿瘤是既灵敏又特异的。不明原因腹水是指腹水患者在完成相关检查包括 X 线、CT、MRI、超声等传统影像学检查及相关实验室检查后诊断仍不明确者，不明原因腹水的病因诊断是临床实践中经常遇到的难题。

临床上主要将腹水分三类：①内脏型，如心源性腹水、肾性腹水、肝性腹水等；②炎症性，如化脓性腹膜炎、结核性腹膜炎、结缔组织病所致腹膜炎等；③肿瘤性，如恶性淋巴瘤、腹膜间皮瘤、癌转移性腹水等。前两种统称为良性腹水。近年来医学影像技术迅速发展，不仅可以发现少量的腹水，而且可以发现引起腹水的良性病变或腹部实性恶性肿瘤的存在。但是，仍有部分腹水的病因学诊断成为临床棘手的难题。

第一节 腹水的常规影像学检查

常规影像学检查如 CT、MRI 和超声显像是临床上最基本的诊断手段，在腹水的诊断与鉴别诊断中具有重要作用，但是某些小的肿瘤病灶常常难以发现。腹腔镜诊断的准确性较高，但具有侵入性，且易受采样误差的影响。

一、CT

腹水在 CT 图像上表现为均匀的低密度带，常分布于腹腔内低洼处。腹水含有蛋白质少于 1g/L，腹水的 CT 值在 0～20HU，0HU 常提示腹水没有其他成分，接近纯净水；若腹水含有蛋白质在 1～2g/L，腹水的 CT 值在 21～30HU；腹水含有蛋白质高于 2g/L，腹水的 CT 值 >30HU。Epstein 等认为高密度的腹水是结核的特征表现，其原因是结核性积液中蛋白含量和细胞成分高，特别是在细胞免疫反应调动起来后。相反，低密度腹水多见于腹膜肿瘤性病变，CT 值常 <20HU，且量多，常围绕腹、盆腔脏器。但也有学者指出高密度腹水并不是结核性腹膜炎的特征，也可能与癌性腹膜炎有重叠。因此，腹水的 CT 值仅能作为诊断的参考，尤其当测量小区域的包裹性积液时更应注意。Gore 等对 100 例腹水患者的 CT 扫描结果研究发现，腹水的分布有助于区别良恶性：良性腹腔积液通常为大网膜内游离液体，很少进入小网膜囊，如进入小网膜囊也是少量；而仅局限于小网膜囊内的液体，则由局部病变如胰腺炎、小网膜囊脓肿或胰腺癌所致。

伴随腹水的产生，腹膜、肠系膜、大网膜等均可发生一定的变化。结核性腹膜炎 CT 常表现为腹膜增厚，主要表现为：①腹膜均匀增厚；②网膜及肠系膜污迹样增厚，CT 增强为轻度强化。有文献报道，CT 征象出现高密度腹水、干酪样结节、肠系膜软组织结节、网膜渗出样改变，都提示结核性腹膜炎的可能。腹膜转移癌是癌细胞经血行转移至腹膜或直接种植于腹膜所致，多继发于腹腔或盆腔恶性肿瘤。腹水是腹膜转移性肿瘤的常见临床表现之一，Funicelli 等报道 89 例卵巢癌腹膜转移的患者均检出腹水。腹膜转移癌腹膜的改变主要为结节状、宽带状与块状不均匀增厚,边缘不规则,强化程度不等,其中以"网膜饼"最具特征。

二、MRI

MRI 可以检出少量的腹水,一般漏出液在 T_1 加权像表现为低信号,T_2 加权像为高信号;而渗出液在 T_1 加权像上呈等、高信号,在 T_2 加权像上亦为高信号,因为其含有较多蛋白质和细胞成分,由此可对漏出液与渗出液进行鉴别。虽然常规 MRI 对软组织分辨率高于其他影像学手段,但属于形态学诊断,对小病灶、小转移灶、淋巴结肿大性质定性存在困难。目前应用常规 MRI 对腹水病因学诊断的报告较少。靳瑞娟等分析了 188 例腹水患者 MRI 表现、肿瘤指标及随访结果,比较磁共振 DWI 技术与肿瘤指标法诊断的敏感性、特异性,探讨全身弥散加权成像(Whole body-diffusion-weighted imagine,WB-DWI)的临床价值。结果表明,磁共振 DWI 技术较肿瘤指标法特异性高(92.0% vs 33.3%,$p < 0.05$);WB-DWI 比非应用组术前分期准确性高,两组具有统计学意义($p = 0.021$)。64 例病灶囊内容物及腹腔积液(积血、积脓)的常规及 DWI 特征,表现各有不同,DWI 可以鉴别肿瘤与非肿瘤性病变,预测恶性腹水,判断腹腔积液和病变液性成分性质,在腹水病因诊断中具有临床价值。

三、超声显像

超声显像是检查腹水的常用方法之一,可以在无损伤、无痛苦的前提下完成检查,做出腹水的诊断,已在临床得到广泛应用。在 B 超声像图上见腹腔内有回声暗区,即可诊断腹水,但腹水 < 100ml 时,则不敏感。超声检查比较胆囊壁回声有助于肝硬化腹水和转移癌性腹水的鉴别。一般胆囊壁单纯增厚和"双边征"胆囊壁多见于肝硬化腹水。这是因为肝硬化时低蛋白血症或胆囊静脉高压导致胆囊壁水肿;癌性腹水患者的胆囊壁明显增厚,多≥5mm,其内壁明显毛糙或呈"毛刷状"回声,腹腔有转移时可出现大小不等的弱回声结节。

双频超声是指低频与高频超声联合检查的一种方法。韩兴权等通过对 126 例(40 岁以下 123 例)全部经临床抗痨治疗痊愈证实的结核性腹膜炎患者研究发现,腹膜壁层增厚,腹水无回声区间条带状或网格状光带,肠壁浆膜层和大网膜增厚等四大征象 95 例,占 75.4%(95/126),该研究指出,临床疑诊的 40 岁以下的结核性腹膜炎患者,超声检查出现以上四大征象时,可作出结核性腹膜炎的诊断;但对 40 岁以上的患者,即便声像图上出现以上四大典型征象,也应尽可能查找原发癌灶和做腹水细胞学检查排除腹膜转移癌的可能。

第二节 ^{18}F-FDG PET/CT 在腹水病因诊断中的应用

^{18}F-FDG PET/CT 多模态分子影像的广泛应用实现了高质量的同机图像融合,在良、恶性肿瘤的诊断与鉴别诊断、肿瘤分期和复发与转移的监测中具有重要的临床价值。^{18}F-FDG PET/CT 为全身显像,可全面了解全身情况,有利于探测恶性肿瘤原发病变和转移病灶。李现军等通过对 55 例腹水待查患者的研究发现恶性腹水的最大标准摄取值(SUV_{max})及平均标准摄取值(mean standardized uptake value,SUV_{mean})均高于良性腹水。

国内外不同作者报道的结果具有较大的差异,但是对 ^{18}F-FDG PET/CT 在不明原因腹水鉴别诊断中的价值都给予了充分肯定,尤其 ^{18}F-FDG PET/CT 在评估腹膜转移方面有重要的作用。据文献报道,PET/CT 可以比单纯 CT 更早发现腹膜转移瘤。Dirisamer 等人发现,^{18}F-FDG PET/CT 显像比 CT 和 PET 单独显像更容易发现腹膜转移病灶,诊断敏感性为 100%,从而为手术治疗提供了更加精准的解剖信息。也有学者认为 PET/CT 对腹膜转移瘤的检出率不高,但病灶越大越容易发现。Turlakow 等报道 ^{18}F-FDG PET 和 CT 在相同患者中的诊断敏感性分别为 57% 和 42%。另有文献报道 PET/CT 诊断腹膜转移的敏感性为 66.6%。最近,华中科技大学同济医学院附属协和医院韩娜等回顾性分析了一组 177 例因不明原因腹水而行 ^{18}F-FDG PET/CT 检查的患者,本章将以本组 177 例患者的结果为例,结合国内外文献分析和讨论 ^{18}F-FDG PET/CT 在不明原因腹水诊断中的价值、影响因素,并与血清和腹水肿瘤标志物 CA-125、CEA 结果进行比较。

一、常见腹水患者病因构成及 ^{18}F-FDG PET/CT 显像分析

本组 177 例患者平均年龄为 56 岁 ±13 岁(20~

80 岁），男性 64 例（36%），女性 113 例（64%），其中 <60 岁 104 例，≥60 岁 73 例。所有病例被分成两类，第一类为 16 例经过初步的 CT、超声、血液检查和细胞学分析为阴性的患者，腹水原因尚未确定，也不清楚腹水的良、恶性。第二类为 161 例患者的初步检查结果有阳性发现，但不能确定这些发现是否为腹水的主要原因，也不能确定腹水的良、恶性，其中 35 例患者的细胞学检查找到癌细胞，144 例患者的肿瘤标志物水平为阳性（血清、腹水或两者），37 例患者其他影像检查或内镜检查结果为阳性。所有病例的最终结果是以病理、腹水细胞学或临床长时间随访作为参考标准确诊，真阳性和真阴性结果表明，^{18}F-FDG PET/CT 的结果与参考标准的结果一致。假阳性病例定义为参考标准未检测到恶性肿瘤证据，但具有提示恶性肿瘤的 ^{18}F-FDG PET/CT 结果的病例；相反，假阴性病例定义为 ^{18}F-FDG PET/CT 图像上没有明显的恶性肿瘤证据，但随后使用参考标准识别出恶性肿瘤证据的病例，本组病例平均随访时间为 16 个月（5～36 个月），死亡时间为随访终点。

本组 177 例不明原因腹水病例中，通过病理（54/177）、细胞学（49/177）和长时间临床随访（74/177）最终确诊 104 例为恶性病变，73 例为良性病变，其疾病分布见表 70-1。

^{18}F-FDG PET/CT 阳性的表现包括原发性恶性病变或腹膜上出现 ^{18}F-FDG 摄取增高，相应区域的 CT 影像显示有结节、肿块或其他不规则形态

变化的腹膜增厚。如果在 CT 图像上发现形态改变，即使在腹膜上没有发现明显的异常 ^{18}F-FDG 摄取也认为该病灶为恶性肿瘤。

^{18}F-FDG PET/CT 阴性的定义为没有明显的腹膜恶性病变证据，或观察到有或没有 ^{18}F-FDG 摄取增加的腹膜光滑均匀的增厚，特别腹膜或淋巴结有钙化时，如果出现这些征象则诊断为良性腹水。所有病例均应用核医学工作站，由核医学医师在摄取值最高的病灶上勾画感兴趣区（ROI），并记录最大标准化摄取值（SUV_{max}）。

二、^{18}F-FDG PET/CT 在不明原因腹水诊断的效能评价

本组 177 例不明原因腹水患者研究结果表明，^{18}F-FDG PET/CT 对 104 例恶性腹水患者中的 96 例和 73 例良性腹水患者中的 61 例获得了正确诊断。此外，有 44 例患者（42.3%）^{18}F-FDG PET/CT 显像探测到原发性肿瘤。^{18}F-FDG PET/CT 显像误诊 18 例，其中 8 例为假阴性，10 例为假阳性。假阴性病例包括卵巢癌 2 例，子宫癌 1 例，淋巴瘤 1 例，腹膜癌 1 例，不明原因腹水 3 例；假阳性病例包括结核性腹膜炎（TBP）4 例，严重肝硬化 1 例，嗜酸性肠炎 1 例，乙状结肠绒毛腺瘤 1 例，不明原因 3 例。

（一）^{18}F-FDG PET/CT 诊断效能分析

腹水病因的早期诊断对于制订有效的治疗方案和预测预后至关重要，PET/CT 在随访和治

表 70-1 177 例腹水的病因分布

恶性原因腹水及例数 /%		良性原因腹水及例数 /%	
不明原因恶性肿瘤*	33（31.8）	结核性腹膜炎	32（43.8）
卵巢癌	30（28.8）	肝病	17（23.3）
腹膜癌	10（9.6）	未知原因**	10（13.7）
胃癌	7（6.7）	自身免疫性疾病	5（6.9）
淋巴瘤	6（5.8）	肾病综合征	3（4.1）
结肠癌	5（4.8）	乳糜性腹水	2（2.7）
腹膜假性黏液瘤	3（2.9）	良性肿瘤	2（2.7）
胰腺癌	3（2.9）	原发性腹膜炎	1（1.4）
恶性间皮瘤	2（1.9）	嗜酸性粒细胞肠炎	1（1.4）
宫颈癌	2（1.9）		
肝胆恶性肿瘤	2（1.9）		
膀胱癌	1（1.0）		
合计	104	合计	73

*不明原因恶性腹水的患者未发现原发病灶而死亡；** 不明原因的良性腹水患者均经过治疗痊愈

疗反应的评估方面也具有重要作用，且可以通过 SUV_{max} 值的变化进行定量比较，是目前较常用的诊断手段。本组病例结果表明，^{18}F-FDG-PET/CT 对腹水诊断的整体敏感性、特异性、准确性、PPV、NPV 分别为 92.3%、83.6%、88.7%、88.9% 和 88.4%，其结果与张依凡等对 68 例不明原因腹水患者 PET/CT 诊断腹膜转移瘤的敏感性、特异性及准确性分别为 93.6%、90.5%、92.6% 相似。我们的研究结果表明，恶性腹水的平均 SUV_{max} 高于良性腹水（分别为 8.6±6.3 和 5.0±3.7；$p=0.000$）；但恶性腹水（$n=104$）和结核性腹水（$n=32$）的平均 SUV_{max} 进行分析，两组间无显著性差异（分别为 8.6±6.3 和 6.3±3.2，$p=0.343$）。此外，结核性腹水和非结核性腹水的平均 SUV_{max} 分别为 7.5±3.2（$n=32$）和 3.1±2.8（$n=41$），表明两组之间的差异具有统计学意义（$p=0.000$）（图 70-1）。

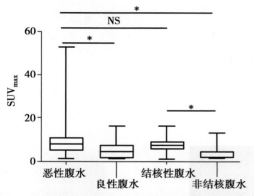

图 70-1 恶性、良性、结核性和非结核性腹水中最大标准化摄取值（SUV_{max}）比较
框图的水平线表示平均值，垂直线代表标准差，* 表示显著差异（$p<0.001$），NS 表示无统计学意义

在本组病例，^{18}F-FDG PET/CT 对 104 例恶性腹水患者中有 96 例，73 例良性腹水患者中的 61 例正确诊断，其中在 44 例患者（42.3%）^{18}F-FDG PET/CT 找到了原发性肿瘤。本组病例中，恶性腹水最常见的原因是卵巢癌，而良性腹水最常见的原因是 TBP。在腹水患者，^{18}F-FDG PET/CT 检测原发病变的敏感性为 51.4%，这一结果此前文献报道 ^{18}F-FDG PET/CT 能对 25.0%～63.3% 的不明原因的转移肿瘤患者确定其原发肿瘤的结果一致。

（二）恶性腹水 ^{18}F-FDG PET/CT 影像特征

在 85 例恶性腹水患者（85/104）中，^{18}F-FDG PET/CT 观察到腹膜恶性腹水和网膜受累的特征，PET 显示主要是腹膜上的灶状摄取增加，尤其是中上腹和右半结肠周围（图 70-2）。同时，CT 在相应位置显示明显增厚、强化或结节。

本组有 30 例根据组织学或随访检查诊断为卵巢癌的患者，PET/CT 显像检出率为 90%（27/30），在卵巢癌患者 PET/CT 影像具有某些特征：①在网膜、腹膜中（图 70-3A、B）以及卵巢区（图 70-3C）可见 ^{18}F-FDG 摄取增加的病灶，一些病灶确定为盆腔淋巴结病；②在大网膜上出现较宽的 ^{18}F-FDG 摄取增高条带（图 70-3D）；③ 30 例卵巢癌患者中 16 例出现道格拉斯囊（Douglas pouch）受累（图 70-3D）。值得注意的是，在 104 例恶性腹水患者中有 85 例在大网膜上见 ^{18}F-FDG 摄取增高带（图 70-3D），表明该特征是恶性肿瘤相对特异的征象。

（三）良性腹水 ^{18}F-FDG PET/CT 影像特征

在 ^{18}F-FDG PET/CT 影像上，大多数良性腹水呈现正常的 ^{18}F-FDG 摄取模式，但有一些良性病变也摄取 ^{18}F-FDG 并导致假阳性结果，特别是结核性腹膜炎。TBP 在中国很常见，在本组病例中占良性腹水（32/73）的 43.8%。

我们总结了 32 例结核性腹膜炎患者，其 ^{18}F-FDG PET/CT 影像特征如下：①其影像是围绕肝脏和网膜的腹膜表面呈条纹状 ^{18}F-FDG 摄取模式，并且呈现异质性表现（图 70-4B～D）；②大部分网膜厚度正常；③病灶常伴有高摄取的淋巴结病变（图 70-4A、D），纵隔、横膈膜和锁骨下区域钙化和未钙化的淋巴结也表现为代谢增加。

Song 等建议，当腹水患者被怀疑患有恶性肿瘤或 TBP 时，应将 PET/CT 作为主要选择手段。然而，^{18}F-FDG PET/CT 仍产生假阴性和假阳性结果。在本研究中，^{18}F-FDG PET/CT 发现 8 例假阴性结果和 10 例假阳性结果。造成假阴性结果的主要原因是恶性病变对 ^{18}F-FDG 的摄取量低或本底摄取高掩盖了病变。在这些病例，低摄取也可能与葡萄糖转运蛋白 1 的低表达或己糖激酶与葡萄糖 -6- 磷酸的比率低有关。另一个原因是某些原发性病灶较小，可能因部分容积效应而漏诊，特别是当病灶摄取 ^{18}F-FDG 量较低时。

此外，一些炎症病灶葡萄糖代谢也可增高，尤其是结核结节中的朗汉斯巨细胞和淋巴细胞常伴有 ^{18}F-FDG 高摄取，导致 PET/CT 显像的假阳性。在本组病例中，TBP 是假阳性的主要原因，这与以前的文献报道结果一致。TBP 患者大多表现为高代谢模式，因此，仅根据 SUV_{max} 难以区分恶性肿瘤与 TBP（恶性肿瘤与 TBP 的平均 SUV_{max}

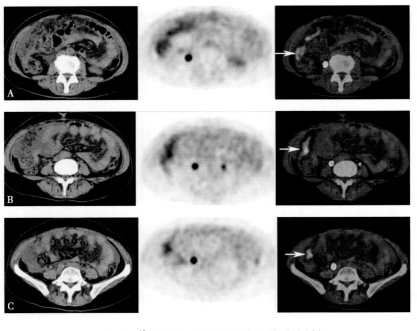
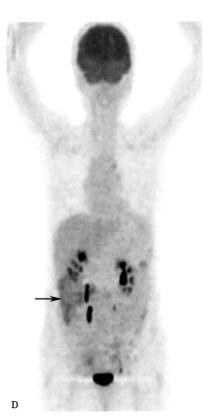

图 70-2　¹⁸F-FDG PET/CT 对腹水性质的判断

63 岁女性,腹水伴腹痛。¹⁸F-FDG PET/CT 检查诊断为恶性疾病。病理诊断为中分化腹膜癌;患者接受了 3 个月化疗,在 PET/CT 检查后 8 个月病逝。A~C. 分别为 CT(A)、PET(B)和融合(C)图像,示腹部和盆腔的不同部位,融合图像显示大网膜(A 箭头)、腹膜(B 箭头)和盆腔(C 箭头)摄取增加;D. 最大强度投影 PET 图像显示网膜、腹膜和盆腔上病灶 FDG 摄取明显增高(箭头)

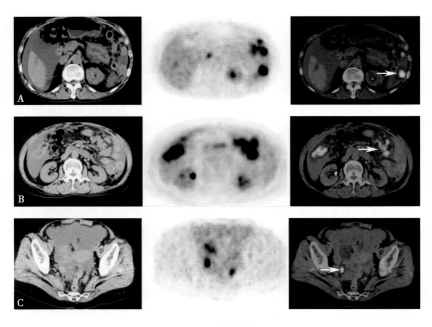
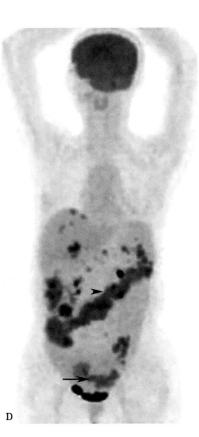

图 70-3　卵巢癌腹水

59 岁女性,腹胀 20 天,腹水细胞学未见癌细胞,最后病理学诊断为卵巢癌。¹⁸F-FDG PET/CT 显像:A~C. 分别为轴位 CT(A)、PET(B)和融合(C)图像,在大网膜、右半膈肌、腹腔结节和盆腔(A、B 箭头)以及肿大的右侧卵巢(C 箭头)FDG 摄取异常增高的病灶;D. 最大强度投影的 PET 图像,显示大网膜上 FDG 摄取增高(箭头)和 Douglas 囊受累(箭头)

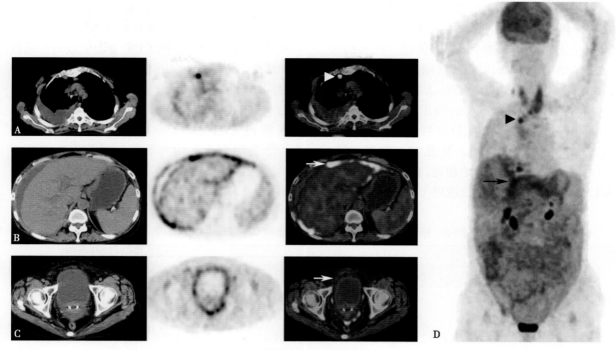

图 70-4 结核性腹水

57 岁腹水妇女 ¹⁸F-FDG PET/CT。腹水细胞学检查结果阴性，胃镜和结肠镜检查结果未见恶性肿瘤征象。患者接受了 1 年抗结核治疗，腹水消失，治愈。A. 胸部 PET/CT 影像示右侧胸水，前胸壁胸骨右旁淋巴结代谢异常增高（$SUV_{max}=4$）；B、C. 腹腔和盆腔 PET/CT 影像示大量积液，沿肝包膜、腹膜表面 FDG 摄取增高；D. 最大强度投影 PET 影像（A～C 竖排分别为 CT、PET 和融合影像）

分别为 8.6 ± 6.3 vs 6.3 ± 3.2，$p>0.05$）。然而，我们通过本组病例研究也总结出一些良性腹水的特征可能有助于鉴别诊断。另一方面，某些严重的肝硬化或脓胸患者可能出现腹膜增厚、粘连，同时发生自发性细菌性腹膜炎，大量的炎性细胞也会引起 ¹⁸F-FDG 的积聚。

（四）血清肿瘤标志物在腹水鉴别诊断中的价值

177 例患者中有 151 例患者测定了血清肿瘤标志物 CA-125 和 CEA，其中 73 例患者同时获得了血清和腹水中的 CA-125 和 CEA 水平。表 70-2 显示了恶性和良性疾病患者血清和腹水中 CA-125 和 CEA 的水平，提示恶性和良性疾病患者血清和腹水中 CA-125 水平无显著性差异，但两组患者血清和腹水中 CEA 水平有显著性差异（$p<0.05$）。

血清和腹水中 CA-125 和 CEA 水平的诊断价值见表 70-3。总体来说，腹水中 CEA 水平的准确性远远高于 CA-125 水平。在血清和腹水中，CA-125 水平比 CEA 水平更敏感，但在腹水特征中的特异性较低。

在肿瘤标记物分析中，恶性和良性腹水患者血清和腹水中 CA-125 水平没有显著差异（$p=0.184$ 和 $p=0.133$），这表明 CA-125 在鉴别良、恶性腹水方面价值有限，这与其他作者的研究结果一致。值得注意的是，TBP 患者的血清 CA-125 水平通常升高（$n=26$），平均值为 529U/ml，这与 Piura 等人的结果一致。但是在育龄期妇女出现腹水和 CA-125 水平增高应高度警惕存在恶性肿瘤，如女性常见的卵巢癌等。

在临床上，人们熟知的某些良性疾病也可能引起血清 CA-125 升高，如胃炎、憩室炎症、肝硬化、胆汁淤积、胰腺和肝脏疾病等，从而降低了该肿瘤标志物的特异性，因此在腹水的鉴别诊断上没有明显价值。但是在肿瘤标志物中，血清和腹水 CEA 水平在良、恶性腹水的鉴别方面具有较大潜力，其特异性为 90.6% 和 93.1%，缺点是敏感性较低。Kaleta 等应用 3.5ng/ml 的 CEA 水平作为诊断截断值时，其敏感性和特异性分别为 31% 和 95%。

（五）¹⁸F-FDG PET/CT 与肿瘤标志物联合应用的诊断效果分析

我们还评估了 ¹⁸F-FDG PET/CT 结果与血清

或腹水肿瘤标志物水平联合应用的诊断效果，以 ^{18}F-FDG PET/CT、CEA 或 CA-125 水平中至少两项异常为恶性疾病诊断标准，评价联合应用的诊断效能。结果表明，如果将肿瘤标志物与 ^{18}F-FDG PET/CT 联合应用，血清肿瘤标志物的敏感性、特异性和准确性分别为 96.6%、78.1% 和 88.7%，腹水肿瘤标志物的敏感性、特异性和准确性分别为 97.7%、80.0% 和 90.4%。从表 70-4 结果可见，与单独的 ^{18}F-FDG PET/CT 相比，PET/CT 与腹水 CA-125 或 CEA 的水平联合应用可以改善 NPV。

Caglar 等报道，当血清 CEA 临界值为 5.7ng/L 或更大时，其敏感性和特异性分别为 70.6% 和 94.4%。由于 ^{18}F-FDG PET/CT 会产生假阴性或假阳性结果，我们认为，^{18}F-FDG PET/CT 与肿瘤标志物的结合可能有助于提高诊断效果。然而，与单纯 ^{18}F-FDG PET/CT 相比，除了腹水 CA-125、CEA 和 PET/CT 的联合应用对 NPV 有改善外，肿瘤标志物的联合应用并不能改善其诊断的敏感性、特异性和准确性。值得注意的是特异性没有增加，一个原因可能与恶性细胞是否分泌特定的

表 70-2　恶性和良性腹水患者肿瘤标志物 CA-125 和 CEA 水平

腹水分组	CA-125 level（U/ml）		CEA level（μg/ml）	
	血清	腹水	血清	腹水
恶性腹水：				
肿瘤标志物病例数（n）	87	44	87	44
肿瘤标志物水平（$\pm S$）	599.2±490.1	1133.4±501.4	35.3±129.0	327.0±626.8
良性腹水：				
肿瘤标志物病例数（n）	64	29	64	29
肿瘤标志物水平（$\pm S$）	470.0±400.7	898.9±713.9	2.5±3.8	6.7±29.0
t	1.361	1.650	2.372	3.383
p	0.175	0.100	0.020	0.002

表 70-3　血清和腹水中肿瘤标志物 CA-125 和 CEA 水平的诊断效率

诊断效率	血清				腹水			
	CA-125	CEA	χ^2	p^a	CA125	CEA	χ^2	p^b
敏感性	98.9	26.4	112.3	<0.0001	97.8	43.2	71.7	<0.0001
特异性	3.1	90.6	153.7	<0.0001	13.8	93.1	126.4	<0.0001
准确性	58.3	53.6	0.45	0.503	32.2	63.0	19.0	<0.0001
PPV	58.1	79.3	10.45	0.001	64.3	90.5	19.6	<0.0001
NPV	66.7	47.5	7.52	0.006	80.0	51.9	17.6	<0.0001

注：除另有说明，数据均为百分比值；PPV＝阳性预测值；NPV＝阴性预测值；a 血清中 CA-125 和 CEA 水平的差异；b 腹水中 CA-125 和 CEA 水平的差异

表 70-4　^{18}F-FDG PET/CT 和血清与腹水肿瘤标志物（CA-125、CEA）的诊断效率

诊断价值	FDG PET/CT	血清肿瘤标志物+FDG PET/CT	p^a	腹水肿瘤标志物+FDG PET/CT	p^b
敏感性	92.3	96.6	0.184	97.7	0.080
特异性	83.6	78.1	0.323	80.0	0.509
准确性	88.7	88.7	1.000	90.4	0.694
PPV	88.9	85.7	0.522	87.5	0.759
NPV	88.4	94.3	0.138	96.0	0.045

注：除非另有说明，数据均为百分率；PPV＝阳性预测值；NPV＝阴性预测值；a 为 PET/CT 与血清 CA-125 和 CEA 水平联合评估的诊断效果差异；b 为 PET/CT 与腹水 CA-125 和 CEA 水平联合评估的诊断效果差异；与 PET/CT 仅诊断效果的差异

肿瘤标志物有关。例如，CEA 水平在消化系统恶性肿瘤如胃癌、胰腺癌和结肠癌中升高较多，这表明其在这些肿瘤中的应用价值较大，而 CA-125 则在卵巢癌的诊断和随访中具有重要意义。然而，在本组病例中，消化系统恶性肿瘤和卵巢癌仅占所有恶性肿瘤病例的 40.3%，故还有待进一步的大样本量研究。

（六）恶性腹水的预后因素分析

本组 104 例恶性肿瘤患者中，至随访结束有 61 例死亡，43 例带病生存。恶性腹水患者 ^{18}F-FDG PET/CT 阳性和阴性的患者其中位生存期分别为 10.6 个月和 12 个月，两组间无显著性差异（p = 0.549）。图 70-5 显示了根据性别、年龄、^{18}F-FDG PET/CT 结果以及血清和腹水中的 CEA 水平得出的生存曲线。有趣的是我们发现性别似乎是唯一与预后显著相关的因素，且得到了 Cox 比例风险回归分析证实（风险比 = 0.471；95% 置信区间，0.283~0.785；p = 0.004），表明男性恶性腹水患者预后较差。相比之下，其他因素包括年龄、^{18}F-FDG-PET/CT 结果和 CEA 水平在很大程度上不能预测存活率。

有研究报告 SUV$_{max}$ 在许多恶性肿瘤中具有

潜在的预后价值，但我们的这组病例没有发现有预后预测价值，其原因可能与原发肿瘤不同其生物学行为的多样性有关。此外，我们注意到仅 8 例患者的 PET 检查结果为阴性，而 96 例患者的 FDG 摄取率较高，各组样本量的差异可能会影响最终结果不同。

所有腹水患者中，血清和腹水中 CA-125 水平都很高，因此无法进行生存率和预测分析。腹水的原因很复杂，本组 177 例患者中有 19 种不同的疾病，也包括 33 例仍然不明原因的恶性腹水和 10 例不明原因的良性腹水，各种原因和无法解释的病例可能会影响本组的结果。此外，这项研究也受到其回顾性和不可避免的选择偏差的限制，加之不是所有患者都获得了血清和腹水肿瘤标记物水平的可用数据。因此，需要对较大样本进行前瞻性配对研究，以更好地评估腹水的诊断效果。

小 结

^{18}F-FDG PET/CT 显像对不明原因腹水患者良、恶性鉴别诊断有重要的临床价值，本组病例结果表明，PET/CT 对恶性病变的检出率达 93.3%（97/104），并有助于恶性腹水患者寻找原发肿瘤，

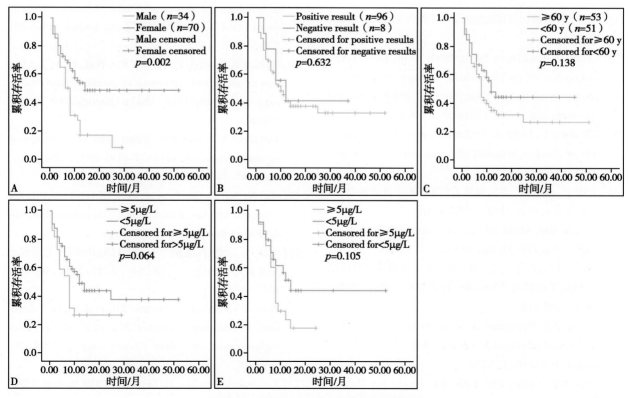

图 70-5 Kaplan-Meier 无事件生存曲线

A. 根据恶性腹水患者的性别；B. ^{18}F-FDG PET/CT 结果；C. 年龄；D. 血清；E. 腹水 CEA 水平估计生存曲线的比较

并得出如下结论：

1. 腹水中的 CEA 水平具有很高的诊断特异性，而血清或腹水 CA-125 水平具有很高的敏感性，但特异性很低；^{18}F-FDG PET/CT 结合肿瘤标志物尤其是腹水中癌胚抗原（CEA）检测，可提高不明原因腹水的诊断效果。

2. 在本研究中，结核性腹膜炎是引起 PET/CT 显像假阳性的主因，表明在结核病发病率高发地区应将其纳入鉴别诊断范畴。

3. 综合 177 例良性和恶性腹水的 ^{18}F-FDG PET/CT 特征，可以认为，大网膜上宽条带状 FDG 摄取增高是恶性肿瘤的特征，而肝脏和大网膜腹膜表面薄层的 FDG 不均匀摄取则是良性 TBP 的特征。

4. 性别是这组恶性腹水患者唯一的预后因素，患恶性腹水的男性比恶性腹水的女性患者存活时间短，预后差。而年龄、CEA 和 FDG 摄取对预后无预测意义。据我们所知，这是第一份评估 ^{18}F-FDG PET/CT 与肿瘤标记物联合应用于不明原因腹水诊断和预后的报告。

（韩　娜　兰晓莉　张永学）

参 考 文 献

[1] 张林. 腹水的病因和发病机制. 胃肠病学，2003，8（2）：96-98.

[2] European Association for the Study of the Liver. EASL clinical practice guidelines on the management of ascites, spontaneous bacterial peritonitis, and hepatorenal syndrome in cirrhosis. J Hepatol，2010，53：397-417.

[3] Kleinberg L, Holth A, Fridman E, et al. The diagnostic role of claudins in serous effusions. Am J Clin Pathol，2007，127：928-937.

[4] 吴建宇，姬明峰. 多层螺旋 CT 对腹腔积液诊断价值. 吉林医学，2012，33（32）：7077-7078.

[5] Epstein BM, Mann JH. CT of abdominaltuberculosis. AJR，1982，139（5）：861-866.

[6] 闫哲，白人驹，李亚军，等. 几种常见腹膜弥漫性病变的 MSCT 诊断及鉴别诊断. 临床放射学杂志，2010，29（2）：207-210.

[7] Bankier AA, Fleischman D, Wiesmayr MN, et al. Update: Abdominal tuberculosis -unusual findings on CT. Clin Radiol，1995，50：223-228.

[8] Gore RM, Callen PW, Filly RA. Lesser sac fluid in predicting the etiology of ascites: CT findings. AJR Am J Roentgenol，1982，139（1）：71-74.

[9] 方伟军，刘庆余. 结核性腹膜炎 CT 表现及病理对照研究. 影像诊断与介入放射性，2012，21（2）：103-106.

[10] Lee WK, Van Tonder F, Tartaglia CJ, et al. CT appearances of abdominal tuberculosis. Clin Radiol，2012，67（6）：596-604.

[11] Funicelli L, Travaini LL, Landoni F, et al. Peritoneal carcinomatosis from ovarian cancer: the role of CT and [18F]FDG-PET/CT. Abdom Imaging，2010，35（6）：701-707.

[12] 靳瑞娟，马强华，杨晓萍，等. 磁共振 DWI 技术在腹水病因诊断中的价值. 世界华人消化杂志，2009，17（4）：373-377.

[13] 韩兴权，雷劲松，万登敏. 双频超声诊断结核性腹膜炎的价值探讨. 中国超声医学杂志，2005，21（7）：534-536.

[14] 李现军，李凤岐，韩建奎，等. ^{18}F-FDG PET 检查中腹腔积液 SUV 对不明原因腹腔积液的辅助诊断价值. 中华核医学与分子影像杂志，2013，33（6）：421-425.

[15] Tnaka T, Kawai Y, Kanai M, et al. Usefulness of FDG-positron emission tomography in diagnosing peritoneal recurrence of colorectal cancer. Am J Surg，2002，184（5）：433-436.

[16] Zhang M, Jiang X, Zhang M, et al. The Role of 18F-FDG PET/CT in the Evahzation of Ascites of Undetermined 0rigin. Nucl Med，2009，50（4）：506-512.

[17] Dirisamer A1, Schima W, Heinisch M, et al. Detection of histologically proven peritoneal carcinomatosis with fused 18F-FDG-PET/MDCT. Eur J Radiol，2009，69：536-541.

[18] Pannu HK, Cohade C, Bristow RE, et al. PET-CT detection of abdominal recurrence of ovarian cancer: radiologic-surgical correlation. Abdom Imaging，2004，29（3）：398-403.

[19] Turlakow A, Yeung HW, Salmon AS, et al. Peritoneal carcinomatosis: role of（18）F-FDG PET. J Nucl Med，2003，44：1407-1412.

[20] Han N, Sun X, Qin C, et al. Value of 18F-FDG PET/CT combined with tumor markers in the evaluation of ascites. AJR Am J Roentgenol，2018，9：1-9.

[21] 张依凡，汪世存，潘博，等. 18F-FDG PET/CT 显像鉴别腹水良恶性的价值. 安徽医科大学学报，2014，49（11）：1662-1665.

[22] Pannu HK, Cohade C, Bristow RE, et al. PET-CT detection of abdominal recurrence of ovarian cancer: radiologic-surgical correlation. Abdom Imaging，2004，29：398-403.

[23] Kolesnikov-Gauthier H, Levy E, Merlet P, et al. FDG-PET in patients with cancer of an unknown primary. Nucl Med Commun，2005，26：1059-1066.

[24] Delgado-Bolton RC, Fernández-Pérez C, González-Maté A, et al. Meta-analysis of the performance of 18F-FDG PET in primary tumor detection in unknown primary tumors. J Nucl Med, 2003, 44: 1301-1314.

[25] Bohuslavizki KH, Klutmann S, Kroger S, et al. FDG PET detection of unknown primary tumors. J Nucl Med, 2000, 41: 816-822.

[26] Song J, Li H, Li Y, et al. Is PET-CT scan an effective tool to differentiate the ascites caused by abdominal malignancy and peritoneal tuberculosis? Clin Res Hepatol Gastroenterol, 2014, 38: e41-e43.

[27] Vorster M, Sathekqe MM, Bomanji J. Advances in imaging of tuberculosis: the role of 18F-FDG PET and PET/CT. Curr Opin Pulm Med, 2014, 20: 287-293.

[28] Tsujimoto N, Saraya T, Takizawa H, et al. Tuberculous peritonitis incidentally diagnosed on FDG PET/CT. Intern Med, 2013, 52: 841-842.

[29] Chen R, Chen Y, Liu L, et al. The role of 18F-FDG PET/CT in the evaluation of peritoneal thickening of undetermined origin. Medicine(Baltimore), 2016, 95: e3023.

[30] Kaleta EJ, Tolan NV, Ness KA, et al. CEA, AFP and CA 19-9 analysis in peritoneal fluid to differentiate causes of ascites formation. Clin Biochem, 2013, 46: 814-818.

[31] Piura B, Rabinovich A, Leron E, et al. Peritoneal tuberculosis mimicking ovarian carcinoma with ascites and elevated serum CA-125: case report and review of literature. Eur J Gynaecol Oncol, 2002, 23: 120-122.

[32] Caglar M, Yener C, Karabulut E. Value of CT, FDG PET-CT and serum tumor markers in staging recurrent colorectal cancer. Int J Comput Assist Radiol Surg, 2015, 10: 993-1002.

[33] Yahata T, Yagi S, Mabuchi Y, et al. Prognostic impact of primary tumor SUVmax on preoperative 18F-fluoro-2-deoxy-d-glucose positron emission tomography and computed tomography in endometrial cancer and uterine carcinosarcoma. Mol Clin Oncol, 2016, 5: 467-474.

[34] Groheux D, Hindié E, Giacchetti S, et al. Early assessment with 18F-fluorodeoxyglucose positron emission tomography/computed tomography can help predict the outcome of neoadjuvant chemotherapy in triple-negative breast cancer. Eur J Cancer, 2014, 50: 1864-1871.

第 四 篇

心血管分子影像

第七十一章

心肌细胞存活检测

第一节　存活心肌的认识

在发达国家，冠状动脉疾病是导致发病和死亡的主要原因，而左心室功能障碍的范围或程度是决定预后最重要的因素之一。心血管病治疗技术的迅速发展，特别是血管紧张素转换酶抑制剂的应用已经大大减少了由于冠心病所致的左心室功能障碍患者的发病率和死亡率。在许多患者包括患有严重心衰的患者，如果能够证明是存活的冬眠心肌，则冠脉血管重建是可供选择的治疗手段。在慢性冠状动脉疾病的患者，左心室功能是远期（long-term）预后最重要的决定因素，一般来讲，左心室收缩功能正常或接近正常者，无论采用药物治疗还是血管再通手术治疗其结局都较好。而伴有严重的左室功能障碍的患者，采用药物治疗的死亡危险将非常大。

对不同心肌状态描述的常用术语是"有活性（viable）""顿抑（stunned）""冬眠（hibernating）""梗死（infarcted）"和"瘢痕（scarred）"，但是在文献中对此的认识并非一致，常见的问题是混淆了不可逆性功能障碍的梗死心肌、非透壁性梗死以及有活性的冬眠心肌，而区别有活性心肌与冬眠心肌是特别重要的，因为存在"有活性"的心肌本身并不意味着血运重建后心室功能可以恢复。

冬眠心肌可以定义为由于慢性冠状动脉疾病所致的可逆性左室功能障碍，但是完整的冬眠心肌定义还必须包括慢性顿抑心肌（stunned myocardium）。冬眠心肌患者由于冠状动脉病变导致冠脉血流储备减低，因此在心肌缺血情况下，当冠脉血流储备减低时任何负荷都可导致氧供给与需求之间不平衡。另一方面，心肌顿抑的重复出现也可引起冬眠心肌。在冠心病患者，临床认为负荷诱导的缺血普遍存在冬眠心肌，而且对治疗干预有反应，因此临床医师的认识和对这种情况的处理非常重要。目前临床判断冬眠心肌存在的标准

有以下三点：①慢性室壁运动异常；②存在慢性低灌注；③再灌注后有功能恢复的证据。

近些年来，随着血运重建技术（revascularization）在冠心病治疗中的广泛应用，临床上区别瘢痕心肌与可挽救的存活心肌成为当务之急。因此，心肌活性（myocardial viability）的检测也成为近年来心血管病研究的重要课题之一。"有活性（viable）"一词的术语引用于心肌是代表"能活的"意思，它并不意味着任何特殊的功能、灌注或代谢状态，这个术语有时也用于代替冬眠。"冬眠"也是存活心肌收缩功能障碍的一种状态，但目前主要是指慢性缺血性心脏病。在冠心病患者，冬眠心肌常常能够通过血管再通治疗后局部室壁运动异常的改善来评估。Wijns 等人对 252 例过去无心电图心肌梗死证据的冠心病患者进行前瞻性研究发现，有 33% 的患者血管造影存在收缩功能降低，而 85% 的患者运动不协调，心肌节段可以通过再血管化改善心室的功能。在以前有心肌梗死的患者中，即使心电图出现 Q 波，约有 50% 的患者混合瘢痕组织区可能存在冬眠心肌。在冠脉血管再通以后，功能恢复的概率和程度取决于许多因素，包括术前整体左心室功能障碍的严重程度、术中使用的心肌保护措施、是否有围术期的心肌梗死以及适当的血管再通治疗方法。结果表明，术后有 24%～82% 的功能障碍节段其功能可得到恢复。

在临床上，许多有严重的左心室功能障碍（LVEF < 30% 以及明显的室壁运动异常）的冠心病患者，内科治疗期间心脏事件的发病率和死亡率增高，通过冠状动脉搭桥手术治疗能改善患有严重的左心室功能障碍患者的生存率与心室功能状态。然而，究竟哪些患者最适合施行血管再通手术已成为临床医师治疗决策的难题；因为还有许多不可预测的因素和具有较高的手术风险。多年来，普遍都认为，在慢性冠状动脉疾病以及心

肌梗死后心电图出现病理性 Q 波、心室造影室壁无收缩功能，表明心肌细胞已发生不可逆性坏死或瘢痕，但后来人们发现，其中有些患者通过血管再通治疗后心肌梗死区局部室壁的收缩功能仍可得到改善，冠心病的症状得以缓解，患者的生存率提高，这些都有力地说明冠心病患者即使是心肌梗死患者，尽管常规心肌灌注显像显示为不可逆性摄取减低和左心室功能障碍，也不一定就是心肌细胞坏死和瘢痕组织形成，在相当一部分患者中，左心室功能降低是由于可逆性的心肌缺血所致。因而，出现了"冬眠心肌（hibernating myocardium）"的概念。

冬眠心肌是由于冠状动脉血流减少所致的心肌及左室功能持续性损害，通过血运重建改善心肌血流灌注后，心肌及左室功能异常可得到部分或完全恢复。然而，冬眠心肌的概念主要还是基于临床的观察，尽管许多学者试图制作冬眠模型来研究其本质，但是目前还没有成功地制作出能完全模仿人类的冬眠心肌的实验模型。目前尚不清楚这一概念的存在与慢性冠状动脉低灌注、心肌代谢与冬眠心肌节段的损伤之间的相互关系。甚至迄今为止，所有的定量研究都还无法预料在左心室功能障碍的节段心肌血流量在多少范围内为正常，多少范围内可产生冬眠心肌。

有人在慢性冬眠的动物模型研究中发现，在短期冬眠的动物模型，静息心肌灌注的适度减少可导致静息收缩的减低，这种减低是对应变（inotropic）刺激反应的收缩贮备功能降低。初期伴有乳酸盐产生的肌酸磷酸盐水平减低，但在平衡状态后肌酸磷酸盐就恢复并回到正常的乳酸盐消耗水平。当心肌的灌注更严重的减低时，则应变刺激将导致心肌细胞的坏死。在模型研究中还发现一些其他征象，如不规则的心内膜坏死、肌纤维断裂以及在肌浆网受磷蛋白和钙 ATP 酶的下调和细胞凋亡。由于低灌注压和左冠状血管床的慢性缺氧，起源于肺动脉的异常左冠状动脉综合征可能是自然冬眠模型形成的机制。在猪模型模拟的这种综合征，适应不足或者维持细胞结构太慢则发生坏死。因此，不引起细胞死亡的稳定性慢性冬眠模型一直没有成功的建立，但因为有证据显示，人类的冬眠细胞死亡是不足为奇的。很可能冬眠不是一种稳定的状态，可随时间发生恶化而失去功能恢复的潜力。

近些年的研究发现，心肌严重缺血后，随着缺血发生的速度、范围、程度及其侧支循环建立的不同，其心肌细胞的损害可能出现三种不同的结局：一是坏死和 / 或瘢痕心肌，即真正不可逆的心肌损害，即使冠脉血流得到恢复，心脏功能也不会得到有效改善；二是冬眠心肌，由于严重的冠状动脉狭窄或部分闭塞血管的再开放（reopened）所致的长期低灌注缺血状态下，局部心肌通过自身的调节反应，减低细胞代谢和收缩功能，减少能量消耗，使得有限的血液维持心肌细胞的存活，即使在静息状态，影像学检查仍表现为节段性低灌注、无收缩或收缩功能低下，其过程可达数月乃至数年。由于该心肌为缺血但仍然存活，当血运重建治疗后，心肌灌注和室壁运动功能可以完全或部分恢复正常；三是顿抑心肌（stunning myocardium），心肌在短暂的（2～20 分钟）急性缺血再灌注之后，心肌细胞虽未发生坏死，但已发生了结构、功能及代谢的变化，处于"晕厥"状态，即使心肌得到有效的血流再灌注后，心脏功能也需数小时、数天甚至数周之后才能恢复，且缺血的时间越长，心脏功能恢复的时间也越长，冠脉血流的贮备功能越差，恢复越慢；此种情况多发生在冠状动脉完全闭塞行 PTCA 或溶栓治疗后、梗死后同时再灌注、冠状动脉痉挛、心脏移植等心脏手术后以及运动诱发的心肌缺血等。

尽管顿抑心肌区的血流灌注为正常或接近正常，但心肌收缩功能仍减低或无收缩功能，由于心肌仍然具有活性，一旦血流得到恢复，其顿抑会在几周内自然减轻，室壁运动和左心室功能逐步改善，因此，顿抑心肌与冬眠心肌不同，一般不需要进行血运重建治疗。但如果再开放的血管没有充分地恢复血流灌注，以及同时伴有慢性冬眠心肌的残留缺血组织时，血运重建可能还是需要的。在某些情况下，心肌冬眠与心肌顿抑可以同时存在。对于再发性心绞痛、心肌梗死和左心室功能障碍的患者，区别三种心肌损害，对于制订治疗决策方案、评价疗效和预后评估均有重要的临床价值（图 71-1）。

在有冠状动脉病变的患者，病变区心肌是否存活直接关系到血运重建治疗或再灌注后心室功能障碍能否改善及其治疗方法的有效性，因此，心肌存活的检测成为现代心脏病学实践的重要课题。尽管 SPECT 心肌灌注显像和 PET 代谢显像对于预测血管再通术后心脏局部和整体功能的改善方面均有较高的准确性，但 PET 代谢显像的阳

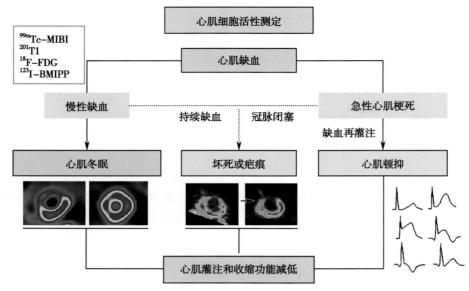

图71-1　心肌缺血后不同结局示意图

性和阴性预测的准确性明显高于心肌灌注显像。常规运动/静息（或再分布）心肌灌注显像明显低估了心肌细胞的活性，一些仍然存活的心肌，常规心肌灌注显像时偶尔也表现为固定的缺损，但这些病例通过冠状动脉搭桥术或冠状血管成形术后，其灌注缺损可以得到明显改善，心室功能障碍亦有恢复，表明心肌细胞仍然存活。

用于检测心肌细胞活性的方法较多，普遍认为，PET心肌葡萄糖代谢显像是目前最准确的方法，称为"金标准（golden standard）"或判断心肌存活的最后仲裁者（arbiter）。但由于设备及检查费用昂贵，难以广泛使用。SPECT心肌血流灌注显像结合介入法判断心肌细胞活性，也是当今常使用的简便方法。此外，近年来，多巴酚丁胺负荷磁共振成像和超声心动图估计心肌细胞活性也得到迅速发展，成为临床简便、有效的检测工具。

第二节　心肌细胞活性检测方法

当心功能障碍的患者考虑进行血管重建治疗时，心肌活性的探测是非常重要的。心肌缺血的病理生理学包括心肌冬眠、心肌顿抑或两者皆有。如果血管重建的血管分布区包含有存活心肌，最大的受益就是获得心肌功能的恢复和预后改善。存活心肌可以通过SPECT或PET核素显像、低剂量多巴酚丁胺负荷超声心动图和MRI进行探测，而MRI探测心肌存活可以采用延迟增强

（钆造影剂）、低剂量多巴酚丁胺负荷和静息/负荷灌注显像进行。不同的方法之间对于监测心肌功能的恢复没有明显差别，而且所有方法对于预后改善的预测也具有同样的作用。且心肌延迟增强磁共振成像还能显示经皮冠脉介入所致的微血栓形成和附壁血栓，因此，MRI延迟增强能鉴别缺血与非缺血的心脏疾病，并能确定特异性心肌病。但是目前从分子水平检测心肌细胞活性的方法主要是应用PET进行不同的心肌代谢显像。

不同的心肌活性检测方法所依据的原理都不尽相同，总的来讲，核素显像方法大多依赖于心肌细胞的血流和代谢，而其他的影像学技术大多是基于形态学的变化（表71-1），部分也反映心肌血流。

表71-1　存活心肌的左心室功能障碍特点与显像模式的关系

显像模式	存活心肌影像特点
^{18}F-FDG PET或SPECT显像	葡萄糖的利用
[201]Tl SPECT显像	心肌灌注、细胞膜完整性
[99m]Tc标记化合物SPECT显像	心肌灌注、细胞膜完整性和线粒体完整性
对比超声显像	心肌灌注
低剂量多巴酚丁胺输注超声心动图或MRI	收缩储备功能
对比增强MRI和CT增强造影	瘢痕组织

一、心肌代谢显像

心肌具有利用多种能量底物的能力，根据血浆各底物与激素水平以及局部血供状态等因素，可利用游离脂肪酸、葡萄糖、乳酸、丙酮酸、酮体、氨基酸等为心肌运动提供能量，其中葡萄糖和脂肪酸是心肌细胞代谢的重要能量底物。将放射性核素标记的代谢底物给患者静脉注射后，能够被心肌细胞迅速摄取，应用 SPECT 或 PET 即可行心肌代谢断层显像。目前用于心肌代谢显像最常用的放射性核素有两类，一是发射正电子的放射性核素，主要有 ^{18}F、^{11}C、^{15}O 和 ^{13}N 等，需使用 PET 或带符合线路的双探头 SPECT 进行显像；另一类为发射单光子的放射性核素，如 ^{123}I 等，可应用 SPECT 显像。在正常情况下，心脏的主要能量代谢底物为脂肪酸，但当各种原因引起血浆脂肪酸浓度降低时，葡萄糖的氧化利用则成为心脏的主要能量来源。

正常人禁食状态下，脂肪酸是心脏的主要能量来源，心肌摄取 ^{18}F-FDG 减少，显影不清，而脂肪酸代谢显像则清晰；在葡萄糖负荷状态下（进餐后），血浆葡萄糖和胰岛素水平上升，血浆脂肪酸水平降低，心脏主要利用葡萄糖作为能源物质，因此，心肌葡萄糖代谢显像清晰。禁食和运动状态下，缺血心肌可摄取 ^{18}F-FDG，而正常和坏死心肌则不摄取。而在葡萄糖负荷下，正常和缺血心肌都摄取 ^{18}F-FDG。因此，在不同条件下应用不同的标记药物进行代谢显像，即可了解心肌的代谢状态，从而用于心脏疾病的诊断和心肌细胞存活的判断。

（一）心肌葡萄糖代谢显像

1. 基本原理　葡萄糖是心肌作功的重要能量来源物质，用 ^{18}F 标记的脱氧葡萄糖（^{18}F-deoxyglucose, ^{18}F-FDG）是当前最常用和最重要的葡萄糖代谢显像剂，心肌葡萄糖代谢显像（myocardial glucose metabolism imaging）的独特之处在于能定量代谢过程。^{18}F-FDG 的结构类似于葡萄糖，与葡萄糖不同的是，在己糖激酶作用下经磷酸化后，不再参与进一步的代谢过程，而滞留在心肌细胞内，因此可以应用 PET 或符合线路 SPECT 进行心肌代谢显像。

2. 检查方法　用于 ^{18}F-FDG 葡萄糖代谢显像的仪器主要有经典的 PET、PET/CT、PET/MR 和具有符合线路的多探头 SPECT 装置，本节主要介绍 PET/CT 心肌代谢显像。

（1）注射显像剂前禁食至少 6 小时，检查前避免服用咖啡类饮料，测定空腹血葡萄糖水平，若 <8.3mmol/L（150mg/dl），患者口服葡萄糖 50～75g；如糖尿病患者血糖水平较高，可用胰岛素将血糖控制在 6.7～8.9mmol/L（120～160mg/dl）之间。

（2）注射 ^{18}F-FDG 185～370MBq（5～10mCi），45 分钟后进行透射和发射扫描 10～15 分钟。

（3）PET/CT 显像时先以 CT Scout 扫描图对扫描部位定位后行 CT 扫描，再行 PET 2D 模式采集，扫描范围 1 个床位，采集时间 8～10 分钟。应用 PET 扫描时，激光定位系统定位于剑突上 10mm，应用 $^{68}Ge/^{68}Ga$ 固有放射源采集 1～2 分钟透射扫描图像，确保心脏位于探测器视野内；应用 CT 或透射扫描图像进行 PET 图像的衰减校正。

（4）选择适当的重建参数（重建方式、滤波函数、矩阵大小、放大因子、截止频率等）对原始数据进行图像重建和衰减校正。通常选择 Hanning 滤波函数，重建成短轴、水平长轴及垂直长轴各断层面图像。

3. 结果判断　临床上，通常 ^{18}F-FDG 心肌葡萄糖代谢显像与静息或负荷心肌灌注显像（应用常规 ^{99m}Tc-MIBI 心肌灌注显像或 $^{13}NH_3$、$H_2^{15}O$ 等 PET 心肌灌注显像）结合应用。禁食状态下，由于血浆葡萄糖水平下降，正常心肌能够减少利用甚至停止利用葡萄糖，转而增加利用游离脂肪酸进行氧化以维持能量的需求。而缺血心肌由于氧供随血流减少而减少，耗氧量较大的游离脂肪酸 β 氧化受到限制，需氧较低的葡萄糖氧化和甚至不需氧也能进行的糖原酵解仍可进行，故葡萄糖几乎成为缺血心肌的唯一能量来源。禁食状态或葡萄糖负荷后梗死心肌均不摄取 ^{18}F-FDG。葡萄糖负荷后，缺血但仍存活的心肌以及正常的心肌均可摄取 ^{18}F-FDG。在心肌灌注减低或缺损的节段，葡萄糖负荷后 ^{18}F-FDG PET 显像显示相应心肌节段 ^{18}F-FDG 摄取正常或相对增加，呈现灌注 - 代谢不匹配的图像（图 71-2），提示心肌缺血但仍然存活，是冬眠心肌的有力证据。反之，相应心肌节段表现为 ^{18}F-FDG 摄取减低和血流灌注呈固定缺损，呈灌注 - 代谢匹配（match）图像时，提示心肌细胞没有活性，是心肌坏死或瘢痕的有力证据（图 71-3）。

不同的心肌病变类型其血流灌注和代谢显像也具有不同的特征，心肌灌注显像和心肌代谢显

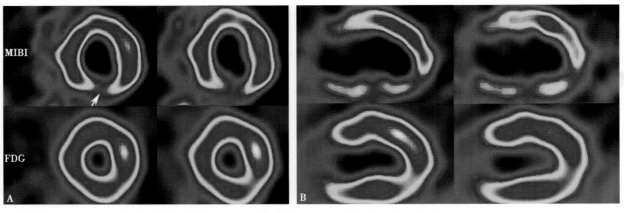

图 71-2　存活心肌的心肌灌注与葡萄糖代谢显像
A. 短轴心肌灌注和代谢显像,示下壁灌注缺损区,代谢显像有充填;B. 垂直长轴

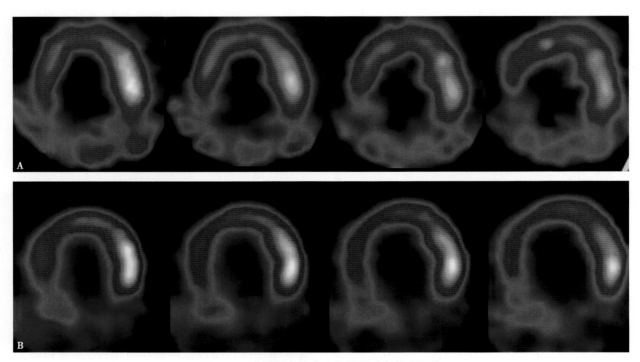

图 71-3　心肌梗死患者心肌的灌注与代谢显像
A. 静息状态下 ^{99m}Tc-MIBI 门控心肌灌注显像示左心室后间壁、心尖、下壁及后壁显像剂分布明显稀疏或缺损区,EF=14%;B. ^{18}F-FDG PET/CT 心肌代谢显像可见左心室心尖区、下壁及后壁心肌呈无代谢,后间壁代谢减低,提示该区域心肌为心梗,局部为无心肌细胞活力之瘢痕心肌

像结合有助于鉴别不同的心肌活性状态。冬眠心肌时其血流灌注显像呈明显减低或缺损,而 FDG 代谢显像摄取正常或增加;顿抑心肌时,灌注显像和代谢显像都可呈正常的放射性分布;梗死心肌则根据梗死的严重程度一般两种显像均表现为摄取减低或缺损(表 71-2)。心肌灌注显像剂不仅是反映心肌血流情况,其心肌的摄取也反映心肌的活性,而葡萄糖代谢显像剂只是很好地反映心肌细胞的活性。

目前,为什么冬眠心肌的特征是"灌注 - 代谢不匹配"的模型仍不清楚,而且其显著特征是否会表现为氨水等灌注显像剂摄取减低或 FDG 摄取增加,或两者都兼有之仍然是不确定的。由于心肌冬眠常常发生在局部心肌损伤的区域,或者发生在以前的部分心肌层的梗死,或者心肌细胞丧失了适应性的变化,因此很可能减少了对代表心肌活性减低的灌注显像剂的摄取,而不是代表静息时灌注的减低,此种情况下 FDG 摄取的不匹配是由于代谢窘迫(metabolic embarrassment)和心肌葡萄糖消耗优先所导致的摄取相对增加。

表 71-2　不同心肌状态下心肌灌注和代谢显像特征的比较

心肌状态	代谢显像	血流显像	影像特征	血管重建后心功能改善
正常心肌	正常摄取	灌注正常		
心肌坏死	不摄取	不可逆性缺损	匹配	无改善
心肌缺血				
心肌冬眠	正常或摄取增加	缺损	不匹配	恢复正常
心肌顿抑	正常或减低	正常或接近正常	不定*	有改善，但恢复较慢

*取决于心肌受损程度和受损后显像的时间

在缺血过程中，能量的产生由游离脂肪酸的氧化转变为葡萄糖，葡萄糖成为心脏能量的主要来源，故其葡萄糖利用率增加，缺血区 ^{18}F-FDG 摄取增高。而在不可逆性损伤的心肌节段，组织中葡萄糖的利用与血流量呈平行性降低甚至缺损，因而，^{18}F-FDG 显像可有效的鉴别血流灌注减低和心室功能障碍的室壁是存活心肌组织还是不可逆性损害的心肌组织。

4. 临床意义　随着冠状动脉搭桥术或冠状动脉成形术在冠心病治疗中的应用越来越广泛，心肌细胞存活的研究显得更为重要。在心肌梗死患者，术前获得心肌血流灌注减低区及室壁活动消失区心肌存活与否的信息，是准确预测再通术后局部心室功能能否改善的重要依据。代谢活性的存在是心肌存活的最可靠标志，在心肌血流灌注减低或室壁活动消失的节段，^{18}F-FDG PET 显像有显像剂摄取是提示心肌存活的重要指标，而再通术后代谢的改善提示心肌功能将恢复及预后良好。

5. 注意事项　在某些情况下，^{18}F-FDG 显像不适合于鉴别坏死与存活心肌。如在糖尿病患者，即使在常规胰岛素或口服降糖药的情况下，在有或无葡萄糖负荷时存活心肌可能不摄取 ^{18}F-FDG。此外，急性心肌梗死早期，坏死的心肌也可摄取 ^{18}F-FDG。对心肌存活的判断最好结合患者的心肌血流灌注显像（如 ^{99m}Tc-MIBI SPECT 或 ^{13}NH$_3$ PET 等）综合分析。

（二）心肌脂肪酸代谢显像

心肌脂肪酸代谢显像（myocardial fatty acid metabolism imaging）常用的显像剂为 ^{11}C- 棕榈酸（^{11}C-palmitate，^{11}C-PA）、^{123}I 标记游离脂肪酸等。在生理状态下，棕榈酸占血液中循环脂肪酸的 25%～30%，是心肌能量代谢的主要底物，有 60%～80% 的 ATP 产生是通过脂肪酸的氧化作用而获得，其中约一半是来自棕榈酸的氧化。

1. 基本原理　正常心脏禁食状态下和运动时，

乳酸水平上升，乳酸作为心肌的主要能量来源。此时将放射性核素标记游离脂肪酸静脉注射后，能迅速被心肌细胞所摄取，参与心肌的脂肪酸代谢过程，应用 PET 或 SPECT 可以描绘出心肌脂肪酸代谢活性的图像。目前常用的单光子显像药物为 ^{123}I 标记的游离脂肪酸（FFA）类似物，如直链 ω 位苯基十五烷酸（IPPA）和支链 β 位甲基 ω 苯基十五烷酸（dimethyl-pentadecanoic acid，BMIPP）。对位碘的 IPPA（p-IPPA）在进入心肌细胞后，短暂转化为甘油三酯和磷脂形式并迅速进入线粒体中进行 β 氧化代谢，代谢产物碘苯甲酸直接或在肝脏转化为马尿酸后迅速由肾脏清除。邻位碘的 IPPA（o-IPPA）和 BMIPP 由于受空间化学结构的影响，使其进入线粒体进一步 β 氧化受阻，而以甘油三酯和磷脂形式滞留于心肌细胞，更有利于高质量的 SPECT 影像。正电子核素 ^{11}C 标记的棕榈酸（^{11}C-palmitic acid，^{11}C-PA）作为 FFA 的示踪物，静脉注射后被心肌细胞吸收，很快经过 β 氧化，再被清除出去并随血液离开心肌，用 PET 进行心肌动态显像不仅可以显示 ^{11}C-PA 在心肌内的分布，而且可以获得心肌清除曲线（即洗脱曲线）。其曲线可分为早期快清除相和较晚的慢清除相，早期快清除相的 T1/2 与心肌的耗氧量呈负相关，与 ^{11}C-PA 在心肌内氧化生成 ^{11}C-CO$_2$ 的速度呈正相关，故可作为心肌能量代谢的指标。

2. 检查方法　一般选择禁食状态下检查。静脉注射 ^{123}I-BMIPP 111MBq，20 分钟和 3 小时分别作 SPECT 采集。按常规方法进行图像处理，重建左心室水平长轴、垂直长轴和短轴断层影像。如使用 ^{11}C-PA 时，则需应用 PET 或符合线路 SPECT 心肌断层显像。

3. 结果判断　正常人 ^{11}C-PA 显像左心室心肌显影清晰，分布均匀；在心肌缺血情况下，脂肪酸代谢显像与葡萄糖代谢显像的影像特征有较大差异，缺血区脂肪酸代谢显像呈局灶性缺损，而

^{18}F-FDG 显像同一部位则显像剂摄取增高，表明物质代谢已由脂肪酸转变为葡萄糖代谢。应用计算机软件可进行定量分析，按以下公式分别计算各节段的局部摄取指数（RRU）、3 小时洗脱率（WR）。RRU = 该节段总计数 / 最大节段总计数 × 100%。WR =（早期相总计数 − 延迟相总计数）/ 早期相总计数 × 100%。正常心肌各节段摄取 ^{123}I-BMIPP 均匀，各节段间 RRU 没有明显差异。

4. 临床意义　冠状动脉狭窄 >70% 的心肌缺血患者，心肌对 ^{11}C-PA 的摄取减少，清除缓慢，可用于心肌缺血的早期诊断以及心肌梗死区存活心肌的判断。直链脂肪酸是经过 β 氧化代谢并从心肌中释放出来，因此，脂肪酸的利用可通过评价放射性示踪剂的洗脱动力学直接测定。心肌脂肪酸代谢显像对心肌缺血的诊断、心肌梗死范围及程度的估计、心肌梗死区存活心肌的检测以及对扩张型和肥厚型心肌病的评价有重要意义。在心肌缺血情况下，其洗脱明显减慢，^{11}C-PA PET 显像和血清碱性磷酸酶估测的心肌梗死范围大小之间存在着很好的相关性。通常 ^{11}C-PA PET 显示的透壁性梗死比非透壁性梗死的缺损面积大，前者的放射性呈均匀性减低，而后者呈不均匀性。陈绍亮等对 9 例肥厚型心肌病患者和 8 例健康志愿者进行 ^{123}I-BMIPP 代谢显像定量研究，其结果与 ^{201}Tl 心肌灌注显像进行比较。研究发现，正常对照组各室壁节段心肌的 ^{123}I-BMIPP 和 ^{201}Tl 摄取均匀，局部摄取指数比接近；而肥厚性心肌病组心尖和前侧壁 ^{123}I-BMIPP 与 ^{201}Tl 摄取指数比明显低于其他部位心肌（$p<0.01$），各节段心肌 ^{123}I-BMIPP 和 ^{201}Tl 摄取指数 CV 均明显大于对照组（$p<0.01$），提示肥厚性心肌病患者 ^{123}I-BMIPP 摄取呈不均匀性，心肌血流灌注和代谢一致分布。早期相肥厚部位 ^{123}I-BMIPP 摄取明显减低，延迟相不均匀分布更为明显，肥厚型心肌病患者 ^{123}I-BMIPP 3 小时洗脱率（26.3%±7.3%）较对照组（18.3%±7.5%）明显增高（$p<0.05$）。研究发现，肥厚性心肌病时心肌脂肪酸代谢的异常不仅见于肥厚心肌部位，也可出现在其他心肌壁。

（三）有氧代谢显像

^{11}C- 乙酸盐（^{11}C-acetate）已被用于心肌有氧代谢显像。在心肌中，乙酸盐首先通过合成酶被转化为乙酰辅酶 A，然后在线粒体内经三羧酸循环氧化为 ^{11}C-CO$_2$，^{11}C- 乙酸盐作为三羧酸代谢循环（TCAC）的直接底物，被心肌细胞摄取后，在线粒体内被合成酶转变为 ^{11}C- 乙酰辅酶 A，然后经 TCAC 氧化，产生 ^{11}C-CO$_2$，其产生的量可反映 TCAC 流量，与心肌氧耗量呈正比。因此，^{11}C-CO$_2$ 的清除反映了心肌的血流和代谢状态，可用 PET 显像无创伤性的测定 TCAC 流量和局部心肌的有氧代谢。

在静息状态下，静脉注射 ^{11}C- 乙酸盐后血液清除曲线呈双单指数型，清除曲线的初始部分其衰减常数与心肌耗氧量呈线性关系，通过对曲线进行动力学分析，能准确反映心肌耗氧量和人体线粒体氧化通量。给予多巴酚丁胺负荷后，心肌对 ^{11}C- 乙酸的摄取均匀地增加。在心肌梗死患者，心脏对 ^{11}C- 乙酸盐的摄取和清除均减慢，表明局部心肌耗氧量减低。^{11}C- 乙酸盐心肌显像在心肌活性测定中的作用在于区别急性心肌梗死患者存活与非存活的心肌，根据心肌的氧化代谢参数对顿抑心肌的评估可能比 ^{18}F-FDG 更准确。此外，由于 ^{11}C- 乙酸盐不受底物活性的影响，故在患糖尿病的慢性冠状动脉疾病患者，可能比 ^{18}F-FDG 更实用，而且不需要进行有关血清胰岛素和葡萄糖水平测量。

Toyoda 等人应用 ^{11}C- 乙酸盐 PET 显像评价了伴有或无糖尿病的急性心肌梗死患者的心肌氧代谢。20 例患者包括 13 例有糖尿病（A 组）和 7 例无糖尿病（B 组）的患者在急性心肌梗死发生后不久接受了 ^{11}C- 乙酸盐 PET 显像，并对梗死相关区域和非梗死相关区的心肌氧代谢进行评价。其结果与 6 例健康志愿者（C 组）和 6 例无冠心病的糖尿病患者（D 组）进行比较。结果发现，在 A 组，梗死相关区域 ^{11}C- 乙酸盐的清除率 K（0.042±0.010）与 B 组（0.049±0.016）没有明显差异，而 A 组非梗死相关区的 K（0.059±0.010）明显低于 B 组（0.076±0.009；$p=0.002$）、C 组（0.072±0.004；$p=0.026$）和 D 组（0.078±0.005；$p=0.001$）。表明在伴有糖尿病的急性心肌梗死发作患者，除了梗死相关区外，非梗死相关区的心肌氧代谢也是受损的。

二、心肌灌注显像

代谢活动是反映心肌细胞存活最可靠的标志，而一定量的血流则是保证代谢活动的基础，只有保留完整细胞膜的存活细胞才能蓄积和保留 ^{99m}Tc-MIBI、^{201}Tl、^{13}NH$_3$、H$_2^{15}$O 等心肌灌注显像剂。核素心肌显像探测冬眠心肌依赖于细胞膜的完整性或冬眠区残留的代谢活性，不同的放射性核素有不同的物理和生理学特性，心肌对钾类似物 ^{201}Tl 的摄取可用常规的 SPECT 探测，给予 ^{201}Tl 2.5～3mCi 后 10～20 分钟和 4 小时进行显像，在正常心肌 ^{201}Tl 早期的摄取较高，但在几小时内迅速洗脱而减低；相反，在冬眠心肌初期的摄取是较低的，然后逐渐增加，这种现象称为 ^{201}Tl 的再分布。当进行负荷 - 再分布显像时，心肌细胞活性的评估需要给患者在静息状态下再次注射显像剂然后再次进行显像。再分布显像 ^{201}Tl 摄取缺损的严重程度对于预后是非常重要的，当功能障碍的心肌区有明确的放射性分布时，则提示血管再通治疗后功能可以恢复。^{99m}Tc-MIBI 仅有很少量的再分布，也不能被坏死的心肌摄取，因此也为估计心肌活性提供了有用的手段，功能恢复的预测则是根据 MIBI 在功能障碍节段与周围正常区最高值相比，其摄取残留的半定量分析来估计，一般以 50%～60% 的摄取作为判断心肌组织是否存活的阈值。

然而，应用常规的方法（如 ^{99m}Tc-MIBI 运动 / 静息显像或 ^{201}Tl 运动 / 再分布显像）虽然能够很好地诊断心肌缺血，但明显低估了心肌细胞的活性。可以认为，静息或负荷心肌灌注显像为正常时，提示心肌细胞存活，而心肌灌注显像为缺损者，部分心肌仍然存活。在常规的静息心肌灌注显像表现为不可逆性灌注缺损的心肌中，约有一半的患者，血运重建术后左室功能障碍有明显改善，表明心肌仍然存活。

有学者比较了 ^{18}F-FDG 代谢与常规 ^{99m}Tc-MIBI 心肌显像判断心肌存活的结果，发现心肌 ^{99m}Tc-MIBI 活性低于 40% 的重度减低节段，仍有 50% 的节段有 ^{18}F-FDG 摄取的证据，而中度缺损（最大活性的 50%～59%）时通过 ^{18}F-FDG 估计均为存活心肌，这种代谢与血流不匹配（mismatch）的情况尤其见于下壁心肌节段，其原因可能由于 ^{99m}Tc-MIBI 心肌显像下壁的组织衰减伪影所致。故目前相继建立了许多改进后的心肌灌注显像法估计心肌活性，较常用的方法有硝酸甘油介入心肌灌注显像法等。尽管这些方法的准确性不如 PET 显像，但较常规法有明显提高。

（一）检查方法

1. 硝酸甘油介入 ^{99m}Tc-MIBI 心肌灌注显像
其方法是先行常规静息 ^{99m}Tc-MIBI 心肌灌注显像，隔日后行介入显像，给患者舌下含服硝酸甘油片 0.5～1.0mg，监测血压、心率和心电图变化，5 分钟后静脉注射 ^{99m}Tc-MIBI 740MBq，1 小时后行心肌断层显像。如介入后显像，原缺损区有放射性充填，则表明心肌细胞存活。

2. ^{201}Tl 再分布 / 延迟显像　在运动显像和 3～4 小时的再分布显像后，再行 18～24 小时的延迟显像，如延迟像原缺损区有放射性充填，提示心肌存活。

3. ^{201}Tl 再次注射法（reinjection method）　在负荷后显像和 2～4 小时的延迟显像后，再次立即静脉注射 ^{201}Tl 37MBq，15 分钟后作静息心肌显像。也可于不同日在静息状态再次注射 ^{201}Tl 74MBq，15 分钟后进行显像，观察有否充填，也是判断心肌存活的有效方法。也有人主张省去延迟显像，即在负荷显像完成后不久，就给患者再次注射 ^{201}Tl 37MBq，3 小时进行静息心肌显像。

4. ^{99m}Tc-MIBI 心肌显像摄取比值测定法　应用 ROI 计算梗死周边带与非梗死区显像剂摄取的比值，也可以反映心肌细胞的活力，当比值 <30% 时，心肌细胞存活的可能性较小，30%～70% 时为存活的缺血心肌，>70% 为正常心肌。

（二）临床评价

根据选择的病例和方法不同，其存活心肌的检出率亦有较大差异，应用 ^{201}Tl 显像时，注射显像剂后初期的心肌分布图像主要反映心肌的血流灌注，而晚期（12～24 小时）的分布则主要反映心肌的活性。在 2～4 小时的 ^{201}Tl 延迟显像有固定缺损的病例中，有 30%～50% 的患者 24 小时再分布显像或静息状态再次注射 ^{201}Tl 后可以出现"晚期充填（late filling-in）"或"静息充填（rest filling-in）"，提示心肌仍然存活，通过血运重建治疗后室壁功能可以恢复，而不可逆性损害的心肌，则将不能改善心室功能。但因 24 小时再分布显像的图像质量欠佳，故静息时再次注射 ^{201}Tl 法较为理想。而这种 ^{201}Tl"静息充填"现象是不能通过是否有过心肌梗死、有否心绞痛或心电图缺血信号等临床参数所能预测到的。^{201}Tl 再次注射法出现的"静息充填"与 ^{18}F-FDG 代谢显像确定的心肌活性有很好的一致性，通常 ^{201}Tl 摄取大于正常心肌 50% 的轻到中度固定缺损（2～4 小时的延迟显像），95% 以上的患者心肌仍存活，而低于正常摄取的 50% 时，仅有一半的缺损为存活心肌。在低于正常摄取 50% 的固定灌注缺损患者，静息时 ^{201}Tl 再次注射后出现"充填"和"不充填"与

^{18}F-FDG PET 代谢显像结果的符合率也较高。而且再注射后缺损区残留 ^{201}Tl 活性水平与心肌活性检测提示的存活心肌细胞数量之间有明显相关。目前基本公认，在检测心肌存活方面，^{99m}Tc 标记药物结合硝酸甘油等介入试验显像与 ^{201}Tl 具有同等价值。

在临床上，当心肌活性测定结果准备用于血管再通治疗的决策时，除了考虑心肌是否存活外，还必须充分考虑和确定其能够通过血管重建挽救的存活心肌范围，如果仅有少量存活心肌的患者，血管再通治疗不可能获得所期待的整个心室功能真正改善的结果，尽管缺血可能已经消失。迄今为止，还没有很好的制定出能指导血管再通治疗临床决策的定量影像标准。

^{82}Rb 显像也可用于估计心肌存活。应用 ^{82}Rb 心肌动态显像结合动力学分析也可以估计心肌活性，^{82}Rb 静脉注射后能迅速被正常和存活的心肌提取和贮留，而 ^{82}Rb 从坏死或瘢痕心肌组织的清除非常迅速从而导致局部的缺损，通过对心肌组织的动态显像观察，了解心肌的摄取与清除过程，可以作为心肌存活的重要标志。

三、心肌乏氧显像

组织乏氧是许多疾病的共同病理表现，检测乏氧的影像学方法较多，最常用的是核素显像法，此外还有磁共振波谱（MRS）等。其中核医学乏氧显像分为单光子核素 SPECT 显像和正电子核素的 PET 显像。乏氧显像可以用于探测缺氧组织的乏氧程度，在心肌梗死患者用于缺血程度估计，有助于指导治疗。乏氧显像能直接提供组织低氧但仍然存活的证据，不仅能用于心肌梗死的早期诊断，还能迅速区分存活、缺血和梗死心肌，为临床诊断和治疗决策提供重要的信息。某些高电子亲和力的化合物，如放射性核素标记的硝基咪唑（nitroimidazole）是评价心肌活性为目的的显像剂，这种亲脂性化合物弥散通过细胞膜并在细胞质中还原成基团（radical）形式。当细胞内氧丰富时，硝基咪唑对基团阴离子起反应，产生超氧化物和无变化的硝基咪唑，然后弥散至细胞外；当细胞内缺氧时，不能产生再氧化，此时，硝基咪唑基团阴离子进一步还原成 nitrous 化合物形式，并与细胞内的聚合分子呈不可逆性共价结合而滞留在细胞内。因此，利用放射性核素标记的硝基咪唑滞留于乏氧组织中可以进行显像，该类乏氧显像剂有卤素标记的 ^{18}F-FMISO、^{99m}Tc 标记的 BATO 类似物及 PnAo 衍生物等。^{99m}Tc 标记的非硝基咪唑类乏氧显像剂主要有 ^{99m}Tc-HL91（^{99m}Tc-BnAO）。

心肌乏氧显像主要用于心肌梗死后心肌活性的评价，为有效的溶栓或血管再通治疗提供重要的依据，有助于降低急性心肌梗死的死亡率、改善其预后。而乏氧组织显像能直接显示组织坏死前处于缺血、缺氧高危状态的病变组织，反映组织血供与耗氧之间的平衡状态，识别缺血但仍然存活的心肌，探测心肌梗死后的持续性心肌缺血状态，以及慢性持续性缺血患者，在施行心脏移植或冠状动脉搭桥术前发现冬眠心肌，为临床诊断和治疗决策提供有用的信息。

四、细胞凋亡显像

细胞凋亡（apoptosis）又称细胞程序性死亡（programmed cell death）。临床上，许多疾病包括心血管疾病均可导致细胞凋亡的增加，如急性心肌梗死、心力衰竭、心肌炎以及动脉粥样硬化等细胞凋亡起着重要作用。因此，凋亡显像也是从另一个角度反映心肌活性的方法，但也可以是某些疾病实施治疗的结果，凋亡或许就是标准化疗和放疗细胞减少的机制，凋亡也是器官移植排异反应，胶原性血管病细胞损伤、急性心肌梗死患者由于缺血乏氧损伤的延迟细胞死亡和新近的缺血乏氧损伤的结果。观察细胞凋亡对于制订诱导或抑制的治疗决策特别有帮助，但迄今为止细胞凋亡显像在患者诊断和处理方面还没有进入临床。

^{99m}Tc-annexin V 由于其能与细胞膜上的磷脂酰丝氨酸（phosphatidylserine）结合具有较高的亲和力，因此是目前公认比较理想的凋亡显像剂，能有效定位体内细胞凋亡的部位。进入体内的 ^{99m}Tc-annexin V 与凋亡的细胞呈特异性结合，通过 SPECT 显像可使凋亡的细胞显影，而正常细胞由于没有暴露于细胞膜外的磷脂酰丝氨酸则不能与 ^{99m}Tc-annexin V 结合，故不显影。在实验动物模型研究也证实，^{99m}Tc-annexin V 显像能确定凋亡的部位与范围，并成功的用于器官移植排斥反应的动物模型显像，肿瘤治疗的评价、微小急性心肌梗死和新生儿及成人乏氧缺血性脑损伤的确定。早期人体研究结果显示，^{99m}Tc-annexin V 显像还将应用于确定移植受体的排斥反应、定位诊断急性心肌梗死和肿瘤患者单次治疗效果的评估。

心衰是心脏功能下降的一种疾病，心衰的病理改变之一是心肌细胞凋亡。在严重充血性心力衰竭患者（左心室功能＜0.35），^{99m}Tc-annexin V显像可见明显摄取，其摄取程度与病情的恶化相关。此外，近些年还有许多正电子显像药物用于细胞凋亡的 PET/CT 显像，如 ^{68}Ga-annexin V、^{18}F-G2A-GST（glutathione-S-transferase）、^{18}F-ML-10、^{18}F-ICMT-11 以及 ^{18}F-FBnTP 等。

五、心脏神经受体显像（cardiac neuro-receptor imaging）

自主神经系统在心脏功能的调节中起着重要作用，心脏末梢神经的局部分布可应用核素显像观察。许多标记的去甲肾上腺素类似物用于心脏末梢神经的研究，最常用的有 ^{123}I 标记的间位碘代苄胍（metaiodobenzylguanidine，^{123}I-MIBG）、^{11}C-对羟基麻黄碱和 ^{11}C-肾上腺素，^{18}F-氟多巴胺也有应用。^{123}I-MIBG 以类似于去甲肾上腺素的机制参与特异性摄取，并储存于突触前膜。应用 ^{123}I-MIBG 显像时，以心脏 / 纵隔计数比值作为示踪剂摄取指数，是充血性心力衰竭、房颤、缺血性心脏疾病等独立的预后指标。断层显像可以评估局部的分布情况，还可通过测定显像剂从心脏的清除率进行定量分析，^{123}I-MIBG 在心肌组织中的分布可以反映心脏交感神经分布的完整性（图 71-4），但目前还未有被广泛接受的正常参考值。在继发于缺血性心脏病或心肌病的心衰患者，^{123}I-MIBG 摄取减低是病情进展的预兆信号，可能提示失神经病变加重。在应用 β 受体阻滞剂治疗后，其 ^{123}I-MIBG 摄取与症状的改善呈平行关系，类似的结果也在心脏移植治疗后观察到。但是，该法的实用价值还有待于进一步的临床研究。

在特发性心肌病患者，心肌 ^{123}I-MIBG 的摄取活性与心内膜活检标本测定结果有较好的相关性，^{123}I-MIBG 摄取减低与左心室 EF、心排血指数和心室内压力等密切相关。在急性心肌梗死患者，表现为 ^{123}I-MIBG 摄取减低，反映心肌梗死后失神经区（denervated area）范围，且失神经区明显大于血流灌注缺损区。

六、超声显像估计心肌细胞活性

超声心动图估计心肌活性是目前常用的方法，因其具有简便、无创伤、特异和经济等优势，得到临床的普遍接受。超声心动图估计心肌活性的方法主要有两种，一是负荷超声心动图法，二是心肌超声心动图造影法，前者临床应用较广泛。

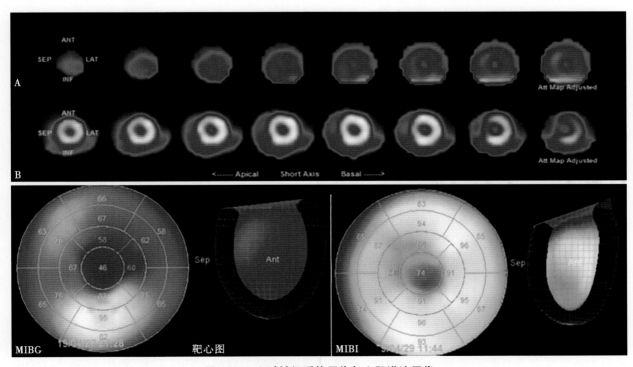

图 71-4　心脏神经受体显像与心肌灌注显像

A. ^{123}I-MIBG 心肌断层显像（短轴和靶心图）示心尖、前壁、部分间壁及侧壁显像剂分布减低或稀疏；B. ^{99m}Tc-MIBI 心肌血流灌注显像则显像剂分布正常，表明心脏神经功能影像与血流灌注影像不匹配，提示左心室心肌交感神经功能受损

（一）负荷超声心动图

负荷超声心动图显像（stress echocardiography）是探测冬眠心肌的常用方法，通过观察心肌对低剂量多巴酚丁胺输注（5～10μg/kg·min）过程中的收缩反应探测冬眠心肌，并能预测血管重建之后局部和整体心室功能的恢复情况。如果负荷超声心动图证实为缺血和冬眠心肌，则提示血管重建术后心室功能恢复的可能性较大。但使用高剂量的多巴酚丁胺输注[＞40μg/（kg·min）]后可导致心室功能恶化，因为冬眠心肌的血流储备（即心肌血流随着氧耗量需求的增加而呈反应性增加的能力）减少，不能适应代谢需求的增加而导致收缩功能的进一步减低。

负荷超声心动图诱导的心肌缺血可通过观察左心室功能障碍进行探测。负荷方法分为动态运动负荷和药物诱导负荷。但是在动态运动过程中成像比较困难，有时难以捕捉到合适的超声心动图显像的时间窗，因为通常是在运动停止的2分钟内进行成像，而运动诱导的异常一般非常短暂。因此，目前常用的负荷方法是药物负荷，尤其对于不能进行运动的患者，可选择多巴酚丁胺或双嘧达莫为负荷试验药物。由于多巴酚丁胺更容易诱导相对异质的缺血，是目前最常用的药物。心肌梗死患者，特别是透壁性梗死患者常导致静息时室壁变薄和无运动节段，如果负荷后无运动的心肌节段功能得到改善，则提示为存活心肌。该法测定的冬眠心肌范围可预测血运重建后的结果。

负荷超声心动图可准确预测血运重建后节段功能恢复情况，其敏感性为70%～85%，特异性80%～90%，其差异性主要取决于操作者的技术水平。当常规的第一谐波成像没有获得合适的图像，则谐波成像和常规静脉注射血池造影剂能改善心内膜的清晰度。常规横断面显像的局限性是对局部心肌功能的评估带有主观性，该法主要是估计收缩功能而不是舒张期功能，事实上是不能估计心脏长轴的功能。长轴心室功能反映心内膜下的机械行为，该区域最易受缺血的影响。振幅、速率和长轴运动时间能通过M型超声和组织多普勒超声心动图测定。在缺血性左心室功能障碍患者，相关节段多巴酚丁胺负荷时长轴运动振幅的增加是判断存活心肌的重要标志。因此，超声心动图估计心肌活性和冬眠心肌是极具发展前景的方法。

（二）心肌超声心动图造影

近年来，超声微泡的研究取得了重要进展，超声微泡不仅可作为一种理想的超声造影剂，还能作为携带治疗药物的重要载药工具。通过静脉注射后可增强血池的信号，有助于心内膜边界的探测。心肌增强的程度与心肌血容量有关，常用的心肌超声心动图造影（myocardial contrast echocardiography）是冠状动脉内注射显像剂，用于显示急性冠脉闭塞的危险区域和估计急性冠脉闭塞开放后组织再灌注的范围，也可用于估计冠脉狭窄后血流动力学的变化。测定血流灌注最有希望的方法是应用超声能量脉冲击破微泡的方法，通过研究击破脉冲的频率与新鲜造影剂灌洗之间的关系估计心肌的血流灌注，超声造影是估计心肌冬眠很有希望的方法。

（三）二维应变超声心动图成像

二维应变超声心动图成像（two-dimensional strain echocardiography，2DSE）是在二维灰阶图像中跟踪心肌长轴（从心底到心尖的）方向的运动，或在短轴图像中跟踪心肌的径向（向心）运动与轴向（旋转）运动，并通过计算速度与应变，无创性实时定量评价左心室节段的收缩、舒张及旋转功能。

在急性心肌梗死后存活心肌的估计对指导血管重建非常重要，Migrino等探讨了心肌梗死后二维应变超声心动图的变化。结果表明，二维应变超声心动图能有效预测心肌活性，其应变和节段晚期钆增强（late gadolinium enhancement，LGE）之间有明显的空间相关性，特别是在心尖节段。纵向应变是预测无活性心肌损伤的最好指标，其探测无活性心肌组织的敏感性和特异性分别可达88%和86%，二维应变超声心动图的纵向应变能准确预测心肌梗死后心肌活性。

（四）组织多普勒显像

Penicka等在慢性缺血性左心室功能障碍患者应用心肌正向射血前速率（positive pre-ejection velocity，＋Vic）组织多普勒显像估计心肌活性，并与多巴酚丁胺负荷超声心动图（DSE）、[18]F-FDG PET和对比增强MRI探测心肌活性进行比较，预测CABG后左室功能恢复的情况。作者研究了54例药物治疗的患者和65例接受了CABG（平均年龄67岁±9岁，LVEF 30%±6%）患者心室功能障碍节段的＋Vic。结果表明，＋Vic与DSE、PET和MRI探测的存活心肌之间有很好的一致性（κ＝0.76）。以基础和6个月之间的超声心动图 LVEF 增加≥10% 作为确立患者（$n=28$）的条件，则大于或等于 5 的功能障碍节段呈现出最高的 +Vic 敏感性（93%）和特异性（60%）。在随访过程中（中位数 333 天，范围 209～490 天），24 例有小范围存活心肌的患者中 13 例患者发生心脏事件（6 例死亡，7 例住院治疗），而 39 例大于或等于 5 +Vic 的患者仅 4 例住院治疗（54% vs 10%，$p<0.001$）。因此，在功能障碍的心肌节段 +Vic 能正确预测存活心肌的范围，当缺血性左心室功能障碍患者考虑进行 CABG 时，+Vic 是重要的临床预后指标之一。

七、磁共振成像估计心肌活性

有慢性缺血性左室功能障碍的患者大多存在一定量的存活心肌（即冬眠心肌）。冬眠心肌是静息时血流减少导致的慢性收缩功能障碍的一种状态。在这种患者，冠状血管重建可以使患者左心室功能分级、患者的生存期得到明显改善。而无活性的心肌血管重建后左心室功能将不会得到改善。不同的无创性成像技术包括磁共振成像、多巴酚丁胺负荷超声心动图、SPECT 或 PET 核素显像对于探测心肌活性已得到临床的认可，也是临床容易获得的方法。不同方法对于存活心肌的探测其敏感性和特异性也不同。一般而言，多巴酚丁胺负荷超声心动图其特异性最高，而核素显像敏感性最高。

近几年来，应用心脏磁共振成像（cardiac magnetic resonance，CMRI）技术探测和估计心肌缺血与心肌活性成为人们关注的问题，也是发展非常迅速的一种无创性成像方法，其优点是能够在任何时候和无辐射的情况下获得心脏的高分辨图像，与负荷超声心动图和核素显像技术相比具有空间分辨率高、无辐射、设备及试剂容易获得等优势。Judd 等应用延迟增强 MRI（DE-MRI）评估心肌活性取得了很好结果，在某些方面可以作为传统技术的替代方法，可直接显示心肌活性的透壁范围，对非缺血性的心肌病评估也有重要的意义。CMRI 检查不是一种单一的技术，它可以由多种不同的成像方式组成，如磁共振增强扫描、磁共振波谱分析等，患者检查过程中可单独做，也可将几种不同的方法结合来完成。总之，没有一种单一的 CMRI 方式在敏感性和特异性上是完美的或接近完美，需要不同的心血管磁共振技术的结合以估计心肌的活性。这一点也类似于核素

心肌显像技术的特点，将心肌代谢显像与心肌血流灌注显像等结合起来判断心肌的活性。

存活心肌在心脏磁共振成像的表现为梗死区晚期钆对比增强的缺乏，低剂量多巴酚丁胺刺激后室壁增厚。相反，心肌坏死的特征是在注射 Gd-DTPA 后梗死区有信号增强，慢性梗死患者心肌室壁厚度减低，以及多巴酚丁胺刺激过程中收缩贮备的缺乏。多巴酚丁胺、腺苷或双嘧达莫负荷 CMRI 和晚期对比增强 CMRI 是一种有希望的无创性诊断模式，可预测血管重建后收缩功能的改善情况。在已知或怀疑为心肌梗死的患者，CMRI 可以提供心脏方面的多种信息，对于急性和慢性心肌梗死患者的评价，延迟 - 增强心脏磁共振成像（DE-CMRI）是一种最常用和有效方法，具有使用方便、能广泛获得的成像技术。当患者就诊时处于血清肌钙蛋白诊断窗之外时，DE-CMRI 特别有用。此外，由于 DE-CMRI 能独特的鉴别缺血和各种非缺血性心肌损伤，因此，在诊断不确定的患者如有典型心衰的心肌梗死患者，当冠脉造影没有发现罪犯血管时也可作为重要的鉴别手段。对于已经确诊的心肌梗死患者，CMRI 能提供临床有关的心肌残留活性、微血管损伤、顿抑和右心室梗死等方面的信息。CMRI 对心肌梗死后的后遗症评估也有帮助，包括对左心室血栓和心包炎的诊断等。通过 DE-CMRI 对梗死大小的定量评估具有高度地可重复性，与其他方法相比，该技术可以作为最后的确诊方法。

临床上，使用对比增强（晚期钆增强）磁共振成像能很容易探测和鉴别心肌瘢痕，应用负荷 CMRI 技术还可探测心肌缺血，CMRI 能够整合有关心肌的解剖、室壁运动、灌注和组织学特征的不同信息，因而比单一的检查结果更有价值。

Sechtem 等采用呼吸控制的梯度回波磁共振成像与药物多巴酚丁胺负荷试验结合评价胸痛患者，结果表明该法对高危的冠状动脉狭窄探测比负荷心动图更为准确，尤其对于超声心动图的图像质量欠佳时，静息时和低剂量多巴酚丁胺负荷 MRI 观察左心室解剖和功能变化对于评价有残留心肌活性的左室功能严重受损更有价值，负荷试验功能 MRI 也能准确预测局部和整体左心室功能的恢复。

MRI 具有高分辨率和高对比度的优势，在测量心室容积、射血分数、心肌质量和局部运动方面可作为其他影像标准参照影像。MRI 的空间分

辨率可达 1～2mm，时间分辨率为 20～50ms。应用多巴酚丁胺 MRI 评估收缩贮备功能，其探测冬眠心肌的敏感性和特异性分别达 89% 和 94%。在探测冬眠心肌的敏感性方面，MRI 要低于核素心肌显像法，但特异性比较高。而核素显像预测局部功能的恢复有更高的敏感性，但特异性低。

目前，MR 心血管影像诊断已比较成熟，在提供解剖学信息的同时，还可获得功能和血流信息。在评估慢性缺血性左心室功能障碍方面包括两种不同方法，一种是从心肌形态、静息功能和药物负荷中收缩贮备功能的估计，该法具有良好的效果；另一种为心肌梗死显像以及应用顺磁造影剂评价微循环。MRI 的局限性主要是受到时间分辨率的影响，某些采集的序列需要憋气，在幽闭恐惧症和带起搏器者难以接受。

发展中的 MR 显像方法是应用细胞外顺磁造影剂，如 Gd-DTPA。这些造影剂在血管内与细胞外细胞间隙之间的交换迅速，但是他们不能通过完整的心肌细胞膜，因此不能直接作为心肌活性的标志。但是通过首次通过法可用于探测局部异常的心肌灌注，在首次通过后进行组织相早期（10 分钟内）和晚期（10～60 分钟）成像能提供心肌存活的信息。首次通过灌注成像还没有得到临床广泛的认同，但组织相成像早已用于临床。晚期增强的机制目前还不十分清楚，可能与梗死后晚期细胞外基质增加有关。Underwood 等研究表明，急性梗死区造影剂注射后晚期是增强的，推测是由于造影剂在细胞坏死的间质性水肿的截留增加和在毛细血管的填塞。90% 的增强区域为无活性，梗死区没有发现与微血管阻塞相符的增强而是相反的结果。而且还发现，在 ^{201}Tl 闪烁显像确定的无活性的陈旧性梗死局部可见晚期对比增强，MRI 的较高分辨率对非透壁性梗死敏感性优于其他方法。动物研究也证实，梗死大小与晚期对比增强范围之间具有极好的一致性，而且该法还有很好的可重复性。

第三节　心肌细胞活性与治疗决策和预后评估

心肌冬眠评估最相关的是有呼吸困难为主要症状的患者，而不是心绞痛。心肌灌注显像和负荷超声心动图对于探测存活和冬眠心肌是简便可行的方法。在临床上，其选择很大程度上将取决于方法的可用性和当地专家的经验，以及在预测心肌节段功能恢复方面临床是否需要敏感或特异的方法。如果在超声心动图和 / 或心肌灌注显像后还需要进一步阐明，则磁共振成像评估静息和 / 或负荷左心室功能也是必要的。但是，如果磁共振成像是现成的，则也可作为超声心动图静息和负荷左心室功能评估的一种很好的替代方法。

心肌存活和冬眠的多数临床问题可能都无法通过超声心动图和心肌灌注显像单一的检查来回答，当其他成像结果为阴性，临床上对存活和冬眠心肌仍有疑问时，通常可以考虑行 ^{18}F-FDG PET 显像，但是如果 PET 能够很方便地获得，也可直接作为 ^{201}Tl 或锝闪烁显像很好的替代方法。欧洲心脏病协会的研究组发布了心肌冬眠影像学评估及其临床诊疗决策的规程，并制定了缺血性左心室功能障碍患者临床处置法则（algorithm）的简易流程图（图 71-5）。

心肌活性的存在直接关系到患者的预后，有存活心肌的患者接受血管重建后有良好的预后，而有存活心肌的患者采用药物治疗的结局则较差。相反，无活性心肌的患者，无论采用血管重建治疗还是采用内科保守治疗，其结局没有明显差别，而且无活性心肌的患者接受有创性治疗还有可能加重患者的病情和增加患者的经济负担。因此，存活心肌的估计对于慢性缺血性左室功能障碍患者的治疗决策过程显得非常重要。

利用 ^{18}F-FDG 心肌显像根据心肌的摄取估计葡萄糖代谢、应用 ^{11}C-乙酸盐的清除率估计残留有氧代谢等都是判断无收缩功能的心肌节段是否存活的常用而且准确的方法。PET 显像检测心肌残留代谢活性被认为是探测心肌活性的"金标准"。在心肌灌注减低区 FDG 摄取增加，这种血流与代谢不匹配的特征提示为冬眠心肌，而匹配的固定缺损提示为瘢痕组织。在有严重的心室功能降低的患者，术前进行心肌局部血流和 FDG 摄取测定能准确地预测血管重建术后心脏功能的恢复情况。

在当前可获得的心肌活性检测技术中，还没有一种方法是十全十美的，所有的这些方法对于预测血管重建治疗后心功能改善的敏感性都相当，但是 PET 显像的敏感性最高，而多巴酚丁胺负荷超声心动图的特异性最高，其次为心脏磁共振成像，^{201}Tl 的特异性最低（表 71-3，表 71-4）。近来的资料表明，这些方法的准确性随着左心室功能障碍的严重程度而变化。

心肌葡萄糖代谢显像是判断心肌细胞存活准确而灵敏的指标，当心肌灌注缺损区 ^{18}F-FDG 摄取正常或增高时，提示心肌细胞存活；而血流灌注缺损区 FDG 代谢显像无显像剂摄取，则提示心肌坏死。通常将心肌灌注显像与葡萄糖代谢显像结合起来分析，并根据血流与代谢显像匹配（match）与否判断心肌活性。在两种显像方法中，其基本的血流 - 代谢显像模型有三种：一是血流与代谢显像两种心肌显像的放射性分布均匀，提示为正常；二是血流灌注减低，而葡萄糖摄取正常或相对增加，这种血流 - 代谢不匹配模型在有心室功能障碍的患者，是心肌存活的有力证据；三是局部心肌血流与葡萄糖代谢呈一致性减低，呈匹配图像，为心肌瘢痕和不可逆损伤的标志。近年来，随着 ^{13}NH$_3$ PET/CT 静息 -ATP 负荷心肌血流绝对定量显像的应用，对于冠心病心肌缺血的评价，尤其是心脏微血管病变的诊断具有重要作用。

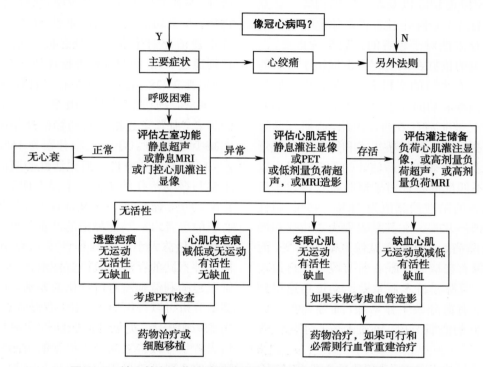

图 71-5 缺血性左室收缩功能障碍和心力衰竭患者诊疗决策的简图

表 71-3 血管重建治疗后不同方法预测功能改善的比较

方法	研究数	敏感性 /%	特异性 /%	NPV/%	PPV/%
^{18}F-FDG PET	20	93	58	85	77
^{201}Tl 显像	33	87	55	81	64
^{99m}Tc 标记化合物	20	81	66	77	71
多巴酚丁胺负荷超声心动图	32	81	80	85	77

NPV=阴性预测值；PPV=阴性预测值

表 71-4 血管重建治疗前后不同方法预测 LVEF 改善的比较

方法	研究数（患者例数）	存活心肌		无存活心肌	
		治疗前 LVEF%	治疗后 LVEF%	治疗前 LVEF%	治疗后 LVEF%
^{18}F-FDG PET	12（333）	37	47	39	40
^{201}Tl 显像	5（96）	30	38	29	31
^{99m}Tc 标记化合物	4（75）	47	53	40	39
多巴酚丁胺负荷超声显像	8（254）	35	43	35	36

目前，缺血性心肌病的治疗方法主要有以下几类：

①药物治疗：使用的药物主要包括利尿剂、地高辛、血管紧张素转化酶抑制剂、血管紧张素Ⅱ受体阻断剂、β-阻滞剂、胺碘酮等；②仪器装置治疗：双心室起搏器、心内除颤器、左心室辅助装置（移植搭桥）等；③心脏移植治疗：有限的心脏捐赠，不能适应大量的需求；④手术治疗：对有存活心肌的高危患者施行血管再通治疗、二尖瓣修复、左心室室壁瘤切除以及左心室重构等。在众多的治疗方法中，如何针对患者个体化的情况选择合适的治疗方法对于患者的预后至关重要，而临床治疗决策的依据在很大程度上取决于心肌的活性测定。已有大量的资料表明，葡萄糖代谢显像对于术前预测成功的血管再通术后室壁运动异常的改善情况是非常有效的。因此，心肌代谢显像也成为选择冠状动脉搭桥手术和冠状动脉成形手术适应证及其疗效和预后估计的重要手段。以代谢/血流不匹配的特征对于冠脉血管再通术后收缩功能改善的阳性预测值为78%～85%，阴性预测值达78%～92%。尤其是表现为心绞痛和慢性左室功能障碍、心肌灌注显像呈缺血改变，而[18]F-FDG显像有摄取的冬眠心肌节段冠脉再通治疗效果最佳，冠脉搭桥术后室壁运动可迅速得到恢复，左心室射血分数明显增加；而葡萄糖代谢显像摄取减低的心肌节段，再通术后心室功能改善将不明显。

在心肌梗死的患者，运动负荷后心肌[18]F-FDG的摄取还能预测血管再通后局部收缩功能以及运动耐受量的改善。有人比较了[18]F-FDG代谢显像判断的有活性与无活性心肌的患者，药物和手术治疗后随访中的死亡率差别，发现血流灌注显像与[18]F-FDG代谢显像呈不匹配的患者，接受了血管再通治疗后随访中死亡率明显低于药物治疗者（8%比41%），提示缺血区心肌存活者血管再通治疗仍是最有效的治疗手段；而缺血区心肌无活性的患者，采用两种方法治疗的死亡率没有差别（表71-5）。

Allman等通过大样本的荟萃分析报告也进一步证实了上述结论，作者分析了24份资料共计3 088例患严重的冠心病和左室功能障碍的患者，探讨心肌存活与血管重建和药物治疗对预后的影响，这些病例均采用[201]Tl灌注显像、[18]F-FDG代谢显像或多巴酚丁胺超声心动图显像评估心肌活性，采用集合和随机效应模式分析患者的年死亡率，左室功能障碍的严重性、存活心肌以及血管重建治疗对生存的益处之间关系的危险度修正则通过meta回归分析进行评估。在3 088例患者（男性2 228例）中，其左心室射血分数（EF）为32%±8%，随访25个月±10个月。在有存活心肌的患者，血管重建治疗与药物治疗相比其年死亡率减少了79.6%（年死亡率分别为16% vs 3.2%，$\chi^2 = 147$，$p < 0.000\ 1$）。而无活性心肌的患者血管重建与药物治疗的年死亡率没有明显差别，且死亡率（7.7% vs 6.2%，$p = NS$）有上升趋势。有存活心肌的患者，LV功能障碍的严重程度与血管重建获得的利益大小之间具有直接关系（$p < 0.001$）。而三种不同的存活心肌检查技术之间对于预测血管重建的利益则没有可量化的差别。因此通过本荟萃分析可以得出如下结论：在慢性CAD和左室功能障碍患者，无创性心肌活性检测与血管重建后患者生存改善之间具有很强的协同关系。而无活性的心肌无论采用何种治疗策略其结局都没有明显差异，提示当心肌显像提示心肌存活时，血管重建治疗将有利于改善患者的生存，应作为首选的治疗手段。

在核素显像评估心肌存活的方法中，除了常用的[201]Tl和[99m]Tc-MIBI心肌灌注显像法、[18]F-FDG心肌葡萄糖代谢显像以外，近年来其他的一些正电子显像剂也相继用于临床，包括[11]C-乙酸盐、

表71-5　冠心病患者心肌活性与治疗方法对预后的影响

研究者	病例数	有活性心肌		无活性心肌	
		药物治疗	血管再通治疗	药物治疗	血管再通治疗
Eitzman等	83	6/18	1/26	2/24	0/14
Dicarli等	93	7/17	3/26	3/33	1/17
Lee等	137	10/21	4/49	2/40	2/19
总计	313	23/56	8/101	7/97	3/50
死亡率		41%	8%	7%	6%

$^{13}NH_3$ 显像等。Hata 等在 28 例有陈旧性 Q 波的前壁心肌梗死患者比较了 ^{11}C- 乙酸盐 PET 显像与输注多巴酚丁胺后左心室造影局部室壁运动变化的结果。功能障碍但存活的心肌（A 组，13 例）和无活性心肌（B 组，15 例）进行了研究。在进行成功的血管再通手术前后接受了超声心室造影估计局部室壁运动，^{11}C- 乙酸盐 PET 显像也同时用以判断心肌血流和氧化代谢（清除率常数，k），两组患者的梗死区基线 k 有不同程度的重叠，对多巴酚丁胺输注的反应的方向也不同。此外，通过 ^{11}C-乙酸盐 PET 显像的相对灌注能够很好地预测左心室功能的恢复，而且比多巴酚丁胺 ^{11}C- 乙酸盐动力学更好。梗死区多巴酚丁胺输注后 k 增加的范围与冠脉再通术后左室造影梗死区收缩节段缩短百分率增加的程度之间有很好的相关（$p < 0.01$）。因此，多巴酚丁胺输注后 ^{11}C- 乙酸盐 PET 显像不仅能预测血管再通术后功能障碍心肌的可逆性，而且还可预测有陈旧性梗死 Q 波患者局部室壁运动改善的程度。

在心肌梗死患者，估计无运动区的心肌细胞活性（顿抑或冬眠心肌）一直认为是临床上正确处置的基础。^{201}Tl 静息 - 再分布心肌显像、多巴酚丁胺负荷超声心动图、MRI 以及 ^{18}F-FDG PET 显像都能用于心肌活性的评估。许多实验显示，在血管重建治疗后无运动心肌节段收缩功能的恢复的估计方面，SPECT 显像非常灵敏但特异性较差。但也有人认为，收缩功能的恢复并不是心肌血管重建的唯一目的，事实上，血管重建还能阻止或减少心室的重构，维持或增强心室的收缩储备功能，改善舒张期功能，防止心律失常的发生，使症状和功能均得到改善。因此，灵敏的核素心肌显像或 MRI 方法仍然是重要的诊断和预后预测的手段。在当今的社会经济形势下，心血管临床医生感兴趣的是缺血性心脏病患者的诊断和预后，尤其是如何获得最准确的诊断、最好的预后预测价值和最佳的费 / 效比。因此，核心脏病学专家必须成为熟悉这一新的概念、新的诊断技术和预测终点的一员。

第四节　心肌活性监测与疗效评估

心肌细胞的活性与治疗的疗效具有密切的关系，而现代的影像技术不仅可以判断心肌细胞的活性，为临床治疗决策提供重要的依据，同时也是监测治疗后疗效及其功能恢复情况的有效手段。无论是慢性冠状动脉狭窄所致的心肌缺血还是急性心肌梗死，功能影像的评估具有同等的临床价值。

1. 急性心肌梗死再灌注后的评估　在急性心肌梗死患者早期再灌注的建立是治疗的目标，而急性心肌梗死患者局部心肌微循环与代谢结果的关联不很清楚。Frostfeldt 等人研究了 8 例患者在纤维蛋白溶栓治疗开始后 3 小时、24 小时和 3 周行 ^{15}O-H_2O PET 显像、3 小时行 ^{11}C- 乙酸盐和 24 小时、3 周行 ^{18}F-FDG 显像。24 小时在感兴趣区测定了灌注绝对定量、组织可灌注水分数（water-perfusable tissue fraction，PTF）、代谢活性和底物提取，24 小时进行了冠脉血管造影。在 3 周时的短期结果通过多巴酚丁胺负荷超声心动图收缩储备功能和 PTF 肺部水测定进行评价。早期局部灌注、PTF、氧和葡萄糖的提取与利用的减低与梗死区密切相关（所有的 $p < 0.01$），梗死区相关的氧利用、氧和葡萄糖的提取与结果密切相关（所有的 $p < 0.01$）。在梗死相关的区域，PTF 随时间与早期的氧提取与利用成比例的明显改善。初步研究提示，PET 代谢显像在评价治疗效果是有用的方法，而且氧化代谢的恢复与心肌损伤的恢复之间比心肌梗死后早期相的灌注更密切相关。

Maes 等人研究了心肌梗死成功的再灌注后 ^{11}C- 乙酸盐 PET 显像对预后估计的价值。乙酸盐 PET 显像能同时测定心肌血流和氧化代谢，乙酸盐测定的预测价值是在心肌梗死溶栓治疗后早期（24 小时内）进行。18 例心肌梗死患者溶栓治疗首次 3 级流量再灌注患者，在急性发作 24 小时内进行了动态乙酸盐显像，这些患者在第 5 天还进行了 $^{13}NH_3$ 和 ^{18}F-FDG PET 显像。根据以前建立的标准，将梗死相关的区域通过 $^{13}NH_3$ 和 ^{18}F-FDG 的评估分类为"PET 有活性"或"PET 无活性"，在第 5 天和 3 个月应用放射性核素血管造影评估左心室功能。结果显示：与梗死以外的区域相比，梗死相关区域心肌血流量、FDG 摄取和氧耗量都是减低的。但是，通过乙酸盐显像在"PET 有活性"和"PET 无活性"区测定的氧耗量值以及用 $^{13}NH_3$ 和 ^{18}F-FDG 的评估都没有明显差异。在 3 个月时整体 LVEF 与梗死相关区域的氧化代谢之间存在明显的线性相关（$r = 0.8$，$p < 0.0001$）。多变量分析显示，再灌注心肌的氧化代谢测定是唯一能预测 3 个月左心室功能恢复的有价值指标

（$p<0.05$）。提示心肌梗死行 3 级流量再灌注溶栓治疗后早期，氧化代谢测定对于预测随访时左室功能的恢复具有重要的预测价值。

2. 心肌干细胞移植治疗后心肌活性的评估　随着生物医学的迅速发展，细胞移植治疗是许多缺血性疾病和退行性疾病治疗具有前景的治疗手段，然而在治疗过程中，如何无创性示踪和监测移植细胞的定位分布、迁徙以及存活是当前临床关注的热点问题。目前比较简单而成熟的技术是应用功能影像观察细胞移植后，相关组织或器官的功能恢复情况来间接反映移植细胞的存活和组织的修复，如应用核素心肌血流灌注显像、心肌代谢显像等了解心肌功能恢复情况，也可通过心脏超声显像、核素心血池显像或 MRI 测定心室收缩功能的恢复情况。迄今为止，还没有一种理想的方法能直接示踪移植细胞的存活、分布和分化。具有发展前景的示踪方法比较多，相对比较成熟的方法为放射性核素报告基因显像，即将移植干细胞上转染某种报告基因（如 *tk* 基因等），细胞移植到体内之后，通过静脉注射放射性核素标记的针对报告基因的靶向探针（如 ^{18}F-FHBG 等），该标记探针能与干细胞上的报告基因特异性结合而使其显影，目前该方法尚处于动物实验研究阶段，本书第十四章有专门介绍。

心脏细胞治疗需要无创性成像技术全程示踪移植物容积变化和监测细胞的动力学变化，如细胞分化和死亡等，在常用的影像技术中，除了核素显像外，具有发展前景的监测方法是磁共振成像。然而，监测这些过程常用的超顺磁纳米粒子并不敏感，难以示踪移植细胞的变化过程。Naumova 等探讨了无毒结合铁蛋白过表达用于无创性监测移植到梗死心肌的干细胞磁共振成像。该作者设计的鼠骨骼肌成肌细胞（C2C12 细胞）高表达铁蛋白，而铁蛋白的高表达不会干扰细胞的活性、增殖或分化为多核肌管（multinucleated myotubes）。在体外研究中发现，与野生型细胞相比，铁蛋白的过表达使得 T_2 弛豫时间降低 25%。在同源鼠模型，转基因细胞移植到梗死心脏后 3 周即可在体内探测到因铁蛋白复合物过表达所致之铁蓄积的低强度区域，通过 MRI 评估的移植物容量与组织学测量具有密切相关性（$r^2=0.8$）。研究结果表明，鼠骨骼成肌细胞移植到梗死鼠心脏后，铁蛋白的过表达和转基因细胞通过 MRI 在体外和体内进行成功的探测是可行的。这些实验为心脏干细胞移植治疗的 MRI 铁蛋白报告基因示踪研究提供了基础。

尽管以前的研究结果表明，某些成年干细胞在适当的微环境下是多潜能的或多向性的（pluripotent），并能进行分化，如定向分化为心肌细胞、神经细胞等。但是成年干细胞的命运转变目前仍有争议。Norol 等在急性心肌梗死的非人类灵长类动物模型研究了动员的（mobilized）干细胞对于修复心肌组织损伤的能力。在冠状动脉回旋支结扎前 5 天（D−5 组，$n=3$）或之后 4 小时（H+4 组，$n=4$），干细胞动员（mobilization）是采用给予干细胞因子 25μg/（kg·d）和粒细胞集落刺激因子（granulocyte-colony-stimulating factor）100μg/（kg·d），另有 3 只狒狒作为对照组没有给予生长因子。本组动物模型没有发现与给予生长因子有关的不良反应，通过逆转录 PCR 仅在外周血检测到胚胎肝激酶 1（Flk-1）和心脏家系转录因子。在 H+4 组，从 D2 和 D30 检测之间，^{11}C-乙酸盐 PET 显像心肌血流量有 26% 的相对增加（梗死与非梗死区的灌注比）（$p=0.01$）；在 3 个组，相对氧化代谢率无变化。在 2 个月的随访过程中，3 组动物超声心动图观察的左心室增大或收缩期功能没有变化。PET 的发现与左心室心肌切片免疫组化分析的内皮细胞证据结果一致，但是与多个周期细胞的观察发现的肌细胞分化没有一致关系。因此，目前的资料提示，在非人类的灵长动物冠状动脉结扎后，通过造血生长因子的动员能够促进梗死心肌的血管生成，但是还没发现心肌修复作用。

（张永学）

参 考 文 献

[1] Richard Underwood. Imaging modalities for detection of myocardial viability. MAGMA, 1998, 6: 137-139.

[2] Underwood SR, Bax JJ, vom Dahl J, et al. Imaging techniques for the assessment of myocardial hibernation. Report of a Study Group of the European Society of Cardiology. Eur Heart J, 2004, 25: 815-836.

[3] Wijns W, Vatner SF, Camici PG. Hibernating Myocardium. N Engl J Med, 1998, 339（3）: 173-181.

[4] Siebelink HM, Lamb HJ. Magnetic resonance imaging for myocardial viability. EuroIntervention, 2010, 6 Suppl G: G107-G114.

[5] Schinkel AF, Poldermans D, Elhendy A, et al. Assessment of myocardial viability in patients with heart failure. J Nucl Med, 2007, 48（7）: 1135-1146.

[6] 陈绍亮，植原敏勇，两角隆一，等. 肥厚性心肌病心肌脂肪酸代谢的定量研究. 中华核医学杂志，1996，16（3）：178-181.

[7] Toyoda K，Nakano A，Fujibayashi Y，et al. Diabetes mellitus impairs myocardial oxygen metabolism even in non-infarct-related areas in patients with acute myocardial infarction. Int J Cardiol，2007，115（3）：297-304.

[8] 杨敏福，何作祥. 心肌 SPECT 显像评价心肌活力的预后价值. 中华核医学杂志，2002，22（1）：58-60.

[9] Blankenberg FG，Strauss HW. Will imaging of apoptosis play a role in clinical care? A tale of mice and men. Apoptosis，2001，6（1-2）：117-123.

[10] 张永学，黄钢. 核医学. 2 版. 北京：人民卫生出版社，2010.

[11] Underwood SR，Bax JJ，vom Dahl J，et al. Imaging techniques for the assessment of myocardial hibernation. Report of a Study Group of the European Society of Cardiology. Eur Heart J，2004，25，815-836.

[12] Migrino RQ，Ahn KW，Brahmbhatt T，et al. Usefulness of two-dimensional strain echocardiography to predict segmental viability following acute myocardial infarction and optimization using bayesian logistic spatial modeling. Am J Cardiol，2009，104（8）：1023-1029.

[13] Penicka M，Tousek P，De Bruyne B，et al. Myocardial positive pre-ejection velocity accurately detects presence of viable myocardium，predicts recovery of left ventricular function and bears a prognostic value after surgical revascularization. Eur Heart J，2007，28（11）：1366-1373.

[14] Schinkel AF，Bax JJ，Delgado V，et al. Clinical relevance of hibernating myocardium in ischemic left ventricular dysfunction. Am J Med. 2010，123（11）：978-986.

[15] Judd RM，Wagner A，Rehwald WG，et al. Technology insight: assessment of myocardial viability by delayed-enhancement magnetic resonance imaging. Nat Clin Pract Cardiovasc Med，2005，2（3）：150-158.

[16] Wagner A，Mahrholdt H，Sechtem U. MR imaging of myocardial perfusion and viability. Magn Reson Imaging Clin N Am，2003，11（1）：49-66.

[17] Kim HW，Farzaneh-Far A，Kim RJ. Cardiovascular magnetic resonance in patients with myocardial infarction：current and emerging applications. J Am Coll Cardiol，2009，55（1）：1-16.

[18] Bettencourt N，Chiribiri A，Schuster A，et al. Assessment of myocardial ischemia and viability using cardiac magnetic resonance. Curr Heart Fail Rep，2009，6（3）：142-153.

[19] Sechtem U，Baer FM，Voth E，et al. Stress functional MRI: detection of ischemic heart disease and myocardial viability. J Magn Reson Imaging，1999，10（5）：667-675.

[20] Braunwald E. Heart disease. 5th ed. Philadelphia. W B Saunders Company，1997，273-308.

[21] Allman KC，Shaw LJ，Hachamovitch R，et al. Myocardial viability testing and impact of revascularization on prognosis in patients with coronary artery disease and left ventricular dysfunction：a meta-analysis. J Am Coll Cardiol，2002，39：1151-1158.

[22] Hata T，Nohara R，Fujita M，et al. Noninvasive Assessment of Myocardial Viability by Positron Emission Tomography With [11]C Acetate in Patients With Old Myocardial Infarction. Circulation，1996，94：1834-1841.

[23] Giordano A，Calcagni ML，Verrillo A，et al. Myocardial SPECT in the study of ischemic heart disease detection of hibernating myocardium and evaluation of cost/benefit ratio. Rays，1999，24（1）：73-80.

[24] Frostfeldt G，Sörensen J，Lindahl B，et al. Development of myocardial microcirculation and metabolism in acute ST-elevation myocardial infarction evaluated with positron emission tomography. J Nucl Cardiol，2005，12（1）：43-54.

[25] Maes AF，Van de Werf F，Mesotten LV，et al. Early assessment of regional myocardial blood flow and metabolism in thrombolysis in myocardial infarction flow grade 3 reperfused myocardial infarction using carbon-11-acetate. J Am Coll Cardiol，2001，37（1）：30-36.

[26] Naumova AV，Reinecke H，Yarnykh V，et al. Ferritin overexpression for noninvasive magnetic resonance imaging-based tracking of stem cells transplanted into the heart. Mol Imaging，2010，9（4）：201-210.

[27] Norol F，Merlet P，Isnard R，et al. Influence of mobilized stem cells on myocardial infarct repair in a nonhuman primate model. Blood，2003，102（13）：4361-4368.

第七十二章

心肌缺血与缺血记忆显像

随着人们生活水平提高，中国心血管病患病率呈持续上升，目前估计全国有心血管病2.9亿，其死亡率也呈不断上升趋势，每5例死亡患者就有2人死于心血管病，已成为人类第一大杀手。心肌缺血最常见的病因是冠心病，因其对人类健康的严重威胁，该领域的研究也一直是影像医学研究的热点。自20世纪70年代以来，随着γ照相机、SPECT、PET/CT的广泛应用，以及心肌灌注和代谢显像剂^{201}Tl、^{99m}Tc标记化合物和^{18}F-FDG的应用，为冠心病心肌缺血的早期诊断提供了一种准确无创性的检查方法，已成为心肌缺血评估中不可缺少的重要手段。

心肌缺血的分子影像诊断方法较多，包括核素心肌灌注显像、MR心肌显像和超声显像。应用不同的放射性核素心肌显像剂可以反映心肌缺血不同的功能信息，目前心肌显像大致可以分为以下几种类型：

1. 心肌血流灌注显像 是安全简便的获得心肌血流灌注及其贮备功能信息的方法，用于了解心肌细胞的供血情况，主要用于冠心病心肌缺血的早期诊断、危险度分层、疗效与预后评估。

2. 心肌代谢显像（myocardial metabolism imaging） 是了解心肌细胞能量代谢底物（如葡萄糖、脂肪酸等）在心肌中的代谢情况，并通过代谢状态评价心肌细胞活力，其中PET心肌葡萄糖代谢显像是目前公认的检测心肌存活的"金标准（golden standard）"。

3. 急性心肌梗死显像（acute myocardial infarction imaging） 是一种可以使急性梗死的心肌组织以"热区"显示，而正常心肌及陈旧性梗死的心肌不显影，也称为亲心肌梗死显像（infarct-avid imaging）或心肌热区显像（myocardial hot spot imaging）。

4. 心脏神经受体显像（cardiac neuroreceptor imaging） 可以无创伤性地评价心脏的交感神经

支配状态、研究心脏的病理生理过程，是心脏疾病的诊断、治疗及药物作用机制研究的重要手段。

第一节　心肌灌注断层显像

早在1964年Carr等人就应用^{131}Cs进行心肌灌注显像（myocardial perfusion imaging，MPI），1973年Zeret等人应用^{43}K显像时发现运动可诱发心肌缺血。20世纪70年代，^{201}Tl静息与负荷显像广泛用于心肌显像以评估局部心肌灌注，^{99m}Tc标记焦磷酸盐应用于急性心肌梗死的诊断。20世纪90年代，^{99m}Tc标记化合物成为心肌灌注显像的主要药物应用至今，大大促进了心肌显像的发展和普及，仅美国每年有近千万人次接受心肌灌注显像检查。近几年来，随着PET/CT应用的不断普及，正电子药物心肌血流灌注显像和代谢显像的临床应用也逐渐增多。

心肌灌注显像是诊断心肌缺血最常用的方法，心肌灌注显像与心脏负荷试验相结合评价心肌缺血是评价冠心病及其心脏储备功能最简便有效的无创性方法，其结果与有创的冠状动脉造影的结果有较好的一致性，且可弥补冠脉造影不能观察心肌活性的不足，更重要的是负荷心肌显像能反映冠状动脉狭窄的血流动力学和病理生理学意义，在治疗决策、疗效和预后监测方面，较其他诊断方法提供更有价值的重要信息。

一、基本原理

心肌灌注显像是利用正常或有功能的心肌细胞选择性摄取某些碱性阳离子或核素标记化合物的作用，应用SPECT或PET/CT进行心肌断层显像，使正常或有功能的心肌显影，而坏死心肌以及缺血心肌则不显影（缺损）或影像变淡（稀疏），从而达到诊断心肌缺血和了解心肌供血情况的目的。由于心肌局部放射性药物的聚积量与局部心肌血流量（myocardium blood flow）呈正比，而且心肌细胞摄取心肌灌注显像剂依赖于心肌细胞本身功能或活性，因此，心肌灌注显像图除能准确反映心肌局部的血流情况外，心肌对显像剂的摄取也是反映心肌细胞存活（viability）的重要标志。

二、显像剂

1. ^{201}Tl　是由回旋加速器生产，在衰变过程中发射 69～83keV（88%）的 X 线和 135keV、165keV、167keV（12%）的 γ 射线，$T_{1/2}$ 为 74h。由于 ^{201}Tl 相对长的 $T_{1/2}$，其使用剂量也较小，通常给予 74～111MBq（2～3mCi）。^{201}Tl 首次通过心肌的提取分数（extraction efficiency）约为 85%，早期心肌摄取量与心肌的血流量呈正比。一旦 ^{201}Tl 进入心肌细胞，将连续不断地进行交换而透过细胞膜，这一过程与 Na^+-K^+-ATP 酶泵的主动摄取有关。心肌对 ^{201}Tl 的摄取提示心肌细胞存在完整的细胞膜，为细胞存活的标志。^{201}Tl 在心肌细胞内的生物半衰期约为 85 分钟，但由于 ^{201}Tl 在细胞内有持续地再蓄积作用（reaccumulation），故其在心脏的有效半衰期为 7.5 小时。由于 ^{201}Tl 有再分布（redistribution）现象，故一次静脉注射显像剂后能获得负荷和静息心肌血流灌注影像。再分布是指正常心肌对 ^{201}Tl 的清除在 2 小时内可达 30%，但是缺血心肌在这段时间内清除明显减少，甚至不断摄取显像剂，导致 2 小时后的延迟显像缺血部位显像剂分布增多，使早期显像中缺血部位的放射性稀疏或缺损区消失或明显减轻，将早期显像与延迟显像（delayed imaging）对比分析就可以对冠状动脉内血流灌注情况和心肌活性进行评价。

2. ^{99m}Tc 标记化合物　^{99m}Tc 标记化合物是目前应用最广泛的心肌灌注显像剂，最常用的为 ^{99m}Tc-MIBI，此外，还有 ^{99m}Tc-tetrofosmin、^{99m}Tc-furifosmin、^{99m}Tc-NOET 和 ^{99m}Tc-teboroxime 等，它们在心肌内的生物学分布有所不同。^{99m}Tc 标记化合物发射 140keV 的 γ 射线，物理半衰期为 6 小时。与 ^{201}Tl 相比，^{99m}Tc 标记心肌灌注显像剂具有合适的物理特性和较低的辐射吸收剂量，故允许给予较大的剂量，影像的质量明显优于 ^{201}Tl。

（1）^{99m}Tc-MIBI：是一种亲脂性的一价阳离子络合物，静脉注射后随血流到达心肌，其心肌分布与局部心肌血流量呈正比。在注射显像剂后 1～2 小时显像，没有明显地再分布现象，因此，注射显像剂后几小时内的显像仍然反映注射当时的心肌血流分布。为了评价患者在静息时和运动负荷时的心肌血流灌注，需进行两次注射药物后分别显像。该显像剂主要从肝胆和肾脏排出，故胆囊的显影有时会干扰心肌显像。

（2）^{99m}Tc-tetrofosmin（P53）：其中文化学名称为 1，2- 双［双（2- 乙氧乙基）膦］乙烷。该显像剂是一种带正电荷的脂溶性二磷络合物，是继 ^{99m}Tc-MIBI 之后又一种重要的心肌灌注显像剂。P53 在心肌内的动力学分布与 ^{99m}Tc-MIBI 相似，在静脉注射后通过被动扩散机制迅速被心肌所摄取，且在 4 小时内保持稳定，血液本底清除快，无明显再分布，注射显像剂后 30 分钟左右显像，标记方法简便，尤其适合于进行一日法显像。该显像剂主要通过肾脏和肝胆系统排泄。

（3）^{99m}Tc-teboroxime：该化合物为一种中性阳离子和 ^{99m}Tc 肟硼酸化合物（BATO），与其他的 ^{99m}Tc 标记化合物相比，有完全不同的生理学特性。一是迅速有效的心肌摄取，心肌提取分数为 80%～90%，二是从心脏迅速地洗脱（washout），其洗脱呈双指数。由于其在心脏存留的时间相对较短（< 10 分钟），允许多次注射和同时进行首次通过心血管动态显像估计心室功能与心肌灌注，通过分析局部心肌洗脱的差异，还有利于获得有关冠状动脉病变的病理生理学信息。但是，该化合物早期肝脏放射性摄取较高，不利于下壁心肌的评价。该显像剂需在注射后 1～2 分钟立即进行显像，10 分钟左右完成，需应用多探头 SPECT 显像。

3. 正电子发射显像药物　常用的有 ^{13}N-NH_3、^{15}O-H_2O 和 ^{82}Rb，注射显像剂后应用 PET 行断层显像，可以定量测定心肌血流量，与心肌葡萄糖代谢显像对比分析，可以了解血流灌注与代谢的匹配（matched）情况，以判断病变区心肌细胞活性。

（1）^{13}N-NH_3：^{13}N 由回旋加速器生产，$T_{1/2}$ 为 10 分钟，^{13}N-NH_3 通过自由扩散的方式进入心肌细胞内，在心肌内首次通过的提取率接近 100%。但 ^{13}N-NH_3 参与细胞代谢，可在谷氨酰胺合成酶的作用下转变为谷氨酸或谷氨酰胺，但首次通过摄取率不受代谢的影响。静脉注射 ^{13}N-NH_3 370～555MBq（10～15mCi）后 3 分钟开始进行 PET 心肌灌注显像。

（2）^{15}O-H_2O：回旋加速器生产的显像剂，$T_{1/2}$ 仅为 2 分钟。在血流量为每分钟 80～100ml/100g 的条件下，首次通过的摄取率为 96%，心肌对 ^{15}O-H_2O

的摄取与冠状动脉的血流量呈正相关，是定量测定血流量最准确的方法，但因其半衰期非常短，技术要求高，难以推广。

（3）^{82}Rb：是由 ^{82}Sr-^{82}Rb（^{82}锶-^{82}铷）发生器生产，^{82}Sr 的 $T_{1/2}$ 为 25 天，经电子俘获衰变为 ^{82}Rb，一个 ^{82}Sr-^{82}Rb 发生器可使用 1 个月左右。由于 ^{82}Rb 的 $T_{1/2}$ 仅 78 秒，故允许在短时间内重复检查。^{82}Rb 被心肌摄取的机制与钾离子相似，通过 Na^+-K^+-ATP 酶主动转入细胞内。在正常情况下，心肌细胞对 ^{82}Rb 的首次提取率为 65%～70%。

三、检查方法

1. 显像方案 根据所使用的放射性药物不同，其显像方法也有差别，目前主要的方法有如下几种显像方案（imaging protocol）。

（1）^{201}Tl 运动 - 再分布显像法：负荷运动达高峰时静脉注射 ^{201}Tl 92.5～111MBq（2.5～3mCi），5 分钟行早期显像，2～4 小时行再分布或延迟显像，如需判断心肌细胞活力，可于再分布显像后再次注射 ^{201}Tl 74MBq，5 分钟行静息显像。

（2）^{99m}Tc-MIBI 运动 - 静息（exercise-rest）隔日显像法：由于 ^{99m}Tc-MIBI 无明显的再分布，评价负荷及静息状态心肌血流时，需分别两次注射显像剂和显像。在运动高峰时注射 740～925MBq（20～25mCi），0.5～1.5 小时显像，隔日再注射 ^{99m}Tc-MIBI 740MBq，1～1.5 小时行静息显像。

（3）^{99m}Tc-MIBI 运动 - 静息显像一日法：休息时注射 296～333MBq（8～9mCi），1～1.5 小时行静息显像，1～4 小时后行运动试验再注射 814～925MBq（22～25mCi），0.5～1.5 小时显像。

（4）双核素显像（dual nuclides imaging）：静息时注射 ^{201}Tl 111MBq（3mCi），15 分钟显像，第 60 分钟行运动试验，再次注射 ^{99m}Tc-MIBI 925MBq（25mCi），15 分钟后显像。该方案主要是为克服 ^{99m}Tc-MIBI 两次注射法花费时间较长的缺点而设计的，运动及静息显像可以在 2 小时内完成。

2. 显像方法

（1）心肌断层显像（myocardial tomography）：静脉注射 ^{201}Tl 后 10 分钟或注射 ^{99m}Tc-MIBI 后 1 小时，选择 ^{99m}Tc 或 ^{201}Tl 能谱峰（energy peak），应用低能通用（或高分辨）平行孔准直器的 SPECT 进行心肌断层采集，通过自动轮廓或椭圆形轨道，使探头贴近胸壁，探头从右前斜 45° 开始到左后斜 45° 顺时针旋转 180°，每 5.6°～6° 采集 1 帧（frame）图像，共 30～32 帧。采集结束后应用心脏专门断层处理软件进行滤波反投影三维重建，获得左心室心肌短轴（short axis）、水平长轴（horizontal long axis）和垂直长轴（vertical long axis）断层图像。并应用心脏专用软件将心肌短轴断面图像展开成平面图像，构成一幅二维的彩色极坐标靶心图，以不同颜色定量显示心室各壁的分布状态，或以变黑图（black out）方式直观地显示出病变的部位和范围。

（2）门控心肌断层显像：以心电图 R 波作为门控信号，每个心动周期一般采集 8 帧图像，从右前斜 45° 至左后斜 45° 旋转采集 180°，每 5.6°～6° 采集一个投影面，共采集 30～32 个投影面。采集结束后应用专用软件进行图像处理和断层重建。获得左心室在收缩期及舒张期的系列心肌断层影像，据此可同时获得心肌血流灌注和心室收缩功能指标，如射血分数、心室容积等，动态显示心室壁运动情况。

（3）^{13}NH$_3$ PET/CT 心肌灌注显像：注射 ^{13}NH$_3$ 前无需空腹，成人剂量 740～1 110MBq（20～30mCi）。注射显像剂后立即应用 PET/CT 进行心肌显像，也可采用药物负荷后行心肌灌注显像。一般先以 CT Scout 扫描图对扫描部位定位后行 CT 扫描，再行 PET 图像采集，扫描范围 1 个床位，采集时间 8～10 分钟，然后选择适当的重建参数进行图像重建。

3. 负荷心肌灌注显像 对于可疑的冠心病或心肌缺血患者，需常规进行负荷心肌显像（stress myocardial imaging），以提高诊断的敏感性和特异性。

心脏负荷试验通常分为生理运动负荷试验（exercise stress test）和药物负荷试验（pharmarceutical stress test）两类，两类方法的效果基本相同。负荷试验是为了增加心脏的代谢需求，测试冠状循环随着心脏血流需求不断增加的适应能力以及是否诱发心肌缺血，使正常冠状动脉供血区与有明显狭窄的动脉供血区之间的心肌血流产生不一致，提高正常供血区与病灶区血流分布的差别，并通过心肌显像显示出来。正常冠状动脉有较强的储备能力，当躯体剧烈运动时，全身血容量增加，心脏负荷加重，心肌耗氧量增大，并通过神经体液调节，使冠状动脉扩张，血流量增加，心肌收缩功能增强。而在冠状动脉狭窄时，静息状态下，动脉狭窄区的心肌仍可能维持其供血，因此，心肌显像时其显像剂分布与正常区可能无明显差异或仅轻度减低。但在运动负荷的情况下，供血正常的心肌血流量呈 3～5 倍的增加，显像剂的摄取也随之增多，而冠脉狭窄区的心肌，则不能随运动相应的增加血液灌注，使病变区与正常区的心肌显像剂分布的差异增大，有利于显示缺血病灶并鉴别缺血病变是可逆性还是不可逆性，提高心肌缺血诊断的阳性率和特异性。

运动负荷试验最广泛使用的是由 Bruce 设计的方案。通常是采用分级式次极量踏车运动，一般从 30W 开始，每 3 分钟增加 20～30W 重量（根据患者体力而定），直达到预计最大心率的 85%（190-年龄）时，或患者出现心绞痛、衰竭、呼吸困难、心律失常、血压下降（或收缩压降低达 20mmHg）、心电图 ST 段下移 >1mm 等情况时为止，立即给患者从预先建立的静脉输液通道中注射心肌显像剂，然后在最大负荷量情况下继续运动 2 分钟。

药物负荷试验的基本原理与运动负荷试验相同，不同的是利用扩张冠状动脉血管的药物来扩张冠状动脉，达到增加心肌血流的作用。病变动脉与正常动脉对药物反应有明显差异，其扩张后难以达到正常动脉扩张的程度，从而造成显像剂在局部浓聚的差异，应用显像就可以将这种差异明确的表现出来。常用的药物包括双嘧达莫、腺苷和多巴酚丁胺，近年来也有应用盐酸乌药碱行负荷试验。双嘧达莫的作用是通过抑制细胞对腺苷的吸收，使得可激活特异性受体的内源性血管扩张剂 - 腺苷在组织或血液中的浓度增高，利用腺苷强有力的扩张冠状动脉作用，增加冠脉血流量。因此，腺苷与双嘧达莫的作用很相似。多巴酚丁胺是一种增强心肌收缩力的药物，通过作用于心肌 β_1 受体，使心率增快、收缩压升高、心肌收缩力增强、心肌耗氧量增加，达到与运动负荷试验相类似的作用。通常用双嘧达莫和腺苷介入后血流增加可达 4 倍，多巴酚丁胺可达 3 倍，运动负荷 3～5 倍。

运动负荷试验的优点是可以附带提供一些有用的临床和生理学参数，如运动负荷量、最大心率、运动诱发的缺血症状、心电图变化以及血压反应等。有些患者因为某些残疾、神经或周围血管疾病而不能接受运动试验，药物负荷试验则可以提供一种可供选择的方法。

四、适应证

1. 冠心病心肌缺血的早期诊断。

2. 冠心病危险度分级（risk stratification）。

3. 估计心肌细胞活性。

4. 急性缺血综合征的评价　心肌顿抑与心肌梗死后可挽救心肌的估计。

5. 心肌缺血治疗（如冠脉搭桥术、血管成形术及溶栓治疗）效果的评价。

6. 心肌病和心肌炎的辅助诊断等。

五、图像分析

1. **正常图像**　在正常情况下，无论是负荷后还是静息心肌灌注显像，心肌的显像剂分布较均匀，不同室壁的放射性计数分布变化不超过 20%，左心室心肌轮廓清晰，而右心室心肌影像较淡，甚至无明显显影。运动负荷后影像与静息时影像左心室的分布基本一致，只是静息影像右心室一般显示不清，但运动负荷后可以显影。正常情况下，应用 ^{201}Tl 显像和 ^{99m}Tc 标记化合物显像的心肌分布基本相同，但由于 ^{99m}Tc 具有较好的物理特性，故其心肌影像质量优于 ^{201}Tl 影像。

正常心脏断层的长、短轴影像形态各不相同，短轴断层影像是垂直于心脏长轴从心尖向心底的依次断层影像，第一帧图像为心尖，最后一帧为心底部，影像呈环状，该层面能较完整地显示左室各壁心肌的情况；心脏的长轴断层影像均类似于马蹄形，水平长轴断层是平行于心脏长轴由膈面向上的断层影像，能较好地显示间壁、侧壁和心尖；而垂直长轴断层是垂直于上述两个层面由室间隔向左侧壁的依次断层影像，可显示前壁、下壁、后壁和心尖（图 72-1，图 72-2）。在左心室心肌的各断面影像，除心尖区和左心室基底部显像剂分布稍稀疏外，其余各壁分布均匀，边缘整齐。在分析心肌断层图像时，确定一个真正的异常分布必须是灌注缺损至少在三个连续的层面见到。

在临床上，许多因素产生的伪影同样也可干扰心肌断层影像的分析，其中女性患者乳房组织衰减产生的伪影是最常见的原因之一。由于目前 SPECT/CT 的广泛使用，利用 CT 进行衰减校正，可以减少伪影的发生。

2. **异常图像及解释**　与正常心肌细胞相比，缺血心肌细胞摄取显像剂的量减少，或摄取速度和洗脱较慢。这些特征而导致了典型的心肌缺血的影像变化，即负荷显像缺血心肌呈显像剂分布缺损或稀疏，而静息或再分布显像出现明显改善或充填。

临床上常将静息时心肌显像图像与负荷试验后的显像对比分析，并根据放射性分布缺损的类型不同，分为可逆性缺损（reversible defects）、部分可逆性缺损、固定缺损（fixed defects）、反向再分布（reverse redistribution）和其他异常表现等几种类型：

（1）可逆性缺损：在负荷影像存在有缺损，而静息或延迟显像又出现显像剂分布或充填（恢复到正常），应用 ^{201}Tl 显像时，这种随时间的改善称

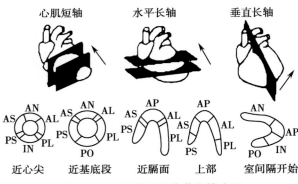

图 72-1　心肌断层影像节段模式图

AN：前壁；AL：前侧壁；PL：后侧壁；IN：下壁；AS：前间壁；PS：后间壁；PO：后壁；AP：心尖

为"再分布（redistribution）"，该征象常提示心肌可逆性缺血（reversible ischemia）。

（2）部分可逆性缺损：负荷试验显像呈现显像剂分布缺损，而静息或再分布显像时心肌缺损区明显缩小或显像剂摄取有增加。提示存在部分心肌可逆性缺血或心肌梗死伴有缺血。

（3）固定缺损：指在运动和静息（或延迟）影像都存在缺损而没有变化，通常提示心肌梗死或瘢痕组织。但是在部分患者，用 ^{201}Tl 显像 2~4 小时延迟影像有固定缺损，24 小时的再分布显像或休息时再次注射显像剂后，其病灶区心肌摄取有改善，提示心肌仍然存活。

（4）反向再分布：这种图像是指负荷显像时心肌分布正常，而静息或延迟显像时出现显像剂分布减低；或者负荷心肌显像出现显像剂分布减低，静息或再分布显像时更严重。反向再分布常见于严重的冠状动脉狭窄、稳定性冠心病以及急性心肌梗死接受了溶栓治疗或经皮冠状动脉成形术治疗的患者，也可出现在个别的正常人，出现此种现象被认为是因为在瘢痕组织和存活的心肌细胞的混合再灌注区初期过剩的显像剂摄取所致，而

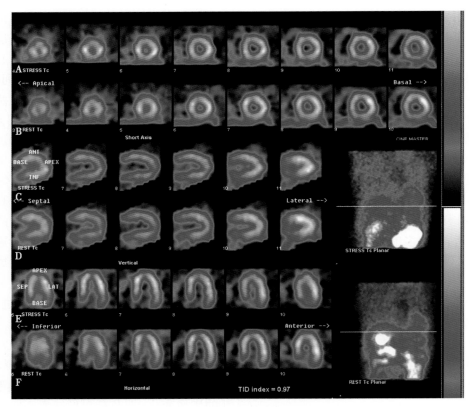

图 72-2　正常心肌断层影像

A、C、E. 运动负荷后的心肌短轴、垂直长轴和水平长轴影像；B、D、F. 静息时心肌短轴、垂直长轴和水平长轴影像

初期聚集的显像剂随后迅速从瘢痕组织中清除。但目前对于反向再分布的意义还有争议，有作者应用 ^{18}F-FDG PET 显像以及再次注射法 ^{201}Tl 心肌显像等证实，多数反向再分布的区域为存活心肌。但需注意排除由于显像剂用量过低所导致的静息或延迟显像的分布差异。

（5）其他异常表现：①负荷后肺摄取增加，正常肺与心肌摄取比值 <0.5（^{201}Tl）和 <0.45（^{99m}Tc-MIBI），摄取比值增高反映运动诱发左室功能障碍，提示预后较差；②暂时性左室扩张，左心室在运动负荷后较静息时明显增大提示运动诱发心室功能障碍，是存在大量危险心肌的征象，其比值与同期的左心室射血分数成负相关。

3. 心肌灌注显像的定量分析　通过常规肉眼分析心肌影像时，阅片者自身以及阅片者之间对于解释图像的客观认识可能存在一定差异，同时也受阅片人经验的限制，不便于客观地评价病情的变化和疗效。因此，应用计算机软件进行自动定量分析（quantitative analysis）对于减少阅片者之间差异和误差，统一影像的评判标准具有重要作用。

（1）缺血程度分级：通过简单肉眼法进行半定量分析。临床最常用的是根据显像剂分布缺损（或分布减低）的严重程度不同，采用肉眼记分法进行半定量估计：0 = 正常，1 = 轻度或可疑减低，2 = 中度减低，3 = 严重减低，4 = 没有摄取，最后将不同心室壁节段缺损的积分相加获得总积分，该法常用于不同治疗方法的疗效比较，也可分别评价负荷状态或静息状态的缺血程度等。另一种方法是根据显像剂分布缺损的大小不同，将缺损分为大、中、小缺损，如果在一个以上断层面上出现大于两个心肌节段的较大范围受损则为大的缺损；而中度缺损是指在一个以上的断层面上出现

一个心肌壁的受损；小缺损是指小于一个心肌节段的受损。

（2）心肌计数密度测定法：应用计算机勾画感兴趣区法（region of interest，ROI）获得整个左心室心肌中最大计数区作为正常参考区，其他任何心肌节段的计数与正常参考区相比，其计数密度（count density）相当于 85%～100% 时为衰减等因素所致的非病理性改变；60%～85% 时为轻度缺损；50%～60% 的相对减低为中度缺损；而低于 50% 的计数密度为严重减低。一般来讲，大于 50% 计数密度的轻度或中度缺损被认为是存活的心肌。

（3）极坐标靶心图分析（polar bull's eye analysis）：是临床应用最广的心肌断层图像定量分析法，其目的是生成一幅包含整个左室心肌显像剂相对分布的图像，但靶心图并非一幅真实的图像而是一模拟影像的简单彩色编码衍生物。其原理是根据圆周剖面分析法的原理将短轴断层影像以极坐标展开成二维图像，并以不同的颜色显示心肌各壁相对计数值的定量分析法。靶心图的中心代表心尖，周边为基底，上部为前壁，下部为下壁和后壁，左侧为前、后间壁，右侧为前、后侧壁（图 72-3）。通常可将负荷影像与静息或再分布影像同时显示在一个画面上进行比较，并进行影像相减处理，则对可逆性缺损进行量化显示，也可将相对计数值与建立的正常参考值比较，将低于正常下限（均值 −2.5 标准差）的病变区域用黑色显示，使阅片者更容易观察病变的程度与范围，称为变黑靶心图（图 72-4）。也可将治疗前后两次心肌灌注显像的靶心图相减，获得相减靶心图，以定量估计心肌血流改善的情况。

（4）心肌灌注影像的对比分析：同一患者完成运动 / 静息（或再分布）心肌灌注显像后，或者同一患者治疗前后两次心肌显像结果的疗效评价，

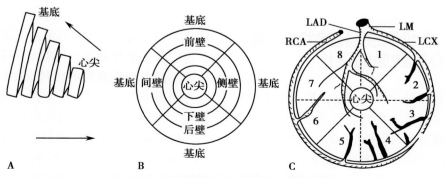

图 72-3　靶心图与冠状动脉供血区示意图
A. 心肌短轴断层示意图；B. 靶心图与各室壁的关系；C. 靶心图节段与冠状动脉分布图

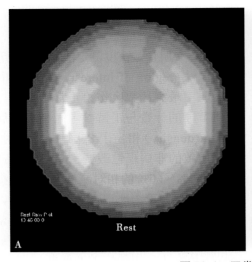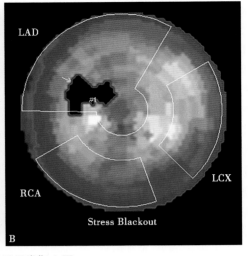

图 72-4　正常及异常靶心图

A. 正常；B. 前间壁变黑区示局限性心肌缺血

都需要进行断层图像匹配比较，以评价两次显像结果的相对定量变化。目前大多数 SPECT 均提供有影像比较软件，包括平面影像比较、断层影像比较和靶心图比较软件等。其中心肌断层影像比较可将不同断面的同一层面的心肌运动与静息（再分布）图像或治疗前后影像成对（匹配）显示出来，便于比较两次影像的差别，以判断心肌病变区有无充填或再分布，或病变区经过治疗后血流有无改善；靶心图对比分析软件还可将静息（再分布）靶心图减去负荷靶心图，获得相减靶心图，反映再分布或充填的影像，或将治疗后靶心图减去治疗前靶心图，获得治疗后血流改善的影像，如无再分布（或治疗后血流无改善）现象，则相减靶心图呈空白。

心肌缺血患者，除了心肌血流灌注出现异常外，心肌葡萄糖、脂肪酸代谢也可出现相应变化。特别是利用 ^{18}F-FDG PET/CT 心肌代谢显像是目前判断心肌细胞存活的"金标准"。相关内容详见第七十一章。

第二节　心肌灌注显像对冠心病心肌缺血的评价

冠状动脉造影是了解冠状动脉形态学改变的最好方法，可以获得冠状动脉有无狭窄、病变部位和程度的精确信息，通常认为大的冠状动脉（左前降支、右冠状动脉和回旋支）狭窄≥70%，或者左主干狭窄≥50%，为诊断冠心病的标准；近几年发展起来的高排数螺旋 CT 冠脉成像其价值类似于冠脉造影，也能提供冠状动脉的形态学信息，且具有无创的优势。但是，无论是有创的冠脉造影，还是无创的 CT 冠脉成像，它们都只能提供冠脉血管本身的形态学信息，了解冠脉血管有无狭窄和狭窄程度，在探测冠脉狭窄的病理生理学意义方面具有局限性，既不能显示冠状动脉壁上真正的动脉粥样硬化情况，也不能反映心肌局部的血流灌注与心肌细胞的活性，尤其是对于临界病变（50%～70% 的狭窄）更是如此。冠脉血管造影属于有创性检查，具有一定危险性，其死亡率约为 1/1 000。而 SPECT 或 PET/CT 心肌灌注显像不仅无创、安全、简便，而且可以提供有无心肌缺血，帮助确定缺血是否可逆，了解冠状动脉的储备功能，为冠心病的临床治疗决策提供重要依据。

1. 冠心病心肌缺血的早期诊断　心肌灌注断层显像是早期诊断冠心病心肌缺血简便、准确、无创性的方法，其敏感性和特异性可达到 85% 以上。心肌缺血的典型表现是负荷试验心肌灌注影像出现显像剂分布稀疏或缺损，而静息或再分布影像呈正常或明显充填，提示为可逆性心肌缺血（图 72-5）。负荷试验心肌灌注显像其诊断冠状动脉狭窄的敏感性和特异性明显高于静息显像，其敏感性随着病变血管的数目增加而提高，但有时也可因为 3 支冠状动脉病变而导致心肌的显像剂呈均匀性分布降低而出现假阴性结果。

如果将心肌灌注断层显像与冠脉血管造影或 CT 冠脉成像结合起来分析并进行图像融合分析，可以从冠脉形态和心肌血流及功能对心肌缺血进行全面评价，获得血管狭窄区心肌的血流灌注和

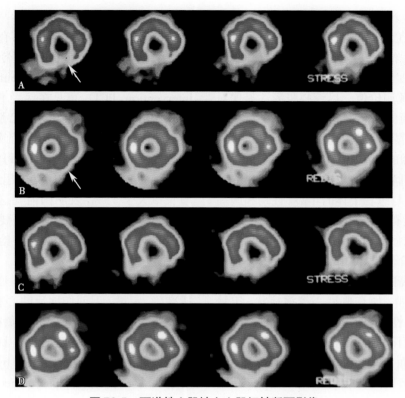

图 72-5 可逆性心肌缺血心肌短轴断面影像

A、C. 运动负荷影像,示下壁后壁心肌分布稀疏;B、D. 静息影像,其稀疏区充填,提示为可逆性缺血

心肌功能与活性,为临床制订治疗决策提供可靠依据。多模式成像将大大改善影像学检查对冠心病心肌缺血诊断的准确性。

2. 冠心病危险度分层 在已确诊为冠心病的患者,危险度分层(risk stratification)对指导临床实践和治疗决策极其重要,包括对发生未来心脏事件(心源性死亡及心肌梗死)的独立危险性进行评估。通过评估为心脏事件的高危患者,需要进行积极处理,包括可能改善患者预后的冠状动脉造影和血运重建术,而对发生心脏事件低危患者,应采取预防措施控制冠心病危险因素和进行积极的内科治疗,避免和减少不必要的有创检查。

冠心病危险度分层的方法较多,通常将非致死性心肌梗死及心源性死亡的年事件率<1%被认为是低危组,年事件率>3%为高危组,而处于两者之间为中危组。负荷心肌灌注显像对于预测未来心脏事件(cardiac events)发生的危险性是非常有效的,冠状动脉病变愈严重,负荷心肌灌注显像异常愈明显。通常高危(high-risk)冠心病的心肌灌注影像具有如下特征:①在两支以上冠状动脉供血区出现多发可逆性缺损或出现较大范围

的不可逆性灌注缺损;②定量或半定量分析有较大范围的可逆性灌注缺损;③运动负荷后心肌显像剂肺摄取增加;④运动后左心室立即呈暂时性扩大或右心室暂时性显影;⑤左主干冠状动脉分布区的可逆性灌注缺损;⑥休息时LVEF降低。

在有慢性冠状动脉疾病的患者,出现上述征象均预示有较高的心脏事件发生率,这种高危图像对多支冠状动脉病变有较高特异性(约95%),但敏感性仅70%左右,因此,当缺乏上述征象时,也不能排除多支血管病变。在高危和低危患者,心肌显像结果可以帮助合理选择冠状动脉血管造影患者,避免不必要的心导管检查,因此,可作为冠状动脉造影检查的"筛选试验"。如果定量SPECT负荷心肌灌注显像正常,即使冠状动脉造影证实为冠状动脉狭窄,也提示未来心脏事件(例如死亡和非致死性心肌梗死、再发性心绞痛等)的年发生率低于1%,其预后良好。负荷心肌灌注显像正常与否反映了心肌灌注缺损的范围,它所提供的有价值的生理学和独立的预后信息优于冠状血管造影所获得的解剖学信息。

当运动负荷达到次级量(≥85%的最大预测

心率)或药物负荷下 SPECT 显像为正常,提示患者预后良好,年死亡率 <1%。如果不考虑患者的临床危险性,心肌灌注显像异常与非致死心肌梗死和/或心源性死亡发生率增加有很好的相关性。

3. 冠心病的预测价值　尽管心肌灌注显像对冠状动脉疾病诊断的敏感性和特异性优于运动心电图,但假阴性和假阳性结果仍可出现,一般来讲,负荷心肌灌注显像的敏感性和特异性可达 90%～95% 左右。但心肌灌注显像对冠心病概率(prevalence)的预测价值与患者个体的年龄、性别和胸痛的特征等许多因素有关;在冠心病概率较低(<3%)的人群(如年轻无症状者),一个阳性的心肌灌注显像结果其预测价值仅为 36%,与所期望的真阳性结果相比有较高的假阳性;但在冠心病概率较高(如 90%)的人群(如有典型心绞痛症状,年龄为 50～60 岁的男性患者),则阳性结果的预测价值可达 99%,与真阳性结果相比仅有很少的假阳性出现。另一方面,在疾病概率较高的群体,相对大量的假阴性结果同样也可见到。因此,在冠心病概率低的群体,一个阳性结果的预测价值是很低的,而在冠心病概率较高的群体,一个阴性试验结果的实用价值也是很低的。在检查前冠状动脉疾病的概率为 40%～70% 范围的群体,负荷心肌显像的鉴别价值最佳,这类群体包括非典型胸痛、有主要危险因素但无症状的患者或者有阳性的运动心电图结果但无症状的患者。

当负荷心肌显像是以诊断为目的时,应密切结合基础和运动心电图,当最大运动时 S-T 段为正常的患者,运动心肌灌注显像几乎均为正常,因此,在这种患者心肌显像并不能提高附加的新信息;但是,在有阳性或可疑阳性运动心电图的患者,以及有中到高度冠状动脉疾病可能的患者,无论心电图结果如何,心肌灌注显像的结果均有很重要的临床价值。

4. 指导冠心病的临床治疗决策　心肌灌注显像可以为冠心病的临床治疗决策提供有价值的信息,协助血运重建(revascularization)治疗病例的选择。在有多支血管病变的冠心病和有严重左室功能障碍的患者,常常出现心绞痛或心衰,这些患者如果两个以上的邻近功能障碍的心肌节段有可诱发的缺血(inducible ischemia),往往适合行血管再通手术治疗。心肌灌注显像可以为临床筛选出这些高危患者,同时估计心肌缺血的严重程度和范围,提供低危不稳定性心绞痛和急性胸痛患者的预后信息。

据资料显示,在美国,每年有 800 万～1 000 万例患者接受心肌灌注显像,每年有 120 万人接受经皮冠状动脉介入治疗(percutaneous coronary intervention, PCI),可见在接受 PCI 治疗的患者都必须做心肌灌注显像以评估心肌灌注状态,作为 PCI 治疗的依据;在中国,目前每年仅有 10 万例患者接受心肌灌注显像,但是每年有超过 75 万例患者接受 PCI 治疗,使用支架超过 100 万个,且年增长率大于 15%,表明国内在这一领域的发展与发达国家还有较大差距,不必要的 PCI 治疗不仅不能改善患者的心脏功能,还给患者带来巨额的经济负担和创伤。

5. 冠心病治疗疗效评估　心肌灌注显像不仅能准确、灵敏、无创伤地反映心肌的供血情况,而且还可进行相对定量分析和负荷试验,因此,是评价冠心病疗效的首选方法。目前已应用于冠状动脉搭桥手术(coronary artery bypass surgery)、经皮冠状动脉介入治疗(percutaneous coronary intervention, PCI)、常规药物和生物治疗等治疗前后心肌血流量和心脏功能的改善情况的评价(图 72-6)。将治疗前与治疗后的心肌灌注显像结果进行对比分析,可以准确获得治疗后心肌血流改善程度等相关信息。

冠状动脉腔内成形术(PTCA)治疗后再狭窄是临床面临的难题,在 PTCA 后,有 1/3～1/2 的患者发生再狭窄,半年的再狭窄率达 30%～40%。术后适当时间的负荷心肌显像能够提供手术是否成功的证据,并可诊断再狭窄,而 X 线血管造影只能在血管狭窄大于 50% 时才能确定。通常在冠脉成形术后 4 周左右,负荷诱发心肌灌注异常是再狭窄的重要征象。在 PTCA 后早期,由于冠状动脉扩张的部位呈创伤后改变(包括弹性回缩、痉挛、内膜出血以及内腔的碎片)将持续数日至数周,故一半以上的患者在 PTCA 后近期显像出现暂时性冠状血流储备减低。因此,一般选择术后 4 周进行心肌灌注显像较为合适,否则其假阳性率较高。如果在血管再通术后出现典型或非典型胸痛,也提示需要重复进行心肌灌注显像。当 PTCA 后 4～6 周的心肌显像提示为可逆性灌注缺损时,则高度提示为再狭窄或心绞痛复发,而显像正常提示血管通畅。

6. 可逆性心肌缺血的预后估计　大量资料表明,心肌灌注显像出现可逆性缺损的数目与心源

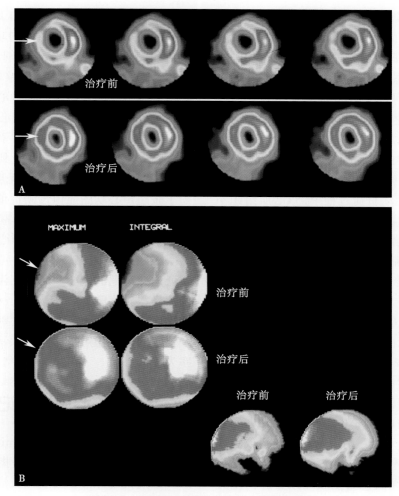

图 72-6　冠状动脉搭桥术前后心肌灌注变化

A. 短轴断面，治疗前示前壁、间壁缺血，治疗后原缺血区消失；B. 同一患者相减靶心图，治疗后缺血区消失，治疗后减治疗前获得相减靶心图，显影部分代表血流改善程度

性死亡和非致命性心肌梗死之间有密切关系，心肌缺损的范围大小是预测心脏事件重要的指标。而由于心肌坏死或心肌冬眠所致固定性灌注缺损，心脏事件发生的危险性主要取决于心肌坏死的范围以及是否有多节段的存活（冬眠）心肌，若梗死范围较小预后好，如梗死范围大或有多发的存活心肌节段并伴有心功能不良者，则提示预后较差。

7. 心肌显像特点及与其他诊断方法的比较

（1）心肌显像的独特价值及不足：心肌灌注显像的独特价值主要有以下方面：①可为疾病的诊断提供生理学意义认识；②能够提供独立的预后信息，其价值优于其他临床资料和冠脉血管造影；③能方便准确的提高定量指标，结果具有高度可重复性，有利于治疗前后的疗效评价；④只要患

者能合作，几乎所有患者均可得到高质量图像，且安全无创伤。然而，心肌灌注也存在某些不足之处，由于心肌血流灌注减低可以是冠心病原因，也可以是其他非冠心病因素所致，虽然该法对于确定是否存在缺血以及评价心肌血流的贮备功能是非常准确、特异的，但是心肌灌注显像显示的心肌缺血并非冠心病所特有，心肌炎、心肌病以及其他心肌微血管障碍所致的心肌血流改变也可引起心肌灌注异常，需要结合临床和相关检查进一步鉴别。

（2）与冠状动脉造影的比较：冠状动脉造影与心肌灌注显像分别反映了解剖学和血流动力学的两组不同参数。根据临床经验，在动脉血管造影时，冠状动脉的直径狭窄大于 50% 就提示有血流动力学意义（hemodynamic significance），但在许

多情况下，通过常规的血管造影有时很难确定狭窄的精确百分率。而对于造影证实有冠状动脉狭窄的患者，负荷心肌显像有助于确定血流动力学意义，因为血管造影估计狭窄程度的准确性取决于操作技术以及所应用方法；而且血管造影所确定的狭窄，其重要性可能随着血管痉挛加重或小血管病变出现而增加，当然也可能随着较完善且有功能的侧支血管的建立而减低。在某些患者，侧支血管可以维持充分的静息时狭窄区心肌的血流灌注，但是，在运动负荷过程中，该心肌组织不可能维持氧的需求，因此负荷心肌显像能够对这种侧支可逆性灌注给予一个清晰的评价。

（3）与冠脉血流储备分数（FFR）比较：一直以来 CAG 不仅作为诊断冠心病的"金标准"，还是指导介入医生行 PCI 治疗的主要依据。然而 CAG 的不足在于判断血管狭窄影响因素较多，且无法提供狭窄冠状动脉的血流动力学信息，如何术中快速判断血管狭窄病变与心肌缺血之间的关系及缺血的严重程度是介入医生的困惑。1993 年 Pijls 等提出冠脉血流储备分数（FFR）的概念，其理论基础是正常生理情况下，冠状动脉末梢和主动脉的灌注压保持一致。当冠脉发生狭窄或阻塞时，血流途经此狭窄部位时会耗费能量导致狭窄远端的压力降低，尤其在心室收缩期管腔内压力达峰值时。因此，通过观察冠状动脉狭窄两端的压力改变可反映狭窄病变对心肌灌注的影响。将冠状动脉狭窄远端压力与主动脉根部压力之比，计算公式为 FFR = Pd/Pa，用以反映冠状动脉狭窄造成的心脏生理功能的改变。它虽然弥补了单纯 CAG 无功能信息的不足，但它仍不是直接反映心肌血流灌注的参数，不能反映左心室肥厚和微血管病变患者冠脉内的压力改变，而且有时会由于检测位置的不同而发生不同的改变。同时当患者患有冠状动脉弥漫性病变及非开口处病变时，FFR 的检测值也不十分准确。当狭窄处于冠状动脉近端而且比较严重时，FFR 也可能会错估其侧支开口病变的严重程度，与此同时当狭窄处于冠脉侧支远端且较为严重时，FFR 在测量狭窄病变近端时，也同样有可能会低估病变的危险程度。

（4）与负荷超声心动图对心肌缺血诊断的比较：负荷超声心动图也能通过确定收缩期心肌厚度的减低探测缺血，并能提供心室功能的参数。超声显像的缺点是准确性欠佳，不能很好确定其心内膜边界，易受观察者和操作者的影响，难以区别缺血与瘢痕组织。多巴酚丁胺负荷超声心动图检查，可以诱发缺血局部的功能障碍，其探测冠心病的敏感性和特异性分别为 45%～97% 和 64%～100%。与心肌灌注显像相似，通过观察左心室心肌节段的功能障碍估计心肌活性。假阳性结果见于小血管病变、瓣膜或心肌病及左室舒张期功能异常。心肌下壁、下后壁及侧壁由于部位较深，超声信号差致其价值受到限制。当患者的左心室射血分数及室壁运动无明显异常者，多巴酚丁胺超声心动图显像诊断价值与心肌灌注显像相当，但是，在有较大范围的室壁运动异常或左心室功能障碍时，则负荷超声心动图难以准确诊断心肌缺血。多巴酚丁胺超声心动图结果对于确定低危或高危的冠心病患者还没有像心肌灌注显像那样得到临床的广泛认同。一个正常的心肌灌注显像，预示缺血事件的发生率仅为 1.8%，而一个正常的负荷超声显像结果预示心脏事件的发生率为 8%。

第三节　心肌缺血记忆与显像

心肌的"缺血记忆（ischemic memory）"是近年来提出的一个新的概念，是指心肌缺血后引起的一系列代谢异常在心肌血流灌注恢复正常后仍然持续一段时间的现象，即"缺血记忆"。近年有关缺血记忆显像以及对缺血记忆现象的认识和在临床上的意义受到广泛关注。缺血记忆研究对于急性冠状动脉综合征（acute coronary syndrome, ACS）患者的诊断和评价具有重要价值，因为部分不稳定性心绞痛患者常规的心电图和心肌酶学检查的准确性低，对于部分就诊时症状已经改善，心电图和心肌酶学正常的患者，难以判断是否发生过心肌缺血；急性心肌缺血患者随着缺血 - 再灌注形成，心肌血流已恢复正常，常规的心肌灌注显像可能没有灌注缺损，导致部分 ACS 患者被漏诊，而此时心肌的脂肪酸和葡萄糖代谢随着缺血的发生一直处于异常，因此容易灵敏的发现这种"缺血记忆"或者"代谢顿抑（metabolic stunning）"现象。此外，缺血记忆的认识对于 ACS 治疗决策也有重要的作用，在 ACS 患者，出现 ST 段抬高心肌梗死应尽早实施溶栓或介入治疗（PCI），而对于非 ST 段抬高的心肌梗死和不稳定性心绞痛患者，是否需要进行冠状动脉造影和急诊 PCI，则需对患者进行有效的风险评估，选择合适的患者进行 PCI 治疗，避免和减少 PCI 带来的手术并发症风险和医疗资源浪费。

正常生理情况下，心脏能够利用多种代谢底物（如游离脂肪酸、葡萄糖、乳酸和酮体等）来合成高能化合物三磷酸腺苷（ATP），以满足心肌收缩运动的需求和维持离子平衡。其中，大约 90% 的 ATP 通过长链游离脂肪酸和葡萄糖代谢产生。在心肌的线粒体内，长链游离脂肪酸通过 β 氧化被快速代谢，产生约 60%～80% 的 ATP，其余的能量主要来自于糖酵解和三羧酸循环。在心肌缺血时，上述代谢过程均发生变化，主要表现为游离脂肪酸和葡萄糖的有氧氧化减低，葡萄糖的无氧酵解增强，从而导致乳酸积聚、心肌收缩功能降低等一系列变化，而这些代谢的变化往往在心肌灌注恢复正常后仍可持续一段时间，从而行心肌灌注显像和心肌代谢显像时出现"缺血记忆"的不一致现象，是诊断缺血记忆的依据。近年来，缺血记忆显像诊断的研究也较多，主要有核素心肌代谢显像和超声显像两个方面。此外，放射性核素凋亡显像也用于心肌缺血患者缺血记忆的评价。

一、缺血记忆显像的主要技术

心肌缺血时引起心肌细胞和心脏功能受损，心肌血流灌注减低、代谢异常（游离脂肪酸摄取减低和葡萄糖代谢增强）以及心室壁运动异常等。急性心肌缺血时即可出现心肌灌注减低，但当缺血再灌注之后，心肌血流可在短时间内恢复到正常，而代谢异常往往要持续较长时间，成为心肌发生过缺血的标志。心肌缺血后的代谢变化是心肌的适应性保护机制，使心肌适应缺血缺氧的环境，避免导致进一步的不可逆损伤。当心肌血流恢复、代谢环境得到改善后，心肌的代谢变化也逐步恢复正常，故也称该现象为代谢顿抑。

心脏代谢和分子影像的到来为心肌疾病的治疗提供了重要信息。心肌灌注和代谢显像能够提供心肌梗死或缺血危险度的认识，但是代谢紊乱的发生一般早于心肌灌注异常，特别是在再灌注治疗之后，而且维持时间更长。在疾病状态下，功能紊乱的心肌细胞失去了对能量代谢底物选择的灵活性，特别是脂肪酸和葡萄糖之间的选择开关失灵，例如在糖尿病心脏病患者脂肪酸的代谢明显占优势，而在左心室肥厚等压力负荷过重者葡萄糖代谢明显增加。因此，随着成像技术的发展和不同代谢底物的应用，缺血记忆显像有助于了解不同心脏疾病的不同代谢特征，帮助进一步优化患者的治疗。

利用心肌代谢显像判断缺血记忆需要与心肌灌注断层显像配合使用，以观察心肌的灌注与代谢的匹配情况，而使用葡萄糖代谢显像与脂肪酸代谢显像的影像特点完全不同。

（一）缺血记忆的脂肪酸代谢显像

目前用于脂肪酸代谢显像的显像剂主要有放射性核素标记的直链脂肪酸 IHDA、^{11}C-palmitate、p-IPPA 等，以及支链脂肪酸 BMIPP、DMIPP 等。其中研究最为广泛的是 ^{123}I-β-甲基碘苯脂十五烷酸（β-Methyl-P-[^{123}I]-iodophenyl- pentadecanoic acid，^{123}I-BMIPP）。^{123}I-BMIPP 是一种 ^{123}I 标记的甲基化的支链脂肪酸，被心肌细胞摄取后，由于不能进行正常的 β 氧化而滞留在心肌细胞内，通过 SPECT 心肌显像反映心肌的脂肪酸代谢分布情况。在心肌"缺血记忆"的心肌壁表现为 ^{123}I-BMIPP 摄取减低，在 ACS 患者，^{123}I-BMIPP SPECT 显像诊断的敏感性和特异性均较高，而且 ^{123}I-BMIPP 显像心肌摄取减低的程度和范围与患者未来心脏事件的发生率呈正相关关系，因此，^{123}I-BMIPP SPECT 心肌显像是诊断缺血症状缓解的缺血记忆状态的准确而灵敏的方法，其敏感性和特异性可达 90% 以上。

临床上，显像人体心脏代谢过程有助于深入认识心脏疾病的心肌病理学机制和评估治疗疗效的设计。近来在脂肪酸（FA）正电子显像方面的进展包括内源性甘油三酯代谢和新的 ^{18}F 标记化合物的设计，在糖尿病患者的研究显示，心脏对胰岛素介导的葡萄糖摄取具有抵抗作用，而且未酯化 FA 的代谢也是上调的。在肥胖患者，心脏 PET 显像也显示出心肌 FA 摄取增加，且与体重减低相反。在慢性肾脏病的患者初步研究证明，PET 显像能够显示心肌代谢变化，且与 GFR 的降低相平行。

近来有关 SPECT FA 显像进展是应用 ^{123}I-BMIPP 为显像剂的显像。有两个荟萃分析显示，与 SPECT 心肌灌注显像比较，该成像技术对于探测冠状动脉病变阻塞有较高的诊断准确性，并且在冠状动脉疾病的酶谱有交叉的患者，BMIPP 显像具有极好的预测价值。近来在急性冠脉综合征患者的多中心研究表明，^{123}I-BMIPP SPECT 显像具有较高的诊断敏感性、阴性预测值高，具有临床评估的独立价值。由于其精湛的敏感性，核医学成像技术将极大地推动疾病的生理过程研究，是我们了解健康人和疾病心脏的代谢过程的关键。

曾骏等研究了 ^{123}I-BMIPP 在犬顿抑模型（结扎左回旋支冠状动脉 18 分钟后再灌注，$n = 12$）心肌中的不匹配分布，并与心肌灌注、血流动力学、心功能和超声测量的室壁厚度等比较，探讨其作为诊断顿抑心肌诊断方法的可行性。结果显示，心肌顿抑时血流动力学参数和冠状动脉血流恢复到基础水平，但局部室壁收缩厚度明显低于基础值（12.9% ± 29.1% vs 66.3% ± 22.4%，$p < 0.01$）。离体心脏 SPECT 显像可见顿抑心肌残留 ^{123}I-BMIPP（70% ± 6%）高于 ^{201}Tl（66% ± 6%，$p < 0.05$），提示代谢因素对顿抑心肌的 ^{123}I-BMIPP 残留有明显影响。

（二）缺血记忆葡萄糖代谢显像

葡萄糖是心肌最重要的能量代谢底物，而葡萄糖类似物 ^{18}F-FDG 是临床最常用的心肌代谢显像剂，对于存活心肌的检测已得到临床的认同和应用，被誉为检测心肌细胞存活的"金标准"。近年的研究发现，葡萄糖代谢显像也用于缺血记忆的显像，心肌缺血时，心肌对脂肪酸的利用显著降低，而葡萄糖的摄取明显增加，注射 ^{18}F-FDG 后 60 分钟行心肌断层显像可见心肌局部摄取明显增加，形成"热区"，与脂肪酸代谢显像出现摄取减低的影像特点正好相反。由于 ^{18}F-FDG 来源比较方便，因此可能成为临床上更有应用前景的缺血记忆显像剂。心肌代谢显像的方法详见心肌细胞存活检测一章。

心肌缺血后究竟多长时间进行的心肌显像才是代表缺血记忆的影像，而不是反映的心肌缺血或冬眠心肌，还需要深入的研究和探索。

（三）缺血记忆的超声显像

随着超声诊断技术的发展，定量评价心肌局部功能和精确检测室壁运动细微异常对于缺血记忆的诊断带来一定希望。目前研究较多的有以下两种方法：

1. 组织应变超声心动图技术（tissue strain echocardiography，TSE） 利用斑点追踪超声心动图（speckle tracking echocardiography）测量心肌收缩后收缩（post-systolic shortening，PSS）和应变成像舒张指数（strain imaging diastolic index，SIDI）观察血流恢复后 PSS 等参数变化持续的时间进行心肌"缺血记忆"显像，初步结果显示出具有一定应用前景。PSS 为主动脉瓣关闭后的心肌收缩过程，是反映心肌缺血的敏感指标之一，可用于缺血性心脏病的准确诊断。

2. 靶向 P- 选择素的超声微泡分子成像 血管内皮白细胞黏附分子如 P 或 E- 选择素具有很强的上调心肌缺血 / 再灌注的作用，是近年发现的缺血记忆标志物。选择素能在血管内皮上表达激活的黏附分子，可作为探测心肌缺血显像的靶分子。Davidson 等建立了一种靶向选择素的心肌对比增强超声分子影像技术用于探测新近短暂性缺血，通过载有靶向重组人 P- 选择素糖蛋白配体 -1 二聚体的脂质微泡（MB-YSPSL）为分子探针，在猴短暂性缺血模型的超声心动图成像研究表明，缺血再灌注后 30 分钟即可见危险区域出现左心室功能紊乱，但是在心肌增强超声心动图灌注显像却没有发现有梗死的证据，而应用靶向选择素的心肌增强超声心动图分子成像，在缺血后 30 分钟（25IU ± 11IU vs 11IU ± 4IU）和 90 分钟（13IU ± 3IU vs 3IU ± 2IU）时危险区信号增强明显大于远端区域（$p < 0.05$），而非缺血对照组则没有信号增强（< 1IU）。因此，在灵长类动物使用靶向选择素 MB-YSPSL 的心肌对比增强超声分子影像对显像新近的心肌缺血是一种安全有效的方法，在有胸痛而没有心肌坏死证据的患者，该技术对于探测新近的心肌缺血将是非常有用的。Flordeliza 等采用靶向选择素的超声微泡分子影像在急性心肌缺血鼠模型的缺血记忆显像中也得到满意的结果。

Leng 等试图为不明原因的胸痛患者建立一种靶向 E- 选择素的超声微泡分子显像剂，用于心肌缺血的鉴别诊断。在生物可降解聚合物微泡的制备中，与特异性人 E- 选择素有亲和力肽为载体，在急性心肌缺血鼠模型研究表明，急性缺血区有较高的浓聚，提示基于 E- 选择素的超声微泡分子成像可以用于急性冠脉综合征的心肌缺血记忆显像。但是，无论针对哪种选择素的超声造影剂对缺血记忆成像的时间窗尚还不确定，有待于进一步的探索。

Davidson 等以重组 P- 选择素糖蛋白配体 -1（PSGL-1）或 P- 选择素抗体脂质微泡超声心动图分子成像技术探测鼠缺血模型新近的心肌缺血。结果表明，在缺血后 90 分钟和 3 小时心肌对比超声显像均在心肌见到 P- 选择素 -1 和选择素抗体有类似的信号增强，且与缺血后危险区存在空间相关性，而且这种增强一直持续到 6～8 小时才下降。因此，在有近期胸痛的患者，靶向多种人选择素的超声造影剂分子成像能在床边迅速的用于探测和评估心肌缺血。

（四）缺血再灌注损伤的 MR 显像

在心肌缺血 - 再灌注（ischaemia-reperfusion, IR）损伤中，炎症反应起重要作用，而血管细胞黏附分子 -1（vascular cell adhesion molecule-1, VCAM）上调有促进作用。Grieve 等研究了心肌 IR 损伤模型静脉给予 VCAM-MPIO（氧化铁微粒）后 VCAM 表达的特征。在鼠左冠状血管暂时性结扎 30 分钟制备的心肌缺血模型，再灌注 3 小时后经鼠尾静脉注射纯化的抗鼠 VCAM 特异性单抗与 MPIO 配位显像剂，1 小时后处死鼠。应用 9.4T 磁共振仪采集高分辨 3D 活体 MRI 影像。通过 T_2 加权梯度回波序列观察信号空隙的广泛灶，并对应于组织切片观察 MPIOs 灶状沉积物。在梗死区周围，其信号空隙的空间密度（以低于阈值像素的百分率表达）与非梗死区相比是增加的（32.5%±4% vs 13.9%±5%; $n=6$, $p<0.05$），实质上是大于由于给予对照 IgG MPIO（2.0%±1%; $n=6$, $p<0.05$）鼠非特异性结合引起的信号丢失。VCAM 特异的 MPIO 信号在心肌和离 IR 损伤较远的心包节段也能见到，但是在接受了假手术的鼠则没有发现。总之，在心肌 IR 损伤模型可以使用高场 MRI 和 VCAM-MPIOs 实现分子成像，提供超出标准组织学和分子分析所获得的新见解。

二、缺血记忆显像的临床价值

在 ACS 患者，由于冠状动脉供血不足导致心肌组织缺氧，心肌代谢产物大量积聚，心肌的基因、受体、代谢和心室功能等发生一系列的变化。其中，心肌代谢的改变可能贯穿缺血的整个过程，且持续到血流恢复后的一段时间，而在此期间进行心肌显像，可以观察到心肌血流灌注正常，但心肌脂肪酸代谢显像呈局限性摄取减低，而葡萄糖代谢显像缺血区域则摄取增高。"缺血记忆"可以定义为严重的心肌缺血后延迟的功能和 / 或生物化学的改变。由于心肌代谢延迟恢复（持续增强的葡萄糖利用与脂肪酸氧化受抑），代谢显像已用于探测先前的缺血发作所留下的痕迹，^{123}I-BMIPP 是一种广泛用于临床代谢显像的 SPECT 放射性示踪剂，在疑似冠心病但无心肌梗死证据的患者，^{123}I-BMIPP 显示出较高的准确性。尤其是因为急性胸痛综合征就诊于急诊室的患者，要确认先前是否发生过缺血，^{123}I-BMIPP 显像具有重要作用。此外，在接受了血液透析的患者，^{123}I-BMIPP SPECT 显像还可用于预测心血管事件的发生。同样，在禁食情况下，运动负荷后或运动峰值时注射 ^{18}F-FDG 行 PET 显像可见缺血后的区域 FDG 摄取增加。

在急性心肌梗死患者，特别是在心肌血流（MBF）与葡萄糖代谢之间不一致的区域，^{18}F-FDG PET 对于识别心肌活性有时并不可靠，在 FDG 摄取减低但有 MBF 储备的心肌存在的不匹配，使人们对心肌活性存在争议。Fukuoka 等研究了 18 例成功实施血管重建的 AMI 患者，在心梗发作后 2 周进行 ^{11}C- 乙酸和 ^{18}F-FDG PET 显像，以评价局部的氧耗量、MBF 和葡萄糖代谢。并通过 ^{123}I-BMIPP 行游离脂肪酸（FFA）代谢 SPECT 显像，应用 ^{99m}Tc-tetrofasmin 门控 SPECT 显像计算和评价室壁运动和左心室心内膜表面运动。结果表明，在 AMI 患者，再灌注后反向不匹配区虽然葡萄糖代谢减低，但仍可见高氧耗量和 FFA 代谢。因此，可以断定，反向不匹配提示有心肌血流和需氧 FFA 代谢，提示心肌的早期恢复过程。

在不稳定心绞痛的患者，^{18}F-FDG 是缺血记忆的敏感指标。Dou K 等对 34 例临床疑似不稳定心绞痛的患者（其中男 17 例，平均年龄 59 岁 ±6 岁）进行了前瞻性研究，在心绞痛新近发作后 21 小时 ±9 小时（2～46 小时）进行了静息心肌 ^{18}F-FDG PET/CT 显像，并做了静息或负荷心肌灌注显像（MPI）和冠脉造影。在心肌 ^{18}F-FDG 图像上出现局灶性或弥散的局灶性摄取为异常，而其他类型的心肌摄取包括基底段的局灶性摄取被认为是正常。不稳定心绞痛的最后诊断是根据 ECG、MPI 和冠脉造影结果确定。结果表明，最终确诊为不稳定心绞痛的 21 例患者中，18 例表现为 ^{18}F-FDG 摄取增加（敏感性为 85.7%），另外 13 例没有不稳定心绞痛的患者仅有 1 例 ^{18}F-FDG 摄取异常（特异性 92.3%）。静息 ^{18}F-FDG 显像的敏感性高于静息 MPI（85.7 vs 52.4%, $p=0.016$）。此外，6 例仅有运动诱发缺血的不稳定心绞痛患者休息时表现为异常的 FDG 摄取。该结果表明，静息 ^{18}F-FDG PET/CT 显像是不稳定心绞痛的一种准确而灵敏的诊断技术。

Yoneyama 等在一组患者评价了 ^{123}I-BMIPP 脂肪酸代谢早期 / 延迟平面显像对探测血管痉挛的心绞痛患者诊断准确性。作者对 13 例高血压对照患者（平均年龄 69.5 岁）和 37 例有血管痉挛的心绞痛患者（平均年龄 62.8 岁）在施行冠脉内乙酰胆碱激发试验后 10.5（平均）行 ^{123}I-BMIPP 心肌脂肪酸代谢平面显像，计算注射显像剂后早期相和延迟相（15 分钟和 4 小时）头/纵隔（H/M）比值和洗脱率。结果表明，在血管痉挛的心绞痛患者与高血压对照组患者相比，H/M 比值早期相（2.2±0.3 vs 2.7±0.5，$p=0.007$）和延迟相 1.8±0.3 vs 2.4±0.4，$p<0.001$）是明显减低的，而洗脱率是明显高于对照组（39.8%±11.8% vs 29.3%±11.7%，$p=0.011$）。表明 ^{123}I-BMIPP 平面显像能够用于诊断冠状动脉痉挛，延迟相 H/M 比值能估计新近的缺血。该技术对于缺血事件发生后的亚急性或慢性期，冠脉血管造影呈正常表现的患者可能是很有用的。

尽管缺血记忆的基本概念和轮廓已比较清晰，但是心肌缺血记忆显像在临床上如何指导临床决策，缺血记忆出现和持续的时间对于预测心脏事件的发生和对预后的影响，由于目前获得的数据还比较少，尚有待进一步深入探索。但是缺血记忆在以下几个方面的临床价值是比较明确的：①心肌缺血的诊断，缺血记忆的征象将为心肌缺血的诊断提供一个"窗口"期，某些 ACS 患者在临床症状消失和血流灌注恢复后的一段时间内，仍能通过心肌的"缺血记忆"显像确定此前曾经发生过心肌缺血，但是急性心肌缺血后多久才是缺血记忆的最佳窗口期，目前还没有足够的证据证实，有动物实验表明在缺血再灌注后 24 小时仍存在；②在心肌缺血患者以及某些急性胸痛就诊的患者，即使就诊时症状大多已有所改善或消失，其心肌血流灌注已经恢复正常，但仍存在潜在的代谢和功能异常，提示需要进一步观察和治疗，预防进一步发展成为不可逆的心肌损害；③在心肌缺血患者，"缺血记忆"的程度、范围和持续时间与患者的预后可能有密切关系，[123]I-BMIPP 摄取减低或 ^{18}F-FDG 摄取增高的程度和范围与患者未来心脏事件的发生率呈密切相关关系，因此可能成为判断 ACS 患者预后的重要指标，为患者的危险度分层、预后评价等提供重要的依据。

（张永学）

参 考 文 献

[1] 张永学，黄钢. 核医学. 2版. 北京：人民卫生出版社，2010.

[2] Pijls NH, van Son JA, Kirkeeide RL, et al. Experimental basis of determining maximum coronary, myocardial, and collateral blood flow by pressure measurements for assessing functional stenosis severity before and after percutaneous transluminal coronary angioplasty. Circulation, 1993, 87（4）: 1354-1367.

[3] Palaniswamy SS, Padma S. Cardiac fatty acid metabolism and ischemic memory imaging with nuclear medicine techniques. Nucl Med Commun, 2011, 32（8）: 672-677.

[4] Giedd KN, Bergmann SR. Fatty acid imaging of the heart. Curr Cardiol Rep, 2011, 13（2）: 121-131.

[5] 曾骏. ^{123}I-BMIPP 在犬顿抑心肌中的摄取、清除和代谢. 中华核医学杂志, 2001, 21（3）: 143-146.

[6] Davidson BP, Chadderdon SM, Belcik JT, et al. Ischemic memory imaging in nonhuman primates with echocardiographic molecular imaging of selectin expression. J Am Soc Echocardiogr, 2014, 27（7）: 786-793.

[7] Villanueva FS, Lu E, Bowry S, et al. Myocardial Ischemic Memory Imaging With Molecular Echocardiography. Circulation, 2007, 115: 345-352.

[8] Leng X, Wang J, Carson A, et al. Ultrasound detection of myocardial ischemic memory using an E-selectin targeting peptide amenable to human application. Mol Imaging, 2014, 13: 1-9.

[9] Davidson BP, Kaufmann BA, Belcik JT, et al. Detection of antecedent myocardial ischemia with multiselectin molecular imaging. J Am Coll Cardiol, 2012, 60（17）: 1690-1697.

[10] Grieve SM, Lønborg J, Mazhar J, et al. Cardiac magnetic resonance imaging of rapid VCAM-1 up-regulation in myocardial ischemia-reperfusion injury. Eur Biophys J, 2013, 42（1）: 61-70.

[11] Yoshinaga K, Naya M, Shiga T, et al. Ischaemic memory imaging using metabolic radiopharmaceuticals: overview of clinical settings and ongoing investigations. Eur J Nucl Med Mol Imaging, 2014, 41（2）: 384-393.

[12] Fukuoka Y, Nakano A, Uzui H, et al. Reverse blood flow-glucose metabolism mismatch indicates preserved oxygen metabolism in patients with revascularised myocardial infarction. Eur J Nucl Med Mol Imaging, 2013, 40（8）: 1155-1162.

[13] Dou KF, Xie BQ, Gao XJ, et al. Use of resting myocardial ^{18}F-FDG imaging in the detection of unstable angina. Nucl Med Commun, 2015, 36（10）: 999-1006.

[14] Yoneyama K, Akashi YJ, Kida K, et al. Metabolic planar imaging using 123I-β-methyl- iodophenyl pentadecanoic acid identifies myocardial ischemic memory after intracoronary acetylcholine provocation tests in patients with vasospastic angina. Int Heart J, 2014, 55（2）: 113-118.

第七十三章

心 肌 梗 死

第一节 概 述

心肌梗死（myocardial infarction，MI）分为急性和陈旧性两类。急性心肌梗死（acute myocardial infarction，AMI）是因冠状动脉突然完全性闭塞，冠脉供血急剧减少导致持久而严重的心肌缺血甚至心肌急性坏死，临床常以持久的胸骨后剧烈疼痛、急性循环功能障碍、血清心肌损伤的酶学变化以及反映缺血和坏死的心电图改变（病理性 Q 波）为特征的一种急性缺血性心脏病。心肌梗死的病理基础多为冠状动脉粥样硬化，少数为其他病变如急性冠状动脉栓塞所致。当冠状动脉粥样硬化造成管腔严重狭窄、斑块破溃和心肌供血不足、而侧支循环未充分建立，血供急剧减少或中断，使心肌严重而持久的急性缺血达 1 小时以上，即可发生心肌梗死。若梗死的部位比较局限，累及室壁内层不到室壁厚度一半，称心内膜下心梗。

陈旧性心肌梗死是急性心肌梗死发生 8 周以上（简称 OMI）者，一般有急性心肌梗死病史，心电图表现为异常 Q 波或 QS 波，ST 段可正常或呈慢性心肌供血不足改变，血清心肌酶学无异常。

通常急性心肌梗死通过常规的心电图结合临床表现即可确诊，一般不需要采用影像学诊断，仅有部分不典型的患者或者需要估计梗死范围、预后以及心肌细胞的活性时可能需要结合影像学检查。

过去几年，心血管分子影像得到了迅速发展，多种方法已较好地用于了解心肌梗死损伤进程中以及最终的充血性心力衰竭时的心肌结构、分子和细胞信息，常规的心肌血流灌注显像、心肌葡萄糖代谢显像已经成为临床估计心肌供血和细胞活性的基本方法。在小动物模型研究中，包括 SPECT、PET、心脏 MRI 和光学成像等多模式分子影像正在提供新的有关心肌梗死的病理生理学和左心室重构的信息。其靶向目标包括血管紧张素受体、基质金属蛋白酶、整合素、凋亡、巨噬细胞和交感神经的分布等。这些先进的技术对于改善梗死预后和为充血性心力衰竭的患者制订合适的治疗策略只是个时间问题。

心血管的分子影像探针的研究非常广泛，涉及的分子靶点也非常多，包括针对细胞活性或细胞损伤的生物标志物以及血管壁及其细胞成分的分子靶点等。分子影像在心肌梗死的应用主要包括心肌细胞的代谢、乏氧、凋亡、新生血管形成、基因或细胞移植监测等（图 73-1）。

尽管临床上再灌注治疗取得了长足的进步，但是急性冠脉综合征仍然是导致心肌损伤和其后心肌梗死的主要原因。当心肌的后负荷增高时，在神经激素 - 细胞因子的作用下，心肌呈现代偿性肥厚，心肌细胞数未增多情况下以心肌纤维增多为主，细胞核及线粒体增多增大，加重心肌能量供应不足，导致其左心室大小、形态和功能变化统称为左心室重构（cardiac remodeling）。心脏重构是心肌损伤或血流动力学的应激反应的直接作用，从而促进充血性心力衰竭的进一步恶化和进展。在心肌梗死后有三种截然不同的解剖和生理学左心室区域，即梗死区、边缘区和远端区。由于梗死后重构的复杂性，影像学检查也必须是多种模式的，便于对这一过程进行准确的阐明，而心血管 MRI 可很好地从解剖学和病理生理学角度对梗死后重构过程进行评估。

分子影像是正在发展中的崭新领域，通过应用靶向性的技术无创性评估体内的生物学过程，并在不可逆性脏器损害之前特异性地估计细胞生物学过程，是早期探测和对疾病进行干预，从而改善心血管疾病治疗的分子工具。分子影像的应用不仅提供了诊断和预后信息，而且还用于指导基于细胞或基因治疗的个体化药物的应用。目前的分子影像可以认识心肌的生物学状态，包括血管生成、心室重构、炎症和细胞凋亡。尽管在这

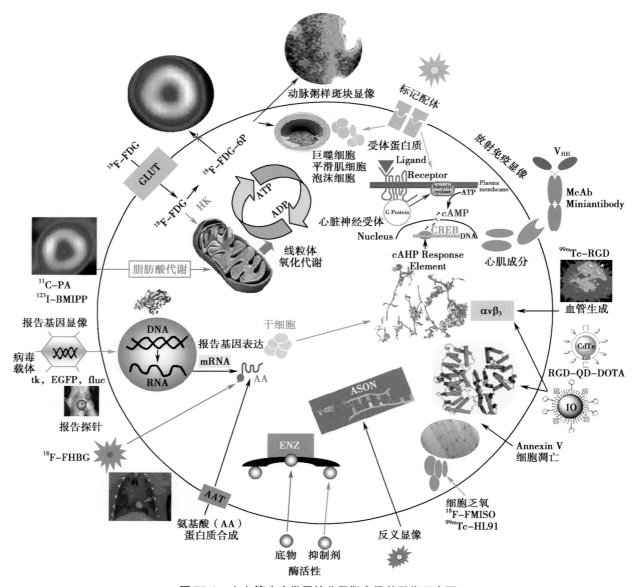

图 73-1 心血管疾病常用的分子靶点及其显像示意图

方面还不很成熟也未广泛应用于临床,但是心肌生物分子影像在急性和慢性缺血、急性心肌梗死、充血性心力衰竭以及在心肌炎症、异体心脏移植后排斥反应的评估方面已经显示出良好的前景,分子影像也必将成为优化心血管疾病诊疗的重要工具。在心肌梗死的分子影像中,目前应用和研究较多的方法主要有以下几个方面。

第二节 心肌灌注显像

^{99m}Tc-MIBI、^{201}Tl SPECT 以及正电子核素 ^{13}N-氨水 PET 心肌灌注显像是最常用的心血管疾病影像检查方法。心肌灌注显像在心肌梗死的应用价值不仅在于获得早期准确诊断,更重要的是可以

获得心肌梗死的范围、程度、大小与预后,以及心肌细胞存活和侧支循环建立等生物学信息,用于制订治疗决策和疗效评估。

一、急性心肌梗死的诊断

心肌灌注显像对急性心肌梗死的早期诊断也是较敏感而可靠的方法,通常在心肌梗死后 6 小时几乎均表现为灌注异常。然而,某些患者在胸痛后有一段时间内可呈正常灌注影像,也有一些急性心肌梗死的患者,梗死灶大小随着时间延长而变小,这种现象的发生可以解释为自发性溶栓的结果,约有 20% 的急性心肌梗死患者有自发性溶栓发生。应用常规的 ^{99m}Tc-MIBI 或 ^{201}Tl 心肌灌注显像,心肌梗死的典型变化为负荷试验显像

梗死心肌为分布缺损,而静息或再分布影像该区域无充填(图73-2)。急性心肌梗死为负荷试验的禁忌证,只能做静息心肌显像。此外,心肌梗死患者心肌灌注显像同时还可观察到左心室重构现象,如梗死区心肌心室扩张、室壁变薄、形态失常,而非梗死区心室壁变厚、室壁拉长,左心室整体变形等。

二、心肌梗死范围的评估

评估梗死面积大小对了解急性心肌梗死患者的病情及预后有重要价值。在急性心肌梗死过程中,梗死最终的大小取决于危险的低灌注区域的大小、缺血持续时间以及侧支循环建立是否充分。尽管应用心肌灌注显像还没有办法测量侧支循环,但是通过半定量测定法可以估计心脏危险区域的范围。

三、指导溶栓治疗

急性心肌梗死患者早期施行经皮冠脉血运重建或溶栓介入治疗,能够迅速使梗死相关血管血运得到恢复,挽救濒死的心肌,改善患者的预后。早期静脉溶栓治疗(thrombolytic therapy)是当今治疗急性心肌梗死的有效方法之一。当闭塞发生在1~2小时内,临床上将最大可能地救活更多的心肌,因此,迅速的溶栓治疗是非常迫切的。但目前仅有30%的急性心肌梗死患者能得到适当的溶栓治疗。^{99m}Tc-MIBI对于心肌血流和活力的估计具有独立的价值,如果在溶栓治疗之前给予^{99m}Tc-MIBI,其1小时后获得的影像仍然代表危险心肌区域,因为该显像剂很少有再分布,而几天以后的连续影像,则可以反映缺损的最终范围。

过去对溶栓治疗后冠状动脉再通与否的评价主要依靠心电图S-T段降低、心肌酶峰提前、胸痛缓解以及再灌注性心律失常等,而这些指标均缺乏其特异性和客观的定量。在急性心肌梗死后最初几个小时,利用心肌灌注显像评价溶栓治疗的效果非常重要,动态的心肌灌注显像能证明心肌灌注缺损的大小随着患者成功的再灌注而缩小。尤其是^{99m}Tc-MIBI显像由于无明显的再分布现象,允许在溶栓治疗开始之前注射显像剂,再进行溶栓治疗,其后再进行心肌显像,随着闭塞的动脉成功的溶栓治疗,心肌灌注显像也显示缺损缩小。

溶栓治疗后,心肌再灌注成功的证据是制订患者处理方案的重要依据。当患者表现为溶栓治疗失败时(心肌灌注缺损无变化),可以选择有一定创伤或创伤性较大的治疗方法;而表现为再灌注成功时(心肌灌注有改善),则可选择更合适的保守治疗措施。在溶栓治疗后的系列显像图上,心肌灌注缺损的缩小是梗死相关动脉再灌注和左心室局部室壁运动随之改善的可靠信号,而且可用于比较不同溶栓方案的效果,由于是通过患者自身对照进行比较,很少需要补充其他的临床试验。

四、急性心肌梗死预后的早期评估

在心肌梗死的急性或亚急性期的患者,心肌灌注显像可通过估计心肌损伤范围和探测残留的危险心肌获得预后信息,尤其是采用门控心肌断层显像还可测定静息时左心室射血分数,可为危险度分级和预后提供重要的信息,为临床医师采取相应处理对策提供帮助。有资料显示,急性心肌梗死溶栓治疗的患者,心肌灌注显像缺损大小

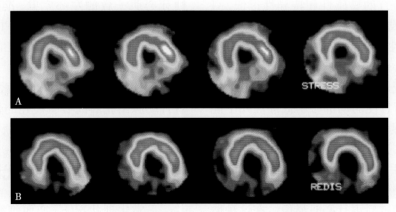

图73-2 心肌梗死患者^{99m}Tc-MIBI心肌灌注断层显像
A. 运动负荷显像,示下壁、后壁灌注缺损;B. 静息显像无明显充填,提示为瘢痕心肌

与患者的生存期之间存在相关。在急性梗死后，静息时右心室心肌明显显影，是预后不良的信号，这些患者通常伴有静息左心室射血分数降低，心肌灌注显像缺损范围较大。对于低危患者，一般不需要作进一步评价，可以考虑出院；而高危患者，还需要作进一步评估，并考虑采用适当的血运重建治疗措施。所谓高危患者的指征主要包括梗死周围有明显的残留缺血灶（危险心肌）、急性梗死的远处出现缺血（多支血管病变）和心肌显像剂肺摄取增高等。相反，心肌显像为正常以及表现为单支血管病变的小而固定的缺损都提示为低危患者。心肌梗死后为低危的患者，心脏事件的年发生率大约为 6%。

在梗死后病情稳定的患者，心肌灌注缺损的大小也是反映预后的指标。静息时或溶栓后心肌灌注缺损范围较大的患者比灌注缺损较小者的预后明显差。在 AMI 后，当心肌灌注显像显示为单个、较小和固定的缺损时，预示患者在出院后心脏事件的发生率较低；相反，当显示为可逆性缺血、多个缺损以及显像剂在肺部摄取增加时，其心脏事件的发生率均较高。也有资料显示，在有近期心肌梗死病史的患者，静息时右心室显影也是心肌梗死预后不良的附加标志。在急性心肌梗死患者的早期危险阶段，有残余危险心肌证据者（即部分可逆性受损心肌），其住院期间并发症的发生率明显高于有固定的心肌灌注缺损的患者。但是，在 AMI 患者接受了溶栓治疗后，心肌灌注显像的预测价值可能会降低。

五、急性胸痛的评估与治疗决策

在急诊室里，急性胸痛的处理往往很困难，因为常规心电图检查的敏感性和特异性很低，只有少部分能证实或排除急性冠状动脉病变。而大约有 10% 的急性胸痛患者在出院后 48 小时内可能发展为急性心肌梗死，如果将急性胸痛的患者都留在急诊室观察，其监护室又不可能容纳如此大量的患者。而急性的局部心肌低灌注几乎能同时被心肌灌注显像所发现，因此，静息心肌灌注显像的应用为这类患者发现心肌缺血和梗死提供了一种有效的手段。通常在患者到达急诊室后先经过必要的临床处理，然后注射 ^{99m}Tc-MIBI 370MBq，待病情稳定后再行心肌显像。在这种情况下，由于 ^{99m}Tc-MIBI 没有明显的再分布而优于 ^{201}Tl。在急性心肌梗死的患者，一般静息心肌显

像时都会发现有灌注缺损，在胸痛发生后的前 24 小时其可靠性极好。有资料表明，在症状发作后不久即进行显像更加合适，因为胸痛发作后 6 小时内行心肌显像，几乎所有心肌梗死患者都能证明有灌注缺损，此后随着梗死区急性可逆性缺血出现，其敏感性将有所下降。与此相反，临床上急诊心肌显像为正常的患者中，几乎没有急性心肌梗死或不稳定性心绞痛发生；而心肌显像为异常的患者，80% 以上的患者后来证实为急性心肌梗死或不稳定性心绞痛，足以证明该法对急性胸痛评价的可靠性。

静息心肌灌注显像还有助于鉴别不稳定心绞痛与急性心肌梗死，如果静息心肌显像是在胸痛的过程中进行，约有一半的不稳定性心绞痛患者在初期的显像都有灌注缺损，而胸痛消退后的延迟显像（^{201}Tl 的再分布显像或 ^{99m}Tc-MIBI 再注射显像剂后显像）可证明其缺损通常为可逆性的，与完全的梗死形成鲜明对比。如果在胸痛过程中显像结果为正常，则提示其胸痛与心肌缺血无关。在胸痛过程中有异常心电图改变者，心肌灌注缺损面积通常较心电图正常者大，而且局部心肌血流的损害比心电图异常持续时间更长。患有可逆性静息心肌灌注缺损的患者，通常都有严重的多支冠状动脉病变，在有明显的冠状动脉病变的患者，胸痛时静息心肌灌注显像比静息心电图更灵敏而特异。

除了核素显像外，MR 心肌显像也是评估心肌供血较有前景的方法。Luo 等人在实验研究中发现，在冠状动脉闭塞 / 再灌注鼠模型，应用 7T 磁共振延迟增强扫描能无创性测定梗死心肌的容积，缺血后 24 小时，延迟增强成像可清晰显示与梗死心肌一致的左心室壁，准确估计梗死范围，应用 MRI 估计的梗死容积与 TTC 染色估计的大小具有很好的相关性。而且还能探测到再灌注后梗死区炎性细胞浸润的增加。提示 MRI 能在心肌梗死的早期准确的估计梗死的范围，并发现在短暂动脉结扎后的心肌梗死的范围明显小于永久性结扎者。

第三节　心肌代谢显像

正常生理状况下，心肌细胞维持心脏收缩和稳定离子通道所需的能量主要从脂肪酸氧化获取，游离脂肪酸供应心脏所需能量的 2/3，约占总

能量的 67%，而葡萄糖仅约 1/3，尤其当空腹、血糖浓度较低时，心肌的能量几乎全部来源于脂肪酸氧化，因此，脂肪酸代谢显像清晰。但在碳水化合物饮食或葡萄糖负荷后，心肌细胞转以葡萄糖作为能量的主要来源，这种条件下心肌葡萄糖代谢显像清晰。故目前的心肌代谢显像剂也主要包括两类，即葡萄糖代谢显像和脂肪酸代谢显像。

当心肌缺血、氧供应低下时，局部心肌细胞脂肪酸氧化代谢受抑制，主要以葡萄糖的无氧糖酵解产生能量。心肌缺血病灶中脂肪酸代谢的绝对减少、葡萄糖代谢的相对增加与坏死心肌无脂肪酸或无葡萄糖代谢的特征是心肌代谢显像鉴别心肌是否存活的理论依据。

心肌摄取葡萄糖的程度还与血糖水平密切相关，禁食状态时，血糖水平降低，心肌主要利用脂肪酸代谢提供能量，故葡萄糖代谢显像常不显影。

一、^{18}F-FDG 葡萄糖代谢显像

^{18}F-FDG 是目前最常用，且可以常规应用于临床的代谢显像剂。心肌梗死后心肌细胞发生坏死时，心肌血流灌注显像和葡萄糖代谢显像均表现为一致性的放射性缺损，提示心肌细胞无活性（图 73-3）。如果急性心肌梗死后得到了及时有效的溶栓治疗或侧支循环建立，心肌细胞虽受到缺血再灌注损伤但仍未发生坏死时，也可表现为顿抑心肌，心肌细胞虽不同程度受伤但仍然存活。

心肌受损程度不同，葡萄糖代谢显像的表现也不尽相同，可为正常抑或不同程度减低，但仍有放射性摄取。而长期慢性的冠状动脉低灌注导致的冬眠心肌，心肌葡萄糖代谢显像时缺血心肌显影，提示心肌存活。因此，心肌葡萄糖代谢显像被认为是目前评估心肌梗死或缺血后心肌细胞存活的"金标准"，详见第七十一章。

二、心肌脂肪酸代谢显像

应用脂肪酸（^{11}C-PA 或 ^{123}I 标记的棕榈酸等）代谢显像也可用于心肌梗死的评估，用于判断心肌细胞的活性。在心肌缺血情况下，心肌对脂肪酸代谢显像剂 ^{11}C-PA 的洗脱明显减慢，^{11}C-PA PET 显像和血清碱性磷酸酶估测的心肌梗死范围大小之间存在着很好的相关性。^{11}C-PA 是最接近体内天然代谢底物脂肪酸的化合物，被认为是脂肪酸代谢显像的最佳显像剂，国外已广泛用于人体脂肪酸代谢研究。脂肪酸在心肌内的代谢分快相和慢相。其快相代表脂肪酸氧化成 CO_2，而慢相反映脂肪酸 2 辅酶 A 经酯化进入甘油酯和磷脂库的过程。进入体内的 ^{11}C-PA 很快被 β2 氧化而清除。心肌梗死患者，^{11}C-PA PET 显像时心肌无放射性摄取，提示心肌细胞无活性。

此外，用于心肌脂肪酸代谢的显像剂还有 14（R，S）- 氟 -6- 硫 - 十七烷酸 ^{18}F-FTHA（^{18}F-fluorothia-6-heptadecanoic acid，^{18}F-FTHA）。^{18}F-FTHA 在心

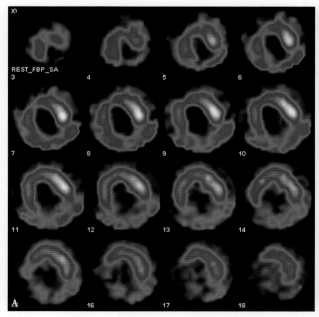
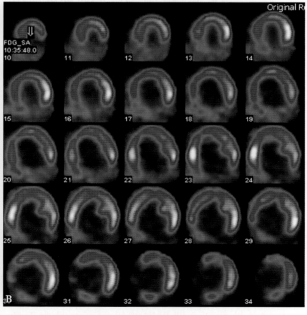

图 73-3　心肌梗死患者 ^{99m}Tc-MIBI 心肌灌注显像和 ^{18}F-FDG 心肌代谢显像
A. 心肌灌注短轴断层影像示左心室心肌下壁和后壁灌注缺损；B. 代谢显像示该部位无充填，提示心肌无活性

肌摄取与 ^{11}C-PA 类似，血液清除快，摄取率较高，在心肌中的保留时间较长。单光子显像剂 ^{123}I-β-甲基碘苯脂十五烷酸（^{123}I-BMIPP）也是一种较好的心肌脂肪酸代谢显像剂，其临床前研究显示出良好的结果。王丽娟等使用 ^{123}I-BMIPP 和 ^{201}Tl 双核素显像评价急性心肌梗死后行直接经皮冠状动脉腔内成形术患者的心肌血流与代谢，发现 PTCA 术后患者，急性期 ^{201}Tl 心肌灌注显像和 ^{123}I-BMIPP 心肌代谢显像不匹配可以有效的预测左心室功能的改善情况。

林杰等对 30 例急性期接受 PTCA 的心肌梗死患者行 ^{201}Tl 与 ^{123}I-BMIPP 心肌显像，探讨血运重建术后的急性心肌梗死患者 ^{201}Tl 与 ^{123}I-BMIPP 心肌显像预测左室功能改善的临床意义，结果表明，根据 Tl/BMIPP 显像剂分布类型将患者分为 T 型分离组和 B 型分离组，B 组 ^{123}I-BMIPP 负荷像与再分布像的缺损积分显著高于本组 ^{201}Tl 的缺损积分，亦显著高于 T 组 ^{123}I-BMIPP 的缺损积分。而 B 组恢复期左室射血分数较急性期显著增加，且其 LVEF 改善度与 Tl/BMIPP 分离度之间存在显著的正相关。这一结果表明 ^{201}Tl 与 ^{123}I-BMIPP 同步心肌显像在预测心肌梗死患者左室功能改善方面具有临床价值。

第四节　亲心肌梗死显像

一、^{99m}Tc-焦磷酸盐急性心肌梗死显像

某些标记化合物静脉注射后能迅速被急性梗死的心肌组织所摄取，使急性梗死的心肌以"热区"显示，而正常心肌及陈旧性梗死的心肌则不显影，故也称为亲心肌梗死显像（infarct-avid imaging）或心肌热区显像（myocardial hot spot imaging）。亲心肌梗死显像的优点是可以鉴别急性与陈旧性心肌梗死，一般来讲，探测热区比探测冷区更容易。但在多数患者，急性心肌梗死可根据常规的心电图和心肌酶谱分析等诊断，仅有少数患者需要应用心肌显像帮助诊断。

^{99m}Tc-焦磷酸盐（^{99m}Tc-pyrophosphate，^{99m}Tc-PYP）为一种亲骨的显像剂，应用于急性心肌梗死显像诊断是一次偶然的发现。1974 年，Bonte 等首次将 ^{99m}Tc-PYP 用于急性心肌梗死诊断。^{99m}Tc-PYP 被急性梗死心肌摄取的机制可能是由于急性心肌梗死后，钙离子迅速进入病灶，并在坏死心肌细胞的线粒体内形成羟基磷灰石结晶沉积下来，而 ^{99m}Tc-PYP 通过与该结晶进行离子交换、化学吸附或者以与钙离子相似的方式聚集在不可逆性损害处，但仍有残留血液灌注的心肌细胞内，从而使梗死病灶显影。

正常人心肌不显影，但应用 ^{99m}Tc-PYP 显像时，胸骨、肋骨及脊柱等骨骼可显影。急性心肌梗死时，病变心肌可出现不同程度的放射性异常浓聚，根据其放射性强度不同，常将 ^{99m}Tc-PYP 异常图像分为 5 级。0 级，心肌部位无显像剂浓聚；Ⅰ级，心肌区有可疑显像剂浓聚；Ⅱ级，心肌病变部位有明显显像剂浓聚，其强度低于胸骨；Ⅲ级，心肌病变部位的放射性浓度与胸骨相等；Ⅳ级，其浓度高于胸骨。一般Ⅱ级以上为阳性。

^{99m}Tc-PYP 显像对急性心肌梗死的探测的敏感性取决于梗死后显像的时间，通常在发生胸痛后 4～8 小时即可出现阳性，48～72 小时阳性率最高，两周左右转为阴性，在发病后两周内的阳性率为 95% 左右，特异性大于 90%。但对于较小的和非穿透性（如心内膜下）梗死的阳性率较低。通常当冠状动脉血流呈中度（相当于正常的 30%～40%）减低时，其 ^{99m}Tc-PYP 在缺血的心肌组织的聚集量最高（图 73-4）。

此外，在应用 ^{99m}Tc-PYP 急性心肌梗死显像时出现下列两种情况者，也提示预后较差：一是显像呈持续阳性，即两周以上仍阳性，表明有连续性细胞坏死或再梗死可能；二是梗死区较大，特别是出现"炸面饼圈（doughnut）"形图像分布者，提示心脏功能较差，梗死中心区已无残留血液灌注，预后较差。

二、急性心肌梗死放射免疫显像

^{111}In-抗肌凝蛋白单克隆抗体是较早的用于研究急性心肌梗死显像的显像剂。心肌肌凝蛋白是心肌结构蛋白的重要组分之一，具有 2 条重链和 4 条轻链，当急性心肌坏死时，受损心肌的细胞膜通透性增高，细胞膜的完整性受损，轻链可以释放到血液中，而分子量大的重链则留在坏死的心肌细胞内，此时若给患者静脉注射 ^{111}In 或 ^{99m}Tc 标记的抗肌凝蛋白单克隆抗体（antimyosin McAb），则其标记物可以透过受损的细胞膜而与肌凝蛋白重链（即抗原）特异性结合，使梗死灶显影。这种显像剂与 ^{99m}Tc-PYP 不同，它只能蓄积在坏死的组织内，而 ^{99m}Tc-PYP 的最大蓄积是在

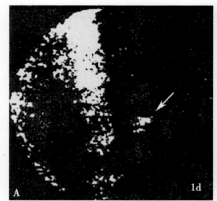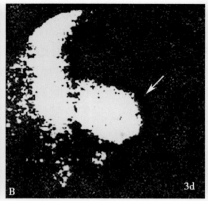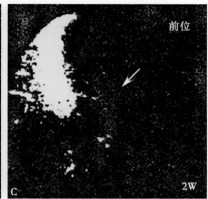

图 73-4　急性心肌梗死 ^{99m}Tc-PYP 心肌显像
A～C. 心肌梗死后第 1 天，第 3 天和 2 周的影像

有中度血流减低（30%～40%）的区域。在急性心肌梗死患者，^{111}In- 抗肌凝蛋白单克隆抗体进入体内后主要定位于心肌坏死区的边缘、梗死后再灌注区边缘的血管附近以及心内膜，其原因可能是由于正常与坏死心肌细胞之间的区域蓄积大量显像剂的结果。此外，也有应用 ^{111}In 标记白细胞为急性梗死显像剂，在急性心肌梗死后 2～3 天，由于梗死区炎性细胞浸润，其标记白细胞也发生迁移进入梗死区使其显影，但该法需先将患者自身白细胞在体外进行 ^{111}In 标记，然后再注射到体内，操作较烦琐，故很少在临床上常规应用。

　　应用抗肌凝蛋白单克隆抗体显像的特异性要明显优于焦磷酸盐，其特异性达 100%，敏感性为 92%，但由于显像剂制备或来源困难还未广泛用于临床，而且临床上急性心肌梗死常常可以通过心电图、心肌酶谱等简单、易行、价廉的方法诊断，故急性心肌梗死显像应用较少。在急性心肌梗死和不稳定型心绞痛患者，^{111}In- 抗肌凝蛋白单克隆抗体显像也同样具有预后价值，有广泛性显像剂摄取（大于 50% 的心肌摄取）的患者，进一步心脏事件的危险度（包括心源性死亡、非致死性心肌梗死）比低摄取或无摄取者高 4～9 倍。

　　近年来，也不断有学者研究一些新的心肌放射免疫显像剂，以试图达到评估急性心肌梗死后心肌的再灌注损伤程度。Tekabe 等在心肌缺血再灌注损伤鼠模型应用 ^{99m}Tc- 抗 RAGE F（ab）$_2$ 显像研究了高级糖基化受体终末产物（receptor for advanced glycation end，RAGE）的表达。RAGE 及其配体与缺血再灌注损伤和梗死的发病机制有关，该作者对 25 只接受了左前降支冠状动脉结扎的野生型鼠模型进行了 ^{99m}Tc- 抗 RAGE F（ab）$_2$ 显像，以达到直接定量评估心梗模型 RAGE 受体的表达情况，并与 ^{201}Tl 心肌灌注显像进行了比较。结果表明，冠脉再灌注 18～20 小时时在缺血区 ^{99m}Tc- 抗 RAGE F（ab）$_2$ 摄取明显高于 48 小时的摄取，体外计数测定结果与显像定量结果一致。免疫组化染色也显示 18～20 小时的 caspase-3 和 RAGE 染色高于 48 小时。双免疫荧光分析显示，RAGE 主要定位于发生凋亡的损伤心肌细胞，提示 RAGE 在缺血损伤心肌的表达可以通过应用新颖的 ^{99m}Tc- 抗 RAGE F（ab）$_2$ 进行体内显像，RAGE 在不同的心血管疾病扮演重要作用，而且是一种具有临床显像前景的靶分子。

第五节　心肌乏氧显像

　　心肌乏氧显像（hypoxic imaging）能直接提供组织低氧但存活的证据，不仅能用于心肌梗死的早期诊断，还能迅速区分存活、缺血和梗死心肌，能够在组织坏死前发现处于缺血、缺氧高危状态的病变组织，为临床诊断和治疗决策提供重要的信息。心肌乏氧显像是一种阳性显像，能迅速地选择滞留在乏氧组织或细胞中，直接反映组织血供与耗氧之间的平衡状态，识别缺血但存活心肌组织。

　　某些高电子亲和力的化合物，如放射性标记的硝基咪唑（nitroimidazole）是评价心肌活性的显像剂，这种亲脂性化合物弥散通过细胞膜并在细胞质中还原成基团（radical）形式。当细胞内氧丰富时，硝基咪唑则对阴离子基团起反应，产生超氧化物和无变化的硝基咪唑，然后弥散至细胞外；当细胞内缺氧时，不能产生再氧化，此时硝基咪唑基团阴离子进一步还原成 nitrous 化合物形式，并与细胞内的聚合分子呈不可逆性共价结合而滞留在细胞内。因此，利用放射性核素标记的硝基咪唑滞留于乏氧组织中可以进行显像。目前，研究的乏氧显像剂主要有单光子核素显像剂 ^{99m}Tc-PnAO-2-硝基咪唑和 ^{99m}Tc-HL91（^{99m}Tc-BnAO），尤其是后者显像效果更佳，现处于临床研究阶段。此外，目前正电子核素 ^{18}F 标记的硝基咪唑类乏氧显像剂（^{18}F-fluoromisonidazole，^{18}F-MISO）已用于 PET/CT 乏氧显像。

第六节　心肌细胞凋亡显像

凋亡或程序性细胞死亡在形态学上和生物化学上是截然不同的细胞死亡形式，它们在组织的进化与动态平衡中共同发挥重要作用。细胞凋亡失控参与多种疾病的过程，包括凋亡活性过高与心肌梗死、缺血和神经退行性疾病和进展期的动脉粥样硬化病灶有关，其特点是过度的细胞凋亡。与此相反，凋亡不足是不同疾病如癌症和自身免疫性疾病的重要病理学基础，因而凋亡被认为是一个重要的治疗靶标，例如在缺血性心脏梗死过程中通过抑制凋亡，而在癌病灶的治疗中促进细胞的凋亡达到治疗目的。在这两个方面，无创性显示体内凋亡活性的部位、定量和时间过程对于治疗策略的评估将为患者的临床诊断和处理带来巨大的利益（评估治疗反应）。此外，将这种策略进一步发展还可用于评估新的治疗方法。在新疗法建立过程中，首先需要在体外评估药物的效果，然后进入实验动物模型评价，最后才进行人体的临床试验。迄今还没有一种单一的探针适合于细胞凋亡的每一个阶段成像，因而在开发过程中需要探针类型之间的转换，采集数据的质量与重复性具有重要意义。

应用比较早的凋亡显像是以 ^{99m}Tc 标记的人膜联蛋白 V（^{99m}Tc-annexin V）为显像剂，进入体内后能与凋亡的细胞呈特异性结合，通过 SPECT 显像可使凋亡的细胞显影，而正常细胞则不显影。^{99m}Tc-annexin V 能与细胞凋亡早期过程中外翻的磷脂酰丝氨酸（phosphatidylserine，PS）特异性结合从而显示体内细胞凋亡程度的蛋白。细胞凋亡显像在急性心肌梗死、心肌炎、动脉粥样硬化斑块诊断、心脏移植排斥反应监测以及恶性肿瘤放化疗疗效的早期监测中具有重要作用。凋亡显像

还能准确的评价心肌缺血再灌注损伤诱发的心肌细胞凋亡等。

方纬等建立了 ^{99m}Tc 标记突触结合蛋白 I 的 C2A 片段-谷胱甘肽转移酶复合物（FM2）进行心肌细胞凋亡显像，在小型猪心肌凋亡模型显像结果表明，^{99m}Tc-FM2 标记后仍保持与膜磷脂特异结合的能力，注射后 3 小时凋亡心肌清晰显影，T/B 比值达 3.36 ± 0.74。体外实验显示，缺血再灌注损伤心肌与正常心肌的单位质量放射性比值为 11.68 ± 4.02，并得到了流式细胞分析和电镜证实，提示该法对无创性检测心肌细胞凋亡具有潜在的临床应用前景。Zhao 等用 ^{99m}Tc 标记的 C2A 突触蛋白 I 在急性心肌梗死显像研究中也证实外露的磷脂酰丝氨酸是凋亡和坏死两者的常用标志物，体外研究证实，荧光标记和放射性标记的 C2A-GST 都能与凋亡和坏死细胞结合。^{99m}Tc-C2A-GST-NHS 在急性心梗组，其梗死灶与肺的摄取比值为 2.48 ± 0.27。

在细胞凋亡显像方面，除了较多的报道核素显像方法外，近年来磁共振凋亡显像的研究也较多，特别是纳米粒子 MRI 造影剂以及具有磁共振成像和荧光联合的双模式纳米粒子造影剂的应用，将具有良好的临床应用前景。Sosnovik 等报道一种新的双对比分子 MRI 技术，能在缺血发生后 4~6 小时内分别对心肌细胞凋亡和坏死成像。该技术是基于 annexin 的纳米粒子 AnxCLIIO-Cy5.5（凋亡），同时应用新的钆螯合剂 Gd-DTPA-NBD（坏死）行延迟增强扫描。在短暂结扎冠状动脉的鼠模型研究，再灌注后即刻静脉注射 AnxCLIO-Cy5.5（$n=7$）或对照探针 Inact-CLIO-Cy5.5（$n=6$），应用 9.4T T_2 加权 MRI，在再灌注后 4~6 小时采集图像，测量损伤与非损伤心肌部位造影剂与噪声的比值，然后再注射 Gd-DTPA-NBD，行 10~30 分钟的延迟增强扫描。结果显示，在心肌中间层 AnxCLIO-Cy5.5 的摄取最明显，且显著高于 Inact-CLIO-Cy5.5 的摄取，造影剂与噪声比值分别为 8.82 ± 1.5 和 3.78 ± 1.1（$p < 0.05$），只有 $21\% \pm 3\%$ 的有 AnxCLIO-Cy5.5 蓄积的心肌在注射 Gd-DTPA-NBD 时有延迟增强。有延迟增强和/或穿壁性 AnxCLIO-Cy5.5 蓄积的节段，其心肌壁厚度是明显减低的（$p < 0.001$）。AnxCLIO-Cy5.5 荧光显微镜观察和 Gd-DTPA-NBD 的免疫组化分析都证实在心肌中间层有大量潜在的存活心肌细胞存在（AnxCLIO-Cy5.5 阳性，而 Gd-DTPA-NBD 为阴

性)。本研究结果表明,在心肌损伤后 4~6 小时内,心肌细胞凋亡和坏死成像有助于显示具有较多的细胞凋亡但仍然存活的心肌区域,为临床积极抢救大量具有存活潜力的心肌凋亡细胞有着重要意义。

第七节　血管生成显像

在急性心肌梗死后缺血心肌的血管生成是恢复灌注的一种天然机制,血管生成治疗是心肌梗死生物靶向治疗的一种具有前景的新技术。然而,在治疗过程中灵敏而无创性监测体内治疗效果仍然是目前比较缺乏、需要进一步发展的领域。用于血管生成显像的方法较多,相对而言,放射性核素(^{99m}Tc、^{64}Cu、^{18}F)标记的整合素受体显像在方法学上比较成熟,已经在临床上小范围试用于恶性肿瘤疾病,此外光学成像技术、磁共振成像技术在临床前的研究中也已有较多的研究报道。

整合素是一类异二聚体糖蛋白,主要介导细胞与细胞外基质、细胞与细胞之间的黏附,不仅在多种恶性肿瘤细胞表面有较高的表达,而且在新生血管内皮细胞膜也有高表达,但在成熟血管内皮细胞和绝大多数正常组织中表达较低或无表达,因此是目前评估血管生成最具应用前景的靶点。在血管生成过程中,活化血管内皮细胞整合素表达明显上调,而精氨酸 - 甘氨酸 - 天冬氨酸(arginine-glycine-aspartic acid, RGD)三肽序列是整合素 $\alpha v\beta_3$ 的特异性识别位点,应用放射性核素或超顺磁性氧化铁(ultrasmall paramagnetic iron oxide, USPIO)标记后,可进行核素显像或磁共振成像,通过显示其整合素受体的表达反映血管生成能力,用于检测恶性肿瘤抗血管生成治疗的疗效,也可用于评估缺血性疾病(如心肌梗死)、神经退行性疾病(如阿尔茨海默病等)基因、细胞移植或促进血管生成细胞因子治疗的效果。^{99m}Tc-RGD 环肽二聚体整合素 $\alpha_v\beta_3$ 用于肿瘤阳性显像已有较多的研究报告,并在临床上得到试用,初步的结果已显示出良好的应用前景。但 ^{99m}Tc-RGD 等血管生成显像在心肌梗死生物治疗监测中的应用还处于临床前阶段。

Sherif 等在鼠心肌梗死伴有长期左室重构的模型治疗过程中应用 ^{18}F-RGD 显像评价整合素 $\alpha_v\beta_3$ 受体上调情况,在心肌梗死后 1 周,梗死区 ^{18}F-RGD 摄取明显高于假手术对照组,同时 ^{18}F-RGD 的摄取

与组织学毛细血管密度一致,在梗死后 1~12 周的鼠模型,左室舒张末期容积相对增加大于 20% 时其平均 ^{18}F-RGD 摄取最低,因此 ^{18}F-RGD 摄取减低也可以很好地预测舒张末期容积增加($r=0.51$,$p<0.05$)。通过梗死后 12 周的随访发现,在心肌梗死后早期,灌注缺损区 ^{18}F-RGD 高水平的摄取提示无明显的左心室重构。这一结果表明,$\alpha_v\beta_3$ 整合素表达是心肌梗死后心肌修复过程的一种具有前景的生物标志物,也是血管生成无创性显像具有代表性的潜在靶分子,通过分子影像监测这些过程可能获得疾病预后的信息。

Gao 等人应用 $\alpha_v\beta_3$ 整合素受体显像剂 ^{18}F-AlF-NOTA-PRGD$_2$ 在心肌梗死 / 再灌注动物模型进行血管生成显像,并证实从梗死后第 3 天开始,梗死区出现 ^{18}F-AlF-NOTA-PRGD$_2$ 局灶性蓄积增加(0.28%ID/g±0.03%ID/g,$p<0.05$),1 周和 3 周达高峰(分别为 0.59%ID/g±0.16%ID/g 和 0.55%ID/g±0.13%ID/g),再灌注后 4 个月其局部蓄积减低,但与假手术相比仍然保持较高水平(0.31%ID/g±0.01%ID/g,$p<0.05$)。应用未标记的 RGD 肽进行预处理(阻断)后可明显降低标记物的摄取,提示这种示踪剂与整合素结合的特异性,也表明该化合物有可能是临床上缺血性心血管疾病患者治疗反应监测具有前景的方法。

Verjans 等研究了 ^{99m}Tc-RGD 显像无创性评价心肌梗死后腔隙变化的可行性。在心肌梗死后 1 周内接受了心肌灌注显像的 10 例患者,在心肌梗死后第 3 和 8 周静脉注射 ^{99m}Tc-RGD 行 SPECT 显像。并与初期的灌注显像和心肌梗死后 1 年的晚期钆增强心脏磁共振成像确定的瘢痕形成范围进行比较。在梗死后第 3 周和第 8 周,10 例患者中有 7 例观察到 ^{99m}Tc-RGD 的摄取,尽管 ^{99m}Tc-RGD 摄取与灌注缺损区相一致,但是通常其显示的范围要大于实际的梗死区,7 例患者中有 2 例显示整个心肌都有摄取。在所有的阳性病例,^{99m}Tc-RGD 的摄取与 1 年后晚期钆增强心脏磁共振成像观察到的瘢痕范围非常类似。表明基于 RGD 的显像在心肌梗死早期即可以预测瘢痕形成范围的结局,常常超出初期的心肌灌注显像缺损范围,但是与后来的磁共振增强显像观察到的范围一致。

心肌梗死后心肌修复不良会导致心衰的发生,$\alpha_v\beta_3$ 整合素受体是心脏修复的关键介质和决定因素。为了进一步阐明急性心肌梗死后心脏 $\alpha_v\beta_3$ 整合素的表达及其与心脏修复的关系,Jenkins 等应

用 ^{18}F-Fluciclatide（一种新的 $\alpha_v\beta_3$- 选择素显像剂）PET/CT 显像和 Gd 对比增强 MRI（CMRI）对 21 例心肌梗死后 2 周有 ST 段升高的患者（前壁 =16，侧壁 =4，下壁 =1）进行了研究，在心梗后 9 个月复查了 CMRI，7 例有主支冠状动脉血管慢性闭塞的稳定患者和 9 例健康志愿者接受了单次 PET/CT 和 CMRI 检查。本组患者结果表明，急性梗死部位 ^{18}F-Fluciclatide 的摄取明显高于远处的心肌组织，梗死心肌组织 / 本底比值（TBR$_{mean}$）明显高于远处正常心肌比值（1.34±0.22 vs 0.85±0.17，$p<0.001$），梗死组织 TBR$_{mean}$ 也高于健康志愿者心肌 TBR$_{mean}$（1.34±0.22 vs 0.70±0.03，$p<0.001$）。而慢性稳定性患者陈旧性梗死区没有 ^{18}F-Fluciclatide 摄取，其放射性活性与健康志愿者相似（TBR$_{mean}$ 0.71±0.06 vs 0.70±0.03，$p=0.83$），提示 ^{18}F-Fluciclatide 的摄取出现在乏氧的局部心肌壁。重要的是，尽管与梗死面积（$r=0.03$，$p=0.90$）或炎症（C 反应蛋白，$r=-0.20$，$p=0.38$）无相关性，但是 ^{18}F-Fluciclatide 摄取在显示为功能恢复的节段是增加的（TBR$_{mean}$ 0.95±0.33 vs 0.81±0.27，$p=0.002$），并与该区域恢复的概率增加相关。结果表明在新近梗死部位 ^{18}F-Fluciclatide 摄取增加可以作为心脏修复和预测恢复区域的生物标志物。有作者评估了心肌梗死区再灌注后心肌血管生成对患者预后和促进血管生成治疗方法的影响。以 ^{99m}Tc-RAFT-RGD 为靶向 $\alpha_v\beta_3$ 整合素的示踪剂研究了心肌梗死再灌注损伤的鼠模型。再灌注后 14 天注射 ^{99m}Tc-RAFT-RGD 或阴性对照 ^{99m}Tc-RAFT-RAD 行 SPECT 显像和离体样品计数分析，其结果与 ^{201}Tl 心肌灌注显像比较。结果表明，在梗死区及其周边免疫染色观察到新生血管、梗死区 ^{99m}Tc-RAFT-RGD 的摄取及其梗死与正常区比值均明显高于阴性对照 ^{99m}Tc-RAFT-RGD 的摄取，^{99m}Tc-RAFT-RGD SPECT 显像能清晰地显像其梗死区，而阴性对照则未显影，表明该化合物可以作为一种心肌血管生成的分子影像探针。

除了核素标记分子探针显像外，应用顺磁量子点（quantum dots，pQDs）标记的 cNGR（cyclic Asn-Gly-Arg）分子磁共振成像法也是发展中的心梗模型无创性血管生成活性在体显像的技术。在心肌血管生成过程中，三肽 cNGR 能与氨肽酶 CD13 呈强有力的特异性上调结合。在急性心梗的鼠模型，造模后第 7 天，静脉给予造影剂后 2 小时行磁共振成像，注射的 cNGR-pQDs 在位于心梗的区域形成很强的阴性对比，这种阴性造影剂在注射未标记 pQDs 的心梗鼠和注射了 cNGR-pQDs 的假手术鼠是明显减低的。并通过离体标本双光子激光扫描显微镜在血管内皮细胞显示强的 cNGR-pQDs 共存（colocalization）得到确认，而未标记 pQDs 的造影剂主要分布在血管外，且呈弥散性组织分布。此外，双光子激光扫描显微镜显示梗死 / 边缘区较远端的心肌有更明显的微血管重构。表明应用体内分子磁共振成像和离体标本双光子激光扫描显微镜及 cNGR-pQDs 技术可以选择性、无创性探测梗死心脏血管生成的活性。

第八节　心肌梗死基因及干细胞移植治疗监测

急性心肌梗死进展到心力衰竭是其主要的死因，而改善心肌梗死、恢复其心脏功能具有前景的治疗方法是干细胞移植治疗、基因治疗以及组织工程治疗。在这些生物治疗中，无创性监测心肌梗死及其梗死恢复情况十分重要。传统的影像学方法都是用来估计心脏的结构、功能、灌注和心肌细胞活性，而新的分子影像技术将从细胞和分子水平评估心肌的生物学过程，获得梗死恢复和修复的生物学信息，例如心肌梗死和梗死恢复不同阶段的细胞凋亡、炎症、血管生成、细胞外基质沉积以及瘢痕的形成等。如何将这些新的方法转换为临床实践是当今分子影像面临的挑战。

心肌梗死之后，一旦心肌细胞发生不可逆性坏死，就没有办法挽救和恢复其功能。近几年，随着生物技术的发展，基因治疗、干细胞移植治疗以及细胞因子治疗等为心肌梗死的治疗以及心肌的再生带来了希望，也成为当今医学领域研究的热点。在基因和细胞移植治疗过程中，如何在活体监测到治疗基因的表达，移植细胞是否定位于梗死区，以及移植细胞是否存活，是生物学治疗亟待解决的难题。近几年来，分子影像的发展为解决这些临床难题提供了一种无创性的方法。分子影像在心肌梗死基因治疗及干细胞移植治疗的监测中，可以通过报告基因显像无创性显示治疗基因的表达及其部位，观察移植细胞的定位、存活与迁徙，应用心肌血流灌注和代谢显像可以显示梗死区心肌血流与代谢的改善情况、心脏功能恢复情况，间接反映治疗基因的表达和移植细胞的存活与分化。目前报告基因显像是监测基因与细胞移植治疗最有前景的方法。有关报告基因显像的原理及其类型在本书有关报告基因显像一章已有专门阐述，主要包括基于酶与底物、受体与配体、转运体等技术的核素报告基因显像，作者过去在基因治疗、干细胞移植治疗报告基因多模态显像监测方面已有较多报道。此外还有光学成像、磁共振成像和超声显像，特别是核素报告基因显像和光学成像研究比较多，其在临床前的应用已比较成熟，国内外有较多的研究报道。

近来的研究证实，细胞因子治疗对于改善心脏功能具有明显的作用。有人用急性心肌梗死模型研究了碱性成纤维细胞生长因子（basic fibroblast growth factor，bFGF）对急性心肌梗死后心肌再生的影响，及其 bFGF 治疗后心肌血流和基因的表达。与对照组相比，在 bFGF 治疗后 4 周局部心肌血管密度和血流灌注明显增加，SDF-1α 和 CXCR4 表达上调（$p < 0.001$），c-kit 和 5-溴 -2- 脱氧尿苷阳性细胞增加（$p < 0.001$），心肌细胞活性增强，左心室射血分数改善（$p = 0.007$），提示外源性 bFGF 能通过 SDF-1α/CXCR4 轴的激活从而增加血管形成、心肌灌注，促进心肌再生，达到改善心脏功能的目的，该法为急性心肌梗死的治疗决策提供了一个新的具有潜力的疗法。

Bai 等的研究表明，来自人皮下脂肪组织（human subcutaneous adipose tissue，hASCs）的再生细胞具有细胞增殖和分化潜能，因此 hASCs 移植治疗心肌梗死是心脏再生很有希望的疗法。在注射 hASCs 后心肌内细胞的存活、分化、增殖、凋亡、迁徙和生长因子的分泌等需要通过分子影像进行长时间的监测。以慢病毒为载体转染 GFP 和荧光素酶基因后，其表达不影响 hASCs 的增殖和分化。在心肌梗死区注射 hASCs 后 10 周，生物发光成像都能清晰显示，免疫荧光也证实 hASCs 已移植到缺血的心脏，并表达 bFGF 和 IGF-1，而没有发现迁徙到其他器官。在所有的移植 hASCs 中，仅有 3.5% 的细胞分化成心肌细胞或内皮细胞，其他的细胞保持其增殖潜能或者发生凋亡，证实了基因荧光素酶的生物发光成像可以用于活体小鼠心肌内 hASCs 移植的长期示踪。通过 hASCs 长时间输注、生长因子分泌以及进一步转分化成心肌细胞和内皮细胞，从而可增强损伤心肌的功能。

近年来，除了核素和光学报告基因显像监测外，磁共振监测的研究也较多。其主要的磁性粒子包括 Gd 和超顺磁氧化铁（SPIO）粒子。Yao 等人应用超顺磁氧化铁（SPIO）标记内皮祖细胞（EPCs）MRI 进行了移植细胞的示踪研究。结果显示，在 MRI 上标记细胞呈现低信号区，可持续观察标记 EPCs 存在 10 天之久，第 8 周通过铁粒子和 4′,6- 二脒基 -2 苯基吲哚证实这些细胞消失，铁和 ED-1 复合染色结果表明，铁阳性的细胞为巨噬细胞。表明缺血心肌 EPC 移植能明显提高血管内皮生长因子的表达，增加毛细血管和微动脉血管密度。在移植 8 周后，移植的 EPCs 消失，MRI 表现为增强信号，伴随巨噬细胞产生。然而，EPCs 增强和改善心脏功能的主要机制似乎是通过移植 EPCs 的旁分泌途径。

综上所述，分子影像在生物学治疗的监测方面是一种无创性的有效监测手段，分子影像对促进基因和细胞治疗的发展具有重要作用。

（胡　硕　张永学）

参 考 文 献

[1] Kramer CM, Sinusas AJ, Sosnovik DE, et al. Multimodality imaging of myocardial injury and remodeling. J Nucl Med, 2010, 51 Suppl 1: 107S-121S.

[2] Dixon JA, Spinale FG. Pathophysiology of myocardial injury and remodeling: implications for molecular imaging. J Nucl Med, 2010, 51 Suppl 1: 102S-106S.

[3] Morrison AR, Sinusas AJ. Advances in radionuclide molecular imaging in myocardial biology. J Nucl Cardiol, 2010, 17 (1): 116-134.

[4] Luo D, Yao YY, Li YF, et al. Myocardial infarction quantification with late gadolinium-enhanced magnetic resonance imaging in rats using a 7-T scanner. Cardiovasc Pathol, 2012, 21 (2): 112-119.

[5] 纪书仁, 吴春英, 陆春雄, 等. BM IPP 的合成与 ^{125}I 标记. 同位素, 1999, 12 (4): 217-221.

[6] 王丽娟, 齐国先, 曾定尹, 等. 梗死心肌血运重建术后心肌血流、脂肪酸代谢的变化及与心室壁运动的关系. 中国循环杂志, 1999, 14 (1): 8-10.

[7] 林杰, 李亚明, 白景明, 等. ^{201}Tl 与 ^{123}I-BMIPP 同步心肌显像预测心肌梗塞后左室功能改善的研究. 中国医学影像学杂志, 2001, 9 (2): 119-121.

[8] Bonte FJ, Parkey RW, Graham KD, et al. A new method for radionuclide imaging of myocardial infarcts. Radiology, 1974, 110 (2): 473-474.

[9] Parkey RW, Bonte FJ, Meyer SL, et al. A New Method for Radionuclide Imaging of Acute Myocardial Infarction in Humans. Circulation, 1974, 50: 540-546.

[10] Tekabe Y, Luma J, Li Q, et al. Imaging of receptors for advanced glycation end products in experimental myocardial ischemia and reperfusion injury. JACC Cardiovasc Imaging, 2012, 5(1): 59-67.

[11] Strijkers GJ, van Tilborg GA, Geelen T, et al. Current applications of nanotechnology for magnetic resonance imaging of apoptosis. Methods Mol Biol, 2010, 624: 325-342.

[12] Smith G, Nguyen QD, Aboagye EO. Translational imaging of apoptosis. Anticancer Agents Med Chem, 2009, 9(9): 958-967.

[13] 方纬, 王峰, 季顺东, 等. ^{99m}Tc-FM2 心肌细胞凋亡显像的实验研究. 中华核医学杂志, 2006, 26(3): 137-140.

[14] Zhao M, Zhu X, Ji S, et al. 99mTc-labeled C2A domain of synaptotagmin I as a target-specific molecular probe for noninvasive imaging of acute myocardial infarction. J Nucl Med, 2006, 47(8): 1367-1374.

[15] Sosnovik DE, Garanger E, Aikawa E, et al. Molecular MRI of cardiomyocyte apoptosis with simultaneous delayed-enhancement MRI distinguishes apoptotic and necrotic myocytes in vivo: potential for midmyocardial salvage in acute ischemia. Circ Cardiovasc Imaging, 2009, 2(6): 460-467.

[16] Sherif HM, Saraste A, Nekolla SG, et al. Molecular imaging of early αvβ3 integrin expression predicts long-term left-ventricle remodeling after myocardial infarction in rats. J Nucl Med, 2012, 53(2): 318-323.

[17] Gao H, Lang L, Guo N, et al. PET imaging of angiogenesis after myocardial infarction/ reperfusion using a one-step labeled integrin-targeted tracer 18F-AlF-NOTA-PRGD2. Eur J Nucl Med Mol Imaging, 2012, 39(4): 683-692.

[18] Verjans J, Wolters S, Laufer W, et al. Early molecular imaging of interstitial changes in patients after myocardial infarction: comparison with delayed contrast-enhanced magnetic resonance imaging. J Nucl Cardiol, 2010, 17(6): 1065-1072.

[19] Jenkins WS, Vesey AT, Stirrat C, et al. Cardiac αVβ3 integrin expression following acute myocardial infarctionin humans. Heart, 2017, 103(8): 607-615.

[20] Dimastromatteo J, Riou LM, Ahmadi M, et al. In vivo molecular imaging of myocardial angiogenesis using the alpha(v)beta3 integrin-targeted tracer 99mTc-RAFT-RGD. J Nucl Cardiol, 2010, 17(3): 435-443.

[21] Oostendorp M, Douma K, Wagenaar A, et al. Molecular magnetic resonance imaging of myocardial angiogenesis after acute myocardial infarction. Circulation, 2010, 121(6): 775-783.

[22] Naresh NK, Ben-Mordechai T, Leor J, et al. Molecular Imaging of Healing After Myocardial Infarction. Curr Cardiovasc Imaging Rep, 2011, 4(1): 63-76.

[23] Shuo Hu, Wei Cao, Xiaoli Lan, et al. Comparison of rNIS and hNIS as Reporter Genes for Noninvasive Imaging of Bone Mesenchymal Stem Cells Transplanted into Infarcted Rat Myocardium. Mol imaging, 2011, 10(4): 227-237.

[24] Xiaoli Lan, Ying Liu, Yong He, et al. Autoradiography study and SPECT imaging of reporter gene HSV1-tk expression in heart. Nucl Med Biol, 2010, 37(3): 371-380.

[25] Zhijun Pei, Xiaoli Lan, Yongxue Zhang. Multimodality Molecular Imaging to Monitor Transplanted Stem Cells for the Treatment of Ischemic Heart Disease. PLOS ONE, 2014, 9: e90543.

[26] Zhang YH, Zhang GW, Gu TX, et al. Exogenous basic fibroblast growth factor promotes cardiac stem cell-mediated myocardial regeneration after miniswine acute myocardial infarction. Coron Artery Dis, 2011, 22(4): 279-285.

[27] Bai X, Yan Y, Coleman M, et al. Tracking long-term survival of intramyocardially delivered human adipose tissue-derived stem cells using bioluminescence imaging. Mol Imaging Biol, 2011, 13(4): 633-645.

[28] Yao Y, Li Y, Ma G, et al. In vivo magnetic resonance imaging of injected endothelial progenitor cells after myocardial infarction in rats. Mol Imaging Biol, 2011, 13(2): 303-313.

第七十四章

心　肌　病

心肌病（myocardiopathy）是一类原因尚未完全明了的心肌损害，心脏扩大，心律失常，心脏功能障碍，最终发展成心力衰竭。一般不包括原因已明确的继发性心肌病，如特异性心肌病、冠心病等其他疾病引起性心肌病变。原发性心肌病根据其病因和病理可分为扩张型心肌病、肥厚型心肌病和限制型心肌病，也是本章重点介绍的内容。其中，扩张型心肌病是临床上最常见的一种，约占心肌病的70%~80%，临床上心室扩张为特征，常发生充血性心力衰竭，也称为充血性心肌病；其次为肥厚型心肌病，其患病率约为1/500，是一种全球性疾病，肥厚型心肌病是以心室肥厚为特征，部分患者表现为室间隔不对称肥厚而造成心室流出道梗阻，故也曾称为梗阻型心肌病，此型占10%~20% 左右；限制型心肌病是以心内膜心肌瘢痕形成或心室腔纤维增生及附壁血栓引起心室腔肥厚和闭塞为特征的心肌病，是三种类型比较少见的一种，常伴有心室舒张功能严重受损，而收缩功能保持正常或轻度异常。心肌病的病因可能与病毒感染、自身免疫反应、遗传、药物中毒和代谢异常等有关。

心肌病的诊断主要依靠常规超声心动图、磁共振成像、心电图和基因诊断。已发现多数肥厚型心肌病是由基因突变所致，呈常染色体显性遗传，后代中约有50% 的概率发生遗传。目前至少已发现13 个基因400 多种突变可导致肥厚型心肌，因此肥厚型心肌病的基因诊断与筛查具有重要意义，其准确性可达99.9%，敏感性50%~70%，是早期诊断肥厚型心肌病的"金标准"，仍有30%~50% 心肌病找不到相应的基因突变。基因筛查可以帮助找出家族成员中无症状的遗传受累者及无遗传受累者，鉴别高血压心肌肥厚与肥厚型心肌病等，但是携带基因突变患者，并不一定出现心肌病的临床表现。

第一节　心肌病的常规影像学检查

临床上，几种不同类型的心肌病在心电图上有不同改变，是心肌病诊断的基础检查。扩张型心肌病以心脏扩大、心肌损害及心律失常为主，常有心肌肥厚、ST 段压低、T 波平坦、双向或倒置等。肥厚型心肌病80% 以上的患者有ST 段改变，少数可见T 波倒置，60% 的患者有左心室肥大征象，出现异常Q 波等。限制型心肌病常表现为低电压、心房或心室肥大、束支传导阻滞、ST 段改变、心房颤动、异常Q 波等。不同类型的心肌疾病在不同的影像学检查的临床特点见表74-1。

表 74-1　三种不同的心肌病常规影像表现

检查方法	扩张型心肌病	肥厚型心肌病	限制型心肌病
X 线检查	心脏普遍增大呈球形；少数以左室、左房或右室增大为主。病程长者常有肺淤血和肺间质水肿或胸腔积液	左心室增大，晚期可有左房增大、肺淤血。室间隔增厚，左心室腔缩小	心影扩大，心内膜心肌钙化，心室造影可见心室腔缩小
超声心动图	早期见心腔轻度扩大，左室明显，室壁运动减弱，后期各心腔均扩大，室间隔及左室后壁运动减弱，二尖瓣前叶可峰可消失，而前后叶呈异向活动，左室 EF 常 <50%，心肌缩短比数也减小，可有少量心包积液	不对称性室间隔肥厚，室间隔厚度与左室后壁之比 >1.3∶1；二尖瓣前叶收缩期前移；左室腔缩小，流出道狭窄；左室舒张功能障碍，顺应性降低，快速充盈时间延长，等容时间延长等	心内膜增厚，心尖部心室腔闭塞，心肌心内膜结构超声回声密度异常，室壁运动减弱。早期心肌酶谱活性增高，尤以 CPK-MB、LDH1 增高有价值

续表

检查方法	扩张型心肌病	肥厚型心肌病	限制型心肌病
心导管检查	早期大致正常，左右心室舒张末期压可稍增高，有心力衰竭时 EF 减小，动静脉血氧差大，肺动脉及左房压增高。心腔扩大，室壁运动减弱	心室舒张末期压增高，有左室流出道梗阻者在心室腔与流出道间有收缩期压力差	心室舒张末期压上升，形成下陷后平台波型，在左室为主者肺动脉压可增高，右室为主者右房压高，右房压力曲线中显著的 v 波取代 a 波
CT 和 MRI	增强 CT 可见心室腔扩大，电影 CT 能观察左室整体收缩功能。MRI 见心脏增大以左室腔球形扩张为主，左室壁及室间隔厚度正常，收缩期增厚率普遍下降为本病的 MRI 征象	显示室间隔及心室壁肥厚、心腔大小和形态异常，电影 MRI 测定心室收缩功能。CT 对本病的诊断也很有价值，但需增强扫描	是鉴别限制型心肌病和缩窄性心包炎最准确的手段。前者心包不增厚，心包厚度≤4mm；而缩窄性心包炎心包增厚。对右心型病变可观察到显著的右心房扩张，右室流入道收缩变形和心尖闭塞

第二节　磁共振成像诊断

心肌纤维化是肥厚性心肌病等许多心肌疾病如的常见特征，如果得到及时的干预，心肌纤维化是可逆性和可治疗的。尽管纤维化的早期探测和评价比较难，但是近来心血管磁共振成像和核医学显像发展较快，为纤维化的无创性显像诊断提供了重要手段。

将磁共振 T_1 图和细胞外容积（extracellular volume，ECV）图与心血管磁共振（cardiovascular magnetic resonance，CMR）成像结合边界切割法对于间质性心肌纤维化的评估具有潜在的优势。但是，靶向纤维化形成途径的特异性生物标志物的分子影像可以为早期诊断提供敏感的方法。生物标志物包括靶向血管生成、心室重构和纤维组织形成的分子，然而胶原靶向剂能直接识别心脏的纤维化组织。利用细胞外基质和生物标志物特性的纤维化显像，细胞外间隙的特征性变化和细胞生物标志物为认识纤维化形成和在心肌病中的作用提供有价值的信息，有助于改善疾病的诊断和监测，从而改善治疗的效果。

由于 MRI 具有良好的空间分辨率、高度的组织特异性、任意层面的成像和大的观察视野等优势，克服了超声检查的某些限制，其诊断准确性高，能够提供精确的解剖学和组织学信息。韦云青等对 116 例心尖肥厚型心肌病和 26 例正常人进行了 MR 成像，部分患者与超声心电图、核素心肌显像和左心室造影进行了比较。结果显示，116 例心尖肥厚型心肌病患者，占同期肥厚性心

肌病的 21.2%（116/547），其中典型心尖肥厚型心肌病（T-AHCM）65 例，早期心尖肥厚型心肌病（P-AHCM）51 例。在 T-AHCM 组心尖部室壁厚度为 18.6mm±2.7mm，而 P-AHCM 组为 13.6mm±1.0mm；T-AHCM 组和 P-AHCM 组，心尖部室壁厚度/基底段后壁厚度的比值分别为 2.2±0.5 和 1.6±0.3，两者均显著高于正常组（9.5mm±1.7mm 和 1.1±0.1），T-AHCM 组与 P-AHCM 组之间差异有统计学意义。提示 MRI 能够准确诊断心尖肥厚型心肌病，对早期轻型患者的诊断价值优于超声心动图。

在肥厚型心肌病患者，MRI 表现既有左室壁对称性普遍肥厚，亦可呈非对称性局部心肌肥厚，根据血流动力学的特点，MRI 可分为梗阻型和非梗阻型，对心室（前）侧壁、心尖部和室间隔局限性增厚的患者，MRI 能准确定位和分段，对室壁厚度的测量较二维超声心动图更准确。此外，还可通过电影 MRI 反映心动周期内心腔内的血流动力学改变，能更清晰地显示心肌从舒张期到收缩期不同时相的动态变化。

闫朝武等对 154 例肥厚型心肌病患者行心脏 MRI，并行心肌造影剂延迟显像，依据 9 节段分析法分析受累心肌造影剂延迟强化节段范围及程度等。发现 154 例接受心肌造影剂延迟显像的患者，95 例受累心肌节段出现延迟强化，59 例无延迟强化。延迟与非延迟强化组受累节段厚度分别为 24.8mm±5.5mm 和 20.4mm±3.8mm（$t=3.82$，$p<0.05$），其两者的受累节段数分别为 3.3 段±1.9 段和 2.4 段±1.7 段（$t=2.26$，$p<0.05$），前者均大于后者。按照强化的形态分布，弥漫性强化 62 例，局限性强化 33 例。表明肥厚型心肌病患者 MRI

造影剂延迟强化患者在受累节段厚度、数量与非强化患者具有显著不同。

第三节　心肌病的分子功能影像诊断

核医学常规功能影像和分子影像技术在心肌病的诊断与鉴别诊断中具有重要价值，尤其是心肌灌注显像和心肌葡萄糖代谢显像已经用于临床。

一、⁹⁹ᵐTc-MIBI 心肌灌注显像

⁹⁹ᵐTc-MIBI 心肌灌注断层显像有助于心肌病的诊断和鉴别诊断，不同类型的心肌病其影像表现也不同。扩张型心肌病的心肌影像表现为显像剂分布普遍性稀疏，伴有心腔扩大，形态失常，心肌壁厚度变薄；心肌显像剂分布呈不规则稀疏，或呈"花斑"样改变。肥厚型心肌病患者，⁹⁹ᵐTc-MIBI 心肌灌注断层显像可见心肌壁明显增厚，心腔变小，非对称性间壁肥厚者，心肌显像可见室间壁与左室后壁的厚度比值大于 1.3。而由于冠状动脉粥样硬化引起的心肌缺血，则心肌显像的变化与冠脉血管分布的节段呈一致，有助于鉴别（图 74-1）。

在核素心肌灌注断层显像，肥厚型心肌病与扩张型心肌病、缺血性心肌病的影像特征也不同，并有助于三者的鉴别诊断。季福绥等对 23 例扩张型心肌病（dilated cardiomyopathy，DCM）和 29

例缺血性心肌病（ischemic cardiomyopathy，ICM）进行了 ⁹⁹ᵐTc-MIBI 心肌断层显像。结果发现，在扩张型心肌病组，47.8%（11/23）的患者放射性分布减低，其中 34.8%（8/23）的患者呈花斑样改变；而缺血性心肌病组，96.6%（28/29）的患者有节段性放射性缺损，无花斑样改变病例。提示以节段性放射性缺损作为缺血性心肌病的诊断标准时，其敏感性为 96.6%，特异性为 93.3%；而以均匀减低和 / 或花斑样分布而无完全缺损节段为扩张型心肌病的诊断标准时，其符合率达 82.6%，表明 ⁹⁹ᵐTc-MIBI 心肌断层显像对扩张型心肌病和缺血性心肌病的诊断和鉴别诊断具有较高的应用价值，与心血管造影有较好的相关性。

经皮腔内间隔心肌消融术（percutaneous transluminal septal myocardial ablation，PTSMA）是近年来发展起来的肥厚型心肌病的介入治疗技术，而门控心肌 SPECT 显像可有效的监测治疗效果。Zhang 等利用静息 SPECT 心肌灌注显像评价肥厚型梗阻性心肌病患者的左心室心肌灌注和功能。35 例（男 24 例，女 11 例，平均年龄 48 岁 ±11 岁）肥厚型梗阻性心肌病患者，在 PTSMA 前 4 天 ±10 天（基线）和 PTSMA 后 4.7 天 ±1.0 天（短期）、15.5 个月 ±8.2 个月（中期）分别接受了静息门控 ⁹⁹ᵐTc-MIBI SPECT 显像。在 17 个左心室节段进行了灌注和功能的半定量和 QGS 定量评估。在所有患者中，与基线值相比 PTSMA 后心肌间壁

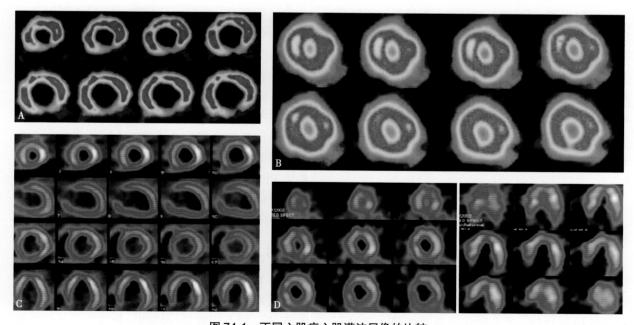

图 74-1　不同心肌病心肌灌注显像的比较
A. 缺血性心肌病；B. 肥厚型心肌病；C. 扩张型心肌病；D. 心肌炎

的灌注明显减少（$p<0.05$），但是 PTSMA 后，在基底间隔的短期心肌灌注明显高于中期（$p<0.05$），PTSMA 后 LVEF 也明显减低（$p<0.05$）。与基线比较，PTSMA 后前壁、间壁和下壁心肌区域的局部室壁运动都明显减低（$p<0.05$），而且 PTSMA 后心室间壁的厚度也是减低的（$p<0.05$）。这些结果表明，静息门控 SPECT 显像可用于评估 PTSMA 后左心室心肌的灌注和功能，而且对于监测 PTSMA 的疗效和治疗后随访具有重要价值。

二、心肌代谢显像

心肌代谢显像对于阐明心肌病理学机制和评价治疗的疗效非常重要，近来在应用脂肪酸（FA）代谢 PET 显像方面的进展还包括评估内生性甘油三酯代谢和设计新的 [18]F 标记示踪剂。对糖尿病患者的研究表明，心脏对胰岛素介导的葡萄糖摄取具有抵抗，而且无酯化 FA 代谢上调。心肌脂肪酸的代谢与许多疾病都有密切关系，肥胖患者心肌 PET 显像显示 FA 摄取的增加能够通过减轻体重来逆转，而慢性肾脏病患者，PET 显像显示的心肌代谢与 GFR 的下降呈平行的变化。使用 ^{123}I-BMIPP 显像剂行 SPECT 脂肪酸代谢显像对于冠心病的评价具有重要价值，对于探测阻塞性冠状动脉疾病方面与常规的 SPECT 心肌灌注显像相比有很好的诊断准确性，[123]I-BMIPP 显像在确定急性胸痛患者是否发生过急性冠状动脉缺血有极好的诊断准确性。对急性冠脉综合征患者的多中心研究发现，[123]I-BMIPP SPECT 显像的诊断敏感性很高，有助于鉴别不同类型的心肌疾病。

心肌病行心肌脂肪酸代谢显像的文献报道不太多，其价值也还不是很明确。早些年陈绍亮等探讨了肥厚型心肌病患者 ^{123}I-BMIPP 显像心肌的特点，发现多数患者心肌 ^{123}I-BMIPP 分布不均匀，早期相肥厚部位 ^{123}I-BMIPP 摄取明显减低，延迟相不均匀分布更为明显。

三、心脏神经受体显像

心脏神经受体显像可以无创伤性地评价心脏的交感神经支配状态、心脏的病理生理过程，为心脏疾病的诊断、治疗及药物作用机制研究提供极有价值的信息。充血性心力衰竭患者，[123]I-MIBG 的摄取减低，通过测定心脏/纵隔的放射性摄取比值，对于预测患者存活是一项具有独立预后价值的指标。特发性心肌病患者，心肌 ^{123}I-MIBG 的摄取活性与心内膜活检标本测定结果有较好的相关性，[123]I-MIBG 摄取减低与左心室射血分数（EF）、心排血指数和心室内压力等密切相关。特发性心肌病患者，心肌 ^{123}I-MIBG 的摄取活性与心内膜活检标本测定结果有较好的相关性，[123]I-MIBG 摄取减低与左心室 EF 和心室内压力等密切相关。

王瑛等对 18 例肥厚型心肌病（HCM）患者和 6 例对照者行 [201]Tl 心肌灌注显像和 [123]I-间碘苄胍（[123]I-MIBG）心脏神经受体显像，探讨肥厚型心肌病的心肌交感神经活性，并根据超声心动图将 HCM 组分为心尖部肥厚型心肌病（APM）5 例，非对称性心室间隔肥厚型心肌病（ASH）7 例，弥漫性肥厚型心肌病（DPM）6 例。结果显示，与正常对照相比，肥厚型心肌病患者 ^{123}I-MIBG 摄取明显减低，但是其减低与心肌壁肥厚程度不成正比，室间隔中度肥厚（16mm）和轻度肥厚（15～14mm）与对照组相比差异有显著性。

由于 MRI 具有较高的软组织分辨率，在心脏成像方面明显优于 CT，因此近年来试用于临床的 PET/MR 的问世有望对心肌病的诊断提供更有价值的诊断信息。PET/MR 在临床应用已有多年，并已证明在心脏成像方面具有较高的价值，某些技术上的难题也逐步得到解决，尤其是基于 MRI 的衰减校正、定量等。PET/MR 多模态成像不仅可以为心肌疾病患者提供精细的解剖学结构影像，而且 MRI 还可获得疾病的病理学、病理生理学过程影像，观察心肌室壁的运动，利用心肌代谢和受体 PET 显像，同时获得不同分子信息的分子影像，为急性和慢性心肌缺血、心肌炎、心肌病或心脏结节病患者的诊断和研究提供更加丰富参数。但是，PET/MR 还处于发展阶段，许多有希望的技术参数仍处于研究阶段，不同 MRI 序列与 PET 功能影像之间的关系，MRI 同步采集所带来的基于 MRI 的 PET 数据的运动校正问题等在心血管 PET/MR 临床应用得到认可之前，还需要进行大量的临床试验进行认证。此外，PET/MR 显像对临床诊断的增益价值及其费效比还有待确定。

四、心脏结节病的影像学诊断

结节病（sarcoidosis）是一类原因不明，以侵犯肺实质为主，并累及全身多脏器包括淋巴结、皮肤、关节、肝、肾及心脏等组织的一种肉芽肿炎症性疾病。结节性心肌病或称为心肌结节病（myocardial sarcoidosis）是由进行性肉芽肿浸润心肌所致心脏功能紊乱的一种疾病。该病的临床经过较隐袭，患者可因完全性房室传导阻滞和/或充血性心力衰竭而猝死，甚至猝死为首发症状。

结节性心肌病的 X 线表现为心脏呈轻至中度增大或右心增大、充血性心力衰竭、心包积液、左心室壁瘤、肺门淋巴结肿大以及肺实质浸润等。

超声心动图可对室壁瘤瓣膜关闭不全、乳头肌功能紊乱致二尖瓣脱垂、左心室或室间隔运动障碍以及左心室扩大等病变进行诊断，肉芽肿病变及瘢痕形成者，超声心动图呈回声增强改变。

心脏受累程度与预后密切相关，心肌受损严重者预后也较差，但是由于本病的非特异性的临床表现、花斑样心肌受损以及诊断试验的价值有限使得心脏结节病的早期诊断比较困难。目前在心脏结节病的诊断方面还没有标准化的早期诊断方法，确定疾病和预测治疗反应的影像模式的首要任务是改善心脏结节病的临床处置的决策。

放射性核素 ^{201}Tl 心肌灌注断层显像可见局部心肌灌注缺损和/或相应室壁节段运动异常，其灌注异常与心肌受损程度一致。^{111}In- 抗肌球蛋白抗体 Fab 片段（AMAAB）显像以及磁共振成像（MRI）等均有助该病的诊断。Skali 等应用 ^{18}F-FDG PET/CT 发现，^{18}F-FDG PET 在评估病变活性和监测治疗反应方面具有优势，并可用于结节性心肌病诊断和危险度分级。

（张永学　房含峰）

参 考 文 献

[1] Won S, Davies-Venn C, Liu S, et al. Noninvasive imaging of myocardial extracellular matrix for assessment of fibrosis. Curr Opin Cardiol, 2013, 28（3）: 282-289.

[2] 韦云青, 赵世华, 陆敏杰, 等. 心尖肥厚型心肌病的 MRI 诊断. 中华放射学杂志, 2007, 48（8）: 800-804.

[3] 闫朝武, 赵世华, 李华, 等. 肥厚型心肌病心肌 MRI 延迟强化特征分析. 中华放射学杂志, 2010, 44（9）: 903-906.

[4] 季福绥, 李伟, 张瑞生, 等. ^{99m}Tc-MIBI 心肌灌注断层显像鉴别诊断扩张型和缺血性心肌病. 中华心血管病杂志, 2003, 31（12）: 932-934.

[5] Zhang L, Liu R, Qiao SB, et al. Evaluation of left ventricular myocardial perfusion and function using gated SPECT in patients with hypertrophic obstruction cardiomyopathy following percutaneous transluminal septal myocardial ablation. Nucl Med Commun, 2014, 35（7）: 762-766.

[6] 王瑛, 陈绍亮. 肥厚性心肌病患者（201）Tl 和（123）I-MIBG 心肌 SPECT 显像. 中华核医学杂志, 2000, 20（4）: 153-155.

[7] Nensa F, Schlosser T. Cardiovascular hybrid imaging using PET/MRI. Fortschr Röntgenstr, 2014, 186（12）: 1094-1101.

[8] Skali H, Schulman AR, Dorbala S.（18）F-FDG PET/CT for the assessment of myocardial sarcoidosis. Curr Cardiol Rep, 2013, 15（5）: 352.

第七十五章

冠状动脉微血管病变

第一节 冠状动脉微血管病变的认识

冠状动脉包括内径 0.5～5.0mm 的心外膜下冠状动脉、内径 0.1～0.5mm 的前小动脉和内径 <0.1mm 的小动脉 3 个节段。冠状动脉微血管病变（coronary microvascular disease，CMVD）是指在多种致病因素的作用下，冠状前小动脉和小动脉的结构和 / 或功能异常所致的劳力性心绞痛或心肌缺血客观证据的临床综合征，是冠状动脉粥样硬化性心脏病（简称冠心病）的一种类型。

冠状动脉微血管病变的提出已有 40 多年，尽管这类患者具有典型的劳力性心绞痛或心肌缺血的客观证据，心动图也有心肌缺血改变，但是冠状动脉造影是正常的。由于认识的原因，一直以来人们没有将冠状动脉微血管病变纳入冠心病的范畴，1973 年，Kemp HG 首次将此病命名为 X 综合征（syndrome-X），或称为冠状动脉造影正常的心绞痛综合征，1985 年，Cannon RO 又命名为微血管性心绞痛（microvascular angina），2007 年，Camici PG 又命名为微血管功能障碍（microvascular dysfunction），直到 2013 年欧洲心脏病学会稳定性冠状动脉疾病治疗指南中正式将此病命名为微血管功能障碍。2017 年，中华医学会心血管病分会基础研究学组等相关学会共同发布了"冠状动脉微血管病变（CMVD）诊断和治疗的中国专家共识"，至此，国内外学者对该病的定义、发病机制、涉及范畴、诊断标准以及在心血管疾病中的重要性和危害性有了共同的认识。

早在 20 多年前，核医学心肌灌注显像对该病就有较多的研究，应用 ^{201}Tl 或 ^{99m}Tc-MIBI 心肌灌注显像表现为局限性或弥散性灌注减低或缺损，特别是伴有 ^{201}Tl 洗脱异常，但是当时却没有引起我国心血管医生重视，甚至部分医生将一些冠状动脉造影正常而心肌灌注断层显像出现的异常作为"假阳性"对待，这也导致了在中国心肌灌注显像这种国际公认的有效方法在心肌缺血的评价中却一直得不到广泛应用，美国每年心肌灌注显像达千万例次，而中国仅十万例，与中国人口和心血管病绝对数相比形成了巨大的反差。早在 1992 年，Tweddel 等就从 3 150 例接受了冠状动脉造影患者中，复习了其中 100 例冠状动脉造影正常、造影前接受了 ^{201}Tl 心肌显像、有典型心绞痛，而没有心肌肥厚、心衰、糖尿病、心肌病等其他心血管疾病证据的患者，发现几乎所有患者（98%）都有不同程度的心肌 ^{201}Tl 显像异常，其中运动负荷试验阳性 30 例，阴性 70 例，且 ^{201}Tl 分布缺损范围与运动负荷试验阳性和运动耐力之间没有明显的相关性，表明 ^{201}Tl 分布缺损在微血管心绞痛中是非常常见的征象，其敏感性非常好。但是，早期受技术条件限制，显像方法大多基于心肌血流灌注的相对定量分析，PET 绝对定量测定没有得到广泛应用，加上分析软件的缺乏使其测定结果的准确性和重复性必然受到一定影响。

心肌缺血发生的机制包括公认的心外膜下冠状动脉粥样硬化疾病、血管痉挛性疾病。直到近 20 年才认识到冠状动脉微血管功能障碍亦是造成心肌缺血的重要原因之一，心肌缺血的发生机制也由此变为 3 种，且彼此之间可能重叠。未来冠心病治疗的突破，取决于对 CMVD 的理解和干预。

CMVD 发病率高，涉及患者人群广泛，包括女性冠心病、非阻塞性冠心病、阻塞性冠心病、冠心病合并高血压、糖尿病、急性心肌梗死后、PCI 术后无复流、慢复流患者等。常规冠状动脉造影、超声心动图、心脏 MR（cardiovascular MR，CMR）成像等无法准确评价 CMVD。冠状动脉微血管功能通常通过检测冠状动脉血流储备（coronary flow reserve，CFR）功能来评估。在评价 CMVD 的诸多方法中，PET 被认为是无创评价 CFR 的"金标准"，可提供心肌血流绝对定量（myocardial blood flow，MBF）数值及 CFR，其准确性优于常规 ^{99m}Tc-MIBI 心肌灌注显像半定量分析方法。有研究显示，CFR＜2 是不良心血管事件的独立预测因素，微血管病变使心肌梗死后患者的心血管不良事件发生风险显著增加。

第二节　冠状动脉微血管病变心肌血流定量分析

CMVD 的早期诊断对于预防和有效的治疗具有十分重要意义，但是目前临床常规应用的评价 CMVD 的方法其价值有限，这也是为什么几十年来没有很好建立有效评价标准和诊疗指南的因素之一。

一、不同诊断方法的特点及其局限性

目前常规的方法主要包括无创性技术和有创性技术两大类。无创伤性技术包括 PET、经胸超声冠状动脉血流显像（transthoracic Doppler echocardiography，TTDE）、SPECT、CMRI；有创伤性技术包括选择性冠状动脉造影、冠状动脉内多普勒血流导丝技术、温度稀释法测量 CBF 和 CFR、微血管阻力指数等，不同方法都有其优缺点。

1. PET 显像法　其优势是可作各种精准的物理修正并测量静息和负荷状态下的心肌血流绝对值，能对整个心脏及局部心肌的微血管功能状态进行完整评价，且空间分辨率比传统 SPECT 有大幅提升，图像质量好、结果准确，不易受患者体型影响，能独特的测定心肌绝对血流量和血流储备功能，对不同危险度进行分层，辐射剂量相对较低。其不足是检查比较耗时、花费高、技术要求高、难以反复测量。

2. TTDE 测定法　其优势是无创、省时、可床旁检查、花费较低和可重复测量等优点，但仅在评价左前降支的微血管功能时具有较高的可靠性，且超声医师必须具有较丰富的操作经验，其绝对定量测定比较困难。

3. SPECT 显像法　有较高的诊断敏感性和阴性预测价值，方法相对简便易推广，但目前的技术尚无法定量测定 CFR，且空间分辨率低、有一定辐射。

4. 心脏磁共振成像　优点是空间分辨率较高、无辐射、无信号衰减、可同时检测心肌功能、组织形态、心肌灌注、心肌水肿和纤维化，已逐渐成为无创评价心肌病变的"金标准"，但钆造影剂在肾功能不全患者中易引起不良反应，且有诸多禁忌证。

5. 冠状动脉造影　仅能显示占整个冠状动脉树 5% 的且直径大于 100μm 的血管，95% 的小血管无法显示。

6. 冠状动脉内多普勒血流导丝测量　CFR 被认为是有创检查的"金标准"，缺点是有创伤，操作麻烦。研究证实温度稀释法与冠状动脉内多普勒测量的 CFR 具有良好的相关性，但其测量值受到压力、温度、盐水注射剂量和速度、盐水与血液混合不匀等因素的影响，有一定变异。

7. 微血管阻力指数测定　可特异性地评价狭窄病变远端的微血管功能，但微血管阻力指数（index of microcirculatory resistance，IMR）测值与心血管事件的关系尚不明了，需要大样本和多中心研究来确定 IMR 的合理界值。

二、PET/CT 心肌血流绝对定量测定

目前国内外均缺少通过 PET 评估 CFR 以诊断和鉴别诊断 CMVD 的前瞻性临床研究。华中科技大学同济医学院附属协和医院建立了 ^{13}N-NH$_3$ PET 心肌血流灌注静息和负荷显像方法，初期对 23 例患者进行了前瞻性的研究，获得 MBF 值和 CFR 值，并探讨了该方法对 CMVD 的诊断价值。

1. 患者准备　检查前日及当日不饮茶和咖啡，停用钙拮抗剂、硝酸酯类等扩血管药及茶碱类药物至少 2 个半衰期，检查当日无需空腹。采用一日法完成静息＋负荷 ^{13}N-NH$_3$ PET 心肌灌注显像。

2. 检查流程　①建立静脉通道，接 3 导联心电监护，扫描 CT 定位图后行 CT 扫描，将检查床移动至 PET 扫描位置，静息状态下床边注射显像剂 ^{13}N-NH$_3$ 后即刻开始应用 PET 采集动态二维心脏影像 10 分钟，扫描 1 个床位；②间隔 30 分钟后行 ATP 负荷 PET 心肌灌注显像，扫描范围同静息显像，采用微量注射泵注射 ATP［按体重 0.14 mg/（kg•min），共注射 6 分钟］，3 分钟时床边注射显像剂 ^{13}N-NH$_3$ 后即刻开始采集动态二维心脏图像 10 分钟；③静息及负荷显像均行 CT 扫描并做衰减校正；④采用 OSEM 进行图像重建，将动态图像分为前 2 分钟的早期相和后 8 分钟的晚期相；⑤对采集的图像进行容积图像协议重回放（VIP replay）并重建获得门控数据（图 75-1）。

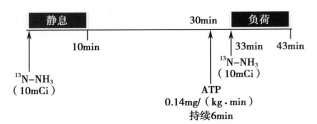

图 75-1　¹³N-NH₃ PET 心肌血流灌注显像（MPI）静息 + ATP 负荷显像流程图

3. 图像处理　使用经美国 FDA 批准的 Heartsee 软件处理图像，首先调整心脏水平长轴、垂直长轴和短轴，生成断层图像、靶心图及各壁相对摄取杯状图，然后进行绝对定量分析，依次勾画静息和负荷图像的高位升主动脉、低位升主动脉、肺动脉、右心室、左心房和降主动脉的 ROI，选择其中最佳的 ROI 作为动脉输入，软件自动分析 ROI 并计算获得静息和负荷状态下左心室整体及各壁的 MBF 和 CFR 值；使用 ECToolbox（the Emory cardiac toolbox，埃默里心脏工具箱）分析门控数据获得心脏功能参数。

4. 判断标准　CMVD 的诊断标准：①负荷 MBF 和 CFR 值减低（MBF < 2.4，CFR < 3.4），伴或不伴心肌血流分布不均匀；②不合并阻塞性冠心病的 CMVD（1 型）须满足：冠状动脉造影、CTA 显示冠状动脉无阻塞性病变（狭窄程度 < 50%），排除了冠状动脉痉挛、心肌病；③合并阻塞性冠心病的 CMVD（2 型）须满足：冠状动脉造影、CTA 显示冠状动脉有阻塞性病变（狭窄程度≥50%），排除了冠状动脉痉挛、心肌病；④其他类型的 CMVD（3 型）为：除外 1 型和 2 型的 CMVD，包括在应激性心肌病、肥厚型心肌病、扩张型心肌病、心肌炎、主动脉瓣狭窄、Anderson-Fabry 病、心肌淀粉样变性等。

第三节　冠状动脉微血管病变患者 MBF 及 CFR

覃春霞等按照上述 CMVD 诊断标准对 23 例患者进行了评估，其中 17 例（74%）确诊为 CMVD，6 例（26%）排除了 CMVD（典型病例见图 75-2）。17 例 CMVD 患者中，1 型 10 例（典型病例见图 75-3），2 型 3 例，3 型 4 例。

诊断与排除 CMVD 组患者的年龄、性别、危险因素、心肌血流相对摄取及绝对定量结果（表 75-1）。结果可见，本组病例其年龄、性别及各个危险因素的组间差异均无统计学意义（均 $p > 0.05$）。

1. 相对摄取测定　静息、负荷左室整体平均摄取值、静息最小象限平均值、负荷摄取 < 60% 的心肌占左室面积的百分比，组间差异有统计学意

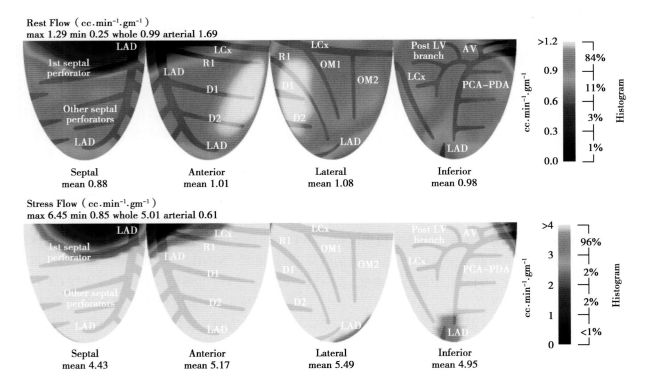

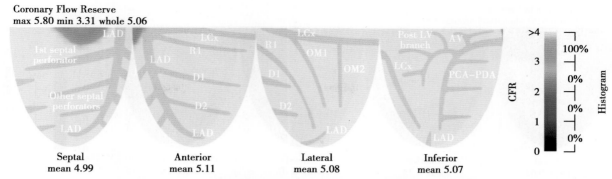

Coronary Flow Reserve
max 5.80 min 3.31 whole 5.06

Septal mean 4.99　　Anterior mean 5.11　　Lateral mean 5.08　　Inferior mean 5.07

图 75-2　非 CMVD 的扩张型心肌病患者心肌血流及储备功能测定

排除 CMVD 的扩张型心肌病患者（男，58 岁）静息＋ATP 负荷 ^{13}N-NH$_3$ PET MPI，绝对定量图示静息（rest）及负荷（stress）状态左心室整体及各壁平均血流绝对值、冠状动脉血流储备（coranary flow reserve，CFR）值正常

义（均 $p<0.05$，T 值分别为 −2.107、−3.249、−2.778、2.469）。负荷最小象限平均值、静息相对摄取 <60% 的心肌面积组间差异均无统计学意义（均 $p>0.05$，T 值分别为 −1.924、1.871）。

2. 绝对血流定量测定　静息、负荷左室整体 MBF 平均值，左室整体 CFR 平均值，静息、负荷左室 MBF 最小象限平均值及 CFR 最小象限平均值，各组间差异均有统计学意义（均 $p<0.05$，T 值分别为 −3.258、−7.649、−4.574、−3.350、−8.278、−4.924）。

3. 三种类型的 CMVD 比较　各组血流相对摄

取及绝对定量数据如表 75-2。三种类型的 CMVD 相对摄取数据组间差异均无统计学意义（均 $p>0.05$，F 值分别为 1.44、0.002、1.193、0.238、0.238、0.305）。绝对血流定量数据中静息、负荷左室整体 MBF 平均值、静息、负荷左室 MBF 最小象限平均值具有 1 型 >2 型和 3 型的趋势，各项指标组间差异均有统计学意义（均 $p<0.05$，F 值分别为 4.827、3.885、4.932、8.452）；左室整体 CFR 平均值及 CFR 最小象限平均组间差异均无统计学意义（均 $p>0.05$，卡方值分别为 0.81、0.792）。

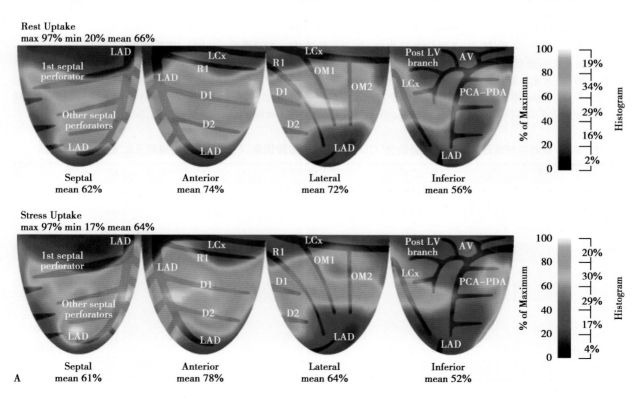

Rest Uptake
max 97% min 20% mean 66%

Septal mean 62%　　Anterior mean 74%　　Lateral mean 72%　　Inferior mean 56%

Stress Uptake
max 97% min 17% mean 64%

Septal mean 61%　　Anterior mean 78%　　Lateral mean 64%　　Inferior mean 52%

A

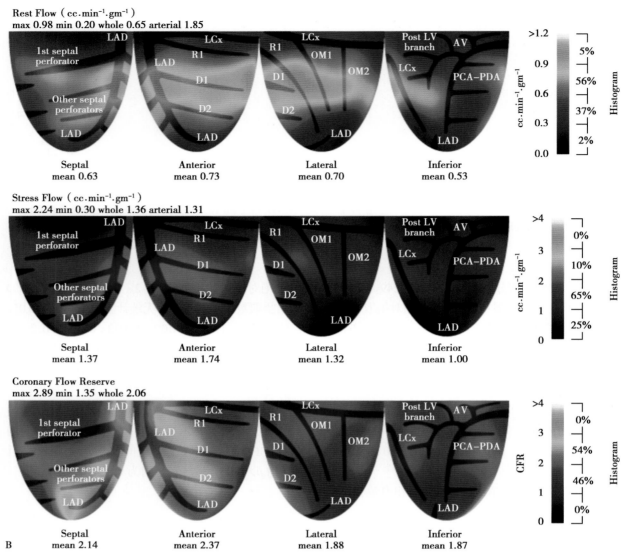

图 75-3　1 型 CMVD 患者（女，54 岁）静息 + ATP 负荷 ^{13}N-NH$_3$ PET MPI

A．相对摄取图示静息（rest）及负荷（stress）状态左心室心尖段心肌梗死，间壁、下壁、下侧壁多个节段心肌不同程度缺血；B．绝对定量图示静息（rest）状态左心室下壁（inferior）血流绝对值减低，左心室整体及其余各壁平均血流绝对值大致正常，负荷（stress）状态左心室整体及各壁平均血流绝对值减低，冠状动脉血流储备（coranary flow reserve，CFR）值减低；左心室轻度扩大；心尖部及下壁运动减弱；收缩功能减低（静息 ejection fraction，射血分数 38%）

表 75-1　诊断与排除冠状动脉微血管病变（CMVD）患者的危险因素、PET 显像相对摄取及血流绝对定量结果

分组	诊断 CMVD 组	排除 CMVD 组	方差齐性检验 p 值	T 值	p 值
例数 /%	17（73.9）	6（26.1）			NA
年龄 / 岁	48.71±11.53	56.67±8.29	0.225	−1.546	0.137
男性 /%	13	3			0.318
糖尿病	2	1			1.000
血脂异常	9	3			1.000
高血压	6	4			0.341
吸烟	5	2			1.000
饮酒	3	3			0.279
CAD 家族史	2	1			1.000
心肌酶异常	3	0			0.539

续表

分组	诊断 CMVD 组	排除 CMVD 组	方差齐性检验 p 值	T 值	p 值
相对摄取 /%					
静息左室整体平均摄取值	72.35±6.57	78.17±1.94	0.051	−2.107	0.047
负荷左室整体平均摄取值	70.94±5.88	79.00±2.00	0.069	−3.249	0.004
静息最小象限平均值	65.29±8.18	71.83±3.06	0.009	−2.778	0.011
负荷最小象限平均值	59.82±16.18	72.83±3.97	0.237	−1.924	0.068
静息<60%最大摄取值占左心室总面积百分比	23.35±15.07	11.50±4.64	0.097	1.871	0.075
负荷<60%最大摄取值占左心室总面积百分比	27.65±13.88	13.00±6.26	0.131	2.469	0.022
绝对血流定量 /[ml/(min·g)]					
静息左室整体血流平均值	0.74±0.22	1.07±0.17	0.753	−3.258	0.004
负荷左室整体血流平均值	1.86±0.57	4.03±0.67	0.567	−7.649	0.000
左室整体 CFR 平均值	2.46±0.57	3.83±0.79	0.603	−4.574	0.000
静息最小象限平均值	0.66±0.20	0.97±0.15	0.608	−3.350	0.003
负荷最小象限平均值	1.56±0.54	3.67±0.53	0.908	−8.278	0.000
CFR 最小象限平均值	2.31±0.54	3.75±0.82	0.497	−4.924	0.000

表 75-2　三种类型冠状动脉微血管病变（CMVD）患者 PET 显像相对摄取及血流绝对定量结果

CMVD 分组	1 型 CMVD	2 型 CMVD	3 型 CMVD	方差齐性检验 p 值	F/卡方值（χ²）	p 值
例数 /%	10（43.5）	3（13.0）	4（17.4）			NA
相对摄取 /%						
静息左室整体平均摄取值	72.00±4.32	72.00±4.36	73.5±12.61	0.044	1.44	0.487
负荷左室整体平均摄取值	71.00±4.67	71.00±3.46	70.75±10.04	0.080	0.002	0.998
静息最小象限平均值	65.70±6.33	59.33±9.29	68.75±11.30	0.376	1.193	0.332
负荷最小象限平均值	58.79±20.69	56.67±2.08	64.75±7.93	0.395	0.238	0.791
静息<60%最大摄取值 /% LV	22.9±10.65	28.67±17.01	20.50±25.25	0.111	0.238	0.791
负荷<60%最大摄取值 /% LV	27.60±11.54	32.67±11.93	24.00±22.14	0.259	0.305	0.742
绝对血流定量 /[ml/(min·g)]						
静息左室整体血流平均值	0.85±0.22	0.63±0.09	0.54±0.10	0.323	4.827	0.025
负荷左室整体血流平均值	2.13±0.48	1.33±0.58	1.58±0.47	0.969	3.885	0.046
左室整体 CFR 平均值	2.52±0.43	2.19±1.23	2.50±0.33	0.003	0.81	0.667
静息最小象限平均值	0.77±0.19	0.51±0.13	0.5±0.09	0.580	4.932	0.024
负荷最小象限平均值	1.88±0.44	0.98±0.35	1.19±0.21	0.553	8.452	0.004
CFR 最小象限平均值	2.38±0.39	1.98±1.14	2.38±0.27	0.001	0.792	0.673

第四节　CMVD 患者冠脉血流与储备功能评估的应用

一、CMVD 危险度评估

临床上，CMVD 的发病率高，但对其诊断和认识程度远远不够，患者往往得不到及时有效的治疗，从而增加了 CMVD 患者心血管不良事件的风险。研究表明超过 60% 的阻塞性冠心病患者共存 CMVD，高达 67.4% 的非阻塞性冠心病患者存在 CMVD，且非阻塞性冠心病在稳定性心绞痛患者中的比例逐年增加，女性冠心病患者以非阻塞性冠心病为主，其患病率被远远低估。一项回顾性队列研究入组 11 223 例接受冠状动脉造影检查的稳定性心绞痛患者（男 6 512 例，女 4 711

例），随访 10 年，评估非阻塞性冠心病和阻塞性冠心病对稳定性心绞痛的预后影响，结果表明与阻塞性冠心病类似，非阻塞性冠心病同样会增加男性和女性患者的主要心血管不良事件发生率。因此，准确评估 CMVD 患者的冠状动脉血流储备功能，不仅有助于预测心血管不良事件发生的风险，而且对于 CMVD 的早期诊断、及时治疗，降低缺血性心血管病不良事件的发生率也至关重要。

二、PET 心肌血流定量测定适应证

为了早期诊断和正确认识 CMVD 的风险，正确合理的选择有效的诊断方法同样重要，因为 PET 心肌血流绝对定量测定和分析方法比较复杂，价格相对比较昂贵，仅部分有条件的单位才能施行，而对于绝大多数怀疑为冠心病的患者可以通过常规的静息加负荷 ^{99m}Tc-MIBI 心肌灌注门控断层显像即可对心肌缺血类型进行诊断和鉴别诊断。哪些患者需要进行 PET 心肌灌注显像以确定和排除 CMVD？需要掌握相关的适应证范围，并与心血管内科医师密切配合做出判断。

对于可疑处于发作期，且符合行运动负荷试验标准的冠心病患者，同时满足以下一个或多个标准，推荐选择行静息 - 负荷 PET 心肌灌注显像：

1. 之前负荷显像检查图像质量差，结果难以确定，受组织衰减伪影的影响，与临床初步诊断或者冠状动脉造影结果等不一致。

2. 由于患者自身特点，比如乳房巨大、隆胸、肥胖、腹部突出、胸廓畸形、胸腔积液等影响图像质量，以及难以保持合适体位采集图像，如无法将双手放在 SPECT 探头之外等情况。

3. 明确高危患者的诊断，以及已知或潜在高危患者（如伴有左主干病变，多支病变，或左前降支近段病变等），或者已行冠状动脉搭桥术后或介入治疗后的弥漫性冠状动脉病变，可疑的桥血管病变，左心室功能受损且怀疑有心肌缺血，以及若患者接受血管重建术会增加其致残率和死亡的风险。

4. 已确诊年轻冠心病患者，由于未来还会多次接受心脏影像学检查，可考虑减少其终身辐射量积累。

5. 为了更好识别或排除多支血管病变以及评价微循环功能，并临床需要提供绝对心肌血流量数值，以便除外多支血管病变常规 SPECT 心肌灌注显像易导致的假阴性。本研究结果表明，应用

PET 定量测定 MBF 和 CFR 具有安全简便、准确有效、无创伤的优点，在实践中，只要严格按照操作程序进行，患者可在 1 小时内完成静息和药物负荷检查，所有患者均能耐受并配合，无明显不适。需要注意的是，在检查流程中，各个步骤均应建立严格的质量控制，如注射 ^{13}N-NH$_3$ 后应及时启动图像采集、ATP 药物负荷中 3 分钟注射 ^{13}N-NH$_3$，在图像处理中正确选择 ROI 等。对于 CMVD 患者，心肌绝对定量测定比相对摄取比值具有更大的意义，不同组间差异具有统计学意义。应用 PET 获得 MBF 和 CFR 值对于 CMVD 的诊断、鉴别诊断、风险分层、治疗决策及后续疗效评估具有重要的临床意义，结合患者临床及其他影像资料还可对 CMVD 进行准确分型，是目前无创评估 CFR 的"金标准"。但是由于样本量较少，还缺少随访数据，仅研究了 PET 对 CMVD 的诊断价值，而没有研究各项指标对预后的价值，还有待于今后扩大样本量进一步研究和完善。

一个健康而有功能的微循环和通畅的心外膜冠状动脉是构成正常心肌灌注的先决条件，使用多种显像模式都能动态无创性的定量评估心肌灌注和测定绝对心肌血流量。大量的证据表明，无创性评估冠状动脉血流指数对诊断冠状动脉微血管功能障碍具有重要的临床价值，在某些疾病中，冠脉微血管损害程度具有重要的预后相关性。尽管目前 PET 是测定心肌绝对血流量最常用的工具，但其他方式包括 SPECT、CT、MRI 和超声心肌造影也是具有前景的冠状动脉微血管功能障碍的检查方法。

（覃春霞 兰晓莉 汪朝晖 张永学）

参 考 文 献

[1] Chilian WM. Coronary microcirculation in health and disease. Summary of an NHLBI workshop. Circulation, 1997, 95（2）: 522-528.

[2] 中华医学会心血管病学分会基础研究学组，中华医学会心血管病学分会介入心脏病学组，中华医学会心血管病学分会女性心脏健康学组，等. 冠状动脉微血管疾病诊断和治疗的中国专家共识. 中国循环杂志，2017, 32（5）: 421-430.

[3] Task Force Members, Montalescot G, Sechtem U, et al. 2013 ESC guidelines on the management of stable coronary artery disease: the Task Force on the management of stable coronary artery disease of the European Society of Cardiology. Eur Heart J, 2013, 34（38）: 2949-3003.

[4] 毛焕元,曹林生. 心脏病学. 2 版. 北京:人民卫生出版社,2001.

[5] Tweddel AC, Martin W, Hutton I. Thallium scans in syndrome X. Br Heart J, 1992, 68(1): 48-50.

[6] Crea F, Camici PG, Bairey Merz CN. Coronary microvascular dysfunction: an update. Eur Heart J, 2014, 35(17): 1101-1111.

[7] Camici PG, d'Amati G, Rimoldi O. Coronary microvascular dysfunction: mechanisms and functional assessment. Nat Rev Cardiol, 2015, 12(1): 48-62.

[8] Patel MB, Bui LP, Kirkeeide RL, et al. Imaging microvascular dysfunction and mechanisms for female-male differences in CAD. JACC Cardiovasc Imaging, 2016, 9(4): 465-482.

[9] Sara JD, Widmer RJ, Matsuzawa Y, et al. Prevalence of coronary microvascular dysfunction among patients with chest pain and nonobstructive coronary artery disease. JACC Cardiovasc Interv, 2015, 8(11): 1445-1453.

[10] Jespersen L, Hvelplund A, Abildstrøm SZ, et al. Stable angina pectoris with no obstructive coronary artery disease is associated with increased risks of major adverse cardiovascular events. Eur Heart J, 2012, 33(6): 734-744.

[11] Qian J, Ge J, Baumgart D, et al. Prevalence of microvascular disease in patients with significant coronary artery disease. Herz, 1999, 24(7): 548-557.

[12] Erdogan D, Yildirim I, Ciftci O, et al. Effects of normal blood pressure, prehypertension, and hypertension on coronary microvascular function. Circulation, 2007, 115(5): 593-599.

[13] Stratton IM, Adler AI, Neil HA, et al. Association of glycaemia with macrovascular and microvascular complications of type 2 diabetes(UKPDS 35): prospective observational study. BMJ, 2000, 321(7258): 405-412.

[14] Jaffe R, Charron T, Puley G, et al. Microvascular obstruction and the no-reflow phenomenon after percutaneous coronary intervention. Circulation, 2008, 117(24): 3152-3156.

[15] Resnic FS, Wainstein M, Lee MK, et al. No-reflow is an independent predictor of death and myocardial infarction after percutaneous coronary intervention. Am Heart J, 2003, 145(1): 42-46.

[16] Johnson NP, Kirkeeide RL, Gould KL. Noninvasive approach to assess coronary artery stenoses and ischemia. JAMA, 2013, 309(3): 234-235.

[17] Camici PG, Rimoldi OE. The clinical value of myocardial blood flow measurement. J Nucl Med, 2009, 50(7): 1076-1087.

[18] Murthy VL, Naya M, Foster CR, et al. Improved cardiac risk assessment with noninvasive measures of coronary flow reserve. Circulation, 2011, 124(20): 2215-2224.

[19] Gould KL, Johnson NP. Quantitative coronary physiology for clinical management: the imaging standard. Curr Cardiol Rep, 2016, 18(1): 9.

[20] Murthy VL, Naya M, Taqueti VR, et al. Effects of sex on coronary microvascular dysfunction and cardiac outcomes. Circulation, 2014, 129(24): 2518-2527.

[21] Bolognese L, Carrabba N, Parodi G, et al. Impact of microvascular dysfunction on left ventricular remodeling and long-term clinical outcome after primary coronary angioplasty for acute myocardial infarction. Circulation, 2004, 109(9): 1121-1126.

[22] Cheng VY, Berman DS, Rozanski A, et al. Performance of the traditional age, sex, and angina typicality-based approach for estimating pretest probability of angiographically significant coronary artery disease in patients undergoing coronary computed tomographic angiography: results from the multinational coronary CT angiography evaluation for clinical outcomes: an international multicenter registry(CONFIRM). Circulation, 2011, 124(22): 2423-2432.

[23] 覃春霞,兰晓莉,汪朝辉,等. PET 心肌血流绝对定量对冠状动脉微血管疾病的诊断价值. 中华核医学与分子影像杂志, 2018, 38(7): 460-465.

[24] Herrmann J, Kaski JC, Lerman A. Coronary microvascular dysfunction in the clinical setting: from mystery to reality. Eur Heart J, 2012, 33(22): 2771-2782b.

[25] Feher A, Sinusas AJ. Quantitative Assessment of Coronary Microvascular Function: Dynamic Single-Photon Emission Computed Tomography, Positron Emission Tomography, Ultrasound, Computed Tomography, and Magnetic Resonance Imaging. Circ Cardiovasc Imaging, 2017, 10(8): e006427.

第七十六章

心脏放射性损伤

第一节 概　述

放射性心脏损伤（radiation induced heart disease，RIHD）是由胸部肿瘤放射治疗引起的常见迟发性不良反应之一。20世纪60年代临床上认识到胸部放射治疗可引起心脏损伤，但因当时肿瘤治疗更多关注于如何延长肿瘤患者生存期，且RIHD常处于亚临床状态，经过相当长的潜伏期才出现临床症状，所以未引起临床足够重视。随着肿瘤治疗技术的进步，患者生存期延长，在20世纪90年代，流行病学研究发现胸部辅助放射治疗增加了乳腺癌和霍奇金淋巴瘤（Hodgkin's lymphoma，HL）等恶性肿瘤患者心脏病的病死率，部分抵消了由放射治疗产生的生存受益，由此引起临床关注。

研究显示，20世纪七八十年代接受胸部放射治疗的癌症患者与未接受放射治疗的癌症患者或一般人群相比其心脏病病死率增加了2倍以上。国际早期乳腺癌研究试验协作组（EBCTCG）对20 000例早期乳腺癌进行了单纯手术和手术加术后放射治疗临床随机对照研究，2005年初步报告显示，术后放射治疗使局部区域失败率从30%降至10%，并减少了远处转移率，明显降低了患者癌症死亡风险，但两组总生存无明显差异，术后放射治疗癌症死亡风险下降并未使患者获得生存受益，因为术后放射治疗使患者心脏疾病病死率增加了27%，抵消了辅助放射治疗产生的生存受益。Aleman等回顾性研究1965—1995年治疗的1 474例受治疗时年龄小于40岁的HL患者资料，发现纵隔放射治疗显著增加了这部分患者心肌梗死、心绞痛、充血性心衰和瓣膜功能不全的发病率，为正常人群的2～7倍。此外研究显示肺癌、食管癌、胸腺瘤放射治疗也增加了患者心脏疾病发病率。

但迄今为止，尚未形成对RIHD的一致阐述和诊疗指南，胸部肿瘤放射治疗后RIHD的评估和监测就显得尤为重要。

第二节　放射性心脏损伤病理及发病机制

RIHD的主要病理改变包括心包炎、心包及心肌纤维化、加速冠状动脉粥样硬化形成及瓣膜纤维化。

1. 放射性心包损伤　RIHD最常见表现是心包炎。动物实验表明，心脏接受20～40Gy照射后，一般在照射后数天至数周发生急性心包炎，急性炎症随着时间的推移会有恢复，但大约在照射后20个月可观察到慢性损伤改变。病理学检查常表现为心包水肿增厚、炎症细胞浸润、成纤维细胞增殖及胶原沉积，这些变化可能引起心包硬化导致限制性心脏病。慢性心包炎的潜在机制尚不完全清楚，可能与微血管损伤致炎症细胞再次浸润有关。

2. 放射性心肌损伤　心肌辐射损伤病理表现以非特异性、弥漫性间质纤维化为特征，心肌内出现散在带状胶原增生，I型、Ⅲ型胶原成比例地增加，分离或取代了心肌细胞，呈斑片状分布，一般来说不累及全部心肌，不同部位的纤维化程度可以显著不同。辐射损伤引起心肌组织重构致心肌顺应性的改变，进而心脏功能逐渐损害。进展为心衰时病理检查可见心肌局灶性缺血坏死和纤维化，与主要冠脉血管分布无关。心肌辐射损伤与微血管损伤有关，表现为微血管密度降低、内皮细胞碱性磷酸酶局部缺失、von Willebrand因子表达增加。此外，肥大细胞数目增加、TGF-β表达上调、肾素血管紧张素系统激活等也可能参与放射性心肌损伤过程。

3. 放射性冠状动脉损伤　流行病学研究表明，与一般人群的普通冠状动脉病变略有不同，RIHD

主要表现在发生部位，放射治疗后以左前降支和右冠状动脉最易受累，缩窄通常出现在接近冠状动脉开口处。患者心脏接受平均受照剂量为 2Gy 时，放射治疗后 10 年内患缺血性心脏病的风险显著增加。然而，辐射所致冠状动脉疾病在 RIHD 动物实验中尚未见报道。这很可能是因为正常啮齿类动物对动脉粥样硬化有相对的抵抗力，因为它们血浆中的低密度脂蛋白（LDL）含量很低。Vos J 等利用高胆固醇血症的实验鼠和兔进行研究，证实照射大动脉加速了动脉粥样硬化斑块的形成，探讨其机制可能是辐射通过诱发脉管氧化损伤引起的动脉粥样硬化。

4. 放射性心瓣膜损伤　放射治疗后心瓣膜可以发生纤维化，病理学检查以瓣膜尖和小叶的弥漫性纤维化为特征，可伴有钙化，未发现有炎症性改变及新生血管形成，内膜纤维化后可致瓣膜下狭窄，而腱索受累较罕见。左心瓣膜的损害比右心瓣膜的损害更为常见和严重，而这种损害与放射治疗剂量的分布无关，提示体循环的高压力在瓣膜病变的发病机制中扮演了重要角色。

第三节　放射性心脏损伤临床表现

RIHD 急性损伤常表现为心包炎，迟发性损伤常表现为心包渗出、冠状动脉疾病、心瓣膜功能不全、传导异常和充血性心衰等，多出现在放射治疗后数月至数年。

1. 心包损伤　RIHD 最常见表现是心包损伤，表现为急性心包炎、心包渗出及缩窄性心包炎。急性放射性心包炎较罕见，临床症状出现早，常在治疗后数周出现，大多数病例可自行缓解。心包渗出常无临床症状，只有小部分患者会出现心包压塞症状。缩窄性心包炎，由急性或慢性渗出性心包炎发展而来，表现为心包较广泛的纤维粘连。

2. 心肌损伤　心肌放射性损伤潜伏期很长，可处于亚临床状态数年或更久。有症状的放射性心肌损伤是罕见的，严重病例可表现为充血性心力衰竭症状。心肌放射损伤常见于曾接受过蒽环类药物化疗或受照剂量较高（>60Gy）的患者。

3. 冠状动脉损伤　由放射治疗引起放射性冠状动脉病变是罕见的，但却是最常见致死性并发症，临床表现与常规发生的冠状动脉病变类似。研究显示，接受放射治疗患者与正常同龄人群对比冠状动脉疾病发病率明显升高，相对风险为 3～

40，2/3HL 放射治疗患者心脏病死亡是由心肌梗死引起。放射性冠状动脉损伤易与普通冠状动脉病变相混淆，故很难确定其确切的发病率。

4. 心瓣膜损伤　放射诱发心脏瓣膜损伤是晚期并发症，但有症状的瓣膜功能不全较罕见，纵隔放射治疗后 6% 患者出现症状性瓣膜病变，真实的发病率尚不清楚。临床表现瓣膜反流比狭窄更多见，但狭窄引起的血流动力学改变更显著，需要手术干预。

5. 传导异常　肿瘤放射治疗后引起心脏传导系统异常较常见，多表现为各种房室传导阻滞和不同水平的束支传导阻滞，包括完全性心脏传导阻滞，以结下传导阻滞较结内阻滞常见。传导阻滞常同时伴有其他类型 RIHD，如冠状动脉病变、心肌病等。非特异性的传导异常多见于放射治疗后 1 年内，常为暂时性，一般不出现临床症状。严重的心律失常见于胸部放射治疗 10 年后，右束支传导阻滞较左束支常见，可能与右室位置居前，受照剂量更高有关。

第四节　放射性心脏损伤的影响因素

RIHD 发病呈渐进性，临床表现与受照射时年龄、心脏受照剂量 / 体积、放射治疗后间隔时间、是否应用化学治疗药物、放射治疗技术及其他心血管系统高危因素等有关。

1. 年龄　多项研究证实患者接受胸部放射治疗时的年龄与发生 RIHD 的危险性相关，患者接受放射治疗时的年龄越小，发生后期 RIHD 的危险性越大，这可能与年龄小的患者心血管组织结构尚不成熟有关，对辐射损伤更为敏感。

2. 照射体积和剂量　动物实验和临床研究均证实，RIHD 与心脏照射体积和剂量显著相关，心肌的受照剂量与心脏死亡风险有很强相关性，心脏受照剂量每增加 1Gy，心血管事件发生率增加 4%～7.4%。Carmel 等报道，HL 患者放射治疗后发生急性心包炎比率随受照体积减少而减少，全心照射发生率约为 20%，部分心脏遮挡发生率约 7.5%，应用隆嵴下挡块发生率约为 2.5%。Schneider 等基于模型研究发现，小部分心脏接受大剂量照射时，剂量效应关系呈线性，而大部分心脏接受较低水平照射时，剂量效应关系呈曲线而非线性。

3. 随访观察时间　大部分 RIHD 具有较长临床潜伏期，放射治疗后随访观察时间不同，RIHD

的发病率有差异。放射治疗后出现有症状的心包炎的中位时间约 12 个月，放射治疗后发生心肌梗死的平均潜伏期为 10 年。

4. 药物协同作用　现代肿瘤的治疗强调综合治疗，在辅助化疗尤其是含有蒽环类药物的化疗方案基础上，放射治疗可使心血管事件的相对危险度进一步增加。Rehammar 等人对丹麦 1977—2005 年共 19 464 例早期乳腺癌患者研究发现，在接受放射治疗的患者中，心血管事件的发生率左乳癌患者与右乳癌患者比值是 1.11（95% 置信区间 $1.03 \sim 1.20$，$p = 0.005$）；若联合蒽环类药物化疗，则比值增加到 1.32（95% 置信区间 $1.02 \sim 1.70$，$p = 0.03$）；患者接受放化疗的年龄 < 50 岁，心血管事件的发生率更高，比值为 1.44（95% 置信区间 $1.04 \sim 2.01$）。乳腺癌患者放射治疗期间使用芳香化酶抑制剂，可增强心脏辐射的敏感性，使心脏功能进一步降低。

5. 放射治疗技术进展　随着放射治疗技术的不断改进，如三维适形放射治疗（3D-CRT）、调强放射治疗（IMRT）、图像引导放射治疗（IGRT）、呼吸门控技术、螺旋断层放射治疗及质子放射治疗等新技术的逐步应用，心脏受照剂量降低，受照体积减小，RIHD 发病率有下降趋势。但需要注意的是，即使采用最先进的放射治疗技术，胸部肿瘤放射治疗时心脏受到一定剂量 / 体积照射仍不可避免，并且没有一个最小剂量被认为是安全阈值，即使是较低的剂量也会增加心脏疾病的发病率和死亡率，且风险终生存在，RIHD 这一问题在临床上依然不可避免。

6. 常规高风险因素的影响　患者在接受放射治疗前存在高血压、高血脂、吸烟、肥胖、糖尿病等高风险因素可促进心血管疾病的发生发展，这些因素可能与放射治疗所致辐射损伤相互作用，共同促进心血管疾病的发生。

第五节　放射性心脏损伤的随访检查

RIHD 临床表现多样，提示应采用多种检查方法来对其进行筛查及检测，临床上用于检测 RIHD 的手段主要有血清生化指标、心电图、超声心动图、CT、MRI、放射性核素显像等。不同检查手段分别从不同角度反映心脏的损伤及功能代谢变化等情况。

1. 血清学检测　目前常用于检测 RIHD 早期

损伤的血清学检测指标包括肌钙蛋白、心房钠尿肽、脑钠肽、C- 反应蛋白等，但是各项研究关于这些指标在 RIHD 早期阶段检测价值报道不一。理想状态的生物标记物只在放射治疗所致心血管损伤后上调，而不受其他原因所致的心血管损伤影响。然而已知标记物大多不具特异性，多种原因均可引起血清学改变，且具有较强的时限性。近年来一些新型循环标记物：心肌脂肪酸结合蛋白（h-FABP）、髓过氧化物酶（MPO）、S100A1 以及反映心肌纤维化、凋亡、氧化应激、线粒体损伤、心肌损伤等阶段的标记物备受关注，但是多数尚处于动物研究阶段，是否适用于临床尚不清楚。

2. 心电图检查　是反映心脏传导系统异常的敏感指标之一，RIHD 心电图异常的主要表现有 ST-T 段改变、房性或室性期前收缩、窦性心动过速或过缓及 QRS 波电压减低，而房室传导阻滞和异常 Q 波较少见。放射治疗所致的心电图异常发生率随放射治疗剂量的增高而增加，早期多发生在放射治疗开始后第二周（受照 20Gy 左右），晚期一般在放射治疗结束后数月至数年，多数在 2 个月内出现，放射治疗结束半年后，70% 心电图异常可恢复正常。然而肿瘤患者常因并存一些其他心脏疾病影响了心电图检查的准确性，不合适单用心电图来筛查 RIHD。

3. 超声心动图检查　能实时、简便、无损伤监测心脏功能，费用较低，可清晰显示心脏结构、室壁运动、心肌收缩舒张功能变化，是临床上常用的评估心脏毒性的影像学检查方法。但是常用的二维超声难于发现尚未引起心脏结构和功能明显改变的早期辐射损伤，且图像质量依赖于获得的声窗，重复性欠佳，不同操作者之间观察到的结果可能不一样。近年来，随着应变率超声测量技术的发展，例如应变率成像及斑点追踪技术，其与常规超声心动图相比有明显优势，能够评估心脏整体及局部功能，对心脏早期阶段的变化较为敏感。Erven 等对乳腺癌放射治疗患者研究显示，应变率超声成像可在早期阶段检测到局部心功能改变，如应变及应变率降低，因此应变率超声在监测 RIHD 方面可能是一个比较敏感的检测手段。目前这些技术尚未在临床广泛应用，部分参数较难获得且不能准确解读。

4. MRI 检查　与超声心动图相比，心脏磁共振成像（cardiac magnetic resonance imaging，CMRI）的准确性及重复性较高，图像质量几乎不受操作者的影响，可早期发现 LVEF 亚临床改变，能够检测心脏功能及结构的细微变化。不同 CMR 成像技术可用于评估不同类型的心脏毒性，例如心脏电影可用于评估心脏结构及形态的改变，相位成像可用于评估瓣膜功能，钆剂增强扫描可用于检测心肌纤维化及瘢痕组织，负荷性灌注可用于评估心肌缺血。其不足之处主要在于扫描时间长，图像质量受呼吸及心律不齐影响较大；对于有幽闭恐惧症的患者及体内有金属植入的患者如起搏器和植入式心脏除颤器不能进行 CMRI 检查。

5. CT 检查　心脏 CT 对钙化病灶较敏感，可检查心脏有无心包积液、心包纤维化、冠状动脉粥样硬化、室壁厚度及室壁运动异常等改变，若其他检查存在禁忌，可考虑行心脏 CT 检查，但是 CT 难于发现无明显形态结构变化的早期 RIHD。

第六节　放射性核素显像

1. 心肌灌注显像　SPECT 心肌灌注显像（myocardial perfusion imaging，MPI）是一种无创性检查心肌血流灌注情况的技术，在缺血性心脏病中的诊断价值已得到临床广泛认可。近年来，越来越多的学者开始注意到与其他检查方法相比，心肌灌注显像可在 RIHD 的早期阶段显示受照心肌的灌注异常，在早期 RIHD 的监测方面可能具有重要潜在价值。Gyenes 等对 17 例左侧乳腺癌患者前瞻性行放射治疗前和放射治疗后 SPECT 心肌灌注显像对照研究，50% 患者出现固定的左室灌注缺损，缺损的位置与左室受照体积范围相关，而超声心动图检查显示心脏收缩舒张功能无退化改变。Gayed 等用门控心肌灌注显像对远侧食管癌和肺癌治疗过程中接受放射治疗患者与未接受放射治疗的患者进行对照研究，发现接受放射治疗组患者的灌注异常率明显高于对照组，灌注减低区多位于心脏受照剂量≥45Gy 区域。美国 Duke 大学对 114 例左侧乳腺癌患者放射治疗前后定期行 SPECT 心肌灌注显像，结果显示，有近 50% 的患者在放射治疗后 6～24 个月出现心肌灌注缺损，6 个月、12 个月、18 个月、24 个月发生心肌灌注异常的概率分别为 27%、29%、38%、42%，随着照射野中左心室受照体积增加，充盈缺损发生率也增加（1%～5% 左心室在照射野内时有 25% 患者出现灌注缺损；＞5% 左心室在照射野内时有 55% 患者出现灌注缺损），灌注缺损在放射治疗后

3～5 年仍持续存在，并与心室壁运动异常，射血分数下降相关。放射治疗后心肌灌注异常多在放射治疗后一段时间才会出现，心肌灌注显像监测 RIHD 最好在放射治疗结束 6 个月后进行。

有研究发现 HL 放射治疗后 ^{201}Tl 心肌灌注显像异常率达 80% 以上，Maunoury 等对 31 例 HL 斗篷野放射治疗后 3～11 年（平均 7 年）无临床症状的患者行运动负荷断层 ^{201}Tl 心肌灌注成像，25 例患者中 21 例（84%）发现异常，表现为不均匀的 ^{201}Tl 摄取，68% 患者现扇形摄取下降，10% 患者出现明显再分布，对于大多数患者，缺损的位置及形状与心外膜冠状动脉病变没有解剖上的相关性，结果提示纵隔放射治疗后 ^{201}Tl 心肌摄取常是异常的，灌注异常与小冠状动脉血管病变或心肌纤维化有关而与心外膜冠状动脉病变无关。

应用 PET/CT 行 MPI 的时间及空间分辨率较高，计数敏感性好，衰减校正功能较强，能够更准确地定量心肌血流，其特异性和敏感性均高于 SPECT MPI，目前被认为是评价心肌血流灌注的"金标准"。与 SPECT MPI 常用的显像剂 ^{99m}Tc 标记的阳离子化合物 ^{99m}Tc-MIBI 及 ^{99m}Tc-替曲膦相比，PET/CT MPI 所采用的显像剂 ^{13}N-NH$_3$ 生物学特性好，内脏摄取低，有较高的心/肝及心/肺比值，能够避免 SPECT MPI 显像时内脏摄取对心肌显像的影响。Song 等对实验犬行心脏局部单次 20Gy 照射，采用 ^{13}N-NH$_3$ PET/CT MPI 在照射前及照射后 3 个月、6 个月、12 个月随访监测（图 76-1，图 76-2），在照射后 3 个月就观察到照射区心肌血流灌注异常，而 LVEF、EDV、ESV 未发生明显改变，局部室壁运动未见明显异常，但与以往的研究不同的是，此时的血流灌注增加，造成这一结果可能的原因有：在不同的实验研究中，照射后观察时间点不同，应用实验动物研究更容易控制实验条件，减少其他因素干扰；该研究的同期病理学检查发现，在照射后 3 个月，照射区域可见少量心肌细胞变性、微血管扩张、间质微血管密度增加、毛细血管壁增厚、毛细血管通透性增加，导致血流灌注增加。在照射后 6 个月及 12 个月，照射区血流灌注减低甚至缺损；部分节段室壁运动出现异常，这些室壁运动异常节段位于照射野及其邻近区域，且随着时间的延长，室壁运动异常范围进一步扩大，而冠状动脉造影检查在照射前与照射后 3 个月、6 个月、12 个月均未见冠脉狭窄表现。由此可见，^{13}N-NH$_3$ PET/CT MPI 能够动态

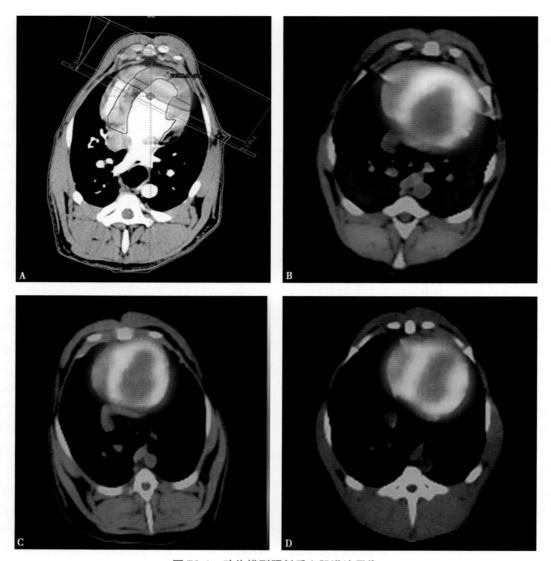

图76-1　动物模型照射后心肌灌注显像

A. 照射野及照射剂量分布；B～D. 照射后 3 个月、6 个月、12 个月，PET/CT 融合图显示灌注异常区域
与照射野一致

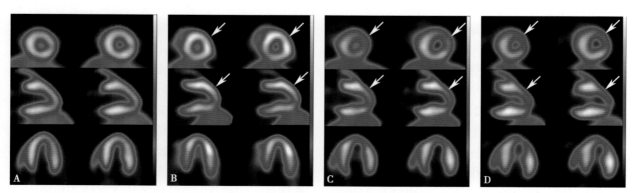

图76-2　照射前后心肌血流灌注的比较

A. 照射前心肌灌注显像正常；B. 照射后 3 个月照射靶区灌注增加（箭头）；C. 照射后 6 个月照射区血流灌注减低、显像
剂分布稀疏（箭头）；D. 影射后 12 个月照射区几乎无血流灌注，显像剂分布缺损（箭头）

监测 RIHD 早期阶段心肌灌注异常及功能异常。在监测及评估 RIHD 方面，^{13}N-NH$_3$ PET/CT MPI 可能是一个有价值的方法。

此外，PET 心肌灌注显像可绝对定量测定局部心肌血流量（myocardial blood flow，MBF）和心肌血流储备（myocardial flow reserve，MFR），了解心肌的供血情况及微循环状况，较运动 SPECT 显像及 ^{201}Tl 显像更早发现缺血心肌。近期 Sadek Nehmeh 等人报道 10 例左乳癌患者在放射治疗前及放射治疗后行 ^{13}N-NH$_3$ PET/CT MPI 扫描并测量 MBF 及 MFR，中位随访时间 13 个月（10～17 个月），结果发现无论是静息还是负荷状态下放射治疗前后 MBF 差异均无统计学意义（$p > 0.1$），而 50% 的患者相比放射治疗前，放射治疗后 MFR 降低了 41%，尤其是包含在照射野内的心肌节段更明显；照射前后 MFR 的变化与受照剂量明显相关。因此，心脏 PET MFR 有可能早期发现放射治疗对心肌的影响，值得关注。

2. 心肌代谢显像 ^{18}F-FDG PET/CT 已经广泛用于肿瘤的诊断、分期、治疗效果的评估及肿瘤复发转移的监测，同时对缺血性心脏病的诊断也有很大的价值。有研究显示心脏 ^{18}F-FDG PET/CT 检查有助于 RIHD 早期阶段的发现及诊断，Jingu 等对 64 例胸部食管癌患者放化疗后进行 ^{18}F-FDG PET 显像，13 例（20.3%）显示心脏基底部照射野内 ^{18}F-FDG 摄取增高；与增强心脏 MRI 及超声相比，^{18}F-FDG PET 能更早的发现 RIHD；虽然心脏 SPECT 在反映心脏功能改变方面的敏感性高于 MRI，但是心脏基底部受照后 SPECT 显像剂摄取减低，通常会被认为是衰减伪影，而不是异常表现；而 ^{18}F-FDG PET 检查时能清楚地显示这些"热点"，这有利于视觉上发现异常。Lee 等对 38 例放射治疗照射野包括部分心脏的胸部恶性肿瘤患者行 ^{18}F-FDG PET 显像，对放射治疗前后显像进行对比研究，其中 12 例出现 ^{18}F-FDG 摄取率增高，^{18}F-FDG 摄取率增高区域均出现在照射野内，随访发现 12 例摄取异常患者中 4 例出现心脏症状，而 26 例摄取正常患者无一例出现心脏症状，提示 ^{18}F-FDG 摄取异常可能与心肌损伤相关。心肌 ^{18}F-FDG 代谢异常与心脏的受照剂量及体积相关，Ghobadi 等发现小鼠心脏受照剂量 ≥20Gy 时，心肌 ^{18}F-FDG 代谢发生改变。Evans 等对接受胸部立体定向放射治疗的患者进行 ^{18}F-FDG PET 研究发现，心脏受照射后局部 ^{18}F-FDG 摄取增高，

有的患者甚至随访数年后照射区心肌 ^{18}F-FDG 摄取仍然增高，认为这可能是永久性改变；且心脏代谢增高的区域与心脏放射治疗计划 V20 相关，几乎所有代谢增高区域位于 V20 等剂量线内，特别是接受 20Gy 剂量照射的心脏体积 ≥5cm^3 时代谢增高更为明显。另外，还有研究发现放射治疗后 1 个月内受照心肌代谢正常，即使受照区域 ^{18}F-FDG 摄取异常也不能反映心脏毒性，数月后 ^{18}F-FDG 代谢增高可提示心脏受到辐射损伤。Yan 等人研究发现实验犬心肌照射后 3 个月，与照射前及非照射区相比，照射区域心肌 ^{18}F-FDG 摄取增高，其后续研究显示随着照射时间的延长，照射区域心肌代谢增高的范围逐渐缩小（图 76-3），结合同期病理及电镜观察结果，出现这一现象的可能原因是心肌线粒体损伤致有氧代谢减少，而无氧糖代谢增加，然而随着时间的延长，心肌损伤加重，逐渐纤维化，糖代谢也随之减少。

对于胸部有放射治疗史的患者，心脏 ^{18}F-FDG 摄取异常时，应当考虑是否发生了 RIHD，有个案报道显示肝癌骨转移患者放射治疗导致的心肌局部 ^{18}F-FDG 摄取增加被误认为心肌转移。另外，需要注意的是，Jingu 及 Evans 等人在临床研究中发现仅 20% 左右的接受胸部放射治疗的患者心肌照射区域出现代谢增高，而且这一现象在高胆固醇血症（总胆固醇 ≥240mg/dl）的患者中更容易观察到，而在显像前禁食时间短的患者中不易发现。由此可见，^{18}F-FDG PET 代谢显像前的准备对显像质量有一定的影响，为了提高 PET/CT 的诊断敏感性，避免漏诊及误诊，若能够采取适当的方法抑制或增强正常心肌生理性 ^{18}F-FDG 摄取，增加对比度，提高图像质量，有利于病变的发现及诊断。宋建波等利用实验犬研究发现短时间（12 小时）禁食 + 高糖可使正常心肌显影清晰；长时间（18 小时）禁食可以明显抑制心肌生理性 ^{18}F-FDG 摄取；短时间（12 小时）禁食对心肌生理性 ^{18}F-FDG 摄取抑制效果较差；短时间（12 小时）禁食 + 高脂饮食能够明显抑制心肌生理性 ^{18}F-FDG 摄取，值得推荐。临床上常采用的方法是禁食，但是有些患者依从性较差，如果照射区心肌生理性 ^{18}F-FDG 摄取抑制效果不理想，很可能观察不到照射区心肌代谢异常，造成假阴性，从而降低了 RIHD 的检出率；甚至非照射区 ^{18}F-FDG 生理性摄取增高，相比之下照射区心肌代谢减低，造成临床诊断上排除 RIHD 的可能，因

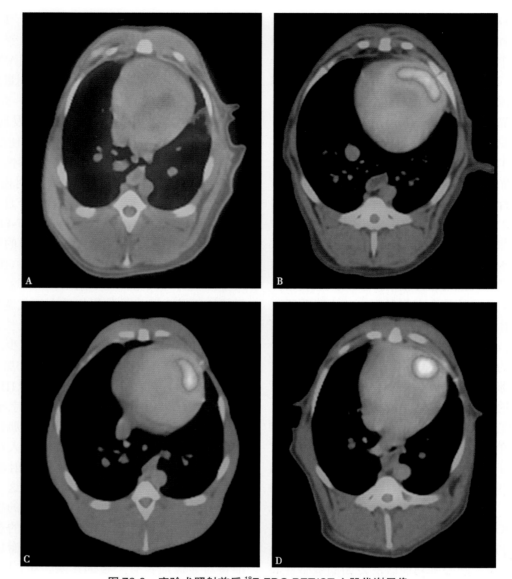

图 76-3　实验犬照射前后 ¹⁸F-FDG PET/CT 心肌代谢显像
A. 照射前；B～D. 照射后 3 个月、6 个月、12 个月，实验犬高脂餐后心肌 ¹⁸F-FDG PET/CT 代谢显像

此代谢显像前准备对 RIHD 的发现及诊断非常重要，不同的显像前准备方法可能会导致不同的显像结果。

在临床上对于接受过胸部放射治疗的患者，当心脏 ¹⁸F-FDG 代谢异常时，结合患者病史及临床表现，应该考虑到患者有可能发生 RIHD；然而对于照射区心肌 FDG 代谢正常甚至减低的患者，我们也不能排除其发生 RIHD 的可能，可联合心肌血流灌注显像、MRI、超声心动图、心电图等检查，对患者的心脏功能及症状密切随访，以防止辐射诱导的不良心血管事件甚至死亡的发生。

3. 其他显像方法　目前一些新的核医学显像技术致力于 LVEF 下降前心脏损伤早期阶段的研究。辐射可导致心肌细胞凋亡，在心肌受照后数小时出现，可持续数月，是早期心肌损伤的标志之一。⁹⁹ᵐTc 标记的膜联蛋白 V（annexin V）凋亡显像可用于检测细胞凋亡，在心肌出现明显收缩功能异常前用于评估心脏毒性。在细胞凋亡启动前，心肌损伤的急性阶段会释放肌钙蛋白 T、脑钠肽等物质，使用放射性核素 ¹¹¹In 标记的抗肌球蛋白抗体特异结合细胞内的肌球蛋白，可以反映心肌细胞损伤及坏死情况。另外，有研究显示肿瘤相关治疗所致心脏毒性及左室功能异常与心脏交感神经受损有关，¹²³I-MIBG 交感神经显像有良好的重复性，并在 LVEF 降低前检测心肌肾上腺素能神经异常的敏感性好，其在心脏毒性早期阶段的监测及存在发展成心脏毒性高危风险患者的识别中有一定价值。然而，这些技术目前尚未广泛使用，部分尚处于动物实验阶段，因此仍需要进行大规模的实验，研究这些方法是否适用于评估RIHD。

综上，胸部放射治疗患者长期心脏随访是必要的，心肌PET/CT灌注-代谢检查有助于临床出现症状前及无症状心功能异常前发现心肌辐射损伤，有望成为RIHD诊断的早期检查手段。然而，这些灌注缺损、代谢异常的临床意义以及这些异常表现是否可以作为发现RIHD长期风险的可能代替指标尚不完全清楚，仍需临床进一步观察研究，对RIHD的诊断目前仍需采用多种检查手段进行综合评估。

（宋建波　李思进）

参 考 文 献

[1] Lee PJ, Mallik R. Cardiovascular effects of radiation therapy: practical approach to radiation therapy-induced heart disease. Cardiol Rev, 2005, 13: 80-86.

[2] Paszat LF, Mackillop WJ, Groome PA, et al. Mortality from myocardial infarction after adjuvant radiotherapy for breast cancer in the surveillance, epidemiology, and end-results cancer registries. J Clin Oncol, 1998, 16: 2625-2631.

[3] Hancock SL, Tucker MA, Hoppe RT. Factors affecting late mortality from heart disease after treatment of Hodgkin's disease. JAMA, 1993, 270: 1949-1955.

[4] Aleman BM, van den Belt-Dusebout AW, Klokman WJ, et al. Long-term cause-specific mortality of patients treated for Hodgkin's disease. J Clin Oncol, 2003, 21: 3431-3439.

[5] Hooning MJ, Aleman BM, van Rosmalen AJ, et al. Cause-specific mortality in long-term survivors of breast cancer: A 25-year follow-up study. Int J Radiat Oncol Biol Phys, 2006, 64: 1081-1091.

[6] Darby SC, McGale P, Taylor CW, et al. Long-term mortality from heart disease and lung cancer after radiotherapy for early breast cancer: prospective cohort study of about 300, 000 women in US SEER cancer registries. Lancet Oncol, 2005, 6: 557-565.

[7] Clarke M, Collins R, Darby S, et al. Effects of radiotherapy and of differences in the extent of surgery for early breast cancer on local recurrence and 15-year survival: an overview of the randomised trials. Lancet, 2005, 366: 2087-2106.

[8] Aleman BM, van den Belt-Dusebout AW, De Bruin ML, et al. Late cardiotoxicity after treatment for Hodgkin lymphoma. Blood, 2007, 109: 1878-1886.

[9] Adams MJ, Lipsitz SR, Colan SD, et al. Cardiovascular status in long-term survivors of Hodgkin's disease treated with chest radiotherapy. J Clin Oncol, 2004, 22: 3139-3148.

[10] Heidenreich PA, Kapoor JR. Radiation induced heart disease: systemic disorders in heart disease. Heart, 2009, 95: 252-258.

[11] Fajardo LF, Stewart JR. Experimental radiation-induced heart disease. I. Light microscopic studies. Am J Pathol, 1970, 59: 299-316.

[12] Lauk S, Kiszel Z, Buschmann J, et al. Radiation-induced heart disease in rats. Int J Radiat Oncol Biol Phys, 1985, 11: 801-808.

[13] McChesney SL, Gillette EL, Orton EC. Canine cardiomyopathy after whole heart and partial lung irradiation. Int J Radiat Oncol Biol Phys, 1988, 14: 1169-1174.

[14] Seemann I, Gabriels K, Visser NL, et al. Irradiation induced modest changes in murine cardiac function despite progressive structural damage to the myocardium and microvasculature. Radiother Oncol, 2012, 103: 143-150.

[15] McChesney SL, Gillette EL, Powers BE. Radiation-induced cardiomyopathy in the dog. Radiat Res, 1988, 113: 120-132.

[16] Lee CL, Moding EJ, Cuneo KC, et al. p53 functions in endothelial cells to prevent radiation-induced myocardial injury in mice. Sci Signal, 2012, 5: ra52.

[17] Chello M, Mastroroberto P, Romano R, et al. Changes in the proportion of types I and III collagen in the left ventricular wall of patients with post-irradiative pericarditis. Cardiovasc Surg, 1996, 4: 222-226.

[18] 张琴杨, 张稚莉. 放射性心脏损伤的发病机制及其无创性检查的研究进展. 中国临床新医学, 2011, 4(3): 281-285.

[19] Taunk NK, Haffty BG, Kostis JB, et al. Radiation-induced heart disease: pathologic abnormalities and putative mechanisms. Front Oncol, 2015, 5: 39.

[20] Fajardo LF, Stewart JR. Pathogenesis of radiation-induced myocardial fibrosis. Lab Invest, 1973, 29: 244-257.

[21] Boerma M, Zurcher C, Esveldt I, et al. Histopathology of ventricles, coronary arteries and mast cell accumulation in transverse and longitudinal sections of the rat heart after irradiation. Oncol Rep, 2004, 12: 213-219.

[22] Liu H, Xiong M, Xia YF, et al. Studies on pentoxifylline and tocopherol combination for radiation-induced heart disease in rats. Int J Radiat Oncol Biol Phys, 2009,

73：1552-1559.

[23] Wu R，Zeng Y. Does angiotensin II-aldosterone have a role in radiation-induced heart disease? Med Hypotheses，2009，72：263-266.

[24] Schultz-Hector S，Trott KR. Radiation-induced cardiovascular diseases: is the epidemiologic evidence compatible with the radiobiologic data? Int J Radiat Oncol Biol Phys，2007，67：10-18.

[25] Vos J，Aarnoudse MW，Dijk F，et al. On the cellular origin and development of atheromatous plaques. A light and electron microscopic study of combined X-ray and hypercholesterolemia-induced atheromatosis in the carotid artery of the rabbit. Virchows Arch B Cell Pathol Incl Mol Pathol，1983，43：1-16.

[26] Veinot JP，Edwards WD. Pathology of radiation-induced heart disease: a surgical and autopsy study of 27 cases. Hum Pathol，1996，27：766-773.

[27] Carlson RG，Mayfield WR，Normann S，et al. Radiation-associated valvular disease. Chest，1991，99：538-545.

[28] Adams MJ，Lipshultz SE，Schwartz C，et al. Radiation-associated cardiovascular disease: manifestations and management. Semin Radiat Oncol，2003，13：346-356.

[29] Lee CK，Aeppli D，Nierengarten ME. The need for long-term surveillance for patients treated with curative radiotherapy for Hodgkin's disease: University of Minnesota experience. Int J Radiat Oncol Biol Phys，2000，48：169-179.

[30] Henry-Amar M，Hayat M，Meerwaldt JH，et al. Causes of death after therapy for early stage Hodgkin's disease entered on EORTC protocols. EORTC Lymphoma Cooperative Group. Int J Radiat Oncol Biol Phys，1990，19：1155-1157.

[31] Mantini G，Smaniotto D，Balducci M，et al. Radiation-induced cardiovascular disease: impact of dose and volume. Rays，2005，30：157-168.

[32] Host H，Brennhovd IO，Loeb M. Postoperative radiotherapy in breast cancer--long-term results from the Oslo study. Int J Radiat Oncol Biol Phys，1986，12：727-732.

[33] Carmel RJ，Kaplan HS. Mantle irradiation in Hodgkin's disease. An analysis of technique，tumor eradication，and complications. Cancer，1976，37：2813-2825.

[34] Glanzmann C，Huguenin P，Lutolf UM，et al. Cardiac lesions after mediastinal irradiation for Hodgkin's disease. Radiother Oncol，1994，30：43-54.

[35] van den Bogaard VA，Ta BD，van der Schaaf A，et al. Validation and Modification of a Prediction Model for Acute Cardiac Events in Patients With Breast Cancer Treated With Radiotherapy Based on Three-Dimensional Dose Distributions to Cardiac Substructures. J Clin Oncol，2017，35：1171-1178.

[36] Darby SC，Ewertz M，McGale P，et al. Risk of ischemic heart disease in women after radiotherapy for breast cancer. N Engl J Med，2013，368：987-998.

[37] Schneider U，Ernst M，Hartmann M. The dose-response relationship for cardiovascular disease is not necessarily linear. Radiat Oncol，2017，12：74.

[38] Mulrooney DA，Yeazel MW，Kawashima T，et al. Cardiac outcomes in a cohort of adult survivors of childhood and adolescent cancer: retrospective analysis of the Childhood Cancer Survivor Study cohor. BMJ，2009，339：b4606.

[39] Pihkala J，Saarinen UM，Lundstrom U，et al. Myocardial function in children and adolescents after therapy with anthracyclines and chest irradiation. Eur J Cancer，1996，32A：97-103.

[40] Rehammar JC，Jensen MB，McGale P，et al. Risk of heart disease in relation to radiotherapy and chemotherapy with anthracyclines among 19，464 breast cancer patients in Denmark，1977-2005. Radiother Oncol，2017，123：299-305.

[41] Skytta T，Tuohinen S，Virtanen V，et al. The concurrent use of aromatase inhibitors and radiotherapy induces echocardiographic changes in patients with breast cancer. Anticancer Res，2015，35：1559-1566.

[42] Azria D，Larbouret C，Cunat S，et al. Letrozole sensitizes breast cancer cells to ionizing radiation. Breast Cancer Res，2005，7：R156-R163.

[43] Giordano SH，Kuo YF，Freeman JL，et al. Risk of cardiac death after adjuvant radiotherapy for breast cancer. J Natl Cancer Inst，2005，97：419-424.

[44] Flejmer AM，Edvardsson A，Dohlmar F，et al. Respiratory gating for proton beam scanning versus photon 3D-CRT for breast cancer radiotherapy. Acta Oncol，2016，55：577-583.

[45] Lin LL，Vennarini S，Dimofte A，et al. Proton beam versus photon beam dose to the heart and left anterior descending artery for left-sided breast cancer. Acta Oncol，2015，54：1032-1039.

[46] Chang JS，Ko BK，Bae JW，et al. Radiation-related heart disease after breast cancer radiation therapy in Korean women. Breast Cancer Res Treat，2017，166（1）：249-257.

[47] Taylor C，Correa C，Duane FK，et al. Estimating the Risks of Breast Cancer Radiotherapy: Evidence From Modern Radiation Doses to the Lungs and Heart and From Previous Randomized Trials. J Clin Oncol，2017，35：1641-1649.

[48] Zagar TM, Cardinale DM, Marks LB. Breast cancer therapy-associated cardiovascular disease. Nat Rev Clin Oncol, 2016, 13: 172-184.

[49] Skytta T, Tuohinen S, Boman E, et al. Troponin T-release associates with cardiac radiation doses during adjuvant left-sided breast cancer radiotherapy. Radiat Oncol, 2015, 10: 141.

[50] Gomez DR, Yusuf SW, Munsell MF, et al. Prospective exploratory analysis of cardiac biomarkers and electro-cardiogram abnormalities in patients receiving thoracic radiation therapy with high-dose heart exposure. J Thorac Oncol, 2014, 9: 1554-1560.

[51] Cheung YF, Yu W, Cheuk DK, et al. Plasma high sensitivity troponin T levels in adult survivors of childhood leukaemias: determinants and associations with cardiac function. PLoS One, 2013, 8: e77063.

[52] D'Errico MP, Grimaldi L, Petruzzelli MF, et al. N-terminal pro-B-type natriuretic peptide plasma levels as a potential biomarker for cardiac damage after radiotherapy in patients with left-sided breast cancer. Int J Radiat Oncol Biol Phys, 2012, 82: e239-e246.

[53] Kozak KR, Hong TS, Sluss PM, et al. Cardiac blood biomarkers in patients receiving thoracic(chemo)radiation. Lung Cancer, 2008, 62: 351-355.

[54] Boerma M, Sridharan V, Mao XW, et al. Effects of ionizing radiation on the heart. Mutat Res, 2016, 770: 319-327.

[55] Sharma J, Shum E, Chau V, et al. The Evolving Role of Biomarkers in Personalized Lung Cancer Therapy. Respiration, 2017, 93: 1-14.

[56] Eryilmaz U, Demirci B, Aksun S, et al. S100A1 as a Potential Diagnostic Biomarker for Assessing Cardiotoxicity and Implications for the Chemotherapy of Certain Cancers. PLoS One, 2015, 10: e0145418.

[57] Niu QY, Li ZY, Du GH, et al.（1）H NMR based metabolomic profiling revealed doxorubicin-induced systematic alterations in a rat model. J Pharm Biomed Anal, 2016, 118: 338-348.

[58] Avelar E, Strickland CR, Rosito G. Role of Imaging in Cardio-Oncology. Curr Treat Options Cardiovasc Med, 2017, 19: 46.

[59] Mor-Avi V, Lang RM. Is echocardiography reliable for monitoring the adverse cardiac effects of chemotherapy. J Am Coll Cardiol, 2013, 61: 85-87.

[60] Stoodley PW, Richards DA, Meikle SR, et al. The potential role of echocardiographic strain imaging for evaluating cardiotoxicity due to cancer therapy. Heart Lung Circ, 2011, 20: 3-9.

[61] Erven K, Florian A, Slagmolen P, et al. Subclinical cardiotoxicity detected by strain rate imaging up to 14 months after breast radiation therapy. Int J Radiat Oncol Biol Phys, 2013, 85: 1172-1178.

[62] Erven K, Jurcut R, Weltens C, et al. Acute radiation effects on cardiac function detected by strain rate imaging in breast cancer patients. Int J Radiat Oncol Biol Phys, 2011, 79: 1444-1451.

[63] Zamorano JL, Lancellotti P, Munoz DR, et al. 2016 ESC Position Paper on cancer treatments and cardiovascular toxicity developed under the auspices of the ESC Committee for Practice Guidelines. Kardiol Pol, 2016, 74: 1193-1233.

[64] Tamene AM, Masri C, Konety SH. Cardiovascular MR imaging in cardio-oncology. Magn Reson Imaging Clin N Am, 2015, 23: 105-116.

[65] Knuuti J, Saraste A. Advances in clinical application of quantitative myocardial perfusion imaging. J Nucl Cardiol, 2012, 19: 643-646.

[66] Anagnostopoulos C, Harbinson M, Kelion A, et al. Procedure guidelines for radionuclide myocardial perfusion imaging. Nucl Med Commun, 2003, 24: 1105-1119.

[67] Gyenes G, Fornander T, Carlens P, et al. Myocardial damage in breast cancer patients treated with adjuvant radiotherapy: a prospective study. Int J Radiat Oncol Biol Phys, 1996, 36: 899-905.

[68] Gayed IW, Liu HH, Wei X, et al. Patterns of cardiac perfusion abnormalities after chemoradiotherapy in patients with lung cancer. J Thorac Oncol, 2009, 4: 179-184.

[69] Gayed IW, Liu HH, Yusuf SW, et al. The prevalence of myocardial ischemia after concurrent chemoradiation therapy as detected by gated myocardial perfusion imaging in patients with esophageal cancer. J Nucl Med, 2006, 47: 1756-1762.

[70] Yu X, Prosnitz RR, Zhou S, et al. Symptomatic cardiac events following radiation therapy for left-sided breast cancer: possible association with radiation therapy-induced changes in regional perfusion. Clin Breast Cancer, 2003, 4: 193-197.

[71] Marks LB, Yu X, Prosnitz RG, et al. The incidence and functional consequences of RT-associated cardiac perfusion defects. Int J Radiat Oncol Biol Phys, 2005, 63: 214-223.

[72] Maunoury C, Pierga JY, Valette H, et al. Myocardial perfusion damage after mediastinal irradiation for Hodgkin's disease: a thallium-201 single photon emission tomography study. Eur J Nucl Med, 1992, 19: 871-873.

[73] Pierga JY, Maunoury C, Valette H, et al. Follow-up

thallium-201 scintigraphy after mantle field radiotherapy for Hodgkin's disease. Int J Radiat Oncol Biol Phys, 1993, 25: 871-876.

[74] Bateman TM. Advantages and disadvantages of PET and SPECT in a busy clinical practice. J Nucl Cardiol, 2012, 19 Suppl 1: S3-11.

[75] Siegrist PT, Husmann L, Knabenhans M, et al. (13) N-ammonia myocardial perfusion imaging with a PET/CT scanner: impact on clinical decision making and cost-effectiveness. Eur J Nucl Med Mol Imaging, 2008, 35: 889-895.

[76] Song J, Yan R, Wu Z, et al. 13N-Ammonia PET/CT Detection of Myocardial Perfusion Abnormalities in Beagle Dogs After Local Heart Irradiation. J Nucl Med, 2017, 58: 605-610.

[77] Sadek Nehmeh JF, Jazmin Schwartz, Ase Ballangrud, et al. Value of Cardiac 13N-Ammonia PET in Assessing Early Radiation-Induced Cardiotoxicity in Breast Cancer Patients Undergoing Radiotherapy: A Feasibility Study. J Nucl Med, 2017, 58: 517.

[78] Jingu K, Kaneta T, Nemoto K, et al. The utility of 18F-fluorodeoxyglucose positron emission tomography for early diagnosis of radiation-induced myocardial damage. Int J Radiat Oncol Biol Phys, 2006, 66: 845-851.

[79] SM L, JJ L, YK K, et al. Evaluation of radiation induced myocardial damage by FDG PET. J Nucl Med, 2010, 51: 155.

[80] Evans JD, Gomez DR, Chang JY, et al. Cardiac 18F-fluorodeoxyglucose uptake on positron emission tomography after thoracic stereotactic body radiation therapy. Radiother Oncol, 2013, 109: 82-88.

[81] Zophel K, Holzel C, Dawel M, et al. PET/CT demonstrates increased myocardial FDG uptake following irradiation therapy. Eur J Nucl Med Mol Imaging, 2007, 34: 1322-1323.

[82] Yan R, Song J, Wu Z, et al. Detection of Myocardial Metabolic Abnormalities by 18F-FDG PET/CT and Corresponding Pathological Changes in Beagles with Local Heart Irradiation. Korean J Radiol, 2015, 16: 919-928.

[83] Ghobadi G, van der Veen S, Bartelds B, et al. Physiological interaction of heart and lung in thoracic irradiation. Int J Radiat Oncol Biol Phys, 2012, 84: e639-e646.

[84] Konski A, Li T, Christensen M, et al. Symptomatic cardiac toxicity is predicted by dosimetric and patient factors rather than changes in 18F-FDG PET determination of myocardial activity after chemoradiotherapy for esophageal cancer. Radiother Oncol, 2012, 104: 72-77.

[85] Kropil P, Budach W, Bolke E, et al. Pitfalls in radiation oncology. "Myocardial metastasis" in PET-CT after palliative radiation treatment of the left 5th rib. Strahlenther Onkol, 2012, 188: 359-362.

[86] 宋建波, 闫蕊, 张伟, 等. PET/CT 显像前不同准备方法对正常 Beagle 犬心肌 18F-FDG 生理性摄取的影响. 中华核医学与分子影像杂志, 2014, 34(2): 140-143.

[87] Feuerstein GZ, Young PR. Apoptosis in cardiac diseases: stress- and mitogen-activated signaling pathways. Cardiovasc Res, 2000, 45: 560-569.

[88] Dogan I, Sezen O, Sonmez B, et al. Myocardial perfusion alterations observed months after radiotherapy are related to the cellular damage. Nuklearmedizin, 2010, 49: 209-215.

[89] Gabrielson KL, Mok GS, Nimmagadda S, et al. Detection of dose response in chronic doxorubicin-mediated cell death with cardiac technetium 99m annexin V single-photon emission computed tomography. Mol Imaging, 2008, 7: 132-138.

[90] Bennink RJ, van den Hoff MJ, van Hemert FJ, et al. Annexin V imaging of acute doxorubicin cardiotoxicity (apoptosis) in rats. J Nucl Med, 2004, 45: 842-848.

[91] Alvarez JA, Russell RR. Cardio-oncology: the Nuclear Option. Curr Cardiol Rep, 2017, 19: 31.

[92] Carrio I. Cardiac neurotransmission imaging. J Nucl Med, 2001, 42: 1062-1076.

[93] Wakasugi S, Fischman AJ, Babich JW, et al. Metaiodobenzylguanidine: evaluation of its potential as a tracer for monitoring doxorubicin cardiomyopathy. J Nucl Med, 1993, 34: 1283-1286.

第七十七章

动脉粥样硬化斑块分子影像

动脉粥样硬化是我国的常见病,也是危害人类健康最严重的心血管疾病之一。早期诊断动脉粥样硬化对于心脑血管疾病的预防、诊断、治疗和改善预后都有着重要价值。然而,迄今为止还缺乏早期诊断和探测不稳定性动脉粥样硬化斑块的方法,尤其是在斑块破溃之前能够早期发现是预防严重心脑血管事件的关键。近年来,随着医学影像技术的发展,特别是功能与分子影像的发展,为早期无创性探测不稳定性斑块带来了新的契机,有望成为临床有用的工具。

第一节 动脉粥样硬化斑块显像的病理生理学基础

动脉粥样硬化斑块(atherosclerotic plaques)是以脂质、炎性细胞、血液成分的灶状沉积和结缔组织、钙的沉积,同时伴动脉内膜改变为特征的综合性病变,成熟的动脉粥样硬化斑块包含中心脂核及包裹脂核的由血管平滑肌细胞和结缔组织组成的纤维帽。在斑块的发生和进展过程中,巨噬细胞可使纤维帽受损和破裂,而平滑肌细胞的增生可以起到修复作用,当这种破坏与修复的平衡被打破时,将导致斑块的不稳定甚至破裂。

高危易破溃斑块又称不稳定斑块或易损斑块(vulnerable plaque),通常是指易形成血栓、破裂、导致心脑血管事件的斑块。易损斑块一般为非阻塞性、无症状的病灶,但是它可能突然破裂而导致血栓栓塞,引起组织缺血和伴随的后遗症,是突发死亡和急性心肌梗死的主因。易损斑块的特征是含有大量的脂核、纤维帽变薄、大量的炎性细胞和少量的平滑肌细胞,其中巨噬细胞是不稳定性斑块的关键因素之一。循环中的单核细胞在黏附分子和趋化蛋白(如单核细胞趋化蛋白,MCP-1)的作用下堆积于血管内皮下,并分化为巨噬细胞;巨噬细胞摄入氧化的脂蛋白形成泡沫细胞,分泌出许多促进炎症的细胞因子和酶,如基质金属蛋白酶(matrix metalloproteinase,MMPs),从而破坏纤维帽的结缔组织,导致其结构改变,降低其对血流冲击力的抵抗力。

动脉粥样硬化病变主要病理改变在动脉内膜,早期表现为脂质沉积,形成脂纹。随着病灶的进一步发展,内膜内产生大量的具有细胞毒性的氧化低密度脂蛋白(OX-LDL),从而引起泡沫细胞坏死及细胞外基质脂质核心的形成,加之平滑肌细胞逐渐增生产生胶原、弹力纤维及蛋白多糖,使病变演变为向管腔突出的纤维斑块。由于OX-LDL 的细胞毒作用,可进一步引起斑块内细胞损伤及坏死,泡沫细胞坏死崩解后,其胞质内的脂质释放出来,形成脂质池,泡沫细胞的坏死崩解释放出大量溶酶体酶,促进其他细胞坏死崩解。随着病变的发展,纤维斑块逐渐演变为粥样斑块。纤维斑块和粥样斑块伴随着出血和血栓形成,使斑块扩大形成复合性斑块,继而出现钙化等晚期改变的征象。

多年以来,人们对动脉粥样硬化形成的认识是建立在"损伤反应"的基础上的,如局部血流紊乱对动脉血管及其分支结构内膜的损伤,使内膜渗透压增加、完整性遭到破坏等;一些全身性的因素,如高胆固醇血症、高脂血症、高血糖、吸烟以及细菌、病毒感染,免疫因子和血管活性物质的长期刺激等,导致血管内膜的损伤,促进和导致内皮功能紊乱、脂质沉积、炎性细胞(单核细胞和 T 淋巴细胞)向血管壁浸润以及血小板的黏附和聚集,导致粥样硬化的形成。此外,某些化学趋化因子和生长因子的分泌导致平滑肌细胞的增生和向内皮的移行,并伴随内膜下胶原和间质的沉积,形成粥样斑块。这些血管内皮的损伤可进一步发展导致斑块破裂引起血管栓塞,导致急性心脑血管事件的发生。动脉粥样硬化病变通常会累及全身的大、中弹性动脉和肌性动脉,导致心、脑和周围血管病变。随着人们对动脉粥样硬化认识的进一步深入，目前普遍认为，急性心血管事件的发生与斑块的大小无关，而与动脉粥样硬化的类型成分有关。急性冠状动脉综合征（不稳定心绞痛、心肌梗死和心源性猝死）是导致冠心病患者死亡的主要因素，而富含脂质的不稳定斑块破裂、形成血栓则是导致急性冠状动脉综合征的关键因素。

在动脉粥样硬化斑块的形成过程中，炎性细胞、细胞因子、生长因子以及慢性感染起着重要作用，而动脉粥样硬化是炎症性病变的概念已被人们所接受，炎症反应直接参与动脉粥样硬化及其并发症的形成。随着人们对动脉粥样硬化发病机制认识的不断深入，探测动脉粥样硬化病变的各种新的标志物和新的显像技术也应运而生，为研究动脉粥样硬化斑块形成机制、监测病情发展与治疗效果提供了重要手段。

动脉粥样硬化程度的分型方法有多种，1995年美国心脏病协会（AHA）将动脉粥样硬化的组织形态学变化分为六型：Ⅰ型为早期病变；Ⅱ型为脂质条纹；Ⅲ型为斑块前期；Ⅳ型为斑块期，出现脂质核心，但无厚的纤维帽；Ⅴ型是在较大脂质核心基础上出现纤维帽，向管腔内突起，分为三个亚型：Ⅴa为纤维脂质斑块；Ⅴb为以钙化为主的斑块；Ⅴc为以胶原为主的斑块。当Ⅳ型和Ⅴ型出现继发性病理改变时为Ⅵ型，Ⅵ型为复合病变，分为三个亚型：Ⅵa为斑块表面破裂或溃疡，Ⅵb为壁内血肿或出血，Ⅵc为血栓形成。Ⅳ型以上病变为不可逆转型，Ⅴ型以上的病变伴有动脉管腔明显狭窄，且斑块容易破裂、出血和形成血栓等。

第二节 动脉粥样硬化斑块的形态影像学检查

常规的影像学手段如血管造影、磁共振成像、CT血管造影等对动脉粥样硬化的诊断具有重要的价值，在显示管腔狭窄、管壁增厚、斑块体积以及斑块成分方面各有其独特价值。但这些以形态学改变为基础的诊断方法只有在粥样斑块足够大、血管狭窄达到一定程度时才能发挥作用，对早期发现以代谢紊乱为特征的动脉粥样硬化以及判断易损斑块有一定的局限性。近年来，一些新的形态学影像手段在动脉粥样硬化斑块的评价上取得了重要进展，如血管内超声、光学相干断层

扫描等，对于识别不稳定性斑块具有较高的敏感性和特异性，但是这些方法都有一定的创伤性，使得临床广泛应用受到限制。心肌梗死及不稳定性心绞痛的发生，主要是由于富含脂质的斑块破溃形成的血栓栓塞，而不是斑块本身导致的冠状动脉堵塞。因此，寻找一种无创伤性的早期检测动脉粥样硬化不稳定斑块的手段，以便早期采取必要措施，控制动脉粥样硬化的进一步发展已成为当今临床亟待解决的重大问题。近年来人们一直尝试应用一系列损伤性和非损伤性的显像技术进行动脉粥样硬化斑块的检测，以求达到早期诊断和早期治疗的目的。

下面简述目前几种主要的检查方法及其特点：

1. 血管造影 高清晰度的血管造影（angiography）可以显示血管直径和度量狭窄程度，长期以来它都被当作对冠状动脉、颈动脉以及周围动脉病变进行解剖学诊断的"金标准"。血管造影可以显示粥样斑块晚期病变，如斑块破裂、腔内血栓以及钙化，但是由于其敏感性低，不能显示Ⅲ型以下的组织学病变，亦不能显示管腔壁光滑的Ⅳ、Ⅴ型组织学病变；同时由于其特异性差，不能显示富含脂质的粥样斑块以及其他病理组织学成分。基于以上原因，加上这种检查手段具有一定的损伤性，限制了其在病例随访和病情监测中的应用。

2. 血管内超声（IVUS） 研究表明，IVUS能够提供粥样硬化斑块的组织特征和细节，识别可逆性的脂质沉积和不可逆性的纤维性粥样硬化斑块；能区分钙化的粥样硬化斑块和血栓、溃疡性斑块。在IVUS图像上，动脉粥样硬化斑块表现为内膜环形或不均匀增厚突起，管腔向心性或偏心性狭窄。脂质斑块为均匀的低回声反射，纤维斑块回声较强，其后无声影，而钙化斑块的回声最强，其后有声影。

尽管IVUS能反映血管壁的细节，但是斑块组成的判断必须依赖于回声强度，由于不同斑块回声图象可重叠，使得斑块性质难以准确判断，低回声区域可以代表血栓，也可能是富含脂质成分的斑块；Prati等用高频超声来识别脂池，其敏感性65%，特异性为95%。IVUS的缺点是不能提供实际组织学特点，不能发现小的病变，且检查持续时间长，难以在疗效观察以及病例随访中广泛应用；此外，该法为有创性检查方法，检查过程中可导致冠状动脉痉挛、急性闭塞和血管内膜剥离。IVUS对于动脉血管软斑块的探测准确性

有限,但对于钙化斑块探测具有较高的准确性。

3. 多普勒显像(B-mode ultrasound) 颅外颈动脉粥样硬化是导致缺血性脑血管病的主要原因,而脑卒中和短暂性脑缺血发作与颈动脉分叉处的晚期粥样硬化斑块具有密切关系。因此,早期对血管狭窄程度和斑块形态进行准确估计对于制订合理的治疗决策非常重要。彩色多普勒血流显像具有图像清晰、分辨率高的特点,已成为目前最常用的颈动脉斑块检查的手段。彩色多普勒显像可以测定血管壁厚度、对斑块的成分和面积进行定量分析,根据其回声性质可以判断斑块性质。由于该技术为非损伤性,可以用于治疗疗效评价以及对动脉粥样硬化高危人群进行随访观察。但是在对冠状动脉和下肢周围动脉的检测方面,多普勒显像不如传统的血管造影适用。

4. 电子束CT 电子束CT(electron beam CT,EBCT)又称超高速CT,是以电子束技术为基础,由电子枪发射电子束,穿透人体组织后由电子束轰击扫描机架下部的圆弧形钨靶环产生旋转X线,实现快速CT扫描。EBCT扫描速度非常快,每层图像的扫描时间仅50~100毫秒,整个采集过程仅需30~45秒,故消除了心脏的运动伪影。EBCT可对动脉钙化进行定量分析,是动脉钙化检查的最佳方法,优于常规的螺旋CT检查。研究表明,动脉粥样硬化钙化大多见于晚期病变,且冠状动脉钙化与阻塞性冠状动脉疾病有强烈的相关性,而钙化程度则是评价冠状动脉病变程度的有用指标之一,但是由于EBCT检测动脉粥样硬化斑块中其他成分的特异性和敏感性均较差,往往会忽略一些不稳定斑块。

5. 多层螺旋CT(multi-slice spiral CT,MSCT) 与传统的螺旋CT相比具有采集速度快、干扰小、层面更薄,可行多层面扫描,血管重建性好,能清楚显示钙化斑块等优势,在冠状血管检测时大大减少了呼吸运动干扰和心脏伪影。缺点是不能显示无钙化的中等程度病变。有人应用MSCT对14例患者进行了对比增强的虚拟冠状动脉造影显像(VCA),以血管内超声显像作为"金标准",表明MSCT能清楚显示所有严重病变和所有的钙化斑块,但对无钙化的软斑块病变显示效果较差。但是,MSCT作为一种无创性的检查,对评价冠状动脉粥样硬化斑块成分、评估冠心病风险仍具有重要的实用价值。

6. 磁共振成像 对血管成像具有突出的优势,对显示血管壁、管腔和血管外膜等血管结构的分辨率高,图像对比度好,受血流和心肺运动伪影干扰小,可用于评估血管壁的体积、斑块的大小以及粥样硬化的严重程度等。快速自旋回波的应用使分辨率提高至400μm,高分辨率的MRI有利于检测血管壁的结构。经各种粥样硬化动物模型和人体颈动脉的MRI研究证实,它可以有效识别血管壁和斑块的结构,区分脂质和纤维组织。研究表明,MRI对冠脉管壁及斑块结构的检测不受血管弯曲的限制,并显示良好的组织学相关性。Shinnar等通过对人体颈动脉切除术后内膜标本的MRI研究,建立了识别各种成分的MRI标准,并经组织学证实显示出高度的敏感性和特异性。在T_1WI(T_1加权成像)上,纤维成分显示为高信号,脂肪核心为低信号,血栓可显示为各种不同信号,而钙化病灶则显示为无信号。在T_2WI(T_2加权成像)上,内膜显示为高信号,中膜为中等信号,外膜为低信号。在颈动脉MR显像时,测量血管壁厚度最佳序列为质子加权成像(PDWI),其信噪比和图像分辨率均较高;而显示血管分层T_2WI较好,显示钙化情况、外界与周围脂肪对比情况则选择T_1WI更佳。Chan等应用心电门控T_2加权的自旋回波MRI首次对患者腹主动脉和胸主动脉进行了检测并显示出良好的再现性。而对比增强MRI在显示新生血管方面则具有显著优势。为了进一步提高MRI的分辨率,精确地检测斑块成分,又发展了血管内MRI技术。

7. 光学相干断层扫描 光学相干断层扫描(optical coherence tomography,OCT)是一种新型的以光学为基础的高分辨率血管内成像技术,其检查原理与IVUS相似,只是用光代替了声波获得影像。在OCT检查时,将OCT探针安装在冠状动脉导管上,进入血管后其光导纤维发出红外线光扫描受检组织,通过测量反射或散射光的密度,产生二维或三维的类似于B型超声的图像。由于OCT的分辨率较高,可以清晰地显示其动脉粥样硬化斑块的成分和纤维帽的厚度,有助于识别不稳定性斑块,尤其对于富含脂质的软斑块的探测准确性优于IVUS。在正常的动脉显像时,血管壁比较规则,内膜无增厚;而动脉粥样硬化斑块的表现则随着斑块的成分不同其特征也不同,纤维斑块表现为血管内膜增厚呈均匀一致的高信号,而富含脂质的斑块其增厚的内膜呈边界模糊的低信号,钙化点斑块也表现为内膜增厚的低信号,但边界较清晰。

研究表明,OCT 对组织横截面的检测清晰度可达 10μm。Yabushita 等通过对 357 例动脉粥样硬化尸检标本进行 OCT 研究,建立了识别斑块各种成分的 OCT 标准,为临床应用 OCT 评估斑块性质进行了有益的尝试。最近 Tearney 等对离体人动脉粥样硬化斑块标本的研究表明 OCT 能通过检测纤维帽中的巨噬细胞来显示斑块的不稳定性。研究结果均显示出 OCT 对于检查粥样斑块具有较高的准确性。但是 OCT 属于有创性检查,操作技术比较复杂,需要应用球囊阻断血流,易产生并发症,而且光成像的穿透力仅 1～2mm,对于血管壁内膜的分辨率较好,而对中膜和外膜探测的可靠性较差,这些缺点也限制了其在临床上的广泛应用。

8. 拉曼光谱学检查(Raman spectroscopy,RS)　是利用物理学上的"拉曼效应"的原理,当物质接受单色光照射时,入射光使分子的旋转和振动发生变化,产生光散射,利用散射光与入射光频率存在的差异,用于不同分子的特异性检测。通过 RS 检查可以识别组织中的各种化学成分,并进行相对定量和定性评估。通常用波长为 850nm 的近红外激光,通过光导纤维对受检组织进行照射并收集散射光,用相对波数来表示入射和散射频率的差异。Romer 等通过对离体人冠状动脉中七种化学成分相对含量进行定量分析,将冠状动脉分为三种类型:无粥样硬化的冠脉血管、无钙化斑块的冠脉血管和有钙化斑块的冠脉血管,并制定订了分类的标准,且在前瞻性研究中得以验证,显示出良好的病理组织学相关性。最近,紧密型拉曼系统和特制拉曼导管使得 RS 在血管内检测粥样硬化斑块的应用成为可能,RS 检查的缺点在于无法提供冠脉内斑块的形态学资料。

9. 血管内超声弹性图(IVUS elastography)　其原理是根据不同组织对于机械性刺激的反应不同,含有钙化和纤维化的硬性斑块组织其受压和被牵拉的程度小于含脂质等柔软组织,由此判别组织的成分。在 IVUS 检查时,用血管内超声导管收集不同压力作用下动脉血管壁和斑块的射频回波信号,经局部置换建立反映组织受牵拉情况的横截面弹性图,从而区分不同的组织。近来 de Korte 等应用血管内超声弹性图对猪冠状动脉粥样硬化模型进行了研究,并将检查结果与病理组织学检查进行对比,研究表明,根据牵张力不同

可以区分三种病变:早期纤维化病变、早期脂肪病变和晚期纤维化病变,识别脂质斑块的灵敏性(100%)和特异性(80%)均较高,而识别富含巨噬细胞斑块的灵敏性和特异性达 92%。

10. 温度测量法(thermometry)　在急性冠脉综合征中炎症反应起着十分重要的作用,因此人们试图通过检测炎症反应情况来预测不良临床事件的发生,通过对人体颈动脉粥样斑块的温度检测,有可能根据斑块温度的多样性识别不稳定斑块。含脂质核心的斑块具有较高的温度,而钙化病变区温度较低。Stefanadis 等对人冠状动脉粥样硬化斑块的研究表明,与稳定性心绞痛患者相比,急性心梗患者和不稳定型心绞痛患者病变处动脉的温度明显升高,血浆中急性期反应物 C 反应蛋白(CRP)的水平也明显升高,两者间存在良好的相关性。结果表明,该法有助于斑块性质的评估和对粥样硬化病变进行动态监测。

第三节　动脉粥样硬化斑块分子影像

近年来的研究表明,斑块的炎症、脂质蓄积、蛋白质水解、凋亡、黏附分子、血管生成和血栓等是决定斑块易损性的重要分子,而迅速发展的分子和功能成像为早期识别这些相关的病理生理学分子过程提供了条件。目前用于评价动脉粥样硬化斑块的新方法较多,例如高分辨率磁共振成像(HR-MRI)、SPECT、PET 和近红外荧光成像(NIRF)等都取得了重要进展。尤其是用放射性核素和荧光标记的示踪剂如 ^{18}F-FDG、MMP 探针和 annexin A5 等对于识别炎症、凋亡和蛋白质分子显示出良好的前景。分子标志物活性与精确的解剖信息相结合为识别易损斑块提供了有用的工具,这些方法的发展已使颈动脉手术患者的选择进入了一个新的影像技术时代。

近年的研究结果表明,斑块中增殖平滑肌细胞(泡沫细胞)含量越多斑块越易破溃,而斑块中的胶原则是斑块的稳定物质,胶原含量高的斑块不易破溃。通过显像方法无创性地检测斑块的数量、进展程度、分布和成分(如泡沫细胞密度、脂质沉积和平滑肌细胞增殖程度),从而区分稳定性斑块与即将破溃和不稳定性斑块,早期预测心脑血管事件的发生,为血管再通治疗提供最直接的依据。

动脉粥样硬化斑块分子影像涉及斑块形成

中的不同靶点及病理生理学进程的各个环节,包括斑块的组成成分、黏附分子、微小钙化、活化酶类、膜联蛋白、增殖基因、整合素、血栓形成等。形成的主要环节包括脂质渗透、细胞侵入与增殖、血栓形成。动脉粥样硬化斑块的主要成分有三种:一是细胞成分包括平滑肌细胞、巨噬细胞和淋巴细胞;二是结缔组织包括胶原、弹力纤维和糖蛋白;三是细胞内外沉积的脂质,主要为低密度脂蛋白(LDL)等。冠状动脉粥样硬化斑块的不稳定性程度主要取决于巨噬细胞的含量。

早期的研究大多应用放射性核素标记低密度脂蛋白,早在20世纪80年代初,Lees等人曾使用^{125}I标记自体血浆LDL进行颈动脉粥样斑块病灶的显像,3例通过血管造影证实的已知颈动脉病灶的患者注射^{125}I-LDL后行γ照相均成功的显示,而正常对照患者则未见局灶性LDL蓄积。

近年来,国内外许多学者已根据动脉粥样硬化形成过程的某些分子和细胞进行了更多的放射性核素显像剂的研究(表77-1),但大多仍处于实验研究阶段。

本课题组自20世纪90年代开始,在国家自然科学基金等多项基金的资助下,历经20多年开展了系列的不稳定性动脉粥样硬化斑块分子影像探索性研究,取得了一定成绩。本章就当前主要的研究领域作一介绍。

一、脂质代谢显像

(一)低密度脂蛋白(LDL)代谢显像

LDL在粥样斑块沉积是粥样硬化形成的重要环节,在粥样硬化的脂质斑块内有LDL的大量沉积,过去人们利用放射性核素标记的LDL和氧化LDL进行了大量的斑块显像研究,也包括用放射性核素标记针对LDL的抗体进行显像评估斑块的稳定性。应用针对氧化LDL(OxLDL)的鼠抗体^{125}I-MDA2、^{99m}Tc-MDA2以及人源化抗体IK17进行了体内显像。

Lees等探究了应用^{99m}Tc-LDL γ闪烁照相机显像定位人动脉粥样硬化斑块的可行性,17例动脉粥样硬化患者接受了显像。结果证明,有4例患者静脉注射^{99m}Tc-LDL后8~21小时,可见显像剂在其颈动脉、髂动脉或股动脉的斑块一致性的局灶性浓聚。在4例患者,局灶性^{99m}Tc-LDL浓聚也出现在冠状动脉病灶区,但是这种浓聚不能与残留血池的放射性明确区分。6例在动脉内膜切除术前1天接受了^{99m}Tc-LDL显像患者的颈动脉内膜标本检测表明,无论γ照相是否显示出病灶,有局灶性放射性浓聚的标本其放射性活度是其他非局灶性浓聚区的2~4倍,从数量上讲这种蓄积对于产生体外影像是足够的。组织学也证明,凡是显影的颈动脉标本均有丰富的泡沫

表 77-1 实验研究的动脉粥样硬化斑块显像剂

分类	显像剂	结合斑块成分
LDL	^{125}I或^{123}I-LDL,^{111}In-LDL,^{99m}Tc-LDL	LDL受体
	^{99m}Tc-ox-LDL	巨噬细胞清道夫受体
免疫球蛋白		
非特异性	^{111}In-DTPA-人多克隆IgG	巨噬细胞Fc受体
	^{99m}Tc-scFv-VCAM1	
特异性单克隆	^{111}In-Fc,^{111}In-Fab	平滑肌细胞
	^{99m}Tc-LOX-1-mAb	LDL受体
受体与肽类	^{123}I-SP-4,^{99m}Tc-P199,^{99m}Tc-P215(基于Apo-B)	泡沫细胞
	^{99m}Tc-内皮素衍生物^{99m}Tc-ZK 167054	平滑肌细胞内皮素A、B受体
	^{99m}Tc-Ap4A,^{99m}Tc-AppCHClppA	血小板、巨噬细胞、平滑肌细胞、单核细胞P2受体
	^{18}F-Galacto-RGD	与$\alpha_v\beta_3$整合素结合,表达于巨噬细胞和内皮细胞
	^{64}Cu-DOTA-C-ANF(心钠素)	内皮和VSMCs钠尿肽受体
细胞凋亡	^{99m}Tc-annexin V	凋亡的平滑肌细胞、巨噬细胞
斑块炎症	^{18}F-FDG,^{99m}Tc-MMP等	巨噬细胞、平滑肌细胞
细胞增殖	^{99m}Tc-PCNA ASON	增殖平滑肌细胞

细胞、巨噬细胞和少量因斑块出血机化的内膜血液。与此相比，不显影的内膜切除标本则为成熟的、纤维钙化的斑块。因此，可以认为：① ^{99m}Tc-LDL 能蓄积在人粥样硬化斑块；②在某些患者，^{99m}Tc-LDL 的蓄积足以应用 γ 照相显像进行探测；③ LDL 蓄积的量取决于病灶成分；④新的放射性药物的设计需要考虑到减少血池放射性活性残留，从而改善动脉粥样硬化斑块体外显像效果。

Sinzinger 等应用 ^{123}I 标记自体 LDL 研究了临床上有明显动脉粥样硬化的患者。结果发现，正常情况下，在血管系统没有发现显像剂摄取，但在病理学区域注射 LDL 后 60 分钟的早期显像即可见到阳性的 γ 照相影像。实验数据和形态学对比都与 γ 照相所见有非常好的相关性，表明在动脉粥样斑块或高脂血症的患者中具有良好的应用前景。

Lupattelli 等应用 ^{131}I 标记自体含脂蛋白的 apo-B 对 7 例高血脂患者进行了评估，以试图探测动脉粥样硬化病灶，评价这些病灶的不同功能模型。结果显示，多数患者在颈动脉和股动脉都探测到该标记化合物的蓄积，该方法对于体内评价脂蛋白以及有关动脉粥样硬化的发生机制和血管壁之间的关系有一定价值。

（二）LDL 抗体放射免疫显像

Tsimikas 等人的结果表明，动脉粥样硬化斑块对氧化 LDL 抗体的摄取与粥样硬化病变程度密切相关，能早期发现富含脂质的病变，对于患者的筛查和对高危人群进行连续随访观察具有重要的意义。应用标记针对氧化 LDL 分子靶氧化特异性抗体（Ox-Ab）进行斑块无创性显像发现，易损斑块的脂质成分中富含并聚集较多的 OxLDL，通过自然的、炎症和血栓形成具有较强的破裂倾向。在一系列的体内实验研究中证明，在富脂的动脉粥样斑块内能特异地蓄积氧化特异性抗体，而正常的动脉内则没有，可以对 OxLDL 的容量进行定量测定。通过对 OxLDL 的容量增加和减少进行定量分析，能达到监测动脉粥样硬化是进展还是消退的目的，从而无创伤性显示动脉粥样硬化病灶，因此，OxLDL 将有可能作为理想的靶来探测易损斑块。

Ox-Ab 可以采用不同的标志物进行标记，既可用放射性核素标记进行 SPECT 显像，也可用非放射性核素标记行磁共振或超声显像。该法的成功建立将有利于研究动物模型和人类动脉粥样硬

化的自然病史及发展，评估动脉粥样硬化进展与消退过程中新药或基因治疗的临床效果，评估斑块的稳定性及对动脉粥样硬化患者的筛选，高危群体的动态随访等。

凝集素样氧化 LDL 受体 1（LOX-1）是一种与斑块不稳定有关的潜在分子靶物质。Ishino 等应用 ^{99m}Tc- 标记的抗 LOX-1 单克隆 IgG（^{99m}Tc-LOX-1-mAb）在 WHHLMI 兔动脉粥样硬化模型研究了其作为斑块显像剂的有用性。结果显示，^{99m}Tc-LOX-1-mAb 在兔主动脉蓄积的量是对照组兔主动脉蓄积量的 10 倍以上，体内显像也清晰地显示兔动脉粥样硬化的主动脉。通过放射自显影和组织学研究还显示，局部 ^{99m}Tc-LOX-1-mAb 的蓄积不依赖于病灶的组织学分级，但是局部 ^{99m}Tc-LOX-1-mAb 蓄积与 LOX-1 表达的密度和易损指数密切相关。在动脉粥样硬化病灶的感兴趣区，^{99m}Tc-LOX-1-mAb 最大放射性蓄积量达 3.8 ± 1.1，纤维血栓病灶为 2.0 ± 1.0，而富胶原病灶和新生内膜病灶分别仅为 1.6 ± 0.8 和 1.4 ± 0.7，表明在 Ⅳ 级粥样斑块 ^{99m}Tc-LOX-1-mAb 蓄积的水平明显高于新生内膜病灶或其他更稳定的病灶，应用 ^{99m}Tc-LOX-1-mAb 进行 LOX-1 表达的核素显像为预测破裂的高危粥样斑块提供了一种有用的工具。

Li 等在载脂蛋白 E$^{(-/-)}$ 鼠和动脉粥样硬化膳食饲养的 LDLR$^{(-/-)}$、LDLR$^{(-/-)}$/LOX-1$^{(-/-)}$ 鼠动物模型比较了 SPECT/CT、MRI 以及靶向 LOX-1 的分子探针体内探测和评估动脉粥样硬化斑块的可行性。其显像探针包括抗 LOX-1 抗体脂质体或非特异 IgG、^{111}In 或钆（Gd）以及 1，1'-dioctade-cyl-3，3，3'，3'-tetramethylindocarbocyanine 荧光标志物。研究结果表明：在 ApE$^{(-/-)}$ 鼠，LOX-1 探针的 SPECT/CT 显像可见主动脉弓呈"热区"，并通过荧光显像证实。在 LOX-1 探针的 LDLR$^{(-/-)}$ 鼠模型，MRI 也显示明显的 Gd 增强，但应用非特异性的 IgG 探针则没有发现摄取。在注射 LOX-1 探针的 LDLR$^{(-/-)}$/LOX-1$^{(-/-)}$ 鼠模型也未观察到信号增强现象。通过离体标本荧光显像也证实了这些结果。LOX-1 探针优先与斑块结合，特别是在有易损斑块特征的区域摄取较高，包括有广泛 LOX-1 表达、巨噬细胞蓄积、凋亡和基质金属蛋白酶 -9 表达的区域。因此，LOX-1 显像对于动脉粥样硬化斑块的探测具有很好前景，其 LOX-1 显像信号与有破裂倾向的动脉粥样硬化斑块有关。

Fischman 等比较了几种不同显像剂的显像

结果。对腹主动脉球囊导管损伤后的一组实验性动脉粥样硬化兔模型进行体外显像，注射 ^{111}In-IgG、^{111}In-Fc 或 ^{111}In-Fab 后获得了系列显像，并用 ^{125}I-LDL 或 ^{125}I-HAS 作为阳性或阴性对照进行比较，注射放射性标记蛋白后 48 小时去除主动脉，分离出腹主动脉和胸主动脉区进行计数和放射自显影。结果表明，注射 ^{111}In-IgG 和 ^{111}In-Fc 后采集的图像清晰地显示腹主动脉有局灶性放射性蓄积，而注射 ^{111}In-Fab 后获得的影像没有显示出局灶性放射性浓聚。^{111}In-IgG 和 ^{111}In-Fc 在腹主动脉和胸主动脉均显示较高的摄取，而 ^{111}In-Fab 和 ^{125}I-HAS 在腹主动脉和胸主动脉计数都很低，提示放射性标记 IgG 和 Fc 能够用于实验性动脉粥样硬化显像。

在动脉粥样硬化病灶，巨噬细胞表面能表达特异性的 Fc 受体，后者能与 IgG 的 Fc 亚单位结合。由于 IgG 为大分子物质，血液清除和向组织渗透非常缓慢，通常在注射药物后 4～5 天也不能达到成像所需的靶 / 非靶比值，且其与病变部位的结合可能是非特异性的，因此核素标记 IgG 并不适宜做动脉粥样硬化显像。近年来抗体工程技术的发展使得小分子抗体、嵌合抗体和人源化抗体的制备成为可能，应用噬菌体抗体库技术可以在体外筛选制备所需的人单链抗体，从而使 IgG 显像所面临的难题有可能得以解决。如应用针对平滑肌细胞的鼠 / 人嵌合型 $Z_2D_3F(ab')_2$，经 In 标记后可在动物模型上迅速定位于粥样硬化斑块。

二、多肽类放射性药物与受体显像

应用放射性核素标记某些人工合成的多肽是另一类具有发展前景的斑块显像剂。多肽是小分子物质，通常为 10～20 个氨基酸序列组成，渗透能力强、血液清除快、靶 / 非靶比值高，药物注射后数分钟即可成像。

（一）SP-4 显像

有几类多肽类药物表现出良好的动脉粥样硬化斑块显像应用前景：基于 LDL 上 Apo-B 的多肽和血管内皮素衍生物。其中 SP-4 是 LDL ApoB 上一段 18 个氨基酸的多肽，本课题组应用放射性碘标记的 SP-4 对动脉粥样硬化模型的显像研究显示出良好的结果，靶 / 非靶比值高，成像迅速，经微观放射自显影证实 SP-4 与斑块内的泡沫细胞结合。此外，来源于内皮细胞的内皮素是一种生长因子，能刺激平滑肌细胞分裂、增殖。

（二）内皮素衍生物显像

内皮素衍生物 ZK167054 是由内皮素上的一段与内皮素 AB 受体结合的多肽经修饰而来，应用 ^{99m}Tc 标记可用于粥样斑块显像。在实验动物粥样硬化模型上，注射显像剂后 15 分钟即可清晰成像，靶 / 非靶比值达 6.8 左右，并且其聚集量与平滑肌细胞数量有良好的相关性，是评价动脉粥样硬化斑块具有应用前景的显像剂。

（三）ADP 类似物显像

ADP 介导的血小板聚集，在动脉粥样硬化斑块和动脉血栓的形成过程中起着重要作用，而四磷酸二腺苷（Ap4A）是 ADP 的竞争性抑制剂或类似物，同时也是抑制和治疗动脉粥样硬化的一种药物。斑块中大量存在的巨噬细胞、单核细胞、平滑肌细胞，表面都有 P2 嘌呤受体，应用 ^{99m}Tc 标记的 Ap4A、AppCHClppA 能与粥样硬化斑块中的 P2 嘌呤受体特异性结合。本课题组在实验动物模型注药后 15～30 分钟即可显示斑块，靶 / 非靶比值达到 7.4（图 77-1），且具有制备方便，产出率及纯度高等优点。

（四）^{18}F-Galacto-RGD 显像

^{18}F-Galacto-RGD（^{18}F- 乳 - 精氨酸 - 甘氨酸 - 天冬氨酸肽，RGD）是一种新型的靶向 $\alpha_v\beta_3$ 整合素受体的 PET 新生血管显像药物，也是近年来研究的热点领域。通过与 $\alpha_v\beta_3$ 整合素受体结合而在动脉粥样硬化病灶的巨噬细胞和内皮细胞上表达。Laitinen 等应用 micro- PET/CT 研究了高胆固醇血症 LDLR$^{(-/-)}$ApoB（100/100）鼠动脉粥样硬化病灶和正常饲养的成年 C57BL/6 对照鼠的 ^{18}F-Galacto-RGD 摄取，以评价血管炎症情况，并与 ^{3}H-DG（脱氧葡萄糖）放射自显影和组织学分析进行比较。结果显示，动脉粥样硬化模型 ^{18}F-Galacto-RGD 的生物分布高于正常主动脉，放射自显影证明，与邻近正常血管壁或血管外膜相比，在动脉粥样硬化斑块部位有局灶性 ^{18}F-Galacto-RGD 摄取，斑块与正常血管壁的比值与 ^{3}H-DG 具有一致性，斑块中 ^{18}F-Galacto-RGD 的摄取与巨噬细胞密度和 DG 的蓄积相关。研究发现，^{18}F-Galacto-RGD 与动脉粥样硬化病灶的结合能被竞争性抑制实验有效阻滞。体内显像所见的对 ^{18}F-Galacto-RGD 的摄取部位与 CT 血管造影所见主动脉钙化病灶部位具有一致性。提示 ^{18}F-Galacto-RGD 在鼠动脉粥样硬化病灶的摄取与巨噬细胞密度相关，目前该显像剂已用于恶性肿瘤的评估，也可能成为一种动脉粥样斑块显像剂。

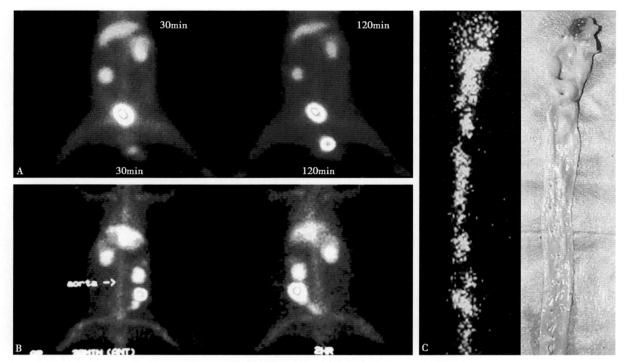

图 77-1　兔动脉粥样硬化斑块模型的 Ap4A 显像

A. 正常对照组的 30 分钟和 120 分钟显像；B. 粥样硬化斑块模型的显像；C. 粥样硬化斑块模型动脉离体标本及其显像

（五）钠尿肽受体显像

由于钠尿肽（natriuretic peptides，NPs）在保护容量负荷过重的心血管系统方面具有重要的作用，以及在血管平滑肌细胞（vascular smooth muscle cells，VSMCs）和动脉粥样硬化斑块具有强有力的抗增殖和抗迁移能力，因此是动脉粥样硬化斑块探测的另一种有前景的标志物，尤其是在血管重构时，内皮和 VSMCs 的钠尿肽清除受体（NRR-Cs）的表达是上调的。近来 Liu 应用 ^{64}Cu 标记 C 型心钠素（^{64}Cu-DOTA-C-ANF）进行无创性 PET 显像，实验性家兔动脉粥样硬化斑块模型显像结果表明，^{64}Cu-DOTA-C-ANF 在动脉粥样硬化斑块病灶的摄取可以被小动物 PET 清晰显影，最大靶与非靶比值达 3.59 ± 0.94，其结果与免疫组化和免疫荧光染色在 VSMCs 附近的管腔表面获得的 NRR-C 表达一致。斑块的 PET 和免疫组化的竞争性抑制研究也证实了受体介导的示踪剂在斑块的特异性摄取，用未标记的 C-ANF 肽（100 倍）抑制后，示踪剂在动脉粥样硬化病灶和正常对照动脉的 SUV 比值从 1.42 ± 0.02 减低到 1.07 ± 0.06（$p < 0.001$），靶与非靶比值从 3.05 ± 0.19 降低到 2.13 ± 0.18（$p < 0.01$），而正常对照动脉与肌肉的比值没有明显改变（2.19 ± 0.16 降到 2.00 ± 0.06，

$p > 0.05$），提示该标记化合物是动脉粥样硬化斑块 NRR-Cs 具有前景的 PET 显像剂。

三、斑块炎症显像

炎症反应是动脉粥样硬化斑块破裂病理过程的重要推动因素，大量炎症细胞在斑块内聚集可产生各种酶类降解细胞外基质并破坏斑块纤维帽，导致斑块易于破裂。以炎症为靶标的分子影像可显示斑块内炎症反应的状态，从而有效预测不稳定性动脉粥样硬化斑块。大多数心血管事件是由斑块破裂、血栓形成引起，而炎症又是诱发斑块破裂的主要原因之一。近年来发现，动脉粥样硬化不是一种简单的脂质沉积病，在斑块中发现有炎症反应，表现为大量单核巨噬细胞、T 淋巴细胞浸润。其中，动脉粥样硬化区的 VSMSc 和巨噬细胞分泌大量 CRP，并在其局部沉积，诱发血管内皮细胞（endothelial cells，Ecs）分泌和表达黏附分子、化学趋化因子、内皮素 1 及 IL-6 等，促进 ECs 表达纤溶酶原激活物抑制剂 1，从而增强其他炎症介质的促炎性反应，增强 LDL- 胆固醇的氧化作用，导致斑块不稳定，从而在最薄弱的斑块部位发生破裂。此外，巨噬细胞能诱导平滑肌细胞凋亡，分泌各种基质金属蛋白酶（MMP）及

组织蛋白酶 S、K 等使纤维帽发生降解，促进斑块的破裂。在斑块的进程过程中，濒临死亡的平滑肌细胞还释放大量的炎性细胞因子，如单核细胞趋化蛋白 -1（MCP-1）、白介素 -8 等。MCP-1 和一些黏附分子如细胞内黏附分子 -1、血管细胞黏附分子 -1（VCAM-1）共同作用下，单核细胞向斑块的血管内膜下层迁移，表达清道夫受体，包括 SRA I/II，CD68 和 FcR III，以清除积聚在血管内皮下的 ox-LDL。单核细胞在巨噬细胞集落刺激因子（M-CSF）作用下分化成巨噬细胞，单核/巨噬细胞及 T 淋巴细胞是主要的炎症细胞。因此，在斑块的形成及发展过程中直至斑块破裂是多种因素相互作用的结果。根据动脉粥样硬化斑块形成的分子机制及其相关产物，可以制备相应的靶向探针，以作为评价斑块稳定性的手段，如放射性核素标记的细胞成分、低密度脂蛋白、清道夫功能的免疫球蛋白 Fc 片段、细胞因子配体和黏附分子受体如 MCP-1、VCAM-1、Fc-IgG，巨噬细胞释放的细胞因子如基质金属蛋白酶以及放射性核素标记的反映巨噬细胞或平滑肌细胞的凋亡的 annexin-V、annexin-A5 等。

（一）^{18}F-FDG PET/CT 显像

由于 PET/CT 具有较好的敏感性和分辨率，且可利用 CT 进行解剖定位，因此对于动脉粥样硬化斑块的探测要明显优于常规的 SPECT 显像。不稳定性动脉粥样硬化斑块的特征是伴有炎症反应，斑块中富含巨噬细胞，而 ^{18}F-FDG 可被巨噬细胞摄取而聚集在动脉粥样硬化斑块的部位。^{18}F-FDG PET/CT 显像本身又是目前比较成熟分子影像技术，可以直接用于临床。Lederman 等的研究显示，^{18}F-FDG 在实验性动脉粥样硬化斑块有显著的浓聚，并且组织病理数据显示斑块内 ^{18}F-FDG 的摄取量与巨噬细胞和血管平滑肌数量有良好的相关性。^{18}F-FDG 血液清除快，注射 30 分钟后即有很高的靶/非靶比值，从而可获得高质量的 ^{18}F-FDG PET 显像。研究表明，粥样硬化斑块破裂与斑块内炎症细胞的活动度密切相关，Rudd 等的结果显示，^{18}F-FDG 能够显示动脉粥样硬化患者的斑块炎症，并对切除斑块进行的放射自显影也证明了 ^{18}F-FDG 聚集于富含巨噬细胞的病变处。

华中科技大学同济医学院附属协和医院课题组在兔实验性动脉粥硬化斑块模型的 ^{18}F-FDG PET/CT 显像研究也发现，^{18}F-FDG PET/CT 能对活体兔主动脉粥样斑块进行清晰的定位诊断，并可通过显示斑块中炎性细胞的代谢状态来评价斑块的不稳定性。实验组兔动脉粥样硬化模型注射 ^{18}F-FDG 后胸主动脉血管壁可见异常的显像剂摄取病灶，1 小时、2 小时和 3 小时 SUV 值分别为 1.34±0.17、1.45±0.18 和 1.41±0.20，无统计学差异（$p > 0.05$）；而注射 ^{18}F-FDG 后 2 小时的 SUV 值明显高于对照组 2 小时的 SUV 值（1.07±0.11），$F = 65.43$，$p < 0.001$。同时也证明，^{18}F-FDG PET 显像结果与 CT 显示的斑块并非都是一致的，有些病灶 ^{18}F-FDG PET 呈阳性，而 CT 为阴性，而有些病灶则相反。两种显像不一致的原因可能是反映斑块的不同病灶性质有关，其中 CT 主要反映斑块的钙化灶，而 ^{18}F-FDG 的摄取主要反应病灶的炎症，其摄取增加与 CT 密度的变化无明显相关，两种不同的病变在病理学上以及斑块的稳定性上也存在有差异（图 77-2～图 77-4）。^{18}F-FDG 摄取与斑块的炎症反应和巨噬细胞聚集量有关，因此也是反映斑块不稳定的重要指标。离体标本的实验研究也进一步证实了这一点，离体血管片段测定的 ^{18}F-FDG 摄取与斑块中巨噬细胞含量呈明显的正相关（$r = 0.84$，$p < 0.001$），图 77-5。

Tahara 等人研究了一组因肿瘤而行 ^{18}F-FDG 显像的患者，发现约有 50% 以上患者可见大动脉的摄取，在一组接受了颈动脉超声显像筛查的患者中，前瞻性连续 ^{18}F-FDG 研究发现，30% 的有颈动脉硬化证据的患者可见 ^{18}F-FDG 摄取。Kai 等的研究也表明，^{18}F-FDG 摄取是炎症的证据，通过 ^{18}F-FDG PET/CT 显像能够定量评价主动脉、颈动脉、髂动脉和股动脉的斑块。而 ^{18}F-FDG PET/CT 功能与结构相结合的全身显像模式打开了无创性评价大动脉粥样硬化斑块炎症及其活性的大门。

Kwee 等人比较 ^{18}F-FDG PET、CT 和 MRI 三种不同影像对评价颈动脉斑块的作用。50 例有颈动脉粥样硬化症状的患者接受了 ^{18}F-FDG PET/CT 和 MRI 检查，影像所见的相关性和一致性经过 Spearman 和 Pearson 等级相关检验、t 检验和 Bland-Altman 图进行评估。结果显示，斑块 ^{18}F-FDG 的 SUV 值和 CT/MRI 发现之间的 Spearman rho 变异为 −0.088～0.385；斑块的 SUV_{max} 明显大于斑块内出血灶（1.56 vs 1.47，$p = 0.032$），而 MRI 所见的完整的和厚纤维帽的斑块、较薄或已破溃的纤维帽斑块之间的 SUV 值并没有明显差异（1.21 vs 1.23，$p = 0.323$ 和 1.45 vs 1.54，$p = 0.727$）。CT 和

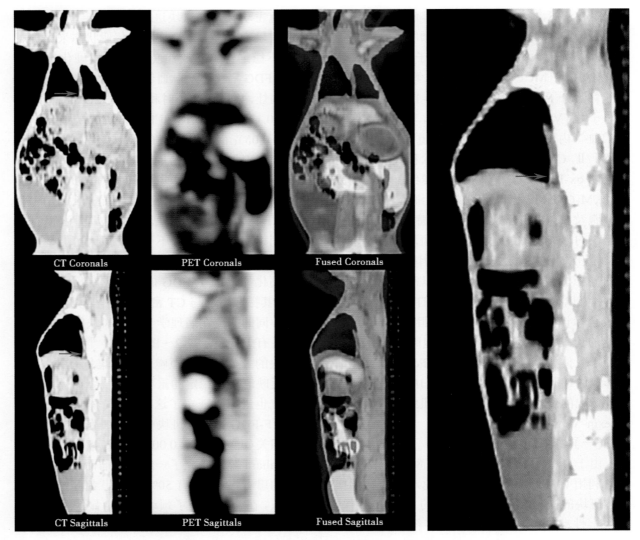

CT Coronals　　PET Coronals　　Fused Coronals

CT Sagittals　　PET Sagittals　　Fused Sagittals

图 77-2　¹⁸F-FDG PET/CT 显像示胸主动脉下段 CT 阳性而 PET 阴性病灶

MRI 之间测量的 Pearson rho 变异范围为 0.554～0.794（$p<0.001$），CT/MRI 测定的富脂质坏死核心的容积在轻度（≤10%）的钙化斑块比在严重钙化斑块（>10%）有更强的相关性（Pearson rho 0.730 vs 0.475）。提示 ¹⁸F-FDG PET 与 CT/MRI 发现之间具有较弱的相关性，而 CT 与 MRI 测量之间有中等强度的相关性，但对绝对差的认识上有所不同。

（二）¹¹C- 胆碱 PET/CT 显像

¹¹C- 胆碱为一种用于肿瘤 PET/CT 显像的正电子放射性药物，因其能被斑块炎症的巨噬细胞所摄取也可用于斑块显像。Laitinen 等研究了 ¹¹C- 胆碱在评估动脉粥样硬化斑块炎症程度方面的可行性。作者对 6 只缺乏低密度脂蛋白受体和 ApoB48（LDLR^(-/-)ApoB（100/100））的动脉粥样硬化鼠和 5 只对照鼠的离体组织标本和主动脉片段的 ¹¹C- 胆碱摄取进行了研究，并将放射自显影结果与动脉位点的免疫组化进行了比较。结果显示，在 LDLR^(-/-)ApoB（100/100）鼠的动脉粥样硬化主动脉的 ¹¹C- 胆碱摄取（%ID/g）明显高于（1.9 倍，$p=0.0016$）对照鼠的主动脉，放射自显影分析也证实有明显炎症的斑块与无炎症的斑块区域相比，斑块的 ¹¹C- 胆碱摄取明显高于健康的血管壁（平均比值 2.3 ± 0.6，$p=0.014$），表明动脉粥样硬化斑块鼠有较高的 ¹¹C- 胆碱摄取。

（三）¹²³I 标记白介素斑块炎症显像

大量研究证实，炎症反应在动脉粥样硬化的发生、发展及其并发症的发生中起重要作用，而炎症相关的介质白介素（IL）与粥样斑块的形成和稳定性密切相关，如 IL-2、IL-6、IL-8、IL-9、IL-10 及 IL-18 等。Hubalewska-Dydejczyk 等应用 ¹²³I 标记的 IL-2 对腹膜透析治疗的肾病晚期（ESRD）患者进行了颈动脉斑块闪烁显像，相关结果与颈总动

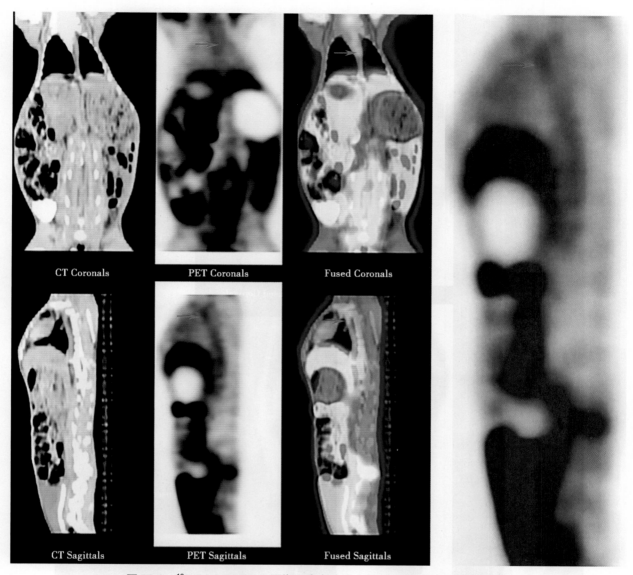

CT Coronals　　PET Coronals　　Fused Coronals

CT Sagittals　　PET Sagittals　　Fused Sagittals

图 77-3　^{18}F-FDG PET/CT 显像示胸主动脉上段 CT 阴性而 PET 阳性病灶

脉（CCA）超声评估和选择性炎症标志物进行比较。作者在 10 例有进展的心血管共发病患者中，应用超声测量了颈总动脉内膜厚度（CCA-IMT）和确定 CCA 斑块，随后进行了 ^{123}I-IL-2 颈动脉斑块闪烁显像，同时测定炎症和动脉粥样硬化的生物标志物。结果表明，在斑块内 ^{123}I-IL-2 局部摄取的平均靶：非靶比值为 3.15±0.54，而该部位的 CCA-IMT 为 0.975mm±0.337mm，CCA-IMT 与局部 ^{123}I-IL-2 摄取的靶与非靶比值之间存在非常显著相关（$r=0.92$，$p=0.01$）。然而，局部 ^{123}I-IL-2 摄取的靶与非靶比值与血液中的炎症或斑块生物标志物测量值之间没有明显相关性。提示在有心血管病合并疾病的 ESRD 患者，应用 IL-2 闪烁显像对炎性易损斑块的识别具有前景。

（四）基质金属蛋白酶（MMPs）表达显像

MMPs 是一组能降解细胞外基质（extracellular matrixc，ECM）的锌依赖性水解酶，在动脉粥样硬化发生、发展中起着很关键作用。在动脉粥样硬化斑块形成中存在一系列的炎症因子，如 IL、TNF-a、CD154 及活化的 T 淋巴细胞等，这些炎症因子均能刺激巨噬细胞和血管平滑肌细胞分泌 MMPs，MMPs 被致敏肥大细胞分泌的中性蛋白酶（如类胰蛋白酶、胃促胰酶等）激活，使得决定动脉壁完整性的细胞外基质（ECM）蛋白质被降解和破坏，斑块的稳定性降低，促进动脉粥样硬化的发生和发展，最终导致斑块破裂，形成急性血栓。因此，在易破溃的斑块部位有 MMPs 的高表达。

Ohshima 等人在 14 只 ApoE 缺陷鼠［ApoE$^{(-/-)}$、

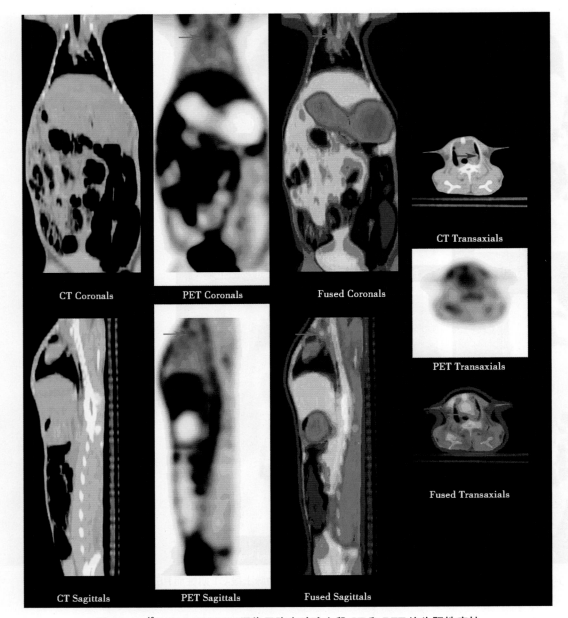

CT Coronals　PET Coronals　Fused Coronals

CT Transaxials

PET Transaxials

Fused Transaxials

CT Sagittals　PET Sagittals　Fused Sagittals

图 77-4　^{18}F-FDG PET/CT 显像示胸主动脉上段 CT 和 PET 均为阳性病灶

14 只 LDL 受体缺陷鼠[LDL$^{(-/-)}$]和 7 只 C57/BL6 对照鼠使用 ^{99m}Tc- 标记广谱 MMP 抑制剂（MPI）和 micro-SPECT/CT 进行了无创性 MMP 表达显像。结果显示，应用 micro-SPECT 能够无创性显示动脉粥样硬化病灶的 MPI 摄取，并能被 micro-CT 进行解剖定位和测定主动脉的钙化。离体组织学标本研究也证实，在高胆固醇饮食饲养的 ApoE$^{(-/-)}$ 鼠和 LDL$^{(-/-)}$ 鼠以及正常饮食饲养的两种鼠模型，主动脉的摄取（%ID/g）明显增高，而对照组鼠仅有极少的 MPI 摄取。其 %ID/g 与阳性区域的巨噬细胞百分比（$r=0.81$，$p=0.009$）、MMP-2（$r=0.65$，$p=0.013$）以及 MMP-9（$r=0.62$，$p=0.008$）之间有

显著性相关。表明本法可无创性评估动脉粥样硬化 MMP 表达的范围或程度，将有可能进一步转化为识别不稳定性动脉粥样硬化斑块的手段。

（五）放射性核素标记血管细胞黏附分子显像

血管细胞黏附分子 -1（vascular cell adhesion molecule 1，VCAM-1）与细胞间黏附分子 -1（inter-cellular adhesion molecule 1，ICAM-1）、E 选择素、P 选择素等同属免疫球蛋白超家族成员，是炎症反应中重要的促炎分子。VCAM-1 在动脉粥样硬化病变部位引导血液内炎症细胞与血管内皮细胞的黏附，并促进炎症细胞向内皮下迁移，对动脉粥样硬化的发生有重要的推动作用。在动脉粥

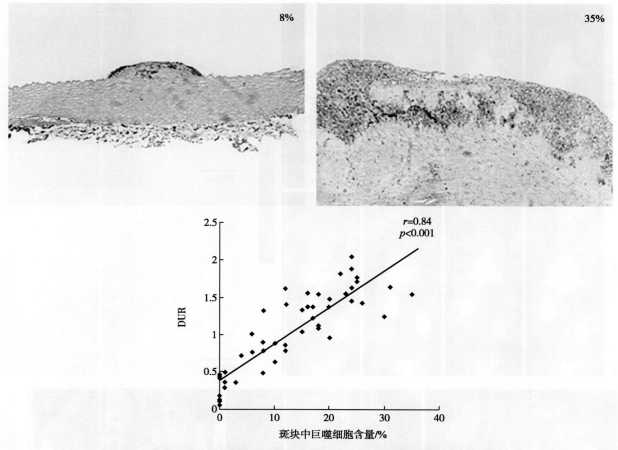

图 77-5 血管片段 DUR 值与斑块中巨噬细胞含量的相关分析

样硬化的发展过程中，VCAM-1 促进已迁移进入斑块内的单核细胞活化并分化为巨噬细胞，这些巨噬细胞吞噬大量脂质后转变为泡沫细胞，从而促进动脉粥样硬化斑块的进展。VCAM-1 在动脉粥样硬化不稳定斑块内的内皮细胞和巨噬细胞高表达，而正常动脉组织内少有表达。因此，以 VCAM-1 为靶点的分子影像可显示动脉粥样硬化斑块内的炎症状态，用于评估易损斑块具有充足的理论依据。本课题组以单光子核素探针 99mTc-scFv-VCAM1 和正电子核素探针 68Ga-scFv-VCAM1 对动脉粥样硬化斑块模型小鼠和模型兔分别进行斑块 SPECT、PET/CT 显像和荧光显像研究，证实了 VCAM-1 单链抗体作为分子探针用于评估动脉粥样硬化易损斑块炎症浸润的可行性和有效性，有望为动脉粥样硬化的早期诊断和准确评估提供新的分子影像手段（图 77-6，图 77-7）。

四、反义与基因显像

反义技术是根据碱基互补原理，利用与靶 DNA 或 RNA 特定互补的短链寡核苷酸（即反义寡核苷酸）封闭基因表达的方法。以放射性核素标记人工合成的反义寡核苷酸（antisense oligonucleotide，ASON）制备成分子探针，引入体内后可通过反义机制与目标靶 DNA 或 RNA 结合。在肿瘤或其他增生性疾病时，靶 DNA 或 RNA 高度表达，因而结合较多的反义寡核苷酸，使病变部位放射性浓聚程度明显高于周围正常组织，利用核素探测仪器达到从分子水平特异性显像诊断目的。

C-myc 是一个多功能的核内癌基因，与细胞的生长、增殖、分化、凋亡和细胞周期的进程密切相关，除了在某些恶性肿瘤有高表达外，在一些增生性疾病如动脉粥样硬化、高血压、血管成形术后再狭窄等也可出现 c-myc mRNA 的过度表达。近年的研究发现，动脉粥样硬化的生理和病理本质是基因表达和调控的异常，某些癌基因如 c-myb、c-myc 等的活化与异常表达是其中心环节之一。反义寡核苷酸根据碱基互补配对原则能与靶基因及其 mRNA 特异性结合，抑制靶基因（或 mRNA）的表达，其作用具有高度的选择性与特异性，从而为反义基因显像提供了条件。

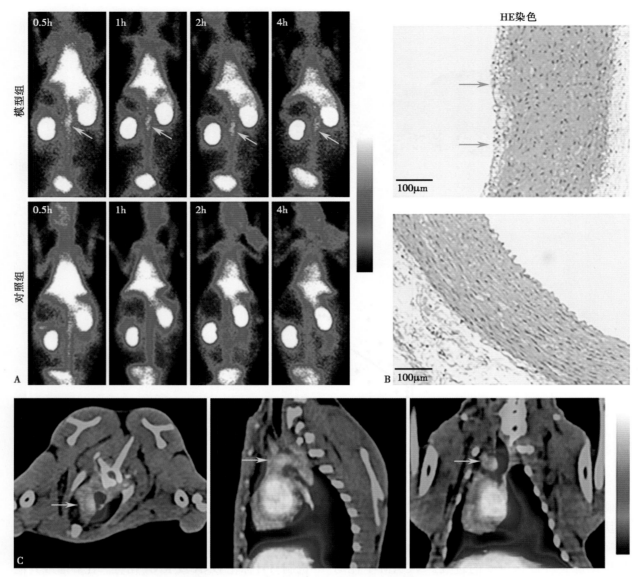

图 77-6　^{99m}Tc-scFv-VCAM1 动脉粥样硬化斑块兔模型 SPECT 显像

^{99m}Tc-scFv-VCAM1 兔 SPECT 平面显像及断层显像图。A. 动脉粥样斑块模型组和对照组兔不同时间点的平面显像图，模型组腹主动脉的显像剂摄取（黄色箭头）随时间缓慢减低，而对照组相应区域放射性活度迅速减弱；B. 主动脉 HE 染色证实模型组主动脉有粥样硬化斑块存在（蓝色箭头）；C. 模型兔 SPECT/CT 断层显像中，主动脉弓的显像剂摄取（黄色箭头）可在横断面、矢状面和冠状面图像上清楚显示

（一）动脉粥样硬化斑块模型显像实验研究

利用放射性核素标记动脉粥样硬化斑块内过度表达的癌基因的反义寡核苷酸，静脉注射后与动脉粥样硬化斑块异常高表达的靶基因及其 mRNA 结合，用于放射性核素斑块显像，以期达到从基因水平早期诊断动脉粥样硬化的目的，本节简要介绍本课题组近些年在该领域的一些工作。

本课题组秦光明等应用 ^{99m}Tc 标记 *c-myc ASON* 在新西兰大白兔动脉粥样硬化斑块模型显像的实验结果表明，注射显像剂 2 小时后，在腹主动脉可

清晰显示动脉粥样硬化病灶（图 77-8A），注射后 4 小时腹主动脉动脉斑块部位与正常腹主动脉的放射性摄取比值可达 4.2 ± 1.0，而在注射显像剂前 2 小时预先给兔动脉粥样硬化模型注射非标记的 *c-myc ASON*（400μg/kg）行抑制显像以及注射 ^{99m}Tc 标记 *c-myc SON*（正义寡核苷酸）后 2 小时的显像则未显示出腹主动脉斑块病灶，表明该标记探针与斑块的结合是特异的。离体主动脉标本显像也显示放射性浓聚灶与斑块所在部位相吻合（图 77-8B），其主动脉弓部位斑块与非斑块动脉的

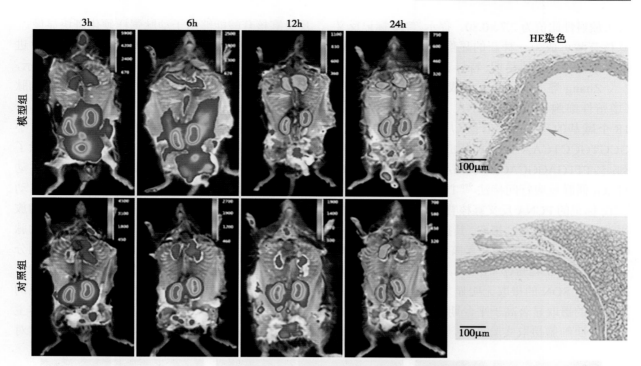

图 77-7　CY5-scFv-VCAM1 在小鼠各时间点荧光显像图

各时间点模型组小鼠主动脉处均可见明显荧光信号（黄色箭头），对照组主动脉未见明显荧光信号，主动脉 HE 染色证实模型组主动脉有动脉粥样硬化斑块（蓝色箭头），对照组未见斑块

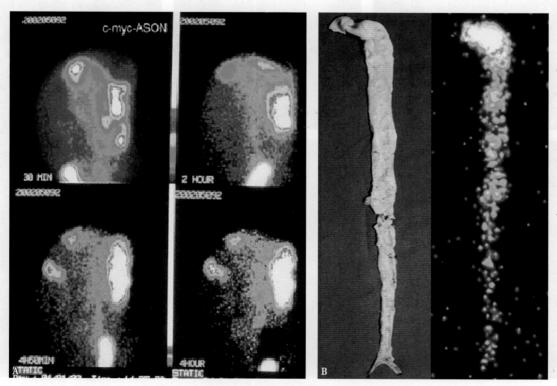

图 77-8　兔动脉粥样硬化斑块模型的 ASON 反义显像

A. 注射显像剂后 30 分钟、120 分钟、240 分钟显像；B. 处死动物后离体标本及显像，均可见斑块的放射性摄取增加

最大放射性比值为 2.7±0.80。提示 ^{99m}Tc 标记反义寡核苷酸可成为一种新的显像剂，用于不稳定性动脉粥样硬化斑块早期、特异和无创性的诊断。

Zhang 等人应用人工合成的一段针对 PCNA（增殖性细胞核抗原）mRNA 5′ 端非编码区的含 18 个碱基的反义寡核苷酸（序列：5′-GATCAG-GCGTGCCTCAAA-3′）和相应的对照正义链（序列：5′-TTTGAGGCACGCCTGATC-3′），通过 NHS-MAG$_3$ 偶联反应行间接法 ^{99m}Tc 标记。结果表明，^{99m}Tc 标记的 PCNA 反义寡核苷酸在对数生长期的平滑肌细胞有较高的摄取，其摄取峰值达 15.2%±0.58%，^{99m}Tc 标记的正义寡核苷酸（SON）的摄取仅为 5.6%±0.42%（$p<0.05$）。而在平台期细胞，ASON 与 SON 的摄取无明显差异，ASON 在对数生长期的摄取显著高于平台期（$p<0.05$）。体外血管平滑肌细胞摄取实验证明，^{99m}Tc 标记的 PCNA

反义寡核苷酸能够用于动脉粥样硬化斑块显像。

黄代娟等应用 ^{99m}Tc-HYNIC-PCNA ASON 进行了动脉粥样硬化斑块兔模型显像。结果显示，所有兔在显像剂注射后 30 分钟内都可见腹主动脉血池显影。在 ASON 组，注射显像剂后 1 小时即可见腹主动脉显影，2 小时放射性浓聚最为明显，3 小时时仍可见腹主动脉显影。在断层图像上，除了腹主动脉可见显像剂摄取外，主动脉弓和胸主动脉也可见到局灶性的放射性浓聚，其胸、腹主动脉的离体血管标本显像结果与活体显像所示的放射性浓聚灶基本一致，且分布不均匀，多以主动脉弓处和胸主动脉上段为明显，腹主动脉显像剂分布较弥散，与肉眼所见病变基本吻合（图 77-9）。但在动脉粥样硬化斑块模型组，注射正义对照的 ^{99m}Tc-HYNIC-PCNA SON 后显像，在体和离体主动脉均未见明显显影（图 77-10）。在普食正常对

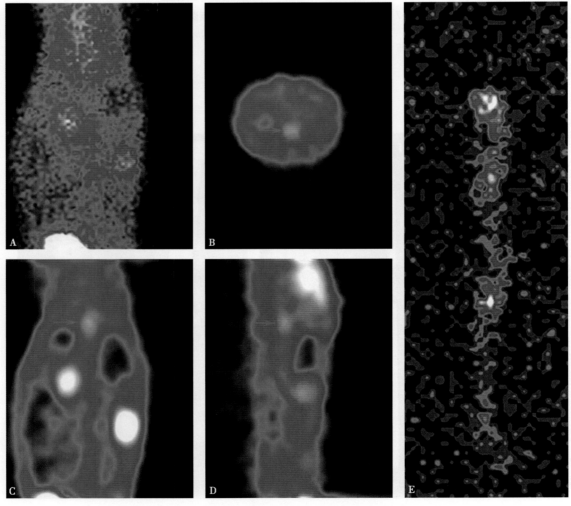

图 77-9 ^{99m}Tc-PCNA ASON SPECT 动脉粥样硬化斑块显像

注射显像剂后 2 小时的 A. 平面图像；B. 横断面；C. 冠状面；D. 矢状面显像；E. 主动脉离体标本显像。在各个断层和离体血管均可见胸主动脉显像剂异常浓聚灶（红色箭头）

照组兔，注射 ^{99m}Tc-HYNIC-PCNA ASON 后显像也未见明显显影，腹主动脉血池放射性随时间逐渐减低，至 3 小时时基本消退（图 77-11）。

为了证明 ^{99m}Tc-HYNIC-PCNA ASON 与斑块的结合是基于反义机制与目标靶 DNA 或 RNA 特异性结合，在注射显像剂前 2 小时，预先给动脉粥样硬化兔模型注射过量的非标记的 ASON 进行竞争性抑制显像。结果显示，竞争性抑制显像组注射显像剂后早期见动脉早期血池显像，而延迟显像未见显影，心脏和肝脏影也明显减淡（图 77-12）。

（二）体外放射性计数研究

在动脉粥样硬化斑块兔动物模型的生物分布实验研究显示，静脉注射 ^{99m}Tc-PCNA ASON 后斑块病变血管片段的 %ID/g 值为 0.033±0.012，明显高于非斑块血管片段（0.011±0.004，F=31.72，$p<0.001$）。斑块与血液的放射性比值为 3.00±0.26，

而正常血管与血液放射性的比值仅为 0.44±0.10。非靶器官的放射性分布主要是肾脏（4.12±0.38），其次为心脏（2.34±0.27）和肝脏（1.74±0.43）。

（三）免疫组织学检查及相关分析

动脉粥样硬化模型的免疫组织化学分析结果表明，在病变的早期，PCNA 阳性细胞主要见于血管中层，部分分布于新生的斑块组织中，可见大量的 α-SMA 阳性细胞，而 RAM11 阳性细胞较少（图 77-13）。随着斑块病变的发展，绝大部分 PCNA 阳性细胞分布于粥样硬化斑块内，主要分布在斑块的肩部和基底部，部分分布于斑块的纤维帽；RAM11 阳性细胞主要分布于斑块的肩部和基底部，而 α-SMA 阳性细胞除了见于血管中层，在斑块组织多见于周边部位，即斑块中巨噬细胞和平滑肌细胞分布的区域均可见 PCNA 阳性细胞（图 77-14）。

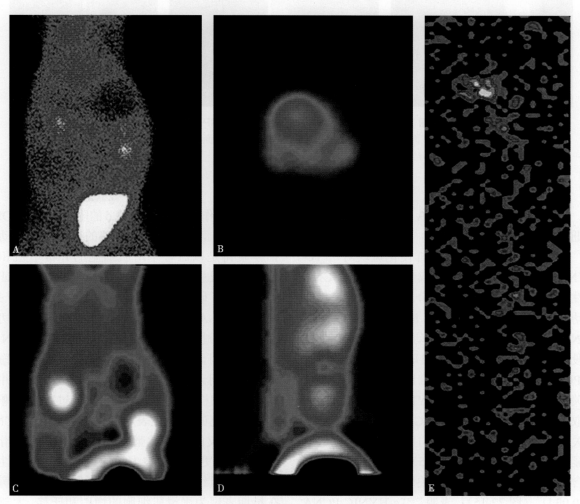

图 77-10　SON 对照组动脉粥样硬化斑块模型 SPECT 显像
注射显像剂后 2 小时的 A. 平面图像；B. 横断面；C. 冠状面；D. 矢状面显像；E. 主动脉离体显像。主动脉影像及离体标本显像均未见异常浓聚灶

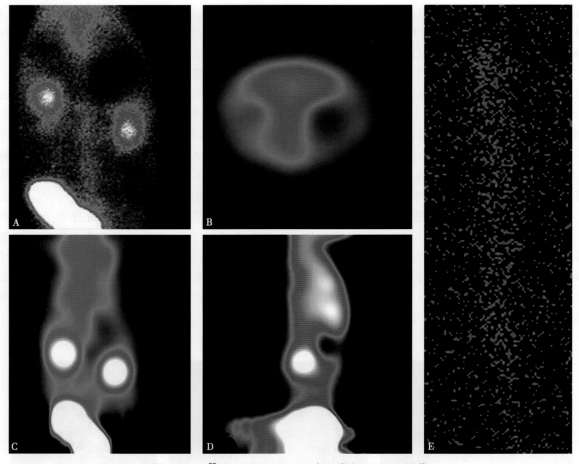

图 77-11　99mTc-PCNA ASON 在正常兔 SPECT 显像

注射显像剂后 2 小时的 A. 平面图像；B. 横断面；C. 冠状面；D. 矢状面显像；E. 主动脉离体显像。各个断层及离体主动脉均未见显像剂异常浓聚灶

（四）99mTc-HYNIC-PCNA ASON 的摄取与斑块细胞成分的关系

为了进一步了解动脉粥样硬化斑块对 99mTc-HYNIC-PCNA ASON 的摄取量与病变中 PCNA 阳性细胞的表达及其细胞成分之间的关系。我们在动脉粥样硬化斑块兔模型，注射 99mTc-HYNIC-PCNA ASON 后 2 小时处死动物，测量各个血管片段的 %ID/g，比较斑块的摄取值 %ID/g 与病变中 PCNA 阳性细胞数、巨噬细胞和平滑肌细胞数的关系。结果表明，99mTc-HYNIC-PCNA ASON 摄取的 %ID/g 与斑块部位 PCNA 的表达量密切相关（$r = 0.687$，$p = 0.001$），与巨噬细胞的含量呈明显相关（$r = 0.599$，$p = 0.005$），而与平滑肌细胞的含量也呈线性相关，但相关性稍低（$r = 0.475$，$p = 0.034$）。（图 77-15）。表明 99mTc-HYNIC-PCNA ASON 被动脉粥样硬化斑块摄取主要是通过与巨噬细胞和平滑肌细胞的结合。

PCNA 作为 DNA 聚合酶 δ 的附属蛋白，为 DNA 复制所必须，是反映细胞增殖的可靠指标。动脉粥样硬化是以血管平滑肌细胞的异常增殖和迁移为疾病发生发展的基础，本研究的结果也证实了动脉粥样硬化斑块病变与高表达 PCNA 有关，PCNA mRNA 表达和蛋白的含量之间具有密切的相关性，通过放射性核素标记的 PCNA ASON 进行反义基因显像，有可能为动脉粥样硬化不稳定斑块的早期无创性探测提供一种有效方法，并有助于动脉粥样硬化病变发生与发展过程的监测。

本研究的结果还表明，99mTc-HYNIC-PCNA ASON 不仅能被动脉粥样硬化中增殖的平滑肌细胞摄取，更多的是被大量的巨噬细胞特异性摄取。免疫组织化学结果显示，动脉粥样硬化病变在早期表现为平滑肌细胞的增殖和迁移，大部分增生的平滑肌细胞尚位于血管的中层，表现为血管中层增厚，部分见于新生的斑块组织内；而随

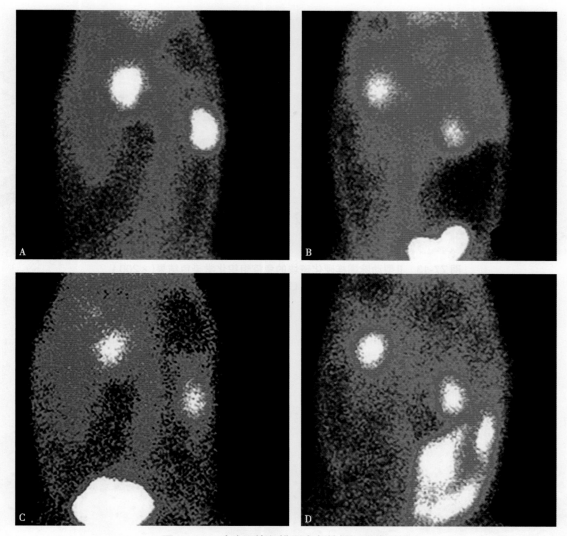

图 77-12　动脉斑块兔模型竞争性抑制显像对比
A、C. ASON 组兔 ASON 平面显像的早期相（5 分钟）和延迟相（1 小时），示腹主动脉显影；B、D. 分别为同一只兔在注射显像剂前 2 小时预先给予过量非标记 ASON 竞争抑制后再注射显像剂的早期相（5 分钟）和延迟相（1 小时）显像，1 小时的延迟图像示抑制后主动脉影明显减低，隐约显影，提示其摄取被非标记 ASON 竞争性抑制

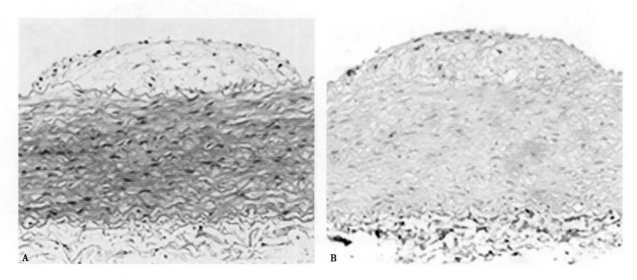

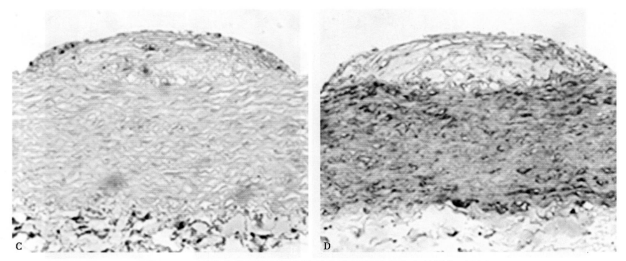

图 77-13 Ⅱ型动脉粥样硬化斑块的免疫组织化学染色结果(×200)
A. HE 染色；B. PCNA 染色；C. RAM11 染色；D. α-SMA 染色

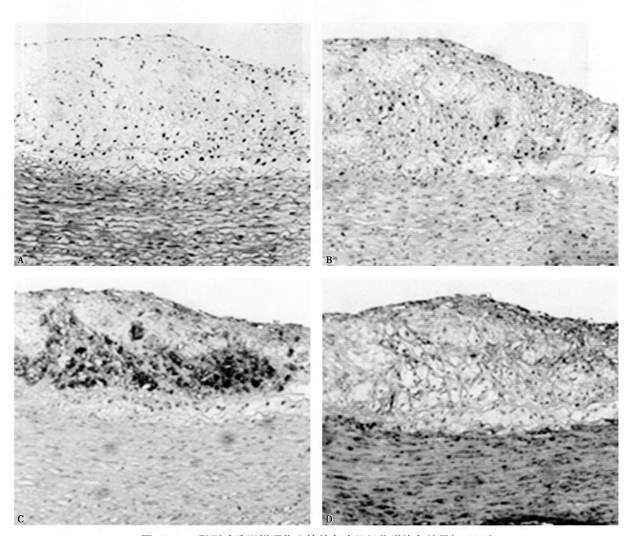

图 77-14 Ⅳ型动脉粥样硬化斑块的免疫组织化学染色结果(×200)
A. HE 染色；B. PCNA 染色；C. RAM11 染色；D. α-SMA 染色

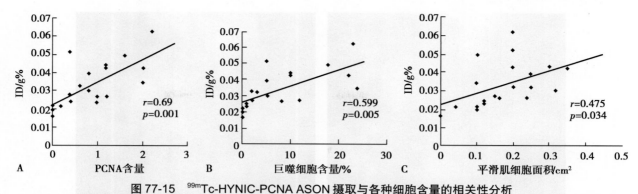

图 77-15　^{99m}Tc-HYNIC-PCNA ASON 摄取与各种细胞含量的相关性分析

A. ^{99m}Tc-HYNIC-PCNA ASON 摄取（ID/g）与 PCNA 阳性细胞的含量之间的相关性分析；B. ^{99m}Tc-HYNIC-PCNA ASON 摄取（ID/g）与巨噬细胞的含量之间的相关性分析 C. ^{99m}Tc-HYNIC-PCNA ASON 摄取（ID/g）与血管平滑肌细胞的含量之间的相关性分析

着病变的进展，平滑肌细胞向内膜迁移，加上炎性细胞的增多，细胞的增殖多见于斑块组织。但是，放射性核素标记的 ASON 作为反义显像的分子探针要用于临床还有很多问题，包括放射性核素标记的效率不够高、标记物的稳定性欠佳、细胞摄取率与膜转运不足等。此外，反义显像以单链 DNA 与其互补的单链 DNA 结合为基础进行显像，特异性高。但是，本研究中针对的 PCNA 异常表达见于增生性的疾病，所以 ^{99m}Tc-HYNIC-PCNA ASON 的异常摄取不仅见于动脉粥样硬化病变，也可见于其他增生性疾病，如肿瘤和炎症等，从某些意义上讲，也影响到不稳定动脉粥样硬化斑块显像的特异性，加上目前的显像仪器对于较小的斑块病灶的分辨能力有限，从而大大限制了其临床应用。

反义显像诊断的进一步发展还有可能用于反义治疗。如果将合适半衰期和能量的 β 射线放射性核素，如 ^{188}Re、^{90}Y、^{177}Lu、^{32}P 等对反义寡核苷酸进行标记，引入体内后利用其标记探针与靶基因的结合，不仅可以封闭靶基因，而且利用其 β 射线还可杀伤增殖的平滑肌细胞，阻止动脉粥样硬化的进程，有可能达到基因治疗和防止再狭窄核素治疗的双重作用。

五、凋亡显像

细胞凋亡与动脉粥样硬化斑块的不稳定性有着密切的联系，斑块病灶中巨噬细胞的凋亡影响脂核的大小，促进斑块的不稳定。在斑块的形成中起着修复作用的血管平滑肌细胞凋亡可使斑块的纤维帽不断变薄，促使斑块的破裂、形成栓塞，导致严重的心血管事件。因此细胞凋亡的检测也可

能为确定斑块的易损性提供独特的分子靶，有助于临床上在临界点的心血管危险来临前数年就能探寻到高危患者，而不是治疗已经发展成为心梗和有明显证据阶段的患者，从而减少急性心血管事件的发生。

细胞膜上的磷脂酰丝氨酸（phosphatidylserine）的异常表达是用于凋亡监测目的的靶物质，而 35kD 的生理蛋白——磷脂蛋白（annexin V，又称膜联蛋白）对细胞膜上的磷脂酰丝氨酸具有较强的亲和力，目前最常用的凋亡显像剂是 ^{99m}Tc-annexin V，过去已经用于肿瘤凋亡显像。在具有完整细胞膜的正常细胞中，注入体内的 ^{99m}Tc-annexin V 不能进入细胞膜与磷脂酰丝氨酸结合，因此不能显影；而当细胞发生凋亡时，细胞膜受到破坏，^{99m}Tc-annexin V 则通过与暴露于细胞膜外的磷脂酰丝氨酸结合而显影。

在动脉粥样硬化患者，^{99m}Tc-annexin V 凋亡显像主要用于探测动脉粥样硬化斑块的巨噬细胞和平滑肌细胞凋亡，从而作为不稳定性动脉粥样硬化斑块探测的手段。黄代娟等人应用 ^{99m}Tc-HYNIC-annexin V 在活体兔动脉粥样硬化模型显像结果表明，静脉给予 ^{99m}Tc-HYNIC-annexin V 后显像实验组兔各个时段均可见沿主动脉走行的放射性条状影，显像剂摄取呈不均匀性增加，2 小时时显影最清晰；而正常对照组兔在注射后 10 分钟见到主动脉血池显影，但随着时间的延长，2 小时影像渐消退（图 77-16）。在给予显像剂后 2 小时，实验组的靶与非靶（T/NT）比值可达 2.70±0.26，明显高于对照组 2 小时的 T/NT 值（1.30±0.13），$p<0.001$。在离体血管标本显像结果（图 77-17）和 ID%/g 值测定也证实，动脉粥样硬化病变血管

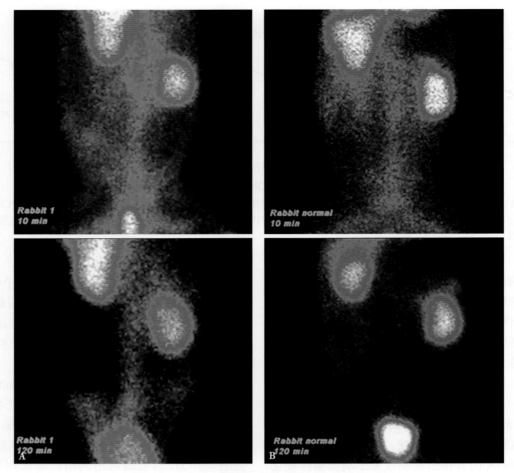

图 77-16　动脉粥样硬化斑块实验组和对照组比较

注射 ^{99m}Tc-HYNIC-annexin V 后 10 分钟和 2 小时的前位像。A. 实验组兔注射显像剂后 10 分钟和 2 小时的图像；B. 正常对照组兔注射显像剂后 10 分钟和 2 小时的图像。两组兔在注射后 10 分钟均可见到主动脉的显影；但在 2 小时的图像，实验组兔主动脉仍可见不均匀的显像剂摄取，而对照组兔 2 小时主动脉的显像剂已经基本消退

片段的放射性摄取和 %ID/g 值（0.075±0.016）明显高于非斑块血管片段（0.035±0.013），$p<0.001$，并通过组织学检测的 HE 染色得到证实（图 77-18）。

离体血管标本分析表明，动脉粥样硬化病变中的细胞凋亡比非斑块血管片段增多，而且绝大部分分布于斑块组织中（图 77-19）；血管片段 ^{99m}Tc-HYNIC-annexin V 的摄取 ID%/g 值与凋亡指数（$r=0.82$，$p<0.001$，图 77-20）以及与斑块中巨噬细胞的含量之间（$r=0.75$，$p<0.001$）存在显著的正相关，但与斑块中血管平滑肌细胞的含量无明显相关关系（$r=0.34$，$p>0.05$，图 77-21）。

Johnson 等在实验性猪冠状动脉粥样硬化模型研究结果证实，22 支损伤的血管中有 14 支体内 ^{99m}Tc-annexin V 显像显示出局部的摄取（阳性），9 支损伤的血管和所有的对照组血管没有摄取

（阴性）；在显像阳性组损伤血管与对照血管的计数比值为 2.38±0.61，而显像阴性组为 1.27±0.23（$p<0.001$）。阳性血管和阴性血管显像的 ID% 分别为 $1.73×10^{-3}±0.83×10^{-3}$ 和 $0.68×10^{-3}±0.20×10^{-3}$（$p<0.001$）。免疫组化分析也发现凋亡的细胞为平滑肌细胞，显像阳性血管的凋亡指数（caspase-positive cells to total cells）为 63%±7%，而阴性血管的凋亡指数为 16%±10%（$p<0.001$）。因此，^{99m}Tc-annexin V 凋亡显像是确定冠状动脉血管斑块凋亡的一种无创伤性方法。

六、^{18}F- 氟化钠动脉钙化灶的 PET 显像

Derlin 等人研究了动脉血管 ^{18}F- 氟化钠（^{18}F-NaF）的摄取与动脉钙积分之间的关系。作者对 75 例接受了全身 PET/CT 显像患者的图像资料进行了

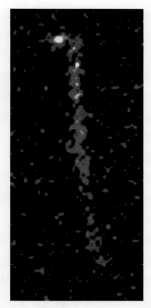

图 77-17 动脉粥样硬化兔主动脉的离体标本的 ⁹⁹ᵐTc-HYNIC-annexin V SPECT 显像(3 小时)
主动脉弓、大部分胸段及上部的腹段主动脉可见明显 ⁹⁹ᵐTc-HYNIC-annexin V 摄取

回顾性分析,并对动脉放射性摄取和钙积分采用定性和半定量分析。结果显示:75 例患者中,有 57 例(76%)254 个部位发现有 ¹⁸F-NaF 摄取,其中 63 例(84%)患者观察到 1 930 个部位有钙化灶,并在 223 个摄取区域(88%)观察到放射性示踪剂的蓄积和钙化为相同的区域(colocalization)。但是,所有的动脉钙化灶中只有 12% 显示显像剂摄取增加。因此,¹⁸F-NaF PET/CT 对于显像动脉壁

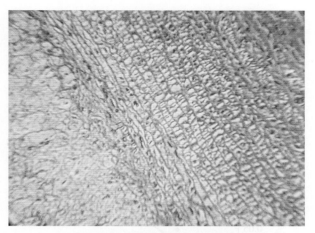

图 77-18 动脉粥样硬化斑块组织学 HE 染色

矿物质沉积变化有可行性,¹⁸F-NaF PET/CT 可以提供有关形态学和钙化斑块功能特性的信息。

为了比较 ¹⁸F-NaF PET/CT 显像与 CT 钙化积分在探测冠状动脉粥样硬化斑块的能力,Kitagawa T 等对 32 例心脏 CT 发现有一支或多支冠状动脉病变的患者进行了 ¹⁸F-NaF PET/CT 显像,每个冠状动脉粥样硬化病灶都应用 CT 血管造影进行评价,并将斑块分为钙化斑块(CP)、非钙化斑块(NCP)、部分钙化斑块(PCP)三种类型和基于 CT 表现的高危特征(最小 CT 密度 <30HU 和血管重塑指数 >1.1),每个病灶 ¹⁸F-NaF 局灶性摄取采用最大组织与本底比值(maximum tissue-to- background ratio,TBR_{max})定量分析。结果发现,111 个病灶中,以患者为基础的分析表明,对数转换后的冠状

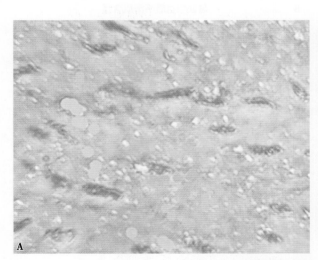

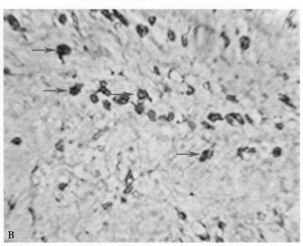

图 77-19 动脉粥样硬化模型血管片段的 TUNEL 结果
A. 非斑块血管片段的 TUNEL 染色结果;B. 斑块片段的 TUNEL 染色结果(×600),以细胞核呈蓝紫色的颗粒为凋亡细胞(箭头),斑块片段的凋亡细胞明显多于非斑块片段

动脉钙化积分与每个患者的最大 TBR_{max} 呈正相关,15 例有心肌梗死或不稳定心绞痛病史的患者比没有的患者显示出较高的 TBR_{max}(1.36 ± 0.15 vs 1.15 ± 0.15,$p=0.000\,6$)。以病灶为基础分析表明,PCP 比 CP 和 NCP 显示出更高的 TBR_{max}(分别为 1.17 ± 0.19 与 1.00 ± 0.24 和 0.92 ± 0.18,$p<0.000\,1$),

有高危特征的病灶比没有高危的病灶 TBR_{max} 更高(1.20 ± 0.21 与 1.02 ± 0.20,$p=0.001\,1$)。提示冠状动脉 ^{18}F-NaF 摄取与总的斑块负担、冠状动脉事件病史和基于 CT 分析的冠状动脉粥样硬化特征具有相关性。表明与心脏 CT 结合的 ^{18}F-NaF PET/CT 可为高危冠状动脉粥样硬化病变的患者提供一种新的分子成像方法。

从上述资料可见,血管内超声、光学相干断层扫描、血管内超声弹性图、温度测量法和拉曼光谱学检查在一定程度上可以判断斑块的大致成分,但为创伤性检查,且检测时间长,不宜作为随访观察、疗效评估以及筛查的主要手段;高清晰度电子束 CT、多层螺旋 CT 显示钙化斑块具有显著优势,但是不能显示中等病变和无钙化的斑块;多普勒显像在显示颈动脉粥样硬化斑块成分上具有显著意义;磁共振成像具有分辨率高,对于早期辨别粥样硬化斑块成分具有优势,但是仍然是建立在形态学改变为基础的方法,对早期发现以

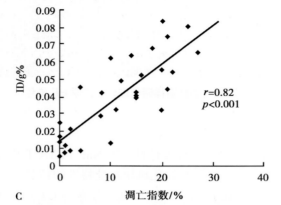

图 77-20 ^{99m}Tc-HYNIC-annexin V 摄取与凋亡指数的关系

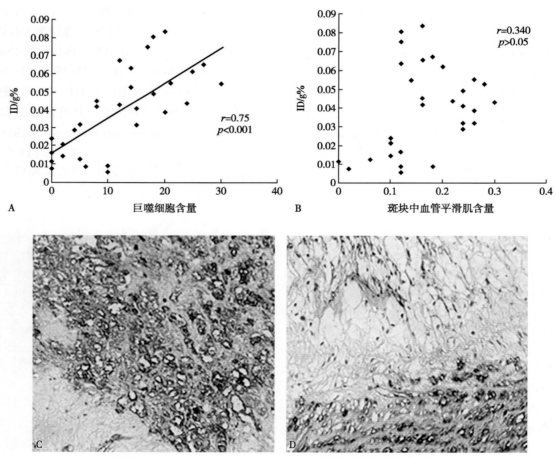

图 77-21 ^{99m}Tc-HYNIC-annexin V 摄取与斑块中细胞成分的关系

A. 血管片段的放射性摄取与斑块中巨噬细胞的相关性分析;B. 血管片段的放射性摄取与血管平滑肌含量的相关性分析;C. 病变中 RAM11 染色阳性的细胞;D. α-SMA 染色阳性的细胞(×400)

代谢紊乱为特征而尚未出现形态异常的动脉粥样硬化病变仍具有一定的局限性。

核素显像诊断与其他影像学诊断具有本质的区别，其成像取决于脏器或组织的血流、细胞功能、细胞数量、代谢活性、基因异常表达等因素，具有其他影像学方法不可替代的优势。利用核素标记参与动脉粥样硬化的中间物质来进行显像，可以精确、定量反映斑块成分和代谢情况，尤其是放射性核素标记多肽如 SP-4、内皮素衍生物、ADP 类似物 AP4A 等 SPECT 显像剂及代谢显像剂 ^{18}F-FDG、^{18}F-NaF 等为核医学无创性显示动脉粥样硬化斑块带来了新的希望，代谢显像剂 ^{18}F-FDG 可以高分辨地显示富含巨噬细胞的斑块，可以反映斑块脆弱程度，在疾病筛选、治疗决策、疗效观察以及随访研究上具有广阔的应用前景。

尽管目前用于动脉粥样硬化斑块显像的研究较多，显像剂和显像方法也较多，但迄今为止，还没有找到一种能够用于临床显像的药物，其主要原因有：①靶与非靶比值不高，影响斑块的清晰显示；②血液清除较慢，血液中的本底直接影响斑块的早期显示；③显像剂获得较困难，目前还没有发现通过简便的常规方法能够制备的标记化合物，尤其大多为小分子物质，标记较复杂，且标记率低；④显像仪器的分辨率限制，对于早期较小的斑块难以发现。

（张永学　曹　卫　黄代娟）

参 考 文 献

[1] Zaman AG, Helft G, Worthley SG, et al. The role of plaque rupture and thrombosis in coronary artery disease. Atherosclerosis, 2000, 149（2）: 251-266.

[2] Stary HC, Chandler AB, Dinsmore RE, et al. A definition of advanced types of atherosclerotic lesions and a histological classification of atherosclerosis. A report from the Committee on Vascular Lesions of the Council on Arteriosclerosis, American Heart Association. Circulation, 1995, 92: 1355-1374.

[3] Prati F, Arbustini E, Labellarte A, et al. Correlation between high frequency intravascular ultrasound and histomorphology in human coronary arteries. Heart, 2001, 85（5）: 567-570.

[4] Gronholdt ML. B-mode ultrasound and spiral CT for the assessment of carotid atherosclerosis. Neuroimaging Clin N Am, 2002, 12（3）: 421-435.

[5] Budoff MJ, Raggi P. Coronary artery disease progression assessed by electron-beam computed tomography. Am J Cardiol, 2001, 88（2A）: 46E-50E.

[6] Prigent FM, Steingart RM. Clinical value of electron-beam computed tomography in the diagnosis and prognosis of coronary artery disease. Curr Opin Cardiol, 1997, 12（6）: 561-565.

[7] Schroeder S, Kopp AF, Ohnesorge B, et al. Virtual coronary angioscopy using multislice computed tomography. Heart, 2002, 87（3）: 205-209.

[8] Shinnar M, Fallon JT, Wehrli S, et al. The diagnostic accuracy of ex vivo MRI for human atherosclerotic plaque characterization. Arterioscler Thromb Vasc Biol, 1999, 19（11）: 2756-2761.

[9] Chan SK, Jaffer FA, Botnar RM, et al. Scan reproducibility of magnetic resonance imaging assessment of aortic atherosclerosis burden. J Cardiovasc Magn Reson, 2001, 3（4）: 331-338.

[10] Yuan C, Kerwin WS, Ferguson MS, et al. Contrast-enhanced high resolution MRI for atherosclerotic carotid artery tissue characterization. J Magn Reson Imaging, 2002, 15（1）: 62-67.

[11] Yabushita H, Bouma BE, Houser SL, et al. Characterization of human atherosclerosis by optical coherence tomography. Circulation, 2002, 106（13）: 1640-1645.

[12] Tearney GJ, Yabushita H, Houser SL, et al. Quantification of macrophage content in atherosclerotic plaques by optical coherence tomography. Circulation, 2003, 107（1）: 113-119.

[13] Römer TJ, Brennan JF 3rd, Fitzmaurice M, et al. Histopathology of human coronary atherosclerosis by quantifying its chemical composition with Raman spectroscopy. Circulation, 1998, 97（9）: 878-885.

[14] van de Poll SW, Romer TJ, Puppels GJ, et al. Imaging of atherosclerosis. Raman spectroscopy of atherosclerosis. J Cardiovasc Risk, 2002, 9（5）: 255-261.

[15] de Korte CL, Sierevogel MJ, Mastik F, et al. Identification of atherosclerotic plaque components with intravascular ultrasound elastography in vivo: a Yucatan pig study. Circulation, 2002, 105（14）: 1627-1630.

[16] Stefanadis C, Diamantopoulos L, Dernellis J, et al. Heat production of atherosclerotic plaques and inflammation assessed by the acute phase proteins in acute coronary syndromes. J Mol Cell Cardiol, 2000, 32（1）: 43-52.

[17] Hermus L, van Dam GM, Zeebregts CJ. Advanced carotid plaque imaging. Eur J Vasc Endovasc Surg, 2010, 39（2）: 125-133.

[18] Lees RS, Lees AM, Strauss HW. External imaging of human atherosclerosis. J Nucl Med, 1983, 24（2）: 154-156.

[19] Lees AM, Lees RS, Schoen FJ, et al. Imaging human atherosclerosis with 99mTc-labeled low density lipoproteins. Arteriosclerosis, 1988, 8(5): 461-470.

[20] Sinzinger H, Bergmann H, Kaliman J, et al. Imaging of human atherosclerotic lesions using 123I-low-density lipoprotein. Eur J Nucl Med, 1986, 12(5-6): 291-292.

[21] Lupattelli G, Fiacconi M, Orecchini G, et al. Visualization of carotid and femoral atherosclerotic lesions using autologous lipoprotein reinjection containing apo-B marked with 131I: preliminary data. Medicina(Firenze), 1989, 9(4): 398-400.

[22] Tsimikas S. Noninvasive imaging of oxidized low-density lipoprotein in atherosclerotic plaques with tagged oxidation-specific antibodies. Am J Cardiol, 2002, 90(10C): 22L-27L.

[23] Tsimikas S, Shaw PX. Non-invasive imaging of vulnerable plaques by molecular targeting of oxidized LDL with tagged oxidation-specific antibodies. J Cell Biochem, Suppl 2002, 39: 138-146.

[24] Ishino S, Mukai T, Kuge Y, et al. Targeting of lectinlike oxidized low-density lipoprotein receptor 1(LOX-1) with 99mTc-labeled anti-LOX-1 antibody: potential agent for imaging of vulnerable plaque. J Nucl Med, 2008, 49(10): 1677-1685.

[25] Li D, Patel AR, Klibanov AL, et al. Molecular imaging of atherosclerotic plaques targeted to oxidized LDL receptor LOX-1 by SPECT/CT and magnetic resonance. Circ Cardiovasc Imaging, 2010, 3(4): 464-472.

[26] Fischman AJ, Rubin RH, Khaw BA, et al. Radionuclide imaging of experimental atherosclerosis with nonspecific polyclonal immunoglobulin G. J Nucl Med, 1989, 30(6): 1095-1100.

[27] Zhang yongxue, Wu Zhijian, Cao wei, et al. Radioiodine labeled SP-4 as an imaging agent for atherosclerotic plaques. Nucl Sci Tech, 2000, 11(4): 234-237.

[28] Dinkelborg L M, Duda SH, Hanke H, et al. Molecular imaging of atherosclerosis using a technetium-99m-labeled endothelin derivative. J Nucl Med, 1998, 39: 1819-1822.

[29] Elmaleh DR, Gambhir SS, Barrio J, et al. Rapid noninvasive detection of experimental atherosclerotic lesions with novel 99mTc-labeled diadenosine tetraphosphates. Proc Natl Acad Sci USA, 1998, 95: 691-695.

[30] 曹卫, 张永学, 安锐, 等. 99mTc-Ap4A 显像探测动脉粥样硬化斑块的动物实验研究. 中华核医学杂志, 2001, 21(6): 325-328.

[31] Laitinen I, Saraste A, Weidl E, et al. Evaluation of alphavbeta3 integrin-targeted positron emission tomography tracer 18F-galacto-RGD for imaging of vascular inflammation in atherosclerotic mice. Circ Cardiovasc Imaging, 2009, 2(4): 331-338.

[32] Liu Y, Abendschein D, Woodard GE, et al. Molecular imaging of atherosclerotic plaque with(64)Cu-labeled natriuretic peptide and PET. J Nucl Med, 2010, 51(1): 85-91.

[33] Lederman RJ, Raylman RR, Fisher SJ, et al. Detection of atherosclerosis using a novel positron-sensitive probe and 18-fluorodeoxyglucose(FDG). Nucl Med Commun, 2001, 22(7): 747-753.

[34] Rudd JH, Warburton EA, Fryer TD, et al. Imaging atherosclerotic plaque inflammation with [18F]-fluorodeoxyglucose positron emission tomography. Circulation, 2002, 105(23): 2708-2711.

[35] Tahara N, Kai H, Nakaura H, et al. The prevalence of inflammation in carotid atherosclerosis: evaluation by FDG-PET. Eur Heart J, 2007, 28: 2243-2248.

[36] Kai H. Novel non-invasive approach for visualizing inflamed atherosclerotic plaques using fluorodeoxyglucose-positron emission tomography. Geriatr Gerontol Int, 2010, 10(1): 1-8.

[37] Kwee RM, Teule GJ, van Oostenbrugge RJ, et al. Multimodality imaging of carotid artery plaques: 18F-fluoro-2-deoxyglucose positron emission tomography, computed tomography, and magnetic resonance imaging. Stroke, 2009, 40(12): 3718-3724.

[38] Laitinen IE, Luoto P, Någren K, et al. Uptake of 11C-choline in mouse atherosclerotic plaques. J Nucl Med, 2010, 51(5): 798-802.

[39] Hubalewska-Dydejczyk A, Stompór T, Kalembkiewicz M, et al. Identification of inflamed atherosclerotic plaque using 123I-labeled interleukin-2 scintigraphy in high-risk peritoneal dialysis patients: a pilot study. Perit Dial Int, 2009, 29(5): 568-574.

[40] Ohshima S, Petrov A, Fujimoto S, et al. Molecular imaging of matrix metallo-proteinase expression in atherosclerotic plaques of mice deficient in apolipoprotein e or low-density-lipoprotein receptor. J Nucl Med, 2009, 50(4): 612-617.

[41] Kimi, Moon S-O, Kim S H, et al. Vascular endothelial growth factor expression of intercellular adhesion molecule 1(ICAM-1), vascular cell adhesion molecule 1(VCAM-1), and E-selectin through nuclear factor-κB activation in endothelial cells. J Biol Chem, 2001, 276(10): 7614-7620.

[42] Liu C, Zhang X, Song Y, et al. SPECT and fluorescence imaging of vulnerable atherosclerotic plaque with a vascular cell adhesion molecule 1 single-chain anti-

body fragment. Atherosclerosis，2016，254：263-270.

[43] Gunn J，Holt CM，Francis SE，et al. The effect of oligonuclestides to c-myb on vascular smooth muscle cell proliferation and neointima formation after porcine coronary angioplasty. Circ Res，1997，80：520-531.

[44] Tanner FC，Yang ZY，Duckers E，et al. Expression of cyclin-dependent kinase inhibitors in vascular disease. Circ Res，1998，82：396-403.

[45] Riessen R，Isner JM. Prospect for site-specific delivery of phamacologic and molecular therapies. J Am Coll Cardiol，1994，23：1234-1244.

[46] Qin GM，Zhang YX，Cao W，et al. Molecular imaging of atherosclerotic plaques with technetium-99m-labelled antisense oligonucleotides. Eur J Nucl Med Mol Imaging，2005，32（1）：6-14.

[47] Zhang YR，Zhang YX，Cao W，et al. Uptake Kinetics of ^{99m}Tc-MAG$_3$-Antisense Oligonucleotide to PCNA and Effect on Gene Expression in Vascular Smooth Muscle Cells. J Nucl Med，2005，46（6）：1052-1058.

[48] Laufer EM，Winkens HM，Corsten MF，et al. PET and SPECT imaging of apoptosis in vulnerable atherosclerotic plaques with radiolabeled Annexin A5. Q J Nucl Med Mol Imaging，2009，53（1）：26-34.

[49] 黄代娟，兰晓莉，张永学，等. 99mTc-HYNIC-Annexin V 动脉粥样硬化斑块显像的实验研究. 中华核医学杂志，2008，28（3）：206-208.

[50] Johnson LL，Schofield L，Donahay T，et al. 99mTc-annexin V imaging for in vivo detection of atherosclerotic lesions in porcine coronary arteries. J Nucl Med，2005，46（7）：1186-1193.

[51] Derlin T，Richter U，Bannas P，et al. Feasibility of 18F-sodium fluoride PET/CT for imaging of atherosclerotic plaque. J Nucl Med，2010，51（6）：862-865.

[52] Kitagawa T，Yamamoto H，Toshimitsu S，et al. 18F-sodium fluoride positron emission tomography for molecular imaging of coronary atherosclerosis based on computed tomography analysis. Atherosclerosis，2017，263：385-392.

第七十八章

血栓性疾病

血栓性疾病（thrombotic disease）是流动的血液在血管或者心脏中变为凝固的固体，从而造成血管不同程度栓塞形成的一系列临床综合征。流动的血液变成凝块的过程称为血栓形成（thrombosis），凝块即血栓（thrombus）。血栓可以分为生理性的止血栓子和病理的血栓形成，两者在形成机制上没有本质的区别。生理性的止血功能异常包括止血功能低下和止血功能亢进，前者常导致出血，而后者可形成血栓。血管完全性栓塞（embolism）并周围侧支循环不能代偿时可导致相应组织器官缺血、坏死，这种情况称为梗死（infarct）。

第一节　概　　述

一、血栓的分类

血栓主要由血小板、白细胞、红细胞和纤维蛋白组成，各成分比例因血栓的性质不同稍有不同。按照血栓的性质可分为：血小板血栓、白色血栓、红色血栓、混合性血栓、微血栓和感染性血栓。

1. 血小板血栓　仅血小板聚集构成的血栓可见于某些微血管内。

2. 白色血栓　血栓内主要含有血小板和纤维蛋白。常见于动脉硬化斑块处、动脉炎和心瓣膜病变部位。

3. 红色血栓　主要成分为纤维蛋白和红细胞，局部血流缓慢或停滞是其发生的主要条件，多在静脉内形成。

4. 混合血栓　由血小板、白细胞、红细胞和纤维蛋白组成，最为常见。多数为血管内皮损害后形成白色血栓，继而激活凝血系统形成纤维蛋白网，红细胞、白细胞和血小板被网罗至该部位，形成混合血栓。混合血栓延长，下游可以出现红色血栓。故临床上常见的血栓为黏附于血管壁的白色血栓为头部，体部为混合血栓，红色血栓形成尾部。

5. 微血栓　主要由纤维蛋白组成，间杂少许血小板。发生于微血管，以毛细血管为主，常见于弥散性血管内凝血（DIC）。

6. 感染性血栓　内皮损伤为基础，形成的白色血栓内可存在白细胞或者细菌。

二、血栓病的分类

临床上常以血栓发生的部位进行分类，如动脉血栓、静脉血栓、微血管血栓和心脏内血栓等。

第二节　血栓形成的要素

一、血液流变学

正常流速和正常流向的血液内，红细胞和白细胞在血流的中轴，流速快，外层是血小板，其流动较红细胞和白细胞缓慢，最外层为血浆带，隔离血液的有形成分和血管壁，阻止血小板和内膜接触。当血流缓慢或产生涡流时，血小板得以进入边流，增加了和血管内膜接触的机会，血小板粘连于内膜的可能性增大。此外，血流缓慢和产生涡流时，被激活的凝血因子和凝血酶浓度升高，能在局部达到凝血过程所需浓度。临床上静脉发生血栓约比动脉发生血栓多，静脉血栓常发生于久病卧床的患者和静脉曲张的静脉内等，间接证明流速在血栓形成中的作用。

二、血管因素 - 内皮

内皮细胞具有防止血液在心血管内凝固的功能，单细胞层屏障将血液中的凝血因子、血小板和能促发凝血的内皮下胶原隔离，能分泌凝血酶调节蛋白、合成前列环素、分泌二磷酸腺苷酶、生成纤溶酶原活化因子、内皮表面肝素样分子以及合成蛋白 S（PS）等，这些都有利于调节或避免血栓的形成。

内皮细胞损伤暴露出胶原，活化血小板和凝血因子Ⅻ。内皮损伤后，首先激活血小板的是与血小板接触的胶原，继后凝血连锁反应被启动而产生了凝血酶，并且血小板继续地被活化又不断释出 ADP 和血栓素 A2，随血流而来的是血小板在局部不断地被激活。凝血因子Ⅻ（内途径）和Ⅶ（外途径）分别被胶原和组织因子所激活，凝血反应的产物凝血酶形成后，凝血酶、ADP、血栓素 A2 共同作用使血小板能聚集成团。

三、血液成分 - 血小板、凝血 - 抗凝系统（纤溶系统）

血液中存在着相互拮抗的凝血系统和抗凝血系统（纤维蛋白溶解系统），在生理状态下，两者达到动态平衡，即保证了血液有潜在的可凝固性又始终保证了血液的流体状态。动态平衡打破后，会触发凝血而产生血栓。血液中的凝血因子不断地被激活，从而产生凝血酶，形成微量纤维蛋白，沉着于血管内膜上，但这些微量的纤维蛋白又不断地被激活了的纤维蛋白溶解系统所溶解，同时被激活的凝血因子也不断地被单核吞噬细胞系统所吞噬。妊娠、手术后、产后、高脂饮食、吸烟、冠状动脉粥样硬化时，血小板增多或血小板粘性增加也可增高血液的凝固性。此外，细胞因子、黏附因子等在凝血中也起到重要作用。

第三节　血栓病的常规影像学诊断

一、超声显像

常规超声方便快捷，可以显示血栓的形态和血流改变，同时可以观察血管壁的变化，比如血管壁内的钙化斑块、软斑块等，也可以观察血管内膜的变化，是目前最简便、常用的诊断手段。近年来又出现血管腔内超声，使其观察血管壁的性能进一步提高。常规超声的不足之处在于诊断水平受制于操作者的操作能力，不能完全展示大血栓的全貌，部分位置如颅内血栓等很难显示。

二、DSA

被认为是诊断血管病变的"金标准"，能显示血管的狭窄、扩张、破裂和闭塞。经过导管选择血管或其他方式使造影剂进入需要显示的血管，与流动的血液混合后成像，动脉成像尤为突出，

广泛应用于冠状动脉、颅内动脉以及全身各部位的血管成像。

三、CTA

目前应用多的是多排 CT 的 CTA 检查，血管重组方式多样，常用 MIP 和 VR 重组。CTA 可以显示血管内血栓形态、位置，如果扫描范围比较大可以看到血栓全貌，同时可以观察血管壁的情况，血栓形成后部分靶器官的血流分布、组织器官形态的改变。临床上，通常使用非离子碘造影剂，也有用离子型碘造影剂。

四、磁共振血管造影

MR 血管成像方法较多，除了像 CTA 一样应用造影剂行 MRI 增强外，也可不用造影剂进行血管成像。利用黑血成像 MRV 技术通过显示血管与周围结构之间的关系可评价新鲜和陈旧性的血栓。磁共振可以对血管进行无创性显像，不仅可行磁共振动脉血管造影（magnetic resonance angiography，MRA），而且可行磁共振静脉血管成像（magnetic resonance venography，MRV）。根据 MRV 显像的信号不同，MRV 也分为黑血成像和白血成像。黑血（black blood）技术即抑制血液和血池信号的技术，血池呈低信号，而白血技术又称为亮血技术则相反，血池显示高信号，心肌组织呈相对低信号，通过这种对比，能够突出显示心肌结构、形态及信号。磁共振血管成像主要是显示血管壁，了解血管壁的形态。临床上，根据是否使用造影剂又分为增强 MRV 和平扫 MRV。其中平扫 MRA 又分为飞行时间法（time of flight，TOF）法、相位对比法和对比增强 MRA；TOF 技术是基于血管的流入增强效应区分流动和静止的质子，不使用造影剂即可了解组织中血管和血流信号特征；而对比增强 MRA 需要使用顺磁性物质缩短血液 T_1 的 MRA 技术；相位对比法是利用血液的流速不同引起的相位改变来区分流动和静止的质子进行的一种减影成像技术。这些磁共振血管成像技术对于血栓性疾病的无创性诊断具有重要价值，通过黑血技术还可区分新鲜血栓与陈旧性血栓，是临床上具有发展前景的技术，已逐步得到广泛应用。

五、常规核素血管显像

自静脉远端注入的放射性核素显像剂随静脉

血液按向心端方向回流，依次充盈小、中、大静脉血管，采用 γ 照相机，体外动态采集流经静脉血管的示踪信号，使静脉显影，并可显示静脉血流动力学变化，称为放射性核素静脉显像。下肢静脉系统有深、浅静脉之分，深、浅静脉之间有丰富的交通支相连，如果在注射部位的近心端适度结扎止血带，阻断浅静脉，则远心端静脉注射的显像剂可经深静脉回流，从而选择性地使深静脉各段依次显影。

急性深静脉血栓（deep venous thrombosis，DVT）是最常见的血管疾病，在这些患者中，约有 10% 并发肺栓塞，而 90% 以上肺栓塞病例的栓子来源于下肢，其中大于 70% 的深静脉栓塞患者下肢静脉造影为阳性，然而有 50%～67% 的深静脉血栓患者最终发展成为栓塞后综合征和伴有高发病率的再发性深静脉血栓形成。DVT 的临床诊断常较困难，有 40%～60% 的下肢静脉造影为阳性的患者临床上无症状，而在有症状的患者中，静脉造影有 46%～70% 的患者为正常。因此，即使临床高度怀疑为 DVT 的患者，也需要作适当地诊断学检查。核医学显像可以探测活动性的血栓，识别陈旧性的血栓与有活性的新鲜斑块，特别是应用放射性核素标记纤维蛋白原是探测活性血栓形成最常用的药物。

（一）99mTc- 大颗粒聚合白蛋白（MAA）下肢深静脉显像

双侧踝关节扎止血带阻断静脉回流，由双足背静脉同时等速注入等量 99mTc-MAA 111～148MBq，体积 5ml，启动 γ 照相机和 SPECT 进行动态采集，或自下而上进行全身显像（速度为 40cm/min），获得从胫静脉到下腔静脉的连续影像，5 分钟后作延迟显像。下肢静脉采集结束后，最好再加做肺显像，同时获得常规肺灌注影像，以了解有否肺栓塞情况。

1. 正常影像　两侧下肢静脉同步注射后，动态显像可见两侧下肢静脉放射性呈同步上行，呈现连续而清晰的血管影，分布对称而较均匀，入腹后向上汇合成下腔静脉，松开止血带后的延迟影像见局部无显像剂滞留，肺显像无显像剂分布稀疏或缺损。

2. 异常图像及评价　根据病变静脉血管病变的程度不同，可表现为静脉血管完全性梗阻、不完全性梗阻和下肢静脉功能不全（下肢浅静脉曲张、增粗或扭曲等）。由于血栓的聚集黏附作用，

有时在延迟影像上可见"热区"，但此种改变也可出现在放射性示踪剂被静脉瓣摄取的情况下，因此不是 DVT 显像诊断的可靠信号。如果同时伴有肺栓塞时，可见肺灌注缺损。本法对下肢 DVT 诊断准确性达 80%～90%，敏感性达 90% 以上，并可同时诊断肺栓塞。

（二）99mTc 标记红细胞静脉血管显像

99mTc 标记红细胞或人血清白蛋白（HSA）静脉动态显像是一种通过影像形态学的异常直接显示静脉系统的简便、无创伤性检查。在肢体部位，血池显像优先显示深静脉系统，因为与较小的动脉通道或表浅静脉相比，深静脉系统是一个容纳总血容量中大部分血液的低压隔室。在 DVT 患者，静脉显像时有血块的静脉因其通道的血量减少而呈现异常或中断，有时还可见到静脉充血和侧支循环通道的形成。该法结合临床表现对 DVT 诊断的平均敏感性和特异性为 89% 和 84%。

第四节　血栓疾病的分子影像诊断

当血管被破坏或动脉粥样硬化斑块破裂，血栓因子与血液接触，血小板开始聚集，凝血级联反应被激活。凝血酶能催化纤维蛋白原转化为纤维蛋白，这一酶促反应的级联产物是纤维蛋白形成网样结构，阻止血液流动。凝血级联反应的参与成分都代表着检测血栓的潜在目标。从分子成像的角度看，较常用的研究思路有两类方法，一是直接反映约束力的纤维蛋白或激活血小板，二是探测激活因子 XIII 酶底物信号放大策略。

常用的研究手段有核素显像、MRI 和超声，其他如光学显像等。利用不同的标记物质标记血栓内部成分或者相关物质如纤维蛋白原、血小板等，通过影像设备观察标记物在客体内的分布情况，借以明确血栓的分布、范围等。

在 DVT 的非核医学诊断方面，MR 血管造影也可显示重要的静脉通道，甚至是近端的上肢静脉，从血管的形态学改变诊断静脉血栓。CT 可探测腹部、盆腔以及肢体的 DVT，CT 对于近端病变以及较复杂的腹部或盆腔病变优于常规静脉血管造影。静脉血管造影是诊断该病的标准方法，其典型表现为静脉充填缺损或侧支循环血管信号突然中断。超声显像也是目前 DVT 筛查应用较广泛的方法，在有症状的患者，多普勒超声显像对于探测腘窝与腹股沟静脉血栓的敏感性可达 92%～

95%，特异性为97%～100%，但是在肥胖、有严重的创口水肿或配合差的患者也可获得不确切的结果。

20世纪70年代开始用γ闪烁显像技术探测血栓，如^{99m}Tc标记纤维蛋白原、^{131}I标记抗纤维蛋白抗体等。尽管核素显像种类繁多，但大都没有广泛用于临床，原因在于核素浓聚低（血液本底高、不可靠的药物动态曲线以及低敏感性和特异性）。此后，核医学领域继续探讨不同靶向途径应用于相关显像模式。目前常用的靶向模式包括：①经典抗原-抗体靶向模式，利用抗原-抗体特异性结合的特性，主要标记单克隆抗体；②生物活性肽-受体靶向模式；③细胞因子靶向；④生物素-亲和素靶向系统。

一、标记纤维蛋白原放射免疫血栓显像

应用放射性核素如^{125}I、^{99m}Tc和^{67}Ga等标记纤维蛋白原与新鲜血栓结合进行显像，包括标记可溶性纤维蛋白、抗纤维蛋白原单克隆抗体片段Ec、血纤溶酶原激活物等。

纤维蛋白是静脉血栓和混合血栓的主要构成成分，便于用各种影像学方法观察和标记。血栓形成过程中，凝血酶原（FⅡ）活化为凝血酶（FⅡa）后，作用于纤维蛋白原，使其N端脱下四段短肽，从而转变为纤维蛋白单体。凝血因子ⅩⅢ（FⅩⅢ）活化为FⅩⅢa，FⅩⅢa在Ca^{2+}的作用下使纤维蛋白单体相互聚合，形成不溶于水的交联纤维蛋白多聚体。

1965年Atkins首先将^{125}I纤维蛋白原试验应用于临床，利用放射性核素^{125}I-纤维蛋白原能被正在形成的血栓所摄取来显像，其在每克血栓中的含量是等量血液的5倍以上。^{125}I纤维蛋白原试验是一种无创性检查，操作简便，准确性高，特别是可以检出难以发现的较小静脉中的隐匿型血栓。

核素标记抗纤维蛋白抗体也用于血栓探测，纤维蛋白的特异单克隆抗体包括GC4、15C5、3B6/22，以及国内应用的^{99m}Tc-SZ-51。^{99m}Tc-SZ-51（GMP-140 McAb SZ-51）用于下肢血栓放射免疫显像，下肢动脉或静脉血栓的早期诊断和有效治疗极为重要。以抗血小板或纤维蛋白单克隆抗体为配体，用放射性核素标记后进行放射免疫显像（RII），在特异性诊断血栓性疾病中有良好的应用前景。动态显像时静脉血流连续性中断、血管变细或侧支循环建立。静态显像时静脉血管呈现节段性、条索状或串珠状放射性异常浓聚，提示血栓形成。对于陈旧性血栓，可采用抗纤维蛋白McAb显像，如抗纤维蛋白D-二聚体McAb，可提高显像阳性率。

放射性标记血栓多肽显像是另一类很有前景的血栓显像剂。人工合成的小分子肽与血小板的结合，模拟血块形成过程中较大蛋白质的结合过程，但具有不产生人免疫反应和肾脏清除迅速的优点。在人体内的研究证明，^{99m}Tc标记合成肽（P-280）显像对于发病1～4小时的急性DVT的定位已显示出良好的结果，可以达到早期诊断目的。应用放射性标记多肽P-748血栓显像可早期探测活动性动脉和静脉血栓，甚至仅需1小时即可诊断。因此，该显像剂可用于患静脉炎后和高度怀疑为DVT的患者以及多普勒超声显像为阴性的患者，而不需要等待3～10天后再重复超声检查。

二、^{111}In标记自身血小板显像

^{111}In-血小板显像对于活动性DVT是一种灵敏而特异的诊断方法，但是15%～50%的患者需作18～24小时的延迟显像才能获得诊断结果，特别是有静脉淤积或"低等级（low-grade）"血栓症患者。另外，正在接受肝素治疗的患者假阴性率较高。

应用放射性核素标记血小板、抗血小板单克隆抗体、小分子肽类可以进行靶向血小板的显像。如^{99m}Tc与激活的血小板糖蛋白Ⅱb/Ⅲa受体有高度的亲和力和特异性，所以^{99m}Tc对于急性新鲜血栓显示阳性率高，而对陈旧性血栓显示的阳性率低。Bates等认为^{99m}Tc标记显像对于急性及再发DVT诊断敏感性达92%，特异性为82%～90%，但此项检查有赖于医师的技术和经验，并未被临床广泛应用。Brighton等则用^{99m}Tc标记组织纤溶酶原激活剂（^{99m}Tc-rt-PA），来区分新鲜与陈旧性血栓。

三、MR分子成像

相对于其他显像手段，MR分子成像具有极高的研究血栓的潜在价值。MRI和核素显像、CT不同，没有电离辐射；与超声和光学显像相比，MRI具有良好的深部组织分辨率；对比核素显像，MRI具有良好的空间分辨率，而且带有造影剂的分子信息可以重叠在内在解剖学背景图像上。运用不

同的 MRI 序列还可以显示其他成分造成的复杂斑点的成分信息。和核素相比，MRI 的缺陷就是探针造影剂的敏感性低。因此选择设计合适靶点的分子探针特别重要。

选择 MRI 信号有所改变的扫描序列，常用 T_1WI（T_1 weighted imaging）和 T_2WI（T_2 weighted imaging）。T_1WI 序列所标记造影剂用钆剂（gadolinium），在图像上显示信号增加；而 T_2WI 上经典的造影剂为三氧化二铁微粒（iron oxide nanoparticle），可以让图像上显示的信号减低。三氧化二铁可以增加信号检出的敏感性，钆剂常常由于造影剂浓度太低而使图像显示效率下降。另外要考虑选择分散的分子还是用纳米微粒。相对于小分子来说，微粒的好处包括：对比增强的离子负载高，利用多靶点载体特性提高亲和性，还有比较容易和荧光物质结合做双模式探针。双模式探针可观察靶物质分布情况，其内部的荧光物质可以用免疫组化和光学显像方法所显示，由此能在显微镜下观察。微粒的缺陷在于靶曲线上升缓慢、血液清除缓慢和靶物质穿透性低。

MRI 选择标记物质和核素类似，也是以纤维蛋白原、血小板等相关物质为靶向目标。无论在形成后的血栓还是在正在形成中的血栓，纤维蛋白都是一种很好的靶向显影物质。纤维蛋白仅出现在血栓中，循环血液中不表达，作为血栓显像来讲具有很高的特异性。纤维蛋白几乎出现在所有类型的血栓中：动脉和静脉血栓、新鲜和陈旧血栓内均高表达，因此血栓成像又具有高敏感性。MRI 探针的特点是它们的弛豫特性（R1）。探针的特性可以改变金属离子在组织水中的浓度增加弛豫率（R1 或 R2），$R1 = \Delta R1/[Gd 或 Fe]$。血栓的 T_1 可以有所不同，但在 met- 血红蛋白缺乏的情况下约为 $1/2$（$R1 = 1S^{-1}$）。如果 R1 有 10% 的变化，需要 $3 \sim 20\mu m$ 之间的钆。对于明显的信号增强，血栓明亮如 T_1 加权成像的脂肪（$\Delta R1 = 2S^{-1}$），然后需要钆提高到 $70 \sim 400\mu m$。为了实现这样的信号增强，需要绑定一个类似靶存在的高微摩尔浓度，使用非常高的弛豫探针或使用每个探针上多点拷贝钆或者铁剂。一项研究表明，所有急性脑卒中患者血栓内均发现纤维蛋白。血液中的纤维蛋白原约为 $7\mu mol/L$（2.5g/L），所以血凝块中的纤维蛋白单体应该小于 $7\mu mol/L$。纤维蛋白在血凝块中含量很高，而缓慢流动的血液中的新鲜纤维蛋白原析出。依据探针结合推算人类慢性血栓，纤维蛋白聚集可以超过 $30\mu mol/L$。

据报道，EP-1873 是一个含有四个 Gd-DTPA 单位的短纤维蛋白特异性肽衍生物，应用 Gd-DTPA 连结后在兔模型中证明动脉粥样硬化斑块破裂可以得到选择性增强。改进版本的探针为 EP-2104R，用更稳定的 Gd-DOTA 螯合物取代 Gd-DTPA。EP-2104R 结合了纤维蛋白的两个等位置的结合点（$Kd = 1.7 \pm 0.5\mu mol/L$），与纤维蛋白的高度特异，超过纤维蛋白原（100 倍以上）和血清白蛋白（1 000 倍以上）。当结合纤维蛋白时，EP-2104R 在 37℃ 和 1.4T 状态下的弛豫率是每 EP-2104R 17.4/（mmol/L·s），在相同条件下测定，和 Gd-DOTA 相比高约 25 倍。经过延伸评价动脉、静脉，以及新鲜和陈旧血栓两者的腔内血凝块模型后，EP-2104R 应用于人体临床试验。在第二阶段的可行性研究中，EP-2104R 应用在已知或怀疑 52 例血栓的患者，部位分布腿部的深静脉、肺动脉、颈动脉、主动脉弓、左心室或心房，该化合物的优势是耐受性好，无严重的药物不良反应事件。患者进行了 EP-2104R 注射（$n = 16$）1 小时后立即成像，以及注射后 2～6 小时（$n = 36$）成像，可以注意到延迟的血液背景信号较低，因此血栓显示更为明显。在动脉和腔内血凝块（敏感性 84%）的增强中，EP-2104R 的增强效果比在静脉系统（敏感性 29%）中表现更为突出。然而全部样本的比较小。31 例患者第二天后又显像，血栓则持续增强。EP-2104R 注射后 2～6 小时或者 20～36 小时增强信号的血栓 - 肌肉信号强度比，较注射前的血栓 - 肌肉信号强度比高出 2 倍。

目前针对血小板及相关物质为靶向的研究较多，血小板活化是一个高度控制的过程，对维持机体内环境稳态特别重要。血管内皮细胞损伤使组织蛋白暴露，这种情况常见于动脉粥样硬化斑块破溃，组织蛋白的暴露引起血小板黏附于血管壁，进而聚集并活化。有研究用活性糖蛋白Ⅱb/Ⅲa 靶向配体 - 诱导结合点单链抗体或者控制抗体结合 $1\mu m$ 大小的氧化铁微粒，结合成 LIBS-MPIO 或者 control-MPIO 作为 MRI 造影剂，注射实验动物体内，观察血管内血栓状况。结果显示在实验动物的心脏血管血栓模型中，MRI 信号降低。血小板活化的标志之一就是整合素 αⅡbβⅢa（也可以称为 GP2B3A）的表达。血小板活化造成形态结构上的改变，使之成为影像学上合适的靶点。Gd-标记的探针就是靶向活化的血小板。Klink 等报告了一种造影剂 P975，由一靶向 αⅡbβⅢa 受体的环肽结合 Gd-DOTA 组成，以显示活化后的血小板。在花生四烯酸诱导的大鼠动脉栓塞模型中，对比 Gd-DOTA 控制组，P975 表现出血栓的持续增强。

（蒋宁一）

参 考 文 献

[1] 任克. MRI 和 CT 检查在静脉血栓性疾病诊断中的应用. 中华实用妇科与产科杂志，2009，25（5）：346-349.

[2] 张永学. 核医学. 2 版. 北京：人民卫生出版社，2010.

[3] Bates SM，Lister-James J，Julian JA，et al. Imaging characteristics of a novel technetium Tc 99m-labeled platelet glycoprotein IIb/IIIa receptor antagonist in patients With acute deep vein thrombosis or a history of deep vein thrombosis. Arch Intern Med，2003，163（4）：452-456.

[4] Brighton T，Janssen J，Butler SP. Aging of acute deep vein thrombosis measured by radiolabeled 99mTc-rt-PA. J Nucl Med，2007，48（6）：873-878.

[5] Overoye-Chan K，Koerner S，Looby RJ，et al. EP-2104R：a fibrin-specific gadolinium-Based MRI contrast agent for detection of thrombus. J Am Chem Soc，2008，130（18）：6025-6039.

[6] Vymazal J，Spuentrup E，Cardenas-Molina G，et al. Thrombus imaging with fibrin-specific gadolinium-based MR contrast agent EP-2104R：results of a phase II clinical study of feasibility. Invest Radiol，2009，44（11）：697-704.

[7] Klink A，Lancelot E，Ballet S，et al. Magnetic resonance molecular imaging of thrombosis in an arachidonic acid mouse model using an activated platelet targeted probe. Arterioscler Thromb Vasc Biol，2010，30（3）：403-410.

第 五 篇

分子影像在其他疾病及研究中的应用

第七十九章

结　节　病

第一节　概　述

结节病是一种以单个或多系统器官非干酪样坏死为特点的肉芽肿性疾病，常侵犯肺、双肺门淋巴结，也可累及皮肤、眼、关节、骨骼肌肉、单核-吞噬细胞系统、腺体、心脏、肾脏、中枢神经系统等几乎全身每个器官，部分病例成自限性，大多数预后良好。

一、流行病学

由于部分病例没有特殊症状并可以自然痊愈，因此没有确切的流行病学数据。美国数据估计的年发病率为白人 11 例/10 万，非洲裔美国人发病率 34 例/10 万。发病率有明显的地区和种族差异，寒冷地区多于热带地区，中青年人多见，女性多于男性。其中 25～30 岁患者伴有肺外浸润，心脏受累多见于男性，而眼部病变多见于女性。

二、病因及发病机制

结节病的病因不明，目前认为与分枝杆菌、丙酸杆菌等微生物接触、铍接触史、遗传因素等有关，由未知抗原触发细胞介导的免疫反应，以 T 淋巴细胞和巨噬细胞聚集、释放细胞因子和趋化因子，并机化成为肉芽肿性病灶为特征。

结节病以非干酪样坏死性肉芽肿形成为病理特征。肉芽肿性病变最常见于肺部和淋巴结，也可侵犯其他任何部位，包括肝、脾、眼、鼻窦、皮肤、骨、关节、骨骼肌、肾脏、生殖器官、心脏、唾液腺以及神经系统。肺部肉芽肿沿淋巴系统分布，最多发于细支气管周围、胸膜下和小叶旁区。

三、临床表现及实验室检查

症状和体征取决于病变累及部位及程度，并随病程不同，由自发缓解至慢性顽固性病变不等。大多数结节病患者可能因无症状而被漏诊。超过 90% 的成年患者出现纵隔淋巴结、肺部病变表现。肺部表现从无症状（局限性疾病）至劳力性呼吸困难轻重不等，极少情况下可出现肺或其他器官衰竭（进展性疾病）。

实验室检查往往无特异性变化，血沉增快、C 反应蛋白增高等，活动期可有淋巴细胞中度减少、血钙增高、血清碱性磷酸酶增高、血清血管紧张素转换酶活性增高、白介素-2 受体增高等。结节病抗原（Kveim）试验则以急性结节病患者的淋巴结或脾组织制成 1∶10 生理盐水混悬液体为抗原，对疑似患者进行皮内注射，阳性率 75%～85%。但因无标准抗原，应用受限，近年逐渐被淘汰。

结节病的典型影像学表现是纵隔及双侧肺门淋巴结对称性肿大，累及肺内时，则表现为双肺弥漫性小结节影，斑片状磨玻璃影及片状实变影，若病情进一步加重，可发展成肺间质纤维化或蜂窝肺。根据 Scadding 提出的分期标准，结节病被分为 5 期：0 期为没有异常 X 线表现；1 期为肺门淋巴结肿大，2 期为肺内弥漫性浸润伴肺门淋巴结肿大；3 期为肺内弥漫性浸润（无明显纤维化），不伴肺门淋巴结肿大；4 期为肺纤维化。CT 检查对肺内小病灶更加敏感，但有时不易与结核或淋巴瘤及转移瘤鉴别。疾病较晚阶段（2～4 期）的 CT 表现包括：支气管血管束和支气管壁增厚，小叶间隔串珠样改变，磨玻璃影，肺实质内结节、囊肿或空洞灶，牵拉性支气管扩张。MRI 对纵隔及肺门淋巴结、心脏或中枢神经系统受累更具优势。

四、诊断与分期

典型影像学表现，经组织活检证实为非干酪性肉芽肿性病变，并且在排除了其他肉芽肿性疾病之后即可明确结节病诊断。另外，疾病评估主要包括以下三个方面：活检部位的选择，排除其他肉芽肿性疾病，评估疾病的严重程度和范围以决定是否具有治疗指征。周围淋巴结、病变皮肤和结膜这些部位的组织标本都很容易获得，病变胸内侵犯的患者也可选择经支气管镜肺活检、胸腔镜、纵隔镜活检。

肺部病变的严重度可通过肺功能试验、运动脉搏血氧测定进行评估，区分早期和进展期病变。肺外病变的评估方法包括心电图、眼科裂隙灯检查、血肝肾功能、血清钙离子水平等，若有心脏、神经或风湿性疾病提示症状，可行超声心动图、神经影像学、腰穿、骨骼X线检查或MRI，以及肌电图检查，对于肝脾受累的病例可行腹部增强CT检查。

五、鉴别诊断

由于很多其他疾病都可引起淋巴结肿大或肉芽肿性炎症，因此必须严格排除其他诊断，尤其在症状和X线表现不典型时。

1. 肺门淋巴结结核 年轻患者，中毒症状明显，结核菌素试验多为阳性，单侧淋巴结肿大较多，伴有钙化及肺部病灶。

2. 淋巴瘤 淋巴结可相互融合，坏死相对不常见，累及纵隔等全身多发淋巴结、侵袭纵隔血管，发热、消瘦、贫血等全身症状更常见。

3. 肺门转移瘤 肺癌或肺外的肿瘤都可以转移至肺门淋巴结，原发灶的发现有助于诊断。

4. 其他肉芽肿病 外源性过敏性肺泡炎、铍、硅沉着病、感染性（结核、球孢子菌病、组织胞浆菌病等）均可引起肉芽肿性炎，需结合病史等临床资料。

六、治疗与预后

由于结节病常自发缓解，无症状和症状较轻的患者通常无需治疗，但须监测以防疾病加重，每3～6个月随访观察症状演变、胸片、肺功能变化和各项肺外侵犯指标。对于症状加重、肺功能明显异常或恶化、胸外型结节病患者需要口服糖皮质激素治疗。泼尼松40～60mg，每日1次，通常于2～4周内起效，4～12周时应重新评价，证实有效后激素逐渐减至维持剂量（隔日给药，剂量≤10mg），若疾病改善则维持治疗达12个月以上，过早减量可能导致复发。对于激素治疗无效或不能耐受者，可以考虑其他免疫抑制剂如甲氨蝶呤、硫唑嘌呤、英夫利昔单抗（TNF-α单抗）等，但均缺乏成熟的治疗经验。

尽管自发性缓解常见，但疾病表现及严重性变异较大，须连续监测疾病是否复发。自发性缓解者中约90%的人在疾病初次诊断后2年内缓解，<10%的患者在2年后复发，而2年内未缓解者可能为慢性病变。多达30%的结节病患者表现为慢性病变，10%～20%的患者有永久性的后遗症，1%～5%的患者导致死亡。死亡的常见原因为肺纤维化引起的呼吸衰竭、曲菌球引起的肺出血、心肌侵犯导致的心力衰竭和心律失常。

第二节 ^{18}F-FDG PET/CT 在结节病的应用

常规影像学方法及实验室检查对于结节病的诊断分期仍存在局限性。胸片、CT虽然可以发现病灶，但无法评价是否为活动性病变。基于胸部X片或CT的分期标准以肺内及肺门淋巴结病变为依据，并未考虑胸外病变，而且胸内病变也未区分活动性炎症与纤维化等非活动病变，对于治疗的指导价值有限。实验室检查如血清血管紧张素转换酶（angiotensin-converting enzyme，ACE）水平只在约60%患者出现升高，与疾病的严重度、进展情况以及对治疗的反应与否不一定相关。PET/CT作为功能显像与解剖显像相结合的多模态显像技术，对于结节病的诊断分期、鉴别诊断、治疗方案制订、疗效评估有着不可替代的作用。

一、基本原理

结节病以非干酪样坏死性肉芽肿形成为病理特征，肉芽肿由单核细胞和巨噬细胞聚集而成，随后分化为上皮样细胞和多核巨细胞，周围围绕淋巴细胞、浆细胞、肥大细胞、成纤维细胞和胶原组织。活化的巨噬细胞和CD4$^+$T淋巴细胞表达葡萄糖转运体，尤其是Glut-1，使病变摄取^{18}F-FDG。

1994年Lewishe和Salama首次报道了2例结节病患者^{18}F-FDG PET显像均为阳性，包括肺门淋巴结和主动脉旁淋巴结、下肢皮肤结节性红斑病灶，并且其中一例患者激素治疗3个月后复查病变代谢恢复正常。2013年欧洲核医学协会（EANM）联合核医学和分子影像学学会（SNMMI）共同发布的^{18}F-FDG PET/CT用于炎症显像指南，结节病名列适应证的第一位。

二、适应证

1. 指导活检部位，取代谢程度高的部位活检提高阳性率。

2. 评估疾病的范围和严重程度，明确分期，决定是否具有治疗指征。

3. 活跃程度评价，代谢程度与活动度相关，指导治疗。

4. 疗效评估。

三、临床应用

（一）评估全身病变的范围及活动性

细胞的代谢活跃程度往往与结节病的病理学特征相关。结节病的 PET/CT 阳性结果往往与肺功能受损有关。经治疗后，在 PET/CT 图像上发现肺实质疾病活动度降低的患者，其肺功能也得到相应改善。另外，结节病是一种多系统多器官受累的全身性疾病，PET/CT 全身扫描可以发现除胸部以外的病变，例如腹腔、腹膜后肿大淋巴结、肝脾等其他脏器的受累（图 79-1），以及骨髓、心脏、中枢神经系统、皮肤、眼、喉等部位的肉芽肿结节等。

1. 胸内病变 多项研究表明 PET/CT 能有效显示结节病患者的纵隔及肺门肿大淋巴结情况及

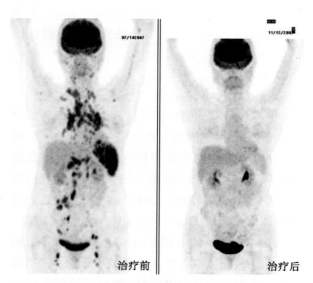

图 79-1　结节病治疗前后 PET 影像比较

55 岁，女性，因咳嗽数日行 CT 检查发现双肺门及纵隔多发性淋巴结肿大、脾脏增大，为排除肿瘤行 ¹⁸F-FDG PET/CT 显像。影像提示双侧颈部、肺门、纵隔、腹膜后等多发淋巴结肿大，代谢异常增高，双侧对称分布，脾脏增大代谢增高，其影像特征符合结节病诊断，临床上应用激素等治疗 1 个月后行 PET/CT 复查示肿大淋巴结及高代谢消失

肺部病变。结节病的淋巴结密度均匀一致，边界清晰，同时对 ¹⁸F-FDG 摄取增高，在 PET/CT 显示没有明显融合，这也是结节病淋巴结的特点。Teirstein 等回顾研究了 188 例结节病患者 PET/CT 的结果，认为其可以检测可逆的、炎症性肉芽肿；在肺纤维化患者中，PET/CT 还可以评估肺纤维化后的疾病活动度。

Keijsers 等回顾性分析了 77 例新确诊的肺结节病患者的临床资料，发现肺实质 SUV$_{max}$ 值与肺泡灌洗液中中性粒细胞的数量及 CD103⁺CD4⁺/CD4⁺ 比值有关，SUV$_{max}$ 与分期显著正相关，提示肺实质高摄取可能可以替代有创性的肺泡灌洗，预示疾病活动，需要积极治疗，尤其是当纵隔与肺门病变 SUV 不高的情况下。相反，肺实质代谢程度不高提示病灶非活动期，可以随访观察。该中心另一项研究纳入了 43 例新确诊的结节病患者，依据 ¹⁸F-FDG PET 显像结果，弥漫性肺实质活动性病变的患者部分接受了免疫抑制治疗，治疗前与治疗后 1 年随访时肺功能参数对比，治疗前后肺功能显著改善，未接受免疫抑制治疗的患者 1 年后随访时肺一氧化碳弥散量（DLCO）显著减低，仅有纵隔肺门病变，肺实质没有活动性病变的患者未经治疗肺功能亦无显著变化，提示 ¹⁸F-FDG 显像肺实质有弥漫活动性病变者可以预测患者如果不积极治疗肺功能会减低，而没有肺部活动性病变的患者可以随访观察。研究报道 ¹⁸F-FDG PET/CT 比 ACE、IL-2R 更灵敏地反映疾病的活动程度，三者敏感性分别为 94%，36% 和 47%。

Teirstein 等回顾性分析了 137 例结节病患者 ¹⁸F-FDG PET 显像结果，发现 56% 患者纵隔淋巴结与肺内病变 PET 显像为阳性，2、3 期患者中 65% 伴有肺部阳性病变，在 4 期患者肺纤维化病变中仍存在残留活动性病变。Mostard 等回顾性分析发现 89 例结节病患者中 73% 患者 PET 显像为阳性，其中 PET 阳性的患者中仅 80% 发现实验室检查指标（ACE、可溶性白介素 -2 受体）提示疾病活动；15 名胸片诊断为 4 期病变（肺纤维化）的患者中，有 14 名患者 PET 显像为阳性，提示胸片所示的肺纤维化并不意味着疾病处于静止期，仍需积极治疗。另外，80% 患者 PET 显像发现胸外阳性病灶。95 例结节病患者 PET 与高分辨 CT 对比发现，56 例患者肺部有阳性病变，这部分患者高分辨率 CT 所示病变更重，肺内病变摄取增高程度与肺功能呈负相关。这项研究也发现 85% 的肺纤维化患者肺部病变 PET 显像为阳性，这部分患者中 82% 患者伴有胸外病变。

2. 胸外病变　结节病是一种系统性疾病，可以累及皮肤、眼、关节、骨骼肌肉、肝脾单核 - 吞噬细胞系统、腺体、心脏、肾脏、中枢神经系统等几乎全身每个器官。包括 30% 以上结节病患者存在胸外病变，多与胸内病变伴发。

（1）皮肤病变：皮肤病变相对多见，研究报道 20%～35% 以上结节病患者出现。皮肤病变表现多样，包括斑疹、丘疹、溃疡、瘢痕、鱼鳞癣、皮下结节等，其中结节性红斑是最常见的表现，但缺乏特异性，可以出现在结节病的任一时期。多个病例报道 ^{18}F-FDG PET/CT 不仅可以探测到皮肤病变的活动性病灶，还可以发现肺、多发淋巴结等全身多发病变范围与程度。Li 等曾报道 1 例以皮肤疼痛、瘙痒、多发皮肤结节起病的患者，从左前臂蔓延到胸腹、面部至全身，体检见全身散在皮肤红斑、皮下结节，轻微触痛，皮肤活检示非干酪样上皮样肉芽肿，随后出现咳嗽、发热及活动后气促，全身 ^{18}F-FDG PET/CT 显示弥漫皮肤增厚、皮下结节，伴纵隔、肺门、腋窝淋巴结增大，肺内多发斑片，代谢均异常增高，患者接受甲氨蝶呤和激素治疗，6 个月后症状改善，复查 PET/CT 显示皮肤病变代谢显著减低，淋巴结病变完全消失。由此可见，有必要对有疑诊结节病的皮肤病变患者进行 ^{18}F-FDG PET/CT 筛查，有助于指导活检部位、明确诊断、分期，以及治疗后疗效评估。

（2）骨骼、骨髓病变：文献报道骨及骨髓受累的发生率不一，多为个别病例报道。例如，Baldini 等报道了 1 例 71 岁男性高分化类癌患者行肺叶切除术后 5 个月诉乏力，贫血，白细胞减少，^{18}F-FDG PET 显像发现椎体及股骨髓腔内代谢局限异常增高，骨显像阴性，怀疑转移性病变，骨髓穿刺发现异常的非造血细胞以及非干酪样肉芽肿性病变，血清 ACE 水平增高，激素治疗后临床症状好转，血常规恢复正常。结节病的骨髓受累并不多见，尤其是有既往肿瘤病史的患者更难鉴别。13%～28% 的结节病患者存在贫血症状，其病因可能与骨髓浸润有关，de Prost 等在一项小样本研究中报道，3 例结节病伴贫血的患者 ^{18}F-FDG 骨髓代谢增高，骨髓活检证实结节病浸润，其中 2 例患者在激素治疗后贫血明显改善，^{18}F-FDG 代谢也恢复正常，另 1 例血红蛋白水平增高，代谢无显著变化；另外 7 例同时期接受 PET/CT 检查的结节

病患者无贫血症状，骨髓也无异常代谢增高。提示有明显贫血症状的结节病患者进行 PET/CT 检查可以无创显示骨髓浸润情况，指导穿刺部位选择以及评估疗效。Mostard 等回顾了 122 例结节病患者 PET/CT 显像结果，77% 患者有结节病相关的阳性病灶，其中 34% 患者有骨骼、骨髓受累，25% 表现为仅有局灶性骨病变，如中轴骨（47%）、骨盆骨（40%）、四肢（34%）、颅骨（2%）；40% 表现为中轴骨和四肢骨髓代谢弥漫增高；34% 表现既有局灶骨病变又有弥漫骨髓病变。更重要的是，94% 患者 CT 扫描均未发现明显阳性病灶，再次印证葡萄糖代谢的异常比形态学异常更为敏感。

（3）中枢神经系统：临床统计发现 5%～16% 结节病患者伴有中枢神经系统受累症状，但是尸检研究报道结节病患者中 14% 存在中枢神经系统受累，仅 50% 患者生前得以确诊。起病多累及脑膜，约 1/3 的中枢神经系统结节病累及硬脑膜，22% 累及软脑膜，后者多伴有脑神经和脑实质病变，随后可以累及脑神经、脑实质、血管等结构。MRI 可以灵敏地显示颅内受累病变，具体表现为脑膜增厚或结节状强化，T_2 信号低于正常灰质，但此征象并非特异，需与淋巴瘤、瓦格纳肉芽肿、结核、转移等鉴别。再者，病变是否具有活动性不能得到准确反映。

文献报道 1 例 46 岁女性患者，肺活检确诊结节病，^{18}F-FDG PET/CT 全身评估时发现多器官受累，其中垂体窝代谢局限增高，追问病史发现患者血抗利尿激素水平降低，增强 CT 再次证实垂体病变，激素治疗 10 周后复查病变消失，提示结节病垂体受累诊断正确，治疗有效。Kim 等报道 1 例 34 岁男性患者，间歇出现神经系统症状，MRI 提示脊髓异常信号，临床考虑多发性硬化可能，给予干扰素治疗，效果不佳。患者因腹部不适行腹部 CT 发现腹部淋巴结肿大，^{18}F-FDG PET/CT 显示纵隔、腹部多发淋巴结代谢异常增高，^{18}F-FLT PET/CT 代谢轻微增高，经气管纵隔淋巴结活检提示非干酪样肉芽肿，综合诊断结节病神经系统受累，激素治疗后症状明显好转。此病例提示 ^{18}F-FDG 与 ^{18}F-FLT 联合显像可能有助于肉芽肿性病变与恶性病变鉴别，并指导对高代谢病灶进行针对性活检。

Asabella 等报道 1 例 26 岁年轻男性患者，多饮多尿，临床怀疑中枢性尿崩症患者，MRI 提示双侧白质区、胼胝体压部、神经垂体区多发异常信号，

神经垂体增大肿胀，明显强化，^{18}F-FDG PET/CT 显像提示中脑和垂体区代谢增高，以及多发骨病变，建议对高代谢骨病变活检，病理提示非干酪样上皮性肉芽肿，激素治疗后 2 个月复查增强 MRI 显示垂体柄肿胀较前消退，强化程度较前减弱，症状好转，综合考虑此病例为结节病中枢神经系统受累引起尿崩症。

（4）心脏：尸检发现 20%~30% 结节病患者伴有心脏受累，但也有研究报道仅 2%~3% 患者就诊时有心脏相关症状，包括心律失常，窦房传导阻滞、心衰等。左室心肌，尤其是室间隔和侧壁是最常累及的部位，心电图、心脏彩超、心肌灌注显像可以提供一些信息，但均不特异，心内膜活检虽然特异性高，但诊断阳性率不高。^{18}F-FDG-PET/CT 与增强 MRI 的敏感性高，后者在起搏器植入后的患者应用受限。

心脏 MRI 的影像表现取决于病程的时期，急性炎症期心肌内局灶性长 T_2 信号，心肌增厚水肿、节段性运动异常，之后心肌纤维化表现为心肌变薄，线状延迟强化，提示预后不良，心源性不良事件发生风险增高。^{18}F-FDG-PET/CT 显像可以显示心肌活动性肉芽肿性病变，表现为局灶或弥漫性心肌 ^{18}F-FDG 代谢增高。两种显像方法显示疾病的不同病理阶段，^{18}F-FDG 摄取高的病灶提示活动性肉芽肿性病变，而 ^{18}F-FDG 摄取不高但有延迟强化者提示非活动期的心肌纤维化。研究报道 ^{18}F-FDG PET/CT 诊断心肌受累的敏感性 82%~100%，特异性因正常心肌生理性摄取的影响相对偏低，39%~91%。

正常心肌的 ^{18}F-FDG 生理性摄取可能干扰图像的解读，一般采用注射普通肝素加短暂禁食，或者长时间禁食，或显像之前给予高脂肪低碳水化合物饮食准备等方法来减少心肌的生理性摄取，但是禁食后心肌仍可能在乳头肌或左室侧壁出现弥散性或局灶性摄取，与 MR 显像结果综合分析可以减少假阳性结果。

（5）腹部：尽管尸检标本中 50%~80% 患者存在肝脾受累，但往往症状不明显，未予明确诊断和治疗。肝脏受累可以导致肝大、胆汁淤积、硬化性胆管炎、门脉高压。5%~15% 的患者 CT 发现肝脏、脾脏结节状病灶，MRI 多表现为 T_1、T_2 均为低信号，强化程度低于正常肝、脾实质，有利于与转移瘤、淋巴瘤鉴别。^{18}F-FDG 代谢可以表现为弥漫性或多发局灶性增高，但是缺乏特异性。文献

报道 1 例 53 岁女性病例，既往有 5 年慢性间质性肾炎，经肾穿确诊，病情控制稳定，近期无明显诱因肾功能恶化，血钙水平明显升高，ACE 水平正常，^{18}F-FDG PET/CT 提示脾脏、肝脏代谢弥漫增高（脾脏为著，SUV_{max} 20.8），纵隔及双肺门淋巴结代谢增高，双肺弥漫斑片影，行脾脏和肝内部分结节病灶切除，病理显示非干酪样肉芽肿性病变，综合考虑为结节病致肝、脾、肾脏、纵隔及双肺受累，激素治疗后 2 个月肾功能改善，双肺病变消失。胃肠道受累相对少见，而且易受 ^{18}F-FDG 生理性摄取干扰难以判断。22%~26% 以上结节病患者出现腹膜后淋巴结增大，但缺乏特征性，与转移性病变、淋巴瘤、结核等鉴别存在困难。

（6）其他少见部位的发病率较低，多为个案报道。Robin 等报道 1 例 63 岁男性患者因发音障碍怀疑喉部占位性病变就诊，活检因取材组织太少难以定性，全身 ^{18}F-FDG PET/CT 显示右侧声带代谢异常增高，双侧肺门淋巴结代谢增高，对喉部高代谢部位活检病理示非干酪样上皮样肉芽肿，激素治疗 6 个月后复查 ^{18}F-FDG PET/CT 显示喉部病变代谢明显减低，提示诊断正确，治疗有效。另有文献报道 1 例附睾受累病例，33 岁男性因双侧阴囊肿物和双眼葡萄膜炎起病，全身 ^{18}F-FDG PET/CT 显示纵隔肺门、腹部多发淋巴结、肝脏、双侧附睾、多发肌肉及皮下软组织代谢异常增高，右侧附睾病变切除病理示结节病，激素治疗后复查 ^{18}F-FDG PET/CT 显示除双肺门病变外其余病灶基本消失。

（二）指导活检部位

活检部位的要求首先是表浅、取材容易，如皮肤、外周淋巴结、泪腺、结膜等，胸部病变而言，纤支镜可行支气管内膜活检或经支气管内超声活检。但是由于结节病的病灶活动性与治疗决策密切相关，选择活动性病灶活检才能提高诊断的阳性率和准确性，^{18}F-FDG-PET/CT 显像的代谢高低恰恰与病变活跃程度密切相关。Teirstein 等报道 139 例结节病患者中 15% ^{18}F-FDG-PET/CT 显像探测到其他检查未发现的活动性病变，可以为活检部位选择提供有价值的信息。

（三）指导治疗及疗效评估

Ambrosini 等通过对一组 35 例结节病患者的回顾性研究，分析了 ^{18}F-FDG-PET/CT 显像对于临床治疗决策制订的影响，63% 患者治疗发生改变，其中 19 例患者 ^{18}F-FDG-PET/CT 显像与高分辨

CT 结果不一致，^{18}F-FDG-PET/CT 显像显示胸内病变范围更广泛，并同时有胸外病变。另一项前瞻性研究同样发现，90 例 ^{18}F-FDG PET/CT 显像阳性的患者 ACE 总体水平显著高于显像阴性组，但有 38 例患者（51%）显像阳性的患者 ACE 水平并不高；73 例患者（81%）依据显像结果作出治疗方案改变，其中尤其是 ACE 水平阴性的患者为多。Sobic-Saranovic 等纳入的 66 例结节病患者，基线 ^{18}F-FDG PET/CT 显像有活动性病变者接受治疗，1 年后 30 例患者再次显像进行疗效评估，发现 SUV_{max} 显著降低，纵隔病变最为显著，9 例患者病变消失，12 例病变部分缓解，9 例患者病情进展，显像结果与患者临床症状显著相关，而治疗前后 ACE 水平并无显著变化。^{18}F-FDG PET/CT 显像对于复发/难治性结节病患者接受英夫利昔单抗（TNF-α 单抗）治疗的患者疗效评估更有价值，Keijsers 等比较了 12 例结节病患者接受 6 周期英夫利昔单抗治疗前后 ^{18}F-FDG PET 显像变化，92% 患者显示病情缓解，肺实质病变 SUV 值降低与肺功能改善显著相关。以上研究提示 ^{18}F-FDG PET 可作为临床疗效评估的辅助手段，但早期治疗缓解能否预测长期预后，尚需更多临床研究验证。

心脏结节病日益受到重视，^{18}F-FDG 显像示心脏有活动性病变且心脏 MRI 也有相应表现者，或者心脏之外有活动性病变伴心脏 MRI 异常的患者均有治疗指征。激素治疗是主要的治疗方法，但是如何确定合适的剂量，以及如何准确评估疗效，何时停止治疗常常存在困难。最新文献报道，16 例结节病心肌病变的患者治疗期间 ^{18}F-FDG PET 复查结果显示，以临床症状、NYHA 分级及心电图等综合判断疗效为病情好转或稳定的患者组 ^{18}F-FDG 代谢参数（SUV_{max}、SUV_{mean}、MVP、gMVPA）均显著降低，而病情进展组上述指标并无显著变化，两次 PET 显像结果（SUV_{max}，SUV_{mean} 差异）与患者的临床转归呈显著负相关性，提示 ^{18}F-FDG PET 可以判断疾病的活动性并定量评估心肌病变对治疗的反应。

Shelke 等纳入 15 例经活检病理证实的心脏结节病患者激素治疗前后行 ^{18}F-FDG PET/CT 显像，其中 4 例患者临床提示无明确疗效（室性心律失常、心衰症状、左室收缩功能），临床治疗症状改善的患者心肌 SUV_{max} 显著降低，^{18}F-FDG 代谢增高的左室节段显减少，而治疗无效组 ^{18}F-FDG

代谢呈增高趋势；基线 ^{18}F-FDG 摄取不均匀，治疗后摄取增高、面积增大都与临床预后不佳相关。

Maturu 等在一项纳入了 27 例结节病患者的前瞻性研究中比较了激素治疗开始前及治疗结束时的 ^{18}F-FDG PET 显像结果，结果显示治疗后纵隔淋巴结、周围淋巴结肺实质 SUV_{max} 显著降低，8 例患者呈完全代谢反应，6 例为部分代谢反应，13 例患者病情稳定或进展，PET 结果为治疗有响应组与无响应组相比临床缓解比例并无显著差异，但在治疗结束后 3 个月、6 个月、12 个月后随访中发现 PET 无响应组复发比例显著高于前者（61.5% vs 14.2%），所有完全代谢反应的患者均没有出现复发。

（四）^{18}F-FDG PET/CT 的局限性

^{18}F-FDG 摄取增高不具有特异性，恶性肿瘤和结节病可以表现相似，较难鉴别。例如，胸内或腹腔淋巴结病变，常常很难与淋巴瘤病变鉴别，而骨局灶性代谢增高病变也需要与转移瘤鉴别。除此之外，结节病与淋巴瘤可以共存，称为结节病-淋巴瘤综合征。早在 1986 年学者发现曾患胸内结节病患者发生淋巴系统增殖性疾病的概率显著高于正常人群，可能与结节病病程中潜在的免疫异常有关，结节病-淋巴瘤综合征由此得名。Suvajdzic 等曾报道两例结节病-淋巴瘤病例，1 例 II 期慢性进展性肺结节病患者，长期甲氨蝶呤治疗控制病情，在诊断后 6 年发生霍奇金淋巴瘤；另一例 I 期胸内结节病患者自发缓解，确诊后 18 年发生弥漫大 B 淋巴瘤。因此，在解读图像时务必要警惕，当症状特点不典型时有必要对新发病变重新活检以排除淋巴瘤共存可能。反之亦然，淋巴瘤治疗后患者新发病变也需要与结节病鉴别，Ishida 等报道 1 例食管黏膜相关组织淋巴瘤（MALT）患者，经化疗缓解后 2 年出现纵隔淋巴结增大，活检证实为结节病。

另外，心肌病变评估受到不可预测的生理性摄取的影响，与检查前的准备关系很大，如何在显像前做好准备，抑制正常心肌的摄取是显像成功和图像解读的关键。有研究报道高脂饮食后禁食 12 小时显像心肌摄取仍存在较大差异。而新近一项研究回顾性分析了 205 例活检确诊的结节病患者 215 次 ^{18}F-FDG PET/CT 显像结果，发现检查前 72 小时高脂、高蛋白、低碳水化合物饮食准备可以更好地抑制心肌的 ^{18}F-FDG 生理性摄取，更灵敏、更准确地发现心肌活动性病变。

第三节 ^{67}Ga SPECT 显像

一、原理及方法

放射性核素 ^{67}Ga 是回旋加速器轰击 ^{68}Zn 而产生的,其衰变形式是电子俘获,物理半衰期 78.1 小时。^{67}Ga 的生物特性类似 3 价 Fe,用作显像剂的化学形式为枸橼酸镓。^{67}Ga 与转铁蛋白或乳铁蛋白结合,通过细胞上相应受体介导进入细胞内,细胞对其摄取量与代谢水平相关。文献报道 ^{67}Ga 在炎症病灶的聚集定位与多因素有关:①病灶局部的血流灌注增高,毛细血管通透性增加等使 ^{67}Ga- 转铁蛋白复合物进入炎症组织;②嗜中性粒细胞在炎症部位释出大量乳铁蛋白,^{67}Ga 与乳铁蛋白结合而滞留于炎症病灶;③炎症部位细菌摄取 ^{67}Ga。但以上并不具有特异性,^{67}Ga 也曾作为非特异性的亲肿瘤阳性显像剂用于肿瘤显像。

检查前一般无特殊准备,病变位于腹部时,宜先清洁肠道。近期未作过钡剂肠道 X 线检查。静脉注射枸橼酸镓 5mCi,给药后 6～8 小时及 24 小时进行显像;必要时延长至 48 小时,中能或高能准直器行前位和后位全身显像和病灶局部平面或 SPECT 断层显像。

二、图像解读

正常人 ^{67}Ga 体内分布主要在肝、脾和骨髓等器官组织。肝脏放射性分布最浓,中央骨髓清晰可见,包括颅骨、脊柱、肋骨、胸骨、肩胛骨、骨盆和长骨骨骺部位等。其他软组织如鼻咽部、泪腺、唾液腺、乳腺、外生殖器等均可有不同程度显影。肾脏、膀胱在 24 小时内的显像图上显影可较明显,但如无肾功能不全,则肾影在 48 小时图像上已经清除。在 24 小时后主要经肝胆、肠道排泄,应注意识别肠腔伪影。结节病患者 ^{67}Ga 显像图像有一定特点,双侧肺门淋巴结代谢增高呈 λ 征,双侧泪腺、腮腺对称性代谢增高呈熊猫征,但对于诊断敏感性、特异性均不高。

三、临床应用

多年以来 ^{67}Ga 核素显像曾是核医学主要的炎症显像手段。研究报道 ^{67}Ga 显像用于结节病的诊断,将有症状的患者定义为活动性病变,而无自觉症状、胸片没有明显变化的患者定义为非

活动性病变,敏感性 60%～90%,特异性 50%。Nishiyama 等在一项回顾性研究中比较了 18 例结节病患者 ^{18}F-FDG PET 和 ^{67}Ga 核素显像的诊断效能,以病理为"金标准",两者胸部病变诊断敏感性分别为 100%、81%,胸外病变敏感性分别为 90%、48%。Prager 等报道 ^{18}F-FDG PET 与 ^{67}Ga 核素显像胸部病变探测率分别为 96% 与 88%,^{18}F-FDG PET 发现 19 个胸外病变,^{67}Ga 核素显像发现 12 个。另一项前瞻性研究报道 ^{18}F-FDG PET 与 ^{67}Ga 核素显像探测活动性结节病病灶的敏感性分别为 97% 与 88%,^{18}F-FDG PET 发现更多的纵隔和肺外病变,而且不同诊断医师的诊断一致性更高。

总体而言,与 ^{18}F-FDG PET 相比,^{67}Ga 核素显像诊断活动性病变的敏感性更低,辐射剂量更高,而且注射后 24 小时才能进行图像采集,因此不是首选检查方法。

(李春艳)

参 考 文 献

[1] Syed Rizwan Bokhari. Sarcoidosis. Treasure Island (FL): StatPearls Publishing, 2019.

[2] Scadding JG. Prognosis of intrathoracic sarcoidosis in England. A review of 136 cases after five years' observation. British medical journal, 1961, 2: 1165-1172.

[3] Lewis PJ, Salama A. Uptake of fluorine-18-fluorodeoxyglucose in sarcoidosis. Journal of nuclear medicine, 1994, 35: 1647-1649.

[4] Jamar F, Buscombe J, Chiti A, et al. EANM/SNMMI guideline for 18F-FDG use in inflammation and infection. Journal of nuclear medicine, 2013, 54: 647-658.

[5] Teirstein AS, Machac J, Almeida O, et al. Results of 188 whole-body fluorodeoxyglucose positron emission tomography scans in 137 patients with sarcoidosis. Chest, 2007, 132: 1949-1953.

[6] Keijsers RG, Grutters JC, van Velzen-Blad H, et al. (18) F-FDG PET patterns and BAL cell profiles in pulmonary sarcoidosis. Eur J Nucl Med Mol Imaging, 2010, 37: 1181-1188.

[7] Keijsers RG, Verzijlbergen EJ, van den Bosch JM, et al. 18F-FDG PET as a predictor of pulmonary function in sarcoidosis. Sarcoidosis, vasculitis, and diffuse lung diseases, 2011, 28: 123-129.

[8] Keijsers RG, Verzijlbergen FJ, Oyen WJ, et al. 18F-FDG PET, genotype-corrected ACE and sIL-2R in newly diagnosed sarcoidosis. Eur J Nucl Med Mol Imaging, 2009, 36: 1131-1137.

[9] Mostard RL，Voo S，van Kroonenburgh MJ，et al. Inflammatory activity assessment by F18 FDG-PET/CT in persistent symptomatic sarcoidosis. Respiratory medicine，2011，105：1917-1924.

[10] Mostard RL，Verschakelen JA，van Kroonenburgh MJ，et al. Severity of pulmonary involvement and（18）F-FDG PET activity in sarcoidosis. Respiratory medicine，2013，107：439-447.

[11] Westers-Attema A，Veraart JC，de Pont CD，et al. PET scan：findings in a patient with severe cutaneous and systemic sarcoidosis. Clinical nuclear medicine 2011，36：1049-1050.

[12] Li Y，Berenji GR. Cutaneous sarcoidosis evaluated by FDG PET. Clinical nuclear medicine，2011，36：584-586.

[13] Rafiei P，Vijayakumar V. Be aware of disseminated sarcoidosis with diffuse subcutaneous nodules on F-18 FDG PET. Clinical nuclear medicine，2011，36：42-44.

[14] Baldini S，Pupi A，Di Lollo S，et al. PET positivity with bone marrow biopsy revealing sarcoidosis in a patient in whom bone marrow metastases had been suspected. British journal of haematology，2008，143：306.

[15] de Prost N，Kerrou K，Sibony M，et al. Fluorine-18 fluorodeoxyglucose with positron emission tomography revealed bone marrow involvement in sarcoidosis patients with anaemia. Respiration：international review of thoracic diseases，2010，79：25-31.

[16] Mostard RL，Prompers L，Weijers RE，et al. F-18 FDG PET/CT for detecting bone and bone marrow involvement in sarcoidosis patients. Clinical nuclear medicine，2012，37：21-25.

[17] Mayock RL，Bertrand P，Morrison CE，et al. Manifestations of Sarcoidosis. Analysis of 145 Patients，with a Review of Nine Series Selected from the Literature. The American journal of medicine，1963，35：67-89.

[18] Iwai K，Tachibana T，Takemura T，et al. Pathological studies on sarcoidosis autopsy. I. Epidemiological features of 320 cases in Japan. Acta pathologica japonica，1993，43：372-376.

[19] Aide N，Benayoun M，Kerrou K，et al. Impact of［18F］-fluorodeoxyglucose（［18F］-FDG）imaging in sarcoidosis：unsuspected neurosarcoidosis discovered by［18F］-FDG PET and early metabolic response to corticosteroid therapy. The British journal of radiology，2007，80：67-71.

[20] Kim SK，Im HJ，Kim W，et al. F-18 fluorodeoxyglucose and F-18 fluorothymidine positron emission tomography/computed tomography imaging in a case of neurosarcoidosis. Clinical nuclear medicine，2010，35：67-70.

[21] Asabella AN，Gatti P，Notaristefano A，et al. F-18 FDG PET/CT in the diagnosis of a rare case of neurosarcoidosis in a patient with diabetes insipidus. Clinical nuclear medicine，2011，36：795-797.

[22] Ohira H，Tsujino I，Ishimaru S，et al. Myocardial imaging with 18F-fluoro-2-deoxyglucose positron emission tomography and magnetic resonance imaging in sarcoidosis. Eur J Nucl Med Mol Imaging，2008，35：933-941.

[23] Ohira H，Tsujino I，Yoshinaga K. 18F-Fluoro-2-deoxyglucose positron emission tomography in cardiac sarcoidosis. Eur J Nucl Med Mol Imaging，2011，38：1773-1783.

[24] Dong W，Qiu B，Liu H，He L. Undiagnosed renal sarcoidosis in a patient with chronic interstitial nephritis. Clinical rheumatology，2017，36：2619-2622.

[25] Robin P，Benigni P，Feger B，et al. An atypical sarcoidosis involvement in FDG PET/CT：A case report. Medicine，2016，95：5700.

[26] Aga F，Yamamoto Y，Tanaka K，et al. 18F-FDG PET/CT imaging of extensive systemic sarcoidosis with epididymal involvement. Clinical nuclear medicine，2013，38：63-64.

[27] Ambrosini V，Zompatori M，Fasano L，et al.（18）F-FDG PET/CT for the assessment of disease extension and activity in patients with sarcoidosis：results of a preliminary prospective study. Clinical nuclear medicine，2013，38：171-177.

[28] Sobic-Saranovic D，Grozdic I，Videnovic-Ivanov J，et al. The utility of 18F-FDG PET/CT for diagnosis and adjustment of therapy in patients with active chronic sarcoidosis. Journal of nuclear medicine，2012，53：1543-1549.

[29] Sobic-Saranovic DP，Grozdic IT，Videnovic-Ivanov J，et al. Responsiveness of FDG PET/CT to treatment of patients with active chronic sarcoidosis. Clinical nuclear medicine，2013，38：516-521.

[30] Keijsers RG，Verzijlbergen JF，van Diepen DM，et al. 18F-FDG PET in sarcoidosis：an observational study in 12 patients treated with infliximab. Sarcoidosis，vasculitis，and diffuse lung diseases，2008，25：143-149.

[31] Lee PI，Cheng G，Alavi A. The role of serial FDG PET for assessing therapeutic response in patients with cardiac sarcoidosis. Journal of nuclear cardiology，2017，24：19-28.

[32] Shelke AB，Aurangabadkar HU，Bradfield JS，et al. Serial FDG-PET scans help to identify steroid resistance in cardiac sarcoidosis. International journal of cardiology，2017，228：717-722.

[33] Maturu VN，Rayamajhi SJ，Agarwal R，et al. Role of

serial F-18 FDG PET/CT scans in assessing treatment response and predicting relapses in patients with symptomatic sarcoidosis. Sarcoidosis, vasculitis, and diffuse lung diseases, 2016, 33: 372-380.

[34] Brincker H. Coexistence of sarcoidosis and malignant disease: causality or coincidence. Sarcoidosis, 1989, 6: 31-43.

[35] Suvajdzic N, Milenkovic B, Perunicic M, et al. Two cases of sarcoidosis-lymphoma syndrome. Medical oncology, 2007, 24: 469-471.

[36] Ishida M, Hodohara K, Furuya A, et al. Sarcoidal granulomas in the mediastinal lymph nodes after treatment for marginal zone lymphoma of the esophagus: report of a case with review of the concept of the sarcoidosis-lymphoma syndrome. International journal of clinical and experimental pathology, 2014, 7: 4428-4432.

[37] Lu Y, Grant C, Xie K, et al. Suppression of Myocardial 18F-FDG Uptake Through Prolonged High-Fat, High-Protein, and Very-Low-Carbohydrate Diet Before FDG-PET/CT for Evaluation of Patients With Suspected Cardiac Sarcoidosis. Clinical nuclear medicine, 2017, 42: 88-94.

[38] Nishiyama Y, Yamamoto Y, Fukunaga K, et al. Comparative evaluation of 18F-FDG PET and 67Ga scintigraphy in patients with sarcoidosis. Journal of nuclear medicine, 2006, 47: 1571-1576.

[39] Prager E, Wehrschuetz M, Bisail B, et al. Comparison of 18F-FDG and 67Ga-citrate in sarcoidosis imaging. Nuklearmedizin Nuclear medicine, 2008, 47: 18-23.

[40] Keijsers RG, Grutters JC, Thomeer M, et al. Imaging the inflammatory activity of sarcoidosis: sensitivity and inter observer agreement of (67) Ga imaging and (18) F-FDG PET. The quarterly journal of nuclear medicine and molecular imaging, 2011, 55: 66-71.

第八十章

甲状旁腺功能亢进症

甲状旁腺是位于颈部甲状腺上下极的后方的两对腺体,它与甲状腺的解剖关系非常密切,但是生理功能却完全不同。甲状旁腺的功能主要是分泌甲状旁腺激素(parathyroid hormone,PTH),通过一系列不同机制维持血液中钙的最佳水平。当PTH分泌过多时,即发生甲状旁腺功能亢进(hyperparathyroidism,HPT),造成血液中钙的增加和磷的降低,产生一系列的临床症状。

第一节 概 述

一、甲状旁腺功能亢进症分类

甲状旁腺功能亢进症根据病因可分为四类:

1.原发性甲状旁腺功能亢进症(primary hyperparathyroidism,PHPT)是因甲状旁腺腺瘤、增生或癌引起甲状旁腺素(parathyroid hormone,PTH)自主性分泌过多而导致的以钙磷代谢紊乱,骨、肾病变为主要临床特征的疾病,简称"甲旁亢"。约有85%的PHPT由甲状旁腺腺瘤所致,其中90%的病变仅累及一个腺体,多发性腺瘤比较少见;有15%的患者由过度增生所致,增生肥大时往往四个腺体均有累及;甲状旁腺癌较少见,不到1%。

2.继发性甲状旁腺功能亢进症是由于身体存在其他病症,如长期维生素D缺乏、小肠功能吸收障碍或慢性肾功能不全等导致血钙过低,刺激甲状旁腺分泌过多甲状旁腺激素,代偿性维持血钙、磷正常,称之为继发性甲状旁腺功能亢进症。

3.三发性甲状旁腺功能亢进症 在长期的继发性亢进基础上甲状旁腺对各种刺激因素过度反应,或腺体受到持久某些因素刺激不断肥大超越了生理需要,腺体中的一个或几个甲状旁腺由增生转变为腺瘤,导致瘤性变,继而自主性分泌过多的甲状旁腺激素,引起纤维骨炎等病变,血钙明显超过正常,称之为三发性甲状旁腺功能亢进症。

4.假性甲状旁腺功能亢进症 甲状旁腺本身并无上述病变,由于身体其他病变器官分泌类似甲状旁腺激素的物质引起,如肺、肾及肝脏等恶性肿瘤病变所分泌的甲状旁腺样多肽物质或溶骨性因子等,其临床表现在很大程度上与甲状旁腺激素分泌过多相似,称之为假性甲状旁腺功能亢进症,并不是真正意义上的甲状旁腺功能亢进。

二、病理生理

甲状旁腺激素通过一系列不同机制维持血液中钙的平衡,促进钙从骨动员到血液循环,增加钙自小肠的吸收以及增加肾小管对钙的重吸收,同时也促进肾脏对磷的分泌。当负反馈机制正常时,血液中钙的增加使甲状旁腺激素的分泌减少,这个机制被甲状旁腺细胞表面的识别受体介导。由于腺瘤的自主性,血钙过高不能抑制甲状旁腺激素的分泌,造成血液中钙的增加和磷的降低,产生一系列相应的症状。

三、临床表现

1. **消化系统** 表现为腹胀、便秘、恶心、呕吐,部分患者伴有十二指肠溃疡及多发性胰腺炎。

2. **泌尿系统** 由于血钙过高,使得大量钙自尿排泄,患者常有口干、多饮、多尿及尿结石发生。

3. **肌肉** 四肢肌肉松弛、张力减退和疲乏软弱。

4. **骨骼系统** 初期有背部、脊柱、髋部骨痛,久病后出现骨骼畸形。

5. **心脏** 心动过缓、心律不齐,心电图见QT间期缩短。

6. **异位钙化** 常发生在肾实质、角膜、软骨、胸膜、肌肉内的异位钙化。

四、常规诊断与治疗

甲状旁腺功能亢进症的诊断主要依据血钙、

血清甲状旁腺激素过高，结合临床表现及 CT、超声显像等诊断本病并不是很难，治疗方法也以手术治疗为主，但是治疗的先决条件是对亢进的甲状旁腺组织进行准确的定位。常规的形态学影像可以观察甲状腺部位的结节，间接诊断甲状旁腺瘤的可能性，但是通过核素功能影像对于本病的诊断与病灶定位比常规的形态学影像诊断更具有优势，可以为手术治疗提供准确的功能信息和位置信息。

继发性甲状旁腺功能亢进症需针对病因治疗；年老、体弱或轻度高钙血症不需或不能手术，可试用药物治疗。对于原发性及三发性甲状旁腺功能亢进症，手术治疗是目前最有效的方法，但由于甲状旁腺的体积很小，因此如何在手术前准确定位功能亢进的甲状旁腺组织对于手术治疗的成功非常重要。

第二节　影　像　诊　断

目前常用的影像技术，如超声、CT 及 MRI 在定位方面各有其优缺点，主要取决于甲状旁腺腺瘤的大小。CT 及 MRI 的临床意义主要在于诊断明确后，为手术医师了解腺瘤与其周围组织结构的关系提供解剖信息。超声显像是目前临床应用的主要方法之一，但其准确率与操作者的技术熟练程度明显相关，对于鉴别增大的甲状旁腺与淋巴结，甲状腺结节与甲状腺内的甲状旁腺组织以及异位甲状旁腺腺瘤都存在一定困难。

放射性核素显像对于甲状旁腺功能亢进症的诊断始于 20 世纪 60 年代，最早使用 ^{75}Se- 甲硫氨酸显像取得了一定的成功，但第一个获得广泛认可的方法是 80 年代早期出现的 ^{201}Tl/^{99m}TcO$_4$ 双核素减影显像。1989 年，Coakley 等报道了将 ^{99m}Tc-MIBI 用于甲状旁腺显像，由于该法具有更好的图像质量和更高的准确率，^{99m}Tc-MIBI 迅速取代了 ^{201}Tl，成为最常用的甲状旁腺显像剂并且使用至今。1997 年，Ishibashi 等报道了 ^{99m}Tc-tetrofosmin（替曲膦）用于甲状旁腺显像，它是一种亲脂性的二磷酸类阳离子化合物，Amersham 公司于 1993 年开发的一种心肌灌注显像剂，对 ^{99m}Tc-tetrofosmin 与 ^{99m}Tc-MIBI 两种显像剂的比较研究表明，两者诊断能力几乎相当。但是 tetrofosmin 从甲状腺清除比 MIBI 更慢，因此更加适合减影技术而非双时相技术。Neumann 等于 1993、1996 年先后报道了

应用 ^{18}F-FDG PET 定位诊断甲状旁腺病灶，并与 ^{99m}Tc-MIBI 显像作了对比，发现 FDG 诊断甲状旁腺瘤的敏感性为 86%，特异性为 78%。但 Melon 等报道了 7 例患者术前进行的 ^{18}F-FDG PET 显像，结果仅发现了 9 个腺瘤中的 2 个，结果并不理想。因此，^{18}F-FDG PET 对甲状旁腺病灶的定位诊断价值还需大样本的临床研究来证实。Sundin 等在 1996 年首先报道了 ^{11}C-MET PET 显像在 32 例原发性甲旁亢患者中的应用，发现腺瘤定位的真阳性为 85%，无假阳性。随后，Beggs 等报道 50 例高度疑诊为 PHPT 的患者，^{11}C-MET PET 显像的真阳性 30 例，手术证实全为旁腺瘤；真阴性的 5 例患者为特发性或家族性高钙血症；阴性的 15 例中 9 例在随访中证实为增生，5 例病灶位于下纵隔而显像恰好未包括此范围，1 例病灶异位于胸腺；表明对腺瘤诊断的敏感性为 83%，特异性 100%，总体准确性 88%。Otto 等在 30 例患者中比较了 ^{11}C-MET PET 与双时相 ^{99m}Tc-MIBI 的敏感性，发现对 PHPT 的诊断敏感性为 94%，继发性甲旁亢敏感性 70%，而 MIBI 总体敏感性为 50%。因此，从目前的研究来看，^{11}C-MET 显像在原发性甲旁亢患者术前定位中，是一种很有前景的诊断方法。

总体来说，虽然人们一直在探索甲状旁腺功能亢进症的显像方法，但是目前还没有找到甲旁亢的特异性显像剂，甲状腺腺瘤、甲状腺癌、甲状腺炎等都可能表现为阳性摄取，只有在有明确临床症状、高钙血症和甲状旁腺激素（PTH）升高时，才具有辅助诊断及定位诊断的价值，为外科医生准确、快速切除甲旁亢病灶提供依据。目前应用和研究较多的方法有以下几个方面。

一、^{99m}Tc-MIBI 双时相显影技术

^{99m}Tc-MIBI 是亲脂性一价阳离子络合物，通过被动扩散方式进入细胞内，研究显示，功能亢进或增生的甲状旁腺组织富含具有丰富的线粒体嗜酸性细胞，而线粒体是 ^{99m}Tc-MIBI 在细胞内的主要结合部位，根据 ^{99m}Tc-MIBI 在正常组织和甲旁亢组织中的代谢速率不同，^{99m}Tc-MIBI 在功能亢进组织内滞留时间较在正常甲状腺组织中长，^{99m}Tc-MIBI 双时相延迟显像时，正常甲状腺组织影像消退，甲状旁腺功能亢进组织仍显影清晰。

显像方法：静脉注射 ^{99m}Tc-MIBI 370～555MBq（10～15mCi）后，即刻行前位动态显像，5 分钟后

作早期显像，2 小时后再作静态延迟显像。如果有甲状旁腺腺瘤，在此位置将有高于周围组织的残留显像剂摄取，并且随时间延长甲状腺区显像剂逐渐减淡，而甲旁亢病灶位置的显像剂持续显影并相对增强（图 80-1）。

应当注意的是，由于 ^{99m}Tc-MIBI 是非特异性显像剂，很多因素会引起假阳性及假阴性，必须结合临床及生化检查综合分析。其中，假阳性最常见的原因是甲状腺的良性结节（孤立或多发结节）摄取 ^{99m}Tc-MIBI。其他原因还包括甲状腺癌、淋巴瘤、淋巴结病（转移癌、淋巴结炎症、结节病）等，结合临床表现及血钙、血清甲状旁腺激素综合判断可以鉴别。

假阴性原因很多，与病灶的体积、细胞类型及功能状态相关。病灶大小历来被认为是最主要的原因，Rauth 等报道对于腺瘤，当其重量 > 1g 时，^{99m}Tc-MIBI 显像的阳性率可达 100%；重量为 0.5g 时，阳性率下降到 70%。但也有报道很大的病灶，显像为阴性，表明体积不是唯一的因素。

甲状旁腺中不同类型细胞的相对分布可能是影响显像剂摄取的因素之一。甲状旁腺主要有两种实质细胞：主细胞和嗜酸性细胞，前者线粒体含量很少，后者线粒体含量丰富。功能亢进的甲状旁腺往往含有更多的嗜酸性细胞和线粒体，能够摄取更多的 MIBI 而清除率却慢于正常的旁腺组织，反之，如果嗜酸性细胞含量偏少，则可能导致假阴性出现。尽管证明了双时相显像中 MIBI 的滞留与嗜酸性细胞含量密切相关，但也有一些研究发现，MIBI 摄取与嗜酸性细胞含量没有相关性。因此，这个结果仍有争论。

众所周知，^{99m}Tc-MIBI 不仅是心肌显像剂，而且还能被诸如乳腺癌、肺癌、骨肿瘤、脑肿瘤等摄取而广泛用于肿瘤显像。同时，它们也像许多化疗药物一样是 P-gp 的转运底物，能被高表达的 P-gp 或 MRP 泵出细胞，而用于预测肿瘤多药耐药性。已有多项研究表明，P-gp 或 MRP 高表达降低了甲状旁腺显像的敏感性，是导致 ^{99m}Tc-MIBI 甲状旁腺显像假阴性的原因之一。

另外，^{99m}Tc-MIBI 摄取状态与甲旁亢病灶活跃程度密切相关，研究表明甲状旁腺显像还能反映腺体的活性。Fuster 等发现，^{99m}Tc-MIBI 摄取与 PTH 水平显著相关，而与其他一些甲旁亢指标如血钙、磷、25-OH 维生素 D、1,25-(OH)$_2$ 维生素 D 没有相关性，因此腺体的功能状态也是影响显像的敏感性之一。

二、减影技术

双核素（^{99m}Tc-MIBI/^{99m}TcO$_4^-$）减影技术、单核素（^{99m}Tc-MIBI）双时相技术都已经证明了定位甲状旁腺病灶高度的敏感性，多数学者认为减影技术优于双时相技术，因为后者难以鉴别某些摄取并滞留 MIBI 的甲状腺病灶，对这两种方法进行直接对比的研究目前并不多。另外，^{99m}TcO$_4^-$ 显像在何时进行也未统一标准，常见的是先进行 ^{99m}TcO$_4^-$ 甲状腺显像后，静脉注射 ^{99m}Tc-MIBI 30 分钟后再次显像，但是甲状腺组织中的 ^{99m}TcO$_4^-$ 的放射性有可能掩盖位于甲状腺后方的旁腺病灶摄取的 ^{99m}Tc-MIBI。很多学者认为，减影法和双时相法结合在一起可以提高诊断准确率。进行 ^{99m}TcO$_4^-$ 甲状腺显像的意义在于排除甲状腺结节

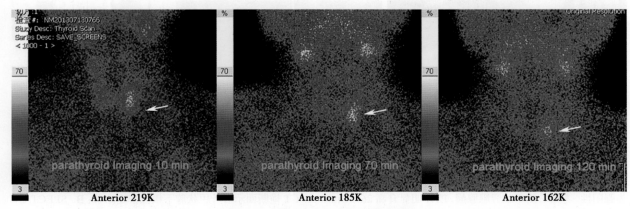

图 80-1 ^{99m}Tc-MIBI 甲状旁腺显像

注射显像剂后 10 分钟见双叶甲状腺显影，位置正常（箭头）；70 分钟和 120 分钟显像，正常甲状腺显像剂基本消退，但左叶甲状腺下极显像剂持续浓聚（箭头），提示阳性

及进行 99mTc-MIBI/99mTcO4- 图像减影。推荐减影的方法是在 99mTc-MIBI 延迟显像结束后立即予床边静脉注射 99mTcO4-,继续保持相同显像体位,15分钟后作甲状腺显像,以延迟图像减去 99mTcO4- 图像,获得 99mTc-MIBI/99mTcO4- 相减图。尽管此种方法可以提高诊断准确率,但仍存在局限性,如某些甲状腺结节,尤其是热结节和冷结节,均可表现为对 99mTc-MIBI 的摄取,所以必须结合甲状腺显像及其他临床资料才可以加以鉴别。也有人采用 123I 和 99mTc-MIBI 减影,获得类似效果。但缺点是,如果患者新近服了甲状腺素片或抗甲状腺的药物,或最近用了含碘的造影剂,可能影响用这两种显像剂显像的结果。

三、99mTc-MIBI SPECT/CT 融合显像

近年来,随着 SPECT/CT 多模态显像设备的普及应用,应用 SPECT/CT 同机融合技术对原发

性 HPT 进行定位诊断,为手术医师提供了更加精细的解剖信息,尤其是对异位病灶的定位及了解与周围组织的毗邻关系方面发挥了重要价值。

显像方法:静脉注射 99mTc-MIBI 后 30 分钟,行 SPECT 断层显像,与同机 CT 的融合图像能够清楚显示甲状旁腺位置有异常放射性摄取增高灶,结合临床对于定位定性有很大帮助(图 80-2)。

本人课题组回顾性分析了 43 例甲状旁腺功能亢进患者的 99mTc-MIBI SPECT/CT 显像结果,并与同期超声显像进行了比较。其中原发性甲旁亢 34 例,继发性甲旁亢 9 例。所有病例均接受了 99mTc-MIBI 平面或 SPECT/CT 断层显像,41 例还接受了超声显像,最终结果以手术后病理为"金标准"。结果发现,以患者个体分析,43 例甲旁亢患者 99mTc-MIBI 显像、超声显像及两者联合应用的阳性检出率分别为 90.70%(39/43)、58.54%(24/41)和 100%(41/41);而以病灶数为单位分

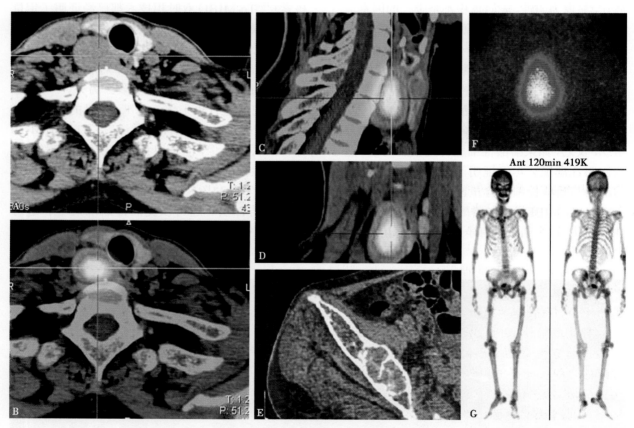

图 80-2 99mTc-MIBI SPECT/CT 显像

女,47 岁,股骨骨折待查。99mTc-MIBI 显像示右叶甲状腺后方约 2.5cm×4.7cm×1.9cm 均质低密度结节影,99mTc-MIBI 显像为强阳性,考虑右侧甲状旁腺腺瘤,PTH 明显升高 267ng/ml。A. CT 横断面示右叶甲状腺下极低密度结节;B. SPECT/CT 融合影像;C. 矢状面融合影像;D. 冠状面融合图像;E. 右侧髂骨 CT 可见溶骨性破坏,全身多发骨骼亦可见溶骨性改变;F. 120 分钟时 99mTc-MIBI 显像为异常浓聚灶;G. 99mTc-MDP 全身骨显像示超级骨影像,全身骨骼变形(华中科技大学同济医学院附属协和医院提供病例图片)

析，^{99m}Tc-MIBI 显像、超声显像及两者联合显像阳性检出率分别为 79.10%（53/67）、53.23%（33/62）和 88.71%（55/62）。其中 24 例行 SPECT/CT 融合显像的患者均为阳性。本组病例中，^{99m}Tc-MIBI 显像阳性、阴性患者病灶平均最大直径分别为 1.96cm±0.95cm 和 1.36cm±0.67cm，两者之间有统计学差异，^{99m}Tc-MIBI 早期及延迟显像的 T/NT 比值与血清 PTH 水平呈正相关，p 均<0.01。结果表明，^{99m}Tc-MIBI 显像对甲状旁腺功能亢进的定位诊断具有重要价值，尤其是 SPECT/CT 融合显像与超声联合显像，可以优势互补，提高诊断的准确性，^{99m}Tc-MIBI 摄取与血清 PTH 水平及病灶体积呈正相关关系。

　　^{99m}Tc-MIBI 双时相显像结合超声、CT、MRI 等多种影像技术融合是当前最简便、最常用的术前定位甲状旁腺病灶的方法，Michal 等报道，MIBI 诊断腺瘤的准确率为 74%，MIBI 结合超声则准确率提高至 83%。减影技术可作为双时相技术的补充，进一步提高准确性。由于异位的甲状旁腺可以上至下颌角，下达下纵隔，其位置变异较大，因此显像区域应包括以上部位。多种因素可以影响显像从而导致假阳性和假阴性，在图像的判读上应充分分析。总体而言，核素显像在对甲状旁腺瘤的定性及定位检测上具有不可替代的作用。

四、^{99m}Tc-MDP 骨显像变化

　　原发性甲状旁腺功能亢进症是由于甲状旁腺腺瘤、增生肥大或腺癌所引起的 PTH 分泌过多，甲旁亢患者其骨骼的病理变化主要为纤维性骨炎或囊性纤维性骨炎。表现为囊肿型与棕色瘤型，囊肿型为单房或多房性，内有棕色液体，骨皮质菲薄、膨胀，容易发生病理性骨折。骨吸收加速和钙磷大量丢失，是形成骨病的原因，钙磷经肾脏排出而引起肾内及尿路结石。骨吸收除形成广泛的骨质疏松外，并可出现局限性骨质破坏，大量破骨细胞和纤维组织导致黏液变性与出血，可引起液化而形成囊肿。囊肿可以膨大，其中含棕色液体，即所谓棕色瘤。骨膜下骨吸收使皮质边缘不规则，骨吸收区为纤维组织所代替。

　　临床上常表现为高血钙、低血磷，血清 PTH 明显升高，骨骼组织呈纤维囊性骨炎征象，行 ^{99m}Tc-MDP 全身骨显像表现为全身骨质代谢普遍异常活跃，全身骨均匀性显像剂分布增高，也可出现显像剂分布不均，呈现局灶性骨质代谢异常活跃

灶，典型的骨显像表现为"超级骨影像"（图 80-3），全身骨骼显示异常清晰，双肾不显影，膀胱显像剂排泄很少。

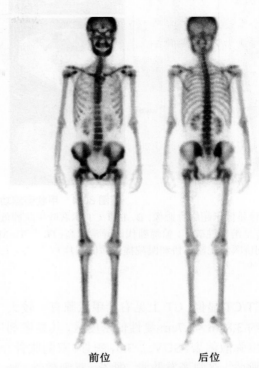

前位　　　　　后位

图 80-3　甲状旁腺功能亢进患者 ^{99m}Tc-MDP 全身骨显像，示超级骨影像

五、PET/CT 及多模式成像

　　典型的甲状旁腺功能亢进患者在 ^{18}F-FDG PET/CT 显像可见全身多发性溶骨性破坏，部分骨髓腔及骨骼周围伴有软组织密度影，相应部位葡萄糖代谢异常活跃，也称为"棕色瘤"。病理上成囊样变，或动脉瘤样骨囊肿。图 80-4 为一例甲状旁腺腺瘤患者不同影像的改变。

　　患者女性，43 岁，四肢关节酸痛 6 年，左髂部疼痛伴行走困难 4 个月。五年前开始出现四肢酸痛、乏力，休息后可有缓解，近 4 个月以来出现左侧髂部及左臀部疼痛，伴行走困难，于当地医院诊断为关节炎，服药治疗后症状无明显改善来就诊。CT 示双髂及坐骨多发占位性病变；甲状腺超声显像示甲状腺右叶增大，右叶见囊实性结节，结节内呈强回声，甲状旁腺未见明显异常。^{99m}Tc-MDP 全身骨骼显像可见顶骨、枕骨、右胸锁关节、右肩胛骨、双侧肋软骨交界处、双侧肱骨、双侧髋骨、右骶髂关节、双侧胫骨及左侧踝关节骨质代谢明显异常活跃灶，呈超级骨影像改变（图 80-4A）；随

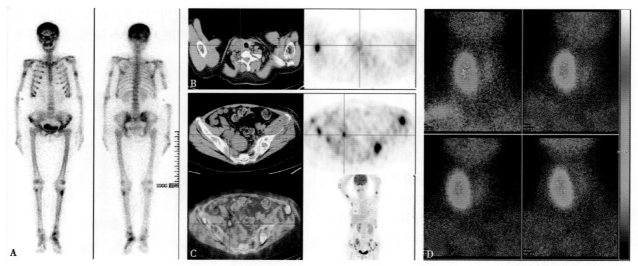

图 80-4　甲状旁腺功能亢进患者多模态显像

A. 全身骨显像示超级骨影像；B. PET/CT 示右叶甲状腺低密度结节，局部 FDG 摄取异常增高；C. PET/CT 显像可见全身多发骨呈溶骨性破坏，葡萄糖代谢异常增高；D. ^{99m}Tc-MIBI 显像，在 CT 低密度结节处显像剂分布异常浓聚（华中科技大学同济医学院附属协和医院提供病例图片）

后行 PET/CT 显像，CT 上见右叶甲状腺有一较大横截面约 3.8cm×3.7cm 囊性低密度区，其显像剂分布轻度弥散浓聚，SUV_{max} 3.6，颅骨、双侧肱骨、双侧肩胛骨、双侧多发肋骨、骶骨、双侧髂骨、耻骨及坐骨见骨质多发溶骨性破坏，部分骨髓腔及周边伴软组织密度影，相应部位放射性分布异常浓聚，SUV_{max} 3.5~9.2（图 80-4B、C），考虑为甲状旁腺功能亢进症，并经过 ^{99m}Tc-MIBI 甲状旁腺显像得到进一步证实。^{99m}Tc-MIBI 早期相：5 分钟时见左叶甲状腺轻度显影，位置正常；右叶甲状腺区显像剂分布异常浓聚；延迟相：2 小时显像可见左叶甲状腺影基本消退，显像剂分布接近本底水平，右侧甲状旁腺区仍见异常显像剂滞留（图 80-4D），提示甲状旁腺功能亢进。随后患者进行了外科手术，术前测定血清甲状旁腺素为 1535（正常值：15~65ng/ml），术后复查甲状旁腺素已降至 4.0ng/ml，血钙为 2.15（正常值 2.1~2.6）、血磷 <0.60（正常值 3~4.5），术后病理确诊为甲状旁腺腺瘤。

由于 PET/CT 具有较高的分辨率和敏感性，对于较小的病变具有明显优势。Lezaic 等人对 24 例甲状旁腺功能亢进患者进行了 ^{18}F-FDG PET/CT 和 ^{99m}Tc-MIBI SPECT/CT，评价和比较对甲状旁腺功能亢进术前定位的可行性和价值。结果表明，PET/CT 的敏感性和特异性分别为 92% 和 100%，而 ^{99m}Tc-MIBI SPECT/CT 为 49% 和 100%，^{99m}Tc-MIBI/ 过锝酸盐减影法为 46% 和 100%，^{99m}Tc-

MIBI 双时相法为 44% 和 100%。可见几种方法特异性均较高，但敏感性 PET/CT 明显优于 ^{99m}Tc-MIBI SPECT/CT 显像法，尤其是在多发病灶或增生的患者 ^{18}F-FDG PET/CT 对于甲状旁腺功能亢进组织的定位是更有效的方法。

除了常规的 ^{18}F-FDG PET/CT 显像外，^{11}C- 甲硫氨酸（^{11}C-MET）也有一定的诊断价值，Hayakawa 等比较了 ^{11}C-MET PET/CT 与 ^{99m}Tc-MIBI SPECT/CT 对原发性甲状旁腺腺瘤或增生的定位诊断的价值。23 例原发性甲状旁腺功能亢进症患者接受了检查，其中 15 例接受了手术治疗，8 例未行手术患者通过临床确诊为原发性甲状旁腺功能亢进症。两种显像结果表明，以患者为基础分析 ^{11}C-MET PET/CT 和 ^{99m}Tc-MIBI SPECT/CT 的敏感性分别为 65% 和 61%；而以病灶为基础组织学证实的腺瘤和增生两种显像方法的敏感性分别为 91% 和 73%，其差异无显著性意义，但是在两种方法摄取阳性的病灶体积明显大于摄取阴性的病灶，而两种显像模式摄取阳性与摄取阴性的患者其甲状旁腺激素水平并没有明显差异，提示 ^{11}C-MET PET/CT 和 ^{99m}Tc-MIBI SPECT/CT 的敏感性相当，在甲状旁腺腺瘤 / 增生的定位诊断方面当 ^{99m}Tc-MIBI SPECT/CT 不确定时，^{11}C-MET PET/CT 具有补充作用。

（陆涤宇）

参 考 文 献

[1] Coakley AJ, Kettle AG, Wells CP, et al. 99mTc-sesta-mibi – a new agent for parathyroid imaging. Nucl Med Commun, 1989, 10: 791-794.

[2] Ishibashi M, Nishida H, Strauss HW, et al. Localization of parathyroid glands using technetium-99m-tetrofosmin imaging. J Nucl Med, 1997, 38(5): 706-711.

[3] Neumann DR, Esselstyn CB, MacIntyre WJ, et al. Comparison of FDG-PET and sestamibi-SPECT in primary hyperparathyroidism. J Nucl Med, 1996, 37(11): 1809-1815.

[4] Melon P, Luxen A, Hamoir E, et al. Fluorine-18-fluorodeoxyglucose positron emission tomography for preoperative parathyroid imaging in primary hyperparathyroidism. Eur J Nucl Med, 1995, 22(6): 556-558.

[5] Sundin A, Johansson C, Hellman P, et al. PET and parathyroid L-[carbon-11]methionine accumulation in hyperparathyroidism. J Nucl Med, 1996, 37(11): 1766-1770.

[6] Beggs AD, Hain SF. Localization of parathyroid adenomas using 11C-methionine positron emission tomography. Nucl Med Commun, 2005, 26(2): 133-136.

[7] Otto D, Boerner AR, Hofmann M, et al. Pre-operative localisation of hyperfunctional parathyroid tissue with 11C- methionine PET. Eur J Nucl Med Mol Imaging, 2004, 31(10): 1405-1412.

[8] Rauth JD, Sessions RB, Shupe SC, et al. Comparison of Tc-99m MIBI and Tl-201/Tc-99m Pertechnetate for Diagnosis of Primary Hyperparathyroidism. Clin Nucl Med, 1996, 21(8): 602-608.

[9] Kao A, Shiau YC, Tsai SC, et al. Technetium-99m methoxyisobutylisonitrile imaging for parathyroid adenoma: relationship to P-glycoprotein or multidrug resistancerelated protein expression. Eur J Nucl Med Mol Imaging, 2002, 29(8): 1012-1016.

[10] Yamaguchi S, Yachiku S, Hashimoto H, et al. Relation between technetium 99m-methoxyisobutylisonitrile accumulation and multidrug resistance protein in the parathyroid glands. World J Surg, 2002, 26(1): 29-34.

[11] Shiau YC, Tsai SC, Wang JJ, et al. Detecting parathyroid adenoma using technetium-99m tetrofosmin: comparison with P-glycoprotein and multidrug resistance related protein expression-a preliminary report. Nucl Med Biol, 2002, 29(3): 339-344.

[12] Fuster D, Ybarra J, Torregrosa JV, et al. Double-phase parathyroid 99mTc- sestamibi scintigraphy in chronic hemodialysis patients: correlation with biochemical markers of parathyroid function. Nucl Med Commun, 2002, 24(1): 850-890.

[13] Gayed IW, Kim EE, Broussard WF, et al. The value of 99mTc-Sestamibi SPECT/CT over conventional SPECT in the evaluation of parathyroid adenomas or hyperplasia. J Nucl Med, 2005, 46(2): 248-252.

[14] 张富海, 贾强, 谭建, 等. 99mTc-MIBI SPECT/ CT 诊断原发性甲状旁腺功能亢进症. 中国医学影像技术, 2009, 25(6): 1096-1098.

[15] Palestro CJ, Tomas MB, Tronco GG. Radionuclide imaging of the parathyroid glands. Semin Nucl Med, 2005, 35(4): 266-271.

[16] Zhou J, Lu DY, Xia L, et al. Diagnosis performance of 99mTc-MIBI and multimodality imaging for hyperparathyroidism. J Huazhong Univ Sci Technolog Med Sci, 2017, 37(4): 582-586.

[17] Mekel M, Mahajna A, Ish-Shalom S, et al. Minimally Invasive Surgery for treatment of hyperparathyro ro idism. Isr Med Assoc J, 2005, 7(5): 323-327.

[18] Lezaic L, Rep S, Sever MJ, et al. 18F-Fluorocholine PET/CT for localization of hyperfunctioning parathyroid tissue in primary hyperparathyroidism: a pilot study. Eur J Nucl Med Mol Imaging, 2014, 41(11): 2083-2089.

[19] Hayakawa N, Nakamoto Y, Kurihara K, et al. A comparison between 11C-methionine PET/CT and MIBI SPECT/CT for localization of parathyroid adenomas/hyperplasia. Nucl Med Commun, 2015, 36(1): 53-59.

第八十一章

PET/CT 在不明原因发热及炎症的应用

不明原因发热（fever of unknown origin，FUO）是 1961 年 Petersderf 和 Beeson 等首先提出来的概念，将发热持续 3 周以上，体温超过 38℃，入院 1 周仍无法明确诊断者作为 FUO 诊断的经典标准，后来国内外学者又对其第三点做了适当修正。1999 年全国发热性疾病研讨会将 FUO 定义修改为发热持续 3 周以上，体温超过 38℃，经详细询问病史、体格检查和常规实验室检查仍不能明确诊断者。

尽管近年来诊疗技术和水平都得到了极大改善，许多发热患者，经过系统查体、常规实验室以及 CT、MRI 及超声显像等传统影像学检查可以得到明确诊断，但由于引起发热疾病种类繁多，仍有部分发热患者长期不能明确其病因，成为临床诊治中的疑难病症之一。近年来 ^{18}F-FDG PET/CT 的广泛应用使多数 FUO 或不明原因炎症（inflammation of unknown origin，IUO）患者得以确诊，或排除某些肿瘤性疾病，提高了 FUO 患者的确诊率。临床上，可引起发热的病因非常多，也很复杂，目前已知可引起 FUO 的病因大约有 200 多种，最常见的三大发热原因包括各种感染、恶性肿瘤、自身免疫疾病，其他原因还有药物源性发热、中枢性发热、内分泌疾病、结缔组织病、血液系统疾病、肺栓塞等引起的发热，也有少数患者呈原因不明的功能性低热等，但功能性低热大多可以自行缓解。不同病因的发热治疗原则完全不同，如果不能明确其准确病因进行针对性治疗，发热将不可能改善。因此，新的诊断技术的应用和发展具有较强的临床需求。

第一节　FUO 的病因学研究

引起发热的原因很多，但是感染、肿瘤和自身免疫性疾病是引起发热的三大主要原因。各种细菌和非细菌感染均可引起不明原发灶的发热，根据感染的病源不同可以为高热，也可呈低热。许多恶性肿瘤可以引起发热，多数为低热，也可呈高热，尤其是淋巴瘤患者。此外，发热的病因还存在地域差异，不同国家、不同地区的发热主因还有一定差异。自从 1961 年 Petersdorf 和 Beeson 首先定义 FUO 以来，FUO 已经成为临床实践和病因研究中的一个重要课题。FUO 的病因也随着时代的变迁，不同国家、地区以及经济发达程度等存在较大差异。从不同地区的文献报道，可以观察到引起 FUO 疾病谱的变化过程。在早期（1994 年）的临床研究中，Likuni 等人回顾性分析了 153 例经典的 FUO 患者发现，胶原血管疾病（collagen-vascular disease）是最常见的 FUO 病因，取代了更早期该作者报道的感染是 FUO 最常见的疾病范畴。与过去的文献研究比较，引起 FUO 原因的疾病谱可能已经发生了新的变化。

为了更新引起 FUO 原因的疾病谱，de Kleijn 等进行了一项由荷兰的全部 8 所大学医院内科病房参加（1992—1994 年）的 FUO 回顾性研究，他们采用固定流行病学入围标准完成登记注册，排除了非故意的选择偏差，在诊断过程中使用标准诊断程序和可能的诊断线索（potential diagnostic clues，PDCs）进行预先登记注册。总共 167 例患者中，最后确诊 43 例（25.7%）为感染，21 例（12.6%）为肿瘤和 40 例（24.0%）患有非感染性炎性疾病。另有 50 例（29.9%）患者仍没有得到诊断，其中 37 例自行恢复。本项研究证实，导致 FUO 的疾病谱发生了变化，其他研究也表明不能明确诊断的 FUO 患者群也正在扩大，而且大多涉及自限性或良性的发热。一些反复发热或发热持续超过 6 个月的患者，明确诊断的概率也明显减低，不明原因发热的诊断过程仍然是医学上一个耐人寻味的问题。近年来微生物学技术的发展和应用对于 FUO 的确诊也有一定帮助。

尽管在不同时期 FUO 病因学的研究文献很

多，然而直到现在 FUO 的研究报道仍有增无减。Bosilkovski 等回顾分析了 2006—2012 年期间在马其顿一家医院住院的 123 例免疫功能正常、年龄 14 岁以上的经典 FUO 患者，其中 51 例为感染性发热（41.5%），其次是非感染性炎症性疾病（NID）28 例（22.8%），肿瘤 11 例（8.9%），其他疾病 12 例（9.7%）。还有 21 例患者（17.1%）仍然未确诊。作者发现，在马其顿不明原因发热最常见的原因为内脏利什曼病（visceral leishmaniasis）、脓肿、尿路感染、亚急性心内膜炎、风湿性疾病和成人 Still 病。最后确诊的患者中，24 例（23.5%）是通过病史，21 例（20.6%）是通过影像和内镜，20 例（19.6%）是根据临床病程和经验性治疗反应，18 例（17.6%）根据血清学诊断，16 例（15.7%）是根据细菌培养确诊。其他欧洲国家报道的疾病谱也比较相似，Popovska-Jovicić 等研究了 2010—2013 年期间在感染病诊所就诊按照 FUO 标准确定的 74 例患者，按其诊断分为四组：感染性、恶性、风湿性及其他疾病。如果对发热原因不能客观建立者则作为未确诊病例组。结果表明，本组病例中感染性疾病占主导地位，其次是风湿性疾病，在妇女和老年人中最常见。发热最常见的原因为亚急性甲状腺炎、亚急性心内膜炎、Still 病、风湿性多肌痛、颞动脉炎、巨细胞病毒感染，特别强调建立风湿性疾病诊断的重要性。

Kabapy 等人对 979 例（男 57%，女 43%，年龄 0.2～90 岁）因 FUO 入院的患者进行了病因学与临床流行病学研究，这些患者入院前平均发热时间为 31 天 ± 10 天，979 例患者中 97% 确诊，仅 3% 未确诊。诊断被划分为五个主要范畴，其中感染原因的发热仍占主导地位且大多具有较好的结局（73.7% 改善），吸烟、接触动物或鸟类、吸毒和 HIV 血清学阳性是感染相关发热的重要危险因素。

Onal 等报道了 97 例经典的 FUO 患者，比较了成年人与老年（22 例）人群的差异，发现成年人（33.3%）和老年（45.5%）患者最常见的病因都是感染性疾病，而成年和老年患者中肿瘤疾病分别占 18.7% 和 4.5%，胶原血管疾病分别为 9.3% 和 4.5%。在感染性疾病中，结核占 60%，43% 的患者实施了以诊断为目的的试验性抗结核治疗。在成人 FUO 患者，淋巴结病更常见，在所有血沉非常高（ESR > 100mm/h）的老年患者都得到确诊。至住院结束为止，14.7%（11/75）的成年患者和

13.6%（3/22）的老年患者死亡，两者在住院期间的关注度、诊断和入院死亡率都比较类似。淋巴结增生并不常见，而非常高的血沉是老年患者全身性疾病可靠的指标，在有结核病高发流行的发展中国家，试验性抗结核治疗对于诊断有重要作用。

在亚洲国家，不同时期的 FUO 病因研究也有较多报道，包括中国和日本学者有大宗的 FUO 病因分析的研究报道，Tan 等通过文献数据库分析了中国 1979—2012 年间按照 Petersdorf 和 Beeson 标准诊断的 10 201 例成年 FUO 患者的病因学，并比较中国南方与北方和不同时期（早期、中期和近期）其病因的变化。总共收集了 43 篇文献，每篇文献的病例数均超过 100 例才纳入本研究。其中 42 篇文献（9 787 例）提供了患者性别信息，男性 5 063 例，女性 4 724 例。结果显示，10 201 例 FUO 患者中，其常见病因依次为感染性疾病（53.5%）、风湿病（20.1%）和肿瘤（12.0%）。阳性诊断率为 91.8%。在感染性疾病中结核病（23.8%）是最常见的原因。而成年人，风湿病仍然是 FUO 最常见的疾病（7.0%），淋巴瘤（3.4%）是 FUO 患者最常见的肿瘤疾病。此外，药物引起的发热（1.7%）也较常见。在近 30 年，感染性疾病引起的 FUO 人群有所减少，而风湿病和其他原因有所增加（$p < 0.05$）。在中期，肿瘤所占的比例明显高于早期和近期（$p < 0.05$），阴性诊断率明显增加（所有 $p < 0.05$）。在中国北方，感染性疾病的比例明显低于南方（$p < 0.05$），而其他原因的比例南方明显低于北方（$p < 0.05$）。

临床上，除了感染性发热比较常见外，肿瘤引起的发热也非常常见，尤其是淋巴瘤。Zhang 等人研究了 FUO 与脾肿大的关系，评估脾切除的诊断价值并对潜在的淋巴瘤进行风险因素提示。83 例 FUO 患者中有 74 例（89.2%）脾切除或随访诊断为淋巴瘤，其中 55.4% 的患者诊断为淋巴瘤，29 例是 B 细胞非霍奇金淋巴瘤，12 例是 T 细胞非霍奇金淋巴瘤，其余 33 例（44.6%）为其他类型淋巴瘤。采用多因素 Logistic 回归分析，以下 3 个独立的危险因素被认为是淋巴瘤确诊相关：年龄（HR 1.086；95% 置信区间 1.033～1.141，$p = 0.001$），厚实的脾脏肿大（HR 7.797；95% 置信区间 1.267～47.959，$p = 0.027$）和腹腔内淋巴结肿大（HR 63.925；95% 置信区间 7.962～513.219，$p < 0.001$）。模型的校准是令人满意的（Hosmer-Lemeshow test，$p = 0.248$），并具有较好的区分效能（ROC 曲线下

面积为 0.925；95% 置信区间 0.863～0.987）。表明对于不明原因发热和脾肿大患者，脾切除是一种有效的诊断方法，淋巴瘤也是发热常见的原因，而年龄大、厚实的脾脏肿大、腹腔淋巴结肿大是潜在淋巴瘤的危险因素，这种高危患者应考虑手术治疗。

日本学者 Yamanouchi 等研究了 1994 年 8 月—2012 年 12 月入院、年龄 18 岁以上符合经典标准的 256 例 FUO 患者，探讨这些患者其背景因素如年龄、疾病成因以及随时间变迁的差异。本组中位年龄 55 岁（18～94 岁），FUO 的病因中，感染占 27.7%（$n=71$），非感染性炎症（NIID）47 例（18.4%），恶性肿瘤 26 例（10.2%），其他 28 例（14.8%），仍原因不明 74 例（28.9%）。最常见的单一原因为人免疫缺陷病毒（HIV）/AIDS 感染（$n=17$）。≥65 岁的老年人比小于 <65 岁的患者 NIID 和恶性肿瘤更常见。2004—2012 年与 1994—2003 年时期相比，感染和其他原因下降了，但 NIID、恶性肿瘤和未知原因的患者有所增加。在日本，伴有 HIV/AIDS 的 FUO 患者呈上升趋势，此外，与过去日本和国外其他研究的结果一样，仍然未知原因的病例数呈增长趋势，超过总数的 20%。

从不同国家、地区和不同时期的文献资料可以看出，导致 FUO 的原因中，第一位是感染性疾病，占 25%～53%，其次为风湿病、肿瘤、非感染性炎症、胶原血管病等，不同地区的疾病谱存在一定差异，在感染性疾病中结核占的比例最高，AIDS 也有上升趋势。但是，所有患者中，有 20%～30% 的患者仍然不能获得诊断。

第二节 ^{18}F-FDG PET/CT 在 FUO 病因诊断中的作用

临床上，对 FUO 患者的病因诊断一是定性诊断，确定 FUO 的病因是感染性疾病、肿瘤性疾病，还是其他原因所致；二是定位诊断，明确引起发热的原发疾病部位。在临床实践中除了常规的实验室检查外，常规影像学检查包括 X 线、B 超、CT 和 MRI 等都是最基本的诊断手段，内镜检查也是 FUO 病因诊断的重要手段之一，有时还需要多次检查才能确诊。超声显像具有无创、经济、简便和易广泛应用的优势，是 FUO 患者最常用和最重要的检查方法，包括肝、胆、脾、肾、输尿管、膀胱、腹部及深部淋巴结，女性患者还应检查盆腔器官。

对于常规方法仍然不能确诊的患者，PET/CT 显像将是较好的选择。

一、FUO 患者临床诊断路径

由于不能确诊的 FUO 患者越来越多，临床上面临严峻的挑战。目前的 FUO 的诊断路径包括初始的第一线检查，如不能确诊，则采用 ^{18}F-FDG PET/CT 作为第二线检查，当第二线检查后仍没有找到 FUO 的病因，则需要使用更具侵袭性的方法，如肝脏活检和剖腹探查术等。因此，^{18}F-FDG PET/CT 作为 FUO 的第二线诊断方法对于确诊具有重要意义（图 81-1）。

Sioka 等以 2014 年 8 月前 MEDLINE 和 PubMed 出版的相关材料为基础，以"fever of unknown origin, FDG PET"为词条，结合"cancer, infection and auto-immune disease"检索。有几篇关于 FUO 诊断路径中应用 ^{18}F-FDG PET/CT 的临床研究报道。新近的研究表明，^{18}F-FDG PET/CT 全身显像的优势是可对 FUO 的常见原因如感染、非感染性炎症和肿瘤进行描述，因为这些情况都有葡萄糖代谢增高，^{18}F-FDG PET/CT 显示的异常病灶有助于指导临床医生为确诊实施下一步的诊断过程（包括其他的显像方法、培养、活检和手术）。在 ^{18}F-FDG PET/CT 后获得的新证据可以为 FUO 的评估提供早期标准的诊断信息。

尽管导致 FUO 的疾病超过 200 种，但是在成人中发病率最高的疾病病因仅限于几十种。FUO 大多是常见疾病呈非典型的表现，而并不是罕见的疾病。在不同的病因中，最常见的是感染、恶性肿瘤、非感染性炎性疾病和其他混合的疾病，临床医生必须根据患者的病史，寻找可能的诊断线索，对初步检查进行综合分析。如果没有可能的诊断线索，患者需要接受并完成下列的诊断程序，包括全血细胞计数、胸部放射摄影、尿检和培养、电解质分析、肝脏酶、血沉和 C- 反应蛋白水平测定等。进一步的试验还应包括血培养、乳酸脱氢酶、肌酸激酶、类风湿因子和抗核抗体测定。AIDS 病毒、适当的地区特异性血清学试验（例如巨细胞病毒、EB 病毒和结核菌）以及腹部、盆腔超声显像或者 CT 是必不可少的。如果诊断仍然不确定，^{18}F-FDG PET/CT 有助于指导临床医师施行组织活检。在 FUO 患者，一般不主张经验性使用抗生素或类固醇。

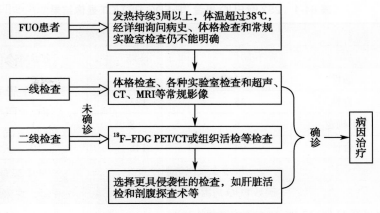

图 81-1　FUO 患者临床检查路径

二、^{18}F-FDG PET/CT 的临床价值

^{18}F-FDG PET/CT 分子影像具有敏感性高、全身显像观察范围大、无创伤等优势，^{18}F-FDG PET/CT 可用于评价临床不同的病理情况，包括肿瘤、感染和无菌性炎症等，能够迅速地获得全身的信息，因此应用越来越广泛。对于 FUO 最常见的病因——肿瘤和炎症两种疾病的探测均具有较高的阳性率，为指导临床医师采取进一步的诊疗决策和建立诊断思路具有重要作用，是 FUO 患者一线检查方法未能确诊患者的最好选择。通过 ^{18}F-FDG PET/CT 全身显像，可以使大多数 FUO 患者得到明确的诊断，或为获得明确诊断提供重要信息。

通常在 CT、MRI 等常规的解剖影像技术还没有出现形态学改变之前，^{18}F-FDG PET/CT 对于确定感染源和炎症病灶具有重要作用，并有助于确定疾病的范围、严重程度，确定组织学采样部位以及估计治疗反应等。PET/CT 在传统的放射性核素显像基础上展示出独特的优势，具有检查周期短、空间分辨率高、图像采集的无创性、可进行定量分析等特点，实现了功能与解剖影像完美的结合。在引起 FUO 的广泛疾病谱中，^{18}F-FDG PET/CT 的应用可以为 FUO 的病因诊断提供新的证据，特别是结节病、大血管脉管炎、肌肉与骨骼感染、关节修复术或植入术后并发症、HIV 相关的感染以及多种全身性疾病，如 IgG4 相关性疾病等。

（一）PET/CT 与 FUO 的病因诊断

近年来，国内外已有较多应用 ^{18}F-FDG PET/CT 对 FUO 病因诊断的相关临床报道。在报告的病例中，感染疾病和恶性肿瘤仍然是最常见的 FUO 病因，两者占了 50% 以上。可能受地区或就诊的疾病谱等因素影响，不同作者报道的疾病构成比例有一定差异。张斌青等回顾性分析了 2007—2009 年期间在华中科技大学同济医学院附属协和医院就诊并行 ^{18}F-FDG PET/CT 显像的 45 例 FUO 患者的病因，根据病理或临床随访结果并与 ^{18}F-FDG PET/CT 显像异常的最大标准摄取值（SUV$_{max}$）进行比较。结果发现，45 例患者中 35 例（77.8%）^{18}F-FDG PET/CT 全身显像发现至少有 1 处异常放射性浓聚灶，随访证实其中 26 例（57.8%）为感染或炎性病变，9 例（20%）为恶性肿瘤，两者病变的 SUV$_{max}$ 分别为 2.57±1.33 和 6.09±1.46，差异有显著性意义（$t=6.67$，$p<0.05$）；10 例（22.2%）^{18}F-FDG PET/CT 显像为阴性的患者，4 例为风湿性疾病，6 例仍病因不明。通过 ^{18}F-FDG PET/CT 全身显像，多数 FUO 患者能够明确其病因。为了观察本院不同时期 FUO 病因疾病谱的变化，此后，又进一步回顾性分析了 2013—2015 年间 252 例 FUO 并行 ^{18}F-FDG PET/CT 的患者，其中男性 121 例，女性 131 例，年龄 4～95 岁，平均年龄 43.3 岁 ±19.7 岁，随访时间 32～808 天（平均 372 天 ±214 天），确认死亡患者 45 例，主要是肿瘤疾病，其结果如表 81-1。

从上述结果可见，^{18}F-FDG PET/CT 显像的敏感性、特异性及准确性较高，且有较高的阴性预测值，提示当 PET/CT 考虑为良性病变时其排除恶性肿瘤的可靠性较好。在 FUO 病因谱分布方面，良性疾病占主导地位（65.5%），其中感染疾病仍占首位（40.1%），其次为风湿、免疫、结缔组织病（11.9%），而恶性肿瘤也是临床上三大常见发

表 81-1 252 例 FUO 患者 ^{18}F-FDG PET/CT 显像结果

分类		^{18}F-FDG PET/CT 显像结果			
		恶性	良性	不确定	合计
病理＋长期随访	恶性	63	7	2	72
	良性	25	133	7	165
	不确定	6	8	1	15
	合计	94	148	10	252

确诊患者疾病谱分布		
	确诊 FUO 病因	分类例数
恶性	淋巴瘤 43 例（17.1%） 其他肿瘤 27 例（10.7%）	70 例（27.8%）
良性	感染性疾病 101 例（40.1%） 风湿、免疫、结缔组织病 30 例（11.9%） 其他良性病变 34 例（13.5%）	165 例（65.5%）
不确定	仍未明确病因	15 例（6%）
合计	252 例，其中 237 例确诊，确诊率 94%	
PET/CT 结果	敏感性 90%（63/70），特异性 84.2%（133/158），准确性 86%，阳性预测值 71.6%，阴性预测值 95%	

热因素（27.8%）之一，该结果也表明，该院 2013—2015 年间 FUO 病因分布与 2007—2009 年间的病因分布大致相似，感染为 FUO 的主因，但仍有少数 FUO 患者（6%）未能确诊，其中包括部分患者放弃进一步诊治和 PET 显像后患者已死亡。病例 1 和病例 2 为两类 FUO 患者，行 PET/CT 显像后得到进一步确诊。

病例 1：59 岁，男性患者，发热 1 个月，最高 40℃。抗炎治疗 20 天症状无好转。骨穿为正常，CT 和 MRI 均示脾脏增大，无结构改变，发热原因不明。拟行 PET/CT 显像查明发热原因，PET/CT 检查示脾脏增大，密度无异常，葡萄糖代谢异常增高，考虑为淋巴瘤可能。PET/CT 显像后行脾脏穿刺，确诊为脾脏弥漫大 B 淋巴瘤（图 81-2）。

病例 2：女 47 岁，无明显规律发热半个月，体温 39℃，伴咳嗽，无喘气，无盗汗，肺部 CT 示支气管炎症，发热原因不明。^{18}F-FDG PET/CT 显像可见盆腔内相当于双侧附件区囊实性团块，代谢呈环形不均匀异常增高；腹膜后区多发淋巴结，部分稍大，部分代谢增高；上述不除外双侧附件恶性病变（囊腺癌）伴腹膜后转移可能，建议妇科专科检查以除外感染性病变。术后病理：双侧附件化脓性炎症，卵巢脓肿（图 81-3）。

翟永志等回顾性分析 78 例发热待查患者的

^{18}F-FDG PET/CT 结果，并与最后临床诊断进行比较，78 例 FUO 患者中，恶性肿瘤 24 例（30.8%），感染性疾病 21 例（26.9%），结缔组织病 9 例（11.5%），其他 9 例（11.5%），最终仍有 15 例（19.3%）未能明确诊断。^{18}F-FDG PET/CT 对 FUO 诊断的敏感性 100%，特异性 44.1%，准确率 75.6%，阳性预测值 69.8%，阴性预测值 100%。特别是对恶性肿瘤的准确率、敏感性和阳性预测值均为 100%，提示 ^{18}F-FDG PET/CT 在 FUO 诊断中具有非常高的敏感性和阴性预测值。

赵奎等报道 27 例 FUO 患者，通过 ^{18}F-FDG PET/CT 显像后，明确发热原因的有 21 例，其中感染 10 例，肿瘤性疾病（淋巴瘤）4 例，非感染性炎症 4 例，其他类型 3 例，未能发现病因 6 例。^{18}F-FDG PET/CT 对 FUO 病因诊断的敏感性 100%，特异性 83.3%，阳性预测值 95.5%，阴性预测值 100%，准确性 96.3%。

国外文献报道的 ^{18}F-FDG PET/CT 结果与国内比较近似，感染是导致 FUO 首位因素。近来欧洲学者 Moragas 等回顾性分析了 93 例 FUO 患者 ^{18}F-FDG PET/CT，以寻找引起发热的原因，病例来自 2006 年 10 月—2014 年 2 月三个核医学中心，由核医学和放射学专家对病理性摄取异常的病灶进行共同分析图像，如有分歧则根据其他专家的

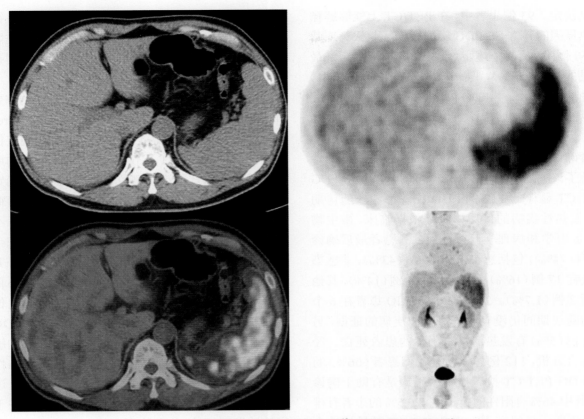

图 81-2　脾脏淋巴瘤引起的发热患者 ^{18}F-FDG PET/CT 显像

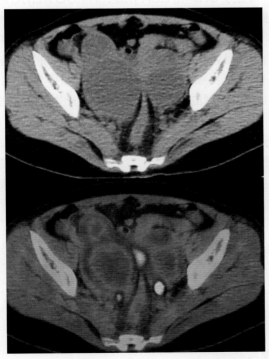
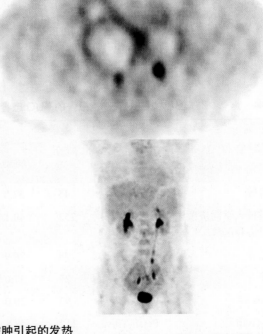

图 81-3　卵巢脓肿引起的发热

意见决定。93 例患者中，在 PET/CT 上能够解释发热原因的异常 ^{18}F-FDG 摄取有 52 例（56%），其中 50 例确认了发热原因，这 50 例患者感染是最常见的病因（54%），其次为非感染性炎症（28%）和肿瘤（18%）。^{18}F-FDG PET/CT 对长期不明原因发热的患者早期明确诊断是非常有用的。

为了定量评估 ^{18}F-FDG PET/CT 显像在 FUO 患者确诊过程中的贡献值，Gafter-Gvili 等回顾性分析了该医院 2008—2012 年期间接受过 ^{18}F-FDG PET/CT 显像的 112 例 FUO 住院患者。随访期间，发热性疾病的最后诊断是根据临床、微生物学、放射学和病理学获得。112 例患者最后确诊 83 例（74%），包括感染疾病 49 例（43%），非感染性炎症 17 例（16%），恶性肿瘤 15 例（14%），其他诊断 2 例（1.7%）。23 例（20%）FUO 患者在 6 个月的随访期间仍没有获得诊断和疾病的证据，另外 6 例（5%）有发热而没有确诊的患者死亡。经过综合分析，112 例患者中，74 例患者（66%）的 ^{18}F-FDG PET/CT 检查被临床确认是有助于确诊的（其中 46% 有阳性的贡献值，20.5% 的患者有排除性诊断贡献值）。^{18}F-FDG PET/CT 的敏感性为 72.2%，特异性 57.5%，阳性预测值（PPV）74.2%，阴性预测值（NPV）53.5%。多变量分析表明，PET/CT 阳性对于诊断具有重要的预测价值，是诊断 FUO 的重要手段。

Sathekge 等报道一例伴有咳嗽咳痰、发热、体重减轻和进行性呼吸困难 6 个月的 HIV 阳性患者，^{18}F-FDG PET/CT 显像示心肌和瓣膜摄取明显浓聚。增强 CT 也没有发现发热原因，但是超声心动图上瓣膜病灶呈强回声，结合 PET/CT 的发现提示心内膜炎和心肌炎。在 PET/CT 显像后 3 周患者死亡，尸检发现有风湿性心肌炎特异性征象：Anitschkow 细胞、Aschoff 小体。本病例说明风湿病也可被 ^{18}F-FDG PET/CT 探测到，并证明在 FUO 患者 ^{18}F-FDG PET/CT 的价值。

在 FUO 鉴别诊断中，^{18}F-FDG PET/CT 的重要价值在于发现某些比较隐匿的感染病灶。Demirev 等报道一例患有感染 / 炎症症状但没有明确定位证据的患者，PET/CT 不仅显示了引起 FUO 的血栓性静脉炎病灶的准确部位，而且还监测和确定了治疗的成功。^{18}F-FDG PET/CT 探测到头臂血栓性静脉炎后，采用了低分子肝素治疗，此后不久（大约 24 小时），临床症状就明显改善直至完全消失。在持续的抗生素和抗凝治疗 4 周后，PET/CT 显像随访在以前血管内异常摄取的部位不再显影。提示 PET/CT 是血管内静脉炎病灶定位诊断和治疗反应监测有效可行的手段。^{18}F-FDG PET/CT 对 FUO 患者病因诊断方面具有较高的敏感性，但是特异性较低，因为感染性或非感染性炎症、恶性肿瘤等均也可以阳性，难以对病灶进行正确定性，因此，^{18}F-FDG PET/CT 的价值在于灵敏地发现病灶，为临床采取进一步确诊措施指明方向。

从表 81-2 中国内外的文献可见，^{18}F-FDG PET/CT 显像平均可以使 75% 以上的 FUO 患者得到确诊，其价值是显而易见的。

（二）CRP 和 ESR 预测 ^{18}F-FDG PET/CT 阳性结果的价值

临床上，许多实验室指标与炎症、肿瘤等疾病密切相关，是 FUO 病因诊断最基础的实验室检查指标。除了外周血白细胞数和中性粒细胞数以外，常用的指标还有 C- 反应蛋白（C-reactive

表 81-2　不同作者报告的 FUO 患者 ^{18}F-FDG PET/CT 显像明确的病因分布

作者	国家	例数	主要病因分布 /%					
			感染	非感染炎症	肿瘤	其他疾病	未明原因	确诊率
张斌青等	中国	45	57.8		20.0	8.9	13.3	77.8
华中科技大学同济医学院附属协和医院	中国	252	40.1	11.9	27.8	13.5	6.0	86.0
翟永志等	中国	78	26.9		30.8	23.0	19.3	80.7
赵奎等	中国	27	37.0	14.8	14.8	11.1	22.2	77.8
Moragas 等	西班牙	93	29.0	15.1	9.7	2.2	44.0	56.0
Gafter-Gvili 等	Petah-Tikva.	112	43.8	15.2	13.4	1.8	25.8	74.2

protein，CRP）和血沉（erythrocyte sedimentation rate，ESR）等。CRP 可以激活补体和加强吞噬细胞的吞噬功能，清除入侵机体的病原微生物和损伤、坏死和凋亡的组织细胞，在机体的天然免疫过程中发挥重要的保护作用，CRP 也直接参与了炎症反应，作为一种炎症的指标。血沉速度的快慢与血浆黏度，尤其与红细胞间的聚集力有关系，血沉加快除了见于某些生理情况外，如月经期、妊娠期等，在病理情况中可见于各种炎症、组织损伤和坏死、恶性肿瘤等。

为了探讨 CRP 和 ESR 对预测 FUO 患者 ^{18}F-FDG PET/CT 显像阳性的价值，Balink 等分析了来自 3 个回顾性研究共 498 例不明来源炎症和 FUO 患者的 CRP 和 ESR 水平。498 例患者中 331 例患者最后得到确诊，^{18}F-FDG PET/CT 诊断准确性为 89%，在 CRP 水平小于 5mg/L 的患者，^{18}F-FDG PET/CT 的真阴性率达 100%，提示在 FUO 或不明来源的炎症患者，与血沉水平升高相比，CRP 升高更能指示 ^{18}F-FDG PET/CT 呈真阳性结果。与 CRP 和 ESR 相比，在有可能致残疾病的患者，^{18}F-FDG PET/CT 显示出较高的鉴别诊断价值。

Balink 等在对不明原因炎症（inflammation of unknown origin，IUO）的研究中，回顾性评估了 ^{18}F-FDG PET/CT 在 IUO 患者诊断中的价值，同时探讨 CRP 水平和 ESR 预测 ^{18}F-FDG PET/CT 结果的可靠性。IUO 定义为持续和令人困扰的炎症、反复查 CRP 水平 >20mg/L 或 ESR >20mm/h、体温低于 38.3℃，同时行各种常规的诊断方法未能确诊的患者。140 例 IUO 患者（男 67 例，女 73 例，平均年龄 64.2 岁，范围 18～87 岁）接受了 ^{18}F-FDG PET/CT 检查。当因显像的阳性发现而确诊，或结果得到了组织病理学、微生物学检测以及临床和影像随访，或治疗反应证实时，即认为 ^{18}F-FDG PET/CT 是有帮助的。104 例（73%）患者得到最后诊断，其中感染 35 例，恶性肿瘤 18 例，非感染性炎症疾病 44 例，各种不常见的疾病 7 例。结果显示，^{18}F-FDG PET/CT 真阳性 95 例，真阴性 30 例（如自限性情况），假阳性 6 例，假阴性 9 例（多为全身性疾病）。本组患者 ^{18}F-FDG PET/CT 的阳性预测值、阴性预测值和诊断准确性分别为 94%，77% 和 89%。通过多变量分析发现，仅 CRP 是预测 ^{18}F-FDG PET/CT 结果的独立预测指标。提示 ^{18}F-FDG PET/CT 能够使大约 90% 的 IUO 患者得到正确的诊断或排除某些原因的疾病。但是，通过其他的诊断试验排除了全身性疾病后，^{18}F-FDG PET/CT 阴性提示多为自限性情况。

临床上 FUO 和 IUO 往往相生相伴、具有挑战性的两大临床难题，^{18}F-FDG PET 的应用价值也是人们普遍关注的话题。德国学者 Schönau 等人应用 ^{18}F-FDG PET/CT 在一组 FUO 或 IUO 患者开展了一项前瞻性研究，以探讨 ^{18}F-FDG PET/CT 在最终确诊中的有用性，以 Logistic 回归分析确定 ^{18}F-FDG PET/CT 诊断的临床相关参数。240 例患者纳入研究组，其中 72 例为 FUO，142 为 IUO，26 例患者以前有 FUO 或 IUO（exFUO/IUO）。240 例患者中 190 例（79.2%）最后确诊，在 FUO 组中成人 Still 病占 15.3%，而在 IUO 组中大血管炎占 21.1%，类风湿性多肌痛患者占 18.3%，而在 exFUO/IUO 组 IgG4 相关疾病占 15.4%；136 例患者（所有患者和 57.6% 和确诊患者的 71.6%）^{18}F-FDG PET/CT 显像为阳性和对确诊有帮助，^{18}F-FDG PET/CT 诊断的预测指标是年龄 >50 岁（$p = 0.019$）、C- 反应蛋白（CRP）水平 >30mg/L（$p = 0.002$）和无发热（$p = 0.001$）。结果表明，在 FUO 和 IUO 患者 ^{18}F-FDG PET/CT 显像在以上的情况下对于确诊是有帮助的，无炎性发热、年龄越大、CRP 水平明显升高，^{18}F-FDG PET/CT 确诊的可能性更大。

（三）^{18}F-FDG PET/CT 在儿童 FUO 患者的应用

发热是儿童最常见的症状，分为有或没有病灶（focus）的发热，没有具体病灶的发热又可分为没有局部征兆的发热和 FUO。FUO 是指体温大于 38.3℃超过 3 周或者入院检查后 1 周还不能确诊者。与成年人相比，有时儿童的不明原因发热确诊更困难，因为儿童不像成人能够提供准确的临床症状表述。儿童最常见的 FUO 原因是感染、结缔组织病和肿瘤疾病。涉及 FUO 儿童最常见的感染性疾病通常是沙门菌、结核、疟疾和立克次体病。少年风湿性关节炎常常是伴有 FUO 的结缔组织病，恶性肿瘤是儿童第三大发热原因。FUO 的诊断路径包括与诊断有关的详细的病史和体格检查，要注意观察患儿的年龄、接触史、动物暴露史和使用药物史。体格检查除了全身表现外，还要包括多汗、皮疹、扁桃体炎、鼻窦炎和淋巴结肿大。还要观察有无腹部压痛、肝脾肿大等。对于结缔组织病应仔细检查肌肉和骨骼情况，全血细胞计数、血涂片检查和急性期反应物水平（如针对红斑性狼疮、类风湿病、多发性肌炎/皮肌炎等疾病的相关标志性抗体）也应作为初步研究的一部分。放射学影像的应用有助于FUO的诊断，在FUO的疾病诊断不明时一般不主张应用试验性抗生素制剂。

FUO和不明原因的炎症征象都是具有挑战性的医学问题，特别是对于以感染、恶性肿瘤或非感染性炎性疾病为主因的儿童患者。Jasper等回顾性研究了69例儿童（平均年龄8.1岁，范围0.2～18.1岁，男36例，女33例）的^{18}F-FDG PET和PET/CT显像，以评价PET对FUO或无发热的不明原因炎症征象患儿的诊断价值。其中32例（54%）患儿的FUO或不明原因炎症征象得到确诊。在所有的显像中，82%为异常。总共77次PET和PET/CT显像中，35次（45%）对临床是有帮助的。在确诊的患者中，73%的患者PET显像对诊断有贡献。而实验室指标、人口统计学或儿童的临床参数都不能预测^{18}F-FDG PET/CT显像的诊断价值。本研究证实，^{18}F-FDG PET和PET/CT可能是FUO和不明原因炎症征象儿童有价值的诊断手段，通过全身显像能够对炎症的部位进行更准确的判断。

Wang等报道一例12岁伴有发热、下肢皮疹的肠外表现的胃肠道Crohn病的男孩，为了寻找FUO的病因行^{18}F-FDG PET/CT显像。患儿不明原因间断发热40天、咳嗽、腹痛和恶心，这些症状与使用抗生素和胃黏膜保护剂有关。^{18}F-FDG PET/CT显像见胃壁呈弥散性非均匀性摄取，与CT显示的胃壁轻度增厚一致。胃镜提示胃呈息肉状增生和溃疡，病理学示Crohn病，小肠Crohn病也确诊。皮质激素治疗短暂有效，2年的随访过程中，胃和小肠曾临床缓解，但胃镜证实有复发。Crohn病可以累及所有胃肠道，但是在胃比较罕见。胃肠内镜是本病的首选诊断方法。^{18}F-FDG PET/CT有助于成人和儿童胃肠道Crohn病患者胃黏膜炎症程度的诊断。

尽管^{18}F-FDG PET/CT显像是一种无创性的检查，对于儿童FUO的病因诊断具有重要作用，但是该检查也有一定的电离辐射，尤其是CT带来的辐射需要引起重视。近年发展起来的PET/MR对于儿童患者的应用将具有独特的价值。

（四）未知来源炎症患者^{18}F-FDG PET/CT显像的成本效益分析

有炎症参数增高、非特异性症状和体征的无

发热患者，经过各种诊断程序后仍未确诊是临床上进退两难的问题，而且多涉及未知来源的炎症（inflammation of unknown origin，IUO）。Balink等应用公开的数据库做参照，比较了未知炎症来源的患者在诊断工作/决策中是否做^{18}F-FDG PET/CT的成本效益。将92例患者分成未做^{18}F-FDG PET/CT的IUO患者（A组，46例）和参考了^{18}F-FDG PET/CT诊断的IUO患者（B组，46例）两组，IUO的定义结合了非特异性症状和体征、血沉增高。每例患者获得确诊所花费的全部检查、过程和住院天数的费用通过当时的荷兰关税计算。结果表明，A组46例患者中14例确诊，每例患者所有的诊断过程平均费用是2 051欧元，住院费用为12 614欧元；而在应用PET/CT诊断的B组46例患者中32例确诊，每例患者平均诊断过程所花费用为1 821欧元，住院费用为5 298欧元，还不到A组的一半，其费用明显低于A组（$p < 0.000\,2$）。提示IUO患者^{18}F-FDG PET/CT可作为一种潜在的性价比高的常规影像技术，因为^{18}F-FDG PET/CT可引导医师进一步的诊疗决策，从而避免了不必要的侵入性、昂贵的诊断技术，缩短住院周期。然而，要广泛推广到临床还需要多中心前瞻性的成本效益研究。

根据目前国内外大量的资料表明，对于原因不明的发热患者或者不明来源的炎症患者，影像诊断方法比较多，早期应用^{67}Ga、^{99m}Tc、^{111}In标记白细胞或IgG炎症显像对于感染病灶的发现有帮助，但是图像质量和阳性率等都不如PET/CT显像，而^{18}F-FDG PET/CT更有助于病因的早期确诊，尽管特异性不强，但其对发热常见的病因如感染和肿瘤的探测敏感性高，尤其是阴性预测值高，可以排除某些病因，专家普遍认为，经典的FUO患者，临床一线的常规检查手段不能确诊者，应该尽早推荐行^{18}F-FDG PET/CT显像，以便早期寻找致病灶而确诊，而不是延误到最后才行PET/CT显像，如果仍不能确诊者才考虑实施具有侵入性的检查方法。尽管^{18}F-FDG PET/CT的价格较昂贵，但是该检查有助于患者的早期确诊，及早采取有效的治疗，避免了大量不必要的检查，甚至是有创性检查，缩短了住院日，使总的诊疗费用大大降低，是FUO患者最佳的影像学检查手段。

（张永学）

参 考 文 献

[1] Petersdorf RG, Beeson PB. Fever of unexplained origin: report on 100 cases. Medicine, 1961, 40(1): 1-30.

[2] 盛瑞媛. 全国发热性疾病学术研讨会纪要. 中华内科杂志, 1999, 38(5): 784-785.

[3] Iikuni Y, Okada J, Kondo H, et al. Current fever of unknown origin 1982-1992. Intern Med, 1994, 33(2): 67-73.

[4] de Kleijn EM, Vandenbroucke JP, van der Meer JW. Fever of unknown origin(FUO). I A. prospective multi-center study of 167 patients with FUO, using fixed epidemiologic entry criteria. The Netherlands FUO Study Group. Medicine, 1997, 76(6): 392-400.

[5] Bosilkovski M, Dimzova M, Stevanović M, et al. Fever of unknown origin--diagnostic methods in a European developing country. Vojnosanit Pregl, 2016, 73(6): 553-558.

[6] Popovska-Jovicić B, Canović P, Gaj ović O, et al. Fever of unknown origin: Most frequent causes in adults patients. Vojnosanit Pregl, 2016, 73(1): 21-25.

[7] Kabapy AF, Kotkat AM, Shatat HZ, et al. Clinico-epidemi-ological profile of fever of unknown origin in an Egyptian setting: A hospital-based study(2009-2010). J Infect Dev Ctries, 2016, 10(1): 30-42.

[8] Onal IK, Cankurtaran M, Cakar M, et al. Fever of unknown origin: what is remarkable in the elderly in a developing country. J Infect, 2006, 52(6): 399-404.

[9] Tan XY, He QY. Chinese literature review of etiology distribution of adult patients with fever of unknown origin from 1979 to 2012. Zhonghua Nei Ke Za Zhi, 2013, 52(12): 1013-1017.

[10] Zhang L, Zhang W, Cai H, et al. Patients with Fever of Unknown Origin and Splenomegaly: Diagnostic Value of Splenectomy and Preoperative Risk Factors Suggestive of Underlying Lymphomas. Acta Haematol, 2017, 37(4): 240-246.

[11] Yamanouchi M, Uehara Y, Yokokawa H, et al. Analysis of 256 cases of classic fever of unknown origin. Intern Med, 2014, 53(21): 2471-2475.

[12] 范学工, 全俊. 发热待查的诊断思路和处理原则. 中国感染控制杂志, 2009, 8(4): 228-231.

[13] Sioka C, Assimakopoulos A, Fotopoulos A. The diagnostic role of 18F fluorodeoxyglucose positron emission tomography in patients with fever of unknown origin. Eur J Clin Invest, 2015, 45(6): 601-608.

[14] Hersch EC, Oh RC. Prolonged febrile illness and fever of unknown origin in adults. Am Fam Physician, 2014, 90(2): 91-96.

[15] Vaidyanathan S, Patel CN, Scarsbrook AF, et al. FDG PET/CT in infection and inflammation-current and emerging clinical applications. Clin Radiol, 2015, 70(7): 787-800.

[16] 张斌青, 张永学, 吴涛, 等. 18F-FDG PET/CT 对不明原因发热病因的诊断价值. 放射学实践, 2010, 25(6): 694-696.

[17] 翟永志, 张志强, 陈歆, 等. 18F-FDG PET/CT 在不明原因发热诊断中的价值. 解放军医学院学报, 2013, 34(11): 1106-1109.

[18] 赵葵, 董孟杰, 阮凌翔, 等. FDG PET/CT 对经典型不明原因发热的诊断价值. 浙江大学学报(医学版), 2010, 39(2): 174-180.

[19] Moragas M, Cozar MP, Buxeda M, et al. Study of patients with prolonged fever with 18F-FDG PET/CT. Radiologia, 2015, 57(6): 489-495.

[20] Gafter-Gvili A, Raibman S, Grossman A, et al. [18F] FDG-PET/CT for the diagnosis of patients with fever of unknown origin. QJM, 2015, 108(4): 289-298.

[21] Sathekge M, Stoltz A, Gheysens O. Rheumatic fever: a forgotten but still existing cause of fever of unknown origin detected on FDG PET/CT. Clin Nucl Med, 2015, 40(3): 250-252.

[22] Demirev A, Brans B, Vanmolkot F, et al. Diagnosis of brachiocephalic thrombophlebitis as the cause of fever of unknown origin by 18F-FDG-PET/CT. Mol Imaging Radio nucl Ther, 2015, 24(1): 25-28.

[23] Balink H, Veeger NJ, Bennink RJ, et al. The predictive value of C-reactive protein and erythrocyte sedimentation rate for 18F-FDG PET/CT outcome in patients with fever and inflammation of unknown origin. Nucl Med Commun, 2015, 36(6): 604-609.

[24] Balink H, Bennink RJ, Veeger NJ, et al. Diagnostic utility of(18)F-FDG PET/CT in inflammation of unknown origin. Clin Nucl Med, 2014, 39(5): 419-425.

[25] Schönau V, Vogel K, Englbrecht M, et al. The value of 18F-FDG-PET/CT in identifying the cause of fever of unknown origin(FUO) and inflammation of unknown origin(IUO): data from a prospective study. Ann Rheum Dis, 2018, 77(1): 70-77.

[26] Dayal R, Agarwal D. Fever in Children and Fever of Unknown Origin. Indian J Pediatr, 2016, 83(1): 38-43.

[27] Jasper N, Däbritz J, Frosch M, et al. Diagnostic value of [(18)F]-FDG PET/CT in children with fever of unknown origin or unexplained signs of inflammation. Eur J Nucl Med Mol Imaging, 2010, 37(1): 136-145.

[28] Wang G，Ma Y，Chen L，et al. Paediatric gastric and intestinal Crohn's disease detected by（18）F-FDG PET/CT. Hell J Nucl Med，2014，17（3）：208-210.

[29] Balink H，Tan SS，Veeger NJ，et al. 18F-FDG PET/CT in inflammation of unknown origin: a cost-effectiveness pilot-study. Eur J Nucl Med Mol Imaging，2015，42（9）：1408-1413.

[30] Palestro CJ，Love C. Nuclear Medicine Imaging in Fever of Unknown Origin: The New Paradigm. Curr Pharm Des，2018，24（7）：814-820.

第八十二章

分子成像与中医药理论研究

第一节 概 述

中医药是一个开放、多元的复杂系统，其诊断、治疗等方法手段的多样性决定了其疗效评价方法的多样性。运用现代先进科技方法研究中医药是创新发展中医药的有效途径，这对中医药促进学科交叉、整体有机结合地发展中医药，将产生积极的影响。中医药的基本特点是整体观念和辨证论治，其实质可能是天人合一，个体化诊疗，即强调环境-个体之间的相互作用关系和个体自身的整体统一性。

分子影像学（molecular imaging）作为近年来最前沿的科技方法之一，是运用影像学手段显示组织水平、细胞和亚细胞水平的特定分子，反映活体状态下分子水平变化，对其生物学行为在影像方面进行定性和定量研究的科学。它以分子生物学为基础，借助现代医学影像技术，对人体内部生理或病理过程在分子水平上的无创、微创实时成像，为疾病的早期发现和治疗提供手段，并有望为临床诊断和治疗带来新突破。近十余年，分子影像学发展快速，取得了一系列成就：在细胞水平检测病灶炎性细胞浸润以及细胞移植治疗中移植干细胞在活体内的迁移、增殖、分化情况；在分子水平通过标记与靶组织特异性识别并能与之结合的分子，动态、定量、直观地观察疾病的发生、发展过程，同时监测多个生物事件，并对其进行时间和空间上的序列研究。应用报告基因成像可间接反映目的基因的表达情况，成功实现了对基因治疗过程的活体监测和疗效评价。

然而，分子影像学不是独立的一个学科，它是分子生物学、化学、物理学、放射医学、核医学及计算机科学交叉的学科，正是这一多学科的高度综合与交叉，所以它需要分子生物学、药物、工程类等学科人员的参与。从某种意义上说，把分子生物学等技术和中医药方法紧密结合，取长补短，互相促进，才会相得益彰；因此，在应用分子影像学的同时，需要熟悉和了解中医药各学科的基础知识和最新研究成果并加以综合利用。我们应该看到学科交融的客观存在，同时也要求我们对某一学科有所侧重，如着重从分子核医学中单个或多个分子探针出发，找出一个或多个典型诊断方法，且能表征某个疾病的主要证候，或两个以上的证素集合群，可能为开创一门新的如"分子证候学"学科，奠定理论和实验基础。尽管分子核医学还处于起步阶段，但从分子核医学的内涵和发展前景来看，将会对传统医学的许多观念提出新的解释。从另外一个角度讲，当前，中医药的基本观念如"治未病"等思想理念正在逐步得到国际社会的认可并接受，这也与分子影像学"超早期预防和诊断模式"的发展趋势是相一致的。

常用的中医药分子成像技术包括：①核医学成像，敏感性高，是目前最为成熟的分子显像技术；②磁共振成像，分子水平的磁共振成像建立在传统成像技术基础之上，将非特异性物理成像转为特异性分子成像；③光学或荧光成像，包括弥散光学成像、多光子成像、活体显微镜成像、近红外线荧光成像及荧光成像等；④超声成像，主要是利用微泡造影剂介导来发现疾病早期的细胞和分子水平的变化。相信随着时代的发展和科技的进步，将会有更多先进的分子探针或成像设备被不断的开发和利用起来，这将对中医药现代化起到强有力的推动作用。

总之，传统中医药学理论和应用需结合现代研究方法，可在一定程度上实现优势互补，相互促进；分子影像学科的建立和发展是多学科交叉的结果，进一步地推论，分子影像技术在中医药研究领域有了新的拓展和延伸；同时，中医药在分子影像前沿技术的发展和推动下，能更好地走向国际，造福世界。

第二节　分子影像学技术研究中医药传统疗法

一、中药有效成分的分子成像研究

由于中药复方具有多样性和复杂性，一般是含有几十种甚至几百种化合物的多味药材组成的方剂，这样的复杂药物体系给现代药理学评价带来了极大的挑战，也是中医药被认为"说不清、道不明"的一个主要原因。因此在进行中药复方作用分子机制研究时，首先要选择疗效明确、有效成分的结构与活性基本清楚的中药复方。现代分子影像学的研究方法和实验手段，可作为中医、西医共同的平台和研究工具。中药对机体的影响机制主要呈现出多器官、多组织或多经络水平上的多个药物化学分子的协同作用，并达到（病理）生理适应与平衡。中药在体内的物效基础是以中药中的有效分子的作用来实现的。例如，我们将某一组分的治疗药物，先研究其在人体内微观（分子或细胞水平）的生物学效应，明确疗效后再去外推和预测其整体的宏观效应，这也是研究者发展的方向之一。所以，采用现代分子影像学技术，探讨和发现中药体内的有效分子分布，代谢等，并在传统中药提取有效成分经表征后，再进行方证组方和研制新药，将成为未来创新药物研制的重要方法和手段。

二、分子影像技术研究中药有效成分

荧光或发光的分子影像体外研究结果显示，它能广泛、直观地观察中药有效成分治疗疾病的疗效变化。

丹参酮，为中药丹参的主要成分之一，被广泛用来治疗心脑血管疾病。为了评价丹参酮ⅡA对人脐静脉内皮细胞一氧化氮产生的作用，有学者应用荧光探针 1，3，5，7- 四甲基 -2，6- 二乙酯基 -8-（3′，4′- 二氨苯基）- 二氟化硼 - 二吡咯甲烷 [1，3，5，7-tetramethyl-2，6-dicarbethoxy-8-（3′，4′-diaminophenyl）-difluorobor adiaza-s-indacence，TMDCDABODIPY] 研究丹参的作用，结果显示丹参酮诱导的人脐静脉内皮细胞 NO 产生升高，且荧光强度增加。由此可见，荧光成像有简单、快速及高敏感性优势。

去甲斑蝥素（化学名：外型 -7- 氧杂二环 [2.2.1]

庚烷 -2，3- 二羧酸酐，norcantharidin，NCTD），是从斑蝥中提取的有效成分斑蝥素修饰得到的小分子化合物，为肿瘤转移抑制物的一种，能够下调基质金属蛋白酶 9（MMP-9）mRNA 和抑制明胶酶活性，且呈浓度依赖性，其转染 CT26 细胞质粒的顺式作用元件呈时间依赖性，NCTD 降低转录因子 Sp1 荧光素酶活性，推测可能是核因子 κB（NF-κB）增加的结果。可能是由于 NCTD 活性导致的 NF-κB 荧光素酶核信号转导蛋白和转录因子 Sp1 及 MMP-9 基因启动子不完全结合而引起治疗效果增强。

两种或两种以上中药有效成分配伍提示其对重大疾病，如脑卒中，心肌梗死和恶性肿瘤等的预防作用日益重要。^{18}F-FDG 小动物 PET 评价川芎嗪与葛根素合用对大鼠局灶短暂性大脑中动脉阻塞导致的脑缺血模型的作用，监测颞叶、顶叶和额叶区葡萄糖的代谢活性，发现有明显的保护作用。不仅如此，川芎嗪与葛根素合用较葛根素单用有着更好的疗效。

关于中药或有效成分的使用禁忌，Baba 等提到用麻黄素（从麻黄中分离，β- 肾上腺素能拮抗作用）30 分钟前尾静脉注射 ^{18}F-FDG 后，再注射麻黄素到雌鼠腹腔内，结果显示麻黄素可增加主要分布在锁骨上区域的棕色脂肪组织代谢，即棕色脂肪产热效应增加，提示患者行 ^{18}F-FDG PET 检查时应避免口服麻黄素。

三、光学显像研究中药复方

由于光学成像的高敏感性，无放射性，低成本，其在研究中药对激素受体的作用中也具有较好的潜能。从补阳药补骨脂提取的化合物对 HeLa 细胞雌激素受体（estrogen receptor，ER）亚型有选择性活性，结果显示乙醇提取后乙酸乙酯有效部位对雌激素受体 α（ERα）和雌激素受体 β（ERβ）均有强的活性。补骨脂内酯和异补骨脂内酯作为雌激素受体 α 激动剂能明显促进人乳腺上皮癌细胞株 MCF-7 细胞增殖但可被雌激素拮抗剂 ICI 182，780 完全抑制。尽管如此，荧光素酶表达被雌激素拮抗剂阻断，提示对啮齿类动物在报告的雌激素受体有选择特异性，而不是在转录水平的雌激素相关受体活性水平有选择特异性。蟛蜞菊中提取的蟛蜞菊内酯，木犀草素及 5，7，4′- 三羟（基）黄酮既协同抑制雄激素受体依赖的 22Rv1 人前列腺癌细胞株，又同时对体外的前列腺特异性

抗原荧光素酶前列腺癌 22Rv1 来源的 103E 细胞株和异位移植裸鼠有抑制作用。

四、分子影像学研究中药复方

中药复方包括动、植物及矿物，强调运用辨证论治的方法治疗个体，达到"阴平阳秘"。中药包括草药，是已经应用了两千多年完整的医疗保健体系中的一部分，复方在清代汪昂《医方集解》中分为 22 类，基于以上分类，临床医家创制了更多的比单味中药效果确切的中药复方来治疗疾病。长期的中医临床实践表明，中药复方的作用主要体现在两个方面，即增效和减毒。开展中药复方作用机制和疗效评价等研究的重要意义在于，尽管中药方剂的产生远早于分子生物学的问世，但在分子水平证明方剂配伍原则的合理性，将为进一步优化方剂的组合提供依据，有助于发现新的现象，产生新的知识，获得源头创新。利用现代先进的研究手段来探究中医理论和方药应用原则，用现代分子影像学的方法来阐明中药复方的作用机制和配伍原理，可向国际社会展示中药复方的科学合理性、促进中医药创新发展并加速中药的现代化进程。

例如，中医药对月经病和月经不调有明显优势，可能因为中药之间的相互作用通常可达到解毒和增效两种效果。分子影像研究中药复方的有效性已经被大量报道。加味逍遥散是复杂的中药方，常用来治疗月经病和月经不调。该方作用转染的雌激素受体 -Gal4（Gal4 为一种酵母转录激活蛋白）的 HeLa 细胞具有雌激素特异性，导致雌激素受体 -Gal4- 荧光素酶报告基因表达增加且呈剂量依赖性。与加味逍遥散作用相仿，疏肝凉血汤由柴胡，丹皮和紫草等组成，常用来缓解乳腺癌患者的潮红症状（主要发挥凉血作用）。为了评价疏肝凉血汤对雌激素的潜能，利用转染的双报告基因和生物发光的方法对 MCF-7 细胞生存率疗效进行考察，复合的雌激素反应元（pERE）-TK-Luc 和 pRL-TK 内参质粒雌激素依赖的质粒瞬时共转染至 MCF-7 细胞。与阴性对照组相比，高浓度的疏肝凉血汤和单味中药未显示出更多的雌激素活性。不同浓度的疏肝凉血汤对 MCF-7 癌细胞株生长具有微弱的抑制作用，且有明显的剂量依赖性。

无论对于经方，还是验方，两者均难于制备。尽管如此，运用分子影像学技术可对复方的药理

研究进行定量化和可视化。复智散是由人参、黄芩、石菖蒲和甘草等数味中药组成的验方，可用于治疗自然发生的阿尔茨海默病大鼠。有学者用小动物 PET ^{18}F-FDG 进行评价，结果显示复智散促进大鼠全脑葡萄糖代谢，尤其在颞叶和顶叶，提示复智散各药物的配伍适当且发挥疗效，整方较单味药更为明显。Lee 等验证健康志愿者的中药验方（由人参、黄芪、磁石、牡蛎、远志和龙骨等六味中药组成）的兴奋活性，口服 60 天为一疗程，通过血氧水平依赖（blood oxygen level dependent, BOLD）功能磁成像（functional magnetic resonance imaging, fMRI）观察到验方在改善危险 - 氧摄取选择试验中优势显著，结果提示服用该方的个体血氧水平依赖反应在前额皮质 - 前扣带回皮质 - 脑岛 - 纹状体区域增强，且在认知情感调节系统危险评价中效果明显，这可能是通过抑制潜在的得失冲动信号实现的。

增生平片（抗瘤 B），由山豆根、拳参、北败酱、夏枯草、白藓皮、黄药子等六味中药组成，磁共振成像提示，与对照组相比该方显著降低了鳞状细胞癌 3.1 倍，肺部缺损部位的增殖降低了 2.4 倍。通过核素显示红细胞的研究发现，补中益气丸水提物具有增强红细胞抗氧化的性质，可能与通过改变红细胞表面的细胞膜和抗自由基有关。

第三节　分子影像技术与针灸

一、针灸治疗的中医理论基础

《黄帝内经》包括《素问》和《灵枢》两部分，其中，灵枢描述了十二主经的主要穴位和奇经八脉，均为流通气血的通道。其中，十二主经包括手太阴肺经、手阳明大肠经、足阳明胃经、足太阴脾经、手少阴心经、手太阳小肠经、足太阳膀胱经、足少阴肾经、手厥阴心包经、手少阳三焦经、足少阳胆经和足厥阴肝经。对于经络的实质及穴位的作用疗效等方面，分子影像技术研究亦有了较大进展。

简要地讲，针灸有两个关键要点，即"得气"和"治神"，其中"得气"是指在生理方面的作用；"治神"是指在精神方面的作用，身体和精神之间有相互作用的关系。针灸要结合这两个方面，一是针灸作用的基础；二是针灸产生作用的心理因素。作为针灸治疗来说，必须得气，针灸才有效

果。《素问·五藏别论》中"病不许治者，病必不治，治之无功矣"这句话，强调了精神作用和物质作用之间的联系是不可分割的，这是现代医学面临的转折点。然而，针灸仍然是一个很复杂的问题，如"对针刺治神的理解""不同疗法安慰的共性层面问题""针灸治疗的系统评价""安慰针灸实验的设计"等问题仍是我们面临的难题，这需要我们不断地去探索、发现，运用影像学的方法和手段，尤其是分子影像学的技术来解决这些问题显得尤为重要。

二、经络与穴位的分子影像研究

经络是针刺过程中的一个中心概念。对于经络来说，它在身体上没有确切的解剖或组织基础。Cao 等用电阻抗层析成像观察前臂的经络周围表面，注射 4.5% 盐水后，垂直到横断面等于八个电极所产生的电势。与生理盐水注射相比，导电分布沿着经络传导。有限元分析方法建立的三个线性物理模型，用截断奇异值法获得动态图像显示，经络不仅有低阻抗，而且有较低流电阻。有学者认为，增强超声影像检测胶原层信号可代表经络，与在体的 10kHz 低电阻抗明显相关，提示针刺经络时电阻抗降低。

针刺的复杂性和脑活性决定穴位功能的神经解剖相关位置。影像学的方法包括基于同步加速器辐射的暗视野影像。Yan 等发现三阴交、天枢、内关、足三里有微血管的蓄积现象，它用来收集和影响该 4 个穴位的功能，因此扮演着区分非穴位区的重要角色。足三里属于胃经的一个要穴。Napadow 等的研究结果显示，应用功能磁共振研究手法及电针 2Hz、100Hz、触觉对照刺激三组刺激足三里，结果显示电针的作用更为广泛。电针较低频的手法针刺产生更为广泛的信号扩布，所有的针刺组较安慰剂产生更为广泛的信号扩布，他们的研究结果揭示边缘系统是针灸疗效的中心区域之一，与刺激模式无明显相关。Zeng 等通过 ^{18}F-FDG PET-CT 扫描健康志愿者背景及功能性消化不良患者，针刺梁丘、足三里、丰隆、冲阳四个穴位并在治疗前后各扫描一次，结果手法针刺激活了不同的脑区而起作用，如前扣带回皮质、前额叶皮质和尾状核，以及躯体感觉Ⅰ区和小脑区域失活，而视觉皮层也可能参与了疼痛的处理。

第四节　分子影像研究按摩和刮痧

按摩疗法是最古老和最简单的传统疗法之一。其基本目的是帮助身体痊愈，并增强养生保健能力。它使用通过触摸身体各部位的摩擦或揉捏帮助血液循环，放松肌肉，或提供感官刺激，涉及手工或借助机械工具操纵身体某个部位施加以按压、揉、滚、扳或震动等，靶组织可能包括肌肉、肌腱、韧带、皮肤、关节或其他结缔组织，以及淋巴管或胃肠系统等。然而，按摩是否会影响大脑产生相应的反应，仍然没有得到很好的解释。有学者使用 $H_2[^{15}O]$ PET 绝对定量测定方法对俯卧位健康志愿者实施按摩背部后的脑血流量变化，相关分析结果表明，前脑杏仁核系统参与调节植物神经系统的活动，并建议背部按摩可以刺激和适应的楔前叶区域，以提高欣快感受，可能与激活杏仁核和后扣带皮层的一部分有关，从而减缓疼痛等不适体验。

刮痧是一种常用在临床和家庭的治疗技术，通过触及和刺激皮肤，红色圆边局部瘀斑称为"痧"，以消除致病因素"血瘀"，并促进局部循环和代谢，2～3 天可消失。经验显示患者刮痧后可立即缓解疼痛、僵硬、发热、畏寒、咳嗽和恶心等症状，因此刮痧在预防和治疗急性传染性疾病、上呼吸道和消化系统疾病以及许多其他急性或慢性疾病中应用广泛。血红素加氧酶 1（heme oxygenase-1，HO-1）基因，它代表血液循环中具有抗氧化效应的血红蛋白相对含量，有学者运用发光光学成像荧光素酶快速检测的优点，发现 *HO-1* 转基因小鼠在刮痧过程中 HO-1 的生成上调，该项研究为利用发光成像技术检测体内基因提供了一个新的无损伤研究模式。

第五节　分子影像研究食物与食疗

"药食同源"，食物和食疗是中医药的重要组成部分和治疗手段之一。尽管中医药学家习惯治已病，但仍强调"治未病"的重要性。然而，作为功能食品的部分中药或其提取物作用于人体的机制仍未完全揭示。

槲皮素属于可食用黄酮类物质，可降低链脲菌素诱导的糖尿病大鼠肝脏氧化应激和 NF-κB 激活。转基因动物模型也提示槲皮素对表达荧光素酶的转录因子 NF-κB，转录因子激活蛋白 -1 和 γ- 谷氨酰半胱氨酸合成酶等有调节作用。此外，应用荧光素酶作为报告基因调控的抗氧化 / 亲电子效应元件可在整个活体动物体表检测到。因此，该方法可用于检验不同的黄酮类调节与氧化应激和抗氧化防御体系的基因表达。有学者利用原位荧光显像技术检验从葡萄中提取的多酚类物质白藜芦醇，槲皮素和儿茶酚等的功效，结果显示这些物质能够抑制荧光标记裸鼠乳腺癌的生长。

第六节　分子影像学技术研究中医药的总结和展望

一、整体性(观念)研究与分析性研究结合

分子影像技术具有的实时、动态、无创等特点与中医药理念是一致的。中医的基本概念与现代生命科学有很多相似之处：中医强调整体观与"阴阳平衡"，这与现代系统生物学有异曲同工之妙；中医强调"天人合一"，这与现代西方科学讲的健康环境因素十分相似；中医强调"辨证论治"，类似于西方医学通过药物遗传学为每一个患者找到最适合的药物。中医复方的理论，实际上就是现在的西方治疗学越来越强调的各种疗法的综合使用。

近年来，人体系统生物医学以及复杂性科学的蓬勃发展，为研究现代医学模式和中医学提供了可能的新思路和新方法。系统生物学通过在整体水平测定基因与环境相互作用的结果，来准确评估人体的健康。它是非破坏性测量，可直接用于反映人体全身的健康状况；它是以核酸、蛋白和代谢物等生物分子为测定对象，具有高通量、低成本，可实现大样本人群动态监测等优势。

很多中药方剂的疗效已经被临床实践所证实，但这些复方的分子机制还不清楚，现在的关键是我们能不能用现代科学把它证明出来。我们从对复方黄黛片的研究经验中得到提示，中药复方并非不可拆分。中医药学虽博大精深，但要反对不可知论，中医药的奥秘需要我们进一步去深入探究，更需要一批优秀的生命科学家的加入。在现代医学高度发达的今天，用现代生物学的手段，用中医这种原始质朴、讲究整体、注重变化的治未病和辨证施治的理念来研究亚健康以及慢性

复杂性疾病，实现东西方两种认知力量的汇聚，是现代医学向更高境界提升和发展的一种必然性趋势。这种汇聚将使中西医的内涵不断丰富和进步，我们应逐步突破中西医学之间的壁垒，建立融中西医学思想于一体的 21 世纪的新医学，这种医学兼取两长，既高于现在的中医，也高于现在的西医。

当然对上述理论、基础、临床、中药等几个方面的分子生物学研究刚刚开展，还较为简单，但其成果说明中医药的分子生物学研究是可行的，有必要大力提倡，并且还要在中医药分子生物学基础上展开系统的研究，加强以中医为主体的多学科交叉合作，以促进中医科学水平的发展。因此，未来中医药学也必然会踏着分子影像方向往前走，使诊断达到预警、预测疾病水平，使诊疗更加个体化。

二、借助中医中药的思维，展开分子影像学系统研究

中医药理论在形成过程中，以朴素的辩证法为指导思想，通过大量的临床观察与积累，"系统""动态""辨证"地对人体功能变化和健康状况进行分析，在对复杂疾病的诊治上显示其独特的优势。中医药在疾病诊断的综合观、整体观和治疗的动态"分子辨证观"与分子影像学的内涵是一致的。

望、闻、问、切。古称"诊法"。四诊具有直观性和朴素性的特点，在感官所及的范围内，直接地获取信息，医生即刻进行综合分析，及时作出判断。四诊的基本原理是建立在整体观念和恒动观念的基础上的，是阴阳五行、藏象经络、病因病机等基础理论的具体运用。其中，望诊，是医生运用自己的视觉，观察全身和局部情况，以获得与疾病有关的资料，作为分析内脏病变的依据。包括精神、气色、形态的望诊、舌的望诊及排出物的望诊。分子影像学技术等研究手段应该作为望诊的最重要扩展内容之一。

我们也应该看到，中药复方的药动学、药效学及其相关性的分子影像学研究正方兴未艾，而以往中药与西药的区别也在于其多成分、多靶点、多途径的特征，中药方剂 - 证候 - 疗效的配伍原则，也可通过分子影像学在转化医学研究中体现。中医药这一经验科学在数千年临床实践中对疾病的早期预防和诊断，特别是对复杂疾病的防治积

累了丰富的经验，这是值得分子影像学进行学习和借鉴的；同时，中医药也没有理由墨守成规，通过借助功能分子影像等现代科学手段，来阐明其诊病、治病的整体、器官、细胞及分子水平的内在机制，以推动其自身的现代化。

（张　宏　李金辉）

参 考 文 献

[1] 王四旺. "分子中药学"内涵与现代中医药. 亚太传统医药, 2008, 4（3）: 9-12.

[2] Zhu YZ, Huang SH, Tan BK, et al. Antioxidants in Chinese herbal medicines: a biochemical perspective. Nat Prod Rep, 2004, 21（4）: 478-489.

[3] Huang KJ, Wang H, Guo YH, Fan, et al. Spectrofluorimetric determination of trace nitrite in food products with a new fluorescent probe1, 3, 5, 7- tetramethyl -2, 6- dicarbethoxy -8-（3′, 4′-diaminophenyl）- difluoroboradiaza -s-indacene. Talanta, 2006, 69（1）: 73-78.

[4] Huang KJ, Wang H, Xie WZ, et al. Investigation of the effect of tanshinone IIA on nitric oxide production in human vascular endothelial cells by fluorescence imaging. Spectrochim Acta A Mol Biomol Spectrosc, 2007, 68（5）: 1180-1186.

[5] Fan F, Wood KV. Bioluminescent Assays for High-Throughput Screening. ASSAY and Drug Development Technologies, 2007, 5（1）: 127-136.

[6] Chen YJ, Chang WM, Liu YW, et al. A small-molecule metastasis inhibitor, norcantharidin, downregulates matrix metalloproteinase-9 expression by inhibiting Sp1 transcriptional activity in colorectal cancer cells. Chem Biol Interact, 2009, 181（3）: 440-446.

[7] Schlachterman A, Valle F, Wall KM, et al. Combined resveratrol, quercetin, and catechin treatment reduces breast tumor growth in a nude mouse model. Transl Oncol, 2008, 1（1）: 19-27.

[8] Wan H, Zhu H, Tian M, et al. Protective effect of chuanxiongzine-puerarin in a rat model of transient middle cerebral artery occlusion-induced focal cerebral ischemia. Nucl Med Commun, 2008, 29（12）: 1113-1122.

[9] Baba S, Tatsumi M, Ishimori T, et al. Effect of nicotine and ephedrine on the accumulation of 18F-FDG in brown adipose tissue. J Nucl Med, 2007, 48（6）: 981-986.

[10] Rando G, Horner D, Biserni A, et al. An innovative method to classify SERMs based on the dynamics of estrogen receptor transcriptional activity in living animals. Mol Endocrinol, 2010, 24（4）: 735-744.

[11] Xin D, Wang H, Yang J, et al. Phytoestrogens from Psoralea corylifolia reveal estrogen receptor-subtype selectivity. Phytomedicine, 2010, 17（2）: 126-131.

[12] Ottobrini L, Ciana P, Biserni A, et al. Molecular imaging: A new way to study molecular processes in vivo. Molecular and Cellular Endocrinology, 2006, 246（1-2）: 69-75.

[13] Lin FM, Chen LR, Lin EH, et al. Compounds from Wedelia chinensis synergistically suppress androgen activity and growth in prostate cancer cells. Carcinogenesis, 2007, 28（12）: 2521-2529.

[14] Tsai CH, Lin FM, Yang YC, et al. Herbal extract of Wedelia chinensis attenuates androgen receptor activity and orthotopic growth of prostate cancer in nude mice. Clin Cancer Res, 2009, 15（17）: 5435-5444.

[15] Wu L, Li X, Li Y, et al. Proliferative inhibition of danxiongfang and its active ingredients on rat vascular smooth muscle cell and protective effect on the VSMC damage induced by hydrogen peroxide. J Ethnopharmacol, 2009, 126（2）: 197-206.

[16] Miller-Martini DM, Chan RY, et al. A reporter gene assay for the detection of phytoestrogens in traditional Chinese medicine. Phytother Res, 2001, 15（6）: 487-492.

[17] Zhang Y, Li PP. Shu-Gan-Liang-Xue Decoction, a Chinese herbal formula, down-regulates the expression of steroid sulfatase genes in human breast carcinoma MCF-7 cells. Journal of Ethnopharmacology, 2010, 127（3）: 620-624.

[18] Zhang Y, Li PP. Evaluation of estrogenic potential of Shu-Gan-Liang-Xue Decoction by dual-luciferase reporter based bioluminescent measurements in vitro. J Ethnopharmacol, 2009, 126（2）: 345-349.

[19] Li XL, Wang de S, Zhao BQ, et al. Effects of Chinese herbal medicine fuzhisan on aged rats. Exp Gerontol, 2008, 43（9）: 853-858.

[20] Lee TM, Guo LG, Shi HZ, et al. Neural correlates of traditional Chinese medicine induced advantageous risk-taking decision making. Brain Cogn, 2009, 71（3）: 354-361.

[21] Wang Y, Zhang Z, Garbow JR, et al. Chemoprevention of lung squamous cell carcinoma in mice by a mixture of Chinese herbs. Cancer Prev Res（Phila）, 2009, 2（7）: 634-640.

[22] Giani T, Paoli S, Presta G, et al. An extract of a formula used in the traditional chinese medicine（Buzhong Yi Qi Wan）alters the labeling of blood constituents with technetium-99m. Brazilian Archives of Biology and Technology, 2007, 50: 111-116.

[23] Cao Y, Lu X, Wang X. Visualization of the meridian of

traditional Chinese medicine with electrical impedance tomography: An initial experience. Journal of Physics: Conference Series, 2010, 224: 012066.

[24] Ahn A, Park M, Shaw J, et al. Electrical Impedance of Acupuncture Meridians: The Relevance of Subcutaneous Collagenous Bands. PloS one, 2010, 5(7): 207-212.

[25] Yan XH, Zhang XY, Liu CL, et al. Imaging study on acupuncture points. Journal of Physics: Conference Series, 2009, 186: 012100.

[26] Napadow V, Makris N, Liu J, et al. Effects of electroacupuncture versus manual acupuncture on the human brain as measured by fMRI. Hum Brain Mapp, 2005, 24(3): 193-205.

[27] Zeng F, Song WZ, Liu XG, et al. Brain areas involved in acupuncture treatment on functional dyspepsia patients: A PET-CT study. Neuroscience Letters, 2009, 456(1): 6-10.

[28] Ariji Y, Katsumata A, Hiraiwa Y, et al. Use of sonographic elastography of the masseter muscles for optimizing massage pressure: a preliminary study. J Oral Rehabil, 2009, 36(9): 627-635.

[29] Ouchi Y, Kanno T, Okada H, et al. Changes in cerebral blood flow under the prone condition with and without massage. Neurosci Lett, 2006, 407(2): 131-135.

[30] Kwong KK, Kloetzer L, Wong KK, et al. Bioluminescence imaging of heme oxygenase-1 upregulation in the Gua Sha procedure. J Vis Exp, 2009, (30): 1385.

[31] Xu Y. Perspectives on the 21st century development of functional foods: bridging Chinese medicated diet and functional foods. International Journal of Food Science & Technology, 2001, 36(3): 229-242.

[32] Dias AS, Porawski M, Alonso M, et al. Quercetin decreases oxidative stress, NF-kappaB activation, and iNOS overexpression in liver of streptozotocin-induced diabetic rats. J Nutr, 2005, 135(10): 2299-2304.

[33] Moskaug J. Molecular imaging of the biological effects of quercetin and quercetin-rich foods. Mechanisms of Ageing and Development, 2004, 125(4): 315-324.

[34] Schlachterman A, Valle F, Wall KM, et al. Combined resveratrol, quercetin, and catechin treatment reduces breast tumor growth in a nude mouse model. Transl Oncol, 2008, 1(1): 19-27.